D1683958

Hornbostel / Kaufmann / Siegenthaler
Innere Medizin in Praxis und Klinik
In vier Bänden

Innere Medizin in Praxis und Klinik

In vier Bänden
2., überarbeitete und erweiterte Auflage

Herausgegeben von
H. Hornbostel, W. Kaufmann, W. Siegenthaler

Wissenschaftlicher Beirat
M. Alexander, H. Dieckmann, G. Forschbach, W. Gerok
P. W. Hartl, H. Hess, S. Heyden, H. Jesserer, R. Lüthy
M. Mumenthaler, G. A. Neuhaus, P. Schölmerich
F. Trendelenburg, H. Valentin, H. D. Waller, M. Werner

Band I   Herz, Gefäße, Atmungsorgane, Endokrines System

Band II Niere, Wasser-, Elektrolyt- und Säure-Basen-Haushalt, Nervensystem, Muskeln, Knochen Gelenke

Band III Blut und blutbildende Organe, Immunologie Infektionen, Physikalische Einwirkungen

Band IV Verdauungstrakt, Ernährungsstörungen Stoffwechsel, Vergiftungen

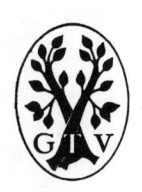

Georg Thieme Verlag Stuttgart

Band III Blut und blutbildende Organe, Immunologie Infektionen Physikalische Einwirkungen

Unter Mitarbeit von

R. Ackermann
E. Albert
M. Alexander
L. Ballowitz
H. Chr. Benöhr
L. Bergmann
D. Blaškovič
H. Buckup
M. Cuadra
K. Decker
H. J. Diesfeld
G. Enders-Ruckle
G. Erdmann
K. Eyrich
G. Forschbach
P. Frick
E. Fuchs
I. Füsgen
G. Gehrmann
W. D. Germer
H. Goethe
W. Gronemeyer
P. W. Hartl
M. G. Hartmann
R. Hauf

H. H. Hennemann
M. Hentschel
W. P. Herrmann
R. Herzer
H. A. Hirsch
S. Hofmann
R. Hoigné
W. Höpken
F. O. Höring
H. Hornbostel
L. Illig
K. Janitschke
J. Jeljaszewicz
G. Kittel
G. Klingmüller
W. Knapp
H. Knothe
H. J. Knüttgen
F. Köberle
K. König
U. Krech
P. Krepler
E. A. Lauschner
H. Libíková
H. Lieske
G. Linzenmeier
G. W. Löhr
R. Lüthy

H. R. Marti
G. A. Martini
R. Marx
W. Masshoff
H. Mochmann
W. Mohr
W. Müller-Ruchholtz
M. Mussgay
Th. Nasemann
H. W. Ocklitz
J. Oehme
H. D. Pohle
G. Pulverer
H. A. Reimann
D. Ricken
H. Rieger
S. Ruff
P. G. Scheurlen
K. Schimpf
H. Schliack
I. Schlicht
R. Schmutzler
W. Schneider
W. Schopp
R. Schubert
K.-H. Schulz
J. A. Schwarz
H. M. Seitz

J. Seusing
G. Siegenthaler
W. Siegenthaler
R. Siegert
C. E. Sonck
P. W. Straub
G. Stüttgen
G. Theissing
R. Thomssen
H. Timm
F. Trautmann
F. Trendelenburg
H. Valentin
O. Vivell
K. J. Volkmer
H. D. Waller
H. Warnatz
T. Wegmann
H.-J. Weise
H. G. Wenzel
H. Werner
M. Werner
K. Wiek
R. Wigand
W. Wilmanns
K. Wilms
D. Würsten

125 Abbildungen, 147 Tabellen

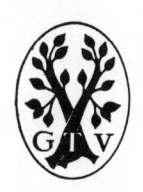

Georg Thieme Verlag Stuttgart 1977

CIP-Kurztitelaufnahme der Deutschen Bibliothek

Innere Medizin in Praxis und Klinik : in 4 Bd. /
hrsg. von H. Hornbostel ... Wissenschaftl. Beirat
M. Alexander ... – Stuttgart : Thieme.
NE: Hornbostel, Hans [Hrsg.]
Bd. 3. Blut und blutbildende Organe, Immunologie,
Infektionen, physikalische Einwirkungen / unter
Mitarb. von R. Ackermann ... – 2., überarb. Aufl.
– 1977.
  ISBN 3-13-491302-X
NE: Ackermann, R. [Mitarb.]

1. Auflage 1973

Geschützte Warennamen (Warenzeichen) wurden *nicht* besonders kenntlich gemacht. Aus dem Fehlen eines solchen Hinweises kann also nicht geschlossen werden, daß es sich um einen freien Warennamen handele.

Alle Rechte, insbesondere das Recht auf Vervielfältigung und Verbreitung sowie der Übersetzung, vorbehalten. Kein Teil des Werkes darf in irgendeiner Form (durch Photokopie, Mikrofilm oder ein anderes Verfahren) ohne schriftliche Genehmigung des Verlages reproduziert oder unter Verwendung elektronischer Systeme verarbeitet, vervielfältigt oder verbreitet werden.

© 1973, 1977 Georg Thieme Verlag, Herdweg 63, Postfach 732, D-7000 Stuttgart 1. Printed in Germany.
Satz: Stauffer + Cie., Basel. Druck: Appl, Wemding. Buchbinderei: Heinr. Koch, Tübingen.

ISBN 3-13-491302-X

Mitarbeiterverzeichnis

Herausgeber

HORNBOSTEL, H., Prof. Dr., Chefarzt der II. Medizinischen Abteilung des Allgemeinen Krankenhauses Harburg, Eiß. Pferdeweg 52, D-2000 Hamburg 90

KAUFMANN, W., Prof. Dr., Direktor der Medizinischen Klinik und Poliklinik der Universität, Ostmerheimer Str. 200, D-5000 Köln-Merheim

SIEGENTHALER, W., Prof. Dr., Direktor, Departement für Innere Medizin der Universität, Kantonsspital, Rämistr. 100, CH-8091 Zürich

Wissenschaftlicher Beirat

ALEXANDER, M., Prof. Dr., Leiterin der Abteilung für Innere Medizin mit Schwerpunkt Infektionskrankheiten, Klinikum Charlottenburg, Spandauer Damm 130, D-1000 Berlin 19

DIECKMANN, H., Prof. Dr., Chefarzt der Neurologischen Abteilung am Krankenhaus Altona, Paul-Ehrlich-Str. 1, D-2000 Hamburg 50

FORSCHBACH, G., Dr., Facharzt für Lungen- und Bronchialheilkunde, Leitender Arzt der Fachklinik Wilhelmsheim der LVA Württemberg für Lungen- und Bronchialerkrankungen, D-7155 Oppenweiler

GEROK, W., Prof. Dr., Direktor der Medizinischen Universitätsklinik, Hugstetter Str. 55, D-7800 Freiburg

HARTL, P.W., Prof. Dr., Leitender Med. Direktor und Direktor der Rheumaklinik Landesbad Aachen und des Rheumaforschungs-Instituts, Burtscheider Markt 24, D-5100 Aachen

HESS, H., Prof. Dr., Medizinische Poliklinik der Universität, Pettenkoferstr. 8a, D-8000 München 2

HEYDEN, S., Prof. Dr., Dept. of Community Health Sciences, Duke University Medical Center, Durham, N.C. 27710, USA

JESSERER, H., Prof. Dr., Vorstand der II. Medizinischen Abteilung des Kaiser-Franz-Josef-Spitals der Stadt Wien, Kundratstr. 3, A-1100 Wien X

LÜTHY, R., Dr., Leitender Arzt, Departement für Innere Medizin der Universität, Kantonsspital, Rämistr. 100, CH-8091 Zürich

MUMENTHALER, M., Prof. Dr., Direktor der Neurologischen Universitätsklinik, Inselspital, CH-3008 Bern

NEUHAUS, G.A., Prof. Dr., Chefarzt und Ärztl. Direktor der Schloßparkklinik, Heubnerweg 2, D-1000 Berlin 19

SCHÖLMERICH, P., Prof. Dr., Direktor der II. Medizinischen Universitätsklinik und Poliklinik, Langenbeckstr. 1, D-6500 Mainz

TRENDELENBURG, F., Prof. Dr., Direktor an der Medizinischen Universitätsklinik und Poliklinik, Universitätskliniken, D-6650 Homburg

VALENTIN, H., Prof. Dr., Direktor des Instituts für Arbeits- und Sozialmedizin der Universität, Schillerstr. 25/29, D-8520 Erlangen

WALLER, H.D., Prof. Dr., Direktor der Abteilung Innere Medizin II der Medizinischen Universitätsklinik, Otfried-Müller-Str. 1, D-7400 Tübingen

WERNER, M., Prof. Dr., Facharzt für Innere Krankheiten, Oberer Ehmschen 101, D-2084 Rellingen

Mitarbeiter

ACKERMANN, R., Prof. Dr., Leiter der Abteilung für Virologie in der Universitäts-Nervenklinik, Josef-Stelzmann-Str. 9, D-5000 Köln 41

ALBERT, E., Dr., Leitender Arzt und Chefarzt der Chirurgisch-Orthopädischen Klinik der LVA-W, i.R., Engerndorfstr. 14, D-8213 Aschau/Ch.

ALEXANDER, M., Prof. Dr., Leiterin der Abteilung für Innere Medizin mit Schwerpunkt Infektionskrankheiten, Klinikum Charlottenburg, Spandauer Damm 130, D-1000 Berlin 19

BALLOWITZ, L., Prof. Dr., Oberärztin an der Kinderklinik der FU Berlin (Kaiserin-Auguste-Victoria-Haus), Heubnerweg 6, D-1000 Berlin 19

BENÖHR, H.Chr., Prof. Dr., Oberarzt der Abteilung Innere Medizin II der Medizinischen Universitätsklinik, Otfried-Müller-Str. 1, D-7400 Tübingen

BERGMANN, L., OMR Dr., Chefarzt der Klinik für Tuberkulose- und Lungenkrankheiten Apollensdorf, Coswiger Str. 3, DDR-4601 Apollensdorf

BLAŠKOVIČ, D., Prof. Dr., Virologisches Institut der Slowakischen Akademie der Wissenschaften, Mlynská dolina 1, 80939 Bratislava/ČSSR

BUCKUP, H., Dr., Leitender Gewerbe-Medizinaldirektor a.D., Arbeitsmedizin, Krockhausstr. 3, D-4630 Bochum-Stiepel

CUADRA, M., Prof. Dr., Robert-Koch-Institut, Nordufer 20, D-1000 Berlin 65

DECKER, K., Dr., Frauenklinik der Universität, Schleichstr. 4, D-7400 Tübingen

DIESFELD, H.J., Prof. Dr., Institut für Tropenhygiene und Öffentliches Gesundheitswesen am Südasien-Institut der Universität, Im Neuenheimer Feld 324, D-6900 Heidelberg 1

ENDERS-RUCKLE, G., Dr., Leiterin der Virusabteilung, Medizinisches Landesuntersuchungsamt, Teckstr. 56, D-7000 Stuttgart 1

ERDMANN, G., Prof. Dr., Abteilungsvorsteher der Universitäts-Kinderklinik, Langenbeckstr. 1, D-6500 Mainz

EYRICH, K., Prof. Dr., Leitender Oberarzt des Instituts für Anästhesiologie der Universität, Josef-Schneider-Str. 2, D-8700 Würzburg

FORSCHBACH, G., Dr., Facharzt für Lungen- und Bronchialheilkunde, Leitender Arzt der Fachklinik Wilhelmsheim der LVA Württemberg für Lungen- und Bronchialerkrankungen, D-7155 Oppenweiler

FRICK, P., Prof. Dr., Direktor, Departement für Innere Medizin der Universität Zürich, Kantonsspital, Rämistr. 100, CH-8091 Zürich

FUCHS, E., Prof. Dr., Fachbereich Allergologie der Stiftung Deutsche Klinik für Diagnostik, Aukammallee 44, D-6200 Wiesbaden

FÜSGEN, I., Dr., 2. Medizinische Klinik, Flurstr. 17, D-8500 Nürnberg

GEHRMANN, G., Prof. Dr., Direktor der Medizinischen Klinik der Städt. Krankenanstalten, Heusnerstr. 40, D-5600 Wuppertal

GERMER, W.D., Prof. Dr., Facharzt für Innere- und Tropenkrankheiten, Joachimstaler Straße 21, D-1000 Berlin 15

GOETHE, H., Priv.-Doz. Dr., Wissenschaftlicher Direktor der Abteilung für Schiffahrtsmedizin am Bernhard-Nocht-Institut für Schiffs- und Tropenkrankheiten, Bernhard-Nocht-Str. 74, D-2000 Hamburg 4

GRONEMEYER, W., Prof. Dr., Fachbereich Allergologie der Stiftung Deutsche Klinik für Diagnostik, Aukammallee 33, D-6200 Wiesbaden

HARTL, P. W., Prof. Dr., Leitender Med. Direktor und Direktor der Rheumaklinik Landesbad Aachen und des Rheumaforschungs-Instituts, Burtscheider Markt 24, D-5100 Aachen

HARTMANN, M.G., Dr., Facharzt für Innere Krankheiten, Leitender Oberarzt der Klinischen Abteilung, Tropeninstitut, Bernhard-Nocht-Str. 74, D-2000 Hamburg 4

HAUF, R., Prof. Dr., Regierungs-Medizinal-Direktor, Staatlicher Gewerbearzt und Wissenschaftlicher Leiter der Forschungsstelle für Elektropathologie, Reutebachgasse 11, D-7800 Freiburg

HENNEMANN, H.H., Prof. Dr., Direktor der III. Medizinischen Klinik der Städt. Krankenanstalten, Marburger Straße, D-6800 Mannheim-Waldhof

HENTSCHEL, M., Prof. Dr., Chefarzt der Chirurgischen Abteilung und Amb. des Luisenhospitals, Boxgraben 99, D-5100 Aachen

HERRMANN, W.P., Prof. Dr., Univ.-Hautklinik, Joseph-Stelzmann-Str. 9, D-5000 Köln 41

HERZER, R., Priv.-Doz. Dr., Leitender Oberarzt am Strahleninstitut der Universität, Röntgenweg 11, D-7400 Tübingen

HIRSCH, H.A., Prof. Dr., Geschäftsführender Direktor der Frauenklinik der Universität, Schleichstr. 4, D-7400 Tübingen

HOFMANN, S., Prof. Dr., Direktor am Robert-Koch-Institut des Bundesgesundheitsamtes, Nationale Salmonellen-Zentrale, Nordufer 20, D-1000 Berlin 65

HOIGNÉ, R., Prof. Dr., Chefarzt der Medizinischen Abteilung des Zieglerspitals, Postfach 2600, CH-3001 Bern

HÖPKEN, W. Dr., Medizinaldirektor, Leiter des Staatlichen Medizinaluntersuchungsamtes, Auestr. 30, D-3000 Hannover

HÖRING, F.O., Prof. Dr., Innere- und Tropenmedizin, Elvirasteig 24, D-1000 Berlin 38

HORNBOSTEL, H., Prof. Dr., Chefarzt der II. Medizinischen Abteilung des Allgemeinen Krankenhauses Harburg, Eiß. Pferdeweg 52, D-2000 Hamburg 90

ILLIG, L., Prof. Dr., Leiter der Abteilung für klinische und experimentelle Dermatologie am Klinikum der Justus-Liebig-Universität, Gasskystr. 14, D-6300 Gießen

JANITSCHKE, K., Dr., Wissenschaftlicher Direktor am Robert-Koch-Institut, Nordufer 20, D-1000 Berlin 65

JELJASZEWICZ, J., Prof. Dr., Professor für Bakteriologie, Staatliches Hygiene-Institut, 25, Chocimska Straße, Warschau/Polen

KITTEL, G., Prof. Dr., Abteilungsvorsteher der Sprach- und Stimm-Abteilung der Klinik und Poliklinik für HNO-Kranke der Universität, Bohlenplatz 19/20, D-8520 Erlangen

KLINGMÜLLER, G., Prof. Dr., Klinik und Poliklinik der Universitäts-Hautklinik, D-5300 Bonn-Venusberg

KNAPP, W., Prof. Dr., Vorstand des Instituts für Klinische Mikrobiologie und Infektionshygiene, Universität Erlangen-Nürnberg, Wasserturmstraße 3, D-8520 Erlangen

KNOTHE, H., Prof. Dr., Direktor der Abteilung für Medizinische Mikrobiologie im Zentrum der Hygiene der Universität, Paul-Ehrlich-Str. 40, D-6000 Frankfurt/Main

KNÜTTGEN, H.J., Prof. Dr., Direktor des Tropenmedizinischen Instituts der Universität, Wilhelmstraße 11, D-7400 Tübingen

KÖBERLE, F., Prof. Dr., Departamento De Patologia Faculdade De Medicina Riberao Prêto, Est. São Paulo/Brasilien

KÖNIG, K., Prof. Dr., Wiss. Rat, Chefarzt der Städt. Krankenanstalten, Krankenhausstr. 2, D-6580 Idar-Oberstein

KRECH, U., Prof. Dr., Institut für Medizinische Mikrobiologie des Kantons St. Gallen, Frohbergstr. 3, CH-9000 St. Gallen

KREPLER, P., Prof. Dr., Ärztlicher Leiter des St.-Anna-Kinderspitals, Kinderspitalgasse 6, A-1090 Wien

LAUSCHNER, E.A., Prof. Dr., Generalarzt a.D., Honorarprofessor an der TH München, Ludwig-Weiss-Str. 6, D-8080 Fürstenfeldbruck-Emmering

LIBÍKOVÁ, H., Dr., Virologisches Institut der Slowakischen Akademie der Wissenschaften, Mlynská dolina 1, 80939 Bratislava/ČSSR

LIESKE, H., Dr., Facharzt für Innere Medizin, Tropenkrankheiten, Wegzoll 30, D-2000 Hamburg 65

LINZENMEIER, G., Prof. Dr., Direktor des Instituts für Medizinische Mikrobiologie, Klinikum der Universität, Hufelandstr. 55, D-4300 Essen 1

LÖHR, G.W., Prof. Dr., Direktor der Medizinischen Universitätsklinik Freiburg, Hugstetter Str. 55, D-7800 Freiburg

LÜTHY, R., Dr., Leitender Arzt, Departement für Innere Medizin der Universität, Kantonsspital, Rämistr. 100, CH-8091 Zürich

MARTI, H.R., Prof. Dr., Chefarzt der Medizinischen Klinik, Kantonsspital, CH-5001 Aarau

MARTINI, G.A., Prof. Dr., Direktor der Medizinischen Universitätsklinik, Emil-Mannkopff-Str. 1, D-3550 Marburg

MARX, R., Prof. Dr., Medizinische Klinik Innenstadt der Universität München, Ziemssenstr. 1, D-8000 München 2

MASSHOFF, W.,† Prof. Dr., ehem. Kurstraße 3, Gmund/Tegernsee

MOCHMANN, H., Prof. Dr., Chefarzt des experimentellen Bereiches des Instituts für Infektionskrankheiten im Kindesalter im Städt. Klinikum, Wiltbergstr. 50, Haus 127, DDR-1115 Berlin-Buch

MOHR, W., Prof. Dr., Oderfeldstr. 6, D-2000 Hamburg 13

MÜLLER-RUCHHOLTZ, W., Prof. Dr., Leiter der Abteilung für Immunologie, Hygiene-Institut der Universität, Brunswiker Str. 2/6, D-2300 Kiel 1

MUSSGAY, M., Prof. Dr., Präsident der Bundesforschungsanstalt für Viruskrankheiten der Tiere, Paul-Ehrlich-Str. 28, D-7400 Tübingen

NASEMANN, Th., Prof. Dr., Geschäftsführender Direktor des Zentrums der Dermatologie und Venerologie der Universität, Theodor-Stern-Kai 7, D-6000 Frankfurt/M. 70

OCKLITZ, H.W., Prof. Dr., Direktor des Instituts für Infektionskrankheiten im Kindesalter, Städt. Klinikum Berlin-Buch, Wiltbergstr. 50 DDR-1115 Berlin-Buch

OEHME, J., Prof. Dr., Chefarzt der Kinderklinik des Städtischen Krankenhauses Holwedestraße, Holwedestr. 16, D-3300 Braunschweig

POHLE, H.D., Priv.-Doz. Dr., Chefarzt der II. Medizinischen Klinik des Städtischen Rudolf-Virchow-Krankenhauses, Augustenburger Platz 1, D-1000 Berlin 65

PULVERER, G., Prof. Dr., Direktor des Hygienischen Instituts der Universität, Fürst-Pückler-Str. 56, D-5000 Köln

REIMANN, H.A., Prof. Dr., The Hahnemann Medical College and Hospital, 230 North Broad Street, Philadelphia, Pa. 19102/USA

RICKEN, D., Prof. Dr., Direktor der Medizinischen Klinik des St.-Josef-Hospitals, Gudrunstr. 56, D-4630 Bochum

RIEGER, H., Prof. Dr., Wissenschaftlicher Leiter der Augenabteilung des Paracelsus-Instituts, A-4540 Bad Hall

RUFF, S., Prof. Dr., Nietzschestr. 49, D-5300 Bonn-Bad Godesberg

SCHEURLEN, P.G., Prof. Dr., Direktor der Medizinischen Universitätsklinik und Poliklinik, Innere Medizin I, D-6650 Homburg-Saar

SCHIMPF, K., Prof. Dr., Ärztlicher Direktor der Rehabilitationsklinik und des Hämophiliezentrums Heidelberg, Stiftung Rehabilitation Heidelberg, Bonhoefferstraße, Postfach 101409, D-6900 Heidelberg

SCHLIACK, H., Prof. Dr., Direktor der Neurologischen Klinik und Poliklinik der MHH, Karl-Wiechert-Allee 9, D-3000 Hannover-Kleefeld

SCHLICHT, I., Prof. Dr., Abteilung für Innere Medizin mit Schwerpunkt Infektionskrankheiten der Freien Universität Berlin im Klinikum Westend, Spandauer Damm 130, D-1000 Berlin 19

SCHMUTZLER, R., Prof. Dr., Ärztlicher Direktor der Klinik Bergisch-Land, Im Saalscheid 5, D-5600 Wuppertal 21

SCHNEIDER, W., Prof. Dr., Oberarzt an der Medizinischen Universitätsklinik und Poliklinik, D-6650 Homburg/Saar

SCHOPP, W., Dr., Landesimpfanstalt, Ansbacher Str. 5, D-1000 Berlin 30

SCHUBERT, R.,† Prof. Dr., ehem. Direktor des Instituts für Geriatrie und Direktor der II. Medizinischen Klinik der Universität Nürnberg

SCHULZ, K.-H., Prof. Dr., Abteilungsvorsteher der Abteilung für Allergie und Immunologie der Haut- und Poliklinik der Universität, Martinistr. 52, D-2000 Hamburg 20

SCHWARZ, J.A., Dr., Facharzt für Innere Medizin, Leiter der Abteilung Pharmakodynamik, Knoll AG, D-6700 Ludwigshafen

SEITZ, H.M., Doz. Dr., Tropenmedizinisches Institut der Universität, Wilhelmstraße 11, D-7400 Tübingen

SEUSING, J., Prof. Dr., Chefarzt der Medizinischen Klinik im Krankenhaus der Henriettenstiftung, Marienstr. 80, D-3000 Hannover

SIEGENTHALER, G., Dr., Leitende Ärztin, Departement für Innere Medizin der Universität, Kantonsspital, Rämistr. 100, CH-8091 Zürich

SIEGENTHALER, W., Prof. Dr., Direktor, Departement für Innere Medizin der Universität, Kantonsspital, Rämistr. 100, CH-8091 Zürich

SIEGERT, R., Prof. Dr., Direktor des Hygiene-Instituts und Medizinal-Untersuchungsamtes der Universität, Pilgrimstein 2, D-3550 Marburg

SONCK, C.E., Prof. Dr., Hämeentie 2A, SF-00530 Helsinki 53

STRAUB, P.W., Prof. Dr., Chefarzt der Medizinischen Klinik der Universität Bern, Inselspital, CH-3010 Bern

STÜTTGEN, G., Prof. Dr., Direktor der Hautklinik der Freien Universität im Rudolf-Virchow-Krankenhaus, Augustenburger Platz 1, D-1000 Berlin 65

THEISSING, G., Prof. Dr., Am Meilwald 27, D-8520 Erlangen

THOMSSEN, R., Prof. Dr., Direktor des Hygiene-Instituts der Universität, Kreuzbergring 57, D-3400 Göttingen

TIMM, H., Dr., Bundesgesundheitsamt, Robert-Koch-Institut, Nordufer 20, D-1000 Berlin 65

TRAUTMANN, F., Prof. Dr., Sembritzkistr. 31a, D-1000 Berlin 41

TRENDELENBURG, F., Prof. Dr., Direktor an der Medizinischen Universitätsklinik und Poliklinik, Universitätskliniken, D-6650 Homburg

VALENTIN, H., Prof. Dr., Direktor des Instituts für Arbeits- und Sozialmedizin der Universität, Schillerstr. 25/29, D-8520 Erlangen

VIVELL, O., Prof. Dr., Direktor der Städtischen Kinderklinik, Karl-Wilhelm-Str. 1, D-7500 Karlsruhe 1

VOLKMER, K.J., Dr., Oberarzt am Bernhard-Nocht-Institut für Schiffs- und Tropenkrankheiten, Bernhard-Nocht-Str. 74, D-2000 Hamburg 4

WALLER, H.D., Prof. Dr., Direktor der Abteilung Innere Medizin II der Medizinischen Universitätsklinik, Otfried-Müller-Str. 1, D-7400 Tübingen

WARNATZ, H., Prof. Dr., Oberarzt des Instituts und der Poliklinik für Klinische Immunologie des Universitäts-Krankenhauses, Krankenhausstr. 12, D-8520 Erlangen

WEGMANN, T., Prof. Dr., Chefarzt der Klinik A für Innere Medizin, Kantonsspital, CH-9006 St. Gallen

WEISE, H.-J., Prof. Dr., Bundesgesundheitsamt, Postfach, D-1000 Berlin 33

WENZEL, H.G., Prof. Dr., Leiter der Abteilung Umweltphysiologie des Instituts für Arbeitsphysiologie an der Universität, Ardeystr. 67, D-4600 Dortmund

WERNER, H., Prof. Dr., Direktor des Robert-Koch-Instituts des Bundesgesundheitsamtes, Nordufer 20, D-1000 Berlin 65

WERNER, M., Prof. Dr., Facharzt für Innere Krankheiten, Oberer Ehmschen 101, D-2084 Rellingen

WIEK, K., Dr., Dominikus-Krankenhaus, Kurhausstr. 30–34, D-1000 Berlin 28

WIGAND, R., Prof. Dr., Abteilungsvorsteher und Oberassistent am Institut für Hygiene und Mikrobiologie der Universität des Saarlandes, Universitätskliniken, D-6650 Homburg/Saar

WILMANNS, W., Prof. Dr., Direktor der Medizinischen Klinik III, Ludwig-Maximilians-Universität, Klinikum Großhadern, Marchioninistr. 15, D-8000 München 70

WILMS, K., Priv.-Doz. Dr., Oberarzt an der Medizinischen Universitätsklinik, Abt. Innere Medizin II, Otfried-Müller-Str. 1, D-7400 Tübingen

WÜRSTEN, D., Dr., Oberarzt, Departement für Innere Medizin der Universität, Kantonsspital, Rämistr. 100, CH-8091 Zürich

Vorwort zur 2. Auflage

Nach der 1. Auflage dieses Buches im Jahre 1973 und einem Nachdruck im Jahre 1974 erscheint das vierbändige Werk nun in 2. neu bearbeiteter Auflage. Die im Vorwort der 1. Auflage geäußerte Grundauffassung blieb unverändert. Zahlreiche Anregungen konnten in der neuen Auflage berücksichtigt werden. So wird auch ein Gesamtsachverzeichnis im 4. Band die Orientierung verbessern. Wir hoffen, daß unser Anliegen in dieser Neuauflage noch besser erfüllt worden ist. Unser Dank gilt vor allem den Beiräten sowie den bisherigen und neuen Autoren für ihre tatkräftige Mithilfe als auch dem Thieme Verlag mit Herrn Dr. med. h.c. G. Hauff und seinen Mitarbeitern für ihre stete Unterstützung.

H. Hornbostel
W. Kaufmann
W. Siegenthaler

Vorwort zur 1. Auflage

> Die menschliche Ignoranz bleibt nicht hinter der Wissenschaft zurück. Sie wächst genauso atemberaubend wie diese.
> Stanislaw Jerzy Lec

Dieses Werk »Innere Medizin in Praxis und Klinik« will kein Lehrbuch und kein Handbuch im herkömmlichen Sinne sein. Es soll vielmehr eine Lücke dazwischen ausfüllen und richtet sich deshalb an den Internisten in der Praxis und Klinik, der mehr Information über ein bestimmtes Krankheitsbild erhalten möchte, als in einem Lehrbuch gegeben werden kann. Im Gegensatz zum Handbuch, das Gefahr läuft, rasch nicht mehr aktuell zu sein, ist dieses Buch von so vielen kompetenten Autoren geschrieben, daß Neuauflagen ohne allzu große Belastung des einzelnen in nützlicher Folge erscheinen können.

Um die Einheitlichkeit des Buches möglichst zu gewährleisten, sind alle Beiträge nach einem einheitlichen Schema verfaßt. Dadurch kann der Leser in jedem Kapitel die ihn interessierende Information über Pathophysiologie, Diagnostik, Differentialdiagnose, Therapie usw. ohne Mühe finden. Wenn dieses Werk den Anschluß an die heutigen Kenntnisse zu vermitteln vermag, hat es seinen Zweck erfüllt.

Unser Dank gilt vor allem den Autoren und den Beiräten für ihre Arbeit und die Einordnung ins Ganze, als auch dem Thieme-Verlag mit Herrn Dr. med. h.c. G. Hauff und seinen Mitarbeitern für ihre tatkräftige Unterstützung.

H. Hornbostel
W. Kaufmann
W. Siegenthaler

Inhaltsverzeichnis

Mitarbeiterverzeichnis V
Vorworte IX

11 Erkrankungen des Blutes und der blutbildenden Organe

Erkrankungen der Erythropoese 11.3
Anämien.................................... 11.3
   Anämien durch Blutverluste
   P. Frick 11.3
   Anämien durch Störung der Erythropoese .. 11.5
     Hypoplastische Anämien
     P. W. Straub 11.5
     Hypochrome Anämien (Eisenmangel-
     anämien)
     H. D. Waller 11.9
     Sideroachrestische Anämien
     K. Wilms und H. D. Waller 11.14
     Megaloblastäre Anämien
     K. Wilms und H. D. Waller 11.18
     Hämoglobinopathien
     H. R. Marti 11.25
   Anämien durch gesteigerten Erythrozytenabbau 11.32
     Korpuskuläre hämolytische Anämien
     H. D. Waller und H. Chr. Benöhr 11.32
     Die paroxysmale nächtliche
     Hämoglobinurie (PNH), Strübing-
     Marchiafava-Micheli-Anämie
     W. Wilmanns 11.46
     Extrakorpuskulär bedingte hämolytische
     Anämien
     H. H. Hennemann 11.48
   Symptomatische Anämien bei verschiedenen
   Erkrankungen
   H. H. Hennemann 11.59
Polyzythämie und Polyglobulie
P. Frick 11.62
   Polycythaemia vera 11.63
   Polyglobulien........................... 11.64
Maligne Entartung der Erythropoese
P. Frick 11.66

Erkrankungen der Leukopoese 11.69
Leukozytopenien und Agranulozytose
P. W. Hartl 11.69
   Arzneimittel-Agranulozytose
   (Schultz-Syndrom) 11.69
   Weitere Immunleukozytopenien 11.76
   Toxische Leukopenien 11.76
   Andere Granulozytopenieformen 11.76
Leukämien und leukämoide Reaktionen
W. Wilmanns 11.78
   Leukämien 11.80
Myeloproliferative Störungen
W. Wilmanns 11.109
   Osteomyelofibrosklerose (Myelofibrose-
   Osteosklerose-Syndrom) 11.110

Hereditäre Störungen der Leukozyten
W. Wilmanns 11.115
   Dominant-erbliche Anomalien 11.115
   Rezessiv-erbliche Granulozytenanomalien ... 11.115

**Erkrankungen des lymphoretikulären
Systems** 11.117
Erkrankungen mit Störungen der
Immunglobulinsynthese 11.117
   Immunglobuline
   P. G. Scheurlen und J. A. Schwarz 11.117
   Immunglobulinmangel und Defekte der
   spezifischen immunologischen Abwehr
   P. G. Scheurlen und J. A. Schwarz 11.120
   Paraproteinosen
   (Monoklonale Gammopathien)
   P. G. Scheurlen 11.125
   Plasmozytom
   P. G. Scheurlen 11.126
   Makroglobulinämie Waldenström
   P. G. Scheurlen 11.131
   Schwerkettenkrankheiten
   P. G. Scheurlen 11.133
   Benigne monoklonale Gammopathien
   P. G. Scheurlen 11.133
   Chronische Kälteagglutininkrankheit
   P. G. Scheurlen und W. Schneider 11.134
Maligne Erkrankungen des lymphoretikulären
Systems
P. G. Scheurlen 11.135
   Lymphogranulomatose (Morbus Hodgkin,
   Hodgkin-Lymphom) 11.136
   Non-Hodgkin-Lymphome 11.141
   Lymphosarkom und Retikulumzellsarkom... 11.143
   Großfollikuläres Lymphoblastom
   (Morbus Brill-Symmers) 11.145
   Burkitt-Lymphom 11.146
   Maligne Erkrankungen des retikulo-
   histiozytären Systems (RHS) im engeren Sinne 11.147

Erkrankungen der Milz 11.150
H. D. Waller und K. Wilms 11.150
   Isolierte Milzerkrankungen 11.152
   Splenomegalie bei Erkrankungen des
   hämatopoetischen Systems 11.153
   Splenomegalie bei Erkrankungen des
   lymphoretikulohistiozytären Systems 11.154
   Splenomegalie bei hepatolienalen
   Erkrankungen 11.154

Splenomegalie bei Kollagenosen und
rheumatischen Erkrankungen 11.155
Splenomegalie bei Speicherkrankheiten...... 11.155
Splenomegalie bei akuten
Infektionskrankheiten 11.156
Splenomegalie bei chronischen
Infektionskrankheiten 11.157
Indikationen zur Splenektomie bei
Erkrankungen des hämatopoetischen und
lymphoretikulären Systems 11.157

Hämorrhagische Diathesen 11.160
Blutgerinnung
R. Marx 11.160
  Blutgerinnung und Hämostase 11.160
  Die Blutgerinnung als Proteolyse und
  Polymerisationsvorgang 11.160
  Mechanismus der Thrombinogenese 11.162
  Anhang................................ 11.165
Koagulopathien
R. Marx 11.167
  Hereditäre plasmatische
  (Minus-)Koagulopathien 11.169
    Hämophilien A und B
    (Faktoren-VIII- und IX-Defekte) 11.169
    Von-Willebrand-Jürgens-Syndrome 11.172
    Hereditäre Fibrinogenopathien.......... 11.173
    Seltene hereditäre plasmatische
    Minuskoagulopathien 11.175
  Hereditäre (Plus-)Koagulopathien 11.177
Erworbene Minuskoagulopathien
R. Schmutzler 11.178
  Hypoproduktion von Prokoagulations-
  faktoren 11.178
  Hyperkonsumption und Hyperdestruktion
  von Koagulationsfaktoren 11.181
  (Koagulations-)Inhibitorämien 11.187
  Mischkoagulopathien................... 11.190
Erworbene plasmatische (Plus-)Koagulo-
pathien
R. Schmutzler 11.190
Thrombopathien
G.W. Löhr 11.191
  Thrombastheniegruppe 11.193
  Weitere angeborene Thrombozytopathien ... 11.193
Thrombozytopenien
G. Gehrmann 11.194
  Idiopathische thrombozytopenische
  Purpura 11.195
  Thrombozytopenien beim Neugeborenen.... 11.200
  Symptomatische Thrombozytopenien 11.200
Vaskuläre hämorrhagische Diathesen
K. Schimpf 11.203
  Angeborene Gefäßveränderungen 11.203
  Erworbene Gefäßveränderungen auf
  allergischer oder wahrscheinlich allergischer
  Grundlage 11.205
    Gefäßveränderungen ohne zelluläre
    Reaktion 11.205
    Gefäßveränderungen mit zellulärer Reaktion
    analog dem Arthus-Phänomen 11.206
    Gefäßveränderungen mit zellulärer Reaktion
    analog der Reaktion vom verzögerten Typ 11.211
  Erworbene Gefäßveränderungen auf
  degenerativer Basis 11.212
  Erworbene Gefäßveränderungen durch
  Mangelernährung 11.212
  Erworbene hämorrhagische Diathesen mit
  vaskulärer Komponente.................. 11.213

12 Immunpathogenetisch bedingte Krankheiten

Immunologische Grundlagen 12.3
Allergische Reaktionsformen
M. Werner 12.3
  Erste Reaktionsphase 12.3
  Zweite Reaktionsphase 12.8
  Dritte Reaktionsphase, klinische
  Manifestationsphase der allergischen
  Reaktionskette 12.9
  Besonderheiten im Mechanismus der
  Spätreaktionen 12.9
Autoallergie
W. Müller-Ruchholtz 12.10
  Autoantigene und ihre Lokalisation 12.10
  Autoreaktive Reaktionsträger 12.11
  Induktion von Autoreaktivität 12.11
  Determinierung zu Autoreaktivität 12.13
  Pathogenität von Autoreaktivität 12.13
Transplantationsimmunologie
W. Müller-Ruchholtz 12.15
  Transplantationsantigene und -genetik 12.15
  Bedeutung der HLA-Antigene 12.15
  Transplantatabwehr-Reaktionen 12.16
  Hemmung der Transplantatabstoßung 12.17
  Klinische Nierentransplantation 12.18
Immunphänomene bei Infektionskrankheiten
W. Müller-Ruchholtz 12.18
  Mikrobielle Antigene 12.18
  Diagnostische Nutzung der Reaktion 12.19
  Immunphysiologie der Infektabwehr 12.19
  Immunpathologie der Infektabwehr 12.21

Klinischer Teil 12.23
Grundzüge der klinischen Allergiediagnostik
M. Werner 12.23
  Hinweise auf die allergische Pathogenese ... 12.23
  Nachweismethoden der spezifischen
  Sensibilisierung 12.23
  Quantitative Bestimmung von allergischen
  Antikörpern 12.26
  Nachweis der manifestationsauslösenden
  Allergene............................... 12.26
Rhinopathia allergica einschließlich Pollinosis
W. Gronemeyer 12.28
Urtikaria und Quincke-Ödem
L. Illig 12.34
  Urtikaria 12.34
  Quincke-Ödem 12.39
Allergische Kontaktdermatitis
K.H. Schulz 12.43
  Anhang: Photokontaktdermatitis 12.46
Arzneimittelallergien
R. Hoigné 12.47
Heimische Parasiten- und Insektenallergien
E. Fuchs 12.54
Pararheumatische Krankheiten
(»Kollagenosen«)
D. Ricken 12.58
  Lupus erythematodes disseminatus 12.59
  Pseudolupus erythematodes 12.64
  »Mixed connective tissue disease« 12.65
  Progressive Sklerodermie 12.66

Dermatomyositis............... 12.69
Immunologisch bedingte Organkrankheiten
H. WARNATZ 12.72
    Immunthyreoiditis 12.72
    Primärer Hyperthyreoidismus.... 12.74
    Insulitis und immunologisch bedingte
    Insulinresistenz 12.74
Idiopathische Atrophie der Nebennierenrinde 12.75

Atrophische Gastritis bei perniziöser Anämie 12.76
Colitis ulcerosa 12.77
Chronisch-aktive Hepatitis 12.78
Primär-biliäre Zirrhose (PBZ) 12.79
Encephalomyelitis disseminata ... 12.80
Thymus und Immunopathie
D. RICKEN 12.81

13 Infektionskrankheiten

Virusinfektionen 13.3
    Morbilli (Masern)
    M. ALEXANDER und G. ENDERS-RUCKLE 13.3
    Rubeolen (Röteln)
    M. ALEXANDER und G. ENDERS-RUCKLE 13.8
    Erythema infectiosum (Ringelröteln)
    M. ALEXANDER 13.12
    Exanthema subitum
    L. BALLOWITZ 13.13
    Herpesgruppe
    TH. NASEMANN 13.14
    Zytomegalie
    J. OEHME 13.28
    Variola (Pocken)
    G. STÜTTGEN 13.31
    Vaccinia
    G. STÜTTGEN 13.34
    Molluscum contagiosum
    TH. NASEMANN 13.36
    Parotitis epidemica (Mumps)
    M. ALEXANDER 13.38
    Influenza (Grippe)
    W. GERMER und W. HÖPKEN 13.41
    Parainfluenzavirusinfektionen
    W. GERMER und W. HÖPKEN 13.44
    Erkältungskrankheit
    W. GERMER 13.45
    Adenovirusinfektionen
    W. GERMER und R. WIGAND 13.48
    Akute Virushepatitis (Hepatitis infectiosa)
    M. ALEXANDER, R. THOMSSEN und
    I. SCHLICHT 13.50
    Infektiöse Mononukleose (Pfeiffersches
    Drüsenfieber)
    F. TRAUTMANN 13.63
    Infektiöse Lymphozytose
    F. TRAUTMANN 13.66
    Enterovirusinfektionen
    O. VIVELL 13.66
    Arbovirusinfektionen
    D. BLAŠKOVIČ und H. LIBÍKOVÁ 13.76
        Gelbfieber
        F. O. HÖRING 13.84
        Dengue-Fieber
        F. O. HÖRING 13.86
    Marburg-Virus-Krankheit
    G. A. MARTINI und R. SIEGERT 13.88
    Lassa-Fieber
    W. MOHR 13.90
    Lymphozytäre Choriomeningitis
    R. ACKERMANN 13.92
    Encephalitis lethargica
    H. SCHLIACK 13.94
    Lyssa
    H. TIMM 13.95

    Stomatitis epidemica
    (Maul- und Klauenseuche)
    M. MUSSGAY und G. STÜTTGEN 13.101
    Virusdysenterie
    H. A. REIMANN 13.102

Chlamydien 13.106
    Ornithose (Psittakose)
    T. WEGMANN und U. KRECH 13.106
    Trachom und Paratrachom
    (Einschlußkonjunktivitis)
    H. RIEGER 13.108
    Lymphogranuloma inguinale
    C. E. SONCK 13.111
    Katzenkrankheit
    F. O. HÖRING 13.114

Rickettsiosen 13.116
    Fleckfieber
    W. GERMER 13.116
    Wolhynisches Fieber
    W. GERMER 13.118
    Q-Fieber
    U. KRECH und T. WEGMANN 13.119

Mykoplasmainfektionen
    U. KRECH und T. WEGMANN 13.122

Bakterielle Infektionen 13.125
    Streptokokkeninfektionen
    M. ALEXANDER 13.125
    B-Streptokokken-Infektionen des weiblichen
    Genitaltraktes (s. S. 13.357)
    Staphylokokkeninfektionen unter
    Berücksichtigung des Hospitalismus
    G. PULVERER und J. JELJASZEWICZ 13.129
    Gonokokkeninfektionen
    W. P. HERRMANN 13.133
    Meningokokkeninfektionen
    H. D. POHLE und J. OEHME 13.140
    Bakteriell bedingte Meningitiden
    H. D. POHLE und J. OEHME 13.144
    Bakterielle Septikämien
    R. LÜTHY und W. SIEGENTHALER 13.146
    Diphtherie
    H. D. POHLE und J. OEHME 13.153
    Listeriose
    G. ERDMANN 13.158
    Erkrankungen durch Haemophilus
    influenzae
    P. KREPLER 13.161

Tetanus
K. Eyrich.................... 13.162
Keuchhusten
L. Ballowitz 13.167
Salmonellosen
K. Wiek und S. Hofmann 13.171
Shigellosen
K. Wiek und S. Hofmann 13.179
Cholera asiatica
W. Germer und S. Hofmann 13.181
Botulismus
F.O. Höring 13.182
Brucellosen
F.O. Höring 13.184
Tularämie
H. Knothe 13.185
Pest
H. Knothe 13.188
Infektionen durch Yersinia pseudotuberculosis
W. Knapp und W. Masshoff 13.191
Infektionen mit Yersinia enterocolitica
W. Knapp 13.194
Infektionen durch Escherichia coli
G. Linzenmeier 13.195
Infektionen durch Keime der Klebsiella-Enterobacter-Serratia-Gruppe
G. Linzenmeier 13.197
Infektionen durch Proteusbakterien
G. Linzenmeier 13.199
Infektionen durch Pseudomonaden
G. Linzenmeier 13.200
Gasbrand
M. Hentschel 13.202
Milzbrand (Anthrax)
F.O. Höring 13.207
Rotlauf (Erysipeloid)
G. Erdmann 13.209
Rotz
F.O. Höring 13.210
Melioidose
F.O. Höring 13.210
Lepra
G. Klingmüller 13.211
Bartonellose
M. Cuadra 13.214
Tuberkulose und andere Mykobakteriosen.. 13.217
   Lungentuberkulose
    G. Forschbach und F. Trendelenburg.. 13.217
   Meningitis tuberculosa
    F. Trendelenburg 13.232
   Knochen- und Gelenktuberkulose
    E. Albert.................... 13.233
   Urogenitaltuberkulose
    K. König 13.237
   Sonstige extrapulmonale Tuberkulosen
    F. Trendelenburg 13.241
   Andere Mykobakteriosen
    G. Forschbach 13.243
Aktinomykose
T. Wegmann 13.244
Nocardiose
T. Wegmann 13.246

Spirochaetenerkrankungen 13.248
   Angina Plaut-Vincenti (Fusoborreliose)
    M. Alexander 13.248
   Leptospirosen
    H. Mochmann.................. 13.248
   Rückfallfieber
    W. Germer 13.253
   Frambösie (Yaws, Pian)
    W. Germer 13.254
   Lues (Syphilis)
    W.P. Herrmann.................. 13.255

Mykosen 13.262
   Hefeinfektionen durch Cryptococcaceae
    T. Wegmann 13.262
      Candidiasis
       D. Würsten und W. Siegenthaler 13.262
      Kryptokokkose
       T. Wegmann 13.267
      Torulopsis-neoformans-Infektion (Torulopsis)
       T. Wegmann 13.268
   Hystoplasmose
    T. Wegmann 13.269
   Blastomykose
    T. Wegmann 13.270
   Kokzidioidomykose
    T. Wegmann 13.271
   Aspergillose
    L. Bergmann.................. 13.272
   Geotrichose
    T. Wegmann 13.276
   Mucormykose
    T. Wegmann 13.276
   Sporotrichose
    T. Wegmann 13.277
   Pilzseptikämie
    D. Würsten und W. Siegenthaler 13.278

Protozoeninfektionen 13.282
   Malaria
    H.J. Knüttgen und H.M. Seitz 13.282
   Schlafkrankheit
    M.G. Hartmann 13.292
   Amerikanische Trypanosomose
    F. Köberle 13.295
   Leishmaniasen
    M.G. Hartmann 13.301
   Lambliasis
    H. Hornbostel 13.307
   Trichomoniasis
    H.A. Hirsch 13.308
   Amöbiasis
    H.J. Diesfeld 13.310
   Balantidiasis
    W. Schopp 13.316
   Toxoplasmose
    M. Alexander und H. Werner 13.318
   Kokzidiose
    K. Janitschke 13.325

Wurminfektionen 13.327
   Zestoden 13.327
    Taeniasis saginata
      H. Hornbostel 13.327
    Taeniasis solium
      H. Hornbostel 13.328
    Zystizerkose
      H.W. Ocklitz.................. 13.329
    Diphyllobothriasis (Diphyllobothriose)
      H. Mochmann und H.W. Ocklitz 13.330

Echinokokkose
H.W. OCKLITZ 13.335
Hymenolepiasis
H.W. OCKLITZ 13.335
Nematoden 13.335
Askariasis (Askaridiasis)
H.W. OCKLITZ 13.335
Enterobiasis (Oxyuriasis)
H.W. OCKLITZ 13.337
Trichinose (Trichiniasis)
H.W. OCKLITZ 13.338
Trichuriasis
H.W. OCKLITZ 13.339
Ankylostomiasis (Hakenwurmkrankheit)
H.W. OCKLITZ 13.340
Filariosen
H.W. OCKLITZ 13.341
Strongyloidose
H.W. OCKLITZ 13.342
Drakunkulose
R. SCHUBERT und I. FÜSGEN 13.343
Trematoden 13.345
Schistosomiasis (Bilharziose)
K.-J. VOLKMER 13.345

Opisthorchiasis (Leberegel)
R. SCHUBERT und I. FÜSGEN 13.350
Fasziolopose
R. SCHUBERT und I. FÜSGEN 13.352
Paragonimiasis
H. LIESKE 13.354
Faszioliasis
M. ALEXANDER 13.355
B-Streptokokken-Infektionen des weiblichen Genitaltraktes
K. DECKER und H.A. HIRSCH 13.357

Anhang 13.359
Meldepflicht
H.-J. WEISE 13.359
Differentialdiagnostische Tabellen
M. ALEXANDER 13.363
Antibiotika-Tabellen
W. SIEGENTHALER, R. LÜTHY
und G. SIEGENTHALER 13.380

14 Krankheiten durch physikalische Einwirkungen

Erkrankungen durch Einwirken von Hitze und Kälte
H.G. WENZEL 14.3
Pathogene Hitzeeinwirkungen 14.4
Pathogene Kälteeinwirkungen 14.7

Erkrankungen durch Änderung des atmosphärischen Druckes
J. SEUSING 14.9

Erkrankungen durch Hypoxie
E.A. LAUSCHNER 14.15

Elektrischer Unfall
R. HAUF 14.22

Folgezustände ionisierender Strahlung
R. HERZER 14.27

Gesundheitsstörungen durch Änderung der Gravitation
S. RUFF 14.36

Kinetosen – Reisekrankheiten
H. GOETHE 14.39

Lärmschäden
G. KITTEL und G. THEISSING 14.46

Chronisch-mechanische Auswirkungen
H. BUCKUP 14.52
Erkrankungen durch allgemeine mechanische Einflüsse 14.52
Erkrankungen durch Einwirkung von Schwingungen (Erschütterung und Vibrationen) . 14.56

Erkrankungen der Luftwege durch Staub (Pneumokoniosen)
H. VALENTIN 14.59

Sachverzeichnis XVII

Gesamtumfang des Bandes XL, 747 Seiten

11 Erkrankungen des Blutes und der blutbildenden Organe

Erkrankungen der Erythropoese

Anämien

Anämien durch Blutverluste
P. Frick

Definition

Sowohl akute wie chronische Blutverluste führen zur Anämie, deren Grad, morphologische Charakteristika und zelluläre Indizes vom Ausmaß und der Zeitdauer der Blutung abhängig sind. Das typische Bild des langdauernden chronischen Blutverlustes ist die hypochrome mikrozytäre Eisenmangelanämie.

Häufigkeit

Es steht außer Zweifel, daß die Anämie durch Blutverluste, insbesondere die Anämie infolge chronischer Blutungen, die häufigste in praxi beobachtete Anämieform überhaupt ist. Chronische Blutungsanämien finden sich auch bei der sonst gesunden Bevölkerung, wobei vorwiegend Frauen im gebärfähigen Alter betroffen sind. Periodenblutungen, die das physiologische Maß überschreiten, und rasch aufeinanderfolgende Geburten sind die Hauptursachen dieser geschlechtlichen Bevorzugung der Frauen. Die absolute Häufigkeit innerhalb der sog. normalen Bevölkerung variiert von Ort zu Ort: Sie schwankt für Frauen zwischen 2 und 12% der untersuchten Bevölkerungsgruppen, für Männer liegt sie meist unterhalb 1%. Der Grund für die Schwankungen ist nicht in der variablen Masse des Blutverlustes zu suchen, sondern in der verschiedenen Möglichkeit, die Verluste durch adäquate eisenhaltige Nahrung zu kompensieren; ärmere Bevölkerungsgruppen oder -schichten sind eher betroffen, weil die wichtigsten eisenhaltigen Nahrungsmittel (z.B. Fleisch, Eier) relativ teuer sind.

Vorkommen

Akute Blutungsanämien sind grundsätzlich in allen Altersgruppen und bei beiden Geschlechtern anzutreffen. Eine relative Häufigkeitsangabe ist klinisch absolut irrelevant.
Chronische Blutungsanämien kommen bis zur Pubertät relativ selten vor. Nach der Pubertät werden sie aus den im vorhergehenden Abschnitt erwähnten Ursachen am häufigsten bei Frauen beobachtet. Bei Männern jeden Alters und bei Frauen nach der Menopause sind chronische Blutungsanämien nahezu immer die Folge eines chronischen, klinisch nicht unbedingt manifesten Blutverlustes aus dem Magen-Darm-Trakt. Auf die Vielfalt gastrointestinaler Blutungsquellen wird weiter unten eingegangen.

Pathogenese und Pathophysiologie

Bei *akuten Verlusten* stehen die hämodynamischen Auswirkungen auf das Kreislaufsystem im Vordergrund. Die akute Hypovolämie führt zur Erhöhung des Schlagvolumens (mit entsprechender Verbreiterung der Blutdruckamplitude), zur Herz- und Pulsfrequenzsteigerung und später zum Blutdruckabfall und Schock. Die hämatologischen Auswirkungen bleiben initial überhaupt aus. In den ersten Stunden nach Beginn der Blutung sind Hämoglobin, Hämatokrit und Erythrozyten unverändert, weil die Blutung einen simultanen Verlust von Erythrozyten und Plasma darstellt; das Verhältnis Erythrozyten zu Plasma ist noch unverändert. Erst nach 2–4 Std. kommt es zum progressiven Abfall der obigen Werte als Folge des Einströmens interstitieller Flüssigkeit in die Blutbahn (Abb. 11.1). Da die interstitielle Flüssigkeit äußerst eiweißarm ist, sinkt gleichzeitig auch der plasmatische Eiweißgehalt. Der Versuch des Organismus, das Erythrozytenvolumen wiederherzustellen, manifestiert sich im Anstieg der Retikulozytenzahl. In der ersten Woche nach der Blutung ist zudem der Färbeindex und das errechnete durchschnittliche zelluläre Erythrozytenvolumen erhöht; diese Makrozytose ist zum Teil durch die Retikulozytose (Retikulozyten sind größer als reife rote Zellen) und zum Teil durch den Übertritt von großen jungen Erythrozyten ins Blut bedingt, die aus vorzeitig entkernten Normoblasten stammen. Der Grad und die Zeitdauer der vollständigen Normalisierung des roten Blutbildes hängt von den vorhandenen Eisenreserven ab: Je größer diese sind, desto rascher die Erholung. Wird der Blutverlust unverzüglich mit Transfusionen kompensiert, so bleiben die beschriebenen Veränderungen aus.
Die *chronischen Blutverluste* führen zum klassischen Bild der hypochromen mikrozytären Eisenmangelanämie. Der menschliche Organismus hat bei chronischen Blutverlusten die Fähigkeit, alle für die Zell- und Hämoglobinsynthese notwendigen Baustoffe unverzüglich in adäquaten Mengen aus der Nahrung zu resorbieren, mit Ausnahme des Eisens. Die chronische Blutverlustanämie ist

11.4 Erkrankungen des Blutes und der blutbildenden Organe

	Hb g%	Hämatokrit %	Eiweiß g%
vor	15	45	7
1/2 Std. nach	15	45	7
	0	0	1
24 Std. nach	10	30	5,3

▨ Plasma   ▦ Erythrozyten   ▧ interstitielle Flüssigkeit

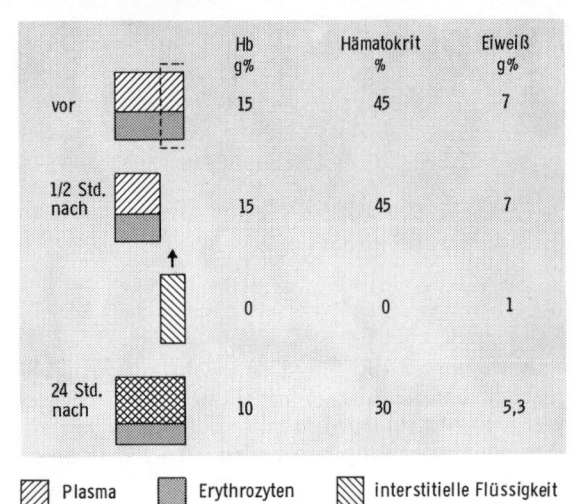

Abb. 11.1 Akuter Blutverlust

Tabelle 11.1 Ursachen gastrointestinaler Blutungen

Ösophagus:	Varizen, Karzinom, Refluxösophagitis, Mallory-Weiss-Syndrom
Magen:	Ulkus, Karzinom, Leiomyom, Neurinom, Hiatushernie, medikamentöse Gastritis (Salicylate, Butazolidin, Steroide)
Duodenum:	Ulkus, Pankreaskopfkarzinom
Dünndarm:	Meckelsches Divertikel, Leiomyom, Neurinom, Ulcus pepticum jejuni
Kolon:	Karzinom, Polypen, Colitis ulcerosa, Divertikel
Rektum:	Karzinom, Hämorrhoiden
Parasiten:	Ankylostoma
Varia:	Morbus Osler, Urämie, Morbus Schönlein-Henoch, kongenitale und erworbene hämorrhagische Diathesen, Antikoagulantientherapie

grundsätzlich das Resultat eines defizitären Eisenstoffwechsels. Die Nahrung enthält in diesen Fällen nicht genügend Eisen, um die Verluste wettzumachen, und die resorptive Fähigkeit des Dünndarms für das Eisen hat eine Grenze, die nicht überschritten werden kann. Das typische hypochrome Blutbild ist der Ausdruck einer ungenügenden Hämoglobinsynthese bei noch erhaltener Zellbildung.

Ätiologie
Traumatische äußere und innere Blutverluste spielen klinisch eine große Rolle. Sie bieten, mit Ausnahme der tückischen Milz- oder Leberrupturen und retroperitonealen Hämatome, keine diagnostischen Schwierigkeiten. Bei Frauen zwischen Menarche und Menopause sind genitale Blutverluste (Menorrhagien, Metrorrhagien, wiederholte Geburten) die häufigsten Ursachen von Blutungsanämien. Bei Männern und Frauen jeglichen Alters ist der Gastrointestinaltrakt die wichtigste extragenitale Blutverlustquelle (Tab. 11.1). Anderswo lokalisierte Blutungen werden meist vom Patienten spontan angegeben (Epistaxis, Gingivablutungen, Hämaturie usw.). Neben den organisch bedingten Blutungen muß auch an die durch Störungen der Hämostase bedingten Blutverluste gedacht werden (s. Hämorrhagische Diathesen, S. 11.160 ff.).

Krankheitsbild
Anamnese
Die chronische Blutverlustanämie führt zu Blässe, Müdigkeit, verminderter Leistungsfähigkeit, Dyspnoe und Tachypnoe, besonders bei körperlicher Belastung, und zu peripheren Ödemen. Bei chronischen gastrointestinalen Blutungen, deren Quelle höher als das Sigma liegt, wird der Stuhl schwarz (Meläna). Bei akuten Blutungen kann infolge raschen Transits auch bei ösophagealen oder gastrischen Blutungen rotes Blut rektal ausgeschieden werden.

Befunde
Außer der Blässe von Haut und Schleimhäuten sind die Befunde bei chronischen Blutungsanämien äußerst dürftig. Einziges anämiespezifisches Symptom ist die Koilonychie, d.h. flache, selten konkave, leicht brüchige Nägel. Das sog. Plummer-Vinson-Syndrom oder sideropenische Dysphagie ist so außerordentlich selten, daß es kaum von klinischer Bedeutung ist. Tachykardie, funktionelles systolisches Geräusch und eventuell Ödeme sind anämieunspezifische Symptome.

Laboratoriumsbefunde
Die durch *akute Blutverluste* ausgelösten Laborveränderungen wurden oben eingehend besprochen.
Bei *chronischen Blutverlusten* sind die Erythrozyten hypochrom, sie zeichnen sich durch eine mittlere Anisozytose aus mit ausgesprochener Tendenz zur Mikroplanie. Typisch sind hypochrome Bakteriozyten oder Elliptozyten. Der Färbeindex (FI), die mittlere zelluläre Hämoglobinkonzentration HbK_E und der mittlere Hämoglobingehalt der Erythrozyten Hb_E sind alle vermindert. Auch das durchschnittliche Erythrozytenvolumen DV_E liegt unter der Norm. Die prozentuale Retikulozytenzahl ist normal. Das Serumeisen ist tief, die Eisenbindungskapazität erhöht, das totale Serumbilirubin liegt im unteren Bereich der Norm, ein Befund, der die helle Serumfarbe chronischer Blutungsanämien erklärt. Die Erythropoese ist normoblastisch und in Richtung unreifer Elemente verschoben. Sideroblasten fehlen, und die Retikulumzellen enthalten nur wenig, oft überhaupt kein Eisen mehr. Experimentelle Untersuchungen an gesunden Versuchspersonen, denen regelmäßig Blut entnommen wurde (z.B. 500 ml pro Woche), haben die Evolution dieser Anämie genauestens dokumentiert; die ersten Zeichen des beginnenden Eisendefizites sind der Abfall des Serumeisens und des Hämoglobins, dann kommt es in zeitlicher Reihenfolge zur Ver-

minderung des Färbeindexes, der mittleren zellulären Hämoglobinkonzentration, des mittleren Hämoglobingehaltes der Erythrozyten, des durchschnittlichen Erythrozytenvolumens und am Schluß zum Abfall der Erythrozytenzahl.

Differentialdiagnose
Vom rein morphologisch-hämatologischen Standpunkt muß die hypochrome Eisenmangelanämie von der Thalassaemia minor und von der Gruppe der sideroachrestischen Anämien getrennt werden. Die Differentialdiagnose bietet meist keine Probleme, da die beiden anderen hypochromen Anämien paradoxerweise vermehrt Sideroblasten und reichlich eisenhaltige Retikulumzellen im Knochenmark aufweisen. Bei beiden ist zudem das Serumeisen erhöht.

Therapie
Die Therapie von Blutungsanämien umfaßt zwei Grundsätze:
a) die Behandlung der Blutungsquelle,
b) den Ersatz des verlorenen Blutes.
Blutungsquellen werden chirurgisch oder intern medizinisch angegangen; der Vielfältigkeit der möglichen Blutungsquellen steht ein ebenso vielfältiges therapeutisches Armamentarium gegenüber, dessen Besprechung nicht in diesen Rahmen gehört.
Akute Blutverluste müssen durch prompte Bluttransfusionen ersetzt werden. Bei chronischen Blutverlusten genügt die Verordnung von Eisen. Wenn immer möglich, soll das Eisen oral verabreicht werden. Lediglich die höchst seltene gastrointestinale Intoleranz rechtfertigt die parenterale Eisenapplikation. Äußerst wichtig ist die Dauer der Therapie. Die Normalisierung der peripheren Blutwerte ist nicht eo ipso ein Beweis für eine zureichende Wiederauffüllung der Eisenreserven; die orale Behandlung muß deshalb 3–4 Wochen nach Erreichung normaler Hämoglobinwerte weitergeführt werden. Die Behandlung soll mit sog. reinen Eisenpräparaten durchgeführt werden, d.h. Eisensalze ohne Zumischung anderer Mineralsalze (Kupfer, Kobalt) oder Vitamine, die hämatologisch aktiv sind (Vitamin B_{12}, Folsäure). Diese Mischpräparate verbessern die Wirkung des Eisens nicht, sondern erhöhen lediglich die Behandlungskosten.

Prognose
Die Prognose der Anämie nach Blutverlusten hängt grundsätzlich von der Ursache der Blutung ab, sie entspricht in anderen Worten der Prognose der Blutungsquelle.

Literatur
Bainton, D.F., C.A. Finch: The diagnosis of iron deficiency anemia. Amer. J. Med. 37 (1964) 62
Beveridge, B.R., R.M. Bannermann, J.M. Evanson, L.J. Witts: Hypochromic anemia. A retrospective study and follow up of 378 inpatients. Quart. J. Med. 34 (1965) 145
Conrad, M.E., W.H. Crosby: The natural history of iron deficiency induced by phlebotomy. Blood 20 (1962) 173
Fleischhacker, H.: Die akute Blutungsanämie. In: Handbuch der gesamten Hämatologie, Bd. III/1, hrsg. von L. Heilmeyer, A. Hittmair. Urban & Schwarzenberg, München 1960 (S.318)

Anämien durch Störung der Erythropoese
Hypoplastische Anämien
P. W. Straub

Aplastische Anämie
Definition
Der im angelsächsischen Sprachgebrauch geläufige Begriff der aplastischen Anämie setzt sich auch im deutschen Sprachbereich zunehmend durch. Er ist synonym mit den in Europa noch oft verwendeten Begriffen Panmyelopathie, Panmyelophthise und idiopathische bzw. toxische Panzytopenie. Für die aplastische Anämie im engeren Sinn wird im folgenden ebenfalls der angelsächsische Begriff der reinen Erythrozytenaplasie verwendet. Die aplastische Anämie äußert sich in einer Verminderung aller 3 geformten Blutelemente, bedingt durch primär verminderten Nachschub aus dem Knochenmark. Sie ist abzugrenzen von den sekundären Panzytopenien, z.B. bei malignen Knochenmarkprozessen. Der Begriff umfaßt auch die seltene konstitutionelle Form der aplastischen Anämie (Fanconi-Anämie), welche Kinder mit multiplen Mißbildungen betrifft.
Die oft geübte Unterscheidung zwischen idiopathischen und toxischen Formen der aplastischen Anämie ist nicht gerechtfertigt, da sie sich beide hämatologisch in keiner Weise unterscheiden lassen und da die negative Anamnese eine Exposition gegenüber einem toxischen Agens nicht ausschließt.

Häufigkeit
Die erworbene aplastische Anämie mit Beteiligung aller drei hämopoetischen Systeme ist sehr viel häufiger als die reine Erythrozytenaplasie. Ihre absolute Häufigkeit ist unbekannt und kann nur grob geschätzt werden auf etwa einen Fall pro 50000 Einwohner pro Jahr. Die Zunahme in den letzten Jahren ist möglicherweise bedingt durch eine bessere Diagnosestellung.

Vorkommen
Die Altersverteilung zeigt neben einem Gipfel um das 60. Altersjahr auch eine Häufung um das 20. Jahr. Beide Geschlechter werden ungefähr gleich häufig betroffen. Eine Disposition spielt wahrscheinlich eine Rolle, da das Auftreten bei den medikamentösen Formen gewöhnlich dosisunabhängig ist.

Ätiologie

Ätiologie und Pathogenese sind nicht bekannt. Sicher liegt der Defekt nicht im humoralen Regulationssystem: das Erythropoetin wird immer erhöht gefunden. Die gelegentlich beobachtete erniedrigte Aktivität gewisser Zellenzyme ist wohl sekundärer Natur und dürfte für die Pathogenese keine Rolle spielen. Für einen immunologischen Mechanismus bestehen, im Gegensatz zur reinen Erythrozytenaplasie, keine soliden Anhaltspunkte. Offenbar liegt ein Versagen des hämopoetischen Stammzellsystems vor. Bei etwa der Hälfte der Fälle kann eine potentielle Noxe (Tab. 11.2) gefunden werden. Im Einzelfall kann ein Zusammenhang der Krankheit mit einer Noxe nur sehr selten nachgewiesen werden, z.B. wenn es akzidentiell zu einer erneuten Exposition kommt. Befriedigende Unterlagen für den Zusammenhang mit Medikamenten liegen nur vor für Chloramphenicol, Phenylbutazon und Hydantoinkörper.

Die tödliche aplastische Anämie ist nach Chloramphenicoltherapie 13mal häufiger als bei Unbehandelten. Sie tritt auf bei einem von 60000–80000 mit dem Medikament behandelten Patienten, meist erst Wochen bis Monate nach Ende der Exposition und unabhängig von der verabreichten Dosis. Es muß ein individueller Realisationsfaktor bestehen, möglicherweise ein Defekt im Metabolismus des Medikamentes. Diese schwere, aber seltene Nebenwirkung von Chloramphenicol ist zu unterscheiden von einer dosisabhängigen reversiblen Depression der Hämopoese, die bei jedem Behandelten nachweisbar ist. An Gewerbegiften spielen vor allem organische Lösungsmittel wie Benzol sowie wahrscheinlich Insektizide eine Rolle.

Neuerdings sind mehrere im Anschluß an Virushepatitiden auftretende Fälle veröffentlicht worden.

In einzelnen Fällen stellt die aplastische Anämie die Frühphase einer noch nicht nachweisbaren, meist akuten myeloischen Leukämie dar, in seltenen Fällen auch eine Begleit- oder Frühmanifestation einer anderen Neoplasie.

Pathophysiologie

Die Anämie ist praktisch immer sideroachrestisch, d.h. der Eiseneinbau in die Erythrozyten ist gestört. Die Überlebenszeit der roten Zellen ist gewöhnlich mäßig vermindert. Gelegentlich läßt ein Mißverhältnis zwischen aktiver Erythropoese und einer absolut verminderten Retikulozytenzahl auf eine ineffektive Erythropoese schließen, d.h. auf den vorzeitigen Untergang von Erythrozytenvorstufen schon im Knochenmark. Solche Fälle können statt einer Hypoplasie des Knochenmarks ein hyperzelluläres Mark zeigen. Die Störung scheint hier auf der Ebene der Ausreifung der Zellen zu liegen. Die Abtrennung einer speziellen Gruppe mit aktivem Knochenmark ist aber nicht gerechtfertigt, da ätiologisch, nach dem klinischen Verlauf und auch nach der Prognose keine sicheren Unterschiede zu den hypoplastischen Formen bestehen. Außerdem kann die Zellularität des Knochenmarks je nach Punktionsstelle beim gleichen Patienten stark variieren und sich auch im Verlauf des einzelnen Falles ändern.

Tabelle 11.2 Potentielle Noxen

	Toxizität praktisch sicher	Toxizität wahrscheinlich
1. Gebräuchliche Medikamente (nach *Bithell* und *Wintrobe*)	Chloramphenicol	Acetazolamid (Diamox)
	Phenylbutazon (Butazolidin)	Chlorpromazin
	Mesantoin, Trimethadion	Diphenylhydantoin
	Goldpräparate	Phenacetin
	orale Antidiabetika	Thiosemicarbazon
	Sulfonamide	Daraprim
	Atebrin	Chlordiazepoxide (Librium)
	organische Arsenverbindungen	Pyribenzamin
	Meprobamate, Mepazine	Streptomycin
2. Gewerbliche	Benzolhaltige Lösungsmittel	Insektizide

Krankheitsbild

Anamnese

Die durch die Anämie bedingte Schwäche und die Müdigkeit stehen gewöhnlich zunächst im Vordergrund. Meist wird der Arzt aber aufgesucht entweder wegen hämorrhagischer Diathese – bedingt durch Thrombopenie – oder wegen Infekten, bedingt durch Leukopenie.

Befunde

Die klinische Untersuchung ergibt auffallende Blässe als Folge der Anämie, gelegentlich Infekte, teils mit septischen Zeichen und Merkmalen einer schlechten Abwehr, wie Infektionen mit Lymphangitis aufgrund von Fingereinstichstellen. Am häufigsten sind aber petechiale Blutungen der Haut und Schleimhäute, nicht selten Augenfundusblutungen. Die Lymphknoten sind nicht vergrößert, eine Splenomegalie ist nicht nachweisbar. Ist die Milz palpabel, so ist die Panzytopenie mit größter Wahrscheinlichkeit sekundär.

Laboratoriumsbefunde

Die Diagnosekriterien sind eine gleichzeitige Verminderung der Erythrozyten unter 3,5 Mill./mm^3, der Leukozyten unter 3500/mm^3 und der Thrombozyten unter 100000/mm^3.

Die *Anämie* ist normochrom, meist leicht bis mäßig makrozytär. Der Färbeindex kann bis 1,3 betragen, wobei die Zellen zwar ein vergrößertes Volumen, aber eine schlechte Färbung, also eine erniedrigte mittlere Hämoglobinkonzentration zeigen. Die Retikulozytenzahl ist gewöhnlich normal, gelegentlich vermindert, nicht selten auch vermehrt. Wird aber die absolute Retikulozytenzahl, bezogen auf die gesamte Erythrozytenzahl, errechnet, so sind die Werte normal bis vermindert. Unreife Vorstufen der roten Zellen finden sich im peripheren Blut nicht.

Die *Leukozytenzahl* ist normal oder vermindert, die absolute Neutrophilenzahl hingegen praktisch immer vermindert, selten bis zur vollständigen Agranulozytose. Die Neutrophilen sind nicht toxisch granuliert. Die Lymphozyten sind normal oder vermindert.

Eine *Thrombopenie* ist Voraussetzung für die Diagnose. Sie ist oft sehr schwer, und Werte unter 5000/mm³ sind keine Seltenheit.

Das *Knochenmark* ist im Ausstrich gewöhnlich sehr zellarm und zeigt ein relatives Überwiegen des Stromas, der Lymphozyten und des übrigen Retikulums. Oft sind auch die Mastzellen vermehrt. Nicht selten wird das Knochenmark aber auch zellreich gefunden, mit einer Steigerung der Erythropoese und Überwiegen der jungen Erythroblasten. Die Eisenfärbung der Ausstriche ergibt eine Vermehrung der Sideroblasten und des Eisens im Retikulum. Knochenbiopsien sind gewöhnlich überflüssig, lassen aber in extremen Fällen gelegentlich die Zellularität besser beurteilen.

Das *Serumeisen* ist in der Regel erhöht. Obwohl das *Serumbilirubin* meist normal ist, weist die häufige *Urobilinogenurie* auf einen gesteigerten Hämoglobinabbau hin. Tatsächlich ist die Überlebenszeit ^{51}Cr-markierter autologer Erythrozyten mäßig verkürzt. Hinzu kommt ein variabel ausgeprägter Untergang hämoglobinhaltiger roter Vorstufen schon im Knochenmark. Die Untersuchung des *Eisenstoffwechsels* mit ^{59}Fe ergibt eine verlangsamte Plasma-Clearance, einen verminderten Einbau des markierten Eisens in die Erythrozyten und, im Gegensatz zum Normalen, eine Aktivitätszunahme vorwiegend über der Leber. Der Coombs-Test ist negativ. Die Hämoglobinelektrophorese ergibt eine variable leichte Vermehrung des fetalen Hämoglobins. Eine regelmäßige, teils massive Erhöhung der *alkalischen Leukozytenphosphatase* ist zwar in ihrer Ursache nicht geklärt, wegen ihrer Konstanz aber ein diagnostisch brauchbarer Befund.

Verlauf und Prognose

50–70% der Patienten sterben, am häufigsten an den Folgen der hämorrhagischen Diathese, etwas weniger häufig an septischen Komplikationen. Von den Überlebenden zeigt weniger als die Hälfte eine vollständige Heilung, die übrigen bleiben oft jahrelang panzytopenisch oder zeigen eine Normalisierung des Hämoglobins oder der Leukozyten. Die Thrombopenie bleibt gewöhnlich am längsten bestehen. Bei den letalen Verläufen tritt der Tod meist in den ersten 2 Jahren ein, bei ungefähr der Hälfte schon in den ersten 6 Monaten. Bis heute ließen sich die initialen hämatologischen Befunde nicht sicher mit der Prognose korrelieren. Extrem tiefe Retikulozyten-, Thrombozyten- oder Leukozytenwerte sind wahrscheinlich prognostisch ungünstig, ebenso ein rapides Auftreten der Panzytopenie, im Gegensatz zu den chronischen Verlaufsformen. Die Prognose ist unabhängig davon, ob eine Noxe gefunden wird oder nicht, sie ist auch unabhängig vom Geschlecht und vom Alter beim Auftreten der aplastischen Anämie. Eine Erhöhung des fetalen Hämoglobins ist möglicherweise prognostisch günstig.

Komplikationen

Die tödlichen Blutungskomplikationen betreffen vor allem intrakranielle und Magen-Darm-Blutungen. Augenfundusblutungen können zu partieller Erblindung führen. Septische Komplikationen sind oft letal. Wie bei der Agranulozytose können schon minimale Verletzungen wie Fingereinstichstellen zu gefährlichen Eintrittspforten werden. Bei lang dauernder Transfusionstherapie entwickelt sich eine Transfusionshämosiderose.

Differentialdiagnose

Da die oben angeführten Befunde, wie leichte Hämolyse (Coombs-Test negativ), die Eiseneinbaustörung usw., nicht für die aplastische Anämie spezifisch sind, erfolgt die Diagnosestellung weitgehend per exclusionem. Die primäre (idiopathische oder toxische) aplastische Anämie ist vor allem abzugrenzen gegenüber den sekundären Panzytopenien (Tab. 11.3).

Die Knochenmarkuntersuchung ist bei unklarer Pathogenese unerläßlich. Das Fehlen einer Milzschwellung bei der aplastischen Anämie hat sich als diagnostisch wertvoll erwiesen. Die aplastische Anämie bei paroxysmaler nächtlicher Hämoglobinurie (Marchiafava-Micheli-Anämie) ist nur mit Hilfe spezifischer Tests von der idiopathischen aplastischen Anämie abzugrenzen, dem Ham-Test, dem Sucrose-Hämolyse-Test oder dem weniger spezifischen Wärmeresistenztest. Der Nachweis

Tabelle 11.3 Differentialdiagnose der aplastischen Anämie

Sekundäre Panzytopenien	Merkmale
1. Nach Radiotherapie	Anamnese
2. Nach zytostatischer Therapie	Anamnese
3. Infolge Hypersplenismus	Splenomegalie
4. Bei megaloblastärer Anämie	Blutbild, Knochenmark
5. Bei Knochenmarkkarzinose	Myeloische Reaktion Knochenmarkinvasion
6. Bei Leukämien, Retikulosen	Knochenmarkbefund
7. Bei Osteomyelofibrose	Myeloische Reaktion Blutbild, Knochenmark
8. Bei chronischen Entzündungen (Miliar-Tbc, Lues usw.)	Klinik, evtl. Leberbiopsie
9. Bei paroxysmaler nächtlicher Hämoglobinurie (Marchiafava-Micheli-Anämie)	Hämoglobinurie Ham-Test (Säurehämolyse)

dieses erworbenen Erythrozytendefekts hat allerdings vorläufig weder therapeutische noch prognostische Konsequenzen. Ein Teil der Kranken zeigt eine Verminderung der Glutathionreduktaseaktivität in den Blutzellen.

Therapie
Eine kausale Therapie gibt es nicht. Die Hauptsache ist die Elimination potentieller Noxen. Da spontane Remissionen möglich sind, kann eine Besserung im Einzelfall äußerst selten mit einiger Sicherheit der Therapie zugeschrieben werden. Statistisch gesehen ist die Wirksamkeit noch für keine der im folgenden erwähnten Therapien erwiesen worden.
a) Corticosteroide (Prednison 30–40 mg/die) haben über ihre »gefäßabdichtende« Wirkung wahrscheinlich einen günstigen Effekt auf die Blutungsbereitschaft bei schwerer Thrombopenie. Gelegentlich scheint der Transfusionsbedarf zurückzugehen.
b) Von den Androgenen wird eine Stimulation der Erythropoese erwartet. Bei Männern kann Testosteron-Propionat 30 mg/die per os gegeben werden. Da es bei weiblichen Patienten schwer erträgliche Nebenwirkungen hat und da die anabolen Hormone wahrscheinlich die gleiche Wirkung haben, kann bei Frauen zusätzlich zum Prednison Dianabol 30 mg/die per os verabreicht werden. Günstige Ergebnisse werden unter der Behandlung mit Oxymetholon berichtet.

Intramuskuläre Injektionen sind zu vermeiden, vor allem bei schwerer Thrombozytopenie.
Die Verabreichung von Thrombozytenkonzentraten führt bei längerer Dauer zu einer Sensibilisierung und entsprechend beschleunigtem Verschwinden der transfundierten Thrombozyten. Sie ist deshalb nur indiziert bei akutem Thrombozytensturz, z.B. im Rahmen eines interkurrenten Infektes.
Antibiotika sollen, vor allem bei gleichzeitiger Steroidtherapie und auch bei schweren Leukopenien, nicht prophylaktisch gegeben werden, sondern gezielt, aber sofort beim Auftreten eines Infektes. Eine Splenektomie kommt nur in sehr seltenen Fällen in Frage, wenn nämlich mit Isotopenmethoden ein im Vergleich zum Produktionsdefekt wesentlicher Erythrozyten- oder Thrombozytenabbau in der Milz nachgewiesen werden kann.
Die Knochenmarktransplantation kann in diesen Fällen mit potentieller Heilungsmöglichkeit heute noch nicht generell verantwortet werden.

Prophylaxe
Medikamente mit myelotoxischer Wirkung sollen nur bei strenger Indikation verabreicht werden, wenn andere Mittel nicht dieselben Aussichten auf Erfolg gewährleisten. So ist Chloramphenicol beim Typhus abdominalis weiterhin das Medikament der Wahl. Es gibt zwar keine verläßlichen Labortests, welche im Verlaufe der Behandlung mit Chloramphenicol brauchbar wären in Hinsicht auf die Entwicklung der dosisunabhängigen aplastischen Anämie. Grundsätzlich ist aber beim Gebrauch aller myelotoxischen Drogen die regelmäßige Kontrolle von Retikulozyten, Leukozyten und Thrombozyten unerläßlich. Bei signifikantem Abfall eines der 3 Elemente ist das Medikament unverzüglich abzusetzen. Leber- und Niereninsuffizienz sind zusätzliche Kontraindikationen für den Gebrauch myelotoxischer Medikamente. Hingegen ist eine besondere Gefährdung von Patienten mit anderen hämatologischen Affektionen, insbesondere sekundären Panzytopenien, nicht erwiesen.

Reine Erythrozytenaplasie
Definition
Die Krankheit ist definiert als isolierte schwere normochrome Anämie mit obligatem Transfusionsbedarf, weniger als 2‰ Retikulozyten im Blut und einem normal zellhaltigen Knochenmark mit selektivem, praktisch vollständigem Fehlen der Erythroblasten. Der Begriff der reinen Erythrozytenaplasie ist synonym mit Erythroblastophthise. Es gibt die kongenitale Form (Blackfan-Diamond) und erworbene Formen.

Häufigkeit
Von der angeborenen Form sind wenig mehr als 50 Fälle publiziert worden. Sie betrifft Neugeborene und führt fast immer zum Tode schon in den ersten Lebensjahren.
Die erworbene reine Erythrozytenaplasie ist ebenfalls sehr selten. Es sind etwa 100 Fälle beschrieben worden, meist Patienten jenseits des 50. Altersjahres, seltener um das 20. Jahr.

Ätiologie
In erster Linie muß an ein Thymom gedacht werden, wobei es sich fast nur um nicht invasive, spindelzellige Tumoren handelt. Bei Frauen mit reiner Erythrozytenaplasie ist die Wahrscheinlichkeit eines Thymoms 2:1, beim Mann dagegen nur etwa 1:3. Von den übrigen Fällen geben etwa die Hälfte anamnestisch Kontakt mit toxischen Substanzen an, am häufigsten Benzol. Bei bisher 12 Fällen mußte ein Zusammenhang mit Medikamenten angenommen werden, wobei die gleichen Noxen wie bei der aplastischen Anämie in Frage kommen. Neuerdings konnten bei mehreren Fällen zirkulierende Antikörper gegen Erythroblastenkerne nachgewiesen werden, so daß die reine Erythrozytenaplasie möglicherweise zu den Autoimmunerkrankungen zu zählen ist.

Krankheitsbild
Die Krankheit beginnt schleichend, mit den Zeichen der Anämie. Die klinischen Befunde sind ebenfalls bestimmt durch die Anämie. Eine Vergrößerung von Milz und Lymphknoten fehlt am Anfang immer, kann aber mit der Zeit im Rahmen

einer Transfusionshämosiderose auftreten. Die charakteristischen Laboratoriumsbefunde sind neben einer normochromen Anämie das praktisch vollständige Fehlen der Retikulozyten im Blut und der Erythroblasten im Knochenmark. Die Erythrozytenüberlebenszeit ist nur leicht vermindert. Untersuchungen mit radioaktivem Eisen ergeben eine stark verlängerte Plasmahalbwertszeit und einen völlig fehlenden Eiseneinbau in die Erythrozyten. 14% der Fälle mit Thymom haben gleichzeitig eine Myasthenia gravis. In einzelnen Fällen findet sich eine Hypogammaglobulinämie.

Verlauf, Komplikationen, Therapie und Prognose

Die Krankheit nimmt einen chronischen Verlauf. Bis heute starben knapp die Hälfte der Patienten, in der Regel an den Folgen der Transfusionshämosiderose. 3 Patienten starben an Leukämie. 4 Patienten mit Thymom zeigten eine Remission nach Thymektomie, und bei 9 der 12 medikamentösen Fälle führte die Elimination der Noxe zur Heilung. Die Therapie mit Androgenen und Steroiden hat meist versagt, die Splenektomie hat nur extrem selten eine Remission herbeigeführt. Seit der Nachweis von Antikörpern gegen die Erythroblasten gelungen ist, wird immer häufiger über teils langdauernde Remissionen nach immunosuppressiver Therapie berichtet. Nach Ausschaltung allfälliger Noxen, nach Ausschluß eines Thymoms bzw. nach allfälliger Thymektomie ist deshalb heute eine Therapie mit Endoxan (Cyclophosphamid) 100–200 mg/die und Prednison 30 mg/die während mindestens 2 Monaten angezeigt.

Literatur

Alexanian, R., J. Nadell, C. Alfrey: Oxymetholone treatment for the anemia of bone marrow failure. Blood 40 (1972) 353
Best, W.R.: Chloramphenicol-associated blood dyscrasias. J. Amer. med. Ass. 201 (1967) 181
Bithell, T.C., M.M. Wintrobe: Drug-induced aplastic anemia. Sem. Hematol. 4 (1967) 194
Jepson, J.H.: Hypoplastic anemia: pathophysiology and therapy. Med. Clin. N. Amer. 57 (1973) 1079
Krantz, S.B.: Pure red-cell aplasia. New Engl. J. Med. 291 (1974) 345
Lynch, R.E., D.M. Williams, J.C. Reading, G.E. Cartwright: The prognosis of aplastic anemia. Blood 45 (1975) 517
Schmid, J.R., J.M. Kiely, E.G. Harrison, E.D. Bayrd, G.L. Pease: Thymona associated with pure red-cell agenesis. Review of literature and report of 4 cases. Cancer 18 (1965) 216
Yunis, A.A., G.R. Bloomberg: Chloramphenicol toxicity: clinical features and pathogenesis. Prog. Hemat. 4 (1964) 138

Hypochrome Anämien (Eisenmangelanämien)

H.D. WALLER

Definition

Unter hypochromen Anämien versteht man eine inhomogene Gruppe von Blutarmut, bei der die Verminderung der Hämoglobinkonzentration im Blut stärker als die Herabsetzung der Erythrozytenzahl ist. Die Beladung der einzelnen roten Blutzelle mit Hämoglobin ist erniedrigt, man bezeichnet die Erythrozyten als hypochrom. Ätiologisch gemeinsam ist den hypochromen Anämien eine Verminderung der Erythropoese durch Störungen im Eisenhaushalt oder im Eisenstoffwechsel. Von einer Anämie sollte man allgemein nur sprechen, wenn die Hämoglobinkonzentration bei Männern unter 12,5 g% und bei Frauen unter 11,0 g% abgesunken ist.

Vorkommen und Häufigkeit

Die hypochrome Anämie ist die am meisten verbreitete Form der Blutarmut. Ihr Anteil an den Anämien ist von Land zu Land verschieden und liegt nach dem WHO-Report von 1959 zwischen 20 und 95%. Von Bedeutung für die Häufigkeit sind Ernährungs- und Kochgewohnheiten (Mangel an tierischem Eiweiß) sowie die sozialen Verhältnisse. Auch der Befall der Bevölkerung mit Darmparasiten soll einen Einfluß haben. Vor allem wegen dieser Lebensumstände beobachtet man in tropischen und unterentwickelten Ländern eine besondere Verbreitung der Eisenmangelanämie, z.B. in manchen Landstrichen Indiens und Afrikas bei bis zu 50% der Bevölkerung, auf der Insel Mauritius bei etwa der Hälfte aller Frauen. Der Eisenmangel ist in diesen Gebieten wegen der mit ihm verbundenen Schwächung der Infektabwehr eine der Ursachen der hohen Sterblichkeit.

Von den Trägern einer Eisenmangelanämie sind 80% Frauen, wobei vor allem Frauen im gebärfähigen Alter betroffen sind (Menstruation, Schwangerschaft, Laktation). In den Südstaaten der USA haben z.B. bis zu 20% der Schwangeren – vor allem aus der Negerbevölkerung – Hämoglobinwerte unter 10 g/100 ml Blut. Interessante Hinweise über Verbreitung und Geschlechtsverteilung der Eisenmangelanämien bringt eine Studie von HERVEY, McINTYRE u. WATSON (1952) in den USA. Danach hatten von 70000 weißen Frauen, die sich dem Roten Kreuz als Blutspender zur Verfügung stellten, 12,6% Hämoglobinkonzentrationen unter 12,3 g/100 ml, während der Anteil der Männer weniger als 1% betrug. Die Hämoglobinwerte besserten sich nach oraler Eisenzufuhr. Andere Autoren berichten darüber, daß Eisenmangelanämien im Kleinkindesalter etwas häufiger, im Schulalter dagegen selten auftreten. Bei älteren Menschen verschiebt sich die Geschlechtsverteilung der Eisenmangelanämien zugunsten der Männer, eine »Altersanämie« im Sinne des Wortes gibt es jedoch nicht.

Ätiologie

Ätiologisch kommen verschiedene Ursachen für die Entstehung einer hypochromen Anämie (Eisenmangelanämie) in Frage. In erster Linie ist an eine negative Eisenbilanz zu denken. Sie kann Folge mangelhafter Eisenzufuhr mit der Nahrung und herabgesetzter Resorption im Darm sein, häufiger hängt sie jedoch mit erheblichen Eisenverlusten durch chronische und akute Blutungen besonders aus dem Magen-Darm-Trakt und während der Menstruation zusammen. Ein erhöhter Eisenverbrauch besteht auch während der Schwangerschaft, der Laktation, in der Wachstumsperiode und durch Infekte und maligne Erkrankungen. Störungen im Eisentransport (Atransferrinämie) und in der Eisenverwertung (sideroachrestische Anämien, Thalassämie) können ebenfalls eine hypochrome Anämie verursachen. Die bisher bekannten Faktoren zur Auslösung hypochromer Anämien sind in Tab. 11.4 zusammengestellt.

Hier sollen im wesentlichen nur Eisenmangelanämien im engeren Sinne abgehandelt werden. Anämien durch Blutverluste sind in einem gesonderten Kapitel dargestellt, hypochrome Anämien bei Eisenverwertungsstörungen sind den Beiträgen über Hämoglobinopathien bzw. sideroachrestische Anämien zu entnehmen.

Pathophysiologie

Das Verständnis pathophysiologischer Zusammenhänge bei der Entstehung hypochromer Anämien setzt die Kenntnis der quantitativen Zusammensetzung des Körpereisens und die Regulation seiner Konstanterhaltung voraus.

Der erwachsene Organismus enthält zwischen 3 und 5 g Eisen. Hiervon entfallen der weitaus größte Anteil mit etwa 70% auf das Hämoglobineisen, etwa 10% auf Myoglobin, Zytochrome und Zytochromoxydasen, Eisenflavinenzyme, Katalase und Peroxydase und andere eisenhaltige Verbindungen sowie 20% auf Speichereisen in Hämosiderin und Ferritin. Das transferringebundene Transporteisen im Plasma macht nur 0,1% des Körpereisens aus. Das Verhältnis der Eisenfraktionen zueinander verschiebt sich vom Säuglingsalter bis zum Erwachsenenalter zugunsten des Speichereisens.

Die Konstanterhaltung der Eisenbilanz wird vor allem über die Eisenresorption und nicht durch die Ausscheidung gesteuert, das durch den Blutumsatz freigesetzte Eisen wird fast quantitativ für die Blutneubildung wiederverwendet. Lediglich Spuren von Eisen gehen durch die Nieren, Darmepithelien, Galle, Schweiß und durch Haare, Nägel und Hautepithelien verloren. Der tägliche Eisenverlust beträgt beim Erwachsenen 0,5–1,0 mg. Menstruationsblutungen entziehen dem weiblichen Organismus zusätzlich zwischen 10 und 30 mg Eisen. Der tägliche Eisenbedarf liegt zwischen 0,7 und 2,0 mg. Eine Gravidität kostet den mütterlichen Organismus etwa 500 mg Eisen, die Laktation täglich 0,5 mg. Da ein Teil der Eisenverluste durch das Ausbleiben der Menstruation ausgeglichen wird, beträgt der tatsächliche Eisenbedarf für eine Gravidität etwa 300 mg (MOORE u. BROWN 1967).

Der normale Eisenbedarf wird durch eine gemischte Kost ausreichend gedeckt. Unsere tägliche Kost enthält etwa 10–20 mg Eisen, von dem nach Untersuchungen mit markiertem Eisen 5–10% resorbiert werden. Bei Eisenmangelzuständen verschiedener Ursache kann die Eisenresorption wesentlich ansteigen.

Der genaue Mechanismus der Eisenaufnahme im menschlichen Organismus ist bis heute nicht bekannt. Die meisten experimentellen Ergebnisse stammen aus Tierversuchen oder wurden mit anorganischen Eisenverbindungen gewonnen, deren Resorption wesentlich besser als die Eisenaufnahme aus organischer Bindung ist. Wichtige Voraussetzung für die Eisenresorption aus der Nahrung sind die Aufschließung der Speisen im Magen und die Reduktion des 3wertigen Nahrungseisens

Tabelle 11.4 Ursachen hypochromer Anämien

A. *Eisenmangel (negative Eisenbilanz)*

1. *Ungenügende Eisenzufuhr*
    Eisenarme Kost
    Beim Neugeborenen mangelnde Eisenübertragung von der Mutter

2. *Eisenresorptionsstörungen*
    Achlorhydrie (atrophische Gastritis)
    Gastrektomie und Teilresektion des Magens
    Darmanastomosen und Resektionen
    Malabsorptionssyndrome
    Diarrhoe
    Resorptionshemmende Faktoren: bei aplastischer Anämie, Phytate, Phosphate, Pankreatin, Erde (Geophagie), Desferrioxamin, Schleime
    Fehlen resorptionsfördernder Faktoren: Ascorbinsäure, bestimmte Aminosäuren, Calcium

3. *Erhöhter Eisenbedarf*
    Wachstum
    Gesteigerter Blutumsatz

4. *Eisenverluste*
    Physiologisch: Menstruation, Gravidität, Laktation
    Pathologisch: Blutungen aus dem Magen-Darm-Trakt (Hiatushernie, Ösophagusvarizen, Magen-Darm-Ulzera, Divertikel, Colitis ulcerosa, Ileitis terminalis, unter Salicylaten, Hämorrhoiden, Blutungen aus den Genitalien, Nieren und Lunge)
    Darmparasiten (Ankylostoma)

5. *Innerer Eisenmangel*
    Infekte, Tumoren, Lungenhämosiderose

B. *Eisentransportstörung*
    Atransferrinämie

C. *Eisenverwertungsstörungen*
    Thalassaemia minor
    Sideroachrestische Anämien

durch Salzsäure, Ascorbinsäure, Cystein oder andere reduzierende Substanzen. Die Eisenaufnahme kann grundsätzlich im gesamten Darm geschehen, sie erfolgt jedoch vor allem im oberen Dünndarm (Duodenum), da dort die größte Resorptionsfläche ist und das Eisen durch die Azidität des Magensaftes in Lösung gehalten wird. Im distalen Bereich des Dünndarms bilden sich im neutralen und alkalischen Milieu unlösliche Eisenkomplexe, die weniger resorbierbar sind. Zweiwertiges Eisen durchdringt wahrscheinlich als niedermolekulares Chelat die Darmwand und gelangt schnell in dieser Form an die gefäßnahe Zellgrenze. Der Übertritt des Eisens aus dem Darmepithel ins Plasma soll an einen aktiven Transport gebunden sein. Eisen, das nicht in die Blutbahn gelangt, wird in der Darmzelle an Apoferritin oder andere Komplexe gebunden und geht nach 2–3 Tagen durch Desquamation der Zellen in den Darm verloren. Ferritin ist also kein Glied in der Eisentransportkette, wie es früher angenommen wurde, sondern liegt als Eisenspeicher im Nebenschluß. Bei Eisenmangelzuständen mit stark erhöhter Eisenresorption soll sich in den Darmepithelien kein oder nur wenig Ferritin nachweisen lassen.

Eine Förderung der Eisenresorption erfolgt durch O_2-Mangel, Erythropoetin, Kobalt, orale Zufuhr von Ascorbinsäure und Bernsteinsäure, Cystein, einigen Aminosäuren, Äthylalkohol, Calcium, niedriges pH im Darminhalt, Vitamin-B_6-Mangel, bei Hunger, in der Gravidität, bei Leberzirrhose und portokavalem Shunt, Pankreaserkrankungen sowie bei Anämien. Eine Hemmung der Resorption beobachtet man bei Malabsorptionssyndromen, Ernährung mit schleimhaltigen Suppen, durch Antibiotikatherapie, Phytate, Pankreatin, Phosphate, Desferrioxamin, Eisenüberladung, Transfusionspolyzythämie und bei aplastischer Anämie.

Im Plasma wird das Eisen in dreiwertiger Form an Transferrin (Siderophilin) gebunden, normal beträgt die Sättigung des Transferrins mit Eisen ein Drittel. Das transferringebundene Eisen wird vor allem ins Knochenmark transportiert und dort direkt – wahrscheinlich nach reduktiver Spaltung – von (basophilen) Erythroblasten über spezifische Rezeptoren der Zellmembran aufgenommen. Nach einem stoffwechselabhängigen Transport ins Zellinnere wird das Eisen an Apoferritin oder ein ähnliches Protein gebunden und steht für die Hämsynthese zur Verfügung. Eine kleine Eisenmenge findet sich als labile Eisenreserve im Mark, der Rest wird in den Eisendepots und als Funktionseisen gespeichert, wie Untersuchungen mit radioaktiv markiertem Eisen gezeigt haben. Speicherform des Eisens im RES von Knochenmark, Milz und Leber ist vor allem Ferritin, im Leberparenchym dagegen vorwiegend Hämosiderin.

Hypochrome Anämien entstehen durch eine »Eisenmangelernährung« mit fleischarmer Kost und reichlichem Milchgenuß (früher z.T. Ausgleich durch Benutzung von Eisentöpfen!), durch Blutverluste vorwiegend aus dem Magen-Darm-Trakt und dem weiblichen Genitale, durch erhöhten Eisenverbrauch bei Gravidität, Infekten, bösartigen Tumoren, Eisenverwertungsstörungen bei sideroachrestischen Anämien und Thalassämie sowie bei Eisenresorptionsstörungen.

Bei der *essentiellen hypochromen Anämie* wurde der Zusammenhang zwischen Blutarmut und Resorptionsstörung mit einer Achlorhydrie gesehen. Bei 40% aller Kranken mit Eisenmangelanämie besteht eine histaminrefraktäre Anazidität, bei 80% dieser Patienten konnte in skandinavischen Kliniken gastroskopisch und bioptisch eine unterschiedlich ausgeprägte Gastritis bei normaler Dünndarmschleimhaut nachgewiesen werden. Eine Atrophie der Magenschleimhaut bestand nur selten. Es ist bis heute nicht entschieden, ob die Eisenresorptionsstörung Folge oder Ursache der Gastritis und Achlorhydrie ist. Mehrfach konnte unter einer parenteralen Eisentherapie eine Besserung der Anazidität nachgewiesen werden. Beim Hund wurde ein niedermolekulares, die Eisenresorption förderndes Peptid im Magensaft aufgefunden. Vielleicht kommt beim Menschen einer ähnlichen, mit Eisen ein Chelat bildenden Substanz eine Bedeutung für die Eisenresorption zu. Die Ursache des Eisenmangels nach totaler und partieller Gastrektomie dürfte auf einem Mechanismus wie bei der Achlorhydrie beruhen.

Resorptionsstörungen können neben Malabsorptionssyndromen auch durch Stearrhoe, Diarrhoen sowie intestinale Anastomosen und Resektionen im oberen Dünndarmbereich ausgelöst werden. Eisenmangel bei Lehmessern (Geophagie) ist wahrscheinlich durch Bildung unlöslicher Eisenkomplexe im Darm bedingt.

Die hypochrome Anämie entwickelt sich als Folge einer negativen Eisenbilanz im allgemeinen sehr langsam. Unabhängig von der Ätiologie des Eisenmangels durchläuft sie nach BOTHWELL u. FINCH (1962) verschiedene Stadien. Während des latenten Eisenmangels mit Abnahme der Eisenspeicher ändert sich der Blutstatus nicht. Nach vollständiger Entleerung der Speicher beobachtet man zunächst im Frühstadium eine leichte normochrome und normozytäre Anämie, die Konzentration des Plasmaeisens sinkt unter 40μg%, während die Transferrinkonzentration ansteigt. Die Sideroblastenzahl im Knochenmark ist vermindert. Mit weiterem Absinken der Eisenbilanz geht die Anämie in eine hypochrome, mikrozytäre Form über, die Zahl der Retikulozyten im peripheren Blut steigt dabei nicht an, sondern kann sogar erniedrigt sein. Im Knochenmark ist eine starke Zunahme der Erythropoese, vor allem der Normoblasten, festzustellen, im Gewebe tritt jetzt auch eine Verminderung des Funktionseisens auf. Die Erythrozyten enthalten vermehrt Protoporphyrin, die Erythrozytenlebensdauer ist normal bis gering verkürzt.

Bei hochgradigem Eisenmangel findet man nicht nur Störungen der Blutbildung, sondern auch der Schleimhäute. Ob ein direkter Kausalzusammenhang mit der Erniedrigung des Eisens besteht, ist nicht gesichert. Histochemisch konnte in der Mundschleimhaut bei der Glossitis mit Papillenatrophie ein Mangel an Zytochromoxydase nachgewiesen werden. Die Koilonychie soll mit einer Verminderung des Cystin- und Zinkgehaltes der Nägel zusammenhängen.

Krankheitsbild
Anamnese
Patienten mit Eisenmangelanämie klagen über Müdigkeit, Schwäche und gelegentlich auch über Schwindel. Diese Symptome können auch bei Eisenmangel ohne manifeste Anämie auftreten. Mit zunehmender Anämie lassen die körperliche und geistige Leistungsfähigkeit nach, die Patienten fallen durch ihre Blässe auf, sie klagen über Ohnmachtsanfälle, Schlaflosigkeit, Atemnot und Herzklopfen besonders bei körperlichen Belastungen, über Angina pectoris und Temperatursteigerungen. Die Extremitäten sind kalt, an Händen und Füßen treten Mißempfindungen auf, Haare und Nägel werden brüchig, Symptome des Magen-Darm-Traktes äußern sich in Appetitlosigkeit, Übelkeit, Durchfällen, Obstipation, epigastrischen Schmerzen, Zungenbrennen, Schluckbeschwerden mit Retrosternalschmerz und Flatulenz. Es können Menorrhagien sowie ein Nachlassen von Libido und Potenz auftreten.
Ein Teil der Kranken klagt jedoch z.T. trotz stärkerer Anämie über keine Beschwerden.
Die anamnestische Erhebung sollte alle in Frage kommenden Blutungsquellen, besonders auch chronische Blutverluste aus dem Magen-Darm-Trakt und dem Genitale berücksichtigen. Oft sind die Blutungen aus dem Gastrointestinaltrakt so gering, daß der Patient ihrer nicht bewußt wird.

Klinische Befunde
Im Vordergrund der klinischen Befunde steht eine allgemeine Blässe von Haut und Schleimhäuten, deren Grad vom Ausmaß der Anämie abhängt. Besonders zu achten ist auf Veränderungen im Bereich der Mundschleimhaut. Hier findet sich eine Glossitis mit Atrophie der Papillen, die am häufigsten – ebenso wie das Plummer-Vinson-Syndrom – bei Frauen im Alter von über 40 Jahren beobachtet wird. Das Plummer-Vinson-Syndrom zeichnet sich durch das Zusammentreffen von hypochromer Anämie, Dysphagie und Ösophagusstriktur in Höhe des Krikoids aus. Ein wichtiges Symptom ist auch die Atrophie der Nasenschleimhaut (Ozäna). Die Haut ist trocken und rissig, die Haare sind dünn und brüchig, Nagelveränderungen zeigen etwa ein Drittel aller Kranken. Sie können sich in Koilonychie (Hohlnägelbildung) sowie in Quer- und Längsrillen und in erhöhter Brüchigkeit äußern. Leichte Vitiligo, geringe Ödembildung an den unteren Extremitäten, gelegentlich eine geringfügige Milzvergrößerung und bei stärkeren Anämien auch eine Zunahme der Herzgröße, auskultatorisch ein leises Systolikum und EKG-Veränderungen gehören zu den Befunden bei Patienten mit Eisenmangelanämie. Neurologische Störungen wie beim Vitamin-B_{12}-Mangel werden, abgesehen von gelegentlichen Parästhesien, nicht beobachtet.

Bei der essentiellen hypochromen Anämie bestehen eine Eisenmangelanämie, Veränderungen an den Schleimhäuten und die anderen vorstehend beschriebenen Symptome neben einer Achlorhydrie ohne Hinweise für eine Blutungsquelle. Das Krankheitsbild ist selten, so daß man sich auf diese Diagnose nur nach sorfältigem und wiederholtem Ausschluß eines chronischen Blutverlustes festlegen sollte. Auch andere Grundleiden, die zu einem Eisenmangel führen, müssen ausgeschlossen werden. Die früher bei jungen Frauen häufiger beschriebene Chlorose mit Eisenmangelanämie und charakteristischer grünlicher Blässe wird heute nicht mehr beobachtet.

Hypochrome Anämien bei Infekten und Tumorleiden entstehen vor allem durch einen inneren Eisenmangel, der in Zusammenhang mit einer Eisenspeicherung im RES steht. Wie weit andere Faktoren bei der Entstehung dieser Anämien von Bedeutung sind (Toxine), ist bisher nicht bekannt. Weitere Einzelheiten sind dem Beitrag über symptomatische Anämien zu entnehmen.

Bei der hypochromen Anämie aufgrund einer hereditären Atransferrinämie findet wegen des Fehlens des Transferrins kein ausreichender Eisentransport zu den Erythroblasten statt. Im Knochenmark ist die Erythropoese mit Vermehrung vor allem unreifer Erythroblasten erhöht, im peripheren Blut findet man hypochrome Erythrozyten und Target-Zellen. Die parenchymatösen Organe sind angefüllt mit Hämosiderin bei stark erhöhtem Eisenturnover.

Laboratoriumsbefunde
Hämatologisches Leitsymptom sind die mikrozytären, hypochromen Erythrozyten im Blutausstrich. Die Hämoglobinkonzentration ist wesentlich stärker erniedrigt als die Erythrozytenzahl, so daß die Hämoglobinbeladung des einzelnen Erythrozyten unter ein Hb_E von 27 pg absinkt. Die roten Zellen zeigen eine Anisozytose und Poikilozytose, oft sehen die Zellen wie Anulozyten aus. Das Erythrozyteneinzelvolumen (EEV) liegt unter $80\mu^3$. Die Plättchenzahlen können erhöht sein, bei starkem Eisenmangel findet man neben einer leichten Leukopenie auch eine Thrombozytopenie. Die Zahl der Retikulozyten ist eher vermindert und steigt nur nach akutem Blutverlust vorübergehend an.
Im zellreichen Knochenmark überwiegen die Normoblasten, die Zahl der Sideroblasten ist – je nach dem Grad des Eisenmangels – stark herabgesetzt. Granulopoese und Megakaryozyten sind nicht verändert. Auffällig für hypochrome Anämien durch Infekte und Tumorleiden ist ein meist normaler Zellgehalt im Mark mit Linksverschiebung von Erythropoese und Granulopoese und Vermehrung der Plasmazellen. ^{51}Cr-markierte Erythrozyten zeigen eine normale oder nur gering verkürzte Lebensdauer.

Das Serum ist wegen des herabgesetzten Blutumsatzes hell, die Bilirubinkonzentration ebenso wie die Gallenfarbstoffausscheidung in Stuhl und Urin vermindert. Das Plasmaeisen ist auf Werte unter 40 µg/100 ml erniedrigt, während die Eisenbindungskapazität auf Werte über 400 µg/100 ml ansteigen kann. Die Untersuchung des Magensaftes ergibt bei etwa 40% von Kranken mit Eisenmangelanämie eine histaminrefraktäre Achlorhydrie.

Spezialuntersuchungen
Die Eisenresorption läßt sich mit Hilfe des Eisenresorptionstests einfach prüfen. Man gibt den Patienten 100 mg Ferrosalze und mißt den Anstieg des Plasmaeisens im Verlaufe von 3 Std. Bei normalen Resorptionsverhältnissen steigt die Eisenkonzentration im Serum schnell an, der Anstieg ist beim Eisenmangel besonders steil.
Heute bedient man sich vor allem der Isotopenmethoden mit ^{59}Fe, ^{55}Fe und ^{52}Fe. Mit der Bilanzmethode wird die Differenz zwischen oral verabfolgter Tracer-Dosis und im Stuhl ausgeschiedener ^{59}Fe-Aktivität gemessen. Die sicherste und empfindlichste Methode zum Aufdecken auch »prälatenter« oder »latenter Eisenmängel« ist der ^{59}Fe-Resorptions-Gesamtkörperretentions-Test unter Verwendung des »whole body counter«. Speziellere Untersuchungsmethoden zur Messung der Ferrokinetik müssen Fachbüchern entnommen werden.

Prognose und Verlauf
Prognose und Verlauf von Eisenmangelanämien richten sich nach dem Grundleiden, vor allem wenn es sich um die Folge von Blutungen, Infekten und Tumorleiden handelt. Bei Eisenmangelanämien infolge von Resorptionsstörungen, im Wachstumsalter und nach Graviditäten sind sie im allgemeinen gut, wenn unter Beachtung von Rezidiven eine konsequente Therapie mit Eisenpräparaten durchgeführt wird.

Differentialdiagnose
Differentialdiagnostisch sind die hypochromen Anämien (Eisenmangelanämien) von den megaloblastären Anämien durch die unterschiedliche Hämoglobinbeladung der roten Blutzellen, das verschiedene Zellvolumen und den typischen Sternalmarkbefund abzugrenzen. Hämolytische (normochrome) Anämien lassen sich durch erhöhte Retikulozytenzahl und Vermehrung von indirektem Bilirubin und Eisen im Serum von den hypochromen Anämien unterscheiden. Aplastische Anämien gehen mit deutlicher Verminderung der Leukozyten- und Plättchenzahl im peripheren Blut einher, die oft erhebliche und therapieresistente Anämie ist normochrom und eher makrozytär, das Knochenmark meistens zellarm mit relativem Überwiegen von Stroma und Lymphozyten. Auch die Sideroblasten sind vermehrt.
In der Gruppe der hypochromen Anämien selbst sind die Eisenmangelanämien von der Thalassaemia minor und den echten sideroachrestischen Anämien durch die Hämoglobinelektrophorese bzw. den Nachweis einer Erhöhung des Serumeisens und der Sideroblastenzahl im Knochenmark zu unterscheiden.

Therapie
Bluttransfusionen sind nur bei schweren hypochromen Anämien, meist als Folge von Blutungen, erforderlich. Einzelheiten sind dem Beitrag über Anämien durch Blutverluste zu entnehmen.
Grundsätzlich sollte immer, von wenigen später zu besprechenden Ausnahmen abgesehen, die Eisentherapie oral durchgeführt werden. In Anwendung kommen gut lösliche zweiwertige Eisenverbindungen mit Sulfat oder organischen Säuren wie z.B. Gluconsäure oder Bernsteinsäure. Die Tagesdosen sollten zwischen 200 und 300 mg liegen, von denen bei Eisenmangel bis 20% bei normalen Resorptionsverhältnissen aus dem Darm aufgenommen werden. Bei gutem Ansprechen auf die Eisentherapie steigen die Retikulozytenzahlen nach etwa 1 Woche und die Hämoglobinkonzentration wenige Tage später an. Die Retikulozytenkrise wird nach 10–14 Tagen erreicht. Der tägliche Anstieg der Hämoglobinkonzentration beträgt je nach dem Grad der Blutarmut zwischen 0,1 und 0,3 g/100 ml. Je niedriger die Ausgangskonzentration des Hämoglobins ist, um so größer ist der Anstieg. Die Dauer der oralen Behandlung bis zum völligen Ausgleich der Anämie liegt zwischen 4 und 8 Wochen. Es empfiehlt sich, die Eisenmedikation zur Aufsättigung des Speichereisens über 2–3 Monate fortzuführen, zumal der Anteil resorbierten Eisens allmählich abnimmt.
Mischpräparate mit Folsäure und Vitamin B_{12} sollten nicht zur Anwendung kommen, zusätzliche Gaben von Ascorbinsäure steigern die Eisenresorption nur unwesentlich. An Nebenwirkungen unter der oralen Eisenbehandlung beobachtet man Übelkeit, Erbrechen, Druckgefühl und Brennen im Oberbauch sowie Durchfall und Obstipation. Bei einer gleichzeitigen Achlorhydrie hat sich die Substitution von Salzsäurepräparaten bewährt.
Entzündliche Magen-Darm-Erkrankungen, wie Colitis ulcerosa und Enteritis regionalis, Zustände nach Darmresektion, Malabsorptionssyndrome oder schwere Nebenreaktionen der oralen Eisenbehandlung können eine parenterale Therapie erforderlich machen. Hier werden 3wertige Eisensalze angewandt.
Sie können z.B. als Ferrihydroxyd an Dextran oder Sorbit gebunden intramuskulär oder als Eisendextrin intravenös appliziert werden.
Die tägliche intravenöse Dosis kann zwischen 40 und 100 mg liegen, die Gesamtdosis sollte 1,5–2,0 g Eisen nicht überschreiten. Die Gesamtdosis an Eisen kann auch in einer einzigen Infusion verabfolgt werden. Diese Therapie wird jedoch wegen der Nebenwirkungen selten angewandt. Bei der Berechnung der parenteral zu verabfolgenden Gesamtdosis kann man grob zugrunde legen, daß für

den Anstieg von 1 g Hämoglobin/100 ml 200 mg Eisen benötigt werden.
Die intravenöse Injektion sollte sehr langsam erfolgen. An Nebenwirkungen können Nausea, Leibschmerzen, Blutdruckabfall, Fieber, hypnotische Effekte und lokal Venenwandschmerzen und Phlebitiden auftreten. Man sollte die Patienten daher nach der Injektion 15–20 Min. liegen lassen.
Bei wenigen Patienten mit Eisenmangelanämie bringt auch eine ausreichende Eisensubstitution oral und intravenös aus bisher ungeklärten Gründen keine wesentliche Besserung der Anämie.
Körperliche Schonung mit vorübergehender Bettruhe kann bei hochgradigen Anämien mit Herzinsuffizienz notwendig sein.

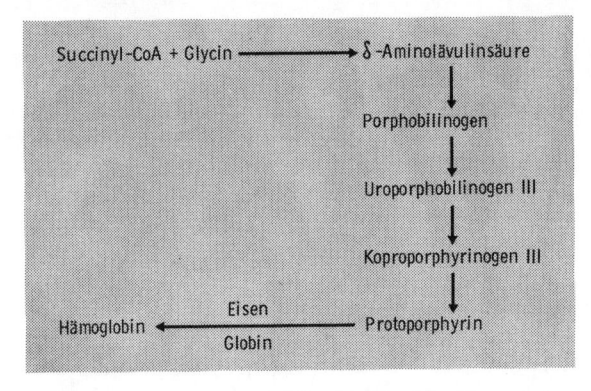

Abb. 11.2 Schema der Hämoglobinsynthese

Literatur

Beutler, E., V.F. Fairbanks, J.L. Fahey: Clinical disorders of iron metabolism. Grune & Stratton, New York 1963
Bothwell, T.H., C.A. Finch: Iron metabolism. Little & Brown, Boston 1962
Hallberg, L., H.G. Harwerth, A. Vannotti: Iron deficiency. Academic Press, London 1970
Heilmeyer, L., K. Plötner: Das Serumeisen und die Eisenmangelkrankheit. Fischer, Jena 1937
Heilmeyer, L., W. Keller, O. Vivell, W. Keiderling, K. Betke, F. Wöhler, H.E. Schultze: Kongenitale Atransferrinämie bei einem sieben Jahre alten Kind. Dtsch. med. Wschr. 86 (1961) 1745
Moore, C.V., E.B. Brown: Der Eisenstoffwechsel. Acta clin. (Geigy) 7 (1967)

Sideroachrestische Anämien

K. WILMS und H.D. WALLER

Definition

Unter sideroachrestischen Anämien versteht man eine Gruppe von hypochromen oder normochromen Anämien, denen bei erhöhter Serumeisenkonzentration eine Eisenverwertungsstörung zugrunde liegt.

Pathophysiologie

In Abb. 11.2 sind die Schritte der Hämoglobinsynthese schematisch dargestellt. Als Folge der Blockierung einer oder mehrerer der enzymatischen Reaktionen der Hämsynthese kann das ausreichend angebotene Eisen nicht ins Häm eingebaut werden. Die vor der blockierten Enzymreaktion gestauten Hämpräkursoren häufen sich in den Erythro- und Normoblasten an und werden vermehrt im Urin ausgeschieden. Das von den Erythroblasten aufgenommene, nicht verwertbare Eisen wird in einer für die sideroachrestischen Anämien charakteristischen Weise abgelagert: Bei der Eisenfärbung finden sich plumpe runde Granula (Siderosomen) ringförmig um den Kern angeordnet (*Ringsideroblasten*). Daneben wird es auch in Form feiner Ferritingranula im Zytoplasma verstreut gefunden. Elektronenoptisch ist eine starke Ablagerung in den Mitochondrien, dem Ort wichtiger Schritte der Hämoglobinsynthese, charakteristisch. Auch ein großer Teil der Erythrozyten enthält noch färberisch nachweisbares Nichthämoglobineisen (Siderozyten).
Durch ferrokinetische Untersuchungen mit radioaktiv markiertem Eisen kann ein verminderter Eiseneinbau in die Erythrozyten bei beschleunigter Plasmaeisen-Clearance und vermehrter Aufnahme in der Leber nachgewiesen werden. Trotz der gestörten Eisenutilisation ist die Resorption normal oder manchmal sogar gesteigert. In Abhängigkeit von der Dauer der Erkrankung kommt es zu einer ausgeprägten Organsiderose, besonders der Leber. Vor allem die hereditäre Form der sideroachrestischen Anämien ist in ihrer Prognose durch das Auftreten einer sekundären Hämochromatose belastet.
Störungen der Hämsynthese können angeboren oder erworben sein (Tab. 11.5). Bei den erworbenen sideroachrestischen Anämien können nach HEILMEYER (1970) idiopathische und symptomatische Formen unterschieden werden. Sie können bei anderen Erkrankungen, Intoxikationen oder Mangelzuständen auftreten.
Eine besondere Bedeutung für die Hämsynthese besitzt das Vitamin B_6 (Pyridoxin). Seine biologisch aktive Form, das Pyridoxal-5-phosphat, ist

Tabelle 11.5 Einteilung der sideroachrestischen Anämien

I. Idiopathische sideroachrestische Anämien
   a) kongenitale Form (Anaemia hypochromica sideroachrestica hereditaria)
   b) erworbene Form (Anaemia sideroblastica acquisita)

II. Symptomatische sideroachrestische Anämien
   a) echte Pyridoxinmangelanämie
   b) Thalassämien
   c) bei der Bleivergiftung
   d) bei Neoplasien, besonders Hämoblastosen
   e) durch Medikamente induziert (Zytostatika, Tuberkulostatika)

als Coenzym an der Synthese der δ-Aminolävulinsäure aus Bernsteinsäure und Glycin beteiligt. Im Tierexperiment und auch beim Menschen konnte durch eine Vitamin-B$_6$-arme Diät eine hypochrome Anämie mit Hypersiderämie, Hyperplasie der Erythropoese im Knochenmark und Organsiderose hervorgerufen werden. Diese Anämie besitzt nach ihren biochemischen Charakteristika eine große Ähnlichkeit mit bestimmten Formen der erworbenen sideroachrestischen Anämien.

Kongenitale sideroachrestische Anämie
(Anaemia hypochromica sideroachrestica hereditaria)

Dieses Krankheitsbild wurde 1958 von HEILMEYER u. Mitarb. beschrieben und auf eine angeborene Eisenverwertungsstörung zurückgeführt.

Häufigkeit und Vorkommen
Es handelt sich um eine seltene Krankheit, die im Jugendalter manifest wird. Gesicherte Fälle wurden bisher nur bei männlichen Individuen beobachtet. Der Erbgang soll rezessiv geschlechtsgebunden sein.

Krankheitsbild
Anamnese und klinischer Befund
Die Anämie ist oft nur geringgradig, so daß subjektive Symptome häufig fehlen, auch wenn die Erkrankung schon in früher Jugend nachweisbar ist. Später treten dann die Symptome der sekundären Hämochromatose mit Störungen an Leber, Pankreas und Herz in den Vordergrund. Auffallend sind Hepatosplenomegalie und ein fahlgelbes Hautkolorit.

Laborbefunde
Es besteht eine deutlich hypochrome Anämie mit Hämoglobinwerten zwischen 7 und 12 g%. Die Erythrozytenzahl ist nur gering vermindert. Leuko- und Thrombozytopenie können gleichzeitig bestehen. Die mikrozytären Erythrozyten sind z.T. im Sinne von Target-Zellen und Schizozyten verändert. Die osmotische Resistenz der roten Blutzellen ist erhöht. Im Knochenmark findet sich eine ausgeprägte Hyperplasie der Erythropoese. Die Retikulozytenzahlen im peripheren Blut sind dagegen meist normal oder nur gering erhöht. Die Anzahl der Sideroblasten im Knochenmark ist stark vermehrt. Charakteristisch und von differentialdiagnostischer Bedeutung sind die oben beschriebenen »Ringsideroblasten«.
Auch in den Retikulumzellen ist stark vermehrt Eisen nachweisbar.
Das Serumeisen ist regelmäßig stark erhöht, die freie Eisenbindungskapazität erniedrigt.
Die Untersuchung des Porphyrinstoffwechsels ergibt charakteristische Befunde: In den erythropoetischen Zellen sind Koproporphyrin und Uroporphyrin III deutlich vermehrt, Protoporphyrin dagegen normal oder erniedrigt. Die Koproporphyrin- und δ-Aminolävulinsäureausscheidung im Urin sind erhöht und die Porphobilinogenausscheidung herabgesetzt. Von HEILMEYER (1970) wurde dieses Muster der Hämpräkursoren durch einen Block der Hämsynthese zwischen Koproporphyrin und Protoporphyrin, wahrscheinlich auf der Stufe der Koproporphyrinogen-Decarboxylase, erklärt. Der experimentelle Beweis dafür steht jedoch noch aus.

Verlauf und Prognose
Die Prognose der Patienten mit kongenitaler sideroachrestischer Anämie ist durch das Auftreten der ausgeprägten Organsiderose mit Übergang in eine sekundäre Hämochromatose belastet. Die durch die Regulationsstörung im Eisenstoffwechsel bedingte Eisenüberladung des Organismus kann noch verstärkt werden, wenn die Patienten wegen ihrer hypochromen Anämie mit Eisen oder Bluttransfusionen behandelt wurden.

Differentialdiagnose
Abzugrenzen sind symptomatische Formen sideroachrestischer Anämien (s. unten) und die idiopathische erworbene sideroachrestische Anämie. Das Auftreten im jugendlichen Alter, die stärkere Organsiderose und die ausgeprägte Hypochromie der Erythrozyten sind für die Diagnose einer kongenitalen Form zu verwerten. Das charakteristische Muster der Erythrozytenporphyrine stützt die Diagnose. Bei den Thalassämien liegt ebenfalls eine angeborene Eisenverwertungsstörung vor, die aber durch eine Störung der Globinsynthese bedingt ist. Dabei besteht auch das klinische Bild einer kongenitalen, auf Eisengaben nicht ansprechenden hypochromen Anämie. Die Hämoglobinelektrophorese erlaubt jedoch eine eindeutige Abtrennung (s. Hypochrome Anämien, S. 11.9).

Therapie
Eine Eisentherapie zur Behandlung der hypochromen Anämie ist streng kontraindiziert, da sie ohne Erfolg bleiben muß, auf der anderen Seite die Eisenüberladung des Organismus noch verstärkt. Da ein kleiner Teil der Patienten, häufig nur vorübergehend, auf Vitamin B$_6$ anspricht, sollte ein Behandlungsversuch mit täglich 300 mg Vitamin B$_6$ i.v. durchgeführt werden. Vitamin B$_{12}$ ist unwirksam. Von verschiedenen Autoren werden Behandlungserfolge mit anderen Vitaminen der B-Gruppe, Vitamin C und Folsäure angegeben und auf den erhöhten Bedarf der hyperplastischen Erythropoese zurückgeführt.
Da die Komplikationen der Organsiderose und evtl. sekundären Hämochromatose oft stark im Vordergrund des Krankheitsbildes stehen, sollte versucht werden, das überschüssige Eisen aus dem Organismus zu entfernen. Dies kann durch Aderlässe oder eine Therapie mit Desferrioxamin (Desferal) erfolgen. MOESCHLIN (1970) berichtete über einen Patienten, bei dem sich durch tägliche intramuskuläre Injektionen von 500 mg Desferrioxamin

seit 9 Jahren die anfänglich über 30% erhöhte Bromsulphaleinretention normalisierte.

Erworbene sideroachrestische Anämie (Anaemia sideroblastica acquisita)

1956 beschrieb BJÖRKMAN eine erworbene chronische, therapierefraktäre normo- bis hypochrome Anämie mit sideroblastischem Knochenmark.

Häufigkeit und Vorkommen
Die erworbene sideroachrestische Anämie ist etwas häufiger als die hereditäre Form. Beide Geschlechter sind gleich häufig betroffen. Die Erkrankung tritt erst im höheren Lebensalter auf, am häufigsten zwischen 50 und 70 Jahren.

Krankheitsbild
Anamnese und klinischer Befund
Da die Anämie im allgemeinen höhere Grade erreicht als bei der kongenitalen Form, stehen bei den älteren Patienten die charakteristischen Anämiesymptome, wie Leistungsminderung, Müdigkeit, Dyspnoe, Palpitationen bei körperlicher Belastung, im Vordergrund der subjektiven Beschwerden. Die Patienten sind blaß. Die Leber ist häufig vergrößert. Bei vielen Patienten ist aus der Vorgeschichte zu erfahren, daß sie längere Zeit ohne Erfolg mit Eisen oder Vitaminpräparaten behandelt wurden.

Laborbefunde
Hämoglobinwert und Erythrozytenzahl sind gleichmäßig erniedrigt, so daß im allgemeinen eine Normochromie resultiert. Im Ausstrichpräparat fällt jedoch eine ganz unterschiedliche Hämoglobinbeladung der einzelnen Erythrozyten auf. Es besteht eine ausgeprägte Anisozytose. Die Erythrozytenmorphologie spricht für das Vorliegen von zwei Erythrozytenpopulationen. Die Leuko- und Thrombozytenzahl ist gelegentlich ebenfalls erniedrigt. Im Knochenmark findet sich eine gesteigerte Erythropoese mit zahlreichen Sideroblasten und Siderozyten. Charakteristisch sind die »Ringsideroblasten«. Auch megaloblastäre Reifungsstörungen der Erythropoese werden beobachtet. Das Serumeisen ist deutlich erhöht, die freie Eisenbindungskapazität stark erniedrigt. Ferrokinetische Untersuchungen ergeben einen verminderten Eiseneinbau in die Erythrozyten und eine vermehrte Abwanderung des markierten Eisens in die Leber bei beschleunigter Plasmaeisen-Clearance.

Das Muster der Erythrozytenporphyrine unterscheidet sich deutlich von dem bei der kongenitalen sideroachrestischen Anämie: Es findet sich eine ausgeprägte Erhöhung des Protoporphyrins bei nur mäßig erhöhtem oder normalem Koproporphyrin. Die Urinausscheidung von δ-Aminolävulinsäure und Koproporphyrin ist deutlich erhöht.

Die normalen oder nur gering erhöhten Retikulozytenzahlen im peripheren Blut bei hyperplastischer Erythropoese im Knochenmark sind durch eine »ineffektive Erythropoese« zu erklären.

Verlauf und Prognose
Wie bei der kongenitalen sideroachrestischen Anämie kommt es zu einer Eisenüberladung des Organismus mit ausgeprägter Organsiderose, vor allem der Leber. Der Übergang in eine sekundäre Hämochromatose ist jedoch seltener.

Recht häufig wird bei längerer Dauer der Erkrankung die spätere Entwicklung einer Hämoblastose beobachtet. Der Übergang in eine Erythroleukose, akute Leukose, chronische Myelose oder Osteomyelosklerose ist oft die Todesursache.

Differentialdiagnose
Zunächst sind symptomatische sideroachrestische Anämien abzugrenzen (s. unten). Die kongenitale Form ist durch das Auftreten im höheren Lebensalter, die meist fehlende Hypochromie und das Muster der Erythrozytenporphyrine auszuschließen.

Schwierig ist die Differentialdiagnose gegenüber den Erythroleukosen, bei denen auch eine symptomatische Sideroachresie vorliegen kann. Bei den Erythroleukosen ist jedoch meist eine extramedulläre Hämatopoese nachweisbar. Die PAS-Reaktion ist in den roten Vorstufen stark positiv, während sie bei der sideroachrestischen Anämie nur in einigen Normoblasten schwach positiv gefunden wird.

Therapie
Auch bei der idiopathischen erworbenen sideroachrestischen Anämie gibt es Patienten, die auf eine hochdosierte Behandlung mit Vitamin B_6 ansprechen. Die Remissionen sind jedoch häufig nicht von Dauer. Bei Vorliegen megaloblastärer Veränderungen ist ein Versuch mit Folsäure indiziert. Vitamin C wurde – teilweise mit Erfolg – versucht. Bluttransfusionen sollten nur bei strenger Indikationsstellung gegeben werden. Die Behandlung der Eisenüberladung im Organismus erfolgt mit Desferrioxamin. Eine Aderlaßtherapie ist wegen der Blutarmut im allgemeinen nicht durchführbar.

Pyridoxinsensible Anämien (Vitamin-B_6-Mangelanämien)

Definition
Man versteht unter pyridoxinsensiblen Anämien eine heterogene Gruppe von Anämien, die nach dem klinischen und hämatologischen Bild sideroachrestischen Anämien entsprechen und durch Vitamin-B_6-Gaben gebessert oder geheilt werden können.

Pathophysiologie
Vitamin B_6 ist in pflanzlichen und tierischen Nahrungsmitteln reichlich enthalten. Der tägliche Be-

darf ist nur gering, so daß auch bei sehr einseitiger Ernährung ein exogen bedingter Pyridoxinmangel recht unwahrscheinlich ist. Bei den bisher beobachteten spontanen Pyridoxinmangelanämien waren die Ernährungsbedingungen immer unauffällig. Eine Resorptionsstörung ist nach den in der Literatur vorliegenden Befunden ebenfalls unwahrscheinlich. Zu diskutieren ist ein erhöhter Bedarf, ein vermehrter Abbau oder eine genetisch bedingte Störung bei der Überführung des Pyridoxins in das biologisch aktive Coenzym Pyridoxal-5-phosphat.

Pyridoxal-5-phosphat ist ein wichtiges Coenzym für den Abbau der Aminosäure Tryptophan. Bei einem Mangel kommt es nach Tryptophanbelastung zur vermehrten Ausscheidung des Intermediärproduktes Xanthurensäure im Urin. Die Xanthurensäureausscheidung wird zusätzlich durch andere Faktoren wie Fett, Eiweiß, Vitamin B_1 und B_2 beeinflußt. Pyridoxal-5-phosphat ist außerdem wichtiges Coenzym für den ersten Schritt der Hämsynthese, der δ-Aminolävulinsäure-Synthetase-Reaktion. Bei einem Pyridoxinmangel sind daher auch alle Prophyrinvorstufen erniedrigt.

Krankheitsbild
Die echte Pyridoxinmangelanämie ist eine hypochrome Anämie mit erhöhtem Serumeisenspiegel, Hautveränderungen, oft Anazidität und Obstipation. Die parenchymatösen Organe zeigen eine Siderose.

Laborbefunde
Eine Verminderung der Erythrozytenzahl und der Hämoglobinkonzentration bei oft erniedrigtem Färbeindex der roten Blutzellen sind nachweisbar. Die Erythrozyten zeigen eine Mikrozytose, gelegentlich auch Makrozytose, im Knochenmark findet sich eine Hyperplasie der Erythropoese mit vermehrtem Sideroblastennachweis, der Serumeisengehalt ist erhöht, die Vorstufen der Porphyrinsynthese sind vermindert. Der Tryptophantest ist oft pathologisch.

Therapie
Die Diagnose des Pyridoxinmangels kann ex juvantibus durch den Anstieg der Retikulozyten mit Normalisierung des roten Blutbildes und allmählicher Senkung der gesteigerten Erythropoese, durch den Abfall der Serumeisenkonzentration und die Normalisierung der Hämpräkursoren schon unter relativ niedriger Dosierung von Vitamin B_6 gestellt werden.

Außer bei der echten Pyridoxinmangelanämie wird auch bei anderen Formen aus der Gruppe der sideroachrestischen Anämien ein Ansprechen auf die Therapie mit Vitamin B_6 beobachtet. Therapeutisch sind jedoch tägliche Gaben von 300 mg Vitamin B_6 erforderlich. Die Remissionen sind häufig inkomplett und auch nur passager. Von HEILMEYER wurde für diese Form des Ansprechens auf die Pyridoxintherapie ein pharmakodynamischer Effekt durch Aktivierung der gestörten Hämsynthese angenommen.

Andere symptomatische sideroachrestische Anämien

Die *Thalassämien* sind ebenfalls mit einer Eisenverwertungsstörung durch eine genetisch bedingte Fehlsteuerung der Globinsynthese verbunden und gehören zu den symptomatischen sideroachrestischen Anämien (vgl. Thalassämien, S.11.29). Durch die Eisenspeicherung in den Erythroblasten tritt eine Hemmung der δ-Aminolävulinsäure-Synthetase-Reaktion ein.

Störungen der Hämsynthese mit der Symptomatik einer sideroachrestischen Anämie können bei Tumoren und vor allem Hämoblastosen auftreten. Gerade bei den Erythroleukämien ist relativ häufig eine Sideroachresie nachweisbar – dasselbe gilt für die Panmyelopathien.

Auch eine Reihe von Medikamenten können eine Störung der Hämsynthese bewirken. So werden z.B. Zeichen einer sideroachrestischen Anämie unter der Therapie mit Zytostatika (Stickstofflost, Chlorambucil und Busulfan) und unter Tuberkulostatika (INH, PAS, Kombinationen mit Cycloserin und Pyrazinamid) beobachtet. Für das Isonicotinsäurehydrazid besteht ein Antagonismus zum Vitamin B_6- über eine vermehrte Vitamin-B_6-Ausscheidung im Urin unter der INH-Therapie durch Bildung eines Hydrazonkomplexes.

Bleianämie
Definition
Unter Bleianämien versteht man normo- bis hypochrome Anämien, die unter meist chronischer Exposition gegen Bleiverbindungen (Maler, Kabelarbeiter) auftreten.

Pathophysiologie
Die Bleianämie bietet ebenfalls Zeichen einer sideroachrestischen Anämie, die neben Symptomen der Hämolyse auftreten. Wahrscheinlich über die Blockierung von SH-Gruppen verschiedener Enzyme der Hämsynthese kommt es zu Störungen der Hämbildung (s. Abb.11.**2**). Bisher wurde die Hemmung der δ-Aminolävulinsäuredehydratase, die den Reaktionsschritt zum Porphobilinogen katalysiert, und der Hämsynthetase, die das Eisen in den Porphyrinring einbaut, nachgewiesen. Es tritt dadurch eine charakteristische Anhäufung der Vorstufen der Porphyrinsynthese in den Erythrozyten und vor allem eine erhebliche Steigerung der Ausscheidung der δ-Aminolävulinsäure im Urin auf.

Krankheitsbild
Das klinische Bild ist neben der Anämie durch gastrointestinale, zentral- und peripher-nervöse Symptome gekennzeichnet. Müdigkeit, Kopfschmerz

und hartnäckige Obstipation sind Frühsymptome. Das volle Bild der Intoxikation ist durch sehr schmerzhafte Dickdarmkoliken, durch die Polyneuropathie, Erregungszustände, depressive Verstimmungen und evtl. zerebrale Paroxysmen (Encephalopathia saturnina) charakterisiert. Häufiger ist ein typischer »Bleisaum« am Gingivarand bei längerer Exposition gegen Bleiverbindungen nachzuweisen.

Laborbefunde

Im Blutbild besteht eine normochrome, manchmal auch hypochrome Anämie. Im gefärbten Blutausstrich finden sich zahlreiche Erythrozyten mit *basophiler Tüpfelung*. Im Knochenmarkausstrich kann man eine deutliche Hyperplasie der Erythropoese mit doppelkernigen Erythroblasten nachweisen. Die Zahl der Sideroblasten ist vermehrt. Ursache einer Erhöhung der Serumeisenkonzentration sind sowohl die Sideroachresie als auch die Hämolyse.

Bei Bleigefährdeten sollte man regelmäßige Blutbildkontrollen mit besonderer Beachtung der basophilen Tüpfelung und die Bestimmung der δ-Aminolävulinsäureausscheidung im Urin durchführen. Auch die Koproporphyrin-III-Ausscheidung im Urin ist erhöht.

Therapie

Die Behandlung ist bei chronischen Bleivergiftungen mit stärkeren klinischen Erscheinungen auf die Steigerung der Bleiausscheidung gerichtet. Hier ist vor allem die intermittierende Gabe von Komplexbildnern (Ca-EDTA, D-Penicillamin) zu empfehlen. Eine spezielle Therapie der Anämie wird nur in seltenen Fällen erforderlich sein.

Literatur

Gehrmann, G.: Das Pyridoxin-Mangelsyndrom beim Menschen. Ergebn. inn. Med. Kinderheilk. 19 (1963) 274

Heilmeyer, L.: Die sideroachrestischen Anämien. In: Handbuch der gesamten Hämatologie, Bd. III/2, hrsg. von L. Heilmeyer, A. Hittmair. Urban & Schwarzenberg, München 1969

Heilmeyer, L.: Die Hypochromanämien. In: Handbuch der inneren Medizin, Bd. II/2, hrsg. von H. Schwiegk. Springer, Berlin 1970

Speck, B., S. Moeschlin: Hypochromic anemias not caused by iron deficiency. In: Iron deficiency, hrsg. von L. Hallberg, H.G. Harwerth, A. Vanotti. Academic Press, London 1970

Wintrobe, M.M.: Clinical hematology, 6. Aufl. Lea & Febiger, Philadelphia 1967

Megaloblastäre Anämien

K. WILMS und H.D. WALLER

Definition

Unter megaloblastären Anämien versteht man eine Gruppe von hyperchromen, makrozytären Anämien, deren Ursache in einer Störung der Erythropoese mit Megaloblastenbildung durch Hemmung der Proliferation und Reifung erythropoetischer Vorstufen liegt.

Pathophysiologie

Die Veränderungen in Proliferation und Reifung der kernhaltigen Zellen des Erythrons sind Folge einer Störung der DNS-Synthese, z.B. durch einen Mangel an Vitamin B_{12} oder Folsäure. RNS- und Proteinsynthese verlaufen normal. Die DNS-Synthesestörung führt zu typischen morphologischen Veränderungen der im Knochenmark stark gesteigerten Erythropoese. Die charakteristischen roten Vorstufen nennt man Megaloblasten. Sie sind meist größer als normale Erythroblasten und zeichnen sich durch eine feine netzförmige, bei älteren Zellen mit Verklumpungen einhergehende Kernchromatinstruktur und eine Verschiebung der Kern-Plasma-Relation zugunsten des Plasmas aus.

Teilungs- und Reifungsstörung betreffen nicht nur die Erythropoese, sondern auch die Granulozyto- und Thrombozytopoese (Riesenstabkernige, übersegmentierte Granulozyten, übersegmentierte Megakaryozyten) sowie andere Organsysteme mit vorwiegend hohem Zellumsatz, wie z.B. den Gastrointestinaltrakt. Ein großer Teil der Megaloblasten reift nicht aus und geht vorzeitig im Knochenmark zugrunde. Man bezeichnet diesen Vorgang als ineffektive Erythropoese. Auch die Lebensdauer der Megalozyten im Blut ist verkürzt. Folge der Kernstoffwechselstörung sind eine hyperchrome Anämie, Leukozytopenie und Thrombozytopenie. Die Anämie ist vor allem durch eine Erniedrigung der Erythrozytenzahl charakterisiert, während die Hämoglobinkonzentration nicht im gleichen Ausmaß vermindert ist (HbE oder MCH >32 pg). Das Volumen der oft oval geformten Megalozyten (MCV $>100\,\mu^3$) ist ebenso wie der mittlere Erythrozytendurchmesser deutlich vergrößert.

Tabelle 11.6 Biochemische Reaktionen, bei denen eine Beteiligung von Vitamin B_{12} als Coenzym nachgewiesen werden konnte

A. *In Säugetiersystemen*

1. Methylierung von Homocystein zu Methionin (Bildung von »aktiviertem« Methionin, S-Adenosylmethionin, das für viele biologisch wichtige Methylierungsreaktionen benötigt wird, s. Abb. 11.3)
2. Umwandlung von Methylmalonyl-Coenzym A zu Succinyl-Coenzym A beim Abbau von Propionsäure

B. *In bakteriellen Systemen*

1. Reduktion der Ribonucleotide zu Desoxyribonucleotiden (Leishmania leishmanii)
2. Methanbildung (Methanobakterien, Methanosarzinen)
3. Bildung von Acetat aus CO_2 (Clostridium thermoaceticum)
4. Isomerisierung von Glutaminsäure zu β-Methylaspartat (Clostridium tetanomorphum)
5. Lysin- und Äthanolaminabbau (Klostridien)

Tabelle 11.7 Biochemische Reaktionen, bei denen eine Beteiligung von Folsäure-Coenzymen nachgewiesen werden konnte

1. Synthese der Purinnucleotide (Kohlenstoff 2 und 8 des Puringerüstes)
2. Thymidin-de-novo-Synthese (s. Abb. 11.3)
3. Methylierung von Homocystein zu Methionin
4. Histidinabbau
5. Verschiedene weitere Reaktionen, bei denen Einkohlenstoffeinheiten übertragen werden

Der ursächlich meistens vorliegende Mangel an Vitamin B_{12} oder Folsäure führt zu einer Störung ihrer z.T. synergistischen Funktion bei der Biosynthese der Desoxyribonucleotide, die bisher biochemisch nur unvollkommen aufgeklärt ist.

Vitamin B_{12} enthält ein den Porphyrinen ähnliches Ringsystem, an das ein Kobaltatom und nucleotidartig eine Base gebunden sind. Verschiedene als Vitamin B_{12} wirksame Verbindungen unterscheiden sich im Kobaltliganden (CN–: Cyanocobalamin; OH–: Hydroxocobalamin; H_2O–: Aquocobalamin).
Folsäure besteht aus einem substituierten Pteridinring, an den p-Aminobenzoesäure und Glutaminsäure gebunden sind.
Die biochemische Bedeutung beider Vitamine im Stoffwechsel ist den Tab. 11.6 und 7 zu entnehmen. Ihre z.T. synergistische Funktion bei der De-novo-Synthese der Thyminnucleotide (Abb. 11.3) macht deutlich, welche Störungen der Zellproliferation bei ihrem Mangel zu erwarten sind. Erwähnt sei, daß auch ein Vitamin-C-Mangel zu einer megaloblastären Anämie führen soll. Als Erklärung wird ein herabgesetzter Schutz der Tetrahydrofolsäure gegen Oxydationen durch die Ascorbinsäure angeführt.

Besonders empfindlich reagiert auch das Zentralnervensystem auf einen Mangel an Vitamin B_{12}. Die durch den Vitaminmangel ausgelöste Degeneration vor allem der Hinter- und Seitenstrangbahnen kann durch die Zufuhr von Vitamin B_{12} gebessert werden, verschlechtert sich aber unter einer reinen Folsäuretherapie. Der Bedarf des Zentralnervensystems an Vitamin B_{12} und dessen Stoffwechselfunktion sind noch weitgehend unklar. Der Organismus enthält etwa 5 mg Vitamin B_{12}, vorwiegend in der Leber; hämatologische Störungen treten erst auf, wenn nur weniger als 10% des Vitaminpools vorhanden sind.

Ätiologie
Ätiologisch kommen für das Auftreten einer megaloblastären Anämie eine ganze Reihe von Ursachengruppen in Frage. Der Mangel an Vitamin B_{12} oder Folsäure kann z.B. Folge verminderten Angebotes in der Nahrung, von Resorptionsstörungen, herabgesetzter Utilisation, vermehrten Verbrauches oder von Medikamenteneinwirkungen sein. Auch eine Reihe verschiedener anderer Ursachen kommt für die Entstehung megaloblastärer Anämien in Betracht. Tab. 11.8 bringt eine Zusammenstellung der bisher bekannten Ursachen.

Tabelle 11.8 Ursachen megaloblastärer Anämien

I. Vitamin-B_{12}-Mangel

A. *Mangelernährung*
  Ziegenmilchanämie (Jaksch-Hayemsche Anämie)
  strenge Vegetarier

B. *Resorptionsstörungen*
  a) durch Mangel an Intrinsic factor bedingt:
    genuine perniziöse Anämie
    totale Gastrektomien
    Magenresektionen
    Magenschleimhautverätzungen
    Magenkarzinom
    Magenpolypose
    Linitis plastica
    kongenitaler Defekt der Bildung von Intrinsic factor
  b) durch Ausschaltung des Resorptionsorgans (terminales Ileum) bedingt:
    Ileumresektionen
    gastrokolische Fisteln
    enterokolische Fisteln
    Morbus Crohn
    tropische Sprue
    endemische Sprue, Zöliakie
    Darmtuberkulose
    Amyloidose
    Morbus Whipple
    exokrine Pankreasinsuffizienz
    Najman-Imerslund-Gräsbeck-Syndrom
    (kongenitale B_{12}-Malabsorption mit Proteinurie)
    Therapie mit PAS
  c) durch pathologische Darmbesiedelung bedingt:
    Fischbandwurm (Diphyllobothrium latum)
    Blindschlingensyndrom
    Darmdivertikulose
    Dünndarmstrikturen

II. Folsäuremangel

A. *Mangelernährung*

B. *Resorptionsstörungen*
  tropische Sprue
  endemische Sprue, Zöliakie
  chronischer Alkoholismus

C. *Gesteigerter Bedarf*
  Gravidität
  hämolytische Anämien
  Osteomyelofibrose und andere myeloproliferative Syndrome
  akute Leukosen

D. *Interferenz mit Medikamenten*
  Folsäureantagonisten (Methotrexat, Pyrimethamin)
  Antikonvulsiva

III. Nicht durch Vitamin-B_{12}- oder Folsäuremangel bedingt

A. *Zytostatische Therapie mit Antimetaboliten*
  Cytosinarabinosid
  5-Fluorouracil
  6-Mercaptopurin, Azathioprin, 6-Thioguanin

B. *Auf eine Therapie mit anderen Vitaminen ansprechend*
  Skorbut
  Pyridoxin-sensible megaloblastäre Anämien
  Thiamin-sensible megaloblastäre Anämien

C. *Hereditäre megaloblastäre Anämie*
  Orotazidurie

11.20 Erkrankungen des Blutes und der blutbildenden Organe

$$5\text{-Methyl-FH}_4 + \text{Homocystein} \xrightarrow[\text{ATP, FADH}_2]{B_{12}\text{-abh. Methyltransferase}} \text{FH}_4 + \text{Methionin}$$

(Serin → Glycin)

FH_2 ← 5,10-Methylen-FH_4

Desoxyuridinmonophosphat —Thymidylatsynthetase→ Thymidinmonophosphat

↓

Thymidintriphosphat

↓

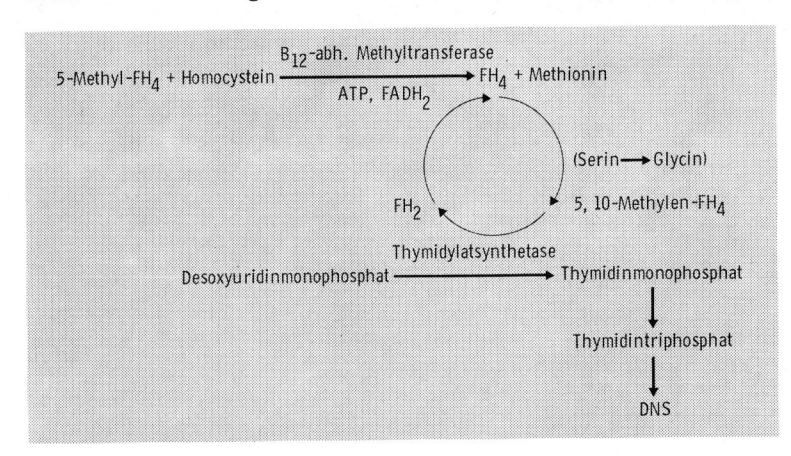

DNS

Abb. 11.3 Beziehungen zwischen Vitamin-B_{12}- und Folsäure-Coenzym-abhängigen Reaktionen bei der De-novo-Synthese von Thyminnucleotiden (FH_4 = Tetrahydrofolsäure, FH_2 = Dihydrofolsäure)

Perniziöse Anämie (Addisonsche Anämie, Biermersche Anämie)

Dieses Krankheitsbild, das durch die Trias megaloblastäre Anämie, Achylie des Magens und Störungen des Zentralnervensystems gekennzeichnet ist, wurde erstmals 1855 von ADDISON beschrieben und 1872 von BIERMER ausführlich dargestellt. MINOT und MURPHY führten 1926 die Behandlung mit großen Mengen roher Leber ein. Erst durch die Versuche von CASTLE (1929–1931) konnte eine pathogenetische Deutung dieser Erkrankung erfolgen. Die Isolierung und Kristallisation des Vitamins B_{12} erfolgte 1948 fast gleichzeitig durch die Arbeitsgruppen von FOLKERS in den USA und E.L. SMITH in England.

Häufigkeit und Vorkommen

Die genuine perniziöse Anämie ist in Mitteleuropa die häufigste Form der megaloblastären Anämien. Im Orient, in den Tropen und im Fernen Osten ist diese Erkrankung ausgesprochen selten. Sie tritt im allgemeinen erst nach dem 40. Lebensjahr auf, wenn auch vereinzelt Erkrankungen vor dem 30. Lebensjahr und bei Kindern beschrieben wurden. Eine Geschlechtsdisposition scheint nicht zu bestehen. Auffällig ist das Vorkommen bei mehreren Familienangehörigen in einer oder mehreren Generationen.

Pathogenese

Seit den Untersuchungen von CASTLE ist bekannt, daß zur Resorption eines in der Nahrung enthaltenen Extrinsic factors, der inzwischen als Vitamin B_{12} charakterisiert wurde, ein im normalen Magensaft enthaltener Intrinsic factor erforderlich ist. Dabei handelt es sich um ein Glykoproteid, an dessen Peptidgruppe Vitamin B_{12} gebunden wird.
Die Resorption des Vitamins erfolgte nach Fixierung und Spaltung des Komplexes im unteren Ileum und ist von einer ausreichenden Ca-Konzentration abhängig. Der Intrinsic factor wird in den Parietalzellen der Fundus- und Korpusschleimhaut des Magens gebildet.

Bei Kranken mit perniziöser Anämie besteht, von ganz wenigen Ausnahmen abgesehen, eine Atrophie der Magenschleimhaut und funktionell eine Achylie mit einer stimulationsrefraktären Anazidität. Neben der Sekretionsstörung für Pepsin und HCl kommt es zu einer Verminderung bis zum vollständigen Verlust der Produktion von Intrinsic factor. Der Mangel an Vitamin B_{12} beruht bei der genuinen perniziösen Anämie auf einer fehlenden Resorption durch unzureichende Bildung des Intrinsic factors.

Der Nachweis zirkulierender Antikörper gegen Intrinsic factor und gegen Parietalzellen der Magenschleimhaut im Serum von Patienten mit perniziöser Anämie hat in den letzten Jahren zu der Vorstellung geführt, daß die Atrophie der Magenschleimhaut bei der perniziösen Anämie Folge einer Organautoimmunopathie ähnlich der Immunthyreoiditis ist. Das gleichzeitige Vorkommen von Antikörpern gegen Parietalzellen und gegen Schilddrüsengewebe wird bei Kranken mit perniziöser Anämie und andererseits bei Patienten mit einer Hashimoto-Thyreoiditis häufiger beobachtet. Die Bedeutung humoraler Antikörper für die Pathogenese der perniziösen Anämie ist noch nicht eindeutig geklärt. Möglicherweise spielen auch Autoimmunvorgänge auf der Basis der zellulären Immunität eine Rolle.

Krankheitsbild
Anamnese

Den hämatologischen Symptomen können Beschwerden, die sich auf den Verdauungstrakt beziehen, um Jahre vorausgehen. Abneigung gegen bestimmte Nahrungsmittel, besonders Fleisch und Wurst, Völlegefühl nach der Nahrungsaufnahme sowie rezidivierende Diarrhoen werden angegeben. Ein wichtiges Leit- und Frühsymptom ist das Zungenbrennen.
Als Zeichen der Anämie sind Schwäche, Schwindelzustände, Atemnot und Palpitationen bei Belastungen zu werten.
Alle Grade kardialer Insuffizienz bis zur schweren Dekompensation mit Ödemen und serösen Ergüssen können auftreten.

Von sehr vielen Patienten werden Beschwerden angegeben, die auf das Nervensystem zu beziehen sind. Parästhesien und andere Sensibilitätsstörungen stehen als Frühsymptome im Vordergrund. Später können schwere ataktische und Blasenstörungen auftreten. Die neurologischen Symptome können unabhängig vom Schweregrad der Anämie manifest werden. Erblindung als Folge einer Optikusatrophie wird gelegentlich beobachtet.

Befunde

Die Kranken befinden sich meist unter Berücksichtigung des Schweregrades der Anämie in relativ gutem Allgemeinzustand. Das Hautkolorit ist blaß mit einem subikterischen Farbton. Bei schwerer Anämie besteht Fieber bis 39 °C. Die Zunge ist durch eine Papillenatrophie glatt und lackartig gerötet (Huntersche Glossitis). Leber und Milz können mäßig vergrößert sein. Ein größerer Milztumor spricht eher gegen das Vorliegen einer perniziösen Anämie.
Bei ¼ der Erkrankten lassen sich die neurologischen Symptome der *funikulären Spinalerkrankung* nachweisen. Dabei werden pathologisch-anatomisch multiple Degenerationsherde in den Hintersträngen und später auch den Pyramidenbahnen und Kleinhirnseitensträngen gefunden. Parästhesien, Störungen des Vibrationsempfindens, Hypotonie der Muskulatur, Ataxien, Ausfälle der Eigenreflexe und Pyramidenbahnsymptome lassen sich bei der sorgfältigen neurologischen Untersuchung in unterschiedlicher Ausprägung nachweisen. Psychotische Bilder und Symptome einer Polyneuropathie sind wesentlich seltener.

Laborbefunde

Die Erythrozytenzahl ist erniedrigt. Da das Volumen der Einzelzelle vergrößert ist (MCV > 100 μ^3), resultiert bei normaler bis erhöhter Hämoglobinkonzentration im Erythrozyten (MCHC 32–36%) ein Färbeindex mit einem Hb_E über 32 pg. Werte von 50 pg sind bei ausgeprägten Fällen nicht ungewöhnlich. Im Blutausstrich finden sich die charakteristischen Megalozyten als große, hyperchrom erscheinende, häufig oval geformte Erythrozyten. Es besteht eine deutliche Aniso- und Poikilozytose. Der Erythrozytendurchmesser ist halometrisch gemessen vergrößert (> 8 mμ). In der Verteilungskurve nach Price-Jones finden sich eine verbreiterte Basis und erhebliche Rechtsverschiebung. Bei hochgradigen Anämien lassen sich in den Erythrozyten basophile Tüpfelung, Jolly-Körperchen und Cabotsche Ringe und kernhaltige Vorstufen der megaloblastären Reihe nachweisen. Die Retikulozytenzahl ist in unbehandelten Fällen stark herabgesetzt. Die Zahl der Leukozyten ist erniedrigt bei relativer Lymphozytose im Differentialblutbild. Die Thrombozytenzahl ist ebenfalls vermindert. Bizarre Formen und Riesenplättchen werden gefunden. Die Blutungszeit ist in schweren Fällen verlängert.
Das *Myelogramm* zeigt ein zellreiches Bild mit Veränderungen, die alle Zellsysteme betreffen. Am eindrucksvollsten ist der Wandel in der Erythropoese mit Auftreten megaloblastärer Zellen im Knochenmark. Die Zahl der roten Vorstufen kann so stark vermehrt sein, daß sie die Zahl der granulopoetischen Vorstufen übertrifft (normal 20 bis 25%). In der megaloblastären Reihe finden sich alle Reifungsstufen vom Promegaloblasten zum azidophilen Megaloblasten.
In der granulozytären Reihe ist das Auftreten von sog. Riesenstabkernigen typisch. Auch unter den Myelozyten sieht man vergrößerte Zellen mit bizarrer Kernstruktur.
Die Megakaryozyten sind vermindert und weisen eine starke Kernlappung auf. Lymphatische Retikulumzellen, Plasmazellen und Lymphozyten sind vermehrt.

Übrige Laborbefunde

Die Störung der Magensaftsekretion mit Achlorhydrie auch nach Stimulation durch Histamin, Histaminanaloge oder Pentagastrin ist ein wichtiges Symptom der genuinen perniziösen Anämie, das auch eine Abgrenzung gegen andere Formen der megaloblastären Anämien erlaubt. Wenn auch Fälle von perniziöser Anämie mit Nachweis von freiem HCl im Magensaft beobachtet wurden, so ist vom Praktischen her zunächst für die Diagnose einer Biermerschen Anämie eine histaminrefraktäre Anazidität zu fordern. Die Blutsenkungsreaktion ist stark beschleunigt, das überstehende Serum ikterisch verfärbt. Als Zeichen einer Hämolyse findet sich eine mäßige Vermehrung des »indirekten« Bilirubins, eine deutliche Erhöhung der Lactatdehydrogenaseaktivität und des Serumeisenspiegels sowie eine Erniedrigung des Haptoglobins. Im Urin ist die Ehrlichsche Aldehydreaktion auf Urobilinogen deutlich positiv. Zur Differenzierung gegenüber den verschiedenen Formen der hämolytischen Anämien kann die niedrige Retikulozytenzahl herangezogen werden.
Der Cholesterinspiegel im Serum ist erniedrigt.

Besondere Untersuchungsmethoden

Der Nachweis der für die Pathogenese der Biermerschen Anämie entscheidenden Resorptionsstörung für Vitamin B_{12} erfolgt durch den Vitamin-B_{12}-Urinexkretionstest nach Schilling. Der besondere Wert dieser Untersuchung liegt darin, daß auch anbehandelte Fälle sicher diagnostiziert werden können, bei denen die Beurteilung des Knochenmarkes häufig recht schwierig ist. Man gibt dabei mit ^{57}Co oder ^{60}Co markiertes Vitamin B_{12} oral und injiziert zwei Stunden später 1000 μg unmarkiertes Vitamin B_{12} i.m. zur Absättigung der Speicher (flushing dose). Bei normalen Resorptionsverhältnissen werden 5–35% der applizierten Radioaktivität im 24-Stunden-Urin ausgeschieden. Bei Patienten mit genuiner perniziöser Anämie sollte sich der unter 5% erniedrigte Wert bei Wiederholung des Tests mit gleichzeitiger Gabe von Intrinsic factor normalisieren. Bei Utilisations-

oder Resorptionsstörungen im Dünndarm bleibt diese Normalisierung aus.

Die Bestimmung des Vitamin-B_{12}-Spiegels im Serum, die früher relativ aufwendig im mikrobiologischen Test (Lactobacterium leishmanii, Euglena gracilis) erfolgte, ist heute durch Radioisotopen-Verfahren (Isotopenverdünnungsmethoden, Phadebas-Test) wesentlich einfacher durchzuführen. Beim Gesunden liegen die Konzentrationen zwischen 200 und 900 pg/ml.

Ein indirekter Nachweis eines Vitamin-B_{12}- oder Folsäuremangels kann durch die Bestimmung der Formiminoglutaminsäure-(FIGLU-)Ausscheidung im Urin nach Histidinbelastung erfolgen. FIGLU ist ein Zwischenprodukt beim Abbau der Aminosäure Histidin, das zum weiteren Abbau durch das Enzym FIGLU-Transferase Tetrahydrofolsäure als Akzeptor der Formiminogruppe benötigt. Tetrahydrofolsäure wird bei der Methioninsynthese in einer Vitamin-B_{12}-abhängigen Reaktion gebildet (s. Abb. 11.**3**). Dabei wird der enge Zusammenhang beider Vitamine deutlich; denn ein Mangel jedes einzelnen führt zu einer erhöhten FIGLU-Ausscheidung. Erythrokinetische Untersuchungen sind zur Diagnose nicht erforderlich. Als typische Befunde lassen sich eine ineffektive Erythropoese und eine verkürzte Halbwertszeit der zirkulierenden Erythrozyten nachweisen.

Verlauf und Prognose

Vor der Einführung der Lebertherapie führte die Erkrankung gewöhnlich im Zeitraum von 1–3 Jahren zum Tode. Kurzdauernden, selten kompletten Remissionen folgte das Rezidiv. Durch die Einführung der Lebertherapie und vor allem der Behandlung mit Vitamin B_{12} hat die Biermersche Anämie ihren »perniziösen« Charakter verloren. Eine lebenslange Behandlung ist jedoch erforderlich.

Von Bedeutung für die Prognose ist der Zeitpunkt des Therapiebeginnes, denn die therapeutische Beeinflussung der funikulären Spinalerkrankung nimmt mit fortschreitenden neurologischen Ausfällen erheblich ab. Eine Verschlechterung der Prognose von an perniziöser Anämie Erkrankten bedeutet die statistisch gesicherte Tatsache einer Häufung gleichzeitigen Auftretens von länger bestehender Biermerscher Anämie und Magenkarzinom. Die perniziöse Anämie wird daher zu den Präkanzerosen gehörig bezeichnet. In großen Sektionsstatistiken liegt die Häufigkeit bei 12 %. Von verschiedenen Autoren wird aus diesem Grunde regelmäßige röntgenologische und gastroskopische Kontrolle des Magens bei der Überwachung von Patienten mit perniziöser Anämie gefordert.

Komplikationen

Bei schwerer Ausprägung der neurologischen Symptome können aufsteigende Infektionen der Harnwege und Dekubitalulzera auftreten. Eine schwere Anämie kann die durch Herzmuskelveränderungen (Tigerherz) bedingte Herzinsuffizienz noch erheblich verstärken.

Differentialdiagnose

Die Trias von megaloblastärer Anämie, histaminrefraktärer Achlorhydrie und neurologischer Symptomatik ist pathognomonisch für die genuine perniziöse Anämie. Differentialdiagnostisch müssen alle anderen Ursachen megaloblastärer Anämien durch Anwendung der oben angegebenen hämatologischen und biochemischen Methoden und weitere, später zu besprechende Maßnahmen ausgeschlossen werden.

Die Vielfalt besonders der hämatologischen Befunde legt jedoch auch den Gedanken an andere Bluterkrankungen mit ähnlicher Symptomatik nahe:

Hämolytische Anämien sind durch meist ausgeprägteren Milztumor, Retikulozytose und durch das Myelogramm abzugrenzen, wenn auch gelegentlich eine megaloblastäre Markumwandlung bei schweren Hämolysen beobachtet wird. Auch Panzytopenien anderer Genese lassen sich durch die Sternalmarkuntersuchung ausschließen. Chronische Leberparenchymschäden und eine Hypothyreose geben wegen des ähnlichen klinischen Aspektes und einer dabei häufig vorhandenen makrozytären Anämie zu differentialdiagnostischen Erwägungen Anlaß. Bei den neurologischen Symptomen der funikulären Spinalerkrankung, die auch ohne Anämie auftreten können, sind Tabes dorsalis, multiple Sklerose und erbliche Ataxieformen abzugrenzen.

Therapie

Bluttransfusionen sind nur bei Hämoglobinwerten unter 5 g% und Erythrozytenzahlen unter 1 Mill./mm³ erforderlich, da ein Ansprechen auf eine spezifische Therapie mit Vitamin-B_{12}-Injektionen schon nach einigen Tagen zu erwarten ist. Die Transfusion sollte nicht zu schnell und nicht zu reichlich erfolgen, da es leicht zu einer Herzdekompensation kommen kann.

Bei dekompensierter perniziöser Anämie ist der normale Vitamin-B_{12}-Gehalt im Gesamtorganismus von ca. 5 mg auf 5–10 % der Menge abgesunken. Die orale Vitaminzufuhr mit Zusatz von Intrinsic factor hat sich nicht bewährt, da schnell eine Antikörperbildung gegen den Intrinsic factor einsetzt. Die parenterale Applikation von Vitamin B_{12} hat sich als Methode der Wahl erwiesen. Schon durch eine Injektion von 1000 μg können Remissionen erreicht werden, die 4–12 Monate anhalten. Die Therapie sollte jedoch zum Ziel haben, die erschöpften Speicher weitgehend wieder aufzufüllen. Das zunächst angewandte Cyanocobalamin wurde bald durch ein analoges, das Hydroxo-(Aquo-)cobalamin, ersetzt, das wegen seiner stärkeren Bindung an Serumproteine und die physiologischen Speicher weniger im Urin ausgeschieden wird. Wahrscheinlich ist Hydroxocobalamin die natürliche Speicherform des Vitamin B_{12}. Bei Tagesdosen von 500 μg beträgt die Retention von Cyanocobalamin nur ca. 16 %, von Hydroxocobalamin 45 %. Der Rest wird im Urin ausgeschieden.

Bei der Therapie kann so vorgegangen werden, daß zunächst jeden 2. Tag 500 µg Aquocobalamin (z.B. Aquo-Cytobion) bis zur Auffüllung der Speicher (20 Injektionen) i.m. injiziert werden. Zur Erhaltungstherapie, die lebenslänglich durchgeführt werden muß, sind im allgemeinen 500 µg Aquocobalamin alle 6 Wochen ausreichend. Beim Vorliegen einer funikulären Spinalerkrankung ist es notwendig, höhere Dosen von Vitamin B_{12}, anfänglich 1000 µg täglich, später 2- bis 3mal wöchentlich 1000 µg, anzuwenden.

Nach Einleiten der Therapie sind sorgfältige hämatologische Kontrollen erforderlich. Neben der Erythrozytenzahl und dem Hämoglobinwert sind die Retikulozyten der wichtigste Parameter zur Beurteilung des Therapieerfolges. Ein gutes Kriterium ist außerdem die Normalisierung der Lactatdehydrogenase-Aktivität im Serum.

Der Anstieg der Retikulozytenzahl erfolgt am 4. bis 6. Tag, das Maximum liegt zwischen dem 6. und 9. Tag. Kommt es bei adäquater Dosierung nicht zu dieser »Retikulozytenkrise«, muß die Diagnose einer perniziösen Anämie revidiert werden. Die hämatologische Vollremission ist im allgemeinen nach 3–4 Wochen erreicht.

Etwa 14 Tage nach der Retikulozytenkrise kann der Hämoglobinanstieg durch einen Eisenmangel infolge der Erschöpfung der Depots sistieren. Dann kann eine zusätzliche Eisensubstitution erforderlich werden.

Eine Folsäuretherapie ist nur dann indiziert, wenn ein gleichzeitiger Folsäuremangel besteht. Bei Vorliegen neurologischer Symptome ist die Folsäure streng kontraindiziert, da diese sich darunter erheblich verschlechtern.

Wegen der Achlorhydrie des Magensaftes ist eine Salzsäure- und Fermentsubstitution angezeigt.

Bei der funikulären Spinalerkrankung ist eine krankengymnastische Übungsbehandlung sehr wichtig.

Symptomatische megaloblastäre Anämien

Megaloblastäre Anämien können auch in Zusammenhang mit anderen Störungen und Krankheiten auftreten. Zu dieser Gruppe, die als symptomatische megaloblastäre Anämien zusammengefaßt werden, gehören auch die durch einen Folsäuremangel verursachten megaloblastären Anämien.

Durch Mangelernährung verursachte megaloblastäre Anämien

Der tägliche Bedarf an Vitamin B_{12} beträgt etwa 2,5 µg, bei normaler Ernährung werden 10–15 µg zugeführt. Den höchsten Gehalt an Vitamin B_{12} haben Leber, Niere, weniger frisches Fleisch, Eier und Käse.

Folsäure kommt vor allem in Blattgemüse, Leber, Niere und Milch vor. Der tägliche Bedarf läßt sich nicht angeben. Die üblichen Tagesdosen von 5 bis 15 mg oral, mit denen sich bei megaloblastären Anämien Remissionen erzielen lassen, liegen weit über dem Bedarf.

Im Vergleich zu tropischen Ländern sind in Mitteleuropa alimentär bedingte megaloblastäre Anämien relativ selten. Bei konsequenten Vegetariern können Glossitis und Parästhesien auftreten, die Anämie ist meist nicht sehr ausgeprägt. Qualitativ und quantitativ nicht ausreichende Nahrung kann vor allem über einen Folsäuremangel zu einer megaloblastären Anämie führen. Die megaloblastäre Schwangerschaftsanämie, die von der wesentlich häufigeren hypochromen Anämie während der Gravidität abgegrenzt werden muß, kann in den meisten Fällen ebenfalls mit gutem Erfolg durch Folsäurebehandlung geheilt werden. Da sie im allgemeinen bei Graviden mit schlechten Ernährungsbedingungen auftritt und sich nach dem Partus spontan bessert, ist ein alimentärer Folsäuremangel bei erhöhtem Folsäurebedarf durch den Feten anzunehmen. Gelegentlich kann aber auch unter einer ausreichenden Ernährung während der Schwangerschaft eine megaloblastäre Anämie auftreten. Da auch diese auf Folsäure gut anspricht, ist eine Resorptionsstörung zu diskutieren.

Megaloblastäre Anämien bei Erkrankungen des Gastrointestinaltraktes und nach Operationen

Eine mangelhafte Bildung von Intrinsic factor und damit eine verminderte Resorption von Vitamin B_{12} mit konsekutiver megaloblastärer Anämie kann durch Verätzungen der Magenschleimhaut, durch leukämische Infiltrate in der Mukosa oder durch eine Linitis plastica bedingt sein. Eine wichtigere Rolle spielen jedoch Zustände nach Magenoperationen. Nach totalen Gastrektomien kommt es nach durchschnittlich 2–5 Jahren zur Ausbildung einer symptomatischen megaloblastären Anämie, wenn nicht eine parenterale Substitution mit Vitamin B_{12} durchgeführt wird. Der Schilling-Test ist pathologisch und kann durch gleichzeitige Gabe von Intrinsic factor normalisiert werden. Entscheidend für den Zeitpunkt, wann klinische Symptome auftreten, ist der Sättigungszustand der Vitamin-B_{12}-Speicher vor der Operation.

Nach partieller Magenresektion ist das Auftreten einer symptomatischen megaloblastären Anämie wesentlich seltener. Da der Intrinsic factor vorwiegend im Fundus des Magens gebildet wird, ist dabei die Art und Ausdehnung des Eingriffs von Bedeutung. Differentialdiagnostisch müssen bei Anämien nach Operationen am Magen die häufigeren hypochromen, durch Eisenmangel bedingten Anämien ausgeschlossen werden.

Bei krankhaften Veränderungen, die das terminale Ileum betreffen, kann ebenfalls eine Resorptionsstörung für Vitamin B_{12} auftreten. Die Säure- und Intrinsic-factor-Bildung im Magen können bei diesen Patienten unauffällig sein, der Schilling-Test ist auch bei gleichzeitiger Gabe von Intrinsic factor pathologisch. Morbus Crohn, Darmtuberkulose, Amyloidose und Resektionen des terminalen Ileums können die Ursache sein.

Eine Resorptionsstörung für Vitamin B_{12} und Folsäure ist Ursache der megaloblastären Anämie bei der Zöliakie bzw. dem Spruesyndrom. Besonders bei der tropischen Sprue wird ein megaloblastäres Knochenmark beobachtet, das nicht von dem einer genuinen perniziösen Anämie zu differenzieren ist. Bei der einheimischen Sprue ist die Anzahl der Megaloblasten meist gering. Durch die gleichzeitig vorhandene Resorptionsstörung für Eisen bildet sich häufig eine hypochrome Anämie aus. Die tropische Sprue spricht auch mit ihren Durchfällen im allgemeinen gut auf eine alleinige Folsäuretherapie an. Bei der Zöliakie und der einheimischen Sprue dagegen ist eine glutenfreie Diät die Grundlage der Therapie. Folsäure, Vitamin B_{12} und Eisen sind bei Vorliegen einer Anämie indiziert.

Das typische Bild einer megaloblastären Anämie kann auch bei Trägern des Fischbandwurmes (Diphyllobothrium latum) beobachtet werden. Diese Form der symptomatischen megaloblastären Anämien ist in den Ostseeländern, Teilen der Schweiz und Frankreichs, in Japan, Nordamerika und Kanada von einer gewissen Bedeutung. Glossitis, Durchfälle, Parästhesien und andere neurologische Symptome können das Bild einer Biermerschen Anämie vortäuschen.

Wie mit radioaktiv markiertem Vitamin B_{12} gezeigt werden konnte, wird bei Lokalisation des Wurmes im Jejunum ein großer Teil des mit der Nahrung zugeführten Vitamins vom Parasiten aufgenommen. Der Schilling-Test bleibt auch nach Zusatz von Intrinsic factor pathologisch. Nach der Abtreibung des Wurmes kommt es zur hämatologischen Remission. Darmstenosen, Gastroenterostomien, Blindschlingen und Divertikulosen können schließlich ebenfalls, möglicherweise über eine pathologische Darmflora, megaloblastäre Anämien verursachen. Bei schwerer Pankreasinsuffizienz soll der durch die Fettstühle bedingte Mangel an Ca^{2+} für eine Resorptionsstörung von Vitamin B_{12} und der damit verbundenen megaloblastären Anämie verantwortlich sein.

Medikamentös bedingte megaloblastäre Anämien

Verschiedene vor allem bei der Therapie der Hämoblastosen angewandte Zytostatika wirken als Antimetabolite der DNS-Synthese und führen neben der erwünschten Proliferationshemmung der malignen Zellen zu einer megaloblastären Umwandlung des Knochenmarkes.

Die Folsäureantagonisten Aminopterin und Amethopterin (Methotrexat) hemmen die Dihydrofolatreductase und blockieren damit die Synthese der Thymidylsäure.

5-Fluorouracil und Cytosinarabinosid (Alexan) als Analoge von Pyrimidinbasen bzw. -nucleotiden und 6-Mercaptopurin (Puri-Nethol) haben ebenfalls kurze Zeit nach Therapiebeginn eine megaloblastäre Markumwandlung zur Folge. Nach antikonvulsiver Therapie mit Diphenylhydantoin und Barbituraten werden gelegentlich megaloblastäre Anämien beobachtet, deren pathogenetische Deutung noch unklar ist.

In seltenen Fällen wurde eine megaloblastäre Anämie nach Therapie mit p-Aminosalicylsäure (PAS) beobachtet. Die Hemmung eines für die Resorption von Vitamin B_{12} im Ileum erforderlichen Enzyms wird als Ursache diskutiert.

Andere megaloblastäre Anämien

Bei akuten Leukosen, Erythroleukämien und vor allem bei hämolytischen Anämien kann gelegentlich eine megaloblastäre Erythropoese beobachtet werden. Die Erklärung eines erhöhten Folsäure- und Vitamin-B_{12}-Bedarfes im Sinne einer sog. »Aufbrauchperniziosa« befriedigt nicht ganz.

Bei der Orotazidurie besteht eine angeborene Störung der Pyrimidinsynthese infolge eines Enzymdefektes. Das klinische Bild dieser angeborenen, sehr seltenen Stoffwechselstörung ist durch eine megaloblastäre Anämie und Wachstumsstörungen gekennzeichnet.

Die *Therapie* der symptomatischen megaloblastären Anämien setzt eine ätiologische Klärung voraus. Häufig ist eine Heilung durch kausale Behandlung des Grundleidens erreichbar. Einzelheiten der Vitamin-B_{12}-Substitution s. S. 11.22.

Literatur

Begemann, H.: Klinische Hämatologie, 2. Aufl. Thieme, Stuttgart 1975

Chanarin, I.: The megaloblastic anaemias. Blackwell, Oxford 1969

Glass, G.B.J.: Gastric intrinsic factor and other vitamin B_{12} binders. Thieme, Stuttgart 1974

Hartl, W., E. Genth, H.H. Waldeck: Autoimmunphänomene bei perniciöser Anämie und atrophischer Gastritis. Dtsch. med. Wschr. 93 (1968) 641

Roitt, I.M., D. Doniach, C. Shapland: Autoimmune phenomena in relation to gastric mucosa in human disease. In: Immunopathology IVth. Int. Sympos. Monte Carlo 1965. Schwabe, Basel 1966

Waller, H.D., W.L. Castrillon-Oberndorfer: Megaloblastäre Anämien bei Magen-Darm-Erkrankungen. Therapiewoche 18 (1968) 416

Wilmanns, W., T. Burgmann: Die Bestimmung der Formiminoglutaminsäureausscheidung als Funktionstest bei Folsäure- und Vitamin B_{12}-Stoffwechselstörungen. Dtsch. med. Wschr. 93 (1968) 1801

Wintrobe, M.M.: Clinical hematology, 7. Aufl. Lea & Febiger, Philadelphia 1974

Hämoglobinopathien

H. R. Marti

Tabelle 11.9 Polypeptidketten der normalen Hämoglobine

HbA	$= \alpha_2\beta_2$
HbF	$= \alpha_2\gamma_2$
HbA$_2$	$= \alpha_2\delta_2$
Hb Gower 2	$= \alpha_2\varepsilon_2$

Hämoglobinanomalien

Definition

Anomale Hämoglobine sind genetisch determinierte Varianten des roten Blutfarbstoffes, die sich von den normalen Hämoglobinen in der Zusammensetzung des Globins unterscheiden. Nur ein kleiner Teil der rund 250 bekannten anomalen Hämoglobine hat eine pathogene Bedeutung, während die Mehrzahl keine funktionellen Störungen des erythrozytären Zellsystems hervorruft. Die durch hereditäre Anomalien der Globinsynthese entstehenden klinischen Syndrome werden als Hämoglobinopathien bezeichnet.

Häufigkeit und Vorkommen

Die anomalen Hämoglobine S, C, D und E sind bei gewissen Völkern Afrikas und Asiens häufig, die anderen Blutfarbstoffvarianten werden überall nur sporadisch angetroffen. In Europa sind anomale Hämoglobine bei den Mittelmeervölkern am zahlreichsten; ihre Häufigkeit nimmt gegen Norden zu ab.

HbS hat die größte Verbreitung in Äquatorialafrika, wo 25–40% der eingeborenen Bevölkerung heterozygote Anomalieträger sind. Etwas weniger häufig ist HbS in Nord- und Nordwestafrika zu finden, gelegentlich auch in Sizilien, Süditalien, Griechenland, der Türkei sowie im nahen Orient und in Indien. Bei der schwarzen Bevölkerung Amerikas liegt die Häufigkeit zwischen 5 und 10%. HbC kommt im nördlichen Ghana mit einer Genfrequenz von 20% vor, seltener in den angrenzenden Gebieten und ausnahmsweise in Nordafrika und in Italien.

HbD Punjab ist im nordwestlichen Teil Indiens bei etwa 3% der Punjabis vorhanden, HbE in Burma, Thailand, Malaya und Teilen Indonesiens mit unterschiedlicher Häufigkeit zwischen 1 und 10%.

Pathophysiologie

Hämoglobin ist nach seiner Funktion ein sauerstoffübertragendes Enzym. Es ist ein kugelähnliches Molekül von $65 \times 55 \times 50$ Å Durchmesser und besteht aus 4 Hämmolekülen und 4 Polypeptidketten, welche das Globin bilden. Je zwei Polypeptidketten sind unter sich identisch; das Globin ist somit aus zwei verschiedenen Polypeptidkettenpaaren zusammengesetzt.

Im Laufe des menschlichen Lebens werden vier verschiedene Hämoglobine gebildet: das embryonale Hb Gower 2, das fetale HbF und die zwei Erwachsenenhämoglobine HbA und HbA$_2$. Ihre Polypeptidketten werden mit kleinen griechischen Buchstaben bezeichnet (Tab. 11.9). Die α-Polypeptidketten sind aus je 141, alle anderen Ketten aus je 146 Aminosäuren zusammengesetzt. Die Aminosäurenzusammensetzung jeder Polypeptidkette wird durch ein besonderes Strukturgen determiniert. Schroeder u. Mitarb. haben nachgewiesen, daß das normale HbF keine einheitliche Substanz ist, sondern verschiedene γ-Ketten enthält, die sich durch Glycin und Alanin in Position 136 unterscheiden. Die γ-Kettensynthese wird also durch verschiedene Strukturgene kontrolliert. In letzter Zeit haben Lehmann u. Mitarb. aus zahlreichen Beobachtungen geschlossen, daß mindestens bei einem Teil der Menschheit auch für die Synthese der α-Ketten 2 Gene pro Chromosom verantwortlich sind. Zur Zeit der Geburt besteht der Blutfarbstoff zu 60–80% aus HbF und zu 20–40% aus HbA. Im ersten Lebensjahr sinkt der Anteil des HbF rasch ab, HbA nimmt entsprechend zu, und es werden kleine Mengen HbA$_2$ gebildet. Im 5. Lebensjahr wird das für den Rest des Lebens endgültige Verhältnis erreicht: HbA 96–98%, HbA$_2$ 1,6 bis 3,0%, HbF < 1,0%.

Abgesehen vom unterschiedlichen Polypeptidkettenpaar haben die Hämoglobine eine einheitliche Struktur: Jede Polypeptidkette besitzt nahe der Moleküloberfläche in einer Tasche zwischen zwei Windungen ein identisches Häm. Das ungefähr im Zentrum des Häm gelegene zweiwertige Eisenatom hat sechs Koordinationsstellen, von denen vier mit dem Porphyrinring und die fünfte mit dem sog. proximalen Histidin α^{87} und β^{92} der entsprechenden Polypeptidkette verbunden sind. Die sechste Koordinationsstelle ist für die reversible Anlagerung von O$_2$ verantwortlich und an das sog. distale Histidin α^{58} und β^{63} gebunden. Bei Abwesenheit von molekularem Sauerstoff liegt das Eisenatom etwas außerhalb der Ebene des Porphyrinrings, so daß das Häm eine flache Pyramide bildet. Nur die Hämtasche der α-Ketten ist weit genug, um jederzeit den Zutritt von molekularem Sauerstoff zu ermöglichen. Mit größter Wahrscheinlichkeit beginnt die Sauerstoffaufnahme des Hämoglobinmoleküls beim Häm der α-Ketten. Sobald sich hier ein Sauerstoffmolekül zwischen Eisen und distalem Histidin anlagert, tritt das Eisenatom in die Ebene des Porphyrinrings und zieht das proximale Histidin um 1Å gegen das Häm. Durch diese Bewegung wird eine Konfigurationsänderung der α- und β-Ketten eingeleitet, welche die beiden β-Ketten einander annähert und ihre Hämtaschen den Sauerstoffmolekülen zugänglich macht, so daß das Hämoglobinmolekül jetzt voll oxygeniert werden kann. Die Funktion des roten Blutfarbstoffes ist wesentlich von der Zusammensetzung des Globins abhängig.

Neben den normalen Hämoglobinen sind heute

Tabelle 11.10 Genetisch determinierte Strukturanomalien des Hämoglobins

1. Substitution einer einzelnen Aminosäure
2. Substitution von 2 Aminosäuren
3. Deletion einer Aminosäure
4. Deletion mehrerer Aminosäuren
5. Einschaltung zusätzlicher Aminosäuren
6. Zusätzliche Aminosäuren am Kettenende
7. Hybridpolypeptidketten $\delta\beta$, $\beta\delta$ und $\gamma\beta$
8. Tetramere mit 4 identischen Polypeptidketten

sehr viele anomale Varianten des menschlichen Blutfarbstoffes bekannt. Die zuerst entdeckten wurden mit großen lateinischen Buchstaben, die späteren mit Eigennamen bezeichnet. Gegenwärtig sind gegen 250 anomale Hämoglobine chemisch vollständig analysiert. Sie können nach ihrer Strukturanomalie in acht Klassen eingeteilt werden (Tab. 11.10). Die überwiegende Mehrheit der anomalen Hämoglobine unterscheidet sich vom entsprechenden normalen Hämoglobin durch den Austausch einer einzigen Aminosäure in einer der beiden Polypeptidkettenarten. So ist z.B. beim HbS, dem Hämoglobin der Sichelzellenanomalie, in den β-Polypeptidketten in Stellung 6 eine Glutaminsäure durch Valin ersetzt:

$$HbS = \alpha_2\beta_2^{6\,Glu \to Val}.$$

Derartige Substitutionen einer einzigen Aminosäure sind in den α-, β-, γ- und δ-Ketten bekannt. Bei mehr als der Hälfte aller Anomalien liegt der Austausch in den β-Polypeptidketten. Anomale α-Ketten haben die Bildung anomaler Varianten von HbA, HbF und HbA$_2$ zur Folge, während Anomalien der übrigen Polypeptidketten je nur ein einziges anomales Hämoglobin verursachen. Bei homozygoten Anomalieanlagen werden nur die anomalen Varianten gebildet, während bei heterozygoten Anlagen normale und anomale Varianten gleichzeitig auftreten. Bei allen anomalen Hämoglobinen mit Austausch einer Aminosäure kann diese Anomalie durch Substitution einer einzigen Base im genetischen Code und damit durch eine Punktmutation im Strukturgen erklärt werden.
Bei einem anomalen Hämoglobin sind in einer Polypeptidkette zwei Aminosäuren ausgetauscht:

$$HbC\ Harlem = \alpha_2\beta_2^{6\,Glu \to Val,\ 73\,Asp \to Asn}.$$

Diese Anomalie kommt durch eine doppelte Mutation zustande. Die erste Substitution ist mit derjenigen des HbS und die zweite mit der des Hb Korle-Bu identisch. Eine Anomalie kann auch darin bestehen, daß Aminosäuren durch Deletion verloren gehen: Beim Hb Freiburg ist es β23 Val und beim Hb Leiden β6 oder 7 Glu. Beim Hb Gun-Hill sind in den β-Ketten in der Gegend des für die Hämbindung verantwortlichen Histidin gleich fünf aufeinanderfolgende Aminosäuren verlorengegangen, wahrscheinlich durch genetisches Crossing over mit Verlust eines Genteiles. Von HUISMAN u. Mitarb. wurde eine Anomalie der α-Polypeptidketten mit eingeschalteten zusätzlichen Aminosäuren nach Position 118 beschrieben. Unter den Hämoglobinen mit Kettenverlängerung durch zusätzliche Aminosäuren sind Hb Constant Spring, Hb Icaria und Hb Koya Dora besonders interessant, weil sie durch eine Mutation im Codewort für die Beendigung der α-Ketten zustande kommen. Die Hb-Lepore-Varianten enthalten zwei normale α-Ketten und zwei anomale Polypeptidketten, die in ihrem N-terminalen Teil normalen δ- und im C-terminalen Teil normalen β-Ketten entsprechen. Der $\delta\beta$-Übergang liegt beim Hb Lepore Hollandia zwischen β22–50, beim Hb Lepore Baltimore zwischen β50–86 und beim Hb Lepore Boston zwischen β87–116. Er kann nicht genau lokalisiert werden, da bei den β- und δ-Ketten 138 von 146 Aminosäuren identisch sind. Die Hb-Lepore-Anomalie wird durch ungleiches Crossing over mit Deletion von Genteilen erklärt. Derselbe Mechanismus liegt auch den Antilepore-Hämoglobinen mit $\beta\delta$- und dem Hb Kenya mit $\gamma\beta$-Hybridpolypeptidketten zugrunde. Die Tetramere schließlich sind Hämoglobine, die aus 4 gleichartigen Polypeptidketten bestehen. Die wichtigsten Beispiele sind HbH = β_4 und Hb Barts = γ_4; sie treten bei den α-Thalassämien mit stark verminderter Synthese von α-Polypeptidketten auf.

Die Forschung der letzten Jahre hat viele Beziehungen zwischen Strukturanomalien und Funktionsstörungen aufgedeckt. Die Mehrzahl der strukturell anomalen Hämoglobine ist zwar funktionell normal, d.h. sie gewährleisten eine ungestörte Sauerstoffübertragung. Solch harmlose Varianten kommen durch Aminosäuresubstitutionen an der Moleküloberfläche zustande, wenn sie Aminosäuren betreffen, die keine wesentliche Funktion für die räumliche Globinstruktur und die Bindung des Häms besitzen. Eine Besonderheit stellt HbS dar, das im deoxygenierten Zustand eine 100fach verminderte Löslichkeit besitzt. Substitutionen von Aminosäuren hingegen, die an der Bindung des Häms, an der inneren räumlichen Anordnung der Polypeptidkettenwindungen und an der Verbindung der einzelnen Polypeptidketten untereinander mitbeteiligt sind, erzeugen instabile und funktionell abnorme Hämoglobinvarianten.
Ein Austausch des für die Hämbindung verantwortlichen proximalen Histidin α^{87} oder β^{92}, des distalen Histidin α^{58} oder β^{63} oder einer anderen Aminosäure in der Gegend des Häms führt zu den leicht oxydierbaren HbM-Varianten, die im Blut als Methämoglobin vorliegen und damit funktionsuntüchtig sind (s. Tab. 11.11). Andere anomale Hämoglobine weisen eine verminderte Stabilität des Globins auf (s. Tab. 11.12): beim Hb Zürich ist das distale Histidin β^{63} ersetzt. Hb Köln, Hb Sydney und Hb Santa-Ana enthalten Substitutionen, welche Van-der-Waals-Kräfte verändern, die das Häm in der Globintasche halten, und Hb

Tabelle 11.11 Beispiele verschiedener HbM-Varianten

Variante	Strukturanomalie	Autoren
HbM Boston	α 58 His → Tyr	Gerald u. Efron (1961)
HbM Iwate	α 87 His → Tyr	Miyaji, Iuchi u.a. (1963)
HbM Saskatoon	β 63 His → Tyr	Gerald u. Efron (1961)
HbM Milwaukee	β 67 Val → Glu	Gerald u. Efron (1961)
HbM Hyde Park	β 92 His → Tyr	Heller, Coleman u. Yakulis (1966)

Tabelle 11.12 Beispiele unstabiler anomaler Hämoglobine

Variante	Strukturanomalie	Autoren
Hb Torino	α 43 Phe → Val	Beretta, Prato u.a. (1968)
Hb Bibba	α 136 Leu → Pro	Kleihauer, Reynolds u.a. (1968)
Hb Freiburg	β 23 Val → o (Delet.)	Jones, Brimhall u.a. (1966)
Hb Riverdale Bronx	β 24 Gly → Arg	Ranney, Jacobs u.a. (1968)
Hb Savannah	β 24 Gly → Val	Huisman, Brown u.a. (1971)
Hb Moscva	β 24 Gly → Asp	Idelson, Didkowsky u.a. (1974)
Hb Genova	β 28 Leu → Pro	Sansone, Carrell u. Lehmann (1967)
Hb Hammersmith	β 42 Phe → Ser	Dacie, Shinton u.a. (1967)
Hb Bucuresti	β 42 Phe → Leu	Bratu, Lorkin u.a. (1971)
Hb Zürich	β 63 His → Arg	Muller u. Kingma (1961)
Hb Bristol	β 67 Val → Asp	Steadman, Yates u. Huehns (1970)
Hb Sydney	β 67 Val → Ala	Carrell, Lehmann u.a. (1967)
Hb Buenos Aires	β 85 Phe → Ser	de Weinstein, White u.a. (1973)
Hb Santa Ana	β 88 Leu → Pro	Opfell, Lorkin u. Lehmann (1968)
Hb Istanbul	β 92 His → Gln	Aksoy, Erdem u.a. (1972)
Hb Köln	β 98 Val → Met	Carrell, Lehmann u. Hutchison (1966)
Hb Casper	β 106 Leu → Pro	Koler, Jones u.a. (1973)
Hb Peterborough	β 111 Val → Phe	King, Wiltshire u.a. (1972)
Hb Madrid	β 115 Ala → Pro	Outeirino, Casey u.a. (1974)
Hb Wien	β 130 Tyr → Asp	Lorkin, Pietschmann u.a. (1974)

Tabelle 11.13 Anomale Hämoglobine mit erhöhter Sauerstoffaffinität

Variante	Strukturanomalie	Autoren
Hb Chesapeake	α 92 Arg → Leu	Charache, Weatherall u. Clegg (1966)
Hb Olympia	β 20 Val → Met	Stamatoyannopoulos, Nute u.a. (1973)
Hb Malmö	β 97 His → Gln	Lorkin, Lehmann u.a. (1970)
Hb Yakima	β 99 Asp → His	Jones, Osgood u.a. (1967)
Hb Kempsey	β 99 Asp → Asn	Reed, Hampson u.a. (1968)
Hb Ypsi	β 99 Asp → Tyr	Rucknagel, Glynn u. Smith (1967)
Hb Brigham	β 100 Pro → Leu	Lokich, Moloney u.a. (1973)
Hb San Diego	β 109 Val → Met	Nute, Stamatoyannopoulos u.a. (1974)
Hb Syracuse	β 143 His → Pro	Jensen, Bunn u.a. (1973)
Hb Little Rock	β 143 His → Gln	Bromberg, Alben u.a. (1973)
Hb Rainier	β 145 Tyr → Cys	Hayashi, Stamatoyannopoulos u.a. (1971)
Hb Hiroshima	β 146 His → Asp	Perutz, del Pulsinelli u.a. (1971)

Genova und Hb Bibba weisen Substitutionen einer helikoidal angeordneten Aminosäuresequenz auf, welche für die dreidimensionale Struktur der Polypeptidkette bedeutsam ist. Die Tab. 11.13 schließlich enthält anomale Hämoglobine mit erhöhter Sauerstoffaffinität. Bei 8 der 12 angeführten Varianten liegen Aminosäuresubstitutionen im Bereich der α_1/β_2-Kontakte vor.

Krankheitsbilder
Sichelzellenanämie

Die Sichelzellenanämie oder Drepanozytose ist die klinische Manifestation der homozygoten HbS-Anlage. Der Blutfarbstoff der Patienten besteht zu 80 bis gegen 100% aus HbS, der Rest ist HbF. HbA fehlt vollständig. Infolge der verminderten Wasserlöslichkeit des deoxygenierten HbS präzipitiert HbS nach Sauerstoffentzug in den Erythrozyten und bildet nadelartige Kristalle, die eine sichelförmige Deformation der Erythrozyten zur Folge haben. Die Sichelzellenbildung in vivo ist für die klinische Symptomatik der Krankheit verantwortlich: Sichelzellenthromben erzeugen Gefäßverschlüsse in zahlreichen Organen, wodurch Lungen-, Milz- und Niereninfarkte und zentralnervöse Störungen entstehen, sowie Ulcera cruris, Osteomyelitiden und andere Osteopathien. Weiterhin besteht eine Anfälligkeit für Infekte, die ihrerseits wieder hämolytische Schübe und aplastische Krisen auslösen können. Es ist eine schwere Anämie mit hochgradiger Poikilozytose der Erythrozyten und oft eine Leukozytose vorhanden. Das Knochenmark zeigt eine hyperplastische Erythropoese. Die Milz ist anfänglich vergrößert, wird aber später in der Folge multipler Infarkte wieder kleiner. Das Leiden führt meist schon im Kindes- oder Jugendalter zum Tode. Der dadurch entstandene Genverlust in der Bevölkerung wird durch eine verminderte Anfälligkeit der HbS-Träger gegenüber der tropischen Malaria kompensiert, so daß die Genfrequenz erhalten bleibt. Heterozygote HbS-Träger weisen in der Regel keine klinischen Symptome auf; ihr Blutfarbstoff besteht zu 30 bis 45% aus HbS.

HbC-Krankheit

Die homozygote HbC-Anlage führt zu einem als HbC-Krankheit bezeichneten Krankheitsbild, das mit einer leichten bis mittelschweren hypochromen, normo- bis mikrozytären Anämie und Splenomegalie einhergeht. Im Blutausstrich sind reichlich Schießscheibenzellen und vereinzelte intraerythrozytäre Hämoglobinkristalle zu finden. Der rote Blutfarbstoff besteht zu 96–98% aus HbC. Die erwähnten Kristalle weisen auf eine intrazellulär verminderte Löslichkeit des HbC hin. Bei heterozygoter HbC-Anlage findet man 30–40% HbC und Schießscheibenzellen im Blutausstrich, jedoch keine klinischen Symptome.

Sichelzellen-HbC-Krankheit und ähnliche Kombinationen

Liegt bei einem Individuum gleichzeitig eine heterozygote Anlage für HbS und für ein anderes Hämoglobin mit anomalen β-Polypeptidketten vor, kann kein HbA gebildet werden. Die Krankheitsfolgen dieser Kombinationen hängen davon ab, wie weit das zweite anomale Hämoglobin die intraerythrozytäre Ausfällung von HbS begünstigt. Aus der geographischen Verbreitung der anomalen Hämoglobine ergibt sich, daß die häufigste Kombination die doppelt heterozygote Anlage von HbS und HbC ist. Sie führt zur Sichelzellen-HbC-Krankheit, die der Sichelzellenanämie ähnlich ist, aber weniger schwer verläuft. Seltener sind die Sichelzellen-HbD- und die Sichelzellen-HbE-Krankheit sowie die Kombination von HbS mit anderen β-anomalen Hämoglobinen.

Kongenitale Methämoglobinämie durch HbM

Die HbM-Varianten (Tab. 11.11) enthalten leicht oxydierbares Häm, so daß sie im Blut als Methämoglobin vorliegen. Die Auswirkung einer heterozygoten HbM-Anlage ist eine autosomal dominant vererbte Methämoglobinämie. Sie ist pathogenetisch von der rezessiv vererbten kongenitalen Methämoglobinämie durch Diaphorasemangel verschieden, erzeugt aber das gleiche klinische Bild. Die betroffenen Personen sind zeitlebens zyanotisch, sonst aber gesund. Eine homozygote HbM-Anlage ist bisher nie beobachtet worden und stellt wahrscheinlich einen Letalfaktor dar.

Hämolytische Innenkörperanämien durch unstabile Hämoglobine

Anomale Hämoglobine mit unstabilem Globin (Tab. 11.12) werden auch intrazellulär leicht denaturiert; sie bewirken eine gesteigerte ineffektive Erythropoese, verkürzen die Erythrozytenlebensdauer und erzeugen hämolytische Anämien. Im vitalgefärbten Blutausstrich ist das denaturierte Hämoglobin in Form von Heinz-Körpern nachweisbar. Eine klinische Sonderform stellt die Hb-Zürich-Anomalie dar; dort führt erst die Verabreichung von Medikamenten (Sulfonamide) zur Denaturierung des anomalen Blutfarbstoffes, so daß eine akute Hämolyse entsteht.

Polyglobulie durch Hämoglobine mit erhöhter Sauerstoffaffinität

Die in Tab. 11.13 zusammengestellten Blutfarbstoffvarianten weisen eine so hohe Sauerstoffaffinität auf, daß das Hämoglobin in der peripheren Zirkulation den Sauerstoff nicht oder in ungenügender Menge abgibt. Die daraus resultierende Gewebehypoxie hat bei heterozygoten Anomalieträgern eine kompensatorische Steigerung der Erythropoese zur Folge, so daß eine beträchtliche Polyglobulie mit entsprechend plethorischem Aussehen der Patienten entsteht. Die homozygote Anlage einer derartigen Anomalie stellt wahrscheinlich, ähnlich wie bei HbM-Varianten, einen Letalfaktor dar.

Differentialdiagnose

Hämoglobinopathien durch Hämoglobinanomalien sind in Europa seltene Krankheitsformen. Sie sind deshalb in praxi erst in Betracht zu ziehen, wenn die häufigeren Ursachen einer entsprechenden Störung des erythrozytären Zellsystems ausgeschlossen sind. Mit dieser Einschränkung ist bei hämolytischen Anämien, Methämoglobinämie und Polyglobulie nach einem anomalen Hämoglobin zu suchen.

Besondere Untersuchungsmethoden

Die Hämoglobinelektrophorese bildet die Grundlage zum Nachweis anomaler Hämoglobine (Abb. 11.4). Als Trägermedium können dabei Celluloseacetat, Stärke, Agar, Papier und andere Stoffe verwendet werden. Gewisse HbM-Varianten und andere instabile Hämoglobine sowie seltene Varianten mit erhöhter Sauerstoffaffinität lassen sich allerdings durch die Routineelektrophorese nicht erfassen, weshalb die Untersuchung in spezialisierten Laboratorien durchgeführt werden sollte. Das Blut kann als Citratblut eingesandt werden. Einzig für HbS gibt es einfache, in jedem Laboratorium durchführbare Nachweisverfahren. Für Einzeluntersuchungen ist der für HbS praktisch spezifische Sichelzellentest zweckmäßig:

Erkrankungen der Erythropoese 11.29

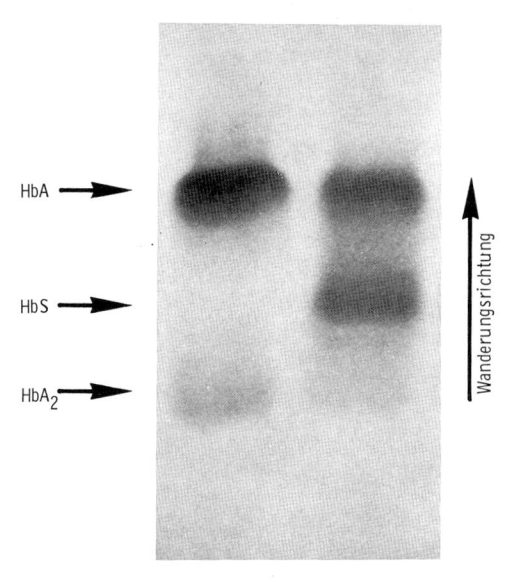

Abb. 11.4 Auftrennung von HbA, HbS und HbA₂ mittels Stärkeblock-Elektrophorese. Links = Hämolysat eines normalen Erwachsenen, rechts = Hämolysat eines heterozygoten Trägers der Sichelzellenanomalie

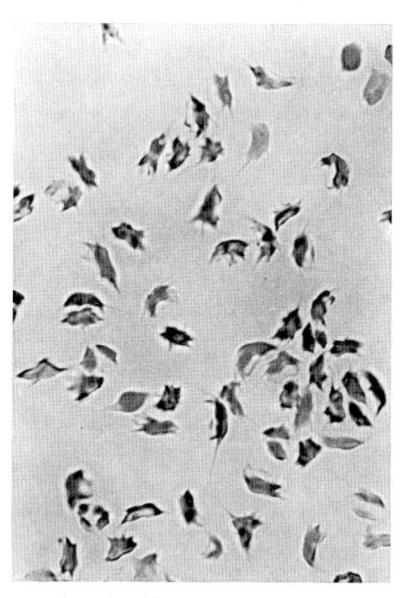

Abb. 11.5 Sichelzellen

1 Tropfen Blut wird auf einem Objektträger mit 1 Tropfen einer frisch zubereiteten 2%igen Lösung von $Na_2S_2O_4$ oder $Na_2S_2O_5$ gemischt, mit einem Deckglas zugedeckt, am Rand mit Paraffin oder Vaseline abgedichtet und nach 1 und 4 Std. im Mikroskop auf Sichelzellen untersucht (Abb. 11.5). Für Reihenuntersuchungen ist der Hämoglobin-Löslichkeitstest mit käuflichem oder selbst hergestelltem Reagens besser geeignet: 1 Tropfen Blut wird zu 2 ml einer Lösung aus 2,4 M Phosphatpuffer, $Na_2S_2O_4$ und Saponin gegeben. Bei Anwesenheit von HbS entsteht eine Trübung.

Therapie

Da es keine Möglichkeit gibt, die Synthese anomaler Hämoglobine zu beeinflussen, muß sich die Therapie darauf beschränken, gewisse Auswirkungen der Anomalien zu vermindern. Bei der Sichelzellenanämie ist ein teilweiser Schutz vor Sichelzellenkrisen durch frühzeitige antibiotische Behandlung von Infekten, Wärmeschutz und tägliche orale Gabe von 3 g Natriumbicarbonat möglich, da Infekte, Stase der Zirkulation und lokale Azidose die Sichelzellenbildung begünstigen. In letzter Zeit wurden Substanzen klinisch geprüft, von denen man sich eine Hemmung der Sichelbildung erhoffte: Harnstoff hat sich dabei als wirkungslos erwiesen, während NaNCO wegen seiner Toxizität vorläufig für die Therapie nicht in Frage kommt. Klinisch brauchbare Hemmstoffe stehen zur Zeit noch nicht zur Verfügung. Bei schweren aplastischen Phasen der Sichelzellenanämie und bei bedrohlicher hämolytischer Anämie, z.B. bei der Hb-Zürich-Anomalie, sind Transfusionen von Erythrozytenkonzentraten unerläßlich, wenn die Hämoglobinkonzentration unter 6 g% sinkt. Im übrigen sollte man aber mit Bluttransfusionen sparsam umgehen, da sie ohnehin nur eine vorübergehende Wirkung haben und eine Eisenüberladung des Organismus begünstigen. Wenn die stark gesteigerte Erythropoese zu einem relativen Folsäuremangel führt, hat die tägliche orale Zufuhr von 5–10 mg Folsäure eine gewisse Wirkung. Bei leichten hämolytischen Anämien und Methämoglobinämien durch HbM kann auf therapeutische Maßnahmen verzichtet werden. Bei der Polyzythämie sind Aderlässe erst angezeigt, wenn die Erythrozytenzahl im Blut 6,5 Mill./mm³ übersteigt.

Thalassämien
Definition
Thalassämien sind hereditäre Störungen der Hämoglobinsynthese, bei denen die Synthese einer normalen Polypeptidkettenart gehemmt ist. Es handelt sich um keine einheitliche Anomalie, da verschiedene Polypeptidketten mit unterschiedlichem Schweregrad betroffen sein können. Obwohl mit wenigen Ausnahmen keine anomalen Hämoglobine gebildet werden, rechnet man doch alle Thalassämien zu den Hämoglobinopathien, da ih-

nen ein hereditärer Defekt der Globinsynthese zugrunde liegt.

Häufigkeit und Vorkommen

Die Thalassämien kommen in der alten Welt vor allem in einer Zone vor, die sich vom Mittelmeer über den Vorderen Orient und Indien bis nach Südostasien erstreckt. In Europa sind die β-Thalassämien in Italien und Griechenland am häufigsten, während sie in Mittel- und Nordeuropa bei der einheimischen Bevölkerung nur sporadisch angetroffen werden. In Italien sind in Sizilien, in der Gegend von Lecce und im unteren Po-Gebiet 5 bis 10% der Bevölkerung heterozygote Träger der klassischen β-Thalassämieanlage; in gewissen Ortschaften erreicht die Frequenz sogar 10–20%. Alle übrigen Thalassämien sind in Europa selten. Die α-Thalassämien kommen am häufigsten in Südostasien vor, besonders in Thailand, Burma, Malaya, Singapore und Hongkong, gelegentlich im Mittleren Osten und bei Mittelmeervölkern.

Pathophysiologie

Der genetische Mechanismus der Synthesehemmung einer Polypeptidkettenart ist erst teilweise bekannt. Es ist keine Strukturanomalie des Globins vorhanden. Die Störung des roten Zellsystems kommt hauptsächlich durch die unausgewogene Polypeptidkettensynthese zustande, indem α- und β-Ketten in sehr unterschiedlicher Menge gebildet werden. Wichtige Kenntnisse sind aus der Isolierung von Messenger-Ribonucleinsäure, der Globinsynthese in zellfreien Extrakten und der Synthese komplementärer Desoxyribonucleinsäure durch das Virusenzym Reverstranscriptase gewonnen worden. Neueste Forschungsergebnisse lassen erkennen, daß bei den Thalassämien die Messenger-Ribonucleinsäure für die α- resp. β-Polypeptidketten in verminderter Menge gebildet wird. Es ist anzunehmen, daß die Mutation nahe beim Strukturgen liegt und dessen Übersetzung in Ribonucleinsäure hemmt.

Die häufigste Thalassämie, auch klassische Thalassämie genannt, ist die β-Thalassämie, bei der die Synthese der β-Polypeptidketten gehemmt ist. Sie läßt sich in zwei Untergruppen einteilen, je nachdem, ob bei homozygoter Anlage die Produktion der Polypeptidketten völlig unterdrückt oder nur vermindert ist. Daneben gibt es δβ-Thalassämien, bei denen die Synthese der β- und δ-Ketten gleichzeitig unterdrückt resp. vermindert ist, und schließlich hat auch die Hb-Lepore-Anomalie (vgl. S. 11.26) mit δβ-Hybridpolypeptidketten die gleichen Auswirkungen. Es gibt also mindestens 5 verschiedene Thalassämieformen, welche alle die Produktion von β-Polypeptidketten drosseln. Bei den α-Thalassämien ist eine analoge Produktionsstörung der α-Polypeptidketten vorhanden, die in großer Vielfalt angelegt sein kann. Es ist unsicher, ob alle Menschen 4 Strukturgene für die α-Ketten besitzen. Bei den Trägern von 4 solchen Strukturgenen jedenfalls sind 1–4 α-Thalassämiegene möglich. Das α-Thalassämiegen selbst ist auch uneinheitlich, indem es die Synthese der α-Polypeptidketten entweder vollständig unterdrückt oder nur weitgehend hemmt. Hämoglobinanomalien, die auf einer Mutation im Codewort für die Beendigung der α-Ketten beruhen, haben ebenfalls Auswirkungen einer α-Thalassämie. Bei schwereren α-Thalassämien entstehen sekundär anomale Hämoglobine ohne α-Ketten, also die Tetramere HbH und Hb Barts (vgl. S. 11.26). Schließlich ist auch eine reine δ-Thalassämie beschrieben, die aber keine klinischen Auswirkungen hat, da sie vom Blutfarbstoff nur die Minorkomponente HbA_2 vermindert.

Die β- und α-Thalassämien setzen den Hämoglobingehalt der Erythrozyten herab. Bei den β-Thalassämien kann der Ausfall von HbA durch vermehrte Bildung von HbF teilweise kompensiert werden. Die α-Thalassämie hingegen betrifft alle Hämoglobine gleichermaßen, weshalb die homozygote resp. vierfache Anomalieanlage wahrscheinlich einen Letalfaktor darstellt.

Als wichtige sekundäre Erscheinung ist bei den Thalassämien die Erythrozytenlebensdauer verkürzt, so daß Anämien mit hämolytischem Charakter entstehen. Die Verkürzung des Erythrozytenlebens kommt durch die im Überschuß vorhandenen komplementären Polypeptidketten zustande, welche als Dimere und Tetramere unstabile Hämproteine bilden und rasch denaturiert werden.

Krankheitsbilder

Thalassaemia maior

Die Thalassaemia maior oder Cooley-Anämie ist ein klinisches Syndrom, welches durch homozygote oder doppelt heterozygote Anlage einer schweren β-Thalassämie (vollständige oder weitgehende Unterdrückung der β-Polypeptidkettensynthese) und einer Hb-Lepore-Anomalie zustande kommt. Die Krankheit entwickelt sich einige Monate nach der Geburt, wenn HbF durch HbA ersetzt werden sollte. Dabei entsteht eine schwere hypochrome Anämie mit hochgradiger Aniso- und Poikilozytose, Schießscheibenzellen, basophil punktierten Erythrozyten, erhöhter Retikulozytenzahl und vereinzelten Normoblasten im Blut und eine meist enorme Splenomegalie. Als Ausdruck der Hyperplasie des Knochenmarks ist röntgenologisch ein typischer Bürstenschädel nachweisbar. Die Kinder bekommen bald einen Entwicklungsrückstand, sind infektanfällig und haben oft ein etwas mongoloides Aussehen. Die Krankheit führt meist bereits im Kindes- oder Jugendlichenalter zum Tode.

Thalassaemia intermedia

Dieses Syndrom ist der Thalassaemia maior ähnlich; doch ist die Anämie weniger schwer, es treten im Kindesalter keine Entwicklungsstörungen auf, und die Lebenserwartung ist nicht wesentlich verkürzt. Die Thalassaemia intermedia wird sowohl durch die homozygote und doppelt heterozygote Anlage einer leichten β-Thalassämie und der meist milden δβ-Thalassämie als auch durch die Kombination einer dieser leichten mit einer schweren β-Thalassämie verursacht. Bei den α-Thalassämien entsteht sie entweder durch Anwesenheit von 3 Thalassämiegenen oder durch kombinierte Anlage einer leichten und schweren α-Thalassämie.

Thalassaemia minor
Das leichte Krankheitsbild kommt durch heterozygote Anlage einer β-, δβ-Thalassämie oder Hb-Lepore-Anomalie zustande. Bei den α-Thalassämien entsteht das Syndrom, wenn zwei α-Thalassämiegene oder ein einziges Gen einer schweren α-Thalassämie vorhanden sind. Bei der Thalassaemia minor sind die Erythrozyten hypochrom, und man findet im Blutausstrich eine Mikrozytose, leichte Anisozytose, vermehrt basophil punktierte Erythrozyten, Schießscheibenzellen und eine leichte Vermehrung der Retikulozyten. Die morphologischen Erythrozytenveränderungen sind denjenigen der Eisenmangelanämie ähnlich; das Serumeisen ist aber normal. Häufig ist die Milz leicht vergrößert. In der Regel ist eine leichte bis mittelschwere Anämie vorhanden, die gut toleriert wird. Manchmal wird die fehlende Hämoglobinmenge der Erythrozyten aber durch eine Steigerung der Erythropoese kompensiert, so daß eine leichte Polyglobulie mit hypochromen Erythrozyten entsteht.

Sichelzellenthalassämie und ähnliche Kombinationsformen
Doppelt heterozygote Anlagen einer Thalassämie und eines anomalen Hämoglobins haben besondere Auswirkungen, wenn beide Anomalien dieselbe Polypeptidkette betreffen, so daß kein normales Gen für diese Polypeptidkette vorhanden ist. Bei Mittelmeervölkern wird in seltenen Fällen eine doppelt heterozygote Anlage von HbS und einer β-Thalassämie angetroffen. Sie erzeugt die sog. Sichelzellenthalassämie, die eine mildere Variante der Sichelzellenanämie darstellt. Andere Kombinationen der β-Thalassämie mit einem β-anomalen Hämoglobin, wie z.B. die HbC-Thalassämie, rufen Krankheitsbilder hervor, die der Thalassaemia maior ähnlich sind, aber weniger schwer verlaufen.

Differentialdiagnose
Die Thalassaemia maior unterscheidet sich von der ebenso schweren Sichelzellenanämie durch die enorm vergrößerte Milz und das Fehlen von Infarkten in multiplen Organen. Die Thalassaemia minor muß von der Eisenmangelanämie unterschieden werden, was aber aufgrund von Schießscheibenzellen, vermehrt basophil punktierten Erythrozyten, erhöhter Retikulozytenzahl, normalem Serumeisen und leicht erhöhtem Serumbilirubin in der Regel keine Schwierigkeiten bereitet. In Zweifelsfällen kann eine Familienuntersuchung die Diagnose erleichtern.

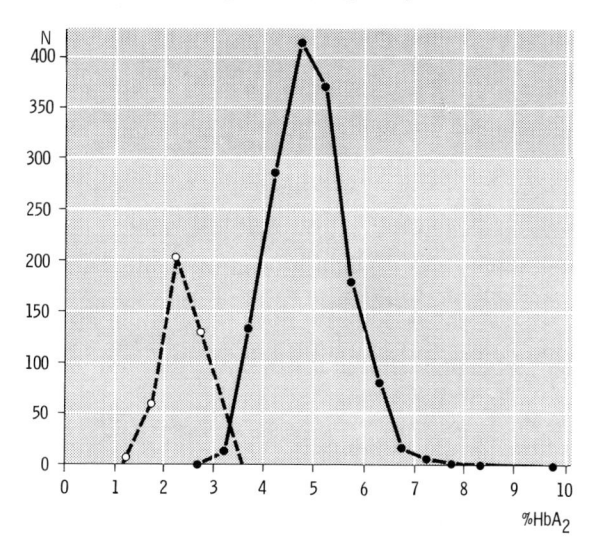

Abb. 11.6 HbA$_2$ in Prozent des gesamten Blutfarbstoffes bei 1500 Fällen klassischer Thalassaemia minor (—) und 400 normalen Erwachsenen (- - -)

Besondere Untersuchungsmethoden
Bei allen Thalassämieformen, welche das Verhältnis der normalen Hämoglobine zueinander verändern, stellt die Hämoglobindifferenzierung eine entscheidende diagnostische Hilfe dar. Dabei werden HbA und HbA$_2$ durch Elektrophorese oder Chromatographie und HbF durch chemische Methoden aufgrund der erhöhten Alkaliresistenz bestimmt. Bei der Thalassaemia maior besteht der Blutfarbstoff zu 30 bis gegen 100%, bei der Thalassaemia intermedia zu 10–30% aus HbF, der Rest ist HbA mit Ausnahme weniger Prozente HbA$_2$. Bei der Sichelzellenthalassämie findet man 60 bis gegen 100% HbS, der Rest ist HbF mit wenigen Prozenten HbA$_2$, manchmal auch mit kleinen Mengen HbA. Bei der klassischen Thalassaemia minor durch heterozygote Anlage einer β-Thalassämie ist die Konzentration von HbF und HbA$_2$ verdoppelt. Da HbF aber in ziemlich weiten Grenzen schwankt und bei Anämien verschiedenster Genese auf unspezifische Weise leicht vermehrt ist, kommt nur der Verdoppelung von HbA$_2$ diagnostische Bedeutung zu (Abb. 11.6). Sie ist für die klassische Thalassaemia minor praktisch spezifisch.

Therapie
Bei der Thalassaemia maior kann durch eine Splenektomie der Erythrozytenabbau etwas verlangsamt und damit der Transfusionsbedarf vermindert werden. Der Eingriff wird meist im 3.–5. Lebensjahr vorgenommen, da eine Splenektomie in den ersten beiden Lebensjahren eine erhöhte Infektgefährdung nach sich ziehen kann. Regelmäßige Transfusionen sind eine unerläßliche Palliativmaßnahme, fördern aber die Hämosiderose. Früher transfundierte man erst, wenn die Hämoglobinkonzentration im Blut unter 7 g% sank. Heute sind

aber die meisten Pädiater dazu übergegangen, mit Transfusionen eine dauernde Hämoglobinkonzentration über 10 g% aufrechtzuerhalten, da die Kinder damit besser gedeihen. Wegen der Infektanfälligkeit ist bei bakteriellen Infektionen eine frühzeitige antibiotische Therapie angezeigt. Die Thalassaemia minor erfordert in der Regel keine therapeutischen Maßnahmen. Die verminderte Funktionsreserve der Erythropoese kann allerdings bei akutem Blutverlust eine Transfusion notwendig machen, wenn ein normales Knochenmark den Erythrozytenverlust noch kompensieren könnte.

Literatur
Lehmann, H., R.G. Huntsman: Man's haemoglobins. North-Holland, Amsterdam 1974
Serjeant, G.R.: The clinical features of sickle cell disease. North-Holland, Amsterdam 1974
Weatherall, D.J.: Abnormal haemoglobins. Clinics in Haematology, Vol. 3/2. Saunders, London 1974
Weatherall, D.J., J.B. Clegg: The thalassaemia syndromes. Blackwell, Oxford 1972

Anämien durch gesteigerten Erythrozytenabbau

Korpuskuläre hämolytische Anämien

H.D. WALLER und H.CHR. BENÖHR

Definition
Unter korpuskulären hämolytischen Anämien versteht man eine Gruppe von Anämien, deren Ursache in einer durch hereditäre oder erworbene Defekte der roten Blutzellen bedingten Verkürzung der Erythrozytenlebensdauer besteht. Die Blutzellen unterliegen dadurch z.T. der intravasalen Auflösung, meist jedoch einer vorzeitigen Sequestration im retikuloendothelialen System. Überträgt man die Erythrozyten der Kranken auf Gesunde, so bleibt die Lebensdauer der Zellen verkürzt, während auf die Patienten transfundierte normale Spendererythrozyten meist keine Änderung ihrer Überlebenszeit erfahren.

Ätiologie
Ätiologisch kommen für die Verkürzung der Lebensdauer der Erythrozyten hereditäre oder seltener auch erworbene Defekte im chemischen und strukturellen Aufbau der Zellmembran, Störungen im Erythrozytenstoffwechsel und Veränderungen am Blutfarbstoff in Frage. Hier sollen vor allem durch Membran- und Stoffwechseldefekte bedingte hämolytische Anämien besprochen werden. Durch Anomalien des Blutfarbstoffs ausgelöste hämolytische Anämien sind dem Kapitel über Hämoglobinopathien zu entnehmen.

Hereditäre Sphärozytose (Kugelzellenikterus)

Unter hereditärer Sphärozytose versteht man die klassische Form des hämolytischen Ikterus. Es handelt sich um ein Erbleiden, bei dem die hämolytische Anämie mit einer kugelförmigen Gestalt der Erythrozyten verbunden ist. Der erste Fall dieses Krankheitsbildes wurde von VANLAIR u. MASIUS 1871 beschrieben, die ersten Veröffentlichungen in Deutschland erfolgten um 1900 durch MINKOWSKI. Weitere synonyme Bezeichnungen für dieses Krankheitsbild sind kongenitaler hämolytischer Ikterus, kongenitale hämolytische Anämie und Kugelzellenanämie.

Vorkommen und Häufigkeit
Die hereditäre Sphärozytose hat die größte Verbreitung in Nordeuropa, wird aber auch in allen anderen Erdteilen beobachtet. In Deutschland ist sie die häufigste Form der korpuskulären hämolytischen Anämie. In den USA und England kommen etwa 220 Kugelzellenanämiekranke auf eine Million Einwohner. Wegen der geringen Mortalität und der guten Behandlungsfähigkeit der Erkrankung duch die Splenektomie ist mit einer weiteren Zunahme der Defektträger zu rechnen. Der Erbgang ist autosomal dominant.

Ätiologie und Pathophysiologie
Der hereditären Sphärozytose liegt ein intraerythrozytärer Defekt zugrunde, der zu einer vorzeitigen Sequestration der Erythrozyten vor allem in der Milz führt. Offenbar ist nur der heterozygote Status mit dem Leben vereinbar, da homozygote Defektträger bisher nicht beschrieben wurden. Der primäre Defekt in den Zellen dürfte in der Membran liegen, wobei nicht sicher entschieden ist, ob er in die Protein- oder Lipidfraktion der Membran zu lokalisieren ist. Durch den Membrandefekt tritt unter Verlust von intrazellulärem Kalium eine verstärkte Aufnahme von Natrium-Ionen und damit auch von Wasser in die Zelle ein. Zur Wiederherstellung des gestörten Kationengleichgewichtes sind in den Erythrozyten die Aktivitäten sowohl der für die ATP-Anlieferung verantwortlichen glykolytischen Enzyme als auch der ATP-spaltenden Enzyme erhöht. Der Kaliumgehalt der Zellen ist normal bis gering vermindert. Gekoppelt mit der Aktivitätssteigerung der Kationenpumpe nimmt der Austausch von Phospholipiden und Cholesterin zwischen Zellmembran und Plasma zu. Durch den Verlust von Membranlipiden wird die Mikrosphärozytose erklärt. JACOB macht neuerdings auch Veränderungen in den Membranpeptiden dafür verantwortlich. Die genannten Membranveränderungen sind auch der Grund für die bei der hereditären Sphärozytose charakteristische starke Herabsetzung der osmotischen Resistenz gegen hypotone Kochsalzlösungen.
Interessant ist die Beobachtung, daß bei Kranken

mit Kugelzellenanämie nach Auftreten eines Verschlußikterus mit Anstieg des freien Cholesterins im Plasma durch die gallensäurebedingte Hemmung der Cholesterinesterase die Hämolyse zurückgeht.

Der Defekt in der Erythrozytenmembran und seine Folgen für die Zellen reicht allein noch nicht für eine wesentliche Verkürzung der Lebensdauer der Erythrozyten aus. Der Untergang der roten Zellen ist an die Milz gebunden. Die kugelförmig veränderten Erythrozyten werden in den Mantelplexus der vergrößerten Milz abgefangen, phagozytiert und abgebaut. Die vergrößerte Milz zeigt histologisch eine deutliche Zunahme der Mantelplexus in der roten Pulpa. Die Bedeutung der Milz für die Verkürzung der Lebensdauer der Sphärozyten wird dadurch unterstrichen, daß sich das Überleben der Zellen nach Entfernung der Milz weitgehend normalisiert.

Krankheitsbild
Anamnese

Die meisten Patienten zeigen die ersten Symptome einer Hämolyse bereits im Kindesalter. Die Erhebung der Familienvorgeschichte deckt häufig weitere Fälle mit Gelbsucht und Blässe auf. Meist sind diese Symptome nicht konstant gewesen, sondern verliefen schubweise, z.T. in Zusammenhang mit Infekten sowie körperlichen und seelischen Beanspruchungen. Bei stärkerer Anämie wird über rasche Ermüdbarkeit, allgemeine Schwäche, Neigung zu Schwindelanfällen geklagt. Die Gelbsuchtschübe können mit Temperatursteigerung sowie rechts- und linksseitigen Oberbauchschmerzen verbunden sein.

Klinische Befunde

Die wichtigsten klinischen Befunde sind Anämie, Ikterus und Milztumor. Der Grad von Anämie und Ikterus schwankt nicht nur von Patient zu Patient, sondern auch im Verlaufe der Erkrankung jedes einzelnen Patienten. Bei manchen Kranken mit Kugelzellenikterus kann das ganze Leben eine leichte kompensierte Hämolyse ohne Milzvergrößerung vorliegen, bei anderen findet sich dagegen eine mit schweren hämolytischen Schüben einhergehende Anämie. Durch den erhöhten Zellumsatz entwickeln sich häufig Gallensteine. Gelegentlich treten bei Erwachsenen Ulcera cruris von z.T. erheblicher Größe auf, die sehr therapieresistent sind und sich erst nach der Splenektomie bessern. Wahrscheinlich durch die Hyperaktivität des Knochenmarkes und eine Hyperämie des Knochens treten bei den Kranken eine Verbreiterung der Markräume mit Verschmälerung der Kompakta und Veränderungen in der Trabekelstruktur auf. Durch erhöhte Osteoblastenaktivität entwickeln sich periossale Verdickungen und vorzeitige Nahtverknöcherungen am Schädel. Die Veränderungen am Skelettsystem äußern sich klinisch und röntgenologisch in der Ausbildung von Turmschädel, hohem gotischem Spitzgaumen, breitgesattelter Nasenwurzel, Bürstenschädel, Bißfehlern und Stellungsfehlern der Zähne sowie an Fingern und Zehen von Syndaktylie, Brachy- und Polydaktylie.

Nach GÄNSSLEN sollen auch Anomalien der Augen und Ohren, neben Ulcera cruris andere Hauterkrankungen, innersekretorische Störungen, angeborene Herzfehler und Psychosen bei Kranken mit hereditärer Sphärozytose gehäuft vorkommen.

Laboratoriumsbefunde

Hämatologisch steht eine Mikrosphärozytose mit mäßiger bis starker Retikulozytose im Vordergrund. Die kugelförmigen Zellen zeigen einen kleinen Längsdurchmesser unter $7{,}0\,m\mu$ und einen größeren Dickendurchmesser, der sphärische Index ist von normal 0,25–0,35 auf Werte bis 0,60 erhöht. Das Volumen der Zellen ist etwa im Normalbereich, der Hämoglobingehalt nicht verändert. Der Grad der Hämolyse geht etwa dem Anteil der Kugelzellen an den Erythrozyten im Blutausstrich parallel. Neben den Kugelzellen zeigen die anderen roten Blutzellen eine deutliche Anisozytose, die Retikulozytengröße ist eher vermindert, gelegentlich im peripheren Blut auftretende Erythroblasten und Normoblasten sind unauffällig. Die Retikulozytenzahlen können zwischen 40‰ und mehreren 100‰ schwanken, die Hämoglobinkonzentrationen streuen über einen weiten Bereich, liegen im Mittel etwa um 9–10 g%.

Charakteristisch für die Sphärozyten ist die Verminderung ihrer osmotischen Resistenz gegen hypotone Kochsalzlösungen. Beginnende Hämolyse wird bereits bei 0,70 g% NaCl, vollständige Hämolyse bei 0,40 g% NaCl beobachtet (Normalwerte 0,45–0,30 g% NaCl-Lösung). Etwa 10% der Kranken mit hereditärer Sphärozytose weisen keine Änderung der osmotischen Resistenz auf. Auch die mechanische Resistenz und Wärmeresistenz (stark erhöhte Autohämolyse während 48stündiger Inkubation bei 37°C) sind erniedrigt. Leukozyten und Thrombozyten zeigen keine auffälligen Veränderungen. Als Ausdruck der Regeneration ist im Knochenmark die Zellzahl erhöht, der Anteil der roten Vorstufen an den kernhaltigen Zellen ist von normal 25% auf das Mehrfache erhöht. Erythroblasten und Normoblasten sind in gleicher Weise vermehrt und zeigen vermehrt Mitosen.

Durch den erhöhten Umsatz von Blutfarbstoff ist im Serum das indirekte, nichtglukuronisierte Bilirubin erhöht – Werte von 4 mg% werden selten überschritten. Weiter sind das Serumeisen und die Lactatdehydrogenaseaktivität im Serum gesteigert und die Haptoglobinkonzentration stark vermindert. Im Urin wird vermehrt Urobilinogen ausgeschieden. Der Coombs-Test ist stets negativ. Wichtig für die Beurteilung des Blutumsatzes ist die Bestimmung der Lebensdauer der Erythrozyten mit Hilfe der ^{51}Cr-Markierung. Die Halbwertszeit kann bis auf 4 Tage verkürzt sein (Normalwerte 26–32 Tage). Für die Indikationsstellung zur Splenektomie ist die vergleichende Messung der Speicherung der markierten Erythrozyten über Leber und Milz erforderlich. Bei der Sphärozytose ist die Verteilung der Radioaktivität über beiden Organen mit einem Milz-Leber-Quotienten von über 1,5 zu erwarten. Die Indikation zur Milzentfernung ist nur bei Quotienten über 1,3 gegeben.

Leberfunktionsstörungen sind bei der hereditären Sphärozytose nur dann zu erwarten, wenn es durch die häufige Bildung von Gallensteinen zu einem Verschluß der ableitenden Gallenwege kommt. Die Hämosiderose des Organs ist trotz des erheblichen Blutumsatzes erstaunlich gering.

Verlauf und Prognose

Bei fast allen Kranken werden Phasen mit relativ konstanten hämatologischen Werten und Wohlbefinden durch mehr oder weniger schwere hämolytische Krisen unterbrochen. Sie verlaufen mit plötzlichem Fieberanstieg, Schüttelfrost, Kopfschmerzen, Erbrechen und Oberbauchschmerzen, Tachykardie und z.T. schnell fortschreitender Anämie.

Bei leichten Verlaufsformen mit kompensierter Hämolyse ist die Lebenserwartung nicht beeinträchtigt. Man sollte dabei aber nicht übersehen, daß auch leichte Erkrankungen unerwartet in eine schwere hämolytische Anämie mit Aplasie des Knochenmarkes und tödlichem Ausgang übergehen können. Die Prognose ist selbst bei schweren Erkrankungen bei rechtzeitig durchgeführter Splenektomie im allgemeinen günstig.

Komplikationen

Abgesehen von den hämolytischen Krisen gehen die Hauptkomplikationen von der Gallensteinbildung aus. Mehr als 80% aller Kranken mit Sphärozytose leiden an Gallensteinen (Pigmentsteinen, gemischte Steine aus Bilirubin und Cholesterin und bei Begleitcholezystitiden auch Kalk), die zu Verschlußikterus, Cholangitis und Pankreatitis führen können. Gefürchtet ist die Markaplasie, die auch nicht mehr durch eine nach ihrem Eintreten durchgeführte Milzentfernung beeinflußt werden kann. Der Milztumor kann durch Verdrängung der umliegenden Organe und Verwachsungen im Gefolge von Milzinfarkten Oberbauchbeschwerden bereiten. Selten kann es zur Milzruptur kommen.

Differentialdiagnose

Die hereditäre Sphärozytose muß gegen alle anderen Formen von hämolytischen Anämien abgegrenzt werden. Die Erythrozytenmorphologie, die fehlende Verminderung der osmotischen Resistenz und eine Reihe hämatologischer Spezialuntersuchungen lassen die nichtsphärozytären hämolytischen Anämien ausschließen. Die Splenektomie führt bei diesen meist auch nicht zur Besserung des hämatologischen Status. Die immunhämolytischen Anämien zeigen zum großen Teil einen positiven Coombs-Test und weisen keine Heredität auf. Differentialdiagnostisch ist weiterhin an Icterus intermittens juvenilis und an eine posthepatitische Hyperbilirubinämie zu denken – bei diesen fehlt jedoch die Vermehrung der Retikulozytenzahlen. Während einer hämolytischen Krise ist die Abgrenzung gegen eine akute Cholangitis manchmal schwierig. Bei dieser fehlt ebenfalls die Vermehrung der Retikulozyten, der Anstieg des Gallenfarbstoffs im Blut betrifft vor allem das direkte Bilirubin.

Therapie

Als Therapie der Wahl gilt die Splenektomie. Bei leichten kompensierten Hämolysen ist sie nicht erforderlich – man sollte den hämatologischen Status jedoch regelmäßig kontrollieren. Zunehmender Milztumor, Anämie, Ikterus und Beeinträchtigung des Allgemeinbefindens sollten die Indikation zu einer frühzeitigen Milzexstirpation sein. Viele Autoren empfehlen den Eingriff, falls die Indikation dazu gegeben ist, bereits zwischen dem 5. und 10. Lebensjahr, um eventuelle geistige Störungen, Wachstumsstörungen und die Entwicklung von Gallensteinen zu verhindern. Eine absolute Indikation stellt weiter eine früher abgelaufene aplastische Krise dar. Vor Durchführung der Splenektomie ist mit Hilfe ^{51}Cr-markierter Erythrozyten zu sichern, daß die Milz das Hauptabbauorgan der Erythrozyten ist.

Die Milzexstirpation führt in wenigen Tagen zu einer Besserung des hämatologischen Status, obgleich der eigentliche Defekt an den Blutzellen nicht beeinflußt wird – abgesehen von einer gewissen »Konditionierung« der Sphärozytose. Indirektes Bilirubin und Retikulozytenzahlen können leicht erhöht bleiben. Nach der Splenektomie kann es zu mäßiger Leukozytose und Thrombozytose mit der Gefahr von Thrombosen kommen, so daß eine Antikoagulantientherapie vorübergehend erforderlich werden kann.

Bleibt der Erfolg der Splenektomie aus, so kann die Ursache im Vorliegen von Nebenmilzen oder in einer Fehldiagnose bestehen. Meist handelte es sich in diesem Fall um eine nichtsphärozytäre hämolytische Anämie. Der Verdacht auf Nebenmilzen ist immer dann gegeben, wenn sich nach der Milzentfernung in den Erythrozyten keine Jolly-Körper nachweisen lassen, die bei Splenektomierten regelmäßig auftreten.

Bei schweren hämolytischen Krisen mit Absinken der Hämoglobinkonzentration unter 5–6 g% können Bluttransfusionen erforderlich werden. Dieses gilt vor allem, wenn sich eine Markaplasie durch gleichzeitige Verminderung der Retikulozytenzahlen ankündigt. Die Bluttransfusionen sollten jedoch nicht als Ersatz für die Splenektomie aufgefaßt werden. Die Gabe von Nebennierenrindensteroiden verspricht keinen Erfolg.

Atypische (hereditäre) Sphärozytose

Unter diesem Begriff werden eine Reihe von mikrosphärozytären hämolytischen Anämien zusammengefaßt, bei denen nicht alle neben der Mikrosphärozytose geforderten Kardinalsymptome der hereditären Sphärozytose nachweisbar sind (Splenomegalie, autosomal dominanter Erbgang, Verminderung der osmotischen Resistenz der Erythrozyten, vorwiegender Abbau der Erythrozyten in der Milz). Auch die Beeinflussung der gesteigerten Autohämolyse durch Glucosezusatz kann fehlen. Die Pathogenese atypischer Sphärozytosen dürfte nicht einheitlich sein. Insgesamt wurden bisher nur wenige Kranke mit diesem hämatologischen Krankheitsbild beschrieben. Man sollte stets bei Vorliegen einer Mikrosphärozytose – auch bei Fehlen des einen oder anderen Symptoms – zunächst an eine echte hereditäre Sphärozytose denken.

Über das Zusammentreffen von zerebraler Dysgenesie, Entwicklungsrückstand, Hypotonie der Muskulatur, Achromotrichie, Hyperlipämie, Sphärozytose mit hyperchromen Erythrozyten sowie 2,3-Di-P-Glycerat-Phosphatase-Mangel in den Blutzellen wurde bei zwei Säuglingen berichtet. Die Erythrozyten hatten einen erhöhten ATP-Gehalt. Der Zusammenhang zwischen Enzymdefekt und Sphärozytose ist nicht gesichert.

Auch über die Kombination von Kugelzellenikterus und Phosphofructoaldolasemangel erfolgte eine Mitteilung. Der Kausalzusammenhang zwischen Enzymmangel und Sphärozytose bedarf noch des experimentellen Beweises.

Hereditäre Elliptozytose

Die Elliptozytose ist eine seltene angeborene Anomalie der Erythrozyten, die sich in einer elliptischen bis ovalen Form der roten Blutzellen ausdrückt. Eine synonyme Bezeichnung ist auch »hereditäre Ovalozytose«.

Vorkommen und Häufigkeit

Eine Häufung der Elliptozytose in bestimmten Erdteilen oder Rassen ist nicht bekannt. WYANDT u. Mitarb. fanden in den USA 4 Merkmalsträger auf 10000 Einwohner, GEHRMANN in Deutschland ebenfalls 4 Patienten mit hereditärer Elliptozytose auf 15300 untersuchte Kranke. Der Erbgang ist autosomal dominant.

Pathophysiologie

Der Defekt, der zur elliptischen Zellform und Verkürzung der Lebensdauer der Elliptozyten führt, ist bisher nicht bekannt. Elektronenoptisch wurden Veränderungen der Membran gefunden, eine Störung im Kationentransport wird diskutiert. Wichtig für die Verkürzung der Überlebenszeit der Elliptozyten ist die Sequestration der veränderten Zellen in der Milz. Die Splenektomie führt daher auch zu einer guten Besserung der hämolytischen Anämie. Die Herabsetzung der osmotischen Resistenz der Elliptozyten hängt vom Schweregrad des Krankheitsbildes ab.

Neuerdings berichteten VALENTINE u. Mitarb. über das kombinierte Auftreten von hereditärer Elliptozytose und Glyoxalase-II-Mangel. Die Glyoxalase II katalysiert die Hydrolyse des Thioesters S-Lactoyl-Glutathion zu GSH und D-Lactat. Homozygote Defektträger hatten weniger als 10% der normalen Enzymaktivität. Der Zusammenhang zwischen dem Enzymdefekt und der Elliptozytose ist bisher noch unklar.

Der in einer Familie über drei Generationen ermittelte Erbgang ist autosomal rezessiv.

Krankheitsbild

Anamnese

Die meisten Träger einer hereditären Elliptozytose klagen über keinerlei Beschwerden. Lediglich bei Auftreten einer schwereren hämolytischen Anämie treten die typischen Zeichen der Blutarmut mit Blässe, leichtem Ikterus, Ermüdbarkeit und Schwindel auf. Die Familienvorgeschichte kann Blässe und Gelbsucht in mehreren Generationen ergeben.

Klinische Befunde

Die klinischen Befunde hängen vom Schweregrad des Krankheitsbildes ab. Homozygote Defektträger dürften nur selten vorkommen, meist handelt es sich um heterozygote Defektträger, wobei die Schwere des klinisch-hämatologischen Krankheitsbildes durch die Expressivität des Gens für die Elliptozytose abhängt.

Wir müssen drei Schweregrade unterscheiden: Bei der Minimaform wird die Diagnose zufällig aus dem Blutausstrich gestellt. Es liegt keine Anämie vor, Retikulozytenzahlen und indirektes Bilirubin sind nicht erhöht, die Milz ist nicht tastbar. Bei der Minorform bestehen keine Anämie und meist kein Milztumor, die Retikulozytenzahlen und das indirekte Bilirubin sind dagegen leicht bis mäßig erhöht, die osmotische Resistenz der Erythrozyten ist gering herabgesetzt.

Bei der Majorform finden sich alle Zeichen einer hämolytischen Anämie mit Blässe, Subikterus und Milzvergrößerung. Die osmotische Resistenz der Erythrozyten ist deutlich herabgesetzt, die Retikulozytenzahlen und das indirekte Bilirubin im Serum sind erhöht.

Die Schwere des Krankheitsbildes steht in keiner sicheren Beziehung zur Zahl der Elliptozyten im Blutausstrich. Bei der Major- und Minorform werden gehäuft Gallensteine beobachtet. Auch Ulcera cruris werden beschrieben.

Laboratoriumsbefunde

Wichtigster Befund für die Diagnose ist der Nachweis der Elliptozyten im Blutausstrich (größter Durchmesser 8,5–10,2 mμ, kleinster Durchmesser 4,0–4,7 mμ). Man unterscheidet runde, angedeutet ovale, elliptische und länglich elliptische Zellen. Die drei ersten Formen werden bis 15% auch in normalen Blutausstrichen gefunden. Man spricht von einer Elliptozytose, wenn 20–50% der Erythrozyten die elliptische bis länglich elliptische Form aufweisen, sie können bis 90% ausmachen. Zellvolumen und Hämoglobinbeladung sind normal, gelegentlich wird eine Mikrozytose beobachtet. Bei Vorliegen einer stärkeren Hämolyse sind im Serum das indirekte Bilirubin, das Eisen und die Lactatdehydrogenaseaktivität erhöht und die Haptoglobinkonzentration vermindert. Im Urin wird vermehrt Urobilinogen ausgeschieden.

Kompensatorisch ist die Erythropoese im Knochenmark stark angeregt, im Markausstrich findet man zahlreiche Erythro- und Normoblasten. Die Retikulozytenzahlen sind im peripheren Blut erhöht. Der Grad der normochromen Anämie hängt von der Schwere des Krankheitsbildes ab. ^{51}Cr-markierte Elliptozyten zeigen eine verkürzte Lebensdauer und werden vorwiegend über der Milz gespeichert.

Verlauf und Prognose

Der Verlauf ist durchweg gutartig. Komplikationen treten nur bei schwerer Hämolyse durch die Anämie und die Gallensteinbildung auf. Aplastische Markveränderungen werden im Gegensatz zur hereditären Sphärozytose nicht beobachtet.

Differentialdiagnose

Differentialdiagnostisch müssen alle anderen Formen der hämolytischen Anämien abgegrenzt werden. Der Blutausstrich bringt hier schnell die Klärung. Symptomatisches Auftreten von Elliptozyten beobachtet man auch bei anderen Bluterkrankungen wie Eisenmangelanämie, Thalassämie und Osteomyelosklerose. Die Kombination der Elliptozytose mit Hämoglobinanomalien und anderen hämolytischen Anämien ist ebenfalls beschrieben worden.

Therapie

Bei der Minima- und Minorform ist keine Behandlung erforderlich. Bei der Majorform sollte man die Milzexstirpation vornehmen, wenn die hämolytische Anämie ausgeprägter ist. Die Entfernung der Milz bringt eine gute Besserung der hämatologischen Befunde und auch der manchmal bestehenden Ulcera cruris.

Hereditäre Stomatozytose

Es handelt sich bei diesem Krankheitsbild um eine angeborene hämolytische Anämie, bei der die Erythrozyten eine zentrale, spaltförmige Hämoglobinaussparung aufweisen und dadurch eine maulartige Form annehmen. Die 1. Familie mit hereditärer Stomatozytose wurde 1961 von LOCK u. Mitarb., später ein weiterer Fall von MILLER beschrieben. Der biochemische Defekt, der für diese korpuskuläre hämolytische Anämie verantwortlich ist, konnte bisher nicht aufgedeckt werden. Die Patienten weisen alle Zeichen einer hämolytischen Anämie mit deutlicher Hämoglobinverminderung, Blässe, Ikterus und großem Milztumor auf. Im peripheren Blut finden sich einzelne Normoblasten, zahlreiche Retikulozyten und in einem Teil der Erythrozyten Howell-Jolly-Körper. Die osmotische Resistenz der Erythrozyten ist deutlich herabgesetzt, die Autohämolyse erhöht und durch Glucose korrigierbar. Die mit ^{51}Cr bestimmte Überlebenszeit der Stomatozyten ist stark verkürzt.

Die hämolytische Anämie wird bereits im frühen Kindesalter manifest und verläuft in Schüben, die besonders durch Infekte ausgelöst werden. Die Milzexstirpation war in der Mehrzahl der Splenektomierten nicht erfolgreich. Differentialdiagnostisch ist vor allem die atypische Sphärozytose abzugrenzen.

Akanthozytose

Dieses Krankheitsbild ist charakterisiert durch eine hämolytische Anämie, eine Abetalipoproteinämie, Wachstumsverzögerung, Durchfälle mit Steatorrhoe, Retinitis pigmentosa und progrediente Ataxie. Die Erythrozyten im Blutausstrich sind deformiert und werden wegen ihres Aussehens wie »stachelige Sphärozyten« als Akanthozyten bezeichnet.

Man kann diese hämolytische Anämie den korpuskulären Formen, aber auch den symptomatischen Formen zuordnen. Es ist bis heute nicht gesichert, ob die Formveränderung der Erythrozyten nur die Folge des Fehlens eines stabilisierenden Faktors im Plasma-Lipoprotein-Komplex ist oder ob ein zusätzlicher Defekt in der Membran vorliegt. Die osmotische, mechanische und Lysolecithinresistenz sind herabgesetzt. Im Knochenmark ist die Erythropoese angeregt, im peripheren Blut sind die Retikulozyten und das indirekte Serumbilirubin erhöht. Die Lipidanalysen ergeben eine Verminderung des Cholesterins, der Gesamtlipide, freien Fettsäuren und der β-Lipoproteine.

Nichtsphärozytäre hämolytische Anämien

Definition

Unter dem Begriff nichtsphärozytäre hämolytische Anämien (NSHA) wird eine Gruppe von hereditären hämolytischen Anämien zusammengefaßt, der im Gegensatz zur hereditären Sphärozytose das Fehlen der Kugelform der Erythrozyten, eine Makrozytose, normale osmotische Resistenz und der meist fehlende Erfolg der Splenektomie gemeinsam ist. Die ersten Fälle wurden 1930 von BATY und 1947 von HADEN beschrieben.

Ätiologie und Pathophysiologie

Die Ätiologie der NSHA ist sehr unterschiedlich. SELWYN u. DACIE präzisierten 1954 zum erstenmal zwei Gruppen von NSHA. Typ I zeichnet sich aus durch normale osmotische Resistenz, normale bis leicht vermehrte Autohämolyse bei 37 °C, die sich in vitro durch den Zusatz von Glucose bessern läßt. Typ II zeigt normale osmotische Resistenz und starke Autohämolyse, die sich durch den Zusatz von Glucose nicht herabsetzen läßt. Für den Typ II wurde daher eine Störung im glykolytischen Abbau der Glucose angenommen.

Ausgiebige biochemische Untersuchungen an den Erythrozyten von Patienten mit NSHA haben nun im letzten Jahrzehnt eine große Zahl von Enzymdefekten im Zellstoffwechsel als Ursache von NSHA aufdecken können. Die Enzymdefekte betreffen sowohl die Glykolyse, den einzigen ATP-bildenden Stoffwechselweg der roten Blutzellen, als auch die Glutathion synthetisierenden und reduzierenden Reaktionen. Adenosintriphosphat (ATP) und reduziertes Glutathion (GSH) sind essentiell für die Zellintegrität. Ein Mangel an diesen beiden Substanzen führt zur Verkürzung der Erythrozytenlebensdauer, die Zellen nehmen im Verlauf ihrer Alterung frühzeitig die Kugelform an und werden im RES sequestriert. Bei einzelnen Patienten wurden auch Störungen in der enzymatischen Peroxyd- und ATP-Spaltung aufgefunden. Bei Defekten im Glutathionstoffwechsel tritt die Manifestation einer hämolytischen Anämie meist erst unter der zusätzlichen Einwirkung bestimmter Medikamente mit Bildung von Heinzschen Innenkörpern in den Blutzellen ein. Spontane NSHA sind hier seltener.

Mit Ausnahme des Glucose-6-P-Dehydrogenase- und des Glutathionreductase-Mangels ist der Erbgang der Enzymdefekte autosomal rezessiv. Die Expressivität des Gens ist jedoch sehr unterschiedlich, so daß das Auffinden heterozygoter Merkmalsträger manchmal Schwierigkeiten bereitet. Die klinische Manifestation wird nur bei Homozygoten beobachtet, die Schwere des klinisch-hämatologischen Krankheitsbildes steht oft nicht in Korrelation zum Grad des Enzymmangels. Die Kausalkette Enzymdefekt, Stoffwechselstörung, vermutliche Membranveränderungen und Verkürzung der Erythrozytenlebensdauer bedarf für die meisten Enzymopathien noch des experimentellen Belegs.

Krankheitsbild
Klinische Befunde

Klinische und hämatologische Befunde der NSHA lassen keine Zuordnung zu einem der genannten Enzym- und Stoffwechseldefekte zu. Die Zeichen der hämolytischen Anämie treten meist bereits im Kindesalter mit Blässe, Subikterus, Herabsetzung der allgemeinen Leistungsfähigkeit und Milztumor auf. Die Splenomegalie ist nicht obligat. Skelettveränderungen wie Bürstenschädel und Brachydaktylie kommen sehr viel seltener als bei der hereditären Sphärozytose, Ulcera cruris gar nicht vor. Gallensteine werden häufig beobachtet, wenn die Hämolyse ausgeprägt ist. Als Hämolysezeichen sind das indirekte Bilirubin und das Eisen im Serum erhöht, die Lactatdehydrogenaseaktivität kann vermehrt sein, das Haptoglobin ist vermindert.

Im Blutbild findet man eine unterschiedliche normochrome Anämie mit makrozytären, runden bis angedeutet ovalen Erythrozyten. Neben einer Anisozytose werden basophil punktierte Erythrozyten, oft eine erhebliche Vermehrung der Retikulozyten und kernhaltige rote Vorstufen im Blutausstrich beobachtet. Im Sternalmarkausstrich ist die Erythropoese stark angeregt. Die osmotische und mechanische Resistenz der Erythrozyten ist normal, die Autohämolyse je nach dem vorliegenden Typ der NSHA leicht bis stark vermehrt. Der Coombs-Test ist negativ.

Die mit ^{51}Cr markierten Erythrozyten zeigen eine mäßige bis starke Verkürzung der Überlebenszeit. Eine lienale Speicherung der markierten Erythrozyten wird meist nicht gefunden. Die Zuordnung der NSHA zu einer der Enzymopathien ist nur mit Hilfe spezieller Enzym- und Metabolitbestimmungen möglich, die in wenigen Laboratorien durchgeführt werden.

Die Splenektomie bringt bis auf wenige Ausnahmen, die jeweilig bei den Enzymopathien dargestellt werden, keine wesentliche Besserung der hämatologischen Befunde. Bluttransfusionen sollten bei einem Absinken der Hämoglobinkonzentration unter 5–6 g% durchgeführt werden. Die Gabe von Glucocorticoiden ist nicht erfolgversprechend.

Nichtsphärozytäre hämolytische Anämien mit Enzymdefekten in der Glykolyse und in der ATP-Spaltung

Die meisten NSHA sind Folge eines Enzymdefektes in der Glykolyse der Erythrozyten. Zum besseren Verständnis des Zusammenhanges zwischen Enzymdefekt und Auftreten einer hämolytischen Anämie seien einige Bemerkungen zum normalen Stoffwechsel der roten Blutzellen vorangestellt.

Die reife rote Blutzelle ist kernlos und enthält keine Mitochondrien und Mikrosomen, so daß sie die Fähigkeit zu synthetisierenden Leistungen weitgehend verloren hat. Die Energie zur Erhaltung von Struktur und Funktion wird fast ausschließlich aus der Glykolyse (Milchsäuregärung) gewonnen, durch die ein Mol Glucose in 2 Mole Lactat unter Bildung von 2 Molen ATP vergoren wird. Nur etwa 10% der Glucose werden oxydativ über den Hexosemonophosphatzyklus abgebaut. Hierbei wird reduziertes NADP (Coenzym) für die Glutathionreduktion zur Verfügung gestellt. Reduziertes Glutathion (GSH) schützt die SH-Gruppen von Enzymen, Blutfarbstoff und Membran der Zelle gegen Oxydationsprozesse. Der ATP-bildende Gärungsstoffwechsel ist nicht nur für die Aufrechterhaltung des Kationengleichgewichtes, sondern auch für die Erhaltung des Blutfarbstoffs im zweiwertigen funktionstüchtigen Zustand von Bedeutung. Eine spezifische Methämoglobinreductase überträgt den Wasserstoff vom in der oxydierenden Gärungsreaktion (Glycerinaldehyd-P-Dehydrogenase-Reaktion) gebildeten NADH (reduziertes Nicotinamidadenindinucleotid) auf das Methämoglobin und reduziert dadurch das dreiwertige

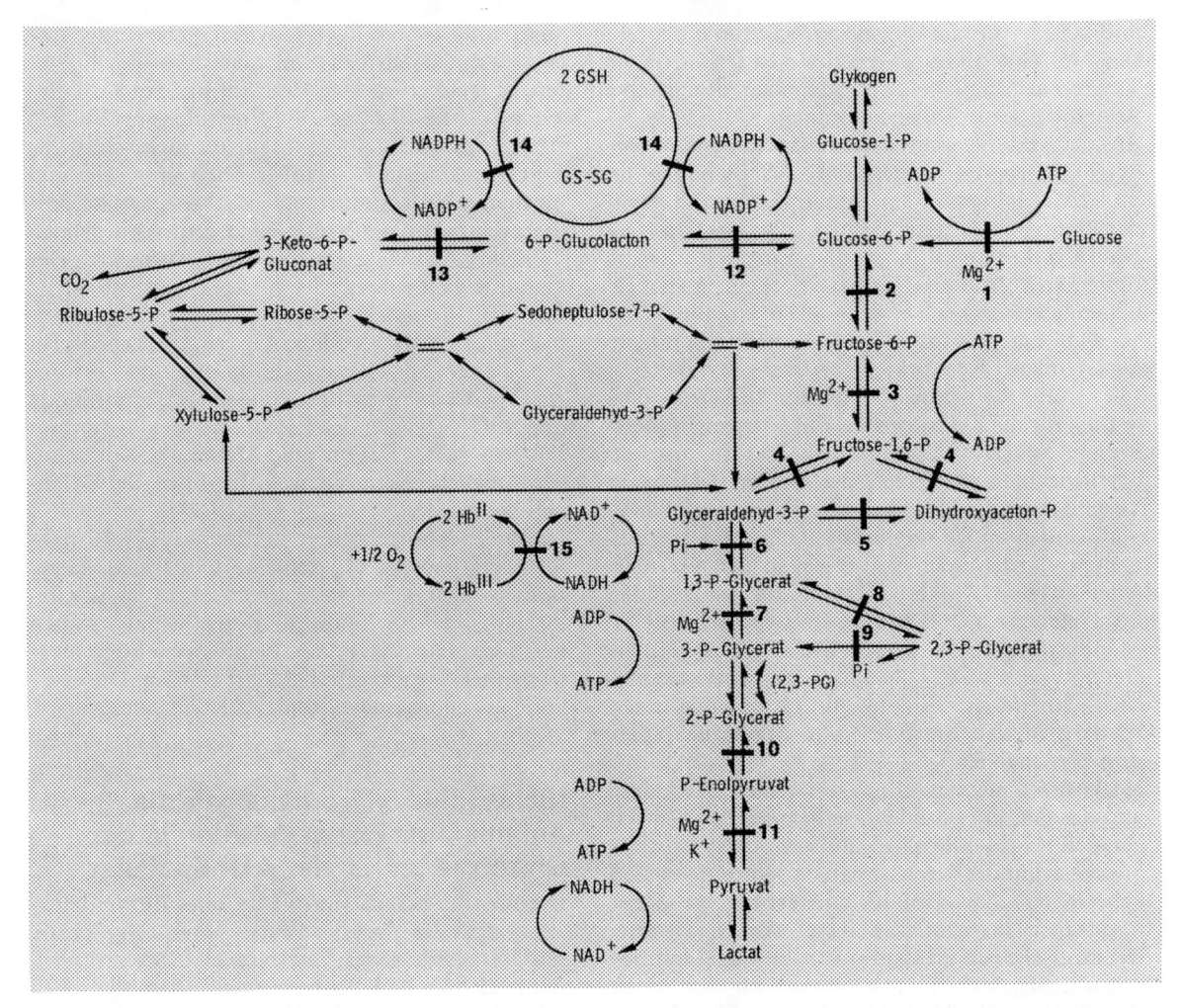

Abb. 11.7 Schematische Darstellung des Kohlenhydratstoffwechsels sowie der Glutathion- und Methämoglobinreduktion in roten Blutzellen. Die Ziffern bezeichnen hereditäre Enzymdefekte: **1** = Hexokinase-Mangel; **2** = Hexose-P-Isomerase-Mangel; **3** = Phospho-Fructokinase-Mangel; **4** = Phospho-Fructoaldolase-Mangel; **5** = Triose-P-Isomerase-Mangel; **6** = Glyceraldehyd-3-P-Dehydrogenase-Mangel; **7** = Glycerat-Kinase-Mangel; **8** = 2,3-Di-P-Glycerat-Mutase-Mangel; **9** = 2,3-Di-P-Glycerat-Phosphatase-Mangel; **10** = Enolase-Mangel; **11** = Pyruvatkinase-Mangel; **12** = Glucose-6-P-Dehydrogenase-Mangel; **13** = 6-P-Gluconat-Dehydrogenase-Mangel; **14** = Glutathionreductase-Mangel; **15** = Methämoglobinreductase-Mangel

zum zweiwertigen Eisen (s. Abb. 11.7). Fehlt die Methämoglobinreductase, so kann der Anteil des Methämoglobins am Gesamthämoglobin von normal weniger als 1% auf über 60% steigen. Die Patienten fallen durch eine tief schmutzig-braune Zyanose auf. Die Regulation der Glykolyse erfolgt in erster Linie über das Hexokinase-Phosphofructokinase-System. Die Aufrechterhaltung des Kationengleichgewichtes der Zellen ist nicht nur an eine normale Aktivität der ATP-bildenden, sondern auch der ATP-spaltenden Enzyme gebunden.

Aus den vorstehenden Erörterungen ergibt sich zwangsläufig, daß die Verminderung oder das Fehlen insbesondere von Hauptkettenenzymen der Milchsäuregärung in der Regel zu einer Herabsetzung der Glykolyserate und damit auch der ATP-Bildung führen muß. Die Zellen gehen als Folge hiervon mit zunehmendem Alter in die mikrosphärozytäre Form über und werden im RES sequestriert oder lösen sich z.T. auch intravasal auf. Der Mangel an ATPase dürfte ähnliche Folgen für die Erythrozyten haben.

Wir kennen bis heute für 11 der insgesamt 13 Haupt- und Nebenkettenenzyme der Glykolyse genetische Defekte, die mit dem zugehörigen hämatologischen Krankheitsbild und den Erstbeschreibern in Tab. 11.14 zusammengestellt sind. Zehn dieser Enzymdefekte sind mit NSHA verbunden. Die Bedeutung der einzelnen Defekte für den Kohlenhydratstoffwechsel ist der Abb. 11.7 zu entnehmen. Die biochemische Diagnose gründet sich auf den Nachweis einer Verminderung der jeweiligen Enzymaktivität im optischen Test. Homozygote Defektträger haben Restaktivitäten von weniger als 20%, Heterozygote zwischen 40 und 60%. Aufgrund von Stoffwechseluntersuchungen ergibt sich, daß nicht jeder dieser Enzymdefekte zur Erniedrigung der Glykolyserate und des ATP-Gehal-

Tabelle 11.14 Hereditäre Enzymdefekte in der Glykolyse und ATP-Spaltung

Enzym	Klinische Symptomatik	Zitat
Hexokinase (1)	Familiäre Panmyelopathie (Typ Fanconi) NSHA	Löhr, Waller u. Mitarb., 1965 Valentine u. Mitarb., 1967
Hexose-P-Isomerase (2)	NSHA	Baughan u. Mitarb., 1968; Arnold u. Mitarb., 1970
Phospho-Fructokinase (3)	NSHA, Myopathie	Tarui u. Mitarb., 1969
Phospho-Fructoaldolase (4)	Sphärozytose (?)	Chapman, 1969
Triose-P-Isomerase (5)	NSHA, neuromuskuläre Störung	Valentine u. Mitarb., 1966
Glyceraldehyd-3-P-Dehydrogenase (6)	NSHA	Harkness, 1968
P-Glycerat-Kinase (7)	NSHA	Kraus u. Mitarb., 1968; Valentine u. Mitarb., 1969
2,3-Di-P-Glycerat-Mutase (8)	NSHA (Mesobilifuszinurie)	Löhr u. Waller, 1959
2,3-Di-P-Glycerat-Phosphatase (9)	Sphärozytose, zerebrale Dysgenesie, Muskelhypotonie	Sylem-Rapoport u. Mitarb., 1965
Enolase (10)	NSHA	Stefanini, 1972
Pyruvatkinase (11)	NSHA	Valentine u. Mitarb., 1961
ATPase	NSHA	Harvald u. Mitarb., 1964

tes führt. Vor der gestörten Enzymreaktion anfallende Stoffwechselprodukte zeigen jedoch erhöhte, die hinter dieser gebildeten Metabolite erniedrigte Konzentrationen.

Hexokinase-Mangel

Der Hexokinase-Mangel wurde erstmalig in Blutzellen (Erythrozyten, Leukozyten und Thrombozyten) von einigen Patienten mit familiärer Panmyelopathie (Typ Fanconi) beschrieben. Die Glykolyserate und der ATP-Gehalt der Zellen sind erniedrigt. Die hämolytische Anämie ist nichtsphärozytär und makrozytär, Leukozyten- und Thrombozytenzahlen sind ebenfalls vermindert, im Knochenmark findet sich eine Panmyelopathie mit megaloblastären Zellelementen. Neben den hämatologischen Veränderungen bestehen multiple Mißbildungen des Skelettsystems, des Urogenitalsystems, der Sinnesorgane sowie Minderwuchs und Pigmentanomalien. Lymphozytenkulturen dieser Patienten wiesen zahlreiche Chromosomenaberrationen mit Chromatidbrüchen, Isochromatidbrüchen, Reunionsfiguren und achromatischen Zonen auf. Andere Kranke mit familiärer Panmyelopathie (Typ Fanconi) hatten keinen Hexokinase-Mangel, so daß es sich um ein inhomogen zusammengesetztes Syndrom handeln dürfte.

Neuerdings wurden auch mehrere Fälle von reiner NSHA und Hexokinase-Mangel mit Glykolyse- und ATP-Verminderung publiziert. In der Familie der Defektträger fanden sich auch Enzymmangelträger mit den niedrigsten Hexokinaseaktivitäten, bei denen keine hämolytische Anämie vorlag. Die einmal durchgeführte Splenektomie hatte nur einen geringen Erfolg. Der Erbgang des Enzymdefektes ist noch nicht sicher zu beurteilen. Er ist wahrscheinlich autosomal reszessiv.

Hexose-P-Isomerase-Mangel

NSHA mit Hexose-P-Isomerase-Mangel wurde bisher bei mehr als 15 homozygoten Enzymdefektträgern beschrieben. Die z.T. untersuchte Hitzestabilität des Enzyms ist deutlich vermindert, pH-Optimum und Substrataffinitäten sind dagegen normal. Der Enzymmangel ist in Erythrozyten, Leukozyten, Thrombozyten und Fibroblasten nachweisbar. Die Kranken bieten alle Zeichen der NSHA. Die Splenektomie brachte bei einzelnen Kranken eine Besserung des hämatologischen Status mit Rückgang von Anämie, Retikulozytenzahl und Ikterus. Auffällig war nach der Milzentfernung ein Anstieg der Hexose-P-Isomerase-Aktivität in Erythrozyten und Leukozyten. Der Erbgang des Enzymdefektes ist autosomal rezessiv.

Phospho-Fructokinase-Mangel

Der Phospho-Fructokinase-Mangel wurde bei mehreren Kindern in Japan und den USA (jüdische Kinder) in Zusammenhang mit leichten kompensierten NSHA beschrieben. Der Enzymdefekt ist z.T. mit einer Glykogenspeicherkrankheit Typ VII und als Folge einer Myopathie mit Myoglobinurie kombiniert. Der Enzymdefekt wurde sowohl in den Erythrozyten als auch in der Muskulatur nachgewiesen. Die Erniedrigung der Phosphofructokinaseaktivität in den Blutzellen betrug etwa 50%. Der Erbgang ist noch unbekannt; wahrscheinlich an den X-Chromosom gebunden.

Triose-P-Isomerase-Mangel

Das Zusammentreffen von schwerer NSHA und Triose-P-Isomerase-Mangel wurde bei einigen Kindern beschrieben. Es bestehen alle Zeichen der

NSHA mit normaler osmotischer Resistenz und stark gesteigerter Autohämolyse der Erythrozyten, die in vitro durch den Zusatz von Glucose, Adenin und ATP gebessert werden konnte. Neben einer Milzvergrößerung litten die Kranken z.T. an Infektlabilität, zunehmender Demenz und progressiven neuromuskulären Störungen (Spastik). Der Enzymdefekt ist an Erythrozyten und Leukozyten nachweisbar und hat Metabolitverschiebungen in der Glykolyse, jedoch keinen ATP-Mangel zur Folge. Der Erbgang ist autosomal rezessiv. Der Enzymdefekt führt im homozygoten Zustand in den ersten Lebensjahren zum Tode.

Glycerinaldehyd-P-Dehydrogenase-Mangel

Über eine kompensierte NSHA und Glycerinaldehyd-P-Dehydrogenase-Mangel wurde bisher nur in einer Familie bei Vater und Sohn berichtet. Bilirubin und Retikulozytenzahlen sind im peripheren Blut erhöht, die Erythropoese im Mark stark gesteigert. Der Autohämolysetest entspricht dem Typ I nach Selwyn u. Dacie. Die Enzymaktivität war in den Blutzellen auf 30% der Normalwerte vermindert.

Phosphoglycerat-Kinase-Mangel

Der Mangel an Phosphoglycerat-Kinase wurde zusammen mit NSHA bei 3 homozygoten Defektträgern beobachtet. Heterozygote Enzymdefektträger sind klinisch unauffällig. Die Verminderung der Enzymaktivität wurde in Erythrozyten und Leukozyten nachgewiesen, der ATP-Gehalt der Erythrozyten war vermindert, der Durchfluß durch den 2,3-Di-P-Glycerat-Zyklus relativ erhöht. Neben den Zeichen der NSHA mit schubweisem Verlauf finden sich Sprachstörungen und Oligophrenie. Die bei einem Kranken durchgeführte Splenektomie brachte eine wesentliche Besserung der hämolytischen Anämie. Der Erbgang ist bisher unbekannt. Er ist wahrscheinlich an das X-Chromosom gebunden.

Di-P-Glycerat-Mutase-Mangel

Die NSHA mit Di-P-Glycerat-Mutase-Mangel wird meist im frühen Kindesalter, gelegentlich auch im Erwachsenenalter klinisch manifest. Es besteht das typische Bild der NSHA mit Milztumor, z.T. auch Hepatomegalie. An Besonderheiten bietet dieses Krankheitsbild bei einem Teil der Defektträger eine Mesobilifuszinurie sowie die Bildung spontaner, großer, einzelner Innenkörper in den Erythrozyten. Als Folge des Enzymdefektes sind der Glucoseverbrauch sowie der ATP- und 2,3-Di-P-Glyceratgehalt der roten Blutzellen herabgesetzt. In vitro ist bei Inkubation der Erythrozyten mit Glucose und Inosin der Abfall des 2,3-Di-P-Glycerates schneller als in normalen Erythrozyten. Die Splenektomie führte bei einem Teil der Kranken zu einer mäßigen Besserung der hämatologischen Störungen. Der Erbgang ist autosomal rezessiv.

Enolase-Mangel

Über das Auftreten von NSHA und Enolase-Mangel wurde bisher erst einmal berichtet. Der Zusammenhang zwischen Enzymdefekt und hämolytischer Anämie ist noch nicht gesichert.

Pyruvatkinase-Mangel

Der Pyruvatkinase-Mangel ist die häufigste Ursache von NSHA. Bisher wurden mehr als 200 Fälle mit diesem Defekt beschrieben. Die Kranken bieten das typische Bild der NSHA, die klinische Manifestation erfolgt im frühen Kindesalter, gelegentlich auch erst nach dem 20. Lebensjahr. Die Anämie ist makrozytär, meist mäßig ausgeprägt, die Retikulozytenzahlen mäßig bis stark erhöht und die Erythropoese im Mark entsprechend angeregt, Bilirubin und Eisen sind vermehrt im Serum nachweisbar, die Haptoglobinkonzentration ist vermindert. Die Milz ist bei der Mehrzahl der Patienten vergrößert. Die osmotische Resistenz ist normal, die Autohämolyse der Erythrozyten verhält sich wie beim Typ II nach Selwyn u. Dacie. Sie ist jedoch mit dem In-vitro-Zusatz von ATP zu normalisieren. Der Enzymdefekt ist nur in den roten Blutzellen nachweisbar, Homozygote haben Enzymaktivitäten von 5–20% der Normalwerte, Heterozygote etwa von 50%. Bei einigen Defektträgern ist die Halbsättigungskonstante für das Substrat Phospho-enol-Pyruvat verändert. Die vor dem Enzymdefekt anfallenden Metabolite zeigen höhere Konzentrationen, die Glykolyserate und der ATP-Gehalt der Zellen sind unterschiedlich herabgesetzt. Durch den Anstieg der Metabolite kommt es zu einer Störung der Eigenregulation der Glykolyse.
Es handelt sich sicher nicht um einen einheitlichen Enzymdefekt. Aufgrund hochspannungselektrophoretischer Untersuchungen ist bekannt, daß von den beiden Enzymbanden bei manchen Defektträgern die schneller wandernde Bande, bei anderen die langsamer wandernde Bande fehlt.
Die Patienten sind sehr infektanfällig. Neben hämolytischen Krisen treten gelegentlich auch aplastische Krisen auf. Die Splenektomie führt zu keinem sicheren Erfolg. Der Erbgang ist autosomal rezessiv. Beim Typ B des Pyruvatkinase-Mangels gelang erstmalig durch die Infusion von Adenin und Inosin eine günstige, vorübergehende metabolische Beeinflussung der Hämolyse.

ATPase-Mangel

Das Zusammentreffen von ATPase-Mangel und milder NSHA wurde bei einigen Kranken beschrieben. Der Defekt ist in der Membran zu lokalisieren und betrifft die ATP-Spaltung. Die Aktivität des

Enzyms war wie bei Heterozygoten auf etwa die Hälfte der Normalwerte erniedrigt. Der heterozygote Status des ATPase-Mangels braucht klinisch nicht manifest zu werden, kann aber auch zu einer NSHA führen. Der Erbgang ist autosomal dominant. Die einmal durchgeführte Milzexstirpation besserte die hämolytischen Schübe.

Adenylat-Kinase-Mangel

NSHA mit gleichzeitigem Adenylat-Kinase-Mangel in den Erythrozyten wurde bei einzelnen Kranken beschrieben. Die Anämie ist mäßig ausgeprägt, Retikulozytenzahl und indirektes Bilirubin in Serum sind leicht erhöht, im Knochenmark findet sich eine gesteigerte Erythropoese. Die Verminderung der Enzymaktivität lag bei Kranken mit klinisch manifester hämolytischer Anämie zwischen 0,4 und 13% der Normalwerte, der Gehalt an Adenin-Nukleotiden war in den Erythrozyten z.T. erhöht. Der genaue Kausalzusammenhang zwischen Hämolyse und Enzymdefekt ist noch unbekannt.

Nichtsphärozytäre hämolytische Anämien mit Enzymdefekten im Glutathionstoffwechsel

Definition

In dieser Gruppe von nichtsphärozytären hämolytischen Anämien steht die Hämolyse in Zusammenhang mit Störungen in den Glutathion synthetisierenden und reduzierenden Reaktionen. Meist tritt die Hämolyse bei Enzymdefekten im Glutathionstoffwechsel jedoch nicht als spontane NSHA, sondern erst nach der Exposition der Defektträger gegen bestimmte Medikamente und Vegetabilien auf. Diese Zusammenhänge werden später bei der Darstellung des Glucose-6-P-Dehydrogenase-Mangels besprochen.

Ätiologie und Pathophysiologie

Im Mittelpunkt der pathophysiologischen Zusammenhänge steht das reduzierte Glutathion (GSH), ein Tripeptid, dem eine besondere Bedeutung für den Schutz von SH-Gruppen des Hämoglobins, von Enzymen und Membranproteinen gegen Oxydationsprozesse zukommt. Für die Entgiftung von Peroxyden, die im Zellstoffwechsel oder unter der Einwirkung von Medikamenten gebildet werden, ist neben der Katalase eine Glutathionperoxydase wichtig.

Das Tripeptid Glutathion wird in einer mehrstufigen Reaktion in den Erythrozyten enzymatisch synthetisiert und liegt zu 99% in der reduzierten Form vor. Die Glutathionreduktion erfolgt mit Hilfe einer spezifischen Glutathionreductase, die ihren Wasserstoff vom reduzierten NADP (Nicotinamid-Adenin-Di-nucleotid-Phosphat) erhält. Die Reduzierung des NADP geschieht über die Enzyme des Hexosemonophosphat-Zyklus Glucose-6-P-Dehydrogenase und weniger über die 6-P-Gluconatdehydrogenase (s. Abb. 11.7).

Ein Mangel an GSH kann auftreten, wenn die Glutathionsynthese oder die Glutathionreduktion gestört ist. Ähnliche Folgen für den Erythrozyten hat auch eine Erniedrigung der GSH-Peroxydaseaktivität. Spontan kann es zu einer nichtsphärozytären hämolytischen Anämie kommen, unter der Einwirkung von Medikamenten tritt eine Hämolyse auf, die durch das gleichzeitige Auftreten zahlreicher Heinzscher Innenkörper besonders charakterisiert ist. Heinzsche Innenkörper sind oxydative Denaturierungsprodukte des Blutfarbstoffs, die sich mit basischen Farbstoffen (Brillantkresylblau) anfärben lassen. Die Verkürzung der Erythrozytenlebensdauer kann durch intravasale Hämolyse, meist jedoch durch Sequestration der Zellen im RES erfolgen. Bisher sind 5 Enzymdefekte in dieser Gruppe bekannt, die in Tab. 11.15 zusammengestellt sind.

Krankheitsbild
Klinische Befunde

Klinische und hämatologische Befunde sind typisch für eine leichte bis mäßige NSHA. Sie erlauben keinen Hinweis darauf, um welche Form der Glutathionstoffwechselstörung es sich handelt. Die Abgrenzung gegenüber NSHA mit Glykolysedefekten ist mit Hilfe später zu besprechender einfacher Suchtests möglich. Die Patienten weisen eine

Tabelle 11.15 Hereditäre Enzymdefekte in der Glutathionreduktion und -synthese

Enzym	Klinische Symptomatik	Zitat
Glucose-6-P-Dehydrogenase (12)	(NSHA)	Carson u. Mitarb., 1956; Waller, Löhr u. Tabatabai, 1957
6-P-Gluconat-Dehydrogenase (13)	Polymorphismus NSHA	Brewer u. Mitarb., 1964 Lausecker u. Mitarb., 1965
γ-Glutamylcystein-Synthetase	NSHA, neurologische Störungen	Konrad u. Mitarb., 1972
Glutathionsynthetase	NSHA	Oort u. Mitarb., 1961
Glutathionreductase (14)	NSHA, Panzytopenie	Carson u. Mitarb., 1961; Löhr u. Waller, 1962
Glutathionperoxydase	NSHA	Gross u. Mitarb., 1967

leichte Blässe mit Subikterus auf, ein Milztumor ist nicht obligat, die Retikulozytenzahlen sind mäßig vermehrt, die Erythropoese im Knochenmark ist stärker angeregt. Eisen und indirektes Bilirubin sind im Serum erhöht, das Haptoglobin vermindert, im Urin wird vermehrt Urobilinogen ausgeschieden. Oft ist die Hämolyse kompensiert, so daß die Diagnose zufällig gestellt wird.

Die Hämolyse ist oft konstant, gelegentlich treten hämolytische Krisen nach Virusinfekten, psychischen Erregungen (Examen), nach dem Genuß von Vegetabilien (Leguminosen) und der Einnahme von Medikamenten (Antimalariamitteln) auf. Eine sorgfältige Anamnese ist hier besonders wichtig.

Spezielle Laboratoriumsbefunde
Die Gruppendiagnose läßt sich durch Suchtests stellen, mit denen die Empfindlichkeit der Erythrozyten gegen oxydierende Substanzen geprüft wird. Relativ unspezifisch ist der Heinz-Körper-Test nach Beutler, mit dem die Heinz-Körper-Bildung nach Inkubation der Erythrozyten mit N-Acetylphenylhydrazin und Glucose bei 37°C über 4 Std. bestimmt wird. Der Test ist pathologisch, wenn im brillantkresylblau-gefärbten Ausstrich über 10% der Erythrozyten mehr als 4 Innenkörper tragen. Weiter wird der Glutathionstabilitätstest nach Beutler verwendet, bei dem der Gehalt der Erythrozyten an GSH vor und 2 Std. nach Inkubation mit N-Acetyl-phenylhydrazin gemessen wird. Der Abfall des GSH soll nicht mehr als 25% betragen. Eine speziellere Methode ist der Glutathionreduktionstest nach Kosower, mit dem die Glutathionreduktion direkt in den Erythrozyten nach Oxydation des GSH mit Azoester bestimmt wird. Die genaue biochemische Diagnose ist nur mit Hilfe spezieller Enzymtests zu stellen.

Die Überlebenszeit ^{51}Cr-markierter Erythrozyten ist mäßig bis stärker verkürzt, eine vorwiegende Speicherung der Radioaktivität über der Milz wird nicht beobachtet.

γ-Glutamylcystein-Synthetase-Mangel

Der Mangel an γ-Glutamylcystein-Synthetase und NSHA wurde bisher nur bei einzelnen Kranken beschrieben. Das Enzym katalysiert den ersten Schritt der Glutathion-Synthese. Neben den hämatologischen Befunden finden sich auch neurologische Störungen. Der Erbgang soll – soweit bisher zu beurteilen – autosomal rezessiv sein.

Glutathionsynthetase-Mangel

Über das gleichzeitige Auftreten von Glutathionsynthetase-Mangel und NSHA wurde bei mehr als 15 Defektträgern berichtet. Bei Homozygoten ist der GSH-Gehalt auf 0–10% der Normalwerte in den roten Blutzellen herabgesetzt. Die biochemische Diagnose wird mit Hilfe der Messung des Einbaus radioaktiv markierten Glycins in Glutathion (2. Schritt der Glutathionsynthese) gestellt.

Tabelle 11.16 Die wichtigsten Verbindungen und Vegetabilien, die bei Glucose-6-Phosphat-Dehydrogenase-Mangel als hämolyseauslösend beschrieben worden sind (nach *Waller* u. *Löhr* und *Beutler*)

Acetanilid	Nitrofurantoin
N-Acetylphenylhydrazin	p-Aminophenol
o-Acetylsalicylsäure	p-Aminosalicylsäure
Anilinderivate	Phenacetin
Antipyrin	Primaquin, Pamaquin, Pentaquin
Atebrin	Pyramidon
Azulfidine	Sulfanilamid
Chloramphenicol	Sulfoxon
Chloroquin	Vitamin K
Diasone	Fababohnen
Dimercaprol	Grüne Bohnen
Methylenblau	Johannisbeeren
Naphthalin und Derivate	

Klinisch besteht bei den Kranken ohne Exposition gegen bestimmte Medikamente, Leguminosen oder auch ionisierende Strahlen nur eine leichte, oft kompensierte hämolytische Anämie. Schwere Hämolysen wurden u.a. nach der Einnahme von Primaquin und dem Genuß von Fababohnen (s. Tab. 11.16) beobachtet. Nach der Behandlung einer Patientin mit Uteruskarzinom mit Röntgenstrahlen und Radiumeinlagen trat ebenfalls eine lebensbedrohliche Hämolyse auf. Der Erbgang des Enzymdefektes ist autosomal rezessiv.

Glutathionperoxydase-Mangel

Der Mangel an Glutathionperoxydase in Erythrozyten kann zu einer leichten bis mäßigen NSHA führen. Die Erythrozyten zeigen als Besonderheit spontan auftretende Heinzsche Innenkörper. Hämolytische Krisen können durch Sulfonamide ausgelöst werden. Auch heterozygote Defektträger sind gegen Medikamente empfindlicher als Gesunde.

Die Glutathionperoxydaseaktivität soll in den Blutzellen physiologisch in den ersten 6 Lebensmonaten leicht vermindert sein. Die höhere Empfindlichkeit der Säuglinge gegen Oxydantien soll hiermit zusammenhängen.

Glutathionreductase-Mangel

Der Mangel an Glutathionreductase-Aktivität wird bei Kranken mit NSHA, Panzytopenie, Erythroleukämie und auch akuter Leukose beobachtet. Systematische Untersuchungen an Marburger Studenten durch LÖHR u. Mitarb. ergaben eine Häufigkeit des Enzymaktivitätsmangels von 1–2% unter den Probanden. Besonders stark verbreitet ist die Erniedrigung der Enzymaktivität unter den Skoltlappen in Finnland. Nur bei einem kleinen Teil der Enzymmangelträger steht die klinische Manifestation der hämolytischen Anämie und auch Panzytopenie in zeitlichem Zusammenhang mit der Exposition gegen Medikamente. Bei einer Patientin verschlechterte sich u.a. die Panzytope-

nie unter der Einnahme von Nitrofurantoin durch eine Verstärkung der Hämolyse (Tab. 11.**16**).
Die Kranken mit makrozytärer NSHA zeigen oft eine erhebliche Blutarmut mit starker Retikulozytenvermehrung und linksverschobener Erythropoese im Knochenmark, Erhöhung des indirekten Bilirubins im Serum und vermehrter Urobilinogenausscheidung im Urin. Die Haptoglobinkonzentrationen im Serum schwanken zwischen erniedrigt und erhöht. Die Lebensdauer der ^{51}Cr-markierten Erythrozyten ist stark verkürzt, die Speicherung der Aktivität erfolgt nicht verstärkt in der oft vergrößerten Milz. Ein Teil der Kranken zeigt auch eine Hepatomegalie, häufiger wurden bei den Patienten EEG-Veränderungen, spastische Symptome und auch Oligophrenie beobachtet. Über die Kombination mit Hämoglobinanomalien wurde ebenfalls berichtet.
Der Verlauf der Erkrankung, vor allem bei Vorliegen einer Panzytopenie, ist immer ungünstig und zeigt z. T. einen Übergang in eine akute Leukose. Die Splenektomie führt – abgesehen von wenigen Ausnahmen – zu keiner Besserung der NSHA, die Medikation von Glucocorticoiden ist nicht erfolgversprechend. Bei Absinken des Hämoglobins unter 5–6 g% sind Bluttransfusionen erforderlich.
Die Verminderung der Glutathionreductase-Aktivität läßt sich in Erythrozyten, weniger ausgeprägt auch in Leukozyten und Thrombozyten nachweisen. Die Erniedrigung kann bis auf 10% der Normalwerte, meistens jedoch auf 40–60% vorliegen. Der GSH-Gehalt der Erythrozyten und die GSH-Stabilität gegen Acetylphenylhydrazin sind meistens normal, der Heinz-Körper-Test dagegen immer pathologisch. Die Glutathionreduktionsgeschwindigkeit ist wider Erwarten normal. Bei den meisten Trägern des Glutathionreductase-Mangels ist die Herabsetzung der Enzymaktivität Folge eines Riboflavinmangels in der Nahrung. Nach oraler Substitution mit Riboflavin normalisiert sich die Aktivität in den Erythrozyten, ohne daß eine Änderung des klinischen und hämatologischen Befundes auftritt. Neben einem mangelhaften Angebot von Riboflavin ist auch noch eine Malabsorption zu diskutieren. Bei Fehlen von Riboflavin wird in den Blutzellen der für die Glutathionreductase erforderliche Co-Faktor Flavin-Adenin-Dinucleotid (FAD) nicht synthetisiert. Die Aktivität des Enzyms läßt sich auch in vitro durch Zusatz von FAD normalisieren.
Bei einzelnen Patienten trat unter der Riboflavinmedikation keine Normalisierung der Enzymaktivität ein. Systematische Untersuchungen über die Eigenschaften des Enzyms ergaben vereinzelt Änderungen der Affinitätskonstanten für FAD und GSSG, so daß ein Polymorphismus für den Enzymmangel diskutiert werden muß.
Der Zusammenhang zwischen Enzymdefekt und den mannigfachen hämatologischen Befunden ist bisher noch nicht befriedigend zu erklären. Der Erbgang ist bei den wenigen echten Defektträgern vermutlich autosomal dominant.

6-Phosphogluconat-Dehydrogenase-Mangel

Das Zusammentreffen von 6-P-Gluconat-Dehydrogenase-Mangel und NSHA wurde bisher nur bei einzelnen Fällen beschrieben. Die erkrankten Kinder zeigten einen unterschiedlichen Schweregrad der spontanen makrozytären hämolytischen Anämie. Der Erbgang des Enzymdefektes ist wahrscheinlich autosomal dominant. Die biochemische Diagnose wird durch die Enzymbestimmung im optischen Test gestellt.
Ausgiebige elektrophoretische Untersuchungen haben für dieses Enzym einen genetischen Polymorphismus ergeben.

Glucose-6-Phosphat-Dehydrogenase-Mangel

Der Glucose-6-P-Dehydrogenase-Mangel ist der häufigste Enzymdefekt, der bisher bekannt geworden ist. Man schätzt die Zahl der Merkmalsträger auf über 100 Millionen. Der Enzymdefekt ist vor allem unter Negern, im Mittelmeerraum, bei orientalischen Juden, bei Chinesen, Indern und Thailändern verbreitet. Es können bis zu 60% der Bevölkerung betroffen sein. Eine besondere Häufung findet man in Gebieten mit Malaria tropica, da sich die Malariaplasmodien offenbar wegen der Störung im Hexosemonophosphatzyklus der Erythrozyten nicht ausreichend vermehren können.
Der Glucose-6-P-Dehydrogenase-Mangel führt, gemessen an seiner Verbreitung, nur relativ selten zu einer spontanen nichtsphärozytären hämolytischen Anämie. Betroffen sind von der NSHA fast nur weiße Defektträger. Oft ist die Hämolyse kompensiert, so daß die Patienten nur durch einen leichten Ikterus auffallen. Manifeste hämolytische Anämien sind mäßig ausgeprägt und gehören zum Typ I von Selwyn u. Dacie. Sie können bereits als Icterus neonatorum auftreten. Die Erythrozyten sind makrozytär und normochrom, die Retikulozytenzahlen sind ebenso wie die Erythropoese im Knochenmark deutlich vermehrt. Im Serum sind indirektes Bilirubin und Serumeisen erhöht, die Haptoglobinkonzentration ist herabgesetzt. Die Urobilinogenausscheidung im Urin ist vermehrt. Die Milz ist bei der Mehrzahl der Kranken vergrößert. Die Lebensdauer der ^{51}Cr-markierten Erythrozyten ist mäßig bis stark verkürzt, die Radioaktivität wird nicht über der Milz verstärkt gespeichert. Gelegentlich kann durch die Glutathionstoffwechselstörung auch ein angeborener grauer Star auftreten.
Der Verlauf der NSHA ist im allgemeinen günstig. Hämolytische Schübe treten vor allem bei Virusinfekten, seelischen und körperlichen Streßsituationen, nach dem Genuß von Leguminosen, nach Einnahme bestimmter Medikamente und auch bei diabetischer Azidose auf. Die Milzexstirpation bringt keine sichere Besserung der hämatologischen Befunde. Wichtig ist die Aufklärung der

Kranken und ihrer Angehörigen über Hämolyse auslösende Medikamente und Vegetabilien.

Von wesentlich größerer Bedeutung als spontane NSHA sind akute, oft bedrohliche Hämolysen bei Glucose-6-P-Dehydrogenase-Mangelträgern, die unter der Exposition mit bestimmten Medikamenten aus der Reihe aromatischer Amine und Nitroverbindungen, der 8-Aminochinoline, des Vitamin K und seiner Analoge, der Nitrofuranverbindungen auftreten (s. Tab. 11.**16**). Erst das Zusammentreffen von korpuskulärem Defekt und extrakorpuskulären Faktoren führt hier zur Manifestation der Hämolyse. Die Medikamente oder ihre Metabolite katalysieren Oxydationsprozesse – wahrscheinlich über die Bildung von Peroxyden –, die wegen des GSH-Mangels in den Zellen zur Oxydation von SH-Gruppen von Enzymen, des Hämoglobins und der Membran führen. Durch oxydative Denaturierung des Blutfarbstoffs treten die für diese hämolytische Anämie charakteristischen Heinzschen Innenkörper auf. Die Zellen werden wahrscheinlich wegen der Membranveränderungen vorwiegend im RES sequestriert. Welche Bedeutung gleichzeitig hierbei eintretenden Stoffwechselstörungen mit Abfall der Lactatbildung, Anstieg der Pyruvatbildung und ATP-Verminderung zukommt, ist noch umstritten.

Der klinische Verlauf einer bei hemizygoten oder homozygoten Glucose-6-P-Dehydrogenase-Mangelträgern durch z.B. die tägliche Gabe von 30 mg Primaquin ausgelösten hämolytischen Krise ist dadurch charakterisiert, daß zunächst innerhalb des ersten Tages der GSH-Gehalt der Erythrozyten abfällt. In 2–3 Tagen tritt dann eine schwere Hämolyse auf mit Abfall des Hämoglobins und der Erythrozytenzahl sowie Anstieg des indirekten Bilirubins. In den folgenden Tagen nehmen die Retikulozytenzahlen im Blut schnell zu, und die Hämolyse kommt trotz Weitergabe des Medikamentes zum Stehen. Der hämatologische Status normalisiert sich in den folgenden Wochen. Nach 5–6 Wochen – manchmal auch etwas später – wird durch das Primaquin eine erneute Hämolyse ausgelöst. Die Erklärung dieses phasenhaften Verlaufes liegt darin, daß nur die alten Erythrozyten, in denen auch noch die Restaktivität der Glucose-6-P-Dehydrogenase verlorengegangen ist, hämolysieren. Mit der Ausschwemmung junger roter Zellen werden die Erythrozyten zunächst gegen das Medikament resistent, um nach mehrwöchiger Alterung wiederum aufgelöst oder sequestriert zu werden. Das Ausmaß der Hämolyse wird durch den Typ des Glucose-6-P-Dehydrogenase-Mangels mitbestimmt.

Im Mittelmeerraum, besonders auf Sardinien, treten bei Glucose-6-P-Dehydrogenase-Mangelträgern schwere Hämolysen nach dem Genuß der großen Pferdebohne (Vicia faba) auf. Die Hämolyse nach Inhalation der Pollen tritt bereits nach wenigen Minuten ein, während sie nach Genuß der gekochten Bohnen erst nach 1–3 Tagen beobachtet wird. Der Wirkungsmechanismus dieser beiden Hämolyseverläufe ist wahrscheinlich verschieden. Für die Hämolyse nach Bohnengenuß werden u.a. Pyrimidinabkömmlinge in den Leguminosen verantwortlich gemacht. Man bezeichnet dieses Krankheitsbild als »Favismus«. Eigenartig ist die Beobachtung, daß die Fabahämolyse nicht bei allen Defektträgern selbst einer Familie obligat ist. Die Hämolyse verläuft bei schweren Formen intravasal und kann zu schweren Komplikationen mit Crush-Niere führen. In Mitteleuropa wurden bei Glucose-6-P-Dehydrogenase-Mangelträgern Hämolysen auch nach Genuß von Erbsen und Johannisbeeren beschrieben.

Bei hemi- und homozygoten Enzymdefektträgern sind der Heinz-Körper-Test und Glutathionstabilitätstest nach Beutler stark pathologisch. Die Glutathionreduktion im Kosower-Test ist nur gering. Einfache Suchtests zum Nachweis des Enzymdefektes sind der Methylenblauentfärbungstest nach Motulsky und der Methämoglobinreduktionstest nach Brewer. Am sichersten läßt sich der Glucose-6-P-Dehydrogenase-Mangel im direkten optischen Test nach Löhr und Waller bestimmen.

Heterozygote Defektträger haben zwischen 20 und 80% liegende Aktivitäten, da die Expressivität des Gens sehr unterschiedlich ist.

Elektrophoretisch besteht für die Glucose-6-P-Dehydrogenase ein Polymorphismus, d.h. es gibt mehrere Enzymbanden mit verschiedenen Wanderungsgeschwindigkeiten, die vor allem bestimmten Populationen zuzuordnen sind. Am häufigsten sind der schneller wandernde Typ A und der langsamere Typ B. Weiße besitzen fast ausschließlich den Typ B. Spontane nichtsphärozytäre hämolytische Anämien werden fast nur bei Weißen mit dem Typ B- beobachtet. Innerhalb des elektrophoretisch definierten Typs B- gibt es wiederum mehr als 100 Varianten, die sich in ihren physikalisch-chemischen Eigenschaften unterscheiden (pH-Optimum, Umsatz von Substratanalogen, Wärmestabilität, Michaelis-Konstanten für Glucose-6-Phosphat und NADP). Die Mittelmeermutante hat im hemi- und homozygoten Status nur eine Spur von Aktivität. Ihre Träger sind gegen Fababohnen und Medikamente sensitiv. Die afrikanischen Mutanten haben Restaktivitäten zwischen 4 und 37%, ihre Träger sind nur gegen Medikamente empfindlich. Weiter gibt es seltene Varianten, bei denen die Aktivität bei Hemi- und Homozygoten vollständig fehlt. Die Defektträger sind nicht gegen Fababohnen, gegen Medikamente jedoch besonders empfindlich. Die Primaquinhämolyse verläuft z.B. nicht phasenhaft, sondern progredient, da auch die jungen Erythrozyten vom Fehlen des Enzyms betroffen sind.

Die Kombination des Glucose-6-P-Dehydrogenase-Mangels mit Hämoglobinanomalien ist keine Seltenheit. Der Erbgang des Enzymdefektes ist inkomplett dominant an das X-Chromosom gebunden.

Differentialdiagnose

Die differentialdiagnostische Abgrenzung der NSHA untereinander ist nur mit Hilfe enzymatischer Untersuchungsmethoden möglich, die in Speziallaboratorien durchgeführt werden müssen. Lediglich die Gruppenunterscheidung der NSHA mit Glykolysedefekten von NSHA mit Störungen im Glutathionstoffwechsel ist relativ leicht durch Anwendung des Heinz-Körper-Tests und des Glutathionstabilitätstests nach Beutler durchzuführen. Die hereditäre Sphärozytose ist durch die Erythrozytenmorphologie und die Bestimmung der osmotischen Resistenz, serologische hämolytische Anämien sind durch den Antikörpernachweis und die ebenfalls in Frage kommende Thalassämie durch die Hämoglobinelektrophorese auszuschließen. Hepatisch bedingten Hyperbilirubinämien (Icterus juvenilis Meulengracht, posthepatitische Hyperbilirubinämie) fehlt die Retikulozytenvermehrung.

Therapie

Eine spezifische Therapie für NSHA dieser Gruppe gibt es nicht. Die Hämolyse ist meist nicht behandlungsbedürftig. Von einer Splenektomie ist ebenso wie von einer Behandlung mit Glucocorticoiden kein sicherer Erfolg zu erwarten. Wichtig ist die Aufklärung der Defektträger und ihrer Angehörigen über alle potentiell Hämolyse induzierenden Substanzen.

Korpuskuläre hämolytische Anämien bei Hämoglobinanomalien

(s. Hämoglobinopathien, S. 11.25).

Anhang: Enzym- und Stoffwechseldefekte in Blutzellen ohne hämatologische Störungen

Eine wesentliche Bedeutung haben in den letzten Jahren Enzym- und Metabolitbestimmungen an Blutzellen bei anderen Stoffwechselerkrankungen erlangt, bei denen keine manifesten hämatologischen Störungen vorliegen. Hier dienen die leicht zu gewinnenden Blutzellen als Indikatorzellen.
So lassen sich an Erythrozyten beide Formen der Galaktosämie, das Lesch-Nyhan-Syndrom und die Akatalasie sichern. An Leukozyten gelingt durch Bestimmung der β-Glykosidaseaktivität der Nachweis des Morbus Gaucher, durch Bestimmung der α-Glykosidase die Aufdeckung der Glykogenose Typ II und durch Messung der alkalischen Phosphatase an Granulozyten das Auffinden der Hypophosphatasie. Bei der Glykogenose Typ III findet man in Leukozyten eine starke Erniedrigung der Amylo-1,6-Glucosidaseaktivität, beim Typ VI einen Phosphorylase-Mangel. Die hepatorenale Form der Glykogenose (Typ I, von Gierke) läßt sich am besten an Blutplättchen durch Bestimmung der Glucose-6-Phosphatase-Aktivität nachweisen. Auch die Messung eines erhöhten Glykogengehaltes in den Thrombozyten gibt einen sicheren Hinweis auf eine Glykogenspeicherkrankheit.
Die Bestimmung der Enzymaktivitäten erlaubt meist auch die Unterscheidung in homozygote und heterozygote Defektträger. Tab. 11.17 bringt eine Zusammenstellung aller erblichen Stoffwechselkrankheiten, bei denen die Diagnose aus Enzymbestimmungen an Blutzellen gestellt werden kann.

Tabelle 11.17 Enzymdefekte in Blutzellen als Indikator für allgemeine Stoffwechselkrankheiten

Krankheitsbild	Enzymdefekt	Zitat
	Erythrozyten	
Galaktosämie	Galaktokinase-Mangel	Robinson, 1963
	Galaktose-1-P-Uridyl-Transferase-Mangel	Beutler u. Baluda, 1966
Lesch-Nyhan-Syndrom	Hypoxanthin-Guanin-Phosphoribosyl-Transferase-Mangel	Beutler, 1970
Akatalasie	Katalasemangel	Takahara, 1952
	Leukozyten	
Morbus Gaucher	β-Glucosidase-Mangel	Beutler, 1970
Hypophosphatasämie	alkalischer Phosphatase-Mangel	Beisel u. Mitarb., 1959
Glykogenose (Typ II)	α-Glucosidase-Mangel	Hirschhorn u. Mitarb., 1969
Glykogenose (Typ III)	Amylo-1,6-Glucosidase-Mangel	Chayoth u. Mitarb., 1967
Glykogenose (Typ VI)	Phosphorylase-Mangel	Hülsmann u. Mitarb., 1961
	Blutplättchen	
Glykogenose (Typ I) (von Gierke)	Glucose-6-Phosphatase-Mangel	Linneweh u. Mitarb., 1962

Literatur

Astaldi, G., E.G. Rondanelli: Elliptozythämie. In: Handbuch der gesamten Hämologie, Bd. III/1, hrsg. von L. Heilmeyer, A. Hittmair. Urban & Schwarzenberg, München 1960
Benöhr, H.Chr., H.D. Waller: Glutathion (Bedeutung in Biologie und Medizin). Klin. Wschr. 53 (1975)
Beutler, E.: Drug-induced hemolytic anemia. Pharmacol. Rev. 21 (1969) 73
Beutler, E.: Editor of hereditary disorders of erythrocyte metabolism. City of Hope Symp. Ser. Vol. I. Grune & Stratton New York 1968
Beutler, E., C.K. Mathai, J.E. Smith: Biochemical variants to glucose-6-phosphate dehydrogenase giving rise to congenital nonspherocytic hemolytic disease. Blood 31 (1968) 131
Dacie, J.V.: The haemolytic Anaemias. 1. Teil, 2. Aufl. Churchill, E., 1963, S. 82–17 d
Deutsch, F., E. Gerlach, K. Moser: Stoffwechsel und Membranpermeabilität von Erythrozyten und Thrombozyten. I. Int. Symp. Wien. Thieme, Stuttgart 1968
Flohé, L., H.Chr. Benöhr, H. Sies, H.D. Waller, A. Wendel: Glutathione. Thieme, Stuttgart 1974
Gehrmann, G.: Hämolyse und hämolytische Anämien. Thieme, Stuttgart 1969
Gerlach, E., K. Moser, E. Deutsch, W. Wilmanns: Erythrocytes, thrombocytes, leukocytes. Recent advances in membrane and metabolic research. Thieme, Stuttgart 1973
Jacob, H.S.: Disordered red cell membrane physiology in the pathogenesis of hereditary spherocytosis. In: Stoffwechsel und Membranpermeabilität von Erythrozyten und Thrombozyten, hrsg. von E. Deutsch, E. Gerlach, K. Moser. I. Int. Symp. Wien. Thieme, Stuttgart 1968
Jandl, J.H.: Hereditary spherocytosis. In: Metabolic basis of inherited disease, 2. Aufl., hrsg. von J.B. Stanbury, J.B. Wyngaarden, D.S. Fredrickson. McGraw-Hill, New York 1966, S. 1035–1050
Waller, H.D., G.W. Löhr: Enzymopenische hämolytische Anämien. Internist 7 (1966) 295
Waller, H.D.: Angeborene Enzymdefekte als Ursache von Bluterkrankungen. Wien. klin. Wschr. 83 (1971) 293–298
Yoshikawa, H., S.M. Rapoport: Cellular and molecular biology of erythrocytes University Press, Tokyo 1974

Die paroxysmale nächtliche Hämoglobinurie (PNH), Strübing-Marchiafava-Micheli-Anämie

W. WILMANNS

Pathogenese und Pathophysiologie

Die paroxysmale nächtliche Hämoglobinurie gehört zu denjenigen Formen hämolytischer Anämien, bei denen der Zerfall der Erythrozyten intravasal erfolgt, bei denen daher Hämoglobin vermehrt im Serum, unter bestimmten Bedingungen auch im Urin nachgewiesen wird. Innerhalb dieser im Gefäßinnern sich abspielenden Hämolysen nimmt die Erkrankung insofern eine Sonderstellung ein, als die Ursache ein Defekt der roten Blutkörperchen ist, während bei den meisten anderen Formen die Hämolyse durch extrazelluläre, serogene Faktoren hervorgerufen wird. Die zur Hämolyse der Erythrozyten bei PNH notwendigen Faktoren sind bereits im normalen Serum vorhanden. Daher hämolysieren die PNH-Erythrozyten nicht nur im eigenen, sondern auch in jedem gruppengleichen Serum gesunder Personen. Umgekehrt werden normale Erythrozyten nicht durch das Serum von Patienten mit paroxysmaler nächtlicher Hämoglobinurie hämolysiert. Eine Heredität der Erkrankung ist bisher nicht bekannt.

Erstbeschreiber der Erkrankung war PAUL STRÜBING 1882. Dieses Verdienst von STRÜBING wurde erst 1951 von CROSBY erkannt. Eingehende Beschreibungen des Krankheitsbildes erfolgten weiterhin von MARCHIAFAVA (1911 und 1928), HIJMANS VAN DEN BERGH (1911) und MICHELI (1928) (zit. nach W. WILMANNS 1966).

Wie bei anderen hämolytischen Anämien ist auch bei der PNH infolge erhöhter Beanspruchung die Erythropoese im Knochenmark gesteigert. Gleichzeitig mit der Anämie besteht zuweilen eine Leukopenie und eine Thrombozytopenie. Als Ursache hierfür wird angenommen, daß nicht nur die Erythrozyten, sondern auch die weißen Blutzellen und -plättchen geschädigt sind (CROSBY 1953, DACIE 1954).

Charakteristisch für die PNH ist die gesteigerte Hämolyse im sauren Milieu. Auf der Grundlage dieser Erkenntnis wurde von HAM (1937) der diagnostisch wichtige Säureresistenztest entwickelt (in Abhängigkeit von der Wasserstoff-Ionen-Konzentration vermehrte Hämolyse der PNH-Erythrozyten, wenn diese mit Serum zwischen pH 6 und pH 8 inkubiert werden). Die Säurehämolyse bleibt aus, wenn vor Inkubation das Serum auf 53 °C erhitzt wurde (Crosby-Test). Einem unbehandelten Serum zugesetzt, hemmt das erhitzte Serum sogar die Hämolyse der PNH-Erythrozyten. Das ganze System muß also aus hämolysefördernden und -hemmenden Faktoren bestehen. Erst durch Erhitzen auf 53 °C gewinnen letztere das Übergewicht, so daß die Hämolyse der PNH-Erythrozyten ausbleibt. Bei dem hitzelabilen hämolysefördernden Faktor handelt es sich wahrscheinlich um Properdin, das aber nur zusammen mit dem Komplementsystem und Magnesium- oder Calcium-Ionen die PNH-Erythrozyten hämolysieren kann (Abb. 11.8). Eine hämolysefördernde Wirkung hat außerdem das Gerinnungssystem. Der Mechanismus beruht auf der Zerstörung des hämolysehemmenden, hitzestabilen Faktors durch Thrombin (CROSBY 1953). Weitere hämolysefördernde Faktoren sind Komplementaktivierung durch Polyinosinsäure, Dextransulfat, aggregiertes Gammaglobulin und Streptokinase (YACHNIN 1965).

Entscheidend für die Hämolyse, die durch physiologische Faktoren des Serums ausgelöst wird, sind pathologische Veränderungen in den Erythrozyten. Durch diese werden die Membraneigenschaften in dem Sinne geändert, daß es durch frei werdende Rezeptoren zur Fixation des Properdin-Komplement-Systems kommt. Biochemische Besonderheiten der PNH-Erythrozyten sind eine Erniedrigung der Acetylcholinesterase und Aktivitätssteigerungen von Enzymen des Folsäure-»C_1«-Stoffwechsels (Übersicht bei WILMANNS 1966).

Erkrankungen der Erythropoese

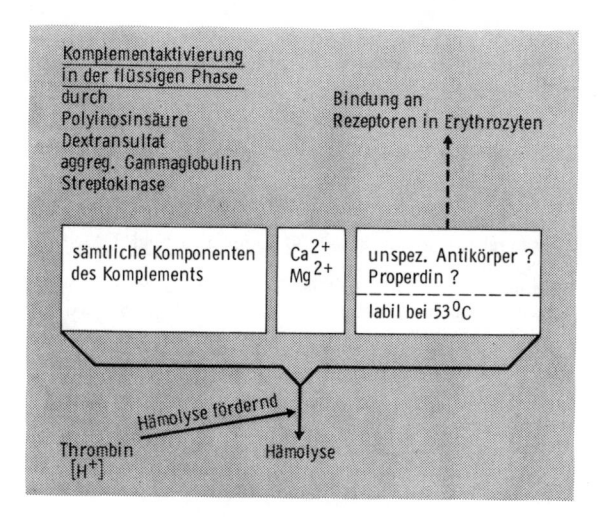

Abb. 11.8 Für die Hämolyse der PNH-Erythrozyten notwendige Faktoren

Untersuchungen mit Radiochrom 51 zeigen 2 verschiedene Erythrozytenpopulationen – eine mit verkürzter, die andere mit normaler Lebenszeit. Nach DACIE (1963) liegt der PNH wahrscheinlich eine somatische Mutation, die die Stammzellen des hämatopoetischen Systems betrifft, zugrunde. Diese Theorie erklärt die Tatsache, daß die Erkrankung sich aus einer aplastischen Anämie – unbekannter Ursache oder medikamentinduziert (Chloramphenicol u.a.) – entwickeln kann. Die PNH-Zellen unterscheiden sich von Leukämiezellen nur durch das Fehlen der Malignitätszeichen.

Anamnese

Wie bei den übrigen hämolytischen Anämien stehen im Vordergrund der Beschwerden allgemeine Schwäche, Müdigkeit und Leistungsabfall. Außerdem werden angegeben eine Gelbfärbung der Haut, in typischen Fällen eine Dunkelfärbung des Nachturins. Einige Patienten klagen über oft kolikartige Bauchbeschwerden. Thrombophlebitiden treten häufig auf.

Klinisch-hämatologische und laborchemische Befunde

Ein mehr oder weniger stark ausgeprägter hämolytischer Ikterus und eine Anämie sind fast immer vorhanden. Milz und Leber können, müssen aber nicht vergrößert sein.
Entsprechend der Anämie sind Erythrozyten und Hämoglobin erniedrigt. Die Anämie kann makrozytär und hyperchrom, aber auch normozytär und mikrozytär sein. Im Differentialblutbild fällt meistens eine Anisozytose und Poikilozytose auf. Die Retikulozyten sind deutlich erhöht. Leukozyten und Thrombozyten können normal oder erniedrigt sein. Die alkalische Phosphatase der Granulozyten ist meistens erniedrigt.
Das Knochenmark zeigt eine gesteigerte Erythropoese. Der Zellgehalt ist meistens erhöht. In seltenen Fällen ist das Mark auch hypoplastisch, insbesondere dann, wenn die paroxysmale nächtliche Hämoglobinurie sich aus einer aplastischen Anämie entwickelt.
Im Serum ist das indirekte Bilirubin erhöht. Das Plasma hat oft eine rötliche Farbe, die auf frei gewordenes Hämoglobin zurückzuführen ist. Dieses führt zu einem Verbrauch von Haptoglobin, welches stark erniedrigt und oft nicht nachweisbar ist. Da weiter anfallendes Hämoglobin somit nicht mehr an Eiweiß gebunden werden kann, wird es mit dem Urin ausgeschieden. Die Hämoglobinurie ist häufig während des Schlafes besonders ausgeprägt. Charakteristisch ist daneben der Nachweis von Hämosiderin im Urinsediment mittels der Berliner-Blau-Reaktion. Entsprechend der intravasalen Hämolyse ist die LDH im Serum deutlich erhöht.

Differentialdiagnose

In erster Linie müssen alle anderen Formen einer hämolytischen Anämie ausgeschlossen werden durch serologische Untersuchungen, Enzymbestimmungen in Erythrozyten, Familienanamnese, Bestimmung der osmotischen Resistenz und Hb-Analyse. An eine PNH ist zu denken, wenn im Rahmen einer hämolytischen Anämie gehäuft Thrombosen auftreten oder kolikartige Bauchbeschwerden bestehen, und bei aplastischer Anämie. Die Diagnose einer PNH wird durch folgende Untersuchungsergebnisse gesichert:

a) positiver Wärmeresistenztest (Hegglin-Maier-Test: Rotfärbung des Serums durch Hämoglobin bei Inkubation von Vollblut bei 37°C nach 6 bzw. 24 Std.),
b) Hämoglobinurie (anfangs bevorzugt während des Schlafes),
c) Nachweis von Hämosiderin im Urinsediment,
d) positiver Säureresistenztest nach Ham (Ausbleiben der Säurehämolyse bei vorherigem Erhitzen des Serums auf 53°C),
e) positiver Thrombintest nach Crosby (vermehrte Lyse der PNH-Erythrozyten durch Thrombinzusatz),
f) positiver Zuckerwassertest nach Hartmann und Jenkins (Lyse der PNH-Erythrozyten bei Inkubation in isotonischer Zuckerlösung bei Anwesenheit geringer Mengen Serum),
g) verminderter Gehalt der Erythrozyten an Acetylcholinesterase.

Die unter d), e) und f) angegebenen Teste beruhen auf einer Lyse komplementempfindlicher Erythrozyten bei der PNH. Von ihnen ist der Zuckerwassertest am empfindlichsten, der Säureresistenztest am spezifischsten. Bei diesem ist zu berücksichtigen, daß falsch negative Ergebnisse bei Verwendung von kompatiblem Serum mit herabgesetzten hämolysierenden Eigenschaften – z.B. bei Lebererkrankungen – bedingt sein können. Am wenigsten empfindlich ist der Thrombintest.

Prognose und Verlauf

Die Prognose ist unterschiedlich. Neben akut verlaufenden, meistens mit einer tödlichen Lungenembolie endenden Formen ist ohne medikamentöse Therapie über Verläufe bis zu 35 Jahren berichtet worden. Unter den Komplikationen stehen Thrombosen an erster Stelle. Häufigste Todesursachen sind Thrombosen in den Gehirngefäßen oder im Pfortadersystem und von Beinvenenthrombosen ausgehende Lungenembolien. Störungen der Nierenfunktion treten trotz der dauernden Hämoglobinurie erst nach Jahren auf. Sie sind dann in erster Linie durch Hämosiderinablagerungen bedingt und äußern sich in einem nephrotischen Syndrom. Bei längerem Verlauf kann das Knochenmark hypo- oder aplastisch werden. Die Erkrankung kann dann in eine Panmyelophthise übergehen.

Therapie

Therapeutisch wichtigster Gesichtspunkt ist die Kompensation der durch die Hämolyse hervorgerufenen Anämie und die Verhütung von Komplikationen. Als Substitutionsbehandlung bewähren sich am ehesten Transfusionen von gewaschenen Erythrozyten, jedoch keine Vollbluttransfusionen, da die PNH-Erythrozyten im gruppengleichen Serum hämolysieren. Wegen der durch gehäufte Transfusionen erhöhten Gefahr einer sekundären Hämosiderose soll man sich damit begnügen, den Hämoglobinwert im Serum zwischen 8 und 9 g% zu halten. Eisengaben sollen möglichst nicht und wenn, dann mit Vorsicht erfolgen, da hierdurch die Hämolyseneigung verstärkt werden kann. Außerdem ist daran zu denken, daß bei der PNH der Korpuskeldefekt nicht nur die Erythrozyten, sondern auch die Leukozyten und Thrombozyten betrifft und beim Zerfall von Thrombozyten vermehrt gerinnungsfördernde Faktoren frei werden, wodurch die ohnehin bestehende Thromboseneigung noch verstärkt werden kann. Zur Vorbeugung einer Thrombose kommt eine Behandlung mit Antikoagulantien in Frage, zumal hohe Heparindosen die hämolysefördernden Eigenschaften der hitzelabilen Fraktion im Serum hemmen. Niedrige Heparinkonzentrationen haben aber genau den entgegengesetzten Effekt. Bei Reduzierung der Dosis oder beim Auslassen des Medikamentes kann daher ein »Rebound-Effekt« zu einer unter Umständen lebensbedrohlichen hämolytischen Krise führen. Berücksichtigt man die relativ günstige Prognose ohne medikamentöse Behandlung, so ist vor unüberlegten Therapieversuchen zu warnen, da der Schaden dadurch noch größer werden kann. Zur Zeit ist die höchste Lebenserwartung bei einer symptomatischen Substitutionsbehandlung durch Transfusionen gewaschener Erythrozyten gewährleistet.

Literatur

Crosby, W.H.: Paroxysmal nocturnal hemoglobinuria. A classic description by Paul Strübing in 1882, and a bibliography of the disease. Blood 6 (1951) 270

Crosby, W.H.: Paroxysmal nocturnal hemoglobinuria. Relation of the clinical manifestations to underlying pathogenic mechanisms. Blood 8 (1953) 769

Dacie, J.V.: The haemolytic anaemias: Congenital and acquired. Churchill, London 1954

Dacie, J.V.: Paroxysmal nocturnal haemoglobinuria. Proc. Roy. Soc. Med. 56 (1963) 587

Ham, T.H.: Chronic hemolytic anemia with paroxysmal nocturnal hemoglobinuria. A study of the mechanism of hemolysis in relation to acid-base equilibrium. New Engl. J. Med. 217 (1937) 915

Hartmann, R.C., D.E. Jenkins: The sugar-water test for paroxysmal nocturnal hemoglobinuria. New Engl. J. Med. 275 (1966) 155

Strübing, P.: 1882, zit. n. Crosby, W.H. 1951

Wilmanns, W.: Die paroxysmale nächtliche Hämoglobinurie, Strübing-Marchiafava-Micheli-Anämie. Med. Welt 17 (N.F.). (1966) 2043

Yachnin, S.: Role of properdin, 0° factor, polyinosinic acid, and thrombin in the haemolysis of paroxysmal nocturnal haemoglobinuria erythrocytes. Nature 207 (1965) 536

Extrakorpuskulär bedingte hämolytische Anämien

H.H. HENNEMANN

Definition

Bei dieser Form hämolytischer Krankheiten liegen normal strukturierte Erythrozyten vor, die durch eine von außen einwirkende Schädigung vorzeitig zugrunde gehen. Auf Gesunde übertragene Erythrozyten von Patienten mit extrakorpuskulären hämolytischen Anämien haben eine normale Lebensdauer, während gesunde Erythrozyten, die Patienten mit extrakorpuskulären hämolytischen Anämien übertragen werden, im Empfängerorganismus eine verkürzte Lebensdauer aufweisen. Bei den korpuskulär bedingten hämolytischen Anämien liegen die Verhältnisse dagegen umgekehrt. Dieses Einteilungsprinzip geht auf YOUNG (1974) zurück.

Ätiologie

Als hämolytisch wirkende Substanzen kommen verschiedene Schäden in Betracht, die eine verkürzte Lebensdauer der roten Blutkörperchen bedingen, also Chemikalien, Drogen, Parasiten. Eine Besprechung der dadurch bedingten hämolytischen Krankheiten erfolgt auf S. 11.58.

Hier sollen besonders die verschiedenen irregulären Hämantikörper berücksichtigt werden, die sich gegen die Erythrozyten richten und daher ihren beschleunigten Untergang bewirken. Am häufigsten kommen sog. inkomplette *Wärmeautoantikörper* vor, die mit Hilfe des *Coombs-Testes* nachgewiesen werden. Hierbei handelt es sich um ein Verfahren, bei dem mit Hilfe eines Antiglobulinserums vom Kaninchen Antikörperglobuline an der Oberfläche der Patientenblutkörperchen nachgewiesen werden. Diese inkompletten Wärmeantikörper gehören der IgG-Immunglobulinklasse an.

Sehr viel seltener sind *Kälteagglutinine* Ursache von hämolytischen Syndromen. Sie kommen normalerweise in niedrigen Titern in jedem menschlichen Serum vor und sind hier bei 4 °C nachweisbar. Unter besonderen Umständen kann ihre Aktivität hochgradig gesteigert sein, was in einem starken Anstieg ihres Titers und in einer Verbreiterung ihrer Wärmewirksamkeit zum Ausdruck kommt. Dadurch können sie eine hämolytische Aktivität in vivo gewinnen. Im Gegensatz zu den inkompletten Wärmeautoantikörpern gelingen der Nachweis, die Titerbestimmung und die Festsetzung der Wärmewirksamkeit der kompletten Kälteagglutinine im Kochsalzmilieu. Sie gehören zu den IgM-Immunglobulinen.

Eine weitere hämolytisch wirksame Antikörperart stellen die *biphasischen (bithermischen) Kältehämolysine* dar, die zur Aktivierung Komplement benötigen und die sich bevorzugt in der Kälte an die Erythrozyten binden. Sie gehören zu den IgG-Immunglobulinen und werden mit der Donath-Landsteinerschen Reaktion nachgewiesen. Sie kommen ebenfalls sehr selten vor.

Pathophysiologie (Serologie)
Allen drei Antikörperarten ist gemeinsam, daß unter ihrer Einwirkung die Erythrozytenlebensdauer verkürzt wird, wodurch hämolytische Krankheitsbilder entstehen können. Je nach der Art des die hämolytische Krankheit verursachenden Antikörpers entwickeln sich aber unterschiedliche Krankheitszustände, so daß sich folgende Einteilung ergibt:

Die inkompletten *Wärmeautoantikörper* sind die Ursache der erworbenen hämolytischen Anämien (im engeren Sinne).
Diese können
a) idiopathisch, d.h. ohne erkennbare Grundkrankheit, oder
b) symptomatisch, d.h. in Begleitung verschiedener Grundkrankheiten, auftreten.

Die kompletten, in ihrer Aktivität stark gesteigerten *Kälteagglutinine* sind die Ursache der
a) idiopathischen Kälteagglutininkrankheit oder des
b) symptomatischen, postinfektiösen Kälteagglutininsyndroms, vorwiegend nach Viruskrankheiten.

Die biphasischen Kältehämolysine schließlich sind die Ursache der *paroxysmalen Kältehämoglobinurie*, die
a) als Komplikation der tertiären Lues oder
b) unabhängig davon ebenfalls nach Virusinfekten auftreten kann.

Eine große Bedeutung bei der Immunhämolyse hat die C-3-Komponente des Komplements. Der schon länger bekannte Abfall des Serumkomplements bei autoimmunhämolytischen Anämien (HENNEMANN u. SCHULZE) fand durch jüngere Untersuchungen über die Erythrozytenbindung von C-3 als Grundlage der Immunhämolyse (FISCHER u. Mitarb.) seine Erklärung. Danach wirkt C-3 als Vehikel der Immunhämolyse, indem durch diese Komplementkomponente der Antikörper gebunden wird und damit zur Wirksamkeit gelangen kann. Die Stärke der Hämolyse ist abhängig von der Anzahl der an der Zelloberfläche gebundenen C-3-Moleküle (FISCHER u. Mitarb.). Derartige mit C-3 sensibilisierte und Antikörpern beladene Erythrozyten weisen eine verkürzte Lebensdauer entweder durch direkten intravasalen Untergang oder durch Zerstörung im RES auf. Daraus ergibt sich, daß für die Hämolyse nicht etwa eine intravasale Verklumpung (Agglutination) der roten Blutkörperchen, sondern alleine die C-3- und Antikörperbeladung der roten Blutkörperchen ursächlich verantwortlich ist. Die quantitative Bestimmung der an der Erythrozytenoberfläche gebundenen C-3-Komponente des Komplements mit Hilfe eines Antikomplement-Antiglobulin-(Coombs-)Serums ist – neben der Bestimmung der Antikörperart – eine wichtige Methode zum Nachweis von Hämolysen bei immunhämolytischen Anämien.

»Idiopathische« erworbene hämolytische Anämien
Krankheitsbild
Anamnese
Obgleich die Krankheit in jedem Alter und sowohl bei Männern als auch bei Frauen vorkommen kann, ist das weibliche Geschlecht in fortgeschrittenem Alter davon bevorzugt betroffen. Sie beginnt schleichend mit den allgemeinen Zeichen einer Anämie: Müdigkeit, Schwindel, Schlappheit, zunehmende Blässe mit nur minimalem Ikterus. Erst nach monatelangem Bestehen dieser Beschwerden, d.h. nach fortgeschrittener Entwicklung der Erkrankung suchen die Patienten im allgemeinen den Arzt auf.

Befunde
Es besteht eine mäßige Milzvergrößerung, die gelegentlich sogar fehlen kann. Die Anämie ist zumeist hyperchrom und führt daher nicht selten zur Fehldiagnose einer perniziösen Anämie (S. 11.20). Die oft enorme Werte erreichende Retikulozytose läßt aber bereits eine derartige Diagnose ausschließen. Im Blutausstrich ist eine Aniso- und Poikilozytose sowie eine Polychromasie der Erythrozyten anzutreffen. Auch Normoblasten finden sich nicht selten im peripheren Blut. Der im Ausstrich bereits erkennbaren leichten Mikrosphärozytose entspricht ein gering nach links verschobener Gipfel der Price-Jones-Kurve. Die osmotische Resistenz der Erythrozyten ist zumeist herabgesetzt, wenngleich nicht so ausgeprägt wie beim kongenitalen hämolytischen Ikterus. Auch die mechanische Resistenz der Erythrozyten ist zumeist mehr oder weniger stark vermindert.

Das Sternalmark läßt oft eine hochgradige erythropoetische Hyperaktivität erkennen. Gelegentlich findet man dabei Megaloblasten als Hinweis auf eine gleichzeitig vorhandene Reifungsstörung bzw. als Ausdruck eines relativen Vitamin-B$_{12}$-Mangels bei überstürzter Erythropoese.

Die Leukozytenzahlen sind zumeist erhöht, was auf eine Mitbeteiligung der Granulopoese im Rahmen der gesteigerten Markaktivität schließen läßt. Durch diese findet auch eine Linksverschiebung ihre Erklärung, die bis zum Auftreten von Myelozyten, Promyelozyten und selbst Myeloblasten führen kann (myeloblastisch-leukämoide Reaktion). In solchen Fällen kann die Differentialdiagnose gegenüber einer myeloischen Leukämie Schwierigkeiten bereiten (S. 11.95). Andererseits finden sich auch Leukopenien, wenn durch die erythropoetische Hyperplasie die Granulopoese relativ verdrängt wird. Auch die Thrombozytenwerte können als Ausdruck der erythropoetischen Markhyperplasie entweder erhöht oder auch gelegentlich vermindert gefunden werden.

Der Serumeisenspiegel ist sehr unterschiedlich. Er liegt zumeist im oder nahe dem Normbereich, in einigen Fällen darüber, in anderen aber auch darunter (SCHUBOTHE u. Mitarb.). Der Serumbilirubinspiegel ist stets erhöht, jedoch nur relativ mäßig. Im Verlaufe hämolytischer Krisen steigt er dagegen stärker an. Sowohl im Stuhl als auch im Urin findet man eine vermehrte Ausscheidung von Urobilinogen. In einigen Fällen finden sich hierbei aber auch normale Werte, so daß die quantitative Urobilinogenbestimmung diagnostisch nur mit Einschränkung zu verwerten ist.

Den sichersten Einblick in das quantitative Ausmaß des Erythrozytenunterganges vermittelt die *Radiochrommarkierung* der Erythrozyten, wobei sich oft hochgradig herabgesetzte Werte für die Erythrozytenlebensdauer als Ausdruck eines stark gesteigerten Erythrozytenunterganges finden.

Aktivitätserhöhungen der Erythrozytenfermente (Glutaminsäure-Oxalessigsäure-Transaminase, Milchsäuredehydrogenase, HBDH, Aldolase, Katalase) finden sich im Serum als Ausdruck des intravasalen Erythrozytenunterganges bei der chronischen Verlaufsform in mäßigem Grade, während sie bei den akuten hämolytischen Schüben stärker ausgeprägt sind.

Die Blutsenkungsgeschwindigkeit ist in allen Fällen kräftig bis maximal beschleunigt. Nicht selten weist sie sogar extreme Werte auf. Beim Ablesen erkennt man oft eine »Schleiersenkung«, d.h. die Erythrozytensäule setzt sich nur unscharf gegen die Plasmasäule ab, was auf die Vermehrung jugendlicher Zellelemente (Retikulozyten) zurückzuführen ist, da diese eine relativ geringere Senkungsgeschwindigkeit aufweisen.

Bei der Elektrophorese finden sich im allgemeinen nur uncharakteristische Abweichungen von der Norm, und zwar leichte Vermehrung der γ-Globuline, vereinzelt auch der α- und β-Globuline.

Entscheidend für die Diagnostik ist der *positive Ausfall* des *direkten Coombs-Testes*. Die serologische Diagnostik kann dann durch den indirekten Coombs-Test ergänzt werden, wodurch noch frei im Serum vorhandene Antikörper erfaßt werden. Außerdem sollte man mit Hilfe des γ-Globulinneutralisationstestes feststellen, ob es sich bei den mit dem Coombs-Test nachgewiesenen Antikörpern um γ-Globuline handelt. Setzt man dem Antiglobulinserum Humangammaglobulin zu, muß beim Vorhandensein inkompletter Wärmeautoantikörper der Coombs-Test negativ werden. Bleibt er positiv, so handelt es sich um Antikörper vom Nichtgammaglobulin-Typ.

Auf das gelegentliche gleichzeitige Vorkommen von anderen Antikörpern muß besonders geachtet werden. So finden sich nicht selten positive Wassermannsche Reaktionen, erhöhte Kälteagglutinintiter, antithrombozytäre und antileukozytäre Antikörper, hohe Titer von Isoantikörpern als Zeichen erfolgter Immunisierungen, gesteigerte Titer von heterophilen Antikörpern. Zum Ausschluß eines Erythematodes als Basiskrankheit sollte in jedem Falle auch der LE-Zelltest bzw. die Antiglobulinkonsumptionsreaktion auf das Vorhandensein des LE-Faktors im Serum der Patienten ausgeführt werden.

Es muß abschließend gesagt werden, daß die Stärke des Reaktionsausfalles des Coombs-Testes und das Ausmaß der hämolytischen Erscheinungen nicht parallel zu gehen brauchen. Das wird besonders ersichtlich an denjenigen Fällen, die nach Corticosteroidmedikation oder nach der Splenektomie bei peripher erreichter hämatologischer Remission noch weiterhin einen positiven Coombs-Test aufweisen.

Komplikationen

Während im allgemeinen die Körpertemperatur bei den chronischen Verläufen normal oder nur leicht subfebril ist, gehen *hämolytische Schübe* mit Fieberanstieg, Schüttelfrost, Gelenk- und Gliederschmerzen einher. Das Verhalten der Körpertemperaturen kann hierbei einen durchaus septischen Charakter haben. Durch diese hämolytischen Schübe können hochgradig anämische Zustände auftreten. Nicht selten erlahmt dann das Knochenmark in seiner Regenerationsfähigkeit, und es entsteht eine »hämolytisch-aplastische Krise«, die tödlich verlaufen kann. Eine häufige Komplikation ist das Vorkommen von *Gallensteinen,* die sich bei jeder länger dauernden hämolytischen Krankheit und so auch bei der idiopathischen erworbenen hämolytischen Anämie im Gefolge von inkompletten Wärmeautoantikörpern entwickeln können.

Eine für diese Erkrankung eher charakteristische Komplikation ist das gehäufte Vorkommen von Thrombosen und Thrombophlebitiden. Hierfür ist nicht nur eine vermehrte intravasale Agglomerationsneigung der antikörperbeladenen Erythrozyten verantwortlich zu machen, sondern vermutlich geht diese verstärkte Thromboseneigung auch auf vermehrt anfallendes Phospholipoid zurück, das durch den intravasalen Erythrozytenzerfall freigesetzt wird. Liegen Krankheitserscheinungen anderer Organe vor, muß man immer daran denken, daß die hämolytisch-anämischen Veränderungen lediglich sekundär sein können und daß daher eine symptomatische Verlaufsform der Erkrankung vorliegen kann.

Differentialdiagnose
Die Unterscheidung der idiopathischen erworbenen hämolytischen Anämie von der kongenitalen Mikrosphärozytose gelingt schon anamnestisch und klinisch relativ leicht. Auch die anderen korpuskulären hämolytischen Krankheiten sind unschwer abzutrennen. Ein Antikörperbefund wird in diesen Fällen nicht zu erbringen sein. In einzelnen, sehr seltenen Fällen ist es allerdings möglich, daß sich ein antikörperbedingtes hämolytisches Geschehen einem kongenitalen hämolytischen Ikterus hinzugesellt.

Relativ häufig wird die Fehldiagnose einer erworbenen hämolytischen Anämie dann gestellt, wenn eine ausgeprägte Anämie mit relativ geringgradigen hämolytisch-regeneratorischen Veränderungen beteht. Das ist besonders der Fall beim Vorliegen einer *perniziösen Anämie,* bei der das Fehlen einer Retikulozytenvermehrung und das typische Mark wegweisend sein sollten. Häufig wird auch die *Panmyelopathie* mit noch erhaltener Knochenmarkregeneration als erworbene hämolytische Anämie fehlgedeutet. Gerade das volle, oft auch erythropoetisch noch hyperaktive Mark, die leichte periphere Retikulozytose, der hohe Serumeisenspiegel lassen die Vermutungsdiagnose einer erworbenen hämolytischen Anämie aufkommen. Die starke Anämie steht aber hierbei im Mißverhältnis zu den nur geringgradig ausgeprägten hämolytischen Veränderungen.

Der negative Coombs-Test wird beide genannten differentialdiagnostischen Möglichkeiten leicht ausschließen lassen.

Eine seltene Differentialdiagnose ist dann gegeben, wenn es im Verlauf einer stark regenerierenden erworbenen hämolytischen Anämie mit positivem Coombs-Test zu einem peripher myeloblastisch-leukämoiden Blutbild gekommen ist, das die Fehldiagnose einer *chronischen myeloischen Leukämie* stellen läßt. An diese wird besonders auch dann gedacht, wenn eine starke Anämie und gleichzeitig ein Milztumor vorhanden sind. Die Untersuchung des Knochenmarkausstriches wird zeigen, daß es sich tatsächlich nicht um ein leukämisches Krankheitsbild handelt.

Auch intermittierende, *posthepatitische Hyperbilirubinämien* werden oft fälschlich zunächst als erworbene hämolytische Anämien gedeutet. Eine Anämie besteht aber bei diesem Syndrom nicht, und auch eine Retikulozytose wird vermißt.

Therapie
Im allgemeinen ist die idiopathische erworbene hämolytische Anämie eine schwere hämolytische Krankheit, die unbehandelt zum Tode führen kann. Nur selten kommen Spontanremissionen oder aber gutartige Verläufe vor. Drei Therapiemöglichkeiten stehen grundsätzlich zur Verfügung:

a) *Verabfolgung von Bluttransfusionen.* Sie haben im Therapieplan der Erkrankung nur eine begrenzte Bedeutung und sollten daher nur in Notfällen (z.B. bei hämolytischen Krisen) angewandt werden. Die übertragenen Spendererythrozyten werden im Empfängerorganismus genauso schnell abgebaut wie die patienteneigenen Erythrozyten, und gelegentlich kann man sogar eine verstärkte hämolytische Aktivität nach Bluttransfusionen feststellen. Auch ist eine spezifische Immunisierung des im Rahmen seiner Erkrankung leicht sensibilisierungsfähigen Patienten durch gehäufte Bluttransfusionen möglich.

b) *Gabe von Glucocorticosteroiden.* Durch die antikörperhemmenden Eigenschaften der Corticosteroide sind diese in der Behandlung der erworbenen hämolytischen Anämien wirkungsvoll einzusetzen. Man muß zunächst kräftig dosieren (100 bis 200 mg täglich), bis eine Remission eingetreten ist. Danach kann die Corticoidgabe auf 5–15 mg täglich reduziert werden, die als Erhaltungsdosis längere Zeit verabfolgt werden kann. Auch der Einsatz von Immunsuppressiva (Azathioprin = Imurek) ist gerechtfertigt. Man kann damit versuchen, Corticoide einzusparen.

Im allgemeinen gelingt es so, erworbene hämolytische Anämien zur hämatologischen Remission zu bringen. Man sieht dann eine weitgehende Besserung oder gar Normalisierung der peripheren Blutbildverhältnisse. Unabhängig davon kann der direkte Coombs-Test auch weiterhin positiv bleiben, und nur verhältnismäßig selten wird er negativ. In solchen Fällen ist also eine hämatologische *und* serologische Remission erzielt worden. Warum der Coombs-Test in einigen Fällen trotz hämatologischer Remission positiv bleibt, ist nicht geklärt. Klinisch kann man aber aus der Rückbildung der hämolytischen Krankheitszeichen schließen, daß trotz Nachweises der Antikörper ein verstärkter Abbau der mit Antikörpern beladenen roten Blutkörperchen nicht mehr stattfindet. Möglicherweise ist das darauf zurückzuführen, daß Corticosteroide die Phagozytose der mit Antikörpern beladenen roten Blutkörperchen durch die Makrophagen des RES hemmen (ATKINSON u. FRANK).

c) *Splenektomie.* Gelingt es nicht, mit einer niedrig dosierten Dauermedikation die Remission aufrechtzuerhalten, und neigt die Krankheit zu Rezidiven, muß eine Splenektomie erwogen werden. In jedem Falle sollte man vorher die hämolytische Aktivität der Milz mit Hilfe radioaktiver Isotopen (^{51}Cr) bestimmen und nur bei nachgewiesener gesteigerter lienaler Hämolyse die Splenektomie durchführen. Findet sich dagegen nicht ein überwiegend lienaler, sondern ein lienaler *und* hepatogener oder gar überwiegend hepatogener Abbautyp (GEHRMANN 1969), so ist die Splenektomie nicht indiziert. Man kann dann nach einem längeren Intervall, in welchem Corticosteroide verabfolgt werden, die Oberflächenaktivitätsmessung mit derselben Fragestellung noch einmal wiederholen, da sich der Abbautyp verändern kann.

Nach der Splenektomie kann sich sowohl eine klinische und serologische Remission einstellen, d.h. auch der Coombs-Test kann negativ werden, oder dieser bleibt trotz Rückgangs der hämolytischen Symptome positiv.

Symptomatische erworbene hämolytische Anämien

Vorkommen

Antikörperbedingte hämolytische Syndrome kommen bei verschiedenartigen Krankheiten vor. Hierbei handelt es sich in erster Linie um Krankheiten des Blutes und der blutbildenden Organe, um Tumorleiden, um chronisch-entzündliche bzw. septische Krankheiten und um Autoaggressionskrankheiten. Die antikörperbedingten Begleithämolysen werden in ihrer Symptomatik und therapeutischen Beeinflußbarkeit weitgehend durch die Grundkrankheit bestimmt. Bei malignen Krankheiten stellen sie oft nur eine Komponente in der Pathogenese der das Grundleiden begleitenden Anämie dar, oder sie entwickeln sich präfinal zur krankheitsdominierenden Komplikation. Bei entzündlichen Krankheiten haben sie dagegen einen zeitlich begrenzten und relativ gutartigen Verlauf.

Krankheiten des Blutes und der blutbildenden Organe
Die häufigste Grundkrankheit für die symptomatischen erworbenen hämolytischen Anämien stellen die *chronischen lymphatischen Leukämien* dar, bei denen sie in 5–30% der Fälle vorkommen können. Sicher hängt die Häufung hierbei mit der besonderen Beziehung des lymphatischen bzw. lymphoretikulären Systems zur Antikörperbildung zusammen. Auch bei anderen Erkrankungen dieses Systems finden sich daher relativ häufig Begleithämolysen auf Antikörperbasis, so z.B. bei der *Lymphosarkomatose*, bei der *lymphoidzelligen Retikulose* und bei *Makroglobulinämie*. Auch bei der *Lymphogranulomatose* findet sich relativ oft eine derartige hämolytische Komplikation. Man stellt sich hierbei vor, daß autoantikörperbildende Zellstämme beim Morbus Hodgkin und bei »Non-Hodgkin-Lymphomen« entstehen können, durch die die Bildung irregulärer Antikörper erfolgt. Möglicherweise entstehen derartige antikörperproduzierende Zellstämme auch erst unter der zytostatischen Behandlung oder nach Strahlentherapie. Andere Systemkrankheiten des Blutes und seiner Bildungsstätten treten dagegen in ihrer Bedeutung als Grundkrankheit für hämolytische Syndrome auf Antikörperbasis stark zurück (Plasmozytome, Retothelsarkomatosen, Osteomyeloretikulosen, Panmyelopathien). Akute und chronische myeloische Leukämien scheinen sogar als Grundkrankheit überhaupt nicht vorzukommen.

Tumoren
Benigne und maligne Tumoren kommen als Grundkrankheit für Begleithämolysen auf Antikörperbasis nicht selten vor. So finden sich diese z.B. bei zystischen Tumoren oder Teratomen des Ovars, bei Tumoren des Intestinaltraktes, bei Sarkomen, Hypernephromen u.a. Eine besondere Erwähnung verdient in diesem Zusammenhang das Thymom, da es sich hierbei um eine geschwulstartige Wucherung in einem zum lymphatischen System gehörigen Organ handelt, dem wir im Hinblick auf die Antikörperbildung eine besondere Bedeutung zumessen. Bei tumorhafter Entwicklung des Thymus kann man daher hämolytische Syndrome auf dem Boden inkompletter Wärmeautoantikörper finden. Aber auch nach Entfernung eines Thymoms, entweder durch Operation oder Bestrahlung, kann sich noch mehrere Jahre später eine autoimmunhämolytische Anämie entwickeln.

Entzündliche bzw. septische Krankheiten
Hiervon sind in erster Linie die entzündlichen Erkrankungen des lymphoretikulären Systems betroffen, also insbesondere die *infektiöse Mononukleose* und anscheinend sehr selten die *Virushepatitis*. Bei *Viruspneumonien* finden sich dagegen eher hämolytische Syndrome auf dem Boden passagerer Aktivitätssteigerungen von Kälteagglutininen. Bei bakteriell bedingten Erkrankungen kommen derartige hämolytische Komplikationen sehr selten einmal vor (z.B. bei *Cholangitis, Streptokokkensepsis*). An die Möglichkeit des Vorkommens einer solchen Begleithämolyse sollte aber bei jeder Viruserkrankung und chronisch-entzündlichen bzw. septischen Krankheit gedacht werden.

Auch bei Leberzirrhosen findet sich sehr selten einmal eine derartige Komplikation.

Autoaggressionskrankheiten
Da es sich bei den inkompletten Wärmeantikörpern um irreguläre Autoantikörper handelt, liegt es nahe, daß diese bei denjenigen Krankheiten gehäuft vorkommen, die unter dem Begriff der »Autoaggressionskrankheiten« zusammengefaßt werden. Die erworbene hämolytische Anämie stellt ebenfalls eine derartige Autoaggressionskrankheit dar.

Der Lupus erythematodes visceralis zeigt auch gelegentlich Begleithämolysen auf Antikörperbasis (S.11.60) ebenso wie die »idiopathische« Thrombozytopenie (Werlhof), die Periarteriitis nodosa, die Sarkoidose und andere hierher gehörende Krankheiten (z.B. Colitis ulcerosa, Thyreoiditis Hashimoto, progressive Lungenfibrose).

Antikörperbedingte Hämolysen nach Medikamenten
In seltenen Fällen kommen derartige hämolytische Komplikationen im Verlaufe einer medikamentösen Therapie vor. Wie bei den allergischen Agranulozytosen und Thrombozytopenien können Medikamente durch die Verbindung mit Plasmaei-

Erkrankungen der Erythropoese **11**.53

Tabelle 11.**18** Immunreaktionen auslösende Medikamente

Mephenytoin (Mesantoin)	Streptomycin
Stibophen (Fuadin)	Novobiocin
Chinin, Chinidin	Para-aminosalicylsäure
Phenacetin	(PAS)
Penicillin (Penicillin-G, Tardocillin)	(Insektizide)

weißkörpern Immunreaktionen auslösen, die sich gegen die Erythrozyten richten. Das ist aber viel seltener der Fall als bei den Granulozyten oder den Thrombozyten. Besonders nach Alphamethyldopa können sich derartige Komplikationen entwickeln. Nach hochdosierter und langfristiger Therapie kann der Coombs-Test positiv werden, und in einem Teil dieser Patienten kann sich dann auch ein hämolytisches Syndrom entwickeln (HENNEMANN 1967), das nach Absetzen des Medikamentes reversibel ist. Die Entwicklung von Autoantikörpern nach Methyldopa ist abhängig von der Dosis und der Zeitdauer der Verabfolgung der Droge. Obgleich sich ein positiver Coombs-Test verhältnismäßig häufig nach hochdosierter und langfristiger Alphamethyldopa-Gabe entwickeln kann (etwa bei 20% der Patienten), treten hämolytische Erscheinungen in weniger als 1% auf. Trotzdem sind die Antikörper bei den Patienten ohne hämolytische Anämie und bei denen, die eine hämolytische Anämie entwickeln, völlig gleichartig. Die Differenz im Erscheinungsbild scheint demnach von der Menge der Antikörper und ihrer Affinität zur Bindung an die roten Blutkörperchen abzuhängen (DACIE). Aber auch nach anderen Medikamenten ist ein derartiger Immunmechanismus bekannt geworden (Tab. 11.**18**), nur treten sie bei diesen Drogen sehr viel seltener auf als nach Alphamethyldopa. In jedem Falle von hämolytischer Anämie nach Medikamenten sollte demnach nicht nur der Blutausstrich auf Innenkörper und die Erythrozyten auf Störungen im Glutathionstoffwechsel untersucht, sondern auch der Coombs-Test durchgeführt werden.

In ganz seltenen Fällen ist ein positiver Coombs-Test auch bei Personen anzutreffen, die keinerlei manifeste hämolytische Zeichen aufweisen. In solchen Fällen empfiehlt sich langfristige Überwachung derselben, und vom Blutspenden sollte in diesen Fällen abgeraten werden. Die Überwachung derartiger Patienten ist deshalb geboten, weil gelegentlich der mit dem positiven Ausfall des Coombs-Testes nachgewiesene Antikörperbefund an der Erythrozytenoberfläche einer sich erst später manifestierenden Grundkrankheit vorauslaufen kann. Insbesondere gilt das für den Lupus erythematodes visceralis, der sich in seiner klinischen Symptomatik erst später manifestieren kann.

Therapie extrakorpuskulär bedingter Hämolysen

Diese ist nur über eine Behandlung des Grundleidens möglich. Am eindrucksvollsten kommt dieses bei den Ovarialtumoren mit Coombs-Test-positiven hämolytischen Anämien zum Ausdruck, wo nach operativer Entfernung des Tumors der Coombs-Test negativ wird und die Anämie sich zurückbildet. Das betrifft neben anderen Tumoren insbesondere auch das Thymom. Hierbei ist aber einschränkend zu sagen, daß sich in seltenen Fällen erst nach Entfernung eines Thymoms eine autohämolytische Anämie entwickeln kann (s. oben). Bei den malignen Systemkrankheiten (chronischen Lymphadenosen und der Lymphogranulomatose) wird sich der antikörperbedingte Anteil der Anämie unter Corticosteroiden bessern, während Eisengaben keine und Bluttransfusionen nur beschränkte Erfolge zeigen.

Die Hämolysen im Verlauf oder nach entzündlichen Krankheiten sind in ihrem Verhalten ganz vom Verlauf der Grundkrankheit abhängig und benötigen keine zusätzliche Behandlung. Die hämolytischen Syndrome bei den Autoaggressionskrankheiten sind ebenfalls abhängig vom Verlauf der jeweiligen Grundkrankheit und sprechen wie diese auf Corticoide an.

Kälteagglutininbedingte hämolytische Syndrome

Idiopathische Kälteagglutinationskrankheit und (post-)infektiöses Kälteagglutininsyndrom

Krankheitsbild
Anamnese
Bei der *idiopathischen Kälteagglutinationskrankheit* klagen die Patienten über zunehmende Beschwerden von peripheren Durchblutungsstörungen im Sinne einer Akrozyanose, die sie veranlassen, sich sorgfältig vor Abkühlungen zu schützen. Geschieht das nicht, so fällt die eigentümliche temperaturabhängige blaßblaue Verfärbung der Nasen, Ohren und der Extremitäten auf. Gelegentlich kann diese zur Gangrän der Extremitäten führen. Oder der Arzt erwägt in Unkenntnis der zugrundeliegenden Krankheitsvorgänge aus Gründen der Durchblutungsstörungen sogar eine Amputation! Schließlich kann unter Kälteeinwirkung eine starke intravasale Hämolyse einsetzen, die mit Hämoglobinurie einhergeht (kälteagglutininbedingte paroxysmale Kältehämoglobinurie).

Das *postinfektiöse Kälteagglutininsyndrom* entwickelt sich zumeist nach einer Mykoplasmainfektion (primär atypischen Pneumonie, »Viruspneumonie«), deren Symptome zunächst bestimmend sind. Da sich bereits in der ersten Woche, zumeist aber im weiteren Verlauf oder erst nach Abklingen der pneumonischen Erscheinungen die Kälteagglutininaktivität pathologisch steigert, manifestiert sich in dieser Zeit die kälteagglutininbedingte Symptomatik in Form von akrozyanotischen Erscheinungen ohne oder mit hämolytischen Veränderungen. In jedem Falle muß genau nach vorausgegangenen katarrhalisch-pneumonischen Erkrankungen gefahndet und die entsprechende Symptomatik erarbeitet werden.

Befunde

Bei der chronischen Kälteagglutinationskrankheit liegen die hämatologischen Symptome einer chronischen, in Schüben verlaufenden hämolytischen Krankheit vor. Da die hämolytischen Anfälle mit einer intravasalen Hämolyse (Hämoglobinämie mit oder ohne Hämoglobinurie) einhergehen, fehlt ein tastbarer Milztumor. Das gilt besonders auch für das postinfektiöse Kälteagglutinationssyndrom, bei dem es sich um eine para- oder postinfektiöse hämolytische Komplikation insbesondere nach Virusinfektionen handelt.

Nicht selten wird man zunächst im Laboratorium auf das Vorliegen einer stark gesteigerten Kälteagglutininaktivität dadurch aufmerksam, daß die einwandfreie Anfertigung eines Blutausstriches durch die Verklumpung der roten Blutkörperchen bei Zimmertemperatur nicht gelingt. Die Blutsenkung ist dadurch scheinbar maximal beschleunigt, im Brutschrank reduzieren sich dagegen die Senkungswerte. Die Ablesung einer Kreuzprobe bei Zimmertemperatur macht Schwierigkeiten, nach Inkubation des Ansatzes im Brutschrank löst sich die Zusammenklumpung der Erythrozyten dagegen wieder auf.

Diese Beobachtungen sollten zur Bestimmung des Kälteagglutinationstiters und seiner Wärmewirksamkeit Veranlassung geben. Die Titer sind dann maximal gesteigert, und die Wärmewirksamkeit reicht an die Körpertemperaturen heran. Der positive Coombs-Test bleibt auch nach Gammaglobulinneutralisation weiterhin positiv, da es sich bei den irregulären Kältehämantikörpern um γ-M-Globuline handelt.

Die chronische Kälteagglutinationskrankheit ist eine γ-M-Paraproteinämie mit Autoimmuncharakter. Bei dem postinfektiösen Kälteagglutinationssyndrom handelt es sich dagegen um eine abnorme Immunreaktion nach Virusinfekten, die reversibel ist. Enge Beziehungen scheinen zwischen dem Morbus Waldenström und dem chronischen Kälteagglutininsyndrom zu bestehen, da es sich in beiden Fällen um monoklonale IgM-Paraproteinämien handelt. Während beim Morbus Waldenström die γ-M-Vermehrung Folge einer malignen Proliferation des lymphoretikulären Gewebes ist, bleibt die Herkunft der (anscheinend benignen) γ-M-Paraproteinämie beim Kälteagglutininsyndrom noch unklar.

Komplikationen und Differentialdiagnose

Die kälteagglutininbedingten Zirkulationsstörungen führen oft zu Thrombosen und Thrombophlebitiden, gelegentlich sogar zu Nekrosen bzw. Gangränbildungen. Differentialdiagnostisch muß in erster Linie eine paroxysmale Hämoglobinurie auf dem Boden biphasischer Kältehämolysine ausgeschlossen werden. Wie noch auszuführen ist, ist auch dieses hämolytische Krankheitsbild gekennzeichnet durch Schübe von Hämoglobinämie und konsekutiver Hämoglobinurie nach Kälteexposition, wobei die Lues keineswegs immer die Grundkrankheit darstellt. Serologisch ist die Abtrennung durch den Nachweis der biphasischen Kältehämolysine im Donath-Landsteinerschen Versuch (S. 11.55) leicht zu führen.

Eine weitere, wegen der Zirkulationsstörungen abzugrenzende Krankheit ist der Morbus Raynaud, bei dem die Gefäßerscheinungen auf die Extremitäten beschränkt bleiben und von dem in erster Linie jüngere Menschen befallen sind. Hier fehlen naturgemäß auch alle hämolytischen und hämoglobinurischen Zeichen.

Therapie

Die mit hohem Kälteagglutinintiter einhergehenden chronischen hämolytischen Syndrome sind durch therapeutische Maßnahmen direkt nur schwer zu beeinflussen. Die Splenektomie ist im allgemeinen erfolglos, was dadurch verständlich wird, daß Kälteantikörper im hämolytischen Schub in erster Linie zu einer intravasalen Hämolyse führen und ein stärkerer Milztumor daher nicht zur Entwicklung gelangt. Da es sich bei dem irregulären Kältehämantikörper um ein γ-M-Protein handelt, wird seine Titerhöhe durch Cortison auch nicht sicher beeinflußt, wenngleich die Wärmeamplitude gelegentlich vermindert wird. Gelegentlich wird Chlorambuzil (Leukeran) mit vorübergehendem Erfolg eingesetzt: Der Titer der Kälteagglutinine und der IgM-Gradient können dadurch vermindert werden (EVANS u. Mitarb.)

Man wird auf Bluttransfusionen zurückgreifen müssen, wenn sich infolge gehäufter hämolytischer Schübe anämische Veränderungen entwickelt haben sollten. Die Schwierigkeiten, die die Vorbereitungen zur Transfusion mit sich bringen können und die auf das Vorhandensein hochtitriger Kälteagglutinine zurückzuführen sind, wurden bereits oben erwähnt. Es empfiehlt sich aus diesem Grunde auch, die Konserve vor der Transfusion 2 bis 3 Std. im Brutschrank aufzubewahren und darauf zu achten, daß das Blut während der Infusion keine Abkühlung erfährt.

Im Hinblick auf diese mangelnde therapeutische Beeinflußbarkeit ist es besonders geboten, die Patienten vor Kälteeinwirkungen zu schützen, da in der Vermeidung der Kälteexposition eine wesentliche Maßnahme zur Verhütung der Krankheitserscheinungen besteht.

Das postinfektiöse Kälteagglutininsyndrom ist dagegen in seinem Verlauf abhängig von der zugrundeliegenden Viruskrankheit. Der Kälteagglutinintiter steigt im Verlauf oder nach der Viruskrankheit schnell an und fällt innerhalb weniger Wochen auch schnell wieder ab. Eine Behandlung der akuten hämolytischen Erscheinungen ist wegen des gutartigen Verlaufes derselben nicht notwendig. Eine sachgemäße antibiotische Behandlung des Grundleidens wird sich auch günstig auf die Titerentwicklung des Kälteagglutinins auswirken, d.h., daß über eine antibiotische Behandlung mittelbar auch das hämolytische Geschehen günstig zu beeinflussen ist.

Paroxysmale Kältehämoglobinurie vom Typ Donath-Landsteiner
Krankheitsbild
Anamnese
Aus vollem Wohlbefinden kommt es mit der Sicherheit eines Experimentes im Anschluß an eine Kälteexposition zu einem akuten, mit Hämoglobinurie einhergehenden hämolytischen Schub. Die Patienten klagen nach der Kälteeinwirkung über Unbehagen mit Frösteln, Kreuzschmerzen, woraus schon auf einen drohenden Anfall geschlossen werden kann. Dieser beginnt mit Schüttelfrost und Temperaturanstieg, und kurze Zeit danach wird ein schwarz-brauner Urin entleert, der hämoglobin- und eiweißhaltig ist.

Befunde
Bereits kurze Zeit nach dem Anfall kommt es zum Absinken des Hämoglobins und der roten Blutkörperchen. Da die Regeneration aber sehr schnell erfolgt, brauchen zwischen den einzelnen Anfällen keine Veränderungen des roten Blutbildes zu bestehen. Nur wenn die Anfälle gehäuft auftreten, finden sich auch in dem anfallsfreien Intervall die Zeichen einer chronischen regeneratorischen hämolytischen Anämie mit Hyperbilirubinämie, Polychromasie und Retikulozytose. Bei starker Dauerregeneration kann sich auch ein Eisenmangel entwickeln.

Die Diagnose wird durch den Nachweis des biphasischen (bithermischen) Kältehämolysins im *Donath-Landsteinerschen Versuch* erbracht. Bei der Durchführung dieser Reaktion werden die besonderen Eigentümlichkeiten des Hämolysins berücksichtigt, durch die es sich von anderen Hämantikörpern unterscheidet: Es bindet sich nämlich nur bei niedrigen Temperaturen (unterhalb von 15 °C) an die Erythrozyten, während die Hämolyse selbst in der Wärme einsetzt. Der Ansatz wird deshalb zunächst in den Eisschrank und erst danach in den Brutschrank gebracht. Auch wird dem Reaktionsgemisch Patientenserum plus eigene oder blutgruppengleiche Fremderythrozyten frisches Komplement zugefügt, da der Antikörper dieses zur Bindung an die roten Blutkörperchen benötigt.

Der direkte Coombs-Test ist durch die Antikörperbindung an der Erythrozytenoberfläche positiv, bleibt es aber auch nach Gammaglobulinneutralisation. Für seinen positiven Ausfall sind somit gebundene Komplementfaktoren, nicht aber der Antikörper selbst verantwortlich.

Vorkommen und Differentialdiagnose
Es bestehen besondere Beziehungen der paroxysmalen Kältehämoglobinurie zur Lues, da seit langem die Kombination der hämolytischen Komplikation mit der kongenitalen und tertiären Form der Lues bekannt ist. Man wird demnach stets an eine Lues als Grundkrankheit zu denken und deshalb die entsprechenden serologischen Untersuchungen auszuführen haben.

Daneben gibt es aber auch Beobachtungen von nichtsyphilitischen paroxysmalen Kältehämoglobinurien. Liegt keine Grundkrankheit vor, so handelt es sich um die »idiopathische« paroxysmale Kältehämoglobinurie. Das biphasische Kältehämolysin scheint aber auch im Verlaufe anderer, z.B. virusbedingter Krankheiten vorzukommen, so daß es auch nichtsyphilitische passagere para- oder postinfektiöse Verläufe gibt:

Paroxysmale Kältehämoglobinurie:
1. syphilitisch, chronische Verlaufsform
   a) akut »idiopathisch« oder sekundär (symptomatisch)
2. nichtsyphilitisch
   b) chronisch »idiopathisch«.

Daraus ergeben sich die möglichen Differentialdiagnosen: Man hat zunächst die syphilitische Form von der nichtsyphilitischen paroxysmalen Kältehämoglobinurie abzutrennen (WaR, Nelson-Test) und hierbei nach einer anderen möglichen Grundkrankheit zu suchen. Da klinisch auch die kälteagglutininbedingten hämolytischen Syndrome ähnlich verlaufen und mit hämolytischen Schüben und paroxysmaler Hämoglobinurie nach Kälteeinwirkung einhergehen können, müssen diese durch spezielle serologische Analysen ausgeschlossen werden.

Therapie
Liegt dem Leiden eine Lues zugrunde, muß in erster Linie eine antisyphilitische Behandlung durchgeführt werden. Da mit Corticosteroiden nur vorübergehend eine Abschwächung der Antikörperreaktion zu erreichen ist, wird man den Einsatz derselben nur in den seltenen Fällen von chronischer, nichtsyphilitischer paroxysmaler Kältehämoglobinurie erwägen. Die akuten, passageren symptomatischen Verläufe der paroxysmalen Kältehämoglobinurie sind im allgemeinen von der Grundkrankheit abhängig und bedürfen keiner gezielten Behandlung. In allen Fällen empfiehlt sich jedoch der Schutz vor Abkühlungen als wirksame prophylaktische Maßnahme.

Verschiedenartige Ursachen extrakorpuskulär bedingter Hämolysen
Eine Immunisierung durch *Isoagglutinine* liegt dem *hämolytischen Transfusionszwischenfall* zugrunde, der die Folge einer Übertragung blutgruppenfremden Blutes ist. Während hierbei bereits durch die erste Transfusion die Symptome einer intravasalen Hämolyse und damit eine hämolytische Reaktion ausgelöst werden kann, ist eine Sensibilisierung durch Unverträglichkeit im Rh-

Faktorsystem bzw. bei anderen Blutfaktoren erst durch mehrere Bluttransfusionen möglich. In beiden Fällen spielt sich durch den vorhandenen (AB0-System) oder durch mehrfache Sensibilisierungen gebildeten (Rhesus- oder andere Faktorensysteme) Antikörper eine Antigen-Antikörper-Reaktion an den Erythrozyten ab, die zur Agglutination und Lyse derselben führt. Je höher der Antikörpertiter und je größer das übertragene Blutvolumen, um so ausgeprägter sind die Symptome: Der hämolytische Schock wird eingeleitet durch starke Kreuzschmerzen, Retrosternalschmerzen, Übelkeit, Erbrechen und eine zunehmende Unruhe. Blutdruckabfall, Tachykardie, Atemnot, Schweißausbruch, Schüttelfrost und Temperaturanstieg kennzeichnen schließlich das Vollbild des hämolytischen Schocks. Eine Verbrauchskoagulopathie kann als Komplikation hinzutreten. Die intravasale Hämolyse wird zur Hämoglobinämie und Hämoglobinurie, die spektrophotometrisch oder auch alleine durch die rötlichbraune Urinfarbe nachgewiesen werden kann. Im Sediment finden sich Hämoglobinzylinder. Ein starker Anstieg der LDH und HBDH sowie die Entwicklung eines hämolytischen Ikterus können innerhalb kurzer Zeit beobachtet werden. Die früher sehr hohe Mortalität (50 bis 60%) ist durch die Hämodialyseverfahren stark reduziert worden (etwa 10%). Das Schicksal des Patienten ist schließlich abhängig von dem Ausmaß der Nierenstörung, die nicht auf einer Verstopfung der Tubuli mit Hämoglobinzylindern, sondern vielmehr auf einer glomerulären Schädigung durch die Antigen-Antikörper-Reaktion selbst beruht.

Alles kommt darauf an, eine drohende Anurie rechtzeitig zu erkennen und durch Hämodialyse die akute Phase des Nierenversagens zu überbrücken. Geschieht dies, so ist mit einer völligen Wiederherstellung der Nierenfunktion zu rechnen. Dringend notwendig ist es, die Ursache der hämolytischen Transfusionsreaktion durch Blutuntersuchung des Empfängers und durch Kontrolle des Spenderblutes zu klären, um Wiederholungen zu vermeiden. Bei den Rh-bedingten Transfusionszwischenfällen handelt es sich im Gegensatz zu den AB0-Unverträglichkeiten um Spätreaktionen, die 6–8 Std. nach verabfolgter Konserve in Erscheinung treten. Die Letalität liegt deshalb auch höher (20–30%) als bei den AB0-Unverträglichkeiten. Die hämolytische Transfusionsreaktion nach Rh-Inkompatibilität verläuft protrahierter, und nicht selten vergehen 6–8 Std. nach Einlauf der Konserve, ehe es zu einem Temperaturanstieg kommt. Schüttelfrost und schwere Schocksymptome können fehlen. Am nächsten Tag beginnt erst der Abfall des Hämoglobins, der am 3. bis 4. Tag nach der Transfusion seinen Tiefstand erreicht hat. Gleichzeitig entwickelt sich ein flüchtiger Subikterus. Da Schocksymptome fehlen, sind Störungen der Nierenfunktion allein Folge der Immunkomplexwirkung an den Glomeruli (HENNEMANN 1974).

Auch die *fetale Erythroblastose* durch Rhesusinkompatibilität ist eine extrakorpuskuläre hämolytische Anämie, da die rh-negative Mutter gegen ein Rh-positives Kind Antikörper entwickeln kann. Mit jeder Schwangerschaft nimmt der Antikörpertiter und damit die Gefahr einer manifesten Erythroblastose zu. Das erstgeborene Kind wird deshalb nie an einer Erythroblastose erkranken, es sei denn, die Mutter ist vorher durch Übertragung von Rh-unverträglichem Blut bereits sensibilisiert worden. Die mit dem Nabelschnurvenenblut durchgeführten Untersuchungen ergeben eine Erythroblastose mit starker Retikulozytose sowie die übrigen Zeichen der Hämolyse (hochgradige Bilirubinämie und Anämie). Die diagnostische Sicherung erfolgt durch den positiven Ausfall des direkten Coombs-Testes mit den kindlichen Erythrozyten. – Da die oft über 20 mg% ansteigende Bilirubinämie zu zentral-nervösen Schäden (Kernikterus) führen kann, ist bei Bilirubinwerten von über 20 mg% eine Austauschtransfusion durchzuführen. Die maximale Höhe des Serumbilirubins ist erst am 3. Tage erreicht. Eine Austauschtransfusion ist aber auch dann indiziert, wenn das Bilirubin bereits innerhalb der ersten Stunden stark ansteigt, wenn eine Anämie, ein hämolytischer Milztumor oder eine Lebervergrößerung vorliegt. Man wird sich auch dann bereits hierzu entschließen, wenn früher die Mutter schon einmal ein erythroblastotisches Kind geboren hat und/oder wenn ein hoher Antikörpertiter im mütterlichen Serum vorliegt. – Erythroblastosen kommen auch außerhalb des Rhesusfaktorsystems in anderen Faktorensystemen und selbst bei Unverträglichkeit im AB0-Blutgruppensystem zwischen Mutter und Fetus vor. In jedem Falle liegt – ebenso wie beim hämolytischen Transfusionszwischenfall – eine Immunisierung (Sensibilisierung) durch spezifische Antikörper vor.

Bei der Anämie im Verlaufe einer *Malariainfektion* kommt es durch die intrazelluläre Entwicklung des Plasmodiums malariae zu einer Zerstörung der befallenen roten Blutkörperchen. Je stärker der Plasmodiumbefall der Erythrozyten ist, um so kräftiger ist die hämolytische Anämie. Bei Verlauf der Malaria kommt es durch die Häufung der Anfälle schließlich zu ausgeprägten Anämien mit einem Ikterus und Milztumor.

Die sehr gefährliche, heute jedoch nur noch seltene Komplikation der Malaria, das *Schwarzwasserfieber*, entsteht überwiegend bei Europäern, die an rezidivierenden Malariaschüben leiden und Chinin bekommen haben. Es geht mit schweren intravasalen Hämolysen und einer Hämoglobinurie einher. Pathogenetisch handelt es sich vermutlich um einen allergischen Immunmechanismus, da kurze Zeit nach Einnahme des Chinins der hämoglobinurische Anfall einsetzt.

Die Klärung des vermuteten Immunmechanismus ist auch heute noch nicht gelungen.

Unter einer akuten erworbenen hämolytischen Anämie manifestiert sich auch die erste Phase des *Oroyafiebers (Carriónsche Krankheit)*, eine in den Anden Südamerikas vorkommende Infektion des Menschen durch Bartonella bacilliformis. Der Erreger lagert sich der Erythrozytenoberfläche an und bewirkt so den Untergang der roten Blutzellen. Unbehandelt können Patienten mit starker Bartonelleninfektion auf der Höhe der Anämie ad exitum kommen, in anderen Fällen klingt die akute, fieberhafte hämolytische Anämie spontan oder nach Penicillingaben mit Rückgang der Temperaturen, der Leukozytose und der Retikulozytose sowie mit Normalisierung des roten Blutbildes ab. Die Erreger verschwinden in dieser Phase aus dem peripheren Blut und verwandeln sich in ihre »kokkoiden« Formen. Wochen oder gar Monate später entwickelt sich dann die zweite Phase der Erkrankung, die unter dem Namen »Peruanische Warzen« (Verruca peruviana) bekannt ist.

Mechanisch bedingte Hämolysen

Hierbei besteht eine mechanische Schädigung mit Fragmentation der Erythrozyten und dadurch bedingter Hämolyse, die auch mit Hämoglobinurie einhergehen kann. Der Grad der Anämie hängt vom Ausmaß und der Dauer der schädigenden Noxe ab, man unterscheidet kurzfristige Hämolysen und chronische intravasale hämolytische Anämien. Im Ausstrich erkennt man fragmentierte Erythrozyten (Schistozyten, Fragmentozyten, sog. Burr-Zellen), die allein schon auf eine mechanische Fragmentation schließen lassen.
Marschhämoglobinurie. Diese gelangt nach anstrengenden Märschen oder Langstreckenläufen zur Beobachtung, wobei in erster Linie jüngere Menschen (Soldaten, Sportler) davon betroffen sind. Subjektive Beschwerden bestehen nicht, und die Hämoglobinurie ist auch stets nur passager. Sie tritt im allgemeinen etwa 1–3 Std. nach der körperlichen Anstrengung auf und bildet sich spontan nach etwa 12 Std. wieder zurück. Auch nach Karateübungen wurden vorübergehende Hämolysen beobachtet.
Die Ursache dieser Marschhämoglobinurie ist vermutlich in einer mechanischen Schädigung der Erythrozyten in den Gefäßen der mechanisch stark belasteten Füße zu suchen. Sie wird besonders bei einem Laufstil mit hyperlordotischer Haltung beobachtet, der vor allem die Fußsohlen belastet (GEHRMANN 1969). Eine Anämie ist mit der Hämolyse nicht verbunden.
Mechanische Hämolysen bei Herzkrankheiten. In der modernen Kardiochirurgie sind mechanische Hämolysen besonders nach Anwendung der Herz-Lungen-Maschine beobachtet worden. Das Ausmaß der Hämolyse ist abhängig von der verwendeten Apparatur und der Operationstechnik.
Auch nach Operationen am eröffneten Herzen treten mechanische Hämolysen auf, so z.B. nach Korrektur kongenitaler Septumdefekte, insbesondere aber nach Implantation künstlicher Herzklappen. Hierbei erfolgt die traumatische Schädigung der Erythrozyten dauernd und u.U. auch quantitativ so stark, daß eine Anämie entstehen kann.
Ebenfalls nach Implantation von Kugelprothesen kommen hämolytische Erscheinungen vor, wobei – wie bei den anderen künstlichen Herzklappen – die gesteigerte Strömungsturbulenz um die Prothese Ursache der mechanischen Schädigung der roten Blutkörperchen ist. Die Hämolysen können passager sein, gelegentlich jedoch auch zu einer chronischen hämolytischen Anämie führen. Die zusätzliche Bedeutung der verwendeten Kunststoffe für die Hämolyse wird ebenfalls diskutiert.
Die vorstehenden Erörterungen legen es nahe, auch bei erworbenen Herzklappenfehlern beobachtete Hämolysen auf eine mechanische Schädigung der roten Blutzellen zurückzuführen. Kompensierte Hämolysen finden sich insbesondere bei Klappenstenosen, weniger häufig bei Klappeninsuffizienzen.
Andere mechanisch erklärte Hämolysen. Chronische hämolytische Anämie bei Mikroangiopathien einschließlich der thrombotischen thrombozytopenischen Purpura und der hämolytisch-urämischen Syndrome werden z.T. auf eine mechanische Hämolyse zurückgeführt. Die mechanische Traumatisation der Erythrozyten soll in den durch fibrinoide Nekrosen, entzündliche Veränderungen und Thrombosen aufgerauhten und verengten Arteriolen und auch Kapillaren erfolgen. Vermutlich ist dieses jedoch nicht die einzige Ursache der bei diesen Krankheitsbildern beobachteten Hämolysen.

Thermisch bedingte Hämolysen

Thermisch bedingte Hämolysen können einmal durch Transfusion von auf über 50°C erhitztem Konservenblut und zum anderen im Verlauf schwerer Verbrennungen auftreten. Mit einer Hämolyse ist stets zu rechnen, wenn stärkere Verbrennungen etwa 20% der Körperoberfläche betreffen. Eine Anämie ist zu erwarten, wenn die Verbrennungen III. Grades mehr als 25% der Körperoberfläche erfaßt haben. Hierbei wird meist die in den ersten 24 Std. eintretende Anämie durch den gleichzeitigen starken Plasmaverlust verdeckt. Die Erythrozytenauflösung ist physikalisch und osmotisch bedingt und führt in schweren Fällen nicht nur zu einer Hämoglobinämie, sondern auch Hämoglobinurie. Die thermisch geschädigten Erythrozyten werden z.T. intravasal mechanisch aufgelöst, z.T. wegen ihrer sphärischen Umformung in der Milz sequestriert. Das Ausmaß der Hämolyse läßt sich im Blutausstrich aus der Zahl der Sphärozyten abschätzen.

Durch ionisierende Strahlen bedingte Hämolysen

Die durch ionisierende Strahlen bedingte Hämolyse hat bisher lediglich eine Bedeutung während der extrakorporalen Behandlung von strömendem Leukämieblut mit γ-Strahlen erlangt.

Toxisch bedingte Hämolysen

Eine Hämolyse kann auch durch Exposition gegen eine Vielzahl chemischer Substanzen oder tierischer und pflanzlicher Toxine verursacht sein. Unter den chemischen Substanzen sind nicht nur gewerbliche Mittel, sondern auch Medikamente zu nennen. Diese Medikamente können gelegentlich als Hapten zusammen mit Plasmaeiweißkörpern ein Vollantigen bilden, das gegen die Erythrozyten gerichtete Immunreaktionen mit der Folge einer Hämolyse auslöst, sie können jedoch auch selbst oder nach ihrer Metabolisierung hämolytisch wirken. Charakteristisch für toxisch bedingte Hämolysen ist, daß diese bei allen exponierten Individuen in Abhängigkeit von der Dosis der zugeführten Substanz auftreten. Hierdurch unterscheidet sich diese Gruppe nicht nur von den allergisch bedingten Hämolysen, sondern auch von den Hämolyseformen, bei denen die Voraussetzung für die Auflösung oder Sequestration der Erythrozyten das Zusammentreffen einer Exposition gegen bestimmte Medikamente und eines erblichen Enzymdefektes in den Blutzellen ist (s. Korpuskuläre hämolytische Anämien, S. 11.32).

Für viele Substanzen ist der Hämolysemechanismus noch unklar, grundsätzlich ist jedoch der Angriffspunkt vor allem an der Zellmembran zu sehen.

Verschiedene Schlangen- und Spinnengifte führen über eine Phospholipase zur Bildung von hämolytisch wirksamen Lysolecithinen. Pflanzliche Toxine aus Wurmfarn und Pilzen (z.B. Amanita phalloides) können eine Hämolyse auslösen. Die bei einer Sepsis mit Clostridium welchii z.B. nach artifiziellem Abort regelmäßig auftretende schwere Hämolyse ist durch eine von den Erregern gebildete Lecithinase bedingt.

Von den in der Technik verwandten Substanzen sind vor allem Benzol und seine Analoge Xylol und Toluol, Nitrobenzol, Trinitrotoluol und Anilin, Acetanilid, Methylchloride und Arsenwasserstoff zu nennen. Auch Blei, Kupfer und kolloidales Silber können eine Hämolyse auslösen. Bleianämien haben z.T. Ähnlichkeit mit den erworbenen sideroachrestischen Anämien (S. 11.14). Die durch Benzolvergiftung ausgelöste hämolytische Anämie ist meist gleichzeitig mit einer Leukozytopenie und im fortgeschrittenen Stadium mit einer Knochenmarkaplasie verbunden.

Weitere Hämolyse erzeugende Substanzen sind Saponine, Detergentien, Lecithin, destilliertes Wasser bei versehentlicher intravenöser Applikation und unter Medikamenten u.a. Phenacetin, Phenylhydrazin, Isonicotinsäurehydrazid (INH), p-Aminosalicylsäure und *Salazopyrin* (Azulfidine). Eine Zusammenstellung der wichtigsten Hämolyse auslösenden Substanzen zeigt Tab. 11.**19**.

Besonders gefährlich können Vergiftungen mit aromatischen Aminen und Nitroverbindungen, aber auch mit dem Anilin selbst werden, da sie zusätzlich auf katalytischem Weg den Blutfarbstoff zu Methämoglobin (schmutzig-braune Zyanose) oxydieren und zu Heinzschen Innenkörpern denaturieren. Der einfache Nachweis der Innenkörper mit der Nilblausulfatfärbung kann daher auf der Suche nach dem Hämolyse auslösenden Agens wichtig sein. Die genannten Verbindungen werden im Organismus zu Phenylhydroxylamin metabolisiert, das nun in gekoppelter Oxydation in Gegenwart von Sauerstoff im Kreisprozeß mit Nitrosobenzol den Blutfarbstoff oxydiert. Der Kreisprozeß wird durch ein Enzymsystem in den Erythrozyten unterhalten.

Das klinische Bild hängt vom Grad der Vergiftung ab. Im bedrohlichsten Fall kann es zu einer schweren hämolytischen Krise mit Hämoglobinurie und der Gefahr des akuten Nierenversagens kommen, bei leichten chronischen Verlaufsformen brauchen nur geringe Hämolysen mit reaktiven Veränderungen in der Erythropoese (Erhöhung der Retikulozytenzahlen!) ohne Anämie aufzutreten.

Die Therapie toxischer Hämolysen verlangt zunächst das sofortige Absetzen oder Ausschalten der auslösenden Noxen. Eventuell ist, je nach der Art des Giftes, dessen schnelle Elimination durch forcierte Diurese, Peritoneal- oder Hämodialyse erforderlich. Bei Vergiftungen mit Schwermetall-Ionen ist u.U. die Anwendung von Komplexbildnern nützlich.

Tabelle 11.**19** Substanzen, die auf toxischer Basis eine Hämolyse auslösen können (nach *Gehrmann*)

Benzol	Arsen
Xylol	Phenylhydrazin
Toluol	Phenacetin
Nitrobenzol	Acetanilid
Dinitrobenzol	Methylchloride
Trinitrotoluol	Alkohol
Anilin	Wasser
Blei	Saponine
Kupfer	Detergentien
Kolloidales Silber	

Literatur

Atkinson, J.P., M.M. Frank: Complement-independent clearance of IgG-sensitized erythrocytes: inhibition by cortisone. Blood 44 (1974) 629

Dacie, J.V.: Aetiology of the autoimmune haemolytic anaemias. Haematologia 5 (1971) 351

Evans, R.S., E. Baxter, B.C. Gilliland: Chronic hemolytic anemia due to cold agglutinins: a 20-year history of benign gammopathy with response to chlorambucil. Blood 42 (1973) 463

Fischer, J.Th., L.D. Petz, G. Garratty, N.R. Cooper: Correlations between quantitative assay of red cellbound C3, serologic reactions, and hemolytic anemia. Blood 44 (1974) 359

Gehrmann, G.: Hämolyse und hämolytische Anämien. Thieme, Stuttgart 1969

Hennemann, H.H.: Autoimmunhämolytische Erkrankungen. Dtsch. med. Wschr. 91 (1966) 473

Hennemann, H.H.: Positiver Coombs-Test nach Medikamenten und Chemikalien. Dtsch. med. Wschr. 92 (1967) 1194

Hennemann, H.H.: Akute Transfusionszwischenfälle aus der Sicht des Klinikers. Med. Klin. 69 (1974) 1352

Hennemann, H.H., K.-H. Schulze: Das Serumkomplement bei Immunozytopenien. Transaction 6th Congr. Europ. Soc. Haemat. Copenhagen 1957. Karger, Basel, S.662

Schubothe, H.: Serologie und klinische Bedeutung der Autohämantikörper. Karger, Basel 1958

Schubothe, H., K.-G. Blume, D. Busch, Ch. Felgentreu, S. Weber: Serumeisen bei hämolytischen Anämien. Klin. Wschr. 53 (1975) 181

Young, L.E.: Hemolytic disorders. N.Y. St. J. Med. 47 (1947) 1875

Symptomatische Anämien bei verschiedenen Erkrankungen

H.H. HENNEMANN

Definition

Bei verschiedenartigen Krankheiten finden sich Anämien, die Folge des zugrundeliegenden Krankheitsprozesses sind. Ihre Entstehung ist deshalb nur im Zusammenhang mit den pathophysiologischen Störungen verständlich, die die Grundkrankheit begleiten. Auch die Therapie dieser krankheitsbedingten Anämien ist nur über die Behandlung der Grundkrankheit selbst sinnvoll. Eine Orientierung über die symptomatischen Anämien richtet sich deshalb besser nach den Grundkrankheiten als nach der Art der Anämien, die sich bei der einzelnen Krankheit aus verschiedenen Faktoren zusammensetzen kann.

Die Besprechung der Anämien im Verlaufe der Schwangerschaft erfolgt auf Seite 11.23, der Agranulozytose auf Seite 11.69 und der Knochenmarkinsuffizienz auf Seite 11.5.

Anämien bei Systemkrankheiten der blutbildenden Organe

Vorkommen und Pathophysiologie

Sowohl bei akuten als auch bei chronischen Leukämien kommen Anämien vor, die in erster Linie durch die leukotische Markinfiltration bedingt sind. Ihrem Charakter nach handelt es sich daher um aplastische Anämien. Hiervon sind besonders die akuten myeloblastischen und lymphoblastischen Leukämien betroffen, während die Anämien bei den chronischen myeloischen Leukämien weniger stark und bei den chronischen lymphatischen Leukämien relativ am wenigsten ausgeprägt sind. Bei den akuten Leukämien kommt es durch die zumeist massive leukotische Markinfiltration auch zu Thrombopenien und dadurch bedingten Blutungen, die die Anämie noch verstärken können. Bei den chronischen lymphatischen Leukämien muß bei stärkeren Anämien auch an eine hämolytische Komponente gedacht werden, die antikörperbedingt ist (direkter Coombs-Test positiv). Eine derartige verdrängungsbedingte, aplastische Anämie weisen alle mit Beteiligung des Knochenmarks einhergehenden Systemkrankheiten auf, so insbesondere das *Plasmozytom*, die *Retothelsarkomatose*, die *Lymphosarkomatose*, die *Makroglobulinämie* (Morbus Waldenström), die eine hämolytische Symptomatik aufweisen kann, die – wie bei den chronischen Lymphadenosen – antikörperbedingt ist. Auch bei diesen Krankheiten sind thrombopenische Blutungsübel bei stärkerer Markinfiltration möglich.

Therapie

Die Feststellung der verschiedenen Ursachen der Anämien bei den Leukosen und den mit Markinfiltration einhergehenden Systemkrankheiten hat insofern therapeutische Konsequenzen, als man bei nur verdrängungsbedingten Ursachen der Anämien, auch wenn zusätzlich eine thrombopenische Blutungsneigung besteht, neben Bluttransfusionen gezielte Zytostatika einsetzen muß, um die Markinfiltration zu hemmen und damit der normalen Hämatopoese wieder Raum zu schaffen, während die mit positivem Coombs-Test einhergehenden symptomatischen Hämolysen zusätzlich gut auf Corticosteroide ansprechen (S.11.51).

Anämien bei Tumoren

Vorkommen und Pathophysiologie

Auch hierbei handelt es sich zumeist um Anämien komplexer Natur, bei denen ein »innerer Eisenmangel« jedoch die größte Rolle spielt. Hierunter verstehen wir eine gesteigerte Abwanderung des Eisens in das retikulohistiozytäre System, wodurch es zu einem relativen Eisenmangel kommt, der durch orale Eisenzufuhr nicht ausgeglichen werden kann. Klinisch handelt es sich daher um Eisenmangelanämien mit erniedrigtem Serumeisenspiegel, der nach oralen Testgaben selbst größerer Eisenmengen (z.B. 200 mg) nur relativ wenig ansteigt (fehlender Eisensog). Auch ist die totale Eisenbindungskapazität im Gegensatz zu den blutungsbedingten Eisenmangelanämien herabgesetzt. Pathophysiologisch entspricht die Tumoranämie daher der Anämie bei Infekten (HEILMEYER 1960). Sicher kommen aber auch bei den Tumoranämien noch weitere Faktoren hinzu, wie z.B. Blutungen bei Intestinaltumoren (Magen-, Rektum- und Kolonkarzinome) oder bei Tumoren des weiblichen Genitale. Auch toxische Einwirkungen durch das Tumorgewebe selbst auf die Erythropoese sind durchaus denkbar. Bei der *Lymphogranulomatose*, bei der wir diese Verhältnisse am besten studieren können, findet sich bereits in der Initialphase bei etwa einem Drittel der Patienten eine Anämie unter 11 g% Hämoglobin (BEGEMANN u. HARWERTH 1967), die mit Fortschreiten der Erkrankung anteilmäßig noch erheblich zunimmt und schließlich in jedem Falle in der Endphase nachweisbar ist. Sie ist ein typisches Beispiel für eine Tumoranämie: Die Aktivität und der Schweregrad der Erkrankung sind praktisch am Ausmaß der Anämie abzulesen. Mit Besserung der Allgemeinerscheinungen und Rückgang der lymphogranulomatösen Herde durch Röntgenbestrahlung und/oder Zytostatika bessert sich auch die Anämie, während die Zufuhr von Eisen ohne Einfluß bleibt.

Therapie

Selbst hochdosierte Eisengaben vermögen allein die Tumoranämie genausowenig zu bessern wie die Infektanämie. Auch die gleichzeitige Zugabe von Kobalt ist hierbei nur von geringem Nutzen. Lediglich durch die Behandlung der Grundkrankheit, d.h. mit der Entfernung der Tumoren oder mit Besserung oder gar Heilung der Lymphogranulomatose ist Einfluß auf den gestörten Eisenhaushalt zu gewinnen und dadurch die Anämie zu bessern. Eine zusätzliche Blutungsanämie (z.B. beim Magenkarzinom) spricht auf Eisengaben dagegen an.

Infektanämie
Vorkommen und Pathophysiologie

Die bei chronischen Infekten und septischen Krankheiten vorkommenden Anämien sind – wie die Tumoranämien – wesentlich durch eine vermehrte Abwanderung des Eisens in die Organe des retikulohistiozytären Systems und die Umgebung der Entzündungsprozesse bedingt, wo das Eisen als Hämosiderin eine unspezifische Entgiftungsfunktion auszuüben scheint (HEILMEYER 1960). Pathophysiologisch liegen dieselben Verhältnisse vor wie bei der Tumoranämie: Verminderung der totalen Eisenbindungskapazität, fehlender Eisensog nach oraler Belastung. Möglicherweise kommt aber auch noch eine Eisenverwertungsstörung hinzu, da es trotz dauernder i.v. Eisenzufuhr nicht gelingt, die Hämoglobinbildung zu verbessern. Es besteht also auch ein sideroachrestischer Anteil an der Anämie.

Wir finden hypochrome Anämien mit niedrigem Serumeisenspiegel oder latente Sideropenien bei allen chronischen Infekten, so insbesondere bei der chronischen Polyarthritis rheumatica (rheumatoide Arthritis), bei der sie praktisch nie fehlt. Bis zu etwa 7g% erniedrigte Hb-Werte sind dabei durchaus keine Seltenheit. Auch bei der Tuberkulose, ferner insbesondere bei chronisch-septischen Krankheitszuständen, z.B. bei der Sepsis lenta, finden sich derartige hypochrome Infektanämien. Selbst extrem erniedrigte Eisenspiegel sind bei den genannten Krankheiten anzutreffen, ohne daß ein Blutverlust besteht.

Eine leichte bis mittelschwere Anämie findet sich bei der Mehrzahl der Fälle mit *Lupus erythematodes visceralis*. Obgleich die Erkrankung zu den Autoaggressionskrankheiten gehört, die bekanntlich mit einer Häufung irregulärer Antikörper einhergehen, gelingt der Nachweis inkompletter Wärmeautoantikörper nur gelegentlich (bei 2 von 11 Patienten mit Anämien aus einem Krankengut von 15 Patienten mit Lupus erythematodes visceralis, SCHULTEN u. Mitarb. 1962). Die Mehrzahl der Anämien beim Lupus erythematodes gehört daher vermutlich auch zum Typ der Infektanämien.

Im Gegensatz zu den hypochromen Anämien bei chronischen Infekten sind die im Verlaufe oder besonders nach *akuten Virusinfekten* gelegentlich zu beobachtenden Anämien hämolytischer Natur und sind daher antikörperbedingte hämolytische Komplikationen besonders der Mykoplasmainfektionen (»primär atypische Pneumonie«) oder der infektiösen Mononukleose. Bei der Viruspneumonie handelt es sich überwiegend um passagere Kälteagglutinationssyndrome, bei der infektiösen Mononukleose sind dagegen eher inkomplette Wärmeautoantikörper die hämolytischen Antikörper. Auch bei der *tertiären Lues* kommen hämolytische Komplikationen in Form der paroxysmalen Kältehämoglobinurie auf dem Boden biphasischer Kältehämolysine vor (S. 11.55).

Therapie

Wie bei den Tumoranämien reichen Eisengaben, auch in Kombination mit Kobalt, zur Behandlung der Infektanämien nicht aus. Erst durch die Therapie des entzündlichen bzw. septischen Grundleidens ist eine Besserung des Eisenstoffwechsels und damit der Rückgang der Anämie zu erreichen. Auch in therapeutischer Hinsicht verhält sich die Infektanämie daher wie die Tumoranämie.

Die Anämie beim Lupus erythematodes visceralis bessert sich erst nach Herbeiführung einer Remission mit Corticoiden, während die postinfektiösen Kälteagglutinationssyndrome vom Verlauf der Grundkrankheit abhängen und einer gezielten Therapie daher nicht zugänglich sind. Dasselbe gilt für die paroxysmale Kältehämoglobinurie bei der Lues.

Anämien bei Leberkrankheiten
Vorkommen und Pathophysiologie

Anämien können häufig Begleitsymptom chronischer Lebererkrankungen, insbesondere der Leberzirrhose, sein. Pathogenese und hämatologische Befunde sind nicht einheitlich. WINTROBE (1968) fand unter 132 Patienten mit chronischen Leberkrankheiten in 33% eine makrozytäre, in 30% eine normozytäre und in 14% eine mikrozytäre Anämie.

Stärkere Anämien beobachtet man vor allem nach Blutungen aus Ösophagus- oder Hämorrhoidalvarizen, manchmal auch aus den gehäuft auftretenden Magenulzera. Sie sind meist mikrozytär und hypochrom, nur direkt nach einer akuten Blutung können sie makrozytär sein. Besteht eine Splenomegalie, so kann sich als Folge einer splenogenen Markhemmung im Rahmen eines Hyperspleniesyndroms auch eine normochrome Anämie – oft kombiniert mit einer Leukopenie und/oder Thrombozytopenie – entwickeln. Die unter den Anämien häufigste hyperchrome, makrozytäre Form ist als Folge eines Folsäure- bzw. Vitamin-B_{12}-Mangels der Leber aufzufassen. Die Vitamin-B_{12}-Konzentrationen im Serum werden dabei meist normal gefunden. Das Knochenmark zeigt eine reifungsgestörte makro- und geringer auch megaloblastäre Erythropoese. Im Vergleich zur genuinen

perniziösen Anämie fehlen Poikiloanisozytose und kernhaltige rote Vorstufen im peripheren Blut.
Bei chronischen Alkoholikern beobachtet man manchmal das gleichzeitige Auftreten von milder hämolytischer Anämie, Hyperlipämie und (Parenchym-) Ikterus. Diese Trias wird nach ihrem Erstbeschreiber als *Zieve-Syndrom* bezeichnet. Die Leber zeigt eine starke Verfettung. Die Pathogenese ist noch unbekannt. Unter Alkoholabstinenz tritt schnell eine Remission ein, nach erneutem Alkoholabusus rezidiviert die klinische Symptomatik.

Therapie
Die Therapie mit Folsäure ist manchmal erfolgreich, vor allem wenn bei chronischem Alkoholismus neben der verminderten Speicherfähigkeit der Leber durch Parenchymuntergang ein alimentärer Folsäuremangel hinzukommt. Neben der hochdosierten Vitamin-B_{12}- und Folsäuretherapie sollte vor allem auf eine kalorisch ausreichende und eiweißreiche Kost geachtet werden.

Anämien bei Urämien
Vorkommen und Pathophysiologie
Stärkere Niereninsuffizienzen gehen stets mit Anämien einher, wobei die Ursachen der Niereninsuffizienz bei der Entwicklung der Anämie ohne Bedeutung ist. Sie steht in Beziehung zum Grad der Nierenschädigung und läßt sich daher auch mit der Einschränkung der glomerulären und tubulären Clearance sowie mit der Höhe der Rest-N-Steigerung korrelieren. Gewöhnlich handelt es sich um normo- und leicht hypochrome Anämien, deren Ursache noch nicht geklärt ist. Es liegt nahe, diese in erster Linie in einer verminderten Erythropoetinaktivität zu suchen, da dieses Hormon überwiegend in den Nieren gebildet wird und bei Niereninsuffizienzen ein erniedrigter Erythropoetinblutspiegel gefunden wurde. Auch die Wirkung urämischer Stoffwechselprodukte auf das Knochenmark (aregeneratorisch) ist ebenso in Betracht zu ziehen wie die Wirkung derselben auf die zirkulierenden roten Blutkörperchen, die eine verkürzte Lebensdauer aufweisen. In Erythrozyten von Urämikern wurden auch Verminderungen des Gehaltes an reduziertem Glutathion und seltener auch des Adenosintriphosphates in Zusammenhang mit der Hämolyse gebracht. Sicher sind mehrere Faktoren an der Entwicklung der Anämien beteiligt, deren Bedeutung im einzelnen noch nicht geklärt ist.
Bei einem kleinen Anteil der Patienten wird eine megaloblastäre Anämie beobachtet – das gilt vor allem für Kranke, die in einem Dauerdialyseprogramm stehen. Bei ihnen wird ein Folsäuremangel diskutiert, der jedoch nach Untersuchungen von JOIST u. Mitarb. nur bei 4 von 20 Kranken gesichert werden konnte.
Eine Sonderstellung nimmt das sog. »hämolytischurämische Syndrom« (GASSER u. Mitarb. 1955) ein. Hierbei handelt es sich um akute hämolytische Syndrome bei akutem Nierenversagen im Gefolge bilateraler Nierenrindennekrosen, die bisher nur im Kindesalter beobachtet wurden. Autoimmune Mechanismen als Ursache konnten hierbei nicht nachgewiesen werden, eine mechanisch bedingte Hämolyse wird diskutiert (vgl. S. 11.57).

Therapie
Nephrogene Anämien sind therapeutisch schwer zu beeinflussen. Androgene oder anabole Steroidhormone werden empfohlen. Bei schwerer Anämie unter 8 g% Hämoglobin ist die Transfusion von gewaschenen Erythrozyten erforderlich.

Anämien bei Avitaminosen
(mit Ausnahme der perniziösen Anämie)

Vorkommen und Pathophysiologie
Beim *Skorbut* kommen normo-hypochrome Anämien vor, die nicht nur Folge der Hämorrhagien sind, sondern auch durch den Mangel an Vitamin C selbst entstehen können. Die Ascorbinsäure ist für den Eisenstoffwechsel in mehrfacher Hinsicht wichtig und spielt anscheinend auch eine Rolle im Folsäurehaushalt.
Bei der *Pellagra* finden sich neben einer Glossitis, Achylia gastrica und neurologischen Ausfällen gelegentlich makro-megaloblastäre Anämien, die pathogenetisch denen der Sprue (S. 11.24) nahestehen. Beim *Vitamin-B_6*-Mangel durch herabgesetztes Angebot oder unter der INH-Therapie kann eine sideroachrestische Anämie auftreten (S. 11.14).

Therapie
Therapeutisch ist eine ausreichende Substitution der fehlenden Vitamine erforderlich. Beim Vitamin-B_6-Mangel unter der INH-Therapie ist zusätzlich die INH-Dosis zu senken.

Anämien bei Endokrinopathien
Vorkommen und Pathophysiologie
Bei *Hypothyreosen,* vor allem beim Vollbild des Myxödems, findet sich bei der Mehrzahl der Kranken eine Anämie, die überwiegend normo-, gelegentlich hypo- oder auch hyperchrommakrozytär ist. Hämoglobinwerte unter 9 g% sind selten. Durch die gelbliche Bässe, die leichte Ermüdbarkeit und das häufige gleichzeitige Vorkommen einer Achlorhydrie kann zunächst das Bild einer genuinen perniziösen Anämie vorgetäuscht werden. Wegen der geringen erythropoetischen Aktivität ist jedoch das Mark meist hypoplastisch. Daneben gibt es jedoch auch die Kombination eines Myxödems mit einer genuinen perniziösen Anämie. Da gleichzeitig bei den Kranken Antikörper gegen Schilddrüsenkolloid bzw. Schilddrüsengewebe und gegen Intrinsic factor bzw. Belegzellen der Magenschleimhaut gefunden werden können (S. 11.20), werden gemeinsame Immunmechanismen im Sinne von Organautoimmunopathien für die Entstehung der Immunthyreoiditis und der

atrophischen Gastritis bei der perniziösen Anämie diskutiert.

Auch bei der Hypophysenvorderlappen-Insuffizienz, besonders beim Morbus Simmonds, besteht nahezu regelmäßig eine hypochrome Anämie, die mit dem Ausfall von ACTH, TSH und der Gonadotropine erklärt wird. Dem STH wird ebenfalls eine stimulierende Wirkung auf die Erythropoese zugeschrieben.

Bei der *Nebennierenrinden-Insuffizienz* stellt eine mäßiggradige normozytäre Anämie einen häufigen Befund dar, der z.T. durch die Verminderung des Plasmavolumens überdeckt wird. Auch bei *Mangel an Androgenen* wird eine leichte hypochrome Anämie gefunden. Ob die Wirkung der Androgene rein anabolen Charakter hat oder auf eine Beeinflussung der Erythropoetinbildung zurückgeht, ist bisher nicht bekannt.

Therapie
Unter ausreichender Hormonsubstitution bessern sich die besprochenen Anämien meist von selbst.

Bei der Kombination von Myxödem und genuiner perniziöser Anämie ist selbstverständlich eine gleichzeitige Substitution von Vitamin B_{12} notwendig.

Literatur
Begemann, H., H.-G. Harwerth: Praktische Hämatologie, 4. Aufl. Thieme, Stuttgart 1974

Gasser, C., E. Gautier, A. Steck, R.E. Siebenmann, R. Oechslin: Hämolytisch-urämische Syndrome: bilaterale Nierennekrosen bei akuten erworbenen hämolytischen Anämien. Schweiz. med. Wschr. 85 (1955) 905

Heilmeyer, L.: Die Eisenmangelanämien und andere hypochrome Anämien. Handbuch ges. Hämatol. Bd. III/1. Urban & Schwarzenberg, München 1960, S. 336

Schulten, H., H.H. Hennemann, W. Kuhn: Praktische Hinweise zur Diagnostik und Therapie des Lupus erythematodes visceralis. Med. Welt 1962, 993

Remmele, W.: Die Niere als Bildungsstätte von Erythropoietin. In: Aktuelle Probleme der Nephrologie, hrsg. von F. Krück. Springer, Berlin 1966

Wintrobe, M.M.: Clinical hematology. Lea & Febiger, Philadelphia 1968

Polyzythämie und Polyglobulie

P. FRICK

Definition
Die *Polyzythämie* ist eine Erkrankung, die durch eine Vermehrung sowohl der Erythrozyten wie auch der Leukozyten (Granulozyten) und Thrombozyten gekennzeichnet ist. Die Erhöhung der nichterythrozytären Elemente kann sehr spärlich bis ausgesprochen stark sein. Der Hämatokrit liegt über der Norm, das Hämoglobin ist auch erhöht; ausnahmsweise kann es bei hypochromen Polyzythämien normal sein. Grundsätzlich versteht man unter dem Begriff der Polyzythämie die eigentliche *primäre Polycythaemia vera*.

Die *Polyglobulie* ist ein Krankheitsbefund mit einer absoluten Vermehrung der roten Blutkörperchen und des Hämatokrits ohne Beteiligung anderer zirkulierender zellulärer Elemente. Das Hämoglobin verhält sich wie bei der Polyzythämie. In der Literatur figuriert die Polyglobulie auch als *sekundäre Polyzythämie,* weil sie Ausdruck eines anderen Grundleidens ist.

Eine Polyzythämie oder Polyglobulie liegt dann vor, wenn die oberen normalen Grenzwerte (Tab. 11.20) der Erythrozyten, des Hämatokrits und meist auch des Hämoglobins chronisch überschritten werden.

Der chronischen absoluten Vermehrung der roten Blutkörperchen *(absolute Polyzythämie oder Polyglobulie)* steht die relative Vermehrung gegenüber, wie sie bei Hämokonzentrationen nach massivem Flüssigkeitsverlust (Erbrechen, Diarrhoe, Schwitzen usw.) beobachtet wird. Diese sog. *relative Po-*

Tabelle 11.20 Grenzwerte, nach deren Überschreitung eine Polyzythämie oder Polyglobulie vorliegt

		Männer	Frauen
Erythrozyten	mm³	5,5 Mill.	5 Mill.
Hämatokrit	%	55	50
Hämoglobin	g%	16	14

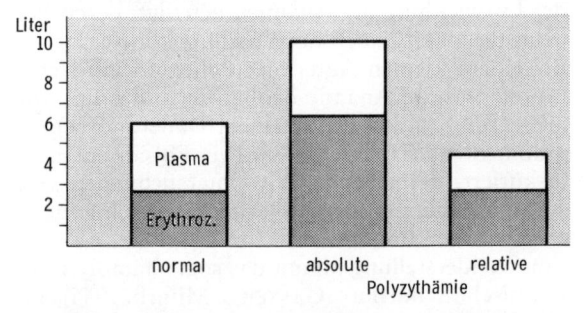

Abb. 11.9 Verhalten des Blutvolumens bei absoluter und relativer Polyzythämie bzw. Polyglobulie

lyglobulie ist ein temporärer Prozeß infolge akuter Verminderung des Plasmavolumens und wird an dieser Stelle nicht eingehender besprochen. Das Verhalten des Blutvolumens bei absoluter und relativer Polyzythämie bzw. Polyglobulie ist in Abb. 11.9 dargestellt.

Polycythaemia vera
Häufigkeit
Die Polycythaemia vera ist relativ selten. Die absolute Häufigkeit ist unbekannt. Im Patientengut einer medizinischen Universitätsklinik und Poliklinik liegt sie um 0,3 Promille.
Beide Geschlechter sind befallen, Männer häufiger als Frauen im Verhältnis von ungefähr 2:1. Vor der Pubertät wird die Krankheit kaum beobachtet. Mit zunehmendem Alter wird sie häufiger und erreicht mit 50–60 Jahren ihr Maximum. Familiäre Formen der Polycythaemia vera sind äußerst selten. Im Licht der neuesten Forschung handelt es sich meist um familiäre Polyglobulien, die oft Folge einer Hämoglobinopathie mit abnormer O_2-Bindungsfähigkeit des Hämoglobins sind.

Pathophysiologie
Die erhöhten Erythrozyten-, Hämatokrit- und Thrombozytenwerte sind Hauptursachen der Bildung intravasaler Thromben: die Viskosität ist erhöht und die Gerinnungstendenz beschleunigt. Die Belastung des Kreislaufes durch die vermehrte Blutmenge und die erhöhte Viskosität ist erheblich, führt aber erst nach längerer Dauer zur kardialen Dekompensation. Splenomegalie und Hepatomegalie sind zum Teil durch die extramedulläre Blutbildung erklärt.

Ätiologie
Die Ätiologie der Polycythaemia vera ist unbekannt. Grundsätzlich ist die Krankheit Ausdruck einer relativ gutartigen Proliferation der blutbildenden Organe mit Hyperproduktion der zirkulierenden zellulären Elemente. Die Proliferation betrifft sowohl das Knochenmark wie auch die extramedullären Zentren wie Milz und Leber. Deshalb erscheint es zweckmäßig, die Polycythaemia vera zu den myeloproliferativen Syndromen im Sinne von DAMESHEK einzuordnen.

Krankheitsbild
Anamnese
Polyzythämiepatienten klagen über langsam in Erscheinung getretenes Kopfweh, Schwindel, Völlegefühl, Ohrensausen, Müdigkeit und Belastungsdyspnoe. Die Splenomegalie wird nur selten subjektiv registriert. Auch können Thrombosen als Initialsymptom in Erscheinung treten. Pruritus, besonders nach warmen Bädern, kann ein lästiges Symptom sein. Gewisse Patienten sind vollständig symptomfrei, und die Diagnose wird per Zufall gestellt.

Klinische Befunde
Haut und Schleimhäute sind tiefrot, zumeist leicht zyanotisch. Die Verfärbung ist an den Schleimhäuten (Konjunktiven, Mund und Rachen) am eindrucksvollsten. Die Haut-, Schleimhaut- und Augenfundusgefäße sind prall gefüllt. Nicht selten liegt eine Akne vor. Die Milz ist in der Mehrzahl der Fälle vergrößert, seltener auch die Leber. Ein Teil der Patienten ist hyperton. Thrombosen peripherer Venen und Embolien sind relativ häufig. Arterielle Thrombosen zerebraler oder koronarer Lokalisation können prognosebestimmend sein.

Laboratoriumsbefunde
Typisch ist die eindeutige Vermehrung der Erythrozytenzahl und des Hämatokrits; das Hämoglobin ist ebenfalls erhöht, jedoch meist nicht im gleichen Maße wie die Erythrozyten. Dementsprechend ist das Serumeisen fast immer erniedrigt. Diese Diskordanz erklärt die oft subnormalen Werte von HbK_E, Hb_E und Färbeindex. Ausnahmsweise finden wir normale Hämoglobinwerte, insbesondere wenn zuvor spontan ein Blutverlust eingetreten ist oder therapeutische Aderlässe vorgenommen wurden. Die relative Retikulozytenzahl ist normal. Die Lebensdauer der Erythrozyten ist nicht verkürzt. Neben den Erythrozyten sind oft die Leukozyten und die Thrombozyten vermehrt. Die Leukozytose ist eine reine Granulozytose: Sowohl Neutrophile wie auch Eosinophile und Basophile sind daran beteiligt, und es besteht eine neutrophile Linksverschiebung. Gelegentlich findet man unreife Granulozyten im peripheren Blut. Die alkalische Leukozytenphosphatase ist oft erhöht, ein wichtiges Merkmal in der Differentialdiagnose gegenüber der chronischen myeloischen Leukämie, bei welcher sie sehr tief oder Null ist. Die Senkung ist stark verzögert.
Das Knochenmark ist zellreich, fettarm und zeigt eine Vermehrung aller zellulären Vorstufen, insbesondere der Erythroblasten. Das Blutvolumen ist durch die vermehrte Gesamtzahl zirkulierender Erythrozyten deutlich erhöht. Das Plasmavolumen ist unverändert oder sogar leicht vermindert. Die Blutviskosität ist infolge der Hämatokritsteigerung erhöht. Die arterielle O_2-Sättigung und CO_2-Spannung sind normal; beträgt die O_2-Sättigung weniger als 96%, so muß eine pulmonale (Lungenembolie) oder kardiale Komplikation vermutet werden. Im Urin werden nicht selten kleine Mengen Eiweiß nachgewiesen. Sie verschwinden nach erfolgreicher Behandlung der Polyzythämie. Die Serumharnsäure ist in einer Minderheit von Patienten als Endprodukt des zellulären Katabolismus erhöht, ebenso die Harnsäureausscheidung. Die Abgrenzung der Polycythaemia vera von sekundären Polyglobulien bietet beim Vollbild der Erkrankung mit erhöhten Erythrozyten, Leukozyten und Thrombozyten keine Schwierigkeiten. Problematisch sind hingegen Fälle mit isolierter Erythrozytose, bei welchen nur eine systematische Ausschlußdiagnostik sekundärer Formen die Differentialdiagnose klären kann.

Komplikationen

Das peptische Ulcus ventriculi und Ulcus duodeni kommen bei Polycythaemia vera gehäuft vor. Epistaxis, kutane Hämatome und Magen-Darm-Blutungen sind nicht seltene Komplikationen. Ursache der Blutungen sind die Blutfülle und eine Funktionsstörung der überstürzt gebildeten Thrombozyten (Depotthrombozyten).

Verlauf und Prognose

Thrombosen sind die gefürchtetsten Komplikationen der Polycythaemia vera. Arterielle Thrombosen zerebraler oder koronarer Gefäße trüben die Prognose erheblich, ebenso Lungenembolien, ausgehend von peripheren Venenthrombosen. Thromboembolische Geschehnisse, insbesondere zerebrale Thrombosen, sind für ungefähr 40% der Todesfälle verantwortlich. Blutungen aus dem Magen-Darm-Trakt stammen häufig aus einem Ulcus ventriculi oder einem Ulcus duodeni. Sie können meist konservativ oder chirurgisch beherrscht werden. Zerebrale Blutungen bei hypertonen Polyzythämien verlaufen meist letal.

Ein kleiner Anteil von Polyzythämien geht in eine Osteomyelosklerose oder eine myeloische Leukämie über. Diese Evolution dürfte in höchstens 10% der Fälle zutreffen; es ist fraglich, ob sie bei Patienten, welche ^{32}P erhielten, häufiger eintritt als bei denjenigen, die lediglich mit wiederholten Blutnahmen behandelt wurden. Erfolgreiche Therapie hat die Prognose der Polyzythämie erheblich gebessert, indem die häufigste Komplikation, d.h. die thromboembolische Episode, drastisch gesenkt werden konnte. Im Durchschnitt beträgt die Lebenserwartung 10 Jahre nach Behandlungsbeginn.

Differentialdiagnose

Die Trennung von den sekundären Polyglobulien wurde zu Beginn dieses Beitrags erörtert und ist in Tab. 11.21 dargestellt.

Therapie

Zur Behandlung der Polycythaemia vera stehen uns drei Möglichkeiten zur Verfügung:
1. Phosphor 32,
2. Blutnahmen,
3. Chemotherapie.

Die ca. 20jährige Erfahrung mit Radiophosphor hat den Beweis erbracht, daß ^{32}P den anderen Behandlungsverfahren überlegen ist. Die orale oder intravenöse Dosierung liegt bei 0,1 mCi pro kg Körpergewicht. Der Wirkungseffekt ist nicht unmittelbar, da diese Behandlung einzig und allein die Zellproduktion im Knochenmark drosselt. Die volle Wirkung der Behandlung kann eigentlich erst nach 4 Monaten objektiv beurteilt werden. In gewissen Fällen genügt die Initialmenge nicht zur Remission, und man wird nach frühestens 6 Monaten die Behandlung mit einer dem initialen Ansprechen angepaßten Dosierung wiederholen. Der spätere Behandlungsbedarf richtet sich nach dem Verhalten der hämatologischen Werte, die in Intervallen von 3 Monaten kontrolliert werden sollten. Wiederholte Aderlässe führen auch zur Normalisierung der Hämoglobinwerte, die Erythrozytenzahl hingegen wird viel weniger beeinflußt. Die Viskosität bleibt daher nahezu unverändert. Die Blutentnahmen haben im Gegensatz zu ^{32}P keinerlei Wirkung auf die Zahl der Leukozyten und Thrombozyten. Aderlässe sollten für Patienten reserviert bleiben, welche nur eine mäßige Polyzythämie aufweisen oder die infolge vorgängiger ^{32}P-Behandlung subnormale Thrombozytenwerte aufweisen. Zweckmäßig erscheint uns hingegen die initiale Kombinationstherapie von Aderlässen und ^{32}P bei schweren, frisch diagnostizierten Fällen: die Blutentnahmen beheben die Plethora sehr rasch, und das ^{32}P sichert die längere Remission.

Die Anwendung von Zytostatika bietet die größten Schwierigkeiten, weil die wirksamsten Medikamente TEM und Myleran schwer zu steuern sind. Ihre Wirkung auf die Granulozyten und Thrombozyten ist ausgesprochen stark, und man geht daher das Risiko gefährlicher Leukopenien und Thrombopenien ein, wenn die Erythrozytenwerte unbedingt auf die Norm gesenkt werden sollen.

Tabelle 11.21 Hämatologische Befunde bei Polyzythämie und Polyglobulie

	Polycythaemia vera	Sekundäre Polyglobulien
Hämoglobin	↑	↑
Hämatokrit	↑	↑
Erythrozyten	↑	↑
Leukozyten	↑	–
Neutrophile	↑	–
Eosinophile	↑	–
Basophile	↑	–
Thrombozyten	↑	–

↑ vermehrt oder erhöht, – normal

Polyglobulien

Häufigkeit

Polyglobulien sind definitionsgemäß die Folge verschiedener Grundleiden; demzufolge sind sie bedeutend häufiger als die Polycythaemia vera.

Pathogenese und Pathophysiologie

Die Einteilung der Ursachen der Polyglobulie (Tab. 11.22) erfolgt nach pathogenetischen Gesichtspunkten. Bei den hypoxämischen Formen wirkt die arterielle O_2-Untersättigung als kräftiger Stimulus der Erythropoese, bei den nicht hypoxämischen Formen sind humorale Faktoren wirksam. Auch bei den hypoxämischen Formen ist ein humoraler Faktor, das Erythropoetin, pathogenetisch beteiligt: Die Hypoxie stimuliert die Produktion von Erythropoetin, welches seinerseits die Erythropoese aktiviert. Bei renalen Polyglobulien

Tabelle 11.22 Ursachen der Polyglobulie

1. Hypoxämische Formen
   a) Kardial (meist kongenitale zyanotische Vitien, seltener erworbene Kardiopathien)
   b) Pulmonal (obstruktives Emphysem, Lungenfibrose, Pickwick-Syndrom, arteriovenöse pulmonale Fisteln)
   c) Höhenaufenthalt
   d) Abnorme Hämoglobinpigmente (HbM) und Met-Hb

2. Nicht hypoxämische Formen
   a) Hormonal (Morbus Cushing, maskulinisierende Tumoren)
   b) Renal (Hypernephrom, Nierenzyste, Nierenadenom)
   c) Zerebellär (Hämangioblastome)
   d) Varia (Hepatom, Phäochromozytom, Uterus myomatosus)

scheint das Erythropoetin der einzige wirksame Faktor zu sein. Das Erythropoetin ist nach neuesten Forschungsergebnissen kein einheitlicher Stoff. Bisher konnte der Beweis erbracht werden, daß wenigstens zwei humorale Elemente erythropoesestimulierend wirken. Die Nieren sind Hauptbildungsort des Erythropoetins; nur ungefähr 10% des Plasmaerythropoetins stammen aus extrarenalen Quellen. Bei der Polyglobulie androgener oder adrenaler Genese wirken die im Überschuß produzierten Androgene und Glucocorticoide als Stimulus der Erythrozytenbildung.

Krankheitsbild

Kardiale Polyglobulie

Kongenitale Herzvitien mit Rechts-links-Shunt können zu einer ganz massiven Polyglobulie führen, die oft mit einer eindrücklichen Zyanose einhergeht (sog. Blue babies). Dazu gehören die Fallotsche Tetralogie, Pentalogie und Trilogie, die Transposition der großen Gefäße, die Trikuspidalatresie, die Pulmonalstenose mit Vorhofseptumdefekt usw. Bei all diesen Anomalien gelangt venöses Blut in die arterielle Blutbahn, ohne das pulmonale Kapillarbett passiert zu haben. Hämatokritwerte bis 80% sind keine Seltenheit bei zyanotischen kongenitalen Herzvitien; sie belasten das Herz zusätzlich durch die erhebliche Steigerung der Blutviskosität.

Erworbene Herzfehler und myogene Herzleiden führen an sich selbst nicht zur Polyglobulie, es sei denn, es bestehe eine schwere chronische Lungenstauung mit daraus folgender Hypoxämie. Grundsätzlich kann jede Herzinsuffizienz unabhängig von ihrer Ätiologie, wenn sie von einer langdauernden Lungenstauung begleitet ist, zu einer mäßigen Polyglobulie führen, weil die Arterialisation des venösen Blutes behindert ist.

Nach chirurgischer oder medikamentöser Behebung der kardialen Ursache der arteriellen O_2-Untersättigung verschwindet die kardiale Polyglobulie.

Pulmonale Polyglobulie

Häufigste Ursache pulmonaler Polyglobulien sind erworbene Lungenerkrankungen wie das obstruktive Emphysem und die Lungenfibrose. Bei beiden führt die alveoläre Hypoventilation zur arteriellen Hypoxämie. Auch extrapulmonale Faktoren, wie die massive Adipositas (Pickwick-Syndrom) und zentral-nervöse Atemregulationsstörungen, können die alveoläre Ventilation beeinträchtigen und zur arteriellen O_2-Untersättigung führen. Endlich seien die pulmonalen arteriovenösen Aneurysmata erwähnt, welche als vaskulärer Kurzschluß eine pulmonale Aufsättigung des venösen Blutes verhindern.

Höhenpolyglobulie

Diese im südamerikanischen Hochland eingehend untersuchte Polyglobulieform ist Folge des verminderten atmosphärischen O_2-Druckes; in Europa ist die Höhenpolyglobulie unbekannt, da keine menschlichen Dauersiedlungen oberhalb von 2500 Metern über dem Meeresspiegel liegen.

Abnorme Hämoglobinpigmente

Kongenitale Störungen der enzymatischen Methämoglobinreduktion (z.B. Diaphorasemangel) können zum Anstieg der Methämoglobinkonzentration führen. Ein Teil der als HbM bezeichneten hereditären Hämoglobinopathien ist durch ein erhöhtes O_2-Bindungsvermögen gekennzeichnet (z.B. Hb Rainier, Hb Capetown, Hb Chesapeake, Hb Yakima, Hb Kempsey usw.). Sowohl Methämoglobin wie auch die erwähnten HbM binden infolge ihrer erhöhten Affinität zum O_2 das O_2 so fest, daß die Abgabe im Gewebe behindert ist. Die abnormen Pigmente fallen daher für die Atmungsfunktion weitgehend aus, und der Organismus versucht, deren geringe O_2-Abgabefähigkeit durch eine Polyglobulie zu kompensieren. Diese Gruppe von Polyglobulien ist hereditär und umfaßt den größten Teil der familiären Formen.

Endokrine Polyglobulie

Sowohl der Morbus Cushing wie auch virilisierende Tumoren der Nebennierenrinde oder das Arrhenoblastom können von einer – wenn auch meist nicht sehr ausgeprägten – Polyglobulie begleitet sein. Es liegt heute fest, daß überphysiologische Mengen von Cortisol und androgenen Steroiden, wie sie bei obengenannten Krankheitsbildern vorkommen, die Erythropoese stimulieren und damit die Erythrozytenzahl steigern können. Die Entfernung der endokrin aktiven Tumoren behebt auch die Polyglobulie.

Renale Polyglobulie

Die häufigste nichthypoxämische Polyglobulieform ist renal bedingt. Sowohl maligne wie benigne Nierenerkrankungen sind in einer Minderheit von Fällen von einer Polyglobulie begleitet. Die Häufigkeit der Polyglobulie bei Hypernephrom liegt zwischen 1,8 und 2,1%; auch Nierenzysten und Adenome können mit erhöhten Erythrozyten- und Hämatokritwerten einhergehen. Nach operativer Entfernung des malignen oder benignen Prozesses normalisieren sich die Werte prompt. Es sind Fälle bekannt, bei welchen beim Auftreten von Metastasen auch die Polyglobulie wieder manifest wurde. Bei jedem Falle nichthypoxämischer Polyglobulie ist man verpflichtet, eine systematische diagnostische Abklärung der Nieren durchzuführen, da die hämatologische Veränderung ein Frühsymptom eines klinisch noch nicht manifesten und oft noch im Stadium der totalen Resezierbarkeit sich befindlichen Hypernephroms sein kann. Die renale Polyglobulie ist am ehesten auf das im neoplastischen oder zystischen Gewebe produzierte Erythropoetin zurückzuführen; tatsächlich wurde bei solchen Fällen eine erhöhte Erythropoetinaktivität sowohl in Urin, Serum wie auch in Tumorextrakten und Zysteninhalt nachgewiesen.

Polyglobulie bei Kleinhirntumoren
Für die auffallende Kombination einer Polyglobulie mit Tumoren des Kleinhirns und nicht des Großhirns besitzen wir heute noch keine pathogenetische Erklärung. Es handelt sich fast ausschließlich um vaskuläre Neubildungen (Hämangioblastome, Angioretikulome), die zu den hämatologischen Veränderungen führen. Nach erfolgreicher Resektion des Tumors verschwindet die Polyglobulie. Die klinische Symptomatologie ist diejenige des Kleinhirntumors. Vom differentialdiagnostischen Gesichtspunkt muß hervorgehoben werden, daß auch die Polycythaemia vera mit neurologischen Ausfallserscheinungen (Papillenödem mit Visusstörungen, Paresen, Krampfanfällen usw.) einhergehen kann, welche meist auf thrombotischen Prozessen beruhen; auch die hypoxämische Polyglobulie pulmonaler Genese mit hoher pCO_2-Spannung kann zu zerebralen Reizerscheinungen, Hirndruckzeichen (z.B. Stauungspapille) und zum hyperkapnischen Koma führen. Die Wichtigkeit der ursächlichen Abklärung von zerebralen Symptomen bei hohen Erythrozyten- und Hämatokritwerten geht aus der Vielfalt der Grundkrankheiten klar hervor; nur damit kann eine folgerichtige Therapie eingeleitet werden.

Seltene Polyglobulieformen
Nicht hypoxämische Polyglobulien wurden, außer bei renalen und zerebellären Neoplasien, auch bei Uterusfibromen, Hepatomen und Phäochromozytomen beobachtet. Es handelt sich um eine relativ seltene sog. paraneoplastische Manifestation dieser Tumoren, die lediglich aufgezählt werden, damit bei unklaren Polyglobuliefällen auch nach diesen Ursachen gefahndet wird.

Therapie und Prognose
Die ursächliche Vielfalt der Polyglobulien erlaubt keine einheitliche Besprechung der Therapie und Prognose. Die Behandlung wurde bei der Beschreibung der einzelnen Formen gebührend berücksichtigt. Die Prognose ist grundsätzlich diejenige der Grundkrankheit; es muß jedoch ergänzt werden, daß dieselbe durch die besonders bei schweren Polyglobulien gehäuft vorkommenden thromboembolischen Komplikationen verschlechtert werden kann. Durch die kausale Behandlung einer Polyglobulie wird daher sowohl das Grundleiden wie auch das Risiko der Prognose trübenden thromboembolischen Episoden beeinflußt.

Literatur
Brunner, H.E., F. Regli, H. Krayenbühl: Sekundäre Erythrozythämie bei einem Angioretikulum des Kleinhirns. Dtsch. med. Wschr. 90 (1965) 633

Frick, P.G.: Zur Differentialdiagnose der Polyzythämie. Schweiz. med. Wschr. 91 (1961) 300

Frick, P.G., F. Bachmann, J.R. Schmid: Eine Familie mit kongenitaler Methämoglobinämie infolge Diaphorasemangels. Acta haemat. 34 (1965) 215

Giger, K.: Sekundäre Polyglobulie bei Nierentumoren. Schweiz. med. Wschr. 97 (1967) 1067

Heller, P.: Hemoglobin M. An early chapter in the saga of molecular pathology. Ann. intern. Med. 70 (1969) 1038

Hennemann, H.H., G. Stecher: Die Therapie der Polycythaemia vera. Dtsch. med. Wschr. 92 (1967) 1874

Perutz, M.F., H. Lehmann: Molecular pathology of human hemoglobin. Nature 219 (1968) 902

Shaw, D.B., T. Simpson: Polycythemia in emphysema. Quart. J. Med. 30 (1961) 135

Stecher, G., H. Wolfers, P. Nettesheim: Polycythaemia vera. Dtsch. med. Wschr. 86 (1961) 1861; 1899

Maligne Entartung der Erythropoese

P. Frick

Definition
Die maligne Entartung der Erythropoese führt zur Erythroleukämie. Die Krankheit wird in der Literatur auch als Di-Guglielmo-Syndrom bezeichnet, da der italienische Hämatologe als erster ihre autonome Existenz postuliert hat.

Häufigkeit
Erythroleukämien sind selten. Sie entsprechen ungefähr 1% aller Leukämieformen.

Vorkommen
Beide Geschlechter sind gleich häufig betroffen. Die Krankheit kommt vorwiegend beim Erwachsenen vor ohne besondere Altersprädilektion. Die seltenen kindlichen Formen sind meistens akut.

Ätiologie

Die Ätiologie ist unbekannt. Wie bei anderen Leukämiearten wurden auch einzelne Fälle nach Benzolintoxikation beobachtet.

Krankheitsbild

Anamnese

Die Hauptklagen beziehen sich auf die begleitende Anämie. Sie umfassen Blässe, Schwäche, rasche Ermüdbarkeit, Atemnot bei körperlicher Belastung usw. Auch können hämorrhagische Symptome im Vordergrund stehen in Form von Menorrhagien, Petechien, Zahnfleischblutungen und Epistaxis; sie sind Folge der Thrombozytopenie. Ein Teil der Patienten empfindet ein Druckgefühl im Epigastrium, das auf die Splenomegalie zurückzuführen ist; nicht selten haben solche Fälle akute Schmerzepisoden durchgemacht, die am ehesten durch Milzinfarkte bedingt sind. Bei akuten Formen sind die Patienten febril. Ungeklärt bleiben gewisse diffuse Rücken- und Gliederschmerzen.

Untersuchungsbefunde

Haut und Schleimhäute sind blaß, gelegentlich durch Bilirubinerhöhung leicht gelb, und können eine Purpura aufweisen. In den meisten Fällen besteht eine Splenomegalie und eine weniger ausgeprägte Hepatomegalie. Die Lymphknoten sind nicht oder nur unwesentlich vergrößert.

Laborbefunde

Charakteristisch ist das Auftreten von zahlreichen Erythroblasten im peripheren Blut, welche sich in verschiedensten Reifestadien befinden. Ein Teil dieser Zellen ist atypisch: sie sind verschieden groß, die Kerne zeigen megaloblastoide Zeichen und sind teilweise gelappt. Auch findet man mehrkernige Zellen und Karyorrhexis. Die Retikulozytenzahl ist meist vermehrt. Die Anämie ist normochrom, die Erythrozyten zeigen eine deutliche Anisozytose. Die Leukozytenzahl kann vermindert, normal oder vermehrt sein. Oft findet man unreife Granulozyten; besonders im evolutiven Spätstadium der Erkrankung können die unreifen myeloischen Formen so stark zunehmen, daß das periphere Blutbild kaum von demjenigen einer myeloischen Leukämie zu unterscheiden ist. Die Thrombozyten sind bei chronisch verlaufenden Formen oft hoch, bei akutem Verlauf hingegen tief. Das Knochenmark ist zellreich und von zahlreichen, zum Teil atypischen Erythroblasten beherrscht. Auch hier findet man megaloblastoide Züge, die jedoch weder auf Vitamin-B_{12}- noch auf Folsäuremangel zurückzuführen sind: Sie sind der morphologische Ausdruck der abnormen Kernreifung des neoplastischen Prozesses. Mehrkernige Formen sind relativ häufig, ebenso bizarre Mitosen. Meist ist die Myelopoese nach links verschoben; dies gilt besonders für akut verlaufende Krankheitsbilder, bei welchen eindeutige Zeichen einer gleichzeitigen malignen Entartung der Granulopoese manifest werden.

Chromosomale Untersuchungen haben wohl gewisse Anomalien gezeigt (Aneuploidie, Verlust eines Chromosoms der C-Gruppe, Polyploidie, Endoreduplikation, Chromosomenbrüche), jedoch kein Philadelphia-Chromosom. Nur ungefähr die Hälfte der daraufhin untersuchten Erythroleukämiepatienten weist chromosomale Störungen auf, die andere Hälfte zeigt ein vollständig normales Bild. Es wurden bisher weder eine abnorme Verteilung der normalen Hämoglobine noch pathologische Hämoglobine nachgewiesen.

Die Überlebensdauer der Erythrozyten (T½ ^{51}Cr) ist verkürzt. Die Plasmaeisen-Clearance ist beschleunigt und die Eiseninkorporation in die Erythrozyten vermindert. Die Anämie erklärt sich aus der verminderten Erythrozytenproduktion und der beschleunigten Hämolyse.

Therapie

Die Chemotherapie der Erythroleukämien wird nach den bei den myeloischen Leukämien angegebenen Prinzipien durchgeführt. Cytosin-arabinosid (Alexan) evtl. kombiniert mit Thioguanin oder die Anthracyclinantibiotika Dauno-/Rubidomycin bzw. Adriamycin werden zur Induktion einer Remission verwandt. Interessant und von praktischer Bedeutung ist die Beobachtung, daß die Übertransfusion von Patienten mit Erythroleukämie auf Hämoglobinwerte zwischen 16 und 18 g% die Ausschwemmung unreifer Erythroblasten deutlich vermindern bis ganz unterdrücken kann; diese überschießende Therapieform behebt nicht nur die Anämie, sondern leitet mehr oder länger dauernde Remissionen ein.

Verlauf und Prognose

Schon Di Guglielmo hat die Erythroleukämie in eine akute und eine chronische Form unterteilt. Tatsächlich gibt es Fälle, die sehr akut verlaufen mit Fieber, rascher Leber- und Milzvergrößerung, schwerer Anämie und Thrombopenie mit hämorrhagischer Diathese, die innerhalb von einigen Wochen bis wenigen Monaten letal verlaufen. Todesursache ist meist eine Hirnblutung. Die chronischen Formen haben eine Lebenserwartung von einem bis mehreren Jahren. Es ist höchst fraglich, ob die zeitliche Prognose durch die heute zur Verfügung stehende Therapie überhaupt beeinflußt wird.

Die Mehrzahl der Fälle geht von einer ausschließlichen oder mehrheitlich erythroblastären Form in eine gemischte erythroblastäre und myeloblastäre Proliferation über und endet in einer vorwiegend myeloblastären Phase, wie sie bei akuten Leukämien beobachtet wird. Nur der kleinere Teil der Patienten endet in der noch vorwiegend erythroblastären Proliferationsphase. Seltene Fälle beginnen mit einer myeloproliferativen Phase und werden später auch erythroblastär. Diese Vielfalt von Verläufen hat keine besondere prognostische Bedeutung.

Differentialdiagnose

Die Erythroleukämie muß von anderen Erkrankungen differenziert werden, bei welchen Erythroblasten im peripheren Blut auftreten, z.B. akute hämolytische Prozesse, erythromyeloide Blutbefunde bei Knochenmarksmetastasen, Osteomyelofibrose, myeloische Leukämie und auch bei megaloblastären Anämien usw. Die Abtrennung von der myeloischen Leukämie ist nicht immer leicht, weil die Evolution der Erythroleukämie in Richtung myeloische Leukämie geht und andererseits Erythroblasten im Blut von Patienten mit chronischer myeloischer Leukämie nicht selten sind. Diese Tatsache spricht für das Bestehen von Mischformen und für die gemeinsame Zuteilung der Erythroleukämie und der myeloischen Leukämie zu den malignen myeloproliferativen Syndromen.

Literatur

Bloomfield, C.D., R.D. Brunning, B.J. Kennedy: Daunorubicin-prednisone treatment of erythroleukemia. Ann. intern. Med. 81 (1974) 746

Dameshek, W.: The Di Guglielmo syndrome revisited. Blood 34 (1969) 567

Di Guglielmo, G.: Ricerche di ematologia. I. Un caso di eritroleucemia. Folia med. 3 (1917) 386

Heath, C.W., J.M. Bennett, J. Wang-Peng, E.W. Berry, P.H. Wiernick: Cytogenetic findings in erythroleukemia. Blood 33 (1969) 453

Karle, H., S.A. Killmann, M. Krogh-Jensen, J.B. Nielsen: The vagaries of erythroleukemia. Acta med. Scand. 196 (1974) 245

Kohli, P., H.E. Brunner, W. Siegenthaler: Erythroleukämie nach chronischer Benzolintoxikation. Untersuchungen der Ferro- und Erythrozytenkinetik mit radioaktivem Eisen und Chrom. Schweiz. med. Wschr. 97 (1967) 368

Martin, W.J., E.D. Baird: Erythroleukemia, with special emphasis on the acute or incomplete variety. Blood 9 (1954) 321

Scott, R.B., R.R. Ellison, A.B. Ley: A clinical study of twenty cases of erythroleukemia. Amer. J. Med. 37 (1964) 162

Erkrankungen der Leukopoese

Leukozytopenien und Agranulozytose

W. HARTL

Definition

Unter einer Leukozytopenie* versteht man das Absinken der Leukozyten des Blutes auf Werte unterhalb der Norm. Der Normbereich für die Gesamtleukozytenzahl des Blutes (95%-Bereich) liegt zwischen 4,86 und 10,8 G/l ($\triangleq$ 4860–10800 Leukozyten/µl; Mittelwert: x ± s $\triangleq$ 7780 ± 1460 Leukozyten/µl (BOGGS u. WINTROBE 1974). Bei milden Formen der Leukozytopenie führt in der Regel die Granulozytopenie zur Erniedrigung der Gesamtzahl der weißen Blutzellen, bei ausgeprägteren Leukozytopenien sind aber meist alle Zellelemente der leukozytären Reihe vermindert. Im Rahmen einer gestörten Verteilung der Leukozyten kann eine Leukozytopenie vorgetäuscht werden (Pseudo-Leukozytopenie z.B. bei Hämodialyse). Während eine Leukozytopenie in vielen Fällen klinisch stumm verläuft, führt eine Granulozytopenie unter 500 Zellen/µl (0,5 G/l) in der Regel zu infektiösen Komplikationen, die – je nach Ausmaß und Lokalisation der Infektion – das klinische Bild prägen.

Arzneimittel-Agranulozytose (Schultz-Syndrom)

Die von SCHULTZ 1922 beschriebene Agranulozytose ist klinisch charakterisiert durch die Trias: extremer, schlagartig einsetzender *Abfall der Granulozyten* des peripheren Blutes, der die granulopoetischen Vorstufen des Knochenmarks mit einbezieht, *Nekrosen der Schleimhäute* als Folge des Defektes der zellulären Infektabwehr (»Angina necroticans agranulocytotica«) und bei schweren Verlaufsformen ausgeprägte *Allgemeinsymptome*. Dabei besteht ein enger Zusammenhang zwischen dem Ausbruch der Erkrankung und der Einnahme bestimmter Medikamente.

---

* Die reaktive Leukozytopenie bei bestimmten bakteriellen, viralen und Protozoen-Infektionen, Leukozytopenieformen bei Milz- und Leberaffektionen sowie bei den Kollagenosen im engeren Sinne, bei Hämoblastosen oder Tumoren werden in den zuständigen Kapiteln besprochen. Toxische Leukozytopenien im Rahmen von Panmyelopathien (Panmyelophthisen, aplastischen Anämien) durch Einwirkung chemischer oder physikalischer Agentien sind auf S. 11.5 ff. abgehandelt.

Häufigkeit und Vorkommen

Hinsichtlich der Agranulozytosemorbidität finden sich in der Literatur keine verbindlichen Daten. Der Council on Drugs der American Medical Association sowie das Committee on Safety of Drugs in England haben in den sechziger Jahren erste Erhebungen zur Frage arzneimittelinduzierter Blutschäden publiziert. Die Angaben schwanken von Medikament zu Medikament und geographisch je nach dem lokalen Spektrum therapeutisch verwandter Substanzen oft erheblich. Für die Agranulozytose nach Dimethylaminophenazon (Pyramidon) liegen die Zahlen zwischen 0,007% und 1%, für das Methylthiouracil zwischen 1,1% und 3% der behandelten Patienten. In den USA, wo das Dimethylaminophenazon vom Arzneimittelmarkt fast verschwunden ist, haben neben dem Phenylbutazon die phenothiazinhaltigen Präparate (Chlorpromazin u.a.m.) als agranulozytoseauslösende Medikamente in den letzten Jahren zunehmend an Bedeutung gewonnen, so daß man auch in ätiologischer Beziehung von einem Gestaltwandel des Krankheitsbildes sprechen kann (Abb. 11.**10**).

Die Erkrankung zeigt eine auffällige Bevorzugung des weiblichen Geschlechts. In einem Altersbereich zwischen 40 und 65 Jahren wird die Agranulozytose offenbar am häufigsten beobachtet.

Ätiologie und Pathogenese

Die enge kausale Verknüpfung der Krankheitsentwicklung mit der Einnahme bestimmter Medikamente ist heute unbestritten. Durch kasuistische Mitteilungen ist in den zurückliegenden Jahrzehnten eine Vielzahl von Medikamenten – Analgetika, Schlafmittel, Psychopharmaka, Diuretika, Thyreostatika, Sulfonamide, Antidiabetika, Antibiotika usw. – bekannt geworden, die eine Agranulozytose auslösen können (Tab. 11.**23**). Das sicher nicht zu Recht immer wieder als besonders gefährlich im Sinne der Agranulozytoseauslösung herausgestellte Dimethylaminophenazon (Pyramidon) spielt in diesem Zusammenhang gegenwärtig gegenüber anderen Arzneimitteln (Tranquillantien, Psychopharmaka!) nur noch eine untergeordnete Rolle.

Der für die Agranulozytose nach Aminopyrinderivaten sehr charakteristische, schlagartig einset-

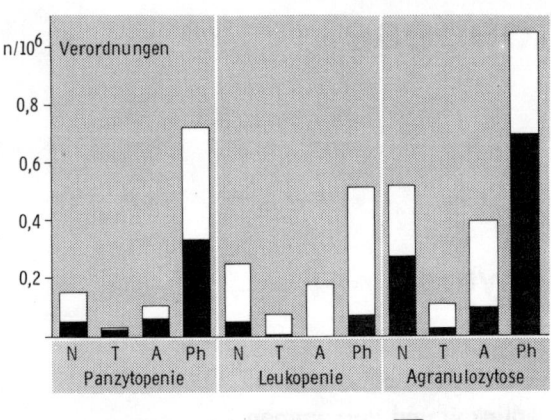

11.70 Erkrankungen des Blutes und der blutbildenden Organe

Abb. 11.10 Durchschnittliche Häufigkeit hämatologischer Nebenwirkungen von Neuroleptika, Tranquilizern, Antidepressiva und Phenylbutazon in Großbritannien, bezogen auf 10^6 Verschreibungen des Medikamentes (1970) (Committee on Safety of Medicine)

N=Neuroleptika, T=Tranquilizer, A=Antidepressiva, Ph=Phenylbutazon, ■ mit Todesfolge

Tabelle 11.23 Therapeutisch verwandte Substanzen, über die im Schrifttum im Zusammenhang mit dem Auftreten von Agranulozytosen berichtet wurde. Bezeichnungen gemäß Freinamen der WHO. () = Präparatenamen

Antirheumatika (Analgetika, Antiphlogistika)

Acetanilid (*Antifebrin*)
Acetylsalicylsäure (*Aspirin*)
Aminophenazonderivate (Dipyron, Novalgin, Pyramidon und zahlreiche Kombinationspräparate: Allional, Baralgin, Cibalgin, Gardan, *Corosedine, Venopyron*)
Aminopyrinchloralhydrat
Cinchophen (*Atophan*)
Indometacin (Amuno, *Indocid*)
Melaminsulfon (*Melubrin*)
Natriumgentisat (*Gentisin*)
Nifenazon (Nicopyron)
Paracetamol (Ben-u-ron)
Phenacetin (Mischpräparate: Dolviran, Neopyrin, Quadro-Nox, Treupel)
Phenazon (*Antipyrin*)
Phenylbutazon, Oxyphenylbutazon (Butazolidin, Tanderil und zahlreiche Kombinationspräparate: Fiobrol, Ircodin, Irgapyrin, Meliobal, Tomanol)
Phenylsalizylat (*Salol*)

Psychopharmaka (Sedativa, Hypnotika)

Amitriptylin (Laroxyl, Saroten)
Brallobarbital (Vesparax)
Chlordiazepoxid (Librium)
Clozapine (Leponex)
Diazepam (Valium)
Glutethimid (Doriden)
Imipramin (Tofranil)
Meprobamat (Aneural, Cyrpon, Miltaun)
Methaqualon (Revonal)
Phenobarbital (Luminal, Mischpräparate: Asthmolysin, Bellergal, Dolviran, *Plexonal*)
Pyrithyldion (Persedon)
Phonothiazine
  Chlorpromazin (Megaphen, *Largactil*)
  Pecazin (Pacatal)
  Prochlorperazin (*Novamin*)
  Promazin (Protactyl, *Verophen*)
  Promethazin (*Phenergan*)
  Thioridazin (Melleril u.a.)

Antikonvulsiva

Carbamazepin (Tegretal)
Diethazin (*Latibon*)
Ethosuximid (Suxinutin)
Mephenytoin (Mesantoin, *Hydantol*)
Paramethadion
Phenacemid (*Comitiadone*)
Phenytoin (Antisacer, Epanutin, Zentropil)
Thiohydantoin (*Phethenylat*)
Trimethadion (Tridione)

Antihistaminika

Antazolin (Antistin)
Bromazin (*Deserol*)
Diphenhydramin (Benadryl)
Mepyramin (*Neo-Antergan*)
Methapenylen (*Nilhistin*)
Phenbenzamin (*Antergan*)
Thenalidin (Sandosten)
Tripelennamin (*Pyribenzamin*)

zende (»anaphylaktische«) Krankheitsbeginn und die Möglichkeit, das Krankheitsbild in der Remissionsphase mit kleinsten Dosen des verantwortlichen Medikamentes zu reproduzieren, begründeten aus klinischer Sicht die Vorstellung einer allergischen Genese dieser Erkrankung (BOCK 1934). Der 1952 von MOESCHLIN geführte In-vitro-Nachweis leukozytenspezifischer Agglutinine im Serum einzelner Agranulozytosepatienten – sowie die experimentelle Auslösung der Granulozytopenie im Übertragungsversuch – gaben dieser Auffassung schließlich eine tragfähige Stütze. Hypothesen zur Immunpathogenese der Agranulozytose postulieren, daß bei bestimmten, zum Schultz-Syndrom prädisponierten Individuen das auslösende Medikament kovalent an Körpereiweiß (Plasmaprotein, Zelleiweiß) gebunden und damit antigen wird. Bei erneutem Kontakt des Sensibilisierten mit diesem Arzneimittel reagiert der inzwischen gebildete, medikamentenspezifische Antikörper mit dem Arzneimittel-Eiweißkonjugat, wobei es – wahrscheinlich unter Beteiligung von Komplement – zellspezifisch (?) oder unspezifisch-granulozytotrop zum Ablauf einer zytotoxischen Immunreaktion kommt. Die in ihrer Vitalität geschädigten Granulozyten sollen vor allem im Kapillarnetz der Lunge abgefangen und zerstört werden.

Dieser Hypothese von der Immunpathogenese der Agranulozytose steht allerdings die Erfahrung entgegen, daß man medikamentenspezifische oder zytotoxische Antikörper nur in einem kleinen Prozentsatz der Agranulozytosefälle bisher mit der zu fordernden methodischen Sicherheit nachweisen konnte.

Die bei den Kollagenosen und bestimmten Infektionskrankheiten (z.B. bei der infektiösen Mononukleose) beschriebene Häufung von Agranulozytosefällen erklärt sich möglicherweise aus der besonderen Immunitätslage solcher Kranken und der

Tabelle 11.23 (1. Fortsetzung)

Sulfonamide

  antimikrobielle

    Salicylazosulfapyridin (Azulfidine)
    Succinylsulfathiazol (*Colistatin*)
    Sulfadiazin *(Debenal)*
    Sulfafurazol (Gantrisin)
    Sulfamethoxazol + Trimethoprim (Bactrim)
    Sulfamethoxypyridazin (*Kynex*)
    Sulfanilamid (*Prontosil*)
    Sulfapyridin (Eubasinum)
    Sulfathiazol (*Eleudron*)

  Diuretika, Antidiabetika

    Acetazolamid (Diamox)
    Carbutamid (Invenol, Nadisan)
    Chlorothiazid (Chlotride)
    Chlorpropamid (Diabetoral, *Diabenese*)
    Chlorthalidon (Hygroton)
    Hydrochlorothiazid (Esidrix)
    Tolbutamid (Rastinon)

**Antibakterielle Substanzen
(Antibiotika, Tuberkulostatika u.a.)**

Ampicillin
Cephaloridine
Cephalosporine
Chloramphenicol
Chlorjodhydroxychinolin (Entero-Vioform, Vioform)
Cycloserin
Ethambutol (Myambutol)
Gentamycin
Griseofulvin (Likuden)
Isoniazid (Neoteben, Rimifon)
Metronidazol (Clont)
Nitrofurantoin (Furacin, *Nitrofuran*)
Novobiocin
Organische Arsenverbindungen (*Arsphenamin, Salvarsan, Neoarsphenamin, Neosalvarsan*)
Paraaminosalizylsäure (PAS)
Penicilline
Ristocetin *(Riston)*
Streptomycin
Tetracycline
Thioacetazon, Thiosemicarbazone (*TB 1*)

Thyreostatika

Carbimazol (Neo-Thyreostat)
Methylthiouracil
Natriumperchlorat (Irenat)
Propylthiourazil (Propycil)
Thiamazol (Favistan, *Apazol*)
Thiourazil

Antimalariapräparate

Chinin
Chloroquindiphosphat (Resochin)
Mepacrin (*Atebrin*)
Pamaquin (*Plasmochin*)
Primaquin
Pyrimethamin (Daraprim)

Tabelle 11.23 (2. Fortsetzung)

Verschiedene Pharmaka

Ajmalin (Gilurytmal)
Antimonverbindungen (*Neostibosan*)
Clofibrat (Regelan N500, Skleromexe)
DDT-Aerosole
Dicumarolabkömmlinge
Dinitrophenol
D-Penicillamin (Metalcaptase, Trolovol)
Etacrynsäure (Hydromedin)
Furosemid (Lasix)
Goldsalze
Hydralazin (*Apresolin*)
Methyldopa (Aldometil, Presinol, Sembrina)
Phenindion (*Indon*)
Procainamid (Novocamid, Pronestyl)
Quecksilberdiuretika
Tolazolin (Priscol)
Wismutsalze

In den letzten Jahren durch kasuistische Mitteilungen über Arzneimittel-Agranulozytose bekannt gewordene Pharmaka:

Clozapine (Leponex)   – Psychopharmakon
Aprindin (Amidonal)   – Antiarrhythmikum
Levamisol   – Immunstimulans

Die Liste erhebt keinen Anspruch auf Vollständigkeit. *Kursiv* gedruckte *Präparate* sind in deutschen Arzneimittellisten (rot und gelb) nicht enthalten (ausländische Präparatebezeichnung oder in Deutschland inzwischen aus dem Handel gezogene Arzneimittel).

---

damit verbundenen Neigung zu medikamentös-allergischen Überempfindlichkeitsreaktionen.

Neben diesem – wie eine allergische Erfolgsreaktion humoralen Typs – akut ablaufenden sog. *Aminopyrintyp* der Agranulozytose wird eine mehr allmählich und nach längerer Vormedikation zur Entwicklung kommende Variante der Erkrankung beobachtet, bei der vorwiegend toxische Faktoren für den Ausfall der Granulozyten und ihrer Vorstufen verantwortlich gemacht werden. Diese vor allem unter *Phenothiazin*medikation auftretenden Agranulozytoseformen werden pathophysiologisch durch Interaktion des Medikamentes mit Stoffwechselvorgängen am Leukozytenkern (Inhibition der DNS-Synthese) zu erklären versucht. Weitere Pathomechanismen, die bei der Agranulozytose zum Untergang der Granulozyten im peripheren Blut und Knochenmark führen können, sind wahrscheinlich und werden derzeitig diskutiert. Genaueren Einblick in solche pathogenetischen Zusammenhänge sind von Untersuchungen zur Kinetik der Granulozyten zu erwarten, die Auskunft über Produktions- und Zerstörungsraten dieser Zellen, die Größe der verschiedenen Granulozyten-Pools sowie über die Knochenmark-Blut-Transitzeiten geben.

Krankheitsbild
Anamnese

In vielen Fällen kann die exakt erhobene Vorgeschichte die Zusammenhänge zwischen Arzneimitteleinnahme und Auftreten der Granulozytopenie aufklären und damit wesentlich zur Diagnosefin-

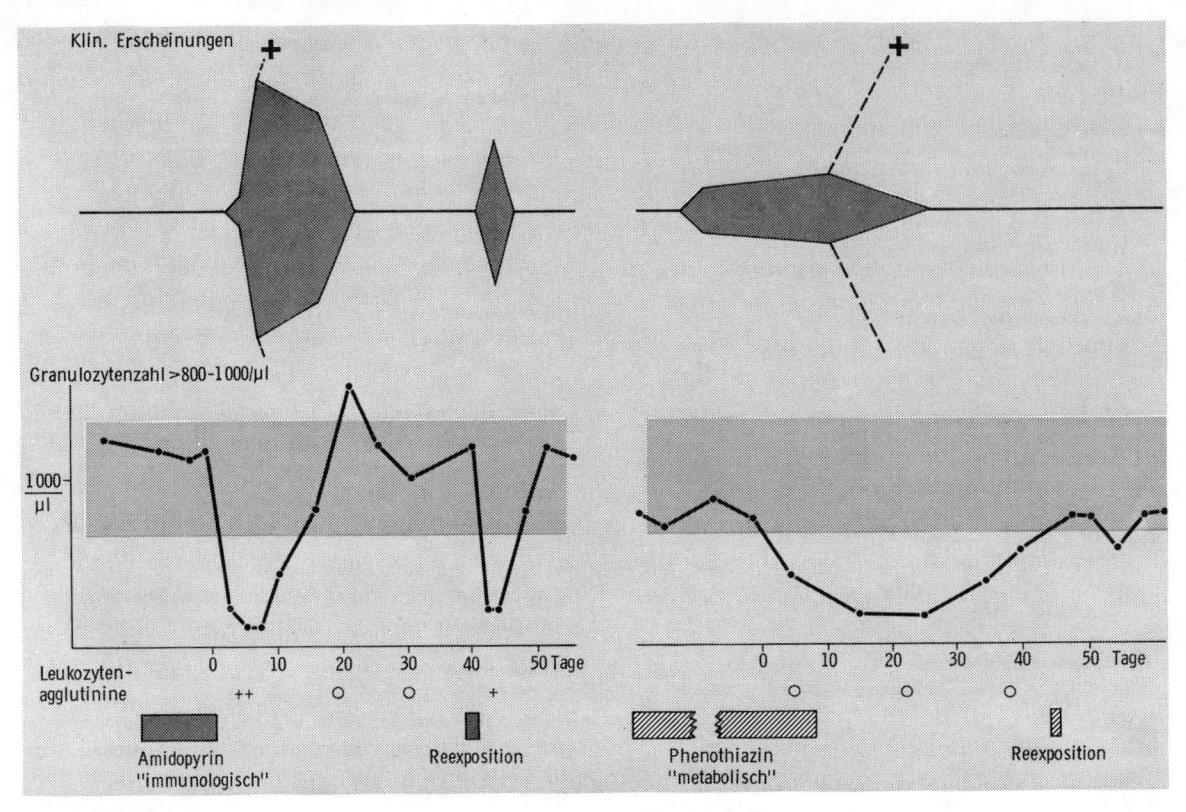

11.72 Erkrankungen des Blutes und der blutbildenden Organe

Abb. 11.11 Klinische Erscheinungsformen der Arzneimittel-Agranulozytose

dung beitragen. Auch für die Therapieführung beim Kranken ist die Anamnese eminent wichtig. Leider können aber oft nur »erfahrene« Patienten nach Rezidivagranulozytosen dem Arzt genaue anamnestische Auskünfte hinsichtlich der Natur des auslösenden Arzneimittels geben. Fast regelmäßig stößt die Erhebung der Medikamentenanamnese auf Schwierigkeiten, und zwar deshalb, weil die Vormedikation an Hand anamnestischer Angaben nicht exakt rekonstruiert werden kann oder die Behandlung vor der Erkrankung mit mehreren, potentiell agranulozytoseauslösenden Medikamenten (Kombinationspräparate!) durchgeführt wurde. Da exakte In-vitro-Tests zum Nachweis der medikamentösen Überempfindlichkeit bisher nicht verfügbar sind, sollte man trotz der aufgezeigten Schwierigkeiten bei der Gewinnung der Daten zur Vorgeschichte bemüht sein, die Medikamentenanamnese so exakt wie möglich zu erheben.

Klinischer Befund

Das klinische Bild der Agranulozytose (Abb. 11.11) ist uneinheitlich und kann, je nach auslösendem Arzneimittel und Zustand des Patienten, hinsichtlich der klinischen Phänomenologie erheblich variieren. In deutlichem Zusammenhang mit der agranulozytoseauslösenden Medikation hat man in den letzten Jahren vor allem zwei typische Verlaufsformen der Schultzschen Erkrankung herausarbeiten können, zwischen denen Übergänge möglich sind:

Beim ersten, früher in Deutschland wohl häufigsten Typ, der bei Einnahme aminopyrinhaltiger Arzneimittel beobachtet und deshalb auch *Aminopyrintyp* genannt wird, kommt es völlig unvorhersehbar und ganz im Sinne der Schultzschen Beobachtung unter dramatischen Allgemeinerscheinungen wie Fieber, Schüttelfrost, Arthralgien und Nausea – in seltenen Fällen auch verbunden mit Stupor und Verwirrtheitszuständen – zum voll entwickelten Krankheitsbild. In Einzelfällen beginnt die Erkrankung mit einem kurzen Prodromalstadium von mehreren Tagen, in welchem die Patienten vor allem über allgemeine Abgeschlagenheit, Kopfschmerzen, Anorexie und Brechreiz klagen. In der akuten Erkrankungsphase steht hämatologisch der Ausfall der Granulozyten im Vordergrund des Krankheitsbildes. Die Gesamtleukozytenzahl fällt im peripheren Blut auf Werte zwischen 3000 und 500 Zellen/μl ($\triangleq$ 3,0 und 0,5 G/l) ab, im Differentialblutbild findet man nur noch selten granulozytäre Zellelemente. Diese können die Zeichen der Zellschädigung aufweisen mit Pyknose und Vakuolisierung. Eine stärkere toxische Granulation der verbliebenen Granulozyten wird beobachtet. Fast gleichzeitig mit dem Granulozytensturz im peripheren Blut, der von einem Abfall der Blutlymphozyten und Bluteosinophilen (z.B. bei der Aminopyrinagranulozytose), aber auch von einer relativen

Blutmonozytose oder Lymphozytose bzw. Eosinophilie (z.B. bei der Goldagranulozytose) begleitet sein kann, kommt es im Knochenmark zu einer Linksverschiebung der Granulopoese mit Fortfall der ausgereiften Granulozyten und einer dadurch bedingten Erhöhung der granulopoetischen Reifungszahl. Die Entleerung des Knochenmark-Pools von reifen Granulozyten bei noch vorhandenen unreifen granulopoetischen Vorstufen hat man (fälschlich) »maturations arrest« genannt. Als charakteristischer Befund des Knochenmarkausstrichs gelten Riesenpromyelozyten (ROHR 1957). In schweren Fällen kann die Reduktion der granulopoetischen Vorstufen so weit gehen, daß das Bild des sog. »leeren Marks« entsteht, in welchem man im wesentlichen nur noch Plasmazellen und retikuläre Zellformen findet. Begleitende Anämien oder Thrombozytopenien erheblicher Ausprägung werden beim Amidopyrintyp der Agranulozytose nur selten beobachtet.

Meist nur kurze Zeit (2-5 Tage) nach Auftreten der Granulozytopenie des Blutes entwickeln sich im Rahmen einer zweiten Krankheitsphase nekrotisierende Schleimhautulzera im Bereich der Tonsillen, des Pharynx, der Zunge, der Gingiva und der Lippen, die histologisch als »agranulozytäre« Geschwürsbildungen, belegt mit Zelldetritus und Bakterienmassen, imponieren. Eine Angina agranulocytotica wird in etwa 85% der Fälle beobachtet. Entsprechend schwere Nekrosen können auch in der Perianalregion bzw. im Bereich des äußeren weiblichen Genitale auftreten, wo sie nicht selten übersehen werden. Lymphknotenschwellungen werden vor allem regional im Halsbereich beobachtet, generalisierte Lymphadenopathien sind dagegen bei der Aminopyrinagranulozytose selten. Ikterus und Splenomegalie wurden in der älteren Literatur bei septisch verlaufenden Agranulozytosefällen beschrieben. Eine Beteiligung der Haut gilt bei Agranulozytosen des Aminopyrintyps als selten, gelegentlich werden bei Agranulozytosen nach Goldtherapie allergische Exantheme (Gold-Dermatitis, Gold-Stomatitis) zusammen mit den Blutbildveränderungen beobachtet.

Die dritte, für den Ausgang der Erkrankung wesentliche Phase der Agranulozytose wird beherrscht von infektiösen Komplikationen. Im Bereich der Schleimhautulzera kann es, auch noch nach Normalisierung des Blutbildes, zu Abszedierungen (Nomabildung, Perianalabszesse) kommen, die in der Zeit vor Einführung wirksamer Antibiotika nicht selten zum Bilde der allgemeinen Sepsis mit letalem Ausgang führten.

Dem dramatisch verlaufenden Bild der Aminopyrinagranulozytose wird neuerdings eine mehr schleichend zur Entwicklung kommende Agranulozytoseform gegenübergestellt, die man vor allem unter der Beobachtung mit phenothiazinhaltigen Präparaten sieht. Bei diesem sog. *Phenothiazintyp*, der unter dem Wandel des ätiologischen Arzneimittelspektrums innerhalb der Agranulozytosekasuistik auch bei uns einen zunehmend breiteren Raum einnimmt, entwickeln sich die wohl über längere Zeiträume kompensierten hämatologischen Veränderungen sowie die Schleimhautnekrosen allmählich und zunächst ohne schwere Allgemeinerscheinungen. Unter Sprengung des eigentlichen Agranulozytoserahmens sind neben der Granulozytopoese auch das erythrozytäre und das thrombozytäre System vom Krankheitsgeschehen mitbetroffen. Häufig treten zusätzliche Symptome, vor allem von seiten der Haut, der Leber und des Nervensystems, auf. In der Regel ist eine mehrmonatige Prämedikationsphase erforderlich, ehe es zur Entwicklung der hämatologischen Veränderungen bzw. der Schleimhautnekrosen kommt. Im Reexpositionsversuch läßt sich nur ausnahmsweise und erst mit höheren Arzneimitteldosen ein erneuter Granulozytensturz beim Rekonvaleszenten erzeugen. Dem Phenothiazintyp der Agranulozytose ähneln klinisch in gewisser Hinsicht aus der älteren Literatur bekannte Agranulozytosefälle nach Behandlung mit Salvarsan, Sulfonamiden bzw. mit bestimmten Thyreostatika.

Serodiagnostik

Die Möglichkeiten einer klinischen Serodiagnostik der Arzneimittelagranulozytose Schultz müssen heute nach anfänglichem Optimismus eher skeptisch beurteilt werden. Methodisch ist man im wesentlichen auf den von MOESCHLIN 1952 in die klinische Immunhämatologie eingeführten Leukozytenagglutinationstest angewiesen, der trotz zahlreicher Verbesserungsversuche in den letzten Jahren immer noch störanfällig ist und bei der Mehrzahl der Agranulozytosepatienten, vor allem auch beim Phenothiazintyp, negativ ausfällt. Die besten Chancen des Nachweises von Leukozytenagglutininen bestehen in den ersten Tagen der akuten Erkrankungsphase. In Einzelfällen kann der In-vitro-Zusatz des auslösenden Medikamentes einen schwach positiven Agglutinationsbefund verstärken. Die meisten Verfahren der klassischen Serologie lassen bei der Serodiagnostik der Agranulozytose im Stich. Der fluoreszenz-serologische Nachweis zellgebundener Komplementfaktoren gelingt in Einzelfällen. Ob modernen Untersuchungsverfahren – Granulocytokinetics, Bestimmung von »colony stimulating factor« – in Zukunft diagnostische Bedeutung zukommen wird, bleibt abzuwarten.

Prognose und Verlauf

Unter einer gezielten Therapie kommt es heute bei der Mehrzahl der Agranulozytosefälle nach Reinigung der Schleimhautnekrosen innerhalb weniger Tage zu einem Wiedererscheinen der granulozytären Zellelemente im Blut, wobei zunächst eine ausgeprägte Linksverschiebung unter Umständen sogar unter dem Bild einer sog. leukämoiden Reaktion nachweisbar ist. Damit heilen die meisten Fälle der Agranulozytose folgenlos aus. Plötzlich eintretende Rezidive bei Wiedereinnahme des auslösenden Arzneimittels sind nicht selten, wobei im Rahmen einer unfreiwilligen »Provokation« auch mildere Blutbildveränderungen im Sinne einer Linksverschiebung ohne stärkeres Absinken der peripheren Granulozytenzahlen und ohne schwere Knochenmarkveränderungen beobachtet werden können. In Ausnahmefällen geht die akute Phase der Erkrankung in ein chronisches Stadium über, in dessen Verlauf sich bei niedrigen Leukozytenwerten des Blutes über Jahre hinaus immer wieder granulozytopenische Krisen einstellen. Über die Häufigkeit des Überganges dieser chronischen Leukozytopenieformen in das Vollbild der Panmyelophthise (aplastische Anämie) gibt es in der Literatur keine verläßlichen Zahlenangaben. Der Übergang einer Arzneimittelagranulozytose in eine Leukose ist, wenn überhaupt gesichert, sicherlich extrem selten.

Die früher sehr zweifelhafte Prognose der Agranulozytose Schultz – septische Verläufe endeten in 50–90% der Fälle letal – hat sich nach Einführung wirksamer Antibiotika grundlegend gewandelt. Bei sofortigem Entzug des auslösenden Medikamentes und einer gezielten antibiotischen Behandlung liegt die Mortalität der Agranulozytose unter 5%. Die hohe Mortalitätsrate von 25% für Agranulozytosen vom Phenothiazintyp erklärt sich nicht zuletzt aus dem schleichenden und symptomenarmen Verlauf, der dazu führt, daß die Diagnose oft nicht rechtzeitig gestellt wird.

Diagnose und Differentialdiagnose

Die Diagnose der Schultzschen Erkrankung ist anhand der klinischen und hämatologischen Befunde sowie unter Berücksichtigung der Medikamentenanamnese zu stellen, was bei voll ausgebildetem Krankheitsbild keine besonderen Schwierigkeiten bereitet. Unter den Infektionskrankheiten, die mit Granulozytopenie einhergehen können, sind vor allem der Typhus abdominalis sowie die Brucellosen zu nennen. Aber auch schwere Allgemeininfektionen durch andere Erreger können im Einzelfalle, vor allem bei schwerem Verlauf, mit einer Granulozytopenie einhergehen, die dann als prognostisch ungünstiges Zeichen zu werten ist.

Im Hinblick auf die Angina agranulocytotica differentialdiagnostisch zu erwägende, bakterielle Infekte des Mund- und Rachenraumes sowie des oberen Respirationstraktes gehen in der Regel mit einer Leukozytose einher. Unter den Virusinfekten, die zu Schleimhautveränderungen im Bereich des Mundes und der oberen Luftwege führen, kann die Influenza in Einzelfällen differentialdiagnostische Probleme aufgeben. Hinsichtlich der Angina bei infektiöser Mononukleose, die in Ausnahmefällen ebenfalls mit einer ausgeprägten Granulozytopenie einhergehen kann, wird man durch Auswertung des Blutausstriches (atypische Lymphozyten, »Pfeiffer-Zellen«) und des Sternalmarkbefundes sowie mit Hilfe des serologischen Nachweises heterophiler Antikörper im Blut diagnostische Klarheit schaffen können. Unter den hämatologischen Erkrankungen läßt sich die aplastische Anämie aufgrund der regelmäßigen Mitbeteiligung der Erythro- und Thrombozytopoese am Krankheitsgeschehen von der Agranulozytose abgrenzen. Etwa jede fünfte »Agranulozytose« ist eine nicht diagnostizierte Leukose (BOCK). Auch die aleukämisch verlaufenden Formen der akuten Leukose kann man unter Zuhilfenahme des Sternalmarkausstriches von der Agranulozytose abtrennen, wobei bei den Hämoblastosen außerdem Lymphknotenschwellung und Milzvergrößerung zur Diagnosestellung beitragen.

Chronisch granulozytopenische Syndrome mit Infektneigung, wie z.B. die zyklische Leukozytopenie oder die primäre, splenische Neutropenie (S. 11.76) sind im Einzelfalle nur schwer von protrahiert ausheilenden Agranulozytoseformen abzugrenzen. Die genetisch bedingte Granulozytopenie, die vor allem bei Kindern in Skandinavien beobachtet wurde, imponiert durch ihr familiäres Auftreten, das bei der Agranulozytose Schultz unbekannt ist.

Therapie

Erstes Gebot bei der Therapie (Tab. 11.24) der Agranulozytose ist das *Absetzen aller potentiell agranulozytoseauslösenden Medikamente*. Bei Arzneimitteln, deren Ausscheidung nur sehr verzögert erfolgt, können zusätzliche therapeutische Maßnahmen erforderlich werden (bei gold- und quecksilberhaltigen Präparaten z.B. Gabe von 2,3-Dimercaptopropanol, Sulfactin Homburg). Zur Fiebersenkung sollte man anstatt der üblichen Antipyretika physikalische Methoden anwenden. Aber auch bei der Sedierung von Agranulozytose-Patienten sowie bei der Behandlung von Schlafstörungen sollte man mit Medikamenten möglichst zurückhaltend sein. Zur Schmerzbekämpfung kann man in Ausnahmefällen kurzfristig auf Morphinabkömmlinge zurückgreifen.

Tabelle 11.24 Therapeutische Maßnahmen bei Arzneimittel-Agranulozytose

---

Absetzen aller potentiell agranulozytoseauslösenden Medikamente, Klinikeinweisung

Infektionsbekämpfung mit bakteriziden Breitbandantibiotika (Cephalotin/Gentamycin, Cloxacillin/Gentamycin, neuere Aminoglykoside), evtl. Antimykotika

Cave: kein *Chloramphenicol*, keine *Sulfonamide!*

Symptomatische Behandlung:
Schockbekämpfung (intravenöser Flüssigkeitsersatz, Digitalisglycoside)

Kontrolle: Wasser und Elektrolythaushalt
Sorgfältige *Lokalbehandlung*
(Mundspülung, Abszeßinzision usw.)

Cave: keine Antipyretika Typ Aminophenazon, Salizylate, Phenylbutazon, Barbiturate!

Fakultativ:
γ-Globulin, *Glucocorticosteroide*
(bei schweren Allgemeinerscheinungen)

Cave: Immunsuppression bei Glucocorticoiden!

Granulozytentransfusion

Als zweite, wichtige therapeutische Forderung ist ein wirksamer *Infektionsschutz* durch Gabe hochdosierter, bakterizid wirkender Breitbandantibiotika zu nennen. Antibiotika, die wegen ihrer knochenmarkschädigenden (Agranulozytose auslösenden) Wirkung bekannt sind – Chloramphenicol, Sulfonamide –, sollten bei Agranulozytose möglichst nicht verwendet werden. Penicillin G, das aufgrund der bisherigen Erfahrungen nur selten eine Agranulozytose verursacht, kann in einer Tagesdosis von einer Megaeinheit intramuskulär bzw. intravenös verabfolgt werden. Bei Verdacht auf penicillinresistente Staphylokokken wird man sich des Oxacillins oder verwandter Derivate (Cryptocillin, vierstündlich 2 Kapseln à 275 mg, Cloxacillin, Bactopen u.a.m.) bedienen. Die häufigsten Erreger infektiöser Komplikationen bei der Agranulozytose sind erfahrungsgemäß Staphylo-, Strepto- und Pneumokokken sowie gramnegative Bakterien. Besteht keine Klarheit über das Erregerspektrum, so kann man Penicillin mit Streptomycin kombinieren bzw. Ampicillin oder Cephalotin verwenden, gegebenenfalls auch neuere Aminoglykosid-Antibiotika (Tobramycin, Sisomicin, Dosierung zwischen 2 und 4 mg/kg/die) und Amikacin (Dosierung 10–15 mg/kg/die). Die Forderung nach einem exakten Erregernachweis darf niemals zu einer Verzögerung der Antibiotikatherapie führen! (Das Ampicillin führt erfahrungsgemäß nicht selten zu Sensibilisierungen, Agranulozytosen durch diese Substanz sind beschrieben worden.) Bei »Problemkeimen« (Pseudomonas, Proteus) hat sich die Antibiotikakombination Cephalotin, 4–8 g/Tag mit Gentamycin, 80 mg/Tag bewährt. Auf therapiebedingte Nebenwirkungen der Antibiotika, z.B. das Auftreten von Soormykosen (Candida-Stomatitis, Ösophagitis, Gastroenterokolitis, Pneumonie, Sepsis), ist in diesem Zusammenhang besonders zu achten. In seltenen Fällen wird eine Reaktivierung tuberkulöser Herde der Lunge im Verlauf einer Agranulozytose beobachtet. Obwohl bei Patienten mit Agranulozytose bisher kein definierter Ausfall der humoralen Infektabwehr bekannt ist, wird die Gabe von Gammaglobulin (Gamma-Venin 0,2 bis 3,0 ml/kg Körpergewicht täglich unter bestimmten Voraussetzungen von einzelnen Autoren befürwortet. Die Überwachung des Kreislaufes sowie die sorgfältige Kontrolle des Wasser- und Elektrolytstoffwechsels in der akuten Phase der Erkrankung sind genauso wichtig für den Ausgang der Agranulozytose wie die sorgfältige Lokalbehandlung der Nekrosen bei fortgeschrittenem Krankheitsbild. Spätabszesse, die nach Normalisierung des Blutbildes auftreten, geben in selteneren Fällen Anlaß zu chirurgischer Intervention.

Die therapeutische Anwendung von *Nebennierenrinden-Steroiden* in der akuten Krankheitsphase ist umstritten. Die Gefahr liegt vor allem in einer weiteren Reduktion der Infektabwehr. Da die Granulozytopoese nach Absetzen des auslösenden Medikamentes bei der Mehrzahl der Fälle eine gute Regenerationstendenz aufweist und ein fördernder Einfluß von Cortisonderivaten auf die Zellneubildung im Knochenmark bisher nicht gesichert ist, erscheint die therapeutische Anwendung von Glucocorticosteroidpräparaten entbehrlich. In schweren toxischen Fällen wird man jedoch auf eine Glucocorticosteroidmedikation (25–75 mg Prednisolon/Tag) nicht verzichten. Eine solche Therapie sollte man aber nie ohne den entsprechenden antibiotischen Schutz durchführen. In sehr akuten Fällen kann man auch von Frischbluttransfusionen gelegentlich eine günstige Beeinflussung des Krankheitsbildes sehen. Versuche, therapeutisch die Granulozytopoese zu stimulieren, z.B. durch die Gabe von Nukleotiden, von Knochenmarkextrakten, Leukozytenkonzentraten, Folsäurepräparaten oder Leberextrakten, mußten, da nicht effektiv, wieder aufgegeben werden. Dagegen ist zu erwarten, daß die neuerdings bei Leukozytopenien mit septischen Komplikationen eingeführte Behandlung mit Granulozytentransfusionen sich auch bei der Agranulozytose bewähren wird.

Rezidivprophylaxe

Für eine sinnvolle Rezidivprophylaxe ist es entscheidend, den Zusammenhang zwischen Medikamenteneinnahme und hämatologischer Komplikation aufzudecken und die auslösende Substanz zu ermitteln. Dieses Postulat kann vielfach bereits durch eine sorgfältig erhobene Medikamentenanamnese erfüllt werden. Gelingt dies nicht, so ist – besonders bei Patienten, die auf eine langfristige Arzneimitteleinnahme angewiesen sind (Rheumatiker, Epileptiker) – zu überlegen, ob man nicht beim Rekonvaleszenten einen Reexpositionstest durchführt. Voraussetzung hierfür ist aber, daß diese Untersuchung unter den Bedingungen einer stationären Beobachtung und nur nach gründlicher Information des Patienten erfolgt. Nach vorheriger Klärung, welche Medikamente für den Kranken unbedingt notwendig sind, wird eine *einmalige Testdosis* (z.B. ¼ der Tagesgesamtdosis) der in Frage kommenden Präparate verabfolgt und die Rückwirkung der Arzneimittelgabe auf Blutbild und Knochenmark sorgfältig registriert. Der Belastungsversuch kann im Einzelfalle von rasch reversiblen Allgemeinerscheinungen (Arthralgien, Nausea, Temperaturanstieg) begleitet sein, ist aber in der Regel gefahrlos. Da bisher keine adäquaten In-vitro-Verfahren zur Verfügung stehen, stellt der Reexpositionsversuch die bisher einzige verläßliche Methode dar, die erlaubt, dem Rekonvaleszenten exakte Angaben darüber zu machen, welche Medikamente für ihn gefährlich und welche tolerabel sind. Eine schriftliche Zusammenfassung aller im Sinne einer Rezidivagranulozytose gefährlichen Medikamente sollte der Patient immer bei sich tragen. Im Zusammenhang mit Agranulozytoserezidiven kann vor der Verordnung von Präparaten mit nicht klar ersichtlicher Zusammensetzung nicht genug gewarnt werden. Eine »Langzeit-Prophylaxe« mit

Antibiotika bei protrahiert ausheilenden Verlaufsformen der Agranulozytose ist bei klinisch erscheinungsfreien Patienten wenig sinnvoll und wegen möglicher Therapienebenwirkungen unter Umständen gefährlich.

Weitere Immunleukozytopenien

Leukozytopenien im Rahmen von febrilen, nicht hämolytischen *Transfusionsreaktionen* beobachtet man gelegentlich bei Patienten, die zahlreiche Bluttransfusionen erhalten und dadurch Isoantikörper gegen Leukozyten gebildet haben. Leukozytenagglutinine gegen weiße Blutzellen bestimmter Blutspender sind im Einzelfalle nachzuweisen. Wenn man an Stelle von Vollblut solchen Patienten leukozytenarme Blutkonserven verabfolgt (Präparation durch Zentrifugationsverfahren!), bleiben Transfusionsreaktionen und Leukozytensturz aus. Eine Sensibilisierung gegen leukozytäre Isoantigene kann vermieden werden, wenn man vor allem beim chronisch Kranken die Indikation zur Blutübertragung entsprechend streng stellt und die Zahl der Transfusionen möglichst niedrig hält.

Durch diaplazentaren Übertritt mütterlicher Isoantikörper gegen Leukozyten des Feten während der Schwangerschaft kann es beim Neugeborenen zur (seltenen) transitorischen, *neonatalen Leukozytopenie* kommen. Leukozytenspezifische Antikörper im mütterlichen Serum, die weiße Blutzellen des Kindes (und gelegentlich auch des Ehemannes) agglutinieren, sind in solchen Fällen nachgewiesen worden. Die Leukozytopenie des Neugeborenen bildet sich in der Regel rasch zurück, schwere Zwischenfälle (Infektionen!) sind selten. Eine Gefährdung der Mutter im Hinblick auf eine vermehrte Abortneigung besteht bei dieser Immunopathie nicht.

Die meist chronisch ablaufenden *Autoimmunleukozytopenien* werden vor allem beim Lupus erythematodes disseminatus, beim Morbus Felty sowie bei einzelnen Virusinfekten (infektiöse Mononukleose, Hepatitis epidemica) vermutlich als Folge einer abnormen Immunantwort gegenüber körpereigenem Antigensubstrat beobachtet. Der Nachweis leukozytenspezifischer Autoantikörper ist schwierig, Immunisierungen durch Schwangerschaft oder vorausgegangene Transfusionen sind vielfach nicht auszuschließen. Primär idiopathische Autoimmunleukozytopenien sind selten. Die Behandlung begleitender Autoimmunleukozytopenien z.B. beim Lupus erythematodes erfolgt im Rahmen der Therapie des Grundleidens.

Toxische Leukozytopenien

Die toxische, streng dosisabhängig auftretende Leukozytopenie wird klinisch vor allem im Zusammenhang mit der Behandlung von Tumorpatienten beobachtet. Unter der Einwirkung ionisierender

Tabelle 11.25 Ursachen toxischer Leukozytopenien

Ionisierende Strahlen
Strahlentherapie (β-, γ-Strahlen, Neutronen), parenteral verabreichte radioaktive Nuklide: Phosphor^{32}, Jod^{131} u.a.m.

Zytostatika

Alkylierende Substanzen:	Busulfan (Myleran)
	Chlorambucil (Leukeran)
	Cyclophosphamid (Endoxan)
	Lostderivate
	Thio-Tepa
Antimitotika:	Actinomycin C (Sanamycin)
	Colchicin
	Demecolcin (Colcemid)
	Podophyllin
	Vinblastin (Velbe)
	Vincristin
Antimetabolite:	Aminopterin
	Azathioprin (Imurek)
	Fluoruracil
	6-Mercaptopurin (Purinethol)
	Methotrexat

Urethan, Phenylhydrazin

Benzol, Anilin, Dinitrophenol u.a.

Strahlen (Röntgen- und β-Strahlen, Neutronen, Behandlung mit radioaktiven Nukliden) sowie mit Zytostatika (alkylierende Substanzen, Antimetabolite, Antimitotika u.a.m.) kommt es in Abhängigkeit von verabfolgter Dosis und Therapiedauer zum Auftreten von toxischen Leukozytopenien, bei denen dem Abfall der peripheren Blutzellen pathogenetisch eine Schädigung der hämatopoetischen Stammzellen im Knochenmark zugrunde liegt. Da bei diesen toxischen Knochenmarkschäden nicht nur die Granulozytopoese, sondern auch die Thrombozytopoese und die Erythropoese mit in das Krankheitsgeschehen einbezogen sind, rücken die toxischen Leukozytopenien nosologisch in den Bereich der *Panmyelopathien* (Panmyelophthisen, aplastische Anämien), auf die deshalb hier verwiesen wird (S. 11.5). Grenzfälle stellen die Agranulozytosen vom Phenothiazintyp dar, bei denen möglicherweise allergische *und* toxische Pathomechanismen zur Manifestation der Granulozytopenie beitragen (bei bestehenden biochemischen Defekten in weißen Blutzellen?).

Die wichtigsten Substanzen, die zu toxischen Leukozytopenien führen können, sind in Tab. 11.**25** zusammengestellt. Unter den gewerblichen Intoxikationen, die bei entsprechender Exposition toxische Leukozytopenien auslösen können, sind vor allem Benzol und seine Derivate sowie Anilinabkömmlinge zu erwähnen.

Andere Granulozytopenieformen

Eine Vielzahl chronischer Granulozytopenien ist ätiologisch unklar (»idiopathische Leukopenien«) und nosologisch zum Teil unzureichend definiert.

Die sog. *periodische oder zyklische Neutropenie*, der wahrscheinlich eine Regulationsstörung der Granulozytopoese auf dem Boden einer eingeschränkten Ansprechbarkeit auf »colony stimulating factor« (gestörter Feedback-Mechanismus) zugrunde liegt, geht mit regelmäßig wiederkehrenden Episoden erniedrigter Granulozytenwerte einher, gleichzeitig kann es zu Allgemeinerscheinungen (Unwohlsein, Fieber, Schüttelfrost) und infektiösen Komplikationen vor allem im Bereich der Schleimhäute kommen. Splenomegalie, Adenopathie, Arthralgien und abdominelle Schmerzzustände werden in Einzelfällen beobachtet. Feste Zyklen der Leukozytopenie von 14–21 Tagen sind beschrieben worden, der leukozytopenische Zustand kann bis zu 10 Tage anhalten. Eine kompensatorische Monozytose wird gelegentlich beobachtet, der Knochenmarkbefund ist uneinheitlich. Die Splenektomie führt therapeutisch zu keiner eindrücklichen Besserung. Therapieversuche mit androgenen Hormonen (Testosteron) haben in Einzelfällen Erfolge gezeigt.

Bei der *primären splenischen Neutropenie* steht neben der Leukozytopenie und einem vielfach hyperplastischen Knochenmark klinisch die Milzvergrößerung im Vordergrund des Krankheitsbildes. Therapeutisch wird in diesen Fällen die Splenektomie durchgeführt. Diesem Krankheitsbild sehr ähnlich ist die *chronische hypoplastische Leukozytopenie,* bei der man ein zellarmes Knochenmark findet. Der Verlauf ist extrem chronisch und charakterisiert durch rezidivierende Infektionen. Die Milzvergrößerung kann sehr gering ausgeprägt sein.

Die *chronische Granulozytopenie des Kindesalters* zeigt klinisch rezidivierende Infekte des oberen Respirationstraktes mit mäßig ausgeprägter Lymphadenopathie und einer gelegentlich nachweisbaren Milz- und Lebervergrößerung. Mit Leukozytopenie und Linksverschiebung vergesellschaftet findet man nicht selten Thrombozytopenie und Anämie. Seltene, hereditär bedingte Leukozytopenieformen sind als *benigne, familiäre, chronische Neutropenie* bzw. als infantile, genetische Agranulozytose *(besser Leukozytopenie)* bekannt geworden. Infektiöse Komplikationen verschiedenster Art werden bei solchen Zuständen beobachtet.

Ein kongenitales Fehlen der neutrophilen Granulozyten – *kongenitale Neutropenie,* Aleukie (mit gleichzeitigem Ausfall der Lymphozyten und des lymphoretikulären Gewebes) – ist beschrieben worden. Infolge schwerer infektiöser Komplikationen vor allem im Bereich der Haut und der Nabelregion, führen solche Zustände trotz intensiver Therapie mit Antibiotika und Glucocorticosteroid-Präparaten in der Regel bereits sehr rasch nach der Geburt zum Tode.

Literatur

Ananth, J.V., J.V. Valles, J.P. Whitelaw: Usual and unusual agranulocytosis during neuroleptic therapy. Amer. J. Psychiat. 130 (1973) 100

Barrett, A.J., E. Weller, N. Rozengurt, P. Longhurst, J.G. Humble: Amidopyrine agranulocytosis: Drug inhibition of granulocyte colonies in the presence of patient's serum. Brit. med. J. 1976/II, 850

Benbunan, M., A. Bussel, J. Reviron, M. Boiron, J. Bernard: Les transfusions de granulocytes normaux prélevés sur séparateur de cellules. Résultats techniques et cliniques. Nouv. Rev. franç. Hémat. 13 (1973) 469

Blumstein, C.G., G.I. Blumstein: Drug reactions. Current Diagnosis 4 (1974) 836

Bock, H.E.: Über die nosologische Stellung der Agranulozytose, insbesondere der Amidopyrinagranulocytose. Verh. dtsch. Ges. inn. Med. 47 (1935) 213

Bock, H.E.: Agranulozytose, Enke, Stuttgart 1946

Bock, H.E.: Agranulozytose. Med. Klin. 68 (1973) 775

Bock, H.E., K. Wiede: Über Agranulozytose, Aleukie, Amylhämie und andere Hämozytotoxikosen. Folia hemat. (Lpz.) 42 (1930) 7

Bock, H.E., W. Hartl, E. Genth: In-vitro-Bindung von Komplement an Leukozyten. Schweiz. med. Wschr. 100 (1970) 617

Böttiger, L.E., B. Westerholm: Drug-induced blood dyscrasias in Sweden. Brit. med. J. 1973/III, 339

Boggs, D.R., M.M. Wintrobe: Alterations in leukocytes. In: Harrison's principles of internal medicine, 7. Aufl., hrsg. von M.M. Wintrobe, G.W. Thorn, R.D. Adams, E. Braunwald, K.J. Isselbacher, R.G. Petersdorf. McGraw-Hill, New York 1974, S. 313–322

Chapuis, G., P. Babaiantz, F. Delacretaz: Entérocolites nécrosantes. A propos d'un cas associé à une agranulocytose. Helv. chir. Acta 42 (1975) 223

Craddock, P.R.: Autoimmune neutropenia. New Engl. J. Med. 293 (1975) 1324

Dausset, J.: Immuno-hématologie, biologique et clinique. Flammarion, Paris 1956

Editorial: Immune neutropenia. Lancet 1976/I, 24

Fopp, M., A. Gasser, B. Eigenmann, W.F. Jungi, G. Meuret, H.J. Senn: Infektprophylaxe bei Patienten mit Agranulozytose durch Isolation und Ganzkörperdekontamination. Schweiz. med. Wschr. 105 (1975) 1123

Girdwood, R.H.: The effects of drugs on the blood. In: The adverse effects of drugs, hrsg. von G.C. Hanson. 1971, S. 70 bis 83

Goudsmit, R., J.J. van Loghem: Studies on the occurrence of leukocyte antibodies. Vox Sang. 3 (1953) 58–67, 89

Greenberg, P.L., St.L. Schrier: Clinical utility of in vitro evaluation of granulopoiesis. Ann. Rev. Med. 25 (1974) 269

Gross, R., H. Horstmann, J. Vogel, J. Zach: Zur Epidemiologie und Klinik der medikamentös allergischen Agranulozytose. Med. Welt 2 (1967) 1767–1779

Hartl, W.: Der fluoreszenzserologische Nachweis leukocytenspezifischer Antikörper. Acta haemat. (Basel) 30 (1963) 288 bis 304

Hartl, W.: Drug allergic agranulocytosis. Sem. hematol. 2 (1965) 313–337

Hartl, W.: Drug induced agranulocytosis. In: Blood disorders due to drugs and other agents, hrsg. von R.H. Girdwood. Excerpta Medica Foundation, Amsterdam 1973, S. 147–186

Hartl, W.: Agranulocytose (Morbus Schultz). In: Therapie innerer Krankheiten, 2. Aufl., hrsg. von E. Buchborn, H. Jahrmärker, H.J. Karl, G.A. Martini, W. Müller, G. Riecker, H. Schwiegk, W. Siegenthaler, W. Stich. Springer, Berlin 1974, S. 203–208

Howell, A., T.M. Andrews, R.W.E. Watts: Investigations of neutropenia using bone marrow culture in semisolid agar. Clin. Sci. Molec. Med. 45 (1973) 16

Howell, A., S. Chinn, T.M. Andrews, R.W.W. Watts: The effects of drugs that cause neutropenia upon colony formation by bone marrow cells in semi-solid agar. Clin. Sci. 46 (1974) 619–628

Idänpään-Heikkilä, J., E. Alhava, M. Olkinuora, I. Palva: Clozapine and agranulocytosis. Lancet 1975/II, 611

Jick, H.: Drugs remarkably nontoxic. N. Engl. J. Med. 291 (1974) 824

Kellerer, K., H. Meßner: Kongenitale Agranulozytose. Wien. klin. Wschr. 87 (1975) 591

Korst, D.R., A. Arbor: Agranulocytosis caused by phenothiazine derivatives. J. Amer. med. Ass. 170 (1959) 2076

Kostmann, R.: Infantile genetic agranulocytosis. A review with presentation of ten new cases. Acta paediat. Scand. 64 (1975) 362

Landsteiner, K.: The specificity of serological reactions. Harvard University Press, Cambridge 1947

Meuret, G., H.J. Senn: Granulozytentransfusion. Schweiz. med. Wschr. 105 (1975) 225

Miescher, P.: Leucopénies et agranulocytoses d'origine immunologique. Sang 26 (1955) 71–75

Moeschlin, S., K. Wagner: Leukocytenagglutinine als Ursache von Agranulocytosen (Pyramidon usw.). Schweiz. med. Wschr. 82 (1952)

Nieweg, H.O.: Drug-induced diseases as seen by a haematologist. Excerpta medica 4 (1972) 325

Pisciotta, A.V.: Immune and toxic mechanisms in drug-induced agranulocytosis. Semin. Hemat. 10 (1973) 279

Pisciotta, A.V.: The effect of chlorpromazine on peripheral leukocytes. In: The Twenty-ninth Hahnemann Symposium »Drugs and Hematologic Reactions«, V. Nikolay, J. Dimitrov, H. Nodine, hrsg. von Grune & Stratton, New York 1973

Pisciotta, A.V., A.S. Santos, C. Keller: Studies on agranulocytosis: patterns of recovers from drug induced bone marrow damage. J. Lab. clin. Med. 63 (1964) 445–458

Plum, P.: Agranulocytose und Amidopyrin, experimentell beleuchtet. Verh. dtsch. Ges. inn. Med. 47 (1935) 208–213

Rodin, A.E., M.E. Haggard, M.M. Nichols, L.P. Gustavson: Infantile genetic agranulocytosis. Amer. J. Dis. Child. 126 (1973) 818

Rodriguez, V., M. Burgess, G.P. Bodey: Management of fever of unknown origin in patients with neoplasms and neutropenia. Cancer 32 (1973) 1007

Rohr, K.: Agranulocytosen und blutbildende Organe, einschließlich des lymphatischen und retikulohistiocytären Systems. In: Nebenwirkungen von Arzneimitteln auf Blut und Knochenmark, hrsg. von R. Jürgens, J. Waldenström. Schattauer, Stuttgart 1957, S.114–128

Schönberger, W., G. Schönberger, H. Stopfkuchen: Cyclische Agranulocytose. Klin. Päd. 187 (1975) 181

Schultz, W.: Über eigenartige Halserkrankungen, gangräneszierende Prozesse und Defekt des Granulocytensystems. Dtsch. med. Wschr. 48 (1922) 1495–1497

Stille, W.: Septikämische Komplikationen bei Leukämie und myeloischer Insuffizienz. Blut 26 (1973) 353

Leukämien und leukämoide Reaktionen

W. WILMANNS

Bildung, Funktion und Verteilung der weißen Blutzellen

Die weißen Blutzellen befähigen den Organismus, physikalische und chemische Fremdeinwirkungen – insbesondere Infektionen – abzuwehren und durch die Antikörperbildung gegen artfremdes Antigen immunologisch zu reagieren.

Während der Embryonalzeit verlagert sich die

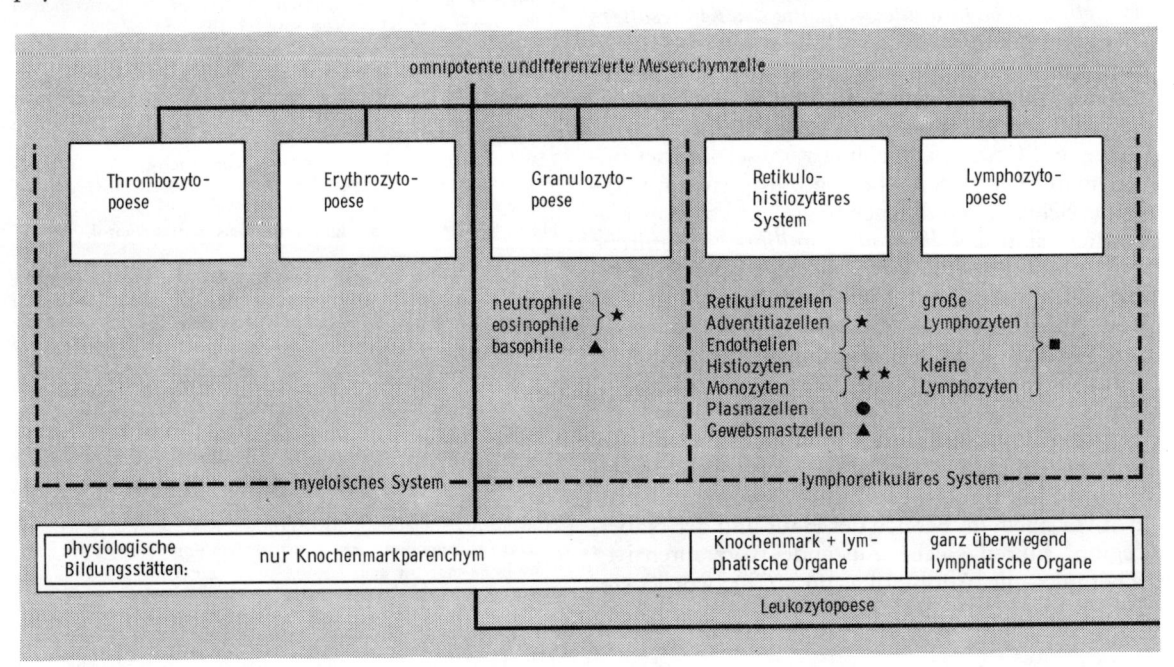

Abb. 11.12 Genetische, topische und funktionelle Einteilung der Blutzellen unter besonderer Berücksichtigung der Leukozytopoese (nach *Gross* u. *Bock*)

Erkrankungen der Leukopoese 11.79

Funktionelle Bedeutung der weißen Blutzellen							
	Myeloblast	Promyelozyt	Myelozyt	Jugendlicher (Metamyelozyt)	Stabkerniger	Segment-kerniger	Übersegment-kerniger
Mittlerer Durchmesser	16 μ	22 μ	20 μ	18 μ	18 μ	16 μ	18 μ
Kern (Nukleus)	rundlich, locker	rundlich, leicht gebuchtet, mäßig dicht	leicht gebuchtet, mäßig dicht	"grobe Wurstform", dicht	"schlanke Wurstform", sehr dicht	3-5 Segmente, pyknotisch	>5 Segmente, pyknotisch
Kernkörperchen (Nukleolus)	2-4	2-4	∅	∅	∅	∅	∅
Zytoplasma	basophil	basophil	basophil-metachrom	oxyphil	oxyphil	oxyphil	oxyphil
Grobe Progranula	∅	++	++-(+)	∅	∅	∅	∅
Freie ausgereifte Granula	∅	∅	-+	++	++	++	++
Teilungsfähigkeit	+	++	++	(+)	∅	∅	∅
Anteil innerhalb der weißen Zellen im Blut	-	-	-	< 2%	2-4%	55-65%	< 2%
Anteil innerhalb der weißen Zellen im Mark	1-2%	4-8%	20-25%	10-15%	15-20%	15-20%	< 1%
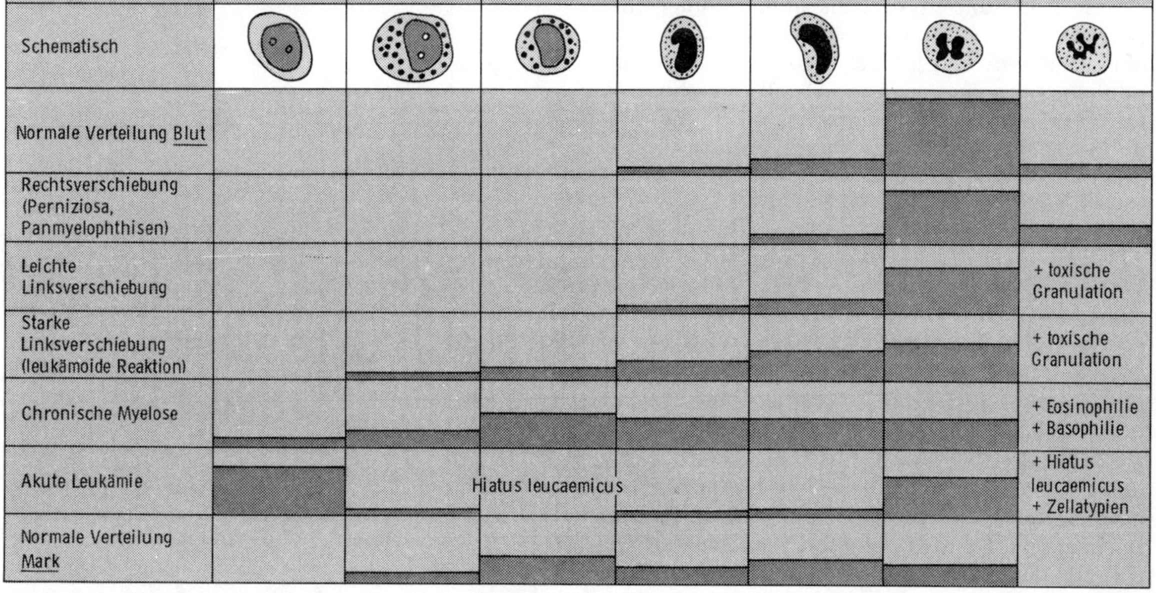 Schematisch							
Normale Verteilung Blut							
Rechtsverschiebung (Perniziosa, Panmyelophthisen)							
Leichte Linksverschiebung							+ toxische Granulation
Starke Linksverschiebung (leukämoide Reaktion)							+ toxische Granulation
Chronische Myelose							+ Eosinophilie + Basophilie
Akute Leukämie			Hiatus leucaemicus				+ Hiatus leucaemicus + Zellatypien
Normale Verteilung Mark							

Abb. 11.13 Erkennungsmerkmale und Verteilung myeloischer Zellen in Blut und Knochenmark unter normalen und pathologischen Bedingungen (nach *Gross* u. *Jahn*)

Blutbildung vom ubiquitär angelegten erythroblastischen und angioblastischen Mesenchym zuerst in das mesenchymale Gewebe von Milz und Leber und dann in das Knochenmark, das nach der Geburt als alleiniges erythro- und myelopoetisches Organ anzusehen ist. Daneben entwickelt sich das lymphatische System, und zwar zuerst im Thymus. Die verschiedenen Blutzellen mit spezifischen Funktionen entstehen durch Teilungs- und Reifungsvorgänge aus Stammzellen im Knochenmark und aus Lymphoblasten in den Keimzentren des lymphatischen Systems. Als Rest des embryonalen Mesenchyms bleibt das retikulo-histiozytäre System (RHS) bestehen. In ihm erfolgt die Entwicklung ortsständiger Makrophagen (Histiozyten), Plasmazellen und Gewebsmastzellen. Das RHS ist nicht als abgrenzbares Organ, sondern als ein über den ganzen Körper verteiltes Funktionssystem aufzufassen. Die ortsständigen Zellen der RHS gelangen nur in geringer Zahl als Monozyten (Makrophagen) und ausnahmsweise als Plasmazellen ins Blut. Die Herkunftsmöglichkeiten der verschiedenen Blut- und mesenchymalen Gewebszellen sind aus Abb. 11.12 ersichtlich. In dieser Abbildung sind auch wesentliche Funktionen der einzelnen Zellen angegeben.

Die wichtigsten morphologischen Erkennungsmerkmale myeloischer Zellen und ihre Verteilung in Blut und Knochenmark sowie Abweichungen von der Normalverteilung sind in Abb. 11.13 zusammengestellt. Die Granulozyten unterteilen sich in Neutrophile, Eosinophile und Basophile. Im peripheren Blut finden sich normalerweise neben 55 bis 65% Neutrophilen 2–4% Eosinophile und 0–1%

Basophile. Im Knochenmark werden innerhalb der myeloischen Zellreihe unter physiologischen Voraussetzungen 0–6% Eosinophile und 0–2% Basophile nachgewiesen.

Zu den Leukozyten gehören auch Zellen, die nicht dem myeloischen System entstammen. In erster Linie handelt es sich um Monozyten, die in ihrer Funktion den ortsständigen Makrophagen (Histiozyten) des RHS entsprechen (2–6% im Blut, 0–6% im Knochenmark) und um Lymphozyten. Bei ihnen handelt es sich in der Mehrzahl um kleine Lymphozyten (Durchmesser ca. 10 μ). Der prozentuale Lymphozytenanteil im Blut beträgt 25–40%, im Knochenmark 0–15%. Gemeinsam mit den Makrophagen sind die Lymphozyten entscheidende zelluläre Bestandteile des Immunsystems. Dabei werden unterschieden die T-Lymphozyten (thymusabhängige) und die B-Lymphozyten (»bursa derived« bzw. »bone marrow derived«). Die T-Lymphozyten sind als immunkompetente Zellen Träger des immunologischen Gedächtnisses und verantwortlich für die zelluläre Immunreaktion vom verzögerten Typ. Die B-Lymphozyten sind Vorläufer der Plasmazellen, die Immunglobuline bilden, und somit verantwortlich für die humorale Immunreaktion.

Leukämien

Definition

Der Begriff »Leukämie« wurde 1847 zuerst von VIRCHOW geprägt, der die extreme Vermehrung unreifer weißer Blutzellen als selbständige Grundkrankheit erkannte und sie dadurch von anderen reaktiven Leukozytosen mit Linksverschiebung unterschied. Die Leukämie muß nicht immer von einer Vermehrung weißer Zellen im Blut gekennzeichnet sein. Dementsprechend findet sich bei der Erkrankung eine mehr oder weniger ausgeprägte Leukozytose, eine Leukopenie oder sogar ein agranulozytäres Blutbild. Man spricht von einer *vielzellig*, *normalzellig*, *subleukämisch* oder *aleukämisch* (markbeschränkt) verlaufenden Leukämie. Es kann sich auch aus einem monate- oder jahrelangen *präleukämischen Stadium* vielleicht nur mit Anämie, meistens aber mit leukopenischem oder agranulozytärem Blutbild eine unreif-zellige Leukämie entwickeln. Die Blutbildveränderungen sind somit nicht von entscheidender Bedeutung, sondern mehr als Symptom der Grundkrankheit anzusehen. Der Ursprung der Leukämien ist vielmehr auf die blutbildenden Organe zurückzuführen, von wo aus die leukämischen Zellen durch den Blutstrom in verschiedene Gewebe des Körpers transportiert werden.

Die Leukämien sind den Neoplasien zuzuordnen. Hierfür sprechen die Unreife und die schwere Differenzierbarkeit der Leukämiezellen, die meistens Kernnukleolen und ein stark basophiles Plasma haben, das autonome Wachstum, der Verlust von Kontrollfunktionen, die Verdrängung der norma-

Tabelle 11.26 Einteilung der Hämoblastosen

Differenzierung	Myeloisches System		Retikulohistiozytäres System		Lymphatisches System	
	unreif	reif	unreif	reif	unreif	reif
1. Primärtumor	*Tumorbildende Leukämien* Myeloblastom Chlorom		Retikulosarkom	Solitäres Plasmozytom	Lymphosarkom	Lymphozytom Lymphoblastom (Morbus, Brill-Symmers)
2. Generalisation		Osteomyelosklerose, »chronische aleukämische Myelose«	Retikulose Plasmozytose (diffuses und multiples Myelom)		Lymphosarkomatose	Aleukämische Lymphadenose
				Makroglobulinämie Waldenström (Immunozytom)		
3. Leukämien (im eigentlichen Sinne)	*Akute Leukämie* myeloblastäre, promyelozytäre, myelomonozytäre, eosinophile, basophile, akute Erythroleukämie	Chronische Myelose, Polyzythämie, chronische Erythrämie, Thrombozythämie	Retikuläre Leukosen Plasmazellenleukämie		Akute Lymphoblastenleukämie	Chronische Lymphadenose
					Akute undifferenzierte Leukämie?	Haarzellen- (»Hairy-cell«)- Leukämie

len Leukopoese (Folgen: Resistenzminderung, erhöhte Infektanfälligkeit, schlechte Wundheilung u.a.), bei den besonders maligne verlaufenden akuten Leukämien auch der Erythrozytopoese (Anämie) und der Thrombozytopoese (hämorrhagische Diathese), die Ansprechbarkeit auf zytostatische Therapie und die Tatsache, daß es praktisch keine Dauerheilungen gibt.

Im weiteren Sinne werden die Leukämien den Hämoblastosen zugeordnet. Ihrem Wesen nach kann man sie durch Generalisation sarkomatöser Prozesse, die innerhalb oder außerhalb des Knochenmarkes entstanden sein können, erklären (Tab. 11.26). Aus der generalisierten Sarkomatose entwickelt sich die leukämische Erkrankung, die eine weitgehende Verdrängung der normalen Granulopoese im Knochenmark bedingen kann.

Einteilung

Tab. 11.26 gibt eine Einteilung der Hämoblastosen im weiteren und der Leukämien im engeren Sinne nach System, Lokalisation und Generalisation. In dieser Übersicht wird außerdem unterschieden zwischen mehr reif-zelligen und unreif-zelligen Formen. Es gibt aber auch Übergänge zwischen beiden, was insbesondere für die leukämisch verlaufende Retikulose gilt. Allgemein sind die unreifzelligen Leukämien durch einen akuten Beginn, raschen Verlauf und dementsprechend besonders schlechte Prognose gekennzeichnet, wohingegen die mehr reif-zelligen Formen sich über Jahre hinziehen können, wobei nicht einmal das Allgemeinbefinden der Patienten wesentlich gestört sein muß. Dementsprechend unterscheiden wir zwischen akuten und chronischen myeloischen und lymphatischen Leukämien. Die chronische myeloische Leukämie wird auch als chronische Myelose, die chronische lymphatische Leukämie als chronische Lymphadenose bezeichnet. Unbehandelt verlaufen akute myeloische und akute Lymphoblastenleukämie ähnlich foudroyant. Deshalb bestand über lange Zeit keine Einigkeit, ob man die letztere überhaupt dem myeloischen oder dem lymphatischen System zuordnen solle. Sie wurde deshalb als lymphoidzellige Paraleukoblastenleukämie bezeichnet. Es hat sich jedoch international die Bezeichnung akute Lymphoblastenleukämie oder akute lymphatische Leukämie eingebürgert, und dies zu Recht. Die akute Lymphoblastenleukämie unterscheidet sich nämlich von den myeloischen Leukämien

1. durch ihr bevorzugtes Auftreten im Kindesalter,
2. dadurch, daß sie häufig mit Vergrößerungen lymphatischer Organe (Lymphknoten und Milz in erster Linie) einhergeht,
3. durch zytochemische Kriterien (grobschollig positive PAS-Reaktion, fehlender Nachweis von Peroxydase) und
4. durch die sehr viel bessere Ansprechbarkeit auf verschiedene Zytostatika, insbesondere auf Corticosteroide.

Diese ist die Mitursache der sehr viel besseren Prognose der akuten Lymphoblastenleukämie im Kindesalter gegenüber der akuten myeloischen Leukämie im Erwachsenenalter unter Einsatz moderner therapeutischer Maßnahmen. Immerhin werden nach wie vor akute myeloische Leukämie, akute Lymphoblastenleukämie und andere unreif-zellige, akut verlaufende Formen unter dem Oberbegriff der akuten Leukämie oder akuten Leukose zusammengefaßt. Die akute undifferenzierte Leukämie ist nach den klinischen Symptomen (Vergrößerungen lymphatischer Organe), morphologischen Merkmalen und Ansprechbarkeit auf Corticosteroide der akuten Lymphoblastenleukämie ähnlich. Eine weitergehende Differenzierung der akuten und chronischen Leukämien erfolgt bei der Besprechung der einzelnen Krankheitsbilder.

Häufigkeit

Die Morbidität sämtlicher Leukämieformen wird mit etwa 40–50 auf 1 Million Menschen pro Jahr angegeben. Dabei schwanken die Angaben zwischen den einzelnen Ländern erheblich. Allgemein scheint die Krankheitshäufigkeit – insbesondere bei den akuten Leukämien – in den Jahren 1920–1955 besonders bei älteren Menschen angestiegen zu sein. Eine Interpretation hat jedoch die Änderung im Altersaufbau der Bevölkerung innerhalb dieser Zeitspanne zu berücksichtigen.

Eine Differenzierung nach Alter, Geschlecht und Leukämieform zeigt einen starken Häufigkeitsgipfel der akuten Lymphoblastenleukämie im Kindesalter, ein vermehrtes Auftreten der chronischen Lymphadenose im höheren Lebensalter jenseits des 40. Lebensjahres und bei sämtlichen Leukämieformen – mit Ausnahme der chronischen Myelose – einen häufigeren Befall des männlichen Geschlechtes (Abb. 11.14). Die chronische Lymphadenose tritt besonders häufig bei der jüdischen Bevölkerung auf, wohingegen diese Leukämieform bei Japanern, Chinesen und im ganzen Orient relativ selten vorkommt. Bevölkerungsuntersuchungen in den Vereinigten Staaten zeigten, daß sämtliche Leukämieformen bei der weißen Bevölkerung etwa 7mal so häufig auftraten wie bei der schwarzen.

Pathogenese und Pathophysiologie, Ätiologie

Die ursächlichen Faktoren der Leukämien sind bisher noch nicht sicher bekannt. Aufgrund experimenteller Grundlagenforschungen sind die folgenden Entstehungsursachen in Betracht zu ziehen.

Virusätiologie

Die Entdeckung, daß Viren bei Hühnern und Mäusen Leukämien hervorrufen können und daß auch die lymphatische Leukämie der Rinder virusbedingt ist, der elektronenoptische Nachweis der Viren in den Leukämiezellen und die Übertragung der virusbedingten Leukämie durch zellfreie Extrakte auf andere Tiere führten zu der Vorstellung, daß auch die menschliche Leukämie durch ein Virus hervorgerufen werden könne. Nach GROSS (1965) kann das Virusagens im Tier latent bleiben

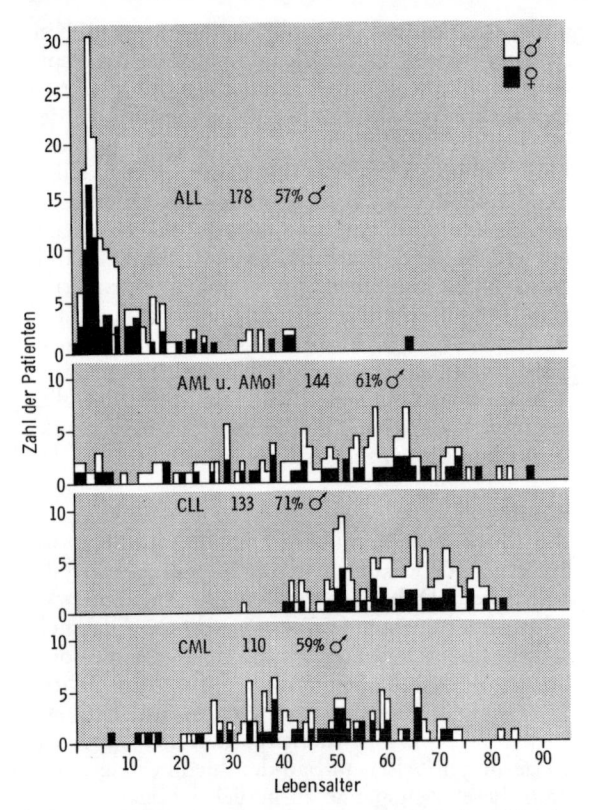

Erkrankungen des Blutes und der blutbildenden Organe

Abb. 11.14 Häufigkeitsverteilung bei Leukämien in Abhängigkeit vom Lebensalter und vom Geschlecht (nach *Wintrobe*). Abkürzungen: ALL = akute Lymphoblastenleukämie, AML = akute Myeloblastenleukämie, AMoL = akute Monoblastenleukämie, CLL = chronisch lymphatische Leukämie, CML = chronische myeloische Leukämie

und gegebenenfalls erst bei der Nachkommenschaft die Leukämie begünstigen. Auch in menschlichen Leukämiezellen wurden virusähnliche Partikel (C-Partikel) nachgewiesen. Dieser Befund ist aber nicht beweiskräftig, da es sich um ein Begleitvirus handeln kann und dem Leukämievirus ähnliche Partikel auch bei Tieren ohne jegliche Zeichen der Erkrankung auftreten können. Gegen die Leukämieentstehung beim Menschen auf virusätiologischer Grundlage spricht, daß Kinder leukämiekranker Mütter praktisch nie an der gleichen Leukose erkranken und daß eine epidemische Ausbreitung nicht bekannt ist. Lediglich für das Burkitt-Lymphom ist neben genetischen Faktoren das Epstein-Barr-Virus als Krankheitsursache anzunehmen (s. Burkitt-Lymphom, S. 11.146).

Die Virusätiologie wenigstens einiger Formen der menschlichen Leukämie wird durch neuere Ergebnisse wahrscheinlicher:
a) Antigengemeinschaften an den Oberflächen von Leukämiezellen bei virusinduzierter Mäuse- bzw. Hühnerleukämie und menschlicher Leukämie (SCHÄFER u. Mitarb. 1970);
b) der Nachweis einer RNS-abhängigen DNS-Polymerase (reverse transcriptase) in onkogenen RNS-Viren (Oncorna-Viren) und die Entdeckung des gleichen Enzyms zusammen mit biochemisch charakterisierten Partikeln der onkogenen RNS-Viren in menschlichen Leukämiezellen (TEMIN; GALLO; SPIEGELMANN u. Mitarb.).

Es kann gegenwärtig angenommen werden, daß bei der Virusinfektion durch die Integration des onkogenen Virusgenoms in Stammzellen diese zur leukämischen Transformation disponiert werden können. Die leukämische Transformation und somit die Manifestation der Leukämie kann durch genetische und immunologische Faktoren sowie durch exogene Einflüsse – ionisierende Strahlen und karzinogene Verbindungen – ausgelöst werden.

Ionisierende Strahlen und karzinogene Verbindungen

Unter Strahlenbelastung und unter der Einwirkung karzinogener Verbindungen können sowohl myelodepressive als auch myeloproliferative leukämische Krankheitsbilder entstehen. Insbesondere führt Benzol häufiger zur toxischen Panmyelopathie als zur Leukämie. Die toxische Markschädigung kann aber den Boden bereiten für die Wucherung leukämischer Blasten und somit zur Leukämieentwicklung. Die unter solchen Bedingungen zunächst auftretende Markinsuffizienz wäre somit den präleukämischen Stadien zuzuordnen.

Die Bedeutung ionisierender Strahlen für die Leukämieentstehung scheint am besten dadurch belegt zu sein, daß im Anschluß an die Atombombenexplosion in Japan (Hiroshima und Nagasaki) im Umkreis bis zu 2000 m vom Explosionsherd ein sprunghaftes Ansteigen der Leukämiehäufigkeit (1,7% der betroffenen Personen) beobachtet wurde. Diese Leukämiehäufigkeit nahm innerhalb der folgenden 12 Jahre zu und ist jetzt wieder im Abnehmen begriffen. Die erhöhte Leukämierate betraf nur akute myeloische und lymphatische und chronische myeloische Leukämien und nicht die chronische Lymphadenose, was auf genetische Faktoren zurückzuführen ist (geringe Häufigkeit der chronischen Lymphadenose innerhalb der japanischen Bevölkerung).

Hinweise für einen Zusammenhang zwischen der Einwirkung ionisierender Strahlen und der Leukämieentstehung ergeben sich außerdem aus folgenden Beobachtungen:
a) vor Einführung des Strahlenschutzes hohe Leukämierate bei Röntgenfachärzten und Röntgenpersonal; dosisabhängiger Anstieg der Leukämierate bei Patienten, die wegen Spondylosis ankylopoetica bestrahlt wurden;
b) Leukämieentstehung nach i.v. Applikation von Thorotrast;
c) Zunahme der Leukämiehäufigkeit bei Kindern, die pränatal durch Röntgenuntersuchung der schwangeren Mutter exponiert waren; besondere Empfindlichkeit des Embryonalgewebes.

Genetische Faktoren

Die Bedeutung genetischer Faktoren zeigt sich in erster Linie durch das gehäufte Auftreten von Leuk-

ämie beim Mongolismus. Bei der Kombination von Mongolismus und Leukämie (Down-Syndrom) werden Chromosomenanomalien gefunden, wobei eine Aberration am D-21-Chromosom ein konstanter Befund ist (D-21-Trisomie).
Kennzeichnend für die chronische Myelose ist das Philadelphia-Chromosom (Ph_1-Chromosom), bei dem es sich um ein anomales G-Chromosom (verkürzter Partner des Paares Nr. 22) handelt (HOSFELD u. SANDBERG 1970). Es wird bei über 90% der Patienten mit chronischer Myelose nachgewiesen. Die wenigen Patienten ohne Philadelphia-Chromosom scheinen eine ungünstigere Prognose ihrer Krankheit zu haben. Der Nachweis des Philadelphia-Chromosoms beschränkt sich nicht nur auf die chronische Myelose, sondern kann zuweilen auch bei akuter myeloischer Leukämie, Polyzythämie, Thrombozythämie und myeloischer Metaplasie geführt werden. Eine Differenzierung von Ursache und Folgeerscheinung ist auch beim Philadelphia-Chromosom bisher nicht mit Sicherheit möglich. So findet sich bei Strahlenbelastung nicht nur eine dosisabhängige Zunahme der Leukämiehäufigkeit, sondern auch der Chromosomenschäden. Es ist daher auch möglich, daß nicht das abnorme Philadelphia-Chromosom genetische Ursache der chronischen Myelose ist, sondern daß die Leukämiesierung der Zelle eine bleibende chromosomale Veränderung an den myeloischen Zellen des Knochenmarkes zur Folge hat. Hinweise für die ursächliche Bedeutung genetischer Faktoren ergeben sich außerdem durch die gesteigerte Leukämiehäufigkeit bei eineiigen Zwillingen, die Beobachtung familiärer Leukämiehäufung und durch die Beachtung rassischer Faktoren, wie das Fehlen der chronischen lymphatischen Leukämie in Japan.

Immunologische Faktoren
Immunologische Faktoren spielen eine große Rolle bei der chronischen lymphatischen Leukämie, die deshalb auch den immunproliferativen Erkrankungen zugeordnet wird (DAMESHEK 1970). Der Keim dieser Krankheitsgruppe ist nach BURNET (1961) in der Anwesenheit sog. »forbidden clones« (Vererbung? Mutation?) zu suchen. Die Wucherung derartiger »forbidden clones« führt zum Befall des lymphatischen Systems und später des Knochenmarkes und zu leukämischer Ausschwemmung lymphatischer Zellen mit pathologischen Immuneigenschaften in das periphere Blut. Zur Gruppe der immunproliferativen Erkrankungen gehören auch die Non-Hodgkin-Lymphome mit und ohne leukämische Generalisation, Lymphogranulomatose, Plasmozytom. Immunologische Störungen bei all diesen Erkrankungen lassen sich zurückführen auf eine Minderproduktion normaler bzw. Bildung pathologischer Immunglobuline (s. Erkrankungen mit Störungen der Immunglobulinsynthese, S. 11.117).

Präleukämische Zustände

Nicht selten geht der klinisch manifesten Leukämie eine Periode voraus, die gekennzeichnet sein kann durch eine ursächlich nicht erklärbare Leukopenie, Thrombozytopenie oder Anämie. Die Anämie kann mit einer Hämolyse einhergehen oder auch in seltenen Fällen durch eine ineffektive Erythropoese mit Auftreten von Megaloblasten im Knochenmark gekennzeichnet sein. Typisch ist die fehlende Ansprechbarkeit auf übliche therapeutische Maßnahmen wie Gaben von Eisen, Vitamin B_{12} und Folsäure. Das Knochenmark ist aplastisch, hyperplastisch oder normal. Meistens besteht eine Reifungsstörung mit Linksverschiebung der Myelopoese und Erythropoese. Derartige Zustände werden – wenn sie später in eine manifeste Leukämie übergehen – als präleukämische Stadien bezeichnet. Es wurde bereits erwähnt, daß hierzu auch die nach Benzoleinwirkung häufig beobachtete aplastische Anämie zu rechnen ist. In der Literatur wurde auch die Entwicklung einer Leukämie bei Fanconi-Anämie mit aplastischem Syndrom und bei paroxysmaler nächtlicher Hämoglobinurie beschrieben. Auch bei therapierefraktärer sideroachrestischer Anämie kann es sich um ein präleukämisches Krankheitsbild handeln.
Fast immer entwickelt sich aus einem präleukämischen Stadium eine akute – und zwar nicht lymphoblastische – Leukämie. Besonders häufig ist diese Entwicklung bei Erwachsenen jenseits des 50. Lebensjahres. Auffallend ist, daß unter Behandlung mit Corticosteroiden derartiger Leukopenien und aplastischer Anämien die leukämische Manifestation beschleunigt werden kann.

Kinetik normaler myeloischer und leukämischer Zellen

Die Kenntnisse über proliferationskinetische Daten der leukämischen Zellpopulation im Vergleich zum normalen hämatopoetischen System sind zum Verständnis des Wesens der Leukämien wichtig. Von besonderer Bedeutung ist zusätzlich die Tatsache, daß gegen Tumoren und Leukämien eingesetzte Medikamente – in erster Linie Zytostatika – auf proliferierende Zellsysteme einwirken. In diesem Zusammenhang ist besonders darauf hinzuweisen, daß sich in proliferierenden Zellsystemen keinesfalls alle Zellen im Teilungszyklus befinden, also aktiv proliferieren (Abb. 11.15). Vielmehr befindet sich fast immer ein mehr oder weniger großer Anteil von Zellen außerhalb des Generationszyklus. Sie werden als ruhende Q-(quiescent)Zellen bezeichnet und somit von den P-(proliferierenden)Zellen unterschieden.
Die mit verschiedenen Methoden bei Normalpersonen und Patienten mit akuten Leukämien ermittelten Werte für die Mitoseraten und Zeiten einzelner Abschnitte des Generationszyklus sind in Tab. 11.27 zusammengestellt. Bei den akuten Leukämien ist in den meisten Fällen der Generations-

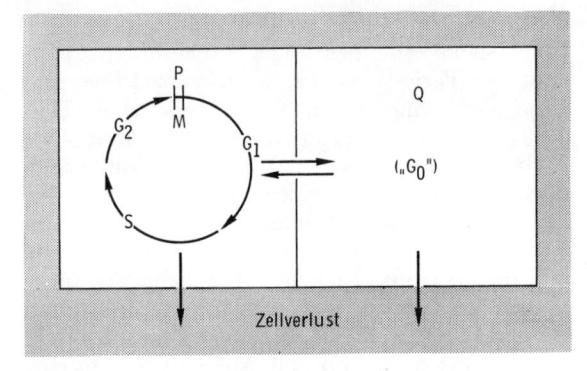

11.84 Erkrankungen des Blutes und der blutbildenden Organe

Abb. 11.15 Proliferierende Zellsysteme

zyklus der leukämischen Zellen im Vergleich zu normalen myeloischen Vorstufen erheblich länger. Allerdings werden auch für einige Fälle verkürzte Zeiten angegeben. Die Verlängerung des Generationszyklus der leukämischen Blasten betrifft in erster Linie die Ruhephase (G_1) im Zellzyklus, denn DNS-Synthese-Zeit und Mitose-Dauer weichen nur gering von der Norm ab. Bei Ausbleiben der Reifungsteilungen – wie sie bei der normalen Granulopoese stattfinden – sind Mark und peripheres Blut überschwemmt von langlebigen unreifen »Blasten«. Entgegen früheren Vorstellungen handelt es sich somit bei der akuten Leukämie nicht um eine Erkrankung mit beschleunigter Zellproliferation. Die Neoplasienatur ist vielmehr in erster Linie dadurch bedingt, daß langlebige Blasten – die z.T. nicht mehr teilungsfähig sind, morphologisch aber nicht von den teilungsfähigen Zellen des P-Kompartiments (sog. »growth fraction«) unterschieden werden können – die normale Granulopoese überwuchern. Bei der chronischen Lymphadenose ist die Akkumulation langlebiger immunologisch inkompetenter Lymphozyten extrem gesteigert.

Nach neueren Ergebnissen wird die Definition (nicht teilungsfähige Zellen) bei einer leukämischen oder Tumorzellpopulation den tatsächlichen Gegebenheiten nicht gerecht. Denn unter den »ruhenden Zellen«, deren Anteil bei den Leukämien besonders hoch ist, befinden sich auch solche, die wieder proliferieren und den Zellteilungszyklus durchlaufen können. Die leukämische Zellpopulation besitzt somit ihre eigene Stammzelle, die morphologisch nicht von den übrigen Blasten abgrenzbar ist. Nach KILLMANN (1972) können bei akuten Leukämien die ruhenden Q-Zellen folgende Eigenschaften aufweisen:

1. Es sind Endzellen, die nicht mehr proliferieren und zu irgendeinem Zeitpunkt absterben.
2. Sie können als sog. G_0-Zellen durch einen Stimulus erneut zur Proliferation angeregt werden.
3. Es sind Zellen mit einer besonders langen G_1-Phase. Die Dauer der G_1-Phase kann auch variabel sein, so daß unter bestimmten Voraussetzungen zwischen proliferierenden und nicht proliferierenden Zellen nicht unterschieden werden kann.

Die erwähnte Tatsache, daß bei akuten Leukämien die Regeneration der Blastenpopulation aus leukämisch transformierten Stammzellen erfolgt, erklärt den für diese Erkrankungen charakteristischen Hiatus leucaemicus, d.h. ein Nebeneinander von leukämischen Blasten und wenigen Granulozyten bei Fehlen sämtlicher Zwischenstufen.

Bei chronischen Myelosen weichen die kinetischen Daten von den Werten der normalen Granulopoese nur gering im Sinne einer verzögerten Ausreifung ab. Hier steht im Vordergrund eine Störung der Selbstregulation der Granulopoese. Hierunter versteht man nach CARTWRIGHT u. Mitarb. (1964) den Tatbestand, daß eine genügende Reserve unreifer Granulozytenvorstufen im Mark vor allem dadurch aufrechterhalten wird, daß bei der Teilung der Myelozyten nur zur Hälfte nicht mehr teilungsfähige jugendliche Granulozyten entstehen, während die andere Hälfte der Tochterzellen den Myelozytenpool wieder auffüllt (hemihomoplastische Zellteilung) (Abb. 11.16). Bei erhöhtem Bedarf kann eine Auffüllung der Myelozytenpopulation aus den Promyelozyten- und Myeloblastenkompartiments erfolgen.

Die Folge der gestörten Selbstregulation bei der chronischen Myelose kann sein:
a) eine Wucherung der Myelozyten, wenn deren Reifung zu den Granulozyten unterdrückt ist;
b) sekundär kann auch eine Wucherung der Myeloblasten und Promyelozyten erfolgen, im akuten Myeloblastenschub wird hierdurch das klinische Bild beherrscht;
c) infolge Überfüllung des Markraumes mit myeloischen Vorstufen und der gleichzeitig in extramedullären Herden (Milz und Leber in erster Linie) erfolgenden Blutbildung werden alle Reifungsstufen des myeloischen Systems in das periphere Blut ausgeschwemmt.

Auch bei akuten Leukämien ist ein gewisser Rei-

Tabelle 11.27 Zellkinetische Daten der Granulopoese bei Gesunden und bei Patienten mit akuten Leukämien

	Normal	Akute Leukämien
Mitoseindex (MI)	8–14‰	2–11‰
Generationszeit (Tg)	24 Std.: Blasten	50–60 Std., häufig
	40 Std.: Blasten Promyelozyten Myelozyten	15–20 Std., selten
DNS-Synthesezeit (Ts)	13–14 Std.	20 Std., häufig; 7 Std., selten
Mitosedauer (Tm)	0,6 Std.	1–2 Std.
Anteil proliferierender (P-)Zellen im Mark (»growth fraction«)	30%	13–35%

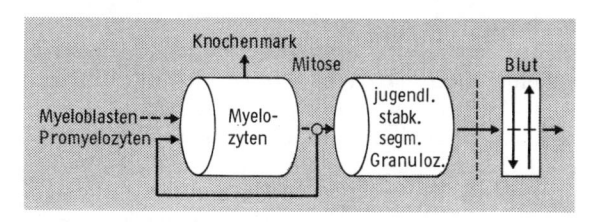

Abb. 11.16 Granulopoesemodell (nach *Cartwright, Athens* u. *Wintrobe*)

fungsprozeß mit Ausschwemmung der reiferen Zellen in das periphere Blut anzunehmen. Dabei werden aber keine funktionsfähigen Granulozyten gebildet. Zwar bleiben die Zellen nach morphologischen Kennzeichen auf der Stufe der unreifen Blasten stehen, doch lassen sie sich im peripheren Blut zu einem erheblich geringeren Prozentsatz mit 3-H-Thymidin markieren (KILLMANN 1968). Sie haben außerdem erheblich niedrigere Aktivitäten der Thymidinkinase und der DNS-Polymerase als die Zellen im Knochenmark. Die Blasten im peripheren Blut können mitunter noch angedeutet gewisse Zeichen einer funktionellen Differenzierung (amöboide Beweglichkeit, Phagozytose) haben.

Zytochemische Befunde

Zytochemische Untersuchungen ermöglichen die Zuordnung bestimmter Reaktionen an Strukturen von Einzelzellen. Es handelt sich um qualitative Methoden, die in erster Linie von differentialdiagnostischer Bedeutung sind. Auf sie wird deshalb bei Besprechung der einzelnen Leukämieformen eingegangen.

Biochemische Besonderheiten leukämischer im Vergleich zu normalen myeloischen Zellen

Quantitative biochemische Untersuchungen geben Aufschluß über die Bedeutung von Enzymaktivitäten und Metabolitenkonzentrationen für den Gesamtzellstoffwechsel. Sie können aber nur an einer großen, mehr oder weniger homogenen Zellpopulation durchgeführt werden. Hierdurch wird die Aussagekraft über Stoffwechselzusammenhänge in Einzelzellen eingeschränkt.

Kohlenhydratstoffwechsel

Der Stoffwechsel der Leukozyten zeichnet sich durch eine hohe anaerobe Glykolyse aus. Die Folge ist, daß der größte Teil der Glucose zu Milchsäure und nicht zu CO_2 abgebaut wird. Sowohl bei Gesunden als auch bei Leukämiekranken enthalten die Leukozyten die vollständige Kette der Glykolyse sowie Enzyme des Tricarbonsäure- und Hexosemonophosphatzyklus, des Phosphat- und Aminosäurestoffwechsels und der Glutathionreduktion.

Begrenzendes Enzym der Glykolyse ist in den Leukozyten wegen der niedrigen Aktivität die Hexokinase, die am Anfang des Glucosemetabolismus steht. Die Aktivität dieses Enzyms ist in leukämischen Blasten im Vergleich zu normalen Leukozyten deutlich erniedrigt. Die auffallendste enzympathologische Abweichung im Kohlenhydratabbau ist eine Erniedrigung der Glycerin-1-Phosphat-Dehydrogenase in den Blasten bei akuten Leukämien um 90% der Aktivität von normalen Leukozyten, in einigen Fällen sogar ein völliges Fehlen des Enzyms (LÖHR u. WALLER 1964). Dieser Befund läßt sich nicht bei chronischen Myelosen und chronischen Lymphadenosen nachweisen. Es handelt sich hier um ein qualitatives enzymchemisches Merkmal, durch das sich die Zellen akuter Leukämien von normalen Leukozyten und auch von ihren myeloischen Vorstufen unterscheiden. Eine Erniedrigung anderer Enzyme der Glykolyse, des Hexosemonophosphat- und des Tricarbonsäurezyklus bei Leukämien läßt sich durch einen herabgesetzten Proteingehalt in den Blasten erklären. Ein auffallender Befund ist ferner eine starke Erniedrigung der alkalischen Phosphatase – bei chronischen Myelosen sogar ein Fehlen dieses Enzyms – in den Leukämiezellen, ein Befund, der sich auch histochemisch nachweisen läßt.

Nucleinsäuregehalt, Nucleinsäuresynthese und Folsäurestoffwechsel

Bei Untersuchungen der enzymatischen DNS-Synthese in proliferierenden Zellen ist zu berücksichtigen, daß die für die Teilung erforderliche Verdoppelung der DNS nur während der im Verhältnis zum gesamten Zellzyklus kurzdauernden DNS-Synthesephase erfolgt. In dieser und in der präsynthetischen Phase können Aktivitäten von Enzymen der DNS-Synthese, die in der Ruhephase niedrig sind, auf hohe Werte ansteigen. Die in Zytolysaten myeloischer Zellen nachgewiesenen Enzymaktivitäten der DNS-Synthese verteilen sich somit nicht gleichmäßig auf die Gesamtpopulation, sondern betreffen in erster Linie die Zellen, die sich kurz vor oder in ihrer DNS-Synthesephase befinden. Im Gegensatz zur rhythmisch ablaufenden DNS-Synthese wird die RNS kontinuierlich auch während der interkinetischen Ruhephase gebildet. Da die unreifen Zellen bei akuten Leukosen im Vergleich zu normalen myeloischen Zellen des Knochenmarkes einen erheblich längeren Generationszyklus haben (s. Tab. 11.27), resultiert eine RNS-Vermehrung und eine Erhöhung des RNS/DNS-Quotienten von 0,4 auf durchschnittlich 0,6 in den Blasten bei akuten Leukämien im Vergleich zum nicht leukämischen hyperplastischen Knochenmark.
Die Nucleinsäuren können im Stoffwechsel durch Verwertung von zugeführten oder endogen gebildeten Purinbasen, Pyrimidinribosiden oder de novo unter Beteiligung des Folsäurestoffwechsels aus kleinen Bausteinen über zahlreiche Zwischen-

verbindungen gebildet werden. In Leukämiezellen werden Aktivitätssteigerungen von Enzymen des Folsäurestoffwechsels, die zur Aktivierung von Einkohlenstoffeinheiten (Formiat- und Formaldehydgruppen) notwendig sind, der Thymidinkinase und anderer bei der DNS-Synthese beteiligter Enzyme nachgewiesen (Übersicht bei WILMANNS 1967). Die Unterschiede zwischen normalen myeloischen und leukämischen Zellen sind jedoch nur quantitativer Natur, wodurch unerwünschte Nebenwirkungen, die unter der zytostatischen Behandlung von Leukämien auftreten können, erklärt werden. Neuerdings wurde von GALLO u. Mitarb. (1970) in den Blasten bei akuter Lymphoblastenleukämie eine RNS-abhängige DNS-Polymerase, die wahrscheinlich virusinduziert ist, nachgewiesen.

Akute Leukämie
Anamnese und klinische Symptome
Bei den meisten Patienten ist die Anamnese kurz. Kardinalsymptome sind Fieber, Müdigkeit, Blässe, vermehrte Blutungsneigung, Infektionen. Wenn eines der genannten Symptome auftritt, suchen die Patienten häufig den Arzt auf, der in den meisten Fällen die Diagnose aus dem Blutbild stellen kann. Die Hämorrhagien manifestieren sich am häufigsten im Bereich der Mund- und Nasopharyngealschleimhäute und als Hautblutungen. Schmerzhafte Schwellungen, Ulzerationen und Infiltrationen der Gingiva führen die Patienten nicht selten zum Zahnarzt, der dann die Verdachtsdiagnose stellt. Kinder klagen häufig über Gelenkschmerzen, ähnlich wie bei rheumatischem Fieber. Auch über Knochenschmerzen wird zuweilen geklagt. Wenn Lymphknoten-, Leber- und Milzvergrößerung festgestellt werden, handelt es sich meistens um eine akute Lymphoblastenleukämie. Die Veränderungen der Gingiva und Hautinfiltrationen sind besonders häufig bei akuter Myelomonozytenleukämie. Die besonders im Kindesalter im Vordergrund stehenden Knochenschmerzen werden auf die leukämische Hyperplasie des Knochenmarks zurückgeführt. Neurologische Komplikationen können Folge von zerebralen Blutungen oder leukämischen Infiltrationen – besonders häufig der Meningen – sein. Die Meningiosis leucaemica tritt auch häufig dann auf, wenn nach erfolgreicher Behandlung weder klinisch noch an Blut- und Knochenmarkausstrichen sich die Zeichen der Leukämie nachweisen lassen. Dieses ist darauf zurückzuführen, daß die Blut-Liquor-Schranke für Antimetabolite kaum durchlässig ist.

Blutbild und Knochenmark
Leitsymptom ist der *Hiatus leucaemicus*. Darunter versteht man das Vorherrschen leukämischer Blasten im Blut und im Knochenmark, wobei aber noch einige ausgereifte Granulozyten vorhanden sein können, jedoch die Zwischenstufen fehlen. Je nachdem, ob die Leukozytenzahl im Blut vermehrt, normal oder erniedrigt ist oder ob sogar ein an eine Agranulozytose erinnerndes Blutbild besteht, spricht man von einer vielzelligen, normalzelligen, subleukämisch oder aleukämisch verlaufenden Leukämie. Die Untersuchung des Blutbildes erlaubt keinen Rückschluß auf den Zellgehalt des Knochenmarkes. Das Knochenmark kann zellreich durchsetzt sein mit Blasten, selbst dann, wenn ein Differentialblutbild wie bei einer Agranulozytose gefunden wird.

Im übrigen ist das Blutbild gekennzeichnet durch den markverdrängenden leukämischen Prozeß im Knochenmark. Die Störung der Erythropoese bedingt die Anämie, die Störung der Thrombozytopoese die Thrombozytopenie als wesentliche Ursache der häufig vorhandenen hämorrhagischen Diathese. Es kann auch die Ausreifung innerhalb der Erythropoese und der Thrombozytopoese gestört sein. Die Veränderungen sind innerhalb der Erythropoese besonders häufig nachweisbar. In solchen Fällen findet man eine ineffektive Erythropoese und im Knochenmark einen Anstieg erythropoetischer Zellen. Diese sind dann meistens gekennzeichnet durch pathologische Strukturen – megaloblastoide Formen, Kernpyknosen, Kernabsprengungen, häufige Mitosen, basophiles oder polychromatisches, manchmal vakuolisiertes Plasma. Diese Zellen, die auch im Blut auftreten können, werden dann als Paraerythroblasten bezeichnet. Man spricht in solchen Fällen von akuter Leukämie mit Beteiligung der Erythropoese, von der Übergänge zur echten akuten Erythrämie (akute Erythroblastose, Typ di Guglielmo) bestehen. Nicht selten gehen solche Leukämien zu einem späteren Zeitpunkt in echte Myeloblastenleukämien über.

Einteilung nach morphologischen Kriterien
Die Einteilungsprinzipien richten sich im wesentlichen nach morphologischen Ähnlichkeiten der leukämischen Blasten zu den normalen myeloischen – gegebenenfalls auch erythropoetischen – Vorstufen im Mark, zu lymphatischen Zellen und Monozyten. Eine nach derartigen Kriterien erfolgte Einteilung akuter Leukämien aufgrund verschiedener morphologischer Kriterien der Blasten ist in Abb. 11.17 wiedergegeben. Es sei in diesem Zusammenhang darauf hingewiesen, daß bezüglich der morphologischen Definitionen in der internationalen Literatur eine Einigkeit bisher nicht besteht. Die in Abb. 11.17 durch Pfeile markierten Zusammenhänge der verschiedenen Leukämieformen durch unterschiedliche Differenzierungsgrade sind bisher nicht bewiesen. Dieses gilt insbesondere für die Zusammenhänge zwischen akuter Lymphoblastenleukämie und der akuten undifferenzierten Stammzellenleukämie, deren Mikromyeloblasten morphologisch kaum von den Lymphoblasten abzugrenzen sind, und der Zuordnung der akuten Monozytenleukämie. Es bestehen häufig nicht nur Schwierigkeiten in der Abgrenzung

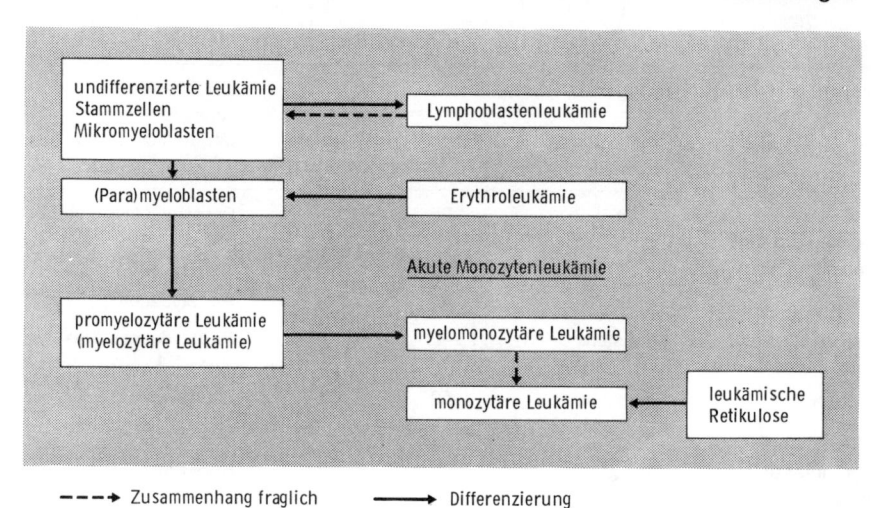

Abb. 11.17 Einteilung der akuten Leukämien nach morphologischen Kriterien

```
undifferenzierte Leukämie
Stammzellen              <-------->   Lymphoblastenleukämie
Mikromyeloblasten
       |
       v
(Para)myeloblasten       <--------    Erythroleukämie

                     Akute Monozytenleukämie

promyelozytäre Leukämie  -------->   myelomonozytäre Leukämie
(myelozytäre Leukämie)                      |
                                            v
                                     monozytäre Leukämie    <--------   leukämische Retikulose
```

- - - → Zusammenhang fraglich   ⸺⸺→ Differenzierung

der Monozytenleukämie von der Paramyeloblasten- bzw. promyelozytären Leukämie, sondern auch von der leukämischen Retikulose.

Die verschiedenen Formen akuter Leukämien (s. Abb. 11.17) sind durch folgende morphologische Merkmale charakterisiert:

Akute Lymphoblastenleukämie: Dichter, chromatinreicher Kern mit 1–2 Nukleolen, schmaler basophiler Zytoplasmasaum ohne azurophile Einschlüsse. Eine morphologische Abgrenzung von der undifferenzierten Mikromyeloblasten-(Stammzellen-)Leukämie ist meistens nicht möglich. Für die Diagnose einer Lymphoblastenleukämie sprechen Lymphknotenschwellungen und Milzvergrößerung.

Undifferenzierte Leukämie: Von der akuten Lymphoblastenleukämie meistens nicht zu trennen. Bei einzelnen Zellen azurophile Zytoplasmaeinschlüsse. Häufig nacktkernige Zellen.

Akute Myeloblastenleukämie: Fein-retikuläre Struktur des Kerns, graublaues bis dunkelblaues Plasma. Nur wenn bei einzelnen Zellen promyelozytäre Granulationen nachweisbar sind, ist eine eindeutige Zuordnung zur myeloischen Reihe möglich.

Als Besonderheit sind die *Auer-Stäbchen* zu erwähnen, die bei etwa 25% der akuten Myeloblastenleukämien nachgewiesen werden. Es handelt sich um stäbchenförmige, rot-violette Zytoplasmaeinschlüsse, die sich von den Lysosomen ableiten.

Akute promyelozytäre Leukämie: Promyelozytäre Granulationen in den meisten Zellen, Plasma häufig nicht so basophil wie bei den Myeloblasten, häufig gebuchtete Kerne; übrige morphologische Kennzeichen ähnlich wie bei den Paramyeloblasten. Daneben werden zuweilen »Pseudo-Pelger-Zellen« nachgewiesen. Es handelt sich hier um differenziertere Zellen, die sich von neutrophilen Granulozyten durch pyknotische Kerne unterscheiden.

Akute Monozytenleukämie und Myelomonozytenleukämie: Bizarre Kerne mit Buchtungen, Einschnürungen und Segmentierungen, fein-retikulärem Kernchromatin und oft nicht nachweisbaren Nukleolen, im graublauen Plasma zarte Azurgranula.

Differenzierung nach zytochemischen Merkmalen

Eine eindeutige Klassifizierung der akuten Leukämien nach morphologischen Merkmalen der Zellen ist häufig nicht möglich. Zytochemische Färbemethoden gestatten eine weitergehende Differenzierung (Übersicht bei LÖFFLER 1972). Dabei sind die folgenden 3 Methoden am wichtigsten (Tab. 11.**28**):

a) Peroxydasereaktion, die mit Sicherheit in lymphatischen Zellen negativ ausfällt; je nach dem Prozentsatz des peroxydase-positiven Blasten wird ein POX 1-, 2- und 3-Typ unterschieden;
b) α-Naphthylacetat-Esterase;
c) PAS-Reaktion.

Die genannten Reaktionen fallen bei verschiedenen Leukämieformen entsprechend der in Tab. 11.**28** wiedergegebenen Übersicht in unterschiedlicher Intensität positiv oder negativ aus. Sie können z.B. wichtig sein, um eine akute Lymphoblastenleukämie – die eine PAS-grobschollig-positive Reaktion zeigt – von einer undifferenzierten mikromyeloblastären Leukämie abzugrenzen. Die Esterasereaktion ist in den monozytären Leukämiezellen besonders ausgeprägt positiv. Eine vollständige Sicherheit bei der Zuordnung zytochemischer Reaktionen zu bestimmten morphologischen Leukämietypen besteht aber ebenfalls nicht. LÖFFLER (1968) empfiehlt deshalb, die akuten Leukämien nach dem Ausfall der zytochemischen Färbemethoden in folgende Gruppen einzuteilen:

a) Peroxydasetyp,
b) Peroxydase-Esterase-Typ,
c) Esterasetyp,
d) PAS-Typ,
e) undifferenzierter Typ.

Erkrankungen des Blutes und der blutbildenden Organe

Tabelle 11.28 Klassifizierung der akuten Leukämien nach zytochemischen Merkmalen (nach *Löffler*)

Zytologische Klassifizierung der unreifzelligen Leukosen	Zytochemische Differenzierungsmethoden			Zytochemische Klassifizierung der Leukosetypen
	PAS	Peroxydase % positiv	Naphthylacetatesterase % Stärkegrade 3 und 4	
Myeloblastenleukosen	negativ, diffus und vereinzelt granulär nebeneinander	1–64	< 25	Peroxydasetyp 1 und 2
Promyelozytenleukosen	überwiegend diffus	> 65	< 25	Peroxydasetyp 3
Myelomonozytäre Leukosen	schwach diffus und z.T. granulär oder	meistens > 50	25–49	Peroxydaseesterasetyp
Monozytenleukosen	negativ	meistens < 25	> 50	Esterasetyp
Undifferenzierte Leukosen	∅	∅	∅	undifferenziert
Lymphoblastenleukosen	nur granulär und schollig, keine diffuse Reaktion	∅	∅	PAS-Typ
Erythrämie (di-Guglielmo-Syndrom)	Erythroblasten meistens stark positiv, diffus oder granulär	∅	stärker als normale Erythroblasten	

Laboratoriumsbefunde

Im folgenden sind die wichtigsten pathologischen Laborbefunde wiedergegeben:
a) Erhöhte BSG, uncharakteristische Veränderungen der Elektrophorese.
b) Erhöhung der Serumlactatdehydrogenase (LDH). Diese ist bei der akuten Myeloblastenleukämie häufiger als bei der akuten Lymphoblasten- und Monozytenleukämie. Allgemein ist der Anstieg der LDH-Aktivität im Serum um so ausgeprägter, je höher die Leukozytenzahl ist.
c) Das Gleiche gilt für den Anstieg der Serumharnsäure und der Harnsäureausscheidung im Urin. Die Harnsäurewerte können bei vermehrtem Zellzerfall unter der zytostatischen Therapie noch weiter ansteigen.
d) Störungen im Elektrolytstoffwechsel (Hyperkalzämie und Hypokaliämie besonders häufig).
e) Erhöhte Vitamin-B_{12}-Serumspiegel bei akuten Myeloblastenleukämien.
f) Störungen der Blutgerinnung durch Thrombozytopenie und Verminderung von Blutgerinnungsfaktoren infolge Leberschädigung (Hypoprothrombinämien und Faktor-V-Mangel), gesteigerte Fibrinolyse, Verbrauchskoagulopathien – letztere besonders häufig bei der akuten Promyelozytenleukämie.
g) Eine differentialdiagnostische Bedeutung hat die Untersuchung des Urins auf Lysozym-Gehalt (TISCHENDORF u. BÖHM 1976). Es handelt sich um ein kationisches Protein, das aus den Lysosomen freigesetzt wird und somit in normalen Granulozyten vorkommt. Massive Lysozymurien werden bei erhöhtem Zellumsatz nachgewiesen und zwar primär bei Monozyten- und Myelomonozytenleukämien, sekundär bei der akuten Promyelozytenleukämie und bei der chronischen Myelose unter zytostatischer Therapie. Außerdem wurden unter den PAS-positiven Leukämien einige mit Lysozymurie beobachtet. Diese Leukämien sind möglicherweise trotz der positiven PAS-Reaktion nicht den lymphoblastären Formen zuzuordnen.

Weitere pathologische Ausfälle von Laboruntersuchungen sind abhängig von Organmanifestationen.

Differentialdiagnose

In den meisten Fällen wird die Diagnose aus dem Blutbild gestellt. Bei Leukopenie kann eine zusätzliche Knochenmarkpunktion notwendig sein. Wenn die Anfertigung eines Blutbildes mit Differentialausstrich und die Durchführung einer Knochenmarkpunktion unterlassen werden, so können je nach Leitsymptomen folgende Fehldiagnosen gestellt werden:
a) akuter Infekt,
b) Anämie,
c) idiopathische Thrombozytopenie.

Bei leukopenischem Blutbild wird nicht selten die Diagnose einer *aplastischen Anämie* gestellt, vor allem dann, wenn bei der Knochenmarkpunktion ein nicht genügend zellreiches Material gewonnen wird und die Differenzierung des Knochenmarks eine Reifungsstörung der Erythrozyto- und Granulozytopoese bei wenig ausgeprägtem leukämischem Befund erkennen läßt. Dieses ist besonders häufig im sog. präleukämischen Stadium der Fall. Bei ausgeprägter Leukopenie empfiehlt sich deshalb die Anfertigung eines Blutausstriches aus einem Leukozytenkonzentrat. Dieses wird gewonnen, indem heparinisiertes Venenblut mit einem Plasmaexpander bei 37 °C verdünnt wird und nach Sedimentation der Erythrozyten die überstehende

Leukozytenschicht abpipettiert wird. Auf diese Weise kann es gelingen, einige leukämische Blasten zu differenzieren. Bei unklarem Ergebnis der Knochenmarkpunktion kann außerdem diagnostisch die histologische Untersuchung eines Beckenkammpunktates weiterhelfen.

Eine *Agranulozytose* kann, wenn sie mit hohen Temperaturen und Schleimhautulzerationen einhergeht oder wenn es im hyperregeneratorischen Stadium zu einer massiven Ausschwemmung von Myelozyten und Promyelozyten kommt, ebenfalls differentialdiagnostische Schwierigkeiten bereiten. Häufig entscheidet der Verlauf: Verschwinden der klinischen Symptome und Normalisierung des Blutbildes nach Absetzen des für die Agranulozytose verantwortlichen Medikamentes.

Eine *infektiöse Mononukleose* kann nach dem Blutbild eine akute Leukämie vortäuschen. Hier erfolgt die differentialdiagnostische Abgrenzung durch serologische Untersuchungen (Paul-Bunnell, Merckotest) und durch Knochenmarkpunktion (buntes Mark bei der infektiösen Mononukleose, Hiatus leucaemicus bei der akuten Leukämie).

Im Beginn einer akuten Leukämie können megaloblastäre Knochenmarkveränderungen infolge Ausschöpfung der Vitamin-B_{12}-Depots Anlaß zur Fehldiagnose einer *perniziösen Anämie* geben. Ein normaler Schilling-Test und eine fehlende Ansprechbarkeit der Erkrankung auf Behandlung mit Vitamin B_{12} erhöhen den Verdacht auf das Vorliegen einer Leukämie, die häufig nach Vitamin-B_{12}-Behandlung als Myeloblastenleukämie manifest werden kann.

Bei Vergrößerung von Lymphknoten und Milz kann zunächst die Fehldiagnose einer *Systemerkrankung des lymphatischen Systems* gestellt werden (chronische Lymphadenose, Lymphosarkom, Retikulosarkom, großfollikuläres Lymphoblastom u.a.).

Anlaß zur Verwechslung mit einer akuten Monozytenleukämie kann gelegentlich eine Monozytose bei *Tumorerkrankungen und Morbus Hodgkin* sein. Durch die Sternalmarkpunktion kann eine leukämische Erkrankung ausgeschlossen werden.

Eine *leukämoide Reaktion* bei schweren – meist septisch verlaufenden – Infektionskrankheiten kann den Verdacht auf eine Leukämie aufkommen lassen. Hier wird allerdings meistens an eine chronische myeloische Leukämie gedacht, da der Hiatus leucaemicus fehlt und im Blutbild sämtliche myeloische Vorstufen nachweisbar sind. Außerdem sind Erythro- und Thrombozytopoese nicht gestört.

Akuter Myeloblastenschub im Verlauf einer chronischen Myelose und akute Leukämie sind nach klinischen, hämatologisch-morphologischen und zytochemischen Befunden nicht voneinander abzugrenzen. Für einen akuten Blastenschub bei chronischer Myelose spricht der für diese Krankheit typische Verlauf, der sich häufig unter einer adäquaten Therapie bereits über längere Zeit hingezogen hat. Selten kann jedoch auch eine chronische Myelose mit einem Blastenschub beginnen. Hier ist es besonders wichtig, bei den wenigen ausgereiften Granulozyten auf basophile Zellen als typisches Merkmal der chronischen myeloischen Leukämie zu achten. Außerdem spricht ein meistens bestehender Milztumor sowie der Nachweis des Philadelphia-Chromosoms für das Vorliegen einer chronischen Myelose und gegen eine akute Myeloblastenleukämie.

Prognose und Komplikationen

Von allen malignen Systemerkrankungen ist die akute Leukämie die bösartigste. Unbehandelt führt sie meistens im Verlauf eines halben Jahres – häufig noch rascher – zum Tode. Die Anwendung moderner zytostatischer und immuntherapeutischer sowie symptomatischer Maßnahmen hat bei der akuten Lymphoblastenleukämie im Kindesalter die mittlere Lebenserwartung bis auf etwa 3 Jahre verlängert. Bei Erwachsenen ist die Remissionshäufigkeit ebenfalls angestiegen und die Lebenserwartung etwas länger geworden; jedoch sind hier die Erfolge noch weitaus unbefriedigender. In der Weltliteratur sind nur wenige Fälle bekannt geworden, bei denen die Erkrankung als Folge einer wirkungsvollen zytostatischen Behandlung als geheilt angesehen werden kann (BURCHENAL 1970). Innerhalb der kurzen Zeitspanne von wenigen Jahren hängt die Prognose von folgenden Faktoren ab:

a) Die beste Prognose hat die akute Lymphoblastenleukämie, besonders im Kindesalter. Ursachen hierfür sind die erhöhte Empfindlichkeit der Lymphoblasten gegenüber Corticosteroiden und Zytostatika und die bessere Regenerationsfähigkeit des Knochenmarkes im frühen Lebensalter.

b) Patienten mit extrem hohen Leukozytenzahlen im peripheren Blut und mit ausgesprochenen leukopenischen Werten haben eine geringere Lebenserwartung als solche mit im Normbereich liegenden Leukozytenzahlen.

c) Neben den sehr rasch zum Tode führenden Formen gibt es auch subakute Verläufe, bei denen nach Blutbild und Knochenmark die Diagnose einer akuten Leukämie gestellt wird, die aber doch gutartiger sind und in seltenen Fällen sogar unbehandelt über einige Jahre verlaufen können. Möglicherweise handelt es sich hierbei um solche Leukämien, bei denen die »growth fraction« besonders niedrig, der Anteil leukämischer Zellen in der Ruhe-(G_0-)Phase also besonders groß ist. Sie werden als »Smouldering-Leukämien« bezeichnet. Derartige Leukämien sprechen zwar auf eine zytostatische Behandlung besonders schlecht an; ihre Progredienz kann jedoch durch die körpereigenen, physiologischen Abwehrkräfte und Ausgleich der Anämie durch Bluttransfusionen aufgehalten werden.

d) Die Lebenserwartung bei akuten Leukämien ist

in erster Linie durch die im Gefolge der Grundkrankheit auftretenden Komplikationen bestimmt.

An erster Stelle stehen *Blutungen* als Folge des Thrombozytenmangels, manchmal auch einer gesteigerten Fibrinolyse und Verminderung von Gerinnungsfaktoren bei Leberbeteiligung und Verbrauchskoagulopathie. Eine Hirnblutung ist eine besonders häufige Todesursache. Die Blutungsgefahr, die durch eine intensive zytostatische Therapie noch erhöht wird, tritt an Bedeutung etwas zurück, seitdem es möglich ist, ihr durch Gaben von Thrombozytenkonzentraten und Antifibrinolytika wirksam zu begegnen.

An zweiter Stelle stehen lebensbedrohliche *Infektionen*, hervorgerufen durch Resistenzminderung bei Granulozytopenie und zusätzlicher Unterdrückung der physiologischen Immunreaktionen durch Behandlung mit Zytostatika und Corticosteroiden. Zu derartigen Komplikationen zählen nicht nur bakterielle und Virusinfekte, sondern auch Pilzinfektionen. Am häufigsten ist der Soor, der – wenn er nicht rechtzeitig genug erkannt wird – von der Mundschleimhaut über den Rachen auf Ösophagus und Respirationsorgane übergreifen kann. Deshalb sind – insbesondere unter spezifischen Behandlungsmaßnahmen – häufige Inspektionen der Mundschleimhaut erforderlich. Ein Soor im unteren Ösophagusdrittel kann sich durch einen Singultus bemerkbar machen. Gefürchtet ist die Aktivierung einer Tuberkulose, worauf unter zytostatischer Therapie – vor allem, wenn gleichzeitig Corticoide gegeben werden – besonders geachtet werden muß.

Eine vermehrte *Freisetzung von Harnsäure* bei gesteigertem Zellzerfall kann mit Gelenkschmerzen einhergehen. Eine lebensbedrohliche Situation kann dann entstehen, wenn es zur Auskristallisation der Harnsäure in den Nierentubuli kommt, was zur Oligurie, Anurie und Urämie führen kann.

Therapie

Bei den akuten Leukämien besteht eine absolute Indikation für eine möglichst rasch einsetzende zytostatische Therapie. Es besteht kein Zweifel, daß hierdurch zwar keine Heilung, jedoch mehr oder weniger ausgeprägte Remissionen erzielt werden können. Gegenwärtig wird durch Einsatz aller modernen zur Verfügung stehenden Behandlungsmaßnahmen bei Kindern eine Remissionsrate von über 90%, bei Erwachsenen von 30–70% erreicht. Die hierdurch bedingte Verlängerung der Überle-

Tabelle 11.29 Erfolgsbeurteilung bei der Therapie akuter Leukämien (Richtlinien der Paul-Ehrlich-Gesellschaft für Chemotherapie, Sektion Onkologie)

	Grad 1	Grad 2	Grad 3
A. Knochenmark			
Leukämiezellen	< 5%	5–25%	> 25%
B. Blut			
Hämoglobin g%	> 12 ♂	> 7	< 7
	> 11 ♀ + Kinder		
	> 10 Kinder unter 2 Jahren		
Thrombozyten	> 100 000	100 000–25 000	< 25 000
Leukozyten	2000–10 000		
Granulozyten	> 1500	> 500	< 500
Leukämiezellen	0	< 5%	> 5%
C. Organe			
Leber	normal	< 2 cm	> 2 cm
Milz	nicht palpabel	< 2 cm	> 2 cm
Lymphknoten	normal	tastbar	sichtbar
		verkleinert um > 50%	verkleinert um < 50%
andere Organe	keine leukämischen Infiltrate	verkleinert um > 50%	verkleinert um < 50%
D. Allgemeinsymptome	normal	geringe	deutliche
Leistung	altersentsprechend	> 50% der Norm	< 50% der Norm
			> 50% der Zeit bettlägerig

Vollremission = Grad 1 in A B C D
Teilremission = Grad 1 oder 2 in A B C D
Teilversager = Grad 3 in maximal 2 Gruppen, sonst aber Grad 1 oder 2
Versager = Grad 3 in mehr als 3 Gruppen (Pat. innerhalb von 2 Monaten ab Therapiebeginn verstorben)

Remissionsdauer (in Tagen)
  bei Vollremissionen: Beginn = Erreichung von Grad 1 in allen Gruppen (A B C D)
                       Ende = Erstes Auftreten von Grad 2 in einer Gruppe
  bei Teilremissionen: Beginn = Erreichung von Grad 2 in Gruppe A, doch müssen B, C + D mindestens Grad 2 aufweisen
                       Ende = Erstes Auftreten von Grad 3 in einer Gruppe (A oder B oder C oder D)

benszeit wirkt sich vor allem bei Kindern günstig aus. Grundsätzlich muß man damit rechnen, daß etwa 3 Wochen vergehen, bis eine Beurteilung des Therapieeffektes möglich ist. Ein Abfall der Leukozyten im peripheren Blut während der ersten Tage spricht zwar für eine Empfindlichkeit der leukämischen Zellen; der echte Behandlungserfolg zeigt sich aber erst an einem Verschwinden der Blasten aus dem Differentialblutbild, Anstieg der Thrombozyten, Besserung des Knochenmarkbefundes, Rückbildung von Organvergrößerungen sowie Besserung bzw. Normalisierung des Allgemeinbefindens. Je nach dem Ausmaß der therapeutischen Beeinflußbarkeit spricht man von kompletter Remission, partieller Remission, Besserung und Versager. Die Kriterien sind im einzelnen aus Tab. 11.29 ersichtlich.

Zytostatische Therapie zur Remissionseinleitung

Die derzeitig für die Behandlung akuter Leukämien in Frage kommenden Medikamente sind in Tab. 11.**30** zusammengestellt. Danach wird unterschieden zwischen Medikamenten, die geeeignet sind zur Remissionseinleitung und solchen, die für die Intervall- bzw. Dauertherapie verwendet werden.

Zu der erstgenannten Gruppe gehören Corticosteroide, Vincristin als Antimitotikum, Amethopterin als Folsäureantagonist, Cytosin-Arabinosid als Pyrimidinantimetabolit und die Anthracyclinantibiotika Daunorubidomycin und Adriamycin. Der Einsatz von Corticosteroiden in hohen Dosen scheint nur bei den akuten Lymphoblasten- und undifferenzierten Leukämien sinnvoll zu sein. Insbesondere sind die Erfolge bei akuten Lymphoblastenleukämien durch eine kombinierte Behandlung mit Prednisolon und Vincristin hervorzuheben. Amethopterin führt vor allem bei der akuten Lymphoblastenleukämie im Kindesalter zu relativ lang anhaltenden Remissionen. Dabei ist im Laufe der Zeit eine Dosissteigerung bis auf 5 mg/kg Körpergewicht möglich. Beim Erwachsenen werden im allgemeinen derartig hohe Dosen nicht toleriert. Voraussetzung für eine Methotrexattherapie ist eine normale Nierenfunktion, da Methotrexat unverändert durch die Nieren ausgeschieden wird.

Eine besonders intensive Behandlung ist die Infusion von Methotrexat über 24 Std. in der relativ hohen Dosis von 2 mg/kg Körpergewicht, die abgelöst wird durch intravenöse oder intramuskuläre Injektionen von Leucovorin 6mal 6 mg in 6stündigen Abständen (»rescue therapy«). Dabei wird von der Voraussetzung ausgegangen, daß durch die hochdosierte Methotrexatinfusion die leukämischen Zellen letal geschädigt werden und die Regeneration der normalen Zellen durch das Antidot Leucovorin vor zytotoxischen Nebenwirkungen geschützt werden kann.

Unter Behandlung mit Cytosin-Arabinosid werden auch bei Leukämien im Erwachsenenalter Remissionsraten bis zu 50% erreicht. Eine Wirkungssteigerung scheint möglich zu sein durch Kombination von Cytosin-Arabinosid mit 6-Thioguanin.

Die Anthracyclinantibiotika Daunorubidomycin und Adriamycin zeichnen sind durch eine sehr stark toxische Wirkung auf das Knochenmark aus, wobei Adriamycin nicht ganz so toxisch ist wie Daunorubidomycin. Die Gefahr septisch verlaufender Infektionen im Stadium einer medikamentös induzierten Markaplasie mit letalem Ausgang ist besonders groß. Wenn dieses Krisenstadium aber überstanden wird, können Remissionen von

Tabelle 11.**30** Behandlung akuter Leukämien: Medikamente

	Medikamente (geschützter Name)	Dosierung (mg/kg)	Applikation
Remissionsinduktion	Prednisolon u.a. Corticosteroide	1–2	per os oder i.v. täglich bis zu 3 Wochen, dann Reduktion
	Vincristin (Oncovin)	0,035	i.v. 1., 8. und 15. Tag
	Amethopterin (Methotrexat)	1–5	i.v. in 5- bis 14tägigen Abständen bei Kindern
		2	24-Stunden-Infusion mit folgenden Leukovoringaben
	Cytosin-Arabinosid (Alexan)	1,5	i.v. 2× täglich 5–10 Tage lang
	6-Thioguanin	2–2,5	per os in Kombination mit Cytosin-Arabinosid täglich
	Daunorubidomycin (Daunoblastin, Ondena)	1	i.v. 1., 8. und 15. Tag
	Adriamycin (Adriblastin)	0,5–0,65	i.v. tägl. 1–3 Tage lang in wöchentlichen Abständen 3× wiederholen
	L-Asparaginase (Crasnitin)	200 E	i.v. täglich 2–4 Wochen lang
Intervalltherapie	6-Mercaptopurin (Purinethol)	1,5–3	per os täglich
	Amethopterin (Methotrexat)	0,3–1	i.v. 1–2× wöchentlich

besonders lang anhaltender Dauer erreicht werden.

Große Erwartungen wurden an die L-Asparaginase gestellt. Es hat sich jedoch gezeigt, daß durch diese Enzymtherapie, die den Zellen, die auf exogene Asparaginzufuhr angewiesen sind, diese essentielle Aminosäure entziehen soll, nicht nur leukämische Zellen – in erster Linie Lymphoblasten –, sondern auch die normalen proliferierenden Zellen geschädigt werden. Außerdem können unter der Asparaginasebehandlung schwere Störungen des Allgemeinbefindens, Leberschäden, Fibrinogenmangelzustände, Störungen des Lipidstoffwechsels sowie Fieberanstiege mit Schüttelfrost als gefürchtete Komplikationen auftreten. Die besten Therapieerfolge werden wiederum bei der akuten Lymphoblastenleukämie im Kindesalter erreicht.

Nachdem zur Zeit eine relativ große Zahl antileukämisch wirksamer Substanzen mit verschiedenen biochemischen Angriffspunkten auf den Stoffwechsel proliferierender Zellen zur Verfügung stehen, ist man dazu übergegangen, diese Medikamente auch in *Kombination* einzusetzen. Die Konzeption einer derartigen kombinierten Behandlung ist, daß Medikamente mit verschiedenen biochemischen Angriffspunkten und erwiesener antileukämischer Wirksamkeit sich in ihrer Beeinflussung der leukämischen Erkrankung, jedoch nicht in ihren Nebenwirkungen auf den Patienten potenzieren. Diese Vorstellung ist sicher insoweit zutreffend, als es sich um medikamentenspezifische Nebenwirkungen handelt. Diese und die allen Zytostatika gemeinsamen Nebenwirkungen auf proliferierende Gewebe sind in Tab. 11.31 zusammengestellt. Besonders hervorzuheben sind gehäuft auftretende Megaloblastosen unter Behandlung mit Methotrexat und Cytosin-Arabinosid, die kardiotoxische Wirkung von Daunorubidomycin und Adriamycin, die Neurotoxizität von Vincristin und die bekannten Nebenwirkungen unter Corticosteroideinwirkung. Die Nebenwirkungen der Asparaginasebehandlung wurden bereits erwähnt. Gefürchtet sind unter der spezifischen Therapie in erster Linie die allen Zytostatika gemeinsamen toxischen Wirkungen auf die Zellproliferation. Diese betreffen sowohl die leukämischen als auch die normalen Zellen. Eine Knochenmarkdepression, die bis zur Aplasie gehen kann, ist besonders gefürchtet unter der Behandlung mit Daunorubidomycin und Adriamycin. Unter einer kombinierten zytostatischen Intensivtherapie sind natürlich eine besonders gewissenhafte klinische Überwachung des Patienten, Blutbildkontrollen, gegebenenfalls Behandlung von Infektionen und hämorrhagischen Diathesen von größter Wichtigkeit.

In Abb. 11.18 sind einige erfolgreich erprobte Behandlungsschemata zusammengestellt. Die Anwendung von Prednisolon und anderen Corticosteroiden in Kombination z.B. mit Vincristin oder im COAP-Therapieschema ist in erster Linie bei akuten Lymphoblastenleukämien und bei undifferenzierten Leukämien indiziert. Eine konsequente Behandlung der akuten Myeloblasten- und myelomonozytären Leukämien nach den in Abb. 11.18 angegebenen Therapierichtlinien ist häufig nicht möglich, da eine frühzeitige Markaplasie zu einer Unterbrechung der Behandlung zwingen kann. Bei Leukozytenwerten unter 2000 pro mm³ im peripheren Blut muß daher die Fortsetzung der Behandlung davon abhängig gemacht werden, ob durch Punktion noch ein zellreiches Knochenmark gewonnen werden kann. Gegebenenfalls hängt die Fortsetzung intensiv wirksamer zytostatischer Maßnahmen davon ab, ob Möglichkeiten des Thrombozyten- und Granulozytenersatzes und zur keimfreien Isolierung gegeben sind (s. Symptoma-

Tabelle 11.31 Toxische Nebenwirkungen bei der Chemotherapie akuter Leukämien

Medikament	Knochenmarkdepression	Schleimhautepithelien (besonders Mund, Magen, Darm)	Leberschäden	Haarausfall	Andere Nebenwirkungen
Corticosteroide		Steroidulkus			Morbus Cushing, Diabetes mellitus, Osteoporose, bakterielle und Virusinfektionen, Soor, Thrombosen, Psychosen
Daunorubidomycin	++++	Nekrosen	+	+++	kardiotoxisch
Adriamycin	+++	Nekrosen	+	+++	kardiotoxisch
Vincristin	+			+++	neurotoxisch
Cytosin-Arabinosid	+++ (Megaloblasten)	Nekrosen	++		
Methotrexat	+++ (Megaloblasten)	Nekrosen	++	++	
6-Mercaptopurin	++	+	+	(+)	
L-Asparaginase	+		++		Fieber mit Schüttelfrost, Gewichtsabnahme, Lipidstoffwechsel, Fibrinogenabfall

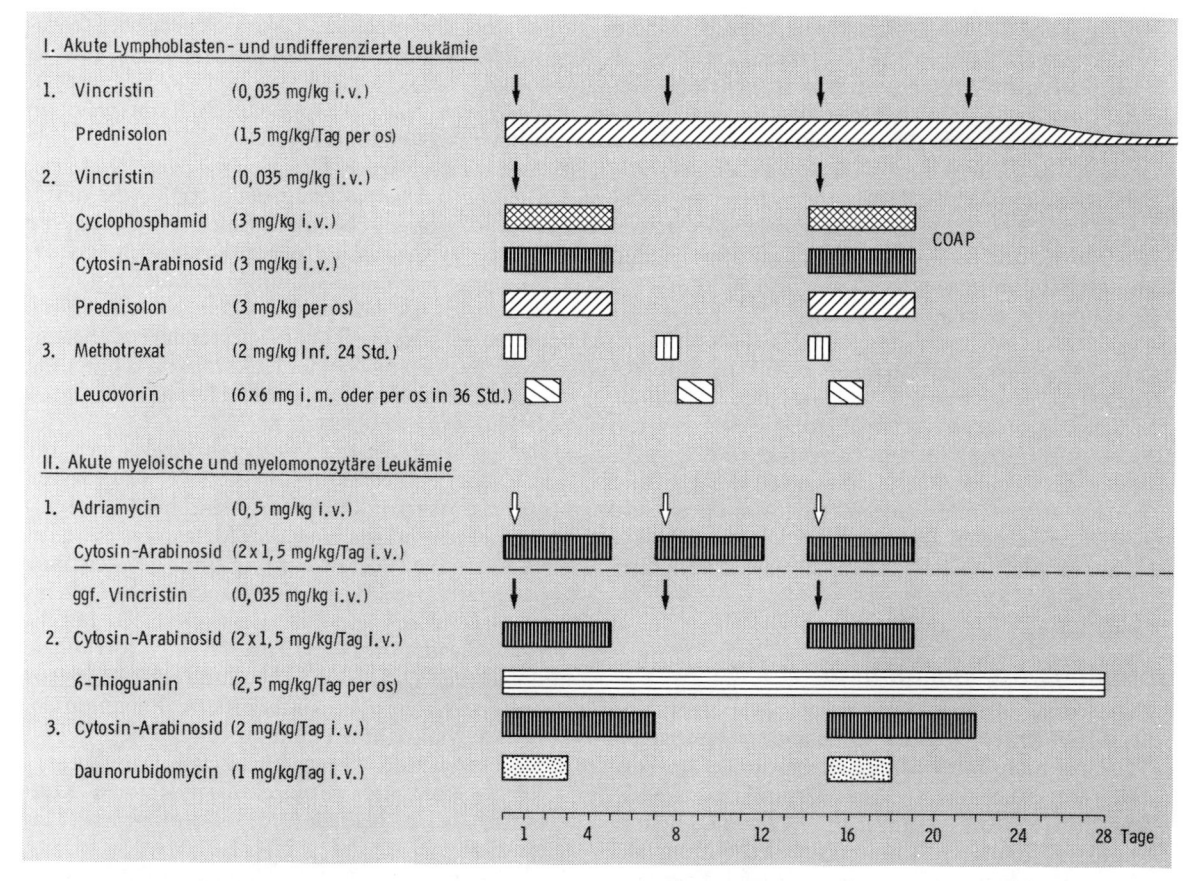

Abb.11.18 Behandlung akuter Leukämien: Therapieschemata zur Remissionseinleitung

tische Therapie, S.11.94). Dieses gilt insbesondere für die unter II.3 in Abb.11.18 wiedergegebene Behandlung mit Daunorubidomycin und Cytosin-Arabinosid.

Biochemische Grundlagen für die remissionseinleitende Therapie
(Übersicht bei WILMANNS u. WILMS 1972)
Hinweise für die Empfindlichkeit der leukämischen Blasten können erhalten werden, wenn bei Kenntnis der biochemischen Angriffspunkte Reaktionen der DNS-Synthese und ihre Beeinflussung durch Zytostatika in den Leukämiezellen in vitro vor und in vivo unmittelbar nach Beginn einer Behandlung untersucht werden. Insbesondere unter Behandlung mit den Antimetaboliten Methotrexat und Cytosin-Arabinosid sowie den Anthracyclinantibiotika Daunorubidomycin und Adriamycin ist es auf diese Weise möglich, durch Untersuchungen der DNS-Synthese mittels Bestimmungen der Einbauraten von DNS-Vorstufen und von Enzymaktivitäten innerhalb weniger Tage nach Therapiebeginn die wahrscheinliche Ansprechbarkeit der leukämischen Blasten auf die begonnene Therapie zu beurteilen. Dieses bedeutet Vermeidung unnötiger Zeitverluste bei einer Behandlung, die gegebenenfalls die normalen Körperzellen stärker schädigen kann als die leukämische Zellpopulation. Unter Corticosteroideinwirkung wird innerhalb von 24 bis 48 Std. ein Abfall der Thymidinkinase- und DNS-Polymerase-Aktivität und eine Erniedrigung der DNS-Syntheserate beobachtet. Diese Beeinflussung der DNS-Synthese läßt sich aber nur bei nicht myeloblastären Formen und in erster Linie bei akuten Lymphoblasten und undifferenzierten Leukämien nachweisen. Daraus sollte die Schlußfolgerung gezogen werden, bei der Behandlung der akuten Myeloblastenleukämie Corticosteroide nicht mehr in hoher Dosierung in der Kombinationsbehandlung einzusetzen. Dieser Vorstellung entsprechen auch von WINTROBE (1967) mitgeteilte klinische Erfahrungen, denen zufolge Corticosteroide allein bei akuten Lymphoblastenleukämien in über 90% eine Remission herbeiführen, wohingegen bei der akuten Myeloblastenleukämie unter dieser Behandlung eher eine Progredienz beobachtet wird.

Intervalltherapie
Über die Notwendigkeit einer Intervalltherapie besteht heute kein Zweifel. Denn stets bleibt auch im Stadium einer sog. Vollremission – wenn durch Knochenmark- und gegebenenfalls Organpunktionen keine leukämischen Zellen mehr nachweisbar sind – eine beträchtliche Population leukämischer Zellen im Organismus erhalten (unter optimalen

Bedingungen 10^5 bis 10^6 Leukämiezellen bei einem Ausgangswert von ca. 10^{12} Leukämiezellen vor Therapiebeginn). Ein von diesen ausgehendes Rezidiv hinauszuschieben ist Sinn der Intervalltherapie. Unter besonders günstigen Bedingungen kann es vielleicht sogar gelingen, die Anzahl der verbleibenden leukämischen Zellen noch weiter zu reduzieren. Die Erhaltungstherapie erfolgt am besten mit Puri-nethol (1,5–3 mg/kg täglich) oder bei den akuten Lymphoblastenleukämien mit Methotrexat (0,3–1 mg/kg 1–2mal wöchentlich i. v.). Es ist notwendig, daß während dieser Intervalltherapie regelmäßige Blutbildkontrollen erfolgen, um toxische Nebenwirkungen zu vermeiden. Auch die Leberfunktion sollte kontrolliert werden. Bei mit Methotrexat behandelten Patienten sind Inspektionen der Mundschleimhaut wegen der hin und wieder auftretenden ulzerösen Stomatitis und Kontrolle der Nierenfunktion zur Vermeidung kumulativer, durch eine Niereninsuffizienz bedingter Nebenwirkungen nötig.

Meningiosis leucaemica

Eine leukämische Infiltration der Meningen und des ZNS wird von der üblichen zytostatischen Therapie nicht erreicht. Sie ist besonders im Kindesalter nicht selten als Ausgangspunkt eines leukämischen Rezidivs anzusehen. Mit zunehmender Remissionshäufigkeit nimmt die Bedeutung der Meningiosis leucaemica auch im Erwachsenenalter zu. Bei meningitischen Symptomen und neurologischen Ausfallserscheinungen empfiehlt sich, wenn diese Symptome nicht durch Blutungen hervorgerufen werden, die mehrfache intrathekale Injektion von Methotrexat in einer Dosis von 0,3 bis 0,5 mg/kg Körpergewicht im Abstand von 3 Tagen bis zu 1 Woche, natürlich unter Kontrolle des aus dem Liquor angereicherten Zellsedimentes. Auch Cytosin-Arabinosid kommt für die Behandlung der Meningiosis leucaemica in Frage. Neuerdings wird prophylaktisch eine Behandlung mit Methotrexat intrathekal zur Verhütung eines Leukämierezidivs und eine zusätzliche Bestrahlung des Gehirns mit einer Gesamtherddosis von 2500 R empfohlen (PINKEL 1971).

Reinduktionsbehandlung

Unter einer Reinduktionsbehandlung versteht man die Durchführung der gleichen – allerdings abgekürzten – intensiven Chemotherapie während der Remission, wie sie im Anfangsstadium der Leukämie zur Remissionseinleitung erfolgte. Es hat sich gezeigt, daß hierdurch eine weitere Remissionsverlängerung möglich ist.

Symptomatische Therapie

Die bei akuten Leukämien erforderliche intensive zytostatische Behandlung kann nur dann erfolgversprechend sein, wenn sorgfältig auf Komplikationen, die – besonders im Stadium der Markaplasie – lebensgefährlich werden können, geachtet wird und entsprechende symptomatische therapeutische Maßnahmen ergriffen werden. Hierzu gehören:

a) *Ausgleich einer Anämie* durch Transfusionen von Erythrozytenkonzentraten.

b) *Behandlung einer hämorrhagischen Diathese.* Am häufigsten behandlungsbedürftig ist die durch Thrombozytopenie bedingte Blutungsneigung, die sich unter zytostatischer Behandlung noch verstärken kann und früher als häufigste letale Komplikation auftrat. Sie läßt sich in den meisten Fällen beherrschen durch Thrombozytenersatz. Besonders bei der Promyelozytenleukämie besteht häufig eine Verbrauchskoagulopathie. Hier ist eine Heparinbehandlung indiziert.

c) *Behandlung von und Schutz vor Infektionen,* die durch das Fehlen funktionsfähiger Leukozyten begünstigt werden. Infektionen sind heute die häufigste Ursache tödlicher Komplikationen bei akuten Leukämien. Von Bedeutung sind in erster Linie gramnegative Keime (Pseudomonas, Klebsiellen), Staphylokokken- und Pilzinfektionen. Zu beachten sind darüber hinaus Virusinfekte, Tuberkulose und während einer Remission durch Pneumocystis carinii hervorgerufene interstitielle Pneumonien. Folgende Maßnahmen sind zu beachten:

1. weitestgehende Ausschaltung von Möglichkeiten des Kontaktes mit infektiösen Keimen (Kontaktpersonen, Nahrungsmittel und andere Materialien);
2. bei Verdacht auf Aktivierung einer Tuberkulose prophylaktische Gabe von INH (Neoteben);
3. bei Verdacht auf infektiöses Fieber breitbasige antibiotische Therapie (am meisten empfohlen wird z. Z. die Kombination von Cephazolin bzw. Cephalotin mit Gentamycin oder Carbenicillin mit Gentamycin);
4. Behandlung von Pilzinfektionen (z. B. Soor) durch Pinselung der Mundschleimhaut mit Pyoctanin und Gabe von Nystatin (Moronal);
5. gnotobiotische Überwachung (gastrointestinale und Hautdekontamination sowie Isolierung in sterilen Räumen [»life island«, »laminar air flow«]);
6. Granulozytenersatz im Stadium einer extremen Granulozytopenie (kontinuierliche Durchflußzentrifugation, Filtrationsleukopherese).

Die unter 5. und 6. angegebenen Methoden können nur in hierzu ausgerüsteten hämatologisch-onkologischen Zentren durchgeführt werden. Sie gewinnen zunehmend an Bedeutung, um eine intensive zytostatische Chemotherapie mit dem Ziel länger dauernder Remissionen konsequent durchzuführen.

d) *Verhinderung von Schäden,* die durch eine vermehrte Ausschwemmung von Harnsäure aus zerfallenden Zellen bedingt sein können. Hierzu kommen in Frage reichliche Flüssigkeitszufuhr, alkalisierende Behandlungen mit Natriumbicarbonat oder Uralyt-U und Hemmung der Harnsäurebildung durch Gabe von Allopurinol (Zyloric) in einer Dosis von 200–400 mg/die.

Immuntherapie

Wenn es gelingt, durch eine genügend intensive Induktionsbehandlung eine Vollremission herbeizuführen, diese durch eine Intervalltherapie aufrechtzuerhalten und sogar durch mehrfach eingeschaltete Reinduktionsbehandlungen noch zu verbessern, so besteht die Aussicht, daß der Organismus durch Stimulierung der Immunabwehr mit dem Rest der verbleibenden Leukämiezellen selber fertig wird. Die hierauf basierende Immuntherapie befindet sich noch im experimentellen Stadium. Die größte Bedeutung hat die aktive Immuntherapie (MATHE u. Mitarb. 1969). Sie kann auf zweierlei Weise erfolgen:

1. Unspezifisch durch die Applikation von Adjuvans, wobei BCG-Impfstoff (Pasteur-Institut) besonders wirksam ist.
2. Eine aktive spezifische Immuntherapie erfolgt durch Revakzination formalininaktivierter und mit 4000 R letal bestrahlter Leukämiezellen. Voraussetzung für diese spezifische aktive Immuntherapie ist eine Konservierung der Leukämiezellen bei Temperaturen unter $-80\,°C$, bevor überhaupt eine Therapie begonnen wird.

Therapeutische Fortschritte

Besonders günstige Resultate durch Einsatz der beschriebenen zytostatischen und immuntherapeutischen Maßnahmen sind vor allem bei den akuten Lymphoblastenleukämien im Kindesalter zu verzeichnen. Dieses ist nicht nur darauf zurückzuführen, daß die Leukämiezellen leichter vulnerabel sind, sondern auch darauf, daß in jüngerem Lebensalter eher eine Regeneration der normalen Hämopoese erfolgen kann. Große Statistiken der Acute Leukemia Study Group B (ALGB) in den USA in den vergangenen 10 Jahren zeigen mit Verbesserung und Intensivierung der therapeutischen Maßnahmen eine deutliche Zunahme der nach 1, 2 und 3 Jahren überlebenden Patienten im Kindesalter. Im Erwachsenenalter sind therapeutische Fortschritte bis zum Jahre 1967 überhaupt nicht, seitdem jedoch in geringem Maße zu verzeichnen.

Abb. 11.19 zeigt in einer schematischen Übersicht die zeitliche Aufeinanderfolge der verschiedenen therapeutischen Maßnahmen bei akuten Leukämien: Remissionseinleitende Behandlung, Intervalltherapie, die durch mehrfach wiederholte Reinduktionsbehandlungen unterbrochen wird.

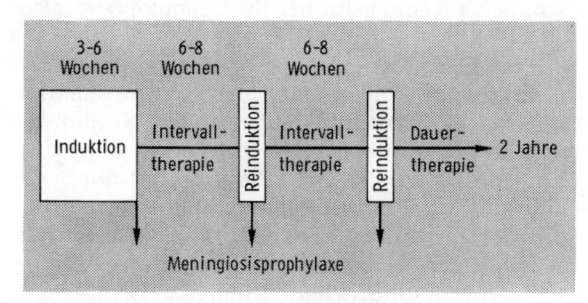

Abb. 11.19 Therapie akuter Leukämien

Voraussetzung für die Durchführung eines derartig langfristigen Behandlungsplanes ist eine während der gesamten Zeit anhaltende Vollremission, die in diesem Umfang jedoch im Erwachsenenalter nur selten erreicht wird. Aus der Abbildung geht auch die Wichtigkeit der prophylaktischen Behandlung einer Meningiosis leucaemica hervor.

Optimale Behandlungsmaßnahmen können nur dann durchgeführt werden, wenn diese von Anfang an in Kliniken erfolgen, die über die notwendigen Untersuchungs- und Behandlungsvoraussetzungen verfügen. Es ist deshalb wichtig, daß vor der ersten Klinikaufnahme nicht nur keine Behandlung mit Zytostatika, sondern auch nicht mit Corticosteroiden erfolgt ist. Für den in der Praxis tätigen Arzt ist es wichtig, die Grundlagen der in der Klinik durchgeführten Behandlung zu kennen und darüber hinaus zu wissen, auf welche Komplikationen er zu achten hat, wenn ein Patient entlassen werden kann, aber weiterhin wegen der notwendigen Intervalltherapie überwacht werden muß.

Kontraindikationen gegen eine intensive zytostatische Therapie

Unter Berücksichtigung der Tatsache, daß die bei Leukämien eingesetzten zytostatisch wirksamen Medikamente über längere Zeit schwere toxische Nebenwirkungen herbeiführen werden, sollte man nicht zu lange versuchen, eine Remission unbedingt zu erzwingen. Letzten Endes ist der volle therapeutische Erfolg nicht nur abhängig von einer weitgehenden Vernichtung der leukämischen Zellen, sondern auch von der Regenerationsfähigkeit der normalen Knochenmark- und übrigen proliferierenden Körperzellen. Diese Regenerationsfähigkeit wird mit zunehmendem Lebensalter schlechter und verringert sich darüber hinaus, je länger eine intensive zytostatische Therapie erfolgt. Hierauf dürfte die Tatsache zurückzuführen sein, daß bei über 60jährigen Patienten durch eine zytostatische Therapie kaum eine Verlängerung der Überlebenszeit zu erreichen ist. Es sei außerdem darauf hingewiesen, daß es seltene Formen der akuten Leukämien gibt (»Smouldering-Leukämien«), die therapeutisch schlecht zu beeinflussen sind, die aber ohne zytostatische Behandlung relativ langsam verlaufen, wobei dann häufig lediglich Bluttransfusionen zur Kompensation einer Anämie und Behandlung von Infektionen erforderlich sind. Diese Leukämien sind biochemisch und zellkinetisch durch eine besonders niedrige DNS-Synthese charakterisiert (WILMANNS u. WILMS 1972).

Chronische myeloische Leukämie (chronische Myelose)

Anamnese und klinische Befunde

Die chronische Myelose kann über Monate, manchmal über Jahre unbemerkt und ohne Beschwerden verlaufen. Die Diagnose wird in solchen Fällen meistens durch zufällige Untersuchung des Blutbildes gestellt. Oft klagen die Patienten über Müdigkeit und über ein Völlegefühl im linken Oberbauch. Häufig befinden sich die Patienten – wenn sie zur Untersuchung kommen – in einem guten Allgemeinzustand. Oft wird als einziges Symptom ein *Milztumor* festgestellt. Dieser kann den linken Rippenbogen gerade überragen; meistens ist er jedoch 8–10 cm unterhalb zu tasten. Er kann bis ins kleine Becken reichen. Ein sehr großer Milztumor kann auch schon bei der Inspektion sichtbar sein. Die vergrößerte Milz hat eine harte Konsistenz. Häufig ist auch die Leber vergrößert. Lymphknotenvergrößerungen werden im allgemeinen nicht festgestellt.

Hautmanifestationen – harte, in der Kutis oder Subkutis gelegene bräunliche oder schmutziggraue, manchmal livid gefärbte Knoten – treten meistens erst im späteren Stadium auf und sind als prognostisch ungünstiges Zeichen zu bewerten. Wenn über *Knochenschmerzen* geklagt wird, so können diese durch *periostale Infiltrationen* in diesem Bereich bedingt sein. In seltenen Fällen werden auch *destruktive Knochenveränderungen* durch Röntgenuntersuchung nachgewiesen. *Priapismus* ist ein seltenes Symptom. Ursache hierfür ist eine Leukozytenstase bzw. Thrombose in den Corpora cavernosa. *Fieber* besteht im allgemeinen erst im späteren Verlauf der Erkrankung. Auch *Anämie* und *hämorrhagische Diathese bei Thrombozytopenie* infolge des markverdrängenden Prozesses treten meistens erst im späteren Verlauf der Erkrankung auf.

Blutbild und Knochenmark

Charakteristisch ist die Vermehrung der Gesamtleukozytenzahl im Blut. Die Werte können zwischen 20000 und 500000/mm^3 schwanken. Eine Leukozytenanreicherung bei Sedimentation der Blutkörperchen bedingt eine starke Trübung über der Erythrozytensäule bei der Blutsenkung. Im Gegensatz zur akuten Leukämie besteht kein Hiatus leucaemicus. Man findet statt dessen im Blutausstrich sämtliche Reifungsstufen der Granulozyten und ihrer Vorstufen nebeneinander. Im Anfangsstadium überwiegen reife segmentkernige Granulozyten, Stabkernige, Jugendliche und Myelozyten. Im weiteren Verlauf kann es zu einer zunehmenden Linksverschiebung mit vermehrtem Auftreten von Promyelozyten und Myeloblasten kommen. Im akuten Myeloblastenschub kann das Blutbild nicht von einer akuten Myeloblastenleukämie unterschieden werden. Typisch für die chronische Myelose ist die Vermehrung basophiler Granulozyten – manchmal bis über 20% – und häufig eine Eosinophilie. Die Vermehrung der Basophilen kann als ein diagnostisches Frühzeichen der Erkrankung angesehen werden. Deshalb ist bei Personen, die einer vermehrten Strahlenbelastung ausgesetzt sind, auf die Basophilenvermehrung im Blutausstrich besonders zu achten. Selten ist ein akuter Myeloblastenschub im Beginn der Erkrankung. Gerade dann kann der Nachweis von Basophilen unter den wenigen noch vorhandenen Granulozyten dazu dienen, die chronische Myelose von der akuten Leukämie differentialdiagnostisch abzugrenzen. Häufig werden im Blutbild auch erythropoetische Vorstufen und selten Megakaryozytenkerne nachgewiesen. Die Thrombozyten können normal, vermehrt oder – vor allem im fortgeschrittenen Stadium – vermindert sein.

Das Knochenmark ist im allgemeinen sehr zellreich und ähnelt in seiner Zusammensetzung dem peripheren Blutbild. Meistens ist die Erythropoese zugunsten der Granulopoese verdrängt. Es kann jedoch auch im Frühstadium die Erythropoese vermehrt sein. Dann wird häufig auch eine Megakaryozytose nachgewiesen.

Zytochemische und chromosomale Befunde

Ein besonderes Merkmal ist die extreme Erniedrigung oder sogar ein vollständiges Fehlen der alkalischen Phosphatase in den Granulozyten. Allerdings kann dieses Ferment ansteigen im akuten Myeloblastenschub. Unter einer spezifischen Behandlung gibt ein Ansteigen der alkalischen Leukozytenphosphatase einen Hinweis für den Therapieeffekt.

Auf das Philadelphia-Chromosom in den granulopoetischen und erythropoetischen Vorstufen wurde bereits hingewiesen (S. 11.83).

Laboratoriumsbefunde

Vor allem bei solchen Patienten, bei denen eine besonders ausgeprägte Zellvermehrung im Blut besteht und die einen großen Milztumor haben, wird nicht selten eine Vermehrung der Harnsäure im Serum und im Urin nachgewiesen. Fast immer ist die Lactatdehydrogenase (LDH) im Serum erhöht. Ein typischer Befund ist außerdem ein Anstieg des Vitamins B_{12} und der Vitamin-B_{12}-bindenden Glykoproteine im Serum.

Differentialdiagnose

Am häufigsten kann die Abgrenzung der chronischen Myelose gegen eine *Osteomyelofibrosklerose* Schwierigkeiten bereiten. Bei dieser Erkrankung, die gekennzeichnet ist durch extramedulläre Blutbildung in Leber und Milz, steht ebenfalls ein Milztumor im Vordergrund der klinischen Symptomatik. Häufig findet sich wie bei der chronischen Myelose in der Peripherie eine starke Vermehrung der Leukozyten mit Ausschwemmung sämtlicher Reifungsformen der Granulopoese, also ohne Hiatus leucaemicus. Die Thrombozyten können bei beiden Krankheiten erhöht, aber auch erniedrigt sein. Für eine Osteomyelofibrosklerose sprechen ein vermehrtes Auftreten von Normoblasten und Erythroblasten im peripheren Blut, eine fehlende Basophilie, ein erhöhter oder normaler Index der alkalischen Leukozytenphosphatase (bei der chronischen Myelose erniedrigt), ein in der Regel fehlender Nachweis des Philadelphia-Chromosoms, eine besonders harte Kompakta bei der Sternalpunktion und wenn bei dieser nur ein sehr zell-

armes oder sogar gar kein Mark gewonnen werden kann. In Zweifelsfällen muß die sichere differentialdiagnostische Abgrenzung der beiden Krankheitsbilder durch Beckenkammbiopsie erfolgen.
Eine *leukämoide Reaktion* geht ebenfalls mit einer erheblichen Zellvermehrung im peripheren Blut und Ausschwemmung sämtlicher Reifungsformen der Granulopoese bis zu den Promyelozyten einher. Ähnliche Blutbildveränderungen können außerdem nach einer medikamentös-allergischen *Agranulozytose im Regenerationsstadium* beobachtet werden. Die differentialdiagnostische Abgrenzung ist möglich durch Bestimmung der alkalischen Leukozytenphosphatase, die bei der chronischen Myelose erniedrigt, bei der infektbedingten leukämoiden Reaktion und der Agranulozytose im Regenerationsstadium eher erhöht ist. Im weiteren Verlauf ist entscheidend, daß im Gegensatz zur chronischen Myelose die Blutbildveränderungen sich mit Abklingen der septischen Infektion bzw. der Agranulozytose spontan normalisieren.
Im *akuten Myeloblastenschub* können peripheres Blutbild und Knochenmarkbefund sowie die klinische Symptomatik dem Bild einer *akuten Myeloblastenleukämie* voll entsprechen. Hier ist durch die Bestimmung des Index der alkalischen Leukozytenphosphatase eine differentialdiagnostische Abgrenzung nicht möglich, da dieses Ferment sowohl im akuten Myeloblastenschub bei chronischer Myelose als auch bei akuter Myeloblastenleukämie normal oder erhöht sein kann. Die Diagnose kann somit nur aus dem Verlauf der Erkrankung gestellt werden. Wenn im Beginn der chronischen Myelose bereits ein Blastenschub vorhanden ist, so kann allenfalls eine Vermehrung basophiler Granulozyten einen Hinweis dafür geben, daß es sich nicht um eine akute Myeloblastenleukämie handelt.

Prognose und Komplikationen
Über die Krankheitsdauer lassen sich keine exakten Angaben machen, da die Diagnose häufig eine zufällige ist, z.B. bei Anfertigung eines Blutbildes. Die mittlere Überlebenszeit von der Diagnosestellung an gerechnet beträgt etwas über 2½ Jahre. Verläufe von 10 und mehr Jahren werden jedoch immer wieder beobachtet.
Die Prognose ist am günstigsten bei Patienten, die keine oder nur geringe klinische Symptome zeigen, bei denen die Diagnose durch zufällige Kontrolle des Blutbildes gestellt wird. Prognostisch ungünstige Faktoren sind ein großer Milztumor, eine extreme Zellvermehrung im Blut, eine starke Linksverschiebung im Differentialblutbild – besonders wenn der Blastenanteil erhöht ist. Ungünstige Zeichen sind außerdem Fieber, Anämie, Thrombozytopenie und Herabsetzung der Infektresistenz. Empfindliche Parameter für die Aktivität des Prozesses sind erhöhte LDH- (Lactatdehydrogenase-) und Harnsäurewerte im Serum.
Eine relativ ungünstige Prognose hat die chronische megakaryozytäre Myelose. Bei ihr handelt es sich um eine besondere Form der chronischen Myelose, die gekennzeichnet ist durch eine Megakaryozytose im Knochenmark und häufig einhergeht mit einer Thrombozythämie und einer hämorrhagischen Diathese als Folge einer Dysthrombozytose. Das Philadelphia-Chromosom wird nicht so häufig nachgewiesen wie bei den übrigen Formen der chronischen Myelose. Die megakaryozytäre Myelose geht relativ häufig in eine Myelofibrose über (BURKHARDT 1970).
Im übrigen hängt der Verlauf weitgehend von der Behandlung ab. In unbehandelten Fällen und bei Therapieresistenz sind ein kontinuierliches Ansteigen der Leukozyten im Blut auf Werte von 200000 bis 500000/mm^3 mit zunehmender Linksverschiebung im Differentialblutbild, eine ständige Zunahme der Milzgröße und eine sich verstärkende Anämie die häufigsten Zeichen der Progredienz. Die häufigste Komplikation und meistens das Endstadium ist der *akute Myeloblastenschub*. Blutbild und Knochenmark sind morphologisch nicht mehr zu unterscheiden von einer akuten myeloischen Leukämie. Auch die übrigen Symptome – Anämie, Thrombozytopenie mit hämorrhagischer Diathese, hohes, unregelmäßiges Fieber, vermehrte Infektanfälligkeit – entsprechen dem klinischen Bild der akuten Leukose. Der Verlauf vom Beginn des akuten Myeloblastenschubes bis zum Tode dauert im Mittel nicht länger als 2 Monate. Zytostatischtherapeutische Maßnahmen führen im akuten Myeloblastenschub in den meisten Fällen zu einer Erniedrigung der Leukozytenzahl im Blut, jedoch nicht zu einer Normalisierung des Differentialblutbildes und des klinischen Status. Jedoch kommt es in wenigen Fällen auch zu echten Remissionen, die dann länger als 6 Monate dauern können. Sehr selten ist der akute Myeloblastenschub im Beginn einer chronischen Myelose und ein sich dann über Jahre hinziehender Verlauf.
Im Finalstadium kann außer dem typischen Myeloblastenschub auch eine *Knochenmarkinsuffizienz mit Panzytopenie* auftreten. Diese ist dann in den meisten Fällen durch eine zytostatische Therapie oder Milzbestrahlung begünstigt. Es kann aber auch selten spontan das Krankheitsbild der chronischen Myelose in eine Panzytopenie übergehen, ohne daß eine spezifische Therapie erfolgt ist. Da unbehandelte Fälle von chronischer Myelose eine große Seltenheit sind, ist im Einzelfall die Differenzierung zwischen Therapieeffekt und spontaner Entwicklung nicht möglich.
Wenn es im Verlauf einer chronischen Myelose zu einer Panzytopenie kommt, so ist in erster Linie an einen Übergang in *Osteomyelofibrose* bzw. *Osteomyelofibrosklerose* zu denken. Diese Komplikation, deren Entwicklung meistens ebenfalls durch die zytostatische oder Strahlentherapie begünstigt wird, ist dann um so wahrscheinlicher, wenn mit Abfallen der Leukozyten die Milz groß bleibt oder sich sogar noch weiter vergrößert. Die Sicherung der Diagnose erfolgt durch den Nachweis eines er-

höhten Index der alkalischen Leukozytenphosphatase (bei der unkomplizierten chronischen Myelose erniedrigt) und durch histologische Untersuchung eines Beckenkammzylinders mit Nachweis einer relativen Megakaryozyten- und Retikulumzellvermehrung bei Markfibrose und Verdickung der Spongiosabälkchen durch Kalkeinlagerung.

Milzinfarkte treten relativ häufig während der Strahlentherapie und zytostatischen Behandlung auf, wenn sich die Milz verkleinert. Klinische Symptome sind plötzlich auftretende Schmerzen mit Fieberanstieg. Eine im Bereich des Infarktbezirkes sich entwickelnde Perisplenitis kann häufig durch atemabhängiges Reiben palpiert oder auskultiert werden.

Therapie
Allgemeine Richtlinien

Die chronische Myelose ist eine unbehandelt sich häufig über mehrere Jahre hinziehende Erkrankung, bei der das Allgemeinbefinden der Patienten häufig nicht oder nur unwesentlich gestört ist. Deshalb ist Zurückhaltung mit zytotoxisch wirksamen Behandlungsmaßnahmen, die letzten Endes auch alle gesunden proliferierenden Körperzellen schädigen können, geboten. Dieses gilt vor allem dann, wenn die Leukozyten im Blut unter 30000/mm^3 liegen, im Differentialausstrich noch keine Blasten nachgewiesen werden, eine Anämie noch nicht besteht, die Milz nur wenig oder mäßig vergrößert ist und keine Beschwerden macht und das Allgemeinbefinden gut ist. Eine Indikation zur Therapie ist somit dann gegeben, wenn ein ausgeprägter Milztumor besteht, die Leukozyte auf Werte über 30000–100000 erhöht sind, Ausfallserscheinungen von seiten des Knochenmarks – wie Anämie und Thrombozytopenie – bestehen, die Temperaturen erhöht sind und sich Störungen des Allgemeinbefindens durch Müdigkeit, Leistungsabfall und Gewichtsverlust anzeigen. Frühe Stadien der Erkrankung sprechen im allgemeinen gut auf alle zur Verfügung stehenden Behandlungsmaßnahmen an, wohingegen spätere Stadien – insbesondere der akute Myeloblastenschub – sich nur schwer beeinflussen lassen.

Wenn eine spezifische Behandlung indiziert ist, so kann diese durch eine Bestrahlung der Milz oder mit Zytostatika erfolgen. Welche Methode als Initialbehandlung am günstigsten ist, gehört noch zu den umstrittenen Fragen der Leukämietherapie. Während nach DAMESHEK (1964) die von Anfang an erfolgende zytostatische Behandlung die besseren Ergebnisse zeigen soll, weisen SCHOEN u. BAUER (1968) darauf hin, daß die Milzbestrahlung schonender ist und zu längeren Überlebenszeiten führt.

Milzbestrahlung

Nach eigener Überzeugung ist bei im Vordergrund stehendem Milztumor zunächst eine Bestrahlung der Milz die Therapie der Wahl. Die beste Methode ist die Vielfelder- oder Homogenbestrahlung. Man beginnt vorsichtig mit Dosen von 25–50 R und steigert die Dosis bis auf 75–100 R täglich bis auf eine Gesamtdosis von 600–1000 R. In einzelnen Fällen kann diese Gesamtdosis auch überschritten werden. Der therapeutische Erfolg ist nicht nur erkennbar an einer Abnahme der Milzgröße, sondern auch an einer Reduktion der Leukozytenzahl im Blut, Besserung des Differentialblutbildes und – wie auch bei anderen zytostatisch wirksamen Maßnahmen – an einem Abfall der LDH im Serum und häufig an einer Erhöhung der Harnsäure in Serum und Urin. Dieser Anstieg der Harnsäurewerte wird heute allerdings kaum noch beobachtet, da die Patienten zur Verhütung der durch eine vermehrte Harnsäurediathese hervorgerufenen Komplikationen mit Allopurinol (Zyloric) behandelt werden. Die Strahlentherapie wird beendet bei Normalisierung der Milzgröße oder Abfall der Leukozyten auf Werte unter 15000/mm^3. Die besten Ergebnisse werden dann erreicht, wenn vor der Bestrahlung noch keine zytostatische Therapie erfolgte. Eine anschließende Erhaltungstherapie wird durchgeführt, wenn die Leukozytenwerte im Blut oberhalb von 10000 bis 30000/mm^3 liegen. Die optimale Behandlungsmethode ist dann die Gabe von kleinen Mylerandosen (je nach der individuellen Situation jeden 2. Tag 2 mg bis zu 4 mg täglich). Auch bei einem späteren Rezidiv führt eine Wiederholung der Milzbestrahlung häufig zu einer erneuten Remission. Sie sollte nach eigenen Erfahrungen allerdings nur dann erfolgen, wenn die vorherige Remission mindestens 4 Monate angehalten hat. Voraussetzung für eine erfolgreiche Behandlung ist eine vorzügliche Zusammenarbeit zwischen Internisten und Radiologen. Wenn im Verlauf der Erkrankung schmerzhafte Knochentumoren auftreten, so sprechen diese auf eine Strahlentherapie ebenfalls häufig recht gut an.

Zytostatika

Die beste therapeutische Wirksamkeit haben das Busulfan (Myleran) und das Dibrommannitol (Myelobromol). Beide haben alkylierende Eigenschaften und zeichnen sich aus durch einen deutlichen myelotoxischen Effekt bei nur geringen Nebenwirkungen auf Thrombozyto- und Erythrozytopoese, die aber in einzelnen Fällen doch auftreten können. Zwischen beiden Medikamenten besteht keine Kreuzresistenz (SELLAI u. Mitarb. 1970). Da Myelobromol etwas schlechter steuerbar ist als Myleran, wird letzteres als Medikament der 1. Wahl bevorzugt. Es wird in seiner therapeutischen Wirkung – wenn man von dem akuten Myeloblastenschub absieht – bei der chronischen Myelose von keinem anderen Medikament übertroffen. Die Anfangsdosis beträgt 0,05–0,15 mg/kg täglich. Häufig läßt sich auch mit niedrigen Mylerandosen – zwischen 2 × 2 mg wöchentlich und 4 mg täglich – eine Erhaltungstherapie über viele Jahre durchführen. Dabei ist auf eine in seltenen Fällen auftretende Lungenfibrose zu achten.

Wenn die Einstellung auf eine Erhaltungsdosis schwierig ist oder sich eine Resistenz entwickelt, kann eine Therapie mit Myelobromol eingeleitet werden. Dieses ist vorsichtig zu dosieren. Man beginnt mit 3–4 mg/kg (entsprechend einer durchschnittlichen Einzeldosis von 250 mg bei Erwachsenen) jeden 2. Tag und erhöht die Dosis erst bis auf maximal 6–8 mg/kg täglich, wenn nach 10 Tagen kein therapeutischer Effekt zu verzeichnen ist. Bei einem Absinken der Leukozyten bis auf 50% des Ausgangswertes muß die Therapie unterbrochen werden, auch wenn die Absolutwerte der Leukozyten noch hoch liegen. Man wartet dann mit einer Fortsetzung, bis die Leukozyten einigermaßen konstant bleiben, und paßt sich mit der Dosis den jeweiligen Leukozytenwerten an. Besonders unter Behandlung mit Myelobromol ist darauf zu achten, daß auch noch längere Zeit nach Absetzen des Medikamentes eine schwere Leukopenie – unter Umständen auch Thrombozytopenie – auftreten kann. Häufige Blutbildkontrollen sind deshalb wichtig.

Weitere Zytostatika, die erfolgreich bei der Behandlung der chronischen Myelose eingesetzt oder erprobt werden, sind: Endoxan, Hydroxy-Urea und Mitomycin.

Unter Ausnutzung der verschiedenen zur Verfügung stehenden therapeutischen Maßnahmen – in erster Linie Bestrahlung der Milz und Behandlung mit Zytostatika – beträgt die mittlere Lebenserwartung bei der chronischen Myelose heute 3–4 Jahre, doch kommen auch längere Verläufe über 8 Jahre vor.

Corticosteroide bewirken bei der chronischen Myelose eher eine Verschlimmerung des Krankheitsbildes. Ihre Anwendung sollte daher dem akuten Myeloblastenschub und panzytopenischen Verläufen vorbehalten bleiben. Selbst hier ist die therapeutische Wirksamkeit der Corticosteroide nach eigener Überzeugung von zweifelhaftem Wert. Häufig steigen unter dieser Behandlung die Leukozyten im Blut auf sehr hohe Werte an. Eine Besserung im Verlauf kann oft allein durch Reduktion bzw. Absetzen der Corticosteroide beobachtet werden, wenn diese aus einer falschen Indikation heraus zur Anwendung kamen.

Behandlung des akuten Myeloblastenschubes
Ein schwieriges therapeutisches Problem ist der akute Myeloblastenschub, der meistens im Finalstadium einer chronischen Myelose auftritt. Hier bewährt sich noch am ehesten das 6-Mercaptopurin (Puri-nethol) und an zweiter Stelle das Colcemid. Die Hauptschwierigkeiten bei der Behandlung des akuten Blastenschubes liegen häufig darin, daß entweder eine Therapieresistenz vorhanden ist oder daß es plötzlich zu einem rapiden Zellabfall im Blut bis zu einer schweren Panzytopenie kommen kann. Infektionen bei durch den langen Krankheitsverlauf und die medikamentös induzierte Leukopenie bedingter Resistenzschwäche sowie durch Thrombopenie bedingte hämorrha-

gische Diathesen sind häufige Komplikationen. Die Medikamentdosierung muß daher besonders individuell erfolgen und kann nicht schematisch festgelegt werden. Für das Puri-nethol schwanken die täglichen Dosen zwischen 25 und 200 mg. Da der Blastenschub häufig nach langem – oft über Jahre sich hinziehendem – Verlauf auftritt, ist wahrscheinlich meistens in diesem Stadium die normale Knochenmarkreserve weitgehend erschöpft. Deshalb bleibt häufig auch nach Reduktion der Blasten eine Erholung der normalen Knochenmarkfunktion aus, wodurch in erster Linie die schlechte Prognose bedingt ist.

Symptomatische Behandlung
Auch bei den chronischen Myelosen müssen gleichzeitig mit der zytostatischen Therapie gegebenenfalls symptomatische therapeutische Maßnahmen durchgeführt werden, um eine Anämie auszugleichen, durch hämorrhagische Diathese bedingte Komplikationen zu vermeiden und Infektionen zu beherrschen. Einzelheiten dieser Behandlungsmaßnahmen sind im Abschnitt über akute Leukämien (S. 11.90) angegeben. Besonders wichtig ist die häufig vorhandene erhöhte Harnsäurediathese, die besonders dann ausgeprägt sein kann, wenn die Zellzahl im peripheren Blut stark vermehrt ist. Unter solchen Umständen empfiehlt sich, die Behandlung mit Zyloric einzuleiten, um vor Beginn einer zytostatischen Therapie den erhöhten Serumharnsäurespiegel zu senken.

Chronische lymphatische Leukämie (chronische Lymphadenose)

Das Krankheitsbild wird beherrscht durch eine Wucherung lymphatischer Zellen in Lymphknoten, Milz, Leber und anderen Organen. Fast immer ist auch das Knochenmark befallen, und entsprechend ist die Zahl der Lymphozyten im peripheren Blut vermehrt.

Anamnese und klinische Befunde
Das klinische Bild kann nach Symptomen und Intensität der Befunde sehr unterschiedlich sein. Es werden die meist zwischen 30. und 50. Lebensjahr auftretende »aggressive« und die »benigne, asymptomatische Form«, die besonders häufig jenseits des 60. Lebensjahres vorkommt, unterschieden. Zwischen diesen beiden Formen gibt es Übergänge.

Bei der benignen Form werden häufig über Jahre überhaupt keine Beschwerden angegeben. Die Diagnose »chronische Lymphadenose« wird in solchen Fällen meistens durch zufällige Untersuchung des Blutbildes und die Entdeckung einer Leukozytose zwischen 15 000 und 50000/mm^3 mit ausgeprägter Lymphozytose im Differentialausstrich gestellt. Bei solchen Patienten kann mitunter die Krankheit über 5–15 Jahre nahezu symptomlos, manchmal mit einer langsam zunehmenden Vergrößerung von Lymphknoten, gegebenenfalls auch von Milz und Leber, verlaufen.

In anderen Fällen werden zunehmende Müdigkeit, Abfall der Leistungsfähigkeit, Gewichtsabnahme, vermehrter Nachtschweiß und gehäufte Infektionskrankheiten angegeben. Unter den letzteren überwiegen Virusinfektionen. Herpes zoster und Pneumonien treten besonders häufig auf. Die verminderte Infektresistenz kann auch die Aktivierung einer alten Tuberkulose zur Folge haben.

Im Vordergrund der klinischen Symptome stehen generalisierte Lymphknotenschwellungen unterschiedlichen Ausmaßes. Je nach Intensität und Lokalisation bereiten die vergrößerten Lymphknoten keinerlei Beschwerden oder verursachen bei Druck auf Nerven neuralgiforme Schmerzen. Bei zunehmender Vergrößerung der Hiluslymphknoten und Befall der Lungen können eine zunehmende Atemnot und Hustenreiz auftreten. Ein Befall abdomineller Lymphknoten kann zu Verdauungsbeschwerden führen. Sehr häufig sind Milz und Leber befallen, was zu einer Vergrößerung dieser Organe führt.

Die Patienten fallen häufig durch ein fahl-blasses Hautkolorit auf. Die Blässe ist durch eine Anämie bedingt, deren Ursache entweder eine Verdrängung der Erythropoese im Knochenmark oder eine Autoimmunhämolyse ist.

Die chronische Lymphadenose kann die verschiedensten Organe befallen. Besonders häufig sind *Hauterscheinungen:*
- leukämische Infiltrate,
- ekzematöse Veränderungen,
- Pyodermien,
- Erythrodermien,
- Pruritus,
- Hämorrhagien,
- Herpes zoster.

In etwa 7% der Fälle ist das Knochensystem befallen, meist im Sinne einer diffusen Osteoporose. Lokalisierte Knochentumoren sind im Gegensatz zur chronischen Myelose äußerst selten.

Eine besonders charakteristische Manifestation ist das Mikulicz-Syndrom. Hierunter versteht man eine lymphatische Infiltration der Tränen- und Speicheldrüsen. Die Folgen sind Trockenheit des Mundes, Versiegen der Tränensekretion, Exophthalmus infolge intraorbitaler Drucksteigerung, Sehstörungen und Störungen des Gehörs. Das Mikulicz-Syndrom kann selten als erstes charakteristisches Symptom auftreten.

Hirnnervenläsionen und andere zentralnervöse Ausfälle sind meistens nicht hervorgerufen durch unmittelbare Infiltration des Gehirns, sondern eher durch perivaskuläre Herde im Bereich der Hirngefäße.

Blutbild und Knochenmark

Die Wucherung lymphatischer Zellen kann in der überwiegenden Zahl der Fälle durch Untersuchung des Blutbildes und des Knochenmarkes festgestellt werden. Im Blut ist die Leukozytenzahl im Beginn auf 15 000–50 000, später auch auf höhere Werte und oft sogar auf mehrere 100 000/mm^3 vermehrt. Der periphere Blutausstrich zeigt überwiegend – meistens über 90% – Lymphozyten. Dabei handelt es sich in erster Linie um reife, kleine Lymphozyten mit schmalem Plasmasaum. Daneben werden zuweilen auch jugendliche Formen mit hellerem Plasma und lockerem Kern gefunden. Diese unterscheiden sich von den Lymphoblasten bei akuten lymphatischen Leukämien im allgemeinen dadurch, daß die Kernnukleolen nicht so stark ausgeprägt sind. Wie bei der akuten Lymphoblastenleukämie, so ist auch bei der chronischen Lymphadenose in den Lymphozyten die PAS-Reaktion deutlich positiv. Typischerweise fällt die PAS-Reaktion bei der akuten lymphatischen Leukämie grobschollig, bei der chronischen Lymphadenose granulär aus; doch kann eine differentialdiagnostische Abgrenzung mitunter schwierig sein. Charakteristisch ist das Auftreten von »*Gumprechtschen Kernschatten*«, bei denen es sich um zerstörte Zellen handelt.

In fortgeschrittenen Fällen besteht oft eine mehr oder weniger ausgeprägte Anämie, die zunächst normochrom, später häufig hypochrom wird und dann durch eine Anisozytose, Poikilozytose und durch das Auftreten von Anulozyten gekennzeichnet ist.

Die Thrombozyten sind im allgemeinen zunächst normal. Erst mit Fortschreiten der Erkrankung kann sich eine Thrombozytopenie mit hämorrhagischer Diathese entwickeln.

Entsprechend dem peripheren Blutbild ist auch das Knochenmark durchsetzt mit lymphatischen Zellen. Auch hier überwiegen reife Lymphozyten. Im Vergleich zum peripheren Blut ist im Knochenmark das Verhältnis reifer zu jugendlichen Lymphozyten mehr zu den letzteren verschoben. Entsprechend der lymphatischen Infiltration ist der relative Anteil granulopoetischer und erythropoetischer Vorstufen vermindert. Da der Zellgehalt des Knochenmarkes aber häufig sehr stark erhöht ist, bleibt die absolute Zahl myeloischer und erythropoetischer Zellen oft lange Zeit normal oder ist nur gering erniedrigt. Das gleiche gilt für die Thrombozytopoese. Bei hämolytischer Anämie kann die Erythropoese sogar absolut vermehrt sein. Die Zellen im Knochenmark können mitunter so dicht gelagert sein, daß eine Markaspiration nicht möglich ist, wodurch ein leeres Knochenmark vorgetäuscht werden kann. In solchen Fällen ist eine Knochenmarkbiopsie – am besten aus dem Beckenkamm – angezeigt, deren histologische Untersuchung dann die Diagnose »chronische Lymphadenose« bestätigt.

Laboratoriumsbefunde

Die BSG kann im Anfangsstadium normal oder nur gering erhöht sein, im weiteren Verlauf der Erkrankung aber auch auf sehr hohe Werte ansteigen. Dieses ist besonders dann der Fall, wenn die Erkrankung durch eine hämolytische Anämie kompliziert wird. In solchen Fällen wird oft eine »Schleiersenkung« beobachtet, die charakterisiert ist durch eine unscharfe Begrenzung der Erythrozytensäule gegenüber dem Plasma infolge der langsamer sedimentierenden Retikulozyten.

Von besonderer Wichtigkeit für Verlaufskontrollen ist die Untersuchung der *Elektrophorese*. Diese kann vor allem im Anfangsstadium normal sein oder uncharakteristische Veränderungen zeigen. Im weiteren Verlauf ist ein Absinken der Gammaglobuline – eventuell auf sehr niedrige Werte – ein häufiges Symptom. Immunelektrophorese und quantitative Bestimmung der Immunglobuline können in solchen Fällen ein *Antikörpermangelsyndrom* aufdecken. Da bei der chronischen Lymphadenose auch pathologische Immunglobuline gebildet werden können, wird nicht selten ein Antikörpermangelsyndrom auch bei normaler, zuweilen sogar erhöhter Gammaglobulinfraktion in der Elektrophorese gefunden. Eine Hypergammaglobulinämie kann in erster Linie Ausdruck einer Leberbeteiligung oder autoimmunologischer Komplikationen sein. Generell ist die Gammaglobulinvermehrung sehr viel seltener als die Hypogammaglobulinämie. In Ausnahmefällen können auch monoklonale Immunglobuline – am häufigsten Makroglobuline – festgestellt werden. Bei ihnen ist das Elektrophoresediagramm gekennzeichnet durch spitzen, schmalbasigen M-Gradienten in der γ- oder β_2-Globulinfraktion. Solche Fälle können mitunter Anlaß zur Verwechslung geben mit atypischen Myelomen, Morbus Waldenström und bei Nachweis einer Kälteagglutininvermehrung mit einer Käteagglutininkrankheit.

Die Beachtung der a_2-Globuline und des Haptoglobins ist insofern von Bedeutung, als diese Proteine bei infektbedingten Komplikationen häufig ansteigen, wohingegen eine Haptoglobinverminderung auf eine Hämolyse hinweist.

Der Serumharnsäurespiegel ist in den meisten Fällen normal. Das gleiche gilt für die LDH im Serum. Eine LDH-Erhöhung ist typisch für eine Begleithämolyse. Das Serumeisen ist normal bis erniedrigt, bei hämolytischen Anämien erhöht.

Immunologische Störungen

Die chronische Lymphadenose gehört zu den immunproliferativen Erkrankungen. Bei den im Blut, Knochenmark und in extramedullären Organen vermehrten Lymphozyten handelt es sich fast immer um funktionsgestörte B-Zellen, die sich im Gegensatz zu normalen Lymphozyten nicht zu Plasmazellen differenzieren. Die Folge ist eine verminderte Produktion von Immunglobulinen. Die Störung kann auch die Produktion abnormer Immunglobuline zur Folge haben. Diese abnormen Immunglobuline können Eigenschaften von gegen körpereigene Gewebe gerichteten Antikörpern (Autoantikörper) haben. Selten sind chronische Lymphadenosen mit T-Zellcharakter.

Ausfallserscheinungen

In erster Linie ist die humorale Immunabwehr betroffen. Die Folge kann ein Antikörpermangelsyndrom sein, nachweisbar durch Erniedrigung der Gammaglobuline in der Elektrophorese und der Immunglobuline. Im Blut ist die Lymphozytenzahl meistens stark erhöht, die Absolutzahl der normal reagierenden Lymphozyten kann jedoch über lange Zeit normal bleiben. Störungen der zellulären Immunabwehrbereitschaft treten daher meistens erst in späteren Verlaufsstadien auf.

Klinisch zeigen sich die Folgeerscheinungen der Ausfälle im Immunsystem in erster Linie an einer erhöhten Infektanfälligkeit. Besonders charakteristisch ist das vermehrte Auftreten von Virusinfektionen, die schwerer verlaufen können als bei normalen Individuen. Herpes-zoster-Infektionen neigen realtiv häufig zur Generalisation.

Hämolytische Anämien und andere Autoimmunopathien

Von den durch Autoantikörperbildung auftretenden Autoimmunopathien ist die autoimmunhämolytische Anämie die häufigste Komplikation. Es werden zwei Formen unterschieden:

a) eine *durch inkomplette Wärme-Autoantikörper hervorgerufene hämolytische Anämie* mit positivem Coombs-Test und allen klinischen Zeichen der Hämolyse: Ikterus mit Erhöhung des indirekten Bilirubins, Retikulozytose, gesteigerte Erythropoese im Knochenmark, Erhöhung der LDH im Serum, Erniedrigung des Haptoglobins, verkürzte Lebenszeit der Erythrozyten;

b) eine *latente Hämolyse* mit negativem Coombs-Test, fehlendem Ikterus, nicht vorhandener Bilirubinerhöhung und normaler Retikulozytenzahl. Diese latente Hämolyse ist charakteristisch für spätere Stadien der Erkrankung und geht häufig einher mit einer vermehrten Erythrozytensequestration in einer vergrößerten Milz. Typisch sind häufig notwendige Bluttransfusionen, die nur ungenügend eine bestehende Anämie auszugleichen vermögen.

Auch eine Immunthrombozytopenie kann im Verlauf einer chronischen Lymphadenose auftreten. Weitere – jedoch seltene – Formen der Autoimmunopathien sind das Sjögren-Syndrom (Keratoconjunctivitis sicca), Thyreoiditis, Vaskulitis, rheumatische Arthritis, Lupus erythematodes disseminatus.

Besondere Formen

Von der bisher besprochenen chronischen Lymphadenose, die an sich schon sehr unterschiedliche klinische Manifestationen zeigen kann und dementsprechend verschiedenartig verläuft, sind einige besondere, seltene Formen abzugrenzen.

Aleukämische Lymphadenose (medulläre Lymphadenose)

Die Erkrankung ist gekennzeichnet durch das Fehlen von Lymphknotenvergrößerungen und Milztumor. Dagegen bestehen eine lymphatische Infiltration des Knochenmarkes und eine mehr oder weniger ausgeprägte Leukozytose mit relativer Lymphozytose im Blutbild. Meistens handelt es sich um ein Durchgangsstadium, aus dem sich später das Vollbild der chronischen Lymphadenose entwickelt. Es gibt relativ gutartige Verlaufsformen und solche mit schweren Krankheitssymptomen, bei denen das klinische Bild beherrscht wird durch erhöhte Infektanfälligkeit, Anämie und Thrombozytopenie.

Chronische Lymphadenose mit isoliertem Befall einzelner Lymphknoten oder der Milz

Diese Formen können mit Blutbildveränderungen, wie sie für die chronische Lymphadenose typisch sind, einhergehen. Die Blutbildveränderungen können aber auch fehlen. In solchen Fällen wird die Diagnose durch Lymphknoten- oder Milzpunktion bzw. Probeexzision aus den entsprechenden Organen, manchmal auch durch histologische Untersuchung einer exstirpierten Milz, gestellt.

Haarzellen-(»Hairy-cell«-)Leukämie

Eine besondere Form der chronischen Lymphadenose ist die Haarzellenleukämie. Sie wird – nachdem die Erkrankung klinisch, morphologisch und zytochemisch charakterisiert ist – in steigender Häufigkeit diagnostiziert. Es handelt sich um eine Neoplasie einer Untergruppe der B-Lymphozyten (CATOVSKY u. Mitarb. 1974). Sicher handelte es sich bei einem Teil der früher diagnostizierten Retikuloendotheliome und Lymphosarkomatosen um eine Haarzellenleukämie. Im Vordergrund der Symptome stehen ein Milztumor bei fehlenden oder nur gering ausgeprägten Lymphknotenschwellungen sowie eine Anämie, Granulozytopenie und Thrombozytopenie. Im Differentialblutbild finden sich vorherrschend lymphozytenähnliche Zellen mit feinwabigem Zytoplasma, das unregelmäßg von feinen, haarähnlichen Ausläufern begrenzt ist. Zytochemisch ist charakteristisch der Nachweis einer sauren Phosphatase, die durch Tartrat nicht gehemmt wird. Die Elektrophorese zeigt im Gegensatz zum vorherrschenden Typ der chronischen Lymphadenose normale oder erhöhte Gammaglobulinwerte.

Mycosis fungoides und Sézary-Syndrom

Typisch für diese Erkrankungen sind Hauttumoren, Erythrodermien, ekzematöse Veränderungen und Pruritus. Beim Sézary-Syndrom handelt es sich wahrscheinlich um eine leukämische Generalisation der Mycosis fungoides. Im Differentialblutbild finden sich vermehrt mononukleäre, sog. »Sézary-Zellen«. Diese sind größer als normale Monozyten und ähneln in ihrer morphologischen Struktur und ihrem zytochemischen Verhalten den Lymphozyten.

Differentialdiagnose

Bei *vermehrter Infektanfälligkeit* ist differentialdiagnostisch als Ursache insbesondere dann eine chronische Lymphadenose auszuschließen, wenn eine Lymphozytose mit oder ohne Vermehrung der Gesamtleukozytenzahl im Blut festgestellt wird. Differentialdiagnostische Kriterien, die für eine chronische Lymphadenose sprechen, sind in erster Linie: generalisierte Lymphknotenschwellungen, Überwiegen von Lymphozyten im Knochenmarkpunktat, Gumprechtsche Kernschatten, Hypogammaglobulinämie. Infektionskankheiten, die mit einer ausgeprägten Lymphozytose einhergehen, sind vor allen Dingen solche, die durch die sog. lymphotropen Viren hervorgerufen werden. Besonders ausgeprägt ist die Lymphozytose bei der infektiösen Mononukleose und bei der Lymphocytosis infectiosa. Diese Erkrankungen können auch deshalb Anlaß zur Verwechslung mit einer chronischen Lymphadenose geben, da sie häufig mit Lymphknotenschwellungen und Milzvergrößerung einhergehen. Das Blutbild kann mitunter leukämischen Charakter haben; doch überwiegen im Gegensatz zur chronischen Lymphadenose jugendliche Lymphozyten mit azurophilen Granula im Zytoplasma. Bei der infektiösen Mononukleose haben die vermehrt im Blut auftretenden jungen Zellen teilweise die Merkmale der Lymphozyten, teilweise von Monozyten; z.T. handelt es sich um Mischformen (lymphomononukleäre Zellen). Zuweilen treten bei Lymphozytenvermehrung im Zusammenhang mit Virusinfektionen sog. Riederformen auf. Hierbei handelt es sich um Reizformen der Lymphozyten, die einen gebuchteten Kern haben können und dadurch den Monozyten ähnlich werden.

Lymphozytosen mit weitgehender Verdrängung der Granulopoese können auch auftreten bei bestimmten *Kollagenosen*. Die vorwiegend im Kindesalter auftretende Still-Chauffardsche Krankheit und das vorwiegend bei Frauen im Erwachsenenalter vorkommende Felty-Syndrom sind gekennzeichnet durch polyarthritische Erscheinungen, Lymphknotenschwellungen, Milzvergrößerung, Lymphozytose im Blutbild und Anämie. Beim Morbus Still sind die Lymphknotenschwellungen generalisiert, beim Felty-Syndrom nur vereinzelt mit Bevorzugung der kubitalen Drüsen. Bei der Stillschen Erkrankung besteht eine Leukozytose, beim Felty-Syndrom eine Leukopenie mit relativer Lymphozytose.

Die *akute Lymphoblastenleukämie* läßt sich von der chronischen Lymphadenose dadurch abgrenzen, daß sie bevorzugt im Kindes- und Jugendalter auftritt, durch den akuten Verlauf, durch das

Überwiegen von größeren lymphatischen Zellen mit Kernnukleolen im Blut und im Knochenmark (im Gegensatz zu den mehr reifen Lymphozyten bei der chronischen Lymphadenose), zytochemisch durch die grobschollig positive PAS-Reaktion (granuläre PAS-Reaktion bei der chronischen Lymphadenose).

Schwierigkeiten kann die differentialdiagnostische Abgrenzung der chronischen Lymphadenose von gewissen Formen der Hodgkin-Lymphome mit leukämischer Generalisation bereiten. Beim Lymphosarkom haben die im Blut und Knochenmark nachgewiesenen Zellen nach ihren morphologischen Eigenschaften und zytochemischen Kriterien mehr Ähnlichkeiten mit den lymphatischen Zellen bei der akuten Lymphoblastenleukämie. Im Einzelfall entscheidet das Lymphknotenpunktat oder die histologische Untersuchung einer Probeexzision aus einem Lymphknoten.

Eine sog. *kleinzellige Retikulose* kann nach Blutbild und Knochenmarkbefund mit einer aleukämischen Lymphadenose ohne Lymphknotenvergrößerungen verwechselt werden. Meistens besteht ein Milztumor. Dabei ist zu berücksichtigen, daß sich hinter der Bezeichnung »kleinzellige Retikulose« (lymphoide Retikulose oder undifferenzierte Retikulose) verschiedene leukämisch verlaufende Krankheiten verbergen können. Die negativ ausfallende PAS-Reaktion vermag am ehesten eine chronische Lymphadenose auszuschließen.

Da das lymphoplasmozytoide Immunozytom *(Makroglobulinämie Waldenström)* häufig mit Milzvergrößerung, selten auch mit Lymphknotenschwellungen, aber sehr häufig mit einer lymphoidzelligen Durchsetzung des Knochenmarkes und Lymphozytenvermehrung im Blut einhergeht, kann diese Erkrankung leicht mit einer chronischen Lymphadenose verwechselt werden. Dieses ist um so eher der Fall, wenn die lymphatischen Zellen in ihren morphologischen und zytochemischen Eigenschaften den Lymphozyten bei der chronischen Lymphadenose entsprechen. Der Nachweis von Makroglobulinen ist entscheidend für die Diagnose Morbus Waldenström.

Eine *hämolytische Anämie* ist nicht nur eine Komplikation im Verlauf einer chronischen Lymphadenose, sondern kann mitunter auch als Erstmanifestation dieser Erkrankung auftreten. Hier sind alle anderen Ursachen der Hämolyse auszuschließen. Für eine chronische Lymphadenose spricht wiederum die Lymphozytenvermehrung im Blut, der Nachweis Gumprechtscher Kernschatten und die Vermehrung von Lymphozyten im Knochenmarkpunktat.

Trotz der verschiedenartigsten Manifestationen und Verlaufsformen der chronischen Lymphadenose sind in den meisten Fällen Blutbild und Knochenmark so charakteristisch, daß eine Diagnose nicht schwerfällt. Dieses gilt natürlich insbesondere dann, wenn gleichzeitig Lymphknotenvergrößerungen und Milztumor vorhanden sind.

Prognose und Komplikationen

Lebensaussichten und Wohlbefinden der von chronischer Lymphadenose befallenen Patienten sind weitgehend abhängig von der Verlaufsform und von Komplikationen. Dabei sind klinische Ausfallserscheinungen – Anämie, Hämolyse, Thrombozytopenie, Antikörpermangel-Syndrom, gehäufte Infektionen u.a. – von weit größerer Bedeutung als das weiße Blutbild. Die Erkrankung kann sich über Jahre hinziehen – auch bei ausgeprägter Leukozytose mit Vorherrschen von Lymphozyten im Differentialblutbild –, wenn die genannten klinischen Ausfallserscheinungen fehlen. Insbesondere kann die benigne Lymphadenose, die von der aggressiven Verlaufsform abgegrenzt wird, sich über 15 Jahre und mehr ohne nennenswerte Beeinträchtigung des Allgemeinbefindens hinziehen. Durchschnittlich ist die Prognose besser bei Frauen und bei Patienten im höheren Lebensalter.

Eine von RAI u. Mitarb. vorgenommene Stadieneinteilung (Tab. 11.32) nach Blutlymphozytose, Lymphknotenvergrößerung, Hepato- bzw. Splenomegalie, Anämie und Thrombozytopenie versucht, prognostischen Faktoren gerecht zu werden.

An Komplikationen, die die Prognose in ungünstiger Weise beeinflussen, sind zu nennen:

a) *Antikörpermangel-Syndrom.* Hierdurch und durch eine absolute Granulozytopenie kommt es zu einer erhöhten Anfälligkeit gegenüber Virusinfektionen (Herpes zoster u.a.), bakteriellen und

Tabelle 11.32 Stadieneinteilung der chronischen Lymphadenose

Klinisches Stadium	Kriterien	Überlebenszeiten
Stadium 0	Blutlymphozytose ($>$ 15 000 Lymphoz./mm³) und Knochenmarkbefall ($>$ 40% der kernhaltigen Knochenmarkzellen)	150 Monate
Stadium I	Blutlymphozytose und vergrößerte Lymphknoten	101 Monate
Stadium II	Blutlymphozytose mit Spleno- und/oder Hepatomegalie, mit oder ohne Lymphknotenvergrößerung	71 Monate
Stadium III	Blutlymphozytose mit Anämie (Hb $<$ 11 g% oder HK $<$ 32%); mit oder ohne Lymphknoten-, Milz- oder Lebervergrößerung; die Ursache der Anämie bleibt unberücksichtigt	19 Monate
Stadium IV	Blutlymphozytose mit Thrombozytopenie ($<$ 100 000/mm³); mit oder ohne Anämie oder Lymphknoten- bzw. Organvergrößerung	19 Monate

Pilzinfektionen, unter denen der Soor am häufigsten ist. Insbesondere unter Behandlung mit Zytostatika und Steroiden ist deshalb eine häufige Inspektion der Mundhöhle erforderlich, da ein Soor sich rasch auf tiefere Abschnitte der Respirationsorgane sowie auf Ösophagus, Magen und Darm ausbreiten kann. Infektionen sind nicht selten Ursache eines letalen Ausganges. Bei Überstehen können sie aber auch in seltenen Fällen, wahrscheinlich durch Stimulation immunologischer Abwehrvorgänge, den weiteren Verlauf günstig beeinflussen. Besonders zu achten ist auch auf eine mögliche Reaktivierung einer Tuberkulose, die bei besonders geschwächter Resistenz septisch verlaufen kann (»Sepsis tuberculosa acutissima Landouzy«).

b) *Anämien durch Verdrängung der Erythropoese und durch Autoimmunhämolyse* sind häufige Komplikationen im Verlauf einer chronischen Lymphadenose. Während anfangs meist eine Kompensation durch Bluttransfusionen möglich ist, werden im weiteren Verlauf jedoch immer häufigere Transfusionen erforderlich, die oft kaum noch einen Effekt auf das rote Blutbild haben. Dieses ist vor allem der Fall bei vorherrschender Hämolyse und bei Milzvergrößerung.

c) Eine *hämorrhagische Diathese* infolge Thrombozytopenie im Spätstadium ist ebenfalls Folge des markverdrängenden Prozesses.

d) In seltenen Fällen werden im Verlauf einer chronischen Lymphadenose *Paraproteine* – meistens Makroglobuline (IgM) – nachgewiesen. Unter solchen Umständen kann es auch nach dem morphologischen Bild schwierig sein, zu entscheiden, ob es sich um eine echte chronische Lymphadenose oder um ein lymphoplasmozytoides Immunozytom (Makroglobulinämie Waldenström) handelt.

e) *Karzinome und Sarkome* treten im Verlauf einer chronischen Lymphadenose häufiger auf als bei allen anderen Hämoblastosen. Die Häufigkeit wird zwischen 2 und 6% angegeben. Meistens handelt es sich um Karzinome der Haut, des Magens und der Mamma. Eine wesentliche Ursache für das gleichzeitige Auftreten von Karzinom und chronischer Lymphadenose ist die Tatsache, daß die chronische Lymphadenose in erster Linie eine Erkrankung des höheren Lebensalters ist. Eine Störung der Immunabwehr gegen Tumoren kann eine zusätzliche Rolle spielen. In seltenen Fällen werden auch *Lymphosarkome* beobachtet. Dabei kann sowohl die chronische Lymphadenose als auch das Lymphosarkom die Erstmanifestation sein.

Therapie
Allgemeine Richtlinien

Die Indikation für eine zytostatische oder Strahlenbehandlung ist mit äußerster Vorsicht zu stellen. Auch wenn es zu einer massiven Ausschwemmung von Lymphozyten in das periphere Blut kommt, so ergibt sich hieraus noch nicht die Notwendigkeit für eine zytostatische Behandlung, und zwar aus folgenden Gründen:

a) Da die lymphatischen Zellen bei der chronischen Lymphadenose in ihren immunologischen Eigenschaften nicht den normalen Lymphozyten gleichwertig sind, und infolge der hierdurch bedingten Ausfallserscheinungen im Immunsystem eine erhöhte Abwehrschwäche gegenüber Infektionen besteht, kann eine nicht indizierte zytostatische Therapie die Resistenz des Organismus gegenüber solchen Infektionen noch zusätzlich herabsetzen.

b) Bei stark ausgeprägter Leukozytose mit Vorherrschen von Lymphozyten im Differentialblutbild kann die Absolutzahl funktionsfähiger Granulozyten und Lymphozyten noch ausreichend sein. Eine zytostatische Therapie kann daher die Infektabwehr nachhaltig beeinträchtigen. Patienten mit chronischer Lymphadenose in den Stadien 0, I und evtl. auch II (nach RAI u. Mitarb.) sollen daher möglichst unbehandelt bleiben. Eine Indikation für spezifische therapeutische Maßnahmen besteht lediglich dann, wenn infolge vergrößerter Lymphknoten oder anderer Organe – in erster Linie Milz und Leber – über Beschwerden geklagt wird, wenn durch zunehmende Markverdrängung es zur Thrombo- und Granulozytopenie und zur Anämie kommt und weitere Zeichen – wie Fieber und Leistungsabfall – eine Progredienz des Prozesses erkennen lassen.

Zytostatika

Wenn eine zytostatische Behandlung erforderlich ist, so ist das Mittel der Wahl das Chlorambucil (Leukeran), das in der akuten Phase in einer Dosierung von 0,1–0,15 mg/kg per os und zur Erhaltungstherapie in einer Dosis von 2–4 mg als tägliche Gesamtdosis verabreicht wird. Unter dieser Behandlung werden in 60–80% Remissionen erreicht (OBRECHT 1967). Bei Resistenz gegen Leukeran sind als Medikamente der 2. Wahl zu nennen:

Cyclophosphamid (Endoxan),
Ibenzmethyzin (Natulan),
Vinblastin (Velbe).

Der Erfolg einer zytostatischen Therapie zeigt sich an einer Verkleinerung der Lymphknoten sowie des Milz- und Lebertumors, Besserung der durch Anämie und Thrombozytopenie hervorgerufenen Symptome und an einem Abfall der Lymphozyten im Blut. Eine Normalisierung des Knochenmarkbefundes wird nur in Ausnahmefällen beobachtet. Deshalb soll man auch nicht versuchen, diese zu erzwingen, da bei ohnehin schon vorhandener Resistenzschwäche diese durch die immunsuppressive Wirkung der Zytostatika noch verstärkt werden kann und somit lebensbedrohliche Infekte begünstigt werden können. Aus diesem Grunde soll auch eine Dauerbehandlung nur dann erfolgen, wenn durch die anfängliche Therapie keine befriedigende Rückbildung der durch die chronische Lymphadenose bedingten Ausfallserscheinungen erreicht wird oder wenn die Rezidivneigung sehr ausgeprägt ist. Wenn aus den genannten Gründen eine Dauertherapie notwendig ist, so ist wiederum das Leukeran in der oben angegebenen Dosierung von 2–4 mg täglich das Medikament mit der günstigsten Wirkung.

Corticosteroide

Vielfach wird bei der chronichen Lymphadenose auch eine Behandlung mit Corticosteroiden durchgeführt. Dabei ist aber zu bedenken, daß bei einer nicht sehr ausgeprägten zytostatischen Wirkung die Herabsetzung der Infektresistenz unter Steroideinwirkung sehr ausgeprägt sein kann. Diese ist natürlich dann besonders gefährlich, wenn eine derartige Behandlung zu lange durchgeführt wird. Unter solchen Umständen muß außerdem auf steroidspezifische Komplikationen – Osteoporose, Magengeschwür, Soor, Diabetes mellitus, vermehrte Thromboseneigung und Psychosen – besonders geachtet werden. Deshalb ist vor einer leichtfertigen Anwendung der Corticosteroide bei der chronischen Lymphadenose zu warnen.

Hauptindikationen sind autoimmunologische Komplikationen, insbesondere die hämolytische Anämie. In solchen Fällen empfiehlt sich die Behandlung mit Prednisolon in einer Dosierung von 1–1,5 mg/kg Körpergewicht oder einem anderen Glucocorticoid in äquivalenter Dosis über einen Zeitraum von 3 Wochen. Dann sollte die Dosis langsam reduziert werden.

Eine relative Indikation für eine Corticosteroidbehandlung ist auch dann gegeben, wenn eine durch Markverdrängung bedingte Anämie bzw. Thrombozytopenie besteht und die hierdurch bedingten Symptome durch eine alleinige zytostatische Therapie zusätzlich verstärkt werden können. Unter solchen Voraussetzungen empfiehlt sich eine kombinierte Leukeran- und Glucocorticoidbehandlung. Die Steroide sollen dann aber nicht so hoch dosiert werden wie bei der autoimmunhämolytischen Anämie. 30–50 mg Prednisolon als anfängliche Dosierung sind ausreichend.

Die Glucocorticoide wirken immunsuppressiv, zellausschwemmend und lymphozytolytisch, darüber hinaus antiphlogistisch. Mitunter kommt es unter dieser Behandlung zu einem enormen Anstieg der Leukozyten im peripheren Blut. Dieser Zellanstieg ist aber kein Grund, die Steroidmedikation abzubrechen, da die Zellausschwemmung aus oft sehr rasch einschmelzenden lymphatischen Organen erfolgt. Nach DAMESHEK (1967) hat im Stadium der Zellvermehrung die Überschneidung der Steroidbehandlung mit einer zytostatischen Therapie – z.B. Leukeran – einen besonders günstigen Effekt.

Der immunsuppressive Effekt der Glucocorticoide läßt sich reduzieren, wenn diese zusammen mit Chlorambucil (Leukeran) in Form einer Stoßtherapie intermittierend verabreicht werden. Von KNOSPE u. Mitarb. wird folgendes Therapieschema empfohlen:

Leukeran in einer Gesamtdosis von 0,4 mg/kg verteilt auf 3 Tage;
Prednisolon: 1. Tag 75 mg
Prednisolon: 2. Tag 50 mg
Prednisolon: 3. Tag 25 mg.

Wiederholung der Stoßtherapie in 14tägigen Intervallen. Therapiebeurteilung nach 6 Therapiestößen (= 3 Monaten).

Strahlentherapie

Eine Behandlung mit Röntgenstrahlen ist dann indiziert, wenn es in erster Linie darum geht, lokalisierte Tumoren – vor allem Milz- und Lymphknotenpakete – zu verkleinern. Meistens genügen Einzeldosen von 50–100 R in 1- bis 2tägigen Abständen bis zu einer Gesamtdosis von etwa 1000 R. Dabei ist die Megavolttherapie wegen der größeren Penetration und geringeren Hautbelastung schonender als die konventionelle Röntgenbestrahlung. Der Erfolg der Bestrahlung zeigt sich an einer Verkleinerung der Tumoren und häufig auch an einer Erniedrigung der Lymphozyten im Blut.

Extrakorporale Bestrahlung der Lymphozyten und Antilymphozytenglobulin

Ob sich die extrakorporale Bestrahlung der Lymphozyten und die Verwendung von Antilymphozytenglobulin als zusätzliche Behandlungsmethoden durchsetzen werden, muß noch abgewartet werden. Beide Behandlungsmethoden sind in ihrer Wirksamkeit begrenzt, da sie nicht über lange Zeit durchgeführt werden können. Die von CRONKITE (1964) empfohlene extrakorporale Lymphozytenbestrahlung mittels eines arteriovenösen Shunts ist zwar eine relativ schonende Behandlungsmethode, die zu einer Reduktion der Lymphozyten im Blut und zu einer Verkleinerung von Lymphomen führt. Sie kann jedoch wegen des großen apparativen Aufwands z.Z. nur in wenigen Kliniken durchgeführt werden (BEGEMANN 1975). Die Verwendung von Antilymphozytenserum in der Therapie chronischer Lymphadenosen (TSRIMBAS u. Mitarb. 1969) ist bei wiederholter Anwendung mit allergischen Nebenwirkungen behaftet und bleibt zunächst von wissenschaftlichem Wert.

Symptomatische Behandlung

Hier gelten die gleichen, für die Behandlung der chronischen Myelose angegebenen Richtlinien.

Besondere Leukämieformen
Erythroleukämie

Charakteristisch ist die Wucherung pathologischer roter Vorstufen – Paraerythroblasten – in den blutbildenden Organen sowie Ausschwemmung dieser Zellen in das strömende Blut. Die Erkrankung kommt am häufigsten im Erwachsenenalter vor. Es werden eine akute Erythroblastose – Typ di Guglielmo – und eine chronische Erythroblastose – Typ Heilmeyer-Schöner – unterschieden. Wie bei den myeloischen Leukämien unterscheidet sich auch bei den Erythroblastosen die akute von der chronischen Form durch den Hiatus leucaemicus. Auch klinische Symptomatik, Verlauf, Komplikationen und Prognose entsprechen weitgehend den myeloischen Leukämieformen.

Zwischen den verschiedenen Hämoblastosen bestehen enge Beziehungen. Dieses zeigt sich daran, daß eine Erythroleukämie in eine akute Myeloblastenleukämie übergehen kann. Dieses ist bei Anwendung moderner therapeutischer Maßnahmen besonders dann der Fall, wenn die pathologischen Zellen der Erythropoese besonders empfindlich auf eine zytostatische Therapie – z.B. Cytosin-Arabinosid – reagieren. Auch die chronische Erythroblastose kann in einen akuten Myeloblastenschub übergehen. Selten ist der Übergang in eine chronische myeloische Leukämie.

Entsprechend der gestörten Erythropoese besteht eine Anämie, die meistens normo- oder hyperchrom ist mit Anisozytose und Poikilozytose, zuweilen Jolly-Körpern und Cabot-Ringen in den Erythrozyten. Wenn eine Leukozytose im Blutbild nachgewiesen wird, so zeigt die morphologische Differenzierung des Differentialblutbildes häufig, daß diese Leukozytose keine echte ist, sondern durch die Vermehrung kernhaltiger roter Vorstufen bedingt ist. Diese Vorstufen, die in der Peripherie mitunter nur vereinzelt, im Knochenmark jedoch immer stark vermehrt und häufig in Verbänden gelagert angetroffen werden, sind durch folgende morphologische Kennzeichen geprägt:

- unregelmäßige Kernformen (häufig Kleeblatt- oder Schmetterlingsform),
- Kernpyknosen,
- Kernabsprengungen,
- megaloblastoide Kernstrukturen,
- pathologische Mitosen,
- unregelmäßige Zellbegrenzungen mit plasmatischen Fortsätzen,
- basophiles oder polychromatisches Zytoplasma häufig mit Vakuolen.

Zytochemisch zeigen die Paraerythroblasten eine PAS-positive Reaktion. Mit der Berliner-Blau-Färbung werden häufig Sideroblasten im Knochenmark nachgewiesen. Im Gegensatz zu den Ringformen (Ringsideroblasten) mit ringförmig perinukleär gelagerten Eisengranula bei den sideroachrestischen Anämien ist die Siderineinlagerung in den roten Vorstufen bei den Erythroblastosen irregulär.

Da Erythroblastose und myeloische Leukämie ineinander übergehen können, ist eine Abgrenzung dieser beiden Krankheitsbilder häufig nicht möglich. In solchen Fällen ist es besser, von »Leukämien mit Beteiligung der Erythropoese« zu sprechen. Voraussetzung ist, daß im Knochenmark die Zahl der Erythroblasten mindestens 50% der vorhandenen kernhaltigen Zellen beträgt. Dabei müssen folgende Erkrankungen differentialdiagnostisch ausgeschlossen sein:

- perniziöse Anämie,
- Folsäure- oder Vitamin-B_6-Mangelanämie,
- megaloblastäre Markveränderungen unter Behandlung mit Antimetaboliten und Hydantoinderivaten.

Die Behandlung entspricht – je nachdem, ob es sich um eine akute oder chronische Erythroblastose handelt – weitgehend den bei akuten und chronischen myeloischen Leukämien durchgeführten Behandlungsmaßnahmen. Dabei hat sich Cytosin-Arabinosid als besonders wirksam erwiesen (WILMANNS u. Mitarb. 1969).

Eosinophilenleukämie

Diese seltene Leukämieform ist differentialdiagnostisch abzugrenzen von einer exzessiven Eosinophilie. Diese Abgrenzung ist meistens aufgrund der morphologischen Kennzeichen der eosinophilen Granulozyten nicht möglich. Die Diagnose Eosinophilenleukämie kann daher nur dann gestellt werden, wenn gleichzeitig allgemeinklinische Zeichen – zunehmende Anämie, hämorrhagische Diathese durch Thrombozytopenie, gegebenenfalls Milztumor und Lebervergrößerung – vorhanden sind. Auch die Eosinophilenleukämie kann in eine akute myeloische Leukämie oder in eine chronische Myelose übergehen.

Basophilen- und Mastzellenleukämie

Auch diese Erkrankung tritt sehr selten auf. Bei ausgeprägter Basophilie ist zunächst daran zu denken, daß die basophilen Granulozyten bei chronischer Myelose stark erhöht sein können. Eine Basophilie kann auch durch vermehrte Strahlenbelastung und durch zytostatische Therapie begünstigt werden.

Differentialdiagnostische Kriterien sind eine Vermehrung der Basophilen auf über 30% im Differentialblutbild, der Nachweis von Metachromasie (Umschlag der basophilen Granula in eine rötliche Farbe bei Behandlung mit Toluidinblau) und der Ausschluß einer chronischen Myelose durch gleichzeitige Differenzierung von Blut- und Knochenmarkausstrich. Die Erkrankung kann sowohl wie eine akute als auch wie eine chronische myeloische Leukämie verlaufen.

Ob von der Basophilenleukämie noch eine Mastzellenleukämie abgegrenzt werden kann oder ob es sich um 2 Formen der gleichen Grundkrankheit handelt, ist umstritten. Die Zellen sind größer als die typischen Basophilen, haben mehr und kleinere Granula und einen runden, oft nierenförmigen Kern. Sie bilden Heparin, Histamin und Serotonin. Die Folgen sind durch flushartige Zustände gekennzeichnete Reaktionen der Gefäße, Urtikaria, Übelkeit, Erbrechen und Diarrhoen. Die Mastzellenleukämie hat meistens einen akuten Verlauf.

Die *Urticaria pigmentosa* ist eine mehr chronisch verlaufende Leukämieform mit Mastzelleninfiltrationen, besonders der Haut, Leber, Milz, Lymphknoten und Knochen und Vermehrung der basophilen Leukozyten im Blut.

Megakaryozytenleukämie

Ob es eine Megakaryozytenleukämie als selbständige Leukämieform gibt, ist fraglich, da kaum eine megakaryozytäre Infiltration in nicht hämatopoetischen Organen nachgewiesen wird. Bei den sog. Megakaryozytenleukämien handelt es sich daher praktisch immer um eine Hämoblastose, die sekundär mit einer Vermehrung von Megakaryozyten im Knochenmark und zuweilen auch vereinzelt mit Auftreten der Plättchenvorstufen im peripheren Blut einhergeht. In erster Linie kann dieses der Fall sein im Verlauf einer chronischen Myelose, im Anfangsstadium einer Osteomyelosklerose, bei Polyzythämie und essentieller Thrombozythämie.

Plasmazellenleukämie

Bei der Plasmazellenleukämie handelt es sich meistens um die leukämische Generalisation bei Plasmozytom. Die Erkrankung ist gekennzeichnet durch Leukozytose, die sehr stark ausgeprägt sein kann, und Auftreten von Plasmazellen im Knochenmark und im peripheren Blut. Oft besteht ein Hiatus leucaemicus.

Gegenüber dieser sekundären Form ist eine primäre Plasmazellenleukämie sehr selten. In diesen Fällen ist das Serumeiweißbild meistens normal, doch wurden auch vereinzelt Fälle beschrieben, bei denen Paraprotein gebildet wurde bzw. bei denen im Urin Bence-Jones-Protein nachgewiesen wurde.

Tumorbildende Leukämien

Daß ein Zusammenhang zwischen Leukämie und Tumor, der auch außerhalb der blutbildenden Organe lokalisiert sein kann, anzunehmen ist, wurde auf S. 11.80 erwähnt (s. Tab. 11.**26**). Umschriebene Tumorbildungen bei leukämischem Blutbild werden am häufigsten nachgewiesen bei Lympho- und Retikulosarkom (S. 11.143). Sehr selten sind das *Myeloblastom* – gekennzeichnet durch Mikromyeloblasten – und das *Chlorom*. Das Chlorom unterscheidet sich vom Myeloblastom durch einen grünlichen Farbton. Es hat eine enge Verbindung zum Periost und kommt besonders häufig im Schädelbereich vor. Bei Befall der Orbitaregion kann sich eine Protrusio bulbi mit Doppelsehen oder sogar Erblindung entwickeln. Die für das Chlorom charakteristische grüne Farbe verschwindet bei Licht- und Sauerstoffzutritt. Im UV-Licht fluoreszieren die Tumoren rötlich, was auf das Vorhandensein von Protoporphyrin, Koproporphyrin und anderen Hämvorstufen in den Zellen zurückgeführt wird.

Verlauf, Prognose und Behandlung dieser tumorbildenden Leukämien entsprechen den akuten Leukämien. Durch eine Strahlenbehandlung kann ein lokalisierter Tumor, jedoch nicht der leukämische Prozeß als Ganzes beeinflußt werden.

Leukämoide Reaktionen

Definition

Unter einer leukämoiden Reaktion versteht man eine reaktive, exzessive Vermehrung der Leukozyten im Blut mit ausgeprägter Linksverschiebung im Differentialblutbild, die so weit geht, daß auch Myelozyten, Promyelozyten und gegebenenfalls Myeloblasten nachgewiesen werden.

Ätiologie

In Tab. 11.**33** sind die verschiedenen Erkrankungen, in deren Verlauf es zu einer leukämoiden Reaktion kommen kann, zusammengestellt. Es sind außerdem die im Differentialblutbild vorherrschenden Zellen angegeben. Im Verlauf von bakteriellen Infektionen, Intoxikationen, malignen Tumoren, Hämolysen und Hämorrhagien spricht ein leukämoides Blutbild immer für einen besonders schweren Krankheitsverlauf. Blutbildveränderungen, die morphologisch nicht von einer chronischen Myelose unterschieden werden können, werden besonders häufig bei bakterieller Sepsis gefunden. Wenn bei einem Pleuraempyem eine leukämoide Reaktion auftritt, so ist in erster Linie daran zu denken, daß ein abgekapseltes Empyem in den Pleuraraum durchgebrochen ist. Auf der anderen Seite ist ein leukämoides Blutbild nach Überwindung einer medikamentös-allergischen Agranulozytose als Zeichen einer besonders günstigen Regenerationsfähigkeit des Knochenmarks anzusehen. In seltenen Fällen kann auch eine mit Vitamin B_{12} behandelte perniziöse Anämie vorübergehend von einer leukämoiden Reaktion des Knochenmarks gefolgt sein.

Differentialdiagnose

Differentialdiagnostische Schwierigkeiten kann in erster Linie die Abgrenzung gegenüber einer *chronischen Myelose* bereiten. Die entsprechenden differentialdiagnostischen Kriterien sind in Tab. 11.**34** zusammengestellt. In Zweifelsfällen ist die Bestimmung der alkalischen Leukozytenphosphatase, die bei der leukämoiden Reaktion erhöht, bei der chronischen Myelose erniedrigt ist, ausschlaggebend. Im allgemeinen lassen sich aber die beiden Krankheitsbilder gut unterscheiden durch den bei der chronischen Myelose meistens vorhandenen Milztumor mit derber Konsistenz im Gegensatz zur nur gering vergrößerten und weichen Milz bei der leukämoiden Reaktion, durch die sorgfältige Untersuchung des Differentialblutbildes auf das vermehrte Vorkommen basophiler Zellen und roter Vorstufen und durch Verlaufsbeobachtung.

Eine Abgrenzung gegenüber der *Osteomyelofibrosklerose* bereitet insofern keine Schwierigkeiten, als bei dieser Erkrankung das Knochenmark ausgesprochen zellarm ist und bei der Sternalpunktion bereits die stark verhärtete und verdickte Kompakta am erhöhten Widerstand festgestellt wird. Sowohl bei der Osteomyelofibrosklerose als

Erkrankungen des Blutes und der blutbildenden Organe

Tabelle 11.33 Leukämoide Reaktionen

Grundkrankheit	Vorherrschende Zellen im Differentialblutbild
1. *Infektionen*	
a) *bakterielle*	
Sepsis (Streptokokken, Staphylokokken u.a.)	myeloische
Pneumonie	myeloische
Pleuraempyem	myeloische
Meningitis	myeloische
Keuchhusten	Lymphozyten
b) *Viren*	
Infektiöse Mononukleose	lymphomononukleäre Zellen
Lymphocytosis infectiosa	Lymphozyten
Dermatitis herpetiformis	Lymphozyten
c) *besondere* Tuberkulose	myeloische, Lymphozyten oder selten Monozyten
Lues congenita	Lymphozyten
2. *Intoxikationen*	
Eklampsie	myeloische
Schwere Verbrennungen	myeloische
Quecksilbervergiftung	myeloische
3. Maligne Tumoren mit Knochenmetastasen	myeloische, Lymphozyten, Monozyten
4. Morbus Hodgkin	myeloische, Monozyten
5. Regenerationsstadium nach Agranulozytose	myeloische
6. Schwere Hämolysen und Hämorrhagien	myeloische
7. Perniziosa, nach Behandlung mit Vitamin B_{12}	myeloische

Tabelle 11.34 Differentialdiagnose: leukämoide Reaktion – chronische Myelose

Symptomatik	leukämoide Reaktion	chronische Myelose
Verlauf	akut	chronisch
Reversibilität	+	–
Milzvergrößerung	(+) weich	++ derb
Basophilie	–	+
rote Vorstufen im Blutbild	–	häufig
alkalische Leukozytenphosphatase	erhöht	erniedrigt
Philadelphia-Chromosom	–	+

auch bei der leukämoiden Reaktion ist die alkalische Leukozytenphosphatase erhöht.

Weitere differentialdiagnostische Schwierigkeiten ergeben sich aus den in Tab. 11.33 angegebenen Daten über den Typ der im Differentialblutbild vorherrschenden Zellen bei den jeweiligen Erkrankungen. Bei der *infektiösen Mononukleose* kann das periphere Blutbild Anlaß zur Verwechslung mit einer *akuten Leukämie* geben. Bei besonders ausgeprägter Vermehrung lymphomononukleärer Zellen wird häufig ein Hiatus leucaemicus vorgetäuscht. Gegen eine akute Leukämie sprechen aber das Fehlen der für diese Krankheit charakteristischen Begleitsymptome wie Anämie und Thrombozytopenie. Im Gegensatz zur akuten Leukämie zeigt bei der infektiösen Mononukleose das Knochenmarkspunktat morphologisch einen normalen Befund. Ausschlaggebend ist schließlich der Nachweis heterophiler Antikörper im Serum (Reaktion nach Hanganatziu u. Deicher bzw. Paul u. Bunnell).

Die *Lymphocytosis infectiosa* kann im Blutbild der *chronischen Lymphadenose* ähneln. Sie tritt aber bevorzugt im jugendlichen Lebensalter auf, geht – wenn überhaupt – nur mit geringen Lymphknotenvergrößerungen einher, hat meistens keine Milz- oder Lebervergrößerung und ist im Blutbild charakterisiert durch eine Eosinophilie.

Literatur

Astaldi, G.: Differentiation and maturation of haemopoetic cells studied in tissue culture. In: Ciba Foundation Symposium on haemopoesis. Churchill, London 1960, S. 99
Begemann, H.: Klinische Hämatologie, 2. Aufl. Thieme, Stuttgart 1975
Boll, I.: Granulocytopoese unter physiologischen und pathologischen Bedingungen. Springer, Berlin 1966
Burchenal, J.H.: Long-term survivors in acute leukemia. Rec. Res. Cancer Res. 30 (1970) 167
Burkhardt, R.: Farbatlas der klinischen Histopathologie von Knochenmark und Knochen. Springer, Berlin 1970
Burnet, F.M.: The clonal theory of acquired immunity. Science 133 (1961) 135
Cartwright, G.E., J.W. Athens, M.M. Wintrobe: The kinetics of granulopoiesis in normal man. Blood 24 (1964) 780
Catovsky, D., J.E. Petit, J. Galetto, A. Okos, D.A.G. Galton: The B-lymphocyte nature of the hairy cell of leukaemic reticuloendotheliosis. Brit. J. Haemat. 26 (1974) 29
Cronkite, E.P.: Extracorporal irradiation of the blood in the study of lymphocyte proliferation and function. Int. Symposium: Grundlagenforschung in ihrer Bedeutung für die klinische Medizin, Freiburg 1964
Cronkite, E.P., W. Moloney, V.P. Bond: Radiation leukemogenesis. Amer. J. Med. 28 (1960) 673
Dameshek, W.: Leukemia, 2. Aufl. Grune & Stratton, New York 1964
Dameshek, W.: Chronic lymphocytic leukemia – an accumulative disease of immunologically incompetent lymphocytes. Blood 29 (1967) 566
Fliedner, T.M., E.P. Cronkite: Reifung, Lebenserwartung und Schicksal neutrophiler Granulozyten. Med. Welt 10 (1964) 466
Fliedner, T.M., S. Perry: Workshop on prognostic factors in human acute leukemia. (Advances in biosciences, Bd. XIV.) Pergamon Press, Oxford 1973
Gallo, R.C.: RNA-dependent DNA polymerase in viruses and cells: views of the current state. Blood 39 (1972) 117
Gross, R.: Viral etiology of leukemia and lymphomas. Blood 25 (1965) 377
Gross, R.: Erkrankungen des Knochenmarkes und der weißen Blutzellen (Leukozytopoese). In: Lehrbuch der inneren Medizin, 1. Aufl., hrsg. von R. Gross, P. Schölmerich. Schattauer, Stuttgart 1966; 3. Aufl. 1973
Gross, R., H.E. Bock: Erkrankungen der Leukopoese und des retikulohistiozytären Systems. Klin. Gegenw. 10 (1962) 567
Holland, J.F., O. Glidewell: Complementary chemotherapy in acute leukemia. Rec. Res. Cancer Res. 30 (1970) 95
Hosfeld, D.K., A.A. Sandberg: Das Philadelphiachromosom. Klin. Wschr. 48 (1970) 1431

Killmann, S.A.: Kinetics of leukemic blast cells in man. In: Clinics in haematology, Bd. I, hrsg. von S. Roath. Saunders, Philadelphia 1972

Knospe, W.H., V. Loeb jr., Ch.M. Huguley jr.: Biweekly chlorambucil treatment of chronic lymphocytic leukemia. Cancer (Philad.) 33 (1974) 555

Löffler, H.: Zytochemie bei Leukosen: Einleitung und Übersicht. In: Leukämie, hrsg. von R. Gross, J. van de Loo. Springer, Berlin 1972, S. 119

Löhr, G.W., H.D. Waller: Enzymverteilungsmuster und Energiestoffwechsel normaler und leukämischer weißer Blutzellen des Menschen. Dtsch. med. Wschr. 89 (1964) 171

Mathe, G., J.L. Amiel, L. Schwarzenberg, M. Schneider, A. Cattan, J.R. Schlumberger, M. Hayatt, F. De Vassal: Active immunotherapy for acute lymphoblastic leukaemia. Lancet 1969/I, 697

Pinkel, D.: Five-year-follow up »total therapy« of childhood lymphocytic leukemia. J. Amer. med. Ass. 216 (1971) 648

Rai, K.R., A. Sawitsky, E.P. Cronkite, A.D. Chanana, R.N. Levy, B.S. Pasternack: Clinical staging of chronic lymphocytic leukemia. Blood 46 (1975) 219

Schäfer, W., J. Lange, L. Pister, E. Seifert: Eine Komplementbindungsreaktion zum Nachweis der bei Leukämieviren verschiedener Säuger vorkommenden gemeinsamen antigenen Komponente. Z. Naturforsch. 25 b (1970) 1029

Schoen, D.: Strahlentherapie der chronischen Leukosen. In: Leukämie, hrsg. von R. Gross, J. van de Loo. Springer, Berlin 1972 (S. 595)

Spiegelmann, S., A. Burny, M.R. Das, J. Keydar, J. Schlom, M. Travnicek, K. Watson: RNA-directed DNA Polymerase activity in oncogenic RNA viruses. Nature (Lond.) 227 (1970) 1029

Temin, H.M.: The protovirus hypothesis: Speculations on the significante of RNA-directed DNA-Synthesis of normal development and for carcinogenesis. J. nat. Cancer Inst. 46 (1971) 3

Themel, H., H. Huber: Neue Daten zur Charakterisierung der Lymphozyten bei chronischer lymphatischer Leukämie. Med. Klin. 70 (1975) 599

Tischendorf, F.W., H.R. Böhm: Cationic proteins of leukocyte lysosomes in acute and chronic leukemia: diagnostic and prognostic implications. In: Molecular base of malignancy, hrsg. von E. Deutsch, K. Moser, H. Rainer, A. Stacher. Thieme, Stuttgart 1976, S. 223

Tsrimbas, D., H. Pfisterer, B. Hornung, S. Thierfelder, O. Michlmayr, W. Stich: Studies with heterologous antilymphocytic serum as a therapy for chronic lymphocytic leukemia. Blut 19 (1969) 420

Wilmanns, W.: Therapie akuter Leukämien. Münch. med. Wschr. 115 (1973) 852

Wilmanns, W., K. Wilms: DNA-synthesis in normal and leukemic cells as related to therapy with cytotoxic drugs. Enzyme 13 (1972) 90

Myeloproliferative Störungen

W. WILMANNS

Definition

Der Begriff »myeloproliferatives Syndrom« wurde 1951 von DAMESHEK geprägt. Es handelt sich um eine Gruppe von Erkrankungen, die gekennzeichnet sind durch Störungen der Zellproliferation im Knochenmark und den mesenchymalen Geweben, die während der Embryonalzeit in die Blutbildung eingeschaltet sind. Bei diesen handelt es sich in erster Linie um Milz und Leber; doch können auch in anderen Organen (Lymphknoten, Thymus, Nieren, Nierenbecken- und Ureterenwand, Meningen, Haut, Nebennieren u.a.) unter krankhaften Bedingungen Blutbildungsherde nachgewiesen werden. Eine Blutbildung außerhalb des Knochenmarks nach der Geburt wird als extramedulläre Metaplasie bezeichnet. Sie findet sich besonders ausgeprägt bei der hereditären Marmorknochenkrankheit. Reaktiv kann sie auftreten bei schweren Anämien, perniziöser Anämie und manchen – insbesondere toxischen – hämolytischen Anämien. Von derartigen reaktiven und reversiblen Metaplasien müssen die neoplastischen Wucherungen bei Leukämien, Polyzythämien, Tumordurchsetzung des Knochenmarks, Osteomyelofibrosklerosen und die pathogenetisch nicht genügend geklärten unterschieden werden. Nur die letzteren werden unter dem Begriff des myeloproliferativen Syndroms zusammengefaßt. Kennzeichnend für dieses Syndrom ist außerdem, daß die verschiedenen Erkrankungen ineinander übergehen können, was für die differentialdiagnostische Problematik und für therapeutische Konsequenzen von erheblicher Bedeutung sein kann.

Die extramedulläre myeloische Metaplasie kann mit und ohne Knochenmarkinsuffizienz einhergehen. Sie kann von vornherein Ausdruck der myeloproliferativen Störung sein oder sekundär als Folge einer Knochenmarkinsuffizienz – z.B. unter zytostatischer Therapie bei chronischer Myelose oder Behandlung einer Polycythaemia vera mit Zytostatika bzw. Phosphor 32 – auftreten. Je nachdem, ob die Metaplasie überschießend ist oder nicht, findet man im Blut eine Zellerniedrigung oder Zellvermehrung. Da die Zellausschwemmung aus den extramedullären Blutbildungsherden im Gegensatz zum Knochenmark nicht durch die Zellreife bestimmt ist, treten im Blut vermehrt unreife Vorstufen – bei der Granulozytopoese Myelozyten, Promyelozyten und Myeloblasten, bei der Erythrozytopoese Normoblasten und Erythroblasten – auf.

Einteilung

In Tab. 11.35 sind die verschiedenen Erkrankungen, die zum myeloproliferativen Syndrom gehören, zusammengestellt. In dieser Tabelle sind auch die akute Myeloblastenleukämie und die akut verlaufende Erythroleukämie erwähnt, da in seltenen Fällen eine Myelofibrose bzw. Osteosklerose in

Tabelle 11.35 Einteilung der myeloproliferativen Störungen mit Berücksichtigung der vorherrschenden Zellproliferation und der extramedullären Metaplasie

Krankheit	Befallene Zellsysteme				Extramedulläre Metaplasie
	Erythropoese	Granulopoese	Thrombopoese	RHS	
A. Chronische					
Polycythaemia vera	+++	++	++	+	+
Chronische Myelose	+	+++	+	±	++
Chronische Erythroleukämie	+++	++	+	±	+
Thrombozythämie	±	±	+++	++	+
Osteomyelofibrosklerose	±	+ (+)	+ (+)		+++
B. Akute					
Akute Myeloblastenleukämie	–	+++	–	–	–
Akute Erythroleukämie	++ (+)	++ (+)	±	–	–

eine der angeführten akuten Leukämieformen einmünden kann. Es kann außerdem eine akute Erythroleukämie in eine akute Myeloblastenleukämie übergehen. Aus den chronischen Formen der Hämoblastosen kann sich eine Osteomyelofibrosklerose entwickeln. Deshalb sollte bei einer Polycythaemia vera, bei chronischer Myelose – insbesondere wenn im Differentialausstrich keine Basophilie nachgewiesen wird, die alkalische Leukozytenphosphatase nicht eindeutig erniedrigt ist und kein Philadelphia-Chromosom nachgewiesen wird –, bei chronischer Erythroleukämie und bei Thrombozythämie stets eine Knochenbiopsie aus dem Beckenkamm durchgeführt werden, um nachzuweisen, ob es sich tatsächlich um eine der genannten Hämoblastosen oder nicht um ein Vorstadium einer Osteomyelofibrosklerose handelt. Im letzteren Fall besteht Anlaß, mit einer zytostatischen oder Strahlentherapie zurückhaltend zu sein.

Die verschiedenen in Tab. 11.35 angeführten Hämoblastosen werden an anderer Stelle besprochen. An dieser Stelle soll daher nur auf das Krankheitsbild der Osteomyelofibrosklerose näher eingegangen werden.

Osteomyelofibrosklerose (Myelofibrose-Osteosklerose-Syndrom)

Die 1879 von HEUCK erstmalig beschriebene Erkrankung ist charakterisiert durch zunehmende Veröffnung des Knochenmarks mit unterschiedlich ausgeprägter Fibrose bzw. Osteosklerose, extramedullärer Blutbildung, vor allem in Milz und Leber mit starker Vergrößerung dieser Organe und Ausschwemmung unreifer myeloischer und erythropoetischer Zellen in das periphere Blut aus den extramedullären Blutbildungsherden. Je nach den vorherrschenden Veränderungen spricht man von Myelofibrose oder Osteosklerose bzw. Osteomyelosklerose.

Ätiologie und Pathophysiologie

Ätiologisch werden idiopathische und reaktive Myelofibrosen unterschieden. Letztere sind die Folge einer Knochenmarkschädigung. Als schädigende Noxen sind anzuführen Strahlen, Intoxikationen mit Kohlenwasserstoffen, Fluor, Phosphor, Quecksilber, Anilinfarbstoffen und Infekte, von denen die Tuberkulose die wichtigste Rolle spielt. Die reaktive Form der Osteomyelofibrosklerose tritt am häufigsten unter zytostatischer Therapie auf, insbesondere im Verlauf einer chronischen Myelose, außerdem unter Behandlung einer Polycythaemia vera mit radioaktivem Phosphor (^{32}P). Als Ursache für die extramedulläre Metaplasie bei der idiopathischen Osteomyelofibrosklerose sind in erster Linie Kompensationsvorgänge bei insuffizientem Knochenmark und eine primäre neoplastische Wucherung im Sinne einer atypischen Leukämie bzw. Retikulose in Betracht zu ziehen. Bisher ist nicht entschieden, welche der beiden Anschauungen richtig ist bzw. ob beide Entstehungsmöglichkeiten gegeben sein können.

Die Annahme einer Kompensation durch extramedulläre Blutbildung setzt einen primären zur Knochenmarkverödung führenden Prozeß voraus. Es wird für möglich gehalten, daß entzündliche Vorgänge zum Untergang der Knochenmarkzellen – besonders des myeloischen und erythropoetischen Systems – führen, daß es dann nach Atrophie des Markgewebes zur Vermehrung faserbildender Zellen und somit zur Markfibrose kommen kann. Die weiteren Folgen sind dann Veränderungen in der Knochenstruktur mit Kalkablagerungen, insbesondere eine Verdickung der Kompakta und Spongiosabälkchen und Verengung der eigentlichen Markhöhlen. In diesem Stadium spricht man von Osteomyelosklerose. Tierexperimentelle Untersuchungen von HUNSTEIN u. Mitarb. (1967) sprechen dafür, daß immunologische Vorgänge für die genannten Veränderungen verantwortlich sind.

Von diesem Typ der Osteomyelofibrosklerose auf entzündlich-immunologischer Grundlage ist die echte Neoplasie abzutrennen (HITTMAIR 1963). Für die Annahme einer Neoplasie spricht die Tatsache, daß sich diese Form der Osteomyelofibrosklerose aus einer Leukämie oder Polycythaemia vera heraus entwickeln kann. Die extramedulläre Blutbildung ist unter solchen Voraussetzungen nicht als Kompensation, sondern als Beteiligung bei der neoplastischen Wucherung, die erst im Folgestadium zur Markaplasie und Fibrose sowie Myelosklerose führen kann, aufzufassen.

Es ist heute mit großer Wahrscheinlichkeit anzunehmen, daß den myeloproliferativen Störungen ein Stammzelldefekt mit neoplastischer Proliferation der verschiedenen Vorläuferzellen im hämatopoetischen System zugrunde liegt. Wesentliches histologisches Kennzeichen der zum myeloproliferativen Syndrom gerechneten Erkrankungen ist eine Vermehrung von Megakaryozyten im Knochenmark und in den übrigen in die Blutbildung eingeschalteten Organen. Für deren Nachweis und Charakterisierung genügt eine üblicherweise durchgeführte Knochenmarkpunktion nicht, sondern es ist eine Knochenmarkbiopsie – am besten aus dem Beckenkamm – erforderlich. Wenn eine Megakaryozytose – z.B. bei einer chronischen Myelose (»megakaryozytäre Myelose«) – nachgewiesen wird, muß damit gerechnet werden, daß die Erkrankung einmündet in eine Myelofibrose.

In fortgeschrittenen Stadien der Osteomyelofibrosklerose besteht häufig neben einer starken Vergrößerung von Milz und Leber bei meist leerem Knochenmark, Ausschwemmung unreifer myeloischer und erythropoetischer Zellen aus extramedullären Blutbildungsherden in das periphere Blut eine Anämie, deren Ausmaß für die weitere Prognose ausschlaggebend sein kann. Für die Pathogenese der oft therapieresistenten Anämie sind Leber und Milz von entscheidender Bedeutung, da diese Organe einmal als extramedulläre Blutbildungsstätten in die Produktion roter Blutkörperchen eingeschaltet sind, auf der anderen Seite aber auch in ihnen eine gesteigerte Erythrozytoklasie stattfindet. Nuklearmedizinische Untersuchungsverfahren unter Verwendung der Isotopen ^{59}Fe und ^{51}Cr zeigen, daß die Anämie bei Osteomyelofibrosklerose durch folgende Faktoren bestimmt wird (SZUR u. SMITH 1961):

1. Knochenmarkinsuffizienz als Folge der Fibrose bzw. Osteosklerose;
2. Ausmaß der extramedullären Erythropoese;
3. ineffektive Erythropoese und Bildung defekter Erythrozyten;
4. vermehrte Hämolyse mit verkürzter Lebenszeit der defekten Erythrozyten und gesteigerter Erythrozytoklasie vorwiegend in der Milz.

Diskutiert wird außerdem ein Folsäure- und Vitamin-B_{12}-Mangel.

Bei starker Milzvergrößerung kann bei normalem Gesamtkörperhämatokrit der venöse Hämatokrit deutlich erniedrigt sein. Dieses erklärt sich durch eine verlängerte Erythrozytenstagnation in der Milz. Dabei ist bei normalem Gesamterythrozytenvolumen das Gesamtblutvolumen deutlich erhöht. Es resultiert daraus eine sog. *Verdünnungsanämie* (HUBER u. Mitarb. 1965).

Bei extremer Milzvergrößerung ist die Anämie häufig besonders ausgeprägt. Ursache hierfür ist, daß die extramedulläre Blutbildung in der Milz mit zunehmender Vergrößerung des Organs nicht gesteigert sein muß, sondern häufig eher eingeschränkt ist. Dieses ist auf eine zunehmende Fibrosierung in den Milztumoren und auf Milzinfarkte mit folgender Beeinträchtigung der Milzfunktion zurückzuführen.

Krankheitsbilder
Anamnese und klinische Befunde

Am häufigsten tritt die Erkrankung jenseits des 40. Lebensjahres auf. Es bestehen keine Geschlechtsunterschiede.

Der Verlauf ist protrahiert. Der Beginn der Erkrankung kann den ersten klinischen Symptomen um Monate oder sogar Jahre vorausgehen. Bei den Angaben einer vermehrten Müdigkeit oder Leistungsschwäche, mitunter auch bei Anfertigung eines Blutbildes im Zusammenhang mit anderen Erkrankungen, kann eine leichte bis mäßige Anämie der erste objektive Befund sein. Die Diagnose Osteomyelofibrose oder Osteomyelosklerose wird dann häufig erst nach Monaten oder Jahren gestellt, wenn eine Zunahme bzw. Auftreten weiterer Beschwerden und meistens eine Milzvergrößerung Anlaß sind, eine Knochenmarkpunktion durchzuführen und diagnostische Maßnahmen zu intensivieren. Nicht selten bestehen uncharakteristische Fieberschübe und rheumatische Beschwerden. Eine zunehmende Milzvergrößerung kann ein Druckgefühl oder auch stärkere Schmerzen – insbesondere dann, wenn es zu Milzinfarkten kommt – im linken Oberbauch bereiten. Im weiteren Verlauf treten die durch zunehmende Anämie hervorgerufenen Beschwerden immer mehr in den Vordergrund: Müdigkeit, Leistungsabfall, Schwäche, Herzbeschwerden, Appetitabnahme, Gewichtsverlust. In einigen Fällen können eine hämorrhagische Diathese oder ein hämolytischer Ikterus bestehen. Häufiger ist ein sich über mehrere Jahre erstreckendes polyzythämisches Vorstadium.

Im Vordergrund der klinischen Befunde steht der Milztumor, der im Anfangsstadium unter dem linken Rippenbogen getastet, im weiteren Verlauf bis ins kleine Becken reichen und nahezu die ganze Bauchhöhle ausfüllen kann. Die Milz ist sehr hart und häufig druckempfindlich. Beschwerden können durch Druck auf benachbarte Organe und durch Milzinfarkte hervorgerufen werden. Meistens ist auch die Leber deutlich vergrößert.

Je nach Ursache und Ausmaß der Anämie sind die Patienten blaß und haben zuweilen einen leichten, durch Hämolyse bedingten Ikterus. Bei Thrombopenie oder Thrombozytenfunktionsstörung kann eine vorwiegend durch petechiale Blutungen charakterisierte, hämorrhagische Diathese bestehen. Bei Leberfunktionsstörungen treten infolge Prothrombinmangels auch großflächige Blutungen auf. Es kann aber auch bei Thrombozytose eine vermehrte Thromboseneigung bestehen.

Blutbild und Knochenmark

Eine mäßige Anämie mit Auftreten von einigen Normoblasten und Erythroblasten sowie myeloischer Vorstufen im Differentialblutbild ist häufig das erste Symptom der Erkrankung. Die Anämie ist normochrom, bei starker Blutungsneigung auch hypochrom. Es besteht eine Anisozytose und Poikilozytose. Charakteristisch sind häufig tropfenförmige Erythrozyten. Die Anämie ist nicht obligat; es kann im Anfangsstadium auch ein polyzythämisches Blutbild bestehen (polyzythämisches Vorstadium).

Im weiteren Verlauf kann die Anämie schwere Grade annehmen. Sie ist dann häufig in zunehmendem Maße auch durch Bluttransfusionen kaum noch zu beeinflussen. Dieses ist insbesondere der Fall, wenn bei besonders starker Milzvergrößerung mit Erhöhung des Milzblutvolumens die Erythrozyten in der Milz abgefangen und sequestriert werden. Als charakteristisches Zeichen der extramedullären Hämopoese werden im Differentialausstrich nicht nur Normoblasten und Erythroblasten, sondern auch unreife weiße Vorstufen – Jugendliche, Myelozyten, Promyelozyten und meistens auch einige Myeloblasten – nachgewiesen. Die Gesamtzahl der Leukozyten im peripheren Blut kann erhöht, normal oder erniedrigt sein. Das gleiche gilt für die Thrombozyten, die morphologische Veränderungen (Riesenplättchen, pathologische Granulationen) zeigen und in ihrer Funktion gestört sein können. In Ausnahmefällen werden Fragmente von Megakaryozyten und Megakaryoblasten im Blut beobachtet.

Bei der Knochenmarkpunktion fällt meistens eine besonders harte Kompakta des Sternums bzw. des Beckenkamms auf. Häufig läßt sich kein Mark aspirieren. Wenn Material gewonnen wird, so ist dieses sehr zellarm. Der Ausstrich zeigt dann in typischen Fällen eine relative Vermehrung von undifferenzierten Retikulumzellen, Plasmazellen und Fibroblasten neben einzelnen Vorstufen der Erythro- und Granulozytopoese. In seltenen Fällen werden auch vermehrt Megakaryozyten mit massenhafter Ausschwemmung von Thrombozyten nachgewiesen. Wenn die Erkrankung mit einem polyzythämischen Vorstadium beginnt, so ist in diesem Stadium das Mark zellreich und von einer Polycythaemia vera nicht zu unterscheiden.

Knochenmarkbiopsie

Eine Markaplasie kann bei vielen Krankheiten auftreten. Eine Knochenmarkbiopsie aus dem Beckenkamm ist deshalb zur Sicherung der Diagnose und zur Beurteilung von Verlauf und Prognose erforderlich (BURKHARD 1970). Charakteristisch ist der Ersatz des blutbildenden Gewebes zwischen den Spongiosabalken durch kollagenes, von Retikulinfasern durchsetztes Bindegewebe, das im Anfang noch zellreich sein kann, später mit zunehmender Sklerosierung zellarm wird. Der Fibrosierungsprozeß beginnt herdförmig. Deshalb findet man häufig neben fibrosierten und sklerosierten Bezirken auch noch Herde mit erhaltener Hämatopoese und meistens auffallend vielen Megakaryozyten bzw. Megakaryoblasten. Neben der Markfibrose fällt eine endostale Knochenneubildung und eine Verdickung der Spongiosabälkchen auf.

Die Knochenmarkfibrose kann auch auf in die extramedulläre Blutbildung eingeschaltete Organe übergreifen. Dieses führt schließlich zu einer Beeinträchtigung der Hämatopoese auch in diesen Organen, insbesondere in Milz und Leber.

Zytochemische und chromosomale Befunde

Im Gegensatz zur chronischen Myelose, die – abgesehen vom akuten Myeloblastenschub – durch einen erniedrigten Index der alkalischen Leukozytenphosphatase gekennzeichnet ist, zeigt die zytochemische Untersuchung bei der Osteomyelofibrosklerose eine erhöhte oder normale alkalische Leukozytenphosphatase.

Charakteristische chromosomale Veränderungen werden bei der Osteomyelofibrosklerose nicht gefunden. In einzelnen Fällen wird das Philadelphia-Chromosom nachgewiesen, welches für die Mehrzahl der chronischen Myelosen typisch ist. Eine sichere differentialdiagnostische Abgrenzung beider Krankheiten ist deshalb durch die Untersuchung auf das Vorhandensein des Philadelphia-Chromosoms nicht möglich. Dabei ist allerdings zu berücksichtigen, daß eine chronische Myelose in eine Osteomyelofibrosklerose übergehen kann.

Laboratoriumsbefunde

Die BSG kann im polyzythämischen Frühstadium erniedrigt sein; meistens ist sie deutlich erhöht. Die Elektrophorese zeigt häufig eine Dysproteinämie mit Hypergammaglobulinämie und Erhöhung der α_2-Globuline. Letztere geht meistens mit einer deutlichen Haptoglobinerhöhung im Serum einher, selbst dann, wenn eine Hämolyse besteht. Zeichen eines gesteigerten Zellumsatzes ist die im Serum erhöhte Lactatdehydrogenase (LDH).

Gleichzeitig kann auch die Harnsäure in Serum und Urin ansteigen. Die osmotische Resistenz der Erythrozyten kann, muß jedoch nicht herabgesetzt sein. Bei gesteigerter Hämolyse ist das indirekte Bilirubin im Serum erhöht. Ein positiver Coombs-Test ist meistens erst nach gehäuften Bluttransfusionen vorhanden. Zu erwähnen bleibt eine häufig nachweisbare Erniedrigung von Vitamin B_{12} und insbesondere von Folsäure im Serum.

Röntgenbefunde

Pathologische Röntgenbefunde müssen im Anfangsstadium noch nicht erhoben werden; im weiteren Verlauf der Erkrankung lassen sich charakteristische Veränderungen am Skelettsystem röntgenologisch nachweisen. Sie sind gekennzeichnet durch diffuse oder herdförmige Verdichtungen der Spongiosastruktur in Wirbelkörpern, Becken und langen Röhrenknochen sowie in der Schädelkalotte. Auffallendstes Merkmal ist eine Verdickung der Kortikalis, besonders der langen Röhrenknochen. Daneben werden auch osteoporotische Veränderungen gefunden.

Nuklearmedizinische Untersuchungen
Durch Untersuchungen der Erythrozytenkinetik mit Chrom-51-markierten roten Blutkörperchen und des Eisenstoffwechsels unter Verwendung von Eisen 59 können folgende Befunde erhoben werden:
1. Verkürzung der Erythrozytenlebenszeit;
2. vermehrte Erythrozytensequestration in der Milz, zuweilen auch in der Leber;
3. häufig erhöhter Plasmaeisenumsatz bei herabgesetzter Utilisation bei Patienten mit ineffektiver Erythropoese;
4. fehlender oder stark herabgesetzter Radioeiseneinstrom in das Knochenmark (gemessen über dem Kreuzbein); als Zeichen der extramedullären Blutbildung deutlicher Eiseneinstrom in die Milz. Dabei fällt normalerweise die Aktivitätskurve mit Ausschwemmung der ausgereiften Erythrozyten in das periphere Blut wieder ab; sie geht in einen plateauartigen Verlauf über bei ineffektiver Erythropoese. In seltenen Fällen wird auch die extramedulläre Erythropoese durch Oberflächenmessung über der Leber nachgewiesen.

Die Vergrößerung in die extramedulläre Blutbildung eingeschalteter Organe und die herabgesetzte bzw. nahezu aufgehobene hämatopoetische Aktivität des Knochenmarks lassen sich auch durch Szintigraphie von Milz, Leber und Knochensystem mittels Schwefel-35-Technetium nachweisen.

Differentialdiagnose
Besondere Schwierigkeiten bereitet die Abgrenzung der Osteomyelofibrosklerose gegenüber den in Tab. 11.35 angeführten Erkrankungen des »myeloproliferativen Syndroms«, zumal Übergänge der einen Krankheitsform in die andere möglich sind. Am häufigsten besteht die Notwendigkeit einer Differenzierung zwischen Osteomyelofibrosklerose gegenüber einer *chronischen Myelose* oder einer *Polycythaemia vera*. Gegen eine chronische Myelose und für eine Osteomyelofibrosklerose sprechen folgende Befunde:
1. Fehlende Vermehrung basophiler Granulozyten im Blutausstrich;
2. auffallend harte Kompakta bei der Sternalmarkpunktion, bei der kein oder nur sehr spärliches und zellarmes Mark gewonnen wird;
3. bei Röntgenuntersuchungen des Knochenskelettes Verdickung der Kortikalis – besonders der langen Röhrenknochen – und der Spongiosabälkchen, fleckförmige Verdichtungen der Knochenstruktur;
4. fehlende Erniedrigung, sondern eher Erhöhung des Index der alkalischen Leukozytenphosphatase;
5. Fehlen des Philadelphia-Chromosoms.

In einzelnen Fällen kann aber auch bei der Osteomyelofibrosklerose das Philadelphia-Chromosom nachgewiesen werden. Es ist dann zu diskutieren, ob die Osteomyelofibrosklerose sich aus der chronischen Myelose entwickelt hat.

Ein polyzythämisches Frühstadium bei Osteomyelofibrosklerose kann von der Polycythaemia vera oft nur durch längere Verlaufsbeobachtungen unterschieden werden. Hier ist die histologische Knochenuntersuchung durch Biopsie aus dem Beckenkamm besonders wichtig. Dabei findet man bereits im polyzythämischen Vorstadium häufig herdförmige Fibrosen im sonst hyperplastischen Mark mit besonders gesteigerter Erythropoese.

Bei zellarmem oder zellfreiem Sternalmark kann die Verdachtsdiagnose einer *aplastischen Anämie* gestellt werden, zumal auch bei dieser Erkrankung die alkalische Leukozytenphosphatase erhöht sein kann. Jedoch erlauben die auch bei leukopenischem Blutbild im Differentialausstrich nachweisbaren myeloischen und erythropoetischen Vorstufen und der Milztumor die Abgrenzung einer Osteomyelofibrosklerose gegenüber einer aplastischen Anämie.

Eine *Hepatosplenomegalie* bei *Pfortaderstauung* im Verlauf einer Leberzirrhose und bei *Milzvenenthrombose*, die häufig mit einer Panzytopenie einhergeht, unterscheidet sich von der Osteomyelofibrosklerose ebenfalls durch das Fehlen myeloischer und erythropoetischer Vorstufen im peripheren Blut und durch eine meist vorhandene Hyperplasie des Knochenmarkes.

Auch bei *hämolytischen Anämien* wird meistens ein hyperplastisches Knochenmark mit besonders gesteigerter Erythropoese gefunden, und es fehlen im Blutausstrich die unreifen myeloischen Vorstufen.

Abdominelle Formen der Lymphogranulomatose können gekennzeichnet sein durch Lebervergrößerung und Milztumor und einhergehen mit einer Anämie und starker Linksverschiebung der Granulopoese im Differentialblutbild. Die Abgrenzung der Osteomyelofibrosklerose von dieser Erkrankung ist möglich durch den Nachweis erythropoetischer Vorstufen im Blutbild, den Nachweis der Knochenmarkhypoplasie, Röntgenuntersuchung des Skelettsystems, Lymphknoten- und Knochenbiopsie.

Eine Markaplasie kann auch bei *malignen Tumoren* mit Knochenmetastasierung auftreten. Bei diesen *Neoplasien* fehlen aber die Milzvergrößerung und die linksverschobene Erythro- und Granulopoese im Blutbild.

Selten können multiple herdförmige Aufhellungen, die durch fibröse Verdichtungen zwischen verdickten Spongiosabälkchen hervorgerufen werden, mit Osteolyseherden bei *Plasmozytomen* verwechselt werden, insbesondere dann, wenn an anderen Stellen eine Osteoporose gefunden wird. Untersuchungen des Serumeiweißbildes, des Blutbildes und des Knochenmarks ermöglichen die richtige Diagnose. Ausschlaggebend für die differentialdiagnostische Abgrenzung der Osteomyelofibrosklerose gegenüber anderen Erkrankungen können die histologische Untersuchung eines Knochenstanzzylinders, eventuell der Nachweis einer extramedullären Blutbildung in Milz- oder Leberpunktaten, die neben unreifen Vorstufen der Erythro- und Granulozytopoese häufig besonders reichlich Megakaryozyten zeigen, sein.

Prognose und Komplikationen

Neben protrahierten, zuweilen sich über mehrere Jahrzehnte erstreckenden Verläufen gibt es akute, innerhalb von wenigen Jahren, manchmal auch nur Monaten zum Tode führende Krankheitsbilder. Es wird diskutiert, daß es sich hierbei um eine immunologisch ausgelöste sklerosierende Myelitis mit dem histologischen Bild einer Fasersternmyelofibrose handelt. Dagegen ist die Prognose der sog. klassischen Form mit weiten Sinus und erheblicher Vermehrung der Knochensubstanz, die als echte Neoplasie angesehen wird, günstiger.

Die Schwere des Krankheitsbildes wird in erster Linie durch die Anämie bestimmt. Diese läßt sich in fortgeschrittenen Stadien mit exzessiver Milzvergrößerung selbst durch Bluttransfusionen kaum noch beeinflussen. Bei anfänglich erhöhten oder normalen Leukozyten- und Thrombozytenwerten im Blut kann es im Verlauf der Erkrankung durch Übergreifen der fibrosierenden Prozesse auf Milz und Leber zu einem Nachlassen der extramedullären Hämatopoese kommen. Dann kann eine extreme Erniedrigung der Leukozyten wie bei Agranulozytose Ursache einer herabgesetzten Infektresistenz mit folgenden, oft septisch verlaufenden bakteriellen und Virusinfektionen, gelegentlich auch Pilzinfektionen sein. Bei ausgeprägter Thrombozytopenie und gleichzeitiger Leberfunktionsstörung kann durch eine schwere hämorrhagische Diathese die Anämie noch verstärkt werden, oder es kann zu einer tödlichen Blutung in das Gehirn kommen. Im Endstadium entwickelt sich häufig ein Myeloblastenschub, der nach dem Blutbild nicht von dem Blastenschub bei chronischer Myelose oder einer akuten Leukämie unterschieden werden kann. Weitere Komplikationen sind Milzinfarkte, Leberzirrhose mit folgender portaler Hypertension und Ausbildung von Ösophagusvarizen, Nierenschädigung und sekundäre Gicht durch über längere Zeit erhöhte Harnsäurewerte im Blut bei gesteigertem Zellumsatz.

Therapie

Wichtigster Grundsatz ist Zurückhaltung in der Anwendung zytostatischer, strahlentherapeutischer und operativer Maßnahmen. In einzelnen Fällen mit noch vorhandener Restaktivität der Erythropoese im Mark ist eine Behandlung mit anabolen Hormonen (z.B. Oxymetholon) erfolgversprechend. Diese Behandlung muß lange genug – mindestens über eine Dauer von 6 Monaten – durchgeführt werden, ehe die therapeutische Ansprechbarkeit beurteilt werden kann. Kontrollen der Leberfunktion, des Cholesterinspiegels im Blut sind erforderlich, um unerwünschte Nebenwirkungen, die Anlaß zum Abbrechen der Behandlung sein können, rechtzeitig zu erkennen.

Eine zytostatische Behandlung – in erster Linie mit Busulfan (Myleran) oder mit 6-Mercaptopurin (Puri-nethol) ist nur in seltenen Fällen indiziert, wenn bei exzessiver Leukozytose mit stark erhöhtem Myeloblastenanteil im Differentialblutbild die Milz besonders stark vergrößert ist und Beschwerden bereitet. Die Dosierung der eingesetzten Zytostatika muß dann sehr vorsichtig erfolgen (2–4 mg Myleran bzw. 50–100 mg Puri-nethol täglich). Bei beginnendem Leukozytenabfall und Milzverkleinerung ist es ratsam, die zytostatische Therapie zu unterbrechen. Eine Erhaltungstherapie mit Zytostatika ist kontraindiziert, da durch diese die kompensatorisch wirksamen, extramedullären Hämatopoeseherde nachhaltig geschädigt werden können. Aus dem gleichen Grunde kann auch eine Strahlentherapie des Milztumors nur in Ausnahmefällen und mit größter Vorsicht durchgeführt werden. Wie bei der Therapie der Leukämien müssen auch bei Osteomyelofibrosklerose unter zytostatischen oder strahlentherapeutischen Maßnahmen häufige Kontrollen der Harnsäurewerte im Serum und gegebenfalls im Urin durchgeführt werden. Komplikationen durch vermehrten Harnsäureanfall werden am besten vorgebeugt durch die Gabe von Allopurinol (Zyloric) in Dosen zwischen 100 und 400 mg täglich.

Corticosteroide sind allenfalls bei hämolytischen Syndromen und insbesondere dann, wenn nach gehäuften Bluttransfusionen durch den positiven Coombs-Test eine Antikörperbildung nachgewiesen wird, indiziert.

Eine Milzexstirpation ist nur in den seltenen Fällen indiziert, in denen durch nuklearmedizinische Untersuchungen keine Hämopoese, sondern ausschließlich eine Erythrozytensequestration in der Milz nachgewiesen wird. Selbst dann hat nur in wenigen Fällen die Operation den erwarteten Erfolg. Häufiger ist eine Verschlechterung des Krankheitsbildes nach Splenektomie infolge Ausfall blutbildender Herde in der Milz und zusätzlicher Vergrößerung der Leber und gesteigerter Hämolyse in diesem Organ. In den meisten Fällen ist eine spezifische Therapie nicht indiziert, und es ist möglich, durch alleinige symptomatische Maßnahmen – unter anderem gelegentliche Bluttransfusionen – über Jahre ein ausreichendes subjektives Befinden der Patienten zu gewährleisten.

Literatur

Begemann, H.: Klinische Hämatologie, 2. Aufl. Thieme, Stuttgart 1975
Bernhard, S., U. Saar: Dahlem workshop on myelofibrosis-osteosklerosis-syndrome. (Advances in biosciences, Bd. XVI.) Pergamon Press, Oxford; Vieweg, Braunschweig 1975
Burkhardt, R.: Farbatlas der klinischen Histopathologie von Knochenmark und Knochen. Springer, Berlin 1970
Dameshek, W.: Leukemia, 2. Aufl. Grune & Stratton, New York 1964
Gelinsky, P., D. Müller: Die Anämie bei Osteomyelosklerose. Vergleich zwischen hämatologischen und erythrokinetischen Untersuchungen. Klin. Wschr. 50 (1972) 21

Heuck, G.: Zwei Fälle von Leukämie mit eigentümlichem Blut- resp. Knochenmarksbefund. Virchows Arch. path. Anat. 78 (1879) 475

Hittmair, A.: Myelofibrosen, Osteosklerosen und verwandte Zustände. In: Handbuch der gesamter Hämatologie, Bd.IV/2, hrsg. von L. Heilmeyer, A. Hittmair. Urban & Schwarzenberg, München 1963

Huber, H., S.M. Lewis, L. Szur: Zur Frage der Verdünnungs- anämien und der Blutvolumenveränderungen bei verschiede- nen Anämieformen. Med. Klin. 60 (1965) 668

Hunstein, W., Ch. Hauswald, H. Hünnecke: Tierexperimentelle Erzeugung sklerosierender Markfibrosen nach Injektion hete- rologer Antikörper beim Kaninchen. Klin. Wschr. 45 (1967) 679

Oechslin, R.J.: Osteomyelosklerose und Skelett. Acta haemat. (Basel) 16 (1956) 214

Pitcock, J.A., E.H. Reinhard, B.W. Justus, R.S. Mendel: A clini- cal and pathological study of seventy cases of myelofibrosis. Ann. intern. Med. 57 (1962) 73

Rohr, K.: Das menschliche Knochenmark, 3.Aufl. Thieme, Stuttgart 1960

Szur, L., M.D. Smith: Red cell production and destruction in myelosklerosis. Brit. J. Haemat. 7 (1961) 147

Hereditäre Störungen der Leukozyten

W. WILMANNS

Dominant-erbliche Anomalien

Pelger-Huetsche Kernanomalie (PELGER 1928). Diese Anomalie betrifft die Kerne aller weißen Blutkörperchen. Sie ist aber am deutlichsten er- kennbar an einer unvollständigen Segmentierung in den Granulozyten. Bei Vollträgern sind die Kerne entweder unsegmentiert oder sie enthalten nur 2 Segmente. Beim Menschen werden fast nur heterozygote Typen mit bis zu 50% anomalen Leukozytenkernen der neutrophilen Granulozyten im Differentialblutbild beobachtet. Die unsegmen- tierten Granulozyten können mit Stabkernigen verwechselt werden, was zur Fehlbeurteilung einer starken Linksverschiebung des Differentialblutbil- des führen kann. Bisher sind keine Funktionsstö- rungen der Leukozyten als Folge der angeborenen Anomalie bekannt geworden. Gelegentlich besteht eine Kombination mit anderen Mißbildungen (Hydrozephalus, Optikusatrophie, Schwachsinn, Frühaborte).
Die Anomalie wird autosomal dominant und nicht geschlechtsgebunden vererbt. Sie kommt in Europa häufiger vor als in Japan (Häufigkeit in Berlin 1‰ [NACHTSHEIM 1950], in Japan 1 »Pel- ger« auf 100000 Einwohner [YAMASOWA 1953]).
»Pseudo-Pelger-Zellen« finden sich im Blutaus- strich auch bei schweren bakteriellen Infektionen, Leukämien und Panmyelopathien. Die Entschei- dung, ob es sich um eine konstitutionelle Anomalie oder um ein Symptom einer der erwähnten Grund- krankheiten handelt, ist unter Umständen nur auf- grund des klinischen Bildes und von Familienun- tersuchungen möglich.
Konstitutionelle Hochsegmentierung der neutro- philen Kerne (UNDRITZ 1939). Es handelt sich ebenfalls um eine geschlechtsunabhängig domi- nant vererbte Anomalie, die dadurch gekennzeich- net ist, daß Granulozyten mit 4 oder mehr Kern- segmenten überwiegen. Das Differentialblutbild erinnert an die Rechtsverschiebung der Granulo- poese bei der perniziösen Anämie. Auch werden im Knochenmark zahlreiche Riesenmetamyelozy- ten als Vorstufen der übersegmentierten Granulo- zyten gefunden. Klinische Symptome werden durch die Kernanomalie nicht hervorgerufen.
Konstitutionelle Übersegmentierung der eosino- philen Kerne (UNDRITZ 1943). Bisher wurde diese Anomalie, die nur die Eosinophilen – eventuell auch die Monozyten – betrifft, nur in 2 Familien bei insgesamt 5 Trägern entdeckt.
Polyphile Reifungsstörung (MAY 1909 und HEGG- LIN 1943). Die polyphile Reifungsstörung ist cha- rakterisiert durch eine herdförmige Basophilie im Zytoplasma der Neutrophilen und Eosinophilen entsprechend den Döhleschen Körperchen. Die zy- toplasmatische Veränderung ist im Knochenmark bereits in den Myelozyten und Metamyelozyten nachweisbar. Häufig besteht eine Thrombozytope- nie und eine Thrombozytopathie mit hämorrhagi- scher Diathese.

Zu erwähnen sind außerdem:
a) Eine angeborene Vakuolisierung des Zytoplasmas der Lymphozyten beim Tay-Sachs-Syndrom (infantile amaurotische Idiotie) und
b) eine angeborene Vakuolisierung des Zytoplasmas der Granulozyten und Monozyten bei der Erbschen Dys- trophia musculorum progressiva.

Rezessiv-erbliche Granulozytenanomalien

Konstitutionell bedingte Granulationsanomalie (ALDER 1937 und REILLY 1941). Bei dieser Entar- tung handelt es sich um eine vergröberte Granula- tion in neutrophilen, eosinophilen und basophilen Granulozyten, die so stark ausgeprägt sein kann, daß die Zellkerne nur schwer erkennbar sind. Wahrscheinlich handelt es sich um eine angebo- rene Stoffwechselstörung der Polysaccharide. Im

Zusammenhang mit dieser Anomalie stehen oft Knochendeformationen vom Pfaundler-Hurler-Typ (dysostotischer Zwergwuchs, dysostotische Idiotie, Dysostosis multiplex, Gargoylismus).

Granulationsanomalie (STEINBRINCK 1948 und CHEDIAK 1952). Die Entartung ist gekennzeichnet durch wenige grobe und große Granula, daneben basophile Zytoplasmaflecke – ähnlich den Döhleschen Körperchen – in den segmentkernigen Leukozyten. Die Ursache ist wahrscheinlich eine vermehrte Stabilität der Lysosomen-Membran. Die Erkrankung geht meistens einher mit einer Panzytopenie. Außerdem bestehen häufig Albinismus, Milz-, Leber- und Lymphknotenvergrößerungen. Im allgemeinen sterben die Träger dieser Anomalie bereits im frühen Kindesalter an allgemeiner Sepsis infolge herabgesetzter Infektresistenz bei funktionsgestörten Granulozyten.

Literatur

Alder, A.: 1937, zit. nach A. Alder 1957
Alder, A.: Die konstitutionell bedingte Granulationsanomalie. In: Handbuch der gesamten Hämatologie, Bd. I/1, hrsg. von L. Heilmeyer, A. Hittmair. Urban & Schwarzenberg, München 1957
Chediak, M.M.: Nouvelle anomalie leucocytaire de caractère constitutionnel et familial. Rev. Hémat. 7 (1952) 362
Hegglin, R.: 1943, zit. nach R. Hegglin, R. Gross, G.W. Löhr 1964
Hegglin, R., R. Gross, G.W. Löhr: Anomalie Hegglin-May (polyphile Reifungsstörung). Schweiz. med. Wschr. 94 (1964) 1357
May, R.: 1909, zit. nach R. Hegglin, R. Gross, G.W. Löhr 1964
Nachtsheim, H.: 1950, zit. nach A. Alder 1957
Pelger, K.: 1928, zit. nach A. Alder 1957
Reilly, W.A.: 1941, zit. nach A. Alder 1957
Steinbrinck, W.: Über eine neue Granulationsanomalie der Leukozyten. Dtsch. Arch. klin. Med. 193 (1948) 577
Undritz, E.: 1939, zit. nach E. Undritz 1958
Undritz, E.: 1943, zit. nach E. Undritz 1958
Undritz, E.: Eine neue Sippe mit erblicher konstitutioneller Hochsegmentierung der neutrophilen Kerne. Schweiz. med. Wschr. 88 (1958) 1000
Yamasowa, F.T.: 1953, zit. nach A. Alder 1957

Erkrankungen des lymphoretikulären Systems

Erkrankungen mit Störungen der Immunglobulinsynthese

Immunglobuline

P.G. Scheurlen und J.A. Schwarz

Aufgrund ihrer Antikörperfunktion werden die in der elektrophoretischen Gammaglobulinfraktion des Serums wandernden Proteine als Immunglobuline (Ig) bezeichnet. Sie sind spezifisch gegen das Antigen gerichtet, das ihre Bildung veranlaßt hat.

Struktur

Das Immunglobulinmolekül ist aus 4 Polypeptidketten aufgebaut, von denen jeweils 2 identisch sind und entsprechend ihrem Molekulargewicht als L-Ketten (light = leicht) bzw. H-Ketten (heavy = schwer) bezeichnet werden. Aufgrund physikochemischer und immunologischer Kriterien werden die Polypeptidketten in verschiedene Typen eingeteilt (vgl. Tab. 11.36): Jedes Immunglobulinmolekül besteht aus $2\varkappa$- oder 2λ-Ketten (Molekulargewicht 23000) und 2γ-, $2a$-, 2μ-, 2δ- oder 2ε-Ketten. Aufgrund der unterschiedlichen H-Ketten können verschiedene Immunglobulinklassen unterschieden werden: IgG, IgA, IgM, IgD, IgE.
Die Primärstruktur der Polypeptidketten zeichnet sich durch einen gegenüber allen anderen bekannten Proteinen besonderen Aufbau aus: Sie besitzen jeweils einen variablen Teil mit einer von Molekül zu Molekül verschiedenen Aminosäuresequenz sowie einen konstanten Teil, der mit Ausnahme einzelner Aminosäurenaustausche (z.B. genetische Marker der L-Kette) identisch aufgebaut ist. Bei der L-Kette (208–214 Aminosäuren) entspricht der variable, N-terminale Teil der Hälfte der Polypeptidkette, bei den H-Ketten des IgG (etwa 450 Aminosäuren) einem Viertel und beim IgM einem Fünftel der Polypeptidketten.
Elektronenoptisch stellt sich das Molekül des IgG als Y-förmige Gestalt dar (Abb. 11.20). Die variablen Anteile der Polypeptidketten (F[ab]) bilden die beiden Haftstellen (combining site) mit dem Antigen, während die konstanten Teile (C-terminal) die Fähigkeit zur Komplementbindung und Anheftung an Zellen u.a. besitzen.

Synthese

Immunglobuline werden in Zellen des lymphatischen Gewebes besonders von Milz und Lymphknoten, aber auch Leber und Lunge gebildet. Im Zytoplasma von Lymphozyten und Plasmazellen werden die L-Ketten innerhalb von 30–40 Sek. an den 7 S-Ribosomen und die H-Ketten innerhalb von 60–90 Sek. an den 15 S-Ribosomen synthetisiert, jeweils beginnend mit dem N-terminalen Ende fortlaufend zum C-terminalen Ende. Die fertigen L- und H-Ketten vereinigen sich dann sofort an den Ribosomen oder werden zunächst in sog. Vesikeln oder Zisternen des endoplasmatischen Retikulums gespeichert. Da die L-Kettensynthese schneller abläuft, sind sie hier stets im Überschuß vorhanden. Beim Transport des kompletten Im-

Tabelle 11.36 Polypeptidkettenstruktur der Immunglobuline

Immunglobulinklasse	L-Kette (je 1 Paar)	H-Kette (je 1 Paar)
IgG	$\varkappa$ oder λ	γ
IgA	$\varkappa$ oder λ	a
IgM	$\varkappa$ oder λ	μ
IgD	$\varkappa$ oder λ	δ
IgE	$\varkappa$ oder λ	ε

Jede Immunglobulinklasse kann in Unterklassen (Subklassen) unterteilt werden, da sowohl von L-Ketten wie auch von H-Ketten verschiedene Untertypen bekannt sind:

L-Ketten: $\varkappa$-Kette: $\varkappa 1, \varkappa 2, \varkappa 3, \varkappa 4$
λ-Kette: $\lambda 1, \lambda 2, \lambda 3, \lambda 4$
H-Ketten: γ-Kette: $\gamma 1, \gamma 2, \gamma 3, \gamma 4$
a-Kette: $a 1, a 2$
μ-Kette: $\mu 1, \mu 2$

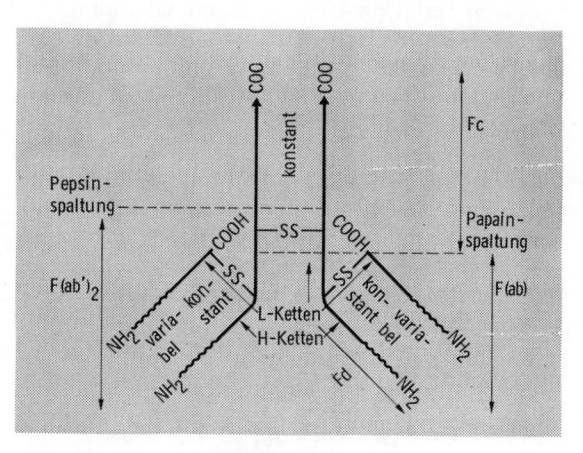

Abb. 11.20 Molekularer Aufbau des IgG

munglobulinmoleküls (8–20 Min.) durch die Zelle werden an der C-terminalen Hälfte der H-Kette verschiedene Zucker (etwa 15 Zuckermoleküle pro Antikörpermolekül) angehängt: N-Acetylglucosamin und Mannosen, Galactosen, Fucosen und Neuraminsäuren. Diesen Kohlenhydratanteilen kommt die Rolle von Lösungsvermittlern zu.

Nach einem Antigenstimulus, d.h. im Verlauf einer primären Immunantwort, entstehen zunächst IgM-Moleküle, deren Synthese durch die später einsetzende, kräftigere IgG-Bildung wieder unterdrückt wird. Bei fortdauernder Immunisierung oder erneuter Zufuhr des gleichen Antigens zu einem späteren Zeitpunkt (sekundäre Immunantwort) entstehen Antikörper mit immer größerer Avidität, d.h. größerer Spezifität, höherer Bindungsfähigkeit und stärkerer Valenz gegenüber dem auslösenden Antigen.

Die humorale Antikörperproduktion kann passiv durch Injektion von IgG unterdrückt werden. Durch einen »Feedback-Mechanismus« wird die Konzentration der Immunglobuline im Plasma reguliert, ein Vorgang, der bei Gaben von Gammaglobulin zu berücksichtigen ist: Durch überhöhte Verabreichung könnte die körpereigene spezifische Immunabwehr blockiert werden.

Evolution und Genetik

Die Fähigkeit des Organismus, gegen jedes mögliche Antigen einen passenden Antikörper zu bilden, ist genetisch determiniert. Die Synthese eines Immunglobulins wird von vier verschiedenen Genen kontrolliert: von je einem Gen für den variablen Teil und je einem Gen für den konstanten Teil der L- bzw. H-Ketten, aus denen sich das vollständige Immunglobulinmolekül zusammensetzt.

Aufgrund der Erforschung der Primärstruktur, d.h. der Aminosäurensequenz der variablen und konstanten Anteile der L- und H-Ketten kann geschlossen werden, daß – ähnlich den Verhältnissen beim Hämoglobin – Immunglobuline eine evolutionäre Entwicklung innerhalb der Phylogenese durchmachten. Aus einem Urgen entstand wahrscheinlich durch Verdoppelung ein Urgen für den konstanten Teil (Ur-c-Gen) und ein Urgen für den variablen Teil (Ur-v-Gen) der Immunglobulinpolypeptidketten. Anfänglich waren das Ur-c-Gen und das Ur-v-Gen gleich lang. Sie erfuhren jedoch eine unterschiedliche evolutionäre Entwicklung insofern, als das Ur-c-Gen im Laufe der Evolution sich verdoppelte, getrennt für L- und H-Ketten. Nach relativ kurzer Zeit wurde z.B. das Ur-c-Gen für die H-Ketten beim IgG zu seiner heutigen Länge verdreifacht, das Ur-c-Gen für die L-Ketten behielt seine ursprüngliche Länge bei. Anfänglich gab es nur einen L-Ketten-Typ, später erst entwickelte sich durch Genverdoppelung der $\varkappa$- und der λ-L-Kettentyp, wie dies heute an der Homologie der Primärstruktur beider Kettentypen erkennbar ist.

Aus dem Ur-v-Gen entstand im Laufe der Evolution durch Verdoppelungen, zufallsverteilte Punktmutationen und Deletionen eine Gruppe von Genen, in denen die Mutationen ihrer Vorgänger zu gruppenspezifischen Merkmalen wurden. An jedem einzelnen Gen dieser Gruppen entstanden Punktmutationen und Deletionen. Die fortlaufende Wiederholung der Genverdoppelung führte zu weiteren Untergruppen von Genen für die variablen Teile der Immunglobulinpolypeptidketten.

Als bisheriges Ergebnis dieses evolutionären Prozesses findet man bei den L-Ketten je einen Satz variabler $\varkappa$-Kettengene und einen Satz variabler λ-Kettengene, die sich wiederum in einzelne Untergruppen unterteilen lassen.

Die Gene für die variablen Teile der H-Ketten sind nicht wie bei den L-Ketten an bestimmte konstante Teile gebunden, sondern sämtliche Gene der konstanten Teile (der γ-, α-, μ-, δ-, ε-Ketten) haben nur einen gemeinsamen Satz an Genen für die dazugehörigen variablen Teile. Bei der Synthese eines einzelnen Immunglobulinmoleküls erfolgt nun die Fusion des Gens für den konstanten Teil mit einem der vielen Gene für den variablen Teil sowohl für die L-Ketten als auch für die H-Ketten auf somatischer Ebene. Diese Fusion eines v-Gens mit einem c-Gen erfolgt in der zur Antikörperproduktion befähigten Zelle vor dem Kontakt mit einem Antigen.

Daraus kann geschlossen werden, daß das Antigen – entgegen früherer Ansichten – nicht die Struktur des entstehenden Antikörpers beeinflußt; es wählt vielmehr lediglich mit Hilfe noch weitgehend unbekannter Erkennungsmechanismen, z.B. Rezeptoren auf Membranen antigensensitiver Zellen, aus einer Vielzahl von möglichen den am besten passenden Antikörper aus.

Heterogenität

Wird eine zur Immunglobulinsynthese befähigte Zelle durch ein Antigen stimuliert, so beginnt sie zu proliferieren. Es entsteht ein Zellklon, in dem jede Zelle den gleichen Antikörper produziert. Da nun aber durch *einen* Antigenstimulus mehrere Zellen zur Proliferation angeregt werden, entwickeln sich *viele* Klone, die auch chemisch verschiedene Antikörper bilden. Zwar sind alle entstehenden Immunglobuline gegen das gleiche Antigen gerichtet, besitzen also die gleiche Spezifität, doch können die Immunglobuline der verschiedenen Klone jeweils verschiedenen Antikörperklassen zugehören. *Ein* Antigen ruft also die Bildung einer heterogenen Population von Antikörpermolekülen verschiedenster Struktur hervor, die alle gegen das gleiche Antigen gerichtet sind. Man kann errechnen, daß sich die menschlichen Antikörper aus 10^{20} verschiedenen Molekülen zusammensetzen. Man kann daher unterscheiden zwischen den physiologisch-polyklonalen Immunglobulinen und den auch als »Paraprotein« (s. unten) bezeichneten monoklonalen Immunglobulinen, welch letztere einem einzigen Zellklon entstammen.

Die Immunglobuline können, trotz ihrer strukturellen Gemeinsamkeit, nach verschiedenen Gesichtspunkten unterteilt werden:

Isotypie (Klassenheterogenität)
Man unterscheidet 5 Immunglobulinklassen: IgG, IgA, IgM, IgD, IgE. Jedes Immunglobulin enthält ein Paar ϰ- oder λ-Ketten sowie ein Paar der jeweils klassenspezifischen H-Kette (γ, α, μ, δ, ε). Diese Immunglobulinpolypeptidketten lassen sich in weitere Untertypen einteilen (Tab. 11.**36**). Immunglobuline dieser verschiedenen Klassen sind in jedem Menschen vorhanden.

Allotypie (Genetische Heterogenität)
Immunglobuline tragen erbliche Merkmale allelischer Natur; diese allotypischen Immunglobulinvarianten, die serologisch festgestellt werden können, sind nicht in jedem Menschen nachweisbar. Chemisch sind sie durch einzelne Aminosäureaustausche auf den konstanten Teilen der Polypeptid-Ketten charakterisiert, z.B. bestimmt die Aminosäure Leucin in Position 191 der L-ϰ-Ketten das allotypische Merkmal inv (a) +, Valin in der gleichen Position das Merkmal inv (b) +.

Idiotypie (Spezifitätsheterogenität)
Die biologisch wichtige Spezifität eines Antikörpers, der jeweils definiert gegen ein bestimmtes Antigen ausgerichtet ist, ist durch die idiotypische, d.h. individuelle Aminosäuresequenz auf den variablen Teilen der H- und L-Ketten bedingt; diese Bereiche bilden die Haftstelle (combining site) für das Antigen, gegen welches der Antikörper gerichtet ist. Sog. Paraproteine, d.h. monoklonale Immunglobuline, sind nichts anderes als idiotypische Varianten eines einzelnen Immunglobulins, das im Überschuß von *einem* Zellklon synthetisiert wird.

Charakteristik der einzelnen Immunglobulinklassen
Eine Übersicht über die chemisch-physikalischen und biologischen Eigenschaften der menschlichen Immunglobuline ist in Tab. 11.**37** aufgeführt.

Immunglobulin G (IgG)
IgG repräsentiert den Hauptanteil (70–75%) der Immunglobuline des Menschen. Aufgrund seiner antigenen und strukturellen Unterschiede der Gammaketten können 4 Unterklassen (IgG_1–IgG_4) definiert werden:
Mit IgG_1, IgG_3 und IgG_4 läßt sich Meerschweinchenhaut zur Durchführung der passiven kutanen Anaphylaxie sensibilisieren; IgG_1 und IgG_3 reagieren gut mit Komplement, IgG_2 nur schwach und IgG_4 überhaupt nicht. Die Halbwertszeit von IgG_3 ist kürzer als die der anderen Subklassen.
Antikörper gegen einfache Kohlenhydratantigene gehören meist der IgG_2-Subklasse an, Antikörper gegen den Gerinnungsfaktor VIII der Unterklasse IgG_4 und Rh-Antikörper zur Unterklasse IgG_1. Blutlymphozyten und Makrophagen besitzen Rezeptoren für IgG_1 und IgG_3, nicht jedoch für IgG_2 und IgG_4. Durch diese Rezeptoren wird die Absorption von Antikörperkomplexen dieser Subklassen und ihre anschließende Verdauung ermöglicht.
Bei längerer Lagerung von Serum wird IgG in Fragmente gespalten (z.B. durch Plasmin). IgG kann durch die Plazenta permeieren, eine Eigenschaft, die an das Fc-Fragment gebunden ist. Bei Neugeborenen stammt der Hauptanteil des IgG von der Mutter. Der Fetus besitzt bereits vom 6. bis 7. Monat an die Fähigkeit, geringe IgG-Mengen zu bilden, doch sinkt nach der Geburt der IgG-Spiegel durch Abbau ziemlich schnell ab und steigt erst gegen Ende des ersten Lebensjahres wieder an, um im 8.–9. Lebensjahr die Konzentration des Erwachsenen zu erreichen.
Eine große Zahl von Antikörpern gegen Bakterien, besonders grampositive Keime, und gegen Viren gehören zur Klasse des IgG.

Immunglobulin A (IgA)
Das IgA macht etwa 15–20% der Immunglobuline des Menschen aus und kommt als monomere, dimere oder tetramere Molekülkonfiguration vor. Es sind zwei Unterklassen (IgA_1, IgA_2) bekannt. Beträchtliche Mengen von IgA werden in Speichel, Bronchialsekret, Tränenflüssigkeit, Kolostrum, intestinaler Flüssigkeit und, in geringerer Menge, Gallenflüssigkeit nachgewiesen. Dieses »sekretorische IgA« unterscheidet sich vom »Serum-IgA« in seinem Molekulargewicht (11,4 S gegenüber 6,9 S; entsprechend Molgewicht 385000 gegenüber 160000) und wird in den interstitiellen Plasmazellen der Lamina propria der Schleimhäute gebildet. Dabei werden jeweils zwei 7-S-IgA-Moleküle an ein in den Drüsengeweben synthetisiertes Transportprotein (secretory piece = SP) gekoppelt und dann als 11-S-sekretorisches IgA sezerniert. Sekretorisches IgA ist säure-, pepsin- und hitzeresistenter als die übrigen Immunglobuline.
In der IgA-Fraktion finden sich ebenfalls Antikörper gegen Bakterien und Viren. Auch das sekretorische IgA besitzt Antikörperaktivität, woraus seine Bedeutung im Abwehrsystem an Schleimhäuten bzw. durch Sekretflüssigkeiten klar wird.

Immunglobulin M (IgM)
Das höher molekulare IgM macht etwa 10% aller menschlichen Immunglobuline aus.
Nach Antigenstimulation treten zunächst Antikörper der Klasse IgM und erst später IgA- bzw. IgG-Antikörper auf. IgM kann im Neugeborenen bereits nachgewiesen werden und erreicht die Konzentration des Erwachsenen nach 4–6 Monaten.
In der IgM-Klasse findet man Antikörper gegen Lipopolysaccharide, Kälteagglutinine, natürliche Isohämagglutinine, Rh-Antikörper, Rheumafaktor sowie Antikörper gegen Bakterientoxine.

Tabelle 11.37 Chemisch-physikalische und biologische Eigenschaften der menschlichen Immunglobuline

	IgG	IgA	IgM	IgD	IgE
Konzentration im Serum	800–1850 mg%	90–450 mg%	60–280 mg%	0–6 mg%	1,7–45 µg%
Molekulargewicht	160 000	160 000	1 000 000	184 000	200 000
Sedimentationskonstante $S_{20,w}^0$	7 S	6,9S, 9S, 11S	19,4 S	7 S	8,2 S
Syntheserate (g/Tag)	2,3	2,7	0,4		
Halbwertszeit (Tage)	23	6	5	3	2
Plazentagängigkeit	+++	∅	(+)		
Komplementfixation	+++	∅	+	?	∅
Reaginaktivität	∅	∅	∅	∅	+++

Immunglobulin D (IgD)

IgD kommt im menschlichen Normalserum nur in geringen Spuren vor. Es wird in Zellen des Knochenmarks, der Milz, aber auch den intestinalen Schleimhäuten gebildet. Über seine physiologische Bedeutung ist wenig bekannt; es scheint bei chronischen Infektionen erhöht zu sein.

Immunglobulin E (IgE)

Antikörper vom Typ der Reagine gehören zur Klasse des IgE, das im Normalserum nur in minimalen Spuren vorkommt. Sie haben die Fähigkeit, sich mit ihrem Fc-Teil passiv an Leukozyten und Gewebszellen anzuheften; kommt es dann zum Kontakt mit einem spezifischen Antigen, so vermittelt das IgE-Molekül die Freisetzung von Histamin und »slowreacting substance« (SRS-A) aus Leukozyten.

Der Initialschritt allergischer Prozesse ist die Bindung eines Allergens an mehrere zellfixierte IgE-Moleküle. Auch die Reaktion von Anti-IgE-Antikörpern mit zellgebundenen IgE-Globulinen bewirkt eine Freisetzung von Histamin und SRS-A, so daß die Möglichkeit einer allergischen Reaktion in Abwesenheit des spezifischen Allergens gegeben ist. IgE produzierende Plasmazellen lassen sich besonders gut bei Allergikern in adenoidem Gewebe (Tonsillen), aber auch in den Schleimhäuten des Respirations- und Gastrointestinaltrakts nachweisen. Nachweis des IgE durch radioimmunologische Verfahren.

Literatur

Humphrey, J.H., R.G. White: Kurzes Lehrbuch der Immunologie, 2.Aufl. Thieme, Stuttgart 1972

Kochwa, S., H.G. Kunkel: Immunoglobulins. Ann. N.Y. Acad. Sci. 190 (1971) 49

Makela, O., A.M. Cross: The diversity and specialization of immunocytes. Progr. Allergy 14 (1970) 145

Warner, N.L.: Membrane immunoglobulins and antigen receptors on B- and T-lymphocytes. Advanc. Immunology 19 (1974) 67

Immunglobulinmangel und Defekte der spezifischen immunologischen Abwehr

P.G. Scheurlen und J.A. Schwarz

Der Organismus besitzt die Fähigkeit, höhermolekulare Stoffe als körpereigen zu tolerieren oder als körperfremd, d.h. als Antigen zu erkennen und darauf mit immunologischen, spezifischen Reaktionen zu antworten. Antigene können artfremd (z.B. Eiweiß von Bakterien, Viren), arteigen (z.B. Transplantatgewebe) oder im Körper selbst entstanden sein (z.B. Autoimmunkrankheiten). Immunologische Reaktionen sind antigen-spezifisch und werden humoral über Immunglobuline (= Antikörper) bzw. zellulär über Lymphozyten (= Immunzellen) vermittelt. Als Immundefekte werden Störungen dieser Immunreaktionen bezeichnet, die also das humorale oder das zelluläre System oder beide zusammen betreffen können. Sie sind zu unterscheiden von Störungen der *un*spezifischen Abwehr, bei welcher die Granulozyten eine entscheidende Rolle spielen.

Klinische Manifestationen der Immundefekte sind chronisch-rezidivierende Entzündungen, wobei bakteriell bedingte Entzündungen bei Störung der humoralen Abwehr, Virusinfektionen und Organmykosen bevorzugt bei zellulären Immundefekten beobachtet werden. Bei letzteren werden auch Transplantate verzögert oder nicht abgestoßen.

Anatomie und Funktion der bei Immunreaktionen beteiligten Gewebe bzw. Zellen

Humorale und zelluläre Immunreaktionen sind an ein intaktes lymphoretikuläres Gewebe von Knochenmark, Thymus, Milz und Lymphknoten gebunden, die funktionell eng miteinander zusammenhängen. Während der embryonalen Entwicklung wird das Knochenmark von Zellen aus der Leber besiedelt. Aus diesen primitiven Retikulumzellen bzw. multipotenten Knochenmarkstammzellen entwickelt sich neben der myeloischen Stammzelle auch eine lymphatische Stammzelle. Aus dieser gehen die *Thymus*stammzelle einerseits und die Stammzelle des *peripheren lymphatischen Gewebes* andererseits hervor (Abb. 11.**21**). Das periphere lymphatische Gewebe ist bei Vögeln mit der Bursa fabricii des Darmtraktes identisch; in Analogie hierzu wird – hypothetisch – beim Menschen dem lymphatischen Gewebe des Darmes eine besondere Rolle zugeschrieben (»gut associated lymphoid tissue«).

Lymphoide Stammzellen aus dem Knochenmark gelangen in die Thymusdrüse und erfahren hier, wahrscheinlich mittels eines enzymatischen Prozesses (Thymusfaktoren?), eine Änderung ihrer Membranstruktur. Daraus resultiert eine neue Antigenstruktur, Theta genannt, durch welche sich die Thymuslymphozyten (T-Lymphozyten) immunologisch von den direkt aus dem Knochenmark in das periphere lymphatische Gewebe einwandernden Lymphozyten, den B-Lymphozyten, unterscheiden lassen.

Die T-Lymphozyten stellen den größten Teil (60 bis 80%) der zirkulierenden kleinen Lymphozyten dar, während sich die B-Lymphozyten hauptsächlich im peripheren lymphatischen Gewebe finden (60–80% der Milzlymphozyten, 30–40% der Lymphozyten in Lymphknoten und 70–75% der Lymphzellen in den Peyerschen Plaques). Antigensensitive, d.h. spezifisch auf Antigene wirkende Zellen sind in beiden Zellpopulationen enthalten. Die B-Lymphozyten besitzen auf ihrer Oberfläche antikörperähnliche Strukturen bzw. spezifische Rezeptoren, die sie in die Lage versetzen, Antigene zu erkennen.

Man nimmt heute an, daß antigenes Material direkt oder nach Phagozytose, enzymatischer Umwandlung oder partiellem Abbau durch Makrophagen (= Helferzellen) auf antigensensitive, d.h. immunkompetente Lymphozyten einwirkt, die sich in Anwesenheit von Makrophagen daraufhin zu großen, blastenartigen Zellen (Immunoblasten) umwandeln.

Charakteristika, durch die T- und B-Lymphozyten sowie Makrophagen unterschieden werden können, sind in Tab. 11.**38** aufgeführt.

Bei der Induktion einer humoralen Immunantwort sind T-Lymphozyten als Helferzellen der B-Lymphozyten beteiligt (cell cooperation). B-Lymphozyten können zwar gegen die meisten Antigene, insbesondere gegen Kohlenhydratantigene mit vielen identischen antigenen Strukturen, eine schwache IgM-Antwort bilden, der Übergang von der IgM- zur IgG-Produktion erfordert jedoch die Mitwirkung aktivierter T-Zellen.

Im Verlauf der primären humoralen Immunreaktion werden neben der polyklonalen Reifung und Differenzierung zu antikörperbildenden Plasmazellen auch kleine, langlebige, strahlenresistente und wahrscheinlich auch zytostatikaresistente Lymphozyten gebildet, die das immunologische Gedächtnis für das die Immunantwort auslösende Antigen tragen (memory cells). Bei einer späteren sekundären Immunantwort gegen das gleiche Antigen stimulieren diese Memory cells B-Lymphozyten zur beschleunigten Antikörperbildung (Booster-Reaktion) (s. Abb. 11.**21**).

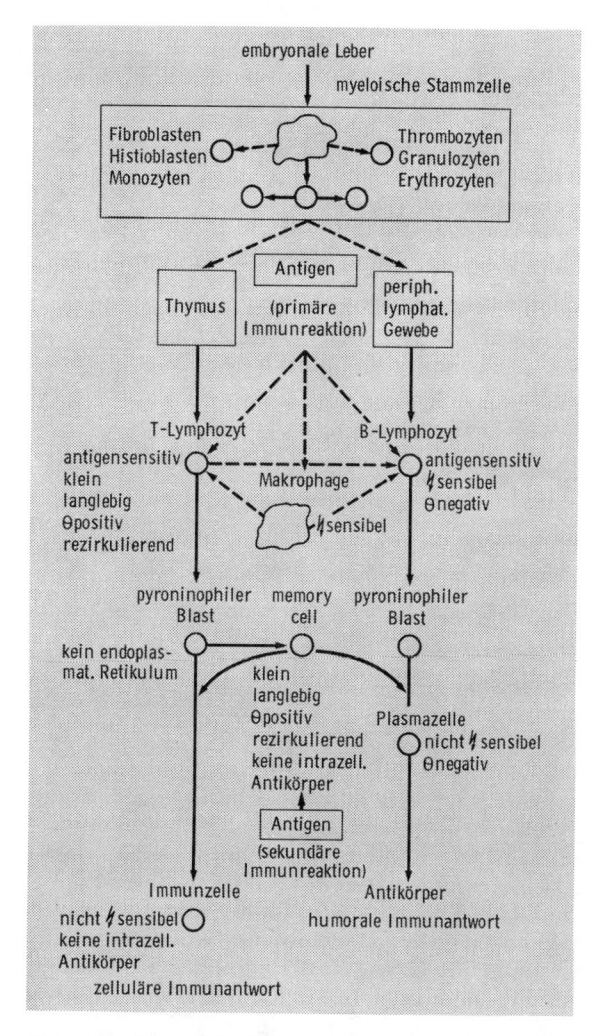

Abb. 11.**21** System des Immunapparates. θ = theta; ≱ = Strahlen

Neben der Bildung spezifischer Antikörper produzieren aktivierte Lymphozyten und Memory cells nach Kontakt mit dem Antigen in Anwesenheit von Makrophagen auch unabhängig von der weiteren Anwesenheit des Antigens verschiedene unspezifische immunologische Faktoren (Proteine): Der Migrations-Inhibitions-Faktor (MIF) immobilisiert Makrophagen am Ort der Immunreaktion, ein chemotaktischer Faktor bewirkt eine Ansammlung von Monozyten, Makrophagen und Leukozyten, ein blastogener Faktor aktiviert weitere Lymphozyten, und Lymphotoxin wirkt lokal unspezifisch zytotoxisch. Da keiner dieser spekulativen Faktoren bisher rein dargestellt und chemisch definiert werden konnte, kann noch nicht entschieden werden, welche der Wirkungen evtl. durch das gleiche Molekül hervorgerufen wird.

Ätiologie und Klinik

Das komplizierte System des Immunapparates (s. Abb. 11.**21**) kann an verschiedenen Stellen gestört

Tabelle 11.38 Unterscheidungsmerkmale von T- und B-Lymphozyten sowie Makrophagen

	T-Lymphozyten	B-Lymphozyten	Makrophagen, Histiozyten
Stimulation der DNS-Synthese durch:			
Phytohämagglutinin (PHA)	+	–	–
Pokeweed	–	+	–
Lipopolysaccharid (Endotoxin)	–	+	–
Anti-Immunglobuline (Anti-Ig)	–	+	–
membrangebundene Immunglobuline	–	+	–
intrazelluläre Immunglobuline	–	+	–
Rezeptor für C3 (Erythrozyt-Antikörper-Komplement-Rosetten)	–	+	+
Rezeptoren für Immunglobuline und/oder Ag-Ak-Komplexe	–	+	+
Rezeptor für Schafserythrozyten	+	–	–
spezifische Bindung an antigenbeladene Partikel	–	+	–
Aktivität in der gemischten Lymphozytenkultur (MLC)	+	–	–
Induktion einer Graft-versus-host-Reaktion	+	–	–
Oberflächenadhärenz (Glas, Kunststoffe)	–	–	+
Phagozytose	–	–	+
Zytotoxizität	+	–	–

sein. Je nach Art und Ausdehnung der Störung resultieren daraus insuffiziente Leistungen der humoralen und zellulären Immunantwort, die sich klinisch u.a. in der oben erwähnten erhöhten Infektanfälligkeit manifestieren und die mit speziellen Methoden (z.B. Immunglobulin- und Antikörperbestimmung, Nachweis der Lymphozytenfunktion in vivo und in vitro) objektiviert werden können.

Nach ihrer Ursache können Störungen der spezifischen Immunreaktionen wie folgt eingeteilt werden:
1. genetisch bedingte Defekte des humoralen bzw. zellulären Systems;
2. Defekte bei Eiweißverlust bzw. -mangel;
3. Defekte bei Erkrankungen des lymphoretikulären Gewebes;
4. Defekte durch Hemmung des Zellwachstums (zytostatische Immunsuppression);
5. pathogenetisch noch unklare Defekte bei neoplastischen Erkrankungen, chronischer Niereninsuffizienz u.a.

Genetisch bedingte Defekte
Sie sind zwar selten, besitzen jedoch exemplarische Bedeutung für die Immunpathologie als Modelle für die Funktion und Morphologie aller im Ablauf immunologischer Reaktionen beteiligten Zellen und Gewebe. Sie können das humorale und/oder das zelluläre Immunsystem betreffen oder zum Teil auch mit weiteren klinischen Symptomen und Krankheiten verbunden sein. Die wichtigsten Formen (Tab. 11.39) werden im folgenden besprochen, wobei wir uns an die von der WHO empfohlene Einteilung halten:

a) *Kongenitale Agammaglobulinämie (Bruton).* Der Defekt wird nur bei männlichen Kindern beobachtet (rezessiv-geschlechtsgebundener Erbgang) und manifestiert sich in einer erhöhten Anfälligkeit gegenüber bakteriellen Infektionen, vor allem des Respirations- und Intestinaltraktes. Die Immunglobuline fehlen bzw. sind auf eine Konzentration unter 100 mg/ 100 ml vermindert. Plasmazellen sind nicht nachweisbar, auch fehlen die Keimzentren der Lymphknoten, während andererseits Thymusdrüse und Lymphozyten normal sind. Die Prognose ist nicht ungünstig, wenn die Kinder eine dauernde Substitutionsbehandlung mit Gammaglobulinen erhalten.

b) Das *Wiscott-Aldrich-Syndrom* ist durch die Trias Thrombozytopenie mit hämorrhagischer Diathese, Ekzem und erhöhte Infektdisposition gekennzeichnet. IgM ist stark vermindert; oft ist auch das zelluläre Immunsystem betroffen (Lymphozytopenie). Bei über 10% der Patienten entwickelt sich ein malignes Lymphom. Auch monoklonale IgG-Gammopathien können beobachtet werden.

c) Die *Ataxia teleangiectatica* stellt ebenfalls einen kombinierten Defekt dar, bei dem das zelluläre, oft auch das humorale Immunsystem betroffen ist. Außerdem findet man eine progrediente zerebellare Ataxie sowie eine Teleangiektasie der Haut und Augen. Die lymphatischen Gewebe sind hypoplastisch. Die Lymphozytenzahl kann annähernd normal sein, doch ist die Funktion der Zellen offenbar gestört. Die Immunglobuline sind vermindert; IgA in Serum und Sekreten fehlt.

d) Bei der *Swiss-type-Agammaglobulinämie* besteht ein humoraler und zellulärer Defekt, der sich klinisch in rezidivierenden bakteriellen Entzündungen sowie in gehäuftem Auftreten von Viruserkrankungen und Mykosen manifestiert. Thymusdrüse, lymphatische Gewebe mit Keimzentren sind unterentwickelt, Lymphozyten und Plasmazellen stark reduziert. Die Letalität ist in den ersten Lebensjahren geringer als bei den unter g) genannten Störungen, wahrscheinlich weil der Defekt verschieden intensiv ausgeprägt sein kann. Das Krankheitsbild wird daher auch etwas häufiger beobachtet.

e) Als *selektiver IgA-Mangel* wird eine Störung beschrieben, die durch klinische Besonderheiten charakterisiert ist: Man beobachtet vermehrt allergische Reaktionen, gastrointestinale Störungen mit Malabsorption (Fehlen von IgA in Sekreten), eine mäßig starke Infektanfälligkeit und auffallend häufig Autoimmunreaktionen wie Lupus erythematodes disseminatus, rheumatisches Fieber und Morbus Bechterew. Dieser kongenitale Defekt wird auch als Typ III Dysgammaglobulinämie bezeichnet. – Ähnliche Dysgammaglobulinämien können auch in der Form einer starken Verminderung von IgG und IgA beobachtet werden (Typ I Dysgammaglobulinämie) oder einer Verminderung von IgM und IgA (Typ II Dysgammaglobulinämie). Klinische Ausprägung und Prognose dieser angeborenen Störungen hängen davon ab, inwieweit die nicht verminderten Immunglobuline für die Antikörperfunktion ausreichen. Man kann vermuten, daß bei diesen Defekten die Regulation der die jeweiligen H-Ketten kontrollierenden Gene gestört ist. Bemerkenswert häufig findet man auch Symptome von Autoimmunkrankheiten oder Thrombozytopenien, Granulozytopenien, aplastische oder hämolytische Anämien (z.B. bei Typ I Dysgammaglobulinämie).

f) Passagere Hypogammaglobulinämien, bei denen die normale Immunglobulinsynthese erst im 4. Lebensjahr einsetzt, wurden in einzelnen Fällen beschrieben und äußern sich in einer Neigung zu rezidivierenden bakteriellen Entzündungen. – Als *sporadische kongenitale*

Tabelle 11.39 Genetisch bedingte Defekte

	Thymus	Lymphozyten*	Zelluläre Immunantwort	Keimzentren	Plasmazellen	Immunglobuline IgG	IgM	IgA	Humorale Immunantwort	Begleiterkrankungen	Genetik
a) Infantile Agammaglobulinämie (Bruton)	n	n B	n	↓	↓	↓	↓	↓	↓		x-chrom. rezessiv
b) Wiscott-Aldrich-Syndrom	n	↓ B, T	↓	↓	n	v	↓	↓	↓	Thrombopenie Ekzem, lymphoret. Malignome	x-chrom. rezessiv
Gitlin-Syndrom	↓	↓ B	↓	↓	v↓	eine Klasse fehlt			↓		x- oder autosom. rezessiv
c) Ataxia teleangiectatica, Louis-Bar-Syndrom	↓	↓ B	↓	↓	v	n	n	↓		lymphoret. Malignome Ovarialdysgenesie	autosom. rezessiv
d) Schweizer Agammaglobulinämie Glanzmann-Rinicker	↓	↓ B, T	↓	↓	↓	↓	↓	↓	↓		autosom. rezessiv
Agammaglobulinämie mit Thymom, Good-Syndrom	↓	↓ B, T	↓	↓	↓	↓	↓	↓	↓	Thymome	genet. Faktor?
e) Selektiver IgA-Defekt	n	n B	n	n	n	n	n	↓	für ↓ IgA	Sinusitis Bronchitis Enteropathie Malabsorption	autosom. rezessiv?
f) Passagere kindliche Hypogammaglobulinämie	n	n B	n	↓	↓	↓	↓		↓		
g) Variable Immundefekte	involutiert	n B, T	↓	↓	v	v	v↓	v	↓	gehäuft Autoimmunerkrankungen	autosom. rezessiv?

n: normal; v: variabel; ↓: vermindert bzw. fehlend; *: B bzw. T bezeichnet Defekte des B- bzw. T-Zellsystems.

Agammaglobulinämie lassen sich Krankheitsbilder charakterisieren, bei denen zwar die Immunglobuline stark vermindert sind, jedoch nicht wie bei der Brutonschen Agammaglobulinämie (S. 11.122) fehlen. Als morphologisches Substrat findet man eine Hypoplasie oder Aplasie der Keimzentren und einen reduzierten Gehalt an Plasmazellen. Auffallend häufig treten bei diesen Patienten Autoimmunkrankheiten sowie maligne Lymphome auf.

g) In dieser Gruppe lassen sich einige seltene Störungen einordnen, wie beispielsweise die *Alymphozytose (Nezelof)*, bei der Plasmazellen, Immunglobuline und Keimzentren regelrecht vorhanden sind, während die Thymusdrüse unvollständig entwickelt und die Lymphozyten extrem vermindert sind. Klinisch herrschen schwere Organmykosen und Virusinfekte vor. – Beim *Di-George-Syndrom* trifft man ähnliche Befunde. Der Defekt ist kombiniert mit einer Aplasie der Nebenschilddrüsen, was sich mit der engen embryologischen Beziehung zwischen beiden Organen erklären läßt.

Defekte bei Eiweißverlust bzw. -mangel
Nicht selten beobachtet man bei schweren nephrotischen Syndromen hartnäckige bakterielle Entzündungen, die sich durch den erhöhten Verlust von Immunglobulinen, besonders IgG, erklären lassen. Im Elektrophoresediagramm ist die Gammaglobulinfraktion vermindert. Ein Mangel an Immunglobulinen und Antikörpern kann auch bei anderen Eiweißverlustsyndromen auftreten, z.B. bei exsudativer Enteropathie, Colitis ulcerosa, Crohnscher Krankheit, Sprue u.a. Ein selektiver IgG-Mangel entsteht bei den progressiven Muskeldystrophien infolge erhöhten IgG-Abbaues.

Defekte bei Erkrankungen des lymphoretikulären Gewebes
Alle bösartigen Erkrankungen des lymphoretikulären Gewebes können mit humoralen oder zellulären Immundefekten einhergehen. Bei den *Plasmozytomen*, weniger bei der *Makroglobulinämie Waldenström* und den benignen monoklonalen Gammopathien, ist die Konzentration der jeweils nicht paraproteinämischen Immunglobuline vermindert, wahrscheinlich bedingt durch den die Synthese von Immunglobulinen regulierenden Feed-back-Mechanismus. Bei dieser Regulation spielen möglicherweise die L-Ketten eine besondere Rolle, denn die Hypogammaglobulinämie ist bei dieser Plasmozytomform am ausgeprägtesten. Unter den bei Kranken mit Plasmozytom auftretenden Infektionen überwiegen bakterielle Infekte, während Virus- und Pilzinfektionen selten sind.
Bei der *Lymphogranulomatose* stehen Störungen der zellulären Immunreaktionen im Vordergrund. Man beobachtet daher häufiger septische Mykosen und Virusinfektionen, auch besteht eine starke Syntropie mit Tuberkulose und Brucellosen. Die Konzentration der Immunglobuline ist normal; der zelluläre Immundefekt kann mit der klinisch wichtigen Tuberkulinanergie (negative Mendel-Mantoux-Reaktion) oder ähnlichen Hauttestungen objektiviert werden. Die Zahl der Lymphozyten ist im fortgeschrittenen Krankheitsstadium vermindert und ihre Funktion eingeschränkt, wie dies in vitro nach Stimulation der Zellen durch Phytohämagglutinin oder spezifische Antigene festgestellt werden kann.

Auch bei der *chronischen lymphatischen Leukämie* und, wenn auch seltener, bei der Lymphosarkomatose und dem Retikulumzellsarkom findet man zelluläre Immundefekte (gehäufte Virusinfektionen!). In mehr als einem Drittel der Patienten sind dabei auch die Synthese der Immunglobuline vermindert oder IgM monoklonal vermehrt.

Defekte durch Hemmung des Zellwachstums (zytostatische Immunsuppression)
Durch Röntgenstrahlen, Zytostatika (alkylierende Substanzen, Antimetaboliten u.a.) und Glucocorticoide können die Zellen des lymphoretikulären Gewebes und damit Immunreaktionen gehemmt werden. Diese Wirkung ist bei der Immunsuppression erwünscht, z.B. zur Vermeidung einer Transplantatabstoßung oder Hemmung abnormer Reaktionen bei Autoimmunkrankheiten. Durch die Immunsuppression werden jedoch nicht nur pathogene Immunreaktionen, sondern auch die normale humorale und zelluläre Infektabwehr gehemmt, weshalb bei zytostatischer immunsuppressiver Behandlung stets mit Nebenwirkungen in Form rezidivierender Entzündungen gerechnet werden muß. Besonders ist das zelluläre Immunsystem betroffen; es entstehen also gehäuft Mykosen und auch Virusinfektionen. Sie werden dadurch noch begünstigt, daß bei intensiver zytostatischer Behandlung der biologische Schutz durch die Schleimhäute herabgesetzt und die Invasion von Keimen (auch Saprophyten) begünstigt wird. Werden gleichzeitig Antibiotika in hohen Dosen gegeben, so schwindet die natürliche Bakterienflora, wodurch das Wachstum pathogener Keime gefördert wird. – Immundefekte durch Zytostatika treten besonders bei malignen Erkrankungen des lymphoretikulären Gewebes auf.

Pathogenetisch noch unklare Störungen bei Tumoren, chronischer Niereninsuffizienz u.a.
Mit Defekten der humoralen und zellulären Abwehr ist auch bei malignen Tumoren und bei chronischer Niereninsuffizienz zu rechnen, obwohl hier das lymphoretikuläre Gewebe unmittelbar, soweit man es morphologisch beurteilen kann, nicht erkrankt ist. Zwar findet man bei diesen Erkrankungen selten klinisch ausgeprägte Störungen in Form gehäufter Entzündungen und Infektionen, doch läßt sich eindeutig nachweisen, daß auch bei nicht zytostatischer Behandlung der Patienten das zelluläre Immunsystem gestört ist. Die Hautreaktionen gegenüber bakteriellen und Pilzantigenen und die Reaktionsfähigkeit der Lymphozyten in vitro ge-

genüber Phytohämagglutinin sind eingeschränkt, besonders bei metastasierten Tumoren und lange dauernder Niereninsuffizienz. Auch werden Transplantate verzögert abgestoßen.

Therapie

Die genetisch bedingten Defekte des humoralen bzw. zellulären Immunsystems können nicht kausal behandelt werden. Auch ist eine Substitutionsbehandlung nur beschränkt möglich. Mit Ausnahme einzelner Fälle von Thymusaplasie und Lymphogranulomatose, bei denen nach Transplantation von fetalem Thymus eine Restitution gelang, kann durch Übertragung von lymphatischen Zellen bzw. Knochenmarkszellen eine für den Empfänger oft letal endende GvH-Reaktion ausgelöst werden, das heißt immunologische Reaktionen der übertragenen lymphatischen Zellen (graft) gegen den Empfänger (host).

Dieses Risiko ist auch bei Anwendung von Bluttransfusionen zu beachten. Es sollten daher bei Patienten mit zellulären bzw. kombinierten Immundefekten nur mindestens 2 Wochen alte, zuvor mit etwa 2000 R bestrahlte Konserven verabreicht werden. Inwieweit in der Zukunft zelluläre Immundefekte mit Transferfaktor, der aus sensibilisierten Lymphozyten in vitro produziert werden und zelluläre Immunreaktionen übertragen kann, behandelt werden können, ist noch offen.

Defekte der Immunglobulinsynthese machen die prophylaktische Gabe von Gammaglobulinpräparaten notwendig. Bei symptomatischem Gammaglobulinmangel, z.B. bei Eiweißverlust (nephrotisches Syndrom, enteraler Eiweißverlust u.ä.), wie auch bei gestörter Antikörperbildung lymphoretikulärer Neoplasien sind intramuskulär bzw. intravenös Gammaglobuline, bzw. Gammaglobulinpräparationen anzuwenden, die in ihrer Zusammensetzung freilich nie dem Spektrum der im Normalserum enthaltenen Antikörper entsprechen. Bei genetisch bedingten Antikörpermangelsyndromen, z.B. bei der infantilen Agammaglobulinämie (Bruton) sind langfristige Gaben von Gammaglobulin notwendig, wobei monatlich eine Dosis von 100 bis 200 mg/kg empfohlen werden kann, das am besten als 16%ige Lösung intramuskulär appliziert wird. Es ist hauptsächlich aus IgG zusammengesetzt. IgA- und IgM-Konzentrate stehen in begrenzter Menge zur Verfügung und sind nur bei spezieller Indikation einzusetzen.

Bei allen Defekten des humoralen und zellulären Immunsystems kommt der Infektionsprophylaxe besondere Bedeutung zu.

Bei jedem Infektionsverdacht sollte breit antibiotisch abgedeckt und zusätzlich intravenös anwendbares Gammaglobulin, z.B. Gammavenin gegeben werden. Gegebenenfalls sind die Patienten in keimarmer Umgebung zu isolieren. Auf die Gefahr einer Serumhepatitis (Bluttransfusionen!) ist besonders zu achten. Die Pockenschutzimpfung verbietet sich bei genetisch bedingten Defekten. Selbstverständlich sollte das Risiko bakterieller Infektionen durch geeignete Antibiotika vermieden werden. Die sich oft schleichend entwickelnden Organmykosen werden häufiger bei zellulären Immundefekten, besonders bei gleichzeitiger Verabreichung von Breitbandantibiotika beobachtet. Da ihre Behandlung durch Fungistatika gelegentlich eingreifend und langwierig sein kann, kommt der Prophylaxe und der genauen klinischen Beobachtung des Patienten besondere Bedeutung zu.

Literatur

Fudenberg, H., R.A. Good, H.C. Goodman, W. Hitzig, H.G. Kunkel, I.M. Roitt, F.S. Rosen, D.S. Rowe, M. Seligmann, J.R. Soothill: Primary immunodeficiencies. Pediatrics 47 (1971) 927

Humphrey, J.H., R.G. White: Kurzes Lehrbuch der Immunologie, 2. Aufl. Thieme, Stuttgart 1972

Schwarz, J.A.: Die Entwicklung des Immunsystems. Klin. Wschr. 52 (1974) 857

Cell-mediated immunity and resistance to infection. Wld Hlth Org. techn. Rep. Ser. 519 (1973)

Paraproteinosen (Monoklonale Gammopathien)

P.G. SCHEURLEN

Aufgrund pathologisch-anatomischer Untersuchungen kam APITZ 1940 zu der Ansicht, daß beim multiplen Myelom (Plasmozytom) ein abnormes, fehlgebildetes, krankhaftes Eiweiß synthetisiert werde, das er als Paraprotein bezeichnete. Als WALDENSTRÖM (1944) durch Ultrazentrifugen-Untersuchungen nachweisen konnte, daß bei bestimmten lymphoretikulären Neoplasien (Morbus Waldenström) ebenfalls ein besonderes Eiweiß im Überschuß gebildet werde (Makroglobulin), lag die Annahme nahe, daß Paraproteine ausschließlich bei diesen Erkrankungen vorkommen würden. Auch galt lange Zeit die Ansicht, daß es sich bei Paraproteinen um abnorme Proteine handle, die sich in ihrer Struktur vom normalen Gammaglobulin unterscheiden.

Heute weiß man, daß »Paraproteine« nichts anderes als singuläre, individual-spezifische Varianten aus dem Pool der Gammaglobuline sind, sich also prinzipiell nicht von den normalen Gammaglobulinen unterscheiden (s. Immunglobuline, S. 11.117). Aufgrund ihrer einheitlichen Molekülstruktur darf geschlossen werden, daß sie in einem einheitlichen Zellklon gebildet werden. Man bezeichnet daher Paraproteine heute auch als *monoklonale Immunglobuline*.

Monoklonale Immunglobuline werden nach Beobachtungen der letzten zehn Jahre nicht nur beim Plasmozytom und der Makroglobulinämie Waldenström, sondern gelegentlich auch bei verschiedenen anderen Erkrankungen beobachtet, ja sie können auch bei gesunden und besonders bei älteren Menschen auftreten. Daraus muß der klinisch wichtige Schluß gezogen werden, daß mit der Feststellung eines »Paraproteins« bzw. eines monoklonalen Immunglobulins nicht die Diagnose eines Plasmozytoms oder einer Makroglobulinämie Waldenström eo ipso gegeben ist – oder anders ausgedrückt: Paraproteine sind lediglich ein Symptom. Dies muß besonders deshalb betont werden, weil heute dank der weitverbreiteten Elektrophorese-Untersuchungen (Papierelektrophorese, Folienelektrophorese) bei sehr vielen Patienten Paraproteine festgestellt werden, bevor aufgrund klinischer oder anamnestischer Daten an ein Plasmozytom oder eine Makroglobulinämie Waldenström gedacht wird. Diese Diagnosen dürfen aber niemals nur aufgrund der Eiweißveränderungen gestellt werden.

Monoklonale Immunglobuline bzw. Paraproteine werden im allgemeinen mit elektrophoretischen Methoden leicht erkannt: Es bildet sich im Elektrophoresediagramm ein meist hoher, stets schmalbasiger Gradient (M-Komponente) ab, dessen elektrophoretische Beweglichkeit jener des Gammaglobulins oder Betaglobulins entspricht. Aufgrund der elektrophoretischen Beweglichkeit hat man früher zwischen Gamma- und Betaparaproteinen unterschieden. Heute teilt man Paraproteine nach den Immunglobulinklassen (IgG, IgA, IgM, IgD, IgE) ein. Zur Differenzierung eignet sich besonders die Immunelektrophorese. Mit der quantitativen Immundiffusion nach Mancini können selektiv die einzelnen Immunglobuline quantitativ bestimmt werden. Für klinische Belange sind Untersuchungen mit der Ultrazentrifuge nicht notwendig, da die Feststellung eines Makroglobulins (IgM) hinreichend sicher mit der Immunelektrophorese gelingt. In seltenen Fällen findet man Doppelparaproteine, d.h. zwei monoklonale Immunglobuline.

Bei einem Teil der Paraproteinämien, besonders denjenigen des Plasmozytoms, kann Bence-Jones-Protein (L-Ketten) im Urin oder gelegentlich auch im Serum nachgewiesen werden. Bence-Jones-Protein kann als einziger »Paraproteinbefund« auftreten, z.B. beim Bence-Jones-Plasmozytom. Sehr selten werden H-Ketten vermehrt synthetisiert (Schwerkettenkrankheit). Die Häufigkeit der einzelnen Paraproteintypen entspricht etwa der Konzentration der Immunglobulinklassen im Serum, d.h. man findet am häufigsten Paraproteine der Klasse IgG.

Aufgrund des bisher Gesagten lassen sich Paraproteinosen (monoklonale Gammopathien) für klinische Belange wie folgt einteilen:
Plasmozytom (einschließlich Bence-Jones-Plasmozytom),
Makroglobulinämie Waldenström,
Schwerkettenkrankheiten,
benigne monoklonale Gammopathien.

Literatur
Apitz, K.: Die Paraproteinosen. Virchows Arch. path. Anat. 306 (1940) 631
Kochwa, S., H.G. Kunkel: Immunoglobulins. Ann. N.Y. Acad. Sci. 190 (1971) 49
Potter, W.M., D. Metcalf: Multiple myeloma and related immunoglobulinproducing neoplasmas. UICC Techn. Rep. Ser. Vol. 13 (1974)

Plasmozytom

P.G. Scheurlen

Definition
Das Plasmozytom (multiples Myelom, Morbus Kahler) ist eine neoplastisch verlaufende Erkrankung, die von den plasmazellulären Retikulumzellen des Knochenmarks ausgeht und sich im Skelettsystem bevorzugt generalisiert, aber auch in allen inneren Organen ausbreiten kann. Solitäre, medullär oder extramedullär wachsende Plasmozytome sind, wie die seltene leukämisch generalisierte Plasmazellenleukämie, Varianten bzw. verschiedene Entwicklungsstadien des Plasmozytoms. Beim Plasmozytom werden im Überschuß monoklonale Immunglobuline (»Paraproteine«) gebildet.

Häufigkeit und Vorkommen
In früheren Statistiken wurde die Erkrankungshäufigkeit mit 2,6–3,0 unter 100000 Personen angegeben. Dank besserer Nachweismethoden wird heute das Plasmozytom häufiger diagnostiziert. Es sterben 10 unter 100000 Personen an dieser Erkrankung. Das Plasmozytom ist der häufigste generalisierte Knochentumor. Der Krankheitsbeginn liegt zwischen dem 45. und 60. Lebensjahr; 80% der Patienten sind älter als 40 Jahre. Frauen erkranken etwas häufiger als Männer.

Pathologie
Die Plasmazellentumoren entwickeln sich bevorzugt im Knochenmark. Schädel, Wirbelsäule, Becken, Rippen und rumpfnahe Extremitätenknochen sind die häufigsten Lokalisationen, in denen sich die Erkrankung diffus oder tumorförmig destruierend ausbreitet. Verglichen mit dieser multizentrischen Verteilung sind solitäre (metastasierende?) Knochenplasmozytome selten. Sie können jedoch der eigentlichen Generalisation um Jahre vorausgehen. Mikroskopisch findet man mehr oder weniger ausdifferenzierte plasmazelluläre Retikulumzellen, die bei ein und demselben Patienten verschiedene Reifungsstadien zeigen können. Junge und undifferenzierte Zellen sieht man bevorzugt beim »Bence-Jones-Plasmozytom«. Die Plasmozytomzellen fallen durch eine unterschiedliche Größe

auf; sie sind meist größer als normale Plasmazellen. Ihr Kern liegt, von einer Aufhellungszone umgeben, exzentrisch im Zytoplasma, ist rund oder oval und besitzt eine grobschollige Struktur, in der mehr oder weniger verdeckt 1–2 bläuliche Nukleolen auffallen können. Das Zytoplasma ist sehr ergastoplasmareich und infolge seines hohen Nucleinsäuregehaltes tiefblau gefärbt. Mehrkernige Plasmazellen sind nicht selten. Auch trifft man immer wieder Zellen, deren Zytoplasma Vakuolen, Azurgranula oder Proteineinschlüsse enthält, die wahrscheinlich aus tropfigem Glykoprotein (Russel-Körperchen) bestehen. Auch fadenförmige, rötlich tingierte Gebilde können auffallen (»flammende Plasmazellen«), ein Befund, der jedoch entgegen früherer Ansichten nicht besonderen Paraproteinklassen zugeordnet ist.

Bei etwa einem Viertel der Fälle und besonders bei fortgeschrittener Erkrankung entwickeln sich Plasmazellinfiltrate, bzw. – selten – auch Tumoren extramedullär in Leber, Milz, Lymphknoten und Nieren. Die Ausbreitung erfolgt hier wahrscheinlich metastatisch.

Klinik
Die Erkrankung verläuft afebril. Sie beginnt mit uncharakteristischen Beschwerden wie Leistungsabnahme und leichtem Gewichtsverlust. Erste Hinweise können Beschwerden sein, die als Rheumatismus gedeutet werden und meist ziehend und unbestimmt auf Rücken, Beine, Schultern oder Arme lokalisiert werden. Eine hartnäckige Ischiasneuralgie oder Deformierungen der Wirbelsäule, Spontanfrakturen der Rippen oder Extremitäten, ja gelegentlich auch eine Querschnittslähmung können auftreten, bevor dann durch Röntgenuntersuchungen oder blutchemische Analysen die Natur der Erkrankung festgestellt wird. Im Vordergrund der Krankheitserscheinungen stehen stets die durch Ausbreitung des Prozesses im Knochenmark verursachten Symptome.

Die Röntgenuntersuchung trägt daher entscheidend zur Diagnose bei. Die Skelettveränderungen manifestieren sich als diffuse Osteoporose, die zu Kompressionen der Wirbelkörper, zu Fischwirbelbildung oder zu Frakturen der Wirbelkörper mit Gibbusbildung (Größenabnahme des Patienten!) führen können. In anderen Fällen treten charakteristische osteolytische Herde verschiedener Größe auf. Zwar werden – im Gegensatz zu anderen tumorförmigen Knochenprozessen – die Schädelknochen sehr häufig betroffen, doch muß beachtet werden, daß typische multiple osteolytische Defekte in der Schädelkalotte nur bei etwa 50% der Patienten sicher nachgewiesen werden können. Es ist daher notwendig, stets mehrere Skelettabschnitte zu untersuchen, wodurch sich die Treffsicherheit der Diagnostik wesentlich steigern läßt. In absteigender Häufigkeit werden betroffen: Schädel, Rippen, Wirbelsäule, Becken, proximale Röhrenknochen. Große osteolytische Tumoren der Schädelkalotte können gelegentlich als schmerzlose Knoten von außen palpiert werden.

Infolge des vermehrten Knochenabbaues kommt es bei etwa der Hälfte der Patienten zu einer Hyperkalzämie. Subjektiv äußert sie sich gelegentlich durch gesteigertes Durstgefühl und Obstipation. Infolge der osmotischen Diurese und gleichzeitig eingeschränkten tubulären Rückresorption kann es zur Dehydration und danach zu einem Rückgang der Harnausscheidung kommen. Die nachfolgende Azotämie, verbunden mit der Hyperkalzämie, verursacht Erbrechen und Anorexie und steigert damit die Exsikkose. Adynamie und präkomatöse Bilder sind Folge dieser oft schwer zu behebenden Störung.

Lymphknoten und Milz sind gewöhnlich nicht vergrößert. In der Leber können vereinzelt Plasmozytominfiltrate nachgewiesen werden. In wenigen Fällen breitet sich das Plasmozytom in der Lunge aus. Röntgenologisch sieht man solitäre oder multiple Rundherde; der Tumor kann sich auch, vom Hilus ausgehend, in das Lungenparenchym entwickeln und dann von einem Bronchialkarzinom nicht unterscheidbar sein. In den serösen Häuten, z.B. Perikard, Pleura sowie im paravertebralen Bindegewebe entwickelt sich das Plasmozytom in Form weicher Geschwülste.

Bei einem Viertel bis einem Drittel der Patienten wird *Bence-Jones-Protein im Urin* ausgeschieden. Es kann durch seine besondere Thermolabilität nachgewiesen werden, doch soll nicht übersehen werden, daß diese Reaktion bei gleichzeitigem Vorhandensein anderer Serumproteine im Harn gestört ist. Sicherer ist daher stets der elektrophoretische Nachweis oder die immunelektrophoretische Untersuchung. Außer einer vermehrten Proteinurie bzw. Bence-Jones-Proteinurie findet man im Urin Eiweißzylinder sowie stets auch einzelne Erythrozyten und Leukozyten.

Bei mehr als der Hälfte der Patienten entwickelt sich im Laufe der Erkrankung eine *Niereninsuffizienz,* für die mehrere Ursachen angeführt werden können: Die glomeruläre Ausscheidung kann infolge der erhöhten Blutviskosität (Sludge-Phänomen) gestört sein; häufiger sind Plasmozytominfiltrate im Interstitium. Die eigentliche »Myelomniere«, ein pathologisch-anatomischer Begriff, ist durch Eiweißniederschläge in den Tubulusepithelien bzw. den Nierenkanälchen gekennzeichnet. Bence-Jones-Protein wird durch die Glomeruli ausgeschieden, wobei mindestens im Anfangsstadium der Erkrankung lichtmikroskopisch die Glomeruli unauffällig erscheinen. In einzelnen Fällen – bei jeder Bence-Jones-Proteinurie – kommt es infolge der Resorption von Bence-Jones-Protein in die Tubuluszellen zu deren Verquellung. Aus Coazervaten mit zytoplasmatischen Proteinen der Tubuluszellen bilden sich hyaline Tropfen oder nadelförmige Gebilde in den Zellen, die daraufhin zugrunde gehen. Lamelläre Strukturen der Eiweißniederschläge weisen darauf hin, daß sich ihnen weitere Proteinmassen anlagern können. Als Reaktion bilden sich vielkernige Zellen, bei denen es sich um Fremdkörperriesenzellen oder um synzytiale Verbände von Tubuluszellen handeln kann. Durch Verstopfung der Harnkanälchen wird die Harnpassage behindert.

An Bence-Jones-Protein wird Calcium leicht gebunden, wodurch die Nephrokalzinose infolge der Hyperkalzämie und Hyperkalzurie verstärkt wird. Auch Bindungen mit Kontrastmitteln wurden beobachtet. So traten nach intravenöser Pyelographie mehrfach tödliche Anurien auf. Sie werden begünstigt durch die einer pyelograpischen Untersuchung vorausgehende Flüssigkeitsrestriktion und die während der Untersuchung durchgeführte Kompression der Ureteren. Pyelographische Untersuchungen sollten daher bei keinem Patienten durchgeführt werden, bei dem die Diagnose eines Plasmozytoms zuvor nicht sicher ausgeschlossen ist. Möglicherweise bedingt die Infusionsurographie wegen der dabei nicht mehr erforderlichen Flüssigkeitsrestriktion ein geringeres Risiko.

Bluteiweiß
Nahezu charakteristisch für das Plasmozytom (und für die Makroglobulinämie Waldenström) ist eine extreme Beschleunigung der BSG (über 100 mm in der 1. Std.). Die Senkung der Erythrozyten erfolgt sehr rasch innerhalb von 10–20 Min. (»hohe Initialsenkung«), wodurch sich das Plasmozytom und die Makroglobulinämie Waldenström von anderen Krankheiten mit hoher BSG unterscheiden. Beim Bence-Jones-Plasmozytom (S. 11.129) ist die BSG meist nur mäßig beschleunigt oder kann auch normal sein. Gleiches trifft auch für solitäre Plasmozytome zu.

Die Plasmozytomzellen bilden im Überschuß ein monoklonales Immunglobulin, das in seiner immunologischen und chemischen Struktur individualspezifisch ist und während der Krankheitsdauer bei ansteigender Konzentration identisch bleibt. Die monoklonalen Immunglobuline gehören den Klassen IgG, IgA und, sehr selten, IgD und IgE an. In einem Viertel bis einem Drittel der Fälle kann im Urin Bence-Jones-Protein (L-Ketten der Immunglobuline) mit elektrophoretischen Methoden oder durch die charakteristische Kochprobe nachgewiesen werden. Mit empfindlichen Methoden gelingt es, gelegentlich Bence-Jones-Protein auch im Serum zu identifizieren. Im Elektrophoresediagramm zeichnen sich die monoklonalen Immunglobuline als schmalbasige M-Komponenten ab und lassen sich dadurch von den breitbasigen, polyklonalen Immunglobulinvermehrungen bei chronischen Entzündungen oder Hepatopathien unterscheiden. Mit immunologischen Methoden (z. B. Immunelektrophorese) erreicht man eine weitere Typisierung.

Die erhöhte Produktion des monoklonalen Immunglobulins bedingt eine Zunahme der Serumeiweißkonzentration. Für die klinische und prognostische Bewertung eines Krankheitsverlaufes ist die Konzentration des Paraproteins nicht entscheidend, da der Nachweis sehr hoher Eiweiß- bzw. Paraproteinkonzentrationen nicht gleichzeitig auch eine schlechte Prognose bedeutet, wie umgekehrt ausgedehnte Plasmozytome mit einer nur geringen Erhöhung der Paraproteine einhergehen können. Lediglich für die Beurteilung eines Therapieerfolges im Einzelfall kann das Verhalten des Paraproteins von Belang sein, wenn seine Konzentration unter der Behandlung zurückgeht.

Höhermolekulare Komponenten des monoklonalen Immunglobulins bei IgA-Plasmozytomen können eine Zunahme der Blutviskosität verursachen, allerdings kaum in dem ausgeprägten Maße wie bei Makroglobulinämien. Immerhin können Sludge-Phänomene an den kleinen Gefäßen (Auge) auftreten, die möglicherweise auch Störungen der Durchblutung im ZNS verursachen. Dabei können sich komatöse Zustandsbilder entwickeln (Coma paraproteinaemicum). Auch die Blutgerinnung kann gestört sein: Als Folge der erhöhten Viskosität stellt sich eine vermehrte Thromboseneigung ein. Andererseits können sich auch eine Purpura, subkutane Hämatome, Epistaxisblutungen oder gastrointestinale Blutverluste entwickeln; die hämorrhagische Diathese kann durch verschiedene Faktoren bedingt sein: Das Paraprotein kann Komplexe mit den Gerinnungsfaktoren V, VII und Prothrombin eingehen bzw. zu Störungen der Freisetzung des Thrombozytenfaktors 3 führen oder Störungen der Plättchenretraktion infolge einer Hemmung der Fibrinogen-Fibrin-Umwandlung verursachen.

Bei weniger als 10% der Patienten besitzt das Paraprotein besondere thermische Eigenschaften der Art, daß es bei Abkühlung geliert oder präzipitiert (»Kryoglobulin«). Die Patienten sind dann gegenüber Abkühlung empfindlich und klagen vermehrt über der Raynaud-Krankheit gleichende Beschwerden. Die Kälteintoleranz kann sich auch in einer Kälteurtikaria oder einer Purpura äußern oder oft zu Gefäßverschlüssen in der Peripherie führen. Durchblutungsstörungen im Innenohr können Taubheit, solche in den Retinagefäßen Erblindung verursachen. Um Unterschied zur Kryoglobulinämie bei Hypergammaglobulinämien anderer Genese (LED), rheumatisches Fieber, Endocarditis lenta, Malaria u.ä.) sind die Kryoglobulinkonzentrationen bei Paraproteinämien hoch. Sehr selten sind sog. Pyroglobuline, d.h. Paraproteine, die bei Erwärmung eine gesteigerte Viskosität entwickeln. Davon zu unterscheiden ist die Wärmelabilität der Bence-Jones-Proteine.

Blutbild
Stets entwickelt sich eine Anämie, die mehrere Ursachen haben kann: Beeinträchtigung der Erythropoese infolge der Ausdehnung des Prozesses im Knochenmark; gastrointestinale Blutverluste infolge begleitender Gerinnungsstörungen oder häufiger eine renale Insuffizienz, die sich bei nahezu der Hälfte der Patienten im Laufe der Erkrankung (s. unten) entwickelt. Eine Hyperchromie bzw. me-

galozytäre Bilder müssen an eine »Aufbrauchperniziosa« bei rasch wachsenden Plasmozytomen denken lassen.

Bei der Anfertigung des Blutausstriches tritt oft eine »Geldrollenbildung« zutage, die durch die besondere Viskosität des Serums bedingt ist und als solche bereits den Verdacht auf eine Paraproteinämie erwecken muß. Leukozyten und Thrombozyten sind normal oder – bei etwa einem Drittel der Patienten – vermindert. Die Lymphozyten sind eher vermehrt. Monozyten und Blutplasmazellen sind normal mit Ausnahme des Finalstadiums der Erkrankung, in dem als prognostisch ernstes Symptom Plasmozytomzellen in die Peripherie ausgeschwemmt werden können.

Für die Diagnose entscheidend ist das Resultat der Knochenmarkpunktion. Man findet eine Vermehrung von Plasmazellen bzw. Plasmozytomzellen über 15–20%. Ihr Anteil an der Gesamtzellpopulation ist jedoch nie so hoch wie der von Leukämiezellen im Verlaufe von akuten oder chronischen Leukämien. Die Plasmozytomzellen sind polymorph, zeigen also verschiedene Reifestadien (s. oben). Vermehrter Nachweis von Plasmoblasten, Zellatypien wie Vakuolen im Zytoplasma oder gar in den Kernen, Eiweißniederschläge, flammende Plasmazellen, häufige polyploide Zellen oder gar Anordnung der Plasmazellen in Plasmazellnestern sind recht sichere Hinweise auf ein Plasmozytom und unterscheiden diesen Befund von einer reaktiven Plasmozytose des Knochenmarks bei entzündlichen Erkrankungen oder der Plasmazellvermehrung bei benignen, monoklonalen Gammopathien.

Besondere Verläufe

Bence-Jones-Plasmozytom

Beim Bence-Jones-Plasmozytom werden als »Paraprotein« lediglich vermehrt Bence-Jones-Protein, d.h. L-Ketten, gebildet und ausgeschieden. Immunelektrophoretisch kann das Bence-Jones-Protein gelegentlich im Serum identifiziert werden, doch ist seine Serumkonzentration infolge seiner hohen Nieren-Clearance nur gering. Es fehlt daher auch die für andere Plasmozytome charakteristische hohe schmalbasige M-Komponente, mit ein Grund, weshalb dieses Plasmozytom oft nicht erkannt wird. Elektrophoretisch kann das Bence-Jones-Protein schneller oder langsamer als die kompletten Immunglobulinmoleküle wandern; man identifiziert es daher gelegentlich am kathodischen Ende der Elektrophoresekurve, oder es überlagert sich dem α_2-Globulin. Früher als Alphaplasmozytom bezeichnete Fälle sind in Wirklichkeit nichts anderes als Bence-Jones-Plasmozytome.

Stützt man sich bei der Diagnose eines Plasmozytoms bzw. der Ausschlußdiagnose lediglich auf die Elektrophoresekurve, so werden Bence-Jones-Plasmozytome gewöhnlich verkannt. Man stellt die Fehldiagnose Nierenerkrankung, wenn bereits eine Niereninsuffizienz besteht und die Proteinurie nicht näher analysiert wird. Wird in solchen Fällen eine intravenöse Pyelographie durchgeführt, dann kann es zu dem bereits beschriebenen, nicht selten tödlichen Komplikationen einer Anurie kommen.

Auch beim Bence-Jones-Plasmozytom ist die Synthese normaler Immunglobuline eingeschränkt. Das Elektrophoresediagramm entspricht daher dem einer Hypogammaglobulinämie bzw. Agammaglobulinämie. Unseres Erachtens ist die Kombination einer Hypogammaglobulinämie mit Proteinurie und den bei Plasmozytomen häufigen rheumatischen Beschwerden eine für das Bence-Jones-Plasmozytom charakteristische Trias. Die BSG erlaubt meist keine Schlüsse, da sie, im Unterschied zur charakteristischen »Plasmozytomsenkung«, nur mäßig beschleunigt ist.

IgD-Plasmozytom

Diese bei etwa 100 Patienten beobachtete Erkrankung zeigt einige Besonderheiten: Männer sind häufiger betroffen, auch ist das Erkrankungsalter niedriger. Bei fast allen Patienten finden sich eine Bence-Jones-Proteinurie und Niereninsuffizienz. Die Komplikation einer Amyloidose ist daher relativ häufig. Die Prognose ist schlechter als bei anderen Plasmozytomen.

Die Diagnose kann leicht verfehlt werden, da wegen der kurzen Halbwertszeit des IgD-Paraproteins die M-Gradienten im Elektrophoresediagramm nur wenig hervortreten und das Gesamteiweiß kaum auffallend erhöht ist. Bemerkenswerterweise handelt es sich in der überwiegenden Zahl der Fälle um L-Ketten vom λ-Typ.

Solitäres Plasmozytom

Solitäre Plasmozytome können sich im Knochen zu großen Tumoren ausbilden und können dann operativ entfernt werden. Da diese solitären Plasmozytome oft viele Jahre einer späteren Generalisation vorausgehen, ist der Erfolg einer nur operativen Behandlung zweifelhaft. Andererseits ist die Diagnose des solitären Plasmozytoms ohne bioptischen Befund unmöglich, da Serumeiweißveränderungen fehlen und das Knochenmarkpunktat nicht typisch verändert ist. Solitäre extramedulläre Plasmozytome können zwar ubiquitär im mesenchymalen System auftreten; sie bevorzugen jedoch in über 90% der Fälle den Nasopharynx (Tonsillen, Nasennebenhöhlen, Larynx und Trachea) und zeigen einen benigneren Verlauf. Seltene solitäre Plasmozytomtumoren werden auch in den Lungen, im Magen-Darm-Trakt oder anderen inneren Organen und gelegentlich als schmerzlose Knoten in der Haut beobachtet.

Plasmazellenleukämie

Sieht man von den im Finalstadium eines Plasmozytoms häufigen Plasmozytomzellen im peripheren Blut ab, so ist die Plasmazellenleukämie eine seltene Erkrankung. Ihre Zuordnung zum Plasmozytom als eine besondere Verlaufsform wird von einigen Autoren aufgrund zytologischer Charakteristika angezweifelt: Die Plasmazellen der Leukämie sind gewöhnlich einheitlicher strukturiert als Plasmozytomzellen.

Plasmozytom ohne Paraproteinämie
In seltenen Fällen vermißt man bei klinisch, röntgenologisch und hämatologisch gesicherten Plasmozytomen Paraproteine.

Komplikationen
Amyloidose: Die beim Plasmozytom und bei der Makroglobulinämie Waldenström beobachtete Amyloidose ist durch ihre charakteristische perikollagene Lokalisation histologisch bzw. polarisationsmikroskopisch erkennbar und unterscheidet sich darin von der nach chronischen Infektionskrankheiten entstehenden sog. sekundären Amyloidose. Bevorzugt sind Muskulatur (Zunge, Herzmuskulatur, submuköse Abschnitte des Intestinaltraktes [Malabsorptionssyndrom!], Nervensystem, periartikuläre Gewebe und Gefäßwände) befallen. Auf diese Komplikationen weisen eine Vergrößerung und Verdickung der Zunge, eine Herzmuskelinsuffizienz und EKG-Veränderungen, polyneuritische oder dyspeptische Beschwerden hin. In der Genese der Plasmozytomnephropathie spielt das Amyloid der Nierenglomeruli eine entscheidende Rolle, weil es Proteinurie und Niereninsuffizienz verursachen kann. In der Klinik läßt sich die Amyloidose durch die einfach durchzuführende Rektumbiopsie nachweisen.
Nach neueren Untersuchungen bestehen enge immunchemische und strukturelle Beziehungen zwischen den L-Ketten und dem Amyloid, wodurch sich auch erklärt, daß Amyloidosen relativ häufig bei den mit vermehrter Bence-Jones-Proteinausscheidung einhergehenden Plasmozytomen gefunden werden.
Störungen der Infektabwehr: Bedingt durch einen regulatorischen Mechanismus ist die Synthese der normalen Immunglobuline vermindert. Daraus resultiert eine Hypogammaglobulinämie bzw. in einzelnen Fällen ein Antikörpermangel-Syndrom und damit eine Schwäche der humoralen Abwehr mit erhöhter Disposition zu bakteriellen Infektionen (Pneumonien!). Die Abwehrschwäche wird dadurch noch verstärkt, daß einzelne monoklonale Immunglobuline die physiologische Phagozytosefunktion der Granulozyten hemmen. Möglicherweise wird durch intensive Substitution die physiologische Gammaglobulinsynthese gehemmt.

Prognose
Die Prognose des Plasmozytoms ist stets infaust. Auch bei konsequent durchgeführter Behandlung beträgt die Lebenserwartung, gerechnet vom Auftreten der ersten Krankheitssymptome an, im Mittel nicht mehr als 20–30 Monate. Eine ungünstigere Prognose zeigen die Bence-Jones-Plasmozytome und das IgD-Plasmozytom. Die Prognose ist etwas günstiger in solchen Fällen, wo die Erkrankung mit solitären Tumoren beginnt.

Therapie
Im allgemeinen erreicht man durch Zytostatika eine Linderung der oft starken Knochenschmerzen und eine Tumorrückbildung bzw. Hemmung des Tumorwachstums. Zur Behandlung empfehlen sich die Zellzyklus-unspezifischen alkylierenden Substanzen Melphalan (Alkeran) und Cyclophosphamid (Endoxan). Als Parameter des Behandlungserfolges gelten Rückgang der Skelettschmerzen, Abnahme der monoklonalen Immunglobuline, Verschwinden einer Bence-Jones-Proteinurie, Zunahme der normalen Immunglobulinkonzentration, Abnahme der Plasmazellen im Knochenmark. Selten beobachtet man eine Rückbildung der Osteolysen.
Die intermittierende hochdosierte Stoßbehandlung wird besser toleriert und führt zu höheren Remissionsraten als eine kontinuierliche Dauerbehandlung. Zusätzliche Gaben von Prednisolon erhöhen den Behandlungserfolg, auch läßt sich damit ein Hyperkalzämiesyndrom besser beherrschen.
Behandlungsvorschläge:
1. Melphalan, 4 Tage je 0,25 mg/kg;
   Prednisolon, 4 Tage je 2,0 mg/kg, danach weitere 4 Tage Prednisolon in fallenden Dosen; anschließend etwa 6wöchiges behandlungsfreies Intervall.
2. Melphalan, 7 Tage je 0,15 mg/kg;
   Prednisolon, Dosierung wie unter 1.; anschließend etwa 6wöchiges behandlungsfreies Intervall.
3. Cyclophosphamid, 10–12 mg/kg, einmal wöchentlich i.v.;
   Prednisolon, Dosierung wie unter 1.
4. Melphalan, 4 Tage je 0,2 mg/kg;
   Procarbazin (Natulan), 6 Tage je 4,0 mg/kg;
   Prednisolon, Dosierung wie unter 1.
5. Cyclophosphamid, täglich oral als Dauertherapie 3–4 mg/kg.

Durch eine kontinuierlich fortgesetzte Therapie kann nach intermittierender Stoßbehandlung die Remission über viele Monate erhalten werden. Selbstverständlich sind stets die bei Anwendung von Zytostatika möglichen Komplikationen besonders der Leukopoese und Thrombopoese zu beachten und gegebenenfalls die Dosen zu reduzieren.
Zusätzliche Gaben von Anabolika (z.B. Durabolin in einer wöchentlichen Dosis von 25–50 mg) haben sich bewährt. Möglicherweise werden dadurch die Retention harnpflichtiger Substanzen und die Anämie günstig beeinflußt.

Literatur
Engle, R.L., L.A. Wallis: Immunoglobulinopathies. Thomas, Springfield 1969
Osserman, E.F.: Plasma-cell myeloma. II. Clinical aspects. New Engl. J. Med. 26 (1959) 952, 1006
Potter, W.M., D. Metcalf: Multiple myeloma and related imunoglobulinproducing neoplasmas. UICC Techn. Rep. Ser. Vol. 13 (1974)
Pruzanski, W., M.E. Platto, M.A. Ogryzlo: Leukemic form of immunocytic dyscrasia (plasma cell leukemia). Amer. J. Med. 47 (1969) 60

Scheurlen, P.G.: Klinik und Diagnose des Bence-Jones-Plasmozytoms. Dtsch. Med. Wschr. 90 (1965) 1389
Waldenström, J.G.: Diagnosis and treatment of multiple myeloma. Grune & Stratton, New York 1970
Wilmanns, W.: Klinik und Therapie des Plasmozytoms. Verh. dtsch. Ges. inn. Med. 81 (1975)

Makroglobulinämie Waldenström

P.G. Scheurlen

Definition

Die Makroglobulinämie Waldenström ist eine mit monoklonaler IgM-Synthese einhergehende maligne Erkrankung des lymphoretikulären Systems. Hierbei handelt es sich um eine *monoklonale Proliferation* lymphoider Zellen *verschiedener* Reifungsstadien, womit erklärt ist, weshalb hier keine morphologische Identität der Krankheitsverläufe gegeben ist – ganz im Unterschied zum Plasmozytom einerseits und der chronischen lymphatischen Leukämie andererseits, bei welchen Krankheiten *ein* Zellklon in *einer bestimmten* Reifungsstufe proliferiert. Da das monoklonale IgM auch intrazellulär und membrangebunden in Gewebsschnitten bei Lymphosarkom und Retikulumzellsarkom gelegentlich nachgewiesen werden kann und diese Erkrankungen sowie die chronische lymphatische Leukämie mit einer IgM-Paraproteinämie einhergehen können, läßt sich die Makroglobulinämie Waldenström oft nicht klar diesem Krankheitsbild gegenüber abgrenzen.

Häufigkeit und Vorkommen

Die Makroglobulinämie Waldenström ist wahrscheinlich viermal seltener als das Plasmozytom. Der Erkrankungsbeginn liegt im höheren Lebensalter, d.h. zwischen 50 und 70 Jahren. Männer erkranken wahrscheinlich häufiger als Frauen.

Pathologie

Die Erkrankung breitet sich bevorzugt in den Organen des lymphoretikulären Systems aus. In etwa einem Drittel bis zur Hälfte der Fälle werden daher Lymphknotenschwellungen beobachtet, die über Jahre diskret bleiben können. Das Knochenmark ist meist diffus infiltriert mit lymphoiden Zellen, die bis hin zu Plasmazellen differenziert sind. Auch Leber und Milz sind beteiligt, woraus ein mehr oder weniger starker Leber- oder Milztumor resultieren kann. Histologisch und zytologisch finden sich lymphoide Zellen mit manchmal nur schmalem basophilem Zytoplasma. Andere Zellen sind größer und enthalten im Zytoplasma PAS-positive Granula. Das Chromatin der Zellen ist gewöhnlich dicht; es finden sich 1–2 größere Nukleolen. Neben diesen lymphoiden Zellen und den oft unreif erscheinenden Plasmazellen findet man als mehr oder weniger typischen Befund vermehrt Gewebsmastzellen.

Klinik

Die Erkrankung beginnt schleichend und uncharakteristisch; die Patienten klagen über vermehrte Müdigkeit und allgemeine Leistungsabnahme, die auf die sich entwickelnde Anämie zurückgeführt werden können. In anderen Fällen verläuft die Erkrankung rasch progredient und maligne.

Obwohl sich die Krankheit bevorzugt im Knochenmark ausbreitet, gehören knochendestruierende Prozesse nicht zum typischen Krankheitsbild, da die Zellen der Makroglobulinämie Waldenström keinen osteoklastenaktivierenden Faktor bilden. Es kann zwar häufig eine verstärkte Osteoporose festgestellt werden, die zu Deformierungen und zu Spontanfrakturen bzw. Wirbelkompressionen führen kann, doch hat man im Hinblick auf das höhere Lebensalter der Patienten auch daran zu denken, daß es sich hier um ein krankheitsunspezifisches Symptom handelt.

Bei etwa der Hälfte der Patienten sind die Lymphknoten vergrößert. Sie sind weich und gegenüber ihrer Umgebung gut verschiebbar. Sie schmerzen nicht. In gleicher Häufigkeit kann eine Hepatosplenomegalie mäßigen Grades festgestellt werden. In der Leber sind lymphoide Zellen als Infiltrate der Glissonschen Felder vermehrt. Selten einmal ist das Leberparenchym diffus durchsetzt.

Im Vordergrund der klinischen Symptomatik stehen Befunde, die als Folge der durch die Makroglobulinvermehrung bedingten und mit dieser korrelierten Viskositätszunahme bei etwa der Hälfte der Fälle beobachtet werden. Eine Manifestation dieses Hyperviskositätssyndroms ist besonders die Störung der normalen Hämostase (Schleimhautblutungen, Retinablutungen, gastrointestinale Blutungen, Sludge-Phänomene, Thrombosen der Retinavenen bzw. Pulmonalgefäße mit pulmonaler Hypertonie).

Die Mikrozirkulationsstörungen (periphere Durchblutungsstörungen und psychische bzw. polyneurotische Störungen) sind besonders ausgeprägt, wenn die monoklonalen Makroglobuline Eigenschaften von Kälteagglutininen oder Kryoglobulinen haben.

In einzelnen Fällen finden sich Krankheitsverläufe, bei denen bevorzugt oder ausschließlich die Lungen betroffen sind und dabei diffus miliare oder grobknotige Herde gefunden werden. Auch Störungen des zentralen und peripheren Nervensystems können auftreten und sich in verschiedenen klinischen Symptomen wie Subarachnoidalblutungen, zentralen fokalen und multifokalen Störungen und peripheren Neuropathien äußern. Wahrscheinlich sind diese Störungen durch Zellinfiltrate verursacht. Diese Symptomatik wird als Bing-Neel-Syndrom bezeichnet.

Blutbild

Bei fortschreitender Erkrankung entwickelt sich eine Anämie, die sowohl durch eine Verdrängung der Erythropoese im Knochenmark wie aber auch durch die hämorrhagische Diathese oder durch autoimmunhämolytische Vorgänge (z.B. Kälteagglutinine) bedingt sein kann. Die Leukozytenzahl ist gewöhnlich normal, wobei im Differentialblutbild etwas vermehrt Lymphozyten gefunden werden.

Als Folge der Makroglobulinvermehrung kommt es gelegentlich zu einer Rouleaubildung der Erythrozyten im Blutausstrich. Der charakteristische Knochenmarkbefund ist durch das Auftreten lymphoider Retikulumzellen, vermehrter Plasmazellen und vor allen Dingen durch Gewebsmastzellen gekennzeichnet. Bei zytogenetischen Untersuchungen können häufig abnorme Chromosomenmuster festgestellt werden.

Serumeiweiß

Die BSG ist stark erhöht und zeigt die für »Paraproteinämien« typische maximale Initialsenkung. Entsprechend der Vermehrung des monoklonalen IgM ist auch die Konzentration des Serumeiweißes erhöht. In der Elektrophorese findet man die charakteristische schmalbasige M-Komponente, gewöhnlich mit der elektrophoretischen Beweglichkeit des Gammaglobulins. In der Ultrazentrifuge läßt sich das monoklonale IgM mit einer charakteristischen Sedimentation von 19 S nachweisen; häufig findet man zusätzliche höhermolekulare Komponenten. Für den direkten und klinisch relevanten Nachweis genügt die Immunelektrophorese, in der bei Präzipitation mit polyvalenten Antihumanseren bzw. spezifischen Anti-IgM-Seren typische Präzipitate abgebildet werden. Das hochmolekulare Protein fällt in destilliertem Wasser aus (»Sia-Test«) und kann auf diese Weise, allerdings nicht streng spezifisch, nachgewiesen werden. Makroglobuline können Eigenschaften von Kryoglobulinen haben, wobei dann das Serum in der Kälte ausfällt (S. 11.128). Auch falsch positive Wassermann-Reaktionen oder hohe Rheumafaktortiter können durch die Makroglobulinvermehrung bedingt sein. Nicht selten besitzen die monoklonalen IgM Eigenschaften von Kälteagglutininen. Bence-Jones-Proteinurie und Amyloidose sind bei der Makroglobulinämie Waldenström seltener als beim Plasmozytom.

Prognose und Verlauf

Nach Prognose und Verlauf stellt die Makroglobulinämie Waldenström kein einheitliches Krankheitsbild dar, denn in einzelnen Fällen schreitet die Krankheit sehr rasch fort, während in anderen Fällen (häufiger) sich die Neoplasie nur langsam entwickelt und damit mit einer günstigeren Prognose verbunden ist.

Differentialdiagnostisch muß die Makroglobulinämie Waldenström besonders gegenüber der chronischen lymphatischen Leukämie und dem Lympho-Retikulumzellsarkom abgegrenzt werden, die ebenfalls mit Anomalien der IgM-Synthese einhergehen können. Auch ist nicht ausgeschlossen, daß es Fälle von Waldenströmscher Erkrankung gibt, bei denen das monoklonale IgM zwar in den Zellen synthetisiert, aber nicht in das Plasma sezerniert wird. Bei starker polyklonaler IgM-Vermehrung kann elektrophoretisch das Bild einer »Paraproteinämie« vorgetäuscht werden, beispielsweise bei chronischen Lebererkrankungen, chronischen Infektionskrankheiten (z.B. Kala-Azar) oder bei Kollagenosen.

Therapie

Bei sich nur langsam entwickelnden Krankheitsverläufen ist eine zytostatische Behandlung nicht angebracht. Sie ist jedoch notwendig, wenn die Erkrankung stark progredient ist. Als Mittel der Wahl gelten alkylierende Substanzen (Chlorambucil, Cyclophosphamid), die als Dauertherapie eingesetzt und mit Prednisolon kombiniert werden. Diese Behandlung ist besonders angebracht, wenn Komplikationen durch Kälteagglutinine bzw. eine Hämolyse vorliegen.

Eine Behandlung ist auch notwendig, wenn infolge der Hyperviskosität Zirkulationsstörungen oder Störungen im Hämostasemechanismus beobachtet werden. In solchen Fällen kann der IgM-Überschuß durch Plasmaphoresen vermindert werden, wobei bis zu 1000 ml Plasma wöchentlich entnommen und damit der Patient vor den zusätzlichen Komplikationen geschützt werden kann. In vitro kann IgM durch Cysteamin (Penicillamin) verkleinert werden (Spaltung der Disulfidbrücken). Der Erfolg dieser immer wieder empfohlenen Maßnahme ist jedoch bei der Therapie der Makroglobulinämie Waldenström zweifelhaft, zumal bei der Anwendung dieser meist langfristig notwendigen Therapie erhebliche Nebenwirkungen (Leukopenie, Thrombopenie, Fieber, nephrotisches Syndrom) auftreten können.

Literatur

Engle, R.L., L.A. Wallis: Immunoglobulinopathies. Thomas, Springfield 1969

Potter, W.M., D. Metcalf: Multiple myeloma and related immunoglobulinproducing neoplasmas. UICC Techn. Rep. Ser. Vol. 13 (1974)

Scheurlen, P.G.: Klinik und Therapie des M. Waldenström und der H-Kettenerkrankungen. Verh. dtsch. Ges. inn. Med. 81 (1975)

Waldenström, J.G.: Diagnosis and treatment of multiple myeloma. Grune & Stratton, New York 1970

Schwerkettenkrankheiten

P.G. SCHEURLEN

Definition

Gemeinsames Merkmal der Schwerkettenkrankheiten (heavy chain diseases = HCD) ist das Auftreten monoklonaler inkompletter Schwerketten der Klassen IgG, IgA oder IgM (s. Immunglobuline, S. 11.117). Dementsprechend werden unterschieden: γ-CD, α-CD und μ-CD. Die Erkrankungen sind sehr selten. Die Diagnose stützt sich im wesentlichen auf Laborbefunde.

Klinik

Die Erkrankungen zeigen keine Ähnlichkeit zum Plasmozytom. Die γ-CD (FRANKLIN 1964) verläuft unter dem Bild einer lymphoproliferativen Erkrankung. Wichtigstes Merkmal sind Lymphome, die sich spontan zurückbilden können. Leber und Milz sind oft vergrößert. In der Hälfte der Fälle tritt Fieber auf, weshalb differentialdiagnostisch an chronische Entzündungen und Autoimmunkrankheiten zu denken ist. Osteolytische Knochenveränderungen, Bence-Jones-Proteinurie oder Niereninsuffizienz fehlen.

Die α-CD verläuft mit wenigen Ausnahmen unter dem klinischen Bild eines schweren Malabsorptionssyndroms mit Diarrhoen, Steatorrhoe, Gewichtsverlust, Hypokaliämie und Abdominalbeschwerden. Lymphome oder eine Hepatosplenomegalie werden vermißt. Die Erkrankung beruht auf plasmazellulären Infiltrationen der Lamina propria des Darmtraktes. In abdominellen Lymphknoten werden vermehrt Plasmazellen, Lymphozyten und Retikulumzellen nachgewiesen.

μ-CD: Diese seltenste HCD verläuft unter dem Bild einer langsam progredienten chronischen lymphatischen Leukämie, wobei Leber und Milz sehr stark vergrößert sind, während Lymphome fehlen. Bei dieser HCD können Bence-Jones-Proteinurie und pathologische Frakturen beobachtet werden.

Blutbild

γ-CD: Man findet eine Lymphozytose mit atypischen, meist stark basophilen Lymphozyten bzw. Plasmazellen. In zwei Fällen endete die Krankheit in einer Plasmazellenleukämie. Häufig sind die Eosinophilen vermehrt. Stets besteht eine Anämie.

α-CD: Außer einer leichten Anämie sind keine typischen Blutbildveränderungen oder Knochenmarkbefunde nachweisbar.

μ-CD: Besondere Merkmale sind hier auffallend vakuolisierte Plasmazellen, die neben den Lymphozyten vermehrt sind.

Eiweißveränderungen

Die BSG ist mäßig beschleunigt. Elektrophoretisch sieht man gelegentlich eine uncharakteristische Vermehrung der α_2-, β- oder γ-Globulinfraktion. Typische M-Komponenten werden vermißt. Bei der γ-CD und α-CD wird niemals Bence-Jones-Protein (L-Ketten) im Urin nachgewiesen, während dieser Befund für die μ-CD relativ charakteristisch ist. Die Schwerkettenfragmente werden immunelektrophoretisch mit Anti-γ-, Anti-α- bzw. Anti-μ-Seren identifiziert.

Therapie

Die geringe Zahl von Beobachtungen erlaubt noch keine verbindlichen Therapievorschläge. In einzelnen Fällen wurden lokale Bestrahlungen vorgenommen oder eine zytostatische Therapie mit alkylierenden Substanzen, kombiniert mit Prednisolon bzw. eine kombinierte zytostatische Therapie nach de Vita durchgeführt.

Literatur

Potter, W.M., D. Metcalf: Multiple myeloma and related immunoglobulinproducing neoplasmas. UICC Techn. Rep. Ser. Vol. 13 (1974)

Scheurlen, P.G.: Klinik und Therapie des M. Waldenström und der H-Kettenerkrankungen. Verh. dtsch. Ges. inn. Med. 81 (1975)

Seligmann, M.: Heavy chain diseases. Rev. europ. Étud. clin. biol. 17 (1972) 349

Benigne monoklonale Gammopathien

P.G. SCHEURLEN

Benigne Paraproteinämien (gutartige, rudimentäre Paraproteinämien, Atypien, monoklonale Gammopathien) sind gelegentlich nur ein Zufallsbefund. Nach eigenen Erfahrungen treten sie in 0,12% eines allgemeinen Krankengutes auf. Bei alten Menschen sind sie häufiger. In größeren Paraproteinämiestatistiken machen sie etwa ein Viertel aller Paraproteinämien aus.

Die klinische Bedeutung dieser benignen Paraproteinämien liegt vor allem darin, daß der Befund jeweils differentialdiagnostisch gegenüber der Paraproteinämie eines Plasmozytoms bzw. einer Waldenströmschen Makroglobulinämie abgegrenzt werden muß. Da es sich in jedem Falle um monoklonale Immunglobuline handelt, reicht die eiweißanalytische Differenzierung für die klinische Diagnose gewöhnlich nicht aus. Gewisse Hinweise, aber nicht mehr, bieten folgende Beobachtungen:

Das Serumeiweiß ist im allgemeinen nicht oder nicht wesentlich erhöht. Die Konzentration des Paraproteins bleibt über längere Zeit (Jahre) konstant, ganz im Gegensatz zur Paraproteinämie bei Plasmozytom oder Makroglobulinämie Waldenström. Die BSG ist selten so stark beschleunigt wie bei diesen Erkrankungen. Eine stärkere Verminderung der normalen Immunglobuline wird vermißt. Meist fehlt eine Bence-Jones-Proteinurie. Vor allem aber fehlen die differentialdiagnostisch für Plasmozytom und auch Makroglobulinämie hochsignifikanten Röntgenveränderungen am Skelett. Der Sternalmarkbefund ist demgegenüber oft wenig schlüssig, da einerseits Plasmazellvermehrungen bei Entzündungen, Karzinomen oder bei anderen Erkrankungen festgestellt werden können und andererseits bei etwa 20% gesicherter Plasmozytome charakteristische Knochenmarksbefunde vermißt werden. Am häufigsten sind bei benignen Paraproteinämien monoklonale IgG-Vermehrungen. Gelegentlich findet man als einzigen atypischen Befund eine vermehrte L-Ketten-Produktion (Bence-Jones-Proteinurie). Besonders schwierig ist die Abgrenzung gegen asymptomatisch verlaufende leichte Makroglobulinvermehrungen, vor allem wenn diese die Eigenschaft von Kryoglobulinen oder Kälteagglutininen haben.

Benigne Paraproteinämien scheinen am häufigsten bei Karzinomen und bei Erkrankungen der Leber bzw. Gallenwege zu sein. Unter den Lebererkrankungen steht an erster Stelle die chronisch-progressive Hepatitis; seltener findet man benigne Paraproteinämien bei Leberzirrhosen. Vereinzelt wurden gutartige Paraproteinämien bei Kollagenosen, besonders bei Lupus erythematodes disseminatus, progressive Sklerodermie und Panarteriitis nodosa, beobachtet. Interessant ist, daß monoklonale IgG-Vermehrungen gehäuft beim Morbus Gaucher festgestellt werden können.

Diese Syntropie monoklonaler Gammapathien mit Karzinomen bzw. Erkrankungen des immunologischen Apparates weist auf einige pathogenetische Mechanismen hin, die im einzelnen nicht aufgeklärt sind (persistierende Stimulation durch Antigene [?] u.a.), die aber dafür sprechen, daß es nicht nur maligne proliferierende Plasmazellklone wie beim Plasmozytom und Makroglobulinämie Waldenström gibt, sondern auch über längere Zeit persistierende Klone, denen nicht von vornherein die Tendenz malignen Wachstums eigen ist. Wenn immer wieder beobachtet wird, daß nach vielen Jahren (10–15 Jahre) vordem benigne Paraproteinämien in ein echtes Plasmozytom übergehen, so kann daraus geschlossen werden, daß die zunächst als benigne Plasmazellklone persistierenden Klone zu irgendeinem Zeitpunkt und aus noch unbekannten Gründen in ein malignes Wachstum übergehen. Ob dies für alle benignen Paraproteinämien zutrifft, ist heute noch offen. Für die Klinik ist wichtig, daß die Therapie erst dann angebracht ist, wenn das Plasmozytom als solches, also das maligne Wachstum nachgewiesen ist.

Literatur

Barandun, S.: Klinik und Therapie der symptomatischen und primär benignen Paraproteinosen. Verh. dtsch. Ges. inn. Med. 81 (1975)
Hällen, J.: Frequency of »abnormal« serum globulins (M-components) in the aged. Acta med. scand. 173 (1963) 737
Hällen, J.: Discrete gammaglobulin (M-)components in serum. Acta med. scand. Suppl. (1966) 462
Makela, O., A.M. Cross: The diversity and specialization of immunocytes. Progr. Allergy 14 (1970) 145
Potter, W.M., D. Metcalf: Multiple myeloma and related immunoglobulinproducing neoplasmas. UICC Techn. Rep. Ser. Vol. 13 (1974)
Scheurlen, P.G.: Atypische Gamma-Globuline bei nicht-hämatologischen Erkrankungen. Verh. dtsch. Ges. inn. Med. 69 (1963) 451
Waldenström, J.G.: Benigne und maligne monoklonale Hypergammaglobulinämie (Gammopathia). Schweiz. med. Wschr. 100 (1970) 290

Chronische Kälteagglutininkrankheit

P.G. SCHEURLEN und W. SCHNEIDER

Definition

Die chronisch-idiopathische Kälteagglutininkrankheit wird zu den monoklonalen Gammapathien gerechnet, da hier eine monoklonale Immunglobulinvermehrung nachgewiesen werden kann. Klinisch und morphologisch bestehen enge Beziehungen zur Makroglobulinämie Waldenström. Die Erkrankung ist relativ selten und verläuft meist gutartig. Der Erkrankungsbeginn liegt im höheren Lebensalter mit einem Altersgipfel im 58. Lebensjahr. Männer erkranken etwa doppelt so häufig wie Frauen. Der Krankheitsverlauf ist protrahiert, wobei im Unterschied zum Morbus Waldenström klinisch die hämolytischen Schübe im Vordergrund stehen.

Pathogenese und Ätiologie

Kälteagglutinine sind in niedrigen Titerstufen auch im normalen Serum nachweisbar. Sie gehören zur IgM-Klasse und sind gegen den Ii-Komplex menschlicher Erythrozyten gerichtet. Sie sind jedoch, im Unterschied zu den bei der chronisch-idiopathischen Kälteagglutininkrankheit auftretenden Agglutininen polyklonal und besitzen eine relativ schmale Wärmeamplitude. In dieser Form treten sie passager nach Virusinfektionen (atypische Pneumonien) auf und sind dabei offenbar Produkt einer vorübergehenden Stimulation der Antikörper produzierenden Zellen. – Im Unterschied dazu sind die Antikörper bei der chronisch-idiopathischen Kälteagglutininkrankheit monoklonal; sie gehören der IgM-Klasse an und besitzen in den allermeisten Fällen L-Ketten vom $\varkappa$-Typ. Nur selten findet sich eine monoklonale IgA-Vermehrung oder ein IgM vom λ-Typ. Gegenüber den physiologischerweise vorhandenen Kälteagglutininen besitzen sie eine stark verbreiterte Wärmeamplitude, die bis 34°C ansteigen kann. Auch ist der Antikörpertiter sehr hoch (zwischen 1:100000 bis 1:1000000). Dies führt bei 37°C zu einer kom-

plementabhängigen Hämolyse. Demgegenüber findet sich in Fällen von chronisch-symptomatischer Kälteagglutininkrankheit (z.B. nach Virusinfektionen) nur ein niedrigerer Antikörpertiter (zwischen 1:128 und 1:8000).
Ähnlich der Waldenströmschen Makroglobulinämie ist die Erkrankung in die Gruppe der malignen Lymphome einzureihen; auch bei anderen malignen Lymphomen können gelegentlich stark erhöhte Kälteagglutinintiter nachgewiesen werden.

Klinik
Bei fehlender Kälteexposition verläuft die Erkrankung meist schleichend mit einer mäßiggradigen Anämie und entsprechenden unspezifischen Erscheinungen wie Müdigkeit und Abgeschlagenheit. Die Anämie ist normochrom; im Knochenmark ist die Erythropoese gesteigert. Gleichzeitig findet sich eine Vermehrung lymphoider Retikulumzellen.
Bei Kälteexposition kommt es infolge vermehrter Erythrozytenagglutination zu Raynaud-Beschwerden mit Akrozyanose bis hin zu Gewebsnekrosen. Die Hämolyse bedingt einen meist leichten Ikterus, der sich während kälteinduzierter Schübe verstärken und mit Hämoglobinurie verbunden sein kann. Von den durch die Kälteagglutinine bedingten Symptomen abgesehen entspricht der Krankheitsverlauf weitgehend dem einer benigne verlaufenden Makroglobulinämie Waldenström.

Differentialdiagnose
Es sind Erkrankungen auszuschließen, die mit Akrozyanose einhergehen, wie z.B. die eigentliche Raynaud-Erkrankung sowie Durchblutungsstörungen, die durch Viskositätszunahme des Plasmas (z.B. bei Makroglobulinämie Waldenström) oder durch Kryoglobulinämie (z.B. bei einzelnen Plasmozytomen oder Makroglobulinämie) bedingt sind. Differentialdiagnostisch sind die hämolytischen Schübe abzugrenzen gegenüber den hämolytischen Krisen bei Vorhandensein bithermischer Hämolysine (Donath-Landsteiner-Antikörper) sowie gegen toxisch bedingte Hämolysen und hämolytische Anämien infolge anderer Autoantikörper. Schließlich ist stets auch an eine passagere symptomatische Kälteagglutininkrankheit, z.B. bei und nach Virusinfektionen zu denken.

Verlauf und Prognose
Bei Vermeidung einer Kälteexposition nimmt die Erkrankung einen langsam progredienten Verlauf mit lang anhaltendem relativen Wohlbefinden und nur leichten, unspezifischen Beschwerden, die Folge der mäßiggradigen hämolytischen Anämie sein können. Bei Kälteexposition können dagegen lebensbedrohliche Komplikationen mit akutem Nierenversagen und toxischer Leberzellschädigung auftreten.

Therapie
Wichtigstes Behandlungsprinzip ist das Vermeiden von Abkühlung. Bluttransfusionen dienen zur symptomatischen Behandlung. Dabei ist auf Verwendung gealterter Konserven zu achten, da durch den Abfall des Komplementspiegels das Risiko der Hämolyse niedrig gehalten werden kann. Die Behandlung mit Merkaptanen (Penicillamin) hat sich als wirkungslos erwiesen und entbehrt jeder Grundlage, nachdem gezeigt werden konnte, daß bei sorgfältiger Aufspaltung des IgM-Moleküls auch die Untereinheiten noch Kälteagglutininwirksamkeit besitzen. Bei klinisch schweren Verläufen ist daher eine zytostatische Behandlung angezeigt, wobei man sich an die für die Therapie der Makroglobulinämie Waldenström geltenden Prinzipien (S. 11.132) zu halten hat.

Literatur
Bube, F.W., W. Schneider, K. Schumacher: Zur Therapie der chronisch-idiopathischen Kälteagglutinin-Krankheit mit D-Penicillamin und Immunsuppressiva. Med. Welt 22 (N.F.) (1971) 1275
Gehrmann, G.: Hämolyse und hämolytische Anämien. Thieme, Stuttgart 1969
Olesen, H.: On the cold agglutinine syndrome. Munksgaard, Kopenhagen 1966
Schubothe, H.: The cold hematagglutinin disease. Sem. Hematol. 3 (1966) 27
Schubothe, H., W. Baumgartner, H. Yoshimura: Makroglobulinvermehrung und lymphoide Zellproliferation bei der chronischen Kälteagglutininkrankheit. Schweiz. Med. Wschr. 91 (1961) 1154

Maligne Erkrankungen des lymphoretikulären Systems

P.G. Scheurlen

In diesem Abschnitt werden die malignen Erkrankungen des lymphoretikulären Systems besprochen. Sie werden auch als Lymphome, bzw. als maligne Lymphome bezeichnet, Begriffe, die auf Virchow bzw. Billroth zurückgehen. Während das Krankheitsbild der Lymphogranulomatose nach morphologischen und klinischen Gesichtspunkten bereits um die Jahrhundertwende weitgehend abgeklärt war, gibt es bis heute keine einheitlich anerkannte Systematik der übrigen lymphoretikulären Neoplasien. Um der Problematik einer definitiven Klassifizierung dieser Erkrankun-

gen auszuweichen, wird daher häufig die grobe Unterteilung der lymphoretikulären Neoplasien in
  Hodgkin-Lymphome und
  Non-Hodgkin-Lymphome
gewählt. Dementsprechend wird auch in diesem Buch verfahren.

Lymphogranulomatose (Morbus Hodgkin, Hodgkin-Lymphom)

Definition
Die Lymphogranulomatose ist eine bösartig verlaufende Erkrankung des lymphoretikulären Gewebes (malignes Lymphom). In typischen Fällen ist sie histologisch durch das Auftreten von Hodgkin- und Sternberg-Reed-Zellen sowie Granulationsgewebe gekennzeichnet.

Vorkommen und Häufigkeit
Die Erkrankung kann alle Lebensalter betreffen, beginnt jedoch am häufigsten zwischen dem 20. und 40. Lebensjahr. Sie tritt bei Männern häufiger als bei Frauen auf. Unter den malignen Lymphomen steht sie in der Häufigkeit an erster Stelle. Nach Statistiken aus den USA hat sie in den letzten 30–40 Jahren um das Zwei- bis Dreifache zugenommen. Die Zunahme geht ungefähr mit der Zunahme der Leukosen parallel.

Pathologische Anatomie
Die Lymphogranulomatose nimmt ihren Ausgang vom lymphoretikulären Gewebe. Als typisches Merkmal treten die sog. Hodgkin-Zellen bzw. die mehrkernigen Sternberg-Zellen auf, Zellen mit einem Durchmesser zwischen 15 und 45 μm, die u.a. durch ihre besondere Kernstruktur auffallen: Die Kernmembran ist gewöhnlich kräftig dargestellt und umgibt ein meist klares, wenig angefärbtes Kernplasma, in dem distinkt zwei oder mehr Nukleolen hervortreten. In den mehrkernigen Sternberg-Zellen sind die Kerne oft ähnlich wie bei vielkernigen Langhans-Riesenzellen in der Peripherie der Zellen angeordnet. Die Kerne sind rund oder auch gebuchtet und von einem mittelblauen Zytoplasma umgeben, in dem Vakuolen oder perinukleäre Aufhellungszonen auffallen können.

Das histologische Bild ist nicht einheitlich. In unterschiedlichen Anteilen finden sich, nach der Art eines Granulationsgewebes aufgebaut, Lymphozyten, Histiozyten, eosinophile und neutrophile Granulozyten, atypische Retikulumzellen, Plasmazellen, Hodgkin- oder Sternberg-Zellen. Viele Beobachtungen sprechen dafür, daß zwischen dem histologischen Bild und der Prognose der Erkrankung Beziehungen bestehen, weshalb es auch gerechtfertigt ist, histologische Kriterien für die Verlaufsbeurteilung heranzuziehen. So unterschieden JACKSON u. PARKER (1944) drei Formen: das prognostisch günstige Paragranulom, das eigentliche Granulom (über 80% der Fälle) und das bösartige Hodgkin-Sarkom.

In neuerer Zeit hat sich eine auf LUKES u. BUTLER (1966) zurückgehende Einteilung durchgesetzt (Rye-Klassifikation), bei der vier Formen unterschieden werden:
1. lymphozytenreicher Typ,
2. nodulär-sklerosierender Typ,
3. Mischtyp,
4. lymphozytenarmer Typ.

Die erste Form, die bei etwa 15% der Erkrankungen gefunden wird, ist prognostisch am günstigsten zu beurteilen. Man findet im histologischen Schnitt vermehrt Lymphozyten; auch im peripheren Blut sind die Lymphozyten eher vermehrt. Seltener werden eosinophile Granulozyten, Plasmazellen und typische Hodgkin- bzw. Sternberg-Zellen gefunden. Die Proliferation der Zellen ist diffus oder erfolgt in kleinen Knötchen (diffuser oder nodulärer Typ). In diese Gruppe gehört das Paragranulom (s. oben).

Die am häufigsten gefundene noduläre Sklerose imponiert durch grobe Knotenbildungen, die durch Kollagenphasern voneinander abgegrenzt sind. Man findet einen wechselnden Gehalt an Lymphozyten, Neutrophilen und besonders eosinophile Granulozyten, einzelne Retikulumzellen und verstreut kleine Nekrosen. Die noduläre Sklerose ist, im Unterschied zu anderen Formen, häufig mit einem Befall des Mediastinums und der Lungen korreliert, während abdominelle Lymphknoten hier nur selten befallen sind. Die Prognose ist günstiger als bei den unter 3 und 4 beschriebenen Formen.

Beim Mischtyp findet sich ein wechselnder Lymphozytengehalt. Man sieht Hodgkin- und Sternbergsche Riesenzellen mit typischen großen Nu-

Tabelle 11.40 Stadieneinteilung der Lymphogranulomatose (Ann Arbor 1971)

Stadium I (A, B)	Befall einer Lymphknotenregion (I) oder lokalisierter extralymphatischer Herd (I_E)
Stadium II (A, B)	Befall von zwei oder mehr Lymphknotenregionen (z.B. beide Supraklavikulargruben, Achselhöhlen u.a.) auf einer Seite des Zwerchfells (II) oder solitärer extralymphatischer Herd und (oder) ein oder mehr Lymphknotenregionen gleichseitig vom Zwerchfell (II_E)
Stadium III (A, B)	Befall von Lymphknotenregionen beidseits des Zwerchfells (III), der Milz (III_S) oder lokalisierte extralymphatische Herde (III_E) oder beides (III_{SE})
Stadium IV (A, B)	disseminierter Organbefall
Untergruppen	A: fehlende Allgemeinerscheinungen
	B: Vorhandensein von Allgemeinerscheinungen (Fieber, Nachtschweiße, Juckreiz, stärkerer Gewichtsverlust; starke BSG-Erhöhung, α_2-Globulinvermehrung)

kleolen, die andererseits bei vorgenannten Formen gewöhnlich nur in kleiner Zahl gefunden werden. Die Fibrosierung ist relativ stark, auch sieht man reichlich Retikulumzellen, Eosinophile und Plasmazellen.

Die ungünstigste Prognose zeigt der lymphozytenarme Typ. Zahlreiche atypische Retikulumzellen, Hodgkin- und Sternbergsche Riesenzellen sowie Nekrosen sind Kennzeichen dieser Form, die je nach Ausprägung als diffuse Fibrose, als retikulumzellreiche Lymphogranulomatose oder als Hodgkin-Sarkom sich manifestieren kann. Diese Form macht etwa 25% der Erkrankungen aus. Das Hodgkin-Sarkom kann von Anfang der Erkrankung an vorliegen; es kann sich aber auch erst im Laufe der Behandlung entwickeln. Häufig liegt ein Stadium der Untergruppe B (s. Tab. 11.**40**) vor.

Klinik
Allgemeinsymptome
Die Erkrankung beginnt meist schleichend. Das Allgemeinbefinden ist zunächst wenig gestört. Erste Hinweise auf die Erkrankung können leichte Temperaturerhöhungen sein, die einen phasenhaften Verlauf zeigen. An deren Stelle kann eine stärkere Schweißneigung einziges Symptom sein, das den Lymphknotenschwellungen vorausgeht. In typischen Fällen geht die Erkrankung mit rezidivierenden Fieberschüben einher (Pel-Ebstein-Fieber). In fortgeschrittenen Krankheitsstadien treten gelegentlich septische Fieberschübe auf. Ein Viertel der Patienten klagt über hartnäckigen Juckreiz. Der immer wieder als charakteristisch angegebene Alkoholschmerz betroffener Lymphknotenregionen ist ein nicht sehr zuverlässiges Symptom.

Die Allgemeinsymptome stehen nicht in unmittelbarer Beziehung zur Ausdehnung der Erkrankung (s. Stadieneinteilung, S. 11.136). Das Allgemeinbefinden kann bei ausgedehntem Lymphknotenbefall relativ gut sein, es kann aber auch bereits im frühen Stadium der Erkrankung zu Gewichtsabnahme, hohen Temperaturen, schweren nächtlichen Schweißausbrüchen, Tachykardien und starker Kachexie kommen. Die Erkrankung verläuft – auch bei unbehandelten Fällen – in Schüben.

Lymphknoten
Hervorstechendes Symptom der Erkrankung sind Lymphknotenschwellungen. Bei etwa 70% der Patienten beginnt die Lymphogranulomatose mit Schwellungen der Lymphknoten im Halsbereich. Die Lympknotentumoren sind schmerzlos, mittelfest und im Anfangsstadium gegeneinander abgrenzbar. Später können sie zu Konglomeraten verbacken.

Der Häufigkeit nach werden zunächst die supraklavikulären, dann die axillären, mediastinalen und inguinalen Lymphknoten befallen. Aber auch alle anderen Lymphknotenregionen können betroffen sein, so z.B. die paraaortalen und pelvinen Lymphknotenregionen.

Der Röntgendiagnostik kommt besondere Bedeutung zu, da mediastinale oder hiläre Lymphknotenschwellungen schon zu Beginn der Erkrankung nachgewiesen werden können. Eine Schwellung der trachealen Lymphknoten kann sich durch einen hartnäckigen Reizhusten bemerkbar machen. Die Lymphknoten sind im allgemeinen gut gegenüber dem Lungenparenchym abgegrenzt; sie können einseitig oder doppelseitig auftreten. Von den Hilus- und mediastinalen Lymphknoten aus kann die Erkrankung aber auch auf die Lungen übergreifen, wobei röntgenologisch die Abgrenzung gegenüber einem Bronchialkarzinom schwierig werden kann. Die Lymphogranulomatose der Lungen tritt in Form multipler Rundherde oder multipler, unscharf abgegrenzter Infiltrationen auf. Dabei findet man gewöhnlich eine Beteiligung der Pleura mit eiweißreichem Exsudat. Seltener greift die Erkrankung auf den Herzbeutel über. Auch die Thymusdrüse wird betroffen, sei es im Rahmen der Generalisation oder aber auch als isolierter Thymustumor, der klinisch und röntgenologisch von einem Thymuskarzinom nicht unterschieden werden kann. Für den Nachweis abdominaler paraaortaler und pelviner Lymphknotentumoren haben sich die Lymphknotenszintigraphie und besonders die Lymphographie bewährt, durch die Verläufe mit isoliertem Befall abdominaler Lymphknoten nachgewiesen werden können (»abdominaler Hodgkin«).

Bei etwa der Hälfte der Patienten wird ein Milztumor getastet. In etwa der gleichen Häufigkeit findet man auch eine Infiltration der Leber, gelegentlich mit einem Ikterus verbunden, wobei die Differentialdiagnose eine gleichzeitige Hämolyse oder Lymphknotenschwellungen im Bereich der abführenden Gallenwege zu berücksichtigen hat. Röntgenologisch lassen sich gröbere Knotenbildungen in Magen oder Darm nachweisen. Bei ausgedehntem Befall der abdominalen Lymphknoten treten Abflußstörungen der Harnwege auf. »Rheumatische Beschwerden« bzw. Skelettschmerzen deuten auf einen Befall des Knochensystems hin (besonders Wirbelsäule und Becken). Röntgenologisch lassen sich osteolytische Herde oder periostale Veränderungen nachweisen, die röntgenologisch von Tumormetastasen bzw. einer Osteomyelitis unterschieden werden müssen. Gelegentlich sieht man flächenhafte oder knotenförmige Infiltrate der Haut. Häufiger ist das Nervensystem betroffen, sei es durch flächenhafte oder auch knotige epidurale Infiltrate bzw. Infiltrationen im Bereiche der Foramina intervertebralia, die dann zu hartnäckigen neuralgischen Schmerzen bzw. motorischen und sensiblen Ausfällen führen können.

Laborbefunde
Das periphere *Blutbild* zeigt eine gering ausgeprägte Anämie. Die Zahl der Granulozyten ist normal oder – besonders die eosinophilen Granulozyten – erhöht. Auch die Monozyten sind vermehrt. Zu Beginn der Erkrankung ist die Zahl der Lymphozyten normal, später fällt eine Lymphozytope-

nie auf. Gelegentlich ist die Erkrankung durch eine hämolytische Anämie kompliziert, besonders wenn die Milz befallen ist.

Die BSG ist erhöht. Im Elektrophoresediagramm des Serums beobachtet man bei normalem oder gering erhöhtem γ-Globulin eine meist deutliche Vermehrung der a_2-Globuline, die für die prognostische Beurteilung des Krankheitsverlaufs wichtig ist. Im Knochenmark findet man wenig charakteristische Veränderungen. Die eosinophilen Granulozyten sind vermehrt. Selten werden bei der Untersuchung typische Hodgkin-Zellen erfaßt. Häufiger findet man eine leichte Zunahme der Plasmazellen oder Retikulumzellen. Schlüssiger ist die Biopsie des Lymphknotens (s. Histologie, S. 11.136). Dabei sollte eine zytologische Untersuchung nie versäumt werden, da sie – im Unterschied zu den meisten anderen Lymphknotentumoren – kein monomorphes Bild zeigt, sondern oft mit dem Nachweis von Hodgkin-Zellen oder gar Sternbergschen Zellen die Diagnose ermöglicht.

Stadieneinteilung, Prognose und Verlauf

Prognose und Verlauf der Lymphogranulomatose hängen wesentlich vom Krankheitsstadium bzw. der Ausbreitung bei Erkrankungsbeginn ab. Man weiß, daß die Prognose relativ günstiger in solchen Fällen ist, in denen zunächst nur eine einzelne Lymphknotengruppe betroffen ist, und es ist auch bekannt, daß in vielen Fällen die Erkrankung von einer Lympknotenregion auf andere Regionen fortschreitet. Man kann daher verschiedene Stadien der Lymphogranulomatose unterscheiden, wie sie in Tab. 11.**40** aufgeführt sind. Die Prognose der Erkrankung ist im Stadium I sinngemäß günstiger als im Stadium IV. Auch ist für die prognostische Beurteilung wichtig, ob stärkere Allgemeinsymptome (Untergruppe B) vorliegen.

Eine genaue Stadieneinteilung ist nicht nur für die Beurteilung der Prognose wichtig, sondern auch für eine rationale Therapie. Dafür ist Voraussetzung, daß durch eine intensive Diagnostik das Stadium der Erkrankung festgestellt wird, wozu ein genauer klinischer Status der Lymphome und die Suche nach intrathorakalen Lymphomen sowie die Prüfung von Leber und Milz (Leber- und Milzszintigraphie) notwendig sind. Mit der Lymphographie werden paraaortale und iliakale Lymphknoten nachgewiesen. Da jedoch mesenteriale Lymphknoten und die Lymphknoten im Milz- bzw. Leberhilus damit nicht erfaßt und die Beteiligung von Leber und Milz palpatorisch und szintigraphisch nur unsicher beurteilt werden können, sollen nach Möglichkeit eine explorative Laparotomie mit Biopsien der Leber, Überprüfung aller Lymphknoten des Bauchraumes und eine Splenektomie frühzeitig vorgenommen werden. Durch explorative Laparotomie und Splenektomie erreicht man bei einem Viertel der Patienten eine klarere Therapieplanung. Da von der Milz aus im allgemeinen die hämatogene Streuung erfolgt, kommt der Splenektomie auch therapeutische Bedeutung zu; bei einem Teil der Kranken kann der Übergang in das Stadium IV verhindert werden.

Für die prognostische Beurteilung sind auch die histologischen Befunde (S. 11.136) wichtig: Die Prognose ist günstiger bei der lymphozytenreichen Form und der nodulären Sklerose, während jene Krankheitsverläufe eine schlechte Prognose haben, bei denen histologisch ein lymphozytenarmes Gewebe mit vielen atypischen Retikulumzellen, Hodgkin- und Sternberg-Zellen gefunden wird. – Histologische Befunde und klinische Stadieneinteilung stehen nicht in direkter Beziehung zueinander.

Besondere Verlaufsformen

Auf das sog. Paragranulom und das Hodgkin-Sarkom, letzteres auch als Endstadium der Erkrankung, wurde bereits hingewiesen. Beide sind Varianten der Lymphogranulomatose, die nicht als besondere Krankheitsbilder abgetrennt werden können.

Gleiches gilt für die xanthomatöse Form der Lymphogranulomatose, bei der sich histologisch reichlich Schaumzellen (Einlagerung von Cholesterinestern in Retikulumzellen) nachweisen lassen. Sie wird, im Unterschied zu früher, heute nur noch selten beobachtet. Differentialdiagnostisch ist sie gegenüber echten Lipoidgranulomatosen abzugrenzen.

Als »epitheloidzellige Lymphogranulomatose« wurde von LENNERT u. MESTDAGH (1968) eine besondere, morphologisch faßbare Variante der Lymphogranulomatose beschrieben. Sie ist histologisch durch multiple, in kleinen Herden auftretende und meist gleichmäßig über die Schnittfläche verteilte epitheloidzellige Infiltrate gekennzeichnet. Plasmazellen sind häufig. Die Hodgkin- bzw. Sternberg-Zellen sind insofern atypisch, als ihre Nukleolen kleiner und in einem dichter strukturierten Kern gelegen sind. Nekrosen oder Sklerosierung der Lymphknoten treten nicht auf. Klinisch wurden bei den Patienten ebenfalls Fieber, Juckreiz und Eosinophilie beobachtet. Bemerkenswert ist, daß die Erkrankung nicht wie die klassische Lymphogranulomatose unilokulär, beispielsweise im Bereich der Halslymphknoten, beginnt, sondern oft zu Beginn bereits eine Generalisation mit Beteiligung von Leber und Milz vorhanden ist.

Inwieweit es sich hierbei um eine Variante der Lymphogranulomatose oder ein malignes lymphozytäres Lymphom handelt, ist noch offen.

Als »Lymphogranulomatosis X« wird ein Krankheitsbild bezeichnet, das durch eine Splenohepatomegalie, generalisierte Lymphknotenschwellungen und Fieber gekennzeichnet ist und bei dem Symptome wie Bluteosinophilie, Exantheme und Pruritus auf eine Neigung zu hyperergischen Reaktionen schließen lassen. Bisher ist nicht sicher, ob es sich um eine besondere Form der Lymphogranulomatose oder eine reaktive überschießende Immunreaktion (»immunoblastische Lymphadenopathie«) handelt. Auffallend ist eine deutliche polyklonale Vermehrung der Immunglobuline. Der klinische Verlauf ist schwer und die Prognose ungünstig. Histologisch findet sich eine deutliche Vermehrung postkapillärer Venolen mit Zunahme von Eosinophilen, Lymphozyten und Plasmazellen sowie deren Vorstufen. Die Lymphknotenstruktur ist zerstört.

Als Piringer-Lymphadenitis wird die Lymphknotentoxoplasmose bezeichnet, die histologisch jedoch gegenüber der Lymphogranulomatose mit erhöhtem Toxoplasmosetiter abgegrenzt werden kann.

Immunpathologische Phänomene bei der Lymphogranulomatose

Die für die humorale und zelluläre Immunabwehr verantwortlichen Zellen entstammen dem lymphoretikulären Gewebe. Es kann daher nicht überraschen, wenn die spezifische Infektabwehr bei malignen Lymphomen und besonders bei der Lymphogranulomatose gestört ist. Schon seit den ersten Beobachtungen von Sternberg ist es bekannt, daß die Lymphogranulomatose relativ häufig mit einer Tuberkulose verbunden ist. Sternberg selbst beschrieb die Erkrankung 1898 als eine »unter dem Bild der Pseudoleukämie verlaufende Tuberkulose des lymphatischen Apparates«. Nach statistischen Untersuchungen besteht eine Syntropie von Lymphogranulomatose und Tuberkulose. Trotz Rückgang der Tuberkulosefrequenz erkranken rund 5% der Lymphogranulomatosepatienten an einer Tuberkulose. Auch andere Infektionskrankheiten wie Brucellosen sowie vor allem Virusinfekte (Herpes zoster) und Organmykosen (Kandidiasis, Aspergillose, Histoplasmose) treten bei der Lymphogranulomatose häufiger als bei Gesunden auf. Einige seltene Erkrankungen wie die Zytomegalie und die Pneumocystis-carinii-Pneumonie des Erwachsenen werden bevorzugt bei Lymphogranulomatose beobachtet.

Die Infektabwehrschwäche geht mit verminderten oder fehlenden Immunreaktionen (z.B. Kutanreaktionen) gegenüber den entsprechenden bakteriellen bzw. Pilzantigenen einher. Klinisch wichtig ist vor allem die durch die Mendel-Mantoux-Reaktion feststellbare Tuberkulinallergie, der differentialdiagnostischer Wert insofern zukommt, als sie unabhängig ist von einer gleichzeitig bestehenden Tuberkulose.

Bei genauer Analyse der Immundefekte ergibt sich folgendes:

Die durch Antikörper vermittelte humorale Immunabwehr ist im allgemeinen nicht gestört, weshalb bakterielle Infektionen bei Lymphogranulomatose nicht häufiger auftreten als bei anderen bösartigen Erkrankungen. Die Antikörperproduktion ist jedoch eingeschränkt, wenn der Kontakt mit einem (bakteriellen oder anderen) Antigen erstmals nach Ausbruch der Erkrankung stattfindet. – Demgegenüber können Störungen der zellulären Abwehr mit verschiedenen Methoden erfaßt werden. Die bereits erwähnte Mendel-Mantoux-Reaktion und die ihr gleichzusetzenden Reaktionen der »zellulären Überempfindlichkeit« (»delayed hypersensitivity«) sind bei der Lymphogranulomatose eingeschränkt, was durch verschiedene In-vivo-Methoden (Kontaktdermatitis, Hauttransplantate) nachgewiesen werden kann. Auch in vitro gelingt der Nachweis gestörter zellulärer Immunreaktionen: Setzt man einer Kultur von Lymphozyten ein Mitogen (z.B. Phytohämagglutinin) zu oder, bei sensibilisierten Personen, ein spezifisches Antigen, so werden die Lymphozyten zu großen Blasten transformiert, ein Vorgang, der mit einer intensiven DNS-Neusynthese einhergeht. Je mehr die zellulären Immunleistungen eingeschränkt sind, um so geringer ist diese Blastenbildung, weshalb aus dem Resultat solcher In-vitro-Untersuchungen bei Lymphogranulomatose Hinweise auf die Reaktionsfähigkeit des zellulären Immunsystems gewonnen werden können. Die Reaktionsfähigkeit der Lymphozyten wird zusätzlich beeinflußt durch einen im Plasma von Lymphogranulomatosepatienten vorhandenen, noch nicht näher abgeklärten Faktor. Die zellulären Immunleistungen bzw. ihre Störungen stehen in Beziehung zum Stadium der Erkrankung, d.h. im Stadium I und II beobachtet man meist eine normale oder annähernd normale Lymphozytentransformation, während diese in fortgeschrittenen Phasen der Erkrankung herabgesetzt ist.

Auf die Störungen der Infektabwehr ist besonders auch deshalb zu achten, weil Immundefekte durch die Verabreichung von Zytostatika und durch Steroide verstärkt werden können und weil Organmykosen bei hochdosierter antibiotischer Behandlung eher auftreten. Auch ist darauf zu achten, daß Patienten mit gestörter Immunabwehr auf eine Vakzination mit schweren Impfreaktionen antworten können. Aktive Schutzimpfungen mit lebenden Krankheitserregern sollten daher nicht vorgenommen werden.

Therapie

Die durchschnittliche Überlebenszeit unbehandelter Patienten beträgt nach früheren Statistiken 18 Monate. Dank klarer und konsequenter Therapiemaßnahmen kann heute mit einer Fünfjahresüberlebenszeit von 30–60% gerechnet werden. Dieser Fortschritt wurde besonders durch den dem jeweiligen Krankheitsstadium entsprechenden Einsatz der therapeutischen Maßnahmen erzielt. Es ist daher unumgänglich, bereits zu Beginn der Behandlung sich ein genaues Bild über die Ausdehnung der Erkrankung zu machen (Staging durch Lymphographie, explorative Laparotomie). Im Therapieplan haben Strahlentherapie bzw. Chemotherapie ihren festen Platz. Selbstverständlich muß wichtigstes Prinzip sein, möglichst schon am Anfang der Erkrankung eine vollständige Vernichtung der Lymphogranulomatoseherde zu erreichen.

Strahlentherapie

Im Stadium I, II und IIIA ist die Strahlentherapie nach international standardisierten Verfahren einzusetzen. Dabei müssen nicht nur die befallenen Lymphknotenstationen, sondern alle größeren Lymphknotenregionen, gleichgültig ob sie befallen sind oder nicht, in die Bestrahlung miteinbezogen werden. Eine initiale Strahlentherapie ist vorsichtig anzuwenden, wenn sehr große mediastinale oder intrapulmonale Tumoren gefunden werden. Gegebenenfalls kann hier durch eine Aufteilung der Dosierung oder eine vorausgehende initiale Chemotherapie das Risiko einer Strahlenpneumonitis umgangen werden. Der Strahlentherapie muß auf jeden Fall eine Chemotherapie nachfolgen, wenn ein Stadium IIB oder IIIB vorliegt.

Chemotherapie

Domäne der zytostatischen Chemotherapie sind alle diejenigen Verläufe, bei denen die Strahlentherapie nicht effektiv sein konnte bzw. ein Stadium IIIB oder IV vorliegt. Die kombinierte Chemotherapie ist der Behandlung mit einem einzigen Zytostatikum eindeutig überlegen, weshalb früher empfohlene Monotherapien (Vinblastin, Chlorambucil, Cyclophosphamid) nicht mehr als Initialtherapie zu empfehlen sind. Die besten Erfolge werden heute mit dem von DE VITA konzipierten Behandlungsschema erzielt, das 60–80% der Patienten des Stadiums IIIB und IV in Vollremission führt.

MOPP-Kombination (DE VITA u. Mitarb. 1970):
Vincristin 1,4 mg/m² an Tag 1 und 8;
N-Lost 6 mg/m² an Tag 1 und 8;
Procarbazin (Natulan) 100 mg/m² an Tag 1–14;
Prednisolon 40 mg/m² an Tag 1–14.

Anstelle von N-Lost kann mit gleichem Erfolg auch Cyclophosphamid (Endoxan) in einer Dosis von 650 mg/m² an Tag 1 und 8 verwendet werden (COPP-Kombination).

In der MVPP-Kombination (NICHOLSON u. Mitarb. 1970) wird anstelle von Vincristin Vinblastin (6 mg/m² an Tag 1 und 8) verabreicht.

Den jeweils 14tägigen Therapiezyklen folgen zwei therapiefreie Wochen. Insgesamt werden sechs Zyklen verabreicht. Leukozytopenie bzw. Thrombozytopenie können dazu zwingen, besonders die Dosis von Cyclophosphamid und Procarbazin zu reduzieren. Um die Entwicklung einer Cushing-Symptomatik zu vermeiden, kann Prednisolon auf die Zyklen 1 und 4 beschränkt werden, sofern zur Vermeidung dieser Nebenwirkungen die therapiefreien Intervalle nicht ausreichen. Die Patienten sind darauf aufmerksam zu machen, daß ein (meist reversibler) Haarausfall eintreten kann. Er ist unter N-Lost geringer und kann hier durch vorübergehendes Anlegen eines Tourniquet um den Kopf zur Zeit der Injektion vermieden werden. Die intravenöse Applikation von N-Lost ist aber nicht selten mit unangenehmen Thrombosen verbunden, auch verursacht N-Lost häufiger als Cyclophosphamid Stomatitiden und Epitheldefekte im Darmtrakt. Die Dosis von Vincristin sollte 2 mg/Tag nicht überschreiten, da sonst eine Polyneuropathie auftreten kann, die im übrigen bei der MVPP-Kombination seltener ist. Im allgemeinen beeinträchtigt eine vorausgehende intensive Strahlentherapie die Erfolgsaussichten der Chemotherapie nicht, sondern begünstigt eher deren Effekt.

Mit der angegebenen kombinierten Chemotherapie können komplette Remissionen von mehrjähriger Dauer erreicht werden. Die Behandlung muß jedoch mit weiteren Zyklen fortgesetzt werden, wenn nur eine partielle Remission erzielt werden kann. Auch muß die Therapie erneut aufgenommen werden, wenn Rückfälle innerhalb des ersten halben Jahres eintreten.

Versagt die kombinierte Chemotherapie und werden nach Einsatz von sechs oder mehr Behandlungszyklen keine Remissionen erreicht, so können als Zytostatika zweiter Wahl Adriamycin bzw. Bleomycin gegeben werden. Adriamycin wird als Einzeldosis von 60 mg/m² i.v. in drei- bis vierwöchigem Abstand injiziert. Es kann auch mit Vincristin, N-Lost und Prednisolon kombiniert werden (Adriamycin jeweils am Tag 1, 7, 14, und 21).

Bleomycin wird in einer Dosis von 10–15 mg jeweils zweimal wöchentlich intravenös gegeben. Die erste Injektion soll langsam erfolgen. Als Gesamtdosis sollen 150 mg nicht überschritten werden. Nebenwirkungen sind schon frühzeitig auftretendes heftiges Fieber und bei einem Teil der Patienten schwere Lungenfibrosen. Die Myelopoese wird nicht beeinträchtigt.

Sonstige Behandlungsmaßnahmen

Die früher gelegentlich geübte »neck dissection«, das heißt die chirurgische Ausräumung von Halslymphknoten im Stadium I wird kaum noch geübt, da die intensive Strahlentherapie ohnehin diesen Behandlungsmaßnahmen folgen muß.

Zusätzliche unterstützende Maßnahmen durch Antiphlogistika (besonders Butazolidin) empfehlen sich bei höheren Temperaturen und auch zur Linderung der bei Lymphogranulomatose gelegentlich auftretenden hartnäckigen Knochenschmerzen.

Wegen der erhöhten Infektneigung können komplizierende hartnäckige Virusinfektionen bzw. Organmykosen bestehen, besonders unter der Therapie mit Steroiden und Zytostatika. Man hat daher regelmäßig auf den Beginn einer Mykose zu achten (Soor der Mundhöhle, der Speiseröhre und der Lungen) und den Einsatz von Antibiotika auf solche Fälle zu beschränken, bei denen bedrohliche bakterielle Infektionen sich entwickelten. – Bluttransfusionen sind bei fortgeschrittenen Fällen nicht zu umgehen, besonders wenn sich eine stärkere Anämie entwickelt hat. Auf die Entwicklung von Erythrozyten- bzw. Thrombozytenantikörper ist besonders zu achten.

Literatur

Berard, C.W., R.F. Dorfman: Histopathology of malignant lymphomas. Clin. Haematol. 3 (1974) 39
Carbone, P.P., H.S. Kaplan, K. Musshoff, D.W. Smithers, M. Tubina: Report of the commitee on Hodgkins disease. Staging classification. Cancer Res. 31 (1971) 1860
Jones, St. E.: Clinical features and course of the Non-Hodgkin's lymphomas. Clin. Haematol. 3 (1974) 131
Kaplan, H.S.: Hodgkin's disease. Harvard Univ. Press, Cambridge (1973)
Lennert K., N. Mohri: Histologische Klassifizierung und Vorkommen des M. Hodgkin. Internist 15 (1974) 57
Lukes, R.J., J.J. Butler: The pathology and nomenclature of Hodgkin's disease. Cancer Res. 26 (1966) 1063
Musshoff, K., J. Slanina: Die Strahlenbehandlung der Lymphogranulomatose. Internist 15 (1974) 85
Schmidt, C.G.: Chemotherapie der Lymphogranulomatose. Internist 15 (1974) 93
Scheurlen, P.G.: Immunphänomene bei Lymphogranulomatose. Internist 15 (1974) 66

Non-Hodgkin-Lymphome
Nomenklatur
In kaum einem Sektor der Hämatologie begegnet man derzeit größeren Schwierigkeiten der Nomenklatur wie bei den Non-Hodgkin-Lymphomen. Einleitend müssen daher die augenblicklich verwendeten Begriffe näher erläutert werden. Im wesentlichen handelt es sich um drei verschiedene Klassifizierungen, die nur zum Teil sich miteinander koordinieren lassen.

A. Die traditionelle deutsche Nomenklatur unterscheidet:
1. lymphozytäres und lymphoblastäres Lymphosarkom,
2. Retikulumzellsarkom,
3. großfollikuläres Lymphoblastom (Morbus Brill-Symmers),
4. maligne Retikulose.

Gegen diese Einteilung wird zu Recht eingewandt, daß die Begriffe von verschiedenen Autoren unterschiedlich eingesetzt werden, daß die Selbständigkeit einiger Krankheitsbilder (Retikulumzellsarkom) fraglich ist und daß mit den genannten Diagnosen meist keine Prognose korreliert werden kann.

B. Die genannten Mängel sucht die vorwiegend im angloamerikanischen Schrifttum verwandte und hauptsächlich auf RAPPAPORT zurückgehende Klassifikation zu umgehen. Hier werden zunächst nach *zytologischen* Merkmalen vier Typen unterschieden:
1. lymphozytäres, gut differenziertes Non-Hodgkin-Lymphom,
2. lymphozytäres, schlecht differenziertes Non-Hodgkin-Lymphom,
3. histiozytäres Non-Hodgkin-Lymphom,
4. undifferenziertes (stammzelliges) Non-Hodgkin-Lymphom.

Außerdem werden *histologische* Merkmale zur Unterscheidung herangezogen und zwischen diffusem Wachstum einerseits und nodulärem (follikulärem) Wachstum andererseits unterschieden; der noduläre Aufbau eines Lymphoms wird nicht als eine ausschließliche Besonderheit des Morbus Brill-Symmers angesehen, da dieses Krankheitsbild als selbständige Einheit nicht anerkannt wird.

C. Eine hauptsächlich von LENNERT und mehreren europäischen Lymphomforschern vertretene Klassifikation (»Kieler Klassifikation«) unterscheidet sich von den vorigen in mehrfacher Hinsicht:
1. Auf den Begriff Sarkom wird ganz verzichtet. Statt dessen werden die Non-Hodgkin-Lymphome nach ihrem Malignitätsgrad unterteilt (niedriger Malignitätsgrad bzw. hoher Malignitätsgrad).
2. Das in der Klassifikation A aufgeführte großfollikuläre Lymphoblastom und einzelne lymphozytäre Lymphosarkome und Retikulumzellsarkome werden als zentrozytisches malignes Lymphom (früher: lymphozytisches Lymphosarkom, Germinozytom) bzw. als zentroblastisch-zentrozytisches Lymphom (früher: folliküläres Lymphoblastom Brill-Symmers, Germinoblastom) und als zentroblastisches malignes Lymphom (früher: Germinoblastisches Sarkom) eingeordnet. Damit werden diejenigen Fälle angesprochen, die in der Klassifikation B meist in die Gruppe der »nodulären Lymphome« gehören.
3. Mit der »Kieler Klassifikation« wird außerdem versucht, auch funktionelle Gesichtspunkte bei der Charakterisierung der Non-Hodgkin-Lymphome zur Geltung zu bringen. Unter Berücksichtigung der Tatsache, daß das lymphatische System in zwei Komponenten, nämlich T-Lymphozyten und B-Lymphozyten eingeteilt werden kann und daß B-Zellmerkmale (z.B. Immunglobulinsynthese) auch histologisch nachgewiesen werden können, werden einzelne Tumoren mit Immunglobulinsynthese als Immunozytom (hierzu gehören auch die Fälle von Makroglobulinämie Waldenström) bzw. immunoblastisches Sarkom (nach Klassifikation A, Fälle von Retikulumzellsarkom) herausgestellt. Diesen Tumoren entspricht nach der Rappaportschen Klassifikation (B) das lymphozytäre diffuse maligne Lymphom mit Dysproteinämie bzw. das diffuse histiozytäre maligne Lymphom.
4. Ein prinzipieller Unterschied zwischen Lymphomen mit leukämischen Blutbildveränderungen und akuter lymphoblastischer Leukämie bzw. chronischer lymphatischer Leukämie wird nicht anerkannt.

Prognose
Nodulär wachsende Lymphome haben eine günstigere Prognose als diffus wachsende Lymphome, d.h. nach der Klassifikation A, daß das großfollikuläre Lymphoblastom prognostisch günstiger zu beurteilen ist als das Lymphosarkom oder das Retikulumzellsarkom.

Unterscheidet man nach den zytologischen Merkmalen, so ist die Prognose am schlechtesten beim undifferenzierten Stammzellenlymphom (Nomenklatur B), wo die 50-%-Überlebensrate sechs Monate beträgt, während im Unterschied dazu lymphozytäre, gut differenzierte Lymphome eine 90%-Überlebensrate von über drei Jahren aufweisen.

Beziehungen zu Leukämien

Nicht selten kann bei einem Non-Hodgkin-Lymphom eine Ausschwemmung maligner Zellen eintreten. LUKES sowie LENNERT vertreten den Standpunkt, daß kein prinzipieller Unterschied zwischen Lymphom und Leukämie bestehe, sondern daß es sich hier lediglich um verschiedene Manifestationen bzw. Verlaufsformen handelt. Allerdings findet man leukämische Verlaufsformen bei den gut differenzierten lymphozytären Lymphomen in Form der chronischen lymphatischen Leukämie häufiger als beispielsweise die sehr seltene Monozytenleukämie (Typ Schilling) bzw. die »maligne Retikulose« beim histiozytären diffusen Lymphom. Beim schlecht differenzierten lymphozytären Lymphom (Lymphosarkom nach Nomenklatur A) kann eine leukämische Aussaat von Lymphosarkomzellen (Lymphosarkomzellenleukämie) beobachtet werden. Als leukämische Variante der undifferenzierten Stammzellenlymphome wird von einzelnen Autoren die Stammzellenleukämie bzw. akute lymphatische Leukämie, besonders des Kindesalters, angesehen.

Stadieneinteilung

Während bei der Lymphogranulomatose die Stadieneinteilung für eine genaue Therapieplanung unbestritten wichtig ist, ist ihr Wert bei den Non-Hodgkin-Lymphomen noch nicht allgemein anerkannt, zumal die Ausbreitung der Non-Hodgkin-Lymphome im Vergleich zur Lymphogranulomatose kaum nach ähnlich festen Regeln erfolgt und da Therapieempfehlungen bei den Non-Hodgkin-Lymphomen noch keine allgemeine Gültigkeit erreichten. Immerhin sollte nicht von vornherein auf jede Stadieneinteilung verzichtet, sondern angestrebt werden, eine der Lymphogranulomatose entsprechende Charakterisierung der Krankheitsausbreitung und des Krankheitsverlaufes zu erreichen. Dabei ist festzustellen, daß im Unterschied zur Lymphogranulomatose bereits zum Zeitpunkt der Diagnose über ein Drittel der Patienten sich im Stadium IV befindet und daß extralymphatische Herde häufiger bei diffusen als bei nodulären Lymphomen gefunden werden. Vergleichsweise dazu ist das Knochenmark bei den nodulären Lymphomen bei etwa einem Fünftel der Fälle, bei den diffusen Lymphomen jedoch deutlich seltener betroffen.

Therapie

Die bei der Lymphogranulomatose für die Therapieplanung unumgängliche Lymphographie ist auch bei den Non-Hodgkin-Lymphomen durchzuführen. Umstritten ist noch der Wert einer explorativen Laparotomie und Splenektomie, zumal wahrscheinlich das Operationsrisiko bei diesen Patienten größer ist und – wie erwähnt – mehr als ein Drittel der Patienten zum Zeitpunkt der Diagnosestellung sich bereits im Stadium IV befindet. Aus größeren Statistiken geht hervor, daß intraabdominelle Lymphknoten bereits bei 30–61%, die Milz bei 9–34% und die Leber bei 9–22% der Fälle betroffen sind.

Wie bei der Lymphogranulomatose richtet sich auch bei den Non-Hodgkin-Lymphomen die Therapie im wesentlichen nach der Ausbreitung der Erkrankung. Ist diese bekannt, sollten Patienten im Stadium I und II, einschließlich I_E und II_E, bestrahlt werden unter Einschluß der benachbarten Lymphknotenstationen. Für das Stadium II wird auch eine Ganzkörperbestrahlung empfohlen.

Zytostatika sind anzuwenden, wenn die Erkrankung weiter ausgedehnt ist. Zwar kann auch durch Gaben von Einzelsubstanzen wie Prednisolon, Chlorambucil, Cyclophosphamid oder Vincristin eine Rückbildung von Tumoren erreicht werden, doch ist mit Mehrfachkombinationen ein eindeutig besseres Ergebnis zu erzielen. Folgende Behandlungsverfahren haben sich als günstig erwiesen:

1. Cyclophosphamid 400 mg/m²/per os an Tag 1 bis 5;
   Vincristin 1,4 mg/m²/i.v. an Tag 1;
   Prednisolon 100 mg/m²/per os an Tag 1–5.
   Dieser Behandlungszyklus wird 4- bis 6mal alle drei Wochen wiederholt, sofern nicht aufgrund von Leukopenie oder Thrombopenie eine Reduktion der Dosis notwendig ist. Wenn eine komplette Remission erreicht wurde, kann mit verlängerten Intervallen diese Therapie fortgesetzt werden.
2. Die Dreierkombination kann durch zusätzliche Gaben von Bleomycin (an Tag 1 15 mg sehr langsam i.v.) verstärkt werden, besonders bei relativ maligne verlaufenden Fällen.
3. Die von DE VITA zur Behandlung der Lymphogranulomatose empfohlene Viererkombination kann zur Behandlung der Non-Hodgkin-Lymphome ebenfalls eingesetzt werden.
4. Zur Behandlung der histiozytären malignen Lymphome (und der undifferenzierten Stammzellenlymphome) wurde auch die Viererkombination COAP (Cyclophosphamid, Vincristin, Zytosinarabinosid, Prednisolon) empfohlen.

Literatur

Aisenberg, A.C.: Malignant lymphoma. New Engl. J. Med. 228 (1973) 883, 935

Berard, C.W., R.F. Dorfman: Histopathology of malignant lymphomas. Clin. Haematol. 3 (1974) 39

Carbone, P.P., H.S. Kaplan, K. Musshoff, D.W. Smithers, M. Tubina: Report of commitee on Hodgkin's disease. Staging classification. Cancer Res. 31 (1971) 1860

Jones, St., E.: Clinical features and course of the Non-Hodgkin's lymphomas. Clin. Haematol. 3 (1974) 131

Lennert, K., H. Stein, E. Kaiserling: Cytological and functional criteria for the classification of malignant lymphomata. Brit. J. Cancer 31, Suppl. II (1975) 29

Lukes, R. J., R. D. Collins: New approaches to the classification of the lymphomata. Brit. J. Cancer 31, Suppl. II (1975) 1

Rappaport, H.: Tumors of the hematopoetic system. In: Atlas of tumor pathology, Sect. III, Fasc. 8, ed. by Armed Forces Inst. Pathology, Washington 1966

Warner, N.L.: Membrane immunoglobulins and antigen receptors on B- and T-Lymphocytes. Advanc. Immunology 19 (1974) 67

Lymphosarkom und Retikulumzellsarkom

Definition

Unter Lymphosarkom und Retikulumzellsarkom werden primär tumorbildende Neoplasien des lymphoretikulären Systems verstanden. Sie entstehen multizentrisch und können sich in jedem Organ mit lymphoretikulärem Gewebe entwickeln; sie treten daher bevorzugt in Lymphknoten und Milz auf.

Wie oben besprochen wurde, werden mit der Bezeichnung Lymphosarkom bzw. Retikulumzellsarkom Tumoren angesprochen, die sich zytologisch voneinander unterscheiden (s. Klassifikation B, nach RAPPAPORT) und deren Klinik und Verlauf recht unterschiedlich sein kann.

Vergleiche der histologischen Untersuchungen haben ergeben, daß die überwiegende Zahl der Retikulumzellsarkome in die Gruppe der diffus wachsenden Lymphome gehört, wobei das diffuse histiozytäre maligne Lymphom überwiegt. Auch Lymphosarkome treten bevorzugt als diffus wachsende maligne Lymphome (s. Klassifikation B) auf.

Zwar können die Krankheiten klinisch und besonders in den Stadien I und II klar als tumorförmige Neoplasien angesprochen werden, doch besteht wahrscheinlich kein grundsätzlicher Unterschied zwischen diesen Lymphomen und den Leukämien lymphatischen Ursprungs, was sich darin zu erkennen gibt, daß besonders im Stadium IV leukämische Verläufe häufig gefunden werden. Dabei überwiegt im Kindesalter die chronische lymphatische Leukämie und in den Fällen entdifferenzierter Lymphosarkome die Lymphosarkomzellenleukämie.

Häufigkeit und Vorkommen

Lymphosarkom und Retikulumzellsarkom beobachtet man nur ⅓ bis ½ so häufig wie die Lymphogranulomatose. Sie treten bevorzugt im höheren und mittleren Lebensalter auf. Im Durchschnitt sind die Patienten bei Krankheitsbeginn 50 Jahre alt. Männer erkranken etwa doppelt so häufig wie Frauen.

Pathologie

Die Tumoren wachsen in den betroffenen Organen – vorwiegend Lymphknoten und Milz – infiltrierend und destruierend über die vorbestehenden Organstrukturen hinaus. Dabei kann die Lymphknotenkapsel noch einige Zeit tumorbegrenzend sein. In jedem Stadium der Erkrankung kann es zu einer prognostisch ernsten leukämischen Generalisation (Stadium IV) kommen. Bisher ist nicht bekannt, ob analog der Ausbreitung der Lymphogranulomatose auch bei den Lympho- bzw. Retikulumzellsarkomen Gesetzmäßigkeiten bestehen. Man kann annehmen, daß auf dem Lymphwege jeweils benachbarte Lymphknotenstationen eher betroffen werden und daß eine frühe hämatogene Aussaat häufig ist.

Wie eingangs erwähnt, lassen sich die Lymphome in nodulär und diffus wachsende Tumoren unterscheiden, wobei die überwiegende Zahl der Retikulumzellsarkome und mehr als die Hälfte der Lymphosarkome in die Gruppe der diffus wachsenden Lymphome gehören. Zytologisch finden sich – entsprechend der Klassifikation nach RAPPAPORT – bei den gut differenzierten Lymphomen hauptsächlich klein bis mittelgroßen, normalen Lymphozyten gleichende Zellen, die sich in Gestalt homogener, monotoner Infiltrate ausbreiten. Mitosen sind selten. Übergänge zur chronischen lymphatischen Leukämie sind bei dieser Form häufig.

Das Zellbild ist bei den schlecht differenzierten Lymphomen bunter. Mittelgroße bis große, blastenähnliche Zellen werden beobachtet, die denen der akuten lymphatischen Leukämie nicht unähnlich sind. Sie kann sich relativ häufig bei Kindern entwickeln, während sie, als Generalisationsform dieses Lymphomtyps bei Erwachsenen selten beobachtet wird (»Lymphosarkomzellenleukämie«, »Leukosarkom«).

Bei den histiozytären Lymphomen können sehr unterschiedliche Differenzierungsgrade festgestellt werden: relativ monomorphe lymphoide Zellen mit großen blassen Kernen, histiozytäre Zellformen mit synzytialem Zytoplasma, Zellen mit nierenförmigen oder gelappten Kernen und teilweise mehrkernige, Reed-Sternberg-Zellen ähnliche Elemente. Vermehrte Retikulinfaserbildung kann auf die Art des Tumors hinweisen, doch ist dieser Befund nicht ausschließliches Kriterium. Gelegentlich findet sich eine verstärkte Sklerosierung.

Klinik

Meist beginnen die Erkrankungen schleichend, und das Allgemeinbefinden ist nur wenig beeinträchtigt, ganz im Gegensatz zu dem oft raschen Wachstum der Tumoren. Die Patienten können über vermehrte Müdigkeit, Schwächegefühl und Gewichtsverlust klagen. Gelegentlich treten auch Fieber, Nachtschweiße und Pruritus auf, besonders in den fortgeschrittenen Stadien. Diese Allgemeinsymptome sind jedoch seltener als bei der Lymphogranulomatose und besitzen auch, im Unterschied zu dieser, keine prognostische Relevanz.

Das klinische Bild wird durch Ausmaß und Lokalisation der tumorösen Veränderungen entscheidend geprägt. Häufiges Initialsymptom ist eine Vergrößerung der zervikalen, axillären oder inguinalen Lymphknoten, die mittelfest bis hart und zu Beginn der Erkrankung meist gegeneinander abgrenzbar sind. Später können große, miteinander verbackene Tumorkonglomerate getastet werden. Falls es nicht durch rasches Wachstum zu einer Kapselspannung kommt oder eine mechanische Läsion von Nerven eintritt, sind die Lymphknotentumoren indolent. Auch fehlen entzündliche Zeichen.

Bei 5–15% der Patienten finden sich Infiltrationen im Nasenrachenraum, bzw. im Waldeyerschen Rachenring; dieses Symptom ist häufiger als bei der Lymphogranulomatose. Demgegenüber sind mediastinale und hiläre Lymphome deutlich seltener als bei der Lymphogranulomatose. Sie können im übrigen längere Zeit unbemerkt bleiben und gelegentlich nur einen hartnäckigen Husten, Dysphagien oder retrosternalen Druck verursachen. Bei Verlegung der V.cava superior können Stauungserscheinungen (Stokes-Kragen) entstehen. Eine plötzliche Heiserkeit oder ein Horner-Syndrom können Folge einer Läsion des N.laryngeus recurrens bzw. N.sympathicus sein. Im Unterschied zur Lymphogranulomatose werden häufiger Pleuraexsudate bzw. chylöse Ergüsse gefunden. Im übrigen können intrathorakale Manifestationen fehlen, auch wenn die Erkrankung periphere und bereits intraabdominale Lymphknotenregionen betrifft.

Die relativ häufig im Bauchraum sich ausbreitenden Lymphknotentumoren verursachen unbestimmte Abdominalbeschwerden, Völlegefühl oder, bei Druck auf die Spinalnerven, heftige irradiierende Schmerzen. Eine Ödembildung der unteren Extremitäten kann auf eine Kompression der V.cava inferior bzw. der Lymphgefäße hinweisen. Nieren und ableitende Harnwege können durch eine Infiltration der Nierenkapsel, des Nierenparenchyms oder durch eine Ummauerung der Ureteren beeinträchtigt sein. Gelegentlich sind die Lymphknotentumoren durch die Bauchdecken palpabel. Der Gastrointestinaltrakt ist unverhältnismäßig oft und deutlich häufiger als bei der Lymphogranulomatose betroffen. Mit Ausnahme des sog. Mittelmeerlymphoms gehört dabei die Malabsorption nicht zur typischen Symptomatik.

Bei Beginn der Erkrankung ist die Milz oft nicht tastbar. Später tritt fast immer ein Milztumor auf, der als Folge einer Perisplenitis oder von Infarzierungen sehr schmerzhaft sein kann. Auch die Leber wird meist vergrößert gefunden.

Seltener Sitz der Erkrankung sind das Herz bzw. das ZNS (etwa 1%). Demgegenüber sind leptomeningeale Lymphome in etwa 10% nachzuweisen. Bei 5% der Erkrankten kommt es zu einer Generalisation in die Haut und das subkutane Gewebe. Das Retikulumzellsarkom wird als häufigstes Sarkom der Haut angesehen. Man beobachtet kleine, multiple und nicht schmerzhafte oder kirsch- bis pflaumengroße, gelegentlich braune oder violett gefärbte Tumoren, die auch ulzerieren können.

In Abhängigkeit vom Stadium der Erkrankung und der zytologischen Differenzierung ist auch das Knochenmark betroffen. Positive Befunde werden bei 24% der nodulären und 14% der diffusen Lymphome gefunden (bei der Lymphogranulomatose nur 5%). Bei etwa 15% der Patienten können Osteolysen in der Wirbelsäule, den Oberschenkelknochen, seltener auch in den Rippen, im Becken oder im Schädel nachgewiesen werden.

Laborbefunde

Die BSG ist stets erhöht. Bei normalem Bluteiweißgehalt sind die α_2-Globuline leicht vermehrt. Bei Verlegung abdomineller Lymphgefäße kann infolge enteralen Eiweißverlustes die Konzentration der Serumproteine, besonders des Albumins und der Gammaglobuline vermindert sein.

Die Untersuchung des peripheren Blutes ist, zumindest bei Beginn der Erkrankung, wenig ergiebig. Die Lymphozyten können vermindert sein bei normaler, erhöhter oder herabgesetzter Leukozytenzahl. Meist besteht eine leichte (hypochrome) Anämie. Die Knochenmarkpunktion bzw. besser Knochenmarkbiopsie sollte jeweils relativ früh durchgeführt werden, um rechtzeitig die relativ häufige Ausbreitung der Erkrankung im Knochenmark festzustellen. Dabei können noduläre oder diffus sich ausbreitende Infiltrate unterschiedlicher zytologischer Differenzierung nachgewiesen werden.

Bei den leukämischen Verläufen findet sich eine entsprechende Vermehrung der Zellen in der Peripherie und im Mark. Die normale Myelopoese kann verdrängt sein und damit sich eine stärkere Anämie oder Thrombozytopenie entwickeln. Hämolytische Anämien oder Thrombozytopenien können Folge eines großen Milztumors sein.

Diagnose

Wie bei allen malignen Lymphomen kann die Diagnose exakt nur histologisch gestellt werden, weshalb in jedem Falle eine bioptische Untersuchung von Lymphknoten anzustreben ist. Sie sollten in toto entfernt werden, damit auch Kapseln und Randstrukturen beurteilt werden können. Bei der Lymphknotenpunktion wird meist nur wenig verwertbares Material gewonnen, da es praktisch nie ausreicht, um die histologische Struktur zu beurteilen.

Um die Ausbreitung der Erkrankung und danach die notwendige Therapie festlegen zu können, sind Knochenmarkuntersuchungen, Röntgenuntersuchungen der Thoraxorgane und eine Lymphographie dringend angezeigt. Während bei der Lymphogranulomatose explorative Laparotomie und Splenektomie sich als nützlich erwiesen haben, ist ihre Rolle bei den anderen Lymphomen noch umstritten, zumal es sich hierbei meist um ältere Patienten mit größerem chirurgischem Risiko handelt. Man kann davon ausgehen, daß bei negativem Knochenmarkbefund und negativem Lymphogramm und nicht palpabler Milz intraabdominale Organe mit einer Wahrscheinlichkeit von weniger als 20% beteiligt sind.

Verlauf und Prognose
Lymphosarkom und Retikulumzellsarkom verlaufen stets tödlich. Die Prognose ist sehr unterschiedlich. Noduläre Lymphome haben eine bessere Prognose. Am günstigsten ist sie bei den gut differenzierten Lymphomen (90% über drei Jahre), am ungünstigsten bei den histiozytären Lymphomen (2,5% über drei Jahre) und den undifferenzierten Lymphonen (50% weniger als sechs Monate).
Als Komplikationen können zelluläre Immundefekte auftreten, die sich in einer erhöhten Anfälligkeit gegenüber Virusinfektionen (Herpes zoster) und Mykosen äußert, beides Erscheinungen, die durch die zytostatische Therapie, die Behandlung mit Glucocorticoiden und durch hohe Gaben von Antibiotika noch gefördert werden.

Besondere Verlaufsformen
Als *Ewing-Sarkom* läßt sich eine besondere Verlaufsform abgrenzen, die im Kindesalter bevorzugt auftritt und sich vor allem in den langen Röhrenknochen ausbreitet. Der Tumor kann solitär auf das Skelett beschränkt bleiben oder aber in die regionären Lymphknoten bzw. die inneren Organe (Lunge) metastasieren. Histologisch findet man sehr undifferenzierte Rundzellen. Klinisch fallen die Tumoren besonders dadurch auf, daß sie vorwiegend im Diaphysenbereich des Knochens lokalisiert sind. Sie können von hier aus sich zu äußerlich sichtbaren Tumoren entwickeln, die außerordentlich schmerzhaft sind. Da außerdem Fieber und eine starke Leukozytose bestehen, läßt sich das Ewing-Sarkom klinisch oft von einer Osteomyelitis nicht unterscheiden.

Therapie
Die therapeutischen Maßnahmen richten sich nach Lokalisation und Stadium der Erkrankung. Es gelten die auf S. 11.142 aufgeführten Prinzipien.

Literatur
Berard, C.W., R.F. Dorfman: Histopathology of malignant lymphomas. Clin. Haematol. 3 (1974) 39
Carbone, P.P., H.S. Kaplan, K. Musshoff, D.W. Smithers, M. Tubina: Report of the committee on Hodgkin's disease. Staging classification. Cancer Res. 31 (1971) 1860
Jones, St., E.: Clinical features and course of the Non-Hodgkin's lymphomas. Clin. Haematol. 3 (1974) 131
Lennert, K., H. Stein, E. Kaiserling: Cytological and functional criteria for the classification of malignant lymphomata. Brit. J. Cancer 31, Suppl. II (1975) 29
Rosenberg, S.A.: Lymphosarcoma: A review of 1269 cases. Medicine 40 (1961) 31

Großfollikuläres Lymphoblastom (Morbus Brill-Symmers)

Definition
Als großfollikuläres Lymphoblastom wird nach der früheren Definition eine maligne verlaufende Erkrankung des lymphatischen Gewebes bezeichnet, die durch eine follikuläre Proliferation, d.h. Vermehrung und Vergrößerung der Lymphfollikel in den Lymphknoten bzw. der Malpighi-Körperchen in der Milz charakterisiert ist.
In der angelsächsischen Literatur (s. Einteilung nach Rappaport, S. 11.141) wird diese Erkrankung nicht als selbständiges Krankheitsbild aufgefaßt, sondern in die Gruppe der *nodulären* malignen Lymphome eingeordnet. Vergleichende histologische Untersuchungen zeigten, daß es sich bei 47 von 48 Fällen, die als Morbus Brill-Symmers früher angesprochen wurden, um noduläre Lymphome, meist vom Typ der schlechtdifferenzierten bzw. histiozytären Lymphome handelte.

Vorkommen und Häufigkeit
Die Häufigkeit des Morbus Brill-Symmers wurde früher mit etwa 4–5% aller malignen Lymphome als relativ selten angesehen. Wahrscheinlich ist die Erkrankung jedoch häufiger, insbesondere wenn man sich ausschließlich an die pathologisch-anatomische Definition des nodulären Verteilungstyps hält. Männer erkranken etwas häufiger als Frauen. Der Krankheitsbeginn liegt zwischen dem 30. und 40. Lebensjahr. Im Kindesalter wird dieses Lymphom praktisch nicht beobachtet.

Pathologie
Als wesentliches histologisches Merkmal treten in den befallenen Lymphknoten vergrößerte, meist runde oder ovale Follikel hervor, die bei weiterem Wachstum das übrige lymphatische Gewebe verdrängen. Die Follikel sind mehr oder weniger deutlich abgegrenzt und konfluieren in späteren Krankheitsstadien. Zytomorphologisch sieht man ein relativ eintöniges Zellbild: relativ kleine lymphozytenähnliche Zellen mit unregelmäßiger Kernform oder – seltener – große, Lymphoblasten bzw. lymphatischen Retikulumzellen ähnliche Zellelemente. Lennert leitet beide Zelltypen von den Zellen der Keimzentren (Germinozyten) ab und unterscheidet dementsprechend zwischen dem selteneren großzelligen »Germinoblastom«, bzw. germinoblastischen Sarkom, und dem häufigeren kleinzelligen »Germinozytom«. Im Unterschied zu den differentialdiagnostisch wichtigen reaktiven Hyperplasien ist die Lymphknotenstruktur aufgehoben, und es fehlen Plasmazellen bzw. eosinophile oder basophile Granulozyten und Makrophagen. Mitosen sind beim großfollikulären Lymphoblastom seltener als bei reaktiven Follikelhyperplasien.

Klinik

Erste Symptome sind regionale Lymphknotenschwellungen, die nicht schmerzhaft sind und daher, zumal allgemeine Krankheitssymptome fehlen können, von den Patienten lange Zeit nicht bemerkt werden. Die Konsistenz der Lymphknoten ist eher fest. Spontane Größenänderungen können vorkommen.

Meist beginnt die Erkrankung mit Lymphomen im Halsbereich bzw. in der Leistenbeuge. Im Unterschied zur Lymphogranulomatose sind Milz und Leber relativ früh befallen, während andererseits Vergrößerungen mediastinaler oder hilärer Lymphknoten eher seltener sind. Die Erkrankung kann auch im Magen-Darm-Trakt, in den Speicheldrüsen, im Skelett und, wenn auch seltener, im ZNS lokalisiert sein.

Allgemeinsymptome treten erst spät auf. Das Allgemeinbefinden ist wenig gestört. Fieber wird meist vermißt. Mit Fortschreiten der Erkrankung beobachtet man Gewichtsverlust, Leistungsabnahme, Appetitlosigkeit und Kachexie.

Laborbefunde

Das Blutbild zeigt anfangs keine charakteristischen Veränderungen. Erst später entwickelt sich eine Anämie. Die Leukozyten sind gewöhnlich normal. Im Differentialblutbild können Lymphozyten oder Monozyten vermehrt sein. Der Knochenmarkbefund ist uncharakteristisch, doch kann durch die Knochenmarkbiopsie nicht selten ein noduläres Infiltrat festgestellt werden. Die BSG ist mäßig beschleunigt. Elektrophoretisch können a_2- und γ-Globuline leicht vermehrt sein. Leukämische Verläufe werden im Endstadium (Stadium IV) beobachtet.

Prognose

Wie oben bereits erwähnt, ist die Prognose der nodulären Lymphome günstiger als die der diffusen Lymphome. Mehr als die Hälfte der Patienten hat eine Überlebenschance von 5 Jahren. 16% der Kranken überleben 10 Jahre. Die Prognose ist schlechter bei den entdifferenzierteren germinoblastischen Sarkomen.

Therapie

Es gelten die auf S. 11.142 aufgestellten Behandlungsprinzipien. Auch hier sollte durch eingehende Röntgenuntersuchungen sowie Lymphographie das genaue Stadium der Erkrankung festgestellt werden, damit zwischen einer Strahlentherapie und zytostatischen Therapie rechtzeitig entschieden werden kann.

Literatur

Berard, C.W., R.F. Dorfman: Histopathology of malignant lymphomas. Clin. Haematol. 3 (1974) 39
Jones, St., E.: Clinical features and course of the Non-Hodgkin's lymphomas. Clin. Haematol. 3 (1974) 131
Lennert, K., H. Stein, E. Kaiserling: Cytological and functional criteria for the classification of malignant lymphomata. Brit. J. Cancer 31, Suppl. II (1975) 29

Burkitt-Lymphom

Definition

1958 beschrieb BURKITT diese besondere Form eines malignen Lymphoms, das bevorzugt bei Kindern und Jugendlichen Zentralafrikas, Neuguineas und Südamerikas in Regionen hoher Luftfeuchtigkeit und Temperatur beobachtet und bisher nur selten in den USA und Europa diagnostiziert wurde.

Ätiologie

In Zellkulturen von Burkitt-Lymphomen wurde das Epstein-Barr-Virus, ein DNS-Virus (Herpes-Typ-Virus), nachgewiesen, gegen das die Patienten Antikörper bilden. Da dieses Virus wahrscheinlich auch Erreger der infektiösen Mononukleose ist, sind zusätzliche pathogenetische Faktoren anzunehmen. Aufgrund seiner geographischen Verteilung und Abhängigkeit von klimatischen Bedingungen sowie der Tatsache, daß das Burkitt-Lymphom gerade in solchen Zonen häufig ist, in denen die Malaria endemisch in hoher Frequenz auftritt, wird vermutet, daß die chronische Immunisierung zu Infektionen mit Epstein-Barr-Virus disponiert, das seinerseits eine maligne Proliferation einleiten kann.

Klinik

Die Tumoren treten bevorzugt im Bereiche des Oberkiefers oder Unterkiefers auf, wachsen sehr rasch und verdrängen bzw. infiltrieren die umgebenden Organe. Bevorzugte Lokalisationen sind außerdem die Ovarien und der Dünndarm; seltenere Lokalisationen sind Speicheldrüsen, Niere, Leber und retroperitoneales Gewebe. Lymphknoten und Milz bleiben meist frei, worin sich die Erkrankung von Lymphosarkomen unterscheidet. Nur in fortgeschrittenen Fällen kommt es gelegentlich zu einer Infiltration des Knochenmarks und leukämischen Verläufen. Histologisch entspricht dieses Bild dem diffusen undifferenzierten malignen Lymphom in der Einteilung von RAPPAPORT (S. 11.141), wobei charakteristischerweise große, unreife, lymphoretikuläre, blastenähnliche Zellen mit vakuolisiertem Plasma eingestreut sind. Daraus resultiert das typische, als »Sternenhimmel« bezeichnete Bild.

Verlauf und Therapie

Von seltenen Ausnahmen einer Spontanremission abgesehen verläuft die Erkrankung stets tödlich, jedoch kann durch Zytostatika in hohen Dosen, besonders Cyclophosphamid oder Methotrexat, eine Remission erreicht werden. Auch die Verabreichung von Rekonvaleszentenserum scheint in Einzelfällen vorübergehend wirksam zu sein.

Literatur

Burkitt, D., G.T. O'Connor: Malignant lymphoma in african children. Clinical syndrome. Cancer 14 (1961) 258
Carbone, P.P.: Burkitt's tumor: Combined clinical staff conference. Ann. intern. Med. 70 (1969) 817
Jones, St.E.: Clinical features and course of the Non-Hodgkin's lymphomas. Clin. Haematol. 3 (1974) 131

Maligne Erkrankungen des retikulohistiozytären Systems (RHS) im engeren Sinne

In diesem Abschnitt werden gesondert einige seltene Erkrankungen besprochen, bei denen bevorzugt Histiozyten und Retikulumzellen, also die beiden wesentlichen Teile des RHS betroffen sind. Diese Erkrankungen können, mindestens zum Teil, in die Gruppe der Non-Hodgkin-Lymphome eingeordnet und zu den diffusen histiozytären Lymphomen gezählt werden. Die Erkrankungen sind abzugrenzen gegenüber der nur reaktiven, generalisierten Proliferation der RHS-Zellen, wie sie als Begleitreaktion bei chronisch-entzündlichen Prozessen auftreten kann und hier als »gutartige Retikulozytose« bezeichnet wird.

Nach histologischen Kriterien können zwei Krankheitsgruppen unterschieden werden:
1. Die *maligne Retikulose* mit autonom-neoplastischer, systemischer Proliferation der Zellen des RHS.
2. Die *maligne Retikulogranulomatose*, bei der sich histiozytäre Granulome ohne oder mit vermehrter Phagozytose und Speicherung entwickeln.

Maligne Retikulose

Unter dieser Krankheitsbezeichnung wurden einige sehr seltene Erkrankungen zusammengefaßt, deren gemeinsames Merkmal die multifokale, nicht tumorförmige maligne Proliferation von RHS-Zellen ist. Bevorzugte Lokalisationen sind daher Lymphknoten, Milz, Leber und Knochenmark. Entsprechend der ubiquitären Verteilung des RHS können aber auch andere Organe betroffen sein. Das Zellbild ist meist monomorph und unterscheidet sich darin von dem bunten Zellbild einer reaktiven Retikulozytose. ROHR unterschied morphologisch eine kleinzellige oder lymphoide Retikulose von einer großzelligen oder basophilen Retikulose.

Klinisch ist die Erkrankung durch uncharakteristische Beschwerden gekennzeichnet. Die Temperaturen können leicht erhöht sein oder einen undulierenden Verlauf nehmen; sie sind durch Antibiotika nicht zu beeinflussen. Der Allgemeinzustand des Patienten ist beeinträchtigt. Hervorstechendes Merkmal sind eine Splenomegalie und Lymphknotenschwellungen. Bei einem Viertel der Patienten sind die mediastinalen Lymphknoten vergrößert. Lymphographisch kann eine Beteiligung paraaortaler oder pelviner Lymphknoten nachgewiesen werden. Röntgenologisch läßt sich bei Beteiligung des Lungenparenchyms eine uncharakteristische, vermehrte streifige Zeichnung feststellen.

Relativ häufig finden sich Veränderungen der Haut, die vielgestaltig sind und sich in Form von papulösen, psoriasiformen seborrhoischen Ekzemen oder als Erythrodermie manifestieren. Im peripheren Blut fällt eine Anämie auf. Die Thrombozytenzahl ist normal oder vermindert. Die Leukozytenzahl ist uncharakteristisch. Übergänge in leukämische Verläufe, besonders im Finalstadium, sind möglich, wobei retikuläre Zellen (Histiozyten) in das periphere Blut ausgeschwemmt werden (»leukämische Retikulose«). Diese früher als »Monozytenleukämie Typ Schilling« bezeichnete Form ist differentialdiagnostisch gegenüber einer monozytoiden Paramyeloblastenleukämie (Typ Naegeli) klinisch und zytologisch oft schwer abzugrenzen. Zytochemische Untersuchungen können eine gewisse Hilfe bieten, denn die unspezifische Esterase ist in Monozyten und Retikulumzellen nachweisbar, in Paramyeloblasten dagegen nicht oder nur schwach zu erkennen.

Das Knochenmark ist in typischen Fällen (bei etwa 80% der Patienten) von retikulären Zellelementen infiltriert, was zu einer Verdrängung der normalen Hämatopoese führen kann. Bei einem Teil der Fälle sieht man ein verstärktes argyrophiles Fasernetz.

Die BSG ist mittelgradig bis stark erhöht. Elektrophoretisch findet sich eine Vermehrung der a_2- und γ-Globuline.

Histiozytäre Retikulose (maligne Histiozytose)

Ob diese Erkrankung sich gegenüber der oben genannten malignen Retikulose abgrenzen läßt, ist noch offen. Bevorzugte Merkmale sind hier eine Vermehrung von atypischen Histiozyten und deren Vorstufen, die im Gewebe diffus vermehrt sind.

Klinisch wird ein sehr rascher, fulminanter Verlauf mit erhöhten Temperaturen beschrieben. Leber und Milz sind stark vergrößert, während Lymphknotenschwellungen nur gering ausgebildet sind. Der Verlauf ist auch hier meist aleukämisch; die Panzytopenie tritt stärker hervor. Auch findet man eine vermehrte Phagozytose, z.B. von Erythrozyten, Lipiden, Hämosiderin oder anderem Material. In einzelnen Fällen fällt eine stärkere Eosinophilie auf.

Haarzellenleukämie (hairy cell leukemia)

Charakteristisch für diese maligne Erkrankung des RHS ist der leukämische Verlauf, weshalb auch Bezeichnungen wie »leukämische Retikuloendotheliose« bzw. »chronische retikulolymphozytäre Leukämie« verwandt wurden. Typischer Befund sind die im peripheren Blut und im lymphatischen Gewebe, besonders der roten Milzpulpa, auftretenden lymphoiden Zellen, die fadenförmige, haarähnliche Zytoplasmaausläufer besitzen.

Klinisch findet man eine starke Milzvergrößerung, während Lymphknotenschwellungen gewöhnlich vermißt werden. Im Blutbild sieht man die erwähnten Haarzellen vermehrt. Die Granulozytenzahl ist normal oder häufig vermindert bzw. es besteht eine Panzytopenie. Bei der Knochenmarkpunktion wird oft kein Mark gewonnen.

Der Krankheitsverlauf ist eher chronisch, worin sich die Erkrankung von der vorgenannten mali-

gnen Histiozytose unterscheidet. Auch fehlen Phagozytoseerscheinungen.
Pathologisch-anatomische Untersuchungen zeigen, daß die Milz, besonders auch die rote Milzpulpa, diffus durchsetzt ist. Dabei ist im Unterschied zu malignen Lymphomen die weiße Pulpa oft atrophisch oder komplett obliteriert.
Die Zuordnung der Haarzellen ist noch unklar. Aufgrund von immunologischen Untersuchungen kann angenommen werden, daß es sich um B-Lymphozyten handelt. Elektronenmikroskopische Befunde sprechen dafür, daß es sich eher um RHS-Zellen oder monozytäre Zellen handelt. Zytologisch lassen sich die Haarzellen außer durch ihr charakteristisches Aussehen gegenüber Lymphozyten darin unterscheiden, daß die Zellen meist kleiner sind und ein stärker verklumptes Kernchromatin aufweisen. Auch sind Mitosen bei der Haarzellenleukämie selten. Zytochemisch sind Haarzellen durch ein besonderes, tartratresistentes Isoenzym der sauren Phosphatase gekennzeichnet. Da die Milz gewöhnlich massiv vergrößert und ihr Parenchym homogen infiltriert ist, kann vermutet werden, daß die bei dieser Erkrankung nicht seltene Panzytopenie durch einen Hypersplenismus bedingt ist. Die Kombination von Panzytopenie und Milztumor macht es notwendig, die Erkrankung differentialdiagnostisch gegenüber einer Osteomyelofibrose oder isolierten Milztumoren abzugrenzen.

Therapie
Die Behandlung mit Zytostatika bringt meistens keinen Erfolg, z.T. sogar eine Verschlechterung der Krankheitsbilder. Die Milzexstirpation führt oft zu einer wesentlichen Besserung des Hyperspleniesyndroms, bes. der thrombozytopenischen Purpura. Im übrigen ist eine symptomatische Therapie erforderlich.

Maligne Retikulogranulomatose (Histiozytosis X)
Unter der Bezeichnung Histiozytosis X werden seltene, stets maligne verlaufende Erkrankungen zusammengefaßt, die durch disseminierte histiozytäre Granulome gekennzeichnet sind. Sie unterscheiden sich darin von den tumorbildenden malignen Lymphomen und in ihrem malignen Verlauf von reaktiven, gutartigen Retikulozytosen mit Granulombildung.
Klinisch lassen sich nach Ausbreitung, Verlauf und Prognose drei Krankheitsbilder voneinander unterscheiden:
1. Das *eosinophile Knochengranulom* stellt die lokalisierte Verlaufsform der Retikulogranulomatose dar. Man beobachtet es vorwiegend im jugendlichen Alter und bei männlichen Patienten. Histologisch findet man ein Granulomgewebe, in dem reichlich eosinophile Granulozyten enthalten sind. Die meist 1–3 cm im Durchmesser großen osteolytischen Herde sind bevorzugt in den langen Röhrenknochen lokalisiert, wo sie vom Mark ausgehend sich destruierend in die Kompakta des Knochens ausbreiten. Die Herde sind meist unilokulär. Sie können Schmerzen und Schwellungen verursachen. Bei stärkerer Erosion treten pathologische Frakturen auf.
Extraossäre Lokalisationen sind seltener, z.B. diffuse interstitielle Infiltrationen der Lunge mit konsekutiver respiratorischer Insuffizienz. Auch Lymphknotenschwellungen und Infiltrationen der Haut gehören nicht zum typischen Krankheitsbild. Der Allgemeinzustand ist nur wenig beeinträchtigt. Gelegentlich treten subfebrile Temperaturen auf. Im Blutbild findet man keine Eosinophilie. Die Prognose der an sich seltenen Krankheit ist günstig und wesentlich besser als die anderer Retikulogranulomatosen. Lokalisierte Tumoren sollen *chirurgisch ausgeräumt* bzw. intensiv *bestrahlt* werden.
2. Die *Letterer-Siwe-Krankheit* tritt bevorzugt im Kleinkindesalter auf (»Säuglingsretikuloendotheliose«). Sie verläuft rasant und bei 90% der Patienten tödlich. Pathologisch-anatomisch findet man multiple histiozytäre Granulome, die ubiquitär in Milz, Lymphknoten, Leber und im Lungeninterstitium ausgebreitet sind. Klinisch imponieren Lymphknotenschwellungen sowie eine Hepatosplenomegalie. An der Haut findet man Erytheme, Petechien bzw. Ekchymosen, makulopapulöse Effloreszenzen aus histiozytären Infiltraten, die zu Ulzerationen neigen. Hustenanfälle, Zyanose, Hämoptysen und eine schwere respiratorische Insuffizienz sind Folge einer Infiltration des Lungenparenchyms. Röntgenologisch findet man im Skelett disseminierte Osteolysen. – Der Allgemeinzustand ist stark beeinträchtigt. Die Erkrankung nimmt einen stürmischen, meist hochfieberhaften Verlauf. Die BSG ist stark beschleunigt. Das Blutbild zeigt eine fortschreitende Anämie sowie gewöhnlich eine Leukozytose. Elektrophoretisch läßt sich eine Dysproteinämie vom Typ der akuten Entzündung nachweisen. Auffallend häufig sind die Blutzuckerwerte vermindert. – Trotz der schlechten Prognose sollte stets der Versuch einer intensiven *zytostatischen Therapie* unternommen werden.
3. Als *Hand-Schüller-Christian-Krankheit* kann die chronische Verlaufsform einer Letterer-Siwe-Krankheit bezeichnet werden. Sie ist etwa zehnmal häufiger als diese und fällt histologisch dadurch auf, daß in den Histiozyten vermehrt Cholesterin eingelagert ist, was diesen das charakteristische Aussehen von Schaumzellen verleiht. Aufgrund der Granulombildung (sowie ätiologisch und klinisch) ist die Erkrankung von echten Lipidspeicherkrankheiten (z.B. Niemann-Pick-Krankheit) abzutrennen.
In ihrer klassischen (seltenen) Ausprägung findet man die Trias: Osteolysen der Knochen, Exophthalmus, Diabetes insipidus. – Im Unterschied zum eosinophilen Granulom und der Letterer-Siwe-Krankheit findet man bei der Hand-Schüller-Christian-Krankheit multilokuläre, meist große osteolytische Herde, die sich bevorzugt im Schädeldach ausbilden (»Landkartenschädel«). Häufig sind

diese Tumoren durch die Kopfhaut tastbar. Sie können auch in die Dura wachsen und Kompressionserscheinungen hervorrufen. Granulome werden besonders auch in der Haut bzw. dem subkutanen Bindegewebe gefunden. Dabei treten makulopapulöse Ekzeme auf. Die Lipideinlagerung gibt den Effloreszenzen eine gelbliche Farbe (Xanthombildung). An den Schleimhäuten des Mundes, der Nase und der Ohren beobachtet man gelegentlich hartnäckige, ulzerierende Entzündungen. Milz und Lymphknoten sind gewöhnlich nur gering infiltriert, weshalb Lymphknotenschwellungen stärkeren Grades nicht beobachtet werden. Disseminierte Granulome können auch in der Leber, im Lungeninterstitium und in der Niere entstehen. Der Exophthalmus wird durch retrobulbär, der Diabetes insipidus durch intrasellär gelegene Granulome verursacht. Im Blutbild findet man eine mäßig starke Anämie. Die BSG ist meist beschleunigt. Das Serumcholesterin ist nicht erhöht. Die vorwiegend bei Jugendlichen auftretende Erkrankung verläuft langsam und führt bei einem Drittel der Patienten zum Tode. – Ein *Behandlungsversuch* mit *Zytostatika,* z.B. alkylierenden Substanzen bzw. *Corticosteroiden,* kann unternommen werden, doch ist der Erfolg zweifelhaft.

Literatur

Burke. J.S., G.E. Byrne, H. Rappaport: Hairy-cell-leukemia. Cancer 33 (1974) 1399

Ewald, O.: Die leukämische Retikuloendotheliose. Dtsch. A. Klin. Med. 142 (1923) 222

Letterer, E.: Aleukämische Retikulose. Frankfurt. Z. Path. 30 (1924) 377

Lichtenstein, L.: Histiocytosis X. Integration of eosinophilic granuloma of bone, »Letterer-Siwe-Disease«, and »Schüller-Christian-Disease«. Related manifestation of a single nosologic entity. Arch. Path. 56 (1953) 84

Rohr, K.: Das menschliche Knochenmark, 3. Aufl. Thieme, Stuttgart 1960

Erkrankungen der Milz

H.D. WALLER und K. WILMS

Definition

Die meisten Erkrankungen der Milz sind mit einer Splenomegalie (Milztumor) verbunden. Die Ursache für die Vergrößerung der Milz besteht nur selten in einer isolierten Erkrankung des Organs selbst. In erster Linie sollte man beim Vorliegen eines Milztumors an Erkrankungen des hämatopoetischen und lymphoretikulohistiozytären Systems, an hepatolienale Störungen, Kollagenosen und rheumatische Erkrankungen sowie an Infektionskrankheiten denken. Auch die seltenen Speichererkrankungen gehen meistens mit einer Vergrößerung der Milz einher. Im Vordergrund der Beurteilung einer Splenomegalie steht daher die differentialdiagnostische Analyse.

Ätiologie und Pathophysiologie

Zum besseren Verständnis der verschiedenen Möglichkeiten, die zu einer Splenomegalie führen können, seien einige Bemerkungen über die Morphologie und Funktion der Milz vorangestellt.

Die Milz besteht vor allem aus der roten und weißen Pulpa sowie aus retikuloendothelialem Gewebe und Bindegewebe. Etwa ein Drittel des retikuloendothelialen Systems soll in der Milz lokalisiert sein. Beim Fetus ist das Organ ein wichtiger Ort der Hämatopoese, d.h. für die Proliferation, Differenzierung und Ausreifung hämatopoetischer Stammzellen. Später erfolgt der Rückgriff auf diese Funktion nur unter pathologischen Bedingungen (z.B. extramedulläre Hämatopoese bei Leukosen und Osteomyelofibrosesyndrom). Nach der Geburt besteht die Hauptaufgabe der Milz in einer Filterfunktion zur Eliminierung gealterter oder krankhaft veränderter Blutzellen und im Blut kreisender partikulärer Elemente. Auch für die Bildung von Antikörpern besitzt das Organ eine wichtige Bedeutung.

Im Rahmen der immunologischen Infektabwehr erfüllt die Milz ähnliche Aufgaben wie das übrige lymphatische Gewebe, so daß bei vielen Infektionskrankheiten nicht nur Lymphknotenvergrößerungen, sondern auch eine Splenomegalie beobachtet werden. Nach intravenöser Injektion von Antigenen erfolgt die Antikörperbildung vorwiegend in Milz, Knochenmark und Lunge, nach lokaler Verabreichung vor allem in den regionalen Lymphknoten oder auch in lokalen Granulomen. Durch die Lage der Milz als Schaltstelle zwischen Blutgefäß- und lymphatischem System gelangen intravenös applizierte lösliche oder partikuläre Antigene in direkten Kontakt mit den Makrophagen der Milz und dem System der Antikörper produzierenden Zellen. Durch eine Vielzahl heterogener phagozytierender Zellen in den verschiedenen anatomischen Strukturen des Organs, z.B. Retikulumzellen der weißen Pulpa, Ellipsoide (Schweiger-Seidel-Hülsen) an den Kapillarenden der Pinselarterien sowie Makrophagen der roten Pulpa, werden Antigene aus dem Blutstrom fixiert. Als Antwort auf einen antigenen Stimulus kommt es in den Keimzentren der weißen Pulpa zur Proliferation von Germinoblasten und Vermehrung pyroninophiler Zellen. In Tierversuchen konnte gezeigt werden, daß nach intravenöser Antigengabe der Antikörpergehalt der Milz höher als der des gleichzeitig untersuchten Serums ist. Beim splenektomierten Patienten ist die Antikörperbildung nach intravenöser Antigenapplikation niedriger, nach subkutaner Injektion dagegen nicht. Trotz dieser Beobachtungen besitzt die Milz keine lebensnotwendige Bedeutung im Abwehrsystem des Organismus. Nach Splenektomie können die unspezifische Clearance-Funktion durch die große Kapazität des RES, z.B. durch die Kupfferschen Sternzellen der Leber, und die Antikörperbildung sowie zelluläre Immunreaktionen durch das lymphatische System in Lymphknoten und Knochenmark übernommen werden. Nur im frühen Kindesalter ist die Milz das zentrale Organ der humoralen Antikörperbildung, so daß die Entfernung der Milz eine beträchtliche Schwächung des Immunsystems mit deutlicher Abnahme der Infektresistenz bedeutet. Im höheren Lebensalter führt die Splenektomie nach umfassenden Studien nicht zu einer Zunahme infektiöser Komplikationen. Eine Besonderheit scheinen Patienten mit Lymphogranulomatose darzustellen, bei denen die Splenektomie zu einer Häufung des generalisierten Herpes zoster führt.

Die Filterfunktion der Milz für gealterte oder pathologisch veränderte Blutzellen ist vor allem an die rote Pulpa gebunden. Nach JANDL u. ASTER fließen unter physiologischen Bedingungen 98 bis 99% des durch die Milz strömenden Blutes über ein »schnelles Kompartiment« direkt von den Arterien über die Sinus in die Venen. Nur etwa 1–2% fließen über ein »langsames Kompartiment«, in dem zwischen Arterien und Sinus die Mantelplexus (Billrothsche Stränge) geschaltet sind. In diesem Kompartiment stellen die engen Schlitze der Basalmembran zwischen Mantelplexus und Sinus ein starkes Passagehindernis dar. Die Phagozytose und Hämolyse der roten Blutzellen erfolgt vor allem durch Retikulumzellen und Makrophagen der Pulpastränge, weniger durch die Sinusendothelien

(LENNERT u. STUTTE). Bei vielen Formen von Splenomegalie tritt eine Vermehrung der roten Pulpa und in dieser vor allem der Mantelplexus auf, durch die die Strömungsverlangsamung zunehmen kann. Der Blutzell-Pool in der roten Pulpa kann bis auf das 4- bis 6fache ansteigen. Unter der Stase der Blutzellen im substratarmen Milieu tritt eine erhebliche metabolische Störung auf, die z.B. bei einer Membranveränderung an den Erythrozyten zu deren gesteigerter Phagozytose führen kann. Dieser Mechanismus kann grundsätzlich auch für die Sequestration von Elliptozyten, Sichelzellen, antikörperbeladenen Leukozyten, Thrombozyten und Erythrozyten angenommen werden. Bisher wurde jedoch ein sicherer morphologischer Nachweis der Zunahme des »langsamen Kompartiments« vor allem für die Sphärozytose erbracht. Die Entfernung der Milz führt also nicht nur zur Herabsetzung einer Antikörperbildung, sondern auch zur Beseitigung eines wichtigen Sequestrationsorgans für die Blutzellen.

Hierbei sei erwähnt, daß unter physiologischen Bedingungen nur etwa 20% der gealterten Erythrozyten durch die Milz und etwa 80% im Knochenmark entfernt werden. Die Milzentfernung führt daher auch nicht zu einer Verlängerung der Lebensdauer der roten Blutzellen.

Neben der Blutmauserung erfolgt in der Milz auch die Entfernung bestimmter Strukturelemente der Erythrozyten, z.B. von Chromatinresten und Ferritin (Siderozytenauslese). Nach Splenektomie lassen sich daher, wenn keine Nebenmilzen vorliegen, im peripheren Blut vermehrt Siderozyten und Howell-Jolly-Körperchen nachweisen.

Die Ursache des Hypersplenicsyndroms mit Erniedrigung einer oder mehrerer Zellarten im Blut ist bis heute nicht geklärt. Am ehesten ist eine vermehrte Sequestration der Zellen in der vergrößerten Milz und nicht mehr die »splenogene Markhemmung« durch einen humoralen Milzfaktor anzunehmen.

Bei systemischen Erkrankungen des lymphoretikulären Systems führt die Proliferation des lymphoretikulären Gewebes in der Milz zu einer Organvergrößerung. Die Splenomegalie bei Speicherkrankheiten ist Folge der Zunahme des RES.

Ein Milztumor kann auch durch verschiedene Formen der portalen Hypertension verursacht werden. Ätiologisch kommen neben dem intrahepatischen Block mit Verengung der intrahepatischen Strombahn ein posthepatischer Block mit Einengung oder Verschluß der Lebervenen (Budd-Chiari-Syndrom) und ein prähepatischer Block mit Abflußstörungen im Pfortader- oder Milzvenenbereich (Milzvenenstenose oder Thrombose) in Frage. Durch die Druckerhöhung im Bereich der Pfortader tritt ein Umbau des Milzgewebes im Sinne einer »Fibroadenie« ein. Auch unter einer Einflußstörung vor dem rechten Herzen, besonders bei der konstriktiven Perikarditis, kann es zu einer Splenomegalie kommen.

Untersuchungsmethoden

Neben der klinischen Beurteilung von Milzgröße und -konsistenz gibt es eine Reihe von Spezialuntersuchungsmethoden zur Bestimmung von Organgröße und -volumen sowie Funktionszuständen.

Die normale Milz ist in der Regel auch inspiratorisch nicht unter dem linken Rippenbogen tastbar. Ausnahmen bilden Patienten mit Kachexie oder sehr weichen Bauchdecken. Die Länge des Organs beträgt in der linken mittleren Axillarlinie zwischen 9. und 11. Rippe perkutorisch etwa 7 cm. Erst die gering vergrößerte Milz wird in rechter Halbseitenlage bei tiefer Inspiration von rechts oder beim Umfassen des Rippenbogens von links palpabel. Bei weiterer Größenzunahme wird die Milz auch in der Rückenlage zunächst inspiratorisch, später unabhängig von der Atemlage tastbar. Ein stark vergrößertes Organ kann bis in das kleine Becken und in den rechten Mittel- und Unterbauch reichen. Bei akuten Infektionskrankheiten mit rascher Zunahme der Milz – vor allem bei septischen Krankheitsbildern – ist das Organ meistens weich, bei chronischen Krankheiten dagegen derb. Milzcrenae sind fast nur bei chronischen Leukämien und Osteomyelofibrosesyndrom zu palpieren. Im Gegensatz zur Atemverschieblichkeit des linken Leberlappens von oben nach unten wandert die vergrößerte Milz von lateral oben nach medial unten. Pankreastumoren und Neoplasien von linker Niere und Ovar sind ebenso wie vergrößerte mesenteriale Lymphknotenpakete kaum oder nicht atemverschieblich. Bei der Auskultation über dem Organ hört man nach Infarkten perisplenitisches Reiben, bei Vorliegen von Aneurysmen Strömungsgeräusche. Speziellere Verfahren für die Beurteilung einer Splenomegalie umfassen Röntgenzielaufnahmen und szintigraphische Methoden. Hierbei ist auf Verkalkungen zu achten, umliegende Organe lassen sich manchmal durch gleichzeitige Kontrastdarstellung besser abgrenzen. Für die szintigraphische Darstellung von Leber und Milz verwendet man hitzedenaturierte ^{51}Cr-markierte rote Blutzellen oder ^{197}Hg-Brommercurihydroxypropan - (BMHP-)markierte Erythrozyten. Recht gute Szintigramme lassen sich auch mit ^{99m}Tc-S-Kolloid erreichen. Bei der szintigraphischen Darstellung der Milzgröße lassen sich wesentlich häufiger Vergrößerungen des Organs nachweisen als mit Hilfe der Palpation. Bei der Beurteilung der Szintigramme ist nicht nur auf die Größe des Organs, sondern auch auf Speicherdefekte und Nebenmilzen zu achten.

Wichtige Untersuchungsmethoden sind weiterhin die Laparoskopie mit Punktion der Milz und Anfertigung eines Splenogramms. Für die Darstellung des Gefäßsystems bedient man sich der gezielten Arteriographie und der Splenoportographie. Für die Beurteilung des Blutumsatzes in der Milz bei Erkrankungen des hämatopoetischen Systems finden ebenfalls markierte Blutzellen Anwendung. Nach Injektion ^{51}Cr-markierter Erythrozyten und

Blutplättchen (autologe Zellen) oder ^{32}DFP (Diisopropylfluorophosphat) gekennzeichneter Granulozyten läßt sich deren Lebensdauer bestimmen und ihre Speicherung in Milz und anderen Organen vergleichen und die Indikation für eine eventuelle Splenektomie stellen. Die extramedulläre Blutbildung in der Milz bestimmt man mit Hilfe der Ferrokinetik durch Messung der Anreicherung von appliziertem ^{59}Fe in diesem Organ. Die Speicherkapazität des RES in Milz und Leber läßt sich durch Registrierung der Aktivitäten über diesen Organen nach Applikation von kolloidalem ^{198}Au feststellen.

Wegen der zahlreichen Ursachen einer Splenomegalie sollte bei der gründlichen internistischen Untersuchung besonders auf eine gleichzeitige Hepatomegalie, auf Symptome einer Stauung im Milz- und Pfortaderbereich (Hämorrhoiden, Ösophagusvarizen, Caput medusae), Lymphknotenvergrößerungen, Ikterus, hämorrhagische Diathese, rheumatische Erscheinungen, Temperaturerhöhung sowie auf Veränderungen im Blut- und Knochenmarkausstrich geachtet werden.

Neben einer subtilen laborchemischen Leberfunktionsdiagnostik wird oft die histologische Untersuchung eines Leberpunktates notwendig sein.

Isolierte Milzerkrankungen

Erkrankungen, die die Milz allein betreffen, sind sehr selten. Die *Agenesie* der Milz, häufig mit Mißbildungen des Herz-Kreislauf-Systems kombiniert, ist nur für den Pädiater von Bedeutung.

Nebenmilzen werden oft erst festgestellt, wenn nach einer Splenektomie der Erfolg der Milzentfernung ausbleibt und im Blut keine Jolly-Körperchen nachgewiesen werden können. Sowohl die Agenesie, als auch Nebenmilzen werden durch eine sorgfältige szintigraphische Untersuchung erfaßt. Unter den *Lageanomalien* der Milz ist vor allem die stielgedrehte Wandermilz zu erwähnen, da sie mit erheblichen abdominellen Beschwerden verbunden sein kann. Durch eine hämorrhagische Infarzierung des Organs treten ileusartige Beschwerden mit heftigen linksseitigen Oberbauchschmerzen und Kollaps auf. Die strangförmige Verlagerung der Milz kann bis in das linke Skrotum gehen.

Auch *Geschwülste* als Ursache einer isolierten Milzvergrößerung sind eine Seltenheit. Die Patienten geben oft keinerlei Beschwerden an, z.T. klagen sie über ein Druckgefühl im linken Oberbauch und über Störungen von seiten des Magen-Darm-Traktes. Bei bösartigen Tumoren können Gewichtsabnahme, Anämie, Veränderungen im Serumeiweißbild, Sideropenie und Erhöhung der Lactatdehydrogenaseaktivität im Serum auftreten. Die szintigraphische Untersuchung zeigt im vergrößerten Organ Speicherdefekte, bei der gezielten Angiographie findet man im Bereich des Tumors zahlreiche kleine korkenzieherartig gewundene Gefäße. Die histologische Diagnose des Tumors kann aus einem unter Sicht des Auges bei der Laparoskopie entnommenen Milzpunktat gestellt werden, oft wird man sich jedoch gleich zur Splenektomie entschließen.

Zu den *gutartigen Tumoren* gehören Fibrome, Lymphangiome und Hämangiome. Hämangiome können ein erhebliches Gewicht bis zu mehreren Kilogramm erreichen. Bei der Auskultation der Milzregion können Strömungsgeräusche wahrgenommen werden. Hämangiome der Milz brauchen nicht isoliert vorzuliegen, sondern können sich hier im Rahmen einer allgemeinen Hämagiomatose (Morbus Osler) manifestieren. Auch Aneurysmen der Milzarterie können zu einer Splenomegalie führen. Sie bereiten meistens keinerlei Beschwerden und werden röntgenologisch als zwiebelschalenförmige Ringverschattung im linken hinteren Oberbauch nachgewiesen. Die Sicherung der Diagnose erfolgt ebenfalls durch die selektive Angiographie. Lymphangiome sind häufig kavernös ausgebildet und können dieselbe Ausdehnung wie Hämangiome erreichen. Komplikationen im Sinne einer Phlebitis der V. lienalis äußern sich in Schmerzen im linken Oberbauch, Fieber und entzündlicher Konstellation im Blutbild. Isolierte *bösartige Tumoren* der Milz sind vor allem Sarkome (Lymphosarkom, Retikulosarkom, Fibrosarkom und Angiosarkom). Differentialdiagnostisch sind eine Mitbeteiligung der Milz bei Erkrankungen des lymphoretikulären Systems und Metastasen besonders von Bronchial- und Mammakarzinomen auszuschließen.

Bei Neoplasien des Pankreasschwanzes und der linken Kolonflexur kann es auch zu Konglomerattumoren mit der Milz kommen.

Von den Milzgeschwülsten sind durch *Zysten* bedingte Splenomegalien abzugrenzen. Man unterscheidet zwischen *primären Zysten* mit Endothelauskleidung (kongenital, traumatisch und entzündlich) und *sekundären Zysten* ohne Endothelbelag. Letztere können traumatisch nach Blutungen, entzündlich (z.B. Tuberkulose) und degenerativ durch Verflüssigung entstehen. Bei primären Zysten ist immer an die Möglichkeit einer malignen Entartung zu denken. Am häufigsten beobachtet man *parasitäre Zysten,* vor allem bei einer Echinokokkusinfektion (etwa bei 10% der Echinokokkuskranken besteht eine Milzbeteiligung). Röntgenologisch findet man in der Milzregion Verkalkungen, szintigraphisch im Bereich der Zysten – wie bei den anderen Zysten – Speicherdefekte, im Angiogramm eine Verdrängung der Gefäße. Die Sicherung der Echinokokkusinfektion erfolgt mit der Komplementbindungsreaktion nach Weinberg, der Kutantest nach Casoni ist nicht verläßlich, die Bluteosinophilie nicht obligat. Die Laparoskopie kann ebenfalls die Diagnostik des Echinokokkus unterstützen, mit einer Milzpunktion und auch Splenoportographie sollte man zurückhaltend sein, da beim Echinococcus cysticus nach Austritt von Zysteninhalt in die Bauchhöhle ein lebensbedrohlicher anaphylaktischer Schock auftreten kann. Beim Echinococcus alveolaris wird diese anaphylaktische Reaktion nicht beobachtet (s. Infektionskrankheiten, Bd. III, Kap. 13). Klinisch geben die Patienten, wenn nicht eine starke Milzkapselspannung zu Schmerzen im linken Oberbauch führt, keine Beschwerden an. Eine Fluktuation im Bereich der Milz wird bei Milzzysten fast nie getastet. Auf zystische Veränderungen an anderen Organen sollte geachtet werden (Pankreas, linke Niere, linker Leberlappen, linkes Ovar, Zysten im Bereich des Mesenteriums und Omentum majus).

Eine schmerzhafte Milzschwellung kann auch durch einen im Verlaufe einer Infektion entstehenden *Milzabszeß* auftreten. Differentialdiagnostisch ist die Abgrenzung eines *Milzinfarktes* bei Leukämien und Endocarditis lenta manchmal schwierig.

Splenomegalie bei Erkrankungen des hämatopoetischen Systems

Zahlreiche Erkrankungen des blutbildenden Systems gehen mit einem Milztumor einher (Tab. 11.**41**). Hier sollen lediglich die für die Differentialdiagnose wichtigen Befunde einzelner hämatologischer Erkrankungen wiedergegeben werden.

Beim Nachweis einer festen großen Milz, z.T. mit tastbaren Milzcrenae, sollte man vor allem an eine *chronische Myelose* oder an das *Osteomyelofibrosesyndrom* denken. Die Abgrenzung beider Krankheitsbilder kann erhebliche Schwierigkeiten bereiten. Die Leukozytenzahlen im Blut sind bei der chronischen Myelose meistens stark erhöht (50000–500000/mm³), unter den weißen Blutzellen findet man alle Vorstufen, im fortgeschrittenen Stadium bis zu den Myeloblasten. Kernhaltige rote Vorstufen sind in geringer Anzahl ebenfalls nachweisbar, Erythrozyten- und Thrombozytenzahl sind eher erniedrigt. Im Knochenmark findet man ein zellreiches, vor allem in der Granulopoese linksverschobenes Mark. Bei der Osteomyelofibrose ist die Leukozytenzahl in der Regel normal oder nur wenig erhöht, die Thrombozytenzahl ist meistens deutlich erhöht, eine Anämie tritt erst später auf. Neben einzelnen weißen Vorstufen lassen sich im peripheren Blut zahlreiche Normoblasten und auch Megakariozyten nachweisen. Das Skelettsystem zeigt röntgenologisch besonders am Becken und an den langen Röhrenknochen die typische Osteomyelosklerose, die manchmal schwer vom *Myelosarkom* und von der *Osteopetrose* (typische Wirbelveränderungen) abzugrenzen ist. Milzpunktion und Beckenkammbiopsie bringen hier die Diagnostik weiter. Im Milzpunktat findet man Megakaryozyten und Erythroblasten, im Beckenkammzylinder die typische Fibrosklerosierung des Markes mit Verdrängung der Blutbildung bei Vorliegen einer Osteomyelofibrose. Bei der chroni-

Tabelle 11.**41** Splenomegalie bei Erkrankungen des hämatopoetischen Systems

Chronische Myelose
Chronische Lymphadenose
Erythroleukämie
Akute Leukosen
Polycythaemia vera
Osteomyelofibrose
Osteopetrose (Marmorknochenkrankheit)
Hämolytische Anämien
Hämoglobinopathien
Morbus Werlhof

schen Myelose gelingt der Nachweis des Philadelphia-Chromosoms, die Aktivität der alkalischen Leukozytenphosphatase ist im Gegensatz zur Osteomyelofibrose niedrig. Bei beiden Krankheitsbildern können schmerzhafte Milzinfarkte auftreten. Auch bei der *chronischen Lymphadenose* besteht meistens neben Lymphknotenschwellungen eine große, feste Milz. Bei fortgeschrittenem Krankheitsbild führen Anämie und Thrombozytopenie zu Blässe und hämorrhagischer Diathese, auch Hautinfiltrate besonders im Gesicht (Facies leontina) lassen sich nachweisen. Die Leukozytenzahl ist meistens zwischen 10000 und 300000/mm³ erhöht, in Blut- und Knochenmarkausstrichen fällt ein uniformes Zellbild mit Lymphozyten, z.T. auch Lymphoblasten und Gumprechtschen Kernschatten auf. Bei Patienten mit *akuter Leukämie* ist die Milz nur bei etwa der Hälfte der Kranken mäßig vergrößert. Hämorrhagische Diathese, Blässe und Schleimhautnekrosen lassen frühzeitig an eine akute Leukose denken. Die Abgrenzung gegen eine Panzytopenie gelingt durch den Nachweis eines Blastenmarkes und zahlreicher Blasten neben ausgereiften Granulozyten (Hiatus leucaemicus) im Blutausstrich. Anämie und Thrombozytopenie bestehen fast immer, die Leukozytenzahlen sind nur bei etwa der Hälfte der Kranken erhöht, oft sogar vermindert. Eine Differenzierung der Leukämieform muß mit Hilfe zytochemischer Spezialmethoden und Stoffwechseluntersuchungen erfolgen. Bei der *Erythroleukämie* findet man stets eine Splenomegalie, im Blutausstrich lassen sich neben einer linksverschobenen Granulopoese zahlreiche, z.T. atypische Erythroblasten nachweisen.

Mäßige Splenomegalie mit blauroter Verfärbung von Haut und Schleimhäuten, starke Erhöhung der Erythrozytenzahl mit mäßiger Vermehrung der Hämoglobinkonzentration, Leukozytose und Thrombozytose, Basophilie und Eosinophilie im Blutausstrich legen die Diagnose der *Polycythaemia vera* nahe. Symptomatische Polyglobulien bei Herz- und Lungenerkrankungen, innersekretorischen Störungen und Nierenkrankheiten müssen ausgeschlossen werden. Anämie, Subikterus und

Hepatosplenomegalie lassen sowohl an hepatolienale Erkrankungen als auch an *hämolytische Anämien* denken. Kranke mit hämolytischer Anämie weisen in der Regel eine normochrome Anämie, starke Erhöhung der Retikulozytenzahl und eine Vermehrung des indirekten Bilirubins im Serum auf. Die Splenomegalie tritt sowohl bei korpuskulären als auch bei serogenen hämolytischen Anämien auf. Unter den *Hämoglobinopathien* mit Milztumor sind in Mitteleuropa vor allem die Thalassämieformen zu nennen. Hypochrome Anämie, Anulozyten und Target-Zellen im Blutausstrich, verbunden mit normalen oder leicht erhöhten Serumeisenkonzentrationen, sollten immer Veranlassung zur Durchführung einer Hämoglobinelektrophorese geben. Isolierte Thrombozytopenie mit ausgeprägten petechialen Haut- und Schleimhautblutungen, z.T. sekundärer Anämie, sowie Splenomegalie (nicht obligat) machen einen *Morbus Werlhof* sehr wahrscheinlich. Eine medikamenten- oder infektallergische Genese der Thrombozytopenie muß hierbei ebenfalls berücksichtigt werden.

Das *Hyperspleniesyndrom* (Hypersplenismus) mit Erniedrigung einer oder mehrerer Zellarten im Blut und normaler oder gesteigerter Blutbildung im Mark kann bei Splenomegalie verschiedener Ursache auftreten (z.B. Lebererkrankungen, Kollagenosen usw.). Gelingt es nicht, einen ätiologischen Zusammenhang mit anderen Grunderkrankungen herzustellen, so spricht man von einem *primären oder idiopathischen Hypersplenismus*.

Splenomegalie bei Erkrankungen des lymphoretikulohistiozytären Systems

Der Nachweis eines isolierten Milztumors oder einer Splenomegalie zusammen mit Lymphknotenvergrößerungen (primär oft im Bereich der Halslymphknoten) läßt differentialdiagnostisch – neben der chronischen Lymphadenose – vor allem an Erkrankungen des lymphoretikulohistiozytären Systems denken (Tab. 11.**42**). Hierbei sollte nicht nur eine sorgfältige Untersuchung der palpablen Lymphknoten erfolgen, sondern auch eine röntgenologische Kontrolle des Mediastinums und der Hili durchgeführt werden. Als zusätzliche Untersuchungen sind weiterhin die Lymphographie (Lymphknotenszintigraphie), Leber- und Milzszintigraphie und gegebenenfalls neben der Laparoskopie auch die explorative Laparotomie erforderlich. Als wichtigste diagnostische Maßnahme ist die histologische Befundung eines exzidierten Lymphknotens, eines Milz- oder Leberpunktates anzustreben. Sie ermöglicht meistens schnell die Zuordnung des Krankheitsbildes zur *Lymphogranulomatose* (Morbus Hodgkin), zum *Lympho- oder Retikulosarkom, Morbus Waldenström, großfollikulären Lymphoblastom* (Morbus Brill-

Tabelle 11.**42** Splenomegalie bei Erkrankungen des lymphoretikulohistiozytären Systems

Lymphogranulomatose (Morbus Hodgkin)

Lymphosarkom

Retikulosarkom

Retikulose

Hairy-cell-Leukämie

Großfollikuläres Lymphoblastom (Morbus Brill-Symmers)

Morbus Waldenström

Histiozytosis X
  (Abt-Letterer-Siwe-Krankheit, Hand-Schüller-Christiansche Krankheit, eosinophiles Granulom)

Symmers), zur *Retikulose* und seltenen *Histiozytosis X*. Blutbild, Knochenmarkausstrich oder auch Beckenkammbiopsie, zytochemische Untersuchungen an Blutzellen und Lymphknotenpunktaten, BSG, Serumelektrophorese und eventuell quantitative Bestimmung der Immunglobuline können die Diagnostik erleichtern. Beim Lymphosarkom und Retikulosarkom kann neben Anämie und Thrombozytopenie eine leukämische Reaktion auftreten. Bei der Hairy-cell-Leukämie (leukämische Retikuloendotheliose) zeigt das Zytoplasma der Lymphoidzellen haarförmige Ausläufer, die saure Phosphatasereaktion läßt sich nicht oder nur wenig mit Tartrat in den Zellen hemmen. Die Diagnose des Morbus Waldenström ist bei einer starken Beschleunigung der BSG schon sehr wahrscheinlich und wird durch den Nachweis einer monoklonalen IgM-Vermehrung bestätigt. Eine Milzvergrößerung schließt das differentialdiagnostisch in Frage kommende Plasmozytom praktisch aus. Die hämorrhagische Diathese beim Morbus Waldenström kann allein Folge der monoklonalen Gammopathie sein und braucht nicht mit einer Thrombozytopenie zusammenzuhängen. Hautinfiltrate werden nicht nur bei der chronischen Lymphadenose, sondern auch bei der Retikulose beobachtet (s. Erkrankungen des lymphoretikulozytären Systems, S. 11.117).

Splenomegalie bei hepatolienalen Erkrankungen

Bei vielen Lebererkrankungen läßt sich ein Milztumor nachweisen (Tab. 11.**43**). Unter den entzündlichen Erkrankungen sind hier vor allem die Cholangitis und auch die Virushepatitis zu nennen. Toxische Leberzellschäden können ebenfalls mit einer Splenomegalie verbunden sein. Eine differentialdiagnostische Abgrenzung der einzelnen Krankheitsbilder setzt speziellere Untersuchungsverfahren voraus (Bestimmung der Aktivitäten von Leberenzymen, Bilirubin und der Bromthaleinausscheidung, Nachweis des Australia-Antigens, Kon-

Tabelle 11.43 Splenomegalie bei hepatolienalen Erkrankungen

Cholangitis

Virushepatitis

Toxischer Leberzellschaden

Intrahepatischer postsinusoidaler Block (Leberzirrhose)

Intrahepatischer präsinusoidaler Block (zahlreiche Ursachen, s. Text)

Primärer Pfortaderhochdruck (Banti-Syndrom?)

Prähepatischer Block (Milzvenenthrombose oder -stenose, Thrombose des Pfortaderstammes oder der Mesenterialvenen, Pfortaderkavernom)

Posthepatischer Block (Kompression oder Thrombose der Lebervenen oder der V. hepatica, Budd-Chiari-Syndrom)

trastdarstellung der Gallenblase und ableitenden Gallenwege, Laparoskopie mit Leberpunktion usw.). Einzelheiten s. Bd. IV, Kap. 15 »Krankheiten des Verdauungstraktes«, Abschnitt »Erkrankungen der Leber«.

Die meisten hepatolienal bedingten Splenomegalien sind mechanisch in Zusammenhang mit einer Abflußstörung im Bereich der Pfortader, der Lebervenen oder Milzvene aufzufassen. Die portale Hypertension kann hierbei Folge eines extrahepatischen und eines intrahepatischen Blockes sein. Am häufigsten ist der *intrahepatische postsinusoidale Block* – wahrscheinlich durch eine Behinderung des venösen Abflusses in der Leber – bei der Leberzirrhose. Klinisch ist vor allem auf die Zeichen des Umgehungskreislaufes (Hämorrhoidalkranz, abdominelle und thorakale Venenzeichnung) und auf Aszites, röntgenologisch auf Ösophagus- und Fornixvarizen zu achten. Hämatologisch können Befunde eines Hyperspleniesyndroms auftreten, so daß die verstärkte Blutungsneigung bei vielen Patienten mit Leberzirrhose nicht nur Folge einer Verminderung von Gerinnungsfaktoren, sondern zusätzlich auch einer Thrombozytopenie sein kann. Beim *intrahepatischen präsinusoidalen Block* ist die Ursache der portalen Hypertension eine Herabsetzung des Querschnittes der kleinen intrahepatischen Pfortaderäste, die im Gefolge von Boeckscher Sarkoidose, Lymphogranulomatose, Osteomyelofibrose, kongenitaler Leberfibrose, Hämochromatose, Morbus Wilson und Schistosomiasis auftreten kann. Nach SCHMID ist auch der *primäre Pfortaderhochdruck,* verbunden mit zunehmender Fibrose der periportalen Felder und ausgeprägtem Hyperspleniesyndrom, in diese Gruppe einzuordnen. Die primäre portale Hypertension ist wahrscheinlich dem sog. Banti-Syndrom gleichzusetzen.

Extrahepatisch kann die portale Hypertension durch einen prähepatischen oder posthepatischen Block ausgelöst werden. Beim *prähepatischen Block* unterscheidet man die sog. lienale Form (Milzvenenthrombose oder -stenose) mit Splenomegalie, Ösophagusvarizen und Hyperspleniesyndrom und die portale Form. Es ist zu diskutieren, wie viele Fälle von Banti-Syndrom der Gruppe mit lienalem prähepatischem Block zugerechnet werden können. Beim trunkulären Typ der portalen Form ist der klinische Verlauf chronisch, beim radikulären Typ mit Verlegung der Mesenterialvenen beobachtet man ein akutes, lebensbedrohliches Krankheitsbild. Das mit einem ungewöhnlich stark ausgeprägten Caput medusae verbundene Cruveilhier-von-Baumgarten-Syndrom ist Folge einer intrahepatischen Pfortaderthrombose. Weitere Ursachen der portalen Form des prähepatischen Blocks können das Kavernom der Pfortader, Tumoren und entzündliche Prozesse in Pankreas und Gallengängen sowie die Kompression der Pfortader an der Leberpforte durch Lymphknotenpakete sein.

Beim *posthepatischen Block* kann das Abflußhindernis intrahepatisch im Bereich der Lebervenen oder zwischen Leber und V. cava inferior (Budd-Chiari-Syndrom) lokalisiert sein. Neben einer vergrößerten, schmerzhaften Leber, Aszites, ausgeprägter thorakaler und abdomineller Venenzeichnung bestehen eine Splenomegalie und häufig ein Hyperspleniesyndrom. Als Ursache des posthepatischen Blockes sind angeborene Anomalien der Lebervenen, Kompression von außen durch Tumoren und Thrombosen zu diskutieren. Auch bei der Polycythaemia vera kann es selten einmal zu einem posthepatischen Block kommen. Die *Stauungsmilz* bei konstriktiver Perikarditis und verschiedenen Formen von Rechtsherzinsuffizienz ist ebenfalls pathophysiologisch in diese Gruppe einzuordnen.

Splenomegalie bei Kollagenosen und rheumatischen Erkrankungen

Auch Kollagenosen und rheumatische Erkrankungen können Ursache einer Milzvergrößerung sein. Hier sind das Reiter-Syndrom (selten), Felty-Syndrom, die Still-Chauffardsche Krankheit, die rheumatoide Arthritis und vor allem der Lupus erythematodes visceralis zu nennen. Für die differentialdiagnostische Klärung sind neben einer gründlichen internistischen Untersuchung die Suche nach antinukleären Faktoren, Autoantikörpern und nach dem Rheumafaktor wichtig.

Splenomegalie bei Speicherkrankheiten

Zu den selteneren Ursachen einer Splenomegalie gehören die Speicherkrankheiten. Sie sind jedoch obligat mit einer Hepatosplenomegalie verbunden. Die mit einer Speicherung von Cholesterin in den Retikulumzellen verbundene *Histiozytosis X* (Abt-Letterer-Siwe-Krankheit, Hand-Schüller-Christiansche Krankheit, eosinophiles Granulom) wurde bereits besprochen (s. Splenomegalie bei Erkrankungen des lymphoretikulohistiozytären Systems, S. 11.154). Die Hepatosplenomegalie bei der *Niemann-Pickschen Krankheit* mit Speicherung von Phosphatiden in den Retikulumzellen ist nur für den Pädiater von Bedeutung. Beide Krankheitsbilder sind auch mit einem Hyperspleniesyndrom verbunden. Beim *Morbus Gaucher* stehen neben der starken Vergrößerung von Leber und Milz eine Störung im Pigmenthaushalt und als Folgen des Hypersplenismus Anämie, hämorrhagische Diathese und Infektresistenzschwäche im Vordergrund. Im Milz- und Sternalpunktat lassen sich Cerebroside speichernde Schaumzellen nachweisen. Auch die *Hyperchylomikronämie* geht obligat mit einer Hepatosplenomegalie einher.

Diffentialdiagnostisch ist unbedingt auch an das Vorliegen einer *Glykogenose* zu denken. Die Diagnose läßt sich histologisch mit Spezialfärbungen an Leber- und Milzentnahmen stellen. Mit Hilfe quantitativer Glykogen- und Enzymbestimmungen an Geweberoben und Blutzellen kann man nicht nur den Typ der Glykogenose, sondern auch zwischen homozygoten und heterozygoten Defektträgern unterscheiden.

Diabetes mellitus, bräunliches Hautkolorit, hohe Serumeisenkonzentrationen und Hepatosplenomegalie bei Leberzirrhose sind charakteristisch für die *Hämochromatose*. Auch bei der *Wilsonschen Krankheit* sind bei wechselndem Ikterus Leber und Milz vergrößert. Leberparenchymschädigung, Stammganglienschädigung mit pyramidalen und extrapyramidalen Bewegungsstörungen und Kayser-Fleischer-Kornealring treten als Folge einer Kupferstoffwechselstörung durch eine verminderte Zäruloplasminsynthese auf.

Chronischer Milztumor besonders nach lang dauernden eitigen Prozessen sollte Anlaß zum Ausschluß einer *Amyloidose* sein. Die Diagnose kann aus speziell gefärbten Milzpunktaten oder bioptischem Material der Rektumschleimhaut gesichert werden.

Splenomegalie bei akuten Infektionskrankheiten

Milztumor bei akut fieberhaften Erkrankungen ist immer verdächtig auf eine akute Infektionskrankheit. Die Milz ist hierbei in der Regel nur gering bis mäßig vergrößert und – besonders bei septischen Krankheitsbildern – von weicher bis mittelfester Konsistenz. Leukozytopenie oder Granulozytopenie im Blutausstrich sind oft gleichzeitig zu beobachten (Tab. 11.44).

Heftige Kopfschmerzen, delirante Zeichen, Splenomegalie, Leukozytopenie mit Linksverschiebung im Blutausstrich und eine Fieberkurve vom Typ der Kontinua legen den Verdacht auf *Typhus abdominalis* oder *Paratyphus* nahe. Von der

Tabelle 11.44 Splenomegalie bei akuten Infektionskrankheiten

Typhus
Paratyphus
Morbus Bang
Leptospirosen
Virushepatitis
Infektiöse Mononukleose
Röteln
Viruspneumonie
Rickettsiosen
Toxoplasmose
Kala-Azar
Bilharziose
Histoplasmose
Malaria

2. Krankheitswoche an treten Roseolen auf. Erregernachweis in Blut, Stuhl oder Urin und Gruber-Widal-Reaktion führen zur Sicherung der Diagnose. Leber- und Milzvergrößerung zusammen mit undulierendem oder auch remittierendem Fieber, Kopf-, Muskel- und Gelenkschmerzen sowie Adynamie sind charakteristisch für *Brucellosen* (z.B. Morbus Bang). Der Erregernachweis kann in Blut und Urin geführt werden, beweisend sind ansteigende Agglutinationstiter. Fieberhafte Gelbsucht mit Leberschwellung, seltener Milztumor, Nephritis und zentralnervöse Störungen lassen an eine *Leptospirose* denken. Die Infektion tritt besonders häufig bei Tierärzten, Fleischern, Landarbeitern und Kanalarbeitern auf. Die Erreger werden aus Blut, Liquor und Urin gezüchtet, Antikörpertiterhöhe und -verlauf im Serum sichern die Diagnose.

Auch *Rickettsiosen* verlaufen meistens mit einer Splenomegalie. Beim *Flecktyphus* besteht eine Kontinua über 1–3 Wochen mit anschließendem lytischem Fieberabfall, klinisch fallen Exanthem und Enzephalitis auf. Die Diagnose wird aus dem Erregernachweis in Blut, Urin, Liquor oder Sputum und durch die Komplementbindungsreaktion oder Weil-Felix-Reaktion gestellt. Beim *Q-Fieber* klagen die Kranken über Glieder- und Kopfschmerzen, klinisch bestehen eine Kontinua mit Bradykardie, delirante Zustände und häufig eine atypische Pneumonie. Hämagglutinationstiter und Komplementbindungsreaktion sichern die Diagnose ab.

Bei der *Toxoplasmose* ist das Krankheitsbild durch Lymphknotenschwellungen, Leber- und Milzvergrößerung, subfebrile Temperaturen sowie z.T. aseptische Meningitis und Chorioretinitis gekennzeichnet. Die Diagnose ergibt sich aus der histologischen Untersuchung eines Lymphknotens, der Komplementbindungsreaktion und dem positiven Ausfall des Sabin-Feldman-Tests. Die auf dem amerikanischen Kontinent und in Afrika auftretende *Histoplasmose* ist klinisch sehr ähnlich. Tierversuch, Erregernachweis in der Kultur und Histoplasminkutan-Test finden hier Anwendung.

Ein Milztumor wird bei *Viruserkrankungen* vor allem beobachtet, wenn im Blutbild im späteren Krankheitsverlauf eine Lymphomonozytose auftritt. Dieses gilt für Röteln, Virushepatitis, infektiöse Mononukleose und gelegentlich auch für die Viruspneumonie.

Röteln befallen vorwiegend Kinder. Generalisierte Lymphknotenschwellungen, Splenomegalie und ein charakeristisches Exanthem sind die wichtigsten Symptome. Komplementbindungsreaktion und Antikörpernachweis sichern die Diagnose. Bei der *infektiösen Mononukleose* bestehen neben regionären oder generalisierten Lymphknotenschwellungen und Milztumor hohes intermittierendes Fieber (z.T. Kontinua) und schmerzhafte Tonsillitis. Im Blutausstrich findet man 40–90% mononukleäre Zellen, die Paul-Bunnell-Reaktion (oder Merckotest) ist positiv.

Die *Virushepatitis* wurde bereits erwähnt (s. Splenomegalie bei hepatolienalen Erkrankungen, S. 11.154), die *Viruspneumonie* ergibt sich aus der Röntgenuntersuchung der Lungen.

Bilharziose und *Leishmaniosen* sind vor allem bei Rückkehrern aus Afrika, Mittel- und Südamerika sowie Ostasien zu diskutieren, bei denen unklare Fieberschübe und eine Vergrößerung von Leber und Milz bestehen. Bei der vor allem in Ägypten verbreiteten Bilharziose entwickeln sich durch die Ansiedlung von Wurmeiern im Kapillarnetz von Lungen und Leber eine pulmonale und portale Hypertonie. Der Nachweis der Wurmeier erfolgt in Urin und Kot, spezifische Methoden sind die Komplementbindungsreaktion, Präzipitationsreaktionen und ein Antigenhauttest. Hepatosplenomegalie, Kachexie und unregelmäßiger Fieberverlauf lassen auch an die viszerale Form von Kala-Azar denken.

Treten bei Patienten, die aus einem Gebiet zwischen dem 60. nördlichen und 40. südlichen Breitengrad zurückkehren, in regelmäßigen Intervallen mit starken Schweißausbrüchen abklingende Fieberschübe, Leber- und Milzvergrößerung, Ikterus sowie Anämie und Leukopenie auf, so ist unbedingt nach dem Vorliegen einer *Malaria* zu suchen. Die Form der Malaria ergibt sich aus dem Fiebertyp und dem Erregernachweis im dicken Tropfen oder normal gefärbten Blutausstrich.

Splenomegalie bei chronischen Infektionskrankheiten

Eine Reihe chronischer Infektionskrankheiten verläuft mit einem mäßigen, relativ festen Milztumor (Tab. 11.45). Man sollte hierbei zuerst eine *Endocarditis lenta,* die bei ⅔ der Kranken mit einer Splenomegalie verbunden ist, in die differentialdiagnostischen Überlegungen einbeziehen. Der Verdacht wird durch das Vorliegen eines Herzklappenfehlers (Aorten- oder kombiniertes Aorten-Mitral-Vitium) bzw. angeborenen Herzfehlers mit Beschleunigung der BSG, Anämie, Monozytose im Blutausstrich sowie Erhöhung der Gammaglobulinfraktion im Serum verstärkt. Die Diagnose wird durch den Erregernachweis in venösen oder arteriellen Blutkulturen gesichert. Leber und Milz können ebenfalls bei der *Boeckschen Sarkoidose* vergrößert sein. In der Regel sind beide Hili symmetrisch verbreitert und auch andere Lymphknoten geschwollen. Ein Erythema nodosum ist nicht obligat. Der Tuberkulintest ist fast immer negativ. Grundlage der Diagnose ist der histologische Nachweis nichtverkäsender Tuberkel in Lymphknoten und Leber- oder Milzpunktat.

Eine Spenomegalie kann sowohl bei der *isolierten Milztuberkulose* (Verkalkungen auf der Röntgenaufnahme der Milz) als auch bei der *Miliartuberkulose* auftreten. Zu chronischen Infektionen mit Milztumor gehören weiter die *Malaria* und die *Lues im Stadium II*. Neben der Hepatosplenomegalie und Lymphknotenschwellungen beobachtet man bei der Lues Fieber, Exanthem, Gelenkschmerzen und Meningismus. Wichtig sind anamnestische Angaben über eine mögliche Infektion. Für die Sicherung der Diagnose sind die Durchführung der Wassermannschen Reaktion und der Antikörpernachweis im Nelsonschen Immobilisationstest erforderlich.

Tabelle 11.45 Splenomegalie bei chronischen Infektionskrankheiten

Endocarditis lenta
Morbus Boeck
Miliartuberkulose
Malaria
Lues II

Indikationen zur Splenektomie bei Erkrankungen des hämatopoetischen und lymphoretikulären Systems

Hämolytische Anämien

Die klassische Indikation zur Splenektomie besteht beim Kugelzellenikterus (hereditäre Sphärozytose). Sie sollte bei stärkerer Hämolyse zur Vorbeugung gegen Gallensteinbildung und hämolytische oder aplastische Krisen durchgeführt werden. Nach der Splenektomie tritt regelmäßig eine Remission ein, obgleich der Membrandefekt an den Erythrozyten und die Mikrosphärozytose unbeeinflußt bleiben. Für die Splenektomie bei Elliptozytose gilt dasselbe wie für die hereditäre Sphärozytose.

Bei nichtsphärozytären hämolytischen Anämien sind die Erfolge einer Milzentfernung nicht befriedigend. Lediglich beim Pyruvatkinase-Mangel und Glucose-P-Isomerase-Mangel wurden bei einer Reihe von Patienten Besserungen der Hämolyse und ein Rückgang der Bluttransfusionsbedürftigkeit festgestellt.

Bei Kranken mit Thalassämie oder Hämoglobinopathien werden die Ergebnisse der Splenektomie sehr unterschiedlich beurteilt. Bei der Thalassaemia major sollte man sich zur Milzentfernung nur entschließen, wenn ein sekundäres Hyperspleniesyndrom vorliegt. Die Operation sollte wegen der Gefahr einer schweren Immundefizienz erst nach dem 3. Lebensjahr durchgeführt werden. Bei Sichelzellenanämie, Hb-C-Krankheit und Mischformen beider Anomalien ist die Besserung des hämatologischen Status – vor allem bei Erwachsenen – nicht überzeugend, während bei hämolytischen Anämien als Folge instabiler Hämoglobine günstigere Resultate erreicht wurden. Bei der paroxysmalen nächtlichen Hämoglobinurie (Marchiafava-Micheli-Anämie) ist die Milzentfernung mit erheblichen Thrombosekomplikationen belastet, ohne daß eine sichere Besserung der Hämolyse auftritt. Die Indikation sollte auf Kranke mit deutlichem Hyperspleniesyndrom beschränkt bleiben.

Die Splenektomie bei Patienten mit hämolytischer Anämie durch inkomplette Wärme-Autoantikörper führt nur etwa bei der Hälfte der Kranken zu einer Besserung der Hämolyse. Trotzdem ist die Indikation zur Milzentfernung dann gegeben, wenn auch nach einer langfristigen Behandlung mit Glucocorticoiden und Immunsuppressiva keine Beeinflussung des Krankheitsbildes erreicht werden konnte oder Remissionen nur mit ständigen hohen, nicht vertretbaren Glucocorticoiddosen aufrecht erhalten werden können. Die theoretische Begründung für die Splenektomie liegt in der Entfernung eines für die Antikörperbildung und für die Sequestration der mit IgG und/oder Komplement beladenen Erythrozyten wichtigen Organs. Es konnte gezeigt werden, daß antikörperbeladene rote Blutzellen eine starke Bindung an Rezeptoren der Makrophagen in der roten Pulpa der Milz erfahren.

Durch Kälteagglutinine (IgM) ausgelöste hämolytische Anämien stellen keine Indikation für die Splenektomie dar.

Eine wichtige Hilfe bei der Indikationsstellung zur Splenektomie gibt die Untersuchung der Erythrozytenkinetik nach Injektion autologer, mit ^{51}Cr markierter Erythrozyten. Führt die Messung der Aktivitätsanreicherung über Milz und Leber zu einem Milz-Leber-Quotienten von über 2, so kann eine vorwiegend lienale Sequestration der Erythrozyten angenommen und ein gutes Ergebnis der Milzentfernung erwartet werden.

Idiopathische thrombozytopenische Purpura

Bei dieser wahrscheinlich durch Autoantikörper bedingten Erkrankung sollte die Indikation zur Splenektomie gestellt werden, wenn die Behandlung mit Glucocorticoiden und/oder zytotoxischen Immunsuppressiva nicht zu einem ausreichenden Erfolg geführt hat oder eine Erhaltungstherapie nur mit hohen Glucocorticoiddosen möglich ist. Bei der Indikationsstellung zur Splenektomie kann die Bestimmung des Abbauortes der Thrombozyten mit ^{51}Cr markierten autologen Plättchen ebenfalls hilfreich sein (GEHRMANN).

Bei chronischen sekundären Thrombozytopenien als Ausdruck eines Hyperspleniesyndroms sollte man bei großer Zurückhaltung die Milzentfernung nur bei vorwiegender lienaler Sequestration durchführen.

Hyperspleniesyndrom

Der Verdacht auf ein Hyperspleniesyndrom liegt immer vor, wenn eine Panzytopenie bei hyperregeneratorischem Mark und Splenomegalie verschiedener Ätiologie besteht. Leidet der Patient an einer ständig transfusionsbedürftigen Anämie und bedrohlichen Thrombozytopenie, so ist eine Splenektomie zu erwägen. Voraussetzung für den operativen Eingriff ist jedoch der Nachweis einer bevorzugten lienalen Sequestration der Blutzellen. Auch eine chronische Granulozytopenie kann durch die Milzentfernung gebessert werden.

Panzytopenien und Panmyelopathie

Diese Krankheitsgruppe mit sehr unterschiedlicher Pathogenese stellt keine Indikation für die Splenektomie dar. Seltene Ausnahmen können Patienten mit sicherer linealer Zellsequestration sein.

Myeloproliferative Syndrome

Bei der Osteomyelofibrose ist nur im Einzelfall die Indikation zur Splenektomie gegeben, wenn aufgrund zellkinetischer Untersuchungen Anämie und Thrombozytopenie durch eine vorwiegend lienale Sequestration erklärt werden können und durch ferrokinetische Messungen eine ausgeprägte extramedulläre Erythropoese in der Milz ausgeschlossen wurde.

Die Bedeutung der Splenektomie bei der chronischen Myelose als prophylaktische Maßnahme in der chronischen Phase oder als Therapie des Blastenschubs läßt sich heute noch nicht sicher beurteilen.

Bei der Polycythaemia vera sollte man mit der Splenektomie wegen der Blutungsgefahr und postoperativer Thrombosen zurückhaltend sein. Seltene Ausnahmen bilden starke lienale Hämolysen.

Maligne Lymphome

Die Bedeutung der Splenektomie im Rahmen der explorativen Laparotomie zur Stadieneinteilung und als therapeutische Maßnahme ist heute bei der Lymphogranulomatose durch große Untersuchungsreihen gezeigt worden. Die Milz stellt die wichtigste Zwischenstation zwischen den abdominalen Lymphknoten und der hämatogenen Ausbreitung über das Pfortadersystem in die Leber dar. Ein Milzbefall kann nur durch die sorgfältige Lamellierung und histologische Untersuchung des operativ entfernten Organs sicher ausgeschlossen werden. Eine Indikation für die explorative Laparotomie mit Splenektomie ist immer gegeben, wenn aus dem histologischen Befund therapeutische Konsequenzen zu erwarten sind.

Bei den Non-Hodgkin-Lymphomen (Lymphosarkom, Retikulumzellsarkom, großfollikuläres Lymphoblastom Brill-Symmers) ist der Ausbreitungsmodus noch nicht so sicher wie bei der Lymphogranulomatose definiert, so daß die Bedeutung der Splenektomie im Rahmen der prätherapeutischen Stadieneinteilung noch nicht beurteilt werden kann. Für die Planung der optimalen Therapie (Strahlen- oder Chemotherapie) kann jedoch der Nachweis eines Milzbefalls wichtig sein.

Gute Besserungen im Verlauf einer Hairy-cell-Leukämie bringt die Splenektomie vor allem durch die Beseitigung des Hyperspleniesyndroms.

Die Splenektomie bedeutet heute chirurgisch kein Problem mehr. An Komplikationen nach der Operation sind in 1,5% schwere Nachblutungen, in 1% subphrenische Abszesse und in 0,5% Thrombosen im Bereich der Pfortader und Milzvenen zu nennen. Die Operationssterblichkeit liegt bei Kranken, bei denen wegen einer hämatologischen Erkrankung die Splenektomie durchgeführt wurde, bei 0,5%. Die postoperativ meistens passager, selten auch länger auftretende Thrombozytose bedarf unter kurzfristiger Überwachung der Plättchenzahlen der frühzeitigen Behandlung mit Antikoagulantien oder die Plättchenaggregation hemmenden Verbindungen.

Literatur

Barta, I.: Erkrankungen der Milz. VEB Fischer, Jena 1972

Begemann, H.: Klinische Hämatologie, 2. Aufl. Thieme, Stuttgart 1976

Begemann, H., H.G. Harwerth: Praktische Hämatologie, 6. Aufl. Thieme, Stuttgart 1974

Collier, R.L., B.E. Brush: Hematologic disorder in Felty's syndrome, prolonged benefits from splenectomy. Amer. J. Surg. 112 (1966) 869

Dölle, W.: Portale Hypertension. In: Innere Medizin in Praxis und Klinik, Bd. IV, hrsg. von H. Hornbostel, W. Kaufmann, W. Siegenthaler. Thieme, Stuttgart 1973

Fischer, M., P.S. Mitrou, K. Hübner, H. Hauk, K. Lennert: Die Splenektomie bei Morbus Hodgkin. Dtsch. med. Wschr. 99 (1974) 1402

Goffinet, D.R., R.A. Castellino, H. Kim, R.F. Dorfman, Z. Fuks, S.A. Rosenberg, T. Nelsen, H.S. Kaplan: Staging laparotomies in unselected previously untreated patients with non-Hodgkin's lymphomas. Cancer (Philad.) 32 (1973) 672

Kaplan, H.S., R.F. Dorfman, T.S. Nelsen, S.A. Rosenberg: Staging laparotomy and splenectomy in Hodgkin's disease. Analysis of indications and patterns of involvement in 285 consecutive, unselected cases. Nat. Cancer Inst. Monogr. 36 (1973) 1

Keiser, G.: Splenomegalie. In: Differentialdiagnose innerer Krankheiten, 13. Aufl., hrsg. von R. Hegglin, W. Siegenthaler. Thieme, Stuttgart 1975

Kohne, E., E. Kleihauer: Häufigkeit und Formen von anomalen Hämoglobinen und Thalassämiesyndromen in der deutschen Bevölkerung. Klin. Wschr. 52 (1974) 1003

Lennert, K., D. Harms: Die Milz. Springer, Berlin 1970

Lennert, K., H.J. Stutte: Die Bedeutung der Milz für die Pathogenese hämolytischer Erkrankungen. In: Stoffwechsel und Membranpermeabilität von Erythrozyten und Thrombozyten, hrsg. von E. Deutsch, E. Gerlach, K. Moser. Thieme, Stuttgart 1968

Löhr, G.W., H. Arnold, K.G. Blume, J. Slanina: Indikation zur Splenektomie bei hämatologischen Erkrankungen. Dtsch. med. Wschr. 100 (1975) 1186

McMillan, R., R. Longmire, R. Yelenosky, R.L. Donnell, S. Armstrong: Quantitation of platelet-binding IgG produced in vitro by spleens from patients with idiopathic thrombocytopenic purpura. New Engl. J. Med. 291 (1974) 812

Moeschlin, S.: Die Milzpunktion. Karger, Basel 1947

Spiers, A.S.D., A.G. Balkie, D.A.G. Galton, H.G.H. Richards, E. Wiltshaw, J.M. Goldman, D. Catorsky, J. Spencer, R. Peto: Chronic granulocytic leukemia: effect of elective splenectomy on the course of disease. Brit. med. J. 1975/I, 175

Waller, H.D.: Differentialdiagnose des Milztumors. Therapiewoche 25 (1975) 4720

Waller, H.D., G.W. Löhr: Erythropoese. In: Pathophysiologie, Bd. I., hrsg. von H.E. Bock. Thieme, Stuttgart 1972

Wintrobe, M.M.: Clinical hematology, 7. Aufl. Lea & Febiger, Philadelphia 1974

Hämorrhagische Diathesen

Blutgerinnung

R. MARX

Seit den vierziger Jahren unseres Jahrhunderts wurden große Fortschritte in der *Feinanalyse* besonders der biochemisch-biophysikalischen Aufklärung der *Einzelfaktoren* des Blutgerinnungssystems gemacht (noch nicht abgeschlossenes Wissensentwicklungsstadium).

Blutgerinnung und Hämostase

Durch die erst in den sechziger Jahren des 20. Jahrhunderts voll in Gang gekommene biochemische Aufklärung des *Hämostaseprozesses* (besonders der Bedeutung des *Kollagens* und der Zellatmungs- und Glykolyseprozesse) wurde es ermöglicht, den Stellenwert der *Koagulation* als eines bedeutsamen *Teilvorganges* der homöostatisch wichtigen Hämostase richtiger einzuordnen. In derselben Zeitspanne wurden die Kenntnisse von den hämorrhagischen und thrombophilen Diathesen ganz wesentlich verbessert und neue Ansatzpunkte für die Therapie gefunden. Die große praktische Bedeutung der Koagulationsvorgänge nicht nur für die Hämostase im engeren Sinne, sondern auch für die Wundheilung, die Malignommetastasierung, die Organtransplantation und Organsubstitution, die verschiedenen Schockformen und die Arterioskleroseentstehung (um nur einige Punkte herauszugreifen) wurde klarer. Ein Sonderfach *»Hämostaseologie«* zeichnete sich wissenschaftlich und klinisch-praktisch ab.

Die Abb. 11.**22** gibt einen Überblick über die allgemeine Physiologie und Pathologie der Hämostase.

Die Blutgerinnung als Proteolyse und Polymerisationsvorgang

Seit 1937 EAGLE u. HARRIS beobachteten, daß das proteolytische Pflanzenferment Papain Fibrinogen thrombinähnlich zu koagulieren und Pankreastrypsin Prothrombin in Thrombin umzuwandeln vermag, konnte stufenweise gesichert werden, daß *Thrombin* ein in der Spezifität beschränkteres, aber im Prinzip den pankreatischen Endopeptidasen Trypsin, Chymotrypsin, Elastase, dem Plasma-Plasmin und dem Akrosin ähnliches proteolytisches Enzym ist, *eine Serin-Proteinase*. Diese besteht aus zwei Peptidketten α und β und spaltet durch Lösung von 4, eventuell 6 Arginin-Glycin-Bindungen aus den α- und β-Ketten des (aus 3 durch Disulfidbrücken verbundenen α-, β- und γ-Peptidketten bestehenden) Fibrinogens 5 Fibrinpeptide (A [AP, AY, APY] und B) mit einem Molekulargewicht zwischen 800 und 2000 ab (*»Peptidphase«*), worauf die Fibrinmonomeren durch

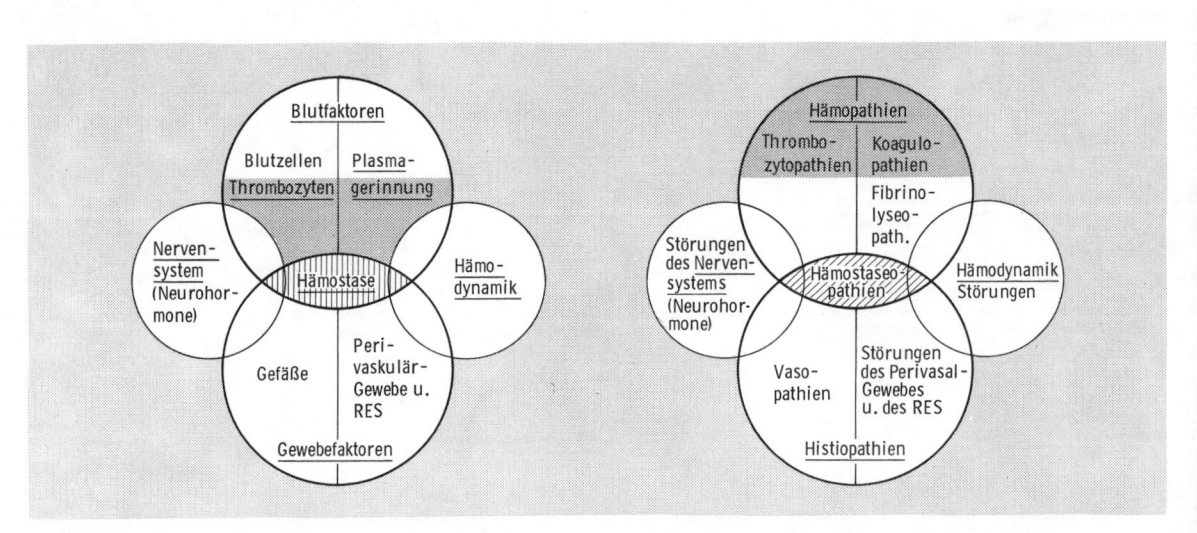

Abb. 11.**22** Allgemeine Physiologie und Pathologie der Hämostase (dunklere Tönung bedeutet Thrombinabhängigkeit)

Hämorrhagische Diathesen 11.161

Tabelle 11.46 Biologische Halbwertszeit, Molekulargewicht und hämostatische Plasmamindestaktivität von Humanprokoagulationsfaktoren

Faktorbezeichnung	Halbwertszeit in Std.	Molekulargewicht	Hämostatische Mindestaktivität im Plasma (auch läsionsabhängig!)
I (Fibrinogen [3 Polypeptidketten – α, β, γ])	96–120	330 000–340 000	50–100 mg%
II (Prothrombin)	15–72	52 000	40%
V (Proaccelerin, Acceleratorglobulin)	12–15	(bovines: 97 000–98 000)	10–15%
VII (Proconvertin)	2–5	(bovines: 34 000–35 000)	10–15%
VIII (Antihämophiles Globulin) (AHG)	6–18	~180 000	35%
IX (Christmas-Faktor)	18–30	(bovines: ~50 000)	35%
X (Stuart-Prower-Faktor)	20–60	55 000	20–25%
XI (Rosenthal-Faktor [Plasma Thromboplastin antecedent])	10–40	100 000–200 000	20%
XII (Hageman-Faktor)	50–70	82 000	–
XIII (Fibrin stabilisierender Faktor [FSF], Fibrinase)	70–100	300 000–350 000	1–2%
(Fitzgerald-Faktor [HMW-Kininogen = High Molecular Weight Kininogen])	?	?	–
(Fletcher-Faktor [Plasma-Präkallikrein])	?	?	–

Wasserstoffbrücken zu einem dreidimensionalen Fibrinnetzwerk autopolymerisieren (»*Polymerisationsphase*«). Die Hydrolase Thrombin wirkt in Präsenz von Calcium-Ionen zugleich auf ein im Plasma vorhandenes Protein XIII i, wodurch die aktive Transglutaminase Faktor XIII a entsteht, die Fibrin durch Transamidierung mit NH_3-Freisetzung fester und biologisch effektiver macht (»*Stabilisierungsphase*«). Es scheint, daß Thrombin (E), wenn auch nur relativ sehr langsam, das gebildete Fibrin selbst wieder auflösen kann. (Inwieweit diese Proteolyse durch eine Alterungsdenaturierung der Tertiärstruktur des Thrombinmoleküls beeinflußt wird, steht noch nicht fest.) Die Kenntnisse über eine proteolytische (direkte und/oder indirekte) Wirkung des Thrombins an den Plättchenmembranen, die zur irreversiblen Aggregation und viskösen Metamorphose samt *Aktivierung der Atmung und der Glykolyse der Plättchen* führt und einen wichtigen Schritt in der Hämostase bedeutet, sind noch lückenhaft (Abb. 11.23). Im einzelnen noch unbekannt ist, wie die Proteinase Thrombin den Faktor VIII inaktiviert. Auch der proteolytische Aktivierungsprozeß des Akzelerationsglobulins bzw. des Faktors V zu Faktor VI durch Thrombin bleibt biochemisch aufzuklären.

MAGNUSSON hat vor kurzem die Aminosäuresequenz der Peptidketten des Thrombinmoleküls aufgeklärt.

	Stadium		Hauptfaktoren	Nebenfaktoren
A. Primärhämostase	1. Plättchen-primäradhäsion	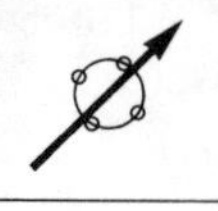	Kollagene	attachment factor ?
	2. reversible, lockere Plättchenagglomeration	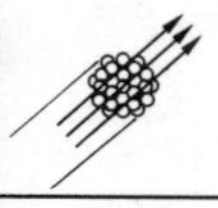	ADP Ca^{2+}	Faktor-VIII-Antigen Fibrinogen Mg^{2+} Prostaglandin E_2 (?)
B. Sekundärhämostase	1. Plättchenkontraktion (viskose Metamorphose)	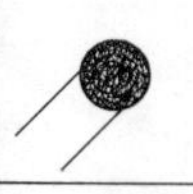	Thrombin Ca^{2+} u. Mg^{2+} Thrombosthenin Tubulin	————
	2. Fibrination (Fibrindurchtränkung und Fibrinhärtung) des Verschlußthrombus	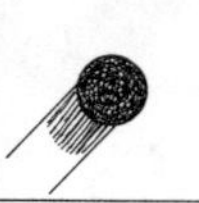	Thrombin Fibrinogen Faktor XIIIa Ca^{2+}	————

Abb. 11.23 Primäre und sekundäre Hämostase (Thrombinanteil)

Mechanismus der Thrombinogenese

Noch umstritten ist der *Mechanismus der Entstehung des aktiven Thrombinfermentes* im Blut bzw. Plasma aus dem Prothrombinmolekül, wenn auch durch die Biochemiker genügend geklärt ist, daß Prothrombin ein größeres Molekül (Rinderprothrombin nach SEEGERS MG 68 000, Humanprothrombin MG 58 000) als Thrombin (MG 34 000) ist und daß bei der Entstehung des »Biothrombins« aus dem Prothrombin proteolytische Spaltungsvorgänge eine entscheidende Rolle spielen: Thrombin als Dissoziator des eigentlichen, ursprünglichen Prothrombinmoleküls und Autoprothrombin C (bzw. Faktor X a) (MG 24 000), nach MAGNUSSON das »2. proteolytische Ferment«, das als Teil der Polypeptidketten des Prothrombins als 2. Enzymogen des Prothrombinmoleküls vermutet wird.

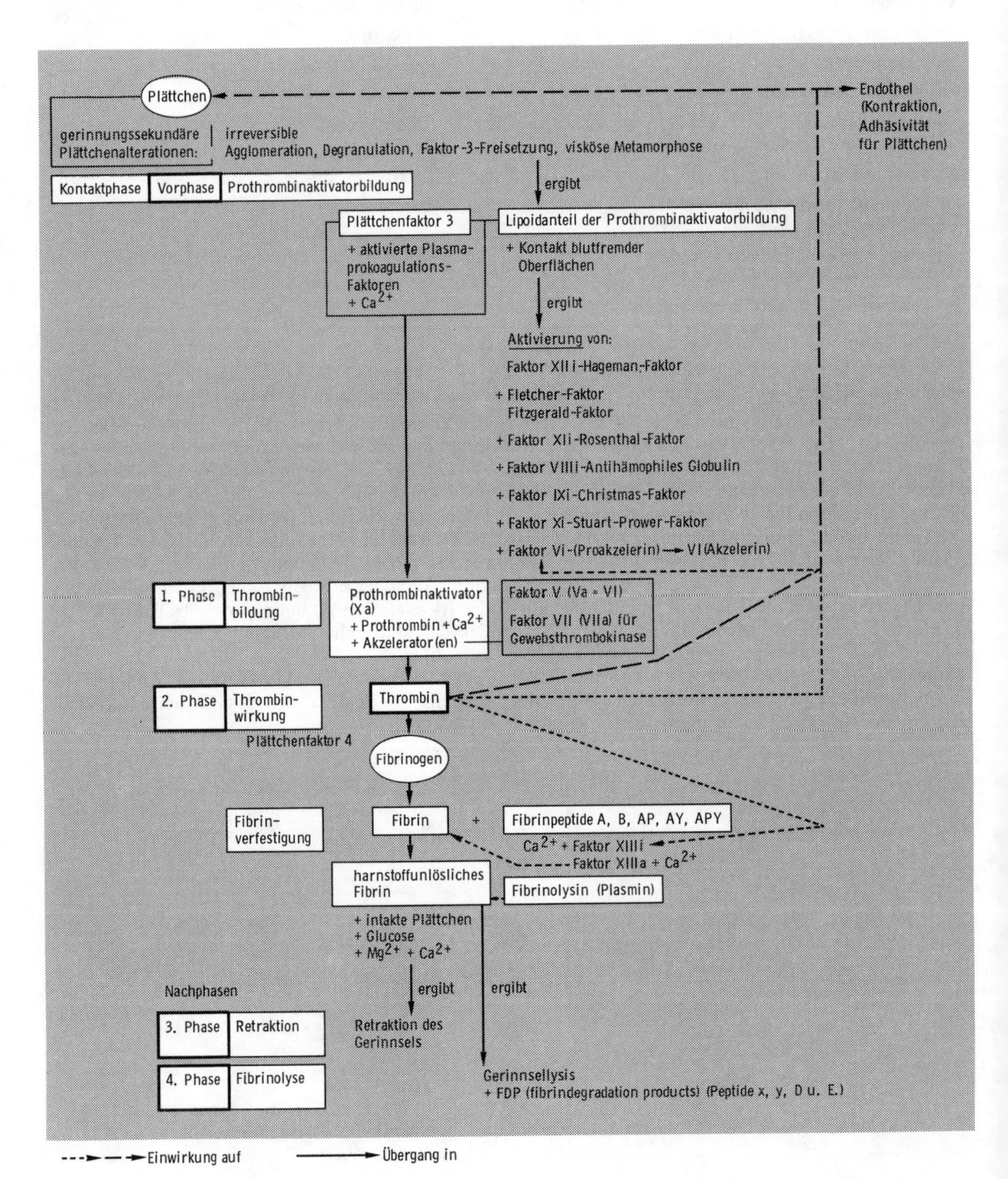

Abb. 11.24 Phasen der Blutgerinnung

Die klinisch an den beobachteten Einzelkoagulopathien orientierte Hypothese über die Entstehung des Thrombins nimmt im Prinzip an, daß Prokoagulationsfaktoren als voneinander primär unabhängige Entitäten bzw. Proteine nach Einwirkung von blutfremden Oberflächen oder von Gewebsthrombokinasen in Präsenz von Calcium-Ionen aufeinander einzuwirken beginnen mit dem Endeffekt der Entstehung der aktiven Proteinase Thrombin. Diese Hypothese hat sich als richtig erwiesen (16. Intern. Hämatologenkongreß 1976).
Abb. 11.24 zeigt die »Phasen der Blutgerinnung« (Retraktion als 3. und Fibrinolyse als 4. Phase der Blutgerinnung). In diesem Koagulationsschema sind der 1965 von HATHAWAY u. Mitarb. beschriebene Fletcher-Faktor als 3. Kontaktfaktor (Plasma-Präkallikrein) der Vorphase der Blutgerinnung, der 4. Kontaktphasenfaktor, Fitzgerald-Faktor (Kininogen) sowie die Einwirkung des Thrombins auf das Endothel berücksichtigt. Über Substanzen, welche durch Aktivierung der plasmatischen Kontaktfaktoren des Plasmas als Gerinnungsstarter wirken können, orientiert die Tab. 11.47. Der Übersichtlichkeit halber wurden im Gerinnungsschema (Abb. 11.25) nur die Prokoagulationsfaktoren berücksichtigt und die Gerinnungsinhibitoren (Tab. 11.48) weggelassen.
Die Retraktion als 3. Phase der Blutgerinnung nach der Thrombinbildungs- und Thrombinwirkungsphase ist als ein Faktor in der Gefäßrekanalisation bei Thrombosen und als ein Teilfaktor in der Emboliegenese aus größeren Venen von klinischem

Tabelle 11.47 Körpereigene und körperfremde (»blutfremde«) Faktoren der Kontaktaktivierung der Blutgerinnung

A. *Intravital-Kontaktfaktoren*

 I. Vasale Faktoren
   1. *Kollagene* (Retikulin = Kollagen Typ III)
   2. verändertes Endothel (z.B. bei Hämangiomen) (?)
   3. andere Gefäßwandfaktoren

 II. Gewebsfaktoren und Prothesen
   1. *Kollagene*
   2. Harnsäurekristalle (?)
   3. andere Gewebskontaktfaktoren

 III. Intravasale Faktoren
   1. *langkettige, gesättigte Fettsäuren* (Stearin-, Palmitinsäure)
   2. Adrenalin (in unphysiologisch hoher Konzentration)
   3. *Endotoxine* (indirekt über Leukozytenthrombokinasen wirkend)
   4. *Tumorzellen*
   5. Gewebsthromboplastine (?)
   6. Erythrozytin (?)
   7. *Ellagsäure* (Gallensäurekondensat)
   8. Hypoxanthin (?)
   9. Natriumsalz der Orotsäure (?)
   10. Polyanetholsulfat (Heparinoid Liquoid [Roche])

B. *Extrakorporale Kontaktfaktoren des Blutes*, z.B. Glas, Stahl, Kaolin, Cellulose und in geringerem oder geringem Umfang Silicone, Kunststoffe (Polyvinylchlorid), Siliconkautschuk (artefizielle Herzklappen, Prothesen, Katheter)

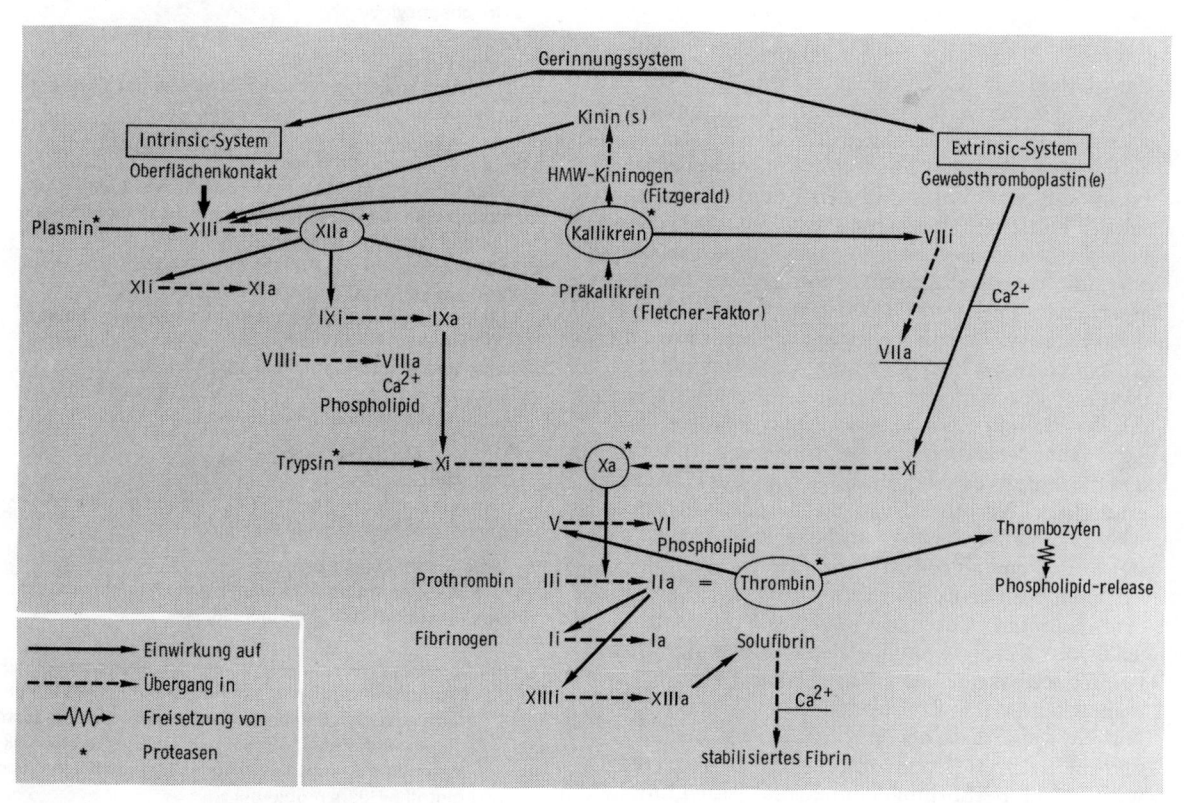

Abb. 11.25 Schema der Blutgerinnung (1975)

Tabelle 11.48 Physiologische (und potentielle pathologische) Inhibitoren der Blutgerinnung in Humanblut

1. *Antithrombin-I*-Aktivität = naszierendes Fibrin (= Thrombinadsorption an Fibrin)
2. *Antithrombin II* = α-Heparin (Aktivator des Antithrombins III)
3. *Antithrombin III* = Sofort- und Progressivantithrombin, aktiviert durch Heparin, *zugleich Inhibitor des Faktors Xa*
4. *Antithrombin-IV*-Aktivität (nach *Seegers* Lipidaktivität) (?)
5. *Antithrombin V* (Pathoproteinaktivität[en])
6. *Antithrombin VI* (Teilaktivität der FDP-Gesamtaktivität = Thrombininhibitor)
7. α_2-*Makroglobulin* = Teil der Plasma-progressivantithrombinaktivität (?)
8. *FDP-Fraktion* mit Inhibitorwirkung hinsichtlich der Thrombinogenese
9. *»Inhibitor source material«* (nach *Seegers* u. *Ma*) = Lipidaktivität, die mit Thrombin zusammen den Faktor VIII inaktiviert (?)
10. C_{1a}-*Inhibitor* = Inhibitor von Faktor XIIa (und *»anti-activation product«*)
11. α_1-*Antitrypsin*, α_2-*Makroglobulin*, *Antithrombin III* und *Hoki-Faktor* = Inhibitorkomplex gegen potentielle Mikro-Trypsinämie bei Pancreatitis gravis
12. *Antigewebsthromboplastin(e)*-Aktivität (?)
13. *Autoprothrombin IIA* (nach *Seegers* u. *Ma*) = Inhibitor der Prothrombinkomplexumwandlung in Thrombin (?)
14. *Immuninhibitoren* von Einzel-Prokoagulationsfaktoren des Blutgerinnungssystems (Auto-, Iso- und Hetero-Antikörper), z.B. gegen Faktor VIII oder IX *(Hemmkörperhämophilien)*
15. *Lipoproteininhibitor* der α_2-Globulinfraktion des Blutes (?)
16. *Inhibitorwirkung* von molekulardysplastischen Koagulationsproteinen

Interesse. Außer von der Quantität und Qualität der Plättchen in der Volumeneinheit Blut wird sie physiologischerweise von der Entstehungsgeschwindigkeit und der Intensität der bei der Koagulation wirksamen Thrombinämie entscheidend beeinflußt, weil Thrombin den Energiestoffwechsel der Plättchen stark stimuliert. Als energieverbrauchender Prozeß benötigt die Retraktion Glucose (die potentiell durch Mannose und Maltose ersetzt werden kann). Glucose trägt sowohl über die oxydative Phosphorylierung als auch über die Glykolyse zur ATP-Versorgung der Plättchen bei, die unter der Wirkung physiologischer Stimulatoren der Plättchen (zu denen außer Thrombin auch Adrenalin, Noradrenalin, Serotonin und ADP zählen) die intensive Pseudopodifizierung der Plättchen ermöglicht. Vermutlich ist daran das Thrombosthenin, eine aktomyosinähnliche Substanz, in erster Linie beteiligt (»Restlokomotion«). Da im Experiment bei der Retraktion Fibrinfäden (bzw. Fibrinmonomere) durch ausgebildete Kollagenfibrillen ersetzt werden können, ist eine Fibrinalteration bei der Retraktion als *entscheidender* Faktor unwahrscheinlich. Für das Ausmaß der Retraktion in Nativblut sind auch der jeweilige Fibrinogenspiegel und die Zellzahl (Erythrozyten [und Leukozyten]) wichtig: Hyperfibrinogenämie und Polyglobulie vermindern das Retraktionsausmaß.

Wenn man auch die »Fibrinolyse« als die »4. Phase der Blutgerinnung« auffassen kann (was vom Problem eines fibrinolytisch wirksamen Thrombins E her wohl berechtigt erscheint), so ist doch das *Plasminsystem zugleich auch ein eigenständiges proteolytisches Fermentsystem* des Plasmas und kann (auch) gerinnungsunabhängig aktiviert und inaktiviert werden. In vivo ist es mit dem Koagulationssystem eng verkoppelt (Tab. 11.49), in seiner Auswirkung gewissermaßen das System der »Antigerinnung«, dessen Hauptaufgabe die Wegschaffung von Fibrinpolymerisaten ist.

Es ist nicht genügend geklärt, ob das Plasminogen ein Doppelenzymogen ist, das je nach Milieu und Kontaktfaktoraktivität mehr Plasmin oder mehr Aktivator bildet oder ob der Proaktivator eine eigene Proteinentität unabhängig vom Plasminogenmolekül ist. Die Abb. 11.26 stellt letztere Hypothese dar. Die Koppelung zwischen Fibrinolyse und Koagulation versucht die Tab. 11.49 darzutun. In den letzten 2 Jahren wurde durch die Erkenntnis, daß Kininogen und Plasma-Präkallikrein zugleich Vorphasen-Gerinnungsfaktoren sind, das Kinin- und Blutgerinnungssystem gewissermaßen »fusioniert«.

Tabelle 11.49 Physiologische Koppelung zwischen Koagulation und Fibrinolyse

I. durch *Aktivatoren*:
   a) Faktor XIIa aktiviert die Faktor-Xa-, die Plasmin- und die Kininbildung, das Komplementsystem und die Granulozytenphagozytose
   b) Kallikrein (aktivierter Fletcher-Faktor) aktiviert den Hageman-Faktor
   c) Thrombin aktiviert in vivo die Fibrinolyse (durch Aktivatorfreisetzung?)

II. durch *plasmatische Inhibitoren*, die zugleich als Antithrombine und Antiplasmine wirken:
   a) α_2-Antithrombin III = zugleich (schwaches) Antiplasmin
   b) Heparin aktiviert Antithrombin III als Gerinnungshemmstoff und zugleich gering als Antiplasmin
   c) α_2-Makroglobulin = Progressivantiplasmin *und* Antithrombin (geringe Aktivität[?])
   d) FDP (fibrinogen degradations product[s]) haben zugleich Antithrombin-, Anti-Faktor-Xa-, Antifibrinpolymerisations- und Antifibrinolyseaktivität
   e) »coagulation dependent inhibitor« (CDI) bei der Koagulation (fibrinimmanent) entstehender Fibrinolyseinhibitor

III. durch das *Substrat Fibrin*:
   Thrombin E_1 (?) und Thrombin E_2 (gealtertes Thrombin) haben Fibrinolyseaktivität *(Seegers)*

IV. durch *Komplexbildungen*:
   Fibrinmonomeren bilden Komplexe mit Fibrino(geno)lyse-Derivaten (mit Parakoagulationsfolge)

Summa: Intravasalgerinnung (Thrombinämie) begünstigt die Fibrinolyse. Starke Fibrinolyse *kann* in vivo sekundäre Hypokoagulabilität induzieren, soweit nicht durch verstärkte Synthese von Prokoagulationsfaktoren eine Kompensation oder Hyperkompensation eintritt (»Bilanzproblem«).

Hämorrhagische Diathesen 11.165

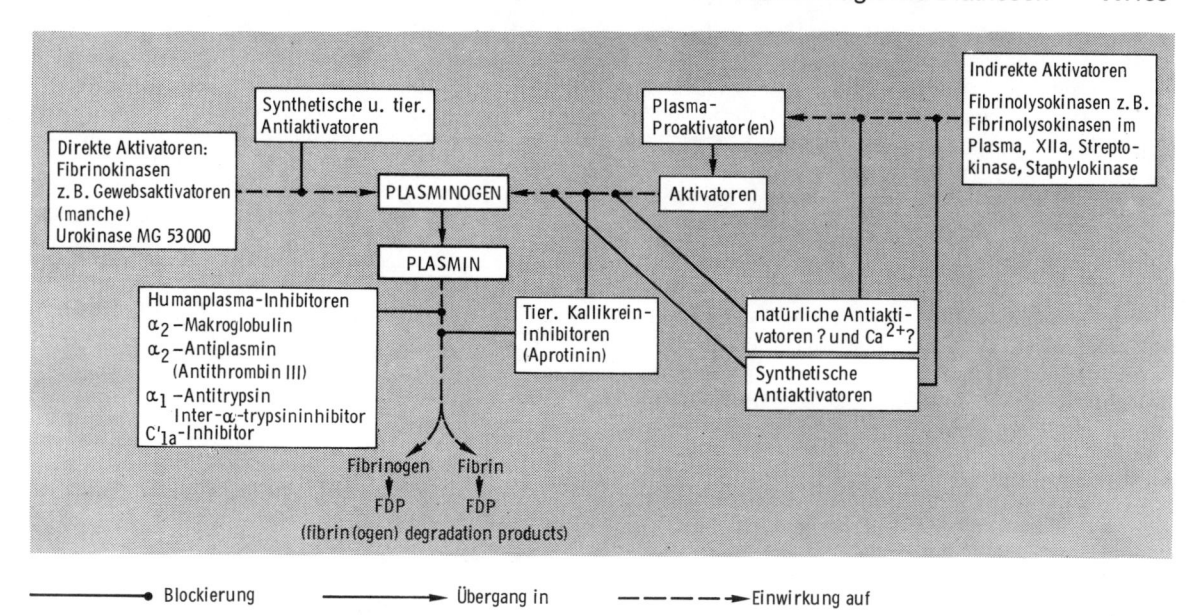

Abb. 11.26 Plasminsystem (Hypothese eines eigenständigen Proaktivators)

Anhang

Einige praktisch wichtige diagnostische Methoden zur Erfassung von Koagulopathien und Hämostaseopathien.

A. Koagulopathien
I. *Globalmethoden*
1. *Lee-White-Koagulationszeit* in Nativvenenblut:
(Streng zu normen, verschiedene Modifikationen in Gebrauch, z.B. in vitro puro oder in vitro siliconisato.) (Gefahr: Ungleichmäßigkeit der Kontaktfaktoraktivierung und/oder Verunreinigung durch Gefäßeinstich-Thrombokinasespuren.) Brauchbarkeitsbereich: Schwere Hämophilien, Heparinämie, Faktor-XII-Mangel (bei letzterem Glas- und Silicongerinnungszeit praktisch gleich lang).
2. *Thrombelastogramm:*
Dokumentationsgünstige Erfassung einerseits der Gerinnungsreaktionszeit (r) und Gerinnselbildungszeit (k_1) in sehr wenig kontagiertem Nativvenenblut in poliertem V2a-Stahl, andererseits der Thrombusfestigkeit (mε). Wertvoll u.a. zur Erfassung von Thrombozytopathien, Fibrinolysezuständen (FDP-Ämien), Heparinämie und manchen Von-Willebrand-Jürgens-Syndromen.
3. *Clotlysiszeit:*
Erfassung sehr aktiver Fibrinolyse geronnenen Nativvenenblutes in vitro. Nützlich bei ausgeprägten Hyperfibrinolysezuständen [Strepto- und Urokinasetherapie, vorzeitige Plazentalysis usw.].

II. *Subglobalmethoden*
1. *Rekalzifizierungszeit:*
Genormte Rekalzifizierungszeit plättchenhaltiger Inhibitorplasmen. Zur Kontrolle von Vorphasengerinnungsstörungen, Inhibitorämien. Kontaktfaktorabhängigkeit u.a. limitierender Faktor.
2. *Heparintoleranztest:*
Durch Zugabe genormter Dosen von *a*-Heparin sensibilisierte Rekalzifizierungszeit u.a. zur Ermittlung von relativ geringgradigen Gerinnungsstörungen, z.B. durch Thrombozytopathien.
3. *Partial thromboplastin time (PTT):*
Durch Zusatz von Faktor XII stark aktivierende Substanzen (Ellagsäure, Kaolin) und Kephalin standardisierte Koagulationszeit rekalzifizierten Citratplasmas. Erlaubt u.a. Früherfassung von Hyperkoagulabilität II. Grades bei DIC und Schnellerfassung stärkerer Vorphasengerinnungsstörungen bei normaler 1. und 2. Gerinnungsphase.
4. *Quickzeit* (Thromboplastinzeit, Thrombokinasezeit): Bestimmt die Aktivität des Prothrombinfaktorenkomplexes (Faktoren II, VII, IX und X) bei Rekalzifizierung unter Zugabe einer genormten Gewebsthrombokinase (von deren Qualität der Wert dieses besonders klinisch wichtigen Testes abhängt). Erfassungsbereich: Prothrombinkomplexsynthese- oder Verbrauchsstörungen.
5. *Thrombinzeit* (Rinderthrombin und Thrombincoagulase):
Isolierte Bestimmung der (auch vom Thrombozytenfaktor 4 mitabhängigen) 2. Phase der Koagulation zur Diagnose von Heparin- und FDP-Ämien (Thrombincoagulase).
6. *Thrombokinasegenerationstest* (»thromboplastin generation test« nach Biggs u. Douglas):
Bestimmung der Intensität und der Bildungsgeschwindigkeit des Prothrombinaktivators im Plasma bei Zusammenwirken von aktiviertem Nativserum, prothrombinfrei/adsorbiertem Inhibitorplasma und Kephalin bzw. Thrombozyten. Wertvoll zur Differentialdiagnose von Hämophilie A und B.
7. *Euglobulinlysiszeit:*
Bestimmung der Fibrinolyseaktivität des Euglobulinanteiles des Plasmas, der durch Verdünnung des Plasmas unter Ansäuerung auf den isoelektrischen Punkt der Euglobuline gewonnen wird, wobei die wesentlichen Antiplasmine durch die Ausfällung der Euglobuline abgetrennt werden (»Fibrinolyse ohne Antiplasmine«). Diagnose von (primären und) sekundären Hyperfibrinogenolysen, z.B. bei Hepatopathien, Adrenalinämien usw.

III. *Einzelfaktorenbestimmung*
1. Faktor VIII und IX. Bestimmungsmethode nach Geiger, Duckert und Koller; Bestimmung der relativen Faktor-VIII- bzw. -IX-Aktivität im Plasma bzw. Se-

rum an Hämophilieplasmen mittels eines modifizierten Partialthromboplastin-Rekalzifierungsverfahrens.
Unerläßlich zur Diagnose milder Hämophilien und der Plasmastörungsanteile der Von-Willebrand-Jürgens-Syndrome und zur Hämophilietherapieleitung (nur bei großem Aufwand an Normung zuverlässig). Immunologisch ist das Faktor-VIII-Antigen mit einem spezifischen Antiserum mit der Laurell-Technik zu bestimmen, ebenso der Faktor IX.

2. Fibrinogenbestimmungsmethoden:
   a) Hitzefibrinogenbestimmung. Einfaches Verfahren nach Schulz zur (nicht ganz spezifischen) Ermittlung des Citratplasma-Fibrinogentiters durch Erwärmung des Plasmas auf 56°C (5 Min.) und nachfolgender Abzentrifugierung in Spezialzentrifugengläsern. Wichtig bei DIC (Verbrauchskoagulopathien).
   b) Fibrinogenbestimmung nach Clauss: Gerinnungsphysiologische Erfassung des Fibrinogengehalts in Verdünnungen von Citratplasma durch Zusatz genormter Thrombinmengen.

3. Monojodacetat-Toleranztest zur Faktor-XIII-Bestimmung:
   Bestimmung der harnstoffbedingten Lysisgeschwindigkeit von Fibrin in Serum nach Zugabe verschieden hoher Dosen Faktor-XIII-inaktivierender Monojodacetats zu dem zu analysierenden Plasma. Wichtig u.a. zur Diagnose von Faktor-XIII-Defekten bei Verbrauchskoagulopathien.

4. Der Fletcher-Faktor-Defekt der Blutgerinnung (=Plasma-Präkallikrein-Defekt) ist durch eine bei der Sofortbestimmung (*ohne* Inkubation des Plasmas mit Kaolin und Partialthromboplastin-Reagenz) pathologische partielle Thromboplastinzeit, nach vorheriger 10-minütiger Inkubation mit Kaolin normale partielle Thromboplastinzeit charakterisiert.

B. Hämostaseopathien

1. *Subaquale Blutungszeitbestimmung* nach Marx-Ressel:
   Bestimmung der Dauer der Blutung aus einer genormt gesetzten Ohrläppchen-Modellwunde unter destilliertem Wasser von Zimmertemperatur, wobei die ausfließende Blutsäule sich infolge ihrer relativen Schwere in destilliertem Wasser gut sichtbar auf dem Boden des Test-(Glas-)gefäßes absetzt. Die ausgetretene *Blutungsmenge* kann aus der Bestimmung der Hämoglobinmenge in der genormten destillierten Wassermenge und dem Hämatokritwert der Testperson zusätzlich bestimmt werden. Relativ sensible Methode zur Erfassung von Primärhämostasestörungen, bei Hämostaseopathien vom Typ der Von-Willebrand-Jürgens-Syndrome und von Thrombozytopathien (Thrombopenien, Thrombozythämien, Pharmakothrombopathien). Normalwerte bis 6 Min. Blutungszeit bei 6 mm Einstichtiefe.

2. Bei genormter Plättchenzahl ist im ganz frischen plättchenhaltigen Citratplasma (1/10 Volumen 3,8%iges Citrat) die Plättchenaggregation bei genormter Plättchenzahl (200000 mm³) mit Ristocetin (1,0 und 1,2 mg/cm³), Kollagenfibrillen (Hormonchemie, München – 2 und 3 gamma/cm³), ADP (1 gamma/cm³) und Adrenalin (1 gamma/cm³) im Aggregometer nach Born zu bestimmen.

Postskriptum:
Die *Normalwerte* der *Koagulationsparameter* sollten in jedem Laboratorium erneut erarbeitet werden, weil Kleinigkeiten des Vorgehens ins Gewicht fallen können. Eine Übersicht über einige besonders wichtige klinische hämostaseologische Analysemethoden gibt die Tab. 11.50.

Tabelle 11.50   Kleines klinisches Hämostaseo- bzw. Koagulogramm

A. Gerinnungsteste

   I. Globalteste
      1. Lee-White-Koagulationszeit in vitro
      2. Thrombelastogramm

   II. Subglobalteste
      1. Quick-Test
      2. Thrombinzeit
      3. Partial thromboplastin time (mit Ellagsäure- bzw. Kaolinzusatz)

   III. Einzelfaktoren
      1. Hitzefibrinogen (Fibrinogenfraktionen und hochmolekulares FDP)
      2. Godaltest (Erfassung von Fibrinmonomeren)
      3. Ouchterlony-Test (FDP)

B. Plättchenzahl (Phasenkontrastmikroskop)
   Kollagenzentrifugiertest

C. Hämostasetest: subaquale Blutungszeit

Literatur

Bang, N.U., F.K. Beller, E. Deutsch, E.F. Mammen: Thrombosis and bleeding disorders, theory and methods. Thieme, Stuttgart 1971
Biggs, R., R.G. MacFarlane: Human blood coagulation and its disorders, 3. Aufl. Blackwell, Oxford 1962
Brinkhous, Wright, Solier, Roberts, Hinnom: Platelets: Their role in hemostasis and thrombosis. Schattauer, Stuttgart 1967
Johnson, Sh.A., H. Seegers: Physiology of hemostasis and thrombosis. Thomas, Springfield/Ill. 1967
von Kaulla, K.N.: Chemistry of thrombolysis, human fibrinolytic enzymes. Thomas, Springfield/Ill. 1963
Künzer, W., G. Winckelmann, Ch. Walter: Biologie des Plasmins, Purpura Schönlein-Henoch. Erythrozytäre Gerinnungsaktivität, Verh. d. Dtsch. Arbeitsgemeinschaft für Blutgerinnungsforschung. Schattauer, Stuttgart 1967
Lacombe, M.-J., J.P. Levy: A hitherto undescribed plasma factor activity at the contact-phase of blood coagulation (Flaujac Factor): Case report and coagulation studies. Blood 46 (1975) 761
Marcus, A.K., M.B. Zucker: The physiology of blood platelets. Grune & Stratton, New York 1965
Marx, R.: Der Thrombozyt. Lehmann, München 1969
Marx, R., H. Murr: Über physiologische Stimulatoren und potentielle Kofaktoren der Retraktion in thrombinhaltigen und thrombinaktivierten Testsystemen. Klin. Wschr. 49 (1971) 323
Spaet, Th.H.: Progress in hemostasis and thrombosis. Grune & Stratton, New York 1972
Kato, H., Y.N. Han, S. Iwanaga: Molecularstructure of bovine HMW Kininogen (Flaujac or Fitzgerald factor). Abstracts, the 16th Intern. Congr. of Hematology, Kyoto-Japan, 1976

Koagulopathien

R. Marx

Definition und Klassifikation

Die Gruppe der hämorrhagischen Diathesen und praktisch-klinisch noch wichtigeren Thromboemboliekrankheiten kann man als »*Minus-* bzw. *Plus*störungen der *Hämostase*« auffassen und unter dem Terminus technicus »*Hämostaseopathien*« zusammenfassen.

Tabelle 11.51 Allgemeine Klassifizierung der Koagulopathien

A. Koagulopathien mit *(überwiegender) Blutungstendenz* (»Minuskoagulopathien«)

  I. *Angeborene* Koagulopathien durch:

  »Defektkoagulopathien«
  1. *Hypoproduktion* von Prokoagulationsfaktoren
     (»Bildungsstörungen«)
     a) der Vorphase der Gerinnung (plasmogen [thrombozytogen])
     b) der 1. Gerinnungsphase
     c) der 1. und der 2. Gerinnungsphase
  2. *Dysproduktion* von Prokoagulationsfaktoren (I, II, VIII, IX, X usw.)
  3. *Hyperproduktion* von Antikoagulans (Inhibitor) (Heparinaemia constitutionalis [?]), Dysprotein IX (Hämophilie B_M als Inhibitor), Dysprotein VIII (bei Hämophilie A)

  II. *Erworbene* Koagulopathien durch:

  »Defektkoagulopathien«
  1. *Hypoproduktion* von Prokoagulationsfaktoren

  2. *Hyperdestruktion* von Prokoagulationsfaktoren
     a) Verbrauchskoagulopathien (Prokoagulationsfaktorenaktivierung, Thrombinämie und Fibrinämie im strömenden Blut)
  »Umsatzstörungen«
     b) Hyperfibrino[geno]lytische Koagulopathien
     c) Hyperdestruktionskoagulopathien
        ohne Verbrauchskoagulopathie und *ohne* Hyperfibrino[geno]lyse?

  3. *Spezifische und unspezifische Inhibitorämien* (Auto-, Iso-, Heteroantikörper, FDP)
     a) Immunokoagulopathien
  »Umsatzeffektoren«
     b) Dys- und Paraproteinämien (Gammopathien)
     c) exogene (und endogene) Heparinämien
     d) durch Hyperfibrino[geno]lyse bedingte Fibrin[ogen]-Degradations-Produkte (FDP)

Bisher beobachtete und mögliche »Pluskoagulopathien«

B. Koagulopathien mit *(überwiegender) Thrombosetendenz* (bzw. Fibrinationstendenz) (Hyperkoagulabilitätsformen, »Pluskoagulopathien«, »Thrombophilien«)

  I. *Angeborene:*
  1. *Hyperproduktion* von einzelnen Prokoagulationsfaktoren
     z.B. Faktor II ?
  2. *Dysproduktion* von Prokoagulationsfaktoren
     (z.B. hyperkoagulablem Fibrinogen [Fibrinogen Paris II und Fibrinogen New York])
  3. *Inhibitorenhypoproduktion*
     (z.B. *familiäre Antithrombin-III-Verminderung* im Plasma)
  4. Konstitutionelle Fibrinolyseinhibitoren-Hyperproduktion?

  II. *Erworbene:*
  1. *Hyperproduktion* von (nicht aktivierten) Prokoagulationsfaktoren I, VII, VIII, X?
  2. (manche) *Lipidämien*

  Hyperkoagulabilität 1. Grades
  3. Hyperproduktion von Antifibrinolysefaktoren (lokal im Gewebe [z.B. der Uterusschleimhaut])
  4. Hypoproduktion von Antithrombin III
  5. Hypoproduktion von Profibrinolysefaktoren (?)

  Hyperkoagulabilität 2. Grades
  6. »Latente«, »unterschwellige« Entstehung aktivierter Prokoagulationsfaktoren *geringen* (allenfalls noch von der Nachbildung und Abräumung »ausgeglichenen«) Grades (z.B. durch manche Schlangengifte oder in der Spätgravidität und im Puerperium; besonders Thrombin- und Solufibrinämien)
  7. Isolierte, mangelhafte Clearance von aktivierten Prokoagulationsfaktoren *in der* Blutbahn

Tabelle 11.52 Spezielle Einteilung der plasmatischen (Minus-)Koagulopathien

I. *Hereditäre* durch Hypoproduktion bzw. Dysproduktion (Molekularkrankheiten) von Prokoagulationsfaktoren

1. x-chromosomal-rezessiv
   a) Hämophilie A
   b) Hämophilie B
2. autosomal dominant
   a) Von-Willebrand-Jürgens-Syndrome
   b) Dysfibrinogenämien
   (c) isolierte Hypofibrinogenämie?)
3. autosomal rezessiv
   a) Afibrinogenämie
   b) Hypoprothrombinämie
   c) Hypoproakzelerinämie
   d) Hypoprokonvertinämie
   e) Stuart-Prower-Faktor-Mangel (Faktor-X-Defekt) (Faktor-X-Struktur-Varianten!)
   f) Morbus Rosenthal (PTA-Mangel, Faktor-XI-Mangel)
   (g) Hageman-Faktor-[XII-]Mangel)
   h) Faktor-XIII-Mangel (Mangel an Fibrin stabilisierendem Faktor)
   i) Fletcher-Faktor-(Präkallikrein)Mangel
   j) Kininogen (Fitzgerald- bzw. Flaujac-Faktor-Mangel)
4. Kombinationsformen (besonders von 1 und 3)
5. ungeklärte, noch nicht »kanonisierbare« Defekte (Dynia-Faktor-, Tatsumi-Faktor-Mangel)

II. *Erworbene* durch

1. *Prokoagulationsfaktoren*
   a) Morbus haemorrhagicus neonatorum
   b) Vitamin-K-Verwertungsstörungen
      α) durch Mangelzufuhr und/oder Resorptionsstörungen von Vitamin K
      β) durch Hydroxycumarin- und Indandionmedikation
   c) Hepatopathien
2. *Hyperkonsumption und Hyperdestruktion*
   a) disseminierte, intravaskuläre Mikrokoagulation (DIC) (Verbrauchskoagulopathien) (mit potentiell verschieden starker, sekundärer Hyperfibrino-[geno]lyse)
   b) primäre Hyperfibrinogenolyse(n) (primäre Plasminämie)
3. *(Koagulations-)Inhibitorämien*
   a) Immunkoagulopathien
   b) Gammopathie – Dysproteinämien
   c) exogene und endogene Heparinämien (und Heparinoid- bzw. Antikoagulansämien) (Hirudin)
4. *Kombinationen von 1, 2, (3) (Mischkoagulopathien)*

Es muß bei dieser *Klassifizierung nach der Art der Vererbung* betont werden, daß ein Großteil der Heterozygoten bzw. Anlageträger für eine der genannten rezessiven Hypoproduktionskoagulopathien partielle Verminderungen des betreffenden Faktors aufweist, d.h., daß die Anlage *inkomplett* rezessiv ist.
Bei dem Faktor XII-, Fletcher- und Fitzgerald-Defekten liegt eine verlängerte Nativvenenblutgerinnungszeit *ohne* Blutungsdiathese vor.

Hämorrhagische Diathesen werden meist in Koagulopathien, Thrombozytopathien, Fibrinolysestörungen, Vasopathien und Mischzustände eingeteilt. Es ist aber zu berücksichtigen, daß zumindest Thrombopenien und ein Teil der Thrombopathien (mit Thrombozytenfaktor-3-Abgabestörungen) im »endogenen Gerinnungssystem« auch Koagulopathien bedingen, weil eben bei jedem Mangel an Thrombozytenfaktor 3 eine verminderte bzw. verlangsamte Thrombinbildung im inneren Gerinnungssystem erfolgt.

Dementsprechend könnte man auch Thrombozytopenien und manche Thrombozytopathien unter den Oberbegriff *Koagulopathien* subsumieren. Doch hat auch die Abtrennung der Thrombozytopathien von den »eigentlichen«, plasmatischen Koagulopathien einiges für sich. Jedenfalls stellen die Koagulopathien ein Kernstück der Hämostaseopathien dar.

Definieren kann man die Koagulopathien als Störungen plasmatischer (und/oder thrombozytogener) Art mit der Folge anomaler (verminderter oder vermehrter, allenfalls dystoper) *Thrombinbildung* mit dem Resultat mangelhafter Ausbildung von *Verschlußthromben* bei Gefäßläsionen (»Minuskoagulopathien«) oder intravaskulärer (disseminierter) Mikrokoagulation (DIC, Fibrination) oder vermehrter, lokalisierter Makrothrombosebildung (»Pluskoagulopathien«).

Im Kreislaufblut (und der Lymphe) können Koagulopathien generalisiert oder lokalisiert in Einzelorganen (Uterus, Plazenta, Nieren) bzw. in bestimmten Gefäßprovinzen oder an Körperhöhlen auftreten (Nase, Nierenbecken). (Mit den *lokalisierten* Blutungen beschäftigt sich die »*Topohämostaseologie*«.)

Minuskoagulopathien können allgemein bedingt sein durch quantitative oder qualitative Prokoagulationsfaktorendefekte, durch Thrombozytenfaktoren-Abgabestörungen sowie durch die Präsenz von Inhibitoren der Aktivierung oder der Aktivität von Koagulationsfaktoren oder durch Kombination dieser Störungen. Sie können angeboren oder erworben sein.

Die allgemeine Einteilung der Koagulopathien hängt u.a. *auch* davon ab, welche Einstellung man zur sog. »physiologischen latenten Gerinnung« einnimmt.

Bei vorsichtiger Betrachtung des Wissensstandes wird man unter Berücksichtigung der zahlreichen Beobachtungen der letzten Jahre, die *für* eine »dynamische Vorstellung« der Koagulation in vivo sprechen, die Grundfrage einer »physiologischen latenten Gerinnung« (»Gerinnungstod« oder »Alterstod« der Koagulationsfaktoren) als offen ansehen müssen.

Aus der Gruppe der Minuskoagulopathien sollen im folgenden nur die hereditären, plasmatischen und wichtige erworbene Koagulopathien im engeren Sinne (Tab. 11.**51**, 11.**52**) näher dargestellt werden.

Hereditäre plasmatische (Minus-) Koagulopathien

Hämophilien A und B (Faktoren-VIII- und IX-Defekte)

Definition
Unter dem Terminus »Hämophilien« versteht man *geschlechtsgebunden* rezessiv-erbliche hämorrhagische Diathesen, die durch Molekulardysplasien des Faktors VIII (des »antihämophilen Globulins«) bzw. (meist) verminderte Synthese des Faktors IX im Plasma bedingt sind.
Der Ausdruck »Hämophilie« wurde von HOPFF, einem Schüler von SCHOENLEIN (der das Krankheitsbild als »Hämorrhageophilie« bezeichnete), abgekürzt als »Hämophilie« angesprochen (1828).

Häufigkeit
Exakte Angaben über die Häufigkeit der Hämophilien A und B sind erst nach künftigen Untersuchungen genügend großer Repräsentativgruppen der Bevölkerungen mit verläßlichen Verfahren zu erwarten. Die Dunkelziffer nichterfaßter Fälle ist derzeit noch groß. LANDBECK, IKKALA, SJØLIN und andere Autoren rechnen mit der Geburt eines (schwer) Hämophilen auf 4000 (bis 14000) Knabengeburten. Jedenfalls ist die Gruppe der Hämophilien A und B zusammen die weitaus häufigste der *rein plasmatischen*, hereditären Minuskoagulopathien mit normaler Subaqualblutungszeit (Plasmapräkallikrein [Fletcher-Defekt] u. HMW Kininogen [Fitzgerald- bzw. Flaujac-Anomalie]) und mindestens 20mal so häufig wie die anderen erblichen Koagulopathien durch Defekte der Koagulationsproteine I, II, V, VII, X, XI, (XII), XIII zusammengenommen. Etwa 85% der Hämophilen gehören zur Hämophilie-A- und rund 15% zur Hämophilie-B-Gruppe. Die Zahl von rund 6000 Hämophilie-A- und -B-Patienten in der BRD (62 Mill. Einwohner) stützt sich zusätzlich auf die Erfahrungen einer Spezialambulanz für Bluter in München (unter Einbeziehung von manifest blutenden Konduktorinnen).

Genetik
Die Hämophilien kommen durch Mutationen von Genkomplexen im X-Chromosom zustande, die sporadisch immer wieder aus ungeklärten Gründen auftreten (gut 2/3 nachweislich hereditäre, 25% [±4%] *sporadische* Hämophilien). Die Erbprognose von Hämophilen bei Verbindung mit normalen oder hämophilieheterozygoten Partnerinnen sowie von Konduktorinnen bei der Heirat eines normalen Partners zeigt die Abb. 11.27.
Weibliche Hämophilie kann bei der Ehe einer Konduktorin mit einem Hämophilen, bei Individuen mit chromosomal männlichem Geschlecht und weiblichem Phänotyp beobachtet werden, sowie allenfalls bei der »Lyonifizierung« einer Konduktorin.

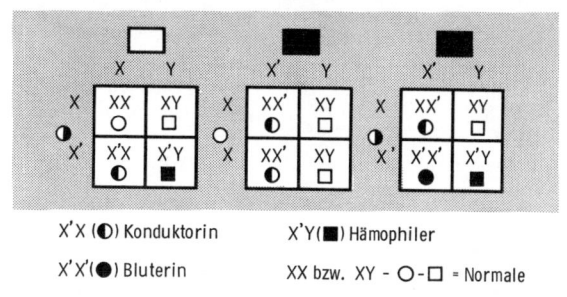

X'X (◐) Konduktorin   X'Y(■) Hämophiler
X'X'(●) Bluterin   XX bzw. XY - ○-□ = Normale

Abb. 11.27 Vererbung der Hämophilien (nach *Spaet*)

Pathogenese
Neuere Untersuchungen sprechen dafür, daß die Gerinnungsfaktor-VIII-Minderaktivität im Plasma von Hämophilie-A-Patienten nicht durch eine verminderte Synthese von Faktor VIII, sondern durch eine Molekulardysplasie zustandekommt. Bisherige immunologische Beobachtungen zeigen, daß bei der Mehrzahl der Hämophilie-B-Patienten eine quantitative Störung der Faktor-IX-Produktion vorliegt. Bei den Hämophilie-A-Patienten und gewöhnlich bei den Konduktorinnen für Hämophilie A ist immunologisch das Faktor-VIII-Antigen *über* die Norm vermehrt bei verschiedengradiger Faktor-VIII-Koagulabilitätsverminderung. Häufiger bei Hämophilie A, selten bei Hämophilie B, kommen Hemmkörper gegen Faktor VIII bzw. IX vor, die selten spontan, häufiger (in etwa 6–8% der Fälle bei Hämophilie A) nach Infusionen von Blut oder Plasma bzw. nach Faktorenkonzentraten beobachtet werden. Die Plättchenaggregation in vasis, die einen Normaltiter an Faktor-VIII-Antigen benötigt, ist bei Hämophilie-A-Patienten normal.

Klinik
Man kann die Hämophilien nach Schweregraden einteilen (Tab. 11.53). Leitsymptome der schweren Hämophilien A und B sind größere Blutungen (Abb. 11.28). Spontane und Trauma-, Operations-, Gelenk-, Muskel-, Haut- und Schleimhautblutungen (Ekchymosen, Suffusionen, *nicht* Petechien) stehen im Vordergrund. Gelenksblutungen mit Arthrosisfolge und Muskelblutungen mit Nervenlähmungsfolge (Volkmannsche Lähmungen) können zur Verkrüppelung und deren sozialen Folgen führen. Blutungsbedingte Arterienkompressionen führen zu Nekrosen und eventuell zu Extremitätenmutilierungen. Schwächungen der hämarthrosinaktivierten Muskulatur entstabilisieren im Circulus vitiosus die Gelenke. Intraossäre Blutungen können – allerdings selten – riesige, sog. Hämophiliepseudotumoren bedingen, die zur Ablatio von Extremitäten zwingen können. Besonders gefährlich sind Blutungen im Mundbodenbereich (Larynx, Pharynx), weil sie Erstickungsgefahr bedingen. Relativ selten sind intrakranielle Blutungen mit Lähmungs- und Kontrakturfolgen. Häufig sind dagegen Hämaturien, die Koliken induzieren können. Charakteristisch sind *Psoasblutungen*, die

Tabelle 11.53 Intensitätsgrade hereditärer Hämophilien A und B

	Faktor-VIII- bzw. -IX-Aktivität in %
1. Schwere Hämophilie (Haemophilia gravis)	0–1
2. Intermediäre bzw. mittelschwere Hämophilie (Haemophilia intermedia)	1–5
3. Milde Hämophilie (Haemophilia mitis)	5–15
4. Subhämophilie (Subhaemophilia)	15–35 (50)
5. Blutende Konduktorinnen	(5) 10–50
6. Konduktorinnen, generell	5 (10)–100
7. Normale	(35) 50–150 (200)

Diagnose

Bei der schweren und einem Teil der intermediären Hämophilien A und B ist die Nativvenenblut-Gerinnungszeit (nach dem Prinzip von Lee-White), die Rekalzifizierungszeit (Howell-Zeit), die Kaolinzeit und die »partial thromboplastin time« ebenso verlängert wie die Prothrombinkonsumption bei der Gerinnung des Venenblutes in vitro und die Thromboplastingeneration nach Biggs und Douglas. Mit letzterem Verfahren können Patienten mit Hämophilie A und B dadurch differenziert werden, daß bei der Hämophilie A der Biggs-Test bei Verwendung von prothrombinadsorbiertem Patienten*plasma* und Normalserum, bei der Hämophilie B bei Verwendung von Patienten*serum* und prothrombinadsorbiertem Normalplasma pathologisch ausfällt. Milde Hämophilien und Subhämophilien können mit Modifikationen der »partial thromboplastin time« z.B. mit dem Verfahren nach Geiger, Duckert und Koller unter Verwendung von Hämophilie-A- bzw. -B-Testplasmen quantitativ bestimmt werden. Die primäre Blutungszeit nach Duke bzw. die subaquale Blutungszeit ist bei der Hämophiliegruppe (auch Hämophilie AB kommt sehr selten vor) in der Regel *nicht* verlängert. Primäre Plättchen- und Fibrinogenveränderungen fehlen.

zum Anziehen der unteren Extremität der betroffenen Seite führen und nicht mit Appendizitis verwechselt werden dürfen. Nach eigenen Untersuchungen bei 103 Patienten kann man eine Art »biorheutisches Symptomenspektrum« der Hämophilien aufstellen. Nach der Meinung mancher Autoren ist die schwere Hämophilie B etwas weniger blutungsbetroffen als die vergleichbare Hämophilie A. Jahreszeitliche Schwankungen der spontanen Blutungsbereitschaft mit Verstärkung im Frühjahr und Herbst wurden bei rund 40% der Patienten beobachtet. Wundeinblutungen bewirken bei Hämophilien eine nach Wundform verschiedene (sekundäre) Wundheilungsstörung (»Dysthrombie«).
Milde Hämophilien äußern sich am häufigsten nach Traumen, besonders nach Tonsillektomien, Nasenoperationen, Zahnextraktionen und Prostataoperationen (»Traumabluter«). Unter den relativ seltenen Spontanblutungen der milden Hämophilien ist Nasenbluten am häufigsten.
Konduktorinnen für schwere, aber auch für milde Hämophilie werden in etwa 20–30% der Fälle durch uterine Blutungen und Hauthämatome auffällig, wobei dann Hyposiderinämien häufig gefunden werden.

Prognose

Die ohne spezifische Therapie ungünstige Prognose der Hämophilie quoad vitam hat sich in den letzten 20 Jahren entscheidend der Norm zu gebessert. Die Vermeidung der Verkrüppelung hängt wesentlich von der Frühtherapie von Gelenk- und Muskelblutungen ab. Die milden Hämophilien haben – diagnostiziert, vor Gelenktraumatisierung gewarnt und bei Operationen adäquat substituiert – in der Regel eine günstige Prognose. Ungünstig ist noch die Prognose der schweren Hemmkörperhämophilie.

Therapie

Bei den Hämophilien A und B ist bei inneren und eventuell bei äußeren *Blutungen eine dem jeweiligen Lebens- und Organschadensrisiko adäquate Substitutionstherapie entscheidend wichtig* (Tab. 11.54 u. 11.55). Neben der Lebenserhaltung muß die Verhütung der Verkrüppelung, die Minderung der Schmerzen (besonders bei Gelenkblutungen) sowie der Schäden durch längere Hospitalisation in sozialer und psychologischer Hinsicht immer therapeutisch *mitberücksichtigt* werden. Die kurze Halbwertzeit des Faktors VIII von ungefähr 12 Std., die zudem bei Infekten und großen Blutungen noch kürzer sein kann, erschwert die Substitution bei der Hämophilie A mehr als diejenige bei der Hämophilie B, zudem der Faktor VIII auch noch lagerungslabil ist. Hochkonzentrate von Faktor-VIII-Präparaten erfordern zudem ein Mehrfaches an Ausgangsspenderplasma als einfache z.B. Kryopräzipitate.
In der Bundesrepublik Deutschland stehen neben

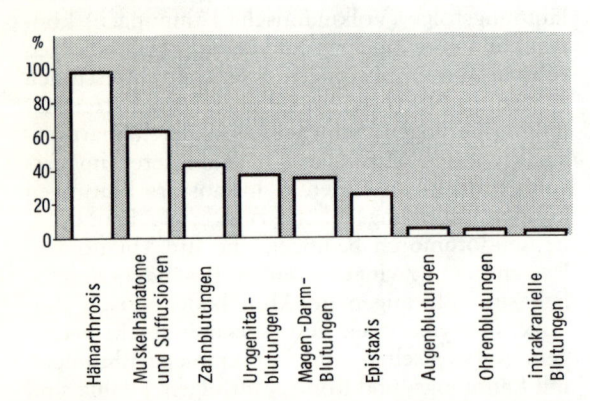

Abb. 11.28 Relative Häufigkeit von Blutungslokalisationen bei schwerer Hämophilie A und B (72 Fälle im Erwachsenenalter)

Tabelle 11.54 Lokalisationsadäquate Blutungstherapie bei Hämophilia gravis et intermedia

Blutungsregion	Vorkommen	Behandlungsart und -dauer	Anzustrebende Faktorenaktivität in %, VIII bzw. IX
A. Kopf-, Hals- und Bauchraum			
1. Nase	bei Klein- und Schulkindern gehäuft	Fibrospum- bzw. Kollagen- (mit Stypven-)Tamponade	10–15
2. Intrakranium	selten (~2–8%)	*sofort*, stationär, über 5 Tage	>80–100
3. Kopfschwarte	bei Kindern häufig	keine Druckverbände und Inzisionen	10–20
4. Mundhöhle	bei Kleinkindern häufig	2–3 Tage	20–30
5. Zahnfleisch (nach Extraktion bleibender Zähne)		3–5 Tage	>30
6. Mundboden und Zungengrund	~10–20%	*sofort*, stationär, 1–2 Tage	30–50
7. Gastrointestinum		*sofort*, stationär	20–30
8. Niere und Blase		keine Substitution, Prednisolon 1 mg/kg, keine Antifibrinolytika!	
9. Milz	~30%	*sofort*, stationäre Ruhigstellung	20–30
B. Gelenke und Muskulatur			
1. Knie	sehr häufig	1–2 Tage Ruhigstellung auf Gipsschale, Wiederbelastung nach 3–6 Tagen	10–20
2. Oberes Sprunggelenk	sehr häufig	Ruhigstellung auf Schiene, Wiederbelastung nach 3 Tagen	10–15
3. Ellenbogen	häufig	ambulant (Frühtherapie), Wiederbelastung nach 2 Wochen	10–15
4. Schultergelenk	selten	ambulant bzw. stationär	10–15
5. Hüftgelenk	selten	stationär	10–20
6. Bursa praepatellaris	selten	aseptische Punktion und Antibiotikum-Antifibrinolytikum	20–35
7. Iliopsoas		*sofort*, stationär	50–100
8. Waden		Ruhigstellung ohne Schiene, >3 Tage	30–50
9. Unterarm		stationär, >3 Tage	30–50
10. Oberschenkel bzw. -arm		1 Tag, ambulant	15–20
11. Bauchwand, Rücken, Schulter		ambulant, 1 Tag	15–20

Frischplasma und lyophilisiertem Plasma derzeit zur Hämophilie-A-Substitutionstherapie vor allem Cohn-Fraktion I (Universitätsblutbank Bonn; Immuno, Heidelberg), Kryopräzipitate nach Pool und Shannon (z.B. AHG Behringwerke, Marburg) bei den Spendern zur Verfügung. *Entscheidend für den praktischen therapeutischen Wert eines Präparates ist ganz überwiegend der in vivo realisierbare Frischplasma-Äquivalenzwert der Präparate.* Auch bei Bestimmung von Australia-Antigen im Spenderplasma besteht bei (häufigen) Substitutionen mit (fibrinogenhaltigen) Präparaten eine Hepatitisgefahr.

Für die Substitution der Hämophilie B stehen das Prothrombin-Faktor-IX-Konzentrat der Behringwerke, PPSB der Blutbank des Roten Kreuzes in Baden-Baden und Faktor-IX-Komplex (Cutter [USA] bzw. Troponwerke, Köln), ferner weitere Faktor II-, VII-, IX- u. X-Konzentrate (Immuno, Heidelberg; Travenol, München) zur Verfügung. Die jeweils nötige Erstdosis in Abhängigkeit vom Faktorenaktivitäts-Ausgangswert kann man nach folgender Formel berechnen: Benötigte Faktor-VIII- bzw. -IX-Einheiten (1 Einheit = 1 cm³ Frisch-Humanmischplasma) = kg Körpergewicht × 0,4 × Prozentzahl der gewünschten Faktorenzunahme.

Die weitere Dosierung muß unter quantitativer Kontrolle der erreichten Blutspiegel erfolgen.

Die eventuelle (Eigen-)Therapie der Hämophilie-A-Patienten durch i.v. Verabreichung von Hochkonzentraten durch geeignete Familienangehörige hängt u.a. auch von der genügenden Bereitstellung von mittels *Spritze* injizierbaren Faktor-VIII-Prä-

Tabelle 11.55 Richtwerte für die topadäquate Therapie bei Hämophilie B (Halbwertszeit von Faktor IX = 18–30 Std.)

Indikation	gewünschter Blutspiegel in % der Norm	Therapiedauer in Tagen
1. Intrakranielle und intrathekale Blutungen, große Operationen	>60	14–21 (bis zur Wundheilung)
2. Intraabdominelle, intrathorakale, Mundboden- und Zungengrundblutungen, Frakturen, mittlere Operationen	45–60	4–14 (bis zur Wundheilung)
3. Muskelblutungen (Ileopsoas, Unterschenkel, Unterarm)	20–40	4–6
4. Gelenkblutungen, kleinere Verletzungen (zuerst Lokaltherapie versuchen!), kleinere Operationen	10–20	3–5

Formel zur Berechnung der nötigen Einheiten:
E = Körpergewicht in kg × 0,5 × gewünschte Faktor-IX-Erhöhung in %

paraten ab (Präparat »Hemophil«: Travenol, München). Bei Hämophilie B ist ein solches Vorgehen z.B. mit dem Prothrombinkonzentrat der Behringwerke möglich.

Neben der systemischen Substitutionstherapie darf die *Lokaltherapie* nicht vergessen werden (z.B. die mehrstufige Nasentamponade z.B. mit Fibrospum mit einigen Tropfen Akrithrombin, Trasylol und Adrenalin mit nachfolgend verwendeter weicher talkierter Tamponadegaze). Nicht weniger wichtig als die Notfalltherapie bei bedrohlichen Blutungen ist die *stadiengerechte orthopädisch-physikalische Therapie* zur Rehabilitation (I.Stadium: akute Blutung; II.Stadium: Destruktionsphase mit Gelenkballonierung; III.Stadium: Kontrakturen).

Ob die Entfernung der Synovia (Synoviektomie), besonders der Kniegelenke, die STORTI vor allem bei Jugendlichen durchgeführt hat, zu einer langanhaltenden Hämarthrosprophylaxe *ohne* weitere Schäden führt, ist noch nicht gesichert. Kontrazeptiva und Antifibrinolytika können bei Hypermenorrhoen von Konduktorinnen mit Anämie und Hyposiderinämiefolgen wertvolle Adjuvantia sein. Die Erdnußtherapie hat sich als praktisch wertlos erwiesen.

Aspirinhaltige Arzneimittel sind bei Hämophilen als Analgetika und Antiphlogistika (wegen Thrombopathifizierungseffektivität) *kontraindiziert*, ebenso *intramuskuläre Injektionen*.

Von-Willebrand-Jürgens-Syndrome* (erweitertes Von-Willebrand-Jürgens-Syndrom [Gross])

Definition
Ein Komplex von autosomal dominanten (Trauma-)Blutungsdiathesen, der als Leitsymptom eine verlängerte, primäre Subaqualblutungszeit bei normaler Plättchenzahl (unter Ausschluß der Thrombasthenie Glanzmann-Naegeli) hat.

Mit großer Wahrscheinlichkeit werden derzeit noch verschiedene Krankheitseinheiten mit ähnlicher, klinischer Symptomatik unter dem von R. GROSS vorgeschlagenen »erweiterten Von-Willebrand-Jürgens-Syndrom« zusammengefaßt.

Häufigkeit
Nach Quick und eigenen Erfahrungen ist das »erweiterte Von-Willebrand-Jürgens-Syndrom«, wenn man die leichteren Fälle der autosomal dominanten Anomalien einschließt, die häufigste erbliche Blutungsdiathese (häufiger als die Hämophilien).

Genetik
Die relative Häufigkeit der verschiedenen Subentitäten erklärt sich wahrscheinlich durch den geringen Kontraselektionseffekt der dominanten Gene.

Pathogenese
Die Pathogenese der einzelnen Typen (Varianten, Entitäten) von Hämostaseopathien, die bisher unter dem Von-Willebrand-Jürgens-Syndrom zusammengefaßt worden sind, haben sich im Licht der neueren Analysemethoden als different erwiesen. Der Åland-Typ des Von-Willebrand-Jürgens-Syndroms (Morbus von Willebrand im engeren Sinne; von Willebrands disease) ist (gewöhnlich) durch eine immunologisch nachweisbare Verminderung des Faktor-VIII-Antigens bei meist mäßiger Minderaktivität der Gerinnungsaktivität Faktor VIII mit *plasmogen* (durch Verminderung von Faktor-VIII-Antigen) bedingter Plättchenaggregationsstörung gekennzeichnet. Nach Faktor-VIII-Konzentrat-Infusion kann die Gerinnungsaktivität anders als bei der Hämophilie A in den ersten 24 Stunden weiter ansteigen. Isolierte, hereditäre Faktor-VIII-Antigenverminderung mit *normaler* Faktor-VIII-Gerinnungsaktivität kommt ebenfalls vor (Typ München) sowie isolierte qualitative Faktor-VIII- A- Dysplasie (Typ Freiburg). Ebenso wurden selten bei normalem Faktor-VIII-Antigentiter Faktor-VIII-Gerinnungsaktivitätsminderungen mit primärer Plättchenfunktionsstörung gekoppelt beobachtet. Ferner kommt eine verminderte Faktor-VIII-Gerinnungsaktivität bei normalem Faktor-

---

* Erste Beschreibung des Åland-Typs der Blutungsdiathese durch VON WILLEBRAND im Jahre 1926.

VIII-Antigentiter, normaler Plättchenfunktion und verlängerter Blutungszeit vor. Eine weitere Blutungsdiathese geht mit verminderter Faktor-IX-Aktivität und gegen die Norm verlängerter Blutungszeit einher. Weitere seltene Varianten haben außer einer Faktor-IX-Aktivitätsverminderung noch eine primäre Plättchenfunktionsstörung. Schließlich kommt auch die *isolierte* Verlängerung der Subaqualblutungszeit (unter Ausschluß von Pharmakothrombopathien!) ohne (bisher erkennbare) plasmatische oder thrombozytäre Anomalie vor (»Pseudohaemophilia pura«). Schließlich lassen sich primäre Thrombopathien (Storage-pool- und Release-Störungen) aus dem Komplex der Von-Willebrand-Jürgens-Hämostaseopathien ausgliedern.

Klinik

Unter 10% der Fälle haben eine schwere hämorrhagische Diathese, die auch mit Gelenkblutungen einhergehen und sehr hämophilieähnlich sein kann. Die Mehrzahl der Fälle gehört zur Gruppe der »Traumabluter«, die bei Zahnextraktionen, Tonsillektomien, Geburten usw. auffällig werden und in der Zwischenzeit allenfalls nur blaue Flecken oder Epistaxis aufweisen (Tab. 11.56). Auch beim Einzelindividuum kann die Spontanblutungstendenz und Blutungsintensität nach Traumen sehr variieren.

Diagnose

Neben der genauen Familienanamnese – auffällige Traumablutungen (Zahnextraktionen, Tonsillektomieblutungen) – ist die mehrfach durchgeführte subaquale Blutungszeit besonders wichtig, wobei allerdings *jede Art von Medikation mit thrombopathieerzeugenden Medikamenten sicher ausgeschlossen sein muß*. Das Thrombelastogramm ist meist nach r und k_1 nur mäßig verändert. Eine kleinere Gruppe von Von-Willebrand-Jürgens-Patienten kann ein etwas verschmälertes mε im TEG aufweisen. Die Faktor-VIII- und -IX-Aktivitäten müssen mit Hilfe quantitativer Methoden, z.B. mittels der Einstufenmethodik nach Geiger, Dukkert und Koller, bestimmt werden. *Die Aktivitätsminderungen liegen meist in der Größenordnung der milden Hämophilien.* Die »partial thromboplastin time« kann verlängert sein. Eine *Thrombasthenie* ist durch den ADP-Agglomerationstest (fehlende Plättchenagglomeration) *auszuschließen*, andere Thrombopathien durch weitere Plättchenfunktionsteste zu differenzieren.

Prognose

In gut 80% der Fälle ist die Prognose (wesentlich) günstiger als bei den schweren Hämophilien. Immerhin kann auch der Sozialstatus erheblich beeinträchtigt werden. Bei 100 Patienten aus 83 Familien fand sich in 18% eine berufliche Behinderung, in 5% Berufsunfähigkeit, in 7% Erwerbsunfähigkeit, in 13% notwendiger Berufswechsel, in 17% häufige Schulversäumnisse und in 22% notwendiger Sportverzicht wegen der Blutungsdiathese.

Therapie

Bei größeren Operationen ist es nötig, dem genauen Befund entsprechend spezifisch zu substituieren. Bei Faktor-VIII-Antigen- und Gerinnungsfaktor-VIII-Defekt ist dies mit Kryopräzipitat oder höher gereinigten Faktor-VIII-Präparaten häufig, aber nicht immer möglich. Bei zusätzlichen *primären* Plättchendefekten ist die Zufuhr von möglichst antigengleichen Plättchenkonzentraten nötig. Bei Faktor-IX-Defekten sind isolierte oder mit Prothrombin, Faktor VII und X kombinierte Konzentrate von Faktor IX (Behringwerke; Immuno, Heidelberg; Organon; Medac Abbot usw.) indiziert. Cohn-Fraktion und Frischplasma können bei Pseudohaemophilia pura (isolierte Blutungszeitverlängerung) versucht werden. Antifibrinolytika (Ugurol, Cyclocapron, Anvitoff usw.) und Nonspezifika (Tachostyptan) können zusätzlich versucht werden. Bei Menorrhagien haben sich Kontrazeptiva bewährt. Hyposiderinämien sollen ausgeglichen werden. Auch bei Von-Willebrand-Jürgens-Syndromen sind thrombopathieerzeugende Medikamente, vor allem Analgetika (z.B. Acetylsalicylsäure, Indamethazin usw.), kontraindiziert.

Tabelle 11.56 Häufigste Blutungsformen beim Von-Willebrand-Jürgens-Syndrom (110 ausgewertete Kasus)

Blutungsphänomene	Prozentsatz
1. *Traumablutungen* (Operations-, Schnitt-, Schürfverletzungen, Biß- und Hiebverletzungen)	81
2. Hauthämatome	
a) »blaue Flecken«	72
b) Petechialblutungen	11
3. Schleimhautblutungen	
a) *Uterine Blutungen*	65
α) Menorrhagien	56
β) Postpartalblutungen	36
γ) Metrorrhagien	14
b) *Epistaxis*	62
c) Zahnfleischbluten	40
d) Magen-Darm-Blutungen	21
e) Hämaturien	7
4. Hämarthrosen	9
5. Augenblutungen	7
6. Intrakranielle Blutungen	2

Hereditäre Fibrinogenopathien

Unter erblichen Fibrinogenopathien kann man die Afibrinogenämie, die Dysfibrinogenämien und die Hypofibrinogenämie zusammenfassen.

Hereditäre Afibrinogenämie

Definition
Kongenitale hämorrhagische Diathese mit vollkommenem oder fast vollkommenem Defekt (Spuren) der Fibrinogensynthese.

Häufigkeit
Seltene Erkrankung (bisher rund 70 Fälle in der Weltliteratur berichtet). Der 1. Fall wurde 1920 von RABE u. SALOMON beschrieben. Seither kamen pro Jahr etwa 1–2 Fälle dazu. Das männliche Geschlecht wird häufiger betroffen.

Genetik
Die Konsanguinität der Eltern spielt bei der Entstehung der Afibrinogenämie eine erhebliche Rolle. Bei 22 von 46 auswertbaren Fällen bestand Blutsverwandtschaft der Eltern (8mal 1., 6mal 2. Grades). Der Vererbungsmodus ist autosomal rezessiv.

Klinik
Die Krankheit manifestiert sich gewöhnlich früh, häufig durch eine Nabelschnurblutung. In den ersten zwei Lebenswochen ergibt sich bei 38 diesbezüglich analysierten Fällen folgende Häufigkeitsreihenfolge der Blutungen: Nabelschnurblutung, Ekchymosen, Kephalhämatom, Darmblutung, Hämatemesis, Epistaxis, Vaginalblutung, Hämaturie. Die relative Häufigkeit der Blutungen der über drei Jahre alten Afibrinogenämiepatienten (43) zeigt Tab. 11.57.
Von der Seltenheit der Gelenksblutungen abgesehen, ist demnach die Blutungssymptomatologie hämophilieähnlich; Petechien fehlen.

Diagnostik
Das Nativblut ist ungerinnbar. Quick-Zeit und Thrombinzeit lassen keine Fibrinbildung erkennen. Der Rumpel-Leede-Test ist gewöhnlich negativ. Die Blutungszeiten nach Duke bzw. die Subaqualblutungszeit sind in der Mehrzahl der Fälle verlängert. Die Adhäsion der Plättchen auf Folien ist (vermindert) erhalten. Die Plättchenretention in Glasperlensäulen (Adhäsion, Aggregation) ist grob gestört, die Plättchenausbreitung im Citratplasma fehlt. Die Thrombinbildung im Plasma ist normal. Die Blutsenkung fällt meistens extrem niedrig aus.

Tabelle 11.57 Relative Häufigkeit von Blutungen bei 43 über 3 Jahre alten Afibrinogenämiepatienten

Zahl der Fälle	Art der Blutungen
11	Hautekchymosen
11	Schnittverletzungsblutungen
6	mittlere Hauthämatome
6	Zahnextraktionsblutungen
4	Mundschleimhautblutungen
1	Hämoptyse
1	Gelenkblutung
1	Knochenblutung (Zyste)

Eine Dysfibrinogenämie muß stets durch immunologische Bestimmung des Fibrinogens ausgeschlossen werden.

Prognose
Durch die Möglichkeit der Fibrinogensubstitution im Bedarfsfall hat sich die Prognose erheblich verbessert.

Therapie
Bei Verdacht auf innere Blutungen ist die Zufuhr von Humanfibrinogen oder Cohn-Fraktion I in einer Dosierung, die über 100 mg% Fibrinogen im Blute erreichen läßt, notwendig. Bei äußeren Blutungen kann man mit Lokaltherapie und evtl. mit Plasmainfusionen auskommen. Die Patienten sollen lyophilisiertes Fibrinogen im Eisschrank zu Hause haben. (Ein seit Jahren von mir beobachteter Fall von Afibrinogenämie bei einem Mädchen kommt mit gelegentlicher Humanfibrinogeninfusion bei Blutungen gut aus.)

Erbliche Dysfibrinogenämien

Definition
Kongenitale, *qualitative* Störungen der Fibrinogenstruktur mit potentieller Blutungsdiathese (»Parafibrinogenämien«). Entsprechend den Hämoglobinopathien werden die einzelnen Dysfibrinogene einem Vorschlag von BECK zufolge nach ihrem Erstbeschreibungsort benannt, z.B. Fibrinogen Paris (I u. II), Baltimore, Cleveland, Louvain, Detroit, Zürich (I u. II), Oklahoma, Bethesda I u. II, München usw.

Häufigkeit
Zuerst wurde 1958 von IMPERATI u. DETTORI eine zuvor wohl als Hypofibrinogenämie interpretierte Fibrinogenstrukturanomalie kombiniert mit Hypofibrinogenämie beschrieben. Eine erste qualitative, dominant erbliche Dysfibrinogenämie wurde von MENACHÉ 1963 publiziert. Bis August 1970 wurden 11 molekulare Fibrinogenanomalien (Varianten), 1973 22 verschiedene Varianten bei 81 Patienten (MAMMEN) bekannt.

Genetik
Der Erbgang ist bei den bisher studierten Familien im Gegensatz zur erblichen Afibrinogenämie autosomal *dominant*.

Pathogenese
Bei der von Menaché beschriebenen Dysfibrinogenämie Paris soll die Monomerbildung (Abspaltung des Fibrinpeptids A [durch das Bothrops-jaraca-Thrombinpräparat Reptilase]) gestört sein, bei der von BECK beschriebenen Dysfibrinogenämie Baltimore scheint die Polymerisation der Fibrinmonomeren anomal zu sein. Beim Fibrinogen Detroit konnten BLOMBÄCK u. MAMMEN den Defekt in der a-Kette des Fibrinogens lokalisieren, wo sich in Position 19 die Aminosäure Arginin durch Serin

ersetzt erwies (»Molekularkrankheit«). Daß auch eine Mikroheterogenität normalen Erwachsenenfibrinogens besteht, sei hier erwähnt.

Klinik
Die Blutungstendenz ist *überwiegend* mild (Epistaxis, Verletzungsblutungen). Menorrhagien können erheblich sein (ohne daß automatisch auch *Geburts*blutungen auftreten müssen). Bei Einzelfällen fehlt eine Blutungsdiathese bzw. besteht Thrombophilie. Zwei Patienten hatten eine gestörte Wundheilung (1 davon hatte eine durch die Fibrinogenanomalie gestörte Fibrinstabilisation).

Diagnostik
Meist verlängerte Thrombinzeit (wenige Ausnahmen) und Reptilasezeit, Brüchigkeit des Gerinnsels und verminderte Thrombusfestigkeit im TEG sowie verlängerte Quick-Zeit bei normalem Prothrombinkomplex weisen auf die Anomalie hin. Die Lee-White-Nativblutgerinnung kann normal oder auch unterschiedlich stark verlängert sein. Die sichere Abgrenzung von Hypofibrinogenämien gelingt durch kombinierte immunologische, physikalische, elektrophoretische und gerinnungsfunktionelle Methoden. Da die Antigenstruktur derjenigen des Normalfibrinogens im wesentlichen gleicht, ergibt die gravimetrische und immunologische Fibrinogenbestimmung Normalwerte, während die Bestimmung nach Clauss meist pathologisch ausfällt. Die Blutungszeit nach Ivy wurde von BECK normal befunden.

Therapie
Im Bedarfsfalle ausreichende Substitution mit normalem Humanfibrinogen.

Erbliche Hypofibrinogenämie
Kongenitale Blutungsdiathese mit erheblicher Verminderung normal strukturierten Fibrinogens (100 bis 25 mg%).
Da die rund 30 früher (REVOL, IMPERATI) beschriebenen Fälle noch nicht sicher von den nunmehr abgrenzbaren Dysfibrinogenämien unterschieden werden konnten, erscheint derzeit die Existenz einer isolierten, autosomal dominant erblichen hämorrhagischen Diathese »Hypofibrinogenämie« in Frage gestellt. Dysfibrinogenämien *mit* Hypofibrinogenämie wurden beobachtet. Neuerdings wurden von AZNAR u. Mitarb. drei Fälle von hereditärer Hypofibrinogenämie beschrieben.

Seltene hereditäre plasmatische Minuskoagulopathien (durch Defekte der Koagulationsfaktoren II, V, VII, X, XI, XIII)

Definition
Als relativ seltene, hereditäre, monofaktorielle Koagulopathien mit Blutungsdiathesen können die durch einen Mangel bzw. eine Molekulardysplasie bedingten hereditären Defekte der Gerinnungsfaktoren II, V, VII, X, XI und XIII zusammengefaßt werden. Der Faktor-XII-Defekt, sowie die Fletcher-Faktor- und Fitzgerald-Faktor-Defekte sind in vitro Koagulationsstörungen *ohne* Blutungsdiathesen. Alle Koagulopathien sind (inkomplett) autosomal rezessiv erblich.
Sämtliche genauer beschriebenen, seltenen Koagulationsanomalien der Weltliteratur machen demnach weniger als etwa $^1/_6$ der allein in Deutschland beobachteten Hämophilien aus. Ihre Entdeckung und genügende Sicherung als klinische Entitäten erfolgte parallel mit der Entwicklung verfeinerter Koagulationsanalysemethoden in den letzten 30 Jahren (Tab. 11.**58**). Der kombinierte erbliche Defekt von Faktor V und Faktor VIII wird als »Begleithämophilie« bezeichnet. Auch eine kombinierte Störung von Faktor VII und Faktor X zusammen kommt vor. Andere Kombinationsdefekte der seltenen hereditären, plasmatischen Koagulopathien sind (zumindest) sehr selten.

Klinische Symptomatologie
Die Blutungssymptomatik ist bei den echten Koagulopathien (Ausnahmen: Faktor-XII-, Fletcher- und Fitzgerald-Defekte) im allgemeinen hämophilieähnlich. Petechien fehlen in der Regel. Spontane Schleimhaut-, Muskel- und Hautblutungen kommen bei allen genannten Koagulopathien vor, ebenso sind Eisenmangelzustände häufig. Gelenkblutungen finden sich relativ selten bei Faktor-II-, -V-, -X-, -XI-Defekten. Beim Faktor-VII-Mangel besteht ebenso wie beim Faktor-XI-Defekt keine sichere Korrelation zwischen der Intensität der Gerinnungsfaktorendefekte und der klinischen Blutungstendenz, wahrscheinlich wegen der relativen Kompensierbarkeit der Defekte (z.B. durch Thrombokinase in der örtlichen Blutstillung in der Hämostase). Nach Egeberg gibt es einen milden hereditären Faktor-VII-Defekt, der analog zur milden Hämophilie ein eigenes Krankheitsbild darstellen soll, bei dem trotz der relativ milden Haut- und Schleimhautblutungen Uterusblutungen relativ häufig vorkommen sollen. Entgegen der Faktor-VII- und -XI-Mangelkoagulopathie geht beim Faktor-X-Defekt das Ausmaß der klinischen Blutungsneigung der Stärke des Faktor-X-Defektes im allgemeinen parallel. Bei unter 10% Faktor-X-Aktivität besteht meist eine manifeste Blutungsdiathese. Beim Faktor-XI-Defekt steht klinisch die Traumanachblutungstendenz in $^2/_3$ der Fälle obenan. $^1/_4$ der untersuchten Fälle hatte Haut- und

Tabelle 11.58 Häufigkeit und Entdeckungsjahr der seltenen, hereditären plasmatischen Koagulopathien

Koagulationsanomalie	Entdeckungsjahr	(ungefähre) Zahl der bisher (genauer) beschriebenen Fälle
II (Hypoprothrombinämie)	1941	15
V (Parahämophilie, Hypoproakzelerinämie, Morbus Owren)	1944	75
VII (Hypoprokonvertinämie)	1951	80
X (Stuart-Prower-Defekt)	1956	70
XI (Morbus Rosenthal; PTA-Defekt)	1951	250
XII (Hageman-Anomalie)	1956	>115 (nach Ratnoff)
XIII (Defekt des FSF, Morbus Duckert)	1960	70
Fletcher-Faktor	1966	4
Fitzgerald (Flaujac)-Faktor	1975	3

Schleimhautblutungen, ⅕ der Frauen Menorrhagien. Bei ein und demselben Patienten wechselt die Neigung zu Spontanblutungen bei Faktor-XI-Mangel offenbar ähnlich wie bei der Mehrzahl der Hämophilen. Bei dem Faktor-XIII-Defekt kommt zur hämophilieähnlichen Spontan- und Traumablutungsdiathese noch eine mit Keloidbildungsneigung einhergehende Wundheilungsstörung dazu sowie bei stark betroffenen Frauen eine Tendenz zu Spontanabortus (Tab. 11.59).

Bei der Faktor-XII-Anomalie besteht im Gegensatz zu der starken Verlängerung der Lee-White-Zeit und der groben Störung der Thromboplastingeneration im Test nach Biggs und Douglas keinerlei klinische Blutungsdiathese.

Auch Heterozygote können eine gewisse Blutungsdiathese aufweisen. Es wurde beobachtet, daß die Faktor-X-Titer heterozygot Faktor-X-defekter Frauen während der Gravidität ansteigen.

Diagnose und Differentialdiagnostik

Verlängerte Quick-Zeit wird bei den Defekten der Faktoren II, V, VII, X beobachtet. Bei der echten Hypoprothrombinämie (»isoliertem« Faktor-II-Mangel) wird die verlängerte Quick-Zeit nicht durch Zusatz von prothrombinfrei adsorbiertem Plasma bzw. durch Zusatz von (sehr) prothrombinarmem Serum normalisiert. Zur Beurteilung einer Dysprothrombinämie muß eine Immunelektrophorese mit Faktor-II-spezifischem Antiserum durchgeführt werden. Zum Ausschluß einer Dysfibrinogenämie muß bei verlängerter Quick-Zeit das Prothrombin mit Bariumsulfat adsorbiert und eluiert als Thrombin an Fibrinogen bestimmt werden. Bei der Hypoakzelerinämie normalisiert sich die Quick-Zeit durch Zusatz von bariumsulfat-prothrombinfrei-adsorbiertem, aber Faktor-V-haltigem Normalplasma. Auch ist der Thrombokinasebildungstest nach Biggs und Douglas bei Faktor-V-Mangel zusätzlich pathologisch, weil Faktor V zur Faktor-Xa-Bildung notwendig ist. Der Leittest der Hypoprokonvertinämie ist der nicht durch Normalserum der Norm zu verkürzte Thromboplastinzeitwert. Der Biggs-Test sowie die Lee-White-Koagulationszeit und das Thrombelastogramm sind bei dem isolierten Faktor-VII-Defekt normal. Die Abgrenzung des zuweilen kombiniert vorkommenden Faktor-VII- und -X-Defektes kann durch die Stypvenzeit erfolgen, die beim Faktor-X-Mangel pathologisch, beim Faktor-VII-Defekt normal ausfällt. Im Zweifelsfalle muß ein bekanntes Faktor-VII-Mangelplasma zur Diagnosesicherung herangezogen werden. Beim Faktor-X-Mangel ist die Lee-White-Koagulationszeit dem Grad der Faktor-X-Störung parallel verlängert, beim Faktor-VII-Defekt nicht. Normal ist die Quick-Zeit beim Faktor-XI-Mangel, der am sichersten an einem bekannten Mangelplasma zu erhärten ist. Nach den Ergebnissen amerikanischer Autoren fällt die Lee-White-Koagulationszeit bei etwas über der Hälfte der Faktor-XI-Mangelfälle pathologisch aus. In ⅔ der Fälle ist die Prothrombinkonsumption bei der Koagulation pathologisch vermindert. Im Biggs-Test wird eine grobe Störung der Thromboplastingeneration dann beobachtet, wenn Plasma und Serum des betroffenen Patienten gleichzeitig eingesetzt werden.

Beim Fehlen oder starker Verminderung des Hageman-Faktors (bzw. des Fletcher- u. Fitzgerald-Faktors) fehlt die Kontaktaktivierbarkeit der Blutgerinnung weitgehend. Die Siliconnativvenenblut-Gerinnungszeit ist dann nicht wesentlich länger als die an sich verlängerte Lee-White-Gerinnungszeit in vitro. Der Thromboplastingenerationstest fällt pathologisch, Quick- und Thrombinzeit normal aus. Der Leittest zur Diagnose des Faktor-XIII-Mangels ist die Löslichkeit des Fibrins in 5molarem Harnstoff, 1%igem Harnstoffoxalat oder 2%iger Monochloressigsäure (wobei eine Hyperfi-

Tabelle 11.59 Häufigkeit der Einzelblutungssymptome bei Faktor-XIII-Minderaktivität

Blutungssymptom	Prozentsatz des Vorkommens
1. verlängerte Wundblutungen	76
2. Nabelblutungen (charakteristisch erst einige Tage nach der Abnabelung)	66,6
3. Hämatome	60,6
4. verzögerte Wundheilung	45,5
5. Ekchymosen	30,3
6. Gelenkblutungen	27,3
7. Zahnblutungen	27,3
8. zerebrale Blutungen	15,2
9. akutes Abdomen durch Blutungen	12,1
10. Epistaxis	9,1
11. Abortus	9,1

brinolyse ausgeschlossen werden muß). Eine quantitative Bestimmung ist in einfacher Weise mittels Mangelplasma oder des Monojodacetat-Toleranztestes möglich. Das Thrombelastogramm kann bei Faktor-XIII-Defekt verschmälert sein, besonders das plättchenfreie TEG. Auch erfolgt die Thrombuserschlaffung (mε im TEG) schneller als bei Normalen.

Die primären und sekundären Blutungszeittests mit den verschiedenen Verfahren sind bei einigen der seltenen hereditären, plasmatischen Koagulopathien noch nicht mit der wünschenswerten Exaktheit und Fallzahl analysiert worden. Bei Einzelfällen von Faktor-V-, -X- und -XIII-Defekten fiel die subaquale Blutungszeit bei Zimmertemperatur normal aus (eigene Beobachtung).

Prognose

Die Prognose ist bei den Defekten an V, VII, X und XI günstiger als bei den schweren Hämophilien. Bei Faktor-XI-Mangel ist bei schweren Fällen die Prognose durch zerebrale Blutungen eingetrübt.

Therapie

Ein Faktor-V-Konzentrat ist bisher nicht im Handel. Bei kleineren Eingriffen bei Hypoproakzelerinämien können 30% des Normaltiters an Faktor V durch Substitution mit Normalfrischplasma erreicht werden und genügen. Zur Prophylaxe bei größeren operativen Eingriffen dürfte es sich empfehlen, durch Infusion von Cohn-Fraktion II und III höhere Bluttiter an Faktor V einzustellen. Bei Menorrhagien ist die Kontrolle des Eisenspiegels klinisch wichtig und evtl. ebenso wie bei blutenden Hämophiliekonduktorinnen und Patientinnen mit Von-Willebrand-Jürgens-Syndrom mit Menometrorrhagien Kontrazeptiva und Antifibrinolytika indiziert. Faktor-II-, -VII- und -X-Defekte können durch Infusion bzw. i.v. Injektion von Prothrombinkomplexpräparaten, wie z.B. Prothrombinkonzentrat Behringwerke, PPSB (Paris), Konyne (Cutter, USA, Troponwerke), gut substituiert werden. Ein Faktor-II- und -X-Defekt ist leichter zu substituieren als ein Faktor-VII-Mangel, weil die Halbwertszeit der Faktoren II und X länger ist als diejenige von Faktor VII. Bei Faktor-X-Mangel scheint bei Blutungen die Menge von 500–1000 ml Plasma häufig auszureichen. Auch bei Faktor-XI-Defekt ist es nach Angaben aus der Literatur durch Verabreichung von 500–700 ml Citratplasma vor dem operativen Eingriff und nachfolgende Infusionen von je 300 ml Plasma an zusätzlich 5 Tagen meist möglich, Nachblutungen zu vermeiden.

Hereditäre (Plus-)Koagulopathien

Vermehrung von Prokoagulationsfaktoren oder Verminderung von Antikoagulationsfaktoren bedingen im Blut eine Hyperkoagulabilität I. Grades, die eine gewisse Thrombosetendenz (besonders bei Hypozirkulation und zusätzlicher örtlicher Hypovasovitalität) bewirkt.

Von R. GROSS wurde vor einigen Jahren eine Familie mit vermehrtem Prothrombin beobachtet. Neuere Untersuchungen über erbliche Hyperprothrombinämien liegen offenbar nicht vor. Auch die erhöhte Blutgerinnbarkeit durch ein hyperkoagulables Fibrinogen ist sehr selten. Auch Hypofibrinolysestatus kann eine Thrombophilie bedingen (Dysfibrinogen Paris II und New York). Dagegen scheint die *hereditäre Verminderung des Antithrombins III* etwas häufiger. Die Herabsetzung des Antithrombin-III-Gehaltes im Plasma bedeutet eine hämendogene Regulationsstörung sowohl der Koagulation als auch etwas der Fibrinolyse mit dem überwiegenden Effekt einer Thrombophilie.

Literatur

Brinkhous, K.M.: Hemophilia and new hemorrhagic states. Univ. of North Carolina Press, Chapel Hill, N.C. 1970

Dietrich, S.L.: Hemophilia: A total approach to treatment and rehabilitation, August 1968, Orthopaedic Hospital, 2400 South Flower Street, Los Angeles 90007

Marx, F.J.: Elektronenmikroskopische und hämostaseologische Untersuchungen bei einem Typus von v.-Willebrand-Jürgens-Syndrom, zugleich ein Beitrag zur intrafamiliären Variation der Symptomatik. Inaug. Diss. München 1969

Marx, R.: Zur Therapie hämorrhagischer Diathesen. Therapiewoche 20 (1970) 894

Marx, R.: Über die hämophilieähnlichen Blutungsdiathesen vom Typ von Willebrand-Jürgens. Hämophilieblätter Nr. 3/4, 1, 1970

Marx, R., M. Weinzierl: Zur klinischen Therapie der Hämophilien. In: 3. Bremer Bluttransfusionsgespräch, Biotest-Mitt. 27

Marx, R., W. Schramm, H. Murr: Subdivision of the so-called »enlarged von Willebrand-Jürgens Syndrom«. In: Platelets, recent advances in basic research and clinical aspects. Proceeding of the international symposium on blood platelets and clinical aspects, Istanbul, Turkey 1974. Excerpta Medica, Amsterdam 1975

Meili, E.O., P.W. Straub, P.G. Frick: Zur Pathogenese der von Willebrand'schen Krankheit. Schweiz. med. Wschr. 99 (1969) 1805

Nilsson I.M., L. Holmberg: Subtypes of factor VIII deficiencies. In: Transfusion and immunology. Plenary sessions, of the XIVth congress of the world federation of hemophilia, hrsg. von Ikkala E., Mykänen A. Helsinki 1975

Owren, P.A., K.M. Brinkhous, A. Pavlowsky, H.R. Roberts, A.J. Johnson, S. Hinnom: Plasma fractions for the treatment of hemophilia anticoagulant therapy: Standardization of tests, transactions of the conference held under the auspices of the Internat. Comittée of Hemostasis and Thrombosis. Washington, D.C., USA, Dezember 1967. Schattauer, Stuttgart 1969

Ratnoff, O.D.: Treatment of hemorrhagic disorders. Hoeber Med. Div., Harper & Row, New York 1968

Stefanini, M., W. Dameshek: The hemorrhagic disorders, 2. Aufl. Grune & Stratton, New York 1962

Thies, H.A., G. Landbeck: Hämophilie. XI. Hamburger Symp. über Blutgerinnung. Schattauer, Stuttgart 1969

Erworbene Minuskoagulopathien

R. SCHMUTZLER

Hypoproduktion von Prokoagulationsfaktoren

Morbus haemorrhagicus neonatorum

Definition
Beim Neugeborenen kann es innerhalb der ersten Lebenswoche, vorwiegend um den 2. bis 3. Lebenstag, zu einem hämorrhagischen Syndrom kommen, das als Dekompensation des »physiologischen Mangels an Gerinnungsfaktoren des Neugeborenen« aufgefaßt werden kann und zumeist im Gefolge von Geburtskomplikationen in Erscheinung tritt.

Häufigkeit
Die Häufigkeit des Auftretens dieses hämorrhagischen Syndroms wird von JENNING mit 3,2% und von BETTKE mit 3% angegeben.

Pathophysiologie und Pathogenese
Unmittelbar nach termingerechter Geburt lassen sich im Nabelvenenblut Gerinnungsaktivitäten der Vitamin-K-abhängigen Faktoren II, VII, IX und X sowie der Faktoren V und VIII zwischen 40 und 60% messen. Diese primär verminderten Faktoren sinken zwischen dem 2. bis 4. Tag weiter auf ca. 20–40% ab, wodurch sich der milde Koagulationsdefekt verstärkt. Außerdem ist die fibrinolytische Gesamtaktivität sowie das Antithrombin III im Serum kurzfristig erhöht. Normalerweise werden Ende der ersten Woche spontan die Ausgangswerte wieder erreicht. Die Angleichung an das Potential des Erwachsenen erfolgt für die Faktoren V und VIII am Ende der Neugeborenenperiode, für II, VII, IX und X erst ausgangs des 1. Jahres. Der Faktor XIII erreicht die Erwachsenennorm später. Vieles spricht für eine verminderte fetale Proteinsynthese sowohl der Vitamin-K-abhängigen als auch anderer Faktoren des Gerinnungs- und Fibrinolysesystems (u.a. Plasminogen), die erst nach der Geburt für einzelne Gruppen von Gerinnungsproteinen unterschiedlich schnell in Gang kommt.

Speziell der Vitamin-K-Mangel des Neugeborenen erklärt sich durch das Fehlen von Reserven sowie die geringe Vitamin-K-Aufnahme innerhalb der ersten Lebenstage. Dem gegenüber steht ein erhöhter Vitamin-K-Bedarf im Rahmen eines gesteigerten Stoffwechsels. Zusätzlich benötigt die anfangs unreife Leberzelle zu einer genügenden Syntheseleistung offenbar eine Anlaufzeit. Darüber hinaus ist die Synthese durch die bakterielle Darmflora noch nicht gewährleistet.

Trotz dieses interkurrenten physiologischen Defizits von Gerinnungsfaktoren ist die globale Gerinnbarkeit des Venenblutes beim Neugeborenen im allgemeinen nicht vermindert. Die Lee-White-Gerinnungszeit in vitro und die subaquale Blutungszeitbestimmung ergeben Normalwerte.

Für das Auftreten des hämorrhagischen Syndroms ist der normale Geburtsstreß nicht verantwortlich. Erst die komplexe Störung der Kapillar-, Thrombozyten- und Gerinnungsfunktion, oft im Zusammenhang mit einer definierten Schädigung unter der Geburt, wie Sauerstoffmangel, Hirnschädigung, Schocksyndrom, führt zur Dekompensation der Hämostase. Besonders disponiert für das hämorrhagische Syndrom sind Frühgeburten, da sie die funktionelle Insuffizienz ihres Gerinnungs-, Thrombozyten- und Gefäßsystems ungenügend zu kompensieren vermögen.

Klinik
Die hämorrhagische Diathese, beginnend am 2. oder 3. postpartalen Tage, kann mit relativ harmlosen, oberflächlichen Haut- und Schleimhautblutungen (Konjunktiven) sowie Muskelhämatomen in Erscheinung treten. Klinisch bedeutsamer ist die Melaena vera mit oder ohne Hämatemesis. Ulzerationen oder Erosionen im Magen-Darm-Kanal sind die Blutungsquellen. Häufig finden sich Hämaturien. An erster Stelle der bedenklichen Krankheitsbilder stehen intrakranielle Blutungen, meist als posttraumatisches subdurales Hämatom, oder petechiale Blutungen als Folge anoxischer Schädigungen.

Diagnostik
Die verlängerte Thromboplastinzeit (nach Quick) im venösen oder Kapillarblut bzw. die Verminderung aller Vitamin-K-abhängigen Faktoren in den isolierten Tests in den ersten postpartalen Tagen weisen auf das Krankheitsbild des Morbus haemorrhagicus neonatorum hin. Bei angeborenen Gerinnungsdefekten ist in der Regel nur ein Faktor vermindert, der sich zumeist erst nach der ersten Woche als Blutungsübel manifestiert.

Prognose
Die Prognose intrakranieller Blutungen ist in Hinsicht auf das Überleben und bleibende Gehirnschädigungen schlecht. Ansonsten ist die Prognose von der Schwere des hämostatischen Defektes, von der Ausdehnung und der Lokalisation der Blutung abhängig. Überlebt das Neugeborene die erste Woche, so kann eine günstigere Voraussage gestellt werden.

Therapie
Das natürliche Vitamin K_1 (Konakion) ist in der Lage, bei prophylaktischer oder therapeutischer Anwendung einen Teil der Gerinnungsstörungen des Morbus haemorrhagicus neonatorum günstig zu beeinflussen, wie aus Vergleichsstudien bekannt wurde. Eine Vitamin-K-Prophylaxe sollte sich auf blutungsgefährdete Kinder beschränken, d.h. auf solche Neugeborene, die nach Schwangerschafts- oder Geburtsstörungen jeglicher Art (einschließ-

lich Früh- und Spätgeburten) geboren wurden oder bereits Krankheitssymptome zeigen. Zur Prophylaxe gilt als Normaldosis die einmalige i.m. Applikation von 1 mg Konakion unmittelbar nach der Geburt. Höchstdosis 1 mg/kg Körpergewicht. Vitamin-K-Analoge sind wegen der Gefahr toxischer Nebenwirkungen (Methämoglobinbildung, Hämolyse, Hyperbilirubinämie) kontraindiziert. Zur Therapie *manifester* Blutungen ist die rasche Substitution der Faktoren durch Infusionen von Konservenblut, Plasma oder Plasmakonzentraten (PPSB [Paris], Prothrombinkonzentrat Behringwerke [II, VII, IX, X]) angezeigt.

Vitamin-K-Verwertungsstörungen

a) Durch Mangelzufuhr und/oder Resorptionsstörung von Vitamin K,
b) durch Cumarin- und Indandionmedikation.

Definition
Unter den erworbenen Koagulopathien kann Vitamin-K-Mangel zu einer Blutungsneigung führen, bedingt durch eine verminderte Synthese der Faktoren des Prothrombinkomplexes: Faktor II (Prothrombin), VII, IX und X in der Leber.

Häufigkeit
Die sog. »Hypoprothrombinämie« ist die häufigste unter den erworbenen Gerinnungsstörungen. Manifeste Blutungen treten jedoch gewöhnlich erst bei stark erniedrigtem Faktorenspiegel auf (Thromboplastinzeit nach Quick < 10%).

Pathophysiologie
Vom Vitamin K (Koagulationsvitamin, Dam, 1935) sind sieben Derivate bekannt. Praktische Bedeutung haben die Vitamine K_1 bis K_4 erlangt. Die chemische Grundstruktur wird aus 2-Methyl-1,4-naphthochinon gebildet (Menadion, später als synthetisches Vitamin K_3 bezeichnet). Die größte praktische Bedeutung hat das natürlich vorkommende, in der pflanzlichen Nahrung zugeführte, fettlösliche Vitamin K_1 (2-Methyl-3-phytyl-1,4-naphthochinon, Phytomenadion). Das ebenfalls fettlösliche Vitamin K_2 (2-Methyl-3-difarnesyl-1,4-naphthochinon, Menachinon) wird im menschlichen Organismus durch Darmbakterien synthetisiert. Vitamin K ist erforderlich zur Synthese der Gerinnungsfaktoren II, VII, IX und X in den Leberzellen und zur Aufrechterhaltung eines normalen Blutspiegels. Fettlösliches Vitamin K wird im menschlichen Organismus enteral nur in Anwesenheit von Galle und wahrscheinlich auch Fetten und deren Abbauprodukten resorbiert. Es wird angenommen, daß Vitamin K in einem System als Coenzym fungiert, das die Verwandlung von Protein zu Glucoprotein katalysiert. Störungen der Vitaminresorption oder Störungen der Leberfunktion oder die Applikation von Cumarin- bzw. Indandionderivaten (Antivitamin K) als Antikoagulation führen zum mehr oder weniger raschen Absinken der Blutgerinnungsfaktoren in der Reihenfolge ihrer kürzeren Halbwertszeiten: VII, IX, X, II.

Pathogenese
Mangelnde Vitamin-K-Aufnahme: Ein rein alimentäres Defizit von Vitamin K ist in unseren Gegenden praktisch auszuschließen, zumal die normale Darmflora genügende Mengen von Vitamin K_2 synthetisiert.
Bei länger anhaltender parenteraler Ernährung und gleichzeitig antibiotischer Behandlung kann es relativ rasch zu einer »Hypoprothrombinämie« kommen, wie wir es z.B. nach Pankreasoperationen oder Pankreasnekrosen mit einem Quick-Wert von unter 10% und rezidivierenden Blutungen gesehen haben. Ein Aufnahmedefizit kann auch verursacht sein durch:
Resorptionsstörung von Vitamin K bei anhaltenden, heftigen Diarrhoen, unabhängig von ihrer Genese (Dysenterie, Kolitis, Sprue, Pankreasinsuffizienz u.a.). Sie findet sich auch beim Fehlen des für die Resorption des fettlöslichen Vitamins notwendigen Gallenflusses in den Darm, bei Gallenfisteln oder bei Verschlußikterus durch Cholelithiasis oder Tumor.
Eine hepatozelluläre Schädigung führt u.a. auch zu einer *Synthesehemmung der Vitamin-K-abhängigen Gerinnungsfaktoren* (s. unten).
Cumarin- und Indandionmedikation. Hierbei handelt es sich um einen iatrogen ausgelösten, dosisabhängigen, begrenzten Koagulationsdefekt mit Verminderung der Faktoren in der Reihenfolge VII, IX, X und II durch Gabe von Vitamin-K-Antagonisten vom Typ der Cumarine und Indandione. Durch kompetitive Verdrängung des Vitamin K soll es zu einer reversiblen Hemmung der Prothrombinkomplexbildung kommen. Von anderen Autoren wird die Entstehung eines Hemmkörpers gegen die Aktivierung des Prothrombinkomplexes bzw. einer nur durch Staphylokinase aktivierbaren Prothrombinvorstufe angenommen. Nach einer Latenz von 6–12 Std. sinken die Faktoren in der genannten Reihenfolge kontinuierlich ab und erreichen nach 2–3 Tagen den gewünschten antikoagulatorischen Bereich von 15–25% Quick-Wert bzw. 7–12% im Thrombotest (Abb.11.**29**). Durch eine entsprechende, 3- bis 4wöchig zu kontrollierende Erhaltungsdosis kann dieser Spiegel über Wochen, Monate und Jahre aufrechterhalten werden (Antikoagulation als prophylaktische Behandlung gegen Thromboembolien). Nach Absetzen der Medikation ist der Gerinnungsdefekt vollkommen reversibel. Bei Überdosierung (Quick-Wert < 10%, Thrombotest <5%) kann eine hämorrhagische Diathese vom Typ des Vitamin-K-Mangels manifest werden.
Die relative Häufigkeit großer Blutungserscheinungen nach Lokalisation und Geschlecht (Tab. 11.**60**), wie sie nach einem Erfahrungsbericht aus Holland bei über 20000 Patienten unter oraler Antikoagulation mit Cumarinderivaten mit einer

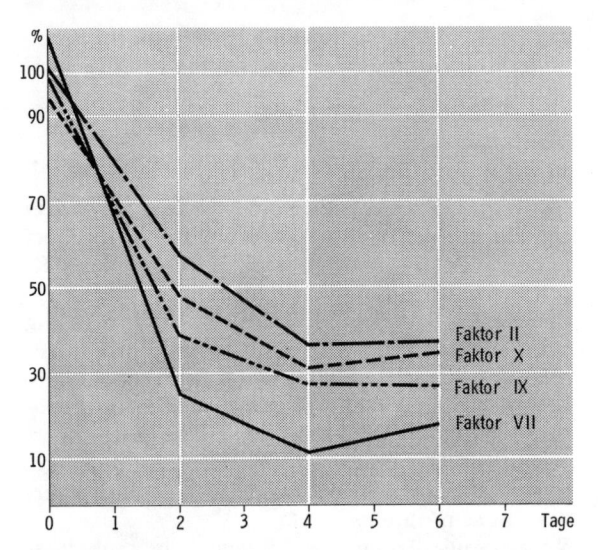

11.180 Erkrankungen des Blutes und der blutbildenden Organe

Abb. 11.29 Unterschiedlich rascher Abfall der Faktoren VII, IX, X und II nach Verabreichung von 30 mg 3-(1'-Phenylpropyl)-4-hydroxy-cumarin (nach *Jaenecke*)

gesamten Behandlungszeit von 12 000 Jahren beobachtet wurde, beträgt *eine* Blutungskomplikation auf 20 Behandlungsjahre.

Es sei darauf hingewiesen, daß bewußte Überdosierungen zur Provokation einer hämorrhagischen Diathese in suizidaler Absicht in Einzelfällen bekannt wurden, meist bei Personen aus dem Kreis des medizinischen Pflegepersonals.

Hepatopathien

Akute entzündliche, toxische oder degenerative Leberzellschädigungen, wie Hepatitis, Leberdystrophie, Pilzvergiftung u. a. sowie chronische protrahierte Formen, wie Leberzirrhose, Hämochromatose, als auch kardial bedingte chronische Leberstauungen führen zu einer mehr oder weniger ausgeprägten »Hypoprothrombinämie«. Das Absinken der Faktoren geht dem Schweregrad der Erkrankung etwa parallel. Bei portal dekompensierten Zirrhosen und im Coma hepaticum können zusätzlich Faktor V und Fibrinogen absinken, wobei der Verlauf von Faktor V prognostische Rückschlüsse gestattet. Das deutet darauf hin, daß im Verlauf einer Leberzirrhose neben Phasen der Bildungsstörungen auch solche mit Verbrauchsreaktionen (Hyperdestruktion) zu finden sind, die recht häufig (30%) von einer reaktiven Fibrinolyse begleitet werden (s. unten).

Klinik

Bei den genannten verschiedenen Vitamin-K-Verwertungsstörungen mit Mangel der Faktoren des Prothrombinkomplexes manifestiert sich die Blutungsneigung im allgemeinen erst bei Verletzungen oder Operationen oder wenn die Gerinnungsfaktoren auf sehr niedrige Werte (unter 10% nach Quick bzw. weniger als 5% im Thrombotest) abfallen. Suffusionen oder Ekchymosen finden sich neben Schleimhautblutungen am Zahnfleisch, an den Konjunktiven, im Bereiche des Magen-Darm-Traktes, Hämaturie aus den ableitenden Harnwegen. Nicht selten werden durch eine Antikoagulantienblutung bis dahin latente Magenulzera, Papillome o. a. Tumoren entdeckt. Bei dekompensierter Leberzirrhose bilden häufig Ösophagusvarizen den Locus minoris resistentiae zu fatalen Blutungen.

Diagnostik

Die verlängerte Thromboplastinzeit nach Quick bzw. Hepato-Quick sowie die Erniedrigung der Faktoren II, VII, IX und X in den isolierten Bestimmungen führen relativ leicht zur Diagnose. Eine Verlängerung der Vollblutgerinnungszeit tritt in der Regel nur bei stark verringerter Thromboplastinzeit ein. Bei Leberparenchymerkrankungen gibt die zusätzliche Kontrolle von Fibrinogen, Faktor V, der Thrombozytenzahl, der Euglobulinlysezeit und der Thrombinzeit Auskunft über das Hinzutreten einer intravasalen Gerinnung (Verbrauchskoagulopathie nach Lasch), evtl. mit sekundärer Fibrinolyse (S. 11.183). Das weitere Absinken oder Wiederansteigen der genannten Gerinnungsfaktoren läßt gewisse prognostische Schlüsse zu.

Differentialdiagnose

Zwischen Verschlußikterus und primärem Leberparenchymschaden unterscheidet der *Koller-Test* mit Vitamin K_1 (1941): Nach intravenöser Applikation von 10 mg Vitamin K_1 (Konakion) normalisiert sich eine unter 70% verminderte Thromboplastinzeit nach 24 Std. Das Ausbleiben der Korrektur läßt auf Leberzellschaden schließen.

Therapie

In der Regel wird die Behandlung der Hypoprothrombinämie mit Vitamin-K-Präparaten durchgeführt.

Da deren Wirkung erst nach 6 Std. einsetzt, sind bei bedrohlichen Blutungen »Prothrombinkonzentrate« (z. B. »PPSB«, »Konyne«), Plasma und Konservenblut zu infundieren.

Aufnahme- oder Resorptionsstörungen von Vitamin K lassen sich durch parenterale Gaben von

Tabelle 11.60 Lokalisation von Blutungskomplikationen unter Therapie mit Cumarinderivaten (n = 587, ♂ = 356, ♀ = 231) (nach *Loeliger*)

Lokalisation der Blutung	Männer %	Frauen %
Urogenitaltrakt	30,0	33,5
Haut	23,0	26,5
Gastrointestinaltrakt	19,0	14,5
Respirationstrakt	11,5	14,5
Zentralnervensystem	12,5	7,0
Bewegungsapparat	2,5	2,5
Kreislaufsystem	1,5	1,5

tägl. 10–20 mg Vitamin K₁ leicht substituieren. Die Dauer der Applikation richtet sich nach dem Grundleiden. Leberparenchymschäden sollten zwar auch mit Vitamin K₁ behandelt werden, sprechen aber wegen der Synthesestörung weniger gut an. Die Antikoagulantienbehandlung mit Cumarinen und Indandionen wird im allgemeinen durch Dosisänderung reguliert. Zu niedrige Quick-Werte können ggf. prophylaktisch durch kleine orale Vitamin-K₁-Mengen (1–3 Tropfen) bzw. durch 1 mg Konakion i.v. bei manifesten Blutungen ausgeglichen werden. Brüske Änderungen sind zu vermeiden. Soll eine Antikoagulation kurzfristig beendet werden, so appliziert man das Antidot-Vitamin K₁ in seiner natürlich vorkommenden, synthetisierbaren, kolloidal-wäßrigen Lösung. 10 mg i.v. (cave: Hämatom, nicht i.m.!) ist die übliche und ausreichende Dosis, um nach 24–36 Std. eine Normalisierung der erniedrigten Faktoren zu erreichen. Durch orale Gaben von 3–5 Tropfen »Konakion« läßt sich ein zu niedriger Faktorenspiegel in einen höheren Bereich, beispielsweise 30–50%, anheben. Darunter können kleinere chirurgische Eingriffe, auch Zahnextraktionen, durchgeführt werden, weil die primäre Hämostase, die Bildung des Plättchenpfropfes, durch Cumarinderivate nicht beeinflußt wird. Bei akut chirurgischen Notfallsituationen, schweren Verletzungsblutungen u.a. kann die Normalisierungszeit durch Vitamin K nicht abgewartet werden. Hier kommt nur die sofortige Faktorensubstitution durch Infusion von Plasma oder Konzentraten (s. oben) in Frage.

Hyperkonsumption und Hyperdestruktion von Koagulationsfaktoren

Diffuse intravaskuläre Mikrokoagulation oder disseminierte intravasale Koagulation (DIC). (Verbrauchskoagulopathien nach Lasch, mit potentiell verschieden starker sekundärer Hyperfibrino[geno]lyse.)

Definition
Durch eine fortdauernde intravasale Aktivierung des Gerinnungssystems (Freisetzung von Thromboplastin, Thrombin) können sich Mikrothromben in der peripheren Strombahn bilden. Gleichzeitig kommt es zum Aufbruch zellulärer (Thrombozyten) und plasmatischer Gerinnungsfaktoren. Wegen der zunehmenden Fibrinogenverminderung wurde der Hämostasedefekt auch als »Defibrinierungssyndrom« bezeichnet. Als Reaktion auf die disseminierte Mikrozirkulationsstörung kommt es in loco zu einer sekundären Aktivierung des fibrinolytischen Potentials. Je nach Dauer und Stärke der reaktiven Hyperfibrino(geno)lyse wird sie sich in der Hämostasebilanz auswirken und zu einer zusätzlichen Destruktion von Gerinnungsfaktoren und Fibrinogen sowie Auftreten von Fibrin(ogen)-Spaltprodukten führen. Die Verbrauchskoagulopathie kann latent bestehen, manifestiert sich aber nicht selten mit einer profusen hämorrhagischen Diathese. Außerdem kann die Mikrozirkulationsstörung lokal Organläsionen und generalisiert Kreislaufschock und seine Folgen veranlassen.

Häufigkeit
Die verbesserte und verbreitete Anwendung der gerinnungsanalytischen Diagnostik hat ergeben, daß Verbrauchskoagulopathien mit oder ohne nachweisbare sekundäre Fibrinolyse in viel größerem Maße bestimmte Krankheitsgruppen aller Altersstufen begleiten als früher bekannt war. Echte primäre Hyperfibrinogenolysen treten dagegen seltener in Erscheinung.

Pathophysiologie
Disseminierte intravasale Koagulation (DIC). Die *Aktivierung des Gerinnungssystems* erfolgt durch Einstrom oder Freisetzung von gerinnungsfördernden Substanzen in die Blutbahn. Dies kann *indirekt* über sog. Vermittlersubstanzen geschehen, die durch Veränderung der Hämodynamik und (oder) Gefäßinnenwand (Intimaschädigung) prokoagulatorisch wirken. Hierzu zählen u.a. Histamin, Serotonin, Katecholamine und Endotoxine. Sie spielen ursächlich in der Entstehung des anaphylaktischen Schocks, des Endotoxinschocks und des Sanarelli-Shwartzman-Phänomens und seiner klinischen Äquivalente eine wichtige Rolle. Die *direkte* Aktivierung der intravasalen Gerinnung kann unter folgenden Bedingungen eintreten:
1. Einstrom von thromboplastischem Material (exogene Aktivierung) bei Erkrankung oder Operation von aktivatorreichen Organen, z.B. vorzeitige Plazentalösung, Fruchtwasserembolie, Prostatakarzinom u.a.
2. Endogene Kontaktaktivierung des Plättchenplasmasystems durch »fremde Oberflächen«, bei extrakorporalem Kreislauf: Herz-Lungen-Maschine, Dialysebehandlung mit der künstlichen Niere.
3. Einschwemmung proteolytischer Enzyme mit thrombinähnlicher Wirkung, wie z.B. spezielle Schlangengifte.

Im Zustand der *Hyperkoagulabilität I. und II. Grades* können unabhängig vom auslösenden Mechanismus Thrombinspuren entstehen, die physiologischerweise entweder durch spezifische Inhibitoren neutralisiert werden oder der Clearance durch das RES anheimfallen.
Darüber hinaus führen freie Thrombinmengen über den Vorgang der viskösen Metamorphose der Plättchen zur Aktivierung der Gerinnungsfaktoren V, VIII und XIII sowie zur Funktionsstörung und zum Untergang der Thrombozyten selbst. Durch Abspaltung der Fibrinopeptide A und B wird Fibrinogen in einen zirkulierenden, zunächst plasmalöslichen Fibrinomer-Fibrinogenkomplex überführt. Reicht die Abraumfunktion des RES nicht aus und perpetuiert die Thrombinbildung, so ent-

stehen Fibrinpolymere, die zur Mikrothrombosierung in der peripheren Strombahn und zu Läsionen und Nekrosen in zahlreichen Organen, insbesondere Lungen, Leber, Gehirn und Nieren, führen. Die Mikrozirkulationsstörung kann Anlaß zum generalisierten Kreislaufschock sein. Ein Circulus vitiosus läßt ein Wechselspiel zwischen Schock und intravasaler Gerinnung entstehen, das in beiden Richtungen ablaufen kann. Auf die initiale Hyperkoagulabilität durch aktivierte Prokoagulationsfaktoren folgt eine Phase verlängerter Gerinnungszeiten, hervorgerufen durch Verminderung von Fibrinogen, der Faktoren II, V, VIII, XIII sowie Funktionsstörungen und Abfall der Thrombozyten, die aggregiert in disseminierten Fibrinnetzen hängenbleiben. Im Gefolge dieses hämostatischen Defektes kann eine hämorrhagische Diathese auftreten und in schweren Fällen zum hämorrhagischen Schock führen. Auch über diesen Mechanismus kann sich ein Circulus vitiosus ausbilden.

Hyperfibrino(geno)lyse (primär, sekundär). Das fibrinolytische Fermentsystem ist auf ein Überwiegen der Inhibitoren eingestellt, weshalb normalerweise keine Spontanfibrinolyse zu beobachten ist. Trotzdem befindet sich das System in einer ständigen Reaktionsbereitschaft und ist sehr reizempfindlich.

Das fibrinolytisch und proteolytisch aktive Ferment Plasmin (Fibrinolysin) entsteht aus einer im Plasma zirkulierenden inaktiven Vorstufe Plasminogen (Profibrinolysin) und wird durch sog. »Aktivatoren« in die wirksame Form verwandelt.

Die Aktivierung des Fibrinolysesystems erfolgt:
a) primär durch Plasminogenaktivatoren aus Blut und Gewebe,
b) sekundär als Reaktion auf Aktivierung des Gerinnungssystems und disseminierter intravaskulärer Gerinnung.

Bei Erkrankungen mit vermehrtem Zelluntergang, vor allem in lysoaktivatorreichen Organen, oder nach stark belastenden Reizen, wie körperliche Überanstrengung, schwere Angst und Aufregung, nach Schockzuständen aller Art, nach lokaler Ischämie, nach Injektion bakterieller Pyrogene oder vasoaktiver Stoffe, wie Adrenalin, Acetylcholin, Nicotinsäure u.a., kann die fibrinolytische Aktivität im Kreislauf deutlich gesteigert und – teils flüchtig, teils über längere Zeit – nachweisbar sein. Fast alle menschlichen Gewebe einschließlich der Blutzellen sowie zahlreiche Drüsensekrete (u.a. Milch, Tränen, Sperma, Speichel) und der Harn (Urokinase) enthalten Aktivatoren des fibrinolytischen Systems, die von Organ zu Organ unterschiedliche Stärken aufweisen, wie aus der Tab. 11.**61** ersichtlich ist. (Beachtenswert der völlige Mangel in der normalen Leber.)

Der Gewebsaktivator scheint primär in den Gefäßwänden der Organe lokalisiert zu sein, in Venen mehr im Endothel der Intima, in Arterien überwiegend in der Adventitia. Die anatomische Anordnung der Aktivatoren erklärt auch die experimen-

Tabelle 11.**61** Mittlere Aktivität von Profibrinolysinaktivatoren aus Geweben in Einheiten pro Gramm Gewicht (aus *Albrechtsen, O.K.*: Brit. J. Haemat. 3 [1957] 284)

Uterus	720
Nebennieren	410
Lymphknoten	378
Prostata	334
Thyreoidea	325
Lungen	223
Ovarien	210
Hypophyse	140
Nieren	119
Muskeln	110
Herz	82
Gehirn	35
Testes	25
Milz	20
Leber	0

tellen und klinischen Beobachtungen, daß vasoaktive Substanzen verengender oder erweiternder Natur und hypoxische Zustände zu einer fibrinolytischen Aktivitätssteigerung führen können.

Die meisten *Organgewebe* beinhalten neben dem *fibrinolytischen* noch einen *thromboplastischen Aktivator*, z.T. im indirekt proportionalen, z.T. im gleichen Stärkeverhältnis. Während Hirngewebe weniger lytischen, sondern vielmehr thromboplastischen Aktivator besitzt, läßt sich in Nebenniere und Lymphknoten vorwiegend fibrinolytischer Aktivator nachweisen. Hingegen beherbergen Uterus, Prostata, Lunge und Pankreas beide Aktivatoren. Im Bereich der bindegewebigen Organkapsel überwiegt im allgemeinen der lytische Aktivator. Das vom Pankreas produzierte proteolytische Ferment Trypsin ist für beide Reaktionen verantwortlich.

Bei Erkrankungen oder operativer Organtraumatisierung können je nach Überwiegen, Menge und Geschwindigkeit des in die Blutbahn eingeschwemmten thromboplastischen oder fibrinolytischen Aktivators – abgesehen von Makrothrombosen – die folgenden Kombinationen entstehen:
1. vorwiegend Verbrauchskoagulopathie,
2. Verbrauchskoagulopathie mit geringer sekundärer Fibrinolyse,
3. Verbrauchskoagulopathie mit überwiegender sekundärer Fibrinolyse,
4. vorwiegend Hyperfibrinolyse.

Die unterschiedlichen Befunde dürften im morphologischen und funktionellen »Gewebszwittertum« (SCHMUTZLER) der betreffenden Organe zu suchen sein. Im Vordergrund steht jeweils der Typ der Umsatzstörung, der quantitativ am stärksten in die Bilanz des Hämostasesystems eingeht.

Reaktions- und Schaltstellen sind für Kompen-

sation oder Dekompensation im fibrinolytischen System verantwortlich.
(Verknüpfung von Gerinnung, Fibrinolyse und Kininsystem s. Abb. 11.**22** bis 11.**24**.) Allgemein gesehen dürfte die Bedeutung der anfallenden Aktivatoren sowie der gebildeten Menge an Plasmin in vivo durch die Menge an vorhandenen Inhibitoren gegen Aktivator und Plasmin bestimmt werden. Wesentlich ist auch die Intensität und Dauer des zur Freisetzung von Aktivator und Plasmin führenden Stimulus. Kurzfristig unter einer beispielsweise Prostataoperation freigesetzte Aktivatoren können vorerst durch entstehende Inhibitoren geblockt und auch schon aktiviertes Plasmin kann zunächst durch verschiedene im Blut vorhandene Antiplasmine neutralisiert werden. Das a_2-Makroglobulin (a_2-Antiplasmin) ist der sofort wirkende Inhibitor, das a_1-Antitrypsin und das Antithrombin III sind die progressiven Inhibitoren mit langsam einsetzender, stärkerer Wirksamkeit. Die a_2-Antiplasmine haben eine Doppelfunktion, indem sie auch als Antithrombine fungieren können. Auf diese Weise werden Plasmin und Thrombin im Rahmen geringerer Aktivitätssteigerungen sinnvoll ausgependelt. Zusätzlich stellt das RES der Leber mit seiner Abraumfunktion für thromboplastische und fibrinolytische Aktivatoren einen weiteren Faktor zur Wahrung der Eukoagulabilität dar.
Größere Plasminmengen können autokatalytisch zu einer Aktivitätssteigerung führen: durch vermehrten Verbrauch von a_2-Antiplasminen wird durch entkoppeltes Thrombin vermehrt lytischer Gewebsaktivator freigesetzt; das entstandene Plasmin kann sich über den Weg »Kallikreinogen – Kallikrein« in seiner Aktivität verstärken. Sind durch anflutende Plasminmengen alle Antikörper gebunden, so kann die persistierende Hyperplasminämie nunmehr Fibrin, Fibrinogen und andere plasmatische Gerinnungsproteine wie Faktor V und VIII angreifen und Spaltprodukte entstehen lassen (FDP). Diese wirken als Antithrombin-VI-Komplex sowohl als Antithrombin als auch als Fibrinpolymerisationsinhibitor und hemmen die Plättchenaggregation und -adhäsion. Der komplex entstandene Koagulationsdefekt kann als Folge einer primären Hyperfibrinolyse zu einer mehr oder weniger schweren Hämostasestörung führen (Prototyp einer *primären Hyperfibrinogenolyse*). Wenn primär vermehrt Gerinnungsaktivatoren anfluten, so können sie anfangs ebenfalls bis zu einem gewissen Grade inhibiert werden. Freies Thrombin verbraucht zur Neutralisation Antithrombin III und a_2-Antiplasmin. Zu diesem Zeitpunkt wird aber im Hinblick auf zu erwartende Fibrinbildung bereits das fibrinolytische System über Gewebsaktivator und evtl. Plasminfreisetzung aktiviert. Ist die Thrombinbildung ganz massiv, so wird das Inhibitorensystem rasch überwältigt: Die Folge ist die lokale Thrombose in der Makrozirkulation.
Ist die Freisetzung aktiven Thrombins weniger vehement, aber perpetuierend, so kann fortlaufend Fibrinogen in Fibrin umgewandelt werden. Es entsteht eine *disseminierte intravaskuläre Gerinnung mit Defibrinierungssyndrom* und *Mikrothrombosierung* im präkapillären Gefäßgebiet parenchymatöser Organe: das klinische Bild der *Verbrauchskoagulopathie nach Lasch*.
Es ist leicht einzusehen, daß sowohl die *systemische* Aktivierung (Oberfläche, Hageman-Faktor, Blutaktivatorplasmin) als auch die *lokale* Aktivierung des *fibrinolytischen* Systems (Thrombin, örtliche Hypoxie in der Mikrostrombahn) gezielte Mechanismen des Organismus darstellen, die folgenschwere Mikrozirkulationsstörung zu beheben. Es ist ein Bilanzproblem, ob bei der Verbrauchskoagulopathie die begleitende, sekundäre oder reaktive fibrinolytische Aktivität systemisch meßbar wird oder nicht.

Pathogenese

Die infolge Umsatzstörungen auftretenden Koagulopathien sind häufig wichtige Reaktionserscheinungen innerhalb bestimmter klinischer Krankheitsbilder, die deren Verlauf *entscheidend* beeinflussen können. Die vielgestaltigen, pathophysiologischen Wege erklären, daß eine große Zahl von Syndromen zu den manchmal isolierten, meist kombinierten Phänomenen der DIC und Hyperfibrinolyse führen können. Die in der Literatur beschriebenen Fälle und eigene Beobachtungen zeigen nach der Zusammenstellung von HEENE, daß das Spektrum der disponierenden Grundkrankheiten viel größer ist als allgemein bisher bekannt war (Tab. 11.**62**).
Versucht man aus der Vielzahl der Krankheitsbilder die hauptsächlichen in Frage kommenden auslösenden pathogenen Mechanismen für die DIC und Hyperfibrinolyse zu analysieren, so summieren oder verknüpfen sich in verschiedenen Varianten: Freisetzung von Thrombo- und (oder) Lysoaktivatoren aus besonders aktivatorreichen Gewebs-, Blutzellen oder Exkreten (z.B. Urokinase) bei entzündlichem oder neoplastischem Befall oder Operation solcher Organe. Verlangsamte Makro- und Mikrozirkulation, unter Einschluß sämtlicher Schockformen; Immunreaktionen; gestörte Abraumfunktionen des RES; klinische Äquivalente des Sanarelli-Shwartzman-Phänomens, speziell bei septischen Schockformen durch gramnegative Erreger.
Verschiedene Formen des *Schocks und intravasale Gerinnung* schließen sich zu einem Circulus vitiosus, der nach beiden Richtungen hin ablaufen kann: Verlangsamte Strömung und Hyperkoagulabilität im Kapillarbereich, verursacht durch arterielle Hypotension, Vasokonstriktion von Arteriolen mit gleichzeitiger Dilatation der Kapillaren und Öffnung arteriovenöser Shunts, sind hauptverantwortliche Komponenten für die Entstehung der allgemeinen intravasalen Gerinnung. Die durch Erythrozyten-Sludging und partielle Stase gestörte Mikrozirkulation führt u.a. zur Gewebshypoxie, Azidose und kann Hämolyse im Gefolge haben. Aus hämolytischen Erythrozyten und aggregierten

Erkrankungen des Blutes und der blutbildenden Organe

Tabelle 11.62 Verbrauchskoagulopathie und Hyperfibrinolyse. Zu Umsatzstörungen prädisponierende Krankheitsbilder (nach *Heene*)

A. Akute Umsatzstörungen

1. *Geburtshilfliche Komplikationen:*
   Abruptio placentae
   Fruchtwasserembolie
   verhaltener Abort
   Blasenmole

2. *Septikämien:*
   besonders gramnegativ
   Kolisepsis
   Staphylokokkensepsis
   Pneumokokkensepsis
   Meningokokkensepsis
   Purpura fulminans
   exanthematische Viruserkrankungen
   Malaria, Rickettsiosen

3. *Verschiedene Formen des Schocks:*
   kardiogen, traumatisch
   hämorrhagisch, septisch
   endotoxisch, anaphylaktisch
   Elektroschock
   Verbrennungsschock

4. *Hämolytische Syndrome:*
   hämolytische Anämien
   hämolytisch-urämisches Syndrom
   thrombotisch-thrombozytopenische Purpura
     (Morbus Moschcowitz)
   Transfusionszwischenfälle
   Seifenabort
   Marchiafava-Syndrom

5. *Akute Organnekrosen:*
   akute Pankreatitis
   akute Leberzellnekrose

6. *Metastasierende Neoplasmen:*
   Prostatakarzinom

7. *Postoperativ bei Eingriffen an:*
   Lunge, Herz, Leber, Pankreas, Prostata
   nach extrakorporaler Zirkulation
   nach Transplantationen (Niere, Herz, Leber)

8. *Nach traumatischem Geschehen:*
   Fettembolie
   ausgedehnte Weichteilverletzungen
   Schlangenbisse (bestimmte Arten)

B. Überwiegend chronische Verlaufsformen

1. *Bei Zirkulationsstörungen infolge abnormer Gefäßbildungen oder -anomalien:*
   kongenitale, zyanotische Herzvitien, Riesenangiome
     (Kasabach-Merritt-Syndrom)
   Klippel-Trenaunay- bzw. Parkes Weber-Syndrom
   portale dekompensierte Leberzirrhose
   portokavaler Shunt

2. *Metastasierende Karzinome bzw. Neoplasmen:*
   Prostatakarzinom
   Magenkarzinom
   Pankreaskarzinom
   maligne Erkrankungen des blutbildenden Systems
   besonders myeloische Leukämien

Plättchen (ADP u.a.) werden thromboplastisch aktive Substanzen freigesetzt. All diese Teilfaktoren lassen die Hyperkoagulabilität ansteigen. Wird ein kritischer Spiegel überschritten, kommt es zu Mikrothrombosierung in der Endstrombahn zahlreicher Organe, insbesondere in Lungen, Leber, Gehirn und Nieren sowie in der peripheren Strombahn des Gesamtkreislaufes. Die endogene, reaktive Fibrinolyse ist ein Reparationsversuch des Organismus zur Verbesserung der Mikrozirkulation und auch damit der Makrozirkulation. Der Schock kann reversibel bleiben. Steht die manifeste hämorrhagische Diathese bereits im Vordergrund, so kann die überschießende sekundäre Fibrinolyse den Koagulationsdefekt noch vergrößern und zum hämorrhagischen Schock führen bzw. ihn verstärken.

Klinik

Das klinische Bild setzt sich zusammen aus:
1. Auftreten einer *hämorrhagischen Diathese* mit den Zeichen eines kombinierten thrombozytären und plasmatischen Gerinnungsdefektes;
2. *Mikro- und Makrozirkulationsstörung* als Folgen der Mikrothrombosierung in der Endstrombahn mit morphologischen Schäden (Nekrosen), vor allem in Nieren, Leber, Nebennieren, Lunge und Gehirn; evtl. Auftreten eines Schocks.

Die *Blutungsneigung* kann in vielen Fällen *latent* bleiben. *Perakut* tritt sie vor allem auf bei geburtshilflichen Komplikationen (vorzeitige Plazentalösung, Missed abortion, Fruchtwasserembolie, septischer Abort), septischen Infektionen und solchen, die mit einem Exanthem einhergehen (s. Tab. 11.62). Petechiale Haut- und Schleimhautblutungen kombinieren sich mit Sugillationen, Suffusionen und Ekchymosen. Typisch ist die diffuse Blutung aus dem Wundgebiet während oder einige Stunden post operationem (besonders nach Herz-Lungen-Operationen) als Ausdruck einer Thrombozytopenie und -pathie, Defibrinierung und lokaler Fibrinolyse.

Das Leitsymptom für die Organschädigung ist eine rasch zunehmende Oligurie bei noch ausreichendem Filtrationsdruck durch akute Niereninsuffizienz mit der Folge potentieller bilateraler Nierenrindennekrose. Lebernekrosen können zu akuter Leberdystrophie führen. Für Meningokokkensepsis ist das Waterhouse-Friderichsen-Syndrom, das vorwiegend im Kindesalter auftritt, typisch als Ausdruck einer Nebennierenrinden-Nekrose. Massive Mikroembolisation der Lungenstrombahn kann zum akuten Cor pulmonale führen. In seltenen Fällen kommt es nach Hypophysennekrose zum Bild des Sheehan-Syndroms mit entsprechenden innersekretorischen Ausfallserscheinungen.

Diesem akuten bis perakuten Ablauf steht das klinische Bild der *chronischen Verbrauchskoagulopathie* gegenüber, die viel seltener von einer manifesten hämorrhagischen Diathese begleitet wird. Hier wechseln Phasen der Hyperkoagulabilität mit

Hämorrhagische Diathesen **11.**185

denen der reaktiven Fibrinolyse in milderer Form. Die *Thrombopenie* weist hin auf den chronischen Verbrauch, dagegen findet sich in der Regel *kein Defibrinierungssyndrom*, weil der Fibrinogenschwund von der reaktiven Fibrinogensynthese ausgeglichen, manchmal sogar übertroffen werden kann. Diese Formen finden sich vor allem bei Leberzirrhosen und in der Gruppe der Neoplasmen.
Die *Prognose* der Verbrauchskoagulopathie hängt ab:
1. von der Schwere und Dauer der sich manifestierenden hämorrhagischen Diathese,
2. von der Reversibilität der durch die Mikrozirkulationsstörung entstandenen Organschäden.

Dies gilt besonders für das akute Nierenversagen. Die *Urämie* ist meistens der limitierende Faktor. Das Auftreten einer Verbrauchskoagulopathie im Rahmen der Grunderkrankung ist als eine stets ernstzunehmende, prognostisch ungünstige Komplikation anzusehen.
Somit wird die Prognose weitestgehend durch die Möglichkeit einer Frühdiagnose bestimmt.

Diagnostik
Die Gerinnungsanalyse muß den Phasenablauf des Syndroms berücksichtigen:
1. Verbrauchskoagulopathie *(VK)*
   i = Phase der initialen Hyperkoagulabilität
   1 = Hauptphase des eigentlichen Faktorenverbrauchs
2. Verbrauchskoagulopathie mit geringer sekundärer Fibrinolyse *(VK + FL)*
3. Verbrauchskoagulopathie mit überwiegend sekundärer Fibrinolyse (VK + *FL*)
4. Überwiegend sekundäre Fibrinolysesteigerung bzw. »primäre« Hyperfibrinolyse *(FL)*

Beim Vorliegen disponierender Grundkrankheiten (Tab. 11.**63**) sollten möglichst frühzeitig Gerinnungsanalysen durchgeführt werden. Zur Differenzierung des Typs der jeweils dominierenden Umsatzsteigerung ist diagnostisch eine engmaschige Verlaufskontrolle erforderlich im Hinblick auf die therapeutischen Konsequenzen.
Im Rahmen einer Verbrauchskoagulopathie läßt sich bei frühzeitiger Untersuchungsmöglichkeit durchaus das initiale hyperkoagule Stadium (VKi) erkennen mit den Zeichen gesteigerter Gerinnungsaktivitäten: verkürzte PTT, verkürzte r- und k-Zeit im TEG, vermehrt aktivierte Faktoren V, VIII und XIII, noch normales oder schon leicht vermindertes Fibrinogen, schon Nachweis von Fibrinmonomerkomplexen, immer bereits mehr oder weniger erniedrigte Thrombozytenzahl und Auftreten von Plättchenfunktionsstörungen als empfindlichste Parameter. Eine deutliche Verminderung des Ausgangswertes oder eine Zahl unter 100000/mm³ ist als verdächtig weiter zu kontrollieren. Häufig wird die Phase der initialen Hyperkoagulabilität nicht mehr erfaßt werden können.
Die Hauptphase des eigentlichen Faktorenverbrauchs (VK 1) ist gekennzeichnet durch Verlängerung des Globaltests infolge Aufbrauchserniedrigung von Fibrinogen, evtl. kopräzitiertem Plasminogen, der Faktoren V, VIII und XIII (in geringerem Grade von Faktor II und X), in stärkerem Maße der Thrombozyten und der deutliche Nachweis von zirkulierenden, plasmalöslichen Fibrinmonomerkomplexen und Fibrinmonomer-Fibrinogen-Komplexen (Äthanoltest). Der Abfall des Fibrinogenspiegels hängt von der Foudroyanz des Verlaufs ab: kann in perakuten Fällen die Grenze der Ungerinnbarkeit erreichen (weniger als 30 mg%), in chronischen Fällen dagegen nach vorübergehender Verminderung sogar über den Ausgangswert steigen.
Der reaktiv hinzutretende, verschiedengradige, sekundäre Fibrinolyseanteil bis zum alleinigen Vorherrschen der Fibrinolyse (*VK* + FL, VK + *FL*, *FL*) läßt sich aus den Tests der oberen zwei Drittel der Tab. 11.**63** nicht weiter differenzieren, da eine Hyperfibrinolyse durch Destruktion ebenfalls zur Verminderung von Fibrinogen, Faktor V, VIII (und gering von Faktor II) führt. Dagegen zeigen sich Unterscheidungsmöglichkeiten bei Bestimmung von Faktor XIII, Plasminogen, Thrombozytenzahl und -funktion, im Vorhandensein von Fibrinmonomerkomplexen und/oder den Spaltprodukten von Fibrin bzw. Fibrinogen (FDP) sowie einer Verkürzung der Euglobulinlysezeit. Positive Fibrinolysetests bei normaler Thrombozytenzahl weisen auf eine primäre Hyperfibrinolyse.

Tabelle 11.**63**

	VK i	VK 1	VK + FL	VK + *FL*	FL
PTT	↗	↘	↘	↘	↘
TT	→	↘	↘	↘	↘
RT	→	↘	↘	↘	↘
TEG (r + k)	↗	↘	↘	↘	↘
I	▽	↘	↘	↘	↘
V	↗	↘	↘	↘	↘
VIII	↗	↘	↘	↘	↘
XIII	↗	↘	↘	↘	→
Plasminogen	→	▽	↘	↘	↘
Thrombozyten	↘	↘	↘	↘	→
Fibrinmonomerkomplex	↗	↗	↗	∅	∅
Fb-g – DP	∅	∅	↗	↗	↗
Euglobulinlyse	∅	∅	↗	↗	↗

Die Tabelle zeigt im oberen Drittel Tests, die die Globalgerinnung anzeigen: PTT = Partial Thromboplastin Time, TT = Thrombin Time, RT = Reptilase Time, TEG = Thrombelastogramm; im mittleren Drittel Tests der Bestimmung des Fibrinogens und der isolierten Gerinnungsfaktoren V, VIII und XIII; im unteren Drittel Plasminogenspiegel, Thrombozytenzahl, Fibrinmonomerkomplexe und Fibrin-Fibrinogenspaltprodukte sowie die Euglobulinlysezeit.

Die FDP (fibrin[ogen] degradation products) X, Y, D und E sind Polymerisationsinhibitoren und Antithrombine, was zur Verlängerung der Thrombin- und Reptilasezeit und zur Plättchenaggregationshemmung führt. Zum qualitativen und quantitativen Nachweis der FDP kommen vorwiegend immunchemische Methoden zur Anwendung: u.a. Immunelektrophorese, radiale Immundiffusion (Partigenplatten), Staphylokokken-Clumping-Test, modifizierter Merskey-Test (Tanned-red-cell-Hämoagglutination-Inhibition Immun-Test). Die Demonstration von Fibrin- oder Fibrinogenspaltprodukten gilt als wesentliches Unterscheidungsmerkmal zwischen sekundärer und primärer Fibrinolysesteigerung. Die Differenzierungsmöglichkeit zwischen beiden Typen von Spaltprodukten ist im Rahmen der Routinediagnostik begrenzt, da sie sich in der Regel nur durch relativ aufwendige immunchemische und biochemische Untersuchungsmethoden unterscheiden lassen. Den praktischen Kliniker interessiert vor allem eine möglichst rasche, ausreichend orientierende, laborchemisch zumutbare und der momentanen klinischen Situation Rechnung tragende Diagnostik. Folgende Tests können zur Schnelldiagnostik der genannten Umsatzstörungen und zur Verlaufskontrolle unter der Therapie empfohlen werden, wobei die Einbeziehung der Reptilasezeit eine Beurteilung auch unter einer Heparintherapie erlaubt:

Thrombozytenzahl (unerläßlich!),
Thrombozytenfunktion,
PTT = partial thromboplastin time,
TT = thrombin time,
RT = reptilase time (unempfindlich gegenüber Heparin),
I = Fibrinogen (nach Clauss),
V = Faktor V,
Euglobulinlysezeit,
Äthanoltest
Staphylokokken-Clumping-Test.

In gleichem Maße wie die Gerinnungssituation auch bei latenter hämorrhagischer Diathese zu verfolgen ist, muß die sorgfältige Überwachung der Nierenfunktion (stündliche Urinmenge) und des Gesamtkreislaufes beachtet werden.

Therapie
Die Behandlung der DIC hat die pathogenetischen Mechanismen und die zum Zeitpunkt der Untersuchung vorliegende Phase im Ablauf der Umsatzstörung zu berücksichtigen:
1. Durchbrechung der Umsatzsteigerung (Hyperkoagulabilität, Fibrinierung, Defibrinierung) durch rasch wirksame Antikoagulation sowie Versuch der Beseitigung des auslösenden und evtl. noch perpetuierenden Faktors;
2. Substitution des Hämostasedefektes;
3. Beseitigung der Mikrozirkulationsstörung
   a) allein durch Volumen, evtl. Zugabe von Isoproterenol, Arterenol oder Gemisch beider,
   b) zusätzlich durch iatrogen-induzierte medikamentöse Hyperfibrinolyse (Streptokinase).

Ist eine *Verbrauchskoagulopathie in Entwicklung* oder nachgewiesen, oder findet sich eine Konstellation, die dazu führen könnte, und bestehen noch *keine Anzeichen einer Organläsion*, so sollte eine antikoagulatorische Therapie mit *Heparin* begonnen werden: initial 2500–5000 E i.v. und 15000 bis 20000 E/Tag nach Maßgabe des *klinischen Gesamtbildes* als i.v. Dauertropf- bzw. Perfusorinfusion. Der stetige Anstieg der Thrombozyten sowie der Faktoren V, VIII und des Fibrinogens unter der Behandlung läßt die Rekompensation erkennen, bestätigt die Diagnose und ist ein Gradmesser der optimalen Dosierung. Die Thrombinzeit soll in der Regel auf das Zwei- bis Vierfache der Norm verlängert sein. Bei mehr chronischen Verlaufsformen kann die Antikoagulation mit Depotheparin subkutan (3 × 8000 E/Tag) oder mit Cumarinpräparaten oral durchgeführt werden, soweit keine Gegenindikation besteht. Ist der *Hämostasedefekt groß*, besteht eine manifeste hämorrhagische Diathese oder gar ein »Defibrinierungssyndrom«, so ist unter dem *Schutz der Heparinisierung die Substitution* mit gerinnungsaktiven *Plasmafraktionen* notwendig (Fibrinogen 4–6 g, Cohn-Fraktion I), evtl. andere Blutkonzentrate.

Eine reaktive, *sekundäre Fibrinolyse erlischt* in den meisten Fällen, sobald es gelingt, die Hyperkoagulabilität zu durchbrechen. Sollte die *reaktive Hyperfibrinolyse* initial so *kräftig* sein, daß sie den Hämostasedefekt besonders im Wund- und Operationsgebiet verstärkt, so empfiehlt sich im allgemeinen unter dem *Schutz niedriger Heparindosen* die vorübergehende Anwendung eines Antifibrinolytikums, des »Kallikreininhibitors« (z.B. Trasylol). *Die alleinige Anwendung reiner Antifibrinolytika* (z.B. von ε-Aminocapronsäure) *ist nur bei primären Hyperfibrinolysen ohne Verbrauchsreaktion erlaubt*. Die *Mikrozirkulationsstörung* bessert sich manchmal allein schon durch ausreichende *Volumenzugabe,* wodurch zusätzlich die RES-Clearance gefördert wird. Gelingt es durch die Heparinisierung nicht, den Verbrauchsmechanismus zu durchbrechen, oder läßt die Reduktion der Urinmenge auf eine Mikrothrombosierung der Nierengefäße schließen, so besteht Gefahr der Irreversibilität der lokalen Organschädigung bzw. des Schocks. Hier ist die Fibrinolysebehandlung unter Abwägung der Risiken im Einzelfall (Status postoperativus!) Methode der Wahl.

Eine über mehrere Stunden therapeutisch induzierte kräftige fibrinolytische Aktivität mittels der Plasminogenaktivatoren *Streptokinase* oder Urokinase vermag die fibrinreichen Mikrothromben rasch aufzulösen und so die Mikrozirkulationsstörung zu beheben, wie Lasch schon 1961 zeigen konnte. Bei rechtzeitiger Anwendung dieser Maßnahme können fatale Organschäden, insbesondere die Urämie, verhütet werden. Da die therapeutische Hyperfibrinolyse selbst einen (gewissen) Koagulationsdefekt setzt, ist sie gerinnungsanalytisch zu überwachen und evtl. substituierend die Hämostase einzuregulieren.

(Koagulations-)Inhibitorämien

Immunokoagulopathien

Definition
Immunokoagulopathien sind Gerinnungsstörungen, bei denen durch immunologische Vorgänge entstandene Proteine den Gerinnungsablauf in spezifischer Weise hemmen. Je nach Induktion und Stärke dieser erworbenen, pathologischen Hemmkörper kann eine hämorrhagische Diathese auftreten oder eine bereits bestehende sich verstärken bzw. durch plötzliche Therapieresistenz auf sich aufmerksam machen.

Häufigkeit
Bei Hämophilien ist nach Literaturangaben in 3 bis 21% der Fälle mit dem Auftreten eines Inhibitors zu rechnen. Ansonsten sind Hemmkörper Raritäten.

Pathophysiologie und Pathogenese
Nach ihrer Natur und Herkunft werden 3 Arten von Immunantikörpern unterschieden, die durch Interferenz mit den entsprechenden Aktivitäten des Gerinnungssystems einen Koagulationsdefekt hervorrufen:
1. *Isoantikörper*, relativ am häufigsten; sie entwickeln sich bei Patienten mit angeborenen hämorrhagischen Diathesen, meist Hämophilien, nach gehäufter oder langfristiger Behandlung mit Blut- oder Plasmafraktionen oder in seltenen Fällen bei Frauen nach der Entbindung.
2. *Autoantikörper*, die sich im Verlauf bestimmter Krankheiten bemerkbar machen: bei Kollagenosen (Lupus erythematodes disseminatus, rheumatoide Arthritis), bei gewissen dermatologischen Erkrankungen (Pemphigus vulgaris, Dermatitis herpetiformis, Medikamentenallergie), bei Leberkrankheiten, bei Krankheiten des lymphoretikulären Systems.
3. *Heteroantikörper*, nach Zufuhr tierischer Plasmakonzentrate, z.B. bovine oder porzine Präparate im Verlauf einer Hämophiliebehandlung.

Entsprechend ihrer Wirkungsweise der Interferenz mit dem Gerinnungsablauf lassen sich von den zirkulierenden Hemmstoffen zwei Gruppen unterscheiden:
a) Hemmkörper, die gegen irgendeinen der bekannten Gerinnungsfaktoren gerichtet sind und ihn zeitabhängig, relativ langsam irreversibel inaktivieren: Hemmkörper vom *Progressivtyp*. Außer den am häufigsten vorkommenden, gegen Faktor VIII gerichteten Inhibitoren wurden spezifische Hemmkörper gegen Fibrinogen, Faktor V, VII, IX, X, XI, XIII sowie gegen Gewebsthromboplastin, Thrombozytenfaktor 3 und gegen den Von-Willebrand-Faktor beschrieben.
b) Hemmkörper, die mit bestimmten Phasen des Gerinnungsablaufes reversibel interferieren, sofort wirken, bei Inkubation nicht zunehmen und die Gerinnungsfaktoren nicht zerstören: Hemmkörper vom *Soforttyp*.

Zumeist richtet sich die Hemmkörperwirkung gegen die Reaktionskette Faktor X – Faktor V – Prothrombin.
Die Wirkung entspricht dann der von Antithrombinen. Auch Antithrombokinaseeffekte wurden beschrieben.

Bei den schweren Hämophilien treten in 6–10% bei A und 2–7% bei B infolge der häufig durchgeführten Bluttransfusionen und Substitutionen mit Plasmakonzentraten Progressivhemmkörper auf. Sie werden durch die antigene Wirkung des entsprechend zugeführten, im Patientenplasma fehlenden und somit als »fremd« empfundenen Gerinnungsfaktors induziert. Die Antikörperstimulation führt bei zahlreichen Hämophilen zu einer Vermehrung aller Immunglobuline. Gelegentliche allergische Reaktionen bei der Substitutionstherapie sind dadurch erklärt. Die meisten der Anti-VIII-Hemmkörper erweisen sich immunologisch als IgG-Typ Kappa. Vieles spricht dafür, daß die Progressivhemmkörper echte Antikörper im Sinne der Antigen-Antikörper-Reaktion sind, die etwa eine Woche nach Antigenzufuhr auftreten und stöchiometrisch im Verhältnis 1:1 reagieren. Der Inhibitor läßt sich in vitro durch Zugabe von gereinigtem Faktor-VIII-Präparat vollkommen absättigen. Er hat somit eine definierte Neutralisationskapazität in vivo. Die Möglichkeit der Neutralisation des Hemmkörpers durch einen Überschuß an Faktor-VIII-Aktivität hat therapeutische Konsequenzen (s. unten). Wird hemmkörperhaltiges Blut eines Hämophilen einem gesunden Probanden infundiert, so zeigt sich eine schnelle Inaktivierung des Hemmkörpers durch normalen Faktor VIII infolge rascher Clearance der Antigen-Antikörper-Komplexe.

Die Sofortinhibitoren wurden bisher hauptsächlich bei Patienten mit Lupus erythematodes gefunden (in 30–40%). Auch scheint eine durchgemachte Hepatitis dafür zu disponieren. Immunchemisch gehören sie zu den Gruppen IgM und IgG.

Klinik
Verdacht auf Anwesenheit eines zirkulierenden Antikörpers ist zu schöpfen, wenn
1. Patienten mit bekannter hämorrhagischer Diathese *plötzlich therapieresistent* werden oder gehäuft Transfusionsreaktionen zeigen,
2. bei Patienten im Gefolge von Autoimmunerkrankungen oder anderen schon genannten Krankheiten oder auch aus scheinbarer Gesundheit heraus eine Gerinnungsstörung auftritt,
3. bestimmte Gerinnungstests eine scheinbar widersprüchliche Konstellation ergeben.

Da in der überwiegenden Zahl der Hemmkörper gegen Faktor VIII das klinische Bild bestimmt, wurde das Krankheitsgeschehen von DEUTSCH »Hemmkörperhämophilie« benannt.

Bei angeborenen hämorrhagischen Diathesen ändert der induzierte Hemmkörper im allgemeinen den bestehenden Blutungstyp nicht, läßt jedoch als wesentlichstes Kriterium die plötzliche Therapieresistenz gegen die spezifische Substitutionstherapie in Erscheinung treten. Außerdem wurden gehäuft Transfusionsreaktionen beobachtet.

Im Gefolge einer anderen Grundkrankheit manifestiert sich der Progressivinhibitor gemäß einer hämophilieähnlichen Gerinnungsstörung mit Ekchymosen, Muskelhämatomen, Schleimhautblutungen, wie Hämaturien, intestinale Blutungen u.a., wogegen die Gelenkblutungen keineswegs dominieren. Vom gleichen Charakter sind die seltenen Immunokoagulopathien nach Schwangerschaft, die 2–3 Monate post partum oder auch noch später auftreten können. Das zirkulierende Antikoagulanz kann mehrere Jahre nachweisbar sein und verursacht typische Blutungsrezidive.

Die Hemmkörper vom Soforttyp verursachen per se keine oder nur geringe Blutungsneigung. Sie induzieren Blutungen aber in Kombination mit einer Thrombopenie, die häufig zusätzlich besteht und offenbar ebenfalls durch das Grundleiden ausgelöst wird. Der Nachweis eines Hemmkörpers kann der erste diagnostische Hinweis auf das Vorliegen einer Autoimmunerkrankung sein.

Diagnostik

Bei Vorliegen eines zirkulierenden Inhibitors besteht eine Diskrepanz zwischen dem pathologischen Ausfall von solchen Globaltests, die an unverdünntem Blut oder Plasma durchgeführt werden (wie Vollblutgerinnungszeit, Rekalzifizierungszeit, Thromboplastinzeit nach Quick, partielle Thromboplastinzeit [PTT], Thrombinzeit, Thrombelastogramm), und den normalen Aktivitäten von Einzelfaktoren, die gewöhnlich im verdünnten Plasma bestimmt werden. Durch den Verdünnungseffekt werden Inhibitoren eliminiert. (Fehlende Parallelität der Eichkurve bei der Verdünnung.)

Die Bestätigung und Erkennung des Hemmkörpers gelingt nach DEUTSCH im sog. Tauschversuch, wobei Patienten- und Normalplasma in verschiedenen Proportionen gemischt werden und die hemmende Wirkung des zu untersuchenden Plasmas auf das Normalplasma z.B. als verlängerte Rekalzifizierungszeit registriert wird.

Wird der Tauschversuch mit verschiedenen Globaltests und isolierten Faktorenbestimmungen sofort und nach 60 Min. Inkubation durchgeführt, so läßt sich näher differenzieren, ob es sich um einen Sofort- oder Progressivinhibitor handelt, ob er gegen einen isolierten Gerinnungsfaktor gerichtet ist oder ob er mehr den Charakter einer Antithrombokinase oder eines Antithrombins besitzt. Die quantitative Titration der Hemmkörperaktivität in vitro gibt über den Stärkegrad des Inhibitors Auskunft.

Die Identifizierung des Immunglobulintyps gelingt mittels spezifischer Antiseren.

Verlauf und Prognose

Ein zirkulierender Hemmkörper kann über Monate bis zu mehreren Jahren nachweisbar sein. Besonders der im Verlauf einer schweren Hämophilie hinzutretende Progressivhemmkörper kompliziert die Behandlung und verschlechtert damit die Prognose des Leidens. Auch ist später unter erneuter Substitutionsbehandlung mit dem Wiederanstieg des Inhibitors zu rechnen.

Therapie

Die Behandlung der Immunokoagulopathien stößt auf erhebliche Schwierigkeiten. Bei den Hemmkörperhämophilien bedeutet die notwendige Unterbrechung der Sensibilisierung den Stopp der üblichen Therapie mit Plasmakonzentraten, die hier hämostatisch unwirksam geworden ist, dagegen die Hemmkörperbildung noch unterstützt. Eine Anämie kann mit gewaschenen Erythrozyten bekämpft werden. Bei Patienten mit einem hohen Hemmkörpertiter erweist sich die Substitutionstherapie mit Plasmafraktionen bzw. Faktor-VIII-Konzentraten bei lebensbedrohlichen Blutungen als erfolglos. Hier sollte ein Versuch mit tierischen AHG-Konzentraten gemacht werden. Porzine Präparate eignen sich dazu besser als bovine. Die Induktion von Heteroantikörpern ist bei Wiederholungen zu berücksichtigen (Anaphylaxie).

Bei Patienten mit niedriger Hemmkörperaktivität besteht die Möglichkeit, die Inhibitorkapazität durch Zufuhr größerer AHG-Mengen zu überspielen, so daß eine Hämostase wirksam werden kann. – Durch Austauschtransfusionen läßt sich ein Hemmkörpertiter ebenfalls vorübergehend senken. In jüngerer Zeit wurden Immunsuppressiva, z.B. Cyclophosphamid, und eine »Koagulationstherapie« mit aktiviertem Prothrombinkomplex oder Faktor-IX-Konzentraten angewandt. Bisherige Therapieerfolge lassen sich noch nicht eindeutig beurteilen.

Bei den Autoimmunerkrankungen liegt meist ein Hemmkörper vom Soforttyp vor, wobei eine viel geringere Neigung zur hämorrhagischen Diathese besteht. Sie wird als kombinierter plasmatisch-thrombozytärer Hämostasedefekt manifest. Die Behandlung des Grundleidens steht im Mittelpunkt, wobei Cortisonpräparate erfolgversprechend herangezogen werden. Auch hier ist der Einsatz von Immunsuppressiva zu diskutieren. Bei post partum aufgetretenen Hemmkörpern ist von weiteren Schwangerschaften abzuraten.

Paraproteinämien und Dysproteinämien

Paraproteinämien und Dysproteinämien können von einer hämorrhagischen Diathese begleitet sein, die sich durch Epistaxis, Zahnfleischblutungen sowie Purpuraschüben an den unteren Extremitäten manifestieren. Genannt seien hier die Purpura makroglobulinaemica Waldenström und die Blutungsneigung bei multiplem Myelom. Der uneinheitliche Blutungstyp läßt darauf schließen, daß sowohl das plasmatisch-thrombozytäre als auch das Gefäßsystem dabei beeinträchtigt ist. Gerinnungsfaktoren können an der Bildung der Proteinkomplexe beteiligt sein und mit den Kryopräzipitaten mitgefällt werden. Durch Adsorption von Paraproteinen an die Thrombozytenoberfläche wird die Freisetzung von Gerinnungsstoffen, vor allem Thrombozytenfaktor 3, sowie die Plättchenaggregation und -ausbreitung gestört. Außerdem sprechen Gerinnungsbefunde dafür, daß Paraproteine als Koagulationsinhibitoren wie Antithromboplastine oder Antithrombine agieren können.

Die Prognose und der Verlauf werden vom Grundleiden bestimmt. Die Behandlung der hämorrhagischen Diathese kann nur symptomatisch sein. Bei lebensbedrohlichen Blutungen kommt eine Austauschtransfusion in Betracht.

Endogene und exogene Hyperheparinämien

Definition
Die vermehrte endogene Freisetzung oder künstliche exogene Zufuhr des physiologischen Hemmstoffes a-Heparin wirkt gerinnungshemmend im Sinne eines Antithrombins und Antithromboplastins. Blutungsmanifestationen sind selten.

Pathophysiologie und Pathogenese
a-Heparin, ein Mucopolysaccharid-Schwefelsäureester, wird im Organismus in den metachromatischen Granula der Mastzellen gespeichert. Nachgewiesene physiologische Heparinblutspiegel sind so niedrig, daß es fraglich erscheint, ob sie in der Steuerung der Eukoagulabilität oder Rheologie eine gewichtige Rolle spielen. Wesentlicher erscheint die Funktion als Aktivator einer Lipoproteinlipase zur Clearance im Triglyceridstoffwechsel zu sein. Bei allergischen und anaphylaktischen Reaktionen wird offenbar als Schutzfunktion des Organismus vermehrt Heparin freigesetzt. Um als Antikoagulans im Plasma wirksam sein zu können, benötigt Heparin das Antithrombin III als Co-Faktor. Durch die Wirkung von Thrombin wird vom Antithrombin-Heparin-Komplex das Heparin abgespalten und es entsteht ein gerinnungsaktiver Antithrombin-Thrombin-Komplex. Heparin wirkt bei dieser Reaktion als Katalysator und wird nicht verbraucht. Im Gegensatz zu den Cumarinen ist Heparin ein sofort und direkt wirkendes polyvalentes Antikoagulans. Über die Hemmung der Thrombin-Fibrinogen-Reaktion hinaus wird noch die Umwandlung von Prothrombin zu Thrombin und die Thromboplastinbildung gebremst.
Die Thrombozytenaggregation wird dagegen nicht vermindert, wodurch die primäre Hämostase in Form des Plättchenpfropfes garantiert ist.
Hyperheparinämien werden beobachtet
1. *endogen:*
   a) bei lokaler Mastzellvermehrung, Urticaria pigmentosa, Mastozytom,
   b) im anaphylaktischen Schock, Peptonschock (experimentell);
2. *exogen:*
   iatrogen induziert und dosiert als Antikoagulans zur Thromboembolieprophylaxe.

Klinik
Bei der *Urticaria pigmentosa* kommt es infolge lokaler Vermehrung von Mastzellen im Bereich der Hautkapillaren zu einer gesteigerten lokalen Heparinwirkung mit dem Auftreten petechialer bis makulöser Hautblutungen. Das seltene Krankheitsbild wird fast nur bei Neugeborenen beobachtet.
Hyperheparinämien stärkeren Grades, wie sie nur im Rahmen der Antikoagulantientherapie auftreten, werden normalerweise gut toleriert und führen nur bei vermehrter Gefäßpermeabilität oder Gefäßläsionen zu hämophilieähnlichen Blutungen.

Diagnostik
Die Verlängerung einer standardisierten Thrombinzeit (15–18 Sek.) ist der empfindlichste Nachweis für zirkulierendes Heparin (wenn mehr als 0,5–1,0 E/ml Plasma). Durch Zugabe von Protaminsulfat bzw. Protaminchlorid oder Toluidinblau wird Heparin komplex gebunden und seine Wirkung in vitro und vivo prompt aufgehoben. Als gröberer Test kann auch die einfache Vollblutgerinnungszeit herangezogen werden. Die Thromboplastinzeit nach Quick zeigt erst bei stärkeren Heparinämien (3–5 E Heparin/ml Plasma) eine Verlängerung an.

Therapie
Die spezifischen, direkt und sofort wirksamen Antagonisten des Heparins sind Protaminchlorid (bzw. Protaminsulfat) in 1- und 5%iger Lösung. Etwa 1,5 mg dieser Substanzen neutralisieren 1 mg = 100 E Heparin. Nach Gabe von Protamin bildet sich ein Protamin-Heparin-Komplex ohne gerinnungshemmende Wirkung, der unter Anwendung von Protaminchlorid stabiler ist als bei Verwendung von Protaminsulfat. Unter der Wirkung körpereigener Protaminasen wird das Heparin von dem inaktiven Komplex innerhalb weniger Stunden abgespalten, so daß erneut ein Antikoagulantieneffekt eintritt. Unter Kenntnis dieser Reaktion muß je nach Ausfall der Laborkontrollen Protamin ggf. nachappliziert werden.
Heparin als Therapeutikum:
Antikoagulans zur Prophylaxe thromboembolischer Komplikationen.
1 mg Heparin = 100 IE, verhindert die Gerinnung von 100–125 ml Blut. Heparin nur parenteral anwendbar, durchdringt im Gegensatz zu Cumarinen nicht die Plazentaschranke und erscheint auch nicht in der mütterlichen Milch. Aus diesem Grund ist Heparin auch in der Schwangerschaft und postpartal therapeutisch möglich. Die Wirkungsdauer der handelsüblichen Präparate erstreckt sich bei einmaliger Applikation dosisab-

hängig über 4–6 Stunden. Gegenüber wiederholten Einzelinjektionen empfiehlt sich wegen der raschen Abklingquote des Heparins die i. v. Dauertropfperfusion, wobei nach einer Initialdosis von 5000 E eine Menge von 20 000–30 000 E/24 Std. im allgemeinen zu einer ausreichenden und gleichmäßigen Antikoagulation führt, die sich bequem nach dem Ergebnis der Thrombinzeit durch geringfügige Dosisänderung steuern läßt.

Die neue Erkenntnis, daß mit kleinen subkutanen Heparindosen (low dose Heparin) (2–3 × 5000 IE über 24 Std.) durch Hemmung der Faktor-X-Aktivierung die intravasale Thrombinbildung gebremst wird, ohne daß die Gesamtgerinnbarkeit des Blutes meßbar erniedrigt ist, läßt neben der nachweisbaren Thromboseprophylaxe vor allem eine Reduktion postoperativer Blutungskomplikationen erkennen.

Gilt es, den Antikoagulationseffekt rasch zu erzielen und über lange Zeit aufrechtzuerhalten (z.B. bei Herzinfarkten, venösen Thrombosen u.a.), so empfiehlt sich eine Kombinationsbehandlung nach folgendem Muster: Beginn mit intravenöser Einzelinjektion von 5000 E Heparin und 20000 E als Dauertropfinfusion über 24 Std.; entweder sofort oder in einer Übergangsphase mit Heparin subkutan können Cumarinderivate kombiniert werden. Nach Erreichen des therapeutischen Bereiches für Cumarine wird die Heparinbehandlung beendet. Eine auf 15–18 Sek. standardisierte Thrombinzeit für Normale soll unter einer Heparintherapie auf das 2- bis 4fache verlängert sein.

Bei Dialysepatienten an der künstlichen Niere wird das Grundleiden nicht selten von einer hämorrhagischen Diathese begleitet. Um eine Verstärkung der primären latenten Blutungsdiathese durch eine systemische Heparinisierung zu vermeiden, empfiehlt sich in solchen Fällen eine regionale Heparinisierung des extrakorporalen Kreislaufes, wobei das Blut vor Eintritt in den Körper durch entsprechend austitrierte Protaminchloriddosen neutralisiert wird.

Heparin ist – obwohl in seiner Struktur weitgehend bekannt – noch nicht synthetisierbar und muß aus tierorganischem Material gewonnen werden.

Halbsynthetische *Heparinoide* haben gegenüber dem α-Heparin dosis- und speziesabhängig eine größere Toxizität.

Das *Hirudin* des Blutegels ist ein spezifisches Antithrombin. Aus produktionstechnischen Gründen hat es bisher keine praktische therapeutische Bedeutung erlangt. Dagegen gehört das Ansetzen der Blutegel zur Lokalbehandlung venöser Thrombosen noch zum therapeutischen Repertoire. Dem Vorteil der örtlichen Entstauung steht der Nachteil einer viel zu geringen systemischen Antikoagulansapplikation entgegen.

Mischkoagulopathien

Ganz erhebliche diagnostische Schwierigkeiten treten auf, wenn sich die genannten plasmatischen Koagulopathien kombinieren oder andere Thrombozytopathien hinzutreten, was nicht so selten vorkommt. Damit ist besonders zu rechnen, wenn die Produktions- und Abraumstätten der Thrombozyten und plasmatischen Gerinnungsfaktoren, d.h. vor allem Knochenmark, Leber und Milz, morphologisch oder funktionell Mittelpunkt der Grundkrankheit sind oder in den Krankheitsprozeß sekundär einbezogen wurden. Das gilt besonders für Leberkrankheiten, Leukämien und andere diffuse Neoplasien sowie Immunkrankheiten.

Wenn eine Thrombozytopenie das Krankheitsbild bestimmt, verschlechtert sich im allgemeinen die Prognose, da die therapeutischen Möglichkeiten dabei am geringsten sind. Plättcheninfusionen haben nur eine kurzfristige Wirkung.

Erworbene plasmatische (Plus-) Koagulopathien

R. SCHMUTZLER

Die Abhandlung erworbener »Pluskoagulopathien«, im Gegensatz zu den »Minuskoagulopathien«, wäre aus pathophysiologischer Sicht an dieser Stelle sinnvoll. Da die Hyperkoagulabilität jedoch nur einen, wenn auch sehr wichtigen Pfeiler der Virchowschen Trias der Entstehung von Thrombosen darstellt, so rückt die Besprechung – wie bisher allgemein üblich – in den Abschnitt »Pathogenese« des Kapitels »Thrombose und Embolie«.

Literatur

Haupt, H.: Untersuchungen zur Blutgerinnungssituation des Neugeborenen. Z. Kinderheilk. 102 (1968) 136–155

Lasch, H.G., D.L. Heene, K. Huth, W. Sandritter: Pathophysiology, clinical manifestations and therapy of consumptioncoagulopathy (Verbrauchskoagulopathie). Amer. J. Cardiol. 20 (1967) 381

Lasch, H.-G., D.L. Heene, Chr. Mueller-Eckhardt: Hämorrhagische Diathesen. In: Klinische Hämotologie, 2. Aufl., hrsg. von H. Begemann. Thieme, Stuttgart 1975

Lechner, K.: Immunologisch bedingte Koagulopathien. In: Immunologische Probleme in der Blutgerinnung, hrsg. von E. Deutsch. Schattauer, Stuttgart 1969

Schmutzler, R.: Blutgerinnung und Fibrinolyse. In: Biochemische Befunde in der Differentialdiagnose innerer Krankheiten, hrsg. von S. Hollmann, R. Schoen, H. Südhof. Thieme, Stuttgart 1975

Thrombopathien

G. W. LÖHR

Definition

Die Thrombopathien oder besser Thrombozytopathien kann man in zwei große Gruppen einteilen:
1. in qualitative Plättchendefekte bei normaler Zellzahl und
2. in quantitative Plättchendefekte durch Verminderung bzw. Vermehrung der Zellzahl (Thrombozytopenie bzw. Thrombozythämie).

Thrombozythopathien können sowohl primär genetisch als auch als erworbene symptomatische Erkrankungen auftreten. Klinisch imponieren fast alle Thrombozytopathien durch mehr oder weniger schwere Schleimhautblutungen, besonders der Nase und des Zahnfleisches, durch Menorrhagien und Metrorrhagien, wobei besonders die Menarche gefährdet ist, durch pfenniggroße Hautblutungen (Ekchymosen), durch kleinfleckige Petechien. Größere Sugillationen und Suffusionen sind selten und meistens nur nach Traumen zu beobachten.

Von allen Labortests zeigt sich regelmäßig immer die Blutungszeit nach Duke verlängert, während die Gerinnungszeit von Vollblut im allgemeinen im Normbereich liegt. Der Rumpel-Leede-Test und der Kneifversuch sind meistens positiv, häufig sind die Plättchenadhäsivität (gemessen durch Retentionsmethoden), die Plättchenausbreitung und -aggregation nach Zusatz von ADP, Thrombin und Kollagen gestört und im Thrombelastogramm entweder die Scherelastizität oder die Reaktionszeit beeinträchtigt. Im gefärbten Ausstrich sieht man die Plättchen nicht aggregiert, sondern einzeln gelagert, was besonders für die Thrombastheniegruppe gilt. Aufwendigere Untersuchungen sind zur Bestimmung des Plättchenstoffwechsels, z.B. bei der Thrombasthenie, bzw. des Gehaltes oder der Freisetzung an Plättchenlipoproteid Faktor 3 bei Thrombopathien erforderlich.

Physiologie und Pathophysiologie

Die Blutstillung oder Hämostase wird durch das Zusammenwirken der Gefäßintima, Blutplättchen und plasmatischen Gerinnungsfaktoren in einem sehr empfindlichen biologischen Gleichgewicht gewährleistet. Phylogenetisch ist die zelluläre Blutstillung am ältesten, sie wird schon bei den Invertebraten durch kernhaltige Hämozyten (Amöbozyten oder Koagulozyten) beobachtet und spielt bei den Vermes, Mollusken, Echinodermata und Arthropoden bei der Blutstillung die entscheidende Rolle. Erst bei der Entwicklung eines Gefäßsystems bei den Vertebraten mit zwangsläufig höheren Blutdruckwerten treten zusätzliche plasmatische Gerinnungsfaktoren auf (ANDREW, STANG-VOSS, UNDRITZ).

Die normale Plättchenzahl beträgt 100000–300000 pro mm^3 Blut. Die zirkulierenden Thrombozyten besitzen eine elliptische bis sphärische Form, haben einen Längsdurchmesser von 1,5–4 μm. Ihre Oberflächenmembran ist ca. 80Å stark und besteht aus drei Schichten, nämlich einer bimolekularen Lipidlage und zwei Proteinschichten. Um diese Oberflächenmembran herum liegt eine ca. 500Å dicke amorphe Schicht, die sowohl aus sauren Mucopolysacchariden, Chondroitin-B-Sulfat, Heparinsulfat, als auch aus den uronsäurefreien Blutgruppensubstanzen sich zusammensetzen (KERBY u. LANGLEY). Die Konzentration an N-Acetyl-Neuraminsäure ist besonders hoch (MADOFF, ERBE u. BALDINI). An der Plättchenoberfläche sind zahlreiche plasmatische Gerinnungsfaktoren absorbiert, wie Fibrinogen und die Faktoren V, VII, VIII, IX, X, XI und XII (SALMON u. BOUNAMEAUX, SELIGMANN). Die Thrombozyten besitzen nur relativ wenige Mitochondrien mit typischen Doppelmembranen und spärlichen Cristae, diese enthalten die Enzymketten des Tricarbonsäurezyklus und der Atmungskette. In den elektronenoptisch dichten a-Granula liegen nach JOHNSON sowie MAUPIN die Lipoproteide des Plättchenfaktors 3, möglicherweise auch die lysosomalen Hydrolasen (MARCUS u. ZUCKER; WEBER), während LÜSCHER die Lokalisation dieser lysosomalen Enzyme in den a-Granula bestreitet. Innerhalb der Oberflächenmembran befindet sich ein System von Vakuolen und Bläschen, das »surface connecting system« genannt wird und mit einem Bündel von submembranösen Mikrotubuli in Verbindung stehen soll. Möglicherweise hat dieses System mit dem endoplasmatischen Retikulum und dem Golgi-Apparat der Megakaryozyten etwas zu tun (SCHULZ, JÜRGENS u. HIEPLER), während SIEGEL u. LÜSCHER in diesem SC-System die Lysosomen vermuten. Die Mikrotubuli haben eine sehr labile Struktur, werden meistens erst bei einem sauren pH-Wert von 5 sichtbar, sind besonders angereichert in den Pseudopodien und dienen möglicherweise der Aufrechterhaltung der Zellstruktur. HOWIG vermutet in ihnen das kontraktile Protein Thrombosthenin, welches erstmalig von BETTEX-GALLAND isoliert wurde. Dieses Thrombosthenin macht etwa 15% des gesamten Plättchenproteins aus und zeigt – ähnlich wie das Muskelactomyosin des Muskels – Superpräzipitation oder Kontraktion, je nach Ionenstärke, pH und Zusatz von Magnesium-Ionen und ATP. GRETTE konnte die Rolle des Thrombosthenins bei der Gerinnselretraktion bestätigen und darüber hinaus noch einen »relaxing factor« isolieren, der das kontrahierte Thrombosthenin wieder erschlaffen läßt. Indes ist es noch unsicher, in welcher Zellfraktion das Thrombosthenin gebildet und deponiert wird (s. Abb. 11.**30**). Elektronenoptisch sieht man in den Plättchen zahlreiche unregelmäßig kleine Glykogengranula mit 150–300 Å Durchmesser, nach eigenen Untersuchungen beträgt die Glykogenkonzentration normaler Plättchen etwa 13 mmol pro kg Feuchtgewicht als Glucose berechnet, d.h. 2,6 g, und liegt somit im Bereich der Glykogenkonzentration des Skelettmuskels (LINNEWEH, LÖHR, WALLER u. GROSS).

Die sehr dicht angefärbten Partikel, »very dense bodies«, enthalten Fetteinschlüsse; die nur 50 Å großen δ-Granula beinhalten z.T. Ferritin (JEAN, RACINE, MARX u. GAUTIER).

Normale Blutplättchen enthalten, berechnet auf das Feuchtgewicht, 87% Wasser, 1,25% Mineralien, 7,4% Gesamtproteine, 1,4% Total-N, 0,3% Glykogen, 2,1% Lipide, nur Spuren von RNA, jedoch keine DNA. 1 g Feuchtgewicht entsprechen 5×10^{10} Plättchen. Von den Gesamtlipiden sind 80% Phospholipide und 20% Neutralfette und freies Cholesterin. Der Rest-N setzt sich nach den Analysen von GROSS u. GEROK in fallender Konzentration aus Taurin, Glutamat, Aspartat, Glycin und Alanin zusammen. Ornithin und Citrullin wurden nicht gefunden. Die Blutplättchen konzentrieren aktiv das gesamte Plasmaserotonin. Hierzu ist glykolytisch und oxydativ gebildete Energie in Form von ATP erforderlich. Die Serotoninaufnahme kann durch Fluorid und 2,4-Dinitrophenol, Quabain, Reserpin, Imipramin, Cocain und Chlorpromazin gehemmt werden (ZUCKER, BORN). Das Serotonin ist in Granula gespeichert und wird durch Thrombin, Trypsin und Bindegewebspartikel freigesetzt. Die Thrombozyten konzentrieren auch aktiv Adrenalin und Noradrenalin; deren Bindungsstellen sind jedoch nicht für die des Serotonins identisch, sie können durch α-Rezeptorenblocker gehemmt werden. Nach BORN fördert Adrenalin die ADP-Freisetzung aus den Blutplättchen und leitet damit die Aggregation ein. Die Thrombozyten besitzen einen sehr aktiven Energiestoffwechsel (WALLER u. Mitarb., LÖHR u. Mitarb., GROSS u. SCHNEIDER). Der ATP-Gehalt ist mit 6 bis 12 mmol/10^{11} Plättchen etwa im Bereich der ATP-Konzentration der Skelettmuskulatur. Es wurde jedoch kein Kreatinphosphat gefunden. Hoch sind die Aktivitäten der Enzyme der Glykolyse, geringer die des Hexosemonophosphat- und des Tricarbonzyklus. Da jedoch bei dem oxydativen Glucoseabbau 17mal mehr ATP als durch die anaerobe Glykolyse gebildet wird, beziehen die Plättchen ihr ATP vorwiegend aus dem oxydativen Glucoseabbau. Ein aktiver Nucleinsäurestoffwechsel konnte von SCHNEIDER in den Thrombozyten nachgewiesen werden.

Für die Adhäsion der Plättchen an Kollagenfasern und die Aggregation untereinander ist ADP als essentieller Co-Faktor erforderlich, wie zuerst GAARDER, JONSEN, LALAND, HELLEM u. OWREN bewiesen. Thrombin, ADP und Kollagen scheinen die physiologischen Auslöser der Aggregation und Adhäsion zu sein. Inkubation von plasmatischen Plättchensuspensionen mit ADP führen zu einer autokatalytischen ADP-Freisetzung und Aggregation. Der Auslösereffekt der aufeinanderfolgenden Blutstillungsreaktionen ist die Durchtrennung und Zerreißung von Gefäßendothel, welches fließendes Blut in Kontakt mit dem subendothelialen Gewebe bringt. Die Plättchen werden sofort von dem subendothelialen Kollagen angezogen und verklebt; dieser Vorgang wird durch ADP katalysiert. Die Plättchenantwort auf ADP verläuft in drei Phasen. In der ersten Phase bei einer ADP-Konzentration von 1×10^{-7} M schwellen die Plättchen an, ihre Membranen werden klebrig, und die Plättchen verkleben in Gegenwart von Plasmafibrinogen untereinander und mit dem subendothelialen Kollagen. Die darauf folgende Akkumulation von Plättchen an der Stelle der Gefäßläsion wird durch ADP bewirkt, wobei die Antwortreaktion von der ADP-Konzentration abhängt. Bei 1×10^{-7} M schwellen die Plättchen an, ihre Membranen werden klebrig, und in der Gegenwart von Plasmafibrinogen aggregieren die Plättchen miteinander und bilden einen losen Plättchen-Clot. Bei der zweiten Phase der Antwort und höheren ADP-Konzentrationen von 2×10^{-6} M bleibt es nicht nur bei einer Anschwellung und Verklebung der Plättchen, sondern diese verlieren nun ADP von ihren endogenen Speichern. In dieser folgenden dritten Phase läuft nun ein sich selbst multiplizierender Prozeß ab, wobei durch ADP-Freisetzung immer mehr Plättchen miteinander und mit Kollagen verkleben, dabei immer wieder ADP freisetzen; dieser Vorgang ist schließlich irreversibel. Calcium-Ionen, Adrenalin, Fluorid, langkettige ungesättigte Fettsäuren, Neuramidase usw. fördern durch ADP-Freisetzung diese Vorgänge ebenfalls. Hingegen benötigt die Gerinnselreaktion als essentiellen Co-Faktor und Energiespender ATP (BORN, LÜSCHER, LÖHR, GROSS u. WALLER) sowie zweiwertige Calcium- bzw. Magnesium-Ionen. Nach einer Thrombinzugabe zu einer plasmatischen Plättchensuspension in vitro tritt ein exponentieller Abfall des intrathrombozytären ATP und der Lactatbildung ein. Hemmt man die glykolytischen Enzyme Glycerinaldehyd-3-phosphat-Dehydrogenase (GAPDH) oder Enolase mit Monojodacetat bzw. Fluorid, so beginnt dann eine Störung der Gerinnselretraktion, wenn der ATP-Spiegel unter die Hälfte der Norm absinkt.

Die Gerinnung des Blutes wird normalerweise durch Verletzung von Gefäßintima oder den Kontakt mit einer benetzbaren Oberfläche – z.B. verletztem Gewebe – in Gang gesetzt. Hierbei wird in Gegenwart von Calcium-Ionen der Kontaktfaktor XII aktiviert, der nun seinerseits auf noch unbekannte Weise die »viskose Metamorphose« der Thrombozyten in Gang setzt. Durch Freisetzung von ADP beginnt die Adhäsion der Plättchen an der verletzten Gefäßoberfläche bzw. die Aggregation untereinander, wobei ein rascher Wandel ihrer Gestalt von schmalen Scheiben zu sphärischen Formen eintritt. Es kommt hierbei zur Ausbildung von Pseudopodien und Mikrovilli, welche den

Kontakt der Plättchen mit anderen Zellen und Oberflächen begünstigen (BORN). Durch die Adhäsion der Plättchen an den Basalmembranen der Gefäßendothelien, an Kollagenfasern und Aggregation an andere Plättchen entsteht der weiße Abscheidungsthrombus, aus welchem nun Plättcheninhaltstoffe, besonders der Lipoproteidfaktor 3 freigesetzt wird. Über die weiteren Vorgänge bei der Gerinnung s. Blutgerinnung, S. 11.160.

Thrombastheniegruppe

Die Thrombasthenie Glanzmann-Naegeli ist eine autosomal-rezessive Erberkrankung. Sie zeichnet sich klinisch durch eine verlängerte Blutungszeit, besonders durch Schleimhautblutungen von Geburt an, durch eine Störung der Plättchenaggregation und Gerinnselretraktion aus. Die Krankheit ist relativ selten, in Europa sind ca. 100 Fälle beschrieben worden, von denen ein großer Teil von uns untersucht werden konnte.

Krankheitsbild

Es besteht eine hämorrhagische Diathese mit Schleimhautblutungen, Genitalblutungen und Ekchymosen der Haut, verlängerte Blutungszeit, Störung der Plättchenaggregation nach Zusatz von Thrombin, Fibrinogen, ADP, Kollagen, Adrenalin, Einzellagerung der Plättchen im Ausstrich, leichte Aufschüttelbarkeit von Plättchensuspensionen, Erniedrigung der Scherelastizität $m\varepsilon$ im Thrombelastogramm. Die Plättchenmorphologie ist nicht regelmäßig gestört, gelegentlich findet man Verarmung und Aufquellung der Plättchenmitochondrien. Eine spezifische Therapie dieses angeborenen Plättchendefektes ist bisher nicht bekannt; gelegentlich durchgeführte Splenektomien führten zu keinem überzeugenden Erfolg. Neuerdings wird versucht, mit Infusionen von 0,5 mmol ADP in Ringer-Lösung bei bedrohlichen Blutungen einen hämostyptischen Effekt zu erzielen (LÖHR).

Pathogenese

Uneinheitlich bei einer Gruppe I konnten GROSS, LÖHR u. WALLER einen glykolytischen Enzymdefekt der Plättchen, der GAPDH nachweisen mit der Folge einer verminderten Bildung von energiereichen Phosphaten (ATP) und der Durchflußraten. Bei einer größeren Gruppe II konnte kein Enzymdefekt entdeckt werden.
Beim Typ I konnten die Autoren die gestörte Gerinnselretraktion von plättchenangereichertem Plasma in vitro durch Zusätze von ATP, Magnesium bzw. Calcium-Ionen in 0,1 millimolarer Konzentration korrigieren, beim Typ II gelingt dies allein in vitro durch Zusatz von Magnesium-Ionen. Dieser Test gestattet jedoch keine strenge Unterscheidung. Beim häufigeren Typ II scheint ein Membrandefekt vorzuliegen mit Ausbleiben der ADP-Freisetzung und der dadurch stimulierten Plättchenaggregation, möglicherweise ist auch die Proteinzusammensetzung der Plättchenmembran verändert (NACHMAN u. MARCUS) bzw. die Adsorption von Fibrinogen an der Plättchenoberfläche vermindert (CRONBERG, CAEN u. Mitarb.).

Weitere angeborene Thrombozytopathien

Definition

Hämorrhagische Diathesen mit petechialen und ekchymatösen Blutungen und Schleimhautblutungen, Epistaxis, meist autosomal rezessiver Erbgang, normale Plättchenzahl, normale Plasmagerinnungsfaktoren, jedoch gestörte Plättchenfunktion. Blutungszeit verlängert, Plättchenaggregation nach ADP meistens normal, Plättchenadhäsion an Kollagen gestört, Gerinnselretraktion normal.

a) *Thrombozytopathie A:* Angeborener Plättchendefekt mit verlängerter Blutungszeit, gestörter Adhäsion der Plättchen an Kollagen, Plättchenfaktor-3-Freisetzungsstörung (JOHNSON). Möglicherweise ist der Plättchenfaktor 3, ein Phospholipid, qualitativ verändert; in Kontakt mit Kollagen und fremden Oberflächen wird auch durch ADP keine Plättchenaggregation oder Adhäsion ausgelöst. Diese erfolgt im Reagenzglas erst nach Ultraschallvorbehandlung der Plättchensuspensionen. Differentialdiagnostisch wurde diese Thrombozytopathie A mit dem Von-Willebrand-Jürgens-Syndrom häufig verwechselt.

b) *Portsmouth-Syndrom:* Diese 1967 von HARDISTY beschriebene qualitative Plättchenerkrankung zeichnet sich durch eine mild verlängerte Blutungszeit und Störung der Plättchenadhäsion aus. Nach Zusatz von ADP zum plättchenreichen Plasma kam es zu einer guten Plättchenaggregation, sie disaggregierten aber wieder sehr schnell. Die kollageninduzierte Plättchenadhäsion und -aggregation blieb aus.

c) *Wiskott-Aldrich-Syndrom:* Diese Erkrankung ist eine Sonderform des Antikörpermangelsyndroms, die 1937 erstmals von WISKOTT beobachtet wurde. Es handelt sich um eine familiäre Blutungsneigung an Haut und Schleimhäuten, vorwiegend im Darmtrakt, kombiniert mit einem chronischen Ekzem und Neigung zu bakteriellen Infektionen, wie Otitis, Pneumonie und Hautabszessen. Bei den meisten Kindern kommt es zu deutlichen Wachstumsverzögerungen, Manifestation der Krankheitssymptome oft schon während der ersten Lebenstage, spätestens im 3. Lebensmonat. Das Leiden befällt grundsätzlich nur Knaben, besonders Geschwister, so daß ein X-chromosomaler Erbgang angenommen werden muß. Die Blutplättchen sind stets vermindert, sie erscheinen auch strukturell und funktionell anormal. Serologisch fehlen den kleinen Patienten die Isoagglutinine, während der Gammaglobulingehalt normal ist. Es wurden bisher etwa 70 Fälle aus verschiedenen Familien von GELZER u. KILDBERG zusammengestellt.

Die Lebenserwartung ist erheblich eingeschränkt, die meisten Kinder sterben schon in den ersten Lebensjahren. Die Behandlung besteht in einer langdauernden Glucocorticoidtherapie, wodurch besonders die ekzematösen Hautveränderungen günstig beeinflußt werden, weniger aber die Thrombozytopenie. Gelegentlich wurde eine Milzexstirpation mit wechselndem Erfolg versucht. Gammaglobulininjektionen haben keinen günstigen Effekt erbracht.

d) *Riesenplättchenthrombozytopathien:* Außer diesen beiden hauptsächlich qualitativen hereditären Thrombozythopathien gibt es noch sog. Riesenplättchenthrombozytopathien, bei welchen die Plättchenzahl im allgemeinen nur leicht erniedrigt, die Plättchengerinnung jedoch – absolut gesehen – zu niedrig sind. Die großen, bis zu 5 µm dicken Thrombozyten haben zwar einen gesteigerten Stoffwechsel, berechnet auf ihr Volumen jedoch eine zu niedrige Bildung an energiereichen Phosphaten (GROSS, LÖHR u. WALLER). Es handelt sich hier besonders um die sog. »Dystrophie thrombocytaire hémorrhagipare Soulier-Bernard« sowie um die »polyphile Reifungsstörung« von HEGGLIN u. MAY.

Weitere genetische Störungen des Plättchenstoffwechsels beobachteten LINNEWEH, LÖHR, WALLER und GROSS beim Typ I der Glykogenose mit Mangel an Glucose-6-phosphatase. Gelegentlich wird auch hier eine hämorrhagische Diathese gesehen, die aber wahrscheinlich an der Hyperlipidämie liegt.

Erworbene qualitative Plättchenstörungen werden bei der Osteomyelosklerose, chronischen Myelose, Polycythaemia vera, bei Urämien, Leberzirrhosen, Kollagenosen usw. als sog. Begleitthrombozytopathien beobachtet. Die Pathogenese ist häufig unbekannt, die Plättchenfunktionsstörungen uneinheitlich.

Thrombozytopenien

G. GEHRMANN

Definition

Thrombozytopenien sind dadurch charakterisiert, daß es aus bislang unbekannten Gründen (idiopathische Formen) oder infolge bekannter Ursachen (symptomatische Formen) zu einer Verminderung der normalen Anzahl von Blutplättchen ($100000-300000/mm^3$) im strömenden Blut kommt. Ein falscher Thrombozytopeniewert kann bei Verwendung von EDTA-Blut (automatisierte Thrombozytenzählung) erhalten werden. Hierbei kann es ausschließlich in vitro zur Adhärenz von Blutplättchen an neutrophile Granulozyten kommen (= Granulozytenplättchen-Rosettenbildung, Plättchensatellismus). Kapillarblutkontrollen offenbaren den falsch positiven Thrombozytopeniewert. Pathogenetisch kann es sich bei Thrombozytopenien um eine Umsatzstörung (z.B. Morbus Werlhof), eine Bildungsstörung (z.B. toxische Thrombozytopenie unter Zytostatikatherapie), eine Verteilungsstörung (z.B. thrombozytopenisches Hyperspleniesyndrom bei splenomegaler Leberzirrhose), um eine Kombination von Bildungsstörung und Verteilungsstörung (z.B. Thrombozytopenie bei lymphatischer Leukämie) oder um eine Kombination von Bildungs-, Umsatz- und Verteilungsstörung handeln (z.B. alkoholische Thrombozytopenie). Schließlich kommen in selteneren Fällen auch hereditäre Thrombozytopenien vor (Tab. 11.**64**). Unter allen Blutungsübeln ist die thrombozytopenische Purpura die häufigste Form einer hämorrhagischen Diathese.

Sinkt die Plättchenzahl unter $100000/mm^3$ ab, dann manifestiert sich die Thrombozytopenie in Form von charakteristischen petechialen und (oder) ekchymotischen Blutungen in der Haut und (oder) den Schleimhäuten ohne begleitende Entzündungszeichen. Seltener sind intestinale Blutungen oder Blutungen in unterschiedliche Gewebe. Nie treten dagegen Gelenkblutungen auf. Rumpel-Leede-Phänomen und Blutungszeit sind meist positiv bzw. verlängert, während die Gerinnungszeit stets normal ist. Eine »kritische Blutungsgrenze« kann für Thrombozytopenien nicht festgelegt werden. Blutungen sind zwar mit sinkender Plättchenzahl häufiger, meist auch ausgeprägter, jedoch gibt es aus nachstehenden Gründen keinen kritischen Schwellenwert: Die Plättchenzahl besagt allein nichts über die Plättchenfunktion. So sind junge Plättchen hämostatisch wirksamer als gealterte; klinisch immer wieder erkenntlich daran, daß Patienten mit chronischem Morbus Werlhof auch extrem niedrige Thrombozytenzahlen ohne nennenswerte Blutungsneigung tolerieren können, weil hier für die Hämostase zwar wenige, aber junge Thrombozyten zur Verfügung stehen. Hyperdestruktion und Hyperregeneration führen kontinuierlich zur Bildung von wenigen, aber jungen, enzymreichen und funktionell wirksamen

Tabelle 11.64 Pathogenese und Ursache von Thrombozytopenien

I. Umsatzstörung (Thrombozytenlebensdauer verkürzt)
   A. Immunologisch
      1. Akuter postinfektiöser Morbus Werlhof
      2. Akuter medikamentöser Morbus Werlhof
      3. Chronischer Morbus Werlhof
      4. Neugeborenenthrombozytopenie bei mütterlichem Morbus Werlhof
      5. Thrombozytäre Isoagglutinine nach Transfusionen
      6. Thrombozytäre Isoagglutinine bei fetomaternaler Mikrotransfusion
      7. Evans-Syndrom
      8. Lupus erythematodes disseminatus
      9. Serumkrankheit
   B. Konsumptiv
      1. Massive Blutungen
      2. Massive Thrombosen
      3. Mikroangiopathische hämolytische Anämien
      4. Hämolytisch-urämisches Syndrom
      5. Moschcowitz-Syndrom
      6. Verbrauchskoagulopathien
      7. Extrakorporale Zirkulation
      8. Herzklappenfehler

II. Bildungsstörung (Thrombozytenlebensdauer normal)
   A. Idiopathische Markhypoplasie
   B. Symptomatische A- oder Hypomegakariozytose
      1. Chemisch (Zytostatika, Benzol, Chloramphenicol u.a.)
      2. Physikalisch (Röntgenstrahlen, radioaktive Strahlungen, Verbrennungen, massive Bluttransfusionen)
      3. Infektiös (Miliar-Tbc, Hepatitis, Malaria, Kolisepsis)
      4. Tumorinfiltration
      5. Aplastische Panhämozytopenie

III. Verteilungsstörung (Thrombozytenlebensdauer normal bis leicht verkürzt)
   A. Idiopathisches thrombozytopenisches Hyperspleniesyndrom (Morbus Banti = fibrokongestive Splenomegalie)
   B. Symptomatisches thrombozytopenisches Hyperspleniesyndrom
      1. Splenomegale Leberzirrhose
      2. Milzvenenthrombose
      3. Felty-Syndrom
      4. Morbus Gaucher
      5. Sarkoidose
      6. Maligne Lymphome (Morbus Hodgkin, Lymphosarkom, Morbus Brill-Symmers)
      7. Herzinsuffizienz
   C. Kavernöses Hämangiom

IV. Bildungs- und Verteilungsstörung (Thrombozytenlebensdauer normal bis leicht verkürzt)
   1. Leukämien
   2. Osteomyelofibrose
   3. Lymphoretikulose
   4. Di-Guglielmo-Syndrom
   5. Vitamin-B_{12}-Mangel
   6. Folsäuremangel
   7. Paroxysmale nächtliche Hämoglobinurie

V. Bildungs-, Umsatz- und Verteilungsstörung
   (Thrombozytenlebensdauer leicht verkürzt)
   1. Chronischer Alkoholismus

Tabelle 11.64 (Fortsetzung)

VI. Hereditäre Thrombozytopenien (Thrombozytenlebensdauer normal oder verkürzt)
   1. Bernard-Soulier-Syndrom
   2. Wiskott-Aldrich-Syndrom
   3. Hereditäre Thrombozytopenie mit Fehlen des Radius
   4. May-Hegglin-Syndrom
   5. Hereditäre thrombopathische Thrombozytopenie

Thrombozyten. Schließlich wird der Schweregrad der hämorrhagischen Diathese auch vom Zeitintervall des Thrombozytensturzes mitgeprägt. Beim akuten Morbus Werlhof kommt es innerhalb weniger Stunden zur Hyperdestruktion der Thrombozyten, also zur plötzlich einsetzenden schweren Purpura; beim chronischen Morbus Werlhof erfolgt die Hyperdestruktion mit partiell kompensatorischer Hyperregeneration meist langsamer.

Normaler Thrombozytenhaushalt

Thrombozyten sind Zytoplasmafragmente der im Knochenmark gebildeten Megakariozyten. Trotz ihrer Kernlosigkeit und ihres geringen Anteils am Blutvolumen (nur rund 9 ml) besitzen Thrombozyten aufgrund hoher Enzymausstattung, spezifischer Ultrastruktur und eigenem Antigenbestand eine bemerkenswerte Funktion in Form von: Aggregation und Adhäsion = Bildung des weißen Plättchenthrombus; visköse Metamorphose = in Gang setzen der intravasalen Gerinnung durch Absonderung von Plättchenfaktor 3; Gerinnselretraktion durch Freisetzen von kontraktilem »Thrombosthenin«; Erhaltung der Kapillarintegrität durch Verklebung an porösen Stellen des Gefäßendothels. Die Thrombozytenkinetik kann durch Radioaktivitätsstudien mittels ^{51}Cr exakt gemessen werden. Danach beträgt beim Gesunden die Überlebensdauer von Blutplättchen $8,36 \pm 0,95$ Tage, der Plättchen-Turnover als Parameter der Produktionsrate $35\,100 \pm 8300/die\ mm^3$, die lienale Speicherungsrate als Parameter der Verteilung $37,6 \pm 13,6\%$. Damit wird im Einzelfall eine quantitative Analyse der interferierenden Pathomechanismen für die spezielle Thrombozytopenie möglich (Umsatzstörung, Bildungsstörung, Verteilungsstörung und Kombinationen). Weitere klinisch wichtige Parameter – speziell im Hinblick auf die Indikation zur Splenektomie – können durch Oberflächen-Radioaktivitätsmessungen, Adrenalinstimulation und durch Vergleich von Recovery-Wert und Milzgröße gewonnen werden.

Idiopathische thrombozytopenische Purpura (ITP) (Immunthrombozytopenische Purpura, Morbus Werlhof)

Das bereits 1735 von Werlhof beschriebene Krankheitsbild des »Morbus maculosus haemorrhagicus« konnte erst in den letzten 10 Jahren aufgrund klinischer Beobachtungen, immunologischer Befunde und thrombozytokinetischer Untersuchungen in bezug auf Pathogenese und Therapie grundlegend differenziert werden in eine akute, passagere Form (akuter Morbus Werlhof) und eine chronisch persistierende oder chronisch schubweise verlaufende Form (chronischer Morbus Werlhof). Beide Formen weisen trotz ihrer ätiologischen und pathogenetischen Heterogenität bestimmte gemeinsame Veränderungen und Symptome auf, und zwar:

1. eine isolierte Thrombozytopenie ohne Anämie oder Leukopenie bzw. Leukozytose (nur nach stärkeren Blutungen ist eine posthämorrhagische oder durch Eisenmangel bedingte Anämie zu erwarten und gelegentlich eine passagere Leukozytose);
2. meist eine Vermehrung von unreifzelligen Megakariozyten im Knochenmark (keine Reifungshemmung, sondern Ausdruck einer beschleunigten Thrombozytenfreisetzung. So ist die Produktionsrate bei chronischem Morbus Werlhof im Mittel um den Faktor 2,1 bis maximal 6–8 gegenüber der Norm gesteigert);
3. ein fehlender oder allenfalls nur geringer Milztumor (nur in $1/5$ der Fälle von chronischem Morbus Werlhof ist die Milz um 1–2 Querfinger tastbar vergrößert, ein großer Milztumor schließt einen Morbus Werlhof praktisch aus);
4. eine verkürzte Thrombozytenlebensdauer (auf Stunden bis wenige Tage verkürzt);
5. eine Immungenese.

Akuter, passagerer Morbus Werlhof

Der akute Morbus Werlhof ist durch folgende Veränderungen charakterisiert:
1. Der Beginn der Purpura ist sehr plötzlich.
2. Die Thrombozytenzahl ist extrem niedrig.
3. Die Thrombozytenmorphologie ist im Prinzip nicht verändert.
4. Die Thrombozytenlebensdauer ist auf wenige Stunden extrem verkürzt.
5. Die Erkrankung nimmt einen kurzen Verlauf von wenigen Tagen bis allenfalls wenigen Monaten und klingt dann spontan ab, ohne daß weitere Schübe folgen.

Vorkommen, Häufigkeit und Ätiologie

Der akute, passagere Morbus Werlhof betrifft bevorzugt das Kindesalter oder das frühe Erwachsenenalter. Beide Geschlechter werden etwa gleich häufig betroffen. Die Häufigkeitsverteilung von akutem Morbus Werlhof zu chronischem Morbus Werlhof beträgt etwa 1:4. Die Erkrankung ist nie angeboren; sie manifestiert sich bei Kindern meist zwischen dem 2.–10. Lebensjahr im Anschluß an einen grippalen Infekt oder an eine exanthematöse Erkrankung. Grippaler Infekt oder exanthematöse Erkrankung (Varizellen, Röteln, Masern, infektiöse Mononukleose) gehen der akuten thrombozytopenischen Purpura etwa 3–7 Tage voraus.

Beim Erwachsenen setzt die thrombozytopenische Purpura dagegen meist schlagartig im Anschluß an die Einnahme eines Medikamentes ein, das bei früherer Einnahme reaktionslos vertragen wurde. Diese Patienten sind keine Allergiker im üblichen Sinne. Potentiell ist jedes Medikament in der Lage, einen akuten Morbus Werlhof auszulösen, gleichgültig ob diesbezügliche Beobachtungen bereits vorliegen oder nicht. Nachstehend sind nicht alle potentiell gefährdenden Medikamente angeführt, sondern nur diejenigen, nach deren Einnahme wiederholt ein akuter immunthrombozytopenischer Morbus Werlhof beobachtet worden ist: Chinin, Chinidin, Digitoxin, Chlorothiazide, Tolbutamide, Barbiturate, Meprobamate, Sulfonamide, Antibiotika, Salizylate, Phenylbutazone.

Pathogenese

Die Pathogenese des akuten postinfektiösen Morbus Werlhof ist noch ungeklärt. In Analogie zu den akuten postinfektiösen immunhämolytischen Anämien scheint das Virus nicht zu einer Änderung der Antigeneigenschaft von Thrombozyten zu führen, sondern es führt nach der Burnetschen Theorie zu einer symptomatischen Mutation des antikörperbildenden Gewebes. Dabei soll der Thymus insofern eine zentrale Stellung einnehmen, als in einem krankhaft veränderten Thymus oder unter seinem Einfluß »forbidden clones« von Zellen entstehen, die »forbidden« (Auto)Antikörper produzieren. Eine solch somatische Mutation soll entweder genetisch determiniert spontan auftreten und so die idiopathische Form des Morbus Werlhof (= chronischer Morbus Werlhof) auslösen oder durch Virusbefall des Thymus bzw. des lymphatischen Gewebes eine symptomatische und passagere Mutation des antikörperbildenden Gewebes bewirken (= akuter, passagerer Morbus Werlhof). Die Theorie der symptomatischen Mutation des antikörperbildenden Gewebes durch Virusinfekte läßt sich durch die Theorie von Burnet jedoch nur teilweise stützen:

1. Klinisch und serologisch zeigt der akute, postinfektiöse Morbus Werlhof regelmäßig einen passageren Verlauf. Das beinhaltet eine z.Z. noch paradoxe, spontane Rückbildung von »forbidden clones«.
2. Trotz der großen Häufigkeit von Virusinfektionen sind Komplikationen im Sinne eines akuten Morbus Werlhof extrem selten.
3. Der akute, postinfektiöse Morbus Werlhof betrifft bevorzugt Kinder. Es erhebt sich demnach die Frage, ob bei diesen Kindern während der Schwangerschaft eine passive Virusübertragung vorgelegen hat oder ob diese Kinder für bestimmte Virusstämme genetisch besonders determiniert sind. Viele Fragen der Autoimmunität generell bedürfen somit zweifelsohne noch der Klärung.

Für den pathogenetischen Mechanismus des medikamentös ausgelösten akuten Morbus Werlhof sind folgende Fakten bemerkenswert:

1. Medikamentös ausgelöste Thrombozytopenien sind insgesamt sehr selten.
2. Die thrombozytopenische Komplikation beschränkt sich im Einzelfall auf ein einzelnes, ganz bestimmtes Medikament; so ist z.B. die »allergische« Reaktion auf Chinidin so spezifisch, daß chinidinsensitive Patienten auf das linksdrehende Isomer Chinin schon nicht mehr reagieren. Hinzu kommt, daß das in Frage kommende Medikament monatelang gut vertragen wurde, dann nach späterer Wiedereinnahme in geringer Dosis eine schwere akute thrombozytolytische Purpura hervorruft, und zwar im Einzelfall unvoraussehbar, ohne daß diese Patienten Allergiker im üblichen Sinne sind.
3. Die medikamentös ausgelöste Reaktion betrifft isoliert die Thrombozyten.
4. Der Nachweis des Allergens kann erbracht werden.
5. Der Nachweis eines spezifischen Antikörpers kann geführt werden.

Die Antigen-Antikörper-Reaktion kann nach SHULMAN in zwei Richtungen verlaufen (Abb. 11.30). Vorauszuschicken ist in jedem Fall, daß dem Medikament nur die Rolle eines Haptens zukommt, d.h. das Medikament kann zwar mit dem entsprechenden Antikörper reagieren, es kann jedoch nicht die Bildung des Antikörpers direkt induzieren. Die Antikörperbildung wird vielmehr nur dann induziert, wenn das Medikament in Verbindung mit einem Eiweißträger zum Vollantigen wird. Die Möglichkeit, daß das Medikament von der Thrombozytenoberfläche absorbiert wird und dadurch zum Vollantigen wird, dürfte aus mehrfachen klinischen und experimentellen Befunden sehr unwahrscheinlich sein. Wahrscheinlich verläuft die Reaktion vielmehr so, daß der Antikörper zuerst mit einem nichtzellulären makromolekularen Vollantigen reagiert und erst dieser Antigen-Antikörper-Komplex in unspezifischer Weise von Thrombozyten absorbiert wird. Die Absorptionsreaktion ist zwar für ein bestimmtes Medikament und für eine bestimmte Zellart sehr spezifisch, in immunologischer Hinsicht jedoch insofern unspezifisch, als die Absorptionsreaktion keine Antigeneigenschaft der Zelle erforderlich macht. Für diese Auffassung sprechen vor allem zwei Tatsachen:
1. Dasselbe Medikament kann beim gleichen Individuum gelegentlich eine Zerstörung von Thrombozyten und Erythrozyten oder von Thrombozyten und Leukozyten bewirken.
2. Auch Blutplättchen von Normalpersonen können mit dem Antigen-Antikörper-Komplex reagieren.

Nach den bisherigen Kenntnissen scheint es so zu sein, daß vor allem die physikalische Eigenschaft des Antikörpers die Art des Zelltyps auswählt. So gehören z.B. die thrombozytären Antikörper zu den 7-S-γ-Globulinen, während erythrozytäre Antikörper zu den 19-S-γ-Globulinen gehören. Die immunologisch unspezifische Absorption des Antigen-Antikörper-Komplexes an die Thrombozytenoberfäche führt dann zur Agglutination und schließlich zur Thrombozytolyse. Wenn in diesem Stadium das auslösende Hapten nicht weiter zugeführt wird, dann tritt rasch eine Regeneration ein, da mit dem Zerfall der Blutplättchen die Exkretion des niedermolekularen Medikamentes ermöglicht wird. Zurück bleibt lediglich der makromolekulare Antikörper, der unter Umständen noch Monate nach der Spontanheilung nachweisbar ist und bei erneuter Zufuhr des Haptens (Medikament) zur erneuten akuten Thrombozytolyse führt. Die *Therapie* des akuten, passageren Morbus Werlhof besteht im Absetzen aller nur in Betracht kommenden Medikamente, in der eventuellen Gabe von Nebennierenrinden-Hormonen, in der Aufklärung des Patienten über die Art des auslösenden Medikamentes und wegen der Spontanheilung in der strikten Vermeidung einer Splenektomie.

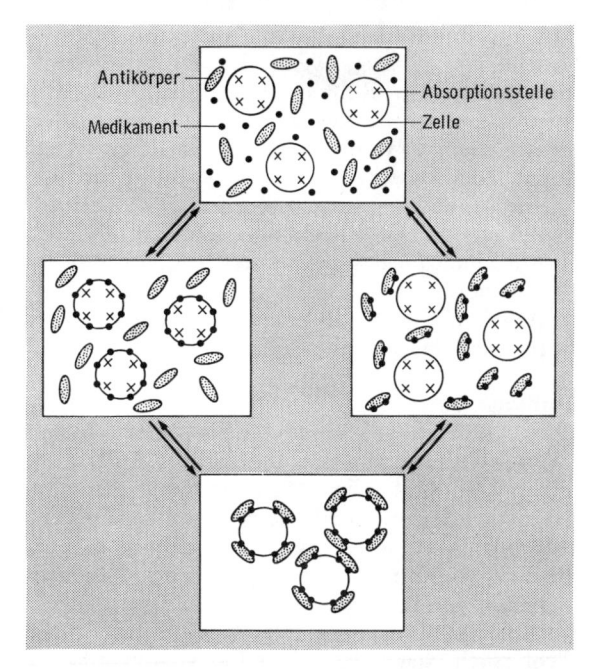

Abb. 11.30 Schematische Darstellung der medikamentösen Pathogenese des akuten Morbus Werlhof (aus *Shulman, N.R.:* Ann. intern. Med. 60 [1964] 506)

Chronischer Morbus Werlhof

Die Klinik des chronischen Morbus Werlhof ist im wesentlichen dadurch gekennzeichnet, daß es unter Bevorzugung des weiblichen Geschlechtes ohne erkennbare Ursache zu thrombozytopenischen Blutungen kommt. Die Diagnose wird häufig schon zwischen dem 15. und 25. Lebensjahr gestellt. Der Verlauf ist durch ausgesprochene Schübe gekennzeichnet, die so leicht sein können, daß der Thrombozytopenie ein eigentlicher Krankheitswert nicht zukommt. Die Schübe können aber auch so heftig auftreten, daß eine Verwechslung mit dem akuten Morbus Werlhof mög-

lich ist. Relativ leicht ist die differentialdiagnostische Abgrenzung, wenn der thrombozytopenische Schub im Rahmen einer Infektionskrankheit aufgetreten ist oder eine medikamentös-allergische Genese wahrscheinlich gemacht werden kann. Aber welcher Patient hat keine Medikamente genommen! Entscheidend sind deshalb für die Praxis drei Gesichtspunkte, nämlich:
1. Ausschluß einer symptomatischen Thrombozytopenie,
2. Absetzen aller Medikamente und
3. primäres Hintanhalten der Splenektomie.

Pathogenese

Was die Pathogenese des chronischen Morbus Werlhof betrifft, so muß die frühere Auffassung einer splenopathischen Markhemmung endgültig ad acta gelegt werden, denn beim chronischen Morbus Werlhof ist das Knochenmark nie gehemmt, die Milz ist nur bei $1/5$ der Patienten allenfalls geringfügig vergrößert, und die Splenektomie führt keineswegs regelmäßig zum Erfolg. Schließlich zeigt die Thrombozytenkinetik bei chronischem Morbus Werlhof ein ganz andersartiges Verhalten als bei splenomegaler Markhemmung (zutreffender sollte es heißen thrombozytopenisches Hyperspleniesyndrom); nämlich die Thrombozytenlebensdauer ist verkürzt, der Recovery-Wert erniedrigt und die Adrenalinstimulation negativ. Gegenüber der Theorie der splenomegalen Markhemmung hat sich die bereits 1916 von KAZNELSON vertretene Auffassung einer gesteigerten Plättchendestruktion als zutreffend erwiesen. Die Immungenese des Morbus Werlhof wird vor allem durch 6 Fakten gestützt:
1. Die Erkrankung betrifft – ähnlich wie andersartige Autoaggressionskrankheiten – bevorzugt das weibliche Geschlecht.
2. Neugeborene von Müttern mit chronischem Morbus Werlhof weisen in etwa 60% der Fälle ebenfalls eine vorübergehende Thrombozytopenie auf.
3. Nicht nur die eigenen Thrombozyten leben bei chronischem Morbus Werlhof verkürzt, sondern auch die homolog transfundierten Thrombozyten von Normalpersonen.
4. Der aus ätiologisch unbekannten Gründen gebildete Autoantikörper hat die Eigenschaft eines Immunglobulins.
5. Die Milz selbst stellt einen wichtigen Ort für die Synthese von thrombozytären Autoantikörpern dar.
6. Schließlich wird das Konzept der Autoimmungenese durch die in Tab. 11.65 aufgeführten serologischen und biologischen Verfahren gestützt. Allerdings kann der Nachweis des Antikörpers gerade bei den Immunthrombozytopenien schwierig sein, da z.B. Gerinnungsvorgänge, fibrinolytische Vorgänge, Art des Antikoagulans und Temperatureinflüsse falsch positive Ergebnisse vortäuschen können. Sowohl die In-vitro- als auch die In-vivo-Verfahren zum

Tabelle 11.65 Methoden zum Nachweis thrombozytärer Antikörper

I. In-vitro-Tests
   a) Agglutinationstest
   b) Direkter und indirekter Thrombozyten-Coombs-Test
   c) Antihumanglobulin-Konsumptionstest
   d) Komplementfixation
   e) Präzipitation
   f) Retraktionstest

II. In-vivo-Tests
   a) Thrombozytopenie nach Plasmaübertragung beim Menschen
   b) Thrombozytopenie nach Plasmaübertragung beim Tier (Kaninchen)
   c) Lokale thrombopenische Purpura der Haut nach lokaler Haptenexposition

Nachweis thrombozytärer Antikörper sind mit einem großen zeitlichen und technischen Aufwand verbunden, so daß selbst in der Hand Geübter nur bei etwa 40–60% aller Werlhof-Patienten positive-Ergebnisse zu erwarten sind.

Therapie

Die Beurteilung des Therapieeffektes bei einer mit unvoraussehbaren Schüben einhergehenden Erkrankung wie dem chronischen Morbus Werlhof kann außerordentlich schwierig sein. Spontane Besserungen werden häufig übersehen und daraus voreilige therapeutische Rückschlüsse gezogen. Nur so ist es zu verstehen, daß es im Laufe von Jahrzehnten mit zunehmender Erfahrung still geworden ist um die Behandlung des chronischen Morbus Werlhof mit Eigen- oder Fremdblutinjektionen, mit UV-Licht, mit Calcium, mit AT 10, mit Vitamin C, Vitamin D, Serotonin und vielen anderen. Übrig geblieben sind im Prinzip nur 4 Maßnahmen:
1. Die Übertragung von Blutplättchen. Da auch die Blutplättchen Antigeneigenschaften wie die Erythrozyten aufweisen, muß u.a. Blutgruppengleichheit gewahrt sein. Gegenüber der Transfusion von Blutplättchen und von Blut generell muß noch einschränkend bemerkt werden, daß der Effekt solcher Maßnahmen nur begrenzt sein kann, da bei chronischem Morbus Werlhof der Antikörpermechanismus auch die transfundierten Thrombozyten rascher als normal abbauen wird. Schließlich ist auch zu bedenken, daß wiederholte Transfusionen Immunisierungsvorgänge mit Bildung von Isoantikörpern gegen Thrombozyten auslösen können, d.h. wiederholte und (oder) unnötige Thrombozytentransfusionen verstärken nach vorübergehender Besserung die Thrombozytopenie. Das Risiko der Isoimmunisierung kann durch Verwendung von HLA-typisierten Thrombozyten vermindert werden. Die Effektivität von Thrombozytentransfusionen wird generell noch aufgrund rein quantitativer Gesichtspunkte eingeschränkt. Bei einer normalen Thrombozytenzahl von 100000 bis 300000/mm³ Blut resultieren aus 5 l Blut nur 5 bis

10 ml Thrombozytenmasse. Von diesen 5–10 ml werden aufgrund thrombokinetischer Untersuchungen rund 40% (= 2–4 ml) bereits in der normalen Milz reversibel gespeichert; d.h. aus 5 l Spenderblut können selbst bei bester Aufarbeitung maximal nur 6–8 ml Thrombozytenmasse gewonnen werden. Für klinische Belange ergibt sich somit: Der Effekt von Thrombozytentransfusionen ist zeitlich bis auf wenige Tage begrenzt; eine Indikation ist nur bei schwerer thrombozytopenischer Purpura gegeben; bei Umsatzstörungen und Verteilungsstörungen ist die Effektivität wegen des Immunmechanismus bzw. der lienalen Speicherung zusätzlich begrenzt; die günstigsten Resultate ergeben sich bei Bildungsstörungen unter Verwendung von HLA-typisierten Blutplättchen; Konservierungsprobleme schränken das rasche Zur-Handhaben von Thrombozytenkonzentraten erheblich ein.

2. Die Therapie der Wahl beim chronischen Morbus Werlhof ist die Behandlung mit Glucocorticoiden, vorausgesetzt, daß die Dosierung ausreichend hoch ist und die Therapie ausreichend lange durchgeführt wird. Die Anfangsdosierung von Cortison richtet sich im Prinzip nach dem klinischen Schweregrad der Erkrankung. Dazu ist die Thrombozytenzahl allein erfahrungsgemäß kein verläßlicher Maßstab, sondern zusätzlich müssen Schwere der Purpura und Häufigkeit der Purpuraschübe berücksichtigt werden. Wir selbst bevorzugen bei schweren Formen eine Anfangsdosierung von 2 mg Prednison(olon)/kg Körpergewicht pro Tag. Wir bauen diese Dosis rasch ab, wenn bereits innerhalb weniger Tage ein Anstieg der Thrombozyten eintritt. Spätestens nach etwa 14 Tagen sollte die Anfangsdosis stufenweise reduziert werden, da bei einer normalen Thrombozytenlebensdauer von 8–11 Tagen innerhalb eines Zeitraumes von 14 Tagen eine Aussage über die Effektivität oder Ineffektivität der hochdosierten Cortisontherapie zu erwarten ist. Nebenwirkungen organischer oder psychopathologischer Art verbieten eine Dauerbehandlung mit unnötig hohen und kostspieligen Nebennierenrinden-Hormonen. Es ist im Einzelfall sicher besser, die klinische Blutung bei einer Thrombozytenzahl oberhalb von 40 000/mm^3 unter Kontrolle zu haben als mit großen Langzeitdosen eine Normalisierung der Thrombozytenzahl erreichen zu wollen. Die Erhaltungsdosis sollte diese Gesichtspunkte berücksichtigen und so gering wie möglich sein. Mit diesen Maßnahmen läßt sich bei etwa 50% der Fälle das Blutungsübel beherrschen und in rund 20% sogar eine völlige Remission erzielen.

3. Zur Splenektomie wird man sich erst dann entschließen müssen, wenn eine Spontanremission innerhalb eines Zeitraums von 6 Monaten nicht eingetreten ist, wenn eine etwa 4wöchige Therapie mit einer ausreichend hohen Initialdosis von Nebennierenrinden-Hormonen ineffektiv geblieben ist oder wenn die Cortisonerhaltungsdosis wesentlich höher liegt als etwa 10 mg Prednison(olon) pro Tag. Die Splenektomie ist wohlbemerkt die letzte therapeutische Maßnahme bei chronischem Morbus Werlhof, da der Erfolg der Milzexstirpation im Einzelfall auch mit Hilfe thrombozytokinetischer Untersuchungen noch nicht sicher vorausgesagt werden kann. Ob Patienten mit positivem Antikörpertest besser auf die Splenektomie ansprechen als Patienten mit negativem Antikörpertest, läßt sich nach unseren Erfahrungen noch nicht endgültig beurteilen. Die von uns verwandten Oberflächenradioaktivitätsmessungen mit Hilfe von ^{51}Cr-markierten isologen Thrombozyten geben zwar gewisse Anhaltspunkte für die Indikation zur Splenektomie; sie sind allein genommen jedoch kein verläßlicher Parameter (Tab. 11.**66**). Die Indikation zur Splenektomie ist beim chronischen Morbus Werlhof dann gegeben, wenn:

a) ein akuter Morbus Werlhof, eine amegakaryozytäre Thrombozytopenie oder ein monosymptomatischer Lupus erythematodes ausgeschlossen sind;
b) das 60. Lebensjahr nicht überschritten ist;
c) die Thrombozytenzahl kontinuierlich 40 000/mm^3 unterschreitet, da nur diese Patienten potentiell, aber in bezug auf einen zerebralen Blutungstyp unvorhersehbar gefährdet sind;
d) die Thrombozytenlebensdauer mehr als 12 Stunden beträgt;
e) die semiquantitative Thrombozytenkinetik kurz vor der Splenektomie einen isolierten lienalen oder einen kombiniert lienal-hepatogenen Abbautyp annehmen läßt und
f) eine in Dosis und Dauer angemessene Cortisontherapie ineffektiv oder kontraindiziert ist.

In klinischer Hinsicht ist in bezug auf die Splenektomie noch zu berücksichtigen, daß das primäre Operationsrisiko durch präoperative Maßnahmen wie Transfusion von Blutplättchen und die Cortisonbehandlung wesentlich vermindert werden kann. Zweifelsohne stellt die Milz selbst einen wichtigen Ort für die Synthese von thrombozytären Antikörpern dar. Andererseits muß jedoch einschränkend bemerkt werden, daß der neonatale Morbus Werlhof immerhin noch bei 50% aller Neugeborenen auftritt, deren Mütter erfolgreich wegen ITP splenektomiert worden sind. Werden

Tabelle 11.**66** Ergebnis der Splenektomie bei 36 eigenen Patienten mit ITP (Vierjahresresultate)

^{51}Cr-Abbauort	Pat.-Zahl absolut	Ergebnisse in %		
		gut > 100 000 Thromb./mm^3	inkomplett 40 000– 100 000 Thromb./mm^3	schlecht < 40 000 Thromb./mm^3
Milz	21	86	4	10
Leber	5	—	40	60
Milz, Leber	10	60	30	10

alle 6 genannten Parameter zur Indikation der Splenektomie herangezogen, dann ist das Ergebnis der Splenektomie mit 80–90% gut, aber selbst in diesen Fällen ist der Begriff Heilung nur im klinischen Sinne zu verstehen, da der thrombozytäre Antikörper trotz klinischer Heilung fast regelmäßig weiter nachweisbar bleibt.

4. Eine immunsuppressive Therapie sollte vorerst denjenigen Patienten vorbehalten bleiben, die auf eine Cortisontherapie nicht ansprechen und (oder) die nicht die Kriterien zur Splenektomie erfüllen, zumal die Akten über die immunsuppressive Therapie des chronischen Morbus Werlhof noch nicht geschlossen sind.

Thrombozytäre Isoagglutinine

Eine spezielle Form von Immunthrombozytopenie wird durch thrombozytäre Isoagglutinine ausgelöst. Wie bereits erwähnt, haben Thrombozyten ebenso Antigeneigenschaften wie die Erythrozyten. Daneben kommen aber auch plättchenspezifische Antigene vor. Daraus ergeben sich in klinischer Hinsicht vor allem zwei Gesichtspunkte:

1. Erfahrungsgemäß verkürzt sich die Überlebenszeit transfundierter Blutplättchen mit steigender Transfusionszahl, d.h. bei wiederholter Transfusion kommt es trotz Blutgruppengleichheit zur Bildung von thrombozytären Isoagglutininen. Als deren Folge können Transfusionsreaktionen wie Schüttelfrost, Fieber, Tachykardie, Kopfschmerzen auftreten, oder es kann eine akute thrombozytopenische Purpura ausgelöst werden, die pathogenetisch mit dem medikamentös bedingten Morbus Werlhof identisch ist. Eine Vermeidung dieser Transfusionskomplikationen ist konsequenterweise möglich durch Übertragung von plättchenfreiem Blut, eventuell durch Austauschtransfusion und (oder) durch Cortisongabe.

2. Thrombozytäre Isoantikörper können sehr selten auch einmal in Analogie zur fetalen Erythroblastose klinische Bedeutung gewinnen, wenn nämlich durch wiederholte Schwangerschaften infolge fetomaternaler Mikrotransfusion oder durch frühere Bluttransfusionen eine Sensibilisierung der Mutter gegenüber den kindlichen Thrombozyten erfolgt ist. Diese Isoantikörper können diaplazentar auf den Feten übertragen werden und eine thrombozytopenische Purpura beim Neugeborenen hervorrufen. Die fetale Mortalität beträgt in diesen Fällen nur rund 12%, weil die durch Isoagglutinine hervorgerufene Thrombozytopenie bereits innerhalb von 3 Wochen spontan ausheilt.

Thrombozytopenien beim Neugeborenen

Beim Neugeborenen kann eine Thromboyztopenie unter 7 differenten Pathomechanismen bzw. klinischen Syndromen manifest werden:

1. durch thrombozytäre Isoantikörper nach vorausgegangener Sensibilisierung der Mutter;
2. durch thrombozytäre Autoantikörper, die von einer Mutter mit chronischem Morbus Werlhof auf das Neugeborene übertragen werden können;
3. als hereditäres Bernard-Soulier-Syndrom. Die Erkrankung wird autosomal rezessiv vererbt. Die Plättchen sind sehr groß und defekt im Prothrombinverbrauch. Die Plättchenüberlebenszeit ist verkürzt. Die Blutungsneigung ist größer als lediglich aufgrund der Thrombozytenzahl zu erwarten wäre;
4. als Wiskott-Aldrich-Syndrom. Die Erkrankung wird x-gonosomal rezessiv vererbt. Die Plättchen sind klein. Die Überlebensdauer der Thrombozyten ist verkürzt. Die Thrombozytopenie ist mit immunologischen Defekten und mit ekzematöser Erkrankung kombiniert;
5. als hereditäre Thrombozytopenie mit Fehlen des Radius. Die Erkrankung wird autosomal rezessiv vererbt. Die Blutplättchen erscheinen morphologisch normal; die Lebensdauer der Blutplättchen ist normal;
6. als May-Hegglin-Anomalie. Hier liegen Riesenplättchen vor in Kombination mit Döhleschen Einschlußkörperchen in den Leukozyten. Viele dieser Patienten sind nicht thrombozytopenisch und die meisten klinisch asymptomatisch;
7. als hereditäre thrombopathische Thrombozytopenie. Dies ist eine heterogene Gruppe, die in ihrer klinischen Symptomatik sehr an den chronischen Morbus Werlhof erinnert. Allerdings findet sich meist ein dominanter Erbgang und vor allem eine normale Plättchenüberlebensdauer bei Fehlen von thrombozytären Antikörpern.

Symptomatische Thrombozytopenien
Definition
Die Thrombozytopenie ist nur Symptom einer andersartigen Grundkrankheit. Im Gegensatz zur idiopathischen Thrombozytopenie (= Morbus Werlhof) liegt keine isolierte Thrombozytopenie vor. Vielmehr besteht häufig gleichzeitig eine erhebliche Anämie und (oder) Leukopenie bzw. Leukozytose. Das Knochenmark zeigt keine isolierte Vermehrung von unreifzelligen Megakariozyten, sondern spiegelt z.B. in Form von Amegakariozytose, leukämischer Infiltration oder erythroblastischer Hyperplasie die Grundkrankheit wider. Thrombozytopenie und großer Milztumor sprechen für ein thrombozytopenisches Hyperspleniesyndrom. Die Thrombozytenlebensdauer ist normal oder allenfalls leicht verkürzt. Thrombozytäre Antikörper lassen sich nicht nachweisen.

Vorkommen, Häufigkeit und Ätiologie

Symptomatische Thrombozytopenien sind wesentlich häufiger als idiopathische Thrombozytopenien. Die thrombozytopenische Purpura ist nicht selten das erste klinische Symptom der eigentlichen Grundkrankheit, so z.B. bei akuten Leukämien. Gelegentlich entwickelt sich die Thrombozytopenie erst im Gefolge der fortschreitenden Grundkrankheit, so z.B. bei Karzinommetastasierung in das Knochenmark. Die symptomatische Thrombozytopenie ist nicht selten ohne klinische Relevanz, so z.B. bei thrombozytopenischem Hyperspleniesyndrom oder bei der alkoholischen Thrombozytendepression.

Pathogenese

Pathogenetisch kann eine symptomatische Thrombozytopenie durch 5 differente Mechanismen hervorgerufen werden:

1. Durch eine *Umsatzstörung* (= verstärkter Thrombozytenabbau). Bei den symptomatischen Umsatzstörungen als Ursache für eine Thrombozytopenie handelt es sich um eine nicht immunologisch induzierte verstärkte Destruktion von Thrombozyten in der Peripherie infolge Konsumption, wie sie bei mikroangiopathischen hämolytischen Anämien und anderen Zuständen angetroffen wird (s. Tab. 11.**64**).

2. Durch eine *Bildungsstörung* (= verminderte Produktion von Blutplättchen im Knochenmark). Die Reifungszeit der Megakariozyten im normalen Knochenmark beträgt nach ^{3}H-Thymidin-Markierungsstudien rund 10 Tage. Wenn man zugrunde legt, daß bei einer Megakariozytenmasse von 6×10^6/kg Körpergewicht das gesamte Zytoplasma der Megakariozyten potentiell zur Thrombozytenbildung befähigt ist, dann läßt sich aus diesen Daten und dem Plättchen-Turnover von $35\,000 \pm 8300$ pro Tag und mm^3 errechnen, daß die Produktionsrate des Knochenmarks maximal um das 6- bis 8fache gesteigert werden kann, d.h. Störungen der Produktionsrate setzen eine in Dosis und Dauer erhebliche Knochenmarksnoxe voraus. Gleichzeitig ist die Überlebensdauer der Thrombozyten normal.

3. Durch eine *Verteilungsstörung* (= vermehrte Speicherung von Blutplättchen in einer vergrößerten Milz). Durch vergleichende thrombozytokinetische Untersuchungen bei Normalpersonen, bei Splenektomierten und bei Patienten mit Hyperspleniesyndrom kann belegt werden, daß bereits in der normalen Milz eine reversible Speicherung von Thrombozyten stattfindet. Das quantitative Ausmaß des Milz-Pools für Blutplättchen beträgt etwa 40% und entspricht somit dem Produkt von Milzdurchblutung (etwa 4% des Gesamtblutvolumens pro Min.) und der Plättchendurchströmungszeit durch die Milz (etwa 10 Min.), d.h. daß die normale Milz von einer Gesamtthrombozytenmasse von 5–10 ml etwa 2–4 ml speichern kann. Eine vergrößerte Milz im Rahmen des Hyperspleniesyndroms kann dementsprechend leicht zu einer klinisch relevanten Thrompozytopenie infolge vermehrter lienaler Speicherung führen. Der Mittelwert der Thrombozytenzahl bei splenomegaler Leberzirrhose liegt dementsprechend nach eigenen Befunden bei 71 000. Dabei ist die Thrombozytenlebensdauer normal oder allenfalls leicht verkürzt. Thrombozytopenischer Hypersplenismus beinhaltet klinisch die Syntropie von Thrombozytopenie im strömenden Blut, normales Knochenmark und vergrößerte Milz. Der bislang häufig grundlos verwandte Begriff »splenomegale Markhemmung« muß pathogenetisch durch »hypersplenische Speicherung« ersetzt werden.

4. Durch die *Kombination von Bildungs- und Verteilungsstörung* (= verminderte Bildung und vermehrte Speicherung). Diese Kombination findet sich nicht selten bei myeloproliferativen und lymphoproliferativen Erkrankungen. Die leukämische Infiltration des Knochenmarks führt zu einer Bildungstörung; die vergrößerte Milz zu einer Verteilungstörung in Form von vermehrter Speicherung. Die Überlebensdauer der Blutplättchen ist normal bis leicht verkürzt.

5. Durch die *Kombination von Bildungs-, Umsatz- und Verteilungsstörung* (= verminderte Bildung, verstärkter Thrombozytenabbau und vermehrte Speicherung). Hierzu zählt die alkoholische Thrombozytendepression, die nach eigenen Untersuchungen bei rund 25% aller Alkoholiker anzutreffen ist. Selten werden dabei allerdings Thrombozytenwerte mit klinisch relevanter hämorrhagischer Diathese erreicht. Das dürfte der entscheidende Grund dafür sein, daß diese Störung noch weitgehend unbekannt ist. Pathogenetisch liegt der alkoholischen Thrombozytendepression vordergründig eine toxische Bildungsstörung zugrunde, erkenntlich an einer Herabsetzung des Plättchen-Turnover-Wertes. Nach abrupter Unterbrechung des Potatoriums erfolgt innerhalb von 5–21 Tagen eine spontane Erholungsphase mit einer gelegentlich transitorischen Thrombozytose. Dieses Rebound-Phänomen legt ebenfalls den toxischen Einfluß des chronischen Alkoholismus auf die Megakariopoese nahe. Gelegentlich ist auch die Überlebensdauer der Thrombozyten geringfügig verkürzt, was für eine biologische Minderwertigkeit der unter Alkoholnoxe gebildeten Thrombozyten spricht. Auch kann die lienale Speicherung von Thrombozyten bei Alkoholikern erhöht sein; hier ist der Rückstau von Milzvenenblut bei portaler Hypertension für das thrombozytopenische Hyperspleniesyndrom vordergründig. Alle drei Pathomechanismen sind an eine längere Latenzzeit gebunden. Die akute Äthanolbelastung führt nach eigenen Untersuchungen nicht zu einer Thrombozytendepression.

Therapie

Die Therapie der symptomatischen Thrombozytopenien richtet sich im Prinzip nach der Grundkrankheit. Thrombozytentransfusionen stellen lediglich eine symptomatische Maßnahme dar, um eine akute, lebensbedrohliche Purpura passager zu überbrücken. Die Wertigkeit von Thrombozytentransfusionen wird zwangsläufig dann eingeschränkt, wenn die Grundkrankheit infolge Umsatzstörung zur Thrombozytopenie geführt hat. Trotz des begrenzten Wertes von Thrombozytentransfusionen gilt jedoch auch hierbei, daß man den Patienten nicht verbluten lassen darf, ohne ihm Thrombozytenkonzentrat zuzuführen. Bei Umsatzstörungen ist die Kombination von Cortison und Thrombozytentransfusion neben der gezielten Bekämpfung der Grundkrankheit die Therapie der Wahl. Bei Bildungsstörung ist das strikte Absetzen der auslösenden Noxe unbedingt erforderlich. Zusätzlich ist die Gabe von effektiven Plättchentransfusionen sowie die Stimulation der Megakariozytenbildung durch die versuchsweise Verabreichung von Cortison angezeigt. Natürlich muß auch hierbei die Grundkrankheit sinnvoll angegangen werden. Die Therapie der Verteilungsstörung besteht in der Splenektomie bzw. der operativen Entfernung des Hämangioms; allerdings nur bei klinisch relevanter Thrombozytopenie. Meist ist eine Therapie nicht erforderlich. Bei Kombination von Bildungs- und Verteilungstörung ist die Therapie praktisch ausschließlich auf die Behebung bzw. Besserung der Grundkrankheit gerichtet. Die Splenektomie kommt nur bei ausgesuchten Patienten in Frage, die vorher thrombozytokinetisch in einer Spezialklinik genau abgeklärt sein müssen. Für die hereditären Thrombozytopenien ist eine kurative Therapie nicht bekannt. Hier sind im Einzelfall nur symptomatische Thrombozytentransfusionen angezeigt und erfolgversprechend. Es muß jedoch berücksichtigt werden, daß bei wiederholter Plättchentransfusion die Gefahr der Bildung von thrombozytären Isoagglutininen gegeben ist und somit die Gefahr der Induktion von thrombozytären Isoantikörpern. Durch wiederholte Thrombozytentransfusionen kann somit die Blutungsneigung u.U. verstärkt werden.

Thrombozythämien

Eine Thrombozythämie liegt per definitionem dann vor, wenn der oberste Normwert für Thrombozyten (300000/mm³) überschritten wird. Klinische Bedeutung erlangt eine Thrombozythämie jedoch erst dann, wenn die Thrombozytenzahl mehr als 1 Mill./mm³ beträgt. Das klinische Substrat sind Hämorrhagie und (oder) Thrombose. Neben einer idiopathischen Form kommen symptomatische Formen vor (Tab. 11.**67**). Von der Thrombozythämie als echter Erkrankung sollte die Thrombozytose unterschieden werden. Letztere tritt meist passager und symptomlos auf (z.B. nach Milzexstirpation = Fortfall der normalen lienalen Plättchenspeicherung oder nach massiven Blutungen = konsumptive Thrombozytopenie, an die sich häufig eine Hyperregeneration anschließt). Die Thrombozytenzahl liegt meist unter 1 Mill./mm³.

Tabelle 11.**67** Ursache von Thrombozythämien

A. Essentielle Form

B. Symptomatische Formen
 1. Polycythaemie vera
 2. Osteomyelofibrose
 3. Chronisch myeloische Leukämie
 4. Nach Splenektomie
 5. Lymphogranulomatose
 6. Karzinome
 7. Nach massiven Blutungen

Vorkommen, Häufigkeit und Ätiologie

Die idiopathische Thrombozythämie weist enge Beziehungen zu den sog. myeloproliferativen Erkrankungen auf; speziell zur Polycythaemia vera. Möglicherweise stellt die idiopathische Form sogar nur eine spezielle Variante der Polyzythämie dar. Das Verhältnis von idiopathischer Thrombozythämie zu Polycythaemia vera beträgt 1:4. Am häufigsten sind Patienten zwischen dem 50. und 70. Lebensjahr betroffen. Die Ätiologie der idiopathischen Form ist nicht bekannt. Lediglich bei einzelnen symptomatischen Formen kann angenommen werden, daß die Thrombozythämie durch eine überschießende Plättchenproliferation nach Blutverlusten oder nach Wegfall der lienalen Speicherung (z.B. nach Splenektomie) zustande kommt. Aber selbst in diesen Fällen findet sich keineswegs regelmäßig eine Thrombozythämie; sie ist vielmehr eher die Ausnahme. Bemerkenswerterweise tritt eine persistierende Thrombozythämie nach Splenektomie besonders häufig bei denjenigen Patienten auf, die wegen hämolytischer Anämie ineffektiv splenektomiert worden sind.

Klinik

Klinisch ist die Thrombozythämie durch die Kombination von Hämorrhagie und Thrombose gekennzeichnet. Die thrombozythämische Hämorrhagie manifestiert sich meist als Gastrointestinalblutung. Weniger häufig sind Epistaxis, Menorrhagien, Hämaturie, Hämoptysen, subkutane Blutungen oder Blutungen nach Zahnextraktionen und kleineren Traumata. Spontane Gelenkblutungen oder Purpura treten im Gegensatz zur Hämophilie oder zur thrombozytopenischen Purpura nicht auf. Gleichzeitig oder wechselweise findet sich eine Häufung von arteriellen und (oder) venösen Thrombosen. Venöse Thrombosen manifestieren sich als oberflächliche oder tiefe Thrombophlebitis der Beine, als Pfortaderthrombose und als Mesenterialvenenthrombose. Häufig sind Milzvenenthrombosen mit konsekutiver Milzatrophie. Thrombotische Verschlüsse der Penisvenen führen zum Priapismus. Arterielle Thrombosen manifestieren sich klinisch besonders in Form einer Apoplexie. Demgegenüber scheinen Koronarverschlüsse nicht häufiger aufzutreten.
Die Milz ist häufig gering vergrößert, geringer jedenfalls als bei Polycythaemia vera. Ein großer

Milztumor spricht für eine symptomatische Thrombozythämie, z.B. im Gefolge von chronisch myeloischer Leukämie oder Osteomyelofibrose. Lebervergrößerung oder Lymphknotenschwellung fehlen. Magenulzera sind ähnlich wie bei Polycythaemia vera relativ häufig. Gicht kommt gelegentlich vor. Bemerkenswert ist eine ungewöhnlich hohe Koinzidenz mit Tuberkulose.

Hämatologisch ist die Thrombozytose von mehr als 1 Mill./mm^3 vordergründig, wobei Werte von 3–5 Mill./mm^3 nicht ungewöhnlich sind. Häufig findet sich eine Leukozytose von 15000 bis 50000/mm^3 mit Linksverschiebung, die bei idiopathischer Thrombozythämie stärker ausgeprägt ist als bei Polycythaemia vera. Fast regelmäßig findet sich als Folge der thrombozythämischen Hämorrhagie eine hypochrome Anämie. Im peripheren Blutbild imponieren neben hypochromen Erythrozyten und vereinzelten Howell-Jolly-Körperchen (Milzatrophie) und einer linksverschobenen Leukozytose vor allem reichlich Blutplättchen, von denen die Mehrzahl abnorm groß ist oder sogar als Megakariozytenfragmente imponiert.

Knochenmark wird meist überschießend aspiriert, wobei die Megakariozytenvermehrung vordergründig ist. Die Megakariozyten zeigen bei der idiopathischen Form vielfach gelappte Kerne, eine Vermehrung des Zellvolumens und eine exzessive Plättchenbildung. Dies im Gegensatz zu symptomatischen Thrombozythämien, wo die Megakariozytenkerne weniger gelappt sind und das Megakariozytenvolumen geringer ist.

Pathogenese

Der pathogenetische Mechanismus der thrombozythämisch induzierten Hämorrhagie ist noch nicht geklärt. Diskutiert werden ein qualitativer Defekt von Plättchenfaktor 3, ein Überschuß an Antithromboplastin, eine verminderte Plättchenadhäsivität und gestörte Plättchenaggregation. Die Thrombozytenlebensdauer wurde sowohl verlängert als auch verkürzt gefunden.

Eine Atrophie der Milz kommt keineswegs regelmäßig vor. Ähnlich wie bei genereller Neigung zu Thrombose scheint die Milzvenenthrombose mit konsekutiver Milzatrophie vom Ausmaß der Thrombozythämie abhängig zu sein.

Therapie

Die Therapie der idiopatischen Thrombozythämie ist ähnlich wie die der Polycythaemia vera, d.h. entweder in Form von radioaktivem Phosphor oder von Busulfan. Die ^{32}P-Behandlung gilt z.Z. als die Therapie der Wahl, wenngleich hiermit meist nur eine kurze Remissionszeit erzielt wird. Für radioaktiven Phosphor beträgt im allgemeinen die Initialdosis 4–5,5 mCi, wonach der erste Effekt auf die Plättchenzahl nach etwa 3 Wochen zu erwarten ist mit optimaler Wirkung nach 30–50 Tagen. Im Hinblick auf eine radioaktiv induzierte Leukämie oder Osteomyclofibrose wird neuerdings die Langzeittherapie mit Busulfan in einer täglichen Dosierung von 2–4 mg empfohlen. Eine Thromboseprophylaxe mit Thrombozytenaggregationshemmern ist ratsam.

Literatur

Gehrmann, G.: Klinische und immunologische Aspekte des Morbus Werlhof. Dtsch. med. Wschr. 91 (1966) 1069

Gehrmann, G.: Thrombozytenkinetik und Splenektomie. Blut 25 (1972) 229

Heck, J., G. Gehrmann: Plättchenkinetik bei chronischem Alkoholismus. Dtsch. Med. Wschr. 98 (1973) 2123

O'Brien, J.R.: Platelet disorders. In: Clinics in haematology, Bd. I/2, hrsg. von J.R. O'Brien. London 1972

Shulman, N.R.: A mechanism of cell destruction in individuals sensitized to foreign antigens and its implications in autoimmunity. Ann. intern. Med. 60 (1964) 506

Vaskuläre hämorrhagische Diathesen

K. Schimpf

Angeborene Gefäßveränderungen

Morbus Osler
(Morbus Rendu-Osler-Weber, Teleangiectasia hereditaria haemorrhagica)

Definition

Der Morbus Osler ist charakterisiert durch schubweises Auftreten leicht verletzlicher Teleangiektasien und arteriovenöser Aneurysmen in Haut, Schleimhäuten und inneren Organen. Die Gefäßveränderungen nehmen vor allem vom 2. und 3. Lebensjahrzehnt an mit einer Häufung im 3. und 5. an Schwere zu und führen zu plötzlichen Blutungen.

Häufigkeit

Die Häufigkeit beträgt 0,01–0,2‰ der Bevölkerung.

Ätiologie

Das angeborene Leiden wird dominant vererbt, wobei die Penetranz des Gens vollständig und die Expressivität unregelmäßig ist. Die Neigung zu bestimmten Organmanifestationen scheint sich innerhalb der »Osler-Familien« zu vererben.

Pathogenese und Pathophysiologie
Die frühfetalen Kurzschlußanastomosen zwischen arteriellen und venösen Gefäßgebieten scheinen an zahlreichen Stellen erhalten zu bleiben. In den Gefäßwänden dieser Konglomerate fehlt die Lamina elastica und ist die Muskulatur unregelmäßig strukturiert. Im Laufe des Lebens können sich größere arteriovenöse Aneurysmen bilden. Die Epidermis über den Hautteleangiektasien ist so abgeflacht, daß es schon bei einem leichten Trauma zu einer Blutung kommen kann.

Krankheitsbild
Klinisch bedrohlichste Erscheinung ist die plötzliche Lungenblutung ohne Vorboten (gelegentlich kann ohne Blutung das Symptom des Liegehustens beobachtet werden, wahrscheinlich hervorgerufen durch Anschwellen von Bronichalschleimhaut-Teleangiektasien im Liegen). Das bei älteren Patienten nicht seltene tägliche Nasenbluten kann zur chronischen Blutungsanämie führen. Nicht so häufig sind Blutungen aus Mund, Lungen, Gastrointestinal- und Urogenitaltrakt. Endogene blutungsauslösende Faktoren sind Pubertät, Menstruation, Gravidität, Menopause. Exogene Faktoren sind Licht und Wärme. Äußerlich sichtbar sind die Teleangiektasien in abnehmender Häufigkeit an Gesicht (Lippen, Nase, Jochbein, Ohren, Zunge), an Brust, Händen (Daumen- und Kleinfingerballen, Endphalangen, Nagelbett) und Füßen. Sie finden sich aber auch in den Schleimhäuten der Nase, des Mundes, des Magens und des Darmes, der Blase, des Nierenbeckens, der Portio (Blutung nach Konisation), im Gehirn, den Meningen, in den Knochen, der Leber, der Milz, der Retina. Bei 50% der Patienten sind später größere arteriovenöse Aneurysmen entwickelt. Sie lassen sich angiographisch in den verschiedenen Organgebieten nachweisen. Zahlreiche kleine arteriovenöse Anastomosen im kleinen Kreislauf wirken wie ein großer Shunt und können zu Zyanose, Polyglobulie und Trommelschlegelfingern führen. Falls dabei ein systolisches Strömungsgeräusch zu hören ist, nimmt es bei der Inspiration zu. Neben den Teleangiektasien in der Lunge können diejenigen in der Leber und Milz bedrohlich werden, wo sie zu Hepatomegalie und Splenomegalie führen, woraus sich Parenchymdegeneration, Organfibrose, Hämosiderinablagerungen und Ikterus entwickeln können. Die gegenüber der übrigen Bevölkerung erhöhte Entwicklung von Leberzirrhosen mag teilweise aber auch durch Hepatitisübertragung bei therapeutischen Bluttransfusionen bedingt sein.

Laboratoriumsbefunde
Veränderungen des plasmatischen Blutgerinnungssystems oder der Thrombozyten sind bisher nicht bewiesen worden. Nach stärkeren Blutungen kommt es unspezifisch zu einer Verkürzung der Gerinnungszeit und zu einer Verschlechterung der Thrombozytenausbreitung. Bei Entwicklung einer Leberzirrhose können Gerinnungsveränderungen im Sinne einer hepatogenen Blutungsneigung auftreten.

Diagnose und Differentialdiagnose
Typisch ist die Trias: Teleangiektasien, Blutungsneigung und familiäres Vorkommen, wobei sich die Heredität in 30% der Fälle nicht feststellen läßt. Die Teleangiektasien haben verschiedenste Formen. Sie sind bald hellrot, bald bläulichrot. Sie blassen auf Glasspateldruck ab. Andere Teleangiektasien wie z.B. Eppinger-Sternchen (Spider, Sternnävi) haben ein für sie charakteristisches Aussehen, bluten nicht leicht und kommen fast nie an Schleimhäuten vor.

Therapie
Bei schwerem Blutverlust transfundiert man. Das Zuführen von sog. Hämostyptika oder Gerinnungsfaktorenkonzentration ist nur indiziert, wenn es sekundär zum Abfall von Gerinnungsfaktoren gekommen war und dadurch die Sanguination weiterbesteht. Bei Nachbluten muß tamponiert und der Tampon über der Blutungsstelle mit Antifibrinolytika (Epsilon-Aminocapronsäure, AMCHA) und Thrombin getränkt werden. Verätzen der Nasenschleimhaut ist kontraindiziert; eine Verödungstherapie durch direkte Injektion in die Teleangiektasie darf nur von erfahrenen Otorhinolaryngologen gemacht werden. Da sich bei jedem Menschen mit zunehmendem Lebensalter zwangsläufig eine Rhinitis sicca entwickelt, welche die Blutungsgefahr vergrößert, ist schon frühzeitig eine regelmäßige Nasenpflege mit einer fast flüssigen Nasensalbe 2mal täglich zu empfehlen. In schwereren Fällen muß operativ vorgegangen werden (Schleimhautresektion auf Nasenboden und -septum und Aufnähen eines 0,5 mm dicken haarlosen Hautlappens). Bei bedrohlichen Organmanifestationen kann die Teilresektion von Partien vorgenommen werden, aus deren Angiektasien es häufig blutet oder deren großvolumige Shunts zur Kreislaufdekompensation beitragen.

Purpura bei Ehlers-Danlos-Syndrom
Ein mangelhafter Halt der Blut- und Lymphgefäße durch Störungen des Kollagenaufbaues läßt Blutungen per rhexin entstehen.

Erworbene Gefäßveränderungen auf allergischer oder wahrscheinlich allergischer Grundlage

Gefäßveränderungen ohne zelluläre Reaktion

Morbus Moschcowitz

Definition
Im charakteristischen Fall liegen Thrombozytopenie, hämolytische Anämie, petechiale Blutungen (oft nur spärlich), bizarre Ausfallserscheinungen des zentralen Nervensystems und weiterer innerer Organe, bedingt durch nicht entzündliche Gefäßveränderungen der Endstrombahn, vor.
Die für dieses Krankheitsbild häufig verwandte Bezeichnung »thrombotische thrombozytopenische Purpura« sollte in Anlehnung an SYMMERS (1952) zugunsten des Ausdrucks »thrombotische Mikroangiopathie Typ Moschcowitz« verlassen werden. Denn mit dem Namen thrombotische thrombozytopenische Purpura kann man fast jede Krankheit belegen, die mit einer Verbrauchskoagulopathie einhergeht, gleichgültig, ob der Verbrauch nun auf das gesamte Gerinnungssystem ausgedehnt ist oder wie hier hauptsächlich auf die Thrombozyten beschränkt bleibt.

Häufigkeit und Vorkommen
Etwa 300 Fälle sind in der Weltliteratur beschrieben. FOSSGREN fand in einem Sektionsgut von 3500 Autopsien aus fünfeinhalb Jahren 3 Patienten mit Morbus Moschcowitz. Die Krankheit kommt in jedem Lebensalter vor. Ein Gipfel liegt im 3. Jahrzehnt.

Pathogenese und Pathophysiologie
Ausgangspunkt der thrombotischen Mikroangiopathie ist eine Veränderung der kleinsten Arteriolen und Kapillaren. In der geschädigten Region sind die Endothelzellen größer als normal und häufig in mehreren Schichten gewuchert. *Ohne Anzeichen von Entzündung* entwickeln sich unter und in den Endothelzellen Einlagerungen einer azellulären PAS-positiven Mucopolysaccharidmasse, welche die Deckzellen im Gefäß vorwölbt. Mit der Zeit schwellen die sub- und intraendothelialen Massen so an, daß das darüberliegende Endothel rupturiert. An diesen Foci akkumulieren Blutplättchen und bilden sich längliche, meist in Richtung des Gefäßverlaufs fortgesetzte hyaline Thromben, die weit in das Lumen hineinragen und oft nur an der Ursprungsstelle der Wand anhaften. Solche Thromben zeigen alle Stadien der Organisation und Rekanalisierung. Aneurysmaähnliche Erweiterungen der Arteriolen sind durch Schädigung der elastischen Fasern bedingt. In den erkrankten Gebieten sollen die passierenden Erythrozyten mechanisch so alteriert werden, daß sie hämolysieren. Ihre Lebensdauer ist bis auf eine Woche und darunter verkürzt.
Der Morbus Moschcowitz wurde auch bei Patienten mit Agammaglobulinämie und β_2-Globulinmangel beschrieben.

Ätiologie
Da die Mucopolysaccharidmasse nicht nur subendothelial, sondern innerhalb von Endothelzellen gefunden werden kann, äußern MOORE und SCHOENBERG die Vermutung, die Endothelzellen würden durch eine unbekannte Schädigung zur exzessiven Produktion des Materials angeregt. Ein Zusammenhang mit vorausgegangener Medikation von Sulfonamiden, Penicillinen, Penicillamin, Antirheumatika und mit vorausgegangenen Impfungen ist vermutet worden.

Krankheitsbild
Es besteht eine Tetrade von mittelhohem Fieber ohne Schocksyndrom (abgesehen vom Endstadium), hämolytischer Anämie, thrombozytopenischer Purpura und bizarren schwankenden neurologischen Befunden. Dazu kommen Zeichen von Mitbeteiligung des Herzens, der Nieren und Nebennieren, der Leber, der Milz oder des Pankreas. Alle Symptome sind je nach Befall des organeigenen Gefäßsystems unterschiedlich ausgebildet. So kann das äußere Bild bei der Einlieferung ganz verschieden sein: einige Patienten zeigen keinerlei Hämorrhagien, viele haben diskrete petechiale Blutungen an Haut, Schleimhäuten oder Augenhintergrund, einige Akronekrose, ganz wenige großflächige Hautblutungen.
Zu Beginn werden Beschwerden über Kopfschmerzen, Müdigkeit, Übelsein, Blässe vorgetragen. Bald treten ernstere zentralnervöse Störungen auf, wie Psychosen, Aphasien, Paresen, Sensibilitätsstörungen, Meningismus, schließlich Bewußtlosigkeit. Im Finalstadium zeigen sich bei allen Fällen mehr oder weniger ausgeprägt je nach der Länge des Verlaufs neben den hämatologischen und zentralnervösen Symptomen Zeichen der Nieren- und Herzinsuffizienz. Leber und Milz sind meist vergrößert.

Laboratoriumsbefunde
Man beobachtet eine Thrombozytopenie von 10000–90000/mm^3. Die Gerinnselretraktion kann entsprechend der Thrombozytopenie vermindert sein. Selten ist der Prothrombinverbrauch eingeschränkt. Die Patienten haben alle mehr oder weniger ausgeprägte Zeichen der Hämolyse, wie Verminderung von Hämoglobin und Erythrozyten, Vermehrung der Retikulozyten, Auftreten von Poikilo- und Anisozytose, Helmet-Zellen, reaktiver Knochenmarkshyperplasie und leichtem Ikterus. Die Suche nach Kälte- oder Wärmeagglutininen, pathologischen Eiweißkörpern, positivem Coombs-Test, LE-Phänomen, Fermentdefekten der Erythrozyten, gestörter mechanischer und osmotischer Resistenz bleibt fast immer von negativem Ergebnis. Wenn ein positiver Befund vorlie-

gen sollte, muß er als unabhängig von der thrombotischen Mikroangiopathie betrachtet werden.

Sicherung der Diagnose
Sie erfolgt histologisch. Da Haut und Muskulatur nur wenig befallen werden und Lymphknotenschwellungen selten auftreten, versucht man, wenn diese Symptome nicht zu finden sind, die Diagnose aus dem Sternalmark zu stellen. Dazu muß aspiriertes Mark mit Formol fixiert und in Paraffin geschnitten werden. Den wenigsten Aufwand erfordert die Zahnfleischbiopsie.

Differentialdiagnose
Die Abgrenzung von Shwartzman-Sanarelli-Phänomen-Äquivalenten und Purpura fulminans, welche sich beide akuter manifestieren, von Endangiitis obliterans, Panarteriitis nodosa, vaskulärem Erythematodes und allergischen Vaskulitiden einschließlich des Morbus Schoenlein-Henoch erfolgt klinisch und vor allem histologisch: beim Morbus Moschcowitz fehlt die zelluläre Reaktion. Ein infektiöses Geschehen wie bei der Verbrauchskoagulopathie im Rahmen wiederholter Endotoxineinschwemmungen oder in der Vorgeschichte der Purpura fulminans ist nicht obligat.

Prognose
AMOROSI u. ULTMANN fanden unter 271 Fällen 27 Überlebende.

Therapie
Fragliche Remissionen wurden nach Heparintherapie beschrieben (20000–40000 E Heparin/24 Std. zur Verlängerung der Thrombinzeit auf das 2- bis 3fache). Allerdings war in diesen Fällen die Diagnose histologisch nicht einwandfrei gesichert. Therapieversuche mit Cortisonderivaten (bis zu 1000 mg Prednison/24 Std.) oder Milzexstirpation haben den Verlauf nicht eindeutig beeinflußt. Am meisten Erfolg verspricht die Kombination von hochdosierter Prednisontherapie (beginnend mit 500 mg/die) und Milzexstirpation. Die starke Anämie kann Bluttransfusionen induzieren. Neuerdings gelingt es, mit Dosen von 600 mg Dipyridamol + 1,0 g Acetylsalicylsäure pro Tag durch Normalisierung der verkürzten Lebensdauer Plättchenzahl, Erythrozytenzahl und Hämatokrit innerhalb von 14 Tagen zur Norm anzuheben und Remissionen zu erzielen.

Gefäßveränderungen mit zellulärer Reaktion analog dem Arthus-Phänomen

Morbus Schoenlein-Henoch
Definition
Morbus Schoenlein-Henoch nennt man ein Syndrom aus entzündlichen sekundär-hämorrhagischen Haut- und Schleimhautveränderungen, aus Polyarthritis und viszeralen Erscheinungen. Der Morbus Schoenlein-Henoch ist wahrscheinlich nur die markante Verlaufsform einer allergischen Vaskulitis (RUITER), die bei ähnlichem, aber abgewandeltem klinischem und histologischem Bild unter jeweils anderen Namen eingeordnet wird (Abb. 11.**31**; s. Differentialdiagnose, S. 11.208).

Häufigkeit und Vorkommen
Das Kindesalter, besonders das 2.–5. Lebensjahr, werden bevorzugt. Das männliche Geschlecht wird häufiger befallen. LANDBECK sah von 1954–1964 unter 528 Kindern mit Blutungskrankheiten 61 mit Morbus Schoenlein-Henoch.

Pathogenese und Pathophysiologie
In der Umgebung des subpapillären (zum Kapillarbereich gehörenden) Venennetzes manifestiert sich als früheste histologische Veränderung eine Degeneration der Endothelzellen. Eventuelle Nekrosen schmelzen wie beim Arthus-Phänomen nicht eitrig ein. Leukozyten und Erythrozyten treten im befallenen Abschnitt aktiv durch die Gefäßwand. Extravasal zerfallen die Granulozyten, so daß man im histologischen Schnitt angefärbte Kernbruchstücke sieht. Vom 4.–5. Tag an beginnen lymphohistiozytäre Zellformen zu überwiegen. Das Auftreten einer Effloreszenz, welche diese Veränderungen enthält, des leukoklasischen Mikrobids von G. MIESCHER, ist die histologische Voraussetzung für die Diagnose Morbus Schoenlein-Henoch und damit auch für andere Formen der Vasculitis allergica (Tab. 11.**68**). Der Morbus Schoenlein-Henoch wurde ebenso wie der Morbus Moschcowitz bei Patienten mit Antikörpermangel beschrieben.

Ätiologie
Bei mindestens 60% der Fälle liegt eine Infektallergie vor. Als auslösende Ursache einer allergischen leukozytoklasischen Vaskulitis sind vorausgegangene Infekte mit Streptokokken, Escherichia coli, Tuberkelbakterien, Lepraerregern, Rickettsien, Hepatitis-B-Viren vermutet worden. Doch ist im Einzelfall der Beweis schwer zu führen. Die Auslösung eines infektallergischen Schubes ist aber nicht an intakte Erreger gebunden; die Hauteffloreszenzen zeigen also keinen septischen Schub, sondern eine aseptische Streuung von Erregerteilen an. Die große klinische Bedeutung des leukoklasischen Mikrobids liegt darin, daß es den Arzt auf einen verborgenen Fokus hinweisen kann. Daneben werden vor allem bei älteren Patienten Arzneiallergien (Chloramphenicol, Penicillin, Streptomycin, Sulfonamide, organische Arsenverbindungen, Barbiturate, Chlorpromazine, Corticosteroide, Hydantoinderivate, Busulfan, Jodide, Wismut, Gold, Phenylbutazon, Chinidin, Uracilverbindungen, Granethidin, Chlortetracyclin), aber auch Nahrungsallergien, Insektenstiche und Impfungen als auslösende Ursachen angegeben.

Hämorrhagische Diathesen 11.207

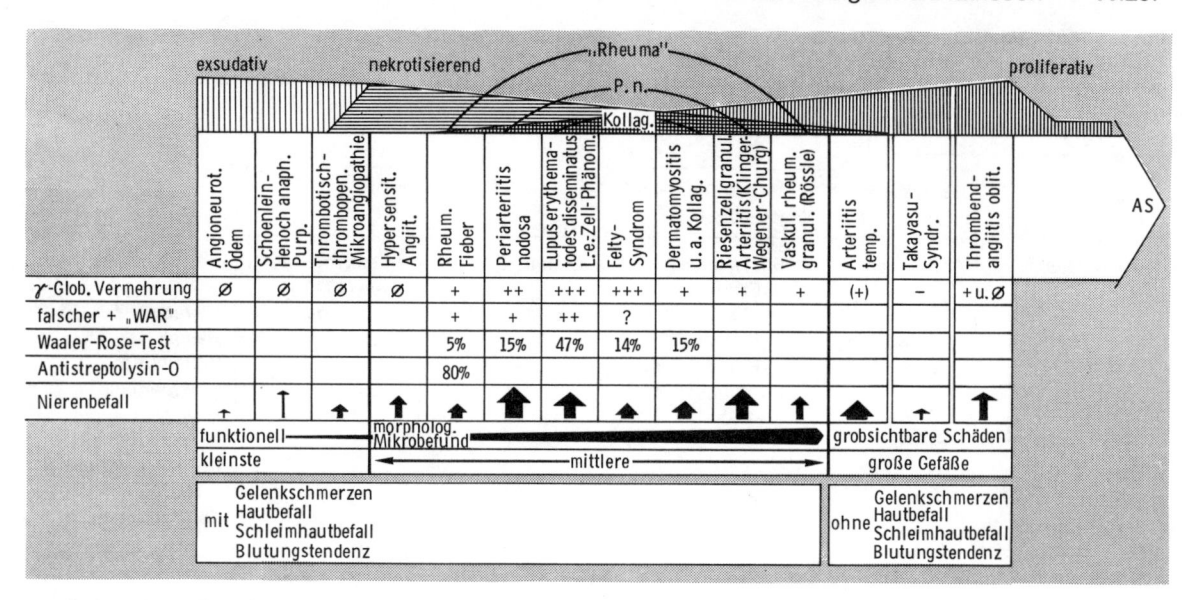

	Angioneurot. Ödem	Schoenlein-Henoch anaph. Purp.	Thrombotisch-thrombopen. Mikroangiopathie	Hypersensit. Angiit.	Rheum. Fieber	Periarteriitis nodosa	Lupus erythematodes disseminatus L.-e.-Zell-Phänom.	Felty-Syndrom	Dermatomyositis u. a. Kollag.	Riesenzellgranul. Arteriitis (Klinger-Wegener-Churg)	Vaskul. rheum. granul. (Rössle)	Arteriitis temp.	Takayasu-Syndr.	Thrombendangiitis oblit.
γ-Glob. Vermehrung	∅	∅	∅	∅	+	++	+++	+++	+	+	+	(+)	–	+ u. ∅
falscher + „WAR"					+	+	++	?						
Waaler-Rose-Test					5%	15%	47%	14%	15%					
Antistreptolysin-O					80%									
Nierenbefall	↑	↑	↑	↑	↑	⬆	⬆	⬆	⬆	⬆	⬆	↑	↑	

Abb. 11.31 Hyperergische Gefäßwanderkrankungen (nach *Bock*)

Tabelle 11.68 Histologische Grundformen bei Blutungsübeln (nach *Kalkoff*)

Typ	Ort	Histologie	Vorkommen
I Reaktionslose Blutung	Vor allem in den Schaltstücken der Kapillaren (ohne erkennbare Gefäßerweiterung) und in den Venolen	Erythrozyten in den Gewebsspalten ohne reaktive Entzündung	Z.B. thrombopenische Purpura, Saugglockentest
II Blutung bei anaphylaktisch-hyperergischer Entzündung	Venolen, Venen und Kapillaren, wobei die Schaltstücke (gegenüber I und III) sehr zurücktreten	Die serös-exsudative Komponente überwiegt. In der terminalen Strombahn (Arteriolen, Kapillaren, Venolen) der befallenen Gewebsabschnitte findet man Gefäßveränderungen in Form von Schwellung, Degeneration und später auch Proliferation der Endothelzellen. Neben oder noch vor den Erythrozyten treten polymorphkernige Leukozyten aus, die bald zerfallen und charakteristische Kerntrümmer zurücklassen. An den Stellen völliger Zerstörung des Endothels kann es zu Austritt von Fibrin (fehlt bei Typ I und III) kommen	Morbus Schoenlein-Henoch, Angiitis necroticans, Arzneimittelallergie
III Blutung bei allergisch-hyperergischer Entzündung (Spätreaktion, Tuberkulintyp)	Schaltstücke der Kapillaren	In der terminalen Strombahn findet man bei fehlender serösexsudativer Komponente Schwellung, Degeneration, später auch Proliferation der Endothelzellen (wie bei Typ II) und wahrscheinlich auch Kapillarneubildung. Das histiolymphozytäre Infiltrat verursacht die Hautknötchen. Der Blutfarbstoff der aus den Schaltstücken der Kapillaren austretenden Erythrozyten wird in Hämosiderin übergeführt und intrazellulär gespeichert	Purpura pigmentosa progressiva

Krankheitsbild

Die Verschiedenheit der klinischen Bilder geht aus Tab. 11.69 hervor. Die Angabe, daß die Haut zu 100% befallen wird, dürfte höchstens im späteren Stadium zutreffen. Zu Beginn sind ihre Veränderungen oft vorübergehend urtikariell. Man erkennt makulopapulöse rote Flecken, manchmal mit urtikarieller Peripherie, gelegentlich zunächst nur Urtikariaquaddeln, in deren Zentrum eine Hämorrhagie entsteht. Wenn primär vorhanden, vergeht die urtikarielle Phase rasch, die hämorrhagischen Flecken und Papeln bleiben zurück. Petechiale Blutungen in ihrer Umgebung sind uncharakteristisch.

Größere Blutungen können an ödematösen Partien, etwa über den Gelenken, vorkommen. Die Hauterscheinungen befallen vor allem die Extremitäten, speziell deren Streckseiten, die Nachbar-

Tabelle 11.69 Übersicht über die klinischen Erscheinungsformen und den Verlauf des Morbus Schoenlein-Henoch (aus *Landbeck, G.*: Thrombos. Diathes. haemorrh. Suppl. 22 [1967] 80)

Akute Infektionskrankheit (66%)					1–2 Wochen	
	Gelenke (66%)	Magen-Darm-Trakt (50–80%)	Hautbefall			1–2 Wochen
4–6 Wochen	Arthralgien ± Schwellung ± Erguß	Bauchkoliken ± Erbrechen ± okkultes Blut ± Meläna (30%) ± Hämatemesis Invagination (2–4%)	Ödeme (50%)	Hämorrh. Exanthem (100%) (makul.-pap. Erythem, Urtikaria, Purpura)		Nieren (20–60%) Hämaturie Proteinurie ± Hypertonie ± Azotämie ± Gran. Zylinder Chronischer Verlauf 5–25% Tod durch Niereninsuffizienz 2–4%

schaft der Gelenke und das Gesäß, wobei die Symmetrie auffällt. Die Polyarthritis bevorzugt die Fuß-, Knie-, Hand- und Fingergelenke und tritt in etwa zwei Dritteln der Fälle auf, oft gleich zu Anfang des Schubes. Sie variiert von leichten Arthralgien bis zu begleitenden perivaskulären Ödemen mit Zeichen erheblichen Rubors, Calors, Dolors, seltener mit serösen (nicht blutigen) Ergüssen. Im allgemeinen klingt die Polyarthritis innerhalb einer Woche folgenlos ab. Die viszeralen Veränderungen sind am häufigsten im Gastrointestinaltrakt und an den Nieren manifestiert. In Tab. 11.69 sind mögliche Beteiligungen von Leber-, Milz-, Lungen-, Herz- und Gehirngefäßen nicht berücksichtigt.

Als *Hauptkomplikationen* des Morbus Schoenlein-Henoch gelten:
1. in 10 von 12 Fällen die *Nephritis*; zwei Verlaufsformen stehen im Vordergrund: 1. die fokale intrakapilläre Entzündung, die einen unterschiedlichen Prozentsatz von Glomeruli befällt, nur selten alle Schlingen eines Glomerulus umfaßt und mit Adhäsionen zwischen den proliferierenden Zellen und der Bowmanschen Kapsel und der Ablagerung von basalmembranähnlichem Material zwischen den proliferierenden Zellen einhergeht, 2. die diffuse Nephritis mit irregulärer Proliferation. Man sieht interstitielle Infiltrationen von Neutrophilen, Eosinophilen, Lymphozyten und Plasmazellen, gelegentlich interstitielle Blutungen und Tubulusnekrosen neben Halbmonden in allen Größen und Entwicklungsstadien. Ein Übergang von der fokalen in die diffuse Form scheint nicht vorzukommen. Die diffuse Verlaufsform gilt als prognostisch ernstes Zeichen. Eine Azotämie oder das seltene nephrotische Syndrom beim Morbus Schoenlein-Henoch haben dagegen keine prognostische Bedeutung;
2. die *Beteiligung des Intestinaltraktes*. Abdominelle Beschwerden haben 50% der Patienten. Sie klagen über anfallsweise auftretende Koliken bis hin zum dramatischen Bild des »akuten Bauches«, über Erbrechen, blutiges Erbrechen und in 30% blutige Durchfälle. Ursache sind Ödeme von Darmabschnitten oder Schleimhautblutungen, die in etwa 10% der Fälle Transfusionen erforderlich machen und in 2–4% zu Invaginationen oder Nekrose und Perforation mit Ileus führen, worauf ein tastbarer Tumor in abdomine hinweisen kann.

Verlauf und Prognose

Die Krankheitsdauer beträgt im Durchschnitt 4 bis 6 Wochen, kann aber auch das Extrem von 54 Jahren (OSLER) erreichen. Die längeren Verläufe scheinen in höheren Lebensaltern häufiger zu sein. Die Letalität der akuten Phase liegt bei 1% oder darunter. Spättodesfälle (2–4%) werden in erster Linie durch den Grad der Nierenbeteiligung bestimmt.

Differentialdiagnose

Es kommen in Frage:
a) Die Vasculitis allergica superficialis. Das makroskopische Bild ähnelt milden Hauterscheinungen beim Morbus Schoenlein-Henoch. Die erythematöse Komponente steht gegenüber der hämorrhagischen im Vordergrund. Die Lokalisation ist nicht ausgeprägt typisch. Eine viszerale Beteiligung besteht nicht, und die histologischen Veränderungen beschränken sich nur auf die oberste Gefäßetage der Haut. Diese Form tritt fast immer in Zusammenhang mit Infekten auf. Man wird sie nur bei rezidivierenden Schüben und dann mit Corticoiden behandeln.
b) Die Purpura hyperglobulinaemica, S. 11.209.
c) Die nekrotisierende (hypersensitive) Angiitis (Angiitis necroticans). Bei ihr sind die Gefäßwandnekrosen auf Arteriolen, kleine Arterien und Venen ausgedehnt. Subendothelial und nicht so stark in der Media findet sich amorphes, eosinophiles und basophiles Material.
d) Die Wegenersche Granulomatose. Sie gleicht

außerhalb des Respirationssystems der Angiitis necroticans, doch der intrapulmonale Befund differiert. Bei dem meist typischen rhinobronchialen Beginn finden sich dort auch häufig eitrig-granulierende Entzündungen. Intrapulmonal sind vor allem die großen und mittleren Arterien betroffen (mit Auftreten von Riesenzellen, Nekrosen und Entzündungen aller Arterienschichten, segmental oder zirkumferent).

e) Die Panarteriitis nodosa, bei der das polynukleäre, mononukleäre und lymphozytäre Infiltrat mehr in den kleinen und mittleren Arterien auftritt. Das amorphe eosinophile und basophile Material im Nekrosegebiet ist stärker in der Media abgelagert. Fast immer findet man zugleich bereits abgeheilte Läsionen.

Der Übergang vom Morbus Schoenlein-Henoch zur nekrotisierenden Angiitis und zur Panarteriitis nodosa kann fließend sein und bei demselben Patienten beobachtet werden. Weitere Angaben zur Histologie s. »Pathogenese und Pathophysiologie« (S. 11.206) und »Laboratoriumsbefunde« (s. unten).

Laboratoriumsbefunde
Leukozytose mit Linksverschiebung und geringer Eosinophilie kann vorkommen. Der Abfall von Hämoglobin und Erythrozyten hängt
a) vom Ausmaß der Blutungen ab und wird
b) bei infektiöser Genese und chronischem Verlauf durch eine Infektanämie verstärkt.

Die BKS ist mäßig beschleunigt, das C-reaktive Protein positiv. Streptokokken im Rachenabstrich und ein erhöhter Antistreptolysintiter kommen nicht häufiger vor als bei Kontrollkollektiven. Das Blutgerinnungssystem ist im allgemeinen unauffällig. Falls in seltenen Fällen Thrombozytopenien oder -pathien mit oder ohne weiteren Zeichen einer Verbrauchskoagulopathie gefunden werden, sind diese Veränderungen nicht primäre Ursachen der hämorrhagischen Diathese, sondern Folge der entzündlichen Gefäßveränderungen und -nekrosen. Ein Drittel aller Patienten mit allergischen Vaskulitiden haben über die obere Norm von 80 µg/ml weit hinausgehende Kryoglobulinspiegel. Die zirkulierenden Kryoglobuline sind nicht monoklonal, wie z.B. beim Myelom, sondern gewöhnlich Mischungen von IgG und IgM, enthaltend Immunglobuline, Rheumafaktor, ANF oder Antigene wie Australia-Antigen oder andere DNA-Viren, zusammen mit Komplement. Das Auftreten dieser Mischkryoglobuline ist offensichtlich mit der leukozytoklasischen Angiitis verbunden, wobei der Beweis der Spezifität noch fehlt. Wahrscheinlich hängt es vom Molekulargewicht des beteiligten Antigens ab, ob die ausgelösten Entzündungsvorgänge bei der Anlagerung der antigenhaltigen Komplexe an die Gefäßwand beginnen oder nach Passage in das Interstitium und das perivaskuläre Gewebe. Der Nachweis von Immunkomplexanteilen in histologischen Schnitten gelingt wahrscheinlich oft deshalb nicht, weil sie vor der Gewebeentnahme schon wieder abgeräumt waren.

24 Stunden nach Eindringen der Immunkomplexe kann nur noch Fibrin angetroffen werden. Bei normalen Komplementspiegeln im Patientenblut läßt sich unter Umständen ein erhöhter Komplementumsatz nachweisen.

Therapie
Man sucht die unverträglichen Arzneimittel und Nahrungsbestandteile fernzuhalten, einen bakteriellen Fokus zu beseitigen und bis dahin das Bakterienwachstum antibiotisch zu hemmen. Bei antibiotischer Therapie kann es am Anfang zu einer Herxheimerschen Reaktion mit Zunahme aller Symptome kommen. Wird der Steuherd nicht gefunden, kann man versuchen, die Hyperergie zu beeinflussen. In fallender Reihenfolge sind wirksam: ACTH, Prednison, Resochin. Man kann auch Kombinationspräparate von Acetylsalicylsäure, Resochin und Prednison benutzen. Stehen urtikarielle Hauterscheinungen im Vordergrund oder vermutet man intestinale Schleimhauterscheinungen, haben ACTH und Prednison gute symptomatische Wirkung. Bei abdominellen Beschwerden lindern Atropin, Dolantin die Schmerzen. Bei Verdacht auf Darmwandperforation oder Invaginationsileus muß der Chirurg zugezogen, aber vor der Operation die Diagnose röntgenologisch gesichert und eine einfache Schwellung der Darmschleimhaut ausgeschlossen werden. Die Glomerulonephritis wird wie jede andere Glomerulonephritis behandelt.

Purpura hyperglobulinaemica Waldenström
Definition
Von dieser Erkrankung (die zusammen mit der Purpura macroglobulinaemica und hämorrhagischen Diathesen bei weiteren monoklonalen Gammopathien unter dem Sammelbegriff dysproteinämische Purpura eingeordnet wurde) existieren sekundäre Formen bei Leberzirrhose, Morbus Boeck, Amyloidose, Erythematodes, Diabetes mellitus, Karzinomen, Lungentuberkulose und anderen Erkrankungen und eine seltene idiopathische Form. Der Befund ist histologisch dem Morbus Schoenlein-Henoch sehr ähnlich. Man kann deshalb annehmen, daß die Hyperglobulinämie und die hämorrhagische Diathese unabhängige Folgen des gleichen chronisch-entzündlich-allergischen Prozesses sind. Die Definition müßte dann lauten: Es handelt sich um allergische Vaskulitiden bei chronischen Krankheitsbildern, die mit einer unspezifischen Vermehrung der Gammaglobuline einhergehen.

Vorkommen
Das Syndrom tritt am häufigsten zwischen dem 20. und 60. Lebensjahr auf. Frauen sind 5- bis 6mal häufiger befallen als Männer. Die idiopathische Purpura hyperglobulinaemica ist selten.

Pathogenese
s. Pathogenese des Morbus Schoenlein-Henoch, S. 11.206.
Die Hypergammaglobulinämie ist als weitere Folge des chronisch-entzündlichen »allergischen« Prozesses und nicht als Auslöser der hämorrhagischen Diathese anzusehen.

Klinisches Bild
In Schüben erscheinen Blutpunkte auf den Beinen, vor allem den Unterschenkeln, gelegentlich an den oberen Extremitäten und am Stamm und fast nie an den Schleimhäuten, wobei als Folge der häufigen Rezidive eine hämosiderinhaltige pigmentierte gefleckte Haut entsteht. Zunächst sind die kleinfleckigen petechialen Effloreszenzen isoliert, konfluieren aber bei längerem Verlauf. Frische und alte Hautveränderungen finden sich immer gleichzeitig. Gelegentlich wird Jucken, Brennen oder Kribbeln angegeben. Ebenso selten wie Schleimhautblutungen und Hämaturien sind flüchtige rheumatische Beschwerden und Lymphknotenschwellungen. Bei einer sekundären Purpura hyperglobulinaemica kommen die Erscheinungen der Grundkrankheit hinzu. Der Verlauf ist benigne.

Laboratoriumsbefunde
Der Rumpel-Leede-Test ist häufig positiv, aber der Abfall von Gerinnungsfaktoren oder Störungen der Thrombozytenfunktion, vor allem eine Thrombozytopenie, sind äußerst selten. Eine Hyperproteinämie findet sich in 50% bei einem Anteil der Gammaglobuline von 22–80 Relativprozent, die im Elektropherogramm breitbasig erscheinen. Der M-Gradient der Purpura macroglobulinaemica fehlt.

Therapie
Sie ist gegen die Grundkrankheit gerichtet. Bei der idiopathischen Form gilt für die Anwendung von Prednison, Resochin oder Kombinationen mit Acetylsalicylsäure und für die Desensibilisierung das gleiche wie für die Therapie des Morbus Schoenlein-Henoch.

Purpura fulminans

Definition
Innerhalb von Stunden oder Tagen treten schnell konfluierende Nekrosen von Haut und Subkutis mit nachfolgenden Blutungen hauptsächlich im Bereich der Extremitäten und des Stammes auf.

Häufigkeit und Vorkommen
Bisher sind etwa 300 Fälle publiziert. Das Syndrom tritt gehäuft im Kindesalter auf. Ein Geschlecht wird nicht bevorzugt.

Pathogenese und Pathophysiologie
Charakteristisch sind Gefäßverschlüsse im venösen Teil der Endstrombahn als Folge einer fibrinoiden Nekrose der Gefäßwände in Kapillaren und Venolen mit leukozytärer Infiltration und gelegentlich vermehrten Eosinophilen. In die durch die postkapilläre Thrombose von der Versorgung abgeschnittenen Gewebsteile blutet es: Ein thrombohämorrhagisches Syndrom von Kutis und Subkutis ist entstanden. Während der folgenden Tage können sich Thrombosen bis in die kleinen und mittleren Venen hinein ausdehnen. Früher oder später besiedeln Keime das abgestorbene Gewebe von der Hautoberfläche her. Es droht eine Sepsis, welche das Leben des Patienten beenden kann.

Ätiologie
Man nimmt an, daß es sich um eine allergische Reaktion ähnlich der beim Arthus-Phänomen, beim Shwartzman-Sanarelli-Phänomen oder beim Schoenlein-Henoch-Syndrom handelt, aber mit einer spezifischen Lokalisation, die zu dem typischen klinischen Bild führt.

Krankheitsbild und Verlauf
Mit wenigen Ausnahmen tritt die Purpura fulminans in einem Abstand von 5–87 Tagen (Mittel 19 Tage) nach einem Infekt auf, der in etwa 50% der Fälle ein Scharlach war. Die Schwere der vorausgegangenen Infektion bestimmt das Auftreten der Purpura fulminans nicht. Hellrote, nichterhabene Flecken, zunächst nur stecknadelkopfgroß, dehnen sich schnell aus, verfärben sich im Zentrum schwarz und konfluieren an Extremitäten und Stamm zu gelegentlich riesigen, tiefrot-schwarzen, von Blut durchsetzten Hautnekrosen. Die scharfen, landkartenartigen Ränder zeigen zwischen normaler und tiefschwarzer Haut einen hellroten Saum, der bei fortschreitenden Veränderungen von Petechien umgeben sein kann. Schübe können über Wochen auftreten oder auch nur an einem einzigen Tag beobachtet werden. Überlebt der Patient längere Zeit, so entstehen große Ulzera, welche nach Abtragen des nekrotischen Gewebes freiliegende Muskeln auf ihrem Grund erkennen lassen. Schleimhautblutungen sind selten und wenn, dann möglicherweise Folge der sekundären Gerinnungsstörung. Bei einem Viertel der Patienten kommt Hämaturie vor, doch findet man Proteinurie oder Zylindrurie selten. Bei den Patienten, bei denen eine Beteiligung innerer Organe vorliegt, ist möglicherweise ein Schock im Rahmen der Hautveränderungen die Ursache der Thrombosen in diesen Organgeweben.

Laboratoriumsbefunde
Das Blutbild zeigt eine durch die Blutungen in das Gewebe bedingte Anämie. Die Leukozyten sind bei deutlicher Linksverschiebung und toxischen Granulationen im Mittel auf 23000/mm^3, im Extrem bis auf 50000 und mehr vermehrt. Die Eosinophilen sind niedrig oder fehlen. Der Knochenmarkbefund ist unspezifisch, es kann zu einer Vermehrung der Plasmazellen kommen. Das Gerinnungssystem zeigt flüchtige oder länger anhaltende Zeichen einer Verbrauchskoagulopathie. Bei der Hälfte der

Patienten findet man eine schwächere oder stärkere Thrombozytopenie.

Prognose
Die Letalität beträgt etwa 50%. Nur 10% der Patienten überstehen die Krankheit ohne Gewebsverlust, bei dem Rest werden häufig Amputationen notwendig.

Differentialdiagnose
Das Waterhouse-Friderichsen-Syndrom entwickelt sich zu Beginn einer Meningokokkensepsis. Die Purpura fulminans tritt zwar auch im Rahmen einer Meningokokkämie auf, aber wenn, dann nach einer Latenzzeit. Die postinfektiöse Purpura der Kinder ist durch das Fehlen von konfluierenden thrombohämorrhagischen Partien, der Morbus Moschcowitz, falls er einmal mit flächenhaften Blutungen auftritt, durch das Fehlen entzündlicher Veränderungen im histologischen Bild abgegrenzt.

Therapie
Mit der Annahme eines immunpathologischen Geschehens besteht die Indikation für eine Steroidtherapie von 50–100 mg Prednison pro Tag. Falls damit das Fortschreiten der Nekrosen nicht verhindert und kein Anstieg der Thrombozyten erreicht werden kann, ist eine zusätzliche Gabe von Immunsuppressiva bis zu 150 mg Azathioprine pro Tag zu versuchen. Da Prednison gleichzeitig die Gefahr eines neuen Schubes der Verbrauchsreaktion vergrößert, sollte eine Infusion von 10 000 bis 30 000 E Heparin pro Tag angelegt werden. Unter Heparinschutz können abgefallene Gerinnungsfaktoren mit Konzentraten substituiert werden. Leider vermindert die Immunsupression die Resistenz gegenüber den sich in den nekrotischen Hautpartien ausbreitenden Keimen. Die antibiotische Therapie richtet sich nach dem Ergebnis der Kulturen und Resistenztests.

Gefäßveränderungen mit zellulärer Reaktion analog der Reaktion vom verzögerten Typ

Purpura pigmentosa progressiva (Kalkoff)
Definition
Es besteht eine chronische und progressive Entwicklung von umschriebenen petechialen Hautblutungen in einem Gebiet mit knötchenförmiger ekzematoider Entzündung, wobei der ausgetretene Blutfarbstoff zunächst purpurrot, dann braunrot und schließlich braun durchschimmert.
Im einzelnen gehören zu dieser Krankheitsgruppe die morphologisch nicht eindeutig voneinander zu trennenden vaskulären hämorrhagischen Diathesen Purpura Schamberg, Purpura Gougerot-Blum, Purpura annularis teleangiectoides Majocchi, Purpura teleangiectasique arciform Touraine. Diese Krankheitsbilder zeigen so häufig Übergänge, daß ihre Eigenständigkeit fraglich erscheint.

Vorkommen und Häufigkeit
Am häufigsten tritt die Erkrankung zwischen dem 30. und 60. Lebensjahr auf, kommt aber auch schon im Kindesalter vor. Ein Geschlecht wird nicht bevorzugt.

Ätiologie
Allergien auf infektiös-toxischer, arzneimittelbedingter, kontaktbedingter (Appretur in Kleidungsstücken) und nutritiver Grundlage werden diskutiert. HERZBERG beobachtete einen Fall, bei dem als Ursache eine Adalinallergie festgestellt wurde. Nach Abklingen trat ein morphologisch gleichartiges Rezidiv durch Miltaun und danach ein morphologisch wiederum gleichartiges Rezidiv durch Noludar auf.

Pathogenese
Kapillarmikroskopisch werden in den Krankheitsherden plötzliche Spasmen im arteriellen Schenkel und starke Erweiterungen des venösen Teils gesehen, aus dem eine geringe Menge Blut austritt und in Form einer kleinen Wolke liegenbleibt. Anschließend kann sich auch der arterielle Kapillarschenkel erweitern. Vor dem Blutaustritt kommt es zur Verlangsamung und Körnung der Strömung, die bald wieder normal zu fließen scheint. Dieser Ablauf kann rhythmisch auftreten. Die histologischen Veränderungen (Typ III der Blutungsübel nach KALKOFF, s. Tab. 11.**68**) entsprechen der allergischen Reaktion vom verzögerten Typ.

Krankheitsbild
Die Erscheinungen beginnen meist in der Fußknöchelregion. Sie können sich auf dieses Gebiet beschränken, aber auch auf Beine, Stamm und obere Extremitäten übergreifen. Je nach Unterform werden beobachtet: annuläre, serpiginöse, follikuläre Ausbreitung, polygonale solitäre oder gruppierte Knötchen, schließlich Generalisation. Dem ersten teleangiektatischen folgt ein zweites hämorrhagisch pigmentiertes Stadium, dem sich ein atrophisches anschließen kann. Bei allen Formen ist Juckreiz nur inkonstant vorhanden.

Laboratoriumsbefunde
Die kapillarmikroskopischen Veränderungen wurden oben bereits beschrieben. Veränderungen des Gerinnungssystems sind nicht typisch, doch ist bekannt, daß bei Belastung mit Arzneimitteln, gegen welche die Patienten nachgewiesen allergisch sind, vorübergehende Thrombozytopenie und vorübergehender Abfall einzelner Gerinnungsfaktoren wie I, II, V, VIII vorkommt.

Differentialdiagnose
Bei der Purpura hyperglobulinaemica kann nach häufigen Rezidiven eine pigmentierte hämosiderin-

haltige, gefleckte Haut entstehen. Sie muß durch die übrigen klinischen und laborchemischen Befunde von der Purpura pigmentosa progressiva abgegrenzt werden. Die Purpura hyperglobulinaemica zeigt histologisch Übergänge zum Morbus Schoenlein-Henoch hin, bei dem allerdings kein hämosiderinhaltiges Pigment in Effloreszenzen abgelagert wird.

Therapie
Falls eine Arznei-, Kontakt- oder Nahrungsmittelallergie festgestellt werden kann, muß das entsprechende Allergen fortgelassen werden. Bei einer Therapie mit 30 mg Prednison/die gehen die entzündlichen Erscheinungen schnell zurück, und es treten keine neuen Blutungen auf. Falls notwendig muß man eine Erhaltungsdosis von 5 mg/die geben.

Erworbene Gefäßveränderungen auf degenerativer Basis

Purpura senilis (Bateman)
Definition
Stecknadelkopf- bis 5 cm große und größere, scharf, aber unregelmäßig begrenzte Blutungen treten in altersdegenerierten, pigmentierten unelastischen Hautbezirken auf und bleiben lange Zeit sichtbar.

Ätiologie und Pathogenese
In der Haut solcher Partien findet sich neben den normalerweise im Alter unregelmäßig aufgebauten Endothelzellen der Gefäße eine Rarifizierung des Bindesgewebes. Die Kollagenfasern sind brüchig, senil-elastoid degeneriert und an Zahl vermindert. Bereits wenn die Haut durch Alltagsbelastungen verschoben wird, blutet es aus den Kapillaren per rhexin. Wegen der Histiozytenarmut im Gewebe fehlt intrazelluläres Hämosiderin und verzögert sich die Resorption der Blutung sehr.

Klinik
In Gebieten senil veränderter Haut und nur dort, also vor allem an der Streckseite der Unterarme, am häufigsten am Handrücken, seltener im Gesicht oder an den Beinen, noch seltener an den Schleimhäuten entstehen schubweise Ekchymosen, die lange liegenbleiben, ohne Beschwerden zu machen. Das Altersleiden besteht meist nicht vor dem 6. Lebensjahrzehnt. Das Gerinnungssystem ist normal.

Therapie
Vitamin E 2 Monate täglich 200–400 mg parenteral, dann 1 Monat per os soll die Purpuraschübe während der Behandlungsperiode unterdrücken.

Purpura bei Hyperkortizismus
(medikamentös oder als Morbus Cushing)
Durch längere Therapie mit Cortisonderivaten, vor allem bei Benutzung von Δ_1-Derivaten, kann selbst bei Kindern eine Purpura erzeugt werden, die der Purpura senilis ganz und gar gleicht. Auch das histologische Bild einschließlich der Kollagenverarmung und -degeneration ist das gleiche wie bei der Purpura senilis. Ebenso können die Veränderungen beim Morbus Cushing aussehen.

Purpura simplex
Besonders an den unteren Extremitäten, gelegentlich am Stamm, treten spontane Ekchymosen, manchmal mit Petechien auf. Die sog. Purpura simplex wird fast nur bei Frauen beschrieben und entwickelt sich häufig erst während des Klimakteriums (Östrogenmangel). Die Kapillarresistenz ist zum Teil erniedrigt. Ob es sich um ein Krankheitsbild sui generis handelt, ist noch unklar.

Erworbene Gefäßveränderungen durch Mangelernährung

Skorbut (der Erwachsenen), Moeller-Barlowsche Krankheit (der Kinder)
Definition
Eine umfassende Darstellung der C-Avitaminose erfolgt im Kap. 16 Ernährungsstörungen, Bd. IV. Hier werden von den drei Hauptsymptomen (1. ausgeprägte Blutungsneigung, 2. verzögerte Wundheilung und 3. Störung der Ossifikation und Zahnbildung) nur die Blutungsneigung besprochen.

Ätiologie
Es liegt ein ernährungsbedingter, nicht durch Malabsorptionssyndrom verursachter Vitamin-C-Mangel vor. Iatrogen kann die Purpura durch ACTH-Therapie erzeugt werden.

Pathogenese und Pathophysiologie
Der Zusammenhalt des Gefäßendothels und die Struktur der Grundsubstanz von Basalmembran und angrenzendem perivaskulärem Gewebe sind gestört. So kommt es zu petechialen Blutungen, vorwiegend im Bereich von postkapillär dilatierten langsamer durchströmten Sammelvenen, seltener im Bereich der Kapillaren und Arteriolen. Größere Blutungen sind wahrscheinlich durch traumatisch bedingte Rupturen leicht verletzlicher größerer Gefäße verursacht.

Klinisches Bild
Die hämorrhagische Diathese, ein Frühsymptom des Skorbuts, zeigt neben petechialen Haut- und

Schleimhautblutungen Ekchymosen, tiefe Weichteilhämatome, subperiostale, Knochenmark- und sogar Gelenkblutungen. Die Hautblutungen sind häufig perifollikulär und besonders an den Streckseiten der Extremitäten lokalisiert. Größere Hämatome sind im Bereich der Füße, Unterschenkel und Knie häufiger, wobei die funktionelle Beanspruchung ein lokalisatorisches Moment ist. Hämaturien und Magen-Darm-Blutungen sind beim Moeller-Barlow-Syndrom der Kinder häufiger als beim Skorbut der Erwachsenen. Vor allem leiden die Kinder unter subperiostalen Blutungen in die Epidiaphysengrenzen von Femur, Tibia und Fibula und in die Knorpelknochengrenzen der Rippen, wo es zu Knochenauftreibungen und Weichteilschwellungen mit starker Berührungsempfindlichkeit kommt.

Laboratoriumsbefunde
Gefäßfragilitätstests wie der Rumpel-Leede-Test oder der Saugglockentest sind häufig pathologisch. Gelegentlich beschriebene Veränderungen der Gerinnungszeit, mangelhafte Aktivierung der kontaktsensiblen Gerinnungsfaktoren XI und XII, Verminderung des Prothrombins, Störungen der Plättchenaggregation und -adhäsivität stehen normalen Befunden gegenüber. Die sonst Vitamin-C-reichen Thrombozyten verarmen bereits vor Beginn klinischer Zeichen.

Therapie
200–1000 mg Vitamin C per os oder parenteral bessern die allgemeinen Symptome und Hautveränderungen in wenigen Tagen; die Blutungen sind nach 2 Wochen abgeblaßt.

Erworbene hämorrhagische Diathesen mit vaskulärer Komponente

Purpura macroglobulinaemica Waldenström

Definition
Es handelt sich um eine hämorrhagische Diathese, welche fast immer in Verbindung mit einer lymphoid-plasmazellulären Retikulose (Morbus Waldenström) auftritt, durch eine krankhafte Vermehrung der Makroglubuline (γM-Globuline) im Blut verursacht ist und durch das Auftreten von Kryoglobulinen kompliziert werden kann.

Pathogenese der Blutungen
Das Paraprotein wird in einem maligne entarteten, bis zu makroglobulinsezernierenden Plasmazellen ausdifferenzierten B-Zellklon synthetisiert.
Die Makroglobuline mit einer Sedimentationskonstante zwischen 19 und 30 Svedberg-Einheiten (Molekulargewicht über 1000000) und besonders auch die in 20–30% der Fälle vorkommenden Kryoglobuline (bis zu 30% Anteil am Gesamteiweiß) können (a) unterschiedliche Mengen der plasmatischen Gerinnungsfaktoren binden. Der Effekt ist ein Abfall der Aktivität der Faktoren. Zusätzlich stören die Makroglobuline (b) bei der Gerinnung die Polymerisation der gebildeten Fibrinmonomere auf dem Weg zum mechanisch-stabilen Gerinnsel. Weiterhin lagern sich die Makroglobuline (c) an der Thrombozytenoberfläche an und hemmen deren Eintritt in den Blutstillungs- und Gerinnungsmechanismus. Schließlich können die vermehrten Globuline oder Paraproteine (d) in Form amyloider Substanzen an der Basalmembran der Kapillaren niedergeschlagen werden und deren Fragilität erhöhen. Die Amyloidbildung ist wahrscheinlich an L-Kettenparaprotein gebunden. Kryoglobuline können (e) in kühlen Gewebspartien ausfallen, dort die kapilläre Strömung behindern und trotz der Hemmung der Blutgerinnung Anlaß zu thrombotischen Verschlüssen geben.

Vorkommen
(s. S. 11.131 ff.)

Ätiologie
(s. S. 11.131 ff.)

Krankheitsbild und Verlauf
Man unterscheidet eine benigne, Jahrzehnte dauernde oder maligne, rasch verlaufende Form der Makroglobulinämie Waldenström. Die Purpura macroglobulinaemica ist typisch für die maligne Verlaufsform. Die Patienten, bei denen Leber, Milz und Lymphknoten vergrößert sind, haben Petechien, aber auch ausgedehnte Blutungen, vorwiegend der Schleimhäute und der Nase, des Zahnfleisches, des Gaumens, des Magen-Darm-Traktes, der abführenden Harnwege und der Vagina. Hautblutungen treten demgegenüber etwas zurück. Die Blutungen erscheinen schubweise, dazwischen kann es in einzelnen Fällen auch zu schubweisen Thrombosen kommen. Das hängt mit der wechselnden Bindung und Freisetzung der Gerinnungsfaktoren an die Paraproteine zusammen. Bei Vermehrung von Kryoglobulinen scheinen vermehrt Augenhintergrundsblutungen aufzutreten, und man findet Akrozyanose und unter Umständen Akronekrosen.

Laboratoriumsbefunde
Die Gerinnungsanalyse kann den Abfall aller Gerinnungsfaktoren in unterschiedlicher Ausprägung zeigen. Meist ist der Abfall durch Bindung an Paraproteine vorgetäuscht. Die an die Thrombozyten adsorbierten Paraproteine verursachen eine Hemmung von Ausbreitung, Agglutination und Lipidfreisetzung. Im Endstadium der Erkrankung kommt eine Verdrängungsthrombozytopenie hinzu. Kapillarfragilitätstests sind diagnostisch wertlos. Über die Erhöhung der Blutsenkung, die immunelektrophoretischen Befunde, die Blutbildveränderungen s. S. 11.132 f.

Therapie

Eine Substitution abgefallener Gerinnungsfaktoren ist nur kurzfristig erfolgreich, da die zugeführten Faktoren an die Paraproteine gebunden werden. Man wird deshalb die pathologische Eiweißbildung durch Prednison und Zytostatika zu unterbinden versuchen. In Phasen erhöhter Thromboseneigung oder bei drohender Akronekrose durch den hohen Kryoglobulinspiegel soll eine Antikoagulantientherapie angewandt und das Hyperviskositätssyndrom wenn nötig mit wöchentlichen Plasmaphoresen behandelt werden. Da es bei Zusatz von Heparin zum Plasma von Patienten mit Makroglobulinämie auch bei Körpertemperatur zur Gelierung kommen kann, muß diese Möglichkeit vorher in vitro durch Zugabe von Heparin zu Patientenplasma bei 37°C ausgeschlossen werden. Eine Cumarintherapie bringt diese Gefahr nicht mit sich.

Literatur

Ballard, H.S., R.P. Eisinger, G. Gallo: Renal manifestations of the Henoch-Schoenlein syndrom in adults. Amer. J. Med. 49 (1970) 328–335

Bettendorf, U., R. Pötten: Moschcowitz-Syndrom nach D-Penizillamin-Medikation. Med. Welt 26 (1975) 291–295

Bouvier, C.A.: Microangiopathic hemolytic anemia; results of platelet »protective« therapy. IVth Int. Congr. on Thrombosis and Haemostasis, Vienna/Austria, June 19–22 (1973)

Braverman, I.M., A. Yen: Demonstration of immune complexes in spontaneous and histamine-induced lesions and in normal skin of patients with leukocytoclastic angiitis. J. Invest. Derm. 64 (1975) 105–112

Fitzpatrick, T.B., K.A. Arndt, W.H. Clark, A.Z. Eisen, E.J. van Scott, J.H. Vaughan: Dermatology in general medicin. McGraw-Hill, New York 1971

Hjort, P.F., S.I. Rapaport, L. Jorgensen: Purpura fulminans. Report of a case succesfully treated with heparin and hydrocortisone. Review of 50 cases from the literature. Scand. J. Haemat. 1 (1964) 169–192

Kalkoff, K.W.: Zur Unterscheidung verschiedener Purpuraformen auf Grund morphologischer Kriterien mit besonderer Berücksichtigung der Purpura pigmentosa progressiva. Münch. med. Wschr. 1 (1959) 586–589

Künzer, W., G. Winckelmann, Ch. Walther: Biologie des Plasmins, Purpura Schönlein-Henoch, erythrozytäre Gerinnungsaktivität. Verhandlungen der Deutschen Arbeitsgemeinschaft für Blutgerinnungsforschung 2. und 3.4.1965. Thrombos. Diathes. haemorrh. Suppl. 22 (1967) 71–128

Kunkel, G., U. Hüttemann, N.G. Nickling: Drei Fälle von intravital diagnostizierter Wegenerscher Granulomatose. Diagnostik, Verlauf und Therapie. Dtsch. med. Wschr. 94 (1969) 959–965

Lechler, E., H.O. Klein, K. Schumacher, R. Gross, M. Eder, H. Kunst: Moschcowitz-Syndrom. Dtsch. med. Wschr. 94 (1969) 2326–2334

Miescher, P.: Bakteriell allergische Vasculitis als Ursache von Organerkrankungen. Schweiz. med. Wschr. 87 (1957) 1339 bis 1347

Miescher, P.: Zur Immunologie vasculärer Entzündungen aus dem Formenkreis der Schönlein-Henoch'schen Purpura. Helv. med. Acta 24 (1957) 405–410

Reidbord, H.E., L.J. McCormack, J.D. Duffy: Necrotizing angiitis: II. Findings at autopsy in twenty-seven cases. Cleveland Clin. Quart. 32 (1965) 191–204

Rook, A., D.S. Wilkinson, F.J.G. Ebling: Textbook of dermatology. Vol. 1. Second edition, Blockwell, Oxford 1972

Schwartz, J., A. Rosenberg, A.A. Cooperberg: Thrombotic thrombocytopenic purpura: successful treatment of two cases. Canad. med. Ass. J. 106 (1972) 1200–1205

Storck, H., E.G. Jung: Die haemorrhagischen Diathesen. In: Handbuch der Haut- und Geschlechtskrankheiten, Bd. II/2. Springer, Berlin 1965 (S. 250–401)

Symmers, W.St.C.: Über die thrombotische Mikroangiopathie und ihre Beziehungen zu den sog. Kollagenkrankheiten. Verh. dtsch. Ges. Path. 36 (1952) 224–233

Waldenström, J.G.: Monoclonal and polyclonal hypergammaglobulinemia. University Press, Cambridge 1968

Zeek, P.M.: Periarteriitis nodosa: a critical review. Amer. J. clin. Path. 22 (1952) 777–790

Zuckschwerdt, L., H.A. Thies, G. Landbeck: Vasogene Blutungsneigungen. X. Hamburger Symposion über Blutgerinnung, 23. und 24.6.1967. Thrombos. Diathes. haemorrh. Suppl. 30 (1968) 1–252

Paraproteinosen (Gammopathien). In: Schlegel, B.: 81. Tagung Dtsch. Ges. inn. Med. Wiesbaden 1975, 902–957

12 Immunpathogenetisch bedingte Krankheiten

Immunologische Grundlagen

Allergische Reaktionsformen

M. WERNER

Definition

Die klinische Immunologie befaßt sich mit Krankheiten und Krankheitsmanifestationen, denen als pathogenetischer Mechanismus der spezielle immunologische Vorgang der Allergen-Antikörper-Reaktion zugrunde liegt. Diese Immunreaktion entsteht durch kovalente Verbindung der spezifischen Antikörper mit ihren korrespondierenden Allergenen und veranlaßt dadurch die Bildung von »Immunkomplexen«. Immunreaktionen und Immunkomplexe können sowohl eigene Krankheitsbilder (allergische Krankheiten) auslösen als auch an der Ausbildung spezieller und Organkrankheiten (Autoaggressions- oder Autoimmunkrankheiten) mitwirken oder den Verlauf z.B. von Infektionskrankheiten beeinflussen oder das Schicksal von allogenen Transplantaten (Transplantationsallergien) bestimmen.

Voraussetzung für die Ausbildung von allergischen Krankheiten (Allergosen) und von klinischen Manifestationen sind Reaktionsmechanismen, die in einer Reaktionskette ablaufen, die funktionell-pathologisch aus drei Phasen besteht.

Erste Reaktionsphase

Die erste, spezifisch-immunologische Reaktionsphase wird vom Grundmechanismus der eigentlichen Antigen-Antikörper-Reaktion repräsentiert (immunologische Primärreaktion); dabei agieren als Reaktanten oder Reaktionskomponenten exogene Antigene oder Allergene und ihre komplementären spezifischen Antikörper.

Antigene, Allergene

Antigene oder exogene Allergene sind überwiegend körperfremde Stoffe, deren Moleküle oft mehrere spezifische Oberflächenstrukturen besitzen, die als »Determinante« agieren und bezeichnet werden; sie sind weniger durch stoffliche als durch folgende immunbiologische Eigenschaften charakterisiert:

1. Sie induzieren die Bildung komplementär strukturierter humoraler Antikörper oder entsprechender determinanter Immunzellen (immunogene Fähigkeit); in diesem Vorgang ist die eigentliche »Immunantwort« zu sehen.
2. Sie gehen mit diesen Antikörpern oder den Immunzellen spezifische Bindungen oder Reaktionen ein, deren Folgen bestimmte Immunphänomene oder allergische Krankheiten sowie klinische Manifestationen sind.
3. Als besondere Form der »immunogenen Fähigkeit« wird durch ihre klinische Auswirkung noch eine tolerogene Fähigkeit angegeben, die durch exogene Allergene induziert werden kann, z.B. infolge Bildung konkurrierender Antikörper (blockierender Antikörper bei der Hyposensibilisierung) oder infolge unzureichender Entstehung resp. übermäßigen Verlustes reagierender Antikörper (nach einem anaphylaktischen Schock).

Menschliche und tierische Organismen können gleichzeitig sowohl gegen 50 und mehr unterschiedliche Antigenspezifitäten komplementäre Antikörper als auch gegen ein einziges Allergen Antikörper verschiedenartiger Immunglobulinklassen bilden (GÜNTHER 1969). Sofern den Antigenen ausreichender Kontakt mit dem Immunsystem gegeben ist, können sich unter bestimmten Bedingungen sowohl eine Konkurrenz als auch ein Synergismus oder eine Kompensation der Antigene entwickeln. So ist durch ein starkes Antigen die Potenz eines gleichzeitig gegebenen schwachen Antigens zu unterdrücken, andererseits kann sich im Zusammenwirken die Potenz mehrerer schwacher Antigene verstärken. Ein Beispiel für eine Kompensation ist in Fällen von IgA-Mangel oder -Defekt anzutreffen, in denen die fehlende IgA-Funktion durch IgG- und IgM-Antikörper ersetzt wird; bekannt ist auch, daß bei isoliertem IgA-Mangel Antikörper der Klasse IgE vermehrt auftreten.

Ihrer chemischen Natur nach rekrutieren sich die Antigene aus Proteinen, Kohlenhydraten, Lipiden, Nucleotiden oder aus Komplexen dieser Stoffe. Die immunogene Fähigkit ist an zwei Bedingungen gebunden:

1. an die Molekülgröße, die bei Eiweißkörpern ein Molekurlargewicht von mehr als 4000 voraussetzt, und
2. an die Zahl der Antigendeterminanten, die zwei und mehr betragen muß.

Dem Wesen und der Herkunft nach werden belebte (Parasiten, Bakterien, Viren und deren Bestandteile) und unbelebte (inerte Stäube, Nahrungsmittel, Chemikalien), exogene (aus der Um-

12.4 Immunpathogenetisch bedingte Krankheiten

Tabelle 12.1 Pathogene Immunreaktionen (nach *Vorlaender*)

Antigengruppen	Immunreaktionen und -phänomene
Antigene der Umwelt (abakterielle Heteroantigene)	heterologe Immunreaktionen klinische Immunphänomene vom Sofortreaktionstyp: lokale und generalisierte Anaphylaxie, Serumkrankheit, Allergosen und Atopien; vom Spätreaktionstyp: allergisches Kontaktekzem
Bakterielle Antigene	zirkulierende Immunkomplexe klinische Immunphänomene: akute Glomerulonephritis, generalisierte akute Arteriitis, akute Karditis
Individualverschiedene Antigene aus Zellen und Geweben (Isoantigene)	Isoimmunreaktionen klinische Immunphänomene: fetale Erythroblastose, Sensibilisierungsvorgänge im AB0- und Rh-System, Transplantatabwehr
Individualeigene Antigene aus geschädigten Zellen oder Geweben (Verlust der natürlichen Immuntoleranz) (Autoantigene)	Autoimmunreaktionen klinische Immunphänomene: Autoimmunkrankheiten, autoimmunhämatologische Syndrome, Autoimmunthyreoiditis, Myasthenia gravis, Lupus erythematodes visceralis und verwandte Kollagenosen, lupoide Hepatitis, chronisch-entzündliche Organerkrankungen mit lymphozytärer Infiltration und Autoantikörpernachweis

welt stammende) und endogene (aus dem Organismus selbst stammende) Antigene unterschieden. Nach ihrem immunbiologischen Charakter sind die Antigene zu unterscheiden in Heteroantigene (z.B. Stäube, Nahrungsmittel, Chemikalien, Arzneimittel), die als körper- und artfremd zu gelten haben, Isoantigene (Blutgruppenantigene, Rhesusfaktor, Transplantatantigene u.a.), die körperfremd, aber arteigen sind, und in Autoantigene (körpereigene Organproteine nach z.B. toxischer, infektiöser oder aktinischer Schädigung), die körper- und arteigen sind. Diese Unterscheidung erweist sich auch in bezug auf die unterschiedlichen pathogenen Immunphänomene in der Klinik als sinnvoll; eine entsprechende Übersicht vermittelt Tab. 12.1.

Antikörper

Die immunogene Fähigkeit der Antigene veranlaßt (induziert) die Bildung von humoralen Antikörpern, die den Serum- oder den Plasmaeiweißkörpern angehören, oder von bestimmten immunkompetenten Zellen (Lymphozyten, Histiozyten und Exsudatzellen), die mit »zellulären Antikörpereigenschaften« als antigendeterminierte Immunzellen zu gelten haben. Alle Antikörper sind ihrer Funktion nach und die mit Serum übertragbaren auch ihrer Proteinstruktur nach charakterisiert. Die humoralen Antikörper im Serum gehören nach der elektrophoretischen Aufteilung zur γ- und β-Globulinfraktion; deshalb werden sie in ihrer Funktion als Reaktanten von Immunreaktionen auch als Immunglobuline (Ig) bezeichnet. Diese unterscheiden sich von den immunologisch inaktiven Serumglobulinen nicht durch chemische, sondern nur durch ihre immunbiologischen Eigenschaften. Es sind also nicht alle γ-Globuline auch Antikörper.

Die Moleküle der Immunglobuline sind gleichförmig aus zwei leichten Polypeptidketten (L-Ketten) von 214 bis 220 Aminosäuren und aus zwei schweren Ketten (H-Ketten) von etwa 450 Aminosäuren aufgebaut. Leichte und schwere Ketten sind über Disulfid- und Wasserstoffbrücken miteinander verbunden. Sowohl die schweren als auch die leichten Ketten bestehen aus variablen und konstanten Anteilen; die variablen Teile bilden die spezifischen Bindungsstellen für eine zu ihnen passende Antigendeterminante, die konstanten Teile der schweren Ketten veranlassen durch unterschiedliche Aminosäurefrequenzen die Unterteilung in die verschiedenen Immunglobulinklassen. Gemäß der jetzt geltenden Nomenklatur sind folgende 5 Klassen bekannt: IgA, IgE, IgG, IgM und IgD; darüber hinaus hat die IgG-Klasse noch 4 Unterklassen. Die bekannten 5 Ig-Klassen sind Proteine mit einem Kohlenhydratanteil zwischen 5 und 15%, also Glykoproteine; sie unterscheiden sich hinsichtlich des Molekulargewichtes, der Molekülgröße, der Sedimentationskonstanten, des Kohlenhydratanteils, der Mercaptoäthanolempfindlichkeit, der Bildungs- und Abbaurate und ihrer Funktion. Die chemischen Unterschiede dieser verschiedenen Immunglobulinklassen bedingen ihre unterschiedlichen funktionellen und pathophysiologischen Kriterien.

Durch enzymatische Spaltung mittels Proteinasen läßt sich das Antikörpermolekül in 3 Fragmente zerlegen; davon sind zwei identisch und werden wegen ihrer Bindungsstelle für das Antigen als »Fragment-antigen-binding« (Fab) bezeichnet. Das übrigbleibende dritte Stück ist kristallisierbar und wird deshalb als »Fragment crystalline« (Fc-Stück) bezeichnet; es besitzt keine spezifische Bindungsfähigkeit für das homologe Antigen, aber je nach Immunglobulinklasse Haftstellen für Komplementfaktoren oder für Oberflächenstrukturen von basophilen Leukozyten, Gewebemastzellen oder von Makrophagen.

Von praktischer Bedeutung ist auch die Kenntnis des zeitlichen Auftretens der Antikörper im Serum. Der erstmaligen Allergenapplikation folgt eine »Latenzphase« von 2 bis 4 Tagen ohne Nachweis von humoralen Antikörpern (IgG oder IgM). In einer anschließenden zweiten oder »expositionellen« Phase von 2- bis 3tägiger Dauer findet sich ein steiler Anstieg der Antikörperkonzentration, die in der folgenden dritten oder »stationären« Phase von Wochen und Monaten allmählich abnimmt; besonders schnell sinken die IgM-Antikörper ab. Diese dreiphasige Immunantwort auf einen ersten Antigenkontakt wird als Primärreaktion bezeichnet. Injiziert man während der stationären Phase das Antigen ein zweites Mal, so steigt der Antikörpertiter in der Sekundärreaktion rascher und höher an (Booster-Effekt), wobei die Immunglobuline der Klasse G überwiegen (KOWNATZKI 1976). Die chemische Natur der induzierenden Antigene scheint die jeweilige Ig-Klasse mitzubestimmen; so stimulieren Kohlenhydratantigene vor allem die Synthese von IgM- und Proteinantigene die von IgG-Antikörpern.

Die Spezifität eines Immunglobulins ist durch seine dem Antigen komplementäre Oberflächenstruktur bedingt, die durch die »Matrizen«-Wirkung der determinanten Gruppe des Antigens im Stadium der Polypeptidkettenfaltung bei der Ig-Synthese geprägt wird. Diese reaktiven Bezirke der Ig, die bei Antigen-Antikörper-Bindung mit den Determinanten des Antigens reagieren, werden als »Antideterminanten« bezeichnet. Die Zahl der antideterminanten Gruppen ist unterschiedlich und bestimmt die Valenz oder Wertigkeit der Ig gegenüber den homologen Antigenen. So gibt es monovalente oder »inkomplette« Antikörper (z.B. IgE) ebenso wie bi- und multivalente (z.B. IgG, IgM). Die strukturchemischen Unterschiede dieser verschiedenen Ig-Klassen bedingen ihre funktionelle und pathophysiologische Bedeutung; diese sind nur z.T. bekannt (Tab. 12.2).

Neben den immunokompetenten Lymphozyten, als Träger der Spätreaktion, sind die großen Moleküle der IgM-Klasse und im geringeren Maße die IgG-Moleküle zur Zytolyse befähigt; um unter Komplementbindung Hämolyse an Erythrozyten auszulösen, bedarf es eines einzigen an der Oberfläche haftenden IgM-Moleküls, aber mehrerer hundert bis tausend IgG-Moleküle (GÜNTHER 1969). IgM-Moleküle zeigen gegenüber den IgG-Molekülen eine deutliche Überlegenheit als Opsonine und Agglutinine, nicht dagegen als Präzipitine. Aus der Verteilung im Organismus ergibt sich auch ein grundlegender funktioneller Unterschied; während die IgG-Moleküle zwischen Blut und Geweben frei beweglich und somit mengenmäßig im Gleichgewicht sind, sind vom Gesamtbestand an IgM nur etwa 20% im Gewebe anzutreffen. IgG als präzipitierender zirkulierender, damit übertragbarer Antikörper ist beim Arthus-Phänomen anzutreffen und kann bei Übertragung auf das Meerschweinchen die passive kutane Anaphylaxie auslösen. Die schon erwähnten IgG-Subklassen werden nach PARISH (1970) als »short term anaphylactic IgG antibodies« deshalb bezeichnet, weil sie dem IgE entsprechend auch Reaktionen vom Soforttyp auslösen können. IgG-Moleküle und im erhöhten Maße auch IgA-Moleküle durchdringen diffus die Schleimhäute und sammeln sich auf der Schleimhautoberfläche an. IgA ist auch in Körpersekreten, wie Speichel, Tränenflüssigkeit, Nasensekret, Bronchialsekret, Darmsekreten, Urin und Milch, nachweisbar. IgA-Antikörper und relevante Immunzellen, die sowohl in den Schleimhäuten als auch in den entsprechenden Sekreten nachzuweisen sind, bilden ein eigenständiges lokales Immunsystem (TOMASI 1975) mit folgenden immunbiologischen Funktionen:

1. durch Neutralisation von Viren, Kupierung bakterieller Toxine und Verhinderung der Kolonisierung pathogener Keime gleichsam Aufbau einer »Immunbarriere« der Schleimhaut;
2. Ausbildung einer erhöhten proteolytischen Resistenz den Entzündungsenzymen gegenüber und
3. Behinderung der Absorption unbelebter Allergene durch die Schleimhaut im Sinne einer Allergenblockierung.

Die Klasse der IgE ist für die klinische Immunologie deshalb von besonderer Bedeutung, weil sie nachweislich als Reagine für die Entstehung allergischer Krankheiten von allen Immunglobulinen die wichtigste Rolle spielen. Das IgE-Molekül ist wegen des Besitzes von 2 Fab-Fragmenten bivalent und wegen eines bezeichnenden Aufbaues des Fc-Stückes von einer besonderen biologischen Aktivität, die in der außergewöhnlichen Affinität zu Rezeptorstrukturen von basophilen Granulozyten und Gewebemastzellen besteht. Dadurch können diese Zellen an ihrer Oberfläche mit IgE-Molekülen dicht besetzt sein, indem die Fc-Anteile an der Zellmembran »fußartig« fixiert sind und die zugehörigen Fab-Stücke frei für die Aufnahme von homologen Allergenen sind.

Tabelle 12.2 Funktionen der Immunglobuline und der Immunlymphozyten (für die Spätreaktion) (nach *Günther*)

	Zytolyse	Im Kreislauf	Im Gewebe	Sofortreaktion	Plazentapassage	Schleimhautoberfläche
IgM	+++	+++	+	–	–	+
IgG	+	+++	+++	+ und Arthus-Phänomen	+++	++
IgA	–	++	+++	–	–	+++
IgE	–	+	+++	+++	–	+
Lymphozyten	+++	+++	+++	–	–	–

Antigen-Antikörper-Reaktionen

Die Verbindung des Antigens mit dem induzierten Antikörper oder mit der Antikörperstruktur der Immunzellen ist als serologischer Grundmechanismus (Phase I der Reaktionskette) unabdingbare Vorstufe der klinischen Immunphänomene und der allergischen Krankheiten. Der Reaktionstyp dieser Verbindung wird durch die induzierten unterschiedlichen Reaktionspartner bestimmt: Wenn sensibilisierte Immunzellen (immunkompetente Lymphozyten) als Träger des Antikörperprinzips agieren, resultiert die verzögert einsetzende und protrahiert ablaufende »Spätreaktion«; bei humoralen Antikörpern (Immunglobulinen) als Reaktionspartner laufen die Antigen-Antikörper-Reaktion und ihre Manifestationen als »Sofortreaktion« oder nach dem »Frühreaktionstyp« ab, der in seiner hyperergischen Form durch unmittelbaren Reaktionseintritt, schnellen Manifestationsablauf und kurze Rückbildungszeit charakterisiert ist. Voraussetzung der Verbindung von Antigen und homologem Antikörper oder sensibilisierter Immunzelle sind komplementäre Oberflächenstrukturen der Reaktionspartner (Determinante und Antideterminante), die so aneinander passen müssen, daß die Van-der-Waal-Bindungskräfte nachhaltig wirksam werden (Abstand der Atome um 5 Å); je genauer die komplementäre Übereinstimmung der beiden Reaktanten, um so fester wird ihre Bindung. Dabei wirken zunächst nur die Van-der-Waal-Kräfte, die als reversible chemische Reaktion später aber durch Wasserstoffbrücken verstärkt werden können.

Aus der Molekularbiologie ergeben sich zwischen humoralen Antikörpern und sensibilisierten Immunzellen unter anderem zwei Unterschiede:
1. Die komplementäre Übereinstimmung der Antigendeterminanten kann mit den Rezeptorstrukturen der Immunzelle geringgradiger sein als mit den Antideterminanten der Immunglobuline.
2. Zwischen dem Antigen und dem Rezeptor der Immunzelle ist die Bindungsfähigkeit weniger wichtig; es genügt der Kontakt, um die »Zündung« für den weiteren Ablauf der Reaktion auszulösen (GÜNTHER 1969).

Die unterschiedlichen Eigenschaften der beteiligten humoralen Antikörper und der resultierenden Immunkomplexe bedingen unterschiedliche frühreaktive allergische Manifestationen und Erkrankungen. Aufgrund immunpathogenetischer Analysen von allergischen Frühreaktionen haben COOMBS u. GELL (1968) drei und STEFFEN (1968) fünf reine Typen aufgestellt. Während der Unterteilung von STEFFEN die immunbiologischen Fakten zugrunde liegen, lehnt sich die von COOMBS u. GELL an die praktischen Belange der Klinik an.

Von COOMBS u. GELL stammt folgende noch immer gebräuchliche Einteilung:

Typ I: anaphylaktische und reaginabhängige Reaktionen. Unter Anaphylaxie wird eine immunpathologische Reaktion vom Soforttyp verstanden, die sich nach einer humoralen Sensibilisierung im Verlauf erneuter Antigenexposition manifestiert (TILZ 1976). Durch Fixierung der humoralen oder zirkulierenden Antikörper an Zellen und Gewebe kommt es zur Sensibilisierung dieser Gewebestrukturen. Nach einer Antigenzufuhr werden pharmakologisch aktive Substanzen freigesetzt (s. zweite Reaktionsphase).

Typ II: zytolytische oder zytotoxische Reaktionen. Antikörper reagieren entweder mit einem antigenen Strukturbestandteil der Gewebe und Zellen (Membran) oder mit einem dort adsorbierten Antigen. Unter Komplementverbrauch kommt es zur Schädigung, z.B. der Zellmembran u.a.

Typ III: Antigen-Antikörper-Komplexreaktionen im Sinne der Arthus-Reaktion. Antigene reagieren mit bivalenten präzipitierenden humoralen Antikörpern unter Bildung von Mikropräzipitaten intravasal und um kleine Gefäße; diese Reaktionen stellen also eine Immunpräzipitation in vivo dar.

Das klinische Bild der allergischen Erkrankungen wird entweder durch nur einen Typ oder relativ häufig auch als Mischtyp mehrerer koinzidenter Reaktionstypen geprägt. So können sich z.B. bei der Serumkrankheit der anaphylaktische Typ mit Schockfragmenten, die Manifestationen des Serumkrankheitstyps sowie die lokale Reaktion vom Arthus-Typ überlagern (STEFFEN 1968); entsprechende Mischformen liegen dem Arthus-Phänomen und klinischen Manifestationen bei der Penicillinallergie zugrunde (Tab. 12.3).

Als allergische Manifestationen vom anaphylaktischen Typ (Steffen) oder vom Typ I (Coombs u. Gell) sind in der Klinik der anaphylaktische Schock, seine Schockfragmente sowie bestimmte Allergosen anzutreffen. Der anaphylaktische Schock als Systemreaktion tritt nach Antigenapplikation (meist Injektion) innerhalb von Minuten bis höchstens 1–2 Stunden auf. Als Schockfragmente sind klinische Manifestationen wie Dermatitis, Pruritus, Urtikaria, Quincke-Ödem der verschiedenen Schleimhautbereiche, Hypotonie, Rhinopathie, Bronchospasmus und andere anzusehen. Klinisch ist wichtig, daß anaphylaktische Manifestationen oft durch Arzneimittelallergene ausgelöst werden wie Penicillin, Streptomycin, ACTH, Bromsulphalein, Vitamin B_1, Procain, Aminophenazon u.a. Gleiche Symptomatik findet sich auch bei den typischen Allergosen, für die die »natürlichen« Allergene unserer Umwelt als pathogene »Auslöser« anzunehmen sind. Wenn eine Antigeninjektion streng lokal erfolgt, kann z.B. eine kutane anaphylaktische Reaktion unter dem Bild der Quaddel-Erythem-Reaktion entstehen; diese lokalen Reaktionsmanifestationen sind nicht auf die Haut beschränkt, sondern können, wenn auch sehr selten, an anderen Gewebe- oder Organbereichen ebenfalls ausgelöst werden.

Für das Auftreten anaphylaktischer Reaktionen sind sowohl präzipitierende als auch nichtpräzipitierende zytotrope oder zellfixierte Antikörper verantwortlich zu machen. Die Auslösung eines anaphylaktischen Schocks ist von zwei immunserolo-

Tabelle 12.3 Synopsis von allergischen Soforttypreaktionen bei Allergosen

Reaktionstyp	Soforttyp I Anaphylaktischer Typ	Reagintyp	Soforttyp III Arthus-Typ	Serumkrankheitstyp
Reaktanten: a) Natur der Antigene	Fremdproteine, Lipoproteide, an Proteine konjugierte Haptene, Polysaccharide	unbelebte Allergene der Umwelt (natürliche, exogene Allergene)	Fremdproteine, synthetische Antigene, an Eiweiß konjugierte Haptene (Medikamente)	Fremdproteine, an Eiweiß konjugierte Haptene
b) Antikörperarten	Präzipitierende und nichtpräzipitierende Ak. mit Zell- und Gewebeaffinität	Zytotrope Ak. vom IgE- und IgG-Typ	zirkulierende präzipitierende Ak. (überwiegend IgG)	Humorale präzipitierende und nichtpräzipitierende Ak.
Immunmechanismen und Folgereaktionen	Immunkomplexbildung aus IgE- und IgG-Ak. Liberierung von Mediatoren	Zellgebundene Allergen-Antikörper-Reaktion, konsekutive Liberierung von Mediatorsubstanzen	Präzipitierte Immunkomplexe bei Ak.-Überschuß, Immunaggregate, Freisetzung von Gewebe- und Leukozytenenzymen	Immunkomplexe bei Antigenüberschuß
Bildungsort der spezifischen Immunkomplexe	Gewebe- und Blutplasma	IgE-Ak. besetzte Zellmembranen (vor allem Mastzellen) und Gewebestrukturen	in Gefäßwand von Kapillaren und Arteriolen, intra- und perivaskulär	intravasal und im Antigendepot
Typische klinische Manifestationen	Systemische Anaphylaxie (Schock), organbegrenzte Schockfragmente	Gewebe- und organbezogene Allergosen	Umschriebenes Arthus-Phänomen durch örtlich applizierte Medikamente, Fremdsera, Antigenextrakte u.a. (Immunkomplexkrankheiten)	Syndrom der Serumkrankheit (urtikarielles Syndrom, Migräne, Arthralgien, Enteropathien, Lymphknotenschwellung u.a.) und Fragmente

gischen Bedingungen abhängig, und zwar zunächst von einer hinreichend großen Antikörpermenge und weiterhin vom quantitativen Verhältnis des Antigens zum Antikörper: Unabhängig von der Antigenmenge führt eine hohe Antikörperdosis immer zum Schock; bei Äquivalenz von Antigen und Antikörper oder bei nur mäßigem (bis 8-fachem) Antigenüberschuß kann es schon eine geringe Antikörperdosis. Beim Menschen agieren zytophile Antikörper vorwiegend vom Typ IgE als pathogen. Darum ergeben sich immunpathologische Analogien zu den atopischen Allergosen des Menschen vom Reagintyp.
Diese allergischen Phänomene vom Typ I nach Coombs u. Gell werden durch die immunbiologischen Besonderheiten des »allergischen« Antikörpers bestimmt, der nach immunchemischen Analysen auch überwiegend der Immunglobulinklasse E (IgE) angehört; dieses IgE zeichnet sich durch hohe Gewebebindungsfähigkeit aus, es gilt als ausgesprochen hautsensibilisierender Antikörper, es präzipitiert nicht und bindet auch kein Komplement. Nach neueren Untersuchungen sind auch die als »short term anaphylactic IgG antibodies« bezeichneten IgG-Subklassen an der immunpathogenen Auslösung der Allergosen beteiligt. Die reaginbedingten Allergosen werden auch unter dem Begriff der Atopien (Coca 1925, Voorhorst 1962) zusammengefaßt; zu ihnen gehören die Rhinopathia vasomotoria, Konjunktivitis, Asthma bronchiale, Neurodermitis disseminata, einige Urtikariaformen und Gastroenteropathien. Als pathogene Antigene dieser Allergosen sind die heterologen, unbelebten »natürlichen« Allergene unserer Umwelt, wie Pollen, organische Stäube, Nahrungsmittel und viele andere, nachgewiesen.
Lokale Phänomene vom Arthus-Typ (Typ III nach Coombs u. Gell), bedingt durch Antigen-Antikörper-Komplexbildungen, werden in der Klinik selten beobachtet.
Immunologische Voraussetzung an der Manifestationsstelle ist eine Präzipitatbildung durch hochtitrige präzipitierende und zirkulierende Antikörper bei Antikörperüberschuß; schon wenige Minuten nach Antigeninjektion sind Präzipitate als Immunaggregate zwischen Endothel- und Basalmembran der kleinen Gefäße nachweisbar (Movat 1962); anschließend kommt es unter Komplementverbrauch zu Zell- und Gewebeschädigungen und damit zum Vollbild des »Arthus-Phänomens«. Für das Arthus-Phänomen wird eine viel größere Menge an Antikörpern benötigt als für die kutane Anaphylaxie der Quaddel-Erythem-Reaktion. Entsprechende, in vitro hergestellte Präzipitate führen

nach Injektion ins Gewebe in gleicher Weise zur Ausbildung des Arthus-Phänomens. Als auslösende Allergene sind ärztlich verordnete Fremdeiweißstoffe (Fremdserum, Frischzellsuspensionen u.a.) und organische Medikamente wie auch Penicillin bekanntgeworden. Wenn das pathogene Fremdserum subkutan oder intramuskulär gegeben wird (Reinjektion), bestehen bei den betreffenden Patienten infolge einer Erstinjektion bereits serumspezifische zirkulierende präzipitierende Antikörper. Allergische Erkrankungen vom Serumkrankheitstyp treten auf, wenn induzierte Antikörper auf noch vorhandenes Antigen treffen und wenn noch zur Zeit des Antigenüberschusses lösliche Antigen-Antikörper-Komplexe sich langsam, eine bestimmte Zeitlang bilden können; sobald sich das Verhältnis der Reaktanten in den Bereich des Antikörperüberschusses verschiebt, klingen die Symptome der Serumkrankheit ab. Die intravasal gebildeten und im Blut zirkulierenden löslichen Immunkomplexe führen zu lokalen Reaktionsphänomenen und nicht zu einer Systemreaktion, weil für ihre Auslösung die Menge an gebildeten Immunkomplexen nicht ausreicht. Die eigentliche Serumkrankheit, für die ein mäßiger Antigenüberschuß notwendig ist, tritt als Symptomgemeinschaft von Erythem, Urtikaria, Ödemen, Schwellung von Lymphknoten, Durchfällen, Kopfschmerzen, Myalgien und Arthralgien (seröse Synovitis), Tachykardie und Hypotonie zutage; Oligurie und Albuminurie weisen auf eine Nierenbeteiligung hin. Gleichsam als Modellbeispiele der allergischen Erkrankungen vom Serumkrankheitstyp werden Einzelmanifestationen angesehen, die sich als Reaktionsvorgänge an den Glomeruli, dem Endokard und den Gelenken abspielen (Tab. 12.1). Bei wiederholter und länger dauernder Bildung der löslichen Immunkomplexe kann es zur Ausbildung chronischer Erkrankungsformen von Glomerulonephritis, Endomyokarditis, Hepatitis, Vaskulitis u.a. kommen.

Zweite Reaktionsphase

Der spezifischen serologischen Phase I der allergischen Reaktionskette folgen die unspezifische biochemische Phase II (Folgereaktion) und durch deren Vermittlung erst die klinischen Symptome der Phase III; diese Übertragung wird durch verschiedenartige Vermittlersubstanzen oder Mediatoren gewährleistet. Einen umschriebenen, an sich schon pathogenen Gewebereiz stellen die Immunaggregate oder Immunkomplexe (Mikropräzipitate) als Folgen der Antigen-Antikörper-Reaktionen dar; diese sind an der Ausbildung des Arthus-Phänomens und einiger Organmanifestationen der Serumkrankheit beteiligt. Durch die Wirkung pharmakologisch aktiver Substanzen wird die Symptomatik beider Immunphänomene aber erst komplettiert, wie z.B. durch Histamin das komplexe Bild des Arthus-Phänomens. Bei den reaginbedingten und bei vielen anaphylaktischen Reaktionen sind pharmakologisch aktive Mediatorsubstanzen, die für die Auslösung der klinischen Manifestation verantwortlich zu machen sind, chemisch nachgewiesen. So wird das klinische Bild des anaphylaktischen Schocks, als das Ergebnis einer generalisierten Immunkomplexbildung aus zytotropen IgE-Antikörper und seinen homologen Allergenen, geprägt durch aus der Komplexbindung resultierende liberierte biochemische Mediatorsubstanzen; als solche kommen nach heutigen Kenntnissen Histamin, 5-Hydroxytryptamin (Serotonin), Slow-reacting-substances (SRS-A), Plasmakinine, Heparin und Anaphylatoxin in Betracht, während Acetylcholin, Prostaglandine (Fettsäurederivate) sowie der sog. Hageman-Faktor von begrenzter Bedeutung sein dürften. Ein Teil dieser Wirkstoffe wird unter Degranulation aus Gewebemastzellen, die vor allem als Produzenten und Speicher dieser Stoffe zu gelten haben, nachweislich freigesetzt; auch aus Thrombozyten sollen Histamin und Serotonin abgegeben werden können; diese Vorgänge laufen ohne Zellschädigungen ab. Es wird angenommen, daß bei diesem komplexen Vorgang zunächst die IgE-Antikörper zum großen Teil an der Oberfläche von basophilen Zellen absorbiert werden. Nach Gabe des homologen multivalenten Allergens kommt es durch die Allergen-Antikörper-Reaktion zu einem »molekularen Brückenschlag« zwischen den Reaktanten, der eine Membranänderung der basophilen Zellen und der Mastzellen zur Folge hat; erst diese veranlaßt auf enzymatischem Wege einen Abfall des intrazellulären zyklischen Adenosinmonophosphats mit anschließender Freisetzung der Mediatorsubstanzen, die unter dem Bilde der Basophilendegranulation abläuft. Diese enzymatische Hypothese der Degranulation besitzt große Wahrscheinlichkeit, da durch Antigen-Antikörper-Reaktionen Enzymsysteme allgemeinhin aktiviert werden. Aus dieser Feststellung leitet sich auch die Annahme einer mit der Antigen-Antikörper-Reaktion unmittelbar verbundenen enzymatischen Bildung von Plasmakininen und Slow-reacting-substances im Gewebe ab. Bezüglich der Beteiligung der Mediatorsubstanzen an pathogenen Immunphänomenen vom Sofortreaktionstyp ist festzustellen, daß die Auslösung gleichartiger allergischer Manifestationen durch verschiedene Wirkstoffe möglich ist und daß die biochemische Phase der Reaktionskette in der Zusammensetzung der Mediatorsubstanzen von Immunphänomen zu Immunphänomen, von Tierart zu Tierart, ja von Organ zu Organ innerhalb einer Art variieren kann (Pluralität potentieller Mediatoren von pathergischen Reaktionen) (FELDBERG 1961, STEFFEN 1968).

Dritte Reaktionsphase, klinische Manifestationsphase der allergischen Reaktionskette

Alle Gewebestrukturen und Organe beantworten den Reiz durch die Mediatorsubstanzen mit der ihnen durch ihren geweblichen Aufbau zustehenden und gegebenen Reaktionssymptomatik, also mit den gewebeeigenen Reaktionsmöglichkeiten. Für die Sofortreaktion gilt, daß bestimmte Gewebe und Gewebeverbände dem »allergischen« Reiz gegenüber besonders reaktionsbereit sind; dazu gehören die glatte Muskulatur, die sezernierenden Epithelien, die Endothelien und die Gefäßwände, vor allem von Kapillaren und Arteriolen. Diese reaktionsfreudigen Gewebe prägen die initiale Symptomatik in lokalumschriebenen wie auch in generalisierten Reaktionsmanifestationen, die in Verbindung mit markanten Kreislaufstörungen in der terminalen Strombahn, wie Stase, peri- und prästatische Hyperämie, sowie mit reaktiven Vorgängen an den Kapillarwandelementen bei erhöhter Gefäßpermeabilität und seröser Exsudation auftreten. Allgemein gilt, daß die »allergische Entzündung« von einer Durchblutungsstörung eingeleitet und unterhalten wird, die das Maß derjenigen bei bakteriellen Entzündungen weit übertrifft. Während es außerhalb der Strombahn zur Ödematisierung kommt, ändern sich die intravasalen Blutverhältnisse im Sinne der Hämokonzentration bis zur Zusammenballung der korpuskulären Elemente. Die glatte Muskulatur als vielfaches auch bronchiales und enterales Bauelement ist an den allergischen Reaktionsmanifestationen von Bronchiolen, Magen und Darm ebenso bevorzugt beteiligt wie an denen der Gefäße. So führt der »allergische Reiz« zur Kontraktion der Bronchiolenmuskulatur und dadurch zum klinischen Bild des Asthma bronchiale, zur Kontraktion des Pylorusschließmuskels bei akutem allergischem Reizmagen, zur Kontraktion und Dyskinesie an Ösophagus, Magen, Dünn- und Dickdarm. Der Reiz der Antigen-Antikörper-Reaktion veranlaßt die Drüsenzellen meist zu vermehrter und dyskriner Sekretion. Bekannt ist das typische Bronchialsekret bei Asthma bronchiale und der glasig-gallertige Darmschleim bei Colica mucosa; nachweisbar ist auch eine Minderung der Aziditätsleistung des Magens nach Verzehr von Nahrungsmittelallergenen.

Die glatte Muskulatur, die Wandgewebe der kleinen Gefäße und die Drüsenepithelien sind also die primär und unmittelbar reagierenden Gewebe; sie sind durch ihre bevorzugte Blutversorgung und durch ihren sehr lebhaften Stoffwechsel, d.h. durch ihre »Tachytrophie«, zu der schnellen Reagibilität, die der allergischen Manifestationssymptomatik vom Sofortreaktionstyp eigen ist, besonders befähigt. Die Vielfalt der Manifestationsmöglichkeiten gibt dabei die funktionellen und strukturellen Grundlagen für die Allergosen ab (Tab. 12.4).

Besonderheiten im Mechanismus der Spätreaktionen

Durch pathogene Antigene ausgelöste Reaktionsmanifestationen, die der Hautreaktion vom Spättyp entsprechend erst nach einer Latenzzeit von Stunden oder Tagen – im Vergleich zur Sofortreaktion also »verzögert« – in Erscheinung treten, werden als »delayed reactions« zur »Reaktionsgruppe vom Spättyp« (Typ IV nach Coombs u. Gell) zusammengefaßt. Nach experimentellen Ergebnissen und klinischen Feststellungen ist anzunehmen, daß auch den allergischen Manifestationen vom Spätreaktionstyp, analog denen vom Frühreaktionstyp, eine Reaktionskette zugrunde liegt; die pathogenetischen Mechanismen der Spätreaktionen sind in vielen Punkten aber noch nicht geklärt. Den Spätreaktionen zuzurechnen sind immunologische Vorgänge bei Kontaktmanifestationen an Haut (Kontaktdermatitis) und an Schleimhäuten (z.B. Prothesenstomatopathien), bei Autoimmunkrankheiten, bei der Transplantationsallergie sowie bei infektiösen Krankheiten.

Von den induzierenden Antigenen sind einige Eigenschaften bekannt, die die Ausbildung von Spätreaktionen mitbestimmen (GÜNTHER 1969). So besitzen vornehmlich schwächere Antigene und kleinste Dosen stärkerer Antigene die Fähigkeit, Spätreaktionen auszubilden; besonders einfach gebaute Moleküle, die z.B. überwiegend aus Tyrosin und Glutaminsäure bestehen und ein niedriges Molekulargewicht besitzen, ebenso wie Haptene, aber auch Haptenträger, begünstigen oder veranlassen die Ausbildung von Spätreaktionen. Für die Auslösung von Spätreaktionen sind die spezifi-

Tabelle 12.4 Übersicht häufiger Organmanifestationen vom Soforttyp

Organsystem	Manifestationen
Respirationssystem	Rhinopathia sowie Rhino-Sinupathia serosa seu vasomotoria Laryngitis subepiglottica Larynxödem asthmoide Bronchitis Bronchiolenasthma
Gastrointestinalsystem	Ödem der Kopfspeicheldrüsen Stomatopathia acuta Ösophagospasmus und Dyskinesie Reizmagen akutes Ulcus ventriculi Jejunitis Ileitis Colica mucosa (irritables Kolon)
Haut	Pruritus Dermatitis acuta Urtikaria Quincke-Ödem

schen Determinanten im allgemeinen räumlich größer als die bei den humoralen Sofortreaktionen. Experimentell hat sich schließlich ergeben, daß auch der Injektionsweg des Antigens von Einfluß sein kann; die Induktion der Fähigkeit zu Spätreaktionen wird durch subkutane Injektion am stärksten, durch intramuskuläre weniger und durch intraperitoneale sowie intravenöse Injektion am schwächsten provoziert. An spätreaktiven Manifestationen sind humorale Immunglobuline, wie sie für die Sofortreaktion nachgewiesen sind, als Antikörper nur komplettierend beteiligt; der histomorphisch ausgesprochen zelluläre Charakter der Spätreaktionen hat zur Annahme von »antikörpertragenden« Lymphozyten als Reaktionspartner (Tab. 12.2) im Sinne von sensibilisierten Lymphozyten oder Immunzellen geführt; über die physikochemische Natur oder andere Eigenschaften dieses »Antikörperfaktors« ist wenig bekannt. Mit Sicherheit handelt es sich bei ihm nicht um Immunglobuline; er läßt sich von den Lymphozyten weder trennen noch extrahieren, ist auch nur mit ihnen passiv übertragbar und ist durch Antigene weder in vivo noch in vitro blockierbar, somit also eine Substanz, die gleichzeitig die Eigenschaft der spezifischen Reaktionsfähigkeit mit dem Antigen, nicht aber die einer Neutralisierung hat, wie sie Antikörpern sonst zukommt (SCHMIDT). Wegen der Unmöglichkeit, den Antikörperfaktor der Immunzellen weiter zu präzisieren, sind die Spätreaktionen als »cell-mediated«, d.h. als »zellvermittelte Überempfindlichkeitsreaktionen« (GÜNTHER 1969) anzusehen.

Die Beobachtung des zeitlichen Ablaufs der Reaktionsfolge bei Kontakt von sensibilisierten Immunzellen mit dem spezifischen Antigen hat zu der Auffassung geführt, daß es zunächst direkt an der Zelloberfläche zu einer Reaktion kommt und daß die Zellen anschließend zugrunde gehen; zugleich kommt es zu einer Schädigung des betreffenden Gewebebereiches. Inwieweit Proteine, Peptide u.a. als Vermittlersubstanzen dabei freigesetzt und wirksam werden, ist noch nicht eindeutig erwiesen (CRIEP). In entsprechenden In-vitro-Versuchen sind Substanzen nachgewiesen, die ihrer Wirkung nach als »hypersensitivity-pyrogen« (Lymphotoxine, chemotaktische Faktoren), »migration inhibitory factor (MIF)«, »permeability increasing factor (PIF)«, »mitogenic factor (MF)«, »lymph-node permeability factor (LNPF)«, »skin reactive factor (SRF)« und andere bezeichnet worden sind; sie sind kaum biochemisch definiert (s. Allergische Kontaktdermatitis, S. 12.44).

Trotz analoger Symptome im Experiment ist der endgültige Nachweis für die Intervention dieser Vermittlersubstanzen bei den Spätreaktionen in der Klinik aber noch zu führen.

Literatur

Bloch, K.J.: The anaphylactic antibodies of mammals including man. Progr. Allergy 10 (1967) 84
Coca, A.F.: A study of the atopic reagins. J. Immunol. 10 (1925) 445
Coombs, R.R.A., P.G.H. Gell: Classification of allergic reactions. In: Clinical aspects of immunology, 2. Aufl., hrsg. von P.G.H. Gell, R.R.A. Coombs. Blackwell, Oxford 1968
Feldberg, W.: Allergische Reaktionsmechanismen. Arch. klin. exp. Derm. 213 (1961) 343
Günther, O.: Einführung in die Immunbiologie. Hippokrates, Stuttgart 1969
Kownatzki, E.: Humorale Immunreaktionen. In: Vorlaender, K.O.: Praxis der Immunologie. Thieme, Stuttgart 1976
Movat, H.Z.: Antigen-Antikörper-Komplexe und allergische Entzündung. Verhandlungen der Deutschen pathologischen Gesellschaft, 46. Tagung 1962. Fischer, Stuttgart 1962
Parish, W.E.: Short term anaphylactic IgG antibodies. Lancet 1970/II, 591
Steffen, C.: Allgemeine und experimentelle Immunologie und Immunpathologie. Thieme, Stuttgart 1968
Tilz, G.P.: Folgereaktionen. In: Vorlaender, K.O.: Praxis der Immunologie. Thieme, Stuttgart 1976
Tomasi, T.B.: The mechanisms of local immunity. Immunologische Tage, Münster 7./8. XI. 1975
Voorhorst, R.: Basic facts of allergy. Kroese, Leiden 1962

Autoallergie

W. MÜLLER-RUCHHOLTZ

Definition

Allergische Reaktionen sind den eigenen Organismus schädigende immunologische, d.h. immunopathologische Reaktionen. Eine der möglichen Untergliederungen beruht auf der Herkunft des Antigens, gegen das diese Reaktionen wirksam werden: Autoallergische Reaktionen sind gegen körpereigene Strukturen gerichtet.

Mit dieser Definition ist nichts ausgesagt über die Herkunft des die Reaktivität auslösenden Antigens. Kommt nämlich eine körpereigene Struktur, ein sogenanntes Autoantigen, auch außerhalb des Organismus, in körperfremden Molekülverbänden vor, besteht also eine sogenannte Partialantigengemeinschaft, dann können unter bestimmten Umständen (s. unter Carrier-Mechanismus) auch Isoantigene, d.h. aus anderen Individuen derselben Spezies stammende, oder Heteroantigene, d.h. Antigene speziesfremder Herkunft, Autoreaktivität induzieren.

Autoantigene und ihre Lokalisation

Gewebespezifität

Die meisten bekannten Autoantigene sind gewebespezifisch, d.h. sie kommen nur in einem bestimmten Gewebe oder Organ vor. Meist sind sie nicht individual- oder gruppenspezifisch; sie können speziesspezifisch sein (z.B. Nebennierenantigene), sind es aber sehr häufig nicht (z.B. Thyreoglobulin). Verständlicherweise können Erkrankungen umschriebener Gewebe in der Regel nur dann in Beziehung zu autoreaktiven Immunmechanismen gesetzt werden, wenn die betreffenden Antigene auf dieses Gewebe begrenzt sind.

Es gibt aber auch nichtgewebespezifische Autoantigene. Beispiele dafür sind das Wassermann-Antigen, das als Lipoid aus verschiedenen Geweben des Antikörperproduzenten ebenso wie anderer Menschen und vieler Tierarten zu extrahieren ist, und die nukleären Antigene, gegen die sich beim generalisierten Lupus erythematodes nachweisbare Autoantikörper richten. Letztere Antigene sind ebenfalls an den Zellkernen vieler Gewebe sowohl anderer Menschen als auch anderer Spezies nachzuweisen.

Akzessibilität

Die funktionelle und damit auch klinische Relevanz der Zugänglichkeit oder Unerreichbarkeit von Autoantigenen unter natürlichen In-vivo-Bedingungen kann nicht nachdrücklich genug betont werden.

Primäre Akzessibilität ist nur dann zu erwarten, wenn die Antigenstruktur auf Zelloberflächen oder an leicht vom Kreislauf her zugänglicher extrazellulärer Lokalisation sitzt. Weder Antikörper noch sensibilisierte Lymphozyten vermögen intakte Zellmembranen zu durchdringen.

Akzessibilität nach Sensibilisierung (»spezifische efferente Bahnung«) bedeutet folgendes: Eine Struktur ist anatomisch so lokalisiert, daß sie nicht sensibilisierend wirksam werden kann; erfolgt jedoch »Fremdsensibilisierung«, so kommt es zur Reaktion auch mit dieser Struktur. Das Ausmaß der Bedeutung dieser Zusammenhänge, die insbesondere an Hornhaut-Modellen sehr gut untersucht sind, wird erst mit besserer Kenntnis der In-vivo-Lokalisation vieler gewebsspezifischer Antigene übersehbar werden.

Akzessibilität nach Gewebsalteration (»unspezifische efferente Bahnung«): Sowohl extra- wie intrazelluläre Strukturen können natürlich durch Gewebs- oder Zellschädigungen zugänglich gemacht werden. Auch diese Möglichkeit ist in Tierexperimenten, z.B. mit umschriebener Traumatisation oder Verbrennung, nachgewiesen.

Autoreaktive Reaktionsträger

Der heutige Wissensstand der Immunologie zwingt uns, nicht mehr einfach über Autoantikörper zu argumentieren, sondern neben den humoralen die zellulären Träger immunologischer Reaktivität zu berücksichtigen. Zunächst ist darauf hinzuweisen, daß Antikörper nicht nur per se eine Reihe verschiedenartiger Effekte bewirken, sondern auch erst durch Bindung an bestimmte Effektorzellen wirksam werden können. Eine Art Effektorzellen sind die sogenannten K- oder Null-Lymphozyten, die sich an das Fc-Fragment (also eine unspezifische Struktur) von Immunglobulinen binden, die mittels ihrer spezifischen Struktur mit dem Antigen reagieren. Erst diese Bindung führt zur Schädigung der antigentragenden Zelle. Eine andere Art Effektorzellen sind Makrophagen, die durch sogenannte zytophile Immunglobuline sozusagen armiert werden.

Neben den Antikörpern steht als zweiter autochthoner Träger spezifischer Strukturen der T-(im Thymus funktionsreif gewordene)Lymphozyt. Er vermag ebenso spezifisch mit einem bestimmten Antigen zu reagieren. Befindet sich dieses auf einer Zelloberfläche, kann die Zelle zerstört werden. Eine zweite wichtige Folge der Reaktion mit einem Antigen ist die Freisetzung sogenannter Lymphokine, d.h. vorwiegend Mediatoren unspezifischer Entzündungsvorgänge, aus diesen Lymphozyten.

Induktion von Autoreaktivität

Das Gegenteil von Autoreaktivität ist nicht immunologische Toleranz, d.h. selektive Reaktionsunfähigkeit gegenüber körpereigenen Strukturen, sondern selektive Reaktionslosigkeit. Diese funktionelle Unterscheidung ist deshalb wichtig, weil Reaktionslosigkeit auch darauf beruhen kann, daß Autoantigene ohne Bestehen einer vollständigen Toleranz aus verschiedenen Gründen nicht immunogen wirksam werden. Das ist die Grundlage für die Untergliederung dieses Abschnittes. Die folgenden, zweifellos immunologisch anspruchsvollen Ausführungen, die sich nur unter groben Entstellungen weiter vereinfachen lassen, zeigen die Kompliziertheit der Materie. Sie zeigen ferner, daß der Übergang von Reaktionslosigkeit zur Autoreaktivität auf mehreren Wegen möglich ist.

Antigenexposition

Auf die Bedeutung der In-vivo-Akzessibilität wurde bereits hingewiesen. Verborgene Lokalisationen (»immunologically priviliged sites«) findet man u.a. bei den Spermatozoen-Standorten, in den von geschlossenen Zellschichten umgebenen Follikeln (z.B. intrafollikuläres Thyreoglobulin), in der vorderen Augenkammer, im Hirn und nicht zuletzt im Inneren jeder intakten Zelle. Aber die immunbiologische Bedeutung derartiger Situationen für das Ingangkommen von Autoreaktivität wird immer wieder überschätzt (dagegen wird sie, wie schon gesagt, hinsichtlich des Wirksamwerdens von Autoreaktivität unterschätzt). Wir wissen nämlich aus vielen gut untersuchten tierexperimentellen Modellen, daß Reinjektionen selbst größerer Mengen nativer, körpereigener oder von einem antigengleichen Inzuchttier stammender Gewebshomogenate oder -extrakte (einschließlich

Thyreoglobulin, Hirn usw.) in der Regel keine Sensibilisierung hervorrufen.

Antigenkonzentration

Im Hinblick auf die bekannte Tatsache, daß das immunologische wie alle biologischen Systeme Reizschwellen hat, ist es möglich, daß auch exponierte, z.B. auf Zelloberflächen lokalisierte Antigenstrukturen physiologischerweise in so geringer Menge vorkommen, daß sie subantigen bleiben. Ungewöhnliche Vermehrung würde also bald Autoreaktivität in Gang setzen. Diese Möglichkeit ist in Modelluntersuchungen erwiesen, aber über ihre funktionelle Bedeutung kann bisher nichts ausgesagt werden.

Als Low-zone-Toleranz wird eine selektive Reaktionsunfähigkeit bezeichnet, die durch langfristig in überschwelliger, aber noch subimmunogener (d.h. noch nicht sensibilisierender) Konzentration einwirkendes Antigen herbeigeführt wird. In mehreren Modellen ist gezeigt worden, daß es sich dabei um eine auf die T-Lymphozyten begrenzte Toleranz handelt. Als eines der Autoantigene, für die dieser Mechanismus wirksam sein dürfte, wird das Thyreoglobulin angesehen: bekanntlich gelangt es ständig in kleinsten Mengen in den Kreislauf. Langanhaltende Konzentrationserhöhung in den immunogenen Bereich wird diese Toleranz abbrechen lassen.

High-zone-Toleranz wird durch »supra-immunogene« Konzentrationen bedingt und umfaßt auch die B-Lymphozyten. Diese stabilere Form der immunologischen Toleranz wird für zahlreiche (nicht notwendigerweise alle) der ohne weiteres akzessiblen, wie den auf Zelloberflächen lokalisierten, Autoantigene postuliert. Sie wird abbrechen, wenn ein Autoantigen über längere Zeit auf den immunogenen Spiegel absinkt.

Carrier-Mechanismus (»spezifische afferente Bahnung«)

Die Grundbeobachtung, bereits vor mehr als 50 Jahren von Landsteiner und von Sachs gemacht und noch mit dem deutschen Begriff »Schlepper«-Mechanismus belegt, besteht darin, daß eine per se nichtimmunogene Struktur durch Kopplung mit einer immunogenen körperfremden Substanz auch sensibilisierend wirksam wird. Dieser Mechanismus, in den letzten 10 Jahren vorzüglich analysiert, kann folgendermaßen auch Autoantikörperbildung in Gang setzen: Handelt es sich (a) um ein sogenanntes T-Lymphozyten-abhängiges Antigen (das für die Stimulation von B-Lymphozyten zu Differenzierung und Antikörperbildung eines T-Helfer-Effektes bedarf) und sind (b) bezüglich dieses Autoantigens nur die T-, nicht aber die B-Zellen immunotolerant (s. unter Antigenkonzentration), dann kann eine Kopplung dieses Autoantigens an ein Fremdantigen (demgegenüber keine T-Toleranz besteht) die Auto-T-Toleranz umgehen. Zum Beispiel ließ sich Autoantikörperbildung gegen Thyreoglobulin durch Zuführung von heterologem Thyreoglobulin oder durch Diazotierung von autologem Thyreoglobulin mit Arsanil- plus Sulfanilsäure, d.h. durch Kombination von Autoantigendeterminanten mit immunogenen Fremdstrukturen auf demselben Molekül induzieren.

Der Phantasie sind kaum Grenzen gesetzt hinsichtlich Annahmen von Vorgängen, die zu partieller Veränderung gewebespezifischer körpereigener Strukturen und damit Ingangsetzen eines Carrier-Mechanismus führen können. In Tierversuchen ließen sich z.B. Autoantikörper gegen das betroffene Gewebe durch physikalische Maßnahmen (z.B. cryochirurgische Eingriffe, Verbrennungen), durch chemische Eingriffe (z.B. durch Tetrachlorkohlenstoff bedingte Schädigung von Lebergewebe) oder durch mikrobielle Einflüsse (auch infolge von Partialantigengemeinschaften zwischen Mikroorganismen und körpereigenen Strukturen) hervorrufen. Auch medikamentös induzierte, charakteristischerweise auf bestimmte zellartspezifische Antigene begrenzte Autoreaktivität wird so verständlich, z.B. die bei einem relativ hohen Prozentsatz mit dem Antihypertonikum α-Methyl-Dopa behandelter Patienten beobachtete hämolytische Anämie mit Wärmeautoantikörpern gegen Erythrozyten. (Davon streng abzugrenzen sind die meisten Arzneimittelallergien: immunologische Reaktivität nur gegen die Fremdsubstanz, die sich körpereigenen Zellen, wie Erythrozyten, Granulozyten usw., aufgelagert hat; diese Zellen werden »lediglich« als sogenannte innocent bystanders zerstört.)

Adjuvansmechanismus (»unspezifische afferente Bahnung«)

Adjuvantien sind unspezifisch wirkende Stimulatoren spezifischer Reaktivität. Als solche sind vor allem mikrobielle Substanzen bekannt geworden, z.B. von Mykobakterien (zusammen mit Mineralöl im sogenannten kompletten Freund-Adjuvans), Corynebacterium parvum, Haemophilus pertussis und Endotoxine (Zellwand-Lipopolysaccharide) anderer gramnegativer Stäbchenbakterien. Teilweise ist der Mechanismus, über den derartige Substanzen in hervorragendem Maß geeignet sind, durch Zusatz zu Gewebshomogenaten oder -extrakten Autoreaktivität in Gang zu setzen, nicht geklärt, also auch ein Geschehen, wie als Carrier-Mechanismus dargestellt, nicht auszuschließen. Teilweise aber, z.B. für Lipopolysaccharide, ist heute bekannt, daß sie ausgezeichnete B-Lymphozytenmitogene sind.

Eine plausible Hypothese ist die, daß zeitlebens aus Stammzellen Vorläufer immunkompetenter Zellen auch gegen körpereigene Antigenstrukturen entstehen, aber normalerweise durch sofortigen Autoantigenkontakt inaktiviert werden. Zur Zelldifferenzierung und (Auto-) Reaktivität kommt es nur dann, wenn gleichzeitig ein zweiter Reiz (über einen zweiten Membranrezeptor) auf diese Zellen einwirkt (2-Signal-Hypothese). Über die Art des zweiten, »adjuvierenden« Signals können verschiedene Annahmen gemacht werden: u.a. Lymphozytenmitogene oder Interaktion mit einem T-Lymphozyten, der zu Reaktivität gegen eine fremdwirkende Struktur auf der Membran dieses Lymphozyten befähigt ist. Letztere Annahme ist leicht vorstellbar, wenn man bedenkt, wie viele Viren Expression neuer und/oder veränderter Strukturen auf der Oberfläche der infizierten Zelle determinieren. Sie ist gut vereinbar mit der häufigen Beobachtung von Antikörperbildung gegen die verschiedensten Autoantigene bei Virusinfektionen. Sie bietet ferner eine gute Erklärung für das Auftreten von Autoantikörpern bei einigen Arzneimittelallergien, wenn man annimmt, daß bestimmte Pharmaka durch Anlagerung und/oder Strukturveränderungen Lymphozytenoberflächen fremdmachen können (wie es z.B. für Hydantoin diskutiert wird).

Insgesamt: Die hier erörterten Adjuvansmechanismen sind geeignet, »ungerichtete«, sozusagen gegen beliebige Autoantigene Reaktivität in Gang zu setzen. Sie reichen nicht aus, die klinisch so wichtige »gezielte« Autoreaktivität gegen bestimmte gewebespezifische Antigene zu erklären. Dafür bedarf es einer wesentlichen Mitbestimmung des Induktionsvorganges durch diese Antigene.

Lymphozytenabnormität

Gleichsam die Umkehr der letztgenannten Vorstellungen über Folgen des Auftretens fremdwirkender Antigenstrukturen auf Lymphozytenoberflächen stellt das Auftreten von Lymphozyten mit abnormer Reaktivität, auch gegen körpereigene Strukturen, dar. BURNET hat bereits vor vielen Jahren von »forbidden clones« immunokompetenter Zellen gesprochen. In jüngster Zeit ist dieses Konzept in Beziehung zu Lymphomen, aber auch zu reaktiven, passageren Abnormitäten in lymphoretikulären Geweben (z.B. bei Virusinfektionen) und den dabei bekanntlich oft beobachteten Autoantikörpern gesetzt worden.

Wegfall eines Suppressormechanismus

Hier wird auf neuere tierexperimentelle Befunde hingewiesen, denen zufolge Fähigkeit zu Autoreaktivität auch bei T-Lymphozyten bereits besteht, aber selektiv blockiert ist. Werden z.B. solche Lymphozyten in vitro mit autologen Zellen inkubiert, so wird Autoreaktivität nachweisbar, sofern nicht autologes Serum zugesetzt wird. Die selektiv blockierenden Serumfaktoren sind vermutlich gelöste Autoantigene. Wie weit diese Blockade und/oder andere, zellgebundene Suppressormechanismen oder ihr Versagen in vivo funktionelle Bedeutung mit klinischer Relevanz haben, ist noch nicht übersehbar.

Zum Fortbestehen einmal induzierter Autoreaktivität: In vergangenen Jahren ist teilweise intensiv polemisiert worden, daß tierexperimentelle im Gegensatz zu klinischen Veränderungen meist nicht perpetuieren und daher als Modelle fragwürdig seien. Diese Diskussion ist müßig: Natürlich besteht Autoreaktivität hier wie dort so lange, wie die induzierenden Veränderungen fortbestehen oder wirksam sind.

Determinierung zu Autoreaktivität

Bekannt, aber nicht geklärt ist die Häufung im höheren Lebensalter und beim weiblichen Geschlecht. Die familiäre Häufung von nachweisbaren Autoantikörpern bei gesunden Angehörigen von Patienten und von bestimmten »Krankheitsblöcken« mit Autoreaktivität (z.B. Thyreotoxikose, autoallergische Thyreoiditis, Perniziosa, idiopathischer Morbus Addison) muß Veranlassung geben, genetisch determinierte Dispositionen anzunehmen. Damit rückt die Autoallergie in die Nähe der allergischen Diathesen gegen bestimmte Fremdantigene.

Die genetische Determinierung der Induzierbarkeit von Autoreaktivität, systematisch untersuchbar nur in Spezies mit Inzuchtstämmen, ist in den letzten Jahren besonders an Mäusen, Ratten und Meerschweinchen eindeutig belegt worden, z.B. für Thyreoiditis und Enzephalomyelitis. Bei Hühnern gibt es sogar einen Stamm (White Leghorn Cornell C), bei dem 80–90% der Kücken im Alter von 3–4 Wochen spontan chronische autoallergische Thyreoiditiden entwickeln.

Natürlich wäre es von großem Interesse, leicht diagnostizierbare Marker für derartige genetische Determinierungen beim Menschen zu kennen. Entsprechende Bemühungen mit den besonders polymorphen HLA-Gewebstypen (Human-lymphocytic-antigen-Gewebstypen) haben trotz analoger tierexperimenteller Daten bisher noch keine befriedigenden Ergebnisse gebracht.

Pathogenität von Autoreaktivität

Der immer noch verbreiteten Meinung, Nachweis von Autoreaktivität signalisiere Autoaggression, muß nachdrücklich entgegengetreten werden. Zunächst sei darauf hingewiesen, daß auch EHRLICH u. MORGENROTH in ihrem klassischen Konzept vom Horror autotoxicus nicht, wie vielfach mißverstanden, das Auftreten von Autoantikörpern, sondern nur deren pathogenes Wirksamwerden für normalerweise ausgeschlossen deklariert haben. Der etablierte Begriff »Autoimmunkrankheiten« für klinische Prozesse, die mit Autoreaktivität einhergehen, ist deshalb irreführend: Er verwischt die pathophysiologisch so wichtige Trennung zwischen Krankheiten mit erwiesener Immunopathogenese (d.h. Autoaggression) bzw. zumindest immunopathogenetischer Komponente und anderen Krankheiten, bei denen bestimmte Formen von Autoreaktivität als Marker einen im wesentlichen diagnostischen Wert haben. Darauf hinzuweisen ist um so wichtiger, als es heute kaum mehr Krankheiten chronisch-entzündlicher Natur gibt, für die nicht Autoaggression diskutiert würde.

Nichtaggressive Autoantikörper

Zunächst sei eine Banalität erwähnt, an die außerhalb der Immunhämatologie oft nicht gedacht wird: die Temperaturabhängigkeit von Antikörperreaktionen. Reagiert ein Antikörper mit körpereigenen Strukturen (nur dann darf er als Autoantikörper bezeichnet werden) in vitro bei Zimmertemperatur, dann ist damit noch nicht gezeigt, daß er auch bei 37°C reagieren kann – mancher Laborbefund ist bei Inkubation in der Wärme nicht reproduzierbar.

Ein klassisches Beispiel für Autoantikörper gegen intrazelluläre Strukturen (die also inakzessibel sind, solange die Zelle nicht aus anderen Gründen geschädigt wird oder abstirbt) ist der Wassermann-Antikörper des seropositiven Syphilitikers (s. dazu unter Gewebespezifität, S. 12.10). Kritisch gesprochen: Wäre nicht Treponema pallidum seit 1905 als Erreger der Syphilis bekannt, würde diese Krankheit wahrscheinlich heute von vielen Autoren als Autoimmunkrankheit angesehen.

Fluoreszenzserologische Befunde zeigen oft Reaktionen mit Antigenstrukturen in tieferen Wandschichten oder im Zellinneren, scheinen also dem oben Gesagten zu widersprechen. In Wirklichkeit jedoch werden diese Strukturen erst durch die Präparation (Gefrierschnitte, Fixativa) in vitro zugängig gemacht.

Die Häufigkeit des Auftretens von Autoantikörpern gegen intrazelluläre Strukturen hat einige Autoren zu folgender Hypothese veranlaßt: Während die abgestorbenen Zellen normalerweise durch autolytische Enzyme degradiert werden, kann unter besonderen Umständen (z.B. bei protrahierter massiver Zerstörung bestimmter Zellen oder Gewebe) die enzymatische Aktivität unzureichend sein. Dann werden Autoantikörper gebildet, um den katabolen Prozeß zu intensivieren, z.B. durch Opsonisierung nicht ausreichend degradierter Substanzen, d.h. Erleichterung ihrer Phagozytose. Derartige Autoantikörper hätten also eine ausgesprochen physiologische Abräumfunktion.

Schließlich ist darauf hinzuweisen, daß Antikörper gegen akzessible Zelloberflächenstrukturen auch protektiv wirksam werden können, solange sie nicht zytotoxisch wirken: Sie können schützen gegen aggressive, destruierende Aktivität sensibilisierter T-Lymphozyten. Dieser Mechanismus ist aus der experimentellen Tumorimmunologie seit fast 20 Jahren als Enhancement bekannt; sein Vorkommen auch bei experimentellen Autoallergien (z.B. Enzephalomyelitiden) ist inzwischen belegt.

Aggressive Autoantikörper

Autoantikörper gegen Oberflächenantigene von Blutzellen können agglutinieren, Komplement aktivieren, sie können auch ohne eine dieser Reaktionen eine beschleunigte Immunelimination aus dem Kreislauf bewirken. Pathogenetisch wirksame Antikörper gegen akzessible Gewebestrukturen in den Kapillarbasalmembranen finden wir beim Goodpasture-Syndrom, das als exemplarische klinische Form einer Autoantikörpernephritis genannt sei.

Pathogene Autoimmunkomplexe

Autoantikörper können sich mit ihrem Antigen zu Mikrokomplexen verbinden, wenn letzteres in gelöster Form und in großem Überschuß in die humorale Phase (Gewebsspalten, Kreislauf) übertritt. Diese Komplexe können durch Komplementaktivierung, Anlagerung an neutrophile Granulozyten mit Freisetzung lysosomaler Enzyme und/oder durch Aktivierung von Thrombozyten mit Freisetzung vasoaktiver Amine zu sog. Immunkomplexvaskulitiden und entzündlichen Veränderungen in Geweben führen. Solche Komplexe sammeln sich nicht nur, irgendwo herkommend, vorzugsweise im Bereich der Nierenglomeruli-Basalmembran an (»immunological sink«) und bewirken Glomerulonephritiden mit charakteristischen fluoreszenzserologischen Bildern (beispielhaft die Lupusnephritis), sondern sie können auch auf das Gewebe, aus dem das Antigen kommt, begrenzte Veränderungen hervorrufen. Letzteres ist in tierexperimentellen Modellen, z.B. bei autoallergischer Thyreoiditis oder Orchitis, gezeigt worden und wird z.B. in zunehmendem Maß für die chronische Polyarthritis des Menschen diskutiert.

Autoaggressive Effektorzellen

T-Lymphozyten stellen den zweiten immunologischen Reaktionsträger dar. Die Bedeutung der zellgebundenen Reaktivität ist in einer Reihe experimenteller autoallergischer Krankheiten durch Übertragung auf gesunde Tiere mittels Lymphozyten gezeigt worden. Die Wirksamkeit dieses Mechanismus wird am besten verstanden, wenn man davon ausgeht, daß bereits sehr kleine Antigenmengen zur Freisetzung von Lymphokinen aus diesen Lymphozyten und dadurch zur Entstehung heftiger entzündlicher Reaktionen führen können. Leider ist es immer noch schwierig, autoaggressive Effektorzellen (aus dem Blut) in vitro zuverlässig nachzuweisen, vor allem aber zu belegen, daß sie gegen in vivo akzessible Strukturen wirksam werden. Das Auftreten von Autoantikörpern ist sicherlich viel häufiger, d.h. ein weitgehend unabhängiges Ereignis.

Kriterien für pathogene Autoreaktivität

Es sei auf die von WITEBSKY u. MILGROM vorgeschlagenen fünf Kriterien hingewiesen, die vor der Annahme der autoallergischen Pathogenese einer Krankheit des Menschen erfüllt sein sollten: Nachweis von autoreaktiven Reaktionsträgern; Identifizierung des entsprechenden Autoantigens; Induktion von Autoreaktivität gegen dieses Antigen in einem Modell; Auftreten pathologischer Veränderungen in diesem Modell, die denen der in Frage stehenden Krankheit entsprechen; Übertragbarkeit der Krankheit durch Übertragung von Autoantikörpern und/oder autoreaktiven Lymphozyten. Zweifellos stößt die Erfüllung dieser Kriterien in vielen Fällen auf große Schwierigkeiten.

Literatur

Allison, A.C.: Interactions of T and B lymphocytes in self-tolerance and autoimmunity. In: D.H. Katz, B. Benacerraf: Immunological tolerance, mechanisms and potential therapeutic applications. Academic Press, New York 1974 (S.25–49)
Asherson, G.L.: The role of micro-organisms in autoimmune responses. Progr. Allergy 12 (1968) 192–245
Bretscher, P.: A model for generalised autoimmunity. Cell. Immunol. 6 (1973) 1–11
Burnet, F.M.: Auto-immunity and auto-immune disease. Medical and Technical Publishing, Lancaster/Lancs. 1972
Weigle, W.O.: Recent observations and concepts in immunological unresponsiveness and autoimmunity. Clin. exp. Immunol. 9 (1971) 437–447

Transplantationsimmunologie

W. MÜLLER-RUCHHOLTZ

Definition

Immunologische Reaktionen gegen fremde Zellen beruhen darauf, daß
1. Zellen mit körperfremden Oberflächenstrukturen in den Organismus gelangt sind und daß
2. diese Fremdstrukturen vom Immunsystem erkannt werden.

Teleologisch gesehen dienen Abwehrreaktionen dieser Art der Erhaltung der Integrität des Organismus und sind vermutlich von großer Bedeutung für die frühzeitige Vernichtung körperfremd gewordener eigener Zellen.

Transplantationsantigene und -genetik

Die als Transplantationsantigene bezeichneten Oberflächenstrukturen der kernhaltigen Zellen unterliegen genetischer Determinierung und sind, ähnlich den Erythrozytenantigenen der Blutgruppenserologie, in Systemen zusammengefaßt. Es gibt eine kleine Zahl von Genloci, die Antigene größerer Stärke, daneben eine unbekannt große Zahl weiterer, unabhängiger Loci, die schwächere oder normalerweise subimmunogene oder nur begrenzt akzessible Antigene determinieren. Als wichtigstes System beim Menschen ist das HLA-System (Human-lymphocytic-antigen-System) bekannt und trotz seiner Kompliziertheit bereits relativ gut analysiert.

Bei diesem HLA-System handelt es sich um einen Komplex (»Haupthistokompatibilitätskomplex«), in dem mindestens vier Loci des Chromosoms VI zusammengefaßt werden: HLA-A, -B, -C und -D. Wir kennen mindestens 16 Allele für HLA-A, 28 für HLA-B, 6 für HLA-C und 8 für HLA-D, die jeweils durch Ziffern bezeichnet werden und mit sehr unterschiedlichen Genfrequenzen in der Bevölkerung vorkommen. Die daraus resultierende Polymorphie übertrifft bei weitem die aller anderen genetischen Systeme (mit Ausnahme der Immunoglobulinidiotypen) und ist die Grundlage für seine besondere Bedeutung. Die Strukturen sind, soweit biochemische Daten vorliegen, Polypeptidketten. Die Antigene werden aus rein technischen Gründen vorwiegend auf Lymphozyten als Testzellen bestimmt, für HLA-A, -B und -C durch serologische Tests mit zytotoxischen Alloantikörpern (vorwiegend aus Seren Schwangerer, die sie infolge Immunisierung durch den vom Vater determinierten Teil fetaler Zellen in etwa 15–20% der Fälle bilden, oder aus Seren Polytransfundierter), für HLA-D bisher noch überwiegend in aufwendigen gemischten Lymphozytenkulturen (Messung der DNS-Synthesesteigerung durch ^{3}H-Thymidin-Einbau infolge Lymphozyteninkompatibilität).

Bedeutung der HLA-Antigene

Die »klassische« Bedeutung ist darin zu sehen, daß das Immunsystem eines Empfängers fremder Zellen gegen jene Zelloberflächenstrukturen reagiert, die er nicht auf seinen eigenen Zellen hat. Die heutige Auffassung geht dahin, daß HLA-A- oder -B-Inkompatibilität nicht ausreicht, um eine Reaktion in Gang zu setzen; letzteres erfolgt aber bei HLA-D-Differenzen. Die Reaktionen sind jedoch gegen HLA-A- oder -B-Antigene gerichtet.
Je besser die Gewebetypisierung wird, je mehr Typen wir also genauer bestimmen können, um so

relevanter wird sie zwar, um so schwieriger wird es aber auch, passende Spender zu finden, die nicht Blutsverwandte sind. Diese Schwierigkeiten sind zumindest teilweise überwindbar:
1. Die relative Bedeutung der einzelnen Typen muß geklärt werden. (Sie könnte ähnlich große Unterschiede zeigen, wie sie bei den Rh-Antigenen $D \gg c > E > C > e$ bekannt sind.)
2. Potentielle Empfänger müssen durch großräumige Organisation erfaßt sein (z.B. Eurotransplant in Leiden), um ihnen akut anstehendes, passendes Leichengewebe zuführen zu können.
3. Spenderzellen oder -gewebe müssen typisiert abrufbar sein durch Kryokonservierung oder durch Typisierung von Blutspendern.

Eine andere Art klinischer Bedeutung ist die des Krankheitsmarkers: eines Markers genetischer Disposition für eine bestimmte Krankheit. Zum Beispiel haben $> 90\%$ der Spondylarthritis-ancylopoetica-Patienten HLA-B 27 (allerdings umgekehrt nur 2% der Menschen mit diesem Antigen die Krankheit). Worauf diese Kopplung beruht und bei wieviel Krankheiten sie Bedeutung hat, wird intensiv bearbeitet.

Die außerordentliche Polymorphie dieses Systems macht es zweifellos weit besser als alle anderen geeignet als Individualitätsmarker. (Folgerungen für Paternitätsnachweise, kriminologische Identifizierungen, ethnologische Untersuchungen usw.)

Es bestehen immungenetisch Zusammenhänge zwischen dem Haupthistokompatibilitätskomplex und immunbiologisch wichtigen Steuerungen: genetische Kontrolle immunologischer Reaktivität, Determinierung von Zellinteraktionen, Veränderungen von Zelloberflächenstrukturen durch Viren und andere Fremdantigene.

Transplantatabwehr-Reaktionen

Immunologische Reaktionsrichtungen

Die Wirt-gegen-Transplantat-Reaktion (auch als Host-versus-graft-Reaktion bezeichnet) stellt den normalen Abwehrvorgang des Empfängerorganismus gegen das übertragene Fremdgewebe dar. Nach Ersttransplantation wird zunächst eine mindestens mehrere Tage dauernde Sensibilisierungsphase durchlaufen, die klinisch unauffällig ist, während der das Transplantat normal durchblutet (z.B. Nieren) oder revaskularisiert wird (z.B. Haut). Die anschließende Sensibilisierung des lymphoretikulären Gewebes ist generalisiert, d.h. sie kann an jeder beliebigen Stelle des Organismus wirksam werden.

Die sogenannte Graft-versus-host-Reaktion, d.h. eine Reaktion in umgekehrter Richtung, kann dann zustande kommen, wenn das Transplantat eine größere Zahl immunkompetenter Zellen enthält, die Abwehrfähigkeit des Empfängers erheblich reduziert ist und eine gewisse genetische und damit antigene Differenz zwischen Spender und Empfänger besteht. Die Größen dieser drei Faktoren entscheiden darüber, ob eine solche Reaktion subklinisch oder, im anderen Extrem, binnen 10 Tagen letal für den Empfänger verläuft. Diese Reaktion stellt ein besonders schwieriges Problem der Knochenmarkübertragungen dar, die zur Therapie der schweren kombinierten konnatalen Immundefekte, der erworbenen Knochenmarkaplasien und bei der Tumorbehandlung (vorerst Leukämien) zunehmendes klinisches Interesse erfahren.

Pathohistologie der Transplantatabstoßung

Die Veränderungen sind am besten an Hauttransplantaten untersucht. Im vaskularisierten Gewebe kommt es zunächst zu Gefäßdilatation, Permeationssteigerung und Ödem, dann zur typischen, zunächst perivaskulären lymphozytären, anschließend auch granulo- und histiozytären Infiltration. Das Gefäßendothel des Transplantates wird zerstört, thrombotische Zirkulationsstörungen, Rhexisblutungen und nekrotisierende Arteriitis folgen. Bei Transplantation auf einen bereits präsensibilisierten Empfänger ist die Phase der Revaskularisation verkürzt oder sogar aufgehoben, nicht die zelluläre Infiltration. Die Schädigungen der Transplantatgefäßwand mit raschem Gefäßverschluß stehen mit dem Sensibilisierungsgrad zunehmend im Vordergrund.

Die Gewebsveränderungen geben charakteristische Merkmale der immunologischen Reaktivität wieder: Bei wiederholtem Kontakt mit Fremdgewebe treten die Reaktionen rascher und heftiger auf. Wie für eine immunologische, d.h. spezifische Reaktion selbstverständlich, gilt das nur, wenn das erneut übertragene Gewebe ausgeprägte Antigengemeinschaft mit dem Ersttransplantat besitzt.

Träger der spezifischen Reaktionen

Der lymphozytengebundene Immunmechanismus spielt die Hauptrolle bei der Zerstörung von Fremdgewebe: T- (im Thymus funktionsreif gewordene) Lymphozyten wandern zum Transplantat und reagieren mit den Antigenen der Fremdzellen (ohne Komplementaktivierung). Die Fähigkeit zur (beschleunigten) Transplantatzerstörung kann durch sensibilisierte T-Zellen auf einen unvorbehandelten Organismus übertragen werden.

Der humorale Immunmechanismus, repräsentiert durch Immunglobuline, steht in seiner Bedeutung zwar zurück, ist jedoch keineswegs bedeutungslos: Zytotoxische Alloantikörpereffekte (unter Komplementaktivierung) nehmen mit dem Sensibilisierungsgrad zu und vermögen z.B. bei Nierentransplantation in einem präsensibilisierten Empfänger sogar eine sogenannte hyperakute Abstoßung in Minuten herbeizuführen. Daher wird vor jeder Nierenübertragung als »cross match test« ein Lymphozytotoxizitätstest mit Spenderlymphozyten und Empfängerserum durchgeführt.

Hemmung der Transplantatabstoßung

Für die Klinik der Zell- und Gewebsübertragung ist es von entscheidender Bedeutung, Wege und Mittel zu kennen oder zu finden, die immunologischen Abwehrreaktionen zu verändern oder auszuschalten.

Biologische Faktoren

Die Antigenstärke eines Transplantates ist als der Faktor von größtem Interesse anzusehen, weil er in gewissen Grenzen manipulierbar ist. Wie bereits dargestellt, sollte die genetische und damit antigene Differenz zwischen Spender und Empfänger so geringgradig wie möglich gehalten werden. Daher die große Bedeutung der Gewebetypisierung.

Die Lokalisation der Transplantationsantigene wird interessant, wenn sie »versteckt« ist, weil dadurch Ingangkommen wie auch Wirksamwerden von Sensibilisierung gehemmt werden kann. Beispiele:
1. Keine Exposition der Antigene auf den Zelloberflächen. Dies ist festgestellt worden beim Trophoblastensynzytium der Placenta fetalis, d.h. der Grenzzellschicht zwischen der Mutter und dem genetisch stets differenten Fetus. Darin dürfte eine, vermutlich die wichtigste immunbiologische Voraussetzung für das Funktionieren der Gravidität liegen.
2. Fehlen oder unzureichende Ausbildung von Lymphbahnen und insbesondere Blutgefäßen im Transplantatbett. Vor allem systematische Untersuchungen an Korneatransplantaten haben gezeigt, daß mit zunehmender Entfernung zwischen Gefäßnetz und Fremdzellen der »immunologically privileged site« immer sicherer wird und sogar für präsensibilisierte Lymphozyten unerreichbar werden kann. Ähnliches gilt zumindest auch für Knorpeltransplantate.

Konnatale oder erworbene immunologische Defekte des Empfängers können sich, vor allem wenn sie den zellgebundenen Immunmechanismus betreffen, auf die Fähigkeit zur Transplantatabstoßung auswirken, z.B. werden allogene Transplantate bei Thymushypoplasie, bei Morbus Hodgkin oder Sarkoidose in der Regel nicht zerstört.

Induzierte Immunsuppression

Reduktion der Funktionsfähigkeit des Immunsystems beim Transplantatempfänger ist das wichtigste Verfahren zur Abstoßungshemmung in der Transplantationsklinik. Immunsuppressiv wirksame Substanzen sind in erster Linie Zytostatika (Alkylantien wie Cyclophosphamid, Antimetaboliten wie Azathioprin oder Methotrexat), ferner Corticosteroide, daneben sogenannte Antilymphozytenseren. Sie müssen fortlaufend gegeben werden und sind deshalb mit erheblichen Risiken belastet:

1. Die lebenswichtige immunologische Infektabwehr wird gesenkt, um so mehr, je höhere Dosen zur Transplantaterhaltung notwendig sind. Daher die große Sorge um nicht mehr beherrschbare Infektionen.
2. Das Risiko der Enstehung maligner Tumoren steigt auf ein Vielfaches (>10fache). Die Zahlenangaben schwanken und sind für Lymphome besonders hoch (>100fache); sie sind nicht auf chemisch-kanzerogene Effekte von Zytostatika zurückzuführen.
3. Kein sog. Immunosuppressivum wirkt selektiv auf das Immunsystem; kumulierende Nebenwirkungen auf andere Gewebe können gefährliche Größenordnungen erreichen.

Induktion immunologischer Toleranz

Dieser Weg ist prinzipiell vollauf befriedigend: Beim prospektiven Transplantatempfänger wird Reaktionsunfähigkeit selektiv gegenüber den Transplantationsantigenen des Spenders erzeugt. Im übrigen bleibt die immunologische Reaktivität, also auch die Infektabwehr, intakt. Man induziert also funktionell einen immunbiologischen Status gegenüber einem bestimmten Fremdgewebe, wie er sich physiologischerweise gegenüber dem körpereigenen in der frühen Ontogenese entwickelt. Im späteren Leben ist dies wesentlich schwieriger, weil das inzwischen ausgebildete Immunsystem in der Regel auf Antigenkontakt mit Sensibilisierung und nicht mehr mit Toleranz reagiert. Die immunologische Analyse dieser Vorgänge hat in den letzten Jahren zur Entwicklung tierexperimenteller Modelle geführt, die eindeutig zeigen, daß Induktion immunologischer Transplantattoleranz selbst bei großer Histoinkompatibilität auch im reifen Säugetierorganismus möglich ist. Ein zuverlässiger Weg zur langfristigen Erhaltung einmal erzeugter Toleranz besteht in der Ansiedlung suspendierter Fremdzellen, d.h. einem disseminierten Zellchimärismus.

Experimentelle Ansätze beruhen auf zwei im Prinzip unterschiedlichen Möglichkeiten:
1. Die selektive Reaktionsunfähigkeit besteht tatsächlich in Reaktionslosigkeit des Immunsystems gegenüber den betreffenden Antigenen. Die korrespondierenden Klone immunkompetenter Zellen sind eliminiert oder inaktiviert worden.
2. Die Reaktionsunfähigkeit beruht auf aktiver, selektiver Suppression potentiell reaktiver immunokompetenter Zellen. Dieser Mechanismus kann durch suppressiv wirkende Lymphozyten oder durch sog. blockierende, nichtzytotoxische Antikörper (oder Antigen-Antikörper-Komplexe) bewirkt werden.

Für beide Möglichkeiten gibt es überzeugende Evidenzen; sie schließen einander in einem Organismus nur zum selben Zeitpunkt aus, könnten also auch ineinander übergehen. Es dürfte kein Zweifel daran bestehen, daß tatsächliche selektive Reaktionslosigkeit der immunbiologische Idealstatus gegenüber einem Transplantat ist.

Klinische Nierentransplantation

Der derzeitige Stand der Nierentransplantation wird so umrissen: Weit mehr als 25 000 Nieren sind bisher übertragen worden. Die Zahl der Autoren, die einen solchen Eingriff als klinische Routine bezeichnen, nimmt besonders außerhalb der Bundesrepublik Deutschland ständig zu. Die Übertragung zwischen eineiigen Zwillingen ist selten, aber immunbiologisch problemlos. Transplantation zwischen anderen Blutsverwandten hat bisher eine 2-Jahres-Erfolgsquote von 70% und eine maximale Laufzeit von 15 Jahren erbracht; die entsprechenden Werte für Leichennieren betragen 48% und 11 Jahre. Auch bei Statistiken aus der jüngsten Zeit muß berücksichtigt werden, daß sie der Hypothek unzureichender Gewebetypisierung unterliegen (s. Bedeutung der HLA-Antigene, S. 12.15 f.).

Ein wichtiger Vorteil der Nierentransplantation besteht in der Möglichkeit, sie mit der Dialyse zu einem integrierten Programm zusammenzufassen. Eine australische Gruppe, die dies mit besonderer Konsequenz betrieben hat, gab kürzlich unter fast ausschließlicher Verwendung von Leichennieren eine 4-Jahres-Erfolgsquote von 79% an (wobei 85% der nach 4 Jahren lebenden Patienten ein funktionierendes Nierentransplantat besaßen). Allgemein wird die Zielsetzung, möglichst viele Patienten von der Dialyse zum Transplantat zu überführen, mit erheblicher Verbesserung der Lebensqualität bei wesentlicher Senkung des finanziellen und Leistungsaufwandes begründet.

Die in früheren Jahren immer wieder ausgesprochene Warnung vor Bluttransfusionen vor einer Nierentransplantation ist inzwischen einer differenzierteren Betrachtung gewichen: Die Überlebenschancen für Nieren sind nach Transfusionen signifikant besser (was über einen aktiven Suppressormechanismus erklärt wird). Dies gilt allerdings nur dann, wenn gegen die betreffende Niere keine zytotoxischen, in der Regel durch den Cross match test nachweisbaren Antikörper übersehen worden sind.

Literatur
Möller, G.: Transplantation reviews. Munksgaard, Kopenhagen 1969–1976

Immunphänomene bei Infektionskrankheiten

W. Müller-Ruchholtz

Definition
Die Grundlage dieser Phänomene besteht aus zwei Komponenten:
1. den mikrobiellen Antigenstrukturen und
2. den immunologischen Reaktionen des Makroorganismus, die spezifisch gegen die jeweiligen Antigene gerichtet sind und unspezifische, aber biologisch entscheidend wichtige Folgeprozesse in Gang setzen.

Orientiert am Charakter dieser Folgen müssen wir immunphysiologische, d.h. dem Makroorganismus nützende, und immunpathologische, d.h. ihn schädigende Reaktionen bei der Infektabwehr unterscheiden. Insgesamt überwiegen die nützlichen Reaktionen bei weitem.

Mikrobielle Antigene

Wir unterscheiden Struktur- und lösliche Antigene. Erstere sind Makromoleküle, bestehend aus Proteinen, Polysacchariden und Lipiden (bei einigen Viren nur Protein, im Capsid). Bei den Bakterien sind Zellwand-(O- oder Vi-), Kapsel- (soweit ein Polysaccharid-Schleim ausgeschieden wird, K-) und Geißel- (soweit derartige Proteinstränge gebildet werden, H-)Antigene die wichtigsten. Die Wand-Lipopolysaccharide gramnegativer Bakterien sind als Endotoxine bekannt. Lösliche Antigene von hoher klinische Bedeutung sind z.B. die Exotoxine von Corynebacterium diphtheriae, Clostridium tetani, Clostridium botulinum, die erythrogenen Toxine, Streptolysine und anderen ausgeschiedenen Enzyme von Streptokokken usw. Klinisch wichtig ist ferner die Frage der Wirkung verschiedener Antigenstrukturen im Organismus; z.B. wird bei Streptococcus-pyogenes-A-Infektionen gegen die typenspezifischen M-Proteine, nicht gegen das gruppenspezifische C-Polysaccharid der Zellwand Immunität induziert. Da es mindestens 50 Serotypen gibt, ist vielfach wiederholte Erkrankung trotz Immunität möglich.

Da andererseits nur wenige Serotypen (besonders 12, 4, 49, 57) zur Immunopathie Glomerulonephritis führen, ist diese eine seltene Folge von Streptokokkeninfektionen (etwa 0,5%) und äußerst selten rekurrierend.

Partialantigengemeinschaften (PAG) zwischen verschiedenen Mikroorganismen führen scheinbar zu unspezifischen immunologischen Reaktionen. Eine der Antigenstrukturen ist z.B. gemeinsam bei Haemophilus influenzae Typ b, Pneumococcus Typ 6 und Escherichia coli O75 oder bei Proteux OX19 und Rickettsia prowazeki (Basis für die Weil-Felix-Reaktion) oder bei Treponemen und Geweben zahlreicher Tiere und Pflanzen (das Cardiolipin der Luesserodiagnostik) oder bei zahlreichen Enterobakteriazeen der normalen menschlichen Darmflora, die die Blutgruppensubstanzen A und B besitzen und die entsprechenden Isohämagglutinine induzieren können. Auf PAG beruht auch der Erfolg der Schutzimpfung gegen den Variolavirus mit Vakzinevirus; auf Fehlen funktionell wirksamer PAG beruht umgekehrt die Notwendigkeit, bei der Poliomyelitisschutzimpfung mit jedem der drei Virusstämme zu immunisieren.

Diagnostische Nutzung der Reaktion

Überall dort, wo der direkte Erregernachweis versagt, sind die spezifischen Reaktionsprodukte des Makroorganismus zur Diagnostik bei Infektionskrankheiten heranzuziehen. Als In-vitro-Verfahren steht die Serodiagnostik im Vordergrund, z.B. die Bakterienagglutination (Widal-Reaktion) beim Typhus, Paratyphus oder Morbus Bang, die Komplementbindungsreaktion bei den verschiedensten bakteriellen und viralen Infekten, die Fluoreszenz-Antikörper-Tests bei der Lues, Toxoplasmose u.a., der Cardiolipin-Mikroflockungstest (CMT) bei der Lues, die Toxinneutralisation (ASL-Reaktion) bei A-Streptokokkeninfekten, die Hämagglutinationshemmungsreaktion bei zahlreichen Virusinfekten. Bei Neugeborenen kann als Screening auf konnatalen Infekt (z.B. Lues, Zytomegalie, Toxoplasmose, Röteln) anstelle einer Vielzahl serologischer Reaktionen mit verschiedensten Antigenen eine IgM-Konzentrationsbestimmung im Nabelschnurblut vorgenommen werden (normal: < 2.5 IE/ml).

In vivo wird sowohl auf humorale Antikörper getestet (am bekanntesten ist der Schick-Test zum Nachweis neutralisierender Antikörper gegen intradermal injiziertes Diphtherietoxin) wie auch zellgebundene Reaktivität geprüft. Für letztere ist die verzögerte, d.h. erst nach 24 bis 48 Stunden auszuwertende, Überempfindlichkeit gegen Tuberkulin das klassische Beispiel.

Immunphysiologie der Infektabwehr

Allgemeines

Abwehr pathogener Mikroorganismen ist durch eine Reihe unspezifischer Reaktionen möglich, sowohl humoral (z.B. durch Lysozym, unspezifische Komplementaktivierung, Interferon) wie zellulär (Phagozytose). Lebensnotwendig ist hoch entwikkelten Makroorganismen, wie den Säugetieren, die Steigerung der Infektabwehr durch spezifische, immunologische Mechanismen.

Für den Menschen erhellt dies am deutlichsten aus bestimmten »Experimenten der Natur«, den Immundefizienzen: Humorale, d.h. Immunglobulindefekte (z.B. bei der X-gekoppelten konnatalen Agammaglobulinämie, früher sogenannter Bruton-Typ, oder später beim multiplen Myelom) führen insbesondere zu schweren pyogenen Infekten (Staphylokokken, Streptokokken, Pneumokokken, Haemophilus influenzae). Defekte, die vorzugsweise oder ausschließlich den lymphozytengebundenen immunologischen Teilmechanismus betreffen (z.B. konnatal bei Thymushypoplasie, erworben bei Morbus Hodgkin oder Boeck-Sarkoidose), führen zur Abwehrschwäche gegenüber Mykobakterien, Brucellen, Listerien, Salmonellen sowie gegenüber zahlreichen Virus- und Pilzinfektionen. Säuglinge mit schwerer Thymushypoplasie sterben vorwiegend an Virusinfekten. Sie werden höchstens ein Jahr alt, während Kinder mit angeborenen Immunglobulindefekten mehrere Jahre alt werden können.

Immunität, d.h. spezifisch gesteigerte Infektabwehr, kann durch sogenannte stille Feiung (nach Infekten ohne reguläre, typische Krankheitsmanifestation), im Anschluß an eine durchgemachte Infektionskrankheit oder durch gezielte Maßnahmen, wie Schutzimpfungen mit lebenden, abgeschwächten oder abgetöteten Mikroorganismen (antimikrobielle Immunisierung) oder mit Toxoiden (antitoxische Immunisierung), hervorgerufen werden. Begrenzungen:

1. Die natürliche Entstehung von Immunität kann durch das weit verbreitete Fehlverständnis moderner Antibiotikatherapie effektiv verhindert werden;
2. wir sind entfernt davon, gegen alle wichtigen Infektionskrankheiten befriedigend immunisieren zu können.

Allerdings darf aus dem Rückfall von Infektionen auch nicht ohne weiteres auf fehlende Immunität gegenüber dem Erreger geschlossen werden: Immunität kann auf Serotypen begrenzt sein (Beispiel: A-Streptokokken).

Humorale Abwehrmechanismen

Humorale Antikörper wirken sowohl allein als auch zusammen mit zellgebundenen Mechanismen auf verschiedene Weise gegen Mikroorganismen. Da Antikörper nicht in intakte Zellen einzudringen vermögen, sind sie nur so lange wirksam, wie die Mikroorganismen und deren Produkte sich außerhalb von Zellen oder auf deren Oberflächen befinden.

Neutralisation

Bakterielle Toxine und Enzyme sowie Viren können ohne Komplementbeteiligung durch Antikörper verschiedener Immunglobulinklassen neutralisiert werden. Dabei impliziert aber die Reaktivität

Immunpathogenetisch bedingte Krankheiten

eines Antikörpers gegen ein biologisch aktives Molekül nicht automatisch dessen Neutralisation: Kaninchen-IgM-Anti-Diphtherie-Toxin zeigte keine, der entsprechende IgG-Antikörper jedoch eindeutige toxinneutralisierende Wirksamkeit. Virusneutralisierende Aktivität findet sich in der Regel zunächst in der IgM-Fraktion des Serums und im weiteren Verlauf der Antikörperbildung vorwiegend in der IgG-Fraktion. Von den Sekretimmunglobulinen sind die der Nasenschleimhaut bisher am besten untersucht: Die stärkste rhino- oder influenzavirenneutralisierende Aktivität wird in der dominierenden IgA-Klasse gefunden. Auch bei Viren schließt die Reaktion mit einem Antikörper nicht gleichzeitig die Aufhebung der Infektiosität ein. Es werden sogar Antikörper gefunden, die die Reaktivität anderer, neutralisierender Antikörper hemmen.

Opsonisierung

Darunter versteht man die Veränderung von Partikeloberflächen derart, daß die Phagozytose der Partikel wesentlich erleichtert wird. Da die Phagozytose als besonders wichtiger Abwehrvorgang anzusehen ist, wird ihrer Intensivierung große Bedeutung beigemessen. Letztere ist abhängig von einer Aktivierung des Komplementsystems: Sobald Antikörper der IgG- oder IgM-Klasse mit ihrem Antigen (auf der Oberfläche eines Makroorganismus) reagiert haben, vermögen sie den sogenannten klassischen Weg der C-Aktivierung C1–C4–C2–C3–C5– in Gang zu setzen; der dabei aus dem Proenzym C3 (im Serum) durch Aufspaltung entstehende Faktor C3b macht den Gesamtkomplex »klebrig«. Wir wissen seit einigen Jahren, daß die funktionell zentrale C3-Aktivierung auch auf mehreren anderen, unspezifischen Wegen (»alternate pathways«) möglich ist.

Freisetzung entzündungsfördernder Faktoren

Auch dieser Prozeß ist die Folge der Komplementaktivierungskaskade: Basische Peptide, die als Spaltprodukte von C2, C3 und C5 in das umgebende Milieu abgegeben werden, steigern die Gefäßwanddurchlässigkeit, setzen aus Mastzellen Histamin frei, wirken spasmogen, locken Granulozyten und Monozyten an und beeinflussen die Blutgerinnung.

Extrazelluläre Abtötung von Mikroorganismen

Sie kommt zustande, wenn die Komplementaktivierung bis zur letzten Komponente läuft (–C5–C6–C7–C8–C9). Dadurch können Mykoplasmen lysiert, Bakterien ohne Formveränderung abgetötet oder unter Mitwirkung von Lysozym ebenfalls aufgelöst und auch Viren lysiert werden, wenn deren Capsid bestimmte Lipopolysaccharide enthält.

Diese Zusammenhänge zeigen, daß das Komplementsystem der wichtigste Vermittler zwischen den initialen Antigen-Antikörper-Reaktionen und den unspezifischen biologischen Folgereaktionen der Infektabwehr darstellt.

Lymphozytengebundene Abwehrmechanismen

Bei der Beschäftigung mit Tuberkulosebakterien wurde beobachtet, daß der spezifische Schutz gegen diese Erreger nicht, wie z.B. der gegen Pneumokokken, durch Serum passiv übertragbar ist. Außerdem geht die Infektion mit Überempfindlichkeitsreaktionen einher, die nicht in wenigen Minuten oder innerhalb von vier bis acht Stunden (anaphylaktische Reaktion oder Arthus-Reaktion), sondern erst nach ein bis zwei Tagen, also verzögert, erfolgen (Spätreaktion). Im Gewebe kommt es nicht zur Eiterbildung, sondern zur Ausbildung granulomatöser Veränderungen. Wir wissen, daß dafür eine Teilpopulation, die T-(im Thymus funktionsreif gewordenen)Lymphozyten verantwortlich sind. Die Reaktionsmechanismen sind in den letzten Jahren vor allem am Modell der Mauslisteriose aufgeklärt worden.

Funktionen der T-Lymphozyten

Diese Zellen sind nicht in der Lage, per se Mikroorganismen zu inaktivieren: z.B. behalten Listerien nach In-vitro-Inkubation mit T-Lymphozyten aus einem immunisierten Organismus ihre Virulenz unverändert bei, obwohl Immunität mittels dieser Zellen übertragen werden kann. Aber: T-Lymphozyten, die durch antikörperähnliche Zellmembranstrukturen zu Reaktionen gleicher Spezifität wie die humoralen Immunglobuline befähigt werden, reagieren mit ihrem Antigen und setzen daraufhin Mediatorsubstanzen, sogenannte Lymphokine frei. Diese Substanzen sind bisher überwiegend funktionell, noch kaum biochemisch definiert. Sie wirken u.a. chemotaktisch, Makrophagen-Migrations-hemmend und vor allem auch Makrophagen-Stoffwechsel-aktivierend. Wie die Faktoren des aktivierten Komplementsystems für die Antikörper, so stellen diese Mediatoren für die lymphozytengebundene Reaktivität das biologisch wichtigste Bindeglied zwischen immunologischer Primärreaktion und den unspezifischen entzündlichen Folgen der Infektabwehr dar.

Funktionen der Phagozytose

Eine ganze Reihe von Bakterien bleiben intrazellulär, nach Phagozytose virulent, teilweise vermehren sie sich dort ungestörter als extrazellulär. Dazu gehören Mykobakterien, Brucellen, Pasteurellen, Listerien, teilweise auch Salmonellen. Erst durch Einwirkung von Lymphokinen werden derart »beladene« Makrophagen stoffwechselmäßig in die Lage versetzt, diese Mikroorganismen zu desintegrieren. Diese Aktivitätssteigerung ist also ein unspezifischer Prozeß, sie wirkt auch gegen beliebige andere phagozytierte Erreger, aber nur so lange, wie sensibilisierte T-Lymphozyten in der unmittelbaren Umgebung mit ihrem korrespondierenden Mikroorganismus reagieren.

Immunpathologie der Infektabwehr

Allgemeines

Die Gliederung in immunphysiologische, d.h. dem Makroorganismus nützende, und immunpathologische, ihn schädigende Reaktionen, ist eine teleologische – immunologisch gesehen, handelt es sich prinzipiell immer um dasselbe: Ingangkommen (oder Nicht-Ingangkommen) spezifischer Reaktionen gegen fremdwirkende Strukturen. Unter dem Gesichtspunkt der schädlichen Folgen sind zwei Möglichkeiten gegeben: Entweder die Erreger wirken auf das immunologische System so ein, daß es ihnen nützt, also dem Makroorganismus schadet, oder zumindest ein Teil der in Gang kommenden immunologischen Reaktionen gegen mikrobielle Antigene wirkt auf den eigenen Organismus schädigend.

Erregernützliche Reaktionen

Steigerung der Phagozytose

Wie dargestellt, kann sich eine Reihe wichtiger Erreger nach Phagozytose im »geschützten Milieu« befinden. Humorale Antikörper, die opsonisierend wirken, d.h. die Phagozytose solcher Erreger fördern, wirken also für den Makroorganismus schädlich, solange nicht die Stoffwechselaktivität der Phagozyten durch den lymphozytengebundenen Immunmechanismus entscheidend gesteigert wird.

Hemmung immunologischer Abwehrreaktionen

Zu den interessantesten Problemen der gegenwärtigen Infektionsimmunologie gehört die Persistenz infektiöser Viren trotz Anwesenheit virusspezifischer Antikörper, z.B. bei Herpes-simplex-, Zytomegalie-, Röteln- oder Maserninfektion. Chronische Infektion mit Masernviren geht bei hohen Antikörpertitern mit subakuter sklerosierender Panenzephalitis einher. Dabei ist ungeklärt, wie weit blockierende Serumfaktoren (Antikörper oder Virus-Antikörper-Komplexe) den lymphozytengebundenen Immunmechanismus hemmen oder die Antikörper bewirken, daß virusspezifische Antigene auf der Oberfläche infizierter Zellen nicht mehr exprimiert und damit immunologisch unangreifbar werden, solange die Viren nicht im Extrazellularraum auftauchen.

Daneben ist an die schon von v. PIRQUET beschriebene Beobachtung zu erinnern, daß während einer Maserninfektion die Tuberkulinreaktion stark abgeschwächt, sogar negativ werden kann. Heute wissen wir, daß lymphozytengebundene Immunreaktivitäten durch zahlreiche weitere Infektionen reduziert werden können: Röteln, Mumps, Varizellen, infektiöse Mononukleose; Tuberkulose, Lepra, Syphilis, Brucellosen, Scharlach und andere Streptokokkeninfektionen; Histoplasmose, Blastomykosen, Kokzidioidomykose; Toxoplasmose.

Zweifellos ist dies ein biologisch besonders effektiver Weg für ein pathogenes Agens zur progredienten Infektion: das Ingangkommen einer immunologischen Abwehrreaktion zu verhindern. Am einfachsten gelingt das Viren, die sich in Zellen vermehren, ohne zytopathische Defekte hervorzurufen und ohne virusspezifische Zellmembranantigene in erheblichem Umfang zu exprimieren.

Schädigung durch immunologische Reaktionen

Schädigende »Nebenwirkungen«

Schon die klassischen Experimente mit Mycobacterium tuberculosis am Meerschweinchen haben gezeigt, daß Überempfindlichkeitsreaktionen gegen bakterielle Antigene gefährlich, sogar tödlich für den Wirtsorganismus verlaufen können. Daß die Pathologie der Tuberkulose weitgehend auf lymphozytengebundenen allergischen Reaktionen gegen den Erreger beruht, ist heute allgemein anerkannt. Überempfindlichkeit, nachweisbar durch Kutantests, kann auch bei Infektionen mit zahlreichen anderen Bakterien beobachtet werden: Staphylokokken, Streptokokken, Pneumokokken, Salmonellen, Brucellen, Pasteurellen, Mycobacterium leprae. Allerdings ist das Ausmaß ihrer Bedeutung für die Pathologie umstritten.

Die Infektion von Zellen mit Viren geht meist mit der Ausbildung virusspezifischer Antigene auf der Zelloberfläche einher. Haben diese eine bestimmte Mindestdichte, vermögen dagegen gebildete Antikörper Komplement zu aktivieren und ist die Zellwand durch aktiviertes Komplement lysierbar, dann resultiert Zellzerstörung als »innocent bystander reaction«.

Antigen-Antikörper-Komplexe, die bei Antigenüberschuß als Mikrokomplexe zirkulieren können, vermögen sogenannte Immunkomplexkrankheiten hervorzurufen. Dazu werden gezählt: Glomerulonephritis, Vaskulitiden und Arthritiden der verschiedensten Lokalisation, weitere Syndrome, die unter den alten Bezeichnungen Arthus-Reaktion oder Serumkrankheit zusammengefaßt wurden. Virus-Antikörper-Komplexe können bei protrahierten Infektionen lange zirkulieren. Die Poststreptokokken-Glomerulonephritis, bedingt durch M-Proteine, ist hinreichend bekannt.

Immunpathogenese von Infektionskrankheiten

Es gibt Mikroorganismen, die an sich keine oder eine nur sehr geringe Pathogenität besitzen, aber pathogen wirksam werden durch immunologische Abwehrreaktionen. Dies ist bisher für Arenaviren gut untersucht, vor allem für den Prototyp, den Erreger der lymphozytären Choriomeningitis (LCM) der Maus. In konnatal infizierten und dadurch immuntoleranten oder in immunsuppressiv behandelten Tieren vermehren sich die Viren intrazellulär und breiten sich im Organismus aus, ohne daß Krankheitserscheinungen auftreten. Zu schwerer Krankheit und Tod kommt es nur dann, wenn lymphozytengebundene Immunreaktionen in Gang kommen.

Auslösung autoallergischer Reaktionen
Für das Zustandekommen dieser Reaktionen müssen exogene Auslösevorgänge postuliert werden. Dabei ist wahrscheinlich die Bedeutung von Mikroorganismen, vor allem von Viren und Bakterien, als besonders hoch zu veranschlagen.

Literatur

Collins, F.M.: Vaccines and cell-mediated immunity. Bact. Rev. 38 (1974) 371–402

Möller, G.: The immune response to infectious diseases. Transplant. Rev. 19 (1974) 3–254

Müller-Ruchholtz, W.: a) Grundzüge der Infektionslehre und Infektabwehr. b) Grundzüge der Immunologie und der spezifischen Abwehrreaktionen. In: Lehrbuch der medizinischen Mikrobiologie, 4.Aufl., hrsg. von H. Reploh u. H.-J. Otte. Fischer, Stuttgart 1977

Waksman, B.H., Y. Namba: On soluble mediators of immunologic reaction. Cell. Immunol. 21 (1976) 161–176

WHO Scientific Group: Cell-mediated immunity and resistance to infection. WHO Techn. Rep. Ser. No. 519 (1973)

Klinischer Teil

Grundzüge der klinischen Allergiediagnostik

M. Werner

Aufgaben

Die Allergiediagnostik hat folgende drei Aufgaben zu erfüllen:
1. Die Kriterien festzustellen, die auf eine spezielle allergische Pathogenese hinweisen,
2. die Zeichen der spezifischen Sensibilisierung nachzuweisen und
3. die aktuelle Pathogenität der für die Auslösung der klinischen Manifestationen verdächtigten Allergene zu sichern (Tab. 12.5).

Tabelle 12.5 Allergologische Diagnostik

1. Hinweise auf die allergische Pathogenese
   - Spezielle Anamnese
   - Eosinophilie in Blut und Sekreten
2. Nachweis der spezifischen Sensibilisierung
   - Diagnostische Hautproben und ihre Modifikationen
   - Zelluläre und humorale Blutveränderungen als diagnostische Proben
   - Quantitative Bestimmung von allergischen Antikörpern
3. Nachweis der manifestationsauslösenden Allergene
   - Provokationsproben durch organgezielte Allergenexpositionen

Methodik und technische Besonderheiten der diagnostischen Untersuchungsverfahren sind in allergologischen Fachbüchern ausführlich dargestellt. Hier können nur die klinischen Untersuchungsmethoden aufgezählt, ihr diagnostischer Aussagewert und ihr Anwendungsbereich angegeben werden.

Hinweise auf die allergische Pathogenese

Spezielle Anamnese

An erster Stelle steht in der Klinik die subtile Erhebung der allergologisch ausgerichteten Familien- und Eigenanamnese mit Einschluß der individuellen Expositionsmöglichkeiten und der von den Patienten beobachteten Expositionsbezüge. Diese Erhebungen sind systematisch vorzunehmen, wobei sich die Verwendung eines entsprechenden »Allergiefragebogens« empfiehlt.

Eosinophilie in Blut und Sekreten

Die Feststellung einer Bluteosinophilie, d.h. der Befund der absoluten Zahl von mehr als 600 eosinophilen Leukozyten im Kubikmillimeter Blut, bedarf differenzierter diagnostischer Bewertung: Eine einmalige Bestimmung der eosinophilen Leukozytenzahl im Blut ist für eine diagnostische Aussage unzureichend, wie es gleichermaßen unzulässig ist, die Annahme oder den Ausschluß einer aktuellen allergischen Reaktion vom Nachweis oder Fehlen der Bluteosinophilie abhängig zu machen; dazu ist die Zahl der eosinophilen Zellen im Blut in Beziehung zum jeweiligen Krankheitsstadium und zur Allergenexposition zu sehen und zu bewerten. Als beweiskräftigeres Indiz für eine allergische Pathogenese hat die Eosinophilie eines zum Krankheitsbild gehörenden Exsudates zu gelten, wie z.B. die des Nasensekretes bei der Rhinopathie, des Bronchialsekretes beim Asthma bronchiale, des Darmschleimes bei der Colica mucosa und des Gelenkergusses bei der allergischen Arthritis. Dabei besteht kein obligater Zusammenhang zwischen Sekret und Bluteosinophilie. Eine Sekreteosinophilie ist dann anzunehmen, wenn in zellreichem (entzündlichem) Exsudat oder Sekret mindestens 20%, in zellarmen 30 bis 40% Eosinophile oder aber, wenn Inseln eosinophiler Zellen festzustellen sind. Eine besonders sichere Aussage über die allergische Pathogenese erlaubt der Befund einer Gewebeeosinophilie in bioptisch gewonnenem Exzisat der reagierenden Organe.

Nachweismethoden der spezifischen Sensibilisierung

Diagnostische Hautproben

Ob kutan, intrakutan oder epikutan zu testen ist, ist nach der Gewebeverträglichkeit der zu prüfenden Allergensubstanzen sowie nach dem Charakter der Krankheitsmanifestationen und ihrem Reaktionstyp zu entscheiden. Bei perkutan ausgelösten Manifestationen vom Spätreaktionstyp sind Epikutanproben und bei vaskulär-hämatogenen Reaktionsformen Kutan- oder Intrakutanproben indiziert. In Abhängigkeit klinischer Fragestellung und diagnostischer Zielsetzung werden die Hautproben entweder mit einem umfangreichen Prüfspektrum (z.B. »große Antigenprobe« nach Hansen) angestellt, um bei den Probanden möglichst alle Allergene mit Sensibilisierungseffekt zu ermitteln (»Suchtest«), oder aber mit einer beschränkten Zahl der anamnestisch verdächtigen Allergene, um deren spezifische Sensibilisierung zu objektivieren (»Bestätigungstest«).

Kutan- und Intrakutanproben
Wegen ihres klareren Reaktionsbildes und -ausfalls sind Intrakutanproben für die Diagnostik geeigneter als die kutanen Proben, die als Prick- oder Stichtests, Skarifikations- oder Scratchtests angewendet werden. Zudem gilt die Intrakutanprobe als annähernd 100mal empfindlicher als der Scratchtest und 20mal empfindlicher als der Stichtest. Deshalb ist im klinischen Routinebetrieb der Intrakutantest dem Stich- oder Pricktest vorzuziehen, der wegen seiner einfachen Ausführung und ausgesprochenen Gefahrlosigkeit aber in der ambulanten Praxis seine Berechtigung hat. Bei fraglichem Reaktionsausfall oder bei ungeklärter Diskordanz zu den klinischen Befunden ist dann der Intrakutantest zur weiteren Klärung heranzuziehen. Bei Patienten mit angegeben hoher Sensibilisierung sollten Intrakutanproben mit stärkeren Allergenextraktverdünnungen oder der »Reibtest«, das Allergen bestätigend, Verwendung finden. Die Skarifikations- oder Scratchmethode mit Varianten wird nur noch sehr selten angewendet, da sie zu unempfindlich ist, die dabei zugeführte Allergenmenge nicht dosierbar ist und die Reaktionsbewertungen durch Vergleich erhebliche Schwierigkeiten bereiten können.
Bei den kutanen und intrakutanen Testmethoden werden die Extrakte der Prüfallergene entweder durch intrakutane Injektion oder durch kutanen Einstich, beim Reibtest wahrscheinlich durch transfollikuläre Invasion den bevorzugt reagierenden Gewebeformationen des Stratum papillare appliziert. Die Prüfsubstanzen sind Verdünnungen der wäßrigen oder alkoholischen Allergenextrakte. Hinsichtlich ihrer Zubereitung, der Extraktion und der chemischen oder biologischen Standardisierung sei auf Angaben in den Fachbüchern verwiesen.
Zum Bewertungsvergleich der Hautreaktionsausfälle und zur Beurteilung der individuellen Hautreagibilität dienen bei jeder Kutan- und Intrakutantestung Reaktionsquaddeln der physiologischen Kochsalzlösung als »Nullreaktion« und der Histaminlösung (1:10000) als »Maximalreaktion«. Eine positiv zu wertende Reaktionsantwort bildet sich innerhalb von 20–30 Minuten nach Injektion oder Einstich als urtikarielle Frühreaktion mit der typischen »Lewis-Trias« aus. Als eindeutig positiv gilt eine Testreaktion, die bei einem Gesamtdurchmesser von mindestens 20–25 mm und einem Quaddeldurchmesser von mindestens 10–12 mm als ++ zu bewerten ist. Die urtikariellen Testreaktionen sind im allgemeinen nach 1–2 Stunden völlig abgeklungen. Diese kutan-vaskuläre Quaddelreaktion der kutanen und der intrakutanen Tests ist als typische Frühreaktion für die ätiologische Klärung vor allem von Allergosen des Frühreaktionstyps geeignet.

Modifikationen der Kutan- und Intrakutanproben
Durch Änderung des technischen Vorgehens oder des Prüfextraktes verfolgen die Modifikationen den Zweck, das Resultat der Testergebnisse zu verbessern (1) oder aber ohne reaktive Auswirkungen zu objektivieren (2).
1. Anstelle des »einfachen« Pricktests wird der »modifizierte« verwendet, bei dem die Haut in schräger Richtung mit hakenförmiger Lanzette angestochen wird. Der Modifikation nach Leftwich liegt das Prinzip einer In-vivo-Schienung von Allergenen an Serumeiweißkörpern von gesunden Probanden zugrunde. Die In-vitro-Schienung von nativen Allergenen an Serumproteine des Allergikers (SCHWARZ) oder an γ-Globuline (RAJKA) hat bei einem Teil von Arzneimitteln positive Intrakutanreaktionen ergeben.
2. Beim »Reibtest« als Modifikation werden die Prüfsubstanzen in einem begrenzten Bereich der Haut eingerieben; diese Probe eignet sich besonders bei Allergikern mit einem hohen Sensibilisierungsgrad (GRONEMEYER). Um eine Gefährdung hochsensibilisierter Allergiker völlig auszuschließen, ist im Einzelfall auch die klassische Prausnitz-Küstner-Methode anzuwenden, bei der Serum des Allergikers in die Haut eines gesunden Empfängers »eingelegt« wird; 36–48 Stunden später wird das Prüfallergen in diesen Bereich intrakutan appliziert. In seltenen Fällen ist auch eine Fernauslösung dieser Reaktion durch orale, inhalative oder parenterale Applikation des pathogenen Allergens möglich.

Epikutanproben
Durch die Epikutanprobe wird eine Hautreaktion hervorgerufen, die dem Bild der dem Spätreaktionstyp zugehörenden Kontaktdermatitis (Ekzem) entspricht. Epikutanproben sind indiziert bei Hautkrankheiten, die nach Morphe und Reaktionstyp dem ekzematösen Spätreaktionsbild entsprechen, und bei allergischen Schleimhautmanifestationen, die durch unmittelbaren mukösen Kontakt ausgelöst werden. Im intern-medizinischen Fachbereich sind auch Asthmaformen bekannt, z.B. durch Ursol, Terpentin, Formalin, ätherische Duftstoffe, Arzneimittel und andere, die aus stofflichen Gründen nur epikutan zu testen sind.
Epikutanproben werden zweckmäßigerweise mit käuflichen Testpflastern durchgeführt, bei denen meist eine Absorptionsschicht zur Aufnahme der Testmaterialien, eine Isolationsschicht zum allseitigen Abdecken und eine Klebeschicht zur Befestigung dienen (z.B. Testpflaster von Beiersdorf, Aluminiumfolientest nach Fregert, Porofix von Lohmann). Bei Patienten mit einer Heftpflasteremp-

findlichkeit ist es zwingend, Klebematerial auf »Vliesstoffbasis« zu benutzen (z.B. fertige Testpflaster als Leukosilk- oder Curatest). Als Testorte eignen sich die Streckseite der Oberarme und der Rücken im Bereich der Regio scapularis. Bezüglich der jeweiligen Konzentration und der Lösungsmittel der zu prüfenden Materialien sei auf die einschlägige Literatur verwiesen. BANDMANN (1967) hat die häufigsten allergenen Berufsstoffe in »Testblöcken« zu epikutanen »Suchtests« zusammengestellt.

Die Proben sind 48 Stunden lang auf der Haut zu belassen. Vorzeitig sollen sie nur abgenommen werden, wenn sich heftige Lokalreaktionen oder Exazerbationen der Krankheitsmanifestationen einstellen. Nach Angaben der Int. Contact Dermatitis Research Group wird der Reaktionsausfall bei alleinigem Erythem mit ?+, bei Erythem im Verein mit einem Infiltrat mit +, bei Erythem, Infiltrat sowie Knötchenbildung mit ++ und bei Eryhtem, Infiltrat sowie Bläschenbildung mit +++ bewertet. Im Vergleich zu einer toxisch-irritativen Epikutanreaktion, mit IR bewertet, sprechen follikuläre Rötung und Infiltration für allergische Auslösung.

Modifikationen der Epikutanprobe
Um methodische und hautgewebliche Unzulänglichkeiten, die die Testergebnisse beeinträchtigen können, auszuschalten, sind viele technische Modifikationen angegeben worden (detaillierte Angaben bei STÜTTGEN u. IPPEN 1969). Wichtig ist, daß entsprechend der Prausnitz-Küstner-Methode der Inhalt von spätreaktiven spontanen oder durch Kantharidenpflaster oder Saugglocken gebildeten Hautblasen, der neben humoralen Antikörpern auch immunkompetente Blutzellen enthält, auf gesunde Probanden intrakutan übertragen werden kann. Bei epikutaner Allergenauflage 24–48 Stunden später bildet sich dem Spätreaktionstyp gemäß eine ekzematöse Reaktion von der Größe des Allergenkontaktbezirks aus (Königstein-Urbach-Reaktion).

Hautreaktionen beeinflussende Faktoren
Reaktionsausfall und Ausprägungsstärke der Hautproben sind von Eigenschaften der Prüfextrakte und der Probanden abhängig; sie sind bei der diagnostischen Auswertung zu berücksichtigen:
1. Die allergene Potenz von gelösten Prüfsubstanzen nimmt nach 2–4monatiger Lagerung merklich ab.
2. Die Reaktionsstärke ist vom gleichzeitigen exogenen und auch therapeutischen (z.B. in der II. Phase einer spezifischen Desensibilisierung) Allergeneinstrom abhängig.
3. Der Reaktionsausfall ist abhängig von allgemeinen oder lokalen Durchblutungsverhältnissen im Testareal und auch vom Testort. Die Haut der Regio scapularis und der Außenseite der Oberarme ist reaktionsfreudiger als die meisten anderen Hautbezirke.
4. Schwerere Allgemeinerkrankungen, höheres Lebensalter und Hauterkrankungen beeinträchtigen den Reaktionsausfall in unvorhersehbarem Ausmaß.
5. Medikamente, wie Antihistaminika und Corticosteroide, in höherer Dosierung schwächen die Reaktionsstärke ab.

Zelluläre und humorale Blutveränderungen als diagnostische Proben
Thrombopenischer und leukopenischer Index
Die Verminderung von Thrombozyten und Leukozyten im Blut (in vitro und in vivo) nach Allergenapplikation wird als Indikator für allergische Reaktionsabläufe angesehen und durch die Relation der Zellzahlen vor und nach Allergengabe, d.h. durch den »Index«, angegeben. Der auf spezifischer Agglutination beruhende Thrombozytentest ist zuverlässiger als der durch Zytolyse bedingte Leukozytentest, weil die relative Streubreite der Thrombozytenzahl unter physiologischen Bedingungen geringer ist und weil die allergische Reagibilität von Thrombozyten größer ist als die von Leukozyten.

Leukozyten- und Thrombozytentest werden sehr selten noch für die Allergendiagnostik verwendet. Aus statistischen Gründen ist ihre Aussage mit erheblichen Unsicherheiten belastet. In Einzelfällen sind sie für den Nachweis von Nahrungsmittel- und Medikamentenallergenen geeignet.

Eosinophilentest
Da im Verlauf von frühreaktiven Allergosen die eosinophilen Zellen des Blutes in zeitlicher Abhängigkeit von der jeweiligen Reaktion in die reagierenden Gewebeformationen eingeschwemmt werden, lassen nur nach Allergengabe in stündlichen Abständen aufeinanderfolgende Bestimmungen ihrer absoluten Zahl verbindliche diagnostische Aussagen zu.

Basophilentests
Bei den methodisch verschiedenen Basophilentests dient die vermehrt ausgelöste Degranulation von basophilen Blutzellen als Indikator für Allergen-Antikörper-Reaktionen vom Frühreaktionstyp. Für diese Tests stehen bezüglich der Allergenapplikation In-vivo- und In-vitro-Methoden zur Verfügung (SHELLEY 1965). Letztere lassen sich in direkte und indirekte unterscheiden. Im Prinzip beruhen diese Tests darauf, daß durch Gabe des Allergens zum zirkulierende zytophile Antikörper enthaltenden Allergikerserum die entsprechenden Veränderungen an den basophilen Blutzellen entstehen. Der indirekte Basophilentest ist nach SHELLEY (1965) der urtikariellen Intrakutanreaktion diagnostisch gleichwertig. Er hat sich als zuverlässig erwiesen bei Nahrungsmittel-, Arzneimittel- und Insektengiftallergenen sowie bei atopischer Dermatitis, Serumkrankheit, Asthma bronchiale, Pollinosis und Kontaktdermatitis.

Bestimmung des freigesetzten Histamins als diagnostische Probe

Das durch Zusatz des pathogenen Allergens zu sensibilisierten, gewaschenen Leukozyten von Allergikern oder zu durch Inkubation mit Allergikerserum passiv sensibilisierten Blutzellen, z.B. von Kaninchen, freigesetzte Histamin ist quantitativ entweder mit der fluorimetrischen oder der biologischen Methode zu bestimmen. Diese biochemischen Untersuchungen, die subtile Kontrollen voraussetzen, sind Speziallaboratorien vorbehalten. Die quantitative Bestimmung der Histaminfreisetzung ist als Äquivalent der intrakutanen Sofortreaktionen, aber mit größerer Spezifität, anzusehen (BOZHKOW).

Quantitative Bestimmung von allergischen Antikörpern

Wegen der Aktualität für die Klinik sei auf die in letzter Zeit angewendeten radioimmunologischen Verfahren zur quantitativen In-vitro-Bestimmung des Immunglobulins der Klasse E (IgE) hingewiesen, das als Träger der Aktivität des »allergischen« Antikörpers oder des Reagins identifiziert worden ist. Die Bestimmung erfolgt in Vergleich mit einer definierten Eichkurve durch den quantitativen Nachweis von radioaktiv-markiertem Anti-IgE, das gegen die schwere Kette von IgE gerichtet ist und das an Sephadex-Partikel gebunden ist. Mit Hilfe dieses subtilen Verfahrens ist es möglich, in einer Serumprobe sowohl die gesamte (»unspezifische«) als auch die »allergenspezifische« IgE-Konzentration zu bestimmen. Durch den Radioimmuno-sorbent-assay oder -test (RISA oder RIST) wird dabei die Gesamtkonzentration von IgE festgestellt; diese ist im Serum von Nichtallergikern in äußerst geringer Menge (bis 300 ng/ml) nachweisbar, ist aber signifikant erhöht bei Allergosen vom Frühreaktionstyp (Typ I nach COOMBS u. GELL), wie bei den atopischen Krankheiten (Polinosis, exogen-allergisches Asthma bronchiale, endogenes Ekzem) sowie bei Urtikaria, Quincke-Ödem und intestinalen Allergosen, aber auch von diesen völlig unabhängig bei zooparasitären Erkrankungen. Die Erhöhung des Gesamt-IgE läßt also noch keine Aussage zu über eine ganz bestimmte allergenspezifische Ätiopathogenese der anstehenden Manifestationen, sondern kann nur auf das Vorliegen einer allergischen Sensibilisierung hinweisen.

Auf dem gleichen radioimmunologischen Prinzip beruht die Bestimmung der Konzentration des allergenspezifischen IgE im Serum. Bei diesem Radio-allergo-sorbent-test (RAST) findet in einer methodischen Vorstufe eine kovalente Bindung zwischen dem allergenspezifischen IgE des Patienten und dem korrespondierenden Allergen statt. Das reine Allergen ist an eine Papierscheibe gekoppelt, die als Träger fungiert. Das von der vorgegebenen Menge im Überschuß bleibende radioaktive Anti-IgE-J-125 wird entsprechend bestimmt. Eine Reihe von Untersuchungsergebnissen liegen vor, die sich mit dem diagnostischen Stellenwert und mit den Korrelationen von RAST und den üblichen klinischen Untersuchungsmethoden befassen. Eine Übereinstimmung in Höhe von 80–96% besteht zwischen RAST und den organgezielten Provokationsproben und von 65–99% zwischen RAST und den intrakutanen Hautproben. Nach AAS beruht diese prozentuale Schwankungsbreite auch auf der Natur und der immunologischen Potenz der Allergene. Zu einer ersten und für den RAST treffsicheren Allergengruppe rechnet er Pollen, Tierhaarepithelien und Hausmilbenstaub, zu einer zweiten weniger übereinstimmenden Gruppe faßt er Pilzsporen und »Hausstaub« zusammen.

Mit der Anwendung des RAST ist eine Erweiterung der diagnostischen Möglichkeiten verbunden, die folgende Konsequenzen beinhaltet (ARBESMANN):

a) Vermeidung jeder Beeinträchtigung der Patienten selbst (z.B. von labilen Kindern, empfindsamen Erwachsenen und von Hochsensibilisierten) oder jeder Gefährdung durch Allergene von hoher Potenz (z.B. Insektenstichgifte, Tierhaarepithelien, Fische, Samen, Medikamente und noch nichtdeklarierter Berufsstoffe).

b) Weitergehende Sicherung fraglich diagnostischer Ergebnisse, z.B. bei ausgesprochen urtikarieller Dermatitis, bei bestehenden Hautkrankheiten, nach Beeinflussung durch Vormedikation u.a.

Damit bedeutet die Anwendung des RAST eine Erleichterung in der Allergendiagnostik und eine Ergänzung des diagnostischen Rüstzeuges bei der ätiopathogenetischen Klärung schwieriger allergischer Krankheitsfälle.

Nachweis der manifestationsauslösenden Allergene

Diagnostische Beweiskraft für die pathogene Aktualität von Allergenen haben nur die an den klinischen Manifestationsorganen gezielt angestellten Provokationsproben, durch die die klinische Symptomatik nach der Allergenexposition reproduziert wird. Diese Untersuchungen sollen nur im krankheitsfreien Intervall und ohne Kenntnis der zur Untersuchung stehenden Substanz durchgeführt werden. Die provozierten Krankheitssymptome sollen dabei eindeutig registrierbar, klinisch aber möglichst abgeschwächt (»subklinisch«) zur Ausbildung kommen.

Provokationsprobe an der Haut

Zur Identifizierung eines allergischen Kontaktekzems ist die Epikutanprobe als Provokationsprobe an der Haut anzunehmen, sofern durch sie die in Frage stehende Hautkrankheit nach Aussehen und Reaktionstyp im Testbereich reproduziert wird.

Provokationsprobe an der Konjunktiva (Ophthalmotest)

Sie ist technisch einfach auszuführen. Die allergene Prüfsubstanz wird entweder verdünnt oder im Nativzustand in den unteren Konjunktivalsack eines Auges eingebracht. Der Bewertung dieser Provokationsprobe sind abgestufte Reaktionsbilder, die sich innerhalb von 5–15 Minuten nach Allergengabe ausbilden, und/oder nach Allergengabe eine Eosinophilie der Tränenflüssigkeit im Objektträgerausstrich zugrunde zu legen.

Provokationsprobe an der Nasenschleimhaut (Rhinotest)

Das Allergen kann entweder in seiner natürlichen Form (z.B. Pollenstaub, Mehl oder Kleie, Hausstaub u.a.) in die Nase geschnupft oder geblasen werden oder als phenolfreie Allergenlösung in der handelsüblichen Prickverdünnung mittels eines getränkten Stieltupfers für 3–5 Minuten in die Nase eingelegt oder auf die untere Muschel mittels Tuberkulinspritze aufgetropft werden (1–3 Tropfen). Der Provokationserfolg ist nach klinisch-phänomenologischen und zytologischen (Eosinophile) Kriterien auszuwerten. Durch rhinomanometrische Bestimmung läßt sich das Ergebnis exakter objektivieren (BACHMANN); dabei ist die Provokation dann als positiv zu bewerten, wenn nach den entsprechenden Kontrollversuchen die nasale Atemwiderstandserhöhung nach 5, 10 und 20 Minuten mindestens 20% beträgt und im Verlauf der Untersuchung eine möglichst zunehmende Tendenz aufweist (BACHMANN).

Provokationsproben am Bronchialsystem (Bronchialtest)

Das Prinzip besteht darin, eine durch das inhalierte Allergenaerosol oder native Allergen provozierte Bronchialobstruktion messend zu bestimmen; dabei sollen die resultierenden Ventilationsbehinderungen möglichst »subklinisch« bleiben. Durch Einführung einer genauen Allergendosierung und exakt meßbarer Ventilationsgrößen haben die bronchialen Provokationsproben hinreichend diagnostische Sicherheit erlangt. Folgende Funktionsparameter werden zweckmäßigerweise zur Bestimmung der induzierten Bronchialobstruktion verwendet: Pneumometerwert, maximaler exspiratorischer Fluß (peak-flow-rate), Sekundenkapazität und der plethysmographisch gemessene Atemwegswiderstand; die Bestimmung der beiden letzteren Werte ist als Methode der Wahl anzusehen.

Die inhalativen Provokationsproben haben methodisch nach folgenden Untersuchungsschritten abzulaufen:

1. Bestimmung des Leer- oder Ausgangswertes des verwendeten Funktionsparameters,
2. Inhalation von 1,0 ml des Lösungsmittels mit anschließender Bestimmung des Funktionswertes,
3. Inhalation von 1,0 ml der ersten oder der weiteren Allergenlösungen mit anschließender Bestimmung des Funktionsparameters,
4. nach provozierter Obstruktion Broncholyse.

Die bronchiale Provokationsprobe ist dann als positiv zu bewerten, wenn sich die verwendeten Funktionsparameter um wenigstens 15%, z.B. bei der Sekundenkapazität, bei stärkerer Allergenkonzentration aber um 20% und mehr des Ausgangswertes im Sinne einer induzierten Obstruktion verschlechtert haben.

Sublinguale Provokationsprobe bei Nahrungsmittelallergien

Bei dieser methodisch relativ einfachen Probe werden 5 Tropfen der nativen oder gelösten Nahrungsmittel oder auch Arzneimittel unter die Zunge gegeben. Der Patient wird angehalten, während der folgenden 5 Minuten nicht zu schlucken. Da die sublinguale Schleimhaut stark vaskularisiert ist, werden Substanzen mit einem Molekulargewicht bis zu 40000 schnell resorbiert. Dadurch treten innerhalb von 15 Minuten die provozierten Reaktionen in Form der ätiologisch abzuklärenden Manifestationen ein, wie z.B. Urtikaria, Glottisödem, Pruritus, juckende Stomatitiden, Halbseitenkopfschmerz und seltener Magen-Darm-Reaktionen. Subjektive Beschwerden wie Schwäche- oder Schwindelgefühle sollten nicht als Provokationsausfälle bewertet werden.

Provokationsproben an Magen und Dünndarm

Die Pathogenität von nutritiven Allergenen, die gastrointestinale Manifestationen auslösen, ist durch »diagnostische Kostformen« (Eliminations- und Additionsdiäten) sehr wahrscheinlich zu machen, mit Sicherheit aber erst durch gezielte röntgenographische Provokationsmethoden oder auch mit Hilfe der »Heidelberger-Sonde« durch provozierte Aziditätsminderleistung nachzuweisen.

Diagnostik bei pathogenen Immunphänomenen

Die ätiopathogenetische Diagnostik der immunopathologischen Phänomene (im engeren Sinne) stützt sich auf den Nachweis der verschiedenen Antikörpertypen aufgrund von immunochemischen, immunoserologischen und analytischen Methoden. Die größte Zahl der Nachweismethoden wird von In-vitro-Techniken repräsentiert, die mit ausreichender Zuverlässigkeit nur in serologischen Speziallaboratorien ausgeführt werden können. In Abhängigkeit von der immunologischen Fragestellung gehören zu ihnen Präzipitationstests mit Modifikationen, Agglutinationstests mit Modifikationen, Neutralisationstests, Komplementbindungstests, zelluläre Immunreaktionen und viele andere. Der damit mögliche Nachweis von humoralen und zellulären Antikörpern sagt aber nichts Verbindliches über ihre pathogenetische und diagnostische Bedeutung aus.

Literatur

Aas, K.: The Radioallergosorbent-test (RAST): Diagnostic and clinical significance. Ann. Allergy 33 (1974) 251
Arbesman, C.E.: Advances in diagnosis of allergy: RAST. Symposia Specialists-Publ. Miami 1975
Bachmann, W.: Nasaltest mit Hilfe der Rhinomanometrie. 2. Allergopharma-Symposion. Bad Soden 1975
Bandmann, H.-J., W. Dohn: Die Epikutantestung. Bergmann, München 1967
Gell, P.G.H., R.R.A. Coombs: Clinical aspects of immunology, 2. Aufl. Blackwell, Oxford 1968
Gonsior, E.: Die Beurteilung inhalativer Provokationsproben. Ein Vergleich plethysmographischer, spirometrischer und pneumotachographischer Untersuchungsmethoden. Karl-Hansen-Gedächtnispreis-Arbeit, München 1975
Gronemeyer, W., E. Fuchs: Der inhalative Antigen-Pneumometrie-Test als Standardmethode in der Diagnose allergischer Krankheiten. Int. Arch. Allergy 14 (1959) 217
Hansen, K., M. Werner: Lehrbuch der klinischen Allergie. Thieme, Stuttgart 1967
Nolte, D.: Empfehlungen für die Durchführung von bronchialen Provokationstests mit Allergen-Aerosolen. Dtsch. med. Wschr. 100 (1975) 2454
Raab, W., H. Kleinsorge: Diagnose von Arzneimittelallergien. Urban & Schwarzenberg, München 1968
Shelley, W.B.: Further experiences with the indirect basophil test. Arch. Dermat. 91 (1965) 165
Stüttgen, G., H. Ippen: Allergie und Haut. Barth, Leipzig 1969
Werner, M.: Die Änderung der exspiratorischen Luftstromgeschwindigkeit nach Allergeninhalation als diagnostischer Provokationstest. Acta allergol. (Kbh.) 22 (1967) 61
Werner, M., V. Ruppert: Praktische Allergie-Diagnostik, 2. Aufl. Thieme, Stuttgart 1974

Rhinopathia allergica einschließlich Pollinosis

W. Gronemeyer

Definition

Die Rhinopathia allergica ist eine allergische Reaktion der Schleimhäute der Nase und Nebenhöhlen (Rhinosinupathia allergica) auf die Invasion von *exogenen* Allergenen. – Je nach zeitlicher Begrenzung des Allergeneinstromes und somit Dauer des klinischen Beschwerdebildes unterscheidet man eine *perenniale* von einer streng *saisonalen* allergischen Rhinopathie. Bei annähernd gleichartigem Symptomenkatalog (Tab. 12.**6**, Spalte 1 u. 2) ist dieser auffällige Unterschied allein bedingt durch die jeweilige Präsenz des auslösenden Allergenspektrums. Die saisonale Form ist fast ausschließlich an die Flugzeit bestimmter Pflanzenpollen und Pilzsporen (gelegentlich auch Insektenstäube) gebunden und wird daher als »Heufieber« oder »Heuschnupfen«, besser als *Pollinosis* bezeichnet. Die streng saisonale Bindung an die Blühzeit der heufiebererregenden Pflanzen ist so charakteristisch, daß allein dadurch nicht nur die allergische Pathogenese, sondern auch bei Berücksichtigung des Blühkalenders die spezielle Ätiologie weitgehend gesichert erscheinen. Für die perenniale allergische Rhinopathie ist dies in weit geringerem Maße der Fall, so daß die oft schwierige ätiologische Abgrenzung gegenüber den *nichtallergischen* Rhinopathieformen (Rhinopathia vasomotoria, chronisch-rezidivierende Infektrhinosinupathie) die Erfüllung weiterer diagnostischer Kriterien erforderlich macht (Tab. 12.**6**, Spalte 3 u. 4).

Häufigkeit

Die Häufigkeitsziffern in den verschiedenen europäischen und außereuropäischen Ländern differieren erheblich voneinander. Dies ist z.T. bedingt durch unterschiedliches Meldewesen oder Krankheitenstatistik, zum anderen jedoch durch expositionelle Faktoren, wie Beruf (z.B. Gärtner), Wohngegend (z.B. Küstennähe) oder Verbreitung und Vorkommen der heufiebererregenden Pflanzen. In Mitteleuropa liegen die Erkrankungsziffern für Pollinosis in den verschiedenen Ländern zwischen 0,5 und 1% der Bevölkerung. Für die Bundesrepublik fehlen exakte Zahlen, sie dürften schätzungsweise bei etwa 600000–800000 Pollenallergikern liegen. Ihr Anteil in Amerika liegt je nach Gegend und speziellem Pflanzenwuchs (z.B. Ragweed, eine in Europa kaum heimische Ambrosiacee) zwischen 3 und 10%.

Für die perenniale allergische Rhinopathie liegen verwertbare Zahlenangaben nicht vor, sondern lediglich wenige Gesamtzahlen für die »atopische« Rhinitis, die beide Formen beinhalten.

Epidemiologie

Obgleich für den Durchschnitt der Bevölkerung gegenüber den auslösenden Pollen eine annähernd gleich starke Exposition besteht, erkrankt nur ein gewisser Prozentsatz. Dies beruht auf einer dispositionellen Eigenart, die nach neueren Anschauungen wahrscheinlich dem genetischen Modell einer »multifaktoriellen Vererbung mit Schwellenwerteffekt« entspricht, wobei die mögliche Realisation der genotypischen Veranlagung, ihr Beginn und Schweregrad sowie Spezifität der Reaginbildung fast ausschließlich von Umweltfaktoren bestimmt werden; die manifeste Erkrankung ist also stets die Resultante von Erbanlage (Genotypus) und Umwelt (Peristase). – Unter der Verwandtschaft von Kranken mit saisonaler wie perennialer Rhinitis atopica findet man nicht nur eine Häufung anderer, dem atopischen Formenkreis zugehöriger Er-

Tabelle 12.6 Differentialdiagnose der Rhinosinupathie

Lfd. Nr.	Symptom	Pollinosis	Rhinopathia allergica perennialis	Rhinopathia vasomotoria	Infektbedingte Rhinopathie
1	Juckreiz (Auge, Nase, Gaumen)	+++ (stets)	+++ (stets)	– (selten [+])	– (selten [+])
2	Konjunktivale Injektion, Lidödem	++ (häufig)	++ (häufig)	– (selten [+])	– (selten [+])
3	Niesattacken (10× und mehr)	+++ (stets)	++ (häufig)	(+) gelegentlich	(+) gelegentlich
4	Verstopfte Nase (»stopped nose«)	++ (häufig-wechselnd)	++ (häufig-wechselnd)	+++ (häufig-andauernd)	+++ (stets-andauernd)
5	Blaßlivide Nasenschleimhaut	++ (häufig)	++ (häufig)	– (selten [+])	– (gelegentlich +)
6	Polypenbildung	(+) gelegentlich	+ (+) gewöhnlich	(+) gelegentlich	++ (häufig)
7	Rhinitis externa (Rhagaden)	– (selten [+])	– (selten [+])	– (selten [+])	++ (häufig)
8	Nasensekretion	profus-wäßrig-klar	profus-wäßrig-klar	wäßrig-klar (spärlich)	zäh-gelblich-eitrig
9	Heiserkeit	– (selten [+])	– (selten [+])	–	++ (häufig)
10	Pharyngitis	– (selten [+])	– (selten [+])	– (selten [+])	++ (häufig)
11	Röntgenbefund der Nebenhöhlen	diffuse, schleierförmige Trübung, randständige Schleimhautschwellung	– (selten zystische Solitärpolypen)		massive, oft einseit. Verschattung
12	Zervikale Lymphknoten	– (selten [+])	– (selten [+])	– (selten [+])	++ (häufig)
13	Fieber	– (selten [+])	– (selten [+])	–	++ (häufig)
14	Kopfschmerzen »Neuralgie«	– (selten [+])	– (selten [+])	– (selten [+])	++ (häufig)
15	Riechminderung	– (selten [+])	– (selten [+])	– (selten [+])	++ (häufig)
16	Analgetika-»allergie« bzw. -»intoleranz«	–	(+) gelegentlich	–	++ (häufig!)
17	Saisonale Bindung	+++ (Blühzeit)	– (bzw. Verschlimmerung in der Blühzeit)	– (bzw. Verschlimmerung bei jahreszeitlichem Temperaturwechsel)	– (bzw. Verschlimmerung im Winter)
18	Beginn	plötzlich, anfallsartig	plötzlich anfallsartig	plötzlich, anfallsartig	allmählich, steigernd
19	Dauer	Wochen (Blühzeit)	Stunden bis Tage	Stunden bis Tage	10 Tage bis Monate!
20	andere allergische Organmanifestationen	++ (häufig)	++ (häufig)	– (Ausnahme Medikamente)	– (Medikamente, Analgetika!)
21	Familiäre Allergiebereitschaft	++ (häufig)	++ (häufig)	– (selten [+])	– (selten [+])
22	Sekreteosinophilie	++ (häufig)	++ (häufig)	(+) gelegentlich	– (selten [+], aber polymorphkernige Leukozyten ++!)
23	Hauttest(kutan)-Sofortreaktion	+++ (stets)	+++ (stets)	(+) gelegentlich	(+) gelegentlich
24	»Erreger« (Ätiologie)	Pollen (Pilzsporen)	Pilzsporen und andere exogene Allergene	bakteriell-allergisch? physikalisch (Kälte, Staub), psychogen	bakterielle Infektion, virale Infektion
25	Ansteckungsgefahr	–	–	–	+ (häufig)
26	Antihistaminikawirksamkeit	+++ (sehr gut)	+++ (sehr gut)	++ (gut–befriedigend)	(+) gering
27	Cortisontherapie	+++ (sehr gut)	+++ (sehr gut)	+ (+) befriedigend	++ (gut)
28	Adrenergikawirksamkeit	+++ (sehr gut)	+++ (sehr gut)	+++ (sehr gut)	+ (+) befriedigend
29	Antibiotikawirksamkeit	–	–	(+) gelegentlich	++ (gut)
30	Spezifische Hyposensibilisierung	++ (+) (gut bis sehr gut)	++ (+) (gut bis sehr gut)	(+) gelegentlich	–

krankungen (Asthma, Neurodermitis, frühkindliches Ekzem), sondern es besteht bei gleicher Geschlechtsverteilung eine Prädominanz der Organwahl (etwa 60%). – Darüber hinaus besitzt die Morbidität der Pollinosis insofern ein durch vielfältige Untersuchungen bestätigtes typisches Merkmal, als besonders die Stadtbevölkerung, unter ihr vorwiegend die gehobenen Gesellschaftsklassen, betroffen sind. Akademiker, höhere Beamte und Angestellte, Studenten usw. erkranken etwa 15–20mal häufiger als die Durchschnittsbevölkerung. – Die Rhinosinupathia allergica kann in jeder Lebensperiode, vom frühen Säuglings- bis ins hohe Greisenalter, auftreten. Die Morbiditätskurve steigt vom 5. Lebensjahr kontinuierlich an und erreicht ihren Gipfelpunkt in der 2.–3. Lebensdekade.

Ätiologie
Während das Allergenspektrum bei der Pollinosis unter den Vieltausenden von Pflanzen auf die Pollen von etwa 100 Pflanzengattungen beschränkt ist, von denen wiederum nur etwa 1 Dutzend als bevorzugte Heufiebererreger gelten (Blühkalender, Tab. 12.7), kommt für die Auslösung der perennialen allergischen Rhinopathie ein umfangreicher Katalog von Inhalationsallergenen in Frage, der sowohl den persönlichen wie den familiären und beruflichen Lebensraum umfaßt. Für die Rhinosinupathia allergica als »Asthmaäquivalent« gelten daher grundsätzlich die gleichen »Allergenspender« und expositionellen Daten wie im Allergenkatalog der häufigsten Inhalationsallergene (s. Asthma bronchiale, Bd. I, Kap. 3) aufgeführt. Eine Auslösung durch Nahrungsmittel ist grundsätzlich

12.30 Immunpathogenetisch bedingte Krankheiten

Tabelle 12.7 Blühkalender wichtiger Heufieberpflanzen (nach *Hansen* und *Werner*)
W. = Windblütler, I. = Insektenblütler, S. = Selbstbestäubung, ● = Hauptblütezeit, ○ = Vor- und Nachblüte

Pflanzen		Februar	März	April	Mai	Juni	Juli	August	September
Agrostis (Straußgras)	W.					●	●	●	○
Alopecurus pratensis (Wiesenfuchsschwanz)	W.			○	●	●	○	○	○
Anthoxanthum odoratum (Ruchgras)	W.			○	●	●	●	○	○
Arrhenatherum (Glatthafer)	W.				○	●	●	●	○
Betula (Birke)	W.		○	●	●				
Corylus avellana (Haselnuß)	W.	●	●	●					
Dactylis glomerata (Knaulgras)	W.					●	●	○	
Festuca (Schwingel)	W.					●	●	●	○
Holcus lanatus (Honiggras)	W.				○	●	●	●	
Lolium (Lolch, Raygras)	W.				○	●	●	○	
Philadelphus (falscher Jasmin)	I.				○	●	○		
Phleum pratense (Lieschgras)	W.				○	●	●	○	○
Plantago lanceolata (Spitzwegerich)	W.				●	●	●	●	○
Poa pratensis (Wiesenrispengras)	W.				●	●	○	○	
						Samenwolle			
Populus (Pappel)	W.		●	●	○	○			
Robinia Pseudacacia (Robinie oder »falsche Akazie«)	I.				○	●	●	In manchen Jahren 2. u. 3. Blüte	
Salix (Weide)	I.W.	○	●	●		Manche bis →		○	
Sambucus nigra (Holunder)	I.S.					●	●		
Secale cereale (Roggen)	W.					●	●	○	○
Solidago (Goldrute)	I.						○	●	●
Syringa vulgaris (Flieder)	I.S.				○	●			
Tilia (Linde)	I.W.					●	●	○	
Triticum vulgare (Weizen)	S.					●	○		
Ulmus (Ulme)	W.	○	●	●	○				
Zea Mays (Mais)	W.					○	●	○	○

möglich, spielt aber zahlenmäßig bei der Rhinosinupathia allergica als alleinige Ursache eine untergeordnete Rolle. Wichtiger hingegen scheint ihre Bedeutung als »akzessorisches« Allergen zu sein, z.B. Verschlimmerung eines Heufieberanfalles bei latenter Sensibilisierung gegen extrasaisonal tolerierte Nahrungsmittel wie Milch, Ei, Fisch u.a. (Summationseffekt unterschwelliger Allergene).

Hilfsfaktoren
Im Gegensatz zur perennialen Form der Rhinosinupathia allergica spielen bei der Pollenallergie eine Reihe von Hilfsfaktoren für die Entstehung, die Ausprägungsstärke der Symptome und den Verlauf eine wesentliche Rolle. Sie betreffen sowohl das Pollenallergen und seine Spender, d.h. die heufiebererregenden Pflanzen, wie andererseits die jeweilige aktuelle Exposition.

Pollen und heufiebererregende Pflanzen
Von ausschlaggebender Bedeutung für die Rolle einer Pflanze als Heufiebererreger ist ihre Bestäubungsart, d.h. ob anemophil, entomophil oder ambophil. Die hieraus von THOMMEN abgeleiteten Richtlinien besagen:
1. Die Pflanze muß vorzugsweise zu den Windbestäubern gehören, damit ihre Pollen als Inhalationsallergene wirksam werden können. Dies trifft für die meisten heufiebererregenden Pflanzen zu (Ausnahme manche ambophilen Pflanzen wie z.B. Linde, Weide).
2. Die Pollenproduktion muß außerordentlich umfangreich sein, was bei den Windbestäubern vorzugsweise der Fall ist.
3. Die heufiebererregende Pflanze muß über große Landstrecken verbreitet sein – so machen z.B. die Gräser als häufigste Heufiebererreger (Gramineenpollenallergie) allein etwa drei Fünftel des Pflanzenwuchses der Erdoberfläche aus.
4. Die Pollen müssen leichtgewichtig sein und auf beträchtliche Entfernungen verweht werden können.
5. Der Pollen muß ein stark sensibilisierendes Allergen enthalten; massive Anreicherung in der Luft allein genügt nicht (z.B. Fichten- und Kiefernpollen).

Einige Pollendaten: Die Größe der Pollen bei den heufiebererregenden Pflanzen beträgt zwischen 20 und 45 μ. Die Pollenproduktion ist ungeheuer groß, z.B. bei Roggen (Secale cereale) pro Staubblatt etwa 19000, pro Blüte 60000, pro Ähre etwa 4,2 Mill. Pollen. – Der Pollenniederschlag/m² in 24 Stunden beläuft sich auf etwa 5–10 Mill. – Die Windverwehung der Pollen liegt zwischen 50–300 km (»Heufieber« auch auf Helgoland). – Bei Höhenflug ist bis etwa 2000 m annähernd der gleiche Pollengehalt wie in Erdnähe; ab etwa 5000 m ist die Luft pollenfrei. – Die tägliche Ventilationsquote durch die Atemluft beträgt etwa 4000–8000 Pollenkörner. Die Auslösungsrate klinischer Erscheinungen ist im Vergleich hierzu außerordentlich gering; sie beträgt je nach Sensibilisierungsgrad zwischen 5 und 50 »haftender« Pollen.

Meteorologische Faktoren
Der wechselnde aktuelle Luftpollengehalt (Exposition) und somit das klinische Beschwerdebild werden wesentlich mitbestimmt durch folgende Klimadaten:
1. Windrichtung und Windstärke (auch Fahrtwind, Auto- und Eisenbahnfenster schließen).
2. Die Niederschlagsmenge beeinflußt durch »Reinwaschung« der Luft den aktuellen Pollengehalt.
3. Morgendliche Nebelbildung führt – in Verbindung mit Inversion von Luftkörpern mit Abgleitvorgängen – zu hoher Pollenkonzentration in Erdnähe.
4. Besonnungsgrad und mittlere Tagestemperatur steigern die Pollenemission der Pflanzen erheblich.
5. Die Zeit der stärksten Pollenemission liegt zwischen 5 und 8 Uhr morgens (Schlafzimmerfenster schließen).

Pathogenese und Pathophysiologie
Das klinische Krankheitsbild der Rhinosinupathia allergica wie auch ihrer Begleiterscheinungen stellt sich anfallsartig oder periodisch nach vorausgegangener spezifischer Immunglobulin-E-(Reagin-)-Bildung (Sensibilisierung) bei jeder erneuten Begegnung mit dem Allergen ein, sobald seine Konzentration einen gewissen individuellen Schwellenwert übersteigt. Der eigentliche pathogene Gewebereiz beruht auf der Entstehung eines Immunkomplexes, d.h. eines Reaktionsproduktes aus Allergen und dem mastzellständigen Antikörper vom Typ der Reagine (IgE). Durch die Antigen-Antikörper-Reaktion wird unter gleichzeitiger Degranulation der Mastzellen eine biochemische Kettenreaktion in Gang gesetzt mit Freisetzung von sogenannten Mittler-(Mediator-)Substanzen (s. auch Immunologische Grundlagen, S. 12.8), unter denen bei der Rhinosinupathia allergica dem Histamin eine vorrangige Bedeutung zukommt. Alle dem Histamin eigenen pharmakologischen Wirkungen auf die verschiedenen Gewebeelemente sind im Reaktionskomplex der Rhinosinupathia allergica vereint (Dilatation und Permeabilitätssteigerung der terminalen Strombahn mit Exsudation und Ödembildung, Hypersekretion der exkretorischen Drüsen, Juckreiz u.a.). – Dementsprechend ist die Rhinosinupathia allergica eine besondere Domäne der Antihistaminikabehandlung (s. Therapie).

Krankheitsbild
Anamnese
Eine sub specie allergiae erhobene Anamnese dient in erster Linie neben dem Nachweis einer genotypisch verankerten »Allergiebereitschaft« der systematischen Erfragung spezieller Expositionsbedingungen mit dem Ziel einer möglichst vollständigen Erfassung des persönlichen, familiären wie beruflichen allergenen Lebensraumes. Für die Rhinosinupathia allergica sei jedoch besonders hingewiesen auf Inhaltsstoffe von Kosmetika (z.B. Menthol, Thymol, Bergamottöl) sowie andere »Duftallergene« (Terpentin, Formalin, Kaffeearoma u.a.), – ferner bei der Pollinosis auf eine exakte Konfrontation des Beginnes und der Dauer der Beschwerden mit dem Blühkalender. Denn diese Daten sind für eine optimale Zusammenstellung von Desensibilisierungsextrakten ergiebiger als die alleinige Auswertung der Testresultate (s. Therapie).

Lokalsymptome
Das lokale Krankheitsbild der Rhinosinupathia allergica ist gekennzeichnet durch: Juckreiz in Nase und Augen, am Gaumen und Rachen und in den äußeren Gehörgängen, Niesanfälle (10–50mal), Entleerung von profusem, klarem, wäßrigem Sekret, wechselnd mit Perioden von Nasenobstruktion durch Schleimhautödem, ferner häufig begleitende Konjunktivitis mit ausgeprägter Photophobie. – Bei der Pollinosis sind im allgemeinen die Hypersekretionserscheinungen stärker ausgeprägt als bei der perennialen Form. – Der rhinoskopische Schleimhautbefund zeigt bei unkompliziertem Verlauf ein blaßbläuliches, bisweilen livide marmoriertes Schleimhautödem, vorwiegend ohne diffuse, akut-entzündliche Rötung. – Minderung des Riechvermögens oder völlige Aufhebung des Geruchssinnes gehören keinesfalls zum typischen Bild der primär allergischen Rhinopathie oder sind flüchtiger Natur. – Die Ausbildung einer Polyposis nasi ist ebenfalls nicht die Regel und, wenn vorhanden, oft spontan reversibel nach Allergenausschaltung.

Allgemeine Symptome und Spielarten
Mit der Rhinosinupathia allergica, insbesondere der saisonalen Form, ist ein stets mehr oder minder ausgeprägtes allgemeines Krankheitsgefühl verbunden mit Abgeschlagenheit, Leistungsminderung, dumpfem Kopfdruck, Frösteln, gelegentlicher subfebriler Temperatursteigerung (nur selten Fieber – vgl. Krankheitsbezeichnung »Heufieber«), gesteigerter psychophysischer Erregbarkeit bis zu neurasthenischen Zustandsbildern sowie mit erhöhter Empfindlichkeit gegen jede Art von Sinnesreizen. – Darüber hinaus ist speziell die Pollinosis ausgezeichnet durch einige Spielarten der Symptomatik, die insofern bedeutungsvoll sind, als sie nicht selten »isoliert«, ohne den rhinitischen Symptomenkomplex, auftreten können. Zwar phänomenologisch als typische »Schockfragmente« geläufig, wird ihre Zuordnung zur Pollinosisätiologie jedoch häufig erschwert und versäumt, wenn die streng saisonale Bindung der Symptome anamnestisch nicht erfaßt wird. – Die Spielarten sind z.T. als Kontaktreaktionen zu deuten, z.T. als Ausdruck einer hämatogenen Allergenverbreitung zu

12.32 Immunpathogenetisch bedingte Krankheiten

verstehen. Ohne auf Einzelheiten einzugehen, seien die wichtigsten hier nur erwähnt:
1. Die Konjunktivitis vernalis kann durch eine Pollenallergie verursacht sein,
2. die Tracheitis allergica der Kleinkinder mit pseudokruppähnlichen Hustenattacken,
3. die Vulvovaginitis der kleinen Mädchen – als manuell übertragene Kontaktreaktion,
4. die saisonale Dermatitis,
5. die inhalativ ausgelöste saisonale Urtikaria und Quincke-Ödem, ferner Migräne und »gelenkrheumatische« Beschwerden,
6. unbestimmte Magen-Darm-Störungen – vorwiegend unter dem Bilde einer Enteritis, unter Umständen Colica mucosa – durch Verschlucken von Pollen (extrasaisonal auch durch Honiggenuß, z.B. bei Lindenpollenallergie).

Diagnose

Die Diagnose der Rhinosinupathia allergica beruht auf dem klinischen Nachweis der wahrscheinlichen und der sicheren Kriterien allergischer Reaktionsweise (s. auch Grundzüge der klinischen Allergiediagnostik, S. 12.23 f.).

Wahrscheinliche Kriterien
1. Anamnese mit Nachweis einer genotypisch-familiären sowie früheren eigenen Allergiebereitschaft einschließlich der subtilen Ermittlung der aktuellen Expositionsbedingungen.
2. Nachweis der Bluteosinophilie, insbesondere jedoch mehrfache Untersuchung der Zellformel des Nasensekretes, die leider meist versäumt wird, obwohl sie ein äußerst wichtiges differentialdiagnostisches Merkmal darstellt.

Sichere Kriterien
1. Allergennachweis oder Nachweis der spezifischen Reaginbildung (IgE) durch direkte (kutane, intra-, per- und epikutane) Hautproben am Probanden als »Suchdiagnostik« oder »Bestätigungstest« (»sensibilisierende« Allergene).
2. Aktualitätsbeweis der durch Testung ermittelten Allergene durch Provokationsproben am Manifestationsorgan mittels Ophthalmoprobe und Nasalprobe einschließlich Nachweis der provozierten Sekreteosinophilie (»manifestationsauslösende« Allergene).
3. Durch Titerbestimmung des spezifischen Immunglobulin E (IgE) mit Hilfe des Radio-Allergo-Sorbent-Testes (RAST).

Verlauf und Komplikationen

Verlauf und Prognose der Rhinosinupathia allergica sind weitgehend bestimmt und abhängig von dem Erfolg einer rechtzeitig eingeleiteten Kausalbehandlung. Als unabdingbare Voraussetzung hierfür gilt eine möglichst frühzeitige diagnostische Abklärung, die leider in vielen Fällen durch jahrelange allgemeine wie symptomatische Behandlung versäumt wird. Als Folge dieses Versäumnisses ist mit einer Reihe von Komplikationen zu rechnen, die den weiteren Verlauf und die Prognose bestimmen. Die wichtigsten sind:

Asthmaentstehung

Die allmähliche Einbeziehung der tieferen Luftwege in den Reaktionsablauf führt über das Hinzutreten einer Tracheobronchitis und Bronchiolitis bis zum Auftreten eines echten allergischen Bronchiolenasthmas. Während für die perenniale Form exakte Zahlenangaben fehlen, tritt diese fast schicksalhafte Entwicklung eines Bronchiolenasthmas bei der Pollenallergie nach Ablauf von 5 bis 10 bis 15 Jahren in etwa 30–40% ein, oft sogar unter »Verstummung« des primären Reaktionsorganes.

Infektkomplikationen

Eine weitere, wohl die häufigste und am meisten gefürchtete Komplikation ist das »Haftenbleiben« eines aufgepfropften Infektes auf den durch allergisch-hyperergische Entzündung in ihrer Abwehr geschwächten Schleimhäuten. Das bislang anfallsweise und periodisch auftretende Beschwerdebild geht in eine chronische Verlaufsform mit Dauerbeschwerden über. Den Pollenallergikern bringt das ersehnte Ende der Blühperiode nicht die erwartete Symptomfreiheit. Die Schleimsekretion wird dickflüssig, eitrig-gelblich, als häufiger Vorbote einer chronisch-eitrigen Nasen-Nebenhöhlen-Erkrankung mit ihren mannigfachen Begleiterscheinungen.

Therapiefehler

Als weitere, Verlauf und Prognose bestimmende Komplikation sollen unter dem Stichwort »Privinismus« Schädigungen der Schleimhautdurchblutung zusammengefaßt werden, die sich nicht selten als unerwünschter Therapieeffekt durch chronische und übermäßige lokale Anwendung von Adrenergika einstellen (Rebound-Effekt? Tachyphylaxie?) und häufig den Erfolg anderweitiger therapeutischer Bemühungen in Frage stellen.

Differentialdiagnose

Die differentialdiagnostische Abgrenzung der ätiopathogenetisch unterschiedlichen Formen von Rhinosinupathie betrifft sowohl die klinische Symptomatologie, den Verlauf und die spezielle Diagnostik wie aber auch die sich hieraus ergebenden Möglichkeiten einer kausalen wie symptomatischen Behandlung. Sie gelingt bei den »reinen« Formen meist ohne Schwierigkeiten. Ihre wichtigsten Leitsymptome sind in Tab. 12.6 zusammengefaßt und erübrigen eine detaillierte Darstellung.
Nicht selten, insbesondere bei den rezidivierenden und chronischen Verlaufsarten, kommt es zur Entwicklung von »Mischformen«, die eine genaue Abwägung des Stellenwertes der jeweilig gültigen Entstehungs- und Unterhaltungsfaktoren erfordert. Abgesehen von der stets drohenden Entwicklung einer Rhinopathie zum asthmatisch-bronchitischen Syndrom stellen gerade die Mischformen nicht selten eine »Crux medicorum« dar, bei deren Behandlung u.U. auch eine psychogene Verselbständigung oder Mitbeteiligung nicht übersehen werden dürfen (»Weinen durch die Nase«).

Therapie

Unter Hinweis auf Tab. 12.6 (Nr. 26–30) sind nachfolgend vorzugsweise Behandlungsprinzipien aufgeführt, die sich auf die primär *exogen-allergische* Entstehung beziehen. Diese können sowohl als *kausale* Behandlungsmaßnahmen gegen die im Zentrum der Pathogenese stehende Allergen-Antikörper-Reaktion und ihre Komponenten gerichtet sein, wie als *symptomatische* Therapie die sogenannten Mittlersubstanzen, die allergisch-hyperergische Gewebsreaktion, die neurovegetativen und endokrinen Steuerungsfaktoren, wie auch die Sekundärfolgen und Komplikationen betreffen. Die kausale Therapie hat eine möglichst frühzeitige Erkennung der speziellen Ätiologie (d.h. der auslösenden Allergene) als unabdingbare Voraussetzung. Ihre wichtigsten und erfolgreichsten Prinzipien sind:
a) Allergenkarenz,
b) die auf einer Modifizierung der Antikörperbildung beruhende spezifische Desensibilisierung (Hyposensibilisierung).

Allergenkarenz

Als praktikable Vorbedingung ist die strikte Ausschaltung des auslösenden Allergens an eine beschränkte, meist lokalgebundene Allergenverbreitung geknüpft. Infolgedessen kommen nur bestimmte Allergenreservoire hierfür in Betracht:
a) »Hausallergene« (Betten-, Matratzeninhaltstoffe, Haustiere, hausgebundener Schimmel, spezielle Kosmetika u.a. sowie Nahrungsmittel und Medikamente) durch »Sanierung des privaten Allergenmilieus«,
b) Berufsallergene (Mehle, Futtermittel, Großtiere sowie eine Vielzahl spezieller betriebs- und gewerbegebundener Inhalationsallergene – s. Asthma bronchiale, Bd. I, Tab. 3.**20**) durch »Sanierung des beruflichen Allergenmilieus«, d.h. Berufswechsel. Hierbei ist für die Rhinosinupathia allergica als »Asthmaäquivalent« die Berufserkrankungsanzeige nach §3 der BKVO zu empfehlen bzw. nach Ziff. 4301 der BKVO erforderlich, wenn sich bereits eine »Asthmatisierung« bemerkbar macht (s. Asthma bronchiale, Bd. I, Kap. 3).

Nicht durchführbar ist die Allergenkarenz bei den sogenannten »ubiquitären« Allergenen, als deren wichtigste hier genannt seien: Hausstaub, Hausmilben, diverse Pilzsporen und Pflanzenpollen.

Spezifische Desensibilisierung (Hyposensibilisierung)

Die spezifische Desensibilisierung gilt seit mehr als 60 Jahren als erfolgreiches kausales Behandlungsprinzip. Ihr Wirkungsmechanismus beruht nach heutiger Ansicht darauf, daß durch konsequente subliminale Zufuhr des spezifisch auslösenden Allergens eine »Modifizierung der Antikörperbildung« erreicht werden kann. Durch die Allergenstimulierung kommt es nicht nur zu einem Anstieg der thermolabilen Reagine (IgE), sondern zugleich zur Bildung von sogenannten »blockierenden«, thermostabilen, zirkulierenden Antikörpern (IgG), die durch »Neutralisation« das Allergen vor Erreichung der zellständigen Reagine blockieren. – Die spezifische Desensibilisierung kann entweder durch subkutane Injektion steigender Dosen eines wäßrigen Allergenextraktes oder eines pyridin-extrahierten, aluminiumadsorbierten Semidepotextraktes erreicht werden.

Für die Durchführung einer Desensibilisierung gelten folgende Indikationen, die zugleich den Katalog der in Frage kommenden Allergene beinhalten:
a) Nicht (durch Allergenkarenz) ausschaltbare, »ubiquitäre« Allergene: Baum-, Gräser-, Blütenpollen, Hausstaub-, Hausstaubmilben-, Pilzsporen-, Insektenstichallergene.
b) Manche Berufsallergene – vorzugsweise bei intermittierender, kurzzeitiger Exposition: Mehlstaub, Getreidestaub, Tierhaarstäube, Textilstaub, Holzstaub u.a.

Folgende Kontraindikationen sind zu berücksichtigen:
Infektbedingte Entzündungsprozesse am Reaktionsorgan – eitrige Rhinosinupathie und Bronchitis, aktive Tuberkulose; Gravidität; innere und Nervenkrankheiten mit ursächlichem und begleitendem Autoimmunmechanismus; strukturelle Spätfolgen am Reaktionsorgan wie rezidivierende polypöse Rhinosinupathie, fortgeschrittenes Emphysem, Bronchiektasen usw.

Bei der Pollinosis wird vorzugsweise die sogenannte »präsaisonale« Behandlung (Anfang Januar bis Ende April oder Beginn der Blühperiode) durchgeführt. Bei zeitlich unbegrenztem Allergeneinstrom (Hausstaub, Milben, manche Pilzsporen u.a.) ist die ganzjährige »perennial desensitization« angezeigt. Die individuelle Zusammenstellung der Behandlungsextrakte richtet sich qualitativ wie quantitativ nach den bei der intrakutanen Austestung erzielten aktuellen Reaktionen bzw. nach der Titerstufe des IgE im RAST (Radio-Allergo-Sorbent-Test). – Der Anwendung von Halbdepotextrakten gebührt wegen der erheblich reduzierten Anzahl von Injektionen wie auch wegen der verminderten Quote von Nebenreaktionen bei gleicher Erfolgsrate der Vorzug gegenüber wäßrigen Allergenextrakten. Im Handel sind in Deutschland die Präparate folgender Firmen: Allergopharma (Novo-Helisen-Depot, Allpyral-Miles, Depot-Pangramin-Abello). Bencard: ADL-Vaccine; HAL-Depothal. In bezug auf die genau zu beachtenden Dosierungsvorschriften, Nebenreaktionen und deren Behandlung sowie weitere Einzelheiten wird auf die den Präparaten beigefügten Druckschriften verwiesen. – Die Erfolgsquote sowohl nach Anwendung von wäßrigen Extrakten wie von Semi-Depot-Präparaten zeigt nach Auswertung sehr großer Behandlungsserien in etwa 75–85% gute Resultate, – sachgemäße Indikationsstellung und Durchführung vorausgesetzt.

Dinatrium cromoglicicum (Intal)

Durch die Anwendung von Intal kann die Symptomenauslösung der allergischen Rhinitis wirksam gemildert oder sogar unterdrückt werden. Intal verhindert als »Mastozytenschutz« die Degranulation der Mastzellen und somit die Freisetzung von Histamin und anderen Spasmogenen, was seine ausschließlich prophylaktische Applikation bedingt. Die Dosierung beträgt im Durchschnitt 4mal 1 Kapsel Intal Nasal/die – je zur Hälfte mit dem Pulverbläser in jedes Nasenloch instilliert – bzw. 4mal 1 Spraystoß Lomupren. Nebenwirkungen sind bisher nicht bekannt. – Der Einsatz von Intal ist besonders vorteilhaft bei »vorabsehbarer« Allergenexposition, z. B. Besuch eines Zoos oder von Verwandten mit Tierhaltung usw. bei entsprechender Sensibilisierung.

Antihistaminika

Die Rhinosinupathia allergica stellt für die Behandlung mit Antihistaminika ein bevorzugtes Indikationsgebiet dar. Ihre Anwendung kann sowohl lokal, oral wie parenteral erfolgen. Einem langfristigen und höherdosierten Gebrauch sind jedoch wegen der mannigfaltigen Nebenwirkungen auf das zentrale wie periphere Nervensystem, Kreislauf, Blutorgan usw. Grenzen gesetzt. Von der Vielzahl (etwa 60) der im Handel befindlichen Präparate seien einige mit gemindertem Sedativeffekt besonders genannt: Mebhydrolin (Omeril), Meclastin (Tavegil), Pyribenzamin + Ritalin (Plimasin) u.a.

Adrenergika

Wegen ihrer starken schleimhautabschwellenden Wirkung finden Adrenergika zur lokalen Anwendung, häufig in Kombination mit Antihistaminika, bei der Rhinosinupathia allergica vielfältige Anwendung. Die chronische und regelmäßige Verabfolgung birgt Gefahren in sich, die bei intermittierender oraler Verabfolgung weitgehend zu vermeiden sind (Rhinopront, Ornatos u.a.).

Cortisontherapie

Unter Hinweis auf die vielfältigen, bekannten und gefürchteten Nebenwirkungen muß vor einer oralen, höher oder länger dosierten Cortisontherapie dringend gewarnt werden. Hingegen bestehen gegen eine Lokalbehandlung in Tropfen- oder Pulverform oder als selbstvernebelnder Spray, auch bei längerer Anwendung in mäßiger Dosierung, kaum ernsthafte Bedenken. Die Injektionsbehandlung mit Kristallsuspensionen ist ausschließlich bei der saisonalen Rhinosinupathia allergica wegen des von vornherein absehbaren Behandlungszeitraumes indiziert, führt jedoch in schweren Fällen, d.h. bei hohem Sensibilisierungsgrad, ohne das Risiko einer höheren Dosierung oder häufigeren Verabfolgung nicht zum gewünschten Erfolg.

Literatur

Fuchs, E.: Die Nase als Resorptions- und Reaktionsorgan bei exogener Allergen-Einwirkung. In: Der Schnupfen, 2. Aufl., hrsg. von v. G. Eigler, D.G.R. Findeisen. Barth, Leipzig 1960 (S. 29–43)
Gronemeyer, W.: Pollenallergie. In: Lehrbuch der klinischen Allergie, hrsg. von K. Hansen, M. Werner. Thieme, Stuttgart 1967 (S. 167–178)
Gronemeyer, W.: Therapie allergischer Krankheiten. In: Lehrbuch der klinischen Allergie, hrsg. von K. Hansen, M. Werner. Thieme, Stuttgart 1967 (S. 154–544)
Gronemeyer, W., E. Fuchs: Krankheiten durch inhalative Allergeninvasion. In: Lehrbuch der klinischen Allergie, hrsg. von K. Hansen, M. Werner. Thieme, Stuttgart 1967 (S. 122–167)
Protovinsky, R.: Das Heufieber und seine Behandlung. Ther. d. Gegenw. 109 (1970) 965–985
Rüdiger, W.: Die allergische Rhinitis. Physikal. Med. Rehab. 11 (1970) 74–78
Ruppert, V., W. Rüdiger: Rhinitisfibel. Schwarzeck, München 1971
Werner, M., V. Ruppert: Praktische Allergiediagnostik, 2. Aufl. Thieme, Stuttgart 1974
Werner, M., W. Gronemeyer, E. Fuchs, M. Debelic: Die spezifische Desensibilisierungsbehandlung mit wäßrigen Allergenextrakten. Verh. dtsch. Ges. Allergie- u. Immunitätsforsch. 3 (1970) 167–183 (Schattauer, Stuttgart 1970)
Werner, M., W. Gronemeyer, E. Fuchs, M. v. Kerekiato, G. Maass: Rhinopathie und Asthma-psychosomatisch und/oder allergisch bedingt? Diagnostik 8 (1975) 641
Wortmann, F.: Die Behandlung mit Halbdepot- und Depotextrakten. Verh. dtsch. Ges. Allergie- und Immunitätsforsch. 3 (1970) 185–195 (Schattauer, Stuttgart 1970)

Asthma bronchiale

S. Krankheiten der Atmungsorgane (Bd. I, Kap. 3).

Allergische Manifestationen am Verdauungstrakt

S. Krankheiten des Verdauungstraktes (Bd. IV, Kap. 15).

Urtikaria und Quincke-Ödem

L. ILLIG

Urtikaria

Definition

Urtikaria ist eine gutartige, häufig (?) allergisch bedingte Erkrankung, die vorzugsweise das Hautorgan betrifft und eine Tendenz zur Spontanheilung aufweist. In der Regel imponiert sie als monomorphes Exanthem mit schubweisem Verlauf, wobei die auslösende Ursache (antigene Substanzen) in der Mehrzahl der Fälle auf dem Blutweg in das Hautorgan gelangt. Nur in einigen Sonderfällen dringt der auslösende Reiz von außen in die Haut ein, so z.B. beim Brennesselstich, welcher der Urtikaria zu ihrem Namen verholfen hat (Urtica = Nessel bzw. Quaddel; Urticaria = »Nesselfieber«), oder bei der chemischen Kontakturtikaria. Unter diesen Umständen kann der Hautausschlag natürlich lokalisiert bleiben, sofern das auslösende Agens nicht noch nachträglich in die Blutbahn gelangt. Auf jeden Fall baut er sich immer nur aus einem einzigen Effloreszenzentyp auf, nämlich der Quaddel. In schweren Fällen kann es zur Mitbeteiligung der Schleimhäute – selten auch innere Organe – und zu Allgemeinerscheinungen im Sinne eines anaphylaktischen Schocks kommen.

Vorkommen und Häufigkeit
Innerhalb der Gesamtbevölkerung wird ihr Vorkommen zwischen 7 und 15% geschätzt. In der Allgemeinpraxis erscheinen etwa 1,4% der Bevölkerung jährlich wegen einer Urtikaria. Im klinisch-dermatologischen Krankheitsgut wird sie in 1,85 bis 3,9% der Fälle registriert. Solche Zahlenangaben sind aber mit Vorsicht zu bewerten, da mit einer sehr hohen Dunkelziffer zu rechnen ist. Frauen scheinen von der (chronischen) Urtikaria mit 61–64% häufiger betroffen zu sein, während die Geschlechtsverteilung im Kindesalter gleichmäßig sein soll.
Nicht nur zufällig, sondern recht oft ist die Urtikaria mit dem Quincke-Ödem kombiniert. Der mittlere (gewichtete) Prozentsatz hierfür beträgt unter 1460 Fällen der Weltliteratur 40,8%. Die Spannweite der einzelnen Angaben variiert allerdings zwischen 8 und 40%.

Pathophysiologie und Pathogenese
Der Urtikaria liegt eine akute, umschriebene Permeabilitätssteigerung der kleinsten Blutgefäße im oberen Korium mit Emigration von Neutrophilen und Eosinophilen aus den subpapillären Venen zugrunde; hieraus resultiert eine leicht entzündliche, beetartige Schwellung. Nur beim Quincke-Ödem reicht der Prozeß bis ins subkutane Fettgewebe. Der Vorgang ist vollkommen reversibel und dauert nur wenige Stunden. Die Epidermis ist an dem pathologischen Prozeß nicht beteiligt. Die auslösenden Substanzen gelangen – sofern sie auf hämatogenem Wege wirksam werden – oral, inhalativ, parenteral oder resorptiv in den Organismus.
Man kann 4 pathogenetische Typen der Urtikaria unterscheiden:
1. Urtikaria vom anaphylaktischen Typ,
2. physikalische Urtikaria mit und ohne übertragbaren Serumfaktor,
3. Urtikaria vom »anaphylaktoiden« Typ,
4. hereditäre Urtikaria.
Dazu kommt noch im Falle 1.–3. die Möglichkeit der sogenannten »Aspirinprovokation«.
Der anaphylaktische Typ der Urtikaria ist der häufigste, jedoch gehen die Meinungen hierüber stark auseinander. Auch der übertragbare Serumfaktor bei der physikalischen Urtikaria weist die Charakteristika eines Immunglobulins vom Reagintyp auf; nachweisbar ist dieser Mechanismus aber nur in einem Teil der Fälle. Die hereditäre Urtikaria ist äußerst selten und wird durch die familiäre Form der Kälte- und Wärme-Kontakturtikaria repräsentiert (s. Hereditäres Quincke-Ödem, S. 12.41).
Die pathogenetischen Unterschiede dieser 4 Urtikariagruppen beziehen sich ganz überwiegend auf die spezifische Phase der Reaktion. Die zweite, unspezifische Reaktionsphase dürfte mit Ausnahme der familiären Urtikaria in den meisten oder sogar allen Fällen gleich sein.

Spezifische Phase
1. *Urtikaria vom anaphylaktischen Typ (Reagintyp; Reaginallergose)*
   Krankheit sui generis oder Begleitreaktion bei Serumkrankheit, Penicillinallergie u.a. Genetische Prädisposition möglich, Zugehörigkeit zur »atopischen Krankheitsgruppe« aber neuerdings in Frage gestellt.
   Leitender Antikörper = Reagin (IgE; thermolabil; wochenlange Fixierung an die Gewebsmastzellen; in seltenen Fällen auch thermostabile Antikörper vom IgG- oder IgM-Typ).
   Komplementbeteiligung = nicht erforderlich.
   Prausnitz-Küstner-Reaktion = positiv (im Falle eines Reagins auch nach wochenlanger Inkubation; im Falle eines IgG-Antikörpers höchstens nach Inkubation von einigen Stunden).
   Systemreaktion: Schockfragmente, in akuten Fällen auch Fieber; als Maximalvariante schwerer anaphylaktischer Schock.
   Beispiele: Fischurtikaria, Pollenurtikaria, Urtikaria bei Bienenstichallergie, Penicillinurtikaria.
2. *Physikalische Urtikaria*
   Krankheit sui generis; selten als Begleitreaktion anderer Krankheiten. Keine genetische Disposition bekannt (Ausnahmen: familiäre Kälte- und Wärmeurtikaria).
   Leitender Antikörper = Reagin (IgE; Ausnahmen: bestimmte Fälle von *symptomatischer* Kälteurtikaria bei Kryoglobulinämie).
   Komplementbeteiligung = keine (Ausnahmen bei Vorliegen eines Reaktionstyp III möglich).
   Prausnitz-Küstner-Reaktion = oft positiv (z.B. bei dermographischer, Kälte-, cholinergischer und Lichturtikaria).
   Systemreaktion: Schockfragmente. Bei Lichturtikaria schwerster anaphylaktischer Schock bis zur Bewußtlosigkeit, bei der Kälteurtikaria sogar bis zum Exitus (»Badetod«) möglich.
   Der auslösende physikalische Reiz wirkt offenbar als »Trigger« und führt durch unbekannten Mechanismus zur Freisetzung oder Bildung eines körpereigenen Antigens in der Haut, welches die Produktion spezifischer Reagine anregt (ILLIG).
3. *Urtikaria vom »anaphylaktoiden« Typ*
   Wohl oft als Symptom bzw. Begleitphänomen bei bestimmten Grundkrankheiten; idiopathisches Auftreten aber denkbar. Selten (?).

Mechanismus = wie unter 1, aber ohne Antigenanstoß; möglicherweise auch durch Mastzellzytolyse infolge Komplementaktivierung.
Prausnitz-Küstner-Reaktion = negativ.
Systemreaktion: Schockfragmente bei massiver Histaminfreisetzung denkbar (»Anaphylaktoider« Schock).
Beispiele: Urtikaria bei Kryoglobulinämie (aber auch *mit* Antigenanstoß) und bei Lymphogranulomatose, nach Transfusionen.

4. *Hereditäre Urtikaria*
Bisherige Fälle wie beim hereditären Quincke-Ödem dominant erblich, ohne Histaminfreisetzung und ohne Juckreiz; Mechanismus noch völlig unbekannt.

Unspezifische Phase

In den meisten Fällen reversible Mastzelldegranulation mit Freisetzung von H-Substanzen (Histamin, Slow reaction substance [SRS] Serotonin, Plasmakinine). Im Falle einer nichtimmunologischen Auslösung Mastzell*zytolyse* durch C'1-Aktivierung nicht ganz ausgeschlossen. Plötzliches Entstehen und Vergehen der Hauterscheinungen sowie ihre gute Beeinflußbarkeit durch Antihistaminika sprechen auf jeden Fall für die vorrangige pathogenetische Bedeutung des Histamins. Dieses verursacht eine leicht entzündliche Permeabilitätssteigerung der postkapillären Venolen im oberen Korium, ein Reflexerythem und Juckreiz (»triple response« von Lewis). Die anschließende Emigration von Neutrophilen und Eosinophilen ist wahrscheinlich reaktiver Natur. Die anaphylaktischen oder anaphylaktoiden Schockfragmente dürften ebenfalls zum großen Teil, wenn auch nicht ausschließlich, auf der Histaminliberalisierung durch Gewebsmastzellen (und Blutbasophile) beruhen.

Die später entdeckten Mediatorsubstanzen SRS, Serotonin und Kinine sind wahrscheinlich weniger an der urtikariellen Hautreaktion als an den Systemreaktionen beteiligt, wobei sie zur Verlängerung von Entzündungsvorgängen beitragen können (De Weck).

Nur in den sehr seltenen Fällen der familiären Kälte- und Wärmeurtikaria und der symptomatischen Lichturtikaria bei protoporphyrinämischer Lichtdermatose scheint der unspezifischen Reaktionsphase ein anderes, noch unbekanntes Prinzip zugrunde zu liegen; in diesem Falle versagt daher die Antihistamintherapie.

Aspirinprovokation und Additivaintoleranz

Ein neuer, nichtimmunologischer Aspekt ist mit dem auch beim Asthma bronchiale nachweisbaren Provokationseffekt des Aspirins bei chronischer Urtikaria jeder Genese in den Vordergrund des Interesses getreten. Dieser Effekt ist mengenabhängig, spielt meist die Rolle eines Hilfsfaktors und wurde auch bei einigen Farbstoffen und Konservierungsmitteln in Drogen und Lebensmitteln beobachtet (sogenannte »Additiva«).

Ätiologie

Bei den meisten Urtikariafällen bleibt die Ätiologie trotz sorgfältiger Durchuntersuchung ungeklärt. Die drei wichtigsten Nachweismethoden für ein »aktuelles« Antigen sind:

1. der Eliminierungs- bzw. Expositionsversuch,
2. der Prausnitz-Küstner-Test und
3. der Intrakutantest einschließlich seiner Varianten.

Im Hinblick auf das Spektrum der verschiedenen Ursachen und ihre Häufigkeit weichen die Ansichten voneinander ab. Tab. 12.**8** über die verschiedenen Antigen- bzw. Ursachengruppen spiegelt überwiegend die eigenen Erfahrungen wider.

Arzneimittel

Seit etwa 1950 tritt die Gruppe der Arzneimittelantigene immer mehr in den Vordergrund.
Unter den Hauterscheinungen bei Penicillinallergie nimmt die reine Urtikaria nach Bolgar u. Mitarb. (1960) 15% der Fälle ein; im Rahmen einer Serumkrankheit erscheint sie sogar in 60% der Fälle.

Besonders typisch ist beim Penicillin die sogenannte »Späturtikaria«, die dem Serumkrankheitstyp entsprechend erst mit einer Inkubationszeit von 7–9 Tagen nach der auslösenden Injektion beginnt und trotz Absetzen des Medikamentes oftmals weiterbesteht. Hierfür gibt es noch keine in jedem Fall befriedigende Erklärung.

Neben der Penicillinallergie verdienen die Sulfonamide und die Frischzellenpräparate besondere Aufmerksamkeit. Jedoch sollte man nicht vergessen, daß im Einzelfall *jedes* Medikament (auch Corticoide und Antihistaminika) die Ursache einer Urtikaria sein kann.

Nahrungsmittel

Welche Nahrungsmittel am häufigsten zu einer Urtikaria führen, richtet sich nach den geographisch unterschiedlichen Schwerpunkten der Eßgewohnheiten; sie werden von vielen Autoren in ihrer Bedeutung für die Auslösung der Urtikaria weit überschätzt.

Parasitenantigene

Leibessubstanzen von Parasiten sind als mögliche Urtikariaantigene gesichert, kommen aber in unseren Breitengraden verhältnismäßig selten vor. Ihre praktische Bedeutung wird neuerdings stark in Zweifel gezogen.

Bakterielle Antigene

Noch ungewiß ist die Rolle pathogener oder apathogener Keime als Urtikariaursache, besonders im Rahmen von Herdinfektionen. Besondere Aufmerksamkeit verdient lediglich nach eigenen und fremden Beobachtungen die (massive) Schleimhautbesiedlung des Magen-Darm-Traktes mit Hefepilzen (Candida albicans), vor allem im Zusammenhang mit Antibiotika- und Corticoidbehandlung. Holti (1967) beobachtete unter 225 Urtikariapatienten immerhin 49 Fälle mit positivem In-

Tabelle 12.8 Wichtige Ursachengruppen bei der Urtikaria und ihre Bedeutung

Art	Beweis	Mechanismus	Vorkommen
Arzneimittel	gesichert	allergisch und nichtallergisch (Co-Faktor)	häufig
Nahrungsmittel	gesichert	allergisch	selten
Parasiten (Leibessubstanzen)	gesichert	allergisch	geographisch sehr verschieden, Bedeutung zweifelhaft
Pathogene und apathogene Keime	fraglich (außer bei Candidiasis)	allergisch	selten
Körpereigene Substanzen, vor allem Proteine	schwer beweisbar	allergisch und nichtallergisch (anaphylaktoid)	häufig bis sehr häufig? (alle ungeklärten Fälle?)
Magen-Darm-Störungen	sehr unsicher	nur als Hilfsfaktor	selten, Bedeutung zweifelhaft
Psychogene Faktoren	unsicher	nur als Hilfsfaktor	selten
Physikalische Reize	gesichert	größtenteils allergisch	ziemlich häufig

trakutantest auf Candida albicans, von denen 29 nach Moronalbehandlung abheilten. Die Bedeutung bakterieller Antigene ist dagegen noch ganz unsicher.

Störungen des Magen-Darm-Kanals
Sie werden oft als Urtikariaursache angeschuldigt, kommen aber wohl höchstens als Hilfsfaktoren in Betracht (z.B. Fermentinsuffizienzen) oder auch als begleitende allergische Manifestationen des Intestinaltraktes.

Psychogene Faktoren
Sie sind oft irrtümlicherweise als Hauptursache einer Urtikaria angeschuldigt worden. In vielen Fällen lag in Wirklichkeit eine cholinergische Wärmeurtikaria vor, welche auch durch Emotionen ausgelöst werden kann.

Die Hypnoseversuche von DIEHLT u. HEINICHEN (1931) haben gezeigt, daß psychische Einflüsse eine Urtikaria wohl verstärken oder hemmen, jedoch nicht ausschließlich hervorrufen können.

Andere auslösende Faktoren
Zunehmend häufiger wird eine Urtikaria durch Insektenstichallergie beobachtet. Es dürfte sich dabei in den meisten Fällen um eine Urtikaria vom anaphylaktischen Typ handeln.
Selten, aber gesichert, ist sowohl eine allergische Kontakturtikaria (z.B. auf Seide, Tierhaare, Zitrusfrüchte, Formaldehyd) als auch – meist in Kombination mit Asthma bronchiale – eine allergische Inhalationsurtikaria, sogar im Zusammenhang mit der Berufsausübung (Formaldehyd, Lindan, Penicillin, Terpentin und bestimmte Chemikalien).

Physikalische Urtikaria
Eine ätiopathogenetische Sonderstellung nimmt die sogenannte physikalische Urtikaria ein, welche ausschließlich und streng reizspezifisch durch physikalische Umwelteinwirkungen ausgelöst wird und immerhin 7–17% aller Urtikariafälle ausmacht. Der auslösende Reiz kann durch anamnestische Zielfragen und bestimmte physikalische Tests sicher ermittelt werden (ILLIG u. KUNICK 1969). Er ist immer physiologischer Natur und keine physikalische Schädigung.

Wie bei der Urtikaria durch exogene Antigene stehen hier kleinen Ursachen große Wirkungen gegenüber. Das hat sehr frühzeitig zu dem Oberbegriff der »physikalischen Allergie« geführt. Tatsächlich konnten inzwischen bei der Kälteurtikaria, bei der cholinergischen Wärmeurtikaria und bei der Lichturtikaria* passiv übertragbare Antikörper vom Reagintyp im Patientenblut nachgewiesen werden, welche offenbar gegen körpereigene, unter dem physikalischen Reiz freiwerdende Antigene gerichtet sind.

Insgesamt sind heute etwa 20 verschiedene Typen physikalischer Urtikaria bekannt. Die wichtigsten seien in der Reihenfolge ihrer Häufigkeit aufgezählt:

1. Urticaria factitia ⎫
2. Kälteurtikaria (Kontakttyp; Kalt-Luft-Typ) ⎬ häufig
3. cholinergische Wärmeurtikaria (Reflextyp)
4. Druckurtikaria ⎭
5. Lichturtikaria durch kurzwelliges UV ⎫
6. Lichturtikaria durch langwelliges UV ⎬ selten
7. Lichturtikaria durch sichtbares Licht ⎭
8. Wärmeurtikaria (Kontakttyp) ⎱ sehr
9. Lichturtikaria durch Infrarot ⎰ selten
10. Röntgenurtikaria fraglich

Ein großer Teil der chronischen Fälle von Urtikaria bleibt ätiologisch ungeklärt. Wieweit diesen

---
* Neuerdings auch bei der Urticaria factitia (AO'YAMA u. Mitarb.).

Fällen ein allergischer oder ein »anaphylaktoider« Mechanismus zugrunde liegt, kann vorerst nur vermutet werden. Am häufigsten scheint eine »Aspirinprovokation« nachweisbar zu sein.

Krankheitsbild
Einteilung
Die Einteilung der verschiedenen Urtikariatypen ist bisher nicht einheitlich. Die Einteilung in akute (bis 4 bzw. 6 Wochen) und chronische Urtikaria (länger als 4 bzw. 6 Wochen) richtet sich auf die Krankheits*dauer*, die Einteilung in allergische, nichtallergische und familiäre Formen nach der erwiesenen oder vermuteten Pathogenese. Sehr beliebt ist die Aufgliederung nach ätiologischen Gesichtspunkten (Arzneimittelurtikaria, Nahrungsmittelurtikaria, physikalische Urtikaria usw.).

Anamnese
In der Familienanamnese werden in 23–39% aller Fälle allergische Erkrankungen angegeben; bei Kindern soll diese Zahl noch höher sein. In der Eigenanamnese geben 39–48% aller Urtikariapatienten allergische Vorkrankheiten an. Prodrome können selten sichergestellt werden. Bei Kopfschmerzen, Bauchschmerzen, Durchfällen usw. dürfte es sich meist um Vorkrankheiten oder Begleitsymptome handeln.

Hauterscheinungen
Grundeffloreszenz ist immer die Quaddel, d.h. eine beetförmige, scharf begrenzte, flüchtige, spurlos abheilende Schwellung von Stecknadelkopf- bis Handtellergröße, umgeben von einem roten Halo (Reflexerythem) und begleitet von einem ausgesprochenen Reibejucken; Kratzeffekte gehören nicht zum typischen Bild. Mit zwei Ausnahmen tritt die Urtikaria von vornherein generalisiert, meist unter Bevorzugung des Stammes, auf; nur bei der chemischen Kontakturtikaria (einschließlich Insektenstichen) und bei der physikalischen Kontakturtikaria können die Hauterscheinungen lokalisiert beginnen und auch lokalisiert bleiben.

Diagnostische Schwierigkeiten können auftreten, wenn die Quaddeln sehr klein (stecknadelkopfgroß, »cholinergischer Typ«) oder aber sehr großflächig (»Urticaria gigantea«) sind. Schräge Beleuchtung mit einer Handlampe erleichtert die Erkennung einer Urtikaria. Überschreitet die Bestandsdauer der Einzeleffloreszenzen 4 bis 5 Stunden oder heilen diese nicht spurlos ab, so muß an eine anderweitige Hautaffektion gedacht werden.

Im Gegensatz zu der Ansicht von SHELDON u. Mitarb. ist es im allgemeinen nicht möglich, aus Form, Farbe oder Größe der Hauterscheinungen ätiologische Schlußfolgerungen zu ziehen, allerdings mit 3 Ausnahmen:
1. Sind die Quaddeln nicht – wie gewöhnlich – münzförmig, sondern »figuriert« (Ringbildung, Ringfragmente, serpiginöse Figuren), so ist eine chemische (bzw. allergische) Auslösung wahrscheinlich und eine physikalische Auslösung sicher auszuschließen.
2. Weisen die Quaddeln zentral einen deutlich stahlgrauen oder violettgrauen Schimmer auf, so besteht der Verdacht auf eine Arzneimittelallergie.
3. Sind alle Quaddeln auffallend klein (stecknadelkopf- bis höchstens erbsengroß), zeigen einen relativ breiten Halo und bevorzugen den Oberkörper, so muß an eine cholinergische Wärmeurtikaria gedacht werden.

Allgemeinerscheinungen
Bei ganz akuten Urtikariaschüben kann es zu Krankheitsgefühl, mäßigem Fieber, Blutdruckabfall und Schockfragmenten (Kopfschmerzen, Schwindelgefühl, Brechreiz) bis zu völliger Bewußtlosigkeit (selten) kommen. Dabei kontrahieren sich alle subkutanen Hautvenen zu dünnen, nicht mehr punktierbaren Strängen.

Beteiligung von Schleimhäuten und inneren Organen
In der Regel stehen bei akuten Urtikariaschüben die Erscheinungen an der Haut ganz im Vordergrund. Die Schleimhäute können aber in schweren Fällen auch bei physikalischer Auslösung mitbeteiligt sein (vor allem Mundhöhle und obere Luftwege). Besonders gefürchtet und immer bedrohlich ist das Larynxödem, welches stets zu gezielten therapeutischen Sofortmaßnahmen zwingt. Allerdings scheint das Larynxödem in erster Linie bei solchen Patienten vorzukommen, die an der Kombination von Urtikaria und Quincke-Ödem leiden.

Wieweit auch innere Organe an solchen Schwellungszuständen teilhaben, dürfte im Einzelfall schwer nachweisbar sein.

Vereinzelt wird von Hirnödem mit Migräneanfällen und epileptischen Zuständen, einer Harnblasenbeteiligung mit Miktionsstörungen sowie einer gastroskopisch nachgewiesenen »Magenurtikaria« berichtet, wobei es sich aber auch um Schwellungen im Sinne eines Quincke-Ödems gehandelt haben kann.

Inkubationszeit, Verlauf und Dauer
Bei Auslösung durch ein exogenes Antigen hängt die Inkubationszeit oder Latenzzeit des zugehörigen urtikariellen Schubes davon ab, ob ein Vollantigen vorliegt oder ein Hapten, das erst mit Protein konjugiert werden muß, und davon, auf welchem Wege die auslösende Substanz in den Organismus gelangt (perkutan, peroral, inhalativ oder parenteral). Sie schwankt daher zwischen Minuten, Stunden oder sogar wenigen Tagen. Die besonders lange und charakteristische Inkubationszeit der sogenannten »Späturtikaria«, wie sie z.B. nach Penicillinbehandlung und nach Tetanusschutzimpfung beobachtet wird, dürfte dagegen wahrscheinlich immunologisch bedingt sein; sie entspricht mit 8 bis 12 Tagen der Inkubationszeit der Serumkrankheit.

Der Verlauf der Urtikaria ist ausgesprochen schubweise. Perioden mit stundenlang bis tagelang neu aufschießenden Effloreszenzen werden abrupt von erscheinungsfreien Intervallen über Stunden, Tage oder sogar Wochen abgelöst (»chronisch-rezidivierender Verlauf«). Nur selten handelt es sich um pausenloses Neuerscheinen von Quaddeln (»chronich-kontinuierlicher Verlauf«). Die Dauer eines Schubes hängt also keinesfalls von der Bestandsdauer der Einzeleffloreszenzen ab.

Die Dauer der Urtikaria ist im Einzelfall nicht voraussehbar und kann von einem einmaligen akuten Schub (z.B. nach Nahrungsmittelunverträglichkeit) über einen mehrwöchigen, mehrmonatigen und mehrjährigen Verlauf bis zu einem (allerdings seltenen) Bestand von 50 Jahren variieren. Wegen der erscheinungsfreien Intervalle und wegen der Möglichkeit von länger dauernden Spontanremissionen kann man eigentlich nie ganz sicher von einer »Abheilung« sprechen, außer wenn eine auslösende Ursache sicher ermittelt und eliminiert werden konnte. Über die Hälfte aller Fälle dürfte aber innerhalb von 6 Wochen auch ohne Behandlung endgültig zum Stillstand kommen.

Laboratoriumsbefunde
Bisher konnten keine für die Urtikaria charakteristischen und allgemein anerkannten Laboratoriumsbefunde ermittelt werden. Der sogenannte Basophilendegranulationstest von Juhlin u. Shelley ist inzwischen wieder verlassen worden. Fest steht nur, daß in vielen Fällen mit der Methode von Prausnitz-Küstner ein passiv übertragbarer Antikörper im Patientenserum nachgewiesen werden kann, wobei es sich meist um ein Immunglobulin vom Reagintyp bzw. IgE-Typ handelt.

Differentialdiagnose
Eine Verwechslung mit anderen exanthematischen Hautaffektionen ist kaum möglich, wenn man darauf achtet, daß die Urtikariaeffloreszenzen von großer Flüchtigkeit sind, höchstens einige Stunden bestehen bleiben und niemals zum Kratzen führen und daß keine andersartigen Hauteffloreszenzen gleichzeitig vorhanden sein dürfen.

Wesensverschiedene Hautkrankheiten, die zwar auch einmal Quaddeln produzieren können, aber eine andere Leiteffloreszenz aufweisen, sind die anaphylaktoide Purpura, das Erythema exsudativum multiforme und die Dermatitis herpetiformis Duhring.

Therapie
s. S.12.42.

Quincke-Ödem
Definition
Akuter, umschriebener Schwellungszustand der Haut und vor allem der Unterhaut, eventuell unter Beteiligung der zugehörigen Weichteile, meist singulär, aber auch multipel. Ausgesprochen paroxysmales Auftreten im Abstand von Wochen, Monaten oder Jahren. Rückbildung spurlos, aber erst nach 8–36 Stunden. In der Regel keine Allgemeinerscheinungen. Wechselnde, aber auch stereotype Lokalisation. Juckreiz selten, aber häufig Brennen und Spannungsgefühl. Als »familiäre«, »hereditäre« oder »monovalente« Sonderform eine zwar seltene, aber durch besondere Häufung von Larynxödemen ernste, dominant-erbliche Affektion mit spezieller Pathogenese.

Synonyme: 1. angioneurotisches Ödem (vorwiegend im angloamerikanischen Sprachgebrauch), 2. Urticaria gigantea (im dermatologischen Schrifttum auch für Urtikaria mit besonders großen Effloreszenzen gebräuchlich).

Sporadisches Quincke-Ödem
Häufigkeit
Die sporadische Form des Quincke-Ödems tritt sowohl isoliert als auch in Kombination mit einer Urtikaria auf. Der mittlere (gewichtete) Prozentsatz von isolierten Quincke-Ödemen beträgt bei insgesamt 575 Fällen der Weltliteratur 31%, wobei die Spannweite der einzelnen Angaben aber von 11–80% variiert. Geht man davon aus, daß die Urtikariamorbidität in der Bevölkerung etwa 12,5% beträgt, daß die Urtikaria im Durchschnitt in 40% der Fälle mit einem Quincke-Ödem kombiniert ist und daß auf 100 Fälle von Quincke-Ödem etwa 30 isolierte Formen entfallen, so kann die Quincke-Morbidität in der Gesamtbevölkerung auf 7% geschätzt werden.

Geschlechtsverteilung. Verhältnis Männer : Frauen etwa 2:3.

Bevorzugtes Erkrankungsalter. Ähnlich wie bei der chronischen Urtikaria 20.–50. Lebensjahr. Jungen unter 15 Jahren sollen nur äußerst selten an einem sporadischen Quincke-Ödem erkranken.

Pathogenese und Pathophysiologie
Spezifische Phase
Die meisten Autoren nehmen beim Quincke-Ödem eine allergische Sofortreaktion als Mechanismus an, und zwar – wie bei der allergischen Urtikaria – in erster Linie eine solche vom Reagintyp (»Reaginallergose« nach Steffen). Der Reaginnachweis mit Hilfe der Prausnitz-Küstner-Reaktion scheint allerdings beim isolierten Quincke-Ödem selten versucht oder geführt worden zu sein.

In den meisten Fällen wurde der allergische Mechanismus durch Übereinstimmung von Anamnese, Expositionstests und Intrakutanproben wahrscheinlich gemacht. Eine nichtallergische (»toxische« oder »neurotische«) Genese des sporadischen Quincke-Ödems wird für sehr unwahrscheinlich gehalten. Eine Aspirinprovokation ist dagegen – wie bei Urtikaria – möglich.

Besonders naheliegend ist die Annahme eines (gemeinsamen) immunologischen Mechanismus bei der Kombination von Urtikaria und Quincke-Ödem.

12.40 Immunpathogenetisch bedingte Krankheiten

Unspezifische Phase
Wieweit sich diese mit derjenigen der Urtikaria (Mastzelldegranulation und Histaminausschüttung) deckt, scheint noch nicht bekannt zu sein; es spricht aber nichts gegen solche Annahme.
Pathophysiologisch handelt es sich wie bei der Urtikaria um ein entzündliches Ödem mit Emigration von Neutrophilen und Eosinophilen aus kleinen Blutgefäßen, jedoch mit tieferer Lokalisation (Kutis/Subkutis).

Ätiologie
Untersuchungen an einem größeren Patientenkollektiv liegen nur von BRUUN u. DRAGSTED (1950) vor. Nach diesen Autoren steht die Drogenallergie beim Quincke-Ödem mit 29% der Fälle an erster Stelle, während die Anzahl von Nahrungsmittelallergien nur 14% und die von Kontakt- bzw. Inhalationsallergien lediglich 8% betrug. In 27% der Fälle konnte keinerlei ätiologischer Hinweis gefunden werden. Bemerkenswert ist die relativ kleine Zahl von Penicillinallergien (3% der geklärten Fälle).

An erster Stelle der Drogenallergien wird als Ursache das Aspirin genannt, wobei aber wahrscheinlich nicht zwischen echter Aspirinallergie und Aspirinprovokation unterschieden worden ist.

Der Antigennachweis erfolgt beim Quincke-Ödem ebenso wie bei der Urtikaria mit Hilfe der Anamnese, des Expositionsversuches, des Intrakutantests und ausnahmsweise auch des Prausnitz-Küstner-Tests. Die Aspirinprovokation kann nur (stationär) durch Exposition geklärt werden.

Krankheitsbild
Anamnese
In etwa 43% der Fälle liegen allergische Krankheiten in der Familie vor. Prodrome sind in ausgeprägter Form selten; empfindliche Patienten geben kurz vor Ödembeginn – besonders im Lippenbereich – ein eigenartiges »Spannungsgefühl« an, ähnlich wie bei einem nahenden Herpes labialis. Dies kann ein wichtiges Indiz für den Beginn einer prophylaktischen Behandlung sein.

Symptomatik und Lokalisation
Das akute, umschriebene Ödem von Quincke ist durchscheinend, stärker erhaben und unschärfer begrenzt als eine Quaddel, prall, aber kaum eindrückbar und kann in kurzer Zeit über Faustgröße erreichen. Meist ist die Haut in seinem Bereich nur leicht gerötet. Juckreiz ist selten, Spannungsgefühl und Brennen dagegen häufig. Im Gegensatz zur Urtikaria beschränkt sich die Schwellung niemals auf die Haut, sondern greift stets mehr oder weniger auf das Unterhautfettgewebe, oft auch auf die darunterliegenden Weichteile, auf das Periost oder auf Gelenke über. Das Ödem kann singulär oder multipel auftreten, wobei es zur Wiederkehr an den gleichen typischen Prädilektionsstellen neigt. Die Lokalisation kann aber auch »springen«. Zwar wird die Häufigkeit der verschiedenen Lokalisationen nicht ganz übereinstimmend angegeben, aber es besteht kein Zweifel, daß das Gesicht – und hier besonders die Region der Augenlider und der Lippen – bevorzugt betroffen sind. Seltener sind die Gliedmaßen und der Stamm befallen. QUINCKE (1921) gibt in seiner Originalmitteilung folgende Reihenfolge der Häufigkeit verschiedener Lokalisationen an: Gesicht (vor allem Augen- und Lippenregion), Hände, Beine, Zunge, Rumpf, Genitale, Pharynx, Mundhöhle, Speiseröhre. Allgemeinerscheinungen, wie Fieber und Mattigkeit, sind selten.

Beteiligung von Schleimhäuten und inneren Organen
Gefürchtet ist wegen seiner Lokalisation naturgemäß das Larynxödem, das immerhin mit einer Häufigkeit von 17–19% angegeben wird. Selten ist – entgegen der Darstellung von QUINCKE – die Lokalisation am Präputium und an der Urethralschleimhaut, obwohl grundsätzlich alle Schleimhäute betroffen sein können.
Sehr selten ist ein Quincke-Ödem der Lunge, der Gelenke, der Speicheldrüsen, des Mittelohres und des Gehirns.

Beim Befall des Harntraktes kann es zu Miktionsstörungen kommen, beim Quincke-Ödem des Gehirns zu Migräneanfällen, Hemiplegie oder Aphasie, bei Befall des Mittelohres zu einem Menière-Symptomenkomplex.
Wieweit die besonders für die familiäre Form des Quincke-Ödems charakteristischen, aber auch bei der sporadischen Form vorkommenden sogenannten »abdominellen Krisen«, d.h. akute, differentialdiagnostisch irreführende Schmerzanfälle im Bereich des Abdomens, ebenfalls auf einem akuten Ödem der betreffenden Schleimhäute beruhen, ist wohl noch nicht ganz geklärt, nach Untersuchungen bei familiärem Quincke-Ödem aber sehr wahrscheinlich.

Laboratoriumsbefunde
Ebenso wie die chronische Urtikaria weist auch das sporadische Quincke-Ödem (im Gegensatz zu der hereditären Form) keine typischen diagnostischen Laboratoriumsbefunde auf.

Verlauf
Ähnlich wie bei der (akuten) Urtikaria schwankt die Latenzzeit des sporadischen Quincke-Ödems nach der Zufuhr eines bekannten Antigens zwischen wenigen Minuten und mehreren Stunden, unter Umständen sogar Tagen. Die kürzeste Latenzzeit wurde offenbar bei Aspirinallergie beobachtet, bei welcher Todesfälle innerhalb einiger Minuten vorgekommen sein sollen.
Bei Nahrungsmittelallergie soll die Inkubationszeit dagegen einige Stunden betragen.
Der Verlauf des Quincke-Ödems ist immer akut-paroxysmal, wobei die Intervalle von wenigen Tagen bis zu Wochen und Monaten variieren können. Im allgemeinen ist die Prognose ähnlich günstig wie bei der Urtikaria. Nur im Falle eines Larynxödems wird die Prognose getrübt, da die akute Erstickungsgefahr sich plötzlich entwickelt.

Nach KEEMS (1953) verläuft ein Viertel der Fälle mit Larynxödem tödlich.

Die durchschnittliche Gesamtdauer der Erkrankung ist nach CHAMPION u. Mitarb. (1969) bei reiner Urtikaria, bei isoliertem Quincke-Ödem und bei der Kombination von Urtikaria mit Quincke-Ödem verschieden (Abheilungsrate von 50% bei reiner Urtikaria schon nach 6 Monaten, beim reinen Quincke-Ödem erst nach 1–2 Jahren und bei der Kombination beider Affektionen nach 5–10 Jahren). Auf jeden Fall ist eine Spontanheilung bei allen drei Formen möglich.

Differentialdiagnose

Folgende Krankheitsbilder sind auszuschließen:
1. *Melkerssohn-Rosenthal-Syndrom.* Schleichend einsetzende, nahezu ausnahmslos im Gesichtsbereich lokalisierte, viele Tage anhaltende Schwellungszustände mit Rhagadenbildung, beim Vollbild in Kombination mit Fazialislähmung und Lingua plicata; isoliert auch als »Cheilitis granulomatosa« usw. (Adrenalin und Antihistaminika ohne Effekt. Niemals Kombination mit einer Urtikaria.)
2. *Chronisch rezidivierendes Erysipel.* Beginn meist akut, mit Fieber und Allgemeinbeschwerden; später zunehmend schleichender, eventuell auch ohne Fieber. Dauer der einzelnen Schübe wesentlich länger als beim Quincke-Ödem. Hoher Antistreptolysintiter, promptes Ansprechen auf Penicillin. Persistierendes Spätödem durch Verlegung der Lymphabflußbahnen möglich.
3. *Subglottisches Ödem durch Laryngitis.* Muß bei Kindern, vor allem während Grippeepidemien, erwogen werden.

Familiäres (»hereditäres«) Quincke-Ödem

Diese Form des Quincke-Ödems nimmt klinisch und pathogenetisch eine Sonderstellung ein. Sie ist gekennzeichnet durch einen dominanten Erbgang und durch einen charakteristischen Komplementdefekt im Serum, der auch bei nicht erkrankten Blutsverwandten nachweisbar ist.

Häufigkeit

Die familiäre Form des Quincke-Ödems ist ungleich seltener als die sporadische Form. Dennoch sind seit der Erstbeschreibung viele genau durchuntersuchte Sippen mit familiärem Quincke-Ödem mitgeteilt worden (etwa 70 Stammbäume).
Die Morbidität der Blutsverwandten wird bis zu 43% angegeben. die Erkrankung wird häufig schon vor dem 13. Lebensjahr manifest.
Eine Kombination mit Urtikaria ist im Gegensatz zum sporadischen Quincke-Ödem äußerst selten.
Geschlechtsverteilung wie bei sporadischem Quincke-Ödem: etwa 40% Männer, 60% Frauen.

Pathogenese und Ätiologie des familiären Quincke-Ödems

Das familiäre Quincke-Ödem weicht bezüglich seiner Pathogenese vollkommen von derjenigen des sporadischen Quincke-Ödems und der Urtikaria ab. Es ist dominant autosomal erblich; die Betroffenen sind immer Heterozygoten. Im Serum findet sich stets ein pathognomonischer Komplementdefekt, und zwar in zwei genetischen Varianten:
a) völliges Fehlen des Seruminhibitors für die C'1-Esterase (ein a-Globulin);
b) Wirkungslosigkeit des vorhandenen Inhibitors trotz nachweisbarer antigener Determinanten.
Wieweit dieser Komplementdefekt lediglich ein Epiphänomen darstellt oder aber einen pathogenetisch entscheidenden Faktor, ist noch nicht entschieden; die Befunde von GOTTSTEIN u. YOO, KLEMPERER u. Mitarb. sprechen jedoch sehr dafür.

Krankheitsbild

Anamnese

Der dominante Erbgang läßt sich oft durch mehrere Generationen hindurch verfolgen. Allergien werden dagegen niemals angegeben. Prodrome sind selten; sie sollen in Juckreiz, Hitzegefühl und Rötung bestehen.

Morphologisches Erscheinungsbild und Lokalisation

Wie bei sporadischem Quincke-Ödem. Allgemeinerscheinungen fehlen.
Beteiligung von Schleimhäuten und inneren Organen.
Hier fällt die Häufung von Larynxödemen auf sowie das regelmäßige Vorkommen der für die familiäre Form besonders kennzeichnenden »abdominellen Krisen« (etwa 34% der Fälle). Diese Schmerzattacken treten auch isoliert auf (»migraines abdominelles«; »crises colaires«) und geben nicht selten Anlaß zu einer unnötigen Bauchoperation unter falscher Diagnose.

Das morphologische Substrat besteht nach laparoskopischen und bioptischen Befunden in einem hochgradigen Ödem der Darmwände (auch ein Pylorusödem wurde beobachtet) mit enormer Steigerung der Darmperistaltik und Flüssigkeitsansammlung in der Bauchhöhle*.

Ein Hirnödem soll dagegen bei der familiären Form des Quincke-Ödems, im Gegensatz zur sporadischen Form, nicht vorkommen.

Laboratoriumsbefunde

Im Gegensatz zum sporadischen Quincke-Ödem läßt sich bei allen erkrankten und nicht erkrankten Familienmitgliedern ein typischer Komplementdefekt im Serum nachweisen. Anhand dieses Befundes kann die Diagnose schon vor Manifestwerden

---

* Außerdem fehlt im Gegensatz zum sporadischen Quincke-Ödem jegliches Leukozyten- bzw. Eosinophileninfiltrat, das wichtigste Indiz für eine echte immunologische Reaktion (SCHIEFFER u. Mitarb.).

der Erkrankung gestellt werden (eventuelle Einschränkung s. GOTTSTEIN u. YOO 1967).

Verlauf
Die Prognose ist wesentlich ernster zu stellen als beim sporadischem Quincke-Ödem. Die Mortalität an Larynxödem wird für die erkrankten Familienmitglieder bis zu 67% angegeben. Hinzu kommt noch, daß der lebensrettende Effekt von Adrenalin, Corticoiden und von Antihistaminika beim familiären Quincke-Ödem meistens vermißt wird.

Therapie der Urtikaria, des sporadischen und des familiären Quincke-Ödems
Akute Urtikaria
Besteht eine Urtikaria erst kurze Zeit und ergibt die Vorgeschichte keinen eindeutigen ätiologischen Hinweis, so sollte man angesichts der hohen Spontanheilungsquote zunächst auf eine umfangreichere Diagnostik verzichten und die Hauterscheinungen mit einem modernen Antihistaminikum partiell oder vollkommen unterdrücken, was in den allermeisten Fällen gelingt.
Besonders zuverlässig in der Wirkung sind Synpen und Omeril. Calcium ist den Antihistaminika eindeutig unterlegen und kommt ebenfalls zur Resorptionsbeschleunigung schon vorhandener Schwellungen zusätzlich in Betracht. Geht die Urtikaria allerdings mit sehr akuten Hautveränderungen und mit allergischen Schockfragmenten einher (Penicillinurtikaria), so muß die Behandlung eventuell mit subkutanen Adrenalininjektionen und mit intravenös gegebenen Corticoiden eingeleitet werden. Nächtliche Juckreizkrisen sprechen gut auf Repeltin bzw. Repeltin forte an (letzteres am Tage wegen seiner stark sedierenden Wirkung ungeeignet).

Chronische Urtikaria
Auch hier kann man bei mangelndem anamnestischem Hinweis auf die ätiologische Diagnostik verzichten, deren Umfang sich jeweils nach den Umständen, nach der Schwere der Erscheinungen und nach der Vorgeschichte richten muß. Expositionstests oder eine Suchdiät sind nur stationär durchführbar. Kommt man nicht zum Ziel, so ist eine Dauerbehandlung mit Antihistaminika über Monate und Jahre durchaus vertretbar. Gegebenenfalls muß das Präparat von Zeit zu Zeit gewechselt werden. Corticoide oder ACTH sollten dagegen – wenn überhaupt – nur kurzfristig gegeben werden. In schweren Fällen oder wenn der Effekt der Antihistaminika nicht ausreicht, ist der Versuch einer Umstimmungsbehandlung gerechtfertigt. Die Eigenblutbehandlung ist harmlos und kann als einzige Methode ambulant durchgeführt werden. Bessere Erfolgschancen bietet – auch bei physikalischer Urtikaria – die Insulinstoßbehandlung. Das wirksame Prinzip ist die Hypoglykämie (RAUSCH 1943). Sie erfordert allerdings eine stationäre Aufnahme und einen größeren Aufwand. Die Erfolge betragen bis zu 40% (ILLIG u. KUNICK 1969, 1970). Eine spezifische (immunologische) Desensibilisierung kommt bei Inhalations- und Bienenstichurtikaria in Betracht.
Novocainblockaden nach Bielicky sind kürzlich erneut aufgegriffen worden, ergeben aber nur einen kleinen Prozentsatz an Dauererfolgen (20%). Überprüft werden sollte dagegen die von KAISER u. Mitarb. (1957) inaugurierte Dauerbehandlung mit AT 10, welche zu monatelanger Erscheinungsfreiheit führen soll.

Physikalische Urtikaria
Symptomatische Behandlung ebenfalls mit Antihistaminika. Am schwersten ist die Druckurtikaria beeinflußbar. Einer speziellen Pharmakotherapie sind neuerdings die Kältekontakturtikaria (Penicillinkur) und die Lichturtikaria (Antimalariadrogen) zugänglich, wonach es in einem hohen Prozentsatz zu langdauernden Besserungen kommt. Die Anwendung von Lichtschutzsalben ist dagegen wenig ökonomisch. In schweren Fällen sollte eine Insulinstoßbehandlung versucht werden.

Sporadisches Quincke-Ödem mit und ohne Urtikaria
Bei Inhalationsantigenen und bei Insektenstichallergien ist eine spezifische Desensibilisierung (Erzeugung blockierender Antikörper) erfolgversprechend; dies gilt auch für die Urtikaria. Bei der sporadischen Form ohne Kehlkopfbeteiligung genügen oftmals (auch prophylaktisch) die gleichen Pharmaka wie bei der chronischen Urtikaria; Corticoide sind sicher wirksam.
Bei drohendem Glottisödem stellen dagegen der Adrenalinspray bzw. die Einführung eines Woodbridge-Tubus lebensrettende Maßnahmen dar. Notfalls muß sogar eine Tracheotomie vorgenommen werden.

Familiäres Quincke-Ödem
Bei der familiären Form des Quincke-Ödems versagt der lebensrettende Effekt von Adrenalin und Corticoiden leider meistens. Hier wird man also bei Larynxbeteiligung zwischen Frischplasmainfusion oder Notfallintubation zu wählen haben. Prophylaktisch sollten unbedingt die AT-10-Behandlung (KAISER u. Mitarb. 1957) sowie die Dauerbehandlung mit mittleren Testosterondosen (SÖKELAND 1966, GOTTSTEIN u. YOO 1967) versucht werden. Ebenfalls neu, aber nicht ganz ungefährlich ist die Antifibrinolysebehandlung (CHAMPION u. Mitarb. 1969, KORSAN-BENGTSEN u. Mitarb. 1969), und zwar mit ε-Aminocapronsäure oder mit Cyclocaprin. Hierzu ist aber eine stationäre Aufnahme erforderlich.

Schließlich wird es sowohl bei sporadischen als auch bei familiären Fällen von Larynxödem notwendig sein, einen Gesundheitspaß mit Eintragung aller notfalls erforderlichen Maßnahmen auszustellen, da sich das Larynxödem oftmals außerordentlich rasch entwickelt.

Literatur

Aoyama, H., Y. Katsumata, T. Ozawa: Dermographism-inducing principle of urticaria factitia. Jap. J. Dermat. 80 (1970) 122–129

Bolgar, E., E. Feher, H. Török, E. Rajka: Über Penicillinallergie. Hautarzt 11 (1960) 254–259

Bruun, E.: Edema circumscriptum Quincke. I. A historical and clinical survey. Acta allergol. (Kbh.) 3 (1950) 257–280

Bruun, E.: The so-called angioneurotic edema. J. Allergy 24 (1953) 97–105

Bruun, E., P.J. Dragsted: Edema circumscriptum Quincke. II. Writers cases. Acta allergol. (Kbh.) 3 (1950) 281–312

Buchholz, W., U. Wiemers, D. Schöne, W. Kleemann: Ein Beitrag zum hereditären angioneurotischen Ödem. Derm. Mschr. 161 (1975) 666–672

Champion, R.H., S.O.B. Roberts, R.G. Carpenter, J.H. Roger: Urticaria and angioedema. A review of 554 patients. Brit. J. Derm. 81 (1969) 588–597

De Weck, A.L.: Zelluläre und molekulare Mechanismen immunpathologischer Läsionen. Ther. Umsch. 26 (1969) 673 bis 679

Diehl, F., W. Heinichen: Psychische Beeinflussung allergischer Reaktionen. Münch. med. Wschr. 78 (1931) 1008–1009

Doeglas, H.M.G.: Reactions to Aspirin and food additives in patients with chronic urticaria, including the physical urticarias. Brit. J. Derm. 93 (1975) 135–144

Doeglas, H.M.G.: Chronic urticaria. Dissertation Groningen 1975. Verlag Niemeyer

Donaldson, V.H., F.S. Rosen: Action of complement in hereditary angioneurotic edema. The role of C'1-esterase. J. clin. Invest. 43 (1964) 220–221

Gottstein, U., D.J. Yoo: Das Verhalten der C'1-Esterase und ihres Inhibitors im Serum von Personen mit hereditärem, genuinem Quincke-Oedem vor, während und nach einem akuten Anfall. Verh. dtsch. Ges. inn. Med. 73 (1967) 848–851

Holti, G.: Management of pruritus and urticaria. Bit. med. J. 1967/I, 155–158

Illig, L., A. Engelhardt, K. Thielemann: Histologische Untersuchungen bei »physikalischer Urticaria« der Haut. I. Hautarzt 21 (1970) 355–369

Illig, L., A. Heinicke: Zur Pathogenese der cholinergischen Urticaria. IV. Zur Frage einer echten Antigen-Antikörper-Reaktion. Arch. klin. exp. Derm. 229 (1967) 360–371

Illig, L., J. Kunick: Klinik und Diagnostik der physikalischen Urticaria. Hautarzt 20 (1969) 167–178, 499–512; 21 (1970) 16 bis 25

Illig, L., E. Paul: Klinisch-experimentelle Untersuchungen bei Wärme-Kontakt-Urticaria. Hautarzt 27 (1976) 52–63

Jaffe, J.C., J.P. Atkinson, J.A. Gelfand, M.M. Frank: Hereditary-angiodema – Use of fresh frozen plasma for prophylaxis in patients undergoing oral surgery. J. Allerg. clin. Immunol. 55 (1975) 386

Kaiser, W., A. Morgenstern, E.-G. Preuss: Zur Problematik der Therapie der allergischen Urticaria und des Quinckeschen Ödems. Wiss. Z. der Universität Halle/Saale 6 (1957) 541–547

Keems, H.H.: Über das Quinckesche Ödem. Dissertation Würzburg 1953

Klemperer, M.R., V.H. Donaldson, F.S. Rosen: Effect of C'1-esterase on vascular permeability in man: studies in normal and complement-deficient individuals and in patients with hereditary angioneurotic edema. J. clin. Invest. 47 (1968) 604 bis 611

Korsan-Bengtsen, K., I. Ysander, G. Blohme, Tibblin: Extensive muscle necrosis after long-term treatment with aminocaproic acid (EACA) in a case of hereditary periodic edema. Acta med. scand 185 (1969) 341–346

Levine, M.I.: Chronic urticaria. J. Allerg. clin. Immunol. 55 (1975) 276

Macher, E.: Immunologische Mechanismen der Allergie. Z. Haut- u. Geschl.-Kr. 47 (1972) 307–318

Osler, W.: Hereditary angio-neurotic oedema. Amer. J. med. Sci. N.S. 95 (1888) 362–367

Quincke, H.: Über akutes umschriebenes Ödem und verwandte Zustände I. Mitteilung. Med. Klin. 17 (1921) 675–677. II. Mitteilung. Med. Klin. 17 (1921) 705–710. III. Mitteilung und Schluß. Med. Klin. 17 (1921) 741–744

Rausch, F.: Der Insulinstoß als antiallergische Behandlung. Z. klin. Med. 142 (1943) 142–151

Rosen, F.S., P. Charache, J. Pensky, V. Donaldson: Hereditary angioneurotic edema. Two genetic variants. Science 148 (1965) 957–958

Ruddy, S., C.B. Carpenter, H.J. Müller-Eberhard, K.F. Austen: Complement component levels in hereditary angioneurotic edema and isolated C'2 deficiency in man. 5. Internationaler Kongreß für Immunpathologie, Punta Ala 1967

Scheffer, A.L., J.M. Craig, K. Willms-Kretschmer, K.F. Austen, F.S. Rosen: Histopathological and ultrastructural observations on tissues from patients with hereditary angioneurotic edema.

Sökeland, Th.: Zur Therapie des Quincke-Ödems. HNO 14 (1966) 301–304

Steffen, C.: Allgemeine und experimentelle Immunologie und Immun-Pathologie. Thieme, Stuttgart 1968 (S. 130ff., 182ff.)

Wanderer, A.A., R. Maselli, E.F. Ellis, K. Ishizaka: Immunologic characterization of serum factors responsible for cold urticaria. J. Allergy 48 (1971) 13–22

Allergische Kontaktdermatitis

K.H. Schulz

Definition

Unter Kontaktdermatitis lassen sich alle Hautkrankheiten zusammenfassen, die durch exogene Einwirkung von entzündungserregenden Faktoren entstehen. Nach ätiopathogenetischen Gesichtspunkten werden zwei große Gruppen unterschieden: auf der einen Seite die als toxische Dermatitis oder toxisch-degeneratives Ekzem bezeichneten Krankheitsformen und daneben die allergische Kontaktdermatitis, die eine spezifische Sensibilisierung des Organismus zur Voraussetzung hat und sich auf dem Boden einer pathogenen Immunreaktion entwickelt. Die Bezeichnungen Kontaktdermatitis und Kontaktekzem werden synonym gebraucht.

Häufigkeit

Die Häufigkeit der Kontaktdermatitis ist weitgehend unbekannt. Lediglich zu Detailfragen liegen Reihenuntersuchungen aus Skandinavien vor. Dabei wurde für die Gesamtheit der Kontaktekzeme eine Frequenz zwischen 1 und 4% angegeben.

Pathogenese

Die Möglichkeit, das Krankheitsbild bei bestimmten Tierarten (vorzugsweise wird das Meerschweinchen benutzt) experimentell zu erzeugen, hat die Erforschung der immunologischen Verhältnisse und damit der Pathogenese entscheidend gefördert.

Es ist heute allgemein anerkannt, daß die Kontaktdermatitis eine besondere Manifestation der Allergie vom verzögerten Typ darstellt. Diese auch als zelluläre Allergie bezeichnete Reaktionsform ist dadurch charakterisiert, daß die Erfolgsreaktion erst relativ spät, d.h. 12–48 Stunden nach Zufuhr des spezifischen Allergens, ihr Maximum erreicht und ohne Mitwirkung von Serumantikörpern zustande kommt. Die passive Übertragung der Kontaktallergie von einem sensibilisierten auf einen nichtsensibilisierten Organismus ist im Tierexperiment gelungen und wiederholt bestätigt worden, und zwar mit Zellen, die aus Lymphknoten, Milz, Ductus thoracicus oder Peritonealexsudat gewonnen worden waren, dagegen nicht mit Serum oder Immunglobulinen. Bei Menschen durchgeführte Übertragungsversuche hatten widerspruchsvolle Ergebnisse.

Die Induktionsphase, d.h. die Latenzzeit, die zwischen der ersten Allergenzufuhr und der Auslösbarkeit der Erfolgsreaktion vergeht, beträgt mindestens 5–6 Tage; sie ist damit etwa 2–3 Tage kürzer als bei den durch humorale Antikörper hervorgerufenen allergischen Reaktionen vom Frühtyp (humorale Allergie). In dieser Zeit findet eine Reihe von Vorgängen statt, die mit der Bildung und Freigabe sensibilisierter Lymphozyten aus den Lymphknoten ihren Abschluß findet.

Bei den ekzemauslösenden Allergenen handelt es sich um Verbindungen mit relativ niedrigem Molekulargewicht. Diese kleinmolekularen Stoffe sind als solche nicht in der Lage, im Organismus eine Sensibilisierung hervorzurufen. Erst durch Bindung an körpereigene hochmolekulare Träger (»carrier«) entsteht im Gewebe ein immunologisch wirksames Vollantigen, das die Produktion sensibilisierter Lymphozyten induziert. Die körpereigenen Trägerstoffe sind noch nicht identifiziert; in Frage kommen in erster Linie lösliche, möglicherweise auch unlösliche Proteine. Die Konjugation an diese Träger kann nur erfolgen, wenn das Molekül des kleinmolekularen Allergens, das im Sinne von LANDSTEINER auch als Hapten angesehen werden kann, über reaktionsfähige Gruppen verfügt, die eine feste Bindung vom kovalenten Typ ermöglichen. Einige der zahlreichen bis heute bekannten Kontaktallergene sind als solche reaktions- und damit bindungsfähig. Von der Mehrzahl ist jedoch anzunehmen, daß erst im Verlaufe ihres Abbaus im Organismus die eigentlich wirksamen Haptene entstehen, z.B. Arzneimittel wie Penicillin, Lokalanästhetika, Sulfonamide usw.

Erfolgt nach Ablauf der Induktions- bzw. Sensibilisierungsphase erneut ein Kontakt mit dem Allergen, so entwickelt sich am Ort der Einwirkung innerhalb von 12–48 Stunden die Erfolgsreaktion. Die Grundlage dafür bildet die Auseinandersetzung des lokal fixierten Antigens mit zirkulierenden, spezifisch sensibilisierten Lymphozyten, die die Entwicklung des für Spättypreaktionen charakteristischen mononukleären Zellinfiltrates in Gang setzt. An der Ausprägung der Reaktion sind offensichtlich mehrere, mit verschiedenen Wirkungsqualitäten ausgestattete Vermittlersubstanzen (Mediatoren) beteiligt, die auch als Lymphokine bezeichnet werden. Von den verschiedenen Mediatoren ist der Makrophageninhibitionsfaktor am besten untersucht. Allerdings bedarf die Bedeutung dieser Stoffe in vivo in vielfacher Hinsicht noch der Klärung (LAWRENCE u. LANDY 1969, MACHER 1972).

Die voll entwickelte Kontaktallergie erstreckt sich über das gesamte Integument. Unter Umständen können auch an den Schleimhäuten Reaktionen ausgelöst werden.

Die Dauer der Allergie weist von Fall zu Fall Unterschiede auf. Mit einer Persistenz von Jahren bis Jahrzehnten ist zu rechnen. Jedoch tritt im Laufe der Zeit im allgemeinen eine Abschwächung, unter Umständen sogar ein Verlust der Überempfindlichkeit ein, wenn nicht weitere Allergenexpositionen erfolgen. Der Sensibilisierungsgrad der Patienten, die Art des Allergens und die Expositionsbedingungen sind für die Persistenz der Allergie von Bedeutung (HJORTH u. FREGERT 1972).

Die Entwicklung der Kontaktallergie wird sowohl von expositionellen, auf seiten des Allergens zu findenden, als auch von dispositionellen, durch Besonderheiten des Organismus sich ergebenden Faktoren bestimmt. Eine zentrale Stellung nimmt das Sensibilisierungsvermögen der Allergene ein. Einigen starken Sensibilisatoren, mit denen unter entsprechenden Bedingungen fast bei jedem Menschen eine Allergie erzeugt werden kann, steht eine weit größere Anzahl von schwächeren Allergenen gegenüber. Verantwortlich für die sensibilisierende Potenz sind in erster Linie die chemischen Eigenschaften des Moleküls. Permeationsfähigkeit durch die Barriere der Epidermis, Konzentration und Dauer der Einwirkung sind weitere wichtige Faktoren (SCHULZ 1963, SPIER 1970).

Die Sensibilisierbarkeit (Disposition) ist individuell verschieden. Inwieweit ein genetischer Hintergrund mitbestimmend ist, ist für den Menschen im Gegensatz zum atopischen Formenkreis (allergische Rhinitis, Asthma, Neurodermitis [endogenes Ekzem]) noch nicht ausreichend geklärt.

Durchfeuchtung der Haut durch nasse Arbeit, Schweiß und andere Körperausscheidungen, Reibung und Druck, Störungen der Funktionstüchtigkeit der Hornschicht sowie ein gesteigerter Fettgehalt fördern die Entwicklung einer Kontaktallergie. Besondere Beachtung verdienen Entzündungen chemischen, physikalischen oder mikrobiellen Ursprungs. Durch zahlreiche Beobachtungen ist belegt, daß die Applikation eines Allergens auf entzündlich veränderte Haut deren Sensibilisierungsquote erheblich steigert. Einen ganz besonders guten »Nährboden« bieten Unterschenkelekzeme und -geschwüre. Bei mehr als 50% dieser Patienten lassen sich Kontaktallergien gegen eines oder mehrere der verwendeten Lokaltherapeutika nachweisen.

Krankheitsbild

Das Erscheinungsbild der Kontaktdermatitis wird geprägt durch Intensität und Dauer des Reizes, durch den Sensibilisierungsgrad des Patienten und bis zu einem gewissen Grade auch durch die Lokalisation. Im Beginn der Erkrankung decken sich die Veränderungen mit dem Einwirkungsbereich des auslösenden Ekzematogens.

Das akute Stadium ist durch die Symptome Rötung, Schwellung, Knötchen- und Bläschenbildung gekennzeichnet, die nacheinander entstehen, im voll ausgeprägten Zustand aber nebeneinander vorhanden sind. Werden infolge der Heftigkeit der entzündlichen Exsudation oder infolge Kratzens die Bläschen zerstört, so tritt punktförmiges oder auch flächenhaftes Nässen hinzu. Durch Erstarrung des austretenden Sekretes bilden sich gelbliche bis bräunliche Krusten. Meist besteht ausgesprochener Juckreiz. Nicht in jedem Falle entwickelt sich das Vollbild vom erythematösen bis zum nässenden Stadium, der Prozeß kommt vielfach auf der erythematös-ödematösen Stufe zum Stillstand und nach Beseitigung der Noxe zur Rückbildung.

Wirkt der Reiz über längere Zeit ein, so kann die akute Dermatitis in ein chronisches Ekzem übergehen. In diesem Stadium ist die lebhafte Rötung einem blasseren Farbton gewichen. Die Haut erscheint verdickt, die Hautfelderung vergröbert. Es bildet sich intensive Schuppung aus, schmerzhafte Rhagaden können hinzutreten. Das Bild des chronischen Ekzems wird nicht selten durch akute Schübe überlagert, wodurch eine Vielfalt der Symptomatologie durch ein Nebeneinander verschiedener morphologischer Elemente entsteht.

Besonderheiten des klinischen Bildes ergeben sich aus dem Standort. So tritt bei Dermatitiden in der Umgebung der Augen, an der Vulva und am Penis infolge der lockeren Gewebestruktur die ödematöse Komponente besonders hervor. Rhagaden bilden sich vor allem dort, wo die Haut einer Dehnungsbeanspruchung ausgesetzt ist (Gelenke, periorale Partie, Fingerkuppen). Handteller und Fußsohlen werden seltener befallen; die hier vorliegende dickere Hornschicht setzt der Permeation des Allergens einen größeren Widerstand als an anderen Hautbezirken entgegen.

Bei hohem Sensibilisierungsgrad und in fortgeschrittenen Stadien greifen die Erscheinungen nicht selten über den primären Einwirkungsbereich des Allergens hinaus. Streuphänomene von exanthematischem und ekzematischem Charakter an entfernten Regionen können hinzutreten.

Ätiologie

Die Zahl der bisher bekanntgewordenen Kontaktallergene ist außerordentlich groß. Teils stammen sie aus der belebten Umwelt (pflanzliche, in geringerem Umfang auch tierische Produkte), teils handelt es sich um synthetisch gewonnene Stoffe. Vorkommen und Verbreitung der Kontaktallergene sind infolge der permanenten Veränderungen unserer technischen Umwelt einem dauernden Wandel unterworfen.

Eine grobe Übersicht über die wichtigsten Allergengruppen gibt die Aufstellung in Tab. 12.9, in der die Klassifizierung sowohl nach dem Anwendungsbereich als auch nach chemischen Gesichtspunkten vorgenommen ist. (Ausführliche Zusammenstellungen s. bei BANDMANN u. DOHN 1967, KIMMIG u. SCHMIDT 1967, SCHULZ 1963.)

Hinsichtlich der Häufigkeit bestehen geographische Unterschiede, die mehrere Gründe haben. Im mitteleuropäischen Raum haben die Chromverbindungen zweifellos die größte Bedeutung. Häufigste Ursache der Chromatallergie ist der berufliche Umgang mit Zement, in dem Spurenbeimengungen von Chromaten enthalten sind. Kobaltsalze, Terpentin, Inhaltsstoffe von Gummi, bestimmte Kunststoffe, Farbstoffe und lokal angewandte Arzneimittel sind wichtige Kontaktallergene.

Die *medikamentös bedingte Kontaktallergie* ist meistens iatrogenen Ursprungs. Der Umstand, daß Medikamente fast immer auf bereits irritierte Haut appliziert werden, fördert die Entwicklung der Allergie. Sehr wesentlich ist die durch zahlreiche Beobachtungen belegte Tatsache, daß enterale oder

---

Tabelle 12.9 Häufigste Kontaktallergene

I. Metalle und ihre Verbindungen
Chrom
Nickel
Kobalt
Quecksilber; selten: Kupfer, Gold, Beryllium, Cadmium

II. Arzneimittel und Desinfektionsmittel
Antibiotika und Chemotherapeutika
Lokalanästhetika (p-Aminobenzoesäurederivate)
Antimykotika (Phenolderivate, Chinolinderivate,
organische Hg-Verbindungen u.a.)
Antihistaminika
Konservierungs- und Desinfektionsmittel (Phenole,
p-Hydroxybenzoesäureester, quartäre Ammoniumverbindungen u.a.)
Perubalsam u.a.

III. Gummi und Kunststoffe
Vulkanisationsbeschleuniger, Alterungsschutzmittel,
Monomere, Oligomere (formalinhaltige Harze, Epoxydharze usw.)

IV. Farbstoffe
Oxydationsfarbstoffe (Derivate von p-Phenylendiamin),
Azofarbstoffe

V. Kosmetika
Riechstoffe, Farbstoffe, Konservierungsmittel,
antimikrobielle Wirkstoffe

VI. Pflanzen und pflanzliche Produkte:
Terpentin, Kolophonium
Chrysanthemen, Primeln, Tulpen, Narzissen, Pelargonien,
Hölzer (vorwiegend tropischer Herkunft)

parenterale Gaben eines Medikamentes bei exogen Sensibilisierten generalisierte exanthematische und ekzematische Eruptionen auslösen können. Hat der Allergenkontakt gleichzeitig zur Bildung von pathogenen humoralen Antikörpern geführt, so können unter Umständen auch Manifestationen vom Frühreaktionstyp, wie Urtikaria, Ödeme, Lungen-, Nieren- und Gefäßaffektionen, durch die Reexposition hervorgerufen werden.

Aus der Reihe der Antibiotika besitzen die Penicilline das größte Sensibilisierungsvermögen; bei äußerlicher Anwendung werden Allergiequoten von 15–20% angegeben. Aus diesem Grunde ist die Lokalbehandlung mit Penicillinen abzulehnen. Die große Verbreitung neomycinhaltiger Salben und Cremes hat dazu geführt, daß dieses Antibiotikum heute zu den häufigsten medikamentösen Kontaktallergenen gehört. Auch Kontaktallergien gegen Chloramphenicol finden sich nicht selten; durch Tetracycline verursachte Sensibilisierungen sind demgegenüber nur ausnahmsweise anzutreffen.
Von den Sulfonamiden sei das Mafenid (p-Aminomethylbenzolsulfonamid) genannt. Häufiger zu finden sind weiterhin das Oberflächenanästhetikum Benzocain, Perubalsam, quecksilberhaltige Präparate, verschiedene Antimykotika und einige Antihistaminika.
Aber nicht nur die Wirkstoffe, sondern auch Bestandteile von Grundlagen, wie z.B. Lanolin, sowie deren Konservierungsmittel – insbesondere die p-Hydroxybenzoesäureester – können Ursachen von Kontaktekzemen sein.

Von wesentlicher prophylaktischer Bedeutung ist die Kenntnis der *Gruppen-* oder *Kreuzallergie*. Das Wesen dieses Phänomens besteht darin, daß ein durch einen bestimmten Stoff (primäres Allergen) sensibilisierter Mensch damit gleichzeitig eine Allergie gegen chemisch verwandte Verbindungen erworben haben kann, die dann in der Lage sind, eine allergische Reaktion auszulösen (sekundäres Allergen). Die immunchemische Basis ist für alle diesbezüglichen klinischen Beobachtungen noch nicht zu erklären. Es liegt jedoch nahe anzunehmen, daß im Organismus aus den verschiedenen, chemisch ähnlichen Stoffen ein gleicher Metabolit entsteht, der dann als eigentliches Hapten fungiert. Als praktisch wichtige Beispiele seien folgende Gruppen angeführt:
1. paraständig substituierte aromatische Amino- und Hydroxylverbindungen (sogenannte »Parastoff«-Gruppenallergie):
   Oxydationsfarbstoffe vom Typ p-Phenylendiamin, Aminoazofarbstoffe,
   Lokalanästhetika der p-Aminobenzoesäurereihe (Benzocain, Procain).
   Sulfonamide,
   Antidiabetika und Saluretika der Sulfonamidreihe,
   p-Aminosalicylsäure,
   Röntgenfilmentwickler,
2. Penicillin G – halbsynthetische Penicilline, seltener auch Cephalosporine,
3. Neomycin – Kanamycin – Paromomycin; seltener Gentamycin, Streptomycin,
4. anorganische und organische Quecksilberverbindungen,
5. Phenothiazine: Chlorpromazin – Promethazin,
6. halogensubstituierte Chinolinderivate,
7. halogenierte Salicylanilide, Hexachlorophen, Bithionol (antimikrobielle Zusätze zu Kosmetika, Desodorantien),
8. Hydrazin, Phenylhydrazin, Isonicotinsäurehydrazid,
9. verschiedene Chinone pflanzlicher Herkunft, z.B. Primin, Dalbergione,
10. Tetramethylthiuramdisulfid (Vulkanisationsbeschleuniger, Fungizid) – Disulfiram (Antabus).

Von der echten Gruppenallergie abzugrenzen sind multivalente spezifische Sensibilisierungen gegen chemisch nicht verwandte Stoffe.

Diagnose

Die ätiologische Diagnose stützt sich auf eine detaillierte, das gesamte berufliche und private Milieu des Patienten erfassende Anamnese und auf das Ergebnis einer sachgemäß durchgeführten epikutanen Testuntersuchung. Die Technik dieser Tests ist relativ leicht, die Deutung der Befunde erfordert jedoch große Erfahrung. Nicht selten gelangt man erst nach mehreren anamnestischen Explorationen und Testuntersuchungen zum Ziel (BANDMANN u. DOHN 1967).

Therapie und Prophylaxe

Die Eliminierung der Noxe stellt die Behandlungsmaßnahme erster Ordnung dar. Entscheidend gefördert wird der Heilverlauf durch Anwendung symptomatischer Mittel, deren Indikation durch den Befund bestimmt wird. Cortisonderivate, lokal und unter Umständen innerlich gegeben, nehmen im Rahmen der Therapeutika einen hervorragenden Platz ein.
Die eingehende Aufklärung des Patienten sowie die Aushändigung eines Allergieausweises halten wir aus prophylaktischen Gründen, vor allem bei der medikamentösen Allergie, für geboten.

Anhang: Photokontaktdermatitis

Bei der Photokontaktdermatitis tritt neben dem chemischen Ekzematogen als zweiter ätiologischer Faktor das ultraviolette Licht hinzu. Es gibt eine Reihe von Stoffen, die die Fähigkeit haben, die Haut gegen UV-Licht zu sensibilisieren. Wie bei der lichtunabhängigen Kontaktdermatitis sind auch hier die phototoxischen von den photoallergischen Reaktionen abzugrenzen.
Die phototoxische Dermatitis ist in Abhängigkeit von Konzentration und Einwirkungsdauer von Photosensibilisator und UV-Licht bei jedem Menschen auslösbar. Klinisch finden sich sonnenbrandähnliche Veränderungen. Demgegenüber entwickelt sich die photoallergische Dermatitis nur bei einem Teil der Exponierten und zeigt klinisch das Bild der allergischen Kontaktdermatitis, wobei die Lokalisation sich zumindest im Beginn auf die

lichtexponierten Hautbezirke erstreckt. Die pathogenetische Grundlage bildet – wie bei der allergischen Kontaktdermatitis – eine Immunreaktion vom verzögerten Typ (zelluläre Allergie). Die Rolle des Lichtes besteht darin, daß es infolge Aktivierung des Photosensibilisators zur Bildung einer neuen Substanz kommt, die immunchemisch als Hapten anzusehen ist (Photohapten) und in der Haut dann durch Konjugation an Proteine zu einem Vollantigen komplettiert wird (BAER 1970). Photoallergene können die Haut auf exogenem und auf endogenem Wege erreichen. In erster Linie handelt es sich dabei um Medikamente und antimikrobiell wirksame Stoffe. Genannt seien:
Sulfonamide,
orale Antidiabetika,
Diuretika (Thiazide),
Phenothiazine (Chlorpromazin, Promethazin),
halogensubstituierte Salicylanilide und verwandte Verbindungen,
Chlorsalicylsäurebutylamid (Jadit),
Cyclamat (Zuckerersatz),
Triacetyldiphenylisatin (Abführmittel).
Die Prognose ist in den meisten Fällen gut. Die Erscheinungen klingen ab, sobald der Patient das Sonnenlicht und das Photoallergen meidet. Bei etwa einem Drittel entsteht aber eine chronische Lichtüberempfindlichkeit, die jahrelang persistieren kann und unter Umständen ein ernsthaftes Problem darstellt.

Literatur

Baer, R.L.: Fotoallergische Reaktionen durch Medikamente, Kosmetica und ätherische Öle. In: Fortschritte der praktischen Dermatologie und Venerologie, hrsg. von O. Braun-Falco, H.J. Bandmann. Springer, Berlin 1970

Bandmann, H.J., W. Dohn: Die Epicutantestung. Bergmann, München 1967

Hjorth, N., S. Fregert: Contact dermatitis. In: Textbook of dermatology, Bd. I, 2. Aufl., hrsg. von A. Rook, D.S. Wilkinson, F.J.G. Ebling. Blackwell, Oxford 1972

Kimmig, J., P. Schmidt: Krankheiten infolge perkutaner Allergen-Invasion. In: Lehrbuch der klinischen Allergie, hrsg. von K. Hansen, M. Werner. Thieme, Stuttgart 1967

Lawrence, H.S., M. Landy: Mediators of cellular immunity, Proceedings of an international conference, Augusta, Michigan. Academic Press, London 1969

Macher, E.: Allergisches Kontaktekzem und Immuntoleranz. Hautarzt 20 (1969) 145

Macher, E.: Immunologische Mechanismen der Allergie. Z. Haut- u. Geschl.-Kr. 47 (1972) 307

Schnyder, U.W.: Neurodermitis-Asthma-Rhinitis. Karger, Basel 1960

Schulz, K.H.: Chemische Struktur und allergene Wirkung. Cantor, Aulendorf/Württ. 1962

Schulz, K.H.: Berufsdermatosen. In: Dermatologie und Venerologie, Bd. V/1, hrsg. von H.A. Gottron, W. Schönfeld. Thieme, Stuttgart 1963

Spier, H.W.: Neuere Vorstellungen zur Pathogenese der allergischen Kontaktdermatitis. In: Fortschritte der praktischen Dermatologie und Venerologie, Bd. VI, hrsg. von O. Braun-Falco, H.J. Bandmann. Springer, Berlin 1970

Arzneimittelallergien

R. HOIGNÉ

Definition
Sensibilisierungen gegen Arzneimittel können verschiedene Krankheitserscheinungen zur Folge haben. Diese sind von den nichtallergischen unerwünschten oder unbeabsichtigten Reaktionen auf Medikamente zu unterscheiden, nämlich von
Folgen durch Überdosierung,
Intoleranzerscheinungen (erniedrigte Schwelle für Reaktionen, die normalerweise bei hohen Dosen auftreten),
Nebenerscheinungen im engeren Sinn (nicht vermeidbare, z.T. spezifische Wirkung, z.B. Kaliumverlust bei Saluretika),
»Idiosynkrasie« (qualitativ abnorme Reaktion, z.B. Hämolyse durch Enzymdefekt und Medikament),
sekundären oder mittelbaren Nebenerscheinungen (z.B. Herxheimer-Reaktion bei Behandlung bestimmter Infektionskrankheiten mit Antibiotika).
Die allergische Genese ist wahrscheinlich, wenn eine Urtikaria, ein makulopapulöses Exanthem, ein Serumkrankheitssyndrom, Asthma, eine akute Agranulozytose oder eine Kontaktdermatitis im Vordergrund steht. Die meisten Arzneimittel werden zunächst toleriert und lösen erst nach einer gewissen Sensibilisierungszeit allergische Reaktionen aus. Eine Ausnahme bilden Kreuzreaktionen bei bereits bestehender Sensibilisierung gegen chemisch verwandte Stoffe.
Je nach der Art des allergenen Medikamentes werden vollantigene Substanzen (Eiweiße, Polypeptide, Polysaccharide) und sogenannte Haptene oder Halbantigene (kleinmolekulare Substanzen) unterschieden. Zu den vollantigenen Medikamenten zählen wir die heterologen Seren, Impfstoffe, Hormonpräparate, Enzyme, Ipecacuanha und Dextrane. Zu den Medikamenten mit Haptencharakter gehören vor allem Antibiotika, Chemotherapeutika sowie Schmerz- und Schlafmittel. Sie können alle Allergiesymptome der Vollantigene und zudem hämatologische Syndrome sowie eine

12.48 Immunpathogenetisch bedingte Krankheiten

Kontaktdermatitis auslösen. Letztere tritt nach externer Anwendung von Medikamenten auf, während die anderen Syndrome nach allgemeiner Applikation (oral, parenteral, inhalativ) entstehen.

Krankheitsbilder
Anaphylaktischer Schock
Es handelt sich um eine allgemeine Reaktion des peripheren Kreislaufs, ausgelöst durch die Freisetzung von Histamin und anderen gefäßaktiven Substanzen als Folge einer stattfindenden Antigen-Antikörper-Reaktion, welche in schweren Fällen von einem Blutdruckabfall begleitet ist. Wir unterscheiden dieses primäre allergische Kreislaufversagen (anaphylaktischer Schock im eigentlichen Sinn) vom sekundären anaphylaktischen Schock, bei dem die lebensbedrohliche Kreislaufreaktion durch Flüssigkeitsverschiebung in die Haut (Urtikaria, Ödeme), durch Flüssigkeits- und Elektrolytverlust in den Magen-Darm-Trakt (allergische Durchfälle, Erbrechen), durch eine Ventilationsstörung der Lungen (Anfall von allergischem Bronchialasthma oder Larynxödem) oder durch eine Herzinsuffizienz (allergische Myokarditis) ausgelöst oder verstärkt wird. Am häufigsten findet man heute den anaphylaktischen Schock durch Penicillinpräparate, und zwar bei durch eine frühere Penicillintherapie sensibilisierten Patienten. Die Penicillinallergien sind jedoch von den embolisch-toxischen Reaktionen, die nach akzidenteller intravasaler Injektion von Penicillindepotpräparaten eintreten und meistens von akustischen und optischen Halluzinationen sowie von Todesangst begleitet sind, zu unterscheiden. Letztere führen selten zu Kreislaufreaktionen; eine Ausnahme bilden Patienten mit einer schweren Herzkrankheit. Es werden jedoch gelegentlich Mischformen von beiden Reaktionsarten beobachtet. Ein Kreislaufkollaps durch Procain, andere Lokalanästhetika und durch Jodkontrastmittel ist nicht regelmäßig allergiebedingt.

Arzneifieber
Dieses kommt allein oder oft in Begleitung eines Exanthems, einer Agranulozytose oder im Rahmen eines Serumkrankheitssyndroms vor. Nicht jedes durch die Anwendung von Medikamenten verursachte Fieber beruht auf einer Arzneimittelallergie. Vor allem Impfungen können zu kurzen Fieberschüben führen. Allerdings werden pyrogene Stoffe in Medikamentlösungen bei zunehmendem Reinheitsgrad kaum mehr gefunden. Die Herxheimer-Reaktion, die mit der raschen Zerstörung von Krankheitserregern durch Chemotherapeutika zusammenhängt, ist bisher nur für die Lues, den Typhus abdominalis und das Fleckfieber gesichert.

Serumkrankheitssyndrom
Seitdem die Symptome der Serumkrankheit nicht mehr ausschließlich nach der Anwendung von artfremden Seren, sondern auch nach derjenigen von kleinmolekularen Medikamenten, besonders Penicillin, Sulfonamiden, Thyreostatika usw. beobachtet werden, ist nach unserer Ansicht für die klinische Diagnose des Serumkrankheitssyndroms die Nachweisbarkeit von wenigstens drei der folgenden Symptome zu fordern: Fieber, Hautausschlag, Gelenkreaktion, Lymphdrüsenschwellung und Leukopenie. Ziemlich typisch für das Serumkrankheitssyndrom ist, daß die Erscheinungen manchmal erst nach dem Absetzen eines oft längere Zeit angewandten Allergens auftreten.

Organerkrankungen
Haut
Die Haut ist bei medikamentösen Allergien das am häufigsten betroffene Reaktionsorgan.

Unter den *Ödemen* ist das lokalisierte Quincke-Ödem von den generalisierten allergischen Ödemen zu unterscheiden. Das Quincke-Ödem oder sogenannte angioneurotische Ödem tritt meist plötzlich auf und bildet sich im Verlaufe von Stunden zurück.

Unter den *Exanthemen* sind solche mit *urtikariellen* und *makulopapulösen Effloreszenzen* am häufigsten. Makulopapulöse Exantheme und generalisierte Erytheme, also großflächige Rötungen der Haut, heilen oft unter Schuppung ab, entwickeln sich aber auch gelegentlich zu ekzematiformen oder bullösen Exanthemen, sogar zur nekrotisierenden Epidermolyse. Eine violette Färbung der Effloreszenzen und der Befall der Handrücken helfen in der Differentialdiagnose gegenüber den Exanthemen bei Viruserkrankungen.

Bei der *Epidermolysis necroticans* (Lyell-Syndrom) hebt sich die Epidermis, ähnlich wie bei Verbrennungen zweiten Grades, in großen Fetzen ab. Meist sind sämtliche Schleimhäute in der Gegend der Körperöffnungen beteiligt. Wegen der oft unterschätzten enormen Wasser-, Plasma- und Elektrolytverluste sowie der Infektionsgefahr handelt es sich dabei um die prognostisch ungünstigste und am schwersten zu behandelnde allergiebedingte Dermatose, die häufig eine Sensibilisierung gegen ein Medikament zur Grundlage hat.

Das klassische *Erythema exsudativum multiforme*, dessen Effloreszenzen aus Kokarden bestehen und welches auch die Schleimhäute betreffen kann, beruht selten auf einer medikamentösen Allergie. Hingegen sind dem Erythema exsudativum multiforme ähnliche Hauterscheinungen manchmal medikamentös bedingt. *Petechien* können Exantheme und Erytheme, sogar Ekzeme begleiten. Allein treten sie im Rahmen einer thrombopenischen oder einer rein vaskulären Purpura in Erscheinung.

Das *fixe Arzneimittelexanthem* äußert sich in Form einer schiefergraurötlichen ödematösen Plaque, welche eine Pigmentierung zurückläßt. Die gleiche Reaktion tritt bei wiederholter allgemeiner Anwendung des verantwortlichen Medikamentes an derselben Hautstelle auf.

Photoallergische und *phototoxische* Exantheme lassen die lichtgeschützten Hautstellen frei. Sie entstehen aufgrund einer Kombination von Medikament- und Lichteinwirkung.

Als ursächliche Allergene für urtikarielle und makulopapulöse Exantheme sind bei unseren Patienten Penicillinpräparate, Sulfonamide, andere Chemotherapeutika und Pyrazolonpräparate besonders häufig. Bei Erythrodermien mit primärer Schuppung muß stets an eine Allergie gegen Chinin, Chinidin und Schwermetallsalze gedacht werden. Bullöse Exantheme, deren Entstehungsart noch nicht eindeutig geklärt ist, werden in erster Linie im Zusammenhang mit Barbituraten, Jodiden und Bromiden beobachtet.

Lunge

Bei den meisten Patienten, welche bei Arzneimittelallergien mit einem *Anfall von Bronchialasthma* reagieren, besteht eine konstitutionelle Grundlage. Bekannte Allergene sind Pferdeserum (auch bei auf Pferdestaub sensibilisierten Patienten), Ipecacuanha und Penicillin. Die Pathogenese des Aspirin-, Pyrazolon- und Indomethacinasthmas scheint häufig nicht auf einer Allergie zu beruhen, da besonders Patienten mit sogenanntem »intrinsic asthma« in dieser Weise reagieren. Beim »extrinsic asthma« besteht eine enge Verbindung zu Heuschnupfen und Neurodermitis, unter Umständen auch zur Urtikaria, mit einer besonderen Neigung, auf Inhalationsallergene Reagine (Antikörper der IgE-Klasse) zu bilden.

Mit der Bezeichnung *flüchtiges eosinophiles Lungeninfiltrat, Lungenveränderungen bei nekrotisierenden Vaskulitiden und akutes febriles, nichtkardiales Lungenödem* werden Syndrome beschrieben, die in der Regel von Sputum- und Bluteosinophilie sowie Fieber begleitet sind. Manche Autoren vergleichen das Bild mit dem flüchtigen eosinophilen Lungeninfiltrat, das bei einer Sensibilisierung gegen Askariden als Löffler-Syndrom bekannt ist. Eine der häufigsten Ursachen scheinen gegenwärtig Nitrofurantoinpräparate darzustellen. Auch andere kleinmolekulare Substanzen, z.B. PAS und Penicillin, kommen als Ursache in Betracht.

Das Syndrom der *»Farmerlunge«* entsteht durch Bildung von Präzipitinen gegen inhalierte, vollantigene Substanzen. Das Ergebnis ist eine sogenannte allergische Alveolitis, die zu den Typ-III-Reaktionen gezählt wird. In der Regel gehört der Patient nicht der Gruppe der Atopiker an. Die diagnostischen Hautproben werden häufig erst nach etwa 4 Stunden, nicht in den ersten 20 Minuten wie bei Reaginen, positiv. Im Blut sind präzipitierende Antikörper gegen das auslösende Allergen nachweisbar, beim klassischen Bild der Farmerlunge solche gegen verschiedene Pilze, bei Patienten, die wegen Diabetes insipidus mit Hypophysenhinterlappenhormon (HHLH) behandelt werden, solche gegen HHLH.

Herz

Eine akute *Myokarditis* kann als Folge einer Arzneimittelallergie auftreten, z.B. gegen PAS, Streptomycin und Phenylbutazon; jedoch dürfte die medikamentallergische Myokarditis selten sein. Die Diagnose gewinnt an Wahrscheinlichkeit, wenn gleichzeitig Haut- oder Gelenksymptome vom Typus einer Arzneimittelallergie auftreten. Die sogenannte eosinophile Myokarditis ist ein histologischer Begriff. Selbst bei der Verbindung von EKG-Veränderungen mit einer ausgeprägten Bluteosinophilie wäre man kaum berechtigt, diese Diagnose auch nur zu vermuten. Eine Perikarditis kann mit der Myokarditis gemeinsam oder allein auftreten.

Bei einem *Herzinfarkt,* der im Rahmen einer Allergie mit Blutdruckreaktionen (also einem anaphylaktischen Schock) eintritt, würde man am ehesten als Pathogenese eine mangelnde Durchblutung von bereits veränderten Koronararterien annehmen. Seitdem wir nicht selten Herzinfarkte bei unter 40jährigen beobachten, welche meistens auf einer frühzeitigen Koronararterienverkalkung beruhen, müßte für die Diagnose einer allergischen Koronaritis mit dadurch verursachtem Gefäßverschluß der histologische Beweis gefordert werden. Die *elektrokardiographischen Veränderungen,* welche bei infektiösen, toxischen und allergischen Prozessen auftreten und meist flüchtig sind, lassen keine Schlüsse auf die Art der ursächlichen Schädigung zu; sie betreffen auch bei Arzneimittelallergien am häufigsten die ST-Strecke des EKG.

Gelenke

Reaktionen an einzelnen oder mehreren Gelenken werden nicht selten im Rahmen medikamentöser Allergien angetroffen. Drei Arten der Gelenkreaktion werden beobachtet: Arthralgien ohne objektiven Befund, eigentliche Gelenkentzündungen (Rötung, Überwärmung und Schwellung) und der blande Gelenkshydrops (Schwellung und Gelenkerguß). Bei den eigenen Patienten mit Zeichen einer medikamentallergischen Polyarthritis lag meist ein Serumkrankheitssyndrom vor.

Leber und Gallenwege

Medikamente können zu folgenden Arten von Leber- bzw. Gallenwegserkrankungen Anlaß geben: intrahepatischer Verschlußikterus, virushepatitisähnliche Gelbsucht und allergische Mononukleose. Der *intrahepatische Verschlußikterus* wird durch organische Arsenpräparate, Sulfonamide, Phenothiazine, Thyreostatika, Antidiabetika, Penicillinpräparate, anabole Steroide und viele andere Arzneimittel verursacht. Das einzige konstante morphologische Kriterium besteht in einer zentrolobulären Gallenstauung. In manchen Fällen dürfte eine Allergie vorliegen. Koliken im Oberbauch mit Ikterus und gelegentlichen Zeichen eines intrahepatischen Verschlusses oder einer Leberzellveränderung werden manchmal auf Erythromycin und Oleandomycin beobachtet.

Die *der Virushepatitis ähnliche Gelbsucht* durch Medikamente ist sehr selten. Ihr Verlauf ist prognostisch ungünstiger als der der Virushepatitiden. Als Ursachen werden Cinchophen (Atophan), Monoaminooxidasehemmer, Oxyphenisatin und Halothan erwähnt. Histologisch findet man herdförmige Nekrosen und, ähnlich wie bei manchen cholestatischen Formen des Ikterus, periportale Infiltrate. Gelbe Leberatrophie, Steatose und Leberzirrhose scheinen mögliche Folgen. Die Halothanhepatitis beruht wahrscheinlich auf einer Allergie. Auch bei der *allergischen Mononukleose* steht gelegentlich die Lebererkrankung im Vordergrund.

Nieren

In Anbetracht der Seltenheit medikamentallergischer Nierenkrankheiten ist selbst bei gleichzeitigem Auftreten eines Exanthems und einer Bluteosinophilie kaum zu entscheiden, ob die Arzneimittelallergie auch für die Nierenerkrankung verantwortlich ist. Folgende Formen von medikamentöser Nephropathie werden unterschieden:
Die *interstitielle Nephritis*, oft begleitet von Exanthem und Bluteosinophilie, z.B. bei Patienten, die mit Methicillin behandelt wurden. Die sogenannte Phenacetinniere dürfte nicht auf einer Allergie beruhen.
Die *akute Glomerulonephritis und die Periarteritis nodosa,* die vor allem am Tier als Reaktion gegen artfremde Eiweiße beobachtet werden, treten beim Menschen möglicherweise gelegentlich nach Penicillin, Penicillamin, Sulfonamiden und Insulin auf.
Bei der *tubulären Nekrose* mit dem Bild der akuten Niereninsuffizienz scheinen Medikamente manchmal eine entscheidende Rolle zu spielen.

Nervensystem

Schädigungen des zentralen oder peripheren Nervensystems werden bei einer Anzahl von Medikamenten beobachtet, wobei die allergische Genese zu den Ausnahmen zu gehören scheint. Immerhin beruht die *Akrodynie* durch Quecksilberpräparate, z.B. Calomel, auf einer Allergie.
Enzephalitiden und *Vaskulitiden* mit Beteiligung des Gehirns, *Purpura cerebri* und sogar *Hirnödem* wurden im Rahmen von Sensibilisierungen gegen artfremde Seren, Arsenpräparate und andere Medikamente beschrieben. Sie sind von den Folgen zerebraler Durchblutungsstörungen bei Kreislaufversagen (z.B. anaphylaktischem Schock) zu unterscheiden.
Krämpfe unter hohen Dosen von intravenös verabreichtem Penicillin G (40–60 Mill. E/24 Std.) sind toxisch bedingt.
Eine Polyradikulitis ist in seltenen Fällen vermutlich die Folge einer Arzneimittelallergie. Die Polyneuritiden auf INH und Nitrofurantoinpräparate, letztere vor allem bei Niereninsuffizienz, sind eher toxischer Art.

Magen-Darm-Trakt und Speicheldrüsen

Allergische Reaktionen kommen gelegentlich im Rahmen von Arzneifieber, allergischer Agranulozytose und anaphylaktischem Schock vor. Sogar Quincke-Ödem und Urtikaria im Bereiche des Magens konnten gastroskopisch gesichert werden. Akute Schwellungen der Speicheldrüsen, welche einer epidemischen Parotitis gleichen, werden im Zusammenhang mit verschiedensten Allergien, vor allem auf Jodpräparate und Phenylbutazon, beobachtet.

Lymphdrüsen und Milz

Schwellungen der Lymphdrüsen treten bei Reaktionen vom Typus des Serumkrankheitssyndroms auf. Sie wurden z.T. auch ohne andere Symptome einer Allergie beschrieben. Eine Vergrößerung der Milz kommt in diesem Rahmen fast nur bei Kindern vor.

Hämatologische Syndrome

Agranulozytose, Thrombozytopenie und hämolytische Anämie treten meist ohne Beteiligung anderer Organe auf. Werden Antikörper nachgewiesen, so befinden sich diese im Serum des Patienten. Der klinische Verlauf ist fast ohne Ausnahme akut mit Normalisierung des Befundes in meist 1–2 Wochen nach dem Absetzen des verantwortlichen Medikamentes. Todesfälle, vor allem im Zusammenhang mit allergiebedingten Agranulozytosen und Thrombopenien, kommen auch heute noch vor. Besonders gefährlich sind die Panzytopenien. Die allergische Mononukleose hat mit den Zytopenien wenig gemeinsam.
Agranulozytose und Leukopenie. Agranulozytosen und Leukopenien, bei welchen meist die neutrophilen Granulozyten, manchmal aber auch Lymphozyten und Monozyten betroffen sind, werden im Zusammenhang mit einer großen Zahl von Medikamenten beobachtet. In Zentraleuropa sind es vor allem Pyrazolonpräparate (Aminopyrin, Phenylbutazon und Methampyron), Sulfonamide, Thioharnstoffabkömmlinge usw. In den Seren einzelner Patienten, die nach der Methode der Leukozytenagglutination und Leukozytenlyse untersucht werden, können Anhaltspunkte für das Vorliegen von Antikörpern gewonnen werden. Von den klinischen Begleitsymptomen, die am ehesten auf eine Allergie hinweisen, sind Gelenkschmerzen und Exantheme zu erwähnen. Ein frühzeitiger Fieberanstieg ist auf ein Arzneifieber verdächtig, während die nekrotisierende Angina und septisches Fieber durch die verminderte Infektabwehr verursacht sind.
Purpura (thrombopenische und rein vaskuläre Purpura). Eine allergische Purpura als Reaktion auf ein Medikament beruht meistens auf einer Thrombopenie, gelegentlich aber auch auf einer Schädigung der Kapillaren. Bisher wurden Patienten mit einer Purpura als Folge einer Behandlung mit Antazolin, Chinin, Chinidin, Chloroquin, Digitoxosid, Glutethimid, PAS, Pyrazolonpräparaten, Phenolphthalein, Sulfonamiden, Thiaziden usw. beschrieben.
Es scheint, daß die Thrombozytenagglutinations- und -lysetests nur in einem kleineren Teil der allergischen Thrombopenien positiv ausfallen. Recht empfindlich ist die Komplementbindungsreaktion, ebenso der Nachweis der Freisetzung von Thrombozytenfaktor 3 durch Zugabe des Medikamentes. Der Retraktionshemmungstest und die Bildung

eines Präzipitates im thrombozytenreichen Plasma, beides mit bloßem Auge ablesbare Reaktionen, werden nur ausnahmsweise positiv gefunden.
Hämolytische Reaktion. Eine medikamentös verursachte Hämolyse kann vermutet werden, sofern einzelne der folgenden Kriterien erfüllt sind:
unregelmäßige Formen gewisser Erythrozyten, grobe basophile Granula in den Erythrozyten, Heinz-Innenkörperchen,
Bildung von Meth- und/oder Sulfhämoglobin.
Heute sind bereits folgende Mechanismen über die Entstehungsweise von Hämolysen im Zusammenhang mit Medikamenten bekannt:
Intoxikation,
Idiosynkrasie: genetischer Enzymdefekt der Erythrozyten, meist ein Mangel an Glucose-6-phosphatdehydrogenase,
Allergie:
a) im üblichen Sinn (Medikament = Hapten),
b) Medikament löst eine Art Autoimmunprozeß aus, z.B. durch a-Methyl-dopa.
Unter den allergischen Hämolysen im üblichen Sinn sind als Ursache Chinin, Chinidin, Stibophen, sogar Penicillin usw. durch In-vitro-Hämagglutinations- oder Hämolysetests nachzuweisen.

Panzytopenie oder hypoplastische Anämie. Die heute häufigste Ursache ist Chloramphenicol. Außerdem wurde das Syndrom nach Arsenpräparaten, Sulfonamiden, Hydantoinverbindungen, Trimethadion, Thyreostatika und nach Phenylbutazon beobachtet. Selten sind Goldsalze und Quinacrin (= Atebrin) im Spiel. Über die Pathogenese ist kaum etwas bekannt. Da die Dosen, z.B. von Chloramphenicol, manchmal nur wenige Gramm betragen, ist ein gewisser Zweifel an der allgemein vermuteten toxischen Genese berechtigt.

Allergische Mononukleose. Sie ist klinisch und hämatologisch leicht mit der infektiösen Mononukleose zu verwechseln. Als Ursache der medikamentallergischen Mononukleose gelten vor allem Paraaminosalicylsäure (PAS), Hydantoinderivate und Perchlorat. Die Paul-Bunnell-Reaktion fällt negativ aus. Eine ausgesprochene Eosinophilie im Blut ist häufig. Die Histologie der Lymphdrüsen hat große Ähnlichkeit mit der des malignen Lymphogranuloms (Morbus Hodgkin).

Blutbild bei medikamentallergischen Reaktionen. Eine Bluteosinophilie wird oft im Zusammenhang mit einem anaphylaktischen Schock, einem allergischen Exanthem, einer allergischen Lungenerkrankung und Arzneifieber gefunden. In der Regel fehlt die Eosinophilie in der akuten Phase; sie tritt erst im Verlauf von Tagen ein. Eine absolute Lymphopenie (weniger als 1000 Lymphozyten/mm^3 Blut) wird besonders bei allergischen Reaktionen, welche mit Arzneifieber einhergehen, festgestellt.

Spezielle Erkrankungen mit Beteiligung von Gefäßen und Bindegewebe von wahrscheinlich allergischer Genese

Allergische Vaskulitis (»hypersensitivity angiitis«). Sie wurde von ZEEK als besondere Gruppe der nekrotisierenden Angiitiden von der klassischen Periarteriitis nodosa (Kussmaul-Mayer) abgetrennt. Tatsächlich scheinen die durch Arzneimittel hervorgerufenen Vaskulitiden sozusagen ausnahmslos dem kleinvaskulären Typ zu entsprechen, wobei alle Schichten der Gefäßwand, auch die der Venen, befallen werden können.

Purpura Schoenlein-Henoch. Ihre Pathogenese ist meist unbekannt; nur vereinzelt wurde sie als medikamentallergische Reaktion beobachtet.

Lupus-erythematodes-ähnliches Syndrom. Dieses Syndrom, das mit wesentlichen Symptomen eines echten Lupus erythematodes generalisatus visceralis einhergehen kann, wird vor allem bei Patienten, die längere Zeit größere Dosen Hydralazin erhielten, beobachtet. Auch andere Medikamente, z.B. Hydantoin, Procainamid, Isoniazid und β-Blocker (Practolol), führen gelegentlich zu gleichen Reaktionen. Die erwähnten Substanzen scheinen durch ihre pharmakologischen Eigenschaften schubauslösend zu wirken. Wahrscheinlich besteht bei solchen Patienten eine genetische Anlage zur Ausbildung eines Lupus erythematodes (sogenannte Lupusdiathese). Aber auch echte Arzneimittelallergien findet man bei Fällen von Lupus erythematodes. Sie können indirekt einen Schub der Grundkrankheit auslösen.

Thrombotisch-thrombopenische Purpura. Es handelt sich um eine seltene Krankheit einer Mikroangiopathie mit Plättchenthromben, Thrombopenie und hämolytischer Anämie. Bei einzelnen Beobachtungen scheint eine Arzneimittelallergie die Ursache darzustellen.

Zeitliche Verhältnisse und ihre Bedeutung

Sie sind für die Differentialdiagnose zur Ermittlung verantwortlicher Allergene ebenso wichtig wie die Kenntnis dieser Allergene selbst.

Sensibilisierungszeit

Sie bedeutet die Zeitspanne vom ersten Kontakt mit der betreffenden Substanz bis zur Auslösbarkeit klinischer Symptome. Sie beträgt für Medikamente selten weniger als eine Woche, wobei selbstverständlich bei Depotpräparaten die längere Verweildauer im Organismus zu berücksichtigen ist.

Reaktionszeit

Sie dauert von der letzten Verabreichung des Allergens bis zu den ersten Äußerungen der allergischen Erkrankung.
Die schwersten Reaktionen, insbesondere der anaphylaktische Schock, treten bei sensibilisierten Patienten nach einem allergenfreien Intervall von wenigen Tagen bis zu mehreren Jahren auf, wenn der Patient erneut mit der betreffenden Substanz in Kontakt kommt. Die Reaktionszeit ist dann im allgemeinen sehr kurz; sie dauert Sekunden bis 15 Minuten, nur ausnahmsweise mehr als 1 Stunde. Im Gegensatz zum primären anaphylaktischen Schock weist das Syndrom der Serumkrankheit in der Regel lange Reaktionszeiten auf, von der

12.52 Immunpathogenetisch bedingte Krankheiten

Tabelle 12.10 Einteilung nach Reaktionszeiten

Vollantigene Medikamente (artfremde Seren)		Medikamente mit Haptencharakter	
Reaktionszeit	Bezeichnung nach v. Pirquet u. Schick	Reaktionszeit	Bezeichnung
0–24 Stunden	sofortige Reaktion	0–1 Stunde	*akut-allergische* Reaktionsformen
		1–24 Stunden	*subakut-allergische* Reaktionsformen
1–6 Tage	beschleunigte Reaktion	1 Tag bis mehrere Wochen	allergische Reaktionen vom *Latenztyp*
7–14 Tage	Normzeitreaktion		

Dauer von 2 Tagen bis zu einigen Wochen. Die zeitlichen Verhältnisse wurden zuerst durch v. PIRQUET u. SCHICK (1905) am Beispiel der Serumkrankheit klassifiziert (sofortige Reaktion, beschleunigte Reaktion und Normzeitreaktion). Tatsächlich ist jedoch bei anderen allergischen Reaktionen als der Serumkrankheit und dem Serumkrankheitssyndrom eher die Seltenheit langer Reaktionszeiten auffällig. Bei allergischen Arzneimittelreaktionen überwiegen eindeutig Reaktionszeiten zwischen einer Stunde und einem Tag. Aus diesem Grund und wegen der so häufigen Verwechslungen zwischen der Spättypusreaktion im zeitlichen und inhaltlichen Sinn wurde für die Reaktionen vom Soforttyp (Typ I, II und III nach Coombs und Gell) gegen Haptene die Einteilung der Reaktionszeiten in akute, subakute und solche vom Latenztyp vorgeschlagen. Damit soll ausdrücklich nur der Zeittyp verstanden werden. Die Zeitgrenzen sind in der Tab. 12.**10** angeführt.

Pathogenetische Besonderheiten

Da das verabreichte Allergen chemisch bekannt ist, stellen Arzneimittelallergien ein besonders geeignetes Modell zum Verständnis allergischer Krankheiten dar. Es muß allerdings die Einschränkung angebracht werden, daß außer bei der Penicillinallergie Untersuchungen mit Metaboliten meist fehlen.

Vergleiche von Ergebnissen allergologischer In-vitro-Untersuchungen an antikörperhaltigen Seren, isolierten Zellen und Organschnitten mit den klinischen Erscheinungen geben bei einzelnen Beobachtungen auch Einblick in die grundlegenden Vorgänge. Bei der Penicillinallergie konnten Penicillensäure und andere Metabolite als wesentliche Haptene identifiziert werden. Durch kovalente Bindung an Polyaminosäuren und Eiweiß werden Vollantigene erhalten. Mit Penicilloylpolylysin gelingt es, bei Penicillinallergikern häufiger und mit kleineren Penicillinmengen positive Hauttests zu erhalten als mit Penicillinlösung allein.

Beim Typ I der allergischen Reaktionen beruhen die Testmethoden immer noch vorwiegend auf dem Nachweis der Reagine durch die direkten Hautproben, den Prausnitz-Küstner-Versuch und die passive kutane Anaphylaxie (PKA). Mit dem RAST (Radio-allergo-sorbent-test) und durch Bindung von Allergenen an Erythrozyten lassen sich Reagine auch »in vitro« nachweisen. Reagine gehören der Klasse der IgE-Globuline an.

Das Wesen der Reaktionen vom Typ II wurde auf hämatologischem Gebiet durch die Beobachtung von In-vitro-Agglutination und -Zytolyse nach speziellen Methoden weitgehend geklärt. Bei Allergien gegen Substanzen von Haptencharakter wird das Hapten selbst der Zelle angelagert, so daß eine Art Vollantigen entsteht. Die durch Zusatz von Patientenserum ausgelöste Hämagglutination (Titer 1:16 oder höher) weist 19-S- sowie 7-S-Antikörper nach. Diese Art von Antikörpern scheint jedoch zur klinischen Allergie weniger Beziehung zu haben als die Reagine, es sei denn, der Patient leidet an einer hämolytischen Reaktion, wofür 7-S-Antikörper verantwortlich sind.

Zirkulierende Antigen-Antikörper-Komplexe spielen wahrscheinlich beim Typ III eine Rolle (complex diseases). Antigene und Antikörper treten bereits im zirkulierenden Blut in Reaktion und lagern sich dann an bestimmte Zelloberflächen oder Organstrukturen an. Erst durch Komplementfixierung wird bei Typ-II- und Typ-III-Reaktionen die Zellschädigung ausgelöst, während beim Typ I das Komplement nicht beteiligt scheint. Für das Serumkrankheitssyndrom und das Arthus-Phänomen ist weitgehend der Typ III verantwortlich.

Aufgrund klinischer Erfahrung scheinen Patienten mit eindeutiger, z. T. familiärer Disposition für die Ausbildung von Arzneimittelallergien vorzukommen. Eine gewisse Beziehung besteht zwischen Atopikern und Penicillinallergie, eventuell auch anderen Allergien vom Typ I. Demgegenüber scheinen die meisten anderen Arzneimittelallergien, besonders diejenigen vom Typ II und III, bei Atopikern nicht häufiger aufzutreten als bei normalen Personen.

Diagnostische Besonderheiten
Hauttests

Skarifikationstest, Intrakutantest und Prausnitz-Küstner-Versuch werden in üblicher Weise durchgeführt, wobei allerdings positive Reaktionen mit haptenartigen Medikamenten selten sind. Eine gewisse Ausnahme bilden Patienten mit anaphylaktischem Schock, bei denen oft die Hautreaktion mit dem Medikament positiv ausfällt. Es besteht jedoch eine nicht unerhebliche Gefahr, daß selbst durch kleinste Mengen des Medikamentes (z.B. weniger als 10 E Penicillin G) eine schwere Allgemeinreaktion ausgelöst wird. Bei Verdacht auf Penicillinallergie wird heute mit Penicilloylpolylysin und mit Penicillin G, unter Umständen auch mit

anderen Abbauprodukten von Penicillin, getestet. Bei Verwendung von Penicilloylpolylysin steigt die Zahl positiver Ergebnisse für Allergien des Typ I auf etwa 35–75%.
Bei hämatologischen Reaktionen bilden positive Hauttests gegen das Medikament die große Ausnahme. In Fällen mit Purpura lohnt sich eventuell die epikutane Testung, wobei an Ort und Stelle kleine Hautblutungen auftreten können. Die Epikutanproben ergeben gelegentlich auch beim Serumkrankheitssyndrom gegen Arzneimittel mit Haptencharakter ein positives Resultat. Sonst bleiben die Epikutanproben der Abklärung der allergischen Kontaktdermatitis vorbehalten.

Serologische Untersuchungen
Handelt es sich beim Medikament um eine vollantigene Substanz, so lassen sich oft mit verfeinerten Ouchterlony-Methoden im Serum der Patienten Präzipitine nachweisen. Auch Techniken der passiven Hämagglutination kommen zur Anwendung. Zu den neuesten Nachweisverfahren gehört die Radioallergosorbenttechnik.
Liegt ein Arzneimittel mit Haptencharakter vor, so gelingt es bei einzelnen Patienten, die an einem hämatologischen Syndrom erkrankt sind, Reaktionen zwischen deren Serum und der betroffenen Zellart nachzuweisen.
Die besonders zur Untersuchung von Arzneimittelallergien entwickelten Methoden, wie der Basophilendegranulationstest, der Lymphozytentransformationstest und die serologisch-nephelometrische Reaktion, sind aufwendige und relativ störungsanfällige Techniken, die nur in speziell eingerichteten Laboratorien ausgeführt werden können. Sie bieten allerdings den Vorteil, daß direkt mit Medikamentlösungen gearbeitet werden kann. Dabei ist der Basophilendegranulationstest dem Prinzip nach eine Typ-I-Reaktion. Die serologisch-nephelometrische Methode kommt für die Typen I–III in Betracht, sofern das Patientenserum innerhalb der ersten Tage nach dem Absetzen des verantwortlichen Medikamentes entnommen wird und eine besonders schwere Allergie besteht. Mit dem Lymphozytentransformationstest wird wahrscheinlich die Spätallergie (Typ IV) nachgewiesen. Es scheint jedoch, daß medikamentöse Allergien vom Typus der Sofortreaktion oft auch Eigenschaften der Spätreaktion aufweisen.

Prophylaxe
Eine Herabsetzung der lebensgefährlichen Reaktionen ist in erster Linie durch die Aufnahme einer genauen Medikamentenanamnese, durch die sorgfältige Überwachung der Patienten unter der Therapie (Exanthem, Ekzem und andere Lokalreaktionen; Herzklopfen, Atemnot, Fieber, Gelenkschmerzen usw.) und durch die Orientierung des Patienten sowie aller behandelnder Ärzte (Notfallausweis) möglich. Die stärksten Reaktionen sind bei der Wiederaufnahme der Behandlung mit einem Arzneimittel zu erwarten, gegen das sich der Patient sensibilisiert hat. Ist ein Medikament lebensnotwendig, so kann die Therapie bei bloßem Verdacht auf eine Allergie durch kleinste Dosen, mit Steigerung innerhalb von Stunden, begonnen werden. Die Erfolgsbeurteilung der spezifischen Desensibilisierung oder Hyposensibilisierung erfolgt in Form von Hauttests oder durch die ständige Kontrolle jener Organe, an denen eine Reaktion zu erwarten ist.

Literatur

Ackroyd, J.F., A.J. Rook: Drug reactions. In: clinical aspects of immunology, 3. Aufl., hrsg. von P.G.H. Gell, R.R.A. Coombs, P.J. Lachmann. Blackwell, Oxford 1975
Baldwin, D.S., B.B. Levine, R.T. McCluskey, G.R. Gallo: Renal failure and interstitial nephritis due to Penicillin and Methicillin. New Engl. J. Med. 279 (1968) 1245–1252
Coombs, R.R.A., P.G.H. Gell: The classification of allergic reactions underlying disease. In: Clinical aspects of immunology, 3. Aufl., hrsg. von P.G.H. Gell, R.R.A. Coombs, P.J. Lachmann. Blackwell, Oxford 1975
Gronemeyer, W.: Arzneimittelallergie, einschließlich Serumkrankheit. In: Lehrbuch der klinischen Allergie, hrsg. von K. Hansen, M. Werner. Thieme, Stuttgart 1967
Hoigné, R.: Arzneimittelallergien, klinische und serologisch-experimentelle Untersuchungen. Huber, Bern 1965
Hoigné, R.: Penicillins, cephalosporins and tetracyclines. In: Meyler's side effects of drugs, 8. Aufl., hrsg. von M.N.G. Dukes. Excerpta Medica, Amsterdam 1975
Idsoe, O., T. Guthe, R.R. Willcox, A.L. de Weck: Art und Ausmaß der Penicillinnebenwirkungen unter besonderer Berücksichtigung von 151 Todesfällen nach anaphylaktischem Schock. Schweiz. med. Wschr. 99 (1969) 1190, 1221, 1252
Parker, Ch.W.: Drug reactions. In: Immunological diseases, hrsg. von M. Samter, H.L. Alexander. Little, Brown, Boston 1965
Pepys, J.: Hypersensitivity diseases of the lungs due to fungi and organic dusts. Karger, Basel 1969
von Pirquet, C.V., B. Schick: Die Serumkrankheit. Deuticke, Leipzig 1905
Raab, W., H. Kleinsorge: Diagnose von Arzneimittelallergien. Urban & Schwarzenberg, München 1968
Rosenheim, M.L., R. Moulton: Introduction with a vote on terminology. Sensitivity reactions to drugs. Blackwell, Oxford 1958
Wide, L., H. Bennich, S.G.O. Johansson: Diagnosis of allergy by an in-vitro test for allergen antibodies. Lancet 1967/II, 1105–1107

Heimische Parasiten- und Insektenallergien*

E. Fuchs

Definition
Bei den durch Parasiten- und Insektenallergene hervorgerufenen allergischen Krankheitsäußerungen sind folgende klinische Reaktionsformen zu beobachten:
1. die Allgemeinreaktion vom Typ des anaphylaktischen Schocks als Folge hämatogener Allergenausbreitung (Reagintyp = IgE = Typ I),
2. die mit Fieber, Gelenkschwellung, Hautausschlag, Lymphdrüsenschwellung, Leber- und Nierenbeteiligung u.a. der Serumkrankheit ähnelnden Krankheitsverläufe (»Serumkrankheitstyp« = IgG = Arthus – Typ III) und
3. die jeweils das klinische Bild prägenden Organ- und Systemreaktionen, die sogenannten Schockfragmente (Hansen) (Typ I bzw. Typ III).

Nicht selten kommt es – ähnlich wie bei der Arzneimittelallergie – zu Mischformen, so daß im klinischen Krankheitsbild gleichzeitig oder nacheinander verschiedene immunologische Reaktionstypen nachweisbar sind (s. Immunologische Grundlagen der allergischen Reaktionsformen, S. 12.7 f.). An der vielfältigen Krankheitssymptomatik, die aus dem »Parasitenwirtsverhältnis« resultiert, haben die auf einer Sensibilisierung beruhenden Erscheinungen recht unterschiedlichen Anteil.

Pathologische Physiologie
Durch die Invasion des körperfremden Parasitenallergens, das in vielen Fällen ein Protein, in anderen ein Polysaccharid ist, erfolgt die Sensibilisierung (»Invasionsallergie«). Während gewöhnlich bei bakteriellen Infektionskrankheiten Sensibilisierungen vom Typ der verzögerten Reaktion (Typ IV) auftreten, sind bei Infektionen durch Parasiten vorwiegend Überempfindlichkeitsreaktionen vom Sofortreaktionstyp mit pathognomonisch signifikant erhöhten Immunglobulin-E-Werten im Serum zu beobachten. Bei einigen Infektionen durch Parasiten wie aber auch nach sensibilisierenden Insektenstichen und -bissen werden beide Reaktionsmechanismen nacheinander beobachtet. Die fast ausschließlich im Darmlumen lebenden parasitischen Bandwürmer, Darmegel, Enterobien haben zumeist nur eine geringe oder keine allergene Wirkung, hingegen kommt es bei den im Blut und Gewebe lebenden Filarien, Bilharzien und Zestodenlarven durch den engen Kontakt zwischen Entoparasit und menschlichem Wirtsgewebe leichter und häufiger zu einer Antikörperbildung. Eine Mittelstellung nehmen diejenigen parasitischen Würmer ein, die zunächst in parenchymatösen Organen oder in der Muskulatur wie auch im Blut einige Zeit verweilen, ehe sie sich im Darm ansiedeln. Der unterschiedlich dauernde Ansiedlungsprozeß der Entoparasiten (z.B. Askaris, Echinokokkus usw.) bedingt eine im Vergleich zu den Ektoparasiten (z.B. blutsaugende Insekten) verzögerte Allergenausbreitung im Wirtsorganismus, die nur gelegentlich, z.B. nach Zysteneinrissen oder Punktion einer Echinokokkusblase, zu einer sofortigen, zumeist dramatischen Schockauslösung führt. Wenn das Allergen durch Biß oder Stich der Ektoparasiten unmittelbar in das Lymph- und Blutgefäßsystem »injiziert« wird, so kann der Sensibilisierungserfolg unmittelbar einsetzen, analog der Sensibilisierung durch ein injiziertes Medikament.

Trotz umfangreicher Bemühungen in den letzten vier Jahrzehnten ist immer noch verhältnismäßig wenig über die Chemie der allergenen Substanzen parasitischer Würmer und Insekten bekannt.

Krankheitsbilder
Bei den vielfältigen, zumeist pathogenen Beziehungen zwischen Parasit und Wirt haben die auf einer Sensibilisierung beruhenden Krankheitsäußerungen eine sehr unterschiedliche klinische Bedeutung.

Helminthen
Ascaris lumbricoides (Spulwurm)
Die Sensibilisierung gegen Askarisallergen vollzieht sich während der Entwicklung des Wurmes von der Larve zum ausgebildeten Tier. Bei der Larvenwanderung (durch Darmwand, Pfortadersystem, rechtes Herz und A. pulmonalis) kommt es in den Lungenkapillaren zu engem geweblichem Kontakt zwischen Parasit und Wirt und – etwa am 9. Tag nach der Infektion, aber auch schon am 6. Tag und früher – zu dem bekannten »flüchtigen Lungeninfiltrat mit Bluteosinophilie« (Löffler). Je nach Massivität der Infektion ist das Krankheitsbild des Löfflerschen Lungeninfiltrates ausgezeichnet durch leichte bis schwere katarrhalische Symptome, Reizhusten (»Bronchitis«), Abgeschlagenheit, Kopfschmerzen, Fieber sowie röntgenologisch durch einen zumeist flüchtigen, etwa nur bis 7 Tage andauernden, multipel oder einzeln auftretenden, wanderen Infiltratschatten. Im Sputum finden sich eosinophile Zellen und Charcot-Leyden-Kristalle und in einzelnen Fällen auch Askaridenlarven. Die Eosinophilen im Blut »hinken nach« und erreichen etwa am 8. Krankheitstag ihren Höhepunkt bis zu 50%. Bisweilen ist das Lungeninfiltrat von anderen allergischen Schockfragmenten wie Pruritus, Urtikaria und Quincke-Ödem begleitet. Infolge des geringeren Gewebekontaktes kommt es in späteren Stadien der Wurminfektion nur relativ selten zu allergischen Reaktionen. Die gelegentlich beobachtete »Askaridenenteritis« ist Ausdruck eines enteralen Allergenkontaktes. – Da das Askarisallergen (vermutlich

---
* Siehe auch Wurminfektionen, S. 13.327.

ein flüchtiger Aldehyd) eine sehr hochgradige Potenz besitzt, kommt es gelegentlich zu berufsbedingter inhalativer Sensibilisierung bei Zoologen, Präparatoren und Laboranten, wobei oft Spuren des Allergens – auch durch Fremdpersonen mit der Kleidung übertragen (»derivative Allergie«; FUCHS 1967) – genügen, um bei einem Sensibilisierten heftige Anfälle von Bronchiolenasthma, Konjunktivitis, Rhinitis, Urtikaria und Migräne auszulösen. Beim Hantieren mit den Würmern sind Gummihandschuhe zu tragen, das Zerkleinern und Präparieren der Würmer sollte unter Wasser erfolgen. – Die Sensibilisierung läßt sich durch positiven Intrakutantest (urtikarielle Frühreaktion) mit Extraktverdünnungen von 10^{-9} bis 10^{-4} von einem 10%igen Stammextrakt frühestens am achten Tag nach der Infektion nachweisen. Der Antikörper ist im Prausnitz-Küstner-Versuch übertragbar, äußerst langlebig und noch nach Jahren reaktionsbereit, auch wenn kein Parasitenbefall mehr besteht. Eine positive Hautreaktion besagt daher nur, daß eine Sensibilisierung stattgefunden hat. Sowohl die Hautreaktion wie auch die komplementbindenden und präzipitierenden Antikörpernachweise sind gruppen- und nicht artspezifisch und fallen auch bei anderen Nematodeninfektionen (Oxyuris, Trichocephalus dispar, Ankylostoma usw.) positiv aus. – Offenbar artspezifisch ist nach neueren Untersuchungen der auffallend hohe IgE-Spiegel (bis zum 20- bis 30fachen der Norm), insbesondere bei Askaristrägern in Gegenden endemischen Befalls, während Infektionen mit verwandten Nematoden, zum Beispiel Trichuris trichiura, zu keiner wesentlichen Erhöhung des IgE-Titers führen.

Trichinella spiralis (Trichine)

Die schweren Symptome der menschlichen Trichinose beruhen wesentlich auf toxischen und allergenen Wirkungen der Trichinen; während der Inkubation, die mindestens 10 Tage dauert, bis zum Ausbruch des hochfieberhaften Stadiums erfolgt die Antikörperbildung im Wirtsorganismus. Hohes Fieber, Bluteosinophilie (bis zu 85% und mehr), Lidödem und gelegentlich auftretende Urtikaria sowie masern- und roseolaähnliche Exantheme sind vermutlich überwiegend Begleit- oder Folgeerscheinungen von Allergen-Antikörper-Reaktionen, hingegen nicht die anfangs erheblichen Muskelsymptome und Durchfälle. Die Präzipitinreaktion (als Ringprobe) und die Komplementbindungsreaktion werden frühestens ab 20. Tag nach der Invasion in etwa 90% positiv. Sehr empfindlich ist eine modifizierte Präzipitinreaktion, bei der die antikörperhaltigen Seren mit lebenden Muskeltrichinen zusammengebracht werden und im Mikroskop Präzipitate an den Trichinen zu erkennen sind; kurze Zeit später werden die Trichinen bewegungslos und sterben ab.

Fasciola hepatica (große Leberegel)

Der Leberegel führt in regenreichen Jahren auch bei uns in Deutschland zu klinischen Erscheinungen, vorwiegend in der Leber mit Bluteosinophilie (bis zu 70%) bei Leukozytose (»febriles eosinophiles Syndrom«). Komplementbindungsreaktion und Präzipitinreaktion, die zur Diagnosestellung bei fehlendem Eiernachweis im Duodenalsaft und im Stuhl angestellt werden können, weisen auf Sensibilisierungsvorgänge hin. Vereinzelt sind Urtikaria und Quincke-Ödem sowie Migräne aufgetreten. Neben rechtsseitigen Reizpleuritiden sind auch flüchtige eosinophile Lungeninfiltrate beobachtet worden.

Taenia solium (Schweinebandwurm), Taenia saginata (Rinderbandwurm)

Wenn – wie gewöhnlich – der Mensch Endwirt für die Parasiten ist und die Tänien im Darm leben, kommt es selten – abgesehen von einer Bluteosinophilie – zu allergischen Symptomen wie Pruritus, Bronchiolenasthma oder Ekzem. Wenn der Mensch aber als Zwischenwirt durch Finnen in der Muskulatur und in fast allen inneren Organen (Zystizerkose der Muskulatur, des Bindegewebes, der Haut und Augen; zerebrale Zystizerkose) befallen ist, kommt es bei dem engen geweblichen Kontakt leichter zur Sensibilisierung, hier besonders gegen Cysticercus cellulosae (der Taenia solium). Bei einer Taenia-solium-Zystizerkose des Menschen sind Präzipitine und komplementbindende Antikörper nachweisbar und besitzen diagnostische Bedeutung.

Echinococcus granulosus seu cysticus, Echinococcus multilocularis seu alveolaris (Hundebandwurm)

Im Menschen als Zwischenwirt siedelt sich die Finne des Hundebandwurmes an. Die im Darm schlüpfenden Larven gelangen durch die Darmwand über die Pfortader in die Leber und in die Lunge. Beim Echinococcus granulosus entwickelt sich vorwiegend in der Leber, aber auch in der Lunge eine (»unilokuläre«) Hydatide, eine mit Flüssigkeit und Tochterblasen, die die Wurmanlagen (Skolizes) enthalten, angefüllte Zyste, die gegen das Wirtsgewebe von einer bindegewebigen Membran umgeben ist. Die Sensibilisierung erfolgt gegen das in der Hydatidenflüssigkeit enthaltene Allergen. Als allergische Symptome treten in einzelnen Fällen während der Zeit, in der die Zyste ständig an Größe zunimmt, Urtikaria und Bronchiolenasthma auf. Der Antikörpernachweis gelingt mit der Komplementbindungs- sowie mit der Präzipitinreaktion. Die früher geübte Diagnostik mittels der Intrakutanreaktion mit Echinantigen sollte nicht mehr durchgeführt werden, da sie die Aussage der Komplementbindungs- wie Präzipitinreaktion verfälscht. Die Punktion (Kunstfehler) und die operative Eröffnung der Zyste führen sofort zu schwersten anaphylaktischen Schockerscheinungen; die Hydatidenflüssigkeit darf mit dem sensibilisierten Wirtsgewebe keinesfalls in Kontakt kommen. Gelegentliche, wenn auch seltene Spontandurchbrüche führen im allgemeinen zu unmittelbarem Schocktod. Der Echinococcus multilocularis (alveolaris) wächst infiltrativ wie ein maligner Tumor. Zu anaphylaktischen Erscheinungen kommt es gewöhnlich nicht, doch sind Sensibilisierungsvorgänge nachzuweisen.

Arthropoden

Insekten (Hexapoda)

Die Sensibilisierung und die Auslösung einer allergischen Reaktion durch Insekten erfolgen
1. nach Stich bzw. Biß in die Haut, entweder
   a) durch »Gift« aus den sogenannten Giftdrüsen und
   b) durch Speichelsekrete der Insekten oder
2. nach Inhalation von Insektenstaub.

Zur Gruppe a) gehören die bei uns heimischen Hymenopteren: Biene, Wespe, Hornisse und Hummel. Sie besitzen einen Hohlstachel (aculeus – Akuleaten), die Bienen mit Widerhaken. Der Gift- und Stechapparat besteht aus schlauchigen Giftdrüsen, Muskulatur und einer Giftblase als Reservoir. Zur Gruppe b) gehören Stechmücken (Moskitos), Fliegen, Wanzen, Läuse, Flöhe, wobei diese stechend – beißend – blutsaugenden Insekten zu einem Teil Ektoparasiten sind.

Wegen ihrer klinischen Bedeutung bedarf die Hymenopteraallergie ausführlicher Darstellung.

Bienen, Wespen, Hornissen, Hummeln usw. (Hymenoptera). Die Sensibilisierung gegen das Gift der Akuleaten entwickelt sich in etwa 60% der Fälle im Verlauf wiederholter Stiche unabhängig von erbgenetischen Faktoren.

Schon wenige Stiche innerhalb einiger Monate und Jahre können einen so hohen Sensibilisierungsgrad herbeiführen, daß beispielsweise der 5. Stich in Sekundenschnelle eine tödliche anaphylaktische Reaktion auslöst. Morbidität und Mortalität nehmen ständig zu. In den USA werden durchschnittlich im Jahr 30 Todesfälle durch Hymenopterastiche registriert, in der Bundesrepublik starben 1968 durch Biß und Stich giftiger Tiere und Insekten etwa 20 Menschen. Mittelstarke und schwere Allgemeinreaktionen werden bei etwa 70% der Sensibilisierten beobachtet.

Als Ausdruck des zunehmenden Sensibilisierungsgrades wird in vielen Fällen zunächst die lokale Stichreaktion von Stich zu Stich stärker. Die erste Stichreaktion ist beim Nichtsensibilisierten ausschließlich pharmakologisch bedingt; sie ähnelt wegen der beim Stich injizierten Stoffe Histamin, »wasp-venom-kinin«, Serotonin usw. einer intrakutanen allergischen Sofortreaktion nach erfolgter Sensibilisierung. Doch treten bei dieser dann in zunehmender Stärke Schockfragmente, wie Urtikaria und Quincke-Ödem (in 74%), Rhinitis serosa, Asthma bronchiale (in 38%), »akutes« Abdomen mit Erbrechen usw., auf. Bei weiteren Stichen kommt es fast regelhaft sehr schnell noch vor Ausbildung der lokalen Hautreaktion zu einem hochdramatischen, eindrucksvollen Symptomenkomplex mit Schweißausbruch, Zyanose, Kreislaufkollaps (in 19%), Bewußtseinsverlust (in 65%). Nach einer Untersuchung von BARNARD (1970) treten die schweren Schockfragmente in 96% innerhalb 30 Minuten nach dem Stich auf. Nur sehr schnelles Handeln kann den tödlichen anaphylaktischen Schock verhindern: 62% der tödlich verlaufenden Schocks ereigneten sich innerhalb der ersten Stunde; sie waren zumeist unzureichend, nicht früh genug oder gar nicht behandelt. Pathologischanatomisch finden sich neben extremer Lungenblähung besonders Glottisödem, Lungenödem und Blutungen an Haut und Schleimhäuten sowie in fast allen inneren Organen. Andererseits kann es nach wiederholten Insektenstichen zu immer geringeren örtlichen wie allgemeinen Reaktionen kommen, wobei Immunmechanismen anzunehmen sind, die einer Desensibilisierung entsprechen (bei Imkern).

Wenn es nach einem ersten Stich schon zu bedrohlichen Erscheinungen kommt (in etwa 11%), kann die Sensibilisierung durch vorher unbemerkt verlaufene Stiche oder aber inhalativ erfolgt sein, oder aber es handelt sich um eine toxische Reaktion, die durch die besondere Lokalisation des Stiches (Zunge, Lippe oder Halsgefäße) bedingt ist, ohne daß eine Allergen-Antikörper-Reaktion eine Rolle spielt. Die Giftwirkung ist oft nicht von der allergenen Wirkung zu trennen. Das Toxin bewirkt gewöhnlich dosisabhängig allgemeine Symptome (bei Nichtsensibilisierten), z.B. bei einem Kind, das zu gleicher Zeit mehrere Stiche erleidet. – Neben hochpotenten artspezifischen Allergenen besitzen die Stichgifte Gemeinschaftsallergene, speziell Wespe und Yellow jacket (Vespula pennsylvanica), ein besonders in den USA vorkommendes, sehr allergenpotentes Insekt, so daß Sensibilisierungsvorgänge sowohl artspezifisch als auch gruppenspezifisch ablaufen. Das Wespengift enthält, soweit bisher bekannt, wichtige allergene Fraktionen, wovon eine mit einem Allergen des Bienenkörpers kreuzreagiert.

Die Hymenopterengifte sind – von Art zu Art – unterschiedlich zusammengesetzt, sie enthalten biogene Amine (Histamin, Dopamin, Serotonin, Acetylcholin), Mellitin, Apamin, Chinin u.a. und als Hauptantigen das Enzym Phospholipase A. Möglicherweise wirkt auch die Hyaluronidase immunogen.

Die *Diagnose* einer Insektenallergie ist im allgemeinen einfach, wenn der Patient im akuten Anfall (Stich mit sofortigen lokalen wie allgemeinen Symptomen) vom Arzt gesehen und behandelt wird. Leider weiß aber nur ein Teil der insektenallergischen Patienten, welches Insekt sie gestochen hat. In unseren Breiten sind stets gleichzeitig Wespen- und Bienenstichallergie mit Ganzkörperextrakten (letztere auch mit Bienengift) zu prüfen. Wegen der Möglichkeit eines sehr hohen Sensibilisierungsgrades beginnt man die Testungen mit einem auf 1:1000000 verdünnten, zehnprozentigen industriellen Extrakt und ermittelt durch langsames »Heruntertesten« in abfallenden Zehnerprozenten die Reaktionsschwelle (bis auf 1:10). Testungen mit höher konzentrierten Extrakten geben unspezifische Reaktionen, sie sind für die Diagnostik ohne Wert. Testuntersuchungen (und Behandlungen) mit Insektenextrakten sollen nur von erfahrenen Ärzten und nach Möglichkeit in der flugfreien Zeit begonnen und frühestens zwei Wochen nach einer stärkeren Stichreaktion vorgenommen werden. Ausdrücklich sei darauf hingewiesen, daß Hautproben mit Insektenextrakten oft falsch negative Resultate ergeben. Vorsichtige Konjunktivaltests ergeben manchmal besser korrelierbare Ergebnisse; auch steht zu erwarten, daß die Weiterentwicklung serologischer Methoden wie die Histaminfreisetzung aus Leukozyten und der RAST (Radio-allergo-sorbent-test) in Kürze die Diagnostik einer Insektenallergie wesentlich sicherer und risikoärmer gestalten werden.

Die *Therapie* der schweren akuten lokalen wie allgemeinen Reaktion ist die des anaphylaktischen Schocks: Suprarenin 1:1000, 0,3–0,5 ml s.c., eventuell im Abstand von 10 bis 15 Minuten wiederholen (unter Umständen auch sehr langsam i.v.), dazu – wenn möglich – 50–100 mg Prednisolon i.v. (wirkt frühestens nach 15 bis 20 Minuten) und ein Antihistaminikum. Bei Insektenstich in die Extremitäten sofortiges Abbinden proximal, um die Giftresorption zu verlangsamen, Stichstelle mit Suprarenin umspritzen sowie Extraktion des Stachels nach Bienenstich (Widerhaken). Ärztliche Überwachung für mindestens zwei Stunden.

Nach diagnostischer Abklärung durch Intrakutantest, durch den sowohl der Sensibilisierungsgrad wie auch die Gruppen- und Artspezifität der Sensibilisierung ermittelt werden, oder auch nur aufgrund der typischen Anamnese, Einleitung der spezifischen Desensibilisierung mit individuellen Allergenextrakten, zumeist Ganzkörperextrakten, während der Wintermonate. Aufgrund großer Statistiken (unter anderen Insect Committee der Amerikanischen Akademie für Allergie) führt die spezifische Behandlung zu sehr guten Ergebnissen. In fast 90% waren bei erneuten Stichen die Stichfolgen eindrucksvoll verringert. Schwere anaphylaktische Reaktionen wurden nur selten noch beobachtet. Durch die Entwicklung von Semidepot-Allergenextrakten (Depot-Pangramin, Allpyral) ist das Gefahrenrisiko der Behandlung sehr gemindert. Zu empfehlen ist eine 2–3malige präsaisonale Behandlung, da erfahrungsgemäß der Schutz durch die Behandlung von Jahr zu Jahr zunimmt. Auch die ganzjährige Behandlung mit größeren Injektionsintervallen nach Erreichung der Enddosis von 2000 PNU (einzelne Autoren gehen bis 4000 PNU: Protein-Nitro-Unit = chem. Parameter für Allergenextrakte) ist mit Erfolg versucht worden. Der einmal erreichte Schutz kann sich innerhalb weniger Monate wieder verlieren, so daß eine Fortsetzung der Behandlung über viele Jahre immer mehr empfohlen wird. Die Erhaltungsdosen werden dann im Sommer alle 4–7 Wochen, im Winter alle 6–10 Wochen weiter gegeben. Bei Verwendung eines Mischextraktes aus Bienen, Wespen, Yellow jacket und Hornissen wird bei einigen Patienten als günstige Nebenwirkung ein »repellent effect« gegenüber einem breiten Spektrum stechender Insekten (z.B. auch Mücken) beobachtet. Wegen des in vielen Fällen regelhaften, zumeist dramatischen Krankheitsverlaufes einer Hymenopterasensibilisierung empfiehlt sich eine großzügige Indikationsstellung für die Desensibilisierung.

Prophylaxe. Patienten, die eine stärkere insektenstichallergische Reaktion durchgemacht haben, sind während der Flugzeit aufs höchste gefährdet. Wegen des oft stürmischen Ablaufes weiterer Reaktionen sollen sie prophylaktisch stets eine Abschnürbinde, Pinzette zur Extraktion des Bienenstachels sowie Adrenalinampullen, Einmalspritzen, Dosier-Adrenalin-Aerosol sowie Fertigspritzampullen injizierbarer Cortisonpräparate (z.B. Paramethason) bei sich haben und im Gebrauch unterwiesen sein. Vorsorglich sollen sie im Sommer nicht im Freien kochen oder essen. Parfümierte Kosmetika (Parfüm, Haarspray, Sonnenschutzcreme usw.) und fliegende Kleider, speziell schwarze Stoffe und bunte Blumendrucke, sind zu meiden. Weiß, Grün, Hellbraun sollen als Farben bevorzugt getragen werden.

Stechmücken (Moskitos), Fliegen, Wanzen, Flöhe usw. Die Sensibilisierung gegen Moskitos, Fliegen, Wanzen und Flöhe wird durch wiederholte Stiche erworben. Durch den Stich dieser stechend blutsaugenden Insekten werden die in den Speichelsekreten enthaltenen Allergene in die oberen Hautschichten implantiert. Im Gegensatz zu den meist urtikariellen Sofortreaktionen bei Stichen von Akuleaten finden sich bei den stechend blutsaugenden Insekten häufiger Reaktionen vom sogenannten Tuberkulin- oder Spättyp (Typ IV).

Insektenstaub als inhalatives Allergen. Körperteile und Schuppen von Arthropoden vermögen als inhalatives Allergen Konjunktivitis, Rhinitis, Tracheitis, Bronchitis und Bronchiolenasthma auszulösen, Symptome, die zumeist saisonal auftreten analog der Pollen- und Pilzsporenallergie. Der Antikörpernachweis gelingt im direkten wie im indirekten Intrakutantest. Inhalative Provokationsproben mit den entsprechenden Insektenextrakten oder »natürliche« Expositionen erweisen die Aktualität des Insektenallergens.

Aufgrund vergleichender Untersuchungen mit verschiedenen Extrakten aus der afrikanischen Wanderheuschrecke (Locusta migratoria) und aus der zoologisch verwandten gemeinen Küchenschabe (Blatta orientalis) wird das allergene Substrat im wesentlichen im Insektenkörper (Flügel, Hülle) vermutet. Nicht geklärt ist, inwieweit die zahlreichen Proteine der Kutikula (»Arthropodin«) das eigentliche Insektenallergen darstellen. Das dem Arthropodin in mancher Hinsicht sehr ähnliche Serizin (Seidenleim), das die zwei vom Seidenspinner (Bombyx mori) gesponnenen Fibrinfäden umscheidet, ist in der Lage, als inhalatives (gewerbliches) und in Vakzinen (Präparierung durch Seidenfilter) mitinjiziertes Allergen sowie als Haarkosmetikum Menschen zu sensibilisieren.

Spinnentiere (Arachnoida)

Wegen ihrer besonderen Bedeutung seien aus der großen Zahl der Spinnentiere die *Milben (Acarina)* erwähnt; sie wirken vielfältig auf den Menschen ein und können auch zu Sensibilisierungen führen. Milben vermehren sich besonders bei hohem Feuchtigkeitsgehalt der Luft und Temperaturen um 28 °C und bedeuten unter diesen Umständen ein ubiquitäres Allergen. Milbenhaltiger Staub (besonders Hausstaub) kann durch Inhalation Rhinitis, Bronchitis, Bronchiolenasthma hervorrufen. – Besonders untersucht wurde in den letzten Jahren die im Hausstaub ubiquitär vorhandene Milbe Dermatophagoides pteronyssinus; sie wurde als eine wesentliche allergene Fraktion des Hausstaubes erkannt. Von klinischer Bedeutung sind in einzelnen Fällen Glycyphagus destructor, Tyrophagus putrescentiae und Acarus siro. Diese Milben finden sich ebenfalls im Hausstaub, aber auch in altem Käse, an getrockneten Früchten, Kleidungsstücken und im Getreide. Glycyphagus destructor findet sich besonders auf abgelagertem Heu. Eine Kreuzreaktivität zwischen Dermatophagoidesarten und Glycyphagus besteht nicht, andererseits scheint eine nahe allergene Verwandtschaft zwischen Tyrophagus putrescentiae und Acarus siro zu bestehen.

Literatur

Barnard, J.H.: Nonfatal results in third-degree anaphylaxis from hymenoptera stings. J. Allergy 45 (1970) 92

van Bronswijk, J.E.M.H.: Hausstaub-Ökosystem und Hausstaub-Allergen(e). In: Arzneimittelallergie, hrsg. von M. Werner, W. Gronemeyer. Z. Immun.-Forsch. Suppl. I, 49 (1974)

Catty, D.: The immunology of Nematode infections trichinosis in guinea pigs as a model. Karger, Basel 1969

Frazier, C.A.: Insect allergy. Green, St. Louis, Missouri 1969

Fuchs, E.: Seide als Allergen. Dtsch. med. Wschr. 80 (1955) 36 (Allergiebeilage)

Fuchs, E.: Krankheiten durch Parasiten- und Insektenallergene. In: Lehrbuch der klinischen Allergie, hrsg. von K. Hansen, M. Werner. Thieme, Stuttgart 1967

Fuchs, E., W. Gronemeyer: Berufsbedingte Insektenallergie (Locusta migratoria). In: Occupational allergy, Suppl. Stenfert Kroese, Leiden 1959

Hoigné, R., U. Klein, H. Fahrer, U. Müller: Akute allergische Allgemeinreaktionen gegen Bienen- und Wespenstiche: Erfolg und Dauer der spezifischen Hyposensibilisierung bei intrakutaner Anwendung der Allergenextrakte. Schweiz. med. Wschr. 104 (1974) 221

Light, W.C., R.E. Reisman, J.I. Wypich, C.E. Arbesman: Clinical and immunological studies of beekeepers. Clin. Allergy 5 (1975) 389

Piekarski, G.: Medizinische Parasitologie in Tafeln, 2. Aufl. Springer, Berlin 1973

Schwartz, H.J., B. Kahn: Hymenoptera sensitivity. II. The role of atopy in the development of clinical hypersensitivity. J. Allergy 45 (1970) 87

Shulman, S.: Insect allergy: Biochemical and immunological analyses of the allergens. Progr. Allergy 12 (1968) 246

Sobotka, A.K., R.M. Franklin, N.F. Adkinson, jr., M. Valentine, H. Baer, L.M. Lichtenstein: Allergy to insect stings. II. Phospholipase A: The major allergen in honeybee venom. J. Allergy clin. Immunol. 57 (1976) 29

Voorhorst, R., F.Th.M. Spieksma, H. Varekamp: House dust atopy and the house dust mite Dermatophagoides pteronyssinus. Stafleu, Leiden 1969

Voorhorst, R.: Die pathogenen Allergene im Hausstaub. Therapiewoche 27 (1977)

Wortmann, F.: Diagnostik und Therapie der Insektenstich-Allergie. Therapiewoche 27 (1977)

Yunginger, J.W., G.J. Gleich: Use of the RAST to measure IgE antibodies to insect allergens. I. Selected Case Studies. In: Advances in diagnosis of allergy: RAST, hrsg. von R. Evans. 143. Symposia Specialists. Miami, Florida 1975

Pararheumatische Krankheiten (»Kollagenosen«)

D. RICKEN

Definition

Es handelt sich um eine Gruppe chronisch rezidivierender und progredient verlaufender Krankheiten, bei denen eine vorwiegend nekrotisierende Alteration des Gefäßbindegewebes und des interstitiellen Bindegewebes mit sekundärer lymphozytärer und plasmazellulärer Entzündung als charakteristisches Merkmal gilt. Es kommt dabei sowohl zu einer ödematösen Verquellung, Degeneration und Nekrose als auch zu einer Vernarbung mit zunehmender Vernetzung und Bündelung kollagener Fibrillen. Nur bei einigen dieser Krankheiten, so z.B. beim Lupus erythematodes disseminatus, bei der Sklerodermia progressiva oder bei der Arteriitis nodosa, resultiert diese Bindegewebsschädigung in einer eigentümlichen fibrinoiden Nekrose. Auch hier ist die kollagene Faser einbezogen, wenn auch vielleicht nur als Gerüst, um das sich die fibrinoiden Massen ablagern. KLEMPERER (1955) hat für die Krankheiten mit fibrinoiden Nekrosen den Begriff »Kollagenose« vorgeschlagen. Sehr gegen seine ursprüngliche Absicht ist dann leider in den vergangenen Jahren dieser Begriff verallgemeinernd auf viele Erkrankungen angewendet worden, die in irgendeiner Weise eine chronische Entzündung des Bindegewebes mit und ohne fibrinoide Nekrose aufwiesen. Vielfach wurde mit Anwendung dieser Bezeichnung voreilig eine gleiche Ätiologie und Pathogenese impliziert. Eine derartige Verallgemeinerung wird aber der anatomischen und funktionellen Differenziertheit des Bindegewebes und des Gefäßbindegewebes nicht gerecht. LETTERER (1969) hat den funktionellen Begriff des Histions geprägt und meint damit die anatomische und funktionelle Summe von Zellen, Grundsubstanz, Fasern, Blut- und Lymphgefäßen sowie Nerven. Daraus wird ersichtlich, daß die Möglichkeiten der Schädigungsorte und auch der Reizantworten mannigfaltig sind.

Zu den Krankheiten dieser Gruppe zählen der Lupus erythematodes disseminatus, die Sklerodermia progressiva, die Dermatomyositis, die Periarteriitis nodosa, der Morbus Sjögren und die Wegener-Granulomatose (?). Zwei neu entdeckte Krankheiten, der Pseudolupus erythematodes und die »Mixed connective tissue disease« (Sharp-Syndrom) können ebenfalls in diese Gruppe eingeordnet werden. Die Ätiologie ist bei all diesen Erkrankungen noch ungeklärt, doch wird die Auslösung durch Viren diskutiert. Demgegenüber bestehen über die Pathogenese zumindest des Lupus erythematodes disseminatus, der progressiven Sklerodermie und des Morbus Sjögren schon Kenntnisse insofern, als bei diesen Krankheiten wahrscheinlich krankmachende Immunphänomene eine Rolle spielen. Bei den anderen genannten Krankheiten ist die Pathogenese aber noch unklar. Krankmachende Immunphänomene konnten bei ihnen bis jetzt ebensowenig verifiziert werden wie genetische oder hormonelle Einflüsse bzw. Stoffwechselstörungen. Insgesamt wird deutlich, daß die Schwierigkeit einer Zusammenfassung dieser Krankheiten unter gemeinsamen ätiologischen und pathogenetischen Gesichtspunkten weiterhin besteht, nachdem sie über eine bestimmte Zeit durch die Anwendung des Begriffes der »Kollagenose« nur scheinbar gemindert wurde. Es erscheint deshalb zweckmäßig, das pathologische Substrat der Bindegewebsschädigung als vorläufig gemeinsames Merkmal herauszustellen. Demgegenüber betont die neuerdings gebräuchliche Bezeichnung »pararheumatische Krankheiten« mehr einige ähnliche Verlaufscharakteristika und die Beeinflussung durch gleiche Medikamente, wie z.B. Antirheumatika oder Corticosteroide.

Lupus erythematodes disseminatus

Ätiologie und Pathogenese

Die Ätiologie des Lupus erythematodes disseminatus (LED) ist bis heute nicht bekannt. Virale Einflüsse werden diskutiert, sind aber vorläufig nicht schlüssig bewiesen. Zweifellos ist eine genetisch kontrollierte Disposition wirksam (Lupusdiathese). Sie zeigt sich beim Menschen durch die Bevorzugung des weiblichen Geschlechtes und durch die Vergesellschaftung des LED mit anderen autoallergischen Phänomenen oder Krankheiten. Im Tierversuch wird der genetische Einfluß dadurch offensichtlich, daß nur ganz bestimmte Mäusestämme, nicht aber verwandte Stämme, mit LED-ähnlichen Symptomen erkranken.

Verschiedene Medikamente, so z.B. Hydralazin, Apresolin, Procainamid oder D-Penicillamin sind bei entsprechender Disposition des Patienten in der Lage, LED-ähnliche Hautveränderungen oder Organerkrankungen oder Immunphänomene hervorzurufen. Auch bei Hydantoinpräparaten wurden derartige Beobachtungen beschrieben. Nach Absetzen des Medikamentes heilen diese Veränderungen aus.

Zahlreiche immunologische Phänomene werden beim LED beobachtet. Einige davon haben pathogenetische Bedeutung. So hat HARGRAVES (1948) erstmalig das sogenannte LE-Zell-Phänomen beschrieben, das sich bald als pathognomonisch für LED herausstellte. Es handelt sich um Leukozyten, welche Kernmaterial phagozytiert haben, oder aber um Leukozyten, die rosettenförmig um noch zu phagozytierendes Kernmaterial angeordnet sind (Rosettenphänomen) (Abb. 12.1). Allerdings wird das LE-Zell-Phänomen nur in vitro, nicht aber intra vitam im strömenden Blut oder im Gewebe beobachtet; allenfalls sieht man es in Pleura- oder Perikardergüssen. Nichtsdestoweniger ist heute gesichert, daß das LE-Zell-Phänomen eine Folge der Bindung spezifischer Antikörper vom IgG-Typ an homologes Kernmaterial ist. Dieser sogenannte LE-Zell-Faktor kommt bei 70–80% der LE-Patienten vor, jedoch nur in einem verschwindend geringen Prozentsatz bei anderen Kollagenosen und nur sehr selten bei sonstigen Krankheiten. Noch häufiger als die LE-Zelle oder der LE-Zell-Faktor werden Anti-DNS-Antikörper nachgewiesen (90–95% der Fälle). Sie gelten nach neueren Untersuchungen als LED-spezifisch und gehören vornehmlich zur IgG-Immunglobulin-Klasse. Außer diesen Immunphänomenen kommen in Seren von LED-Patienten auch humorale Antikörper gegen Nucleoproteine, Ribonucleinsäure, Histon oder gegen Glykoproteine vor. Diese Antikörper sind aber nicht LED-spezifisch und finden sich auch bei anderen pararheumatischen Krankheiten. Oft läßt sich beim LED eine Verminderung von Serumkomplementfaktoren (z.B. C′3) nachweisen. Sie könnte eine Folge der intravital ablaufenden DNS-Anti-DNS-Bindungen sein, wobei es zum Komplementverbrauch kommt.

Neben diesen kernspezifischen Antikörpern finden sich aber auch Antikörper gegen intraplasmatische Proteine, darüber hinaus bei etwa 25% der LED-Patienten gegen alteriertes IgG (Rheumafaktoren). Antikörper gegen Thyreoglobuline, gegen Thrombozyten- und Erythrozytenmembranen werden ebenfalls beobachtet. Bei letzteren handelt es sich sowohl um Wärmeantikörper als auch um Kälteantikörper. Auch können Antikörper gegen Leberzellmitochondrien, gegen Kollagen oder Epithelien der Magenschleimhaut vorkommen. Manchmal werden Kryoglobuline beobachtet. Hypergammaglobulinämie ist ein häufiger Befund.

Zahlreiche Untersuchungsbefunde sprechen für die aktive pathogenetische Bedeutung sowohl ak-

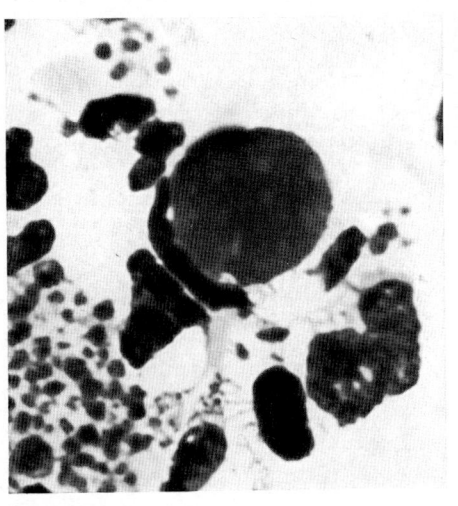

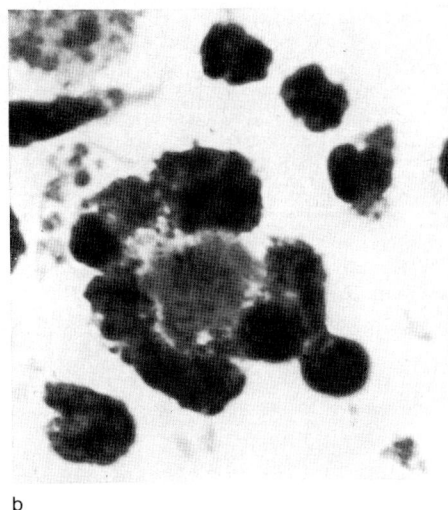

12.60 Immunpathogenetisch bedingte Krankheiten

Abb. 12.1 LE-Zell-Phänomen (a), Rosettenphänomen (b)

zessibler Kernantigene als auch der gegen sie gerichteten Antikörper. So findet man am Rande fibrinoider Nekrosezonen (z.B. im Herzmuskel oder im Lymphknoten) sogenannte LE- oder Hämatoxylinkörperchen. Sie enthalten Desoxyribonucleoproteide, außerdem γ-Globulin und Komplement. Wahrscheinlich entsprechen sie dem in vitro beobachteten LE-Zell-Phänomen. Feulgen-positives Material findet sich auch in den Nekrosezonen des Bindegewebes und der Gefäßwände, wiederum zusammen mit γ-Globulin und Komplement. Die drahtschlingenartig verdickten Glomeruluskapillaren der LED-Glomerulonephritis weisen ebenfalls diese drei Komponenten auf. Man sieht sie auch in den dermoepidermalen Übergangszonen der Haut.

Aufgrund dieser Befunde ist es wahrscheinlich, daß es sich bei der charakteristischen LED-Vaskulitis um eine sogenannte Immunkomplexvaskulitis handelt. Sie wird dadurch hervorgerufen, daß lösliche Antigen-Antikörper-Komplexe (z.B. DNA-Anti-DNA-Komplexe) die Gefäßwände durchtränken und dadurch zur fibrinoiden Verquellung führen. Dabei sind entzündliche Infiltrationen im Gegensatz zur Immunkomplexvaskulitis der Serumkrankheit recht spärlich. Aus der Tatsache aber, daß Antikörper gegen Kernsubstanzen auch bei anderen Immunopathien (primär chronische Polyarthritis, chronisch aggressive Hepatitis, Myasthenia gravis, Thyreoiditis) vorkommen, ohne daß hier Vaskulitiden zu beobachten sind, ergibt sich, daß eine Disposition hinzukommen muß, um die löslichen Immunkomplexe pathogenetisch wirksam werden zu lassen.

Eine LED-ähnliche Erkrankung tritt bei F_1-Hybriden von New Zealand Black and White Mice auf. Alopezie, Hautulzerationen und Glomerulitis mit PAS-positiver Verdickung der Glomeruluskapillarwand werden beobachtet. Gleichzeitig können das LE-Zell-Phänomen und antinukleäre Faktoren nachgewiesen werden. Milztumor, Hyperplasie des lymphatischen Gewebes, autoimmunhämolytische Anämie oder Autoimmunthrombozytopenie kommen ebenfalls vor. Die Ähnlichkeit dieser Erkrankung mit dem LED des Menschen und die Bedeutung einer genetisch kontrollierten Disposition ist offensichtlich.

Die Konzeption der (Auto-)Immunpathogenese des LED stützt sich nicht zuletzt auf die Koinzidenz mit anderen Immunopathien (autoimmunhämolytische Anämie, Autoimmunthrombozytopenie, Agammaglobulinämie, Autoimmunthyreoiditis, Myasthenie). Auf die zahlreichen begleitenden, nicht kernprojizierten Antikörperphänomene wurde hingewiesen. Mehrfach ist berichtet worden, daß Patienten, die thymektomiert wurden, nachfolgend an LED erkrankten. Neugeborene LED-kranker Mütter können lupusähnliche Hauterscheinungen aufweisen, die aber innerhalb von 6 Monaten ausheilen. Im Serum dieser Kinder lassen sich antinukleäre Faktoren vom IgG-Typ und auch das LE-Zell-Phänomen nachweisen.

Wenig geklärt ist vorläufig die Rolle der zellulären Immunität. Allein die Fülle der beschriebenen humoralen Befunde läßt aber die immunologische Entgleisung zum Schlüsselproblem der LED-Pathogenese werden. Die Frage, ob diese immunologische Entgleisung durch einen antigenen Stimulus hervorgerufen wird oder aber unabhängig von äußeren Einflüssen durch eine genetische Aberration induziert wird, bleibt indes vorläufig noch offen.

Krankheitsbild
Anamnese
Während in früheren Jahren die akuten, in Schüben verlaufenden Krankheitsbilder im Vordergrund standen, hat sich heute das Bild insofern gewandelt, als durch bessere Kenntnis der Klinik und Immunologie des LED auch leicht und subchronisch verlaufende Fälle als solche definiert werden. Durch Nachweis des LE-Zell-Phänomens und der Anti-DNS-Antikörper lassen sich selbst oligo- oder gar monosymptomatische Verlaufsformen identifizieren. Bei anamnestischen Erhebun-

gen ist daran zu denken, daß sich in etwa 10% der Fälle hinter dem Symptomenbild einer primär chronischen Polyarthritis ein LED verbergen kann. Viele Jahre können verstreichen, bis sich dann zusätzliche Organläsionen entwickeln. Allgemeinsymptome, wie Abgeschlagenheit, Kopfschmerzen, Appetitlosigkeit, »rheumatische« Beschwerden, sind fast immer vorhanden, begleitet von Gewichtsverlust. In der Mehrzahl der Fälle klagen die Patienten über länger andauernde Fieberschübe zwischen 38°C und 39°C, manchmal auch in Form einer Kontinua.

Befunde
Artikuläre und *periartikuläre Affektionen* stehen im Vordergrund (70–80% der Fälle). Sie wechseln von Arthralgien über flüchtige Arthritiden bis zur chronischen Mon-, Oligo- oder Polyarthritis. Im Gegensatz zur primär chronischen Polyarthritis ist die Diskrepanz zwischen Heftigkeit der Gelenkbeschwerden und dem nur geringen objektiven klinischen oder röntgenologischen Gelenkbefund auffällig. Nur selten mündet die Lupusarthritis in die bei primär chronischer Polyarthritis bekannten Gelenkdeformitäten ein. Myalgien werden beobachtet, seltene Myatrophien sind als Inaktivitätsatrophie zu verstehen.

An zweiter Stelle der Symptome stehen die *Hauterscheinungen* meistens erythematöser Ausprägung, manchmal aber auch makulöser, diskoider, bullöser, vesikulärer oder ulzerativer Art. Charakteristisch ist das schmetterlingsförmige Erythem der Gesichtshaut. Ulzeröse Hautveränderungen können zu verunstaltenden Narben führen. Differentialdiagnostisch abzutrennen ist der Lupus erythematodes disseminatus mit diskoiden Hautveränderungen vom Lupus discoides. Letzterer bleibt seronegativ und zeigt nur selten einen Übergang in den LED. Oft klagen die Patienten über zunehmenden Haarausfall. Eine Raynaud-Symptomatik kann insbesondere zu Beginn vorkommen und eröffnet die Differentialdiagnose zur Sklerodermie, Dermatomyositis oder Kälteagglutininkrankheit. Durch Vaskulitis des arteriellen Schenkels kann es im Bereich der Akren der Hände und Füße zu Durchblutungsstörungen mit z.T. schwerer Gangrän kommen. Gefäßverlegungen auf der Basis einer Vaskulitis der Retina sowie Netzhautblutungen führen zu Gesichtsfeldausfällen bis zur vollständigen Erblindung. Wiederholt sind Retinopathien bei LED-Patienten unter Resochinbehandlung aufgetreten.

Das *Herz* und seine Innen- oder Außenhäute werden in ca. 40% der Fälle in den vaskulär-bindegewebigen Krankheitsprozeß einbezogen. Klinisch resultieren die Zeichen der Myokarditis oder Perikarditis, letztere oft in Zusammenhang mit einer Polyserositis. Die LED-Endokarditis (Libman-Sachs-Endokarditis) manifestiert sich vorwiegend an den Mitralklappen. Es ist eine verruköse Endokarditis vorwiegend der Klappenbasis mit hyaliner Verdickung, Verklebung und Verwachsungen der Klappensegelbasis. Auskultatorisch ist sie im Gegensatz zur rheumatischen Endokarditis eher diskret. Ihre Diagnose und Unterscheidung von der rheumatischen Endokarditis beruht letztlich auf ihrem Auftreten während eines LED mit den entsprechenden Organbefunden und immunologischen Phämomenen. Von der früher geübten Abgrenzung der Libman-Sachs-Endokarditis als eigenständiges Krankheitsbild ist man heute abgekommen, da ihre Zugehörigkeit zum LED außer Zweifel steht.

Häufiger noch als das Herz werden die *Nieren* befallen (40–60%). Aber noch mehr als die Myokarditis oder Endokarditis bedeutet eine LED-Nephritis eine sichere Verschlechterung der Prognose. Proteinurie, Erythrozyturie und Zylindrurie sind die eigentlichen Leitsymptome. Nur in 25% der LED-Nephritiden ist Hypertonie vorhanden. Oft tritt diese erst im Spätstadium der Krankheit auf. Hypalbuminämie und Ödeme kennzeichnen den chronischen Verlauf. Histologisch findet man die schon beschriebene fibrinoide Verquellung der Basalmembran der Glomeruluskapillaren mit Verlegung der Lichtung (»Drahtschlingen«) und nachfolgendem Untergang des zugehörigen Nephrons.

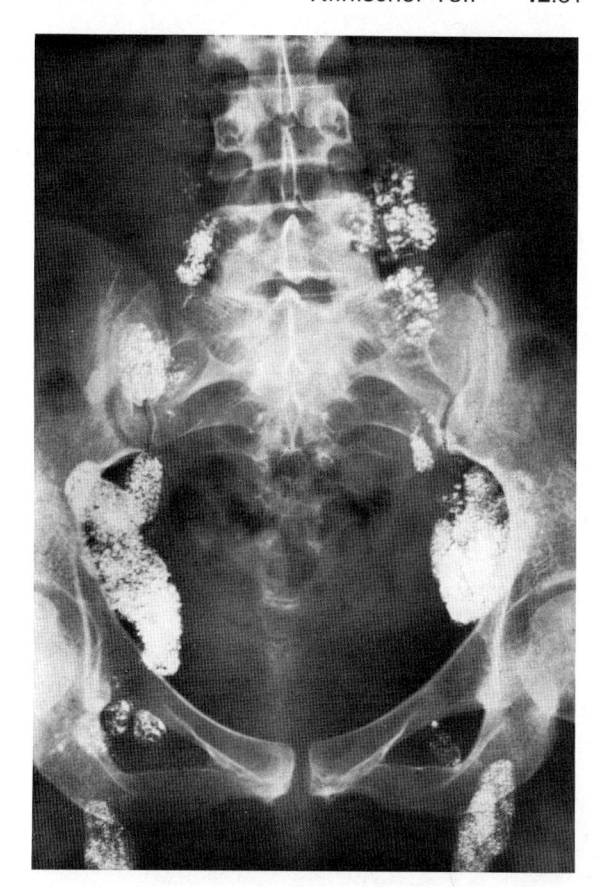

Abb. 12.2 Lymphangiogramm einer 36jährigen Frau mit klinisch und immunologisch gesichertem LED. Partielle lumbale Lymphgefäßblockade bei Vergrößerung der Lymphknoten. Entzündliche und reaktive Hyperplasie der Lymphknoten, Speicherungsdefekte der lumbalen Lymphknoten. Primäre Lymphknotenneoplasie bis jetzt ausgeschlossen

Die Erkrankung endet in der Urämie. Da eine therapeutische Beeinflussung dieser Lupusnephritis durch Resochin, Decortin oder Immunsuppressiva möglich ist, ist ihre Früherkennung vordringlich, unter Umständen mit Hilfe einer nierenbioptischen Untersuchung.

Bei 30–40% der LED-Patienten fallen eine *Lymphadenopathie* und eine *Splenomegalie* auf. Selten handelt es sich hier jedoch um Initialsymptome. Manchmal ist die Lymphadenopathie so erheblich, daß sie als Lymphadenose oder Sarkomatose imponiert und nur durch Biopsie sowie eine positive LED-Serologie abzugrenzen ist (Abb. 12.2). Die vergrößerten Lymphknoten sind nicht druckschmerzhaft, können aber durch Druck auf benachbarte Nerven zu Beschwerden führen. Histologisch sieht man in ihnen fibrinoide Nekrosen und Hämatoxylinkörperchen, später bindegewebige Induration. In Einzelfällen wurde die Koinzidenz von LED mit malignen Lymphomen oder aber der Übergang der Lymphknotenhyperplasie in maligne Lymphome beschrieben.

Leichte gastrointestinale Beschwerden finden sich bei vielen LED-Patienten. Gelegentlich werden auch Symptome wie bei einem akuten Abdomen beobachtet. Oft handelt es sich nur um ein lokales Ödem der Darmschleimhaut, manchmal ist aber auch eine Angiitis der Darmwandgefäße mit oder ohne hämorrhagische Infarzierung vorhanden. Eine chirurgische Intervention ist dann indiziert.

Eine leichte bis mittelgradige *Lebervergrößerung* wird häufig gefunden, funktionelle Störungen sind aber eine Ausnahme. Selten sind primäre LED-Hepatitiden. Histologisch sieht man eine schüttere lymphozytäre Infiltration der Glisson-Felder ohne wesentliche Azinusbeteiligung. Der Verlauf ist mild.

Die sogenannte »lupoide« Hepatitis ist eine Hepatitis chronisch aggressiven Charakters mit exzessiv vermehrtem IgG und IgA. Antinukleäre Serumantikörper, aber fast nie das LE-Zell-Phänomen werden beobachtet. Als Begleiterkrankungen können Arthralgien, immunhämolytische Anämie oder Colitis ulcerosa auftreten. Man hat diese Form der Hepatitis zuerst als Lebermanifestation des LED angesehen. Die Tatsache aber, daß die lupoide Hepatitis bei LED äußerst selten zu beobachten ist, während sie allein häufiger gesehen wird, läßt ihre Zugehörigkeit zum LED zweifelhaft erscheinen. Es handelt sich wahrscheinlich um eine Sonderform der chronischen aggressiven Hepatitis, die möglicherweise auf einen autoallergischen Mechanismus zurückzuführen ist.

Pleuritiden kommen entweder monosymptomatisch oder aber im Rahmen einer Polyserositis mit Perikarderguß und Aszites vor. Im Exsudat können manchmal LE-Zellen nachgewiesen werden. Die Lungen selbst bleiben unbeeinflußt, nur in seltenen Fällen werden bei der röntgenologischen Untersuchung retikuläre Verdichtungen gefunden.

Erkrankung des Zentralnervensystems durch die LED-Immunkomplexvaskulitis äußert sich klinisch in Hirnnervenstörungen, Krämpfen, Hemi- oder Paraparesen und auch psychischen Auffälligkeiten. Im Liquor findet man eine geringe Pleozytose (Lymphozyten) und eine leichte Eiweißvermehrung. Die EEG-Veränderungen sind unspezifischer und oft diffuser Natur. Differentialdiagnostisch ist die urämische Enzephalopathie abzugrenzen. Selten werden periphere Neuropathien beobachtet.

Von Bedeutung ist die allgemeine *Resistenzminderung*. Sie ist Ursache komplizierender Pneumonien, Harnwegs- und Darminfekte. Kommt es bei Anwendung von Corticosteroiden oder immunosuppressiven Medikamenten zu diesen Komplikationen, so wird die Entscheidung, ob LED oder Therapie die auslösende Ursache sind, nicht immer leicht fallen.

Laboratoriumsbefunde

Fast immer besteht eine mittel- bis hochgradig erhöhte Blutkörperchensenkungsgeschwindigkeit. Häufiger als Leukozytose mäßigen Grades ist eine oft erhebliche Leukopenie (< 2000). Im Differentialblutbild besteht Linksverschiebung. Eine Anämie ist entweder symptomatisch oder als begleitende autoimmunhämolytische Anämie anzusehen. Proteinurie und Kälteurobilinogenurie werden beobachtet, wobei erstere zugleich ein Warnsymptom der beginnenden LED-Nephritis sein kann. Bei der seltenen Leberbeteiligung können GPT und GOT leicht ansteigen, bei Myokarditis ist eine erhöhte CPK zu erwarten. Thrombozyten zeigen ebenso wie Leukozyten oft eine charakteristische Verminderung, manchmal im Rahmen einer Autoimmunthrombopenie. Sowohl Thrombozytopenie als auch Hypothrombinämie sowie Antithromboplastinwirkung im Serum des LED-Patienten hemmen die Blutgerinnung und fördern die Blutungsneigung.

Wesentliche diagnostische und ätiopathogenetische Bedeutung hat der Nachweis der Anti-DNS-Antikörper, die bei 90–95% der Patienten in hohem Titer zu finden sind. Als Nachweismethode eignet sich am besten der indirekte Immunfluoreszenz-Test (Abb. 12.3). Das LE-Zell-Phänomen tritt nur bei 70 bis 80% der Patienten auf, ist aber krankheitsspezifisch (Abb. 12.1). Die Antikörper gegen Desoxyribonucleinsäure (Kernmembranfluoreszenz, Shaggy-Pattern) haben besondere Bedeutung, da sie vor allen Dingen in der Initialphase oder im akuten Schub nachweisbar werden. Oft zeigen aber die antinukleären Antikörper im Verlaufe der Krankheit nur geringe Konzentrationsschwankungen. Eine Verlaufskontrolle ist deshalb mit ihrer Hilfe nicht möglich. Besser eignet sich dazu das Verhalten der BSG, des CRP, des Komplements und der γ-Globulin-Fraktionen. Letztere können mit Hilfe der radialen Immundiffusion quantitativ erfaßt werden.

Diagnostisches und auch prognostisches Gewicht kommt den Serumeiweißveränderungen zu. Hier handelt es sich um das Auftreten des C-reaktiven Proteins, um eine Hypalbuminämie und um eine oft erhebliche Hypergammaglobulinämie. Ver-

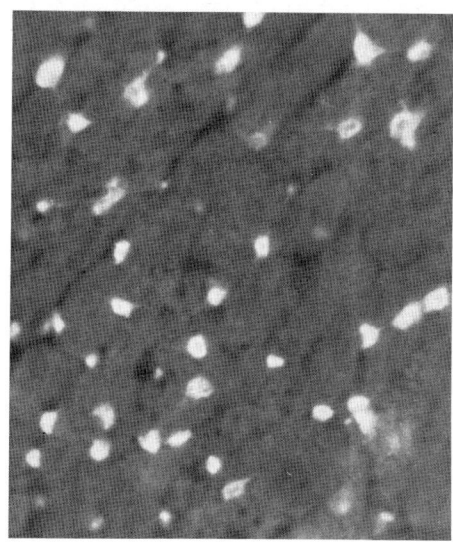

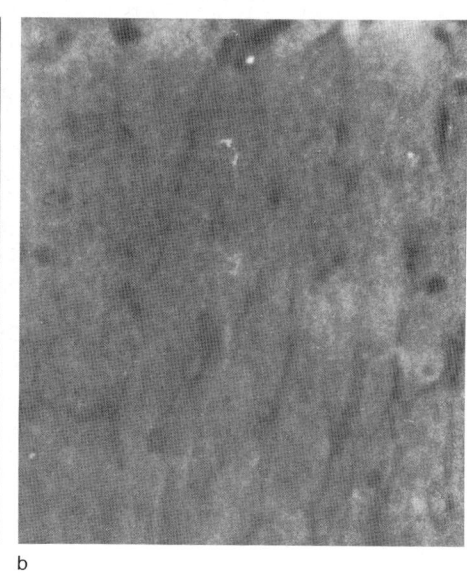

Abb. 12.3 Indirekter Immunfluoreszenztest mit menschlichem Herzmuskel und LED-Schema (a) sowie fluoreszeinmarkiertem Antihumangammaglobulin. Nachweis antinukleärer Antikörper durch Fluoreszenz der Herzmuskelfaserkerne. Keine Fluoreszenz bei Verwendung eines negativen Kontrollserums (b)

mehrt sind vor allen Dingen γ-Globulin. a_2-Globulin zeigt ebenfalls eine Zunahme; Kälteantikörper und positive WaR werden beobachtet. Auf der anderen Seite werden aber auch angeborene oder erworbene Agammaglobulinämie oder Hypogammaglobulinämie gefunden (Defektproteinämie). Die Serumkomplementkomponenten C'2, C'3 können insbesondere im akuten Schub der LED-Nephritis vermindert sein.

Differentialdiagnose

Differentialdiagnostisch müssen die primär-chronische Polyarthritis, die Sklerodermie oder die beginnende Dermatomyositis bzw. Myositis in Betracht gezogen werden. Diesen Krankheiten fehlt aber meistens die beim LED häufige Organbeteiligung oder das LE-Zell-Phänomen, wohingegen antinukleäre Antikörper vorkommen können. Das rheumatische Fieber kann durch den A-Streptokokken-Nachweis und auch durch den Nachweis eines signifikanten Titeranstieges des Anti-O-Streptolysins bei negativen antinukleären Antikörpern und Rheumafaktoren abgegrenzt werden. Arteriitis oder Periarteriitis unterscheiden sich von der LED-Vaskulitis durch negative immunologische Befunde. Durch entsprechende serologische Untersuchungen muß die membranöse oder chronisch proliferative Glomerulonephritis von der LED-Nephritis unterschieden werden. Die Serumkrankheit mit ihren Gelenk-, Leber-, Nieren- und Gefäßaffektionen ist schon allein durch die Anamnese mit Fremdserumapplikation und durch den Nachweis präzipitierender Antikörper gegen Fremdserum oder heterophiler agglutinierender Antikörper vom Lupus erythematodes disseminatus leicht zu trennen. Lymphknotenvergrößerungen eröffnen die Differentialdiagnose zu lymphoblastischen Erkrankungen. Umgekehrt sollte bei allen chronischen, in Schüben verlaufenden Gelenk-, Gefäß-, Nieren- oder Herzerkrankungen sowie Lymphadenosen auch der Lupus erythematodes disseminatus differentialdiagnostisch in Betracht gezogen werden.

Therapie

Entgegen früherer Ansicht ist die Therapie nicht mehr nur eine Frage der Akuität der Prozesse, sondern letztlich eine Frage der Verhinderung oder aber Abschwächung der lebensbedrohlichen Nieren- und Herzaffektionen. Das bedeutet Langzeittherapie, wenn nicht Dauertherapie. Schon seit vielen Jahren hat sich dabei das Resochin in einer Anfangsdosierung von 2–3mal 0,25 g/Tag und in einer Dauerdosierung von 1–2mal 0,25 g/Tag als wirksam erwiesen. Wegen der Gefahr einer Resochinretinopathie ist eine intervallmäßige augenärztliche Kontrolle notwendig. Salycylate, Flufenamine und Indometacin sowie Phenylbutazon sind zwar in der Lage, die akuten entzündlichen Erscheinungen zu dämpfen, so insbesondere die Arthritis, eine echte Remissionsförderung ist aber von ihnen nicht zu erwarten.

Wesentlich gestiegen ist die Lebenserwartung nach Einführung der Corticosteroide in die Therapie. Betrug sie vorher durchschnittlich 5 Jahre, so ist sie seitdem auf 15–20 Jahre angestiegen. Die Initialdosis beträgt je nach Intensität der Erkrankung zwischen 100 und 300 mg Prednison oder Prenisolon pro Tag. Unter langsamem Abbau um 10 bis 25 mg/Tag ist dann eine Erhaltungsdosis zwischen 5 und 10 mg/Tag anzustreben. Kombination mit Resochin oder aber Antiphlogistika kann sich als günstig und eventuell corticosteroideinsparend auswirken.

Neuerdings sind Zytostatika (Purinanaloge, Folsäureantagonisten, Alkylantien) in die Therapie eingeführt worden. Es geschieht in der Absicht, die pathologischen Immunmechanismen zu hemmen. Die Nebenwirkungen der Zytostaika in immunsuppressiver Dosis sind relativ gering, vor allen Dingen werden die bei den Corticosteroiden gefürchteten Nebenwirkungen vermißt. Insofern können die Immunsuppressiva als Ersatztherapeutika für Corticosteroide gelten. Auffallende Besserungen vorher deletärer Krankheitsverläufe sind inzwischen beschrieben worden.

Zur Zeit stehen das Azathioprin (Purinanalogon), das Amethopterin (Folsäureantagonist) und das Cyclophosphamid (Alkylans) zur Verfügung. Azathioprin wird in einer Anfangsdosierung von 150–200 mg/Tag und in einer Dauerdosierung von 100 mg/Tag verabreicht (etwa 1,5 mg/kg beim Erwachsenen). Dieselbe Dosierung gilt für das Cyclophosphamid (Gesamtdosis 10–15 g). Bei Amethopterin sollte eine Dosis von 2–5 mg/Tag, maximal aber 50 mg/Woche nicht überschritten werden. Da dieses immunsuppressive Medikament die Nebenwirkungen einer Agranulozytose oder Panmyelopathie in sich birgt, ist seine zeitlich begrenzte Anwendung in jedem Falle der Klinik vorbehalten (Antidot: Folsäure). Wegen seiner Knochenmarkstoxizität sollte es in einem 4wöchentlichen Wechsel mit einem anderen Immunsuppressivum gegeben werden. Leukozytodepressive und thrombozytodepressive Wirkung sind auch dem Azathioprin und dem Cyclophosphamid eigen, jedoch nur in geringem Umfang; sie sind durch Dosisverminderung oder Absetzen des Präparates prompt rückgängig zu machen. Geringe Leukozytopenie und Thrombozytopenie sollten aber in Kauf genommen werden, da sie ein Kriterium der Wirksamkeit eines Immunsuppressivums darstellen. Obwohl bis jetzt beim Menschen nicht beobachtet, ist die Möglichkeit chromosomaler Schäden durch zytostatisch und immunsuppressiv wirkende Substanzen letztlich nicht auszuschließen. Jugendliches Alter und Schwangerschaft stellen deshalb eine Gegenindikation der immunsuppressiven Behandlung dar. Frauen in gebärfähigem Alter sollte die Einnahme eines Antikonzeptivums empfohlen werden. Grundsätzlich kommt die immunsuppressive Therapie dann zur Geltung, wenn

1. es sich um einen schweren LED mit Organbeteiligung (Niere, Herz, ZNS, seröse Häute) handelt. Hier wird neuerdings eine Kombinationsbehandlung mit niedrigen Tagesdosen von Prednison (5–10 mg) als sehr effektiv angesehen, welche auch während der Remission u.U. mit herabgesetzter Zytostatikadosis bei Beibehaltung der Steroiddosis fortgeführt werden kann. Um eine Therapieresistenz zu vermeiden, wird bei Langzeitbehandlung das Zytostatikum gewechselt;
2. die übrigen therapeutischen Maßnahmen, insbesondere die Resochin- oder Corticoidtherapie, versagen,
3. Resochin oder Corticosteroide wegen der genannten Nebenwirkung nicht mehr anwendbar sind oder nur noch in für sich allein zu niedrigen und deshalb unwirksamen Dosen.

Literatur

Deicher, H.: Lupus erythematodes disseminatus. In: Autoimmunerkrankungen, Klinik und Therapie, hrsg. von W. Brendel, U. Hopf. Schattauer, Stuttgart 1969 (S. 199ff.)

Deicher, H., R. Fricke, P. Krull: Behandlung chronischer Bindegewebserkrankungen mit Cytostatica. Münch. med. Wschr. 112 (1970) 506

Dubois, E.L.: Lupus erythematosus. McGraw Hill, New York 1966

Dubois, E.L., R.E. Horowitz, H.B. Demopoulos, R. Teplitz: NZB/NZW mice as model of systemic lupus erythematosus. J. Amer. med. Ass. 195 (1966) 285

Hamperl, H.: Lupus erythematodes disseminatus. In: Lehrbuch der allgemeinen Pathologie und pathologischen Anatomie, hrsg. von H. Hamperl. Springer, Berlin 1960 (S. 244ff.)

Hargraves, M.M., H. Richmond, R. Morton: Production of two bone marrow elements: the "tart"-cell and the "LE"-cell. Proc. Mayo Clin. 24 (1949) 234

Hobik, H.B.: Histological changes in NZB/NZW mice. In: Current problems in immunology, Bayer Symposion I, hrsg. von O. Westphal, H.E. Bock, E. Grundmann. Springer, Berlin 1969 (S. 139ff.)

Hopps, H.: Systemic lupus erythematosus. In: Pathology, 4. Aufl., hrsg. von W.A.D. Anderson. Mosby, St. Louis 1961 (S. 417ff.)

Holman, H.R., H. Deicher, H.G. Kunkel: The LE-cell and LE-serum factor. Bull. N.Y. Acad. Med. 35 (1959) 409

Klemperer, P.: Über fibrinoide Substanzen. Wien. klin. Wschr. 65 (1953) 713

Klemperer, P.: Der Begriff der Kollagenkrankheiten. Wien. klin. Wschr. 67 (1955) 337

Larson, D.L.: Systemic lupus erythematosus. Little, Brown, Boston 1961

Letterer, E.: Allgemeine morphologische Immunologie. Schattauer, Stuttgart 1969

Libman, E., B. Sachs: A hitherto undescribed form of valvular and mural endocarditis. Arch. intern. Med. 33 (1924) 701

Miescher, P.A., F. Paronetto: Systemic lupus erythematosus. In: Textbook of immunopathology, hrsg. von P.A. Miescher, H.J. Müller-Eberhard. Grune & Stratton, New York 1969 (S. 675ff.)

Miescher, P., R. Straessle: New serological methods for the detection of the LE-factor. Vox Sang. (Basel) 2 (1957) 145

Rau, R., L. Pandurovic, A. Böni: Gestagenbehandlung der Sklerodermie. Dtsch. med. Wschr. 97 (1972) 1283

Ricken, D., H.J. Marsteller, G. Baack: Immunsuppressive Behandlung der primär chronischen Polyarthritis und des Lupus erythematodes disseminatus. Med. Welt 22 (1971) 1501

Ricken, D., K. Schumacher: Medikamentöse Immunsuppression. Thieme, Stuttgart 1971

Steffen, C.: Allgemeine und experimentelle Immunologie und Immunpathologie sowie ihre klinische Anwendung. Thieme, Stuttgart 1968 (S. 499ff.)

Pseudolupus erythematodes*

Das Pseudolupus-erythematodes-Syndrom, 1972 zum ersten Male von MAAS u. Mitarb. beschrieben, stellt wie der Lupus erythematodes disseminatus eine generalisierte Autoimmunkrankheit dar. Die Ätiologie der Erkrankung ist bisher nicht völlig geklärt, doch wurde eine medikamentöse Induktion, z.B. durch Venopyronum-Kapseln, beschrieben. Im Serum werden antimitochondriale Antikörper nachgewiesen.

Das Pseudo-LE-Syndrom ist eine chronisch rezidivierende Erkrankung, die überwiegend Frauen im mittleren und und höheren Lebensalter befällt. Das klinische Bild der Erkrankung ist geprägt durch rezidivierende Fieberschübe. Es kommt zum

---

* Unter Mitarbeit von I. FLENKER.

Tabelle 12.11 Befundvergleich von Lupus erythematodes disseminatus und Pseudolupus erythematodes disseminatus

Lupus erythematodes disseminatus	Pseudolupus erythematodes disseminatus
Arthritis, Arthralgie	Arthritis, Arthralgie
Hautveränderungen (Erythem, Ekzem)	
Fieber	Fieber
Anämie	Anämie
Leukopenie	geringe Leukozytose (Lymphopenie)
Glomerulonephritis (proliferativ)	
Myokarditis	Myokarditis
Polyserositis	Polyserositis
Enzephalopathie	
Anti-DNS-Antikörper	Antimitochondriale Antikörper
LE-Zellen	
Dysproteinämie	Dysproteinämie

Auftreten von Polymyalgien, Polyarthralgien, Polyarthritiden, Lungeninfiltrationen, Pleuritiden sowie einer kardialen Manifestation in Form von Peri-, Myo- und Endokarditis. Im Gegensatz zum LED fehlt eine Beteiligung der Nieren und des ZNS. Laborchemisch findet man ausgeprägte Entzündungszeichen wie hohe BSG, Dysproteinämie, normochrome Anämie und erniedrigten Serumeisenspiegel. Es besteht eine Leukozytose mit Linksverschiebung des weißen Blutbildes. Im akuten Schub sieht man eine Lymphopenie.

Obwohl klinisch eine große Ähnlichkeit zwischen dem LED und dem Pseudo-LE-Syndrom besteht (Tab. 12.11), lassen sich beide Syndrome immunologisch abgrenzen. Anti-DNS-Antikörper und LE-Zellen fehlen beim Pseudo-LE-Syndrom, dafür werden hochtitrige antimitochondriale Antikörper nachgewiesen. Die antimitochondrialen Antikörper sind polyklonalen Ursprungs und gehören der IgG-Klasse und zusätzlich bei einigen Fällen auch der IgM-, IgA- und IgD-Klasse an. Der Nachweis der antimitochondrialen Antikörper kann durch die indirekte Immunfluoreszenzmethode und durch die Komplementbindungsreaktion erfolgen. Im Gegensatz zur primär-biliären Zirrhose, bei der auch hochtitrige antimitochondriale Antikörper nachgewiesen werden, ist die Immunfluoreszenz an proximalen und distalen Tubuli auf Nierengefrierschnitten der Ratte gleichstark. Über das Verhalten des Serumkomplementspiegels liegen noch keine einheitlichen Aussagen vor.

Als weitere Hinweise für eine humorale Immunreaktion findet man in einigen Fällen auch Rheumafaktoren, Thyreoglobulin- oder mikrosomale Schilddrüsenantikörper sowie lymphozytotoxische Antikörper.

Bei der immunhistologischen Untersuchung der Haut fehlt die bandartige Fluoreszenz im dermalen und epidermalen Übergangsbereich (Lupus-Band-Test), wie man sie beim LED beobachten kann.

Da das Pseudo-LE-Syndrom erst wenige Jahre bekannt ist, läßt sich bisher nichts Sicheres über die Lebenserwartung oder den Verlauf sagen, doch scheint die Prognose günstiger als beim LED zu sein.

Differentialdiagnostisch ist in Hinblick auf das Pseudo-LE-Syndrom hauptsächlich an die primärbiliäre Zirrhose sowie an Erkrankungen mit periodischen Fieberschüben wie verschiedene Infektionskrankheiten, Tuberkulose, Endocarditis lenta, Charkowsches intermittierendes hepatisches Fieber sowie Erkrankungen des rheumatischen Formenkreises und maligne Systemerkrankungen zu denken.

Die Erkrankung spricht gut auf Glucocorticosteroide an. Bei einer Initialdosis von 50 mg/die Prednisolon bessert sich das Krankheitsbild meist nach wenigen Tagen, so daß auf eine Erhaltungsdosis von 6–12 mg/die übergegangen werden kann. Hierbei stellt die absolute Lymphozytenzahl einen guten Gradmesser für die ausreichende Glucocorticosteroid-Medikation dar. Bei nicht ausreichender Dosis unterbleibt der Lymphozytenanstieg. Auch immunsuppressive Substanzen, so z.B. das Azathioprin in einer Dosierung von 100 bis 150 mg/die, können angewandt werden.

Literatur

Flenker, I., J. Sennekamp, D. Ricken: Pseudo-LE-Syndrom durch Venopyronum Dragees. Med. Welt 27 (1976) 2511

Genth, E., J. Sennekamp: Zur Klinik und Serologie des Pseudo-LE-Syndroms. Dtsch. med. Wsch. 100 (1975) 795–804

Maas, D., K.P. Merz, J. Hahn, H. Schubothe: Lupus erythematodes-ähnliches Syndrom mit antimitochondrialen Antikörpern. Bericht über 21 Fälle. Verh. dtsch. Ges. inn. Med. 78 (1972) 895

Maas, D., H. Schubothe, J. Sennekamp, E. Genth, G. Maerker-Alzer, M. Droese, P.W. Hartl, K. Schumacher: Zur Frage der Induzierbarkeit des Pseudo-LE-Syndroms durch Arzneimittel. Dtsch. med. Wschr. 100 (1975) 1555–1557

Sennekamp, J., E. Genth, I. Flenker, K.D. Hermanutz, J. Wagner, L. Beltz: Ein Beitrag zum Pseudo-LE-Syndrom. Klin. Wschr. 54 (1976) 755

»Mixed connective tissue disease«*

Dieses erstmals von SHARP u. Mitarb. 1972 beschriebene pararheumatische Krankheitsbild bietet eine Kombination von Symptomen, welche beim Lupus erythematodes disseminatus, bei progressiver Sklerodermie und Polymyositis bekannt sind. Wie beim Pseudo-LED-Syndrom fehlt jedoch die Glomerulonephritis. Fieberschübe, Raynaud-Symptomatik und Lymphadenopathie werden häufig beobachtet. Charakteristisch für die Erkrankung sind humorale Antikörper gegen sogenanntes extrahierbares nukleäres Antigen, welche durch die passive Hämagglutination, die indirekte Immunfluoreszenzmethode und durch die KBR nachgewiesen werden können. Mit Ribonuclease vorbe-

---

* Unter Mitarbeit von I. FLENKER.

handeltes Kernantigen zeigt keine Reaktion. Laborchemische Befunde sind: erhöhte BSG, Anämie, Leukopenie und Hypergammaglobulinämie.

Die Erkrankung scheint eine bessere Prognose zu haben als die anderen pararheumatischen Krankheiten. Corticosteroide haben in den meisten Fällen einen guten remissionseinleitenden Effekt. Immunsuppressive Zytostatika wurden bis jetzt nicht eingesetzt.

Literatur

Rosenthal, M.: Das Sharp-Syndrom (»mixed connective tissue disease«). Schweiz. med. Wschr. 106 (1976) 129

Sharp, G., W.S. Irvin, E.M. Tan, R.G. Gould, H.R. Holman: Mixed connective tissue disease. An apparently distinct rheumatic disease syndrome associated with a specyfic antibody to an extractable nuclear antigen (ENA). Amer. J. Med. 52 (1972) 148

Progressive Sklerodermie

Definition

Es handelt sich um eine Systemerkrankung des Gefäßbindegewebes und des übrigen Bindegewebes. Betroffen sind vor allen Dingen die Haut, die Lungen, das Herz und der obere Gastrointestinaltrakt, hier besonders die Speiseröhre. Ausgehend von einer ödematösen, zellarmen Vaskulitis und Perivaskulitis der Arteriolen und Präkapillaren kommt es zur Verquellung der kollagenen Fasern und schließlich zur generalisierten Fibrosierung. Fibrinoide Nekrosen können auftreten, sind aber nicht obligat. Es handelt sich um ein chronisch progressives Leiden.

Epidemiologie

Frauen erkranken 2–4mal häufiger als Männer. Prädilektionsalter ist das 3.–4. Lebensjahrzehnt. Genaue Angaben über die Morbidität liegen nicht vor. In der Gruppe der Bindegewebserkrankungen liegt die progressive Sklerodermie in ihrer Häufigkeit wahrscheinlich hinter der primär-chronischen Polyarthritis, dem Lupus erythematodes disseminatus, der Arteriitis und dem Morbus Bechterew. Die Krankheit ist nicht übertragbar und nicht vererbbar.

Ätiologie und Pathogenese

Die Ätiologie ist unbekannt. Pathogenetisch scheint die ödematöse Vaskulitis eine Bedeutung zu haben, die im Anfangsstadium durch vermehrte Rundzelleninfiltration der Gefäßwand ausgezeichnet ist, später aber zellarm ist. Hypertrophie und Verquellung der kollagenen Fasern des Bindegewebes, vermehrte Ansammlung von Mukopolysacchariden in der Grundsubstanz zeigen den Übergang in das progressiv-chronische Stadium an. Es folgt Atrophie der kollagenen Fasern und straffe Bündelung sowie zunehmende Fibrosierung, wobei die elastischen Fasern zahlenmäßig geringer werden. Im Bereich der Haut atrophieren die Epidermiszellen ebenso wie die Hautanhangsgebilde (Haarbälge, Schweißdrüsen, Talgdrüsen). Vermehrt treten Chromatophoren und Pigmentationen der basalen Zellagen auf. Die Epidermis nimmt an Dicke ab, wird glatt und ist später fest mit der fibrosierten Subkutis verbacken.

Verschiedene pathogenetische Konzeptionen werden zur Zeit diskutiert. Unter anderem wird eine spezifische Störung des Kollagenstoffwechsels und der kollagenen Faserbildung zugunsten einer Vermehrung des unlöslichen »vernetzten« Kollagenpolymers angenommen. Ein vermehrter Hexose- und Mukopolysaccharidstoffwechsel ist im Frühstadium der Erkrankung zu beobachten.

Neuerdings werden immunologische Pathomechanismen erwogen, da manchmal gleichzeitig mit Sklerodermie Immunopathien, wie rheumatoide Arthritis, Morbus Sjögren, Lupus erythematodes disseminatus, Autoimmunthyreoiditis oder Hypogammaglobulinämie, zu beobachten sind. An immunologischen Phänomenen wird bei 30–40% der Fälle der Rheumafaktor positiv, jedoch oft ohne Korrelation zu Arthralgien. Eine Vermehrung meistens aller γ-Globulin-Klassen (IgG, IgA und IgM) ist auffällig. Antinukleäre Antikörper, durchweg gegen Nucleoprotein, nicht aber wie beim LED auch gegen DNS gerichtet, kommen bei etwa 70% der Patienten in niedrigem Titer vor. Demgegenüber wird ein positives LE-Zell-Phänomen fast immer vermißt. Kryoglobuline werden manchmal nachweisbar. Die Wa-R kann positiv werden. Antikörper gegen Kollagen sind in begrenztem Umfange vorhanden. Insgesamt sind aber die immunologischen Phänomene weder krankheitsspezifisch genug noch hinreichend genau auf die Faser- und Zellelemente der kollagenen Faserzonen projiziert, als daß sich hieraus mit genügender Wahrscheinlichkeit eine Immunpathogenese der Sklerodermie ableiten ließe.

Das Vorhandensein einer Raynaud-Symptomatik bei den meisten Sklerodermieerkrankungen – oft ist diese ein Frühsymptom – rückt die vaskulären Veränderungen in den Vordergrund. Es ist eine neurovaskulär-spastische Komponente zumindest im Beginn nicht auszuschließen. Auffälliger ist aber eine ödematöse, rundzellige Arteriolitis und Präkapillaritis mit Intimaverdickungen, die zur Einengung und Verlegung der Lichtung führt. Die Zahl der Kapillaren nimmt deutlich ab. Letztlich sind aber Ursache und Stellung dieser Gefäßveränderungen in der Pathogenese der Erkrankung noch unklar. Für eine Immunkomplexvaskulitis wie beim LED hat sich bis jetzt kein Anhalt ergeben. Ob die kollagene und fibrös-narbige Umwandlung des Bindegewebes eine Folge der vaskulitisbedingten Durchblutungsstörungen ist oder ob es sich hier um ein Nebeneinander von Schädigungsfolgen einer gemeinsamen, noch nicht definierten Ursache handelt, muß vorläufig offenbleiben.

Krankheitsbild
Anamnese
Im Beginn der Erkrankung steht in der Mehrzahl der Fälle eine Raynaud-Symptomatik von paroxysmaler oder chronischer Ausprägung. Kälteeinwirkung kann die Durchblutungsstörungen insbesondere der Finger und Zehen, Hände und Füße mit schmerzhafter, wachsbleicher bis zyanotischer Verfärbung auslösen oder intensivieren. Schon im Anfangsstadium klagen die Patienten über Arthralgien. Abgeschlagenheit, Appetitlosigkeit, Gewichtsabnahme, Unwohlsein, Hustenreiz oder Störungen der Speichel- und Tränensekretion sind oft zu beobachten. Fieberschübe sind dagegen weniger häufig.

Befunde
Hautveränderungen stehen im Mittelpunkt der typischen Krankheit. Sie manifestieren sich vornehmlich im Gesicht, an den oberen Extremitäten, den Schultern und der oberen Rumpfhälfte. Nach einem ödematösen Vorstadium wird die Haut immer atrophisch, derb und wachsartig glatt. Sie verwächst narbig mit der Unterlage und wird zunehmend weniger verschieblich. Das Gesicht nimmt maskenartige Züge an mit spitzem, schmalem Mund und spitzer, weißlicher Nase. Die narbig-fibröse Induration der Haut führt zu einer Einschränkung der Beweglichkeit der Gelenke, insbesondere der Fingergelenke (Sklerodaktylie) und später zu Gelenkskontrakturen. Im Gegensatz zur primär-chronischen Polyarthritis ist eine arthritische Deformierung der Gelenke aber nur relativ selten zu beobachten. Demgegenüber können an den distalen Enden der Endphalangen im Spätstadium trophische mottenfraßähnliche Osteolysen auftreten. Eigentümlicherweise wird das Zungenbändchen oft schon frühzeitig narbig-atrophisch, wodurch das Anheben und das Herausstrecken der Zunge eingeschränkt wird.

Stenosen und Atresien der kleineren Arterien und der Arteriolen finden sich ebenfalls oft schon im Frühstadium der Krankheit im Bereich der oberen Extremitäten. Sie können durch Arteriographie sichtbar gemacht werden (Abb. 12.4). Man sieht Gefäßabbrüche bei oft fadenförmig erhaltener distaler Gefäßlichtung. Als klinisches Substrat resultieren Raynaud-Symptomatik oder rattenbißartige Nekrosen an den Fingerspitzen (Abb. 12.5).

Eigentümlich ist die Miterkrankung der Lungen in Form einer Lungenfibrose. Dyspnoe, Zyanose, trockener Husten, Rasselgeräusche und Trommelschlegelfinger fallen dann bei der klinischen Untersuchung auf. Restriktive Einschränkung der Lungenfunktion mit Abnahme der Vitalkapazität und mit einer O_2-Untersättigung bei meistens normaler CO_2-Spannung kennzeichnet die fortgeschrittene Lungenfibrose. Röntgenologisch sieht man symmetrische, streifige oder retikulonoduläre Lungenverdichtungen. Folgeleiden sind letztlich die pulmonale Hypertonie und zunehmende Rechtsherzbelastung, schließlich Rechtsherzinsuffizienz.

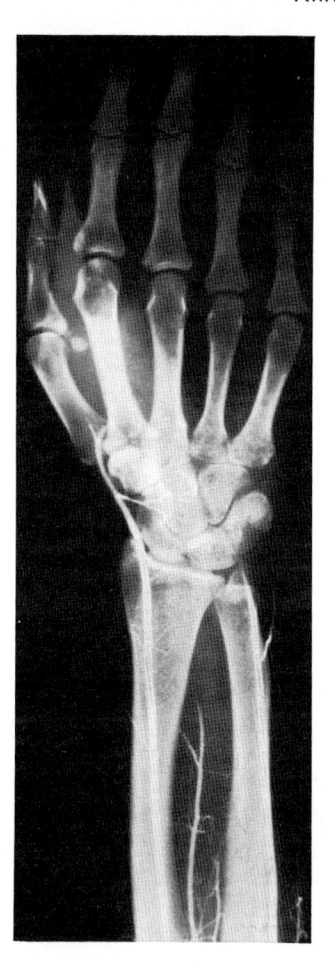

Abb. 12.4 Arteriobiographie des linken Unterarmes und der Hand bei einer 38jährigen Frau mit seit 1 Jahr manifester progressiver Sklerodermie. Raynaud-Symptomatik. Nur angedeutetes Sklerodermia. Histologisch beginnende Sklerodermie. Kontrastmittelabbrüche im Verzweigungsgebiet der A. interossea communis, im distalen Anteil der A. ulnaris und im distalen Verzweigungsgebiet der A. radialis. Keine Darstellung des Arcus volaris, der Aa. metacarpiae und digitales

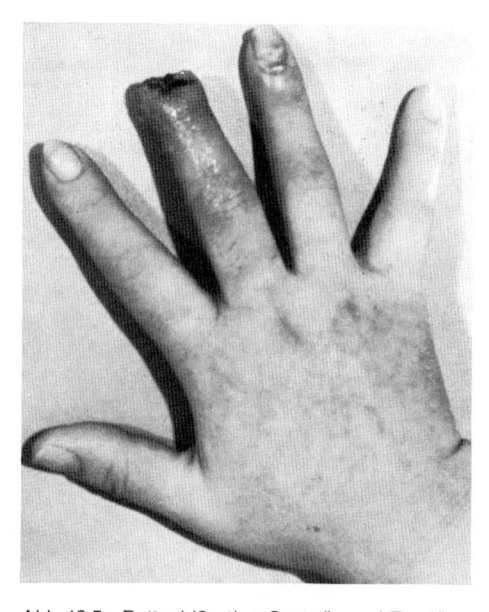

Abb. 12.5 Rattenbißartige Gangrän und Zerstörung des Endgliedes des Mittelfingers und beginnende Gangrän am Nagelansatz des Ringfingers. 45jährige Frau mit seit 2 Jahren manifester progressiver Sklerodermie

Neben der Lungenfibrose sind die Vaskulitis und die diffuse kollagene Vernarbung des Herzmuskels eine prognostisch ungünstige Komplikation der Sklerodermie. Parallel mit diesen Veränderungen geht die zunehmdende Herzinsuffizienz. Im EKG sieht man die Zeichen der Myokarditis oder des Innen- oder Außenschichtschadens. Eine fibröse Perikarditis kann hinzukommen. Im Gegensatz zum LED sind aber Endokard und insbesondere die Herzklappen nicht betroffen.

Die gleichen Veränderungen wie an der Haut können sich an der Speiseröhre manifestieren und diese auf die Dauer in ein weites, starres Rohr umwandeln. Die Peristaltik ist herabgesetzt oder fehlt ganz. Die untere Speiseröhrenhälfte ist im Ösophagogramm erweitert, die Kardia erscheint stenosiert. Schon frühzeitig klagen die Patienten über Schluckschwierigkeiten. Von der Speiseröhre aus können sich die fibrös-indurativen Veränderungen auf die Magen- und auf die Dünndarmschleimhaut ausdehnen und dann zu einer chronischen Gastritis oder Enteritis mit Malabsorption führen.

Auch in der Leber kommen leichte fibröse Umbauvorgänge vor, ohne daß aber auffallende Funktionseinschränkungen resultieren. Demgegenüber ist die Miterkrankung der Niere mit Erythrozyturie, Proteinurie und Hypertonie als ernste Verschlimmerung des Leidens aufzufassen. Sie wird hervorgerufen durch Mangeldurchblutung oder Ischämie von Glomerulusschlingen auf dem Boden arterieller Spasmen und Intimaverquellungen. Im akuten Fall können ähnliche Symptome wie bei der malignen Nephrosklerose auftreten.

Gelegentlich greift die Erkrankung auf die Skelettmuskulatur über. Es findet sich eine interstitielle Myositis mit lymphozytären Infiltrationen, Myofibrillolyse, Fibrosen. Eigenartig ist eine Kalzinosis der Subkutis oder der Gelenkkapseln bzw. Schleimbeutel (Thiebierge-Weißenbach-Syndrom).

Sie findet sich als Calcinosis circumscripta auch in der Umgebung der Fingerendgelenke verbunden mit gichtähnlichen schmerzhaften periartikulären Entzündungen (sogenannte Kalkgicht). In seltenen Fällen kann sie sich auch als Calcinosis universalis mit ausgedehnten Kalkplatten in Haut und Subkutis sowie im interstitiellen Bindegewebe der Muskeln, Sehnen und Gelenke ausdehnen.

Laboratoriumsbefunde

Die BSG ist leicht bis mittelgradig erhöht. Bisweilen findet sich eine mäßige normochrome Anämie. Die Leukozyten entsprechen zahlenmäßig der Norm oder sind gering vermehrt. Die Urinbefunde sind unauffällig, solange noch keine Beteiligung der Nieren vorhanden ist. Proteinurie, Erythrozyturie und eventuell Zylindrurie sind Hinweise auf glomeruläre Schädigung sowie Schädigung des zugehörigen Nephrons. Eine leichte Erhöhung der SGOT, SGPT, LDH, CPK kann bei fibröser Myokarditis oder bei dem Befall der Muskulatur beobachtet werden. Immunologisch findet sich eine uncharakteristische Dysproteinämie mit mittelgradiger Vermehrung der γ-Globulin-Klassen G, A und M. Antinukleäre Antikörper gegen Nucleoprotein fallen in etwa 70% der Fälle auf. Kryoglobuline und Kälteagglutinine können nachweisbar werden. Selten werden LE-Zell-Phänomen oder Wa-R positiv. Treten immunpathologische Begleiterkrankungen auf (primär-chronische Polyarthritis, Morbus Sjögren, Autoimmunthyreoiditis, LED), so kommen zusätzliche entsprechende Laborbefunde zur Darstellung. Zusammenfassend sind die Laboratoriumsbefunde bei progressiver Sklerodermie relativ unspezifisch und erlauben für sich allein keine nähere Krankheitsdiagnose.

Verlauf und Prognose

Die Krankheit verläuft chronisch progredient über mehrere Jahre. Kurzdauernder Stillstand und Exazerbation wechseln miteinander ab. Die Raynaud-Symptomatik kann schon viele Jahre vorhanden sein, bevor sich eine Sklerodermie entwickelt. In seltenen Fällen bleiben die Hautmanifestationen aus (Sclerodermia sine sclerodermia), und die Erkrankung spielt sich nur an den inneren Organen ab. Lungenfibrose, fibröse Myokarditis oder Durchblutungsstörungen der Nieren verschlechtern die Prognose erheblich. Häufige Todesursachen bei Sklerodermie sind Rechtsherzversagen bei pulmonaler Hypertonie auf dem Boden der Lungenfibrose, Herzinsuffizienz bei fortgeschrittener fibröser Myokarditis oder Nierenversagen mit Urämie. Die Prognose ist letztlich infaust. Die durchschnittliche Lebensdauer nach Beginn der Erkrankung beträgt 6–8 Jahre.

Differentialdiagnose

Abzugrenzen sind ein beginnender Lupus erythematodes disseminatus oder eine beginnende Dermatomyositis. Des weiteren muß die herdförmige, »persistierende« Sklerodermie unterschieden werden, die als eigenes Krankheitsbild (Morphaea) verläuft und immer auf die Haut beschränkt bleibt. Nur im Beginn, wenn noch keine fibrösen und atrophischen Hautveränderungen vorhanden sind, kann die vermehrte Pigmentierung die Differentialdiagnose zum Morbus Addison eröffnen. Einschränkung der Speichel- und Tränensekretion, Trockenheit im Mund und Dysphagie müssen den Verdacht auf den Morbus Sjögren lenken. Beim sog. Scleroderma adultorum handelt es sich um eine gutartige Erkrankung mit spontaner Rückbildung.

Therapie

Eine kausale Therapie ist bis jetzt nicht bekannt. Corticosteroide in kleineren bis mittleren Dosen über längere Zeit (z.B. Prednisolon 50 mg/die, dann 25–10 mg/die) können die entzündlichen und fibrosierenden Prozesse einschränken, jedoch auf die Dauer nicht aufhalten. Die Möglichkeit einer Dauertherapie mit Corticosteroiden wird eingeschränkt durch ihre Nebenwirkungen. Des weiteren scheinen Corticosteroide die bei Sklerodermie vorkommenden Durchblutungsstörungen der Nieren zu fördern und damit die Nierenschädigung zu verschlimmern. Ein Versuch mit Chloroquin (Resochin) sollte nicht unterlassen werden (250 bis 400 mg/die über mehrere Wochen und Monate). In den letzten Jahren wurde über Therapieversuche mit chelatbildenden Substanzen, so z.B. mit D-Penicillamin, berichtet. Durch Kupferchelatbildung kommt es wahrscheinlich über eine Hemmung der Aminooxydase zu einer Einschränkung der Vernetzung der Kollagenmoleküle. Nur bei einer Langzeittherapie mit sehr hohen Dosen (bis 2,5 g D-Penicillamin/Tag) wurden bis jetzt in Einzelfällen Erfolge gesehen. Teilremissionen können u.U. durch Langzeittherapie mit Penicillin (500000 IE/die) erreicht werden. Einen günstigen Effekt scheinen auch Gestagene zu haben (z.B. Primolut Nor 10–30 mg/die oder Proluton Depot 125 bis 250 mg/Woche). Die Behandlungsdauer beträgt mindestens 6 Monate. Es bessert sich die »Sklerose« der Haut und die Raynaud-Symptomatik, während die eingeschränkte Motilität des Ösophagus, die Lungenfibrose oder Myokardfibrose wahrscheinlich nicht beeinflußt werden. Die Gestagene bewirken eine Auflockerung des Bindegewebes durch Verzögerung der Bündelung kollagener Fibrillen, ähnlich wie durch Chloroquin, D-Penicillamin oder EDTA. Die Nebenwirkungen der einzelnen Medikamente sind zu beachten.

Zur symptomatischen Therapie eignen sich gefäßerweiternde Medikamente, Antirheumatika wie z.B. Indometacin oder Salicylate. Wichtig ist die Therapie mit Wärme- und Bäderanwendung (lokale Rheumabäder, Moorpackungen, Bewegungsbäder), mit Bewegungsübungen und Massagen. Sie kann ebenfalls eine Auflockerung der Haut bewirken, die Beweglichkeit der Gelenke fördern und somit Kontrakturen verhindern helfen.

Literatur

Allen, A.C.: Skleroderma. In: Pathology, 6.Aufl., hrsg. von W.A.D. Anderson. Mosby, St. Louis 1961 (S. 1170ff.)

Grosse-Brockhoff, F.: Peripherer Kreislauf, periphere Durchblutungsstörungen. In: Pathologische Physiologie, 2.Aufl., hrsg. von F. Grosse-Brockhoff. Springer, Berlin 1969 (S.273ff.)

Hammerschmidt, E.: Die Problematik der sogenannten Kalkgicht. Dtsch. med. Wschr. 99 (1974) 2525

Korting, G.W., H. Holzmann: Die Sklerodermie und ihr nahestehende Bindegewebsprobleme. Thieme, Stuttgart 1967

Rodnan, G.P.: The pathogenesis of progressive systemic sclerosis and dermatomyositis. In: Inflammation and diseases of connective tissue. Saunders, Philadelphia 1961

Schnyder, N.W., R. Schröder: Progressive Sklerodermie und Dermatomyositis. In: Klinik der rheumatischen Erkrankungen, hrsg. von R. Schoen, A. Böni, K. Mielke. Springer, Berlin 1970

Schuermann, H.: Dermatomyositis und Sklerodermie. Verh. dtsch. Ges. inn. Med. 65 (1959) 116

Schuhmann, L.E.: Scleroderma (Systemic sclerosis). In: Textbook of immunopathology, hrsg. von P.A. Miescher, H.J. Müller-Eberhard. Grune & Stratton, New York 1969

Veltman, G.: Progressive Sklerodermie. In: Lehrbuch der Haut- und Geschlechtskrankheiten, hrsg. von H.G. Bode, G.W. Korting. Fischer, Stuttgart 1962 (S.599ff.)

Dermatomyositis

Definition

Die Dermatomyositis ist eine chronisch entzündliche Erkrankung der Haut und der quergestreiften Muskulatur. Das Gefäßbindegewebe der betroffenen Haut-Muskel-Regionen kann ebenfalls eine Entzündung aufweisen. Die Krankheit kann auf den Herzmuskel übergreifen, während andere innere Organe nur selten betroffen sind. Pathohistologisch ist im akuten Stadium eine vorwiegend lymphozytäre und plasmazelluläre, ödematöse Entzündung der Haut und der Muskulatur sowie eine Nekrobiose der Skelettmuskelfasern charakteristisch. Im chronischen Stadium imponieren die granulomatöse Entzündung, fibröse Vernarbung, Muskelfaseruntergänge neben Atrophie, Regeneration und kompensatorischer Hypertrophie. Nicht nur pathologisch, sondern auch klinisch zeigt die Erkrankung Wesenszüge sowohl der progressiven Sklerodermie als auch der Polymyositis. Allerdings wird selbst bei chronischen Fällen von Dermatomyositis eine »Sklerose« der Haut wie bei Sklerodermie nicht beobachtet. Drei Formen von Dermatomyositis können unterschieden werden:

1. die »sekundäre« Dermatomyositis in Verbindung mit primär-chronischer Polyarthritis, Lupus erythematodes disseminatus, progressiver Sklerodermie, Morbus Sjögren oder rheumatischem Fieber; hier handelt es sich meistens um eine mehr interstitielle, milde verlaufende Myositis,
2. die primäre, idiopathische, akute, dann chronische Dermatomyositis und die idiopathische, primär-chronische Dermatomyositis. Hier handelt es sich immer um schwere, progrediente Erkrankungen,
3. kennt man eine Form der Dermatomyositis, bei der eine überdurchschnittlich häufige Koinzidenz mit Malignomen insbesondere des Magen-Darm-Traktes auffällt.

Die Vermutung ist gerechtfertigt, daß sich unter dem Krankheitsbild der Dermatomyositis verschiedene ätiologisch und pathogenetisch differente akut bis chronisch entzündliche Krankheitsbilder mit Projektion auf Haut und quergestreifte Muskulatur verbergen.

Epidemiologie

Die Dermatomyositis ist eine nicht sehr häufige Erkrankung. Im Krankengut einer großen Hautklinik taucht sie 8–10mal/Jahr auf. Sowohl bei Kindern als auch bei Erwachsenen vorkommend, hat die Dermatomyositis ihre Häufigkeitsspitze im 3. bis 5. Dezennium. Während sich im Kindesalter keine geschlechtsbedingten Morbiditätsunterschiede feststellen lassen, erkranken bei den Erwachsenen Frauen etwas häufiger als Männer. Im Kindesalter ist die Erkrankung besonders durch akute Verläufe ausgezeichnet. Ein Erbgang ist nicht ersichtlich.

Pathologie

Im Obduktionspräparat erscheint die Muskulatur teigig weich und ödematös. Kleinste punktförmige Hämorrhagien können auffallen. Histologisch sieht man bei akuter Erkrankung eine ödematöse, lymphozytäre und plasmazelluläre Entzündung des Koriums. Fibrinoide Nekrosezonen sind die Ausnahme. Eine ebenfalls lymphozytäre, plasmazelluläre Entzündung sieht man auch in der befallenen Muskulatur. Gleichzeitig finden sich aber ausgedehnte Muskelfaseruntergänge mit hyaliner Entartung, Fragmentation, Kernpyknose und Karyorrhexis. Im chronischen Stadium treten die akuten Veränderungen etwas zurück, statt dessen kommt es zur Fibrose, Regeneration und zur kompensatorischen Hypertrophie der noch erhaltenen Muskelfasern. Die für die progressive Sklerodermie typische kollagene Verquellung und Induration werden vermißt.

Ätiologie und Pathogenese

Die Ätiologie ist bis heute unbekannt. Bakterien oder Viren scheiden nach bisheriger Kenntnis als Ursache aus. Auch über die Pathogenese bestehen noch keine genauen Vorstellungen. Das differente Erscheinungsbild – idiopathische Dermatomyositis, sekundäre Dermatomyositis, Dermatomyositis mit malignen Tumoren – läßt einheitliche Ätiologie und Pathogenese zweifelhaft erscheinen. Zumindest für die Form der Dermatomyositis, welche in Zusammenhang mit rheumatischen oder pararheumatischen Erkrankungen auftritt, mag eine Immunpathogenese diskutiert werden.

Letztlich sind aber bei den idiopathischen, primären Erkrankungen mit oder ohne Kombination mit einem Malignom immunologische Phänomen eher die Ausnahme. Wenn sie vorkommen, so handelt es sich um positive Rheumafaktoren oder antinukleäre Antikörper, die aber ebensowenig krankheitsspezifisch sind wie eine zeitweilig zu beobachtende Hypergammaglobulinämie. Allergisch-hyperergische Mechanismen können mitwirken, wenn, wie es selten vorkommt, eine Dermatomyositis im Gefolge einer Antibiotika- oder Sulfonamidallergie entsteht.

Die eigenartige Koinzidenz von Dermatomyositis und malignen Tumoren (17–20% der Fälle) harrt noch der ätiologischen und pathogenetischen Klärung. In der Regel treten die Malignome erst im Gefolge der Dermatomyositis auf. In Einzelfällen führte die erfolgreiche Entfernung des Tumors zur Besserung oder Remission der Dermatomyositis.

Krankheitsbild

Anamnese

Die Erkrankung kann akut oder schleichend beginnen. Mehr oder weniger heftige Myalgien und Arthralgien, verbunden mit Abgeschlagenheit, Schweißausbrüchen, Kopfschmerzen und unter Umständen Erbrechen sind die einleitenden Beschwerden. Fieberschübe mit niedrigen bis mittelhohen Temperaturen sind bei der Hälfte der Patienten schon zu Beginn vorhanden. Wie bei progressiver Sklerodermie oder Lupus erythematodes disseminatus kann es auch bei Dermatomyositis schon initial zur Raynaud-Symptomatik kommen, und zwar bei etwa 20% der Patienten. Bei Befall größerer Muskelgruppen klagen die Patienten über »Schweregefühl« in Armen oder Beinen oder im Schulterbereich, worauf bald Myoplegien folgen.

Befunde

Ein Gesichtsödem mit Lidödem ist bei vielen Patienten auffallend. Desgleichen kann ein vorwiegend periorales Erythem vorkommen. In einigen Fällen kommt es im Gesicht und an anderen lichtausgesetzten Hautpartien (Halsdreieck) zur fleckigen Hyperpigmentation. Durch kutanmuskulärentzündliche Vorgänge resultiert in typischen Fällen eine mimische Starre. Fleckförmig konfluierende Erytheme finden sich an der Streckseite der großen Gelenke und über den Fingergelenken. Teleangiektasien können die pathologischen Hautveränderungen vervollständigen. Bei ausgeprägter Entzündung hat die Haut eine teigig-ödematöse Konsistenz, die jedoch bei Übergang in Chronizität wieder verschwindet. Bei Patienten mit Raynaud-Symptomatik sieht man die livide Verfärbung der Hände und Finger, Füße und Zehen. Die Durchblutungsstörungen können rattenbißartige Nekrosen der Fingerspitzen zur Folge haben.

Vielfach sind auch die Schleimhäute der Mundhöhle und des Rachens befallen. Man findet ein Erythem, manchmal auch eine ulzeröse oder erosive Stomatitis. Auch die Magenschleimhaut zeigt manchmal derartige Veränderungen (Dermatomukomyositis).

Kardinalsymptome der Myositis sind Schmerzen, Schwellung, Verkrampfung und Verhärtung, Nachlassen der groben Kraft bis zur Muskellähmung. Oft beginnt die Erkrankung im Bereich der Schultermuskulatur, um von dort auf die Muskulatur des Rumpfes und der Extremitäten (distale Muskelgruppen) überzuspringen. Asymmetrische Verteilung der Muskelentzündung ist für die Dermatomyositis aber charakteristischer als symmetrische Ausbreitung. Bei akutem und foudroyantem Verlauf kommt es nicht selten zur Myositis der Kau- und Schlundmuskulatur sowie der Interkostalmuskeln. Schluckstörungen mit der Gefahr des Verschluckens und der Aspiration und Atemlähmung sind die Folge. Je nachdem, ob die Erkrankung akut oder »primär« chronisch verläuft, wird sich das Vollbild der entzündlichen Muskelschädigung innerhalb von Tagen oder wenigen Wochen oder erst nach Monaten entwickeln.

Im chronischen Stadium, welches durch akut entzündliche Schübe oder protrahierten Verlauf, unterbrochen durch Spontanremissionen, gekennzeichnet ist, kommt es zu Fibrose, Atrophie und auch Kontrakturen der entzündeten Muskelgruppen. Die glatte Muskulatur erkrankt nicht.

In manchen Fällen nimmt der Herzmuskel in Form einer Myokarditis an der Erkrankung teil. Demgegenüber kommt eine Endo- oder Perikarditis nicht vor. Die Myokarditis manifestiert sich klinisch in Herzstichen, Herzjagen oder Arrhythmie sowie durch Herzinsuffizienz. Im EKG finden sich die typischen Veränderungen. Sonstige Organbeteiligungen sind selten. In vereinzelten Fällen wurden Lungenfibrosen beobachtet. Die Leber kann eine geringe, unspezifische Hepatitis mit schütterer lymphozytärer Entzündung der periportalen Felder, aber ohne Parenchymschädigung und ohne Progredienz aufweisen. Lymphadenopathien oder Splenomegalie sind sehr selten. Die Nieren erkranken nicht, es sei denn in Form einer Schockniere mit akuter Niereninsuffizienz bei akutem myolytischem Syndrom. Eine Polyneuritis (allergisch? toxisch?) kann manchmal hinzukommen. Eine Kalzinose der Unterhaut und der Muskelsepten wird manchmal röntgenologisch diagnostiziert wie bei der progressiven Sklerodermie (Thiebièrge-Weissenbach-Syndrom). Bei langdauernden Verläufen kann eine Osteoporose deutlich werden (Inaktivität, Corticosteroidtherapie?).

Das vermehrte Auftreten maligner Tumoren bei Dermatomyositis macht eine gründliche und wiederholte Tumorsuche obligatorisch. Bei den Tumoren handelt es sich um Karzinome des Magen-Darm-Traktes, der Lungen, der Mammae oder des Urogenitaltraktes. Auch über Sarkome oder Lymphome wurde berichtet.

Laboratoriumsbefunde
Die BSG ist leicht bis mittelgradig beschleunigt. Im akuten Schub kann eine mäßige Leukozytose vorhanden sein, im Finalstadium ist unter Umständen eine Lymphopenie zu beobachten. Sekundäre Anämie ist Zeichen des chronisch entzündlichen Prozesses. Eine Myoglobinurie findet sich bei massivem entzündlichem Muskelfaserzerfall. Im übrigen ist der Urin unauffällig. Mäßige a_2- und γ-Globulin-Vermehrung werden zeitweilig im chronischen Stadium beobachtet. Selten beobachtet man Immunphänomene, wie positive Rheumafaktoren, antinukleäre Antikörper, Anti-O-Streptolysin-Anstiege, Antikörper gegen Thyreoglobulin oder Magenschleimhaut. Im Gegensatz zur Myasthenie werden keine Antikörper gegen quergestreifte Muskulatur gebildet.
Wichtige Kriterien der Intensität des Muskelzerfalles liefern die Veränderungen der Serumenzyme GPT, GOT, CPK, Aldolase und Phosphohexoisomerase. Sie verzeichnen im akut myolytischen Stadium erhebliche Anstiege, bei der CPK z.B. bis auf das 50fache der Norm. Desgleichen findet sich ein Anstieg des Serumkreatins und -kreatinins. Damit parallel geht eine Erhöhung des Urinkreatins.
Die Haut-Muskel-Biopsie liefert Hinweise über Art, Intensität und Stadium der Entzündung. Auf die histologischen Befunde wurde schon hingewiesen. Manchmal fällt neben der Dermatomyositis eine Periarteriitis auf.
Elektromyographische Untersuchungen zeigen ein Mischbild von Spontanaktivität und myopathischem Innervationsmuster mit Verkürzung der Aktionspotentiale und Vermehrung kurzer Spitzenpotentiale. Zusammen mit den anderen Untersuchungen gibt die Elektromyographie ein relativ genaues Bild über Ausdehnung der Entzündung, Entzündungsstadium, Grad der Defekte und Funktionszustand der quergestreiften Muskulatur.

Verlauf
Die Krankheit verläuft akut, akut rezidivierend, akut mit Übergang in Chronizität oder »primär« chronisch. Zeitlich begrenzte Spontanremissionen sind häufig und charakteristisch, können aber letztlich die Progredienz des Leidens nicht aufhalten. Bei schweren und akuten Verläufen können nach ERBSLÖH (1965) 3 aufeinanderfolgende Stadien beobachtet werden: myalgisch-asthenisches Stadium, myolytisch-paretisches Stadium mit toxischer Kreislaufschwäche, Kapillarschädigung und Herzmuskelschwäche und schließlich myorenales Schocksyndrom einschließlich einer finalen Verbrauchskoagulopathie.
Verläufe von wenigen Tagen oder Wochen bis zu 30 Jahren sind beobachtet worden. Insgesamt betrachtet ist aber die Prognose sehr ungünstig, da mehr als die Hälfte der Patienten nach ungefähr 15 Monaten unter dem Bild der Atemlähmung, (Aspirations-)Pneumonie oder des myorenalen Schocksyndroms ad exitum kommen.

Differentialdiagnose
Bestehen im Beginn der Erkrankung Gelenkbeschwerden und hat zudem das Gesichtserythem schmetterlingsförmige Ausbreitung, so muß der Lupus erythematodes disseminatus differentialdiagnostisch abgegrenzt werden. Raynaud-Symptomatik, Hauterythem, Hyperpigmentierung, Gelenkbeschwerden und unter Umständen interstitielle Myositis kennzeichnen die progressive Sklerodermie. Dermatomyositis und progressive Sklerodermie sind im Anfangsstadium oft nicht sicher zu unterscheiden, es sei denn durch immunologische Zusatzbefunde bei Sklerodermie. Abzugrenzen ist das gutartige Sklerödem Buschke. Beginnt die Dermatomyositis im Bereich der Schulter- oder Beckengürtelmuskulatur, so erwächst besonders im Kindesalter die Differentialdiagnose zur progressiven Muskeldystrophie. Unschwer abgrenzen lassen sich die Myasthenia gravis, essentielle Neuropathien, steroidbedingte Myopathien und auch die Trichinose. Auszuschließen ist die Periarteriitis nodosa. Abzugrenzen sind auch die sekundären Myositiden und auch Dermatomyositiden bei rheumatischen und pararheumatischen Krankheiten, welche in ihrer Prognose gegenüber den idiopathischen Dermatomyositiden wesentlich günstiger sind.

Therapie
Eine kausale Therapie ist bis jetzt nicht möglich. Symptomatische Therapiemaßnahmen haben folgende Ziele: Abschwächung der Entzündung und nachfolgenden Fibrosierung, Vermeidung von Kontrakturen und Verbesserung der noch verbliebenen Muskelkraft. Einen entzündungshemmenden Einfluß haben die Corticoidsteroide (Prednisolon, Decortin), deren Dosis im akuten Schub 100 bis

200 mg/die betragen sollte. Die Erhaltungsdosis schwankt zwischen 10 und 25 mg/die. Eine Kombinationsbehandlung mit Resochin in der Dosis von 250–400 mg/die hat oft einen günstigen und auch corticosteroideinsparenden Effekt. Besserungen des Krankheitsbildes werden auch unter einer Infusionsbehandlung mit ACTH gesehen (25 bis 50 mg/die, 2 Wochen lang). Der Dauertherapie mit Corticosteroiden sind durch die bekannten Nebenwirkungen Grenzen gesetzt. In diesem Zusammenhang ist auch die Corticoidmyopathie oder -angiitis zu beachten. Über Therapieversuche mit Antimetaboliten (Folsäureantagonisten, Purinanaloge, alkylierende Substanzen) ist eine abschließende Beurteilung noch nicht möglich. Letztlich ist die Erfolgsbeurteilung der medikamentösen Therapie schwierig, da die Dermatomyositis zu Spontanremissionen von allerdings begrenzter Dauer neigt. Eine Heilung ist offenbar nicht möglich, wohl aber eine zeitweise Besserung.

Großes Gewicht hat die physikalische Therapie mit Bewegungsübungen, Bäderbehandlung und vorsichtigen Massagen. Sie soll einerseits Kontrakturen verhindern, andererseits die noch verbliebene Muskulatur kräftigen und die Durchblutung fördern. Ihre Durchführung ist jedoch der entzündungsarmen oder -freien Periode der Remission vorbehalten, nicht aber der akuten Krankheitsphase. Erfahrungsgemäß muß der Myositispatient schon vor mittelstarken Belastungen geschützt werden.
Bei Atemlähmung wird auxiliäre Beatmung notwendig, bei Schluckstörung ist Sondenernährung und Sekretabsaugung am Platze. Therapie des Schocks wird bei akutem myorenalem Syndrom unter Umständen notwendig.
(Arteriitis, Periarteriitis nodosa, Arteriitis temporalis und Wegener-Granulomatose s. Krankheiten der Gefäße, Bd. I, Kap. 2.)

Literatur

Adams, R.D., D. Denny-Brown, C.M. Pearson: Polymyositis, dermatomyositis and neuromyositis. In: Diseases of muscle, 2. Aufl., hrsg. von R.D. Adams, D. Denny-Brown, C.M. Pearson. Harper & Row, New York 1962

Erbslöh, F.: Die entzündlichen Erkrankungen der Skelettmuskulatur. Verh. dtsch. Ges. inn. Med. 71 (1965) 207

Pearson, C.M.: Rheumatic features in polymyositis and dermatomyositis. In: Inflammation and diseases of connective tissue, hrsg. von C.M. Pazrson. Saunders, Philadelphia 1961

Puff, K.H., Sr. Zschocke: Elektromyographische und klinische Verlaufsbeobachtung bei 70 Fällen von Dermato-Polymyositis. Verh. dtsch. Ges. inn. Med. 71 (1965) 622

Schuermann, H.: Dermatomyositis und Sklerodermien. Verh. dtsch. Ges. inn. Med. 65 (1959) 116

Schnyder, U.W., R. Schröter: Dermatomyositis. In: Klinik der rheumatischen Erkrankungen, hrsg. von R. Schoen, A. Böni, K. Miehlke. Springer, Berlin 1970

Shulman, L.E.: Dermatomyositis. In: Textbook of immunpathology, hrsg. von P.A. Miescher, H.J. Müller-Eberhard. Grune & Stratton, New York 1969

Immunologisch bedingte Organkrankheiten

H. WARNATZ

Da klinische Befunde und Therapie der Erkrankungen in den entsprechenden Organkapiteln dargestellt sind, werden hier nur Immunpathogenese und die immunologischen Befunde dargestellt.

Immunthyreoiditis

Definition

Die Immunthyreoiditis ist eine entzündliche Erkrankung der Schilddrüse, die klinisch mit oder ohne Struma bei meist hypothyreoter, aber auch eu- und hyperthyreoter Stoffwechsellage einhergeht, morphologisch durch Infiltration des Schilddrüsenparenchyms mit mononukleären Zellen, Zerstörung der Schilddrüsenepithelien sowie durch fortschreitende Atrophie und Fibrose gekennzeichnet ist und bei der charakteristischerweise schilddrüsenspezifische Antikörper gefunden werden. Vom morphologischen Befund her werden bei der Immunthyreoiditis einerseits die Struma lymphomatosa Hashimoto in der hyperzellulären und der fibrösen Variante und andererseits die atrophischen Formen unterschieden, die regelmäßig zum Myxödem führen.

Immunologische Befunde

Bei der Immunthyreoiditis läßt sich eine Reihe von Antikörpern nachweisen (Tab. 12.**12**):

1. Thyreoglobulinantikörper (TA) sind Immunglobuline der IgG-, selten der IgA- oder der IgM-Klasse. Sie können mit der Agglutinationsmethode nach Boyden nachgewiesen werden; TA-Titer über 1:1000 sind keine Seltenheit. Bei solchen hochtitrigen Antiseren können die TA auch mit der Ouchterlony-Technik durch Präzipitation bestimmt werden. In der Immunfluoreszenz stellen sich diese Antikörper durch Anfärbung des Kolloids in fixierten Präparaten dar.
Bei der hyperzellulären Variante der Hashimoto-Erkrankung sind TA niedertitrig nur in etwa 4% der Fälle zu finden; demgegenüber besteht bei der fibrösen Variante eine Hyperimmunisierung gegenüber Thyreoglobulin (in mehr als 90% der Fälle positiver Präzipitationstest). Bei den atrophischen Thyreoiditisformen finden

Tabelle 12.12 Befunde bei Immunthyreoiditis

	hyperzelluläre Form	fibröse Form
Geschlechtsverhältnis (m/w)	1 : 20	1 : 5
Struma	klein bis mittel, weich	mittel bis groß, derb
Schilddrüsenfunktion	euthyreot	eu- bis hypothyreot
Ansprechen auf Thyroxin	kaum	oft gut
Histologie	Lymphozyteninfiltrate mit Keimzentren	Plasmazelleninfiltrate, ausgeprägte Fibrose
Thyreoglobulinantikörper	selten, niedertitrig	in 90% hochtitrig
AK gegen mikrosomales Ag	mäßig hohe Titer	hohe Titer
Leukozytenmigrationsinhibitionstest	starke Hemmung	wechselnd

sich Thyreoglobulinantikörpertiter in wechselnder Höhe.
2. Antikörper gegen das mikrosomale Antigen der Schilddrüse. Dieses Antigen findet sich in der Lipoproteinfraktion der glatten Vesikel der mikrosomalen Fraktion der Schilddrüsenzelle und vornehmlich angereichert in hyperthyreoten Schilddrüsen. Die Autoantikörper vom IgG-Typ gegen dieses Antigen sind komplementfixierend und zytotoxisch für Kulturen von Schilddrüsenepithelien. Sie sind wahrscheinlich identisch mit den Antikörpern, die sich durch die Immunfluoreszenztechnik an nicht fixierten Schilddrüsenpräparaten nachweisen lassen. Diese Autoantikörper finden sich im Immunfluoreszenztest bei der hyperzellulären und der fibrösen Variante in meist hohen Titern und nahezu regelmäßig. Demgegenüber sind bei der Thyreoiditis ohne Kropf die Titer meist nicht so hoch, und auch die Häufigkeit des Nachweises ist geringer.
3. Antikörper gegen ein zweites Antigen des azinären Kolloids werden mit der Immunfluoreszenztechnik an fixierten Schilddrüsenschnitten nachgewiesen. Die Natur des Antigens ist nicht eindeutig geklärt. Es enthält kein Jod.

Die Frage der Bedeutung der zellbedingten Immunreaktion für die Entstehung der Immunthyreoiditis, die insbesondere aufgrund tierexperimenteller Untersuchungen angenommen wird, ist noch unklar, wenn auch die dichte Infiltration mit diesen Zellen und die Bildung von Lymphfollikeln in der Schilddrüse darauf hinweisen. Im Leukozytenmigrationsinhibitionstest führt das mikrosomale Schilddrüsenantigen zu starker Inhibition bei Patienten mit Hashimoto-Thyreoiditis.

Ätiologie und Immunpathogenese

Die Immunthyreoiditis entsteht meist idiopathisch, d.h. aus unbekannter Ursache. In einigen Fällen kann eine traumatische Ursache oder die Entstehung infolge eines Virusinfektes angenommen werden. Die Hashimoto-Thyreoiditis ist aufgrund ihres morphologischen Substrates und klinischen Verlaufes von der virusbedingten de Quervain-Thyreoiditis unterschieden. Aufgrund der klinischen immunologischen Befunde sowie des Modells der experimentellen Immunthyreoiditis besteht heute wenig Zweifel, daß die Immunthyreoiditis des Menschen unter die Autoimmunopathien einzugliedern ist. Die Progredienz der Erkrankung wird durch immunpathologische Mechanismen unterhalten. Demgegenüber ist die Frage, wie es primär zur Autosensibilisierung kommt, ungeklärt. Ob der humoralen oder der zellbedingten Immunreaktion in der Pathogenese der menschlichen Immunthyreoiditis die wesentliche Bedeutung zukommt, ist bislang nicht entschieden.

Bemerkenswert häufig ist die Immunthyreoiditis mit immunologischen Erkrankungen anderer endokriner Organe, etwa der Nebenniere, mit der atrophischen Gastritis bei perniziöser Anämie, mit Diabetes mellitus u.a. vergesellschaftet. Die Immunthyreoiditis befällt vorwiegend Frauen (Verhältnis Frauen zu Männern bei der Struma lymphomatosa wie 20:1).

Literatur

Beall, G.N., D.H. Solomon: Hashimoto's disease and Graves' disease. In: Immunological diseases, hrsg. von M. Samter u.a. Little, Brown, Boston 1971 (S. 1198)

Doniach, D., I.M. Roitt: Autoimmune thyroid disease. In: Immunopathology, Bd. II, hrsg. von P.A. Miescher, H.J. Müller-Eberhard. Grune & Stratton, New York 1969

Doniach, D., I.M. Roitt: Thyroid auto-allergic disease. In: Clinical aspects of immunology, 3. Aufl., hrsg. von R.R.A. Coombs, P.G.H. Gell, P.J. Lachmann. Blackwell, Oxford 1975

Rose, N.R., E. Witebsky, W.H. Beierwaltes: Thyroiditis. In: Immunological diseases, hrsg. von M. Samter u.a. Little, Brown, Boston 1965 (S. 821)

Senhauser, D.: Immunopathologic correlations in thyroiditis. In: The thyroid, hrsg. von J.B. Hazard, E. Smith. Williams & Williams, Baltimore 1964

Shulman, S.: Thyroid antigens and autoimmunity. Advanc. Immunol. 14 (1971) 85

Warnatz, H., F. Scheiffarth, F. Wolf, I. Reuther, R. Sparrer: Untersuchungen über die Wirkung von Thyreoglobulin auf Lymphozyten in vitro. Z. ges. exp. Med. 152 (1970) 130

Primärer Hyperthyreoidismus

Definition
Thyreotoxikose und primärer Hyperthyreoidismus können durch ein Immunglobulin vom IgG-Typ, den Long acting thyreoid stimulator (LATS), ausgelöst werden, dessen Reaktion mit der Schilddrüsenepithelzelle, ähnlich wie Thyreoidea stimulierendes Hormon (TSH), zu einem markanten Ansteigen des proteingebundenen Jods und des Thyroxins im Blut führt.

Immunologische Befunde
LATS wird mit dem Bioassay nach McKenzie (1972) an der Maus nachgewiesen, da der Faktor nicht speziesspezifisch ist und Kreuzreaktivitäten mit der Schilddrüsenzelle von Maus und Meerschweinchen zeigt. Der Test beruht auf dem Nachweis einer erhöhten, langanhaltenden (7 bis 24 Stunden) Ausschüttung von Schilddrüsenhormon bei Mäusen nach Injektion von LATS-haltigem Blut, das von Patienten mit primärem Hyperthyreoidismus gewonnen wurde. Er findet sich bei primärem Hyperthyreoidismus in mehr als 40% der Fälle, nach Konzentration der Immunglobulinfraktion in mehr als zwei Dritteln der Fälle. Besonders hohe Titer können nach Schilddrüsenresektion mit Entwicklung eines progressiven Exophthalmus und prätibialem Myxödem beobachtet werden. Häufig werden wie bei Immunthyreoiditis Antikörper gegen Thyreoglobulin oder gegen das mikrosomale Schilddrüsenantigen, meist allerdings in niedrigen Titern, nachgewiesen.

Neuerdings wurde ein weiterer Antikörper vom IgG-Typ, der LATS-protector (LATS-P), ein menschenspezifischer Schilddrüsenstimulator entdeckt, der keine Kreuzreaktion mit Schilddrüsenzellen anderer Spezies zeigt. In vitro besitzt er einen LATS-protektiven Effekt. LATS-P wurde bei allen aktiven thyreotoxischen Patienten entdeckt, auch bei LATS-negativen Zellen. Er kann in vitro mit Hilfe normaler menschlicher Schilddrüsenzellkulturen nachgewiesen werden: Serum thyreotoxischer Patienten stimuliert die Bildung endozytotischer Tröpfchen in den Azini.

Ätiologie und Immunpathogenese
Die Ursache für die Bildung des LATS ist unbekannt. Der primäre Hyperthyreoidismus zeigt aufgrund von Familienstudien, der Geschlechtsverteilung, der Histologie und des Antikörpernachweises enge Beziehungen zur Hashimoto-Thyreoiditis und zum primären Myxödem. LATS und LATS-Protektor finden sich bei 80% der Patienten mit primärem Hyperthyreoidismus im Serum als ein Immunglobulin vom IgG-Typ, das diaplazentar übertragen werden kann und im Neugeborenen eine vorübergehende Hyperthyreose auslöst. Bei passiver Übertragung kommt es beim Menschen wie auch im Tierversuch zur erhöhten Freisetzung von proteingebundenem Jod. LATS ist aufgrund biochemischer Eigenschaften (Molekulargewicht 150000), seiner biologischen Besonderheiten (Halblebenszeit in vivo etwa 7 Stunden) und seiner immunologischen Charakteristika (Absorption durch mikrosomales Antigen aus Schilddrüsenzellen, typische Bindungseigenschaften von Antikörpern) verschieden vom TSH. Man nimmt an, daß LATS sich mit dem Rezeptor des TSH an der Thyreozytenoberfläche zu binden vermag und ähnlich wie dieses durch Aktivierung des Adenylcyclase-zyklischen-AMP-Systems die vermehrte Hormonproduktion auslöst. Der primäre Hyperthyreoidismus zeigt die gleiche Häufigkeitsverteilung wie die Immunthyreoiditis und bevorzugt Familien, bei denen gehäuft Hashimoto-Thyreoiditis auftritt.

Literatur
Adams, D.D., T.H. Kennedy: Evidence to suggest that LATS protector stimulates the human thyroid gland. J. clin. Endocr. 33 (1973) 47
Beall, G.N., D.H. Solomon: Hashimoto's disease and Graves' disease. In: Immunological diseases, hrsg. von M. Samter u.a. Little, Brown, Boston 1971 (S. 1198)
Doniach, D., I.M. Roitt: Thyroid autoallergic disease. In: Clinical aspects of immunology, 3. Aufl., hrsg. von R.R.A. Coombs, P.G.H. Gell, P.J. Lachmann. Blackwell, Oxford 1975 (S. 1355)
McKenzie, J.M.: Does LATS cause hyperthyroidism in Graves' disease? A review biased toward the affirmative. Metabolism 21 (1972) 883
Shishiba, Y., T. Shimizu, S. Yoshimura, K. Shizume: Direct evidence for human thyroidal stimulation by LATS-protector. J. clin Endocr. 36 (1973) 517
Smith, B.R.: Binding of long-acting thyroid stimulator to $_4$S protein coupled to sepharose. J. Endocr. 52 (1972) 220

Insulitis und immunologisch bedingte Insulinresistenz

Insulitis

Definition
Es handelt sich um isolierte entzündliche Veränderungen im Sinne einer Infiltration mit mononukleären Zellen im Bereich der Pankreasinseln, die zum klassischen Symptombild des Diabetes mellitus führen. Die Insulitis wird beim Menschen selten, insbesondere bei jugendlichem Diabetes mit kurzem Verlauf beschrieben; sie ist charakterisiert durch eine Infiltration der Langhans-Inseln mit Lymphozyten und Makrophagen.

Immunologische Befunde
Bei Patienten mit jugendlichem Diabetes mellitus werden im Serum Antikörper nachgewiesen, die mit den B-Zellen der Inseln immunfluoreszenzserologisch nachweisbar reagieren. Die Art des dabei in Frage kommenden Antigens ist nicht sicher bekannt, und die pathogenetische Bedeutung der Antikörper ist nicht geklärt. Bei einem jugendlichen Diabetes mit kurzem Verlauf wurde ein positiver Leukozytenmigrationsinhibitionstest unter Verwendung von Schweinepankreasantigen beschrie-

ben. Die Existenz einer immunologisch bedingten Insulitis wird insbesondere aufgrund tierexperimentieller Untersuchungen angenommen.

Ätiologie und Immunpathogenese
Über Ätiologie und Immunpathogenese sind nur geringe Kenntnisse vorhanden; es wird ursächlich eine Virusinfektion der B-Zellen der Inseln diskutiert. Bemerkenswert ist, daß die Insulitis beim sogenannten Schmidt-Syndrom häufig kombiniert mit einer Hypofunktion von Schilddrüse und Nebenniere auftritt. Das signifikant häufigere Vorkommen der Histokompatibilitätsantigene HLA-B8 und HLA-BW15 bei insulinabhängigem Diabetes weist auf immungenetische Zusammenhänge hin.

Immunologisch bedingte Insulinresistenz
Im Verlaufe einer Therapie mit heterologem Insulin entwickelt sich nicht selten eine Insulinüberempfindlichkeit. Die Frage, ob heterologes Insulin immunogen ist, ist nicht sicher entschieden. Jüngste Untersuchungen mit hochgereinigten Insulinpräparaten für die Therapie haben gezeigt, daß Insulin selbst wenig oder nicht antigen ist. Die Bildung von Antikörpern gegen Insulin beruht wahrscheinlich auf der Verunreinigung mit Proinsulin oder auf Veränderungen des Insulins während der Präparation. Die molekularen Unterschiede zwischen menschlichem, Rinder- und Schweineinsulin sind gering (Austausch einiger Aminosäuren in der A-Kette des Insulins beim Rind, in der B-Kette bei Insulin von Schwein und Rind). Schweineinsulin hat sich wegen des Vorliegens besser gereinigter Präparate als weniger immunogen erwiesen als Rinderinsulin.
Klinisch nachweisbare Immunphänomene gegen Insulin sind:
1. Allergische Reaktionen vom Soforttyp: sie beruhen auf dem Vorhandensein von IgE-Antikörpern gegen Insulin. Ihr Nachweis erfolgt im Intrakutantest. Das Auftreten dieser IgE-Antikörper hängt neben der Antigenität des Insulinpräparates von der Injektionstechnik, der Menge und Häufigkeit der Injektionen ab.
2. Überempfindlichkeit vom verzögerten Typ. Intrakutane Injektion von Insulin führt zu einer Hautreaktion vom verzögerten Typ. Im Leukozytenmigrationsinhibitionstest konnte eine Hemmung der Migration bei Insulingegenwart nachgewiesen werden.
3. Insulinresistenz (Bedarf von mehr als 100 Einheiten Insulin pro Tag) beruht in etwa 60% der Fälle auf einer Insulinbindung durch IgG-Antikörper. Ihre Bestimmung erfolgt im Radioimmunoassay, wobei zwei verschiedene Antikörper mit unterschiedlicher Affinität für Insulin differenziert werden können. Bei insulinresistenten Personen konnte eine direkte Relation zwischen Antikörpertiter und Insulinbedarf nachgewiesen werden. Auch bei nichtresistenten Personen konnten insulinbindende Antikörper nachgewiesen werden. Im Hinblick auf die Speziesspezifität der Antikörper ist bei Resistenz für ein Insulinpräparat das Ausweichen auf das Insulin einer anderen Spezies indiziert.

Literatur
Deckert, T.: Insulin antibodies. Munksgaard, Kopenhagen 1964
Federlin, K.: Immunopathology of insulin. Monographs in endocrinology, Nr. 6. Heinemann, London 1971
Irvine, W. J., E. W. Barnes: Addisons disease and associated conditions. In: Clinical aspects of immunology, 3. Aufl., hrsg. von R.R.A. Coombs, P.G.H. Gell, P.J. Lachmann. Blackwell, Oxford 1975
Kerp, L., S. Steinhilber, F. Kieling, W. Creutzfeld: Klinische und experimentelle Untersuchungen zur Insulinallergie und Insulinresistenz. Dtsch. med. Wschr. 90 (1965) 806
Le Gompte, P.M.: Insulitis in early juvenile diabetes. Arch. Path. 60 (1958) 450
Renold, A.E., A.E. Gonet: Immunopathology of the endocrine pancreas. In: Immunopathology, Bd. II, hrsg. von P.A. Miescher, H.J. Müller-Eberhard. Grune & Stratton, New York 1969 (S.595)

Idiopathische Atrophie der Nebennierenrinde
Definition
Idiopathische Atrophie der Nebennierenrinde, die eine Hypofunktion mit den klassischen Symptomen des Morbus Addison verursacht. Mehr als zwei Drittel der Fälle von Morbus Addison werden heute dieser idiopathischen Form zugerechnet.

Immunologische Befunde
In mehr als 50% der Addison-Patienten gelingt ein Antikörpernachweis mit der Komplementfixationstechnik und dem Immunfluoreszenztest. Immunfluoreszenzserologische Untersuchungen zeigen eine Bindung an Antigene im Bereich der Zona fasciculata der Nebennierenrinde. Die Organspezifität der Antikörper ist nicht erwiesen; in einem hohen Prozentsatz der Fälle konnten auch Antikörper gegen Steroid produzierende Zellen der Gonaden, Belegzellen des Magens und gegen Thyreozyten gefunden werden. Die Präsenz des Antigens ist abhängig vom Funktionszustand der Nebennierenrinde. Bei tuberkulös bedingtem Morbus Addison fehlen diese Antikörper. Als Hinweis auf die Bedeutung der zellbedingten Immunreaktion für die Entwicklung des idiopathischen Morbus Addison ist die Hemmung im Leukozytenmigrationsinhibitionstest in Gegenwart von Nebennierenrindenextrakt aufzufassen.

Ätiologie und Immunpathogenese
Die Ätiologie ist unbekannt. Die Konzeption der Immunpathogenese des idiopathischen Morbus Addison stützt sich auf den Nachweis von Autoantikörpern, die mit Antigenen der Nebennierenrinde reagieren und bei 50 bis 70% der Patienten

mit idiopathischer Atrophie der Nebennierenrinde nachweisbar sind. Häufig findet sich eine Kombination mit der Immunthyreoiditis.

Es ist bisher nicht entschieden, ob die Antikörper gegen Antigene der Zona fasciculata pathogenetisch wirksam sind oder nur Begleitfaktoren des Destruktionsprozesses darstellen. Die Möglichkeit, im Tierversuch eine Immunadrenalitis durch Sensibilisierung mit homologen und heterologen Nebennierenantigenen zu erzeugen, stützt das Konzept der Autoimmunpathogenese der idiopathischen Atrophie der Nebennierenrinde.

Literatur

Blizzard, R.M., D. Chee, W. Davis: The incidence of parathyroid and other antibodies in the sera of patients with idiopathic adrenal insufficiency (Addison's disease). Clin. exp. Immunol. 2 (1967) 19

Irvine, W.J., M.M.W. Chan, L. Scarth: The further characterization of autoantibodies reactive with extra-adrenal steroid-producing cells in patients with adrenal disorders. Clin. exp. Immunol. 4 (1969) 489

Milgrom, F., E. Witebsky: Adrenals. In: Immunopathology, Bd. II, hrsg. von P.A. Miescher, H.J. Müller-Eberhard. Grune & Stratton, New York 1969 (S. 602)

Nerup, J., G. Bendixen: Anti-adrenal cellular hypersensitivity in Addison's disease: II. Correlation with clinical and serological findings. Clin. exp. Immunol 5 (1969) 341

Atrophische Gastritis bei perniziöser Anämie

Definition

Im Gefolge einer chronischen Gastritis kann es zu einer morphologisch nachweisbaren Atrophie der Magenschleimhaut und zu Funktionsstörungen (Achlorhydrie des Magensaftes, Resorptionsstörungen für Vitamin B_{12}) kommen. Insbesondere bei atrophischer Gastritis mit perniziöser Anämie sind immunologische Phänomene regelmäßig nachweisbar.

Immunologische Befunde

Antikörper gegen den Intrinsicfactor werden mit radioimmunologischen Methoden nachgewiesen. Die übliche Methode ist der Charcoal-Absorptionstest unter Verwendung von ^{60}Co-Vitamin B_{12}. Bei dem im Serum nachweisbaren Antikörper handelt es sich um ein IgG, bei den im Magensaft vorhandenen Antikörpern gegen Intrinsic factor häufig um IgA-Antikörper. Man unterscheidet solche, die die Bindung des Vitamin B_{12} an den Intrinsic factor blockieren (Typ I Antikörper) und damit die Resorption des Vitamin B_{12} inhibieren, und solche, die sich an den Intrinsic factor binden (Typ II Antikörper), ohne seine Bindungsfähigkeit für Vitamin B_{12} zu beeinflussen. Die bei atrophischer Gastritis mit perniziöser Anämie nachweisbaren Antikörper gegen das mikrosomale Antigen der Belegzellen werden meist immunfluoreszenzserologisch dargestellt. Es zeigt sich eine brillante Fluoreszenz des Plasmas der Belegzellen, nicht der Hauptzellen. Eine Anfärbung der schleimproduzierenden Becherzellen beruht in der Regel auf spontan vorkommenden Isoantikörpern gegen Blutgruppensubstanzen. Die komplementbindenden Antikörper vom IgG-Typ haben keine zytotoxische Wirkung auf Belegzellkulturen.

Ätiologie und Immunpathogenese

Die Ätiologie der chronischen atrophischen Gastritis ist ungeklärt. Aufgrund von Antikörperphänomenen, der Vergesellschaftung mit anderen Autoimmunerkrankungen (Immunthyreoiditis, Morbus Sjögren) und der histologischen Befunde wird ein immunologischer Pathomechanismus diskutiert. Antikörper, die den Intrinsic factor binden, finden sich bei perniziöser Anämie in 57% der Serumproben und in 50% der Magensäfte. 70% der Patienten haben Intrinsic-factor-Antikörper entweder im Serum oder im Magensaft oder in beiden. Die Intrinsic-factor-Antikörper verhindern die Bindung von Vitamin B_{12} an den Intrinsic factor und damit die Resorption des Vitamin B_{12}. Während die kausale Bedeutung der Intrinsic-factor-Antikörper für die Entstehung der perniziösen Anämie allgemein anerkannt wird, ist die Frage, ob es sich bei den Antikörpern gegen die Belegzellen der Magenschleimhaut um Begleitfaktoren oder echte pathogene Faktoren handelt, ungeklärt. Die immunfluoreszenzserologisch nachweisbaren Antikörper gegen das mikrosomale Antigen der Belegzellen finden sich in 88% der Fälle von atrophischer Gastritis bei perniziöser Anämie. Andererseits ist die Häufigkeit des Nachweises von Belegzellantikörpern wesentlich geringer als die Häufigkeit gastritischer Veränderungen des Magens. Je schwerer die morphologisch nachweisbaren gastritischen Prozesse ausgeprägt sind, um so regelmäßiger sind diese Antikörper nachweisbar. Die Pathogenität der Antikörper ist zweifelhaft, zumal sie in vitro keine zytotoxische Wirkung auf Belegzellkulturen besitzen. Gelegentlich finden sich Belegzellantikörper auch bei magengesunden Personen, wobei die Häufigkeit ihres Nachweises vom jugendlichen zum höheren Alter von 2 auf 16% zunimmt. Genetischen Faktoren kommt bei der Bildung von Belegzellantikörpern bei chronischer atrophischer Gastritis eine Bedeutung zu. Verwandte von Patienten mit perniziöser Anämie haben in 36% der Fälle Belegzellantikörper und in etwa 50% der Fälle Schilddrüsenantikörper. Perniziöse Anämie findet sich in 2 bis 3% der Fälle von Hyperthyreose und in etwa 10% der Fälle von Patienten mit Myxödem. Umgekehrt findet sich eine Schilddrüsenerkrankung in etwa 15% der Fälle von perniziöser Anämie. Aufgrund dieser Befunde ist die enge Relation zwischen Immunthyreoiditis und chronischer atrophischer Gastritis gesichert.

Literatur

Chanarin, I.: The stomach in allergic diseases. In: Clinical aspects of immunology, 3. Aufl., hrsg. von R.R.A. Coombs, P.G.H. Gell, P.J. Lachmann. Blackwell, Oxford 1975

Irvine, W.J.: Immunoassay of gastric intrinsic factor. Clin. exp. Immunol. 1 (1966) 99

Roitt, I.M., D. Doniach: Gastric autoimmunity. In: Immunopa-

thology, Bd. II, hrsg. von P. A. Miescher, H. J. Müller-Eberhard. Grune & Stratton, New York 1969 (S. 534)
Roitt, I.M., D. Doniach, C.C. Shapland: Autoimmune phenomena in relation to the gastric mucosa in human disease. In: 4th Int. Symp. Immunopath., hrsg. von P. Grabar, P.A. Miescher. Schwabe, Basel 1965 (S. 314)
Rose, M.S., I. Chanarin: Dissociation of intrinsic factor from its antibody: application to study of pernicious anaemia gastric juice specimens. Brit. med. J. 1969/I, 468
Rose, M.S., I. Chanarin: Intrinsic factor antibody and absorption of vitamin B_{12} in pernicious anaemia. Brit. med. J. 1971/I, 25
Taylor, K.B., I.M. Roitt, D. Doniach, K.G. Couchman, C. Shapland: Autoimmune phenomena in pernicous anaemia: gastric antibodies. Brit. med. J. 1962/II, 1347

Colitis ulcerosa
Definition
Es handelt sich um eine entzündliche Reaktion der Mukosa und Submukosa von Kolon und Rektum, in deren Gefolge es zu Geschwürsbildung und zu Funktionsstörungen des Dickdarms kommt. Die Krankheit ist weltweit verbreitet bei gleichmäßigem Befall beider Geschlechter und bei bevorzugtem Auftreten in der 2. bis 4. Lebensdekade. Die Häufigkeit ist in den verschiedenen Ländern unterschiedlich.

Immunologische Befunde
In einem hohen Prozentsatz der Fälle von Colitis ulcerosa, insbesondere bei jugendlichen Erkrankten, aber auch bei Morbus Crohn mit Befall des Dickdarmes, finden sich mit Hilfe der Immunfluoreszenztechnik Antikörper, die sich an das Zytoplasma der Becherzellen des Kolons binden. Wegen der Kreuzreaktivität dieser Antikörper wird zum Nachweis in der Regel embryonales Rattenkolon verwendet. Weiterhin sind bei Colitis ulcerosa gelegentlich Rheumafaktor, antinukleäre Antikörper usw. nachweisbar. Häufig finden sich Antikörper, die in der passiven Hämagglutinationsreaktion mit Gliadin reagieren. Reaktionen vom verzögerten Typ sind bei der Colitis ulcerosa mit dem Leukozytenmigrationsinhibitionstest nachgewiesen worden, der bei Gegenwart von Kolonschleimhautantigen signifikante Hemmungen zeigt. Im Gegensatz zur Colitis ulcerosa findet sich beim Morbus Crohn, insbesondere in den fortgeschrittenen Stadien, eine Beeinträchtigung der zellbedingten Immunreaktion (negativ werden zuvor positiver Kutanreaktionen vom verzögerten Typ, verminderte Phytohämagglutinin-Stimulation der Lymphozyten des peripheren Blutes).

Ätiologie und Immunpathogenese
Die Ätiologie der Colitis ulcerosa ist ungeklärt. Für die Colitis ulcerosa spezifische Bakterien, Parasiten oder Viren wurden nicht nachgewiesen. Doch spielen bakterielle Infekte eine Rolle bei der Entwicklung der Erkrankung. Nahrungsmittelallergien (z.B. gegenüber Gliadin, Milcheiweiß) lassen sich in einigen Fällen nachweisen, ihre ätiologische Signifikanz wird jedoch nicht einheitlich beurteilt.
Die Immunpathogenese wird aufgrund des klinischen Verlaufes, d.h. der Prozeßautonomie und der chronischen Verlaufsweise mit Neigung zu Schüben, des morphologischen Befundes und des Nachweises von Antikörpern gegen Kolonantigene diskutiert. Klinisch finden sich Begleitphänomene, wie sie bei anderen Immunopathien bekannt sind, etwa Erythema nodosum, Vasculitis, Arthritis, Iridozyklitis und hämolytische Anämie sowie allergische Phänomene. Morphologisch steht die lymphozytäre Infiltration des erkrankten Kolons im Vordergrund. Serologisch finden sich die erwähnten zirkulierenden Antikörper gegen ein zytoplasmatisches Mukopolysaccharidantigen der Kolonzelle. Die gebildeten Antikörper sind nicht speziesspezifisch; sie vermögen auch mit Rattenkolonmukosa zu reagieren. Bemerkenswert ist die Kreuzreaktivität mit Polysaccharidantigenen von Escherichia coli 0 14. Bei den Antikörpern handelt es sich um IgM-Antikörper, die vor allem in den lokalen Lymphknoten produziert werden.
Eine primär-kausale Rolle dieser Antikörper ist nicht wahrscheinlich. Es besteht keine Korrelation des Antikörpertiters zur Schwere der Erkrankung. Kolektomie verändert den Antikörpertiter nicht, wie dies bei anderen pathogenen Antikörpern, z.B. den Antikörpern gegen die glomeruläre Basalmembran der Nephrektomie, der Fall ist. Die Antikörper sind nicht zytotoxisch für Kolonzellen in der Gewebekultur. Sie werden daher als Begleitphänomene des Destruktionsprozesses am Kolon angesehen. Die Antikörper finden sich im übrigen nicht nur bei Colitis ulcerosa, sondern auch bei regionaler Enteritis mit Kolonbefall.
Demgegenüber erwiesen sich zirkulierende Lymphozyten von Patienten mit Colitis ulcerosa sowie granulomatöser Kolitis als zytotoxisch für Kolonzellkulturen. Sie waren nicht zytotoxisch für Nieren-, Leber- und Dünndarmzellen. Bei Hemikolektomierten verschwinden die zytotoxischen Lymphozyten binnen 14 Tagen aus dem peripheren Blut. Die Lymphozyten verlieren ihre Zytotoxizität, wenn sie mit Escherichia-coli-Extrakt vorinkubiert werden.
Im Leukozytenmigrationsinhibitionstest konnte eine Hemmung der Makrophagenwanderung bei Inkubierung mit Kolonantigen bei Colitis-ulcerosa-Patienten gesehen werden. Es wird deshalb diskutiert, daß neben möglichen anderen pathogenen Mechanismen eine zellbedingte Immunreaktion gegen Kolonantigene, möglicherweise infolge einer Kreuzreaktion mit kolitogenen Bakterien, die Schädigung der Dickdarmschleimhaut induziert.

Literatur
Broberger, O., P. Perlmann: Demonstration of an epithelial Antigen in colon by means of fluorescent antibodies from children with ulcerative colitis. J. exp. Med. 115 (1962) 13
Kirsner, J.B.: Experimental »colitis« with particular reference to

hypersensitivity reaction in the colon. Gastroenterology 41 (1961) 307

Lagercrantz, R., S. Hammarström, P. Perlmann, B.E. Gustafsson: Immunological studies in ulcerative colitis. III. Incidence of antibodies to colon-antigen in ulcerative colitis and other gastrointestinal diseases. Clin. exp. Immunol. 1 (1966) 263

Perlmann, P., O. Broberger: Lower gastrointestinal system. In: Immunopathology, Bd. II, hrsg. von P.A. Miescher, H.J. Müller-Eberhard. Grune & Stratton, New York 1969 (S. 551)

Shorter, R.G., M. Cardoza, S.G. Re Mine, R.J. Spencer, K.A. Huizenga: Modification of in vitro cytotoxicity of lymphocytes from patients with chronic ulcerative colitis or granulomatous colitis for allogeneic colonic epithelial cells. Gastroenterology 58 (1970a) 692

Shorter, R.G., K.A. Huizenga, R.J. Spencer, J. Aas, B.S. Guy: Inflammatory bowel disease. Cytophilic antibody and the cytotoxicity of lymphocytes for colonic cells in vitro. Amer. J. dig. Dis. 16 (1972) 673

Chronisch-aktive Hepatitis
Definition
Es handelt sich um eine chronisch-progrediente Leberentzündung mit Leberparenchymzelluntergang (piece-meal necrosis), Sternzellaktivierung und mononukleärer Zellinfiltration, die häufig einen Übergang in die Laennec-Zirrhose zeigt. Die chronisch-aktive Hepatitis läßt sich aufgrund klinischer, morphologischer und immunologischer Besonderheiten von der chronisch-persistierenden Hepatitis abgrenzen. Sie zeigt ein deutliches Überwiegen des weiblichen Geschlechtes (Frauen zu Männer wie 4:1) bei Beginn der Erkrankung im jüngeren Lebensalter (Häufigkeitsgipfel zwischen 15. und 30. Lebensjahr).

Immunologische Befunde
Charakteristisch ist die Erhöhung der Immunglobuline. Die Proteinwerte, die mit der Immunplatetechnik nach Mancini nachgewiesen werden, erreichen in einem Teil der Fälle Extremwerte (IgG bis zu 5000 mg%, IgM und IgA über 350 mg%).
Von den Antikörperphänomenen verdienen insbesondere der Nachweis antinukleärer Antikörper (LE-Phänomen, Nachweis antinukleärer Antikörper mit heterologer Rattenleber in der Immunfluoreszenztechnik) und antimitochondrialer Antikörper (Nachweis in der Immunfluoreszenztechnik mit homologen mitochondrienreichen Geweben, z.B. den Tubulusepithelien der Niere) Erwähnung. Antinukleäre Antikörper werden in 10 bis 40% der Fälle, antimitochondriale Antikörper, die enge Beziehungen zu den Gallengangsantikörpern besitzen, in 20 bis 30% der Fälle von chronisch-aktiver Hepatitis nachgewiesen. Antikörper gegen die glatte Muskulatur finden sich bei chronisch-aktiver Hepatitis in bis zu 80% der Fälle. Zirkulierende Antikörper gegen Antigene der Leberparenchymzelle besitzen derzeit für die Routinediagnostik noch keine wesentliche Bedeutung. Sie sind gegen ein membranassoziiertes Antigen der Leberparenchymzelle gerichtet; ihre pathogenetische Bedeutung wird diskutiert. Darüber hinaus lassen sich bei chronisch aktiver Hepatitis eine Vielzahl von Antikörperphänomenen (Rheumafaktor, Kryoglobuline, antierythrozytäre, antithrombozytäre und Wassermann-Antikörper) nachweisen. Hepatitis-B-Antigen (HB_s-Ag) findet sich in 20 bis 40% der Fälle von chronisch-aktiver Hepatitis. Der Nachweis gelingt mit dem Radioimmunoassay oder mit der weniger empfindlichen Überwanderungselektrophorese. Mit der Immunfluoreszenztechnik ist HB_s-Ag bei HB_s-Ag-Trägern in den Hepatozyten nachweisbar. Über die diagnostische Bedeutung des Hepatitis-B-Core-Antigens (HB_c-Ag) liegen z.Z. keine gesicherten Erkenntnisse vor. Das e-Antigen, ein weiteres Antigen bei Hepatitis B, wird durch Präzipitationstechniken nachgewiesen; seine Persistenz nach Hepatitis B soll auf die Entwicklung einer chronischen Hepatitis hinweisen. Antikörper gegen das HB_sAg wurden bei chronisch-aktiver Hepatitis nur gelegentlich nachgewiesen. Der Nachweis zirkulierender Immunkomplexe von HB_s-Ag-Antikörpern ist wegen der schwierigen Technik Speziallabors vorbehalten. Die Bedeutung einer gelegentlich beobachteten Erniedrigung des Komplementspiegels bei chronischer Hepatitis ist fraglich. Zellbedingte Immunreaktionen bei chronisch aktiver Hepatitis lassen sich mit dem Lymphozytentransformationstest und dem Leukozytenmigrationsinhibitionstest nachweisen. Die Phytohämagglutininstimulation der Lymphozyten, die zum Ausschluß einer Beeinträchtigung der Funktionsfähigkeit der Lymphozyten geprüft wird, ist bei chronisch-aktiver Hepatitis nicht verändert. Gegenüber Hepatitis-B-Antigen besteht eine zelluläre Immunität, nachgewiesen mit dem Lymphozytentransformationstest, in etwa einem Drittel der Fälle. Untersuchungen mit Leberzellantigenen (mikrosomale Antigene der Leberzelle, lösliches Leberzellantigen) zum Nachweis einer Autoreaktivität der Lymphozyten gegenüber Lebergewebe brachten positive Befunde in weniger als der Hälfte der Fälle.

Ätiologie und Immunpathogenese
Die Infektion mit Hepatitis-B-Virus und die Immunreaktion gegen das infektiöse Agens werden heute als mögliche ätiologische Faktoren für die Entstehung der chronisch-aktiven Hepatitis angesehen. Die Entwicklung einer chronischen Hepatitis muß bei Patienten erwartet werden, bei denen HB_s-Antigen länger als drei Monate nach akuter Infektion persistiert. Blande Infektionen mit Hepatitis-B-Virus scheinen häufiger von einer chronischen Erkrankung gefolgt zu sein als die akute Hepatitis. Faktoren, wie die Menge von infektiösem Virus, Typ des Virus usw., können eine Rolle im Verlauf der Erkrankung spielen. Andererseits scheinen genetische Faktoren des Wirtes von großer Wichtigkeit für die Entwicklung einer Hepatitis zu sein. Auffällige Befunde, die in dieser Richtung sprechen, sind, daß Persistenz des HB-Antigens überwiegend bei Männern beobachtet wird, und daß sich gelegentlich bei diesen Patienten Symptome eines selektiven Immundefektes nachweisen lassen. HB_s-Antigen wurde nachgewiesen bei chro-

nisch-persistierender Hepatitis und bei chronisch-aktiver Hepatitis. Ein Verschwinden des HB$_s$-Antigens bei Patienten mit seropositiver chronischer Hepatitis wurde selten beobachtet, meist besteht die Persistenz des HB$_s$-Antigens lebenslänglich. Von der HB$_s$-Antigen-positiven Form der chronisch-aktiven Hepatitis (20 bis 40% aller Fälle von chronisch-aktiver Hepatitis) wurde die HB$_s$-Antigen-negative Form unterschieden wegen des unterschiedlichen klinischen Verlaufes der Erkrankung und unterschiedlicher serologischer Befunde. Die seronegative chronisch-aktive Hepatitis ist charakterisiert durch hohe Immunglobulinspiegel und Autoimmunphänomene, wie z.B. Antikörper gegen die glatte Muskulatur, antinukleäre und antimitochondriale Antikörper. Für dieses Syndrom wurde wegen der charakteristischen Autoimmunbefunde der Name hypergammaglobulinämische oder lupoide Hepatitis geprägt. Diese Form der chronisch aktiven Hepatitis wird insbesondere bei jungen Frauen beobachtet und zeigt meist eine maligne Verlaufsform. Die autoimmune HB$_s$-Ag negative Form der chronischen Hepatitis ist in 60% der Fälle mit dem Histokompatibilitätsantigen HLA-B8 assoziiert. Die pathogenetische Bedeutung der Autoimmunphänomene ist fraglich. Die meist nicht leberspezifischen Autoantikörper werden im allgemeinen als Begleitphänomene nach Zerstörung von Leberzellen und damit verbundene Freisetzung veränderter Organproteine oder aber als Ausdruck der überschießenden aberrierten Immunglobulinproduktion aufgefaßt. Der zellbedingten Immunreaktion wird für die Entwicklung der chronisch-aktiven Hepatitis wesentliche Bedeutung beigemessen. Bereits die morphologisch nachweisbare Infiltration mit mononukleären Zellen spricht in dieser Richtung. Untersuchungen mit dem Lymphozytentransformationstest Leukozytenmigrationsinhibitionstest haben in einem Teil der Fälle eine zellbedingte Immunreaktion gegenüber HB$_s$-Antigen und autologem Lebergewebe nachgewiesen. Die bisherigen Ergebnisse haben allerdings keine Relation zur Verlaufsform oder Schwere der Erkrankung geboten.

In jüngster Zeit wurde die Hypothese aufgestellt, daß die chronische Hepatitis sich infolge einer inadäquaten Reaktion des Wirtes gegenüber einer Infektion mit Hepatitis-B-Virus entwickelt. Während bei der HB-Antigen-positiven chronisch aktiven Hepatitis die Virus-B-Infektion eine wesentliche Rolle bei der Initiierung und Perpetuierung der Erkrankung spielt, ist über Pathomechanismus der HB-Antigen-negativen Form der chronisch-aktiven Hepatitis nichts bekannt. Es wird diskutiert, daß beide – die seropositive wie die seronegative Form – nach einer Hepatitis-B-Virusinfektion bei Personen mit inadäquater Immunreaktion gegenüber den viralen Antigenen sich entwickeln. Bei der seronegativen Form würde eine persistierende Infektion mit Vermehrung des Virions in den Leberzellen vorliegen, die eine Immunreaktion gegen HB-Antigen oder virusinfizierte Hepatozyten induziert. Die seronegative Form wird interpretiert als eine Autoimmunreaktion gegen Proteine der Leberzelle, die zunächst in das HB-Antigen inkorporiert wurden, ohne daß eine persistierende Produktion von HB-Antigen besteht. Ein Beweis für diese Hypothese steht noch aus.

Literatur

Almeida, J.D., A.P. Waterson: Das Australiaantigen und seine Beziehungen zur Hepatitis. Internist 11 (1970) 73
Doniach, D.: Autoimmune aspects of liver disease. Brit. Med. Bull. 28 (1972) 145
Dudley, F.J., V. Giustino, S. Sherlock: Cell mediated immunity in patients positive for hepatitis associated antigen. Brit. med. J. 1972/IV, 754
Kaboth, U.: Klinische Bedeutung des Hepatitis B-Antigens. Internist 14 (1973) 554
Mackay, I.R., P.J. Morris: Association of autoimmune active chronic hepatitis with HL-A1 8. Lancet 1972/II, 793
Meyer zum Büschenfelde, K.H.: Studies on the pathogenesis of chronic active hepatitis in Immunopathology, hrsg. von P.A. Miescher. Schwabe, Basel 1972 (S. 350)
Paronetto, F., H. Popper: Hetero-iso- and autoimmune phenomena in liver. In: Textbook of immunopathology, hrsg. von P. Miescher, H.J. Müller-Eberhard. Grune & Stratton, New York 1968 (S. 563)
Popper, H., I.R. Mackay: Relation between Australia antigen and autoimmune hepatitis. Lancet 1972/I, 1161
Scheiffarth, F., H. Warnatz, R. Ottenjann, H. Ritter: Die Lymphozytentransformation bei der chronischen Hepatitis und anderen Lebererkrankungen. Arch. klin. Med. 216 (1969) 447
Schober, A., R. Thomssen: Natur und Nachweis des Hepatitis B-(Australia-)Antigens und seines Antikörpers. Internist 14 (1973) 546
Schumacher, K.: Immunpathologie der chronischen Hepatitis. In: Gastroenterologie und Stoffwechsel, Bd. 6, hrsg. von H. Bartelheimer, H.A. Kühn, V. Becker, F. Stelzner. Thieme, Stuttgart 1975
Smith, M.G.M., A.L.W.F. Eddleston, R. Williams: Leucocyte migration in active chronic hepatitis and primary biliary cirrhosis. In: Immunology of the liver, hrsg. von Smith u. Williams. Heineman, London 1971
Vischer, T.L.: Immunologic aspects of chronic hepatitis. Progr. Allergy 15 (1971) 268
Warnatz, H.: Das Phänomen der Lymphozytentransformation in der Pathogenese und Diagnostik von Autoimmunerkrankungen. Z. ges. exp. Med. 149 (1969) 64
Warnatz, H.: Lymphocyte transformation and autoimmunity. Excerpta med. int. Congr. 232 (1971) 178
Warnatz, H.: Immune reactions to hepatitis antigen in acute and chronic hepatitis. Acta hepato-gastroenterol. 21 (1974) 237
Wright, R.: Australia antigen and smooth muscle antibody in acute and chronic hepatitis. Lancet 1970/I, 521
Wright, R.: Immunology of liver disease. In: Clinical aspects of immunology, 3. Aufl., hrsg. von R.R.A. Coombs, P.G.H. Gell, P.J. Lachmann. Blackwell, Oxford 1975 (S. 1269)

Primär-biliäre Zirrhose (PBZ)
Definition
Die primär-biliäre Zirrhose entwickelt sich auf dem Boden einer entzündlichen Reaktion um kleine und mittlere Gallengänge. Sie ist mit einer Xanthomatose vergesellschaftet. Es besteht eine Prädisposition des weiblichen Geschlechtes.

Immunologische Befunde
Auch bei der primär-biliären Zirrhose lassen sich eine Vielzahl serologischer Phänomene nachweisen. So finden sich Antikörper gegen Nucleopro-

tein, γ-Globulin usw. Charakteristisch ist der Nachweis antimitochondrialer Antikörper, die in 90% der Fälle vorhanden sind. Mit ihnen nahe verwandt oder identisch sind die Antikörper gegen kleine Gallengänge. Die Antikörper sind gegen ein Antigen der inneren Lamelle der Cristae mitochondriales gerichtet. Derartige Antikörper finden sich allerdings auch gelegentlich bei chronisch-aktiver Hepatitis. Der Antistreptolysintiter zeigt infolge des hohen Cholesterinspiegels extrem hohe falschpositive Resultate.

Ätiologie und Immunpathogenese

Die Ätiologie ist unbekannt. Klinische Verlaufsweise, histologischer Befund und der Nachweis von Antikörperphänomenen lassen eine Immunpathogenese diskutieren. Auch bei der primär-biliären Zirrhose wie bei der chronisch aktiven Hepatitis lassen sich gelegentlich unspezifische Antikörperphänomene nachweisen. Charakteristisch für die primär-biliäre Zirrhose ist der Nachweis sogenannter antimitochondrialer Antikörper, die gegen die innere Membran der Mitochondrien gerichtet sind. Sie sind den Wassermann-Antikörpern nahe verwandt; sie zeigen keine Organ- oder Speziesspezifität. Ihnen wird keine pathogenetische Bedeutung beigemessen. Sie werden als Folge des Destruktionsprozesses mitochondrienreicher Gewebe angesehen.

Literatur

Berg, P.A., I.M. Roitt, D. Doniach, R.W. Horne: Mitochondrial antibodies in primary biliary cirrhosis. III. Characterization of the inner membrane CF antigen. Clin. exp. Immunol. 4 (1969) 511

Goudie, R.B., R.N.M. MacSween, D.M. Goldberg: Serological and histological diagnosis of primary biliary cirrhosis. J. clin. Path. 19 (1966) 527

Paronetto, F., H. Popper: Hetero-, iso- and autoimmune phenomena in the liver. In: Immunopathology, Bd. II, hrsg. von P.A. Miescher, H.J. Müller-Eberhard. Grune & Stratton, New York 1969 (S. 562)

Paronetto, F., F. Schaffner, H. Popper: Immunocytochemical and serologic observations in primary biliary cirrhosis. New Engl. J. Med. 271 (1964) 1123

Walker, J.G., D. Bates, D. Doniach, P.A.J. Ball, S. Sherlock: Chronic liver disease and mitochondrial antibodies: A family study. Brit. med. J. 1970/I, 146

Wright, R.: Immunology of liver disease. In: Clinical aspects of immunology, 3. Aufl., hrsg. von R.R.A. Coombs, P.G.H. Gell, P.J. Lachmann. Blackwell, Oxford 1975 (S. 1269)

Encephalomyelitis disseminata

Definition

Die intermittierend progressive Erkrankung geht mit neurologischen Ausfallserscheinungen einher, die durch multiple Läsionen in der weißen Substanz von Gehirn und Rückenmark hervorgerufen werden. Die Erkrankung zeigt eine gewisse familiäre Häufung.

Immunologische Befunde

Hirnspezifische Antikörper werden mit der Komplementfixationstechnik und der passiven Agglutinationstechnik nachgewiesen. Es handelt sich um einen Antikörper gegen das sogenannte enzephalitogene Antigen, ein basisches Polypeptid des Myelins. Die Antikörper haben zytotoxische Wirkung auf Gliazellkulturen. Untersuchungen zur zellbedingten Immunreaktion zeigten eine vermehrte Transformation der Lymphozyten von Enzephalomyelitis-disseminata-Kranken in Gegenwart von Hirnantigenen gegenüber Befunden bei normalen Personen.

Ätiologie und Immunpathogenese

Die Ätiologie der Erkrankung ist unbekannt. Die Bedeutung viraler Infekte für die Entstehung einer multiplen Sklerose ist bislang nicht eindeutig geklärt. Der Befund, daß Kinder während eines Maserninfektes eine vermehrte zelluläre Immunität nicht nur gegenüber Masernvirusantigen, sondern auch gegenüber enzephalitogenem Antigen besitzen, hat die Diskussion über die Bedeutung viraler Infekte für die Entstehung der multiplen Sklerose erneut belebt. Für die Annahme, daß immunologische Phänomene in der Entwicklung der multiplen Sklerose von Bedeutung sind, sprechen erstens der Nachweis einer humoralen und einer zellulären Immunität gegenüber hirnspezifischen Antigenen und zweitens die experimentelle allergische Enzephalomyelitis. Im Serum von Patienten mit experimenteller allergischer Enzephalomyelitis (z.B. nach Tollwutimpfung) und auch von Multiple-Sklerose-Kranken konnte ein demyelinisierender Faktor nachgewiesen werden. Es handelt sich dabei um einen Antikörper gegen das enzephalitogene Antigen. Diese Antikörper sind toxisch für Gliazellkulturen. Gliazellkulturen, die mit Serum von Multiple-Sklerose-Kranken inkubiert werden, zeigen eine Schwellung der Zellen und Myelinscheiden und schließlich eine Fragmentation und Auflösung des Myelins. Der Vorgang ist komplementabhängig. Der Prozeß der Demyelinisierung ist nicht regelmäßig mit einem Absterben der Neurogliazellen verbunden. Ähnliche Veränderungen können bei Inkubierung der Neurogliazellen mit Lymphozyten von Multiple-Sklerose-Kranken beobachtet werden. Die Frage der Spezifität des gliotoxischen Faktors ist nicht sicher geklärt. Nach Waschen der Kulturen und Entfernung des demyelinisierenden Faktors zeigen die erhaltenen Zellen eine Remyelinisierung binnen 10 Tagen. Die Zellen in den Kulturen zeigen ein komplexes Muster interneuronaler elektrischer Aktivität, die sich nach Inkubierung mit Serum von experimenteller allergischer Enzephalomyelitis, aber auch von Multiple-Sklerose-Patienten verliert. Der demyelinisierende Faktor konnte bei aktiver multipler Sklerose in 75%, nach klinischer Remission in weniger als einem Drittel der Fälle nachgewiesen werden. Eine Korrelation zwischen Antikörpertiter und der klinischen Aktivität der Erkrankung besteht demnach.

Die Bedeutung der zellbedingten Immunität wird insbesondere durch tierexperimentelle Untersuchungen zur experimentellen allergischen Enzephalomyelitis gestützt. Diese Erkrankung ist mit Lymphozyten übertragbar. Lymphozyten von erkrankten Tieren zeigen eine erhöhte Stimulation sowie eine Hemmung der Leukozytenmigration bei Gegenwart von enzephalitogenem Faktor. Es wird ein Synergismus der humoralen und zellulären Immunität bei der Entstehung der Enzephalomyelitis disseminata angenommen.

Literatur

Bornstein, M.B.: A tissue culture approach to demyelinative disorders. N.C.I. Monogr. 11 (1963) 197

Bornstein, M.B.: Central nervous system. In: Immunopathology, Bd. II, hrsg. von P.A. Miescher, H.J. Müller-Eberhard. Grune & Stratton, New York 1969 (S. 507)

Bornstein, M.B., S.H. Appel: The application of tissue culture to the study of experimental »allergic« encephalomyelitis I. Patterns of demyelination. J. Neuropath. exp. Neurol. 20 (1961) 141

Caspary, E.A., E.J. Field: Sensitization of blood lymphocytes to possible antigens in neurological disease. Europ. Neurol. 4 (1970) 257

Field, E.J., A.R. Ridley, E.A. Caspary: Specificity of human brain and nerve antibody as shown by immunofluorescence microscopy. Brit. J. exp. Path. 44 (1963) 631

Field, E.J., E.A. Caspary, B.K. Shenton, H. Madgwick: Lymphocyte sensitization after exposure to measles and influenza: possible relevance to pathogenesis of multiple sclerosis. J. Neurol. Sci. 19 (1973) 179

Jankovic, B.D., H. Draskoci, M. Janjic: Passive transfer of »allergic« encephalomyelitis with antibrain serum injected into the lateral ventricle of the brain. Nature 207 (1965) 428

Hughes, D., E.A. Caspary, E.J. Field: Lymphocyte transformation induced by encephalitogenic factor in multiple sclerosis and other neurological diseases. Lancet 1968/II, 1205

Kies, M.W., E.C. Alvord jr.: Allergic encephalomyelitis. Thomas, Springfield/Ill. 1959

Lumsden, C.E., D. Hughes: The clinical immunology of multiple sclerosis. In: Multiple sclerosis: A reappraisal, hrsg. von D. McAlpine, L.E. Lumsden, E.D. Acheson. Livingstone, Edinburgh 1965 (S. 15)

Paterson, P.Y.: Experimental autoimmune encephalomyelitis. In: Textbook of immunopathology, Bd. I, hrsg. von P.A. Miescher, H.J. Müller-Eberhard. Grune & Stratton, New York 1969 (S. 132)

Pette, E., H. Pette: Some remarks on the pathogenesis of demyelinating disease. J. Neuropath. exp. Neurol. 22 (1963) 528

Warnatz, H., F. Scheiffarth, R. Kuntz: Studies on lymphocyte transformation in experimental allergic encephalomyelitis in the guinea pig. J. Neuropath. exp. Neurol. 24 (1970) 575

Thymus und Immunopathie

D. RICKEN

Definition

Der Thymus nimmt bis zur Pubertät an Größe zu, fällt dann aber bis auf geringe, manchmal nur schwer auffindbare Reste der Involution anheim. Er besteht aus einer an Lymphozyten (kleine Lymphozyten, Thymozyten) reichen Rinde und aus einem Mark, in dem retikuläre und lymphoepitheloide Zellelemente sowie in späteren Stadien sogenannte Hassal-Körperchen vorherrschen. Normalerweise sind im Gegensatz zu den Lymphknoten nur sehr wenige Keimzentren anzutreffen. In seinem Wachstum unterliegt der Thymus endokrinen Einflüssen. So wird sein Wachstum angeregt durch das Wachstumshormon und ebenso durch thyreotropes Hormon, während Sexualhormone eine hemmende Wirkung ausüben. Auch Nebennierenrindenhormone führen zu einer Verkleinerung (»Einschmelzung«) der lymphozytenreichen Rinde, während wiederum ein Mangel an Nebennierenrindenhormonen, wie er uns z.B. beim Morbus Addison begegnet, zu einer Vergrößerung des Thymus bis zur Thymushyperplasie führen kann. Eine vorzeitige Involution kann durch akute und chronische Infektionskrankheiten und durch Ernährungsstörungen ausgelöst werden. Folgenlos überstandene Thymusexstirpationen beim Kinde, beim Jugendlichen und beim Erwachsenen haben bis jetzt den Eindruck erweckt, daß der Thymus für Wachstums- und Stoffwechselabläufe des Organismus keine Bedeutung hat. Auf der anderen Seite wurde aber bei jugendlichen Tieren beobachtet, daß nach Thymusexstirpation eine Störung des Knochenwachstums eintritt und daß Extrakte aus dem Thymus den Calciumgehalt des Blutes und den Grundumsatz senken können.

Immunologische Bedeutung

Bis vor 2 Jahrzehnten war der Thymus für den Kliniker nur insofern interessant, als er durch seine Persistenz differentialdiagnostische Probleme aufwarf und durch seine tumoröse Entartung im Sinne eines gutartigen oder bösartigen Thymoms zu chirurgischen Eingriffen zwang. Immerhin war aber schon seit langem bei Kindern der sogenannte Status thymicolymphaticus bekannt (Morbus Paltauf), ein durch Thymusvergrößerung und gleichzeitige Lymphknotenhyperplasie gekennzeichneter Zustand, welcher manchmal bei plötzlichem Tode im Kindesalter vorgefunden wird. Es handelt sich um ein seltenes und in der Vergangenheit überbewertetes Phänomen, dessen Beobachtung aber insofern von Interesse ist, als hier schon ein Zusammenhang zwischen Thymus und lymphatischem System deutlich wird.

Die Untersuchungen der letzten 20 Jahre durch die Arbeitsgruppen von MILLER (1964), METCALF (1958), ARNASON (1964), GOOD (1965) und andere haben aber deutlich gemacht, daß dieses für den Menschen scheinbar unwichtige Organ eine primäre und ausschlaggebende Rolle im Immunitätsverhalten spielt. Die ersten Anhaltspunkte dafür ergaben sich aus der Beobachtung, daß Thymuspersistenz, -hypertrophie oder -hyperplasie sowie tumoröses Thymuswachstum bei Immunopathien beobachtet werden können (Gammopathien, Autoimmunopathien). Eine eigenartige, immunologisch besonders interessante Veränderung ist dabei die Thymushyperplasie, die durch das vermehrte Auftreten von Reaktionszentren im Thymusmark gekennzeichnet ist. Thymushyperplasie findet man bei Myasthenia gravis, manchmal bei Lupus erythematodes disseminatus oder bei der primär-chronischen Polyarthritis, unter anderem auch bei der Dermatomyositis. Die anfänglich gehegte Vorstellung, daß im Thymus oder in den vermehrt gebildeten Reaktionszentren zytotoxische Autoantikörper gegen verschiedene Organantigene gebildet werden, konnte jedoch bis heute nicht schlüssig bewiesen werden. Im Gegenteil wurde gezeigt, daß der Thymus keine Antikörper bildet, jedenfalls nicht bei der normalerweise üblichen Antigenzufuhr auf parenteralem oder auch enteralem Wege. Erst wenn ein Antigen direkt in den Thymus gebracht wird, kommt es dort zur Ausbildung von Keimzentren mit zahlreichen Plasmazellen und auch zur Antikörperproduktion. Es besteht der Eindruck, daß für die üblichen Antigene im Thymus eine Blut-Thymus-Schranke besteht.

Im Tierversuch ergeben sich eindeutige Hinweise dafür, daß Formung und Aufbau der zellulären Immunokompetenz über den Thymus gehen und anfänglich von dort gelenkt werden. Dieser Prozeß spielt sich z.B. bei Ratten und Mäusen sowie bei Hühnern und Enten in der pränatalen und in der neonatalen Periode ab. Je höher aber die Entwicklungsstufe der einzelnen Säugetiere ist – und das gilt letztlich besonders für den Menschen –, um so mehr verschiebt sich dieser Prozeß in die frühe pränatale Periode. In der Zeitspanne dieser Immunitätsinduktion ist die Thymusrinde besonders reich an kleinen Lymphozyten oder Thymuslymphozyten. Nach neueren Untersuchungen wandern während der Embryonalperiode lymphozytäre Zellen aus dem Knochenmark in den Thymus ein und werden dort zu immunkompetenten Lymphozyten »programmiert« (T-Zellen). Der Thymus stellt aber nur eine Zwischenstation dar, denn von dort aus besiedeln die T-Zellen das extrathymische RNS und hier insbesondere Lymphknoten, Milz und wiederum Knochenmark. Sie stellen die Vorläufer der später auf Antigenreiz proliferierenden und die zelluläre Immunität vermittelnden (immunreaktiven) Lymphozytenkloni dar. Ist das »priming« der zellulären Immunkompetenz auf die extrathymischen Lymphozyten erfolgt, so scheint die immunologische Aufgabe des Thymus beendet. Thymektomie ist dann nicht mehr in der Lage, die zelluläre Immunität zu schwächen oder zu hemmen. Thymusbestrahlung oder Thymektomie jedoch in der Transferperiode hemmen oder schwächen die zukünftige zelluläre Immunantwort.

Durch Thymuslymphozyten der entscheidenden Phase kann eine Transplantationsimmunität auf thymektomierte, genetisch identische Versuchstiere übertragen werden. Thymektomie in der Transferperiode ruft beim Tier das sogenannte Wasting syndrome hervor, welches auf einer erhöhten Infektanfälligkeit infolge darniederliegender Immunabwehr beruht. Auffällig ist eine Verminderung der kleinen Lymphozyten. BRENT sowie MEDAWAR konnten zudem zeigen, daß die Übertragung von Thymuslymphozyten auf nicht genetisch identische, aber röntgenbestrahlte Versuchstiere bei diesen zum sogenannten Runting syndrome führt, einer immunpathogenen Reaktion des »Gastes« gegen den »Wirt«.

Die humorale Immunität scheint zumindest in bezug auf die Immunglobuline der A-Klasse beim Versuchstier durch den Thymus während der pränatalen und neonatalen Periode kontrolliert und induziert zu werden. Neonatal thymektomierte Ratten zeigen einen Mangel an IgA-Globulin, während IgG und IgM keine Einbußen erkennen lassen. Beim Menschen gibt es das seltene Krankheitsbild der Ataxia teleangiectatica, gekennzeichnet durch Teleangiektasien der Bindehäute und Ohrmuscheln sowie durch eine zerebrale Ataxie. Dieses Krankheitsbild ist begleitet von einer Fehlentwicklung des Thymus und von einem IgA-Mangel. Manchmal findet man Tumoren des lymphoiden Gewebes. Der IgA-Mangel ist wahrscheinlich die Ursache der bei dieser Krankheit gehäuft auftretenden Infekte, wie Bronchitis, Sinusitis und Otitis.

GOOD u. Mitarb. (1965) haben bei Hühnern in Gestalt der Bursa Fabricii ein lymphoides Organ identifiziert, von dem offensichtlich die Induktion, die Steuerung und die Übertragung humoraler Antikörperbildung ausgeht. Bursektomierte Tiere wiesen einen Mangel an pyroninophilen Zellen (Plasmazellen) in Milz und Lymphknoten auf und eine Unfähigkeit oder Einschränkung, humorale Antikörper zu bilden. In der Appendix des Kaninchens finden sich ähnliche Strukturen wie in der Bursa Fabricii. Das gilt ebenso für die Tonsillen des Menschen. Bis jetzt konnte aber durch Appendektomie oder Tonsillektomie die Fähigkeit zur Produktion humoraler Antikörper nicht nachweisbar beeinflußt werden. Auf der anderen Seite kennt man beim Menschen die sogenannte Bruton-Form der Agammaglobulinämie, bei der zwar ein normal ausgebildeter Thymus vorhanden ist, jedoch Gaumen- und Rachentonsillen fehlen. Vorläufig sind die Erfahrungen beim Menschen aber noch zu gering, um verläßliche pathogenetische Aussagen und Analogieschlüsse zu erlauben. Entwicklungsgeschichtlich sind Bursa Fabricii und die möglicherweise von ihr ebenfalls ausgehenden Plasmazellen als Produktionsstätten humoraler Antikörper jünger als Thymus und von ihm geprägte Lymphozyten als Repräsentanten zellgebundener Immunität.

Klinische Bedeutung

Die Krankheit, bei der eine Thymusveränderung am häufigsten vorkommt, ist die Myasthenia gravis pseudoparalytica. WEIGERT hat schon 1900 den ersten Fall von Thymom und Myasthenie beschrieben. Heute weiß man, daß gut- und bösartige Thymome bei Myasthenie in 15–20% der Fälle vorkommen, daß aber die Thymushyperplasie mit einer Häufigkeit von 80% die eigentlich verdächtige Thymusveränderung darstellt. Allein schon aus Gründen der hohen Koinzidenz ist ein Zusammenhang zwischen Myasthenie und Thymus wahrscheinlich. Allerdings ist noch nicht geklärt, ob die Thymusveränderung die primäre Ursache der Myasthenie (synapsenpathogener oder muskelpathogener Thymusfaktor?) oder ein Sekundärphänomen (Miterkrankung?) ist. Zweifellos ist es aber möglich, durch Thymektomie insbesondere einer Thymushyperplasie eine langdauernde oder permanente Remission der Myasthenie herbeizuführen. Die Erfolge sind am besten beim weiblichen Geschlecht im 3. Lebensjahrzehnt. Jedoch sind auch Fälle beschrieben worden, wo es nach Thymektomie zur Manifestation einer Myasthenie kam. Auffällig ist, daß die bei Myasthenie auftretenden Antikörper gegen Skelettmuskelquerstreifen oder gegen Skelettmuskelmyosin vorwiegend bei Patienten mit Thymomen angetroffen werden. Auch wurden bei Thymomträgern ohne Myasthenie Antikörper gegen Skelettmuskulatur nachgewiesen. Außerdem können bei Myasthenikern Antikörper gegen sogenannte epitheloide Thymuszellen gefunden werden.

Viel weniger häufig als bei Myasthenie sind Thymome bei Lupus erythematodes disseminatus. Auch bei dieser als Autoimmunkrankheit geltenden Krankheit stößt man wieder auf das eigenartige Phänomen, daß sie im Einzelfall durch Thymektomie ausgelöst werden kann. Bekannt sind die tierexperimentellen Befunde bei New-Zealand-Black-White-F_1-Mäusen. Dieser Mäusestamm entwickelt spontan eine Coombs-positive Anämie, LED-ähnliche Organ- und Serumveränderungen und Glomerulonephritiden. Auffällig ist, daß im Thymusmark einer großen Zahl der erkrankten Tiere zahlreiche Keim- und Reaktionszentren gefunden werden. Ob diese Keimzentren Ursprung der sogenannten verbotenen Lymphozytenklone sind, welche nach BURNET (1962) verantwortlich für die Bildung von Autoantikörpern sind, bleibt noch dahingestellt.

Thymome oder Thymushyperplasie kommen vereinzelt auch bei primär-chronischer Polyarthritis, Dermatomyositis, Polymyositis oder Riesenzellmyokarditis vor. Keimzentren im Thymus wurden vereinzelt bei Fällen von Leberzirrhose beobachtet. Über Thymome bei Purpura hypergammaglobulinaemica und bei erworbener Hypo- oder Agammaglobulinämie des Erwachsenen wurde berichtet. Auf der anderen Seite geht die klassische Swisstype-Agammaglobulinämie der Säuglinge, gekennzeichnet durch Fehlen oder Armut an Reaktionszentren in Lymphknoten, Peyer-Plaques, Tonsillen und Appendix, extreme Lymphopenie und durch Darniederliegen der zellulären und humoralen Immunabwehr, mit eine extremen Thymushypoplasie einher.

Auf das Krankheitsbild der Ataxia teleangiectatica wurde schon hingewiesen. Ein anderes, durch nicht vorhandene Thymusanlage hervorgerufenes Krankheitsbild ist das sog. Di-George-Syndrom. Hier ist der Thymusdefekt vergesellschaftet mit einer Aplasie der Nebenschilddrüsen. Neben dem völligen Fehlen der zellulären Immunität mit Darniederliegen der zellulären Immunabwehr gegen virale und bakterielle Infektionen, der Transplantationsimmunität und der Immunreaktion vom verzögerten Typ finden sich Hypokalzämie und Tetanie. Die humorale Immunität ist nicht beeinträchtigt.

Auf eine Hypoplasie des Thymus und auch der Lymphknoten ist das Wiskott-Aldrich-Syndrom zurückzuführen. Hier ist die zelluläre Immunität erheblich eingeschränkt, jedoch nicht vollständig aufgehoben. Diese Kinder zeigen eine erhöhte Infektanfälligkeit, eine Splenomegalie, eine Thrombozytopenie und Neigung zu Ekzemen.

Das Vorkommen von Thymushyperplasie, Thymom und Thymuskarzinom ist, bezogen auf das internistische Gesamtkrankengut, sehr klein. Auffallend ist indessen die Koinzidenz dieser Thymusveränderungen mit Störungen der Immunabwehr oder mit Immunopathien. Im Tierversuch konnte inzwischen die Beziehung zwischen Thymus und Immunität teilweise aufgedeckt werden. Beim Menschen sind die Zusammenhänge wahrscheinlich ähnlich, jedoch noch nicht greifbar. Die Ursachen dafür sind mannigfaltig. Eingriffe am Thymus-Lymphozyten-Plasmazellen-System sind, wenn, nur aus therapeutischer Indikation berechtigt. Der Transfer der Immunokompetenz vom Thymus an das lymphatische Gewebe bzw. das RES erfolgt beim Menschen schon während der frühen embryonalen Entwicklung. Nach der Geburt haben die Lymphozyten die Aufgabe der zellulären Immunität schon längst übernommen. Zu diesem Zeitpunkt hat der Thymus vielleicht noch helfende Bedeutung (Thymusfaktor von Metcalf), ist aber nicht mehr ausschlaggebend und allein für die Erhaltung der zellulären Immunkompetenz verantwortlich. Anders als das meistens ingezüchtete Versuchstier ist der Mensch zudem ein Konglomerat vieler heterozygoter genetischer Einflüsse, durch welche immunologische Störungen unterdrückt, ausgeglichen oder verstärkt werden. Kasuistik und Empirie liefern zur Zeit die wesentlichen Indizien für die immunologische Rolle des Thymus beim Menschen. Nur in wenigen Fällen ergeben sich jedoch direkte therapeutische Konsequenzen, wie z.B. Thymusexstirpation bei Myasthenia gravis. Bei der Thymusaplasie oder -hypoplasie (z.B. Di-George-Syndrom, Ataxia teleangiectatica oder Wiskott-Aldrich-Syndrom) sind in letzter Zeit Thymus- und Knochenmarkstransplantationen durchgeführt worden mit dem Ziel, die zelluläre Immunität zu rekonstituieren.

Literatur

Arnason, B.G., Chr. de Vause St.-Cyr, E.H. Relyvold: Role of the thymus in immune reactions in rats. Int. Arch. Allergy 25 (1964) 206

Burnet, F.M.: Role of the thymus and related organs in immunity. Brit. med. J. 1962/II, 807

Cooper, M.D., R.D.A. Peterson, R.A. Good: Deliniation of the thymic and bursal lymphoid systems in the chicken. Nature 205 (1965) 143

Davies, A.J.S.: The thymus and the cellular basis of immunity. Transplantation Rev. 1 (1969) 43

Ehrich, W.E., K. Küchemann: Keimzentren im Thymus. Zbl. allg. Path. path. Anat. 108 (1965) 322

Gabrielsen, A.E., M.D. Cooper, B.D.A. Peterson, R.A. Good: The prunary immunology deficiency diseases. In: Textbook of immunology, hrsg. von P.A. Miescher, H.J.M. Müller-Eberhard. Grune & Stratton, New York 1969 (S. 385 ff.)

Gehrmann, G., G. Engstfeld: Thymon und Agammaglobulinaemie. Dtsch. med. Wschr. 90 (1965) 1328

Good, R., R. Peterson, C. Martinez, D. Sutherland, M. Kellum, J. Finstad: The thymus in immunobiology with special reference to autoimmune disease. Ann. N.Y. Acad. Sci. 124 (1965) 73

Grenzmann, M., K.O. Vorlaender: Thymus und Autoimmunphänomene. Dtsch. med. Wschr. 89 (1964) 1598

Günther, O.: Die thymoiden Organe des Immunitätssystems. Dtsch. med. Wschr. 91 (1968) 87

Metcalf, D., M. Brumby: The role of the thymus in the system. J. cell. Physiol. 67 (1966) 149

Miller, J.F.A.P.: Immunological function of the thymus. Lancet 1961/II, 748

Miller, J.F.A.P., P. Dukor: Die Biologie des Thymus. Karger, Basel 1964

Miller, J.F.A.P., G.F. Mitchell: Thymus and antigen-reactive cells. Transplantation Rev. 1 (1969) 3

Mitchell, G.F., J.F.A.P. Miller: Immunological activity of thymus and thoracic duct lymphocytes. Proc. nat. Acad. Sci. 59 (1968) 296

Mitchison, N.A.: Immunocompetent cell populations. In: Immunological tolerance, hrsg. von M. Landy, W. Braun. Academic Press, New York 1969 (S. 113)

Löffler, H.: Thymus und Immunität. Schweiz. med. Wschr. 95 (1965) 1415

Ricken, D.: Myasthenia gravis pseudoparalytica als Autoimmunerkrankung. Internist 11 (1970) 25

Ricken, D., K.O. Vorlaender: Transplantationsimmunität, Immuntoleranz und Runt-Disease. Dtsch. med. Wschr. 88 (1963) 2393

Weigert, C.: Pathologisch anatomischer Beitrag zur Erb'schen Krankheit. Neurol. Zbl. 20 (1901) 594

13 Infektionskrankheiten

Virusinfektionen

Morbilli (Masern)

M. Alexander und G. Enders-Ruckle

Definition
Die Masern sind eine akute, zyklisch verlaufende Viruskrankheit, die nach einer Inkubationszeit von 9–11 Tagen mit einem hochfieberhaften, katarrhalischen Vorstadium beginnt und im Organstadium ein charakteristisches grobfleckiges Exanthem aufweist.

Häufigkeit
Die Empfänglichkeit für Masern ist unabhängig von geographischer Lage, Alter, Rasse und hygienischen Verhältnissen sehr groß, so daß fast alle Menschen in der Kindheit an Masern erkranken. Eine sog. »natürliche Resistenz« gibt es nicht. Der Kontagionsindex variiert zwischen 85 und 95%. Es erkranken daher etwa 90% aller Menschen innerhalb der ersten 10 Lebensjahre an Masern.

Epidemiologie
Infektionsquelle ist der erkrankte Mensch. Die Übertragung erfolgt durch Tröpfcheninfektion. Das Virus gelangt beim Husten, Niesen oder Sprechen in die Luft und wird von anderen Menschen über die Mund-, Nasen- und Rachenschleimhäute und die Konjunktiven aufgenommen. Da das Masernvirus sehr lichtempfindlich ist, reicht ein Aufenthalt von 3 Minuten in der frischen Luft nach dem Besuch eines Masernpatienten aus, um die Infektiosität zu verlieren. Die Patienten sind vom 8. Tag nach der Ansteckung bis etwa zum 3. bis 6. Tag nach Ausbruch des Exanthems infektiös. Das heißt, die Ansteckungsfähigkeit dauert vom Beginn des Prodromalstadiums 4–6 Tage vor Ausbruch des Exanthems bis zum Ende der Virusausscheidung aus dem Rachen zwischen dem 3. und 6. Tag nach Exanthemausbruch.
Masern sind bei uns endemisch und zeigen vorwiegend im Winter – wahrscheinlich infolge der engeren Kontakte der Kinder während der kalten Jahreszeit – epidemische Verdichtungswellen. Ausgedehntere Masernepidemien treten in Städten alle 2–4 Jahre auf, das heißt wenn die Zahl der Kinder, die noch keine Masern gehabt haben, etwa 40% erreicht hat.

Ätiologie (Mikrobiologie)
Das Masernvirus wird heute zusammen mit Staupe- und Rinderpestvirus zur Gruppe der Parainfluenzaviren gezählt. Die infektiösen Viruspartikel oder Viria (Singular: Virion) sind aufgrund ihrer physikalisch-chemischen Eigenschaften Komplexe aus Makromolekülen. Die Viria sind im Prinzip gleichartig aufgebaut. In ihrem Inneren enthalten sie Nucleinsäure, die von einer Proteinhülle, dem Capsid, umgeben ist. Die aus Nucleinsäure und Capsid bestehende Einheit wird als Nucleocapsid bezeichnet. Sie wird bei den komplex aufgebauten Viren von einer Außenhülle umgeben, die neben Protein noch Lipide und Kohlenhydrate enthalten kann (Abb. 13.1). Das intakte Masernvirion hat einen Durchmesser von 100–250 nm und eine Dichte von 1,24 g/cm^3. Es ist aus einer stachelbesetzten Hülle und einer Innenkomponente aufgebaut. Chemisch besteht die Hülle aus einem Lipoid-Kohlenhydrat-Protein-Komplex. Die Innenkomponente enthält Ribonucleoproteid. Das Virus ist infektiös und besitzt hämagglutinierende, hämolysierende und komplementbindende Aktivitäten. Das Masernhämagglutinin läßt sich nur mit Affenerythrozyten, und zwar am besten bei Inkubation von 37 °C nachweisen. Auf dieser Eigenschaft beruht der für die Diagnostik wichtige Hämagglutinationshemmtest. Es hat keine Neuraminidaseaktivität und eluiert deshalb nicht. Die höchste hämolytische Aktivität hat aber nicht das intakte Virion, sondern haben nach dem leichten Spontanzerfall des Virions die lipidreichen Bruchstücke der Hülle.
Das Hämolysin ist gleichzeitig für den frühen, nicht übertragbaren zytolytischen Riesenzelleffekt

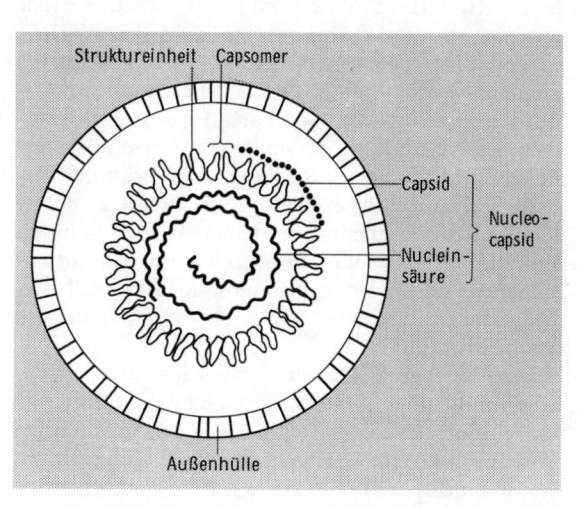

Abb. 13.1 Schematische Darstellung eines Virions mit polyederförmigem Nucleocapsid (nach *Lwoff, Home, Tournier*)

in Gewebekulturen verantwortlich. Obwohl die Virusoberfläche und die Innenkomponente komplementbindende Fähigkeiten haben, ist für die Antikörperbildung vor allem das Antigen der Virushülle notwendig. Das Masernvirus ist relativ thermolabil. Zur Bewahrung seiner Infektiosität muß Untersuchungsmaterial wie auch Kulturvirus bei −70 °C gelagert werden, wobei die Zugabe von Protein die Thermoinaktivierung vermindert. Das gilt auch für die Lyophilisierung, die initial zu einem geringen Titerverlust führt. Die Infektiosität des Masernvirus wird rasch durch ionisierende Strahlen, Ultraschall, UV- und auch sichtbares Licht, durch organische Lösungsmittel (Äther, Chloroform), Trypsin sowie Formalin- und β-Propiolacton zerstört. Das Hämagglutinin und besonders das im Spaltprodukt ist physikalisch-chemischen Einflüssen gegenüber relativ unempfindlich, während das Hämolysin in seiner Stabilität zwischen Infektiosität und Hämagglutinin steht. Alle bis jetzt von frisch Erkrankten isolierten und untersuchten Masernstämme sind antigenetisch identisch und besitzen gleiche biologische und physikochemische Eigenschaften, wobei die ersteren in Abhängigkeit von den Züchtungsbedingungen variieren können. Die Isolierung von Masernvirus aus Untersuchungsmaterial von frisch Erkrankten gelingt vor allem auf Primärkulturen von Primatengewebe (z.B. Affennieren, embryonale menschliche Niere und Amnion). Dies gilt jedoch nicht für reaktiviertes Masernvirus aus Geweben von Personen, die sehr viel früher an Masern erkrankt waren. Dieses wird nur gelegentlich unter noch nicht genau bekannten Bedingungen durch Co-Kultivierung mit masernviruspermissiven Zellen freigesetzt. Für die Fortzüchtung aller Stämme eignen sich auch permanente Zellkulturen aus Primatengewebe (z.B. Hep$_2$ – FL – Hela usw.)

Die zum Zwecke der Virulenzabschwächung versuchte Adaptation des Masernvirus an primäre Hunde- und Nagernierenzellen sowie Brutei und Hühnergewebekulturen ist nur mit einzelnen Stämmen (z.B. Edmonston B) geglückt. Frische isolierte Stämme induzieren bei ihrer Vermehrung in den oben genannten empfänglichen Zellarten zunächst nur die charakteristischen multinuklearen Riesenzellen, die nach Färbung eosinophile intranukleare und zytoplasmatische Einschlüsse erhalten. Die gewebekulturadaptierten Stämme verursachen mit steigendem Infektionstiter neben kleinen Riesenzellen außerdem den sog. Spindelzelleffekt. Damit wird gleichzeitig die hämadsorbierende und hämagglutinierende Aktivität des Masernvirus nachweisbar, die den frisch isolierten Stämmen fehlt.

Bei den Gewebekulturverfahren, die in der Virologie angewendet werden, unterscheidet man primäre und sekundäre Zellkulturen sowie Zellinien und permanente Zellen. Primäre Zellkulturen stammen direkt vom tierischen oder menschlichen Gewebe ab, z.B. Affennieren oder Humannieren. Sekundär nennt man eine Zellkultur, die einmal oder mehrmals subkultiviert worden ist. Bei längerer Passagierung – falls dies gelingt – spricht man von Zellinien, solange es sich um Zellen mit normalem Karyogramm handelt. Mit zunehmenden Passagen kommt es manchmal zu einer Erscheinung, die Transformation genannt wird. Hierbei entsteht im aufgelockerten Zelltyp der absterbenden Kultur ein morphologisch und funktionell neuer Zelltyp, der schnell wachsend den verfügbaren Raum ausfüllt und dann meist ohne Schwierigkeiten weiter gezüchtet werden kann. Er wird dann als permanenter Zellstamm bezeichnet. Ein Beispiel hierfür sind die Hela-Zellen, die ursprünglich vom Uteruskarzinom einer Frau Helene Lange stammen. Hep$_2$-Zellen sind permanente Larynxkarzinomzellen. FL-Zellen sind menschliche Amnionzellen, genannt nach FOGH u. LUND (1956), die sie gezüchtet haben.

Pathogenese und pathologische Physiologie

Die Masern gehören zu den akuten Viruskrankheiten mit zyklischem Krankheitsverlauf. Das Virus gelangt durch Tröpfcheninfektion auf die Epithelzellen der Schleimhäute des Respirationstraktes oder auf die Bindehaut des Auges. Von dort kommt es in die regionären Lymphknoten. Man nimmt an, daß am 2. Tag nach der Ansteckung eine primäre Virämie auftritt. Anschließend vermehrt sich das Virus im Schleimhautepithel und in den Lymphknoten unter Bildung von Riesenzellen. Am 5. Tag nach der Infektion wird das Virus erneut in die Blutbahn eingeschwemmt und gelangt auf diesem Wege in die Haut und unter Umständen in das Gehirn. Am 10. Tag beginnen die Prodromalerscheinungen, und am 14. Tag tritt das Organstadium mit Exanthem auf.

Riesenzellen sind 1–3 Tage vor Auftreten des Exanthems in Tonsillen, Pharynxschleimhaut, Lymphknoten, Appendix und Milz nachweisbar. Die Koplik-Flecken an der Wangenschleimhaut, die im Prodromalstadium auftreten, sind lokale Nekroseherde des Schleimhautepithels mit subepithelialer Ansammlung von Riesenzellen. Nach Adaptation des Masernvirus an den Organismus im weiteren Verlauf kann die Virusvermehrung ohne Riesenzellbildung vor sich gehen. Die Virämie erreicht ihren Höhepunkt am Ende des Prodromalstadiums zu Beginn des Organstadiums. Verläßt das Virus die Blutbahn, muß es die Endothelien im Kapillargebiet durchwandern. Es kommt hierbei wahrscheinlich zu Endothel- oder Gefäßwandschädigungen durch den zytopathischen Faktor des Masernvirus. Die Gefäßwandschädigung drückt sich klinisch dadurch aus, daß der Rumpel-Leede-Versuch kurz vor und nach Ausbruch des Exanthems positiv ist.

Bei der Bronchiolitis und der primären Masernpneumonie bilden sich epitheliale Riesenzellen im Epithel der Bronchiolen und Alveolen. Gleichzeitig entstehen interstitielle pneumonische Veränderungen und kleinzellige Infiltrationen.

Krankheitsbild

Anamnese

Das Prodromalstadium beginnt mit Fieber zwischen 38°C und 40°C, gleichzeitig werden die Patienten ausgesprochen mißlaunig und unruhig. Es bestehen Appetitlosigkeit, Konjunktivitis, Rhinitis und Tracheobronchitis. Meist liegt eine relativ starke Beeinträchtigung des Allgemeinzustandes vor. Die Konjunktivitis geht mit schleimig seröser Sekretion einher und veranlaßt eine beträchtliche Lichtscheu. Mit dem Schnupfen ist manchmal Nasenbluten verbunden. Der Husten ist ausgesprochen trocken und sonor und kann in manchen Fällen an Keuchhusten erinnern.

Befunde

Bereits im Prodromalstadium ist ein großfleckiges Enanthem des weichen Gaumens nachweisbar. Am Ende des Prodromalstadiums finden sich die Koplik-Flecken, kleine, weiße, kalkspritzerartige Fleckchen an der Wangenschleimhaut, meist gegenüber den unteren Prämolaren. Das Prodromalstadium dauert 3–5 Tage. Dann klingt das Fieber ab, steigt jedoch nach einer kurzen, meist eintägigen Latenz zusammen mit dem Ausbruch des Exanthems erneut an. Der Ausschlag ist grobfleckig, teilweise konfluierend und hat eine dunkelrote Farbe, oft mit bräunlichem oder lividem Einschlag. Das Exanthem beginnt am Hals, hinter den Ohren, im Gesicht und an der oberen Thoraxpartie und breitet sich von kranial nach kaudal aus, wobei Handinnenflächen und Fußsohlen ebenfalls befallen werden. Charakteristisch ist, daß das Masernexanthem das Gesicht, auch die Umgebung des Mundes, einschließt. Dieses Gesichtsexanthem verleiht den Patienten zusammen mit der Konjunktivitis, mit Lichtscheu und Rhinitis ein typisches Aussehen. In manchen Fällen geht dem Masernexanthem ein feinfleckiges Vorexanthem (»rash«) voran. Nach Abblassen des Exanthems kommt es gelegentlich zu einer feinlamellären, kleieförmigen Schuppung. Im Blutbild findet man eine Leukopenie mit erheblicher Linksverschiebung.

Besondere Untersuchungsmethoden

Das Masernvirus kann vom Beginn des Prodromalstadiums bis 2 Tage nach Exanthemausbruch im Blut und bis zu 4 Tage nach Exanthembeginn in Rachensekret und Konjunktivalflüssigkeit mit verschiedenen Methoden nachgewiesen werden. Die dazu notwendigen, zeitgerecht entnommenen Proben müssen gekühlt im Thermosgefäß in die betreffenden Speziallaboratorien geschickt werden.

Für die Routinediagnose der Masern kommt aber nicht so sehr die Erregerisolierung wie der Antikörpernachweis in Betracht.

Für die Antikörperbestimmung stehen heute in der Reihenfolge der Empfindlichkeit der Hämagglutinationshemmtest, der Neutralisationstest und die Komplementbindungsreaktion zur Verfügung. Mit allen 3 Testmethoden werden humorale Antikörper fast gleichzeitig zwischen dem 1.–4. Exanthemtag in unterschiedlicher Titerhöhe nachweisbar. Sie steigen dann in den folgenden 3–4 Wochen auf Gipfelwerte an und bleiben nach einem gewissen Titerabfall lebenslang erhalten. Dies gilt vor allem für die hämagglutinationshemmenden und neutralisierenden Antikörper, während die komplementbindenden Antikörper schon 6 Wochen bis 1 Jahr nach Masern bei 60% der Antikörperträger um 2 bis 4 Titerstufen oder mehr absinken können. Da die hämagglutinationshemmenden und neutralisierenden Antikörper identisch sind und ihre Korrelation mit der dauerhaften Immunität bekannt ist, gilt für die Feststellung der Immunitätslage der Hämagglutinationshemmtest wegen methodischer Einfachheit und hoher Empfindlichkeit als Methode der Wahl. Die Hämolysin hemmenden Antikörper, die insbesondere für den Infektionsschutz verantwortlich sein sollen, werden routinemäßig nicht bestimmt.

Für die Diagnose von frischen Masern wird neben dem Hämagglutinationshemmtest auch die Komplementbindungsreaktion durchgeführt, da letztere aufgrund ihrer geringeren Empfindlichkeit bei zu spät entnommenen Erstblutproben oft noch den Nachweis eines signifikanten Titeranstieges gestattet. Für die Serodiagnose werden 2 Vollblutproben zu 6 ml aus der akuten und aus der Rekonvaleszenzphase benötigt. Beweisend für eine frische Maserninfektion sind mehr als 4fache Titeranstiege im Hämagglutinationshemmtest und/oder in der Komplementbindungsreaktion im Doppelserum, das im gleichen Testansatz geprüft werden muß.

Verlauf und Prognose

Im allgemeinen klingen die Krankheitserscheinungen innerhalb von 8–10 Tagen ab. Primär toxische Masern mit letalem Verlauf sind relativ selten.

Komplikationen

Eine Tracheobronchitis gehört zum unkomplizierten Krankheitsverlauf, bildet sich jedoch üblicherweise mit Eintritt der Rekonvaleszenz zurück. Gelegentlich kann sich der Husten in Form einer Tracheitis noch längere Zeit hinziehen. Eine Laryngitis ist möglich, sie äußert sich in Heiserkeit und gelegentlich auch in Stenoseerscheinungen.

Bronchopneumonien treten auf der Höhe des Exanthemstadiums oder nach seinem Abklingen auf und sind zum Teil durch das Masernvirus selbst, zum Teil durch bakterielle Superinfektionen bedingt. Die Patienten werden dyspnoisch und zyanotisch, das Fieber hält auch nach Abklingen des Exanthems an. Die perkutorischen und auskultatorischen Zeichen sind oft nur geringgradig ausgeprägt. Das Röntgenbild der Masernpneumonie kann durch eigentümlich marmoriertes Aussehen an die Miliartuberkulose erinnern. Weiterhin zeigt sich entsprechend dem Befall des Bronchialbaumes eine Verdichtung und Vergröberung der Hili.

Auch Pleurabeteiligung, sogar Pleuraempyem und Lungenabszeß, kommen gelegentlich vor.

Eine weitere häufige Komplikation ist die Otitis media infolge bakterieller Superinfektion. Sie hat eine relativ günstige Prognose und wird selten chronisch. In wenigen Fällen können Retinitis und retrobulbäre Neuritis entstehen.

Im EKG kommen gelegentlich T-Veränderungen und Verlängerungen der AV-Überleitungszeit vor, die als Ausdruck einer Myokarditis aufgefaßt werden.

Als Komplikation von seiten des Zentralnervensystems treten alle Übergänge von leichten Meningitisfällen bis zu schweren tödlichen Enzephalitiden auf. Die Masernenzephalitis gehört zur Gruppe der parainfektiösen Enzephalitiden. Sie tritt im allgemeinen zwischen dem 3. und 9. Tage nach Beginn des Exanthems auf. Es gibt Mitteilungen über bereits in der Inkubationszeit beginnende Enzephalitis (Inkubationsenzephalitis). Die Letalität schwankt zwischen 10 und 30%. Unter den Folgezuständen überwiegen Erscheinungen, die auf eine diffuse Schädigung des Zentralnervensystems zurückgehen. Häufig werden Charakterveränderungen beobachtet. Histologisch zeigt die Masernenzephalitis eine streifenförmige Proliferation der Mikro- und Oligodendroglia sowie lymphozytäre und plasmazelluläre, perivaskuläre Infiltrationen vorwiegend im Mark. Als eine weitere durch Masernvirus bedingte neurologische Komplikation gilt seit kurzem die subakute sklerosierende Panenzephalitis. Die Masernätiologie wurde zunächst aufgrund des histologischen beziehungsweise fluoreszenzimmunologischen Nachweises von Einschlußkörperchen und Masernantigen im Gehirngewebe und der hohen Masernantikörpertiter im Liquor vermutet. Sie konnte inzwischen durch die Isolierung mehrerer Masernviren ähnlicher Stämme aus gepflanztem Hirnbiopsiematerial nach Co-Kultivierung weiter gestützt werden.

Da während der Masern die allgemeine Widerstandskraft herabgesetzt ist, kann es leicht zu Mischinfektionen mit anderen Krankheiten kommen. Besonders gefürchtet ist die Mischinfektion mit Diphtherie und Keuchhusten, weniger schwer eine solche mit Scharlach.

Masern begünstigen eine Tuberkuloseinfektion oder sind in der Lage, eine bereits bestehende Tuberkulose zu verschlimmern. Tuberkulinpositive Patienten verlieren während eines Masernexanthems die Reaktionsfähigkeit für Tuberkulin auf etwa 8 Tage.

Differentialdiagnose

Das typische klinische Bild gestattet verhältnismäßig leicht die Abgrenzung gegenüber den anderen exanthematischen Infektionskrankheiten. Ein wichtiges Unterscheidungsmerkmal stellen die Koplik-Flecken dar, die allerdings nur am 1. Exanthemtag nachweisbar sind. Allergische Exantheme können gelegentlich einen morbilliformen Charakter haben. Sie unterscheiden sich vom Masernexanthem durch den starken Juckreiz, das Auftreten von Eosinophilen im Blutbild und das Ansprechen auf Antihistaminika.

Therapie

Bei Masern als Viruserkrankung gibt es keine spezifische Behandlung. Man wird sich daher in unkomplizierten Fällen auf symptomatische Maßnahmen beschränken. Wichtig ist Bettruhe bis mindestens 3 Tage über die Entfieberung hinaus oder bis zum Abklingen des Exanthems. Wegen der Konjunktivitis wird ein Schutz vor greller Beleuchtung oft angenehm empfunden. Völliges Verdunkeln ist jedoch nicht erforderlich.

Die Diät soll ausreichend Flüssigkeit und Vitamine, z.B. in Form von Fruchtsäften, enthalten. Eine sorgfältige Mundpflege zur Verhütung einer Stomatitis ist notwendig. Bei bakteriellen Superinfektionen (Bronchopneumonie, Otitis media) kommt Antibiotikatherapie in Frage.

Prophylaxe

Für die Masernschutzimpfung wurden seit 1962 mehrere abgeschwächte »Lebendimpfstoffe« sowie verschiedene »Lebendmischimpfstoffe« (Masern-Pocken-Gelbfieber, Masern-Röteln, Masern-Röteln-Mumps) und 2 verschiedenartig inaktivierte »Totimpfstoffe« entwickelt (Enders-Ruckle 1972). Die letzteren enthalten entweder das formalininaktivierte Vollvirus oder das durch Tween-Äther-Behandlung gewonnene Spaltprodukt.

Unter den »Lebendimpfstoffen« haben sich inzwischen die weiter abgeschwächten Stämme Schwarz und Moraten – seit 1965 bzw. 1968 in den USA lizenziert – gegenüber dem schon im Jahre 1963 zugelassenen Impfstoff mit dem original Edmonston-B-Virus aufgrund geringerer Impfreaktionen durchgesetzt. Die Impfung, die durch Injektion erfolgen muß, ist besonders mit dem weiter abgeschwächten Schwarz-Impfstoff erst ab 11.–12. Lebensmonat regelmäßig erfolgreich. 7–11 Tage nach Impfung ist mit einer sog. Impfkrankheit zu rechnen (Fieber von 38,3–39,3 °C in 14%; von 39,4 bis 40,5 °C in 8%; Exanthem in 14%; Respirationstraktsymptome in 20–30%; Krämpfe in 0,2–0,6%). Diese Impfreaktionen können bei empfindlichen Kindern durch gleichzeitige, jedoch getrennte Verabreichung von γ-Globulin (0,02 ml/kg) weiter herabgedrückt werden. Von dieser Simultanimpfung ist besonders in Verbindung mit den weiter abgeschwächten Impfstoffen Schwarz und Moraten ohne serologische Kontrolle abzuraten, da sie zu Impfversagen führen kann. Echte Impfkomplikationen, wie Otitis media, Pneumonie und Enzephalitis, sind selten. Die Rate der Impfenzephalitis wird auf 1 Fall pro 1 Million Impfungen geschätzt.

An der Antikörperbildung, der Antikörperpersistenz und dem Krankheitsschutz gemessen sind die Masernlebendimpfstoffe für den bis jetzt überschaubaren Zeitraum als hoch wirksam zu bezeichnen. Nach Impfung mit dem Schwarz-Impfstoff bilden etwa 95% der Impflinge über 12 Monate Antikörper, deren Titer im Verlauf von 1–2 Jahren auf niedrigere Werte als nach natürlichen Masern absinken. Sie werden jedoch bei Kontakt mit Masern durch eine Reinfektion ohne Krankheitssymptome aufgefrischt. Die Masernerkrankungen, die bei früher geimpften Kindern auftreten, sind meist auf eine Impfung vor dem 10. Lebensmonat bzw. mit γ-Globulin-Gabe oder auf unsachgemäße Lagerung des Impfstoffes zurückzuführen. Mit dem Schwarz-Impfstoff wurden in den USA seit 1965 millionenfache Massenimpfungen mit dem Ziele der Masernausrottung durchgeführt. Bis zum Jahre 1968 konnte dadurch eine signifikante Reduktion der Masernmorbidität (Absinken der gemeldeten Masernfälle auf 5% der früheren Jahresdurchschnitte) und der Enzephalitishäufigkeit erreicht werden. Aufgrund der Einschränkung des Impfprogramms kam es aber von 1969–1971 zu einem vorübergehenden Wiederanstieg der Masernfälle und auch der Masernschäden. Nach bisherigen epidemiologischen Beobachtungen lassen sich die 2jährigen Masernepidemien durch die Impfung von 40–50% der nachgeborenen 1–2jährigen Kinder unterdrücken, während für die weitgehende Ausrottung der Krankheit eine Durchimpfungsquote von 80–90% erforderlich ist. Außerdem müssen für letzteres Ziel auch die Kinder im 2. Lebenshalbjahr geimpft werden. Dies zeigt, daß eine über die Individualprophylaxe hinausgehende Kontrolle und Ausrottung der hochinfektiösen Masern und die nachfolgende Aufrechterhaltung einer masernfreien Bevölkerung durch Impfung ein äußerst schwieriges Problem ist.

In der Bundesrepublik steht für die »Lebendimpfung« der Schwarz-Impfstoff seit 1967 zur Verfügung, er wurde aber bisher nur vereinzelt angewendet (von 1968–1974 Verbrauch von 682 000 Impfstoffdosen). Von den »Lebendmischimpfstoffen«, die nach den bisherigen Feldversuchen gleich gut verträglich und wirksam sein sollen wie die monovalenten Impfstoffe, wird in der BRD vor allem der Masern-Mumps-Lebendimpfstoff zur Anwendung kommen.

An inaktivierten Impfstoffen gibt es heute nur noch die deutschen Tween-Ätherspalt-Vakzine, vorwiegend als Kombinationsimpfstoff (DPT-Polio-Masern), nachdem die formalin-inaktivierten Produkte aus den USA und England wegen Aufgabe des killed-live Impfschemas aus dem Handel gezogen wurden. Nach einer 3- bis 4maligen Immunisierung mit diesem Impfstoff waren bei späterem Masernkontakt gelegentlich schwere atypische Masernverläufe mit pulmonalen Komplikationen bzw. bei Nachimpfung mit »Lebendimpfstoff« häufig lokale und Allgemeinreaktionen aufgetreten.

Prinzipiell sind die inaktivierten Impfstoffe, besonders aber die in Schweden und in der Bundesrepublik entwickelten Spaltimpfstoffe primär sehr gut verträglich. Sie können schon ab 3.–4. Lebensmonat angewendet werden. Es sind aber für die Bildung ähnlich hoher Antikörpertiter wie nach natürlichen Masern 3 intramuskuläre Injektionen im Abstand von 4–6 Wochen notwendig. Die so geschaffene Masernimmunität ist aber weder komplett noch dauerhaft. Deshalb kann bei Masernexposition eine Infektion mit Wildvirus erfolgen, die je nach der noch vorhandenen Antikörperkonzentration klinisch asymptomatisch, uncharakteristisch bzw. atypisch kompliziert verlaufen kann. Deshalb wird empfohlen, die 3mal inaktivierte Impfung mit einer 6–12 Monate später nachfolgenden »Lebendimpfung« abzuschließen. Dabei treten nur in 2% leichte lokale Reaktionen, dagegen selten die üblichen Impfreaktionen auf. Bei Einhaltung der angegebenen Zeitabstände sind nach deutschen Erfahrungen entgegen ausländischer Beobachtungen Antikörpertiter und Impfschutz nicht geringer als nach Lebendimpfung alleine.

Bei Kindern, für die durch bestimmte Grundkrankheiten (z.B. Leukämie) die Infektion mit dem abgeschwächten Virus ebenso gefährlich sein kann wie mit dem Wildvirus, muß die Immunität durch Auffrischungsimpfungen mit inaktiviertem Impfstoff aufrechterhalten werden. Während für die Masernschutzimpfung nach dem 1. Lebensjahr sowie für Massenimpfungen nur der weiter abgeschwächte Lebendimpfstoff in Betracht kommt, ist für die Individualprophylaxe im 1. Lebensjahr auch der inaktivierte Spaltimpfstoff als Komponente der DPT-Kombination geeignet, sofern zeitgerecht mit dem Lebendimpfstoff nachgeimpft wird.

Literatur

Enders, G.: Die Schutzimpfung gegen Masern. In: Viruslebendimpfungen unter Berücksichtigung der Schwangerschaft, hrsg. vom Deutschen Grünen Kreuz. 1976

Enders-Ruckle, G.: Untersuchungen zum Mechanismus der Masernimmunität. Zbl. Bakt., 1. Abt. Orig. 191 (1963) 217

Enders-Ruckle, G.: Masern. In: Virus- und Rickettsieninfektionen des Menschen, hrsg. von R. Haas, O. Vivell. Lehmann, München 1965, S. 535–593

Enders-Ruckle, G.: Masernschutzimpfungen: Zbl. Bakt. Hyg. I Abt. Orig. A 220 (1972) 273

Ewing, J.: The epithelial cell changes in measles. J. infect. Dis. 6 (1909) 1

Fogh, J., R.O. Lund: Continuous cultivation of epithelial zellstrain (FL) from human amniotic membrane. Proc. Soc. exp. Biol. (N.Y.) 94 (1956) 532

Horta-Barboza, L., D.A. Fuccillio, J.E. Sever: Subacute sclerosing panencephalitis: Isolation of measles virus from brain biopsy. Nature 221 (1969) 974

Katz, M., L.B. Rorke, W.S. Masland, H. Koprowski, S.H. Tukker: Transmission of encephalitogenic agents from brains of patients with subacute sclerosing panencephalitis to ferrets. New Engl. J. Med. 279 (1968) 793

Krugmann, S., J.P. Gilles, H. Friedman, S. Stone: Studies on immunity to measle. J. Pediat. 66 (1965) 471

Lwoff, A., R. Home, P. Tournier: A system of ninses. Cold Spr. Harb. Symp. quant. Biology 27 (1962) 123

Moll, H.: Erblindung nach Masern. Arch. Kinderheilk. 155 (1957) 186

Norrby, E., G. Enders, V. ter Meulen: The significance of hemolysing-inhibiting antibodies in protection against measles. Med. Microbiol. Immunol. 160 (1974) 232

Papp, K.: Expériences prouvant que la voie d'infection de la rougeole est la contamination de la muqueuse conjonctivale. Rev. Immunol. (Paris) 20 (1956) 27

Payne, F.E., J.V. Baublis, H.H. Itabashi: Isolation of measles virus from cell cultures of brain from a patient with subacute sclerosing panencephalitis. New Engl. J. Med. 281 (1969) 585

Ter Meulen, V., D. Müller, G. Enders-Ruckle, V. Neuhoff, M.Y. Käckell, G. Joppich: Ist die subakute progressive Panencephalitis eine Masernerkrankung? Dtsch. med. Wschr. 93 (1968) 1303

Rubeolen (Röteln)

M. Alexander und G. Enders-Ruckle

Definition
Röteln sind eine zyklische Erkrankung mit einem kurzen Generalisationsstadium, das klinisch meist nicht sehr stark in Erscheinung tritt, und einem Organstadium mit Beteiligung von Haut, Lymphknoten und unter Umständen auch Milz.

Häufigkeit
Die Röteln sind auf der ganzen Welt verbreitet. Kontagiosität und Empfänglichkeit für Röteln sind wesentlich geringer als für Masern. Erkrankungen erfolgen daher häufig erst nach wiederholter Exposition. Die Hauptdurchseuchung findet im Schul- und Jugendalter statt.

Epidemiologie
Röteln werden durch Tröpfchen- und Schmierinfektion übertragen. Die Infektiosität dauert durchschnittlich von einer Woche vor bis eine Woche nach Beginn des Exanthems. Die Krankheit ist bei uns weitgehend endemisch. Gehäufte Erkrankungen treten im Frühjahr auf. Ausgedehntere Epidemien werden nur alle 5–10 Jahre beobachtet. Die Inkubationszeit beträgt im Durchschnitt 16–18 Tage, kann aber zwischen 14 und 21 Tagen variieren. Wichtig ist, daß Rötelninfektionen in 20–60% der Fälle klinisch inapparent oder uncharakteristisch verlaufen oder mit anderen Virusexanthemen verwechselt werden, so daß die wenigsten Menschen wissen, ob sie Röteln durchgemacht haben.

Ätiologie und Mikrobiologie
Die erfolgreiche Züchtung des Rötelnvirus in Gewebekulturen gelang 1962. Danach stellte sich heraus, daß zwar für die Isolierung das anzuwendende Zellspektrum begrenzt ist (primäre Vervetaffennieren, permanente Kaninchennieren- und Kaninchenkorneazellen), jedoch für die Fortzüchtung von Virusstämmen sich eine Vielzahl von Gewebekulturarten (Mensch, Affe, Kaninchen und Hamster) eignen (Erklärung des Begriffes »permanente Gewebekultur« s. S. 13.4). In den meisten Kulturen vermehrt sich das Virus, ohne sichtbare Veränderungen hervorzurufen. Seine Gegenwart kann aber indirekt durch Interferenzteste oder immunfluoreszenzoptisch nachgewiesen werden. In einigen Kulturarten verursacht das Virus bei seiner Vermehrung jedoch einen zytopathogenen Effekt, der durch Rötelnimmunserum neutralisierbar ist. Mit Hilfe der genannten Nachweisverfahren läßt sich einerseits der Erreger identifizieren, und andererseits können neutralisierende Antikörper für das Virus im Blut nachgewiesen werden. Besonders in Zellkulturen, in denen sich das Virus stumm vermehrt, neigt es zur Persistenz. Ähnliche Verhältnisse liegen beim rötelnvirusinfizierten Embryo vor. Neben der Infektiosität besitzt das Viruspartikel noch komplementbindende und hämagglutinierende Aktivität. Diese Antigene sind aber nur in sehr hochtitrigen Virussuspensionen aus bestimmten Kulturarten, beziehungsweise nach Anreicherung, quantitativ meßbar.

Eine endgültige Klassifizierung des Rötelnvirus ist bis heute nicht erfolgt. In Größe und Eigenschaften des Hämagglutinins ähnelt es den Arboviren der Gruppe A, in der Struktur des Nucleocapsid und dem Molekulargewicht seiner einsträngigen Ribonucleinsäure mehr dem Geflügelleukosevirus (Horstman 1970). Jedoch paßt es aufgrund seines Aufbaus am besten in die Gruppe der Toga-Viren (Laufs u. Mitarb. 1971). Das Rötelnvirus hat einen Durchmesser von 50–70 nm und eine Dichte von 1,19–1,22 gm/cm³. Das intakte Virion besteht aus einem 33-nm-Nucleocapsid von kubischer Symmetrie, das Molekulargewicht der Ribonucleinsäure beträgt 3×10^6 Daltons. Der Kern ist von einer aus 3 Schichten aufgebauten lipidreichen Hülle umgeben, die an ihrer Peripherie schlingenförmige Projektionen besitzt (Erklärung des Begriffs Virion s. S. 13.3).

Das Rötelnviruspartikel ist sehr instabil und zerfällt spontan. Im Gegensatz zu den Arboviren und ähnlich wie beim Geflügelleukosevirus ist beim Rötelnvirus eine kontrollierbare Spaltung in Kern- und Hüllfraktion durch Detergentien und oberflächenaktive Substanzen schwierig (Horstman 1970). Das Hämagglutinin des Rötelnvirus eluiert nicht und läßt sich am besten mit Erythrozyten von Eintagsküken, Gänsen, Tauben und menschlichen 0-Erythrozyten nachweisen. Für Hämagglutination und Hämagglutinationshemmung spielen Inhibitoren vom β-Lipoprotein-Typ eine wesentliche Rolle.

Die Infektiosität des Virus ist thermolabil, und nur bei Lagerung von Virusmaterial bei −70°C werden Titerverluste vermieden. Die hämagglutinierenden und komplementbindenden Antigene sind etwas weniger thermolabil, jedoch ist zur Vermeidung von Titerverlusten ebenfalls eine Lagerung bei −20 bis −70°C notwendig. Ein pH-Bereich von 6,8–8,1 beziehungsweise 3–10 läßt Infektiosität und Hämagglutinin sowie komplementbindendes Antigen unverändert. Das pH-Optimum für das Hämagglutinin liegt bei pH 6,2.

Die Infektiosität wird durch Äther, Formalin, Trypsin und UV-Bestrahlung zerstört. Auch hämagglutinierendes und komplementbindendes Antigen sind trypsinempfindlich und ohne Zusatz von

Tween auch ätherempfindlich. Dagegen werden hämagglutinierendes und komplementbindendes Antigen und die immunogene Eigenschaft durch Formalin- und β-Propiolactone-Behandlung nur wenig reduziert. Nach den bisherigen Untersuchungen ist das Rötelnvirus – ähnlich wie das Masernvirus – antigenetisch einheitlich und hat keine Antigengemeinschaft mit anderen Virusarten.

Pathogenese und Pathophysiologie
Bei Infektion und initialer Virusvermehrung in den regionalen Lymphknoten setzt 7–9 Tage nach Exposition die Virämie ein. Das Prodromalstadium, das meist nur bei Erwachsenen in Erscheinung tritt, beginnt, nachdem das Virus die verschiedenen Organe erreicht und sich dort vermehrt hat. Mit dem Ausbruch des Exanthems und der zunehmenden Schwellung der postaurikulären Lymphknoten, dem sog. Organstadium, ist 14–18 Tage nach Ansteckung zu rechnen. Im allgemeinen haben Röteln einen harmlosen Verlauf. Sie sind jedoch wegen ihrer teratogenen Wirkung gefürchtet. Bei serologisch bestätigten frischen Rötelninfektionen in den ersten 3–4 Monaten der Schwangerschaft wurden in 90% plazentare und in 25–90% fetale Infektionen nachgewiesen. Daß nicht alle intrauterinen Rötelninfektionen zur Geburt eines mißgebildeten Kindes führen, zeigt die für das 1. Trimenon mit 25–35% angegebene Gesamt-Mißbildungsrate. Dabei muß jedoch berücksichtigt werden, daß einige Manifestationen, wie z.B. Hörschäden, oft erst nach dem 2.–3. Lebensjahr evident werden. Der häufigste Defekt betrifft die Augenlinse und führt meist beiderseitig zu einem subtotalen Katarakt. Diese Katarakte treten entweder isoliert oder in Kombination mit einem kongenitalen Herzvitium auf. Die häufigste Form des rötelnbedingten Herzfehlers ist der persistierende Ductus Botalli. Außerdem kommen hohe Ventrikelseptumdefekte, Vorhofseptumdefekte, Aorten- und Pulmonalstenosen und Fallot-Tetralogien vor. Weitere Manifestationen der Embryopathia rubeolosa sind kongenitale Taubheit, Schmelzdefekte und Hypoplasien an den Milchzähnen, Mikrozephalie, Retardierung der psychomotorischen Entwicklung, Spina bifida und Kryptorchismus.
Art und Häufigkeit der kongenitalen Defekte ist vom Zeitpunkt der mütterlichen Erkrankung abhängig. Die kritische Zeit für die Entstehung von Linsentrübungen liegt in der 5. Graviditätswoche, für Veränderungen am Herzen in der 5. bis 7. Schwangerschaftswoche und für Innenohrschäden in der 8.–9. Woche. Keimschädigungen treten somit fast ausschließlich nach Infektionen im 1. Trimenon der Gravidität ein, wobei die Mißbildungs- (etwa 35–50%) und Absterberate (14%) in den ersten beiden Monaten am höchsten ist. Isolierte Gehörschäden werden in zunehmendem Maße auch bei Infektionen der Mutter im 3. bis 4. Schwangerschaftsmonat beobachtet. Es kann angenommen werden, daß bei einer mütterlichen Virämie die Viruspartikel auf dem Blutwege an die Implantationsstelle gelangen und das Chorionepithel und die Zottengefäße befallen. Von dort kommen sie in den embryonalen Kreislauf und infizieren zunächst das Endokard, dessen Zellen nekrotische Veränderungen erfahren. Abgestoßene Endo- und Myokardnekrosen werden dann über die Arterienbahn in die übrigen Organe des Feten verschleppt, in denen sie sich zum Teil vermehren. Die Virusmultiplikation führt teilweise über die Stoffwechselstörung zur Mitosehemmung in der Zelle, beziehungsweise die Zellen werden durch die zytolytische Aktion des Virus zerstört. Trifft die Noxe ein Organ im empfindlichen Zeitpunkt seiner Entwicklung, so kommt es zu Mißbildungen. In vielen Fällen persistiert das Virus bis 1 Jahr nach der Geburt und kann aus Rachen, Blut, Liquor, Linsengewebe und Organmaterial mit abnehmender Häufigkeit isoliert werden. Trotz dieser Viruspersistenz bilden etwa 93% der infizierten Feten Antikörper, und zwar gegen Ende des 3. Trimenons vom 19-S- und nach der Geburt vom 7-S-Typ. Diese Antikörper persistieren im Gegensatz zu den passiven mütterlichen Antikörpern, zumindest für den bis jetzt prospektiv überschaubaren Zeitraum von 3–4 Jahren, allerdings mit abfallenden Titern.

Krankheitsbild
Anamnese
Ein kurzes Prodromalstadium von ein- bis zweitägiger Dauer kann vorausgehen. Es äußert sich in Mattigkeit, Kopfschmerzen und leichten katarrhalischen Erscheinungen. Diese Symptome sind jedoch oft so geringfügig, daß sie vom Patienten nicht beachtet werden.

Befunde
Das Rötelnexanthem beginnt hinter den Ohren und im Gesicht und breitet sich dann auf den Stamm und die Extremitäten aus. Das Kinn-Mund-Dreieck ist am Exanthem beteiligt. Beim postnatalen Rötelnexanthem sind die Einzeleffloreszenzen mittelgroß (etwas größer als bei Scharlach, kleiner als bei Masern) und nicht konfluierend. Ihre Farbe ist zartrosa bis hellrot. Rücken und Streckseiten der Extremitäten sind bevorzugt befallen. Im Vergleich zum Masernausschlag breitet sich das Exanthem bei Röteln schneller aus und klingt auch schneller wieder ab. Die Körpertemperatur beträgt etwa 38–38,5 °C. Temperaturen über 39 °C sind selten. Oft ist gar kein Fieber vorhanden. Lymphknotenschwellungen treten schon vor Ausbruch des Exanthems auf und sind noch nach Abklingen des Hautausschlages nachweisbar. Besonders stark betroffen sind die nuchalen, okzipitalen und retroaurikulären Lymphknoten, aber auch die übrigen Lymphknotengruppen und die Milz können beteiligt sein.

Laboratoriumsbefunde
Im Blutbild besteht eine Leukopenie mit mäßiger Linksverschiebung, relativer Lymphozytose und

Auftreten sog. Plasmazellen. Hierbei handelt es sich um Zellen mit breitem, tiefbasophilen Protoplasmasaum, deren Kerne oft Radspeichenstruktur erkennen lassen. Ob es wirklich Plasmazellen oder reaktiv veränderte Lymphozyten sind, ist umstritten.

Besondere Untersuchungsmethoden

Das Rötelnvirus kann etwa 1 Woche vor bis 1–4 Wochen nach Exanthemausbruch, besonders im Nasen-Rachen-Raum, seltener im Urin, im Stuhl, im Liquor und im Zervikalsekret nachgewiesen werden. Im Blut gelingt dies unter optimalen Bedingungen von 8 Tage vor bis 2–3 Tage nach Beginn des Exanthems. Für eine erfolgreiche Isolierung müssen die entnommenen Proben eisgekühlt im Thermosgefäß versandt werden. Ebenso wie bei den Masern wird weniger der Erregernachweis als die Serodiagnostik benutzt. Für die Rötelnantikörperbestimmung stehen Hämagglutinationshemmtest, Neutralisationstest, Komplementbindungsreaktion und Immunfluoreszenztest zur Verfügung. Die hämagglutinationshemmenden und neutralisierenden Antikörper werden schon 1–4 Tage nach dem Exanthemausbruch meßbar, erreichen 4–5 Wochen danach ihr Maximum und bleiben nach einem gewissen Titerabfall lebenslang bestehen. In der Komplementbindungsreaktion und im Immunfluoreszenztest sind die Antikörper erst 5–7 Tage nach Exanthembeginn nachweisbar. Sie haben einen späteren Höhepunkt und sind häufig 1–2 Jahre nach Infektion entweder nur in niedrigen Titern oder gar nicht mehr vorhanden. Deshalb können mit den beiden letzteren Methoden nur kürzer zurückliegende Infektionen erfaßt werden, während besonders der Hämagglutinationshemmtest zur Feststellung der Immunitätslage für Röteln geeignet ist.

Serologisch beweisend für eine frische Rötelninfektion sind mehr als 4fache Titeranstiege im Hämagglutinationshemmtest und in der Komplementbindungsreaktion im Doppelserum oder der Nachweis von Makroglobulin (IgM, 19S)-Rötelnantikörper im Einzelserum. Dabei muß für die Serodiagnose bei frischen Rötelninfektionen die erste Blutprobe 1–7 Tage und die zweite Blutprobe 10–20 Tage nach Exanthembeginn entnommen werden. Bei positivem IgM-Rötelnantikörpernachweis kann die frische Infektion jedoch 1–10 Monate zurückliegen, was den diagnostischen Wert dieses Befundes einschränkt. Bei Verdacht auf Rötelnkontakt bei Schwangeren sollte die erste Blutprobe ebenfalls so früh wie möglich nach der erfolgten Exposition gewonnen werden. Dies ist in der Praxis der erste Exanthemtag beim Kontaktpatienten. Die gleichen Antikörpertests werden auch zur Diagnose von intrauterin durchgemachten Röteln bei Kindern mit Embryopathieverdacht herangezogen.

Verlauf und Prognose

Die Rötelninfektion des Kindes, des Jugendlichen und auch des Erwachsenen hat im allgemeinen eine gute Prognose. Gefährlich ist die Rötelninfektion der Schwangeren, die infolge diaplazentarer Infektion zu Mißbildungen beim Neugeborenen führen kann (s. oben unter »Pathogenese«).

Komplikationen

Eine parainfektiöse Meningoenzephalitis kann vorkommen, ist aber nicht so häufig wie nach Masern. Sie setzt meist mit dem Exanthem oder kurz nach dessen Beginn ein. Im Vordergrund des klinischen Bildes stehen tonisch-klonische Krämpfe und Bewußtlosigkeit. Die Krankheitserscheinungen bilden sich oft schnell zurück, können aber auch zum Tode führen. Pathologisch-anatomisch fand sich in den meisten Fällen das Bild der »diffusen perivenösen Herdenzephalitis«.

Die gefürchtetste Komplikation der Röteln ist die Rubeolenembryopathie (s. S. 13.9). 1964 wurde in Nordamerika während einer großen Rötelnepidemie ein Symptomenkomplex beobachtet, der als kongenitales Rötelnsyndrom beschrieben wird. Viele Kinder zeigten bei der Geburt neben den klassischen Mißbildungen, vor allem an Augen und Herz, ein tiefes Geburtsgewicht, eine Hepatosplenomegalie mit Ikterus, eine interstitielle Pneumonie und thrombozytopenische Purpura. Außerdem bestanden oft eine Leukopenie und eine Anämie vom hämolytischen Charakter. In den meisten Fällen konnte nach der Geburt das Virus im Rachenabstrich, im Blut, im Urin, im Stuhl und manchmal bei der Leberbiopsie gefunden werden. Autoptisch gelang der Nachweis des Rötelnvirus in fast allen Organen. Es wird angenommen, daß es sich hierbei um eine chronische Virusinfektion des Feten handelt, die unter anderem zu einer Hepatitis und zur Thrombozytopenie führt.

Differentialdiagnose

Zur Abgrenzung gegenüber Masern dienen der leichtere Verlauf, das mittelfleckige, nicht konfluierende Exanthem, das Fehlen katarrhalischer Erscheinungen und der Nachweis der geschwollenen Nackenlymphknoten, die charakteristischen Blutbildveränderungen sowie das Fehlen der Koplik-Flecken.

Vom Scharlach unterscheiden sich die Röteln durch das Betroffensein des Kinn-Mund-Dreiecks vom Exanthem, die bevorzugte Exanthemausbreitung im Bereich des Rückens und der Streckseiten der Extremitäten, die Schwellung der Nackenlymphknoten, das Fehlen von Angina tonsillaris, Enanthem und Himbeerzunge, das geringere Fieber und die Leukopenie mit Plasmazellen im Blutbild.

Allergische Exantheme sind durch den Juckreiz, die Eosinophilie und das Ansprechen auf Antihistaminika von den Röteln abzugrenzen. Differentialdiagnostisch bereiten die durch Entero-, Adeno-, Reo-, Epstein-Barr-Virus bedingten Exantheme sowie das Exanthema subitum die größten Schwierigkeiten.

Therapie
Eine Behandlung ist bei unkomplizierten Röteln nicht erforderlich. Bei Fieber ist Bettruhe angezeigt. Bei Rubeolenenzephalitis kommt Corticosteroidtherapie in Frage.

Prophylaxe
Der Wert des γ-Globulins in der passiven Prophylaxe von Röteln und Rötelnembryopathie ist umstritten. Die Erklärung liegt vor allem in der zu späten Verabreichung nach Exposition, der zu geringen Dosierung bzw. Verwendung von zu wenig potenten γ-Globulin-Präparaten. Obwohl es selbst bei rechtzeiger Gabe und hohen Dosierungen nur selten gelingt, die Virämie zu verhindern, besteht die Möglichkeit, die Inkubationszeit bei der Mutter und damit den Termin der Infektion der Frucht über den kritischen Zeitpunkt hinaus zu verschieben. Um dies zu erreichen, müssen jedoch 0,5 ml hochtitriges γ-Globulin/kg Körpergewicht 2–8 Tage nach Exposition, d.h. vor Beginn des virämischen Stadiums, verabreicht werden. Da bei γ-Globulin-Gabe der Infekt häufig subklinisch verläuft, sollte die Immunitätslage serologisch weiter kontrolliert werden. Bei frischer, im Laboratorium bestätigter Rötelninfektion im 1. Trimenon der Schwangerschaft ist heute aufgrund der hohen Mißbildungsrate in vielen Ländern die Indikation zur Schwangerschaftsunterbrechung gegeben.

Die Kontrolle der Röteln und die Verhütung der Rötelnembryopathien ist nur durch die aktive Schutzimpfung möglich. Dafür wurden nach der Isolierung des Erregers seit 1965 durch Passagen des Rötelnvirus in verschiedenen Zellkulturarten 4 abgeschwächte »Lebendimpfstoffe« entwickelt. Von diesen sind die Impfstoffe HPV_{77} DE_5 (USA) und der Cendehill GMK_3 RK_{51} (Belgien) in den USA und vielen Ländern Europas zum öffentlichen Gebrauch zugelassen, während der Impfstoff RA 27/3 (USA) wegen Züchtung des Impfvirus auf menschlichen diploiden Zellen (Wistar 38) in den USA bis jetzt nicht registriert ist. Für eine erfolgreiche Impfung müssen die beiden ersten Impfstoffe subkutan injiziert werden. Der Impfstoff RA 27/3 hat dagegen den Vorteil, auch bei intranasaler Gabe entsprechend dem natürlichen Infektionsweg wirksam zu sein. Insgesamt haben sich die bei den Feldversuchen gemachten Beobachtungen über hohe serologische Wirksamkeit, gute Verträglichkeit und Unschädlichkeit in der Praxis bei der z.Z. schon millionenfachen Anwendung der Impfstoffe bestätigt. So bilden mit allen 3 Impfstoffen mehr als 95% der Impflinge innerhalb von 8 Wochen Antikörper mittlerer Titerhöhe. Diese bleiben für den bis jetzt überschaubaren Zeitraum von 5 Jahren ohne wesentlichen Titerverlust bestehen. Die Antikörpertiter und der Infektionsschutz sollen nach Impfung mit dem HPV_{77} DE_5 und Cendehill geringer sein als nach Impfung mit dem Impfstoff RA 27/3. Sie sind jedoch in allen 3 Fällen geringer als nach natürlicher Infektion. So findet bei Wildviruskontakt schon relativ früh nach Impfung und sehr viel häufiger als bei Personen mit natürlich erworbener Immunität eine Reinfektion statt. Diese verläuft ohne Symptome und ist an der Titersteigerung von hämagglutinationshemmenden und komplementbindenden Antikörpern erkennbar. Es kann dabei auch zur Virusausscheidung aus dem Rachen kommen, die aber keine epidemiologische Bedeutung hat. Eine virämische Phase wurde bei Impflingen, bei denen die Reinfektion mit Wildvirus innerhalb von 1–3 Jahren nach Impfung ablief, bisher nicht nachgewiesen. Es bleibt abzuwarten, ob dies auch bei Wildviruskontakt nach sehr viel länger zurückliegender Impfung der Fall ist, oder inwieweit die Reinfektion ein Problem für den Embryo bedeutet.

An Nebenwirkungen gibt es bei der Rötelnschutzimpfung a) katarrhalische Symptome, Fieber, Lymphknotenschwellungen, Exanthem, und b) Gelenkbeschwerden. Die Symptome der ersten Gruppe sind milde und selten und können in jeder Altersgruppe auftreten. Die Gelenkbeschwerden sind altersabhängig und geschlechtsbezogen (8 bis 30% bei Frauen mit zunehmendem Alter), jedoch halten die Beschwerden selten länger als einige Tage an und bleiben ohne Folgen. Die Gelenkbeschwerden sind bei Frauen auch hormonellen Einflüssen unterworfen. So treten sie nach Impfung unter Antikonzeptiva oder im Wochenbett oder bei versehentlich vorliegender Frühgravidität seltener auf. Die Gelenkbeschwerden kommen auch nach natürlichen Röteln bei älteren Mädchen und Frauen vor, und zwar viel häufiger als früher bekannt war. Zur Frage der Unschädlichkeit der Rötelnimpfviren ist heute bekannt, daß letztere bei versehentlicher Impfung in der Frühgravidität Plazenta und wahrscheinlich auch den Embryo infizieren und langfristig in bestimmten Geweben persistieren können. Deshalb ist es notwendig, bei Impfung eine Schwangerschaft sicher auszuschließen und eine solche für weitere 3 Monate zu vermeiden. Außerdem sollen nur seronegative Frauen geimpft werden.

Für die bisherigen Impfprogramme in USA und Europa wurden vorwiegend HPV_{77} DE_5 und der Cendehillimpfstoff verwendet. In USA war beabsichtigt, durch Massenimpfungen der 1–12jährigen Kinder zunächst die Zirkulation des Wildvirus und damit die Kontaktmöglichkeit für die schwangeren Frauen zu vermindern und mit der Zeit das Virus auszurotten. Diese Ziele scheinen aber durch das häufige Vorkommen von Reinfektion und der Ausscheidung von Wildvirus einerseits und der Beobachtung über das Fehlen des Prinzips der Herdimmunität bei Röteln andererseits nicht erreichbar zu sein. Daneben werden in USA wie in Europa, einschließlich der BRD, Kollektiv- und Individualimpfungen bei Mädchen und Frauen im gebärfähigen Alter durchgeführt. Dabei ist empfehlenswert, nur seronegative Probandinnen am besten postpartum oder unter sicherem Antikonzeptionsschutz zu impfen.

Als erfolgversprechendste Maßnahme zur Verhütung der Rötelnembryopathie gilt z.Z. die Immunisierung von Mädchen kurz vor der Geschlechtsreife ohne Kontrolle der Antikörper vor und nach der Impfung. Die Antikörperbestimmungen sind für Massenprogramme nicht praktikabel und müssen den zur Überwachung des Impferfolges notwendigen langfristigen Feldstudien vorbehalten bleiben. Bei diesem Programm bleibt die natürliche Durchseuchung der jüngeren Jahrgänge mit Wildvirus erhalten, und nur die zu diesem Zeitpunkt noch seronegativen 30–35% der Mädchen werden durch Impfung immunisiert.

Literatur

Cooper, L.Z., A.L. Florman, Ph.R. Ziesnig, S. Krugman: Loss of rubella hemagglutination inhibition antibody in congenital rubella. Amer. J. Dis. Child. 122 (1971) 397

Enders-Ruckle, G.: Probleme der Rötelnschutzimpfung. Mschr. Kinderheilk. 118 (1970) 549

Hardy, J.B., G.H. McCracken, M.R. Gilkeson, J.L. Sever: Fetal outcome following natural rubella after the first trimester of pregnancy. J. Am. med. Ass. 207 (1969) 2414

Horstman, D.M.: Rubella: The challenge of its control. J. infect. Dis. 123 (1970) 640

Laufs, R., M. Horzinek, R. Thomssen: Elektronenoptische Untersuchungen zur Struktur des Rötelnvirus. Zbl. Bakt., I. Abt. Orig. 217 (1971) 275

Meyer, M.H., P.D. Parkman: Rubella vaccination: A review of practical experience. J. Amer. med. Ass. 215 (1971) 6/3

Parkman, P.D., E.L. Buescher, M.S. Artenstein: Recovery of rubellavirus from army recruits. Proc. Soc. Exp. Biol. Med. 111 (1962) 225

Pattison, J.R., D.S. Dane, J.F. Mace: Persistence of spezific IgM after natural infection with rubella virus. Lanees 185 (1975)

Pfeiffer, J.: Über eine in der grauen Substanz sich ausbreitende Encephalitis nach Rubeolen. Arch. Psychiat. Nervenkr. 193 (1955) 337

Proceedings of the 23rd Symposium of microbiological standardization. Rubella, vaccines, London 1968. Karger, Basel 1969

Proceedings of the international conference on rubella immunization 1969. Am. J. Dis. Child. 118 (1969) 1

Thomssen, R.: Rötelnschutzimpfung. In: Viruslebendimpfungen unter Berücksichtigung der Schwangerschaft, hrsg. vom Deutschen Grünen Kreuz. 1976

Töndury, G.: Zur Wirkung des Erregers der Rubeolen auf den menschlichen Keimling. Helvet. pediat. Acta 7 (1952) 105

Weller, T.H., T.A. Neva: Propagation in tissue culture of cytopathic agents from patients with rubella like illness. Proc. Soc. exp. Biol. (N.Y.) 111 (1962) 215

Erythema infectiosum (Ringelröteln)

M. Alexander

Definition

Das Erythema infectiosum ist eine leichte, akute Infektionskrankheit, die mit schmetterlingsförmiger Gesichtsrötung und girlandenförmigem Exanthem ohne wesentliche Beeinträchtigung des Allgemeinzustandes einhergeht.

Häufigkeit

Die Morbidität ist ziemlich gering. Man rechnet damit, daß lediglich 12,5% der gesamten exponierten Bevölkerung die Erkrankung durchgemacht haben. Die Ringelröteln befallen vorwiegend Kinder.

Epidemiologie

Das Erythema infectiosum ist in der ganzen Welt endemisch verbreitet und tritt gelegentlich in Epidemien auf. Kleinere Epidemien kommen besonders in Schulen, Heimen und Internaten vor. Oft sind mehrere Geschwister der gleichen Familie betroffen. Die Übertragung erfolgt vor allem durch Tröpfcheninfektion. Aufgrund der positiven Virusisolierungsversuche aus Stuhlproben scheint auch Schmierinfektion möglich zu sein. Die Inkubationszeit dauert im allgemeinen 6–14 Tage.

Ätiologie (Mikrobiologie)

1958 wurde anläßlich einer Schulepidemie in Pennsylvania aus Stuhlproben und Rachenspülflüssigkeit von Patienten in Gewebekulturen von Affennierenzellen ein zytopathogenes Agens gezüchtet. In der Gewebekultur traten vielkernige Riesenzellen mit kernständigen azidophilen einschlußähnlichen Körperchen auf. Ferner konnte dieser Autor im Serum von Rekonvaleszenten einen Anstieg von komplementbindenden Antikörpern nachweisen. 1958 wurden diese Befunde bei einer anderen Epidemie bestätigt. Das Virus hat in Zellkulturen einen Durchmesser von etwas 100 nm.

Pathogenese und Pathophysiologie

Nach Aufnahme des Virus über die oberen Luftwege kommt es zu einer zyklischen Infektionskrankheit, deren Generalisationsstadium nicht sehr deutlich ausgeprägt ist. Histologisch zeigten sich bei vereinzelt durchgeführten Hautbiopsien unspezifische Veränderungen im Sinne einer mäßigen Epithelzellenproliferation, perivaskulären Infiltrationen von Venen und Kapillaren und mäßiger Ödembildung.

Krankheitsbild

Anamnese

Die verhältnismäßig leichte Erkrankung beginnt meist ohne wesentliche Prodromi. Nur gelegentlich werden Appetitlosigkeit, Mattigkeit, Kopfschmerzen, selten Schnupfen und Konjunktivitis mit Lichtscheu im Vorstadium angegeben.

Befunde

Das Exanthem beginnt im Gesicht, breitet sich schmetterlingsförmig konfluierend auf die Wangen aus und hat einen leicht lividen Charakter. Das Kinn- und Munddreieck bleibt im Gegensatz zu Masern und Röteln immer frei. Nach 1–3 Tagen greift das Exanthem auf den übrigen Körper über, wobei hauptsächlich die Streckseiten der Extremitäten befallen sind. Der Ausschlag hat zu Beginn feinfleckigen Charakter, im weiteren Verlauf kommt es durch Konfluieren zur Ausbildung des Girlanden und Figuren bildenden Exanthems, das Veranlassung zu dem Namen Ringelröteln gegeben hat. Die Figurenbildung ist an den Streckseiten der Extremitäten beträchtlich. Meist sind die Patienten fieberfrei, gelegentlich kommen subfebrile Temperaturen bis 38 °C vor.

Das Blutbild und der Urinbefund bieten beim Erythema infectiosum keine Besonderheiten. Spezielle Untersuchungsmethoden sind nicht bekannt. Komplikationen kommen bei dieser Erkrankung nicht vor. Die Krankheitserscheinungen klingen in der Regel innerhalb von 8–10 Tagen ab, Rezidive sind selten.

Differentialdiagnose

Die Abgrenzung von Masern und Röteln ist durch das bei Erythema infectiosum freie Munddreieck und die für die beiden anderen Krankheiten typischen sonstigen Symptome nicht allzu schwierig.

Im Anfangsstadium des Erythema infectiosum ist aufgrund des zunächst feinfleckigen Exanthems, das zuerst auch am Stamm vorhanden ist, und der perioralen Blässe unter Umständen die Differentialdiagnose zum Scharlach zu erwägen. Diese ergibt sich daraus, daß bei Ringelröteln die sonstigen scharlachtypischen Zeichen (Angina, Enanthem, Himbeerzunge, Lymphknotenschwellungen, Fieber) fehlen.

Von allergischen Exanthemen ist das Erythema infectiosum durch den fehlenden Juckreiz abzugrenzen.

Therapie

Eine Behandlung ist bei der leichten Erkrankung nicht erforderlich. Wenn die Körpertemperatur erhöht ist, sollte einige Tage lang Bettruhe eingehalten werden.

Prophylaktische Maßnahmen sind nicht nötig.

Literatur

Greenwald, P., W. Bashe: An epidemic of erythema infectiosum. Amer. J. Dis. Child. 107 (1964) 30
Werner, G.H.: Erythema infectiosum. Klin. Wschr. 36 (1958) 49

Exanthema subitum

L. BALLOWITZ

Definition

Die Krankheit wird auch *Roseola infantilis* (oder *infantum*) genannt oder als kritisches *Dreitagefieber*-Exanthem der kleinen Kinder bezeichnet.

Häufigkeit

Es handelt sich um eine ansteckende Krankheit mit einer auffälligen, fast einzigartigen Altersdisposition. So gut wie ausschließlich werden Säuglinge nach dem 6. Lebensmonat und bis zu 2 Jahre alte Kleinkinder befallen. Etwa 30% aller Kinder dieses Lebensalters sollen manifest erkranken. Nach dem 3. Lebensjahr zählen selbst direkte Kontakterkrankungen zu den Seltenheiten.

Epidemiologie

Die Kontagiosität ist auch in Säuglingsstationen und -heimen gering. Nur vereinzelt sind kleine Epidemien beschrieben worden. In der Regel kommt es zu sporadischen Erkrankungen. Man vermutet deshalb, daß der Ereger durch gesunde Zwischenträger verbreitet wird. Er ist wahrscheinlich ubiquitär vorhanden. Junge Säuglinge besitzen möglicherweise einen diaplazentar vermittelten Schutz. Zweiterkrankungen werden so gut wie niemals beobachtet, so daß eine erworbene Immunität offenbar lange andauert.

Ätiologie

Bisher ist es nicht gelungen, das infektiöse Agens in Gewebekulturen zu züchten oder auf kleinere Laboratoriumstiere zu übertragen. Übertragungsversuche von Mensch zu Mensch und vom Menschen auf den Affen machen seine Virusnatur wahrscheinlich.

Krankheitsbild

Die Inkubationszeit soll zwischen 3 und 15 Tagen variieren. Sie lag bei den Versuchsübertragungen von Mensch zu Mensch bei 6–9 Tagen.

Die Kinder erkranken akut mit Fieber. Intermittierende Temperaturen zwischen 39 °C und 40 °C oder auch eine Kontinua bleiben 3–4 Tage lang bestehen und sinken dann mit dem Auftreten des Exanthems ab. In vielen Fällen lassen sich, abgesehen von dem Fieber, kaum Krankheitszeichen finden. Leichte katarrhalische Erscheinungen, wie Pharyngitis oder Tonsillitis, können vorhanden sein. Bei einem Teil der Kinder sind bereits vor dem Auftreten des Exanthems die subokzipitalen, retroaurikulären oder zervikalen Lymphknoten leicht vergrößert. Das Exanthem ist hellrot, kleinfleckig oder wenig papulös, am dichtesten am Stamm und am Nacken lokalisiert. Bei besonders intensiver Ausprägung kann es konfluieren und wirkt dann morbilliform, sonst ähnelt es am ehesten den Röteln. Schon nach wenigen Stunden erreicht es seinen Höhepunkt und blaßt nach 1–2 Tagen ohne Schuppung und ohne Pigmentverschiebung wieder ab. Es kann so diskret sein, daß man nach dem Ausschlag suchen muß.

Während des Fieberstadiums ist das Blutbild wenig auffällig. Mit dem Auftreten des Exanthems entwickelt sich eine charakteristische Leukopenie mit relativer Lymphozytose. Die Granulozyten können fast verschwinden. Oft lassen sich atypische Lymphozyten erkennen. Im Knochenmark sind in der febrilen Phase monozytäre Riesenzellen beobachtet worden, im Urin doppelkernige Riesenzellen.

Infektionskrankheiten

Verlauf und Komplikationen
Die Krankheit verläuft im allgemeinen leicht. Mit zahlreichen rudimentären Bildern ist zu rechnen. In 1–6% treten, wenn Beobachtungen aus der Praxis zugrundegelegt werden, Komplikationen von seiten des Zentralnervensystems auf. Neben leichten menigealen Symptomen handelt es sich in erster Linie um Krämpfe – sog. Fieber- oder Infektkrämpfe. Diese sollen beim Exanthema subitum etwa sechsmal häufiger vorkommen als bei Kindern gleichen Alters, die wegen Bronchopneumonien ebenso hohes Fieber aufweisen. In der Regel bleiben derartige Konvulsionen ohne Folgen. Nur selten ist gleichzeitig über Trübung des Sensoriums und über Hemiparesen berichtet worden. In einigen Fällen sind Residualschäden in Form von persistierenden Hemiparesen und Krampfleiden sowie Rückständigkeit der intellektuellen Entwicklung bestehengeblieben. Auch wenn meningeale Symptome erkennbar sind, finden sich im Liquor im akuten Stadium meist keine pathologischen Bestandteile oder höchstens eine geringe Eiweißvermehrung und leichte Pleozytose.

Differentialdiagnose
Die Diagnose eines Exanthema subitum kann während des Fieberstadiums gewöhnlich nicht, dagegen mit dem Auftreten des Exanthems leicht gestellt werden. Trotzdem werden sicherlich nicht wenige Erkrankungen verkannt. Der Hinweis, daß ein Kind schon als Säugling Masern durchgemacht habe, dürfte nicht selten so zu deuten sein. Außer den Röteln und den Masern kommen differentialdiagnostisch Infektionen mit ECHO-Viren (vor allem Typ 16), die ähnliche Exantheme und meningeale Symptome verursachen, oder auch allergische Hautausschläge in Betracht.

Therapie und Prophylaxe
Einer besonderen Therapie oder Prophylaxe bedürfen lediglich die als Komplikationen erwähnten Fieberkrämpfe. Deshalb wird man hyperpyretischen Temperaturen vorbeugen und, falls Krämpfe auftreten, diese mit antikonvulsiv wirksamen Präparaten rasch zum Sistieren bringen.

Literatur
Burnstine, R.C., R.S. Paine: Residual encephalopathy following roseola infantum. Amer. J. Dis. Child. 98 (1959) 144
Gittes, R.F.: Observation of nucleogeminy in urinary sediment cells in the roseola infantum syndrome. New Engl. J. Med. 269 (1963) 446
Karzon, D.T.: The exanthemas. In: The biologic basis of pediatric practice, hrsg. von R.E. Cooke, S. Levin. McGraw Hill, New York 1968
Krugman, S., R. Ward: Infectious diseases of children and adults, 5. Aufl. Mosby, St. Louis 1973
Plückthum, H.: Exanthema subitum. In: Handbuch der Kinderheilkunde, Band V, hrsg. von H. Opitz, F. Schmidt. Springer, Berlin 1963
Windorfer, A.: Das Dreitagefieber-Exanthem der kleinen Kinder. Exanthema subitum. Dtsch. med. Wschr. 79 (1954) 1201

Herpesgruppe

Th. Nasemann

Definition
Zusammen mit den Erregern der Gürtelrose (Zoster) und der Windpocken (Varizellen) bildet das Herpes-simplex-Virus eine Gruppe, in der engere mikrobiologische und mikromorphologische Bindungen bestehen. Die Virusarten der Herpesgruppe rufen Krankheiten hervor, die mehrere nahe klinische und pathogenetische Beziehungen aufweisen. Bei den drei Hauptkrankheiten dieser Gruppe (Zoster, Varizellen, Herpes simplex) kommt es primär zur Entwicklung bläschenförmiger Effloreszenzen, die sich histologisch stark ähneln. Da bei allen Erkrankungen der Herpesgruppe in den befallenen Zellen intranukleäre eosinophile und feulgenpositive Einschlußkörper auftreten können, bezeichnet man sie auch als »karyotrope Virosen«. Tab. 13.1 zeigt einen klinisch-mikrobiologischen Überblick über die Gruppe der herpetischen Erkrankungen. Die Hauptmerkmale der Herpesgruppe sind demnach ein spezifisches Virus als Erreger, das dermotrop und fakultativ neurotrop (entsprechend enzephalitogen) ist, das intraepidermale Bläschen als gemeinsame Primäreffloreszenz und histologisch das Vorhandensein einer ballonierenden Degeneration der Epithelien, die Bildung multinukleärer Riesenzellen und die Entwicklung eosinophiler Kerneinschlüsse hat. Die hier skizzierte systematische Abgrenzung der Herpesgruppe wird vor allem klinischen Belangen gerecht.

Varizellen (Windpocken)
Definition
Die Varizellen (Synonyma: Windpocken, Chickenpox, Petite vérole volante) sind eine akut auftretende hochkontagiöse Viruskrankheit vor allem im Kindesalter, deren vesikuläres Exanthem in Schüben abläuft, daher ein polymorphes Bild verursacht und meist ohne Komplikationen und Narbenbildung abheilt.

Häufigkeit
Varizellen sind weltweit verbreitet. Bei Kontakten innerhalb der Familie (oder in einem Haushalt) beträgt das Befallsrisiko empfänglicher Personen etwa 60%, bei Schulkindern in Klassenräumen 15 bis 40%.

Epidemiologie
Varizellen treten en- und epidemisch auf. Besonders häufig erkranken Kinder zwischen 2 und 6 Jahren. Über 90% der Varizellenkranken werden vor dem 20. Lebensjahr befallen. Die Verteilung erfolgt gleichmäßig auf beide Geschlechter. Der Mensch ist einzige Infektionsquelle. Eintrittspforte sind die Schleimhäute des Respirationstraktes

Tabelle 13.1 Herpesgruppe. Klinisch-mikrobiologische Übersicht über die herpetischen Erkrankungen des Menschen

Krankheitsbild	Erreger	Mikrobiologie	Histopathologie
Zoster idiopathisch (essentiell), symptomatisch, Zoster sine exanthemate, Zoster generalisatus (varicellosus)	Zostervirus identisch oder »antigene Varianten«	Größe der Elementarkörper: 130–230 nm. Züchtung in Gewebekulturen* (menschliche Niere, vor allem menschliches embryonales Gewebe) ist möglich. Züchtung in Hela-Zell- kulturen und auf der Chorionallantois- membran von Hühnereiern ist nicht möglich. Kornealversuch am Kaninchen: negativ; intrazerebrale Infektion von Mäusen miß- lingt. Serologisch (Komplementbindungs- reaktion): kein Unterschied zwischen Varizellen und Zoster	Bläschen an Haut und Schleimhaut. Charakteristisch sind die ballonierende Degeneration der Epithelien, die Riesenzell- bildung und die eosinophilen intra- nukleären Einschluß- körper
Varizellen	Varizellenvirus	Mikrobiologie von Varizellen- und Zoster- virus identisch	
Herpes simplex idiopathisch (Febris herpetica), symptomatisch, zosteriformer Herpes, »Zoster herpeticus«, Gingivostomatitis herpetica (Stomatitis aphthosa), Aphthoid Pospischill-Feyrter, Eccema herpeticatum	Herpes-simplex- Virus	Größe der Elementarkörper: 90–130 nm (insgesamt kleiner als Zoster-Varizellen- Virus). Züchtung in Gewebekulturen (auch mit Hela-Zellen) und auf der Chorionallantois- membran von Hühnereiern ist möglich. Kornealversuch am Kaninchen: positiv; intrazerebrale Infektion von Mäusen gelingt. Serologisch sind komplementbindende Antikörper nachweisbar. Herpesvirus wird durch Herpesimmunserum neutralisiert	

* Erklärung der Gewebekultur s. S. 13.4

(meist aerogene Tröpfcheninfektion). Die größte Ansteckungsfähigkeit besteht vom 1. Tag vor Ausbruch des Exanthems bis zum 6. Tag des Ausschlages. Varizellen bei jungen Säuglingen sind wegen der mütterlichen Leihimmunität und bei dem hohen Durchseuchungsgrad der Mütter eine Seltenheit. Transplazentare Übertragungen sind beobachtet worden.
Varizelleninfizierte Kinder kommen sowohl in der Umgebung von Zosterkranken als auch in derjenigen von anderen an Windpocken erkrankten Personen vor. Nach Windpockenkontakt können jedoch auch Zosterinfektionen auftreten. Ersteres Ereignis tritt siebenmal häufiger als das zweite ein (Tab. 13.1), jedoch ist eine Ansteckung immer nur dann möglich, wenn keine Immunität gegen das Varizellen-Zoster-Virus besteht.

Ätiologie (Mikrobiologie)

Varizellen sind kontagiöser als der Zoster. Beim Zoster sind weniger Läsionen im Bereich der oberen Luftwege vorhanden, deshalb ist die Tröpfcheninfektion eingeschränkt. Sonst aber entsprechen Varizellen und Zoster zwei unterschiedlichen Aktivitätsphasen eines einzigen infektiösen Agens. Aus Krusten und Bläscheninhalt kann ein Antigen gewonnen werden, das mit den Antikörpern im Serum von Varizellenrekonvaleszenten spezifisch reagiert. Nach elektronenoptischer Analyse des Varizellenvirus besitzen die Elementarkörper eine mittlere Größenausdehnung von 145 nm. Der pepsinresistente DNS-haltige Innenkörper der Partikel wurde dargestellt. Das Varizellenvirus induziert in den befallenen Wirtszellen die Ausbildung eosinophiler intranukleärer Einschlußkörper. Es ist in besonderen Zellkulturen (z.B. aus Affennierenepithel) züchtbar. Gegenüber chemisch-physikalischen Einflüssen ist die Resistenz des Varizellenvirus recht gering.

Pathogenese

Die Windpocken sind die Folge einer Primärinfektion mit dem »Varizellen-Zoster-Virus« (Abb. 13.2). Von den Schleimhäuten der oberen Luftwege aus verbreitet sich der Erreger hämatogen im Organismus. Obwohl die Windpockenerkrankung kräftige Immunität hinterläßt, scheint es so zu sein, daß der Erreger nicht in jedem Falle total eliminiert wird. Er soll in latenter Form in Nervenzellen persistieren können, ähnlich wie es für das Herpes-simplex-Virus postuliert wird.
Bei den seltenen Todesfällen bei Varizellen wurden multiple Nekroseherde im Gehirn, in den Lungen (Varizellenpneumonie), in den Nieren (hämorrhagische Nephritis), in der Milz, im Knochenmark, gelegentlich auch im Magen- und Darmtrakt ge-

13.16 Infektionskrankheiten

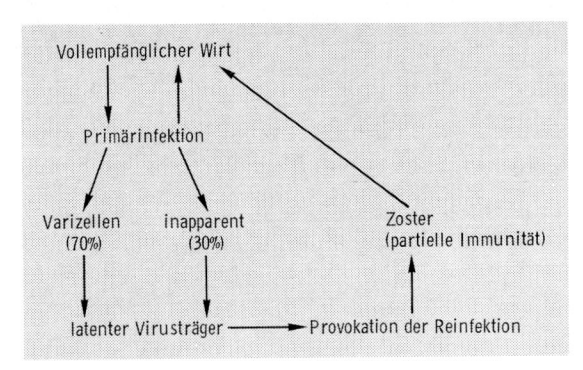

Abb. 13.2 Virus-Wirts-Beziehung bei Varizellen-Zoster (nach *Siegert*)

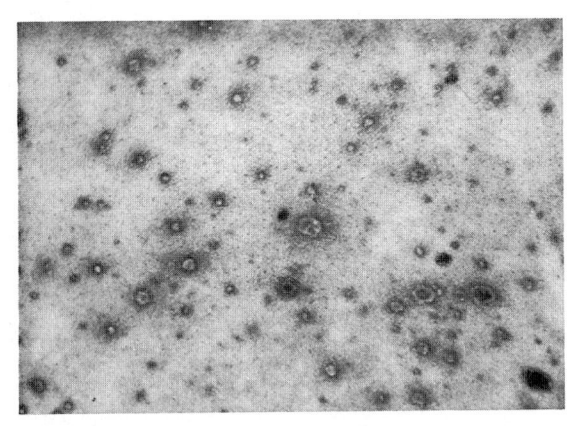

Abb. 13.3 Varizellenläsionen auf einem Areal der Rückenhaut. Bild der Heubnerschen Sternkarte

funden. In den Hautläsionen sieht man neben den Kerneinschlüssen im Epithel ballonierende Degeneration und Riesenzellbildung.

Krankheitsbild

Die Inkubationszeit der Varizellen beträgt 17 (12–21) Tage. Prodromi sind nicht oder nur geringfügig vorhanden (Rash, Gliederschmerzen). Bei Beginn des Exanthems tritt ein 2- bis 3tägiges uncharakteristisches Fieber auf. Meist geht dem Exanthem ein Enanthem voraus. Zunächst entstehen auf der Haut etwa stecknadelkopfgroße, rosarote Flecken, die sich in wenigen Stunden in Papeln und dann in Bläschen umwandeln, welche meist rot umrandet sind. Nach 1–2 Tagen bedecken sich die Bläschen mit Krusten, die später abfallen. Das Exanthem tritt in mehreren aufeinanderfolgenden Schüben mit jeweils synchronem Temperaturanstieg auf, so daß stets verschiedene Entwicklungsstadien der Effloreszenzen (Maculae, Papeln, Bläschen, Krusten) gleichzeitig nebeneinander zu beobachten sind. So entsteht die als »Heubnersche Sternkarte« bezeichnete Pleomorphie des Ausschlags (Abb. 13.3). Dieses morphologische Verhalten ist von differentialdiagnostischer Bedeutung. Die Variola vera bietet beispielsweise immer ein monomorphes Bild. Bei vielen Patienten treten Bläschen auch im Bereich der Schleimhäute auf (Mund, Larynx, Konjunktiva, Genitale). Die Letalität der Varizellen ist sehr gering. Die Angaben über die Gesamtletalität variieren stark, liegen jedoch stets weit unter 0,1%. – Subjektiv besteht oft lästiger Juckreiz (cave: Narbenbildung durch Kratzen!). Bis zum Abfall der Krusten vergehen gewöhnlich 1–2 Wochen. Das Exanthem wird oft von einer Lymphadenopathie begleitet, vor allem im Hals-Nacken-Bereich. Die Laborbefunde (Harn, Blutbild) sind nicht charakteristisch.

Besondere Verlaufsformen, Komplikationen

Gelegentlich nimmt der Varizellenausschlag hämorrhagische Beschaffenheit an (bei Blutungsneigung, auch bei schweren Grundkrankheiten). Hierdurch kann sich ein schwerer Verlauf ankündigen. So sahen wir bei einem jungen Mädchen mit sehr schwerer Lungentuberkulose hämorrhagische Varizellen, die zu Erblindung und einseitiger Taubheit führten. Insgesamt ist etwa bei 5% der Fälle von Windpocken eine Komplikation zu erwarten. Meist handelt es sich um bakterielle Sekundärinfektionen (Impetigo contagiosa, Furunkel, Phlegmonen, Erysipel, Bronchopneumonien, Glomerulonephritis und Otitis media). Bei immunologischen Defekten (z.B. durch konsumierende Grundleiden: schwerer Diabetes mellitus, Leukämien, Tuberkulose, länger dauernde Corticosteroidtherapie: z.B. bei Asthma bronchiale) können gelegentlich bullöse Varianten oder auch nekrotisierende Prozesse auftreten (Varicella bullosa, Varicella gangraenosa). Selten wird eine para- oder postinfektiöse Meningoenzephalitis, meist 3–10 Tage nach Einsetzen des Exanthems, beobachtet. Ihre Häufigkeit wurde mit 0,26% errechnet, ihre Prognose ist meist gut (Letalität unter 5%).

Differentialdiagnose

Die Differentialdiagnose gegenüber Pocken ist wichtig; als Faustregel gilt: bevorzugter Befall des Stammes spricht für Varizellen, dichte Aussaat im Gesicht und an den Extremitäten (Handteller, Füße) mehr für Pocken. Gelegentlich wird eine Abgrenzung gegenüber einem pustulösen Syphilid (Serologie, Erregernachweis), Skabies (Milben) oder einem Eccema herpeticatum (Eikultur nur bei Herpes simplex, nicht bei Varizellen möglich), auch einmal gegenüber einer Pyodermie notwendig (Kultur, promptes Ansprechen auf Antibiotika). Zoster generalisatus und Varizellen sind nur dann unterscheidbar, wenn der Zoster primär segmentgebunden war und sekundär generalisierte.

Prognose

Die Prognose der unkomplizierten Varizellen ist immer gut. Gefährdet sind am meisten krankheitsgeschwächte Säuglinge und Kleinkinder durch bakterielle Superinfektionen. Heute wird die Prognose am stärksten bei solchen Patienten getrübt, die eines anderen Grundleidens wegen (Leukämie, rheumatisches Fieber, Allergien) mit Corticosteroiden vorbehandelt wurden.

Therapie und Prophylaxe
Im allgemeinen sind nur symptomatische Maßnahmen erforderlich. Austrocknende Lokalbehandlung (Vioform-Lotio, Tyrothricinpuder) ist meist ausreichend. Zur Pflege der Vulva sind Leinenstreifen mit Aureomycinsalbe einzulegen. Bei Fieber ist Bettruhe notwendig. Antipyretika und zur Juckreizlinderung Antihistaminika sind von Fall zu Fall indiziert. Sekundärinfektionen sind in der Regel durch Antibiotika zu vermeiden oder rasch beherrschbar. Bei ernsteren Komplikationen ist Klinikeinweisung erforderlich. Varizellenprophylaxe ist auf aktivem und passivem Wege möglich. Aktiven Schutz verleiht die Varizellation. Zur passiven Immunisierung kann Varizellenrekonvaleszentenserum oder γ-Globulin verwendet werden. Beide Verfahren haben sich des meist leichten Varizellenverlaufs wegen nicht eingebürgert.

Literatur

Hegler, C.: Praktikum der wichtigsten Infektionskrankheiten, 5. Aufl. Thieme, Stuttgart 1950
Paschen, E.: Vergleichende Untersuchungen von Variola, Varicellen, Scharlach, Masern und Röteln. Dtsch. med. Wschr. 22 (1917) 746
Ruska, H.: Über das Virus der Varicellen und des Zoster. Klin. Wschr. 22 (1943) 703
Siegert, R.: Varicellen-Zoster. In: Virus- und Rickettsieninfektionen des Menschen, hrsg. von R. Haas, O. Vivell. Lehmann, München 1965

Zoster
Definition
Der Zoster (Synonyma: »Herpes zoster«, Gürtelrose, Zona, Shingles) ist eine akut auf geröteter Haut meist in Form gruppierter Bläschen in den Innervationsbezirken eines oder mehrerer Spinalganglien (oder deren Homologen im Kopfbereich), in der Regel halbseitig auftretende Viruskrankheit des Menschen, die weniger infektiös als Varizellen ist und nur bei Personen mit partieller Immunität auftritt und daher lokalisiert bleibt. Die sporadisch in erster Linie bei Erwachsenen vorkommenden Erscheinungen künden sich durch zum Teil sehr schmerzhafte Entzündungen von Nervenwurzeln oder extramedullären Ganglien von Hirnnerven an. Bricht die Abwehrfunktion des Organismus zusammen, so erfolgt hämatogen eine Generalisation.

Häufigkeit
Der Zoster tritt sporadisch in allen Jahreszeiten auf, ist universell verbreitet und läßt weder klimatisch noch geographisch eine Bindung an bestimmte Regionen erkennen. Gelegentlich kommen kleinere Zosterendemien vor, z.B. in Familien, Krankenhäusern und auch bei Schiffsbesatzungen.

Epidemiologie
Der Zoster steckt nur dann an, wenn eine der Zosterausbildung günstige »phlogistisch-angiitische« Diathese vorliegt. Letztere scheint im Erwachsenenalter seltener als bei Kindern vorzukommen. Vielleicht erklärt dies, weshalb Kinder sich leichter bei Kontakt mit Zosterkranken infizieren als Erwachsene (dann: Ausbruch von Varizellen). Die Inkubationszeit des Zosters beträgt nach klinischen und epidemiologischen Beobachtungen (keine exakte experimentelle Bestimmung bisher) etwa 7–14 (4–18) Tage. Der Zoster befällt Männer etwas häufiger als Frauen. Eine 10-Jahres-Studie von MOLIN (1969) an 706 Patienten mit Zoster zeigte, daß sich die Krankheit bei 34% vor dem 40. Lebensjahr und bei 35% nach dem 60. Lebensjahr manifestierte. DOWNIE (1959) sah nur 10% Zostererkrankungen vor dem 15. Lebensjahr.

Ätiologie (Mikrobiologie)
Mikromorphologisch sind Zoster- und Varizellenvirus identisch. Der lange umstrittene unitarische Standpunkt darf heute als gesichert gelten. Das »Varizellen-Zoster«-Virus ist nach Anfärbung der Elementarkörper (Viktoriablau nach Herzberg oder Versilberungsmethode) gerade noch mit Hilfe der Ölimmersion lichtmikroskopisch nachweisbar. Die Viruselementarkörper erscheinen elektronenoptisch rechteckig bis oval oder rundlich und sind etwas kleiner als das Pockenvirus. Die Durchmesser variieren etwa in einem Bereich von 130 bis 200 nm. Ultraschnittuntersuchungen wiesen strukturelle Analogien zum Herpes-simplex-Virus auf (Abb. 13.4). Auf Eikulturen kann das Zostervirus nicht verimpft werden. Auch auf Laboratoriumstiere läßt es sich nicht übertragen. Es vermehrt sich jedoch in speziellen Gewebekulturen (z.B. in Zellkulturen aus menschlichem Embryonalgewebe oder in Affennierenepithel). Hierbei kann das Ausbilden intranukleärer eosinophiler Einschlußkörper verfolgt werden. Auch im Liquor cerebrospinalis ist das Zostervirus elektronenoptisch und durch Zellkultur nachweisbar.

Die einheitliche Antigenstruktur der Varizellen- und Zostervirusstämme wurde schon früher bei Verwendung von Blasenflüssigkeit und Hautkrusten als Antigene bei Kreuzreaktionen im Neutralisations-, Komplementbindungs- und Agglutinationstest nachgewiesen. Inzwischen konnte dies mit Antigenen aus Zellkulturen bestätigt werden.

Wird der Inhalt frischer Zosterbläschen von Erwachsenen auf Säuglinge und Kleinkinder, die noch keine Windpocken durchgemacht haben, übertragen, so entsteht nach 8–16 Tagen ein varizelliformes Exanthem. Die erkrankten Kinder erwiesen sich später gegen eine weitere experimentelle Varizelleninfektion als immun. Der Übertragungsversuch mißlang stets, wenn die Kinder be-

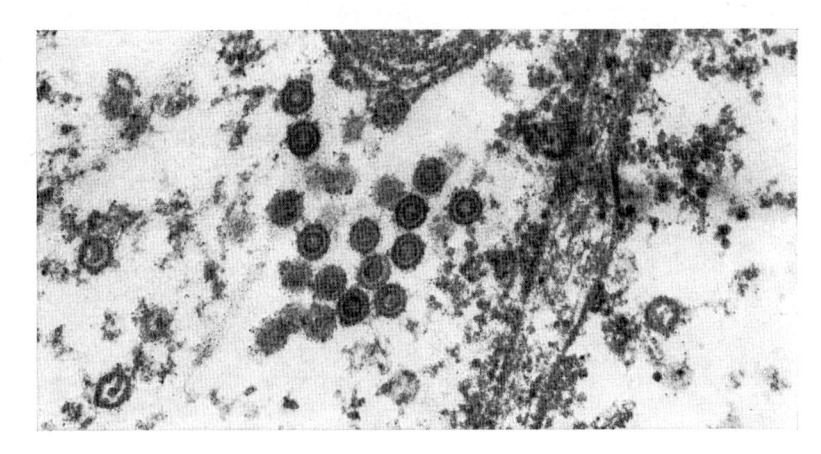

Abb. 13.4 Ultraschnittpräparat von Zosterläsion, elektronenoptische Vergrößerung: 1:60000. Viruselementarkörper mit Doppelmembran im Karyoplasma

reits Windpocken überstanden hatten. Auch mit moderner Negativkontrasttechnik (Behandlung der Elementarkörper mit Phosphorwolframsäure und anschließende elektronenoptische Analyse) gelang keine Differenzierung zwischen Zoster- und Varizellenvirus. Die Zosterelementarkörper bestehen aus 162 Capsomeren, die hexagonal in Form eines Ikosaeders angeordnet sind.

Pathogenese
Die Vorstellungen über die Pathogenese des Zosters beruhen zum Teil auf Hypothesen, zum Teil auf klinischen und experimentellen Beobachtungen. Es dürfte feststehen, daß nach der Varizelleninfektion in der Kindheit eine langdauernde Immunität resultiert. Bei einzelnen Fällen, so nimmt man an, entfaltet das Varizellenvirus stärkere neurotrope Eigenschaften und erhält sich ähnlich wie das Herpes-simplex-Virus in Nervenzellen in maskierter Form latent. Durch eine provozierend wirkende Schädigung (Intoxikation, Kälte, Trauma) oder eine erneute massive Infektion kann es dann unter Umständen Jahrzehnte später – lokalisiert im Gebiet der hinteren Wurzeln – zu einer Reaktivierung des latenten Virus und dadurch zu einer Zostereruption im Bereich des betroffenen Segmentes kommen. Die örtlich begrenzte Manifestation wird dabei durch die Restimmunität gewährleistet, vermag aber durch Schwächung der Abwehr aufgehoben zu werden.

Diese Theorie der Spätmanifestation durch das »Varizellen-Zoster-Virus« (sog. Latenztheorie) hat viel für sich. Es ist seit langem üblich, hinsichtlich der Pathogenese den Zoster in zwei Typen aufzuteilen, und zwar in den spontan auftretenden, essentiellen oder idiopathischen Zoster (»der wie aus eigener Kraft entsteht«) und in den symptomatischen Zoster, der sich z.B. im Anschluß an ein Trauma, an eine Arzneimittelintoxikation oder an ein metastasierendes Karzinom entwickelt. Die diesen klinischen Gesichtspunkten gerecht werdende Einteilung sagt jedoch nichts über die Ätiologie aus. Im Bläscheninhalt beider Zostertypen ist elektronenmikroskopisch das gleiche Virus. Beide Typen haben dieselbe infektiöse Natur, dieselben histopathologischen Merkmale und auch übereinstimmende klinische Verläufe. BLANK u. RAKE (1955) meinten, daß möglicherweise alle Zostererkrankungen »symptomatischer Natur« sind, das heißt im weitesten Sinne »traumatisch« ausgelöst werden, nur daß man bei einem Teil der Fälle (den sog. »essentiellen Formen«) den »Trigger-Mechanismus« nicht nachweisen kann. Das Trauma (hier wieder im allerweitesten Sinne gemeint) bedingt die Art der nervalen Affektionen (z.B. eine Wirbelmetastase, die eine Schädigung der Spinalnerven verursacht). Eine pathogenetische Dualität dürfte in dem Sinne feststehen, daß das Zostervirus zwar immer das ursächliche Agens darstellt und für die Morphologie des Hautausschlages verantwortlich ist, daß aber von der nervalen Affektion die Lokalisation abhängt. Der Lokalisationsfaktor bestimmt den primär segmentalen Befall im Bereich des Hautorgans. Bricht die Abwehrfunktion zusammen, so tritt Generalisation ein. Aber auch der segmentär lokalisierte Zoster muß als eine Teilerscheinung im hämatogenen Befall des Rumpfwandmetamers aufgefaßt werden. Das Virus dringt entweder vom Herd aus, der das latente Virus birgt – und zwar nach der Aktivierung –, oder von der möglicherweise im Bereich der Respirationsschleimhäute liegenden Eintrittspforte in den Blutkreislauf ein und setzt sich von dort in der Haut und in den verschiedenen Organen fest.

Pathologische Anatomie und Histopathologie
Der Zoster ist eine Dermo-(Mukoso-)Neuro-Ganglio-Radikulo-Myelitis. Todesfälle infolge einer Zosterinfektion sind selten und fast immer durch ein Grundleiden (Morbus Hodgkin, Leukämie, Karzinom) bedingt. FEYRTER (1954) definierte den Zoster histopathologisch als einen durch das Virus vom Blut her über die innervierte terminale Strombahn bewirkten entzündlichen Prozeß mit hyperergischer Kapillaritis, Arteriolitis und Arteriitis. Bei der Kapillaritis kommt es zu reichlichem Ausschwärmen polymorphkerniger Leukozyten mit rasch eintretendem Kernzerfall. Weiterhin sieht man Riesenzellbildung, ballonierende Degenera-

tion der Epithelien und eosinophile intranukleäre Einschlußkörper. Wegen der Ähnlichkeit mit der gemeinen Periarteriitis nodosa spricht man von einer Periarteriitis nodosa zosterica.

Die Zostereffloreszenz ist charakterisiert durch ein intraepidermales Bläschen, das durch eine massive ballonierende und retikulierende Degeneration der Epidermiszellen gebildet wird (Abb. 13.5). Die histologischen Hauptkriterien des Zosters sind:
1. das intraepidermale Bläschen,
2. die ballonierende Degeneration,
3. die epitheliale multinukleäre Riesenzellbildung und
4. die eosinophilen Kerneinschlüsse (die sog. Lipschütz-Körperchen).

Die letzten drei Kriterien sieht man sowohl in den Hautveränderungen als auch in den Veränderungen der Ganglien und der inneren Organe. In den Ganglien und im Zentralnervensystem (Zosterenzephalitis) finden sich degenerative Prozesse, mitunter Nekrosen und Hämorrhagien, vor allem aber Rundzelleninfiltrationen, zum Teil mit ausgeprägter perivaskulärer Anordnung, weiterhin entzündliche Exsudate des Neuroparenchyms, Neuronophagie, Demyelinisationsherde und narbige Reparationsvorgänge mit Gliaproliferationen. Neben der Poliomyelitis posterior sind im Rückenmark auch die Vorderhörner befallen, wodurch die motorischen Ausfälle erklärt sind, die zuweilen beim Zoster beobachtet werden.

Außer in der Haut und in den inneren Organen – z.B. in den Nebennieren, im Pankreas, im Ovar und in der Ösophagusschleimhaut – wurden intranukleäre Zostereinschlußkörper auch in den Gefäßwänden, im Plexus myentericus des Magens, in sympathischen Ganglien, in den Spinalganglien und in Muskelspindeln nachgewiesen.

Für die Klinik sind Ganglionitis und Neuritis einerseits sowie die Vaskulitis andererseits von dominierender Bedeutung. Erstere bestimmen das Ausmaß der Schmerzen, letztere ist bei starker Ausprägung verantwortlich für die Entwicklung von Hämorrhagie und Nekrose.

Krankheitsbild

Nach der Inkubationszeit (7–18 Tage) treten meist mit leichtem Fieberanstieg sowie Störungen des Allgemeinbefindens – für 3–5 Tage: Mattigkeit, Appetitmangel, unter Umständen Pharyngitis – heftige Schmerzen auf, die dem Innervationsgebiet eines oder mehrerer sensibler Nerven zugeordnet werden können. Bald darauf (aber auch gleichzeitig) entwickelt sich das Exanthem mit gruppierten, band- oder streifenförmig angeordneten, zunächst makulopapulösen, dann vesikulären Läsionen. Die neuralgiformen, unterschiedlich starken, zum Teil äußerst heftigen Schmerzen treten als erste Signale dort auf, wo später der Ausschlag lokalisiert ist, das heißt in der Regel einseitig, selten zweiseitig (Zoster duplex). Die nervale Irritation pflegt den Hauterscheinungen im Mittel um 4½ Tage vorauszugehen. Anfangs ist der Inhalt der Zosterbläschen klar, wird dann trüb und trocknet schließlich ein. Oft schwellen schon vor dem Ausbruch des Exanthems die Lymphknoten an, z.B. in den Axillen, meist aber regionär.

Das präeruptive Fieber erlischt gewöhnlich am 2. oder 3. Tag des Hautausschlags und tritt nur dann wieder auf, wenn es zu stärkerer bakterieller Sekundärinfektion kommt. Der segmentgebundene Ausschlag überschreitet mit aberrierenden Bläschen nur selten die Mittellinie und zeigt einen diffus-erythematösen Grund. Die Bläschen sind stecknadelkopf- bis erbsgroß, häufiger zentral leicht eingedellt und nehmen durchschnittlich etwa 2 bis 4 Tage lang an Zahl zu. Bei einem Teil der Zostererkrankungen erfolgt Blutung in das Bläschenlumen (hämorrhagischer Zoster), bei schwe-

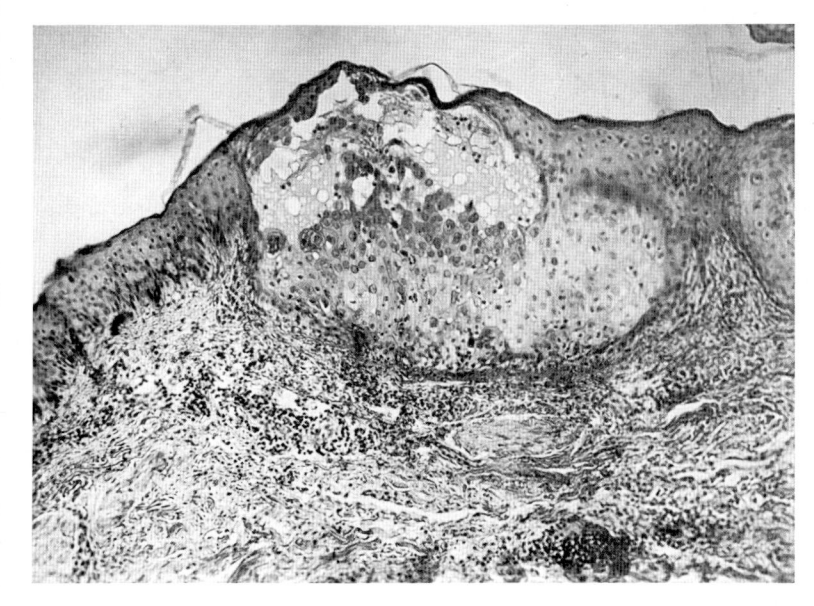

Abb. 13.5 Histologische Übersicht von frischem Zosterbläschen intraepidermal gelegen. Typische ballonierende und retikulierende Degeneration des Epithels

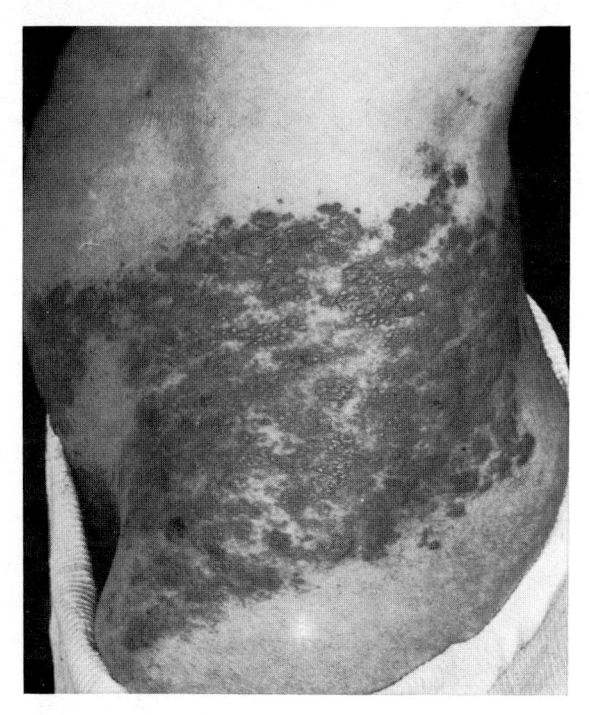

Abb. 13.6 Zoster der linken Rumpfseite

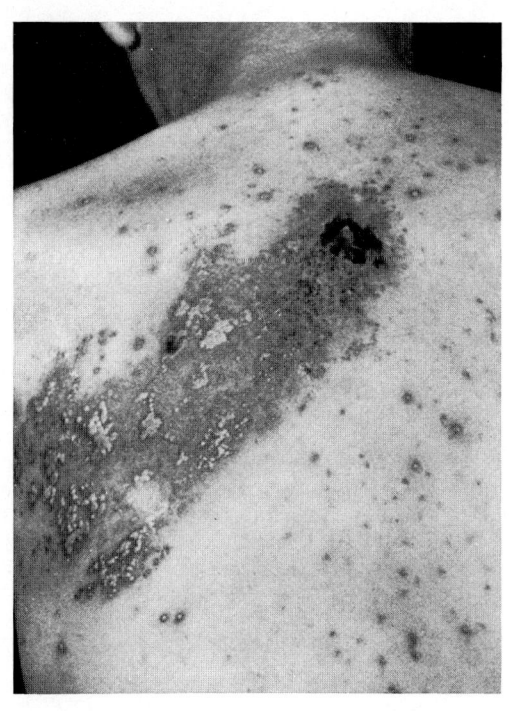

Abb. 13.7 Primär segmentgebundener Zoster der linken Schulterblattregion mit sekundärer Generalisation (varizelliforme Dissemination der Zosterbläschen)

rem Verlauf auch nekrotische Veränderung des Bläschengrundes (Zoster necroticans sive gangraenosus). Der gangränöse Zoster heilt mit Narbenbildung ab, die zum Teil scheckig pigmentiert ist. Die Zosternarbe, gewöhnlich mit mäßiger Atrophie, polyzyklischem Umriß und in ihrer Lokalisation dem Versorgungsgebiet einer oder mehrerer Nervenwurzeln entsprechend, erlaubt noch eine nachträgliche Diagnose.

Durchschnittlich heilt der Zoster, wenn keine Komplikationen hinzutreten, innerhalb von 2 bis 4 Wochen ab. Bei Auftreten postzosterischer Neuralgien (»Zosterneuritis«) wird die Krankheitsdauer wesentlich verlängert. Sie stellen sich meist bei Patienten ein, die über 50 Jahre alt sind. Das 706 Personen umfassende Krankengut von MOLIN (1969) zeigte bei der Auswertung, daß bei 9% der Männer und bei 17% der Frauen die neuralgischen Schmerzen länger als 2 Monate andauerten. BALLARINI machte Angaben über die Häufigkeit der Befallslokalisation. Er sah bei 876 Patienten 14,7% Zosteren im Trigeminusbereich, 18,45% im Halsnervengebiet, 47,71% im Versorgungsbezirk der Thorakalnerven, 3,31% im Bereich der Lumbalregion und 4,56% in der Zone der Sakralnerven. Der Rest der Patienten bot Veränderungen in verschiedenen Hautarealen gleichzeitig. Nur 10 Kranke zeigten bilaterale Lokalisation (Abb. 13.6 u. 13.7).

Im großen und ganzen lassen sich beim Zoster 3 Hauptverlaufsarten herausstellen:

1. leichte, problemlose Verläufe mit geringgradigen Schmerzen ohne postzosterische Neuralgie;
2. mittelschwere Verläufe mit anfangs starken Schmerzen und kurzfristigen (oder auch keinen) nachfolgenden Neuralgien und
3. unterschiedlich schwere bis sehr schwere Verläufe (vor allem bei alten Menschen oder solchen mit konsumierenden Grundkrankheiten) mit unterschiedlich langen und starken postzosterischen Neuralgien.

Laboratoriumsbefunde

Das Blutbild beim Zoster ist nicht charakteristisch (mäßige Leukozytose). Bei febrilen Verläufen kommt Proteinurie vor. Die Properdinkonzentration im Blut kann erniedrigt sein. Häufiger finden sich Liquorveränderungen: Proteinvermehrung und Pleozytose. Zosterinfektionen im Bereich der Hirnnerven oder der benachbarten Halssegmente gehen meist mit stärkerer Pleozytose einher als weiter kaudalwärts lokalisierte.

Verlauf und Prognose

Die Prognose des Zosters ist in der Regel günstig. Schwere Verläufe werden vor allem bei Befall der Hirnnerven beobachtet, ganz besonders bei Erkrankungen im Gebiet des ersten Trigeminusastes. Wichtig ist folgendes prognostisches Zeichen: Wird das Dreieck vom inneren Kanthus des Auges zur Nase mitbefallen, das von den Nn. nasociliares versorgt wird, so wird in der Regel der Bulbus mitergriffen. Rechtzeitige ophthalmologische Betreuung ist notwendig.

Todesfälle beim Zoster sind sehr selten. Sie kommen ausnahmsweise vor im Anschluß an einen Zoster generalisatus bei älteren kachektischen Menschen und infolge der komplizierenden Wirkung des zosterischen Befalls bei einer schweren Grundkrankheit (Leukämie, Morbus Hodgkin, Mammakarzinom). Für gewöhnlich rezidiviert der Zoster nicht. In der Literatur sind einige Ausnahmen von dieser Regel beschrieben worden. Die höchste Rezidivquote gab MOLIN (1969) mit 8% an (Intervalle meist von mehr als 10 Jahren; mehr Rezidive bei Frauen als bei Männern). Naturgemäß muß bei jedem Zosterrezidiv geklärt werden, ob nicht unter Umständen ein zosteriformer Herpes simplex vorliegt.

Komplikationen
Die zerebralen Komplikationen des Zosters können in vier Kategorien eingeteilt werden:
1. Zoster ophthalmicus mit kontralateraler Hemiparese,
2. Zoster ophthalmicus oder cervicalis mit Subarachnoidalblutung,
3. Zoster cervicalis mit homolateraler Hemiparese,
4. generalisierter Zoster des Nervensystems ohne generalisierte Hautveränderungen.

Die zosterischen Veränderungen im ZNS sind graduell sehr unterschiedlich: Meningismus, Meningitis, Enzephalitis, Myelitis oder Enzephalomyelitis. Außerdem werden neben Neuralgien, Sensibilitätsstörungen, sympathischen beziehungsweise vasomotorischen und sekretorischen Störungen auch Lähmungen (Paresen und Paralysen) beobachtet.

Die Veränderungen im Bereich innerer Organe entsprechen stets den Innervationsbezirken der jeweils befallenen Rückenmarks- und Hirnnerven (Magenveränderungen, Zoster der Harnblase, Kombination von Zoster und Hepatitis: »Zosterhepatitis«).

Beim *Zoster ophthalmicus* wird gleichfalls eine Vielfalt von Symptomen beobachtet: stärkere Schmerzen, Übelkeit, Erbrechen, Tränenfluß, Photophobie, Doppelbilder, Lidödeme, Konjunktivitis, Keratitis, Ulcus corneae, unter Umständen Korneaperforation, Iritis, Iridozyklitis, Retinitis, Meningitis, später auch Leukome, Staphylome und mitunter ein sekundäres Glaukom. Selten wird Panophthalmie und eitrige Einschmelzung des Auges gesehen.

Heftige Beschwerden kann ein Zoster oticus machen: Otalgien, Hypo- oder Hyperakusie, Drehschwindel, Erbrechen. Die Trias, die aus Zosterläsionen im Ohrbereich, Fazialisparese und neuralgiformen Gesichtsschmerzen besteht, wird als Ramsay-Hunt-Syndrom bezeichnet. Geschmacksstörungen und vermehrte Speichelsekretion kommen vor. Veränderungen im Bereich der Mundschleimhaut stellen sich am häufigsten beim Befall des 2. und 3. Trigeminusastes ein.

Der *Zoster generalisatus* kommt bei etwa 2–5% aller Zosterfälle vor. Gewöhnlich stellt sich die Generalisation im Anschluß an einen primär segmentgebundenen Befall ein. Die disseminierten Bläschen rufen ein varizelliformes Bild hervor (Zoster varicelliformis). Letzteres ist die Folge des Zusammenbruchs der Abwehrleistung des Organismus. Sehr häufig wird diese wiederum durch ein konsumierendes Grundleiden (schwerer Diabetes, Tuberkulose, metastasierendes Karzinom, Leukämie, Morbus Hodgkin, Dermatomyositis oder Mykosis fungoides) bedingt. Bei alten Menschen kann jedoch allein der Mangel an Antikörpern gegenüber dem Antigen des »Varizellen-Zoster-Virus« Ursache des generalisierten Befalles sein (Intervall zwischen Varizellen und Zoster von 70 und mehr Jahren). MOLIN (1969) fand bei 6% seiner Zosterpatienten maligne Erkrankungen. Bei jedem Zoster generalisatus sollte unbedingt gründliche Suche nach Malignomen erfolgen. Sehr selten wurden Fälle von Zoster sine exanthemate beschrieben.

Extrem selten sind Zostererkrankungen des Neugeborenen (bisher 6 Fälle in der Weltliteratur). Die Zosterhäufigkeit in der Spanne zwischen dem 1. und 10. Lebensjahr wurde mit 0,1% errechnet. Postzosterische Neuralgien gibt es im Kindesalter nicht. Zosterembryopathien sind bisher nicht beobachtet worden.

Differentialdiagnose
Ist die Trias »Bläschenausschlag, segmentale Ausbreitung und neuralgiforme Schmerzen« voll ausgeprägt, dann bieten sich hinsichtlich der Differentialdiagnose kaum Schwierigkeiten. Sind hingegen die Hauterscheinungen noch nicht vorhanden, die Schmerzen aber voll in Erscheinung getreten, so kann zuweilen die Diagnose »Zoster« schwer zu stellen sein. Klassische Fehldiagnosen sind u.a.: Pleuritis, Pleurodynie, Verbrennung durch Heizkissen, Bandscheibenprolaps, Otalgie, Otitis media, Erysipel, Zystitis.

Therapie
Eine kausale Zostertherapie gibt es noch nicht. Die bisher bekannten Virustatika waren nicht überzeugend wirksam. Man ist daher auf symptomatische Maßnahmen angewiesen, die sich der Schwere des Krankheitsbildes anpassen müssen. Die Krankheitsdauer und das Auftreten postzosterischer Neuralgien sind in erster Linie vom Alter des Patienten und der Intensität der klinischen Erscheinungen abhängig.

Lokale Maßnahmen
Für die ersten Krankheitstage haben sich Puder-Watte-Verbände, eine 0,5- bis 1%ige Vioform-Schüttelmixtur, unter Umständen auch in Form der »gestrichenen Lotio« (Schicht auf Leinenläppchen) bewährt. Später können Tetracyclin- oder Chloramphenicolsalben verwendet werden.

Allgemeinbehandlung

Das Zostervirus wird durch Antibiotika nicht beeinflußt, wohl aber können durch letztere Sekundärinfektionen beseitigt oder verhindert werden. Gegen die neuralgischen Schmerzen wird gern Dihydroergotamin verordnet. In den letzten Jahren wurde in zunehmendem Maße das γ-Globulin in die Zostertherapie eingeführt. Bei allen Erfolgsmeldungen – (wohl in erster Linie Abschwächung entzündlicher Erscheinungen und Vermeidung von »Zweitschlägen«) – sollte nicht vergessen werden, daß das γ-Globulin nicht mehr auf Viren einzuwirken vermag, die bereits die Zellen befallen haben. Wert hat es daher vor allem bei prophylaktischer Gabe. Corticosteroide können in den ersten Tagen der Zosterinfektion, das heißt während der virämischen Phase, die Dissemination des Virus fördern. Besondere Vorsicht ist hier beim Zoster ophthalmicus geboten. Analgetika verstehen sich von selbst. Ödeme klingen nach Gabe von Lasix rascher ab. Zur Abkürzung der Beschwerden werden in letzter Zeit Blacklight-Bestrahlungen empfohlen.

Behandlung der postzosterischen Neuralgie

Zunächst wird man versuchen, mit Butazolidin, Tanderil, Ganglienblockern (Pendiomid) oder Novocaininfiltrationen (Stellatumblockade) auszukommen. Gelingt dies nicht, ist Cortisonmedikation indiziert (nie zu Beginn, immer erst in der späteren »infektionsallergischen« Phase). Es sollte dann aber hoch genug dosiert werden, z.B. beginnend mit 100–200 mg Hydrocortison pro Tag, und zwar über 1–3 Wochen. Auch die Röntgentherapie leistet Gutes. Auf das zugehörige Segment werden in 3- bis 7tägigen Intervallen 3- bis 4mal 150 bis 200 R unter Tiefentherapiebedingungen verabreicht. Bei Zostererkrankungen von Patienten mit Leukämie, Lymphogranulomatose oder metastasierenden Karzinomen, die maligne oder semimaligne Infiltrationen im Segmentbereich aufweisen, stellt allein die sofort durchgeführte, unter Umständen sehr energische Röntgenbestrahlung der Segmente (zumindest in der Ausdehnung des Zosterbefalles) die Behandlungsmethode der Wahl dar.

Isolierung von Zosterpatienten

Grundsätzlich ist der Zoster weniger infektiös, als es die Varizellen sind. In der Umgebung eines Zosterpatienten können sich vor allem Kinder und Jugendliche infizieren, wenn sie noch nicht an Varizellen erkrankt waren und mit dem Erkrankten intensiven Kontakt haben. Es ist eine Erfahrungstatsache, daß Ärzte und Krankenschwestern, die Zosterpatienten betreuen, sich fast nie (zumindest äußerst selten) infizieren. Abwehrschwache Patienten (Diabetiker, Leukämiker usw.) sollten jedoch nicht in der Nähe von Zosterpatienten untergebracht werden. Eine strenge Isolierung ist jedoch nicht notwendig. Krankenschwestern, die gesund und gravide sind, dürfen Zosterpatienten dann pflegen, wenn sie Varizellen durchgemacht haben. Sie dürfen diese jedoch *nicht* pflegen, wenn sie noch keine Varizellen hatten – aber auch dies nur während der ersten drei Graviditätsmonate nicht.

Literatur

Blank, H., G. Rake: Viral and rickettsial diseases of skin, eye and mucous membranes of man. Little & Brown, Boston 1955

Downie, A.W.: Chickenpox and zoster. Brit. med. Bull. 15 (1959) 197

Feyrter, F.: Zur Pathogenese des Zoster, der Varicellen und der herpetischen Erkrankungen. Öst. Z. Kinderheilk. 10 (1954) 43

Herzberg, K.: Über Viruskrankheiten in der Dermatologie. Arch. Dermat. Syph. (Berlin) 188 (1949) 526

Lipschütz, B.: Untersuchungen über die Ätiologie der Krankheiten der Herpesgruppe (Herpes zoster, Herpes genitalis, Herpes febrilis). Arch. Derm. Syph. 136 (1921) 428

Molin, L.: Aspects of the natural history of herpes zost. Acta derm.-venereol. Stockh. 49 (1969) 569

Murthy, V.N.K.: Zoster. Indian J. Derm. Venereol. 24 (1958) 103

Nasemann, Th.: Der Zoster (Virologie und Klinik). Internist (Berl.) 6 (1965) 342

Nauck, E.G.: Der Herpes zoster. In: Die Infektionskrankheiten des Menschen und ihre Erreger, Bd. 2, hrsg. von A. Grumbach, W. Kikuth. Thieme, Stuttgart 1958; 2. Aufl. 1969

Schuermann, H., A. Greither, O. Hornstein: Krankheiten der Mundschleimhaut und der Lippen, 3. Aufl. Urban & Schwarzenberg, München 1966

Siede, W.: Herpes zoster und Leberschädigung. Dtsch. med. Wschr. Band 81 (1956) 1401

Herpes simplex

Definition

Der Herpes simplex (Synonyma: Herpes febrilis, Febris herpetica, Fever blisters, Cold sore) wird durch das ubiquitär verbreitete Herpes-simplex-Virus (vor allem durch die Haupttypen I und II) verursacht, mit dem sich fast jeder Mensch schon in der Kindheit auseinanderzusetzen hat. Die weit überwiegende Mehrzahl der Infektionen verläuft klinisch inapparent und kann lediglich anhand des Anstieges homologer Antikörper nachgewiesen werden. Gewöhnlich ist der Herpes simplex eine harmlose, zu Rezidiven neigende, oft chronische, sehr verbreitete Viruskrankheit des Menschen mit Befall von Haut oder Schleimhäuten. Komplikationen seitens des Auges und des ZNS und echte Generalisationen kommen vor. Bei der klinischen Manifestation muß zwischen dem bunteren Erscheinungsbild der Primärinfektion beim antikörperfreien, voll empfänglichen Individuum und der meist monotonen rezidivierenden Erkrankung bei Antikörperträgern unterschieden werden. Die ausgesprochene Rezidivneigung ist das auffälligste Charakteristikum der Herpesinfektion sowohl im Schleimhaut- (Genitale) als auch im Hautbereich.

Häufigkeit

Die Erstinfektion durch das Herpes-simplex-Virus findet beim Menschen sehr häufig zwischen dem 1. und 5. Lebensjahr statt. Über 60% der infizierten Personen bleiben lebenslänglich Virusträger. Der Prozentsatz der Antikörperträger steigt entsprechend der Durchseuchung mit zunehmendem Lebensalter an. Er erreicht bei Personen im Alter von 14–40 Jahren 84%, bei noch älteren Erwachsenen über 90%.

Epidemiologie

Die Übertragung des Herpesvirus geschieht oft durch Tröpfcheninfektion, aber auch durch unmittelbaren Kontakt (Schmierinfektion, Kuß, Geschlechtsverkehr). Der Mensch ist das einzige Virusreservoir. Das Herpesvirus konnte in Speichel- und Stuhlproben bei 5–7% gesunder Personen aller Altersgruppen nachgewiesen werden. Gefährdet sind nur antikörperfreie Personen, die sich noch nicht mit dem Erreger auseinandergesetzt haben, also zumeist Kleinkinder. Diese erkranken nach einer Infektion überwiegend an einer Gingivostomatitis herpetica. Die intrauterine Übertragung, die eine Virämie voraussetzt (dann Ausbilden von Embryopathien), ist beim Menschen nicht zweifelsfrei gesichert, wohl aber tierexperimentell gelungen. Die häufigsten Eintrittspforten für die Herpesinfektion sind neben kleinen Hautläsionen die Schleimhäute der Mundhöhle und des Verdauungstraktes sowie die Konjunktiven. In der Regel treten Herpeserkrankungen sporadisch auf. Sie scheinen gehäuft während des Überganges vom Winter zum Frühjahr vorzukommen.

Ätiologie (Mikrobiologie)

Das Herpes-simplex-Virus ist im Inhalt frischer Bläschen mikrobiologisch (Ei- und Gewebekultur) und elektronenoptisch nachweisbar. Die Durchmesser der Elementarkörper variieren zwischen 90 und 130 nm. Sie haben einen DNS-haltigen Innenkörper (Core, Nukleoid), der etwa 40–50 nm groß ist. Das Virus entwickelt sich im Zellkern (Abb. 13.**8**) und ist dort häufig in kristalloiden Aggregaten zusammengelagert. Die wichtigsten biochemischen Daten des Herpes-simplex-Virus zeigt folgende Aufstellung.

Biochemie des Herpes-simplex-Virus:
Sedimentationskonstante: 1175 S
Gesamt-DNS-Anteil im Partikel: 10%
DNS besteht zu 74% aus Guanin und Cytosin
Pro Partikel wurden 3- bis 4mal 10^{-10} DNS gefunden
RNS-Inhalt: ∅
Im Cs-Cl-Gradienten erhält man von Herpesvirus-Suspensionen 2 Fraktionen (1. komplette Viruspartikel, 2. nur komplementbindungsaktiv).

Lichtoptisch ist der DNS-Gehalt der Kerneinschlußkörper anhand der positiven Feulgen-Reaktion nachzuweisen.
Serologisch weisen die Herpes-simplex-Stämme in ihrer Antigenität geringfügige Differenzen auf. Die Komplementbindungsaktivität kann durch Ultrazentrifugierung in ein virusgebundenes V-Antigen und ein lösliches S-Antigen getrennt werden. Ganz unterschiedlich ist die Neurovirulenz der Herpesstämme bei Übertragung des Virus auf Mäuse und Kaninchen. Stark enzephalitogene Stämme führen z.B. nach Infektion der Kornea von Kaninchen den

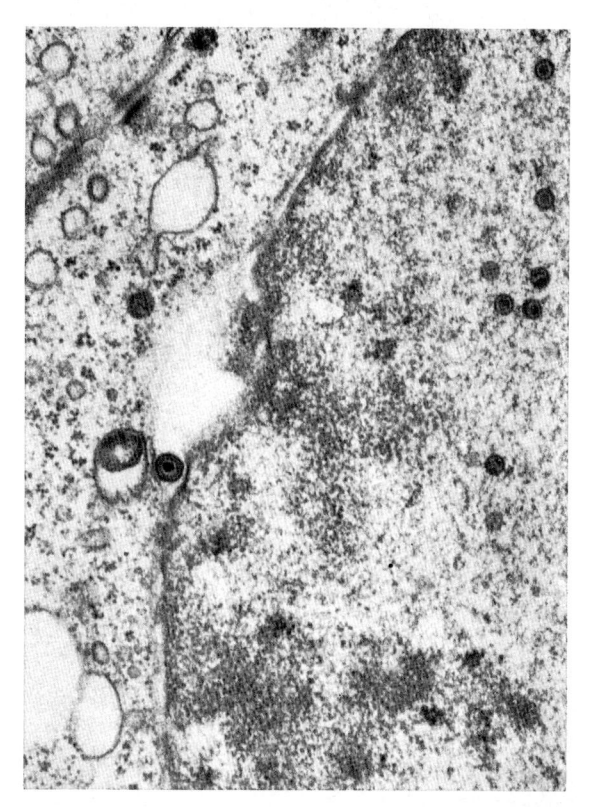

Abb. 13.**8** Ultraschnittpräparat von Herpes-simplex-Läsion, elektronenoptische Vergrößerung: 1:30000. Viruselementarkörper im Karyoplasma. Im rechten Bildteil Kernmembran mit Kernpore und einem ins Zytoplasma ausgetretenen Elementarkörper, der Doppelmembran besitzt und das typische DNS-Core (Innenkörper) zeigt

Tod der Tiere herbei. Auch die von den Herpesstämmen induzierten zytopathischen Effekte in Zellkulturen sind nicht einheitlich. Die wichtigsten Reaktionen stellen sich proliferativ, nichtproliferativ und in Form von Riesenzellbildungen dar. Das Herpesvirus kann sich vorzüglich auf der Chorionallantoismembran vorbebrüteter Hühnereier vermehren, so daß zum mikrobiologischen Nachweis drei generelle Möglichkeiten zur Verfügung stehen:
1. der Tierversuch (Grüter-Kornealversuch an Kaninchen, intrazerebrale Beimpfung von Mäusesäuglingen),
2. die Eikultur und
3. Gewebekulturen (z.B. Hela-Zellkulturen, Kulturen aus embryonalem Präputialgewebe des Menschen oder aus Affennierenepithel).

Diese drei Standardmethoden finden durch histologische und elektronenmikroskopische Untersuchungen eine mikromorphologische Ergänzung. Zum serologischen Nachweis einer Herpes-simplex-Infektion eignen sich der Neutralisationstest oder die Komplementbindungsreaktion mit typspezifischem Antigen (Typ 1, Typ 2).
Aufgrund klinischer und mikrobiologischer Kriterien zeigte sich, daß die meisten Herpes-simplex-Infektionen durch zwei Typen verursacht werden.

Tabelle 13.2 Wirt-Erreger-Beziehungen bei der Herpes-simplex-Virus-Infektion des Menschen (nach *Blank* u. *Rake*)

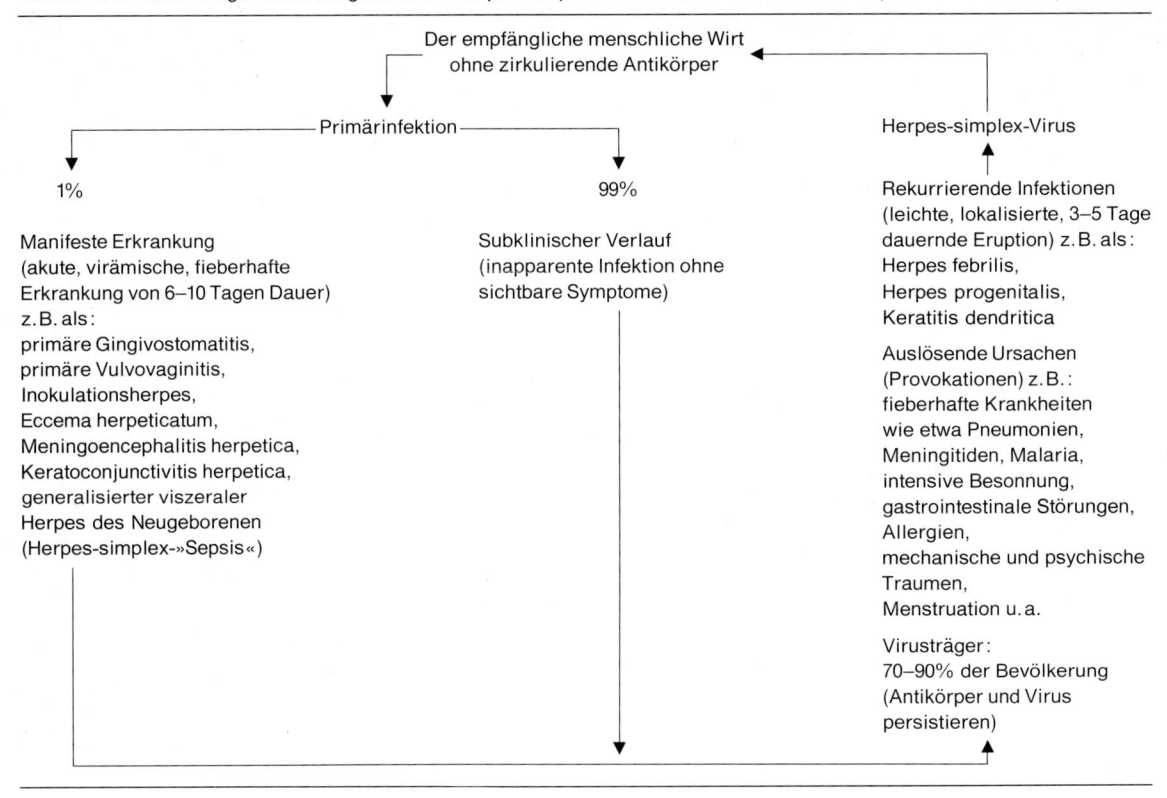

```
                    Der empfängliche menschliche Wirt
                       ohne zirkulierende Antikörper
                                   │
          ┌──────────── Primärinfektion ────────────┐         Herpes-simplex-Virus
          ▼                                         ▼                  ▲
         1%                                        99%         Rekurrierende Infektionen
                                                               (leichte, lokalisierte, 3–5 Tage
  Manifeste Erkrankung                    Subklinischer Verlauf  dauernde Eruption) z.B. als:
  (akute, virämische, fieberhafte         (inapparente Infektion ohne  Herpes febrilis,
  Erkrankung von 6–10 Tagen Dauer)        sichtbare Symptome)          Herpes progenitalis,
  z.B. als:                                                            Keratitis dendritica
  primäre Gingivostomatitis,
  primäre Vulvovaginitis,                                       Auslösende Ursachen
  Inokulationsherpes,                                           (Provokationen) z.B.:
  Eccema herpeticatum,                                          fieberhafte Krankheiten
  Meningoencephalitis herpetica,                                wie etwa Pneumonien,
  Keratoconjunctivitis herpetica,                               Meningitiden, Malaria,
  generalisierter viszeraler                                    intensive Besonnung,
  Herpes des Neugeborenen                                       gastrointestinale Störungen,
  (Herpes-simplex-»Sepsis«)                                     Allergien,
                                                                mechanische und psychische
                                                                Traumen,
                                                                Menstruation u. a.

                                                                Virusträger:
                                                                70–90% der Bevölkerung
                                                                (Antikörper und Virus
                                                                persistieren)
```

Eigenschaften der Typen 1 und 2 des Herpes-simplex-Virus:
Typ 1: Herpes simplex
  Haut- und Mundschleimhaut-Stämme. Eigenschaften: Kleine Herdbildungen auf der Chorionallantoismembran des Bruteies, geringe Mäusevirulenz
Typ 2: Herpes venereus (genitalis)
  Stämme vom Gesäß und vom Genitale. Eigenschaften: Große Herde auf der Allantoismembran, stärkere Virulenz für genital infizierte weibliche Mäuse

Pathogenese

Die herpetischen Primärinfektionen verlaufen bei mehr als 99% der Infizierten klinisch inapparent. Sowohl nach manifester als auch nach inapparenter beziehungsweise subklinischer Infektion treten Herpes-simplex-Antikörper auf, denen die Elimination der Viruselemente häufig nicht gelingt, so daß sie dann lebenslang persistieren (in Form einer latenten Dauerinfektion) und wieder – nach Einwirken bestimmter Provokationen – ein Rezidiv entstehen kann (Aktivieren der im Gewebe deponierten »maskierten« Proviren). Tab. 13.2 zeigt die Wirt-Erreger-Beziehungen der Herpesinfektion des Menschen und Tab. 13.3 das Latenzproblem und die Vorgänge beim Herpes-Rezidivmechanismus am Beispiel des rekurrierenden Herpes im Bereich von M. glutaeus und Genitale.
So können z.B. in den Sakralganglien die Herpesproviren (infektiöse Herpes-DNS) durch Zellnukleasen gehemmt werden – und erst durch Streßfaktoren und Mobilisation von Nukleaseinhibitoren aus den Proviren infektiöse Herpesviren resynthetisiert werden.
Nach der Herpeserstinfektion wird zwischen dem 10. und 20. Tag ein Titeranstieg in der Komplementbindungsreaktion nachweisbar. Die Herpesantikörper persistieren dann (mit fixiertem Titer) lebenslänglich, d.h. auch vor Rezidiven erfolgt kein Titerabfall. Das gilt jedoch nur für die virusgebundenen Antikörper (V-Antikörper). SÖLTZ-SZÖTS (1959) konnte zeigen, daß die löslichen Antikörper sich anders verhalten, vor dem Rezidiv abfallen und dann wieder ansteigen. Nur primäre Herpeseruptionen besitzen also eine V- und S-Antikörperbewegung. Tab. 13.4 gibt eine Übersicht über die primären und sekundären (rezidivierenden) Herpesmanifestationen.
Das Eindringen des Herpesvirus in den Organismus vollzieht sich im Bereich feinster Läsionen (z.B. an der Haut oder den Respirationsschleimhäuten). An der Eintrittspforte kommt es zunächst zur lokalen Virusvermehrung. Es entstehen dann die charakteristischen Primärläsionen (Bläschen, Aphthen). Das Virus disseminiert von dort aus auf dem Blutwege (ähnlich wie das Zostervirus). Auch auf dem Nervenwege ist eine Ausbreitung denkbar (z.B. beim zosteriformen Herpes simplex mit Eruptionen im Versorgungsgebiet eines sensorischen Nerven) und per continuitatem von Zelle zu Zelle. So konnte bei einer Neugeborenenenzephalitis der Infektionsweg des Herpes-simplex-Virus anhand der Bildung von Kerneinschlüssen und multi-

nukleären Riesenzellen vom Auge bis zum Zentralnervensystem verfolgt werden, der sich kontinuierlich von Zelle zu Zelle fortsetzte.

Ein Teil der Personen, denen eine sog. Herpesdisposition zugesprochen wird, neigt nach der Erstinfektion zu rekurrierenden Herpeseruptionen. Diese dürften nicht als exogene Reinfektionen, sondern als endogene (latente Dauerinfektion und Provokationsmechanismen) Rezidive aufzufassen sein. Ob nur das Absinken der S-Antikörper das Ausbilden eines Rezidivs begünstigt, ist noch nicht sicher. Eine Hypothese besagt, daß im Intervall zwischen den Rezidiven das Virus in Form infektiöser DNS vorliegt, die nicht durch Antikörper beeinträchtigt zu werden vermag. Sie könnte durch Zellnucleasen so lange paralysiert werden, bis durch einen Streß ein Nuclease-Inhibitor zur Wirkung gelangt. Dieser könnte dann die infektiöse DNS zur Produktion des vollvirulenten Virus anregen und dann die klinische Eruption eines neuen Herdes bedingen.

Zunehmend stärker wird in den letzten Jahren die Bedeutung eines eventuellen Zusammenhanges zwischen herpetischen Eruptionen (Herpes simplex recurrens unterschiedlicher Lokalisation) und dem Entstehen maligner Prozesse (Portiokarzi-

Tabelle 13.3 Latenzproblem und Herpesrezidivmechanismus

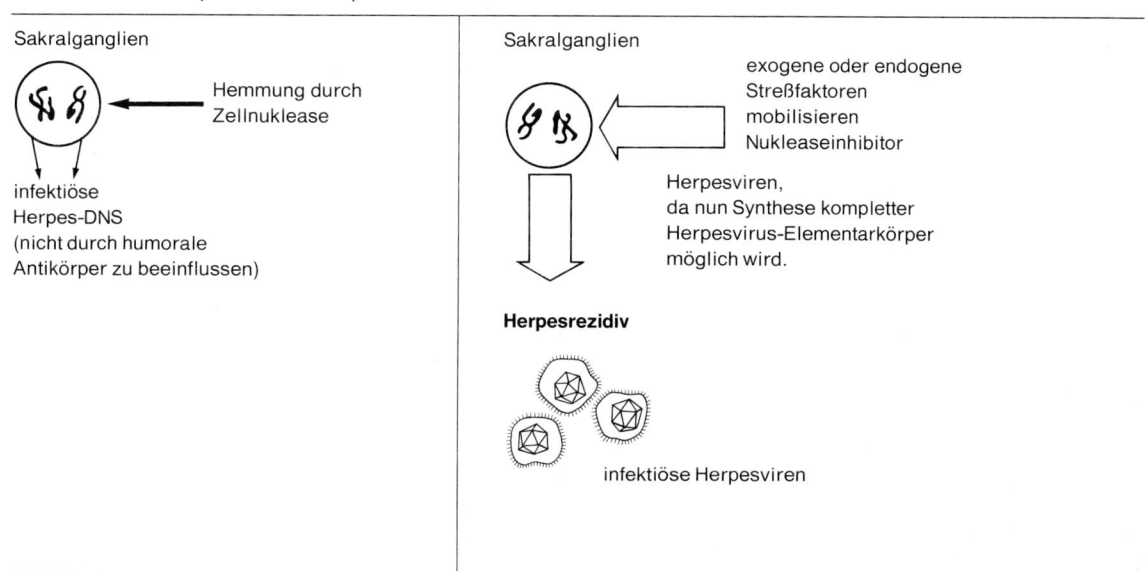

Sakralganglien	Sakralganglien
Hemmung durch Zellnuklease	exogene oder endogene Streßfaktoren mobilisieren Nukleaseinhibitor
infektiöse Herpes-DNS (nicht durch humorale Antikörper zu beeinflussen)	Herpesviren, da nun Synthese kompletter Herpesvirus-Elementarkörper möglich wird.
	Herpesrezidiv
	infektiöse Herpesviren

Tabelle 13.4 Primäre und sekundäre Herpesmanifestationen

Lokalisation	Krankheitsbild	Art	Typ
Haut	Herpes simplex	primär und sekundär*	1
	Herpes genitalis (im Hautbereich)	primär und sekundär	2
	Eccema herpeticatum	primär und sekundär	meist 1
Schleimhaut	Gingivostomatitis herpetica	primär	1
	Aphthoid	primär	1
	Vulvovaginitis herpetica	primär und sekundär	2
	Herpes genitalis (im Schleimhautbereich)	primär und sekundär	2
Auge	Keratoconjunctivitis herpetica	primär und sekundär	1
Zentralnervensystem	Meningoencephalitis herpetica	primär, sehr selten sekundär	beide Typen möglich, vorwiegend Typ 1
Generalisierte Erscheinungen	»Herpessepsis« des Neugeborenen	primär	beide Typen möglich, vorwiegend Typ 2

* sekundär = rezidivierend!

13.26 Infektionskrankheiten

nom, Leukämien) diskutiert. Es bedarf noch weiterer Untersuchungen, um eine endgültige Klärung dieses Fragenkreises zu erzielen.

Krankheitsbilder
Aus Tab. 13.4 ging die Vielzahl der klinischen Erscheinungsbilder der Herpes-simplex-Infektionen hervor. Sie sollen nun jedes für sich behandelt werden.

Stomatitis aphthosa
(Gingivostomatitis herpetica)
Sie kommt in kleinen Epidemien vor, rezidiviert aber nur sehr selten. Sie ist in der Regel Ausdruck einer Erstinfektion mit dem Herpes-simplex-Virus. Nach einer Inkubationszeit von 2–7 (4–5) Tagen setzt der Aphthenschub zum größten Teil mit Allgemeinerscheinungen wie Fieber, Abgeschlagenheit, Erbrechen und Krampfneigung ein. Zahnfleisch und Gaumen schwellen schmerzhaft an. Große Teile der Mundschleimhaut bedecken sich mit zahlreichen kleinen Bläschen, die sehr schnell erodieren. Es entwickeln sich dann schubweise über mehrere Tage hin disseminierte rundliche bis ovale, scharf begrenzte aphthöse Läsionen mit zentralen gelblichen Erosionen von 2–4 mm Durchmesser, deren Belag über die Umgebung erhaben ist und die einen schmalen rötlichen, entzündlichen Saum besitzen. Bakterielle Sekundärinfektionen kommen vor. Die Erkrankung geht mit Foetor ex ore, Salivation, Schwellung der regionalen Lymphknoten, Temperaturanstieg und evtl. Durchfällen sowie katarrhalischen Erscheinungen des Respirationstraktes einher. Die Gaumenmandeln bleiben in der Regel frei. Nach 1–2 Wochen heilen die Erscheinungen ab. Mitunter können Kinn, Oberlippe, Naseneingang und sogar die Extremitäten (z.B. Fingerspitzen und Nagelwälle: sog. herpetische Paronychien) mitbefallen werden. Vorwiegend erkranken Kleinkinder, seltener Erwachsene, letztere dann aber u.U. schwerer als Kinder.

Aphthoid
Es hat ebenfalls herpetische Genese und ist wohl nur eine schwere Verlaufsform der Stomatitis aphthosa vorwiegend bei abwehrgeschwächten Kindern. SCHUERMANN u. Mitarb. (1958) wiesen auf das Vorkommen als »zweite Krankheit« (nach Keuchhusten, Masern, Scharlach usw.) hin. Erwachsene erkranken selten. Die klinische Besonderheit des Aphthoids besteht darin, daß sich im Bereich der Mundschleimhaut auf gerötetem Grund dickwandige Blasen entwickeln, die randwärts auswachsen. Als Folge dieses peripheren, wallartigen Fortschreitens kommt es zu zirzinären und ringförmigen Bildungen mit zentralen Belägen, Eindellungen oder stärkerem geschwürigem Zerfall. Weitere Herde können im Pharynx und Ösophagus auftreten sowie die Mundumgebung, den Naseneingang, weite Flächen des Gesichtes, die Vulva, Fingerendglieder (»vagantes Aphthoid«) und den Kehlkopf befallen. Die regionalen Lymphknoten schwellen an. Die Effloreszenzen konfluieren mitunter, verkrusten und wandeln sich bei schweren Formen (Fieber, Schmerzen) geschwürig um. Todesfälle sind selten angegeben worden.

Herpes simplex
Er zeigt typische, in gruppierten Bläschen auftretende Eruptionen, kommt in allen Altersklassen vor und findet sich vorwiegend an den Prädilektionsstellen wie Lippen, Nasenfalten, Wangen, Kreuzbein und Genitale. Er vermag aber überall auf der Haut vorzukommen. An den Eruptionsstellen ist die Haut zunächst gerötet, dann schießen dichtstehende, oberflächliche, bis linsengroße Bläschen auf, deren Inhalt sich rasch trübt und vereitert (sehr häufig sekundäre bakterielle Infektion). Subjektive Beschwerden bestehen in Juckreiz, Brennen, Spannungsgefühl und zuweilen in Abgeschlagenheit. Im Laufe einer Woche trocknen die Bläschen gewöhnlich ab (Krusten, nach deren Abfallen gerötete Flecken, die dann abblassen). Oft schwellen die regionären Lymphknoten an und sind mitunter druckschmerzhaft. Durch Konfluieren der Bläschen und flächenhafte Ausdehnung auf der Haut entstehen gelegentlich polyzyklische Herde. Auch größere Erosionen können sich bilden, selten eine Elephantiasis metherpetica, z.B. an den Lippen. Einen Herpes genitalis zeigt die Abb. 13.9; über symptomatischen Herpes bei Infektionskrankheiten s. Tab. 13.2.

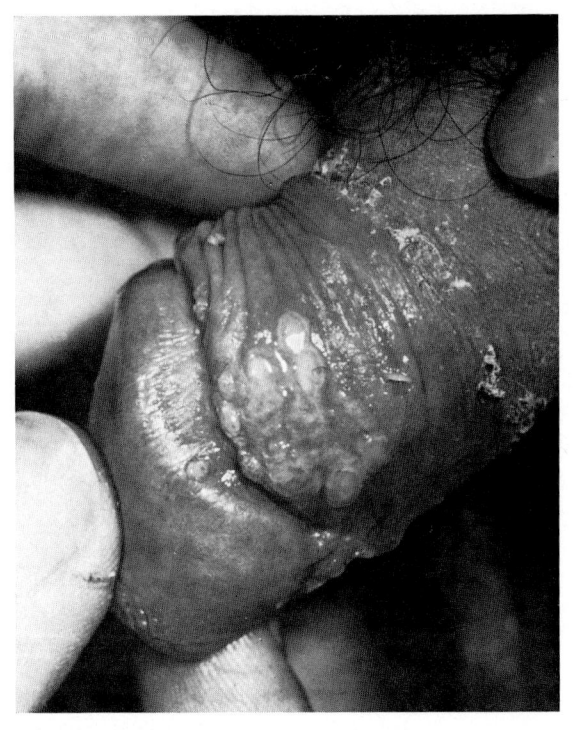

Abb. 13.9 Herpes genitalis (= Herpes simplex im Genitalbereich)

Häufiger werden Exantheme im Sinne des Erythema exsudativum multiforme beobachtet, die etwa 8 Tage (auch kürzeres Intervall) nach einem Herpes aufschießen. Sie können als Herpetide (= Viruside) aufgefaßt werden.

Bei Frauen mit Herpeseruptionen der Vulva und Vagina muß immer eine Spekulumuntersuchung durchgeführt werden, da häufig die Portio gleichfalls befallen wird.

»Herpessepsis« der Neugeborenen

Sie kann von einer Herpeserkrankung der Mutter, die z.B. eine Vulvovaginitis herpetica aufweist, ausgehen. Die Säuglinge infizieren sich beim Durchtritt durch den Geburtskanal an den meist erodierten Läsionen. Die Infektion der Mutter ist stets primärer Natur, und daher wird den Kindern keine Leihimmunität übertragen. Da das Neugeborene noch keine Herpesantikörper bilden kann, resultiert eine schwere generalisierende Infektion, die sehr oft letal verläuft. Die Neugeborenen erkranken selten vor dem 4. Lebenstag. Die »Herpessepsis« führt zu disseminierten Läsionen (Exitus meist zwischen 5. und 11. Krankheitstag). Befallen werden vor allem die Leber (Lebernekrosen, in den Leberzellen am Rand der nekrotischen Herde intranukleäre Einschlußkörper), die Schleimhäute von Mund, Pharynx, Ösophagus, die Haut, die Konjunktiven, die Nebennieren und das Gehirn (Encephalitis herpetica).

Keratoconjunctivitis herpetica

Sie kommt primär und sekundär vor. Bei dieser Herpesinfektion des Auges bilden sich zunächst eine Konjunktivitis mit mononukleärem Exsudat aus, dann schmerzlose Hornhautbläschen, die später platzen, zu Erosionen werden und die sog. Keratitis dendritica (baumartige Verästelung) erzeugen. Die präaurikulären Lymphknoten sind meist angeschwollen. Nach Abheilung bleiben Hornhauttrübungen zurück. Rezidive sind möglich.

Meningoencephalitis herpetica

Sie beginnt in der Regel plötzlich mit hohem Fieber (Schüttelfrost), meningealen Reizerscheinungen und kann zu Somnolenz, Verwirrtheit, Sensibilitätsstörungen, Paresen und Paralysen führen. Gelegentlich entwickelt sich ein generalisierter Herpes simplex der Haut. Ein letaler Verlauf ist nicht selten, der Tod tritt bei den akuten Formen meist zwischen dem 10. und 15. Tag ein.

Die weniger akuten bis chronischen Formen – insgesamt mit leichteren Erscheinungsbildern – verlaufen protrahierter, dauern einige Wochen und heilen entweder völlig oder mit Defekten ab. Im Liquor finden sich mäßige Pleozytosen und geringe Eiweißvermehrung.

Auch eine herpetische Meningitis kommt vor. Die reine Herpes-simplex-Meningitis (ohne Enzephalitis) gehört zu den akuten, benignen, spontan heilenden lymphozytären Meningitiden. Der Nachweis des Herpesvirus im Liquor ist möglich. Seltener wird eine echte herpetische Polyneuritis beobachtet.

Eccema herpeticatum

Es tritt besonders häufig beim endogenen Säuglingsekzem (Milchschorf) auf. Es handelt sich um eine Sekundärinfektion einer primär entzündlich veränderten Haut mit dem Herpes-simplex-Virus. Den Erregern wird das Haften durch die vorher lädierte Haut ermöglicht. Kinder werden häufiger (75%) als Erwachsene befallen. Rezidive können sich entwickeln, die zwar den gleichen stürmischen Beginn wie die Ersterkrankung aufweisen, dann aber milder und kürzer verlaufen. Als Infektionsquellen kommen Herpes-simplex- oder Stomatitisaphthosa-Fälle in der Umgebung in Betracht. Die Inkubationszeit beträgt 5–7 Tage, Prodromi treten nicht oder nur in geringem Maße auf. Die Effloreszenzen sind vorwiegend im Gesicht, am Hals, an der Brust und den Armen lokalisiert. Es handelt sich um große, einkammerige, gedellte Bläschen (später Pusteln) von etwa Linsengröße, die in einem Zeitraum von 2–3 Wochen schubweise aufschießen und daher ein polymorphes Erscheinungsbild verursachen. Im Eruptionsstadium steigt das Fieber oft auf 40°C an (10 Tage lang hohe Temperaturen, dann kritischer Abfall). Die Gesamtletalität des Eccema herpeticatum wird mit 10% angegeben, bei Säuglingen ist die Sterblichkeit jedoch höher (etwa jedes 6. Kind unter 1 Jahr stirbt). Die jüngsten Angaben lauten günstiger. Wir selbst verloren bei etwa 20 Erkrankungen noch kein Kind. Die moderne Immunkörpertherapie hat sicher hierzu beigetragen. Bei leichtem Verlauf dauert die Krankheit 2–3, bei schwerem 4–8 Wochen. An Komplikationen sind in erster Linie Stomatitis aphthosa, Konjunktivitis, Keratitis dendritica, Meningoenzephalitis sowie Haut- und Rachendiphtherie zu nennen (auch Sekundärinfektion mit anderen Bakterien).

Therapie

Bei schweren Herpeserkrankungen (»Herpessepsis«, Herpesenzephalitis) sollen hohe Dosen γ-Globulin zugeführt werden. Unter Umständen ist antibiotische Abschirmung erforderlich. Antipyretika und Kardiaka verstehen sich von selbst. Die Hauterscheinungen werden austrocknend behandelt, z.B. mit Vioform-Lotio; später sind Antibiotikasalben indiziert.

Die Keratitis dendritica spricht gut an auf 5-Jod-2'-Desoxyuridin. Auch für die Therapie des Herpes der Halbschleimhäute (Lippen und Genitale) ist dieses Virustatikum geeignet (z.B. Virunguent-Salbe). Bei der Stomatitis aphthosa ist gründliche Mundpflege (unter anderem Pinselung mit 1%iger Pyoktaninlösung) notwendig. Bei einem Eccema herpeticatum ist unbedingt Einweisung in eine Hautklinik erforderlich.

Bei rezidivierendem Herpes simplex unterschiedlicher Lokalisation hat sich in den letzten Jahren eine Art Desensibilisierungsbehandlung mit abge-

13.28 Infektionskrankheiten

töteten Herpes-simplex-Virus-Suspensionen (aus Eikulturen hergestellt) bewährt. Nach dem Virustyp (I und II) der betreffenden Infektion wird der »Impfstoff« gewählt (er ist im Handel unter der Bezeichnung »Lupidon H« = Typ I: Haut- und Schleimhautmanifestationen und »Lupidon G« = Typ II: Herpes genitalis). Da das Herpesvirus ein schwaches Antigen ist, müssen zur Beseitigung des rekurrierenden Verlaufes in der Regel 20–30 und mehr subkutane Injektionen (jeweils mit 1 Ampulle = 1 cm^3 Impfstoff) vorgenommen werden. Die anfangs 8tägigen Intervalle lassen sich später auf 14 Tage, dann 4 Wochen und schließlich auf 3–6 Monate verlängern. Auffrischungsimpfungen über längere Zeit sind zur Vermeidung neuer Rezidive unerläßlich. Bei hartnäckigen Verläufen können sowohl Erhöhung der Dosis (2–4 ml pro Injektion) als auch alternierende Gabe von Immunglobulinen notwendig werden. Grundsätzlich ist Vornahme einer Immunelektrophorese anzuraten. Fast immer findet sich ein Ig-Defizit (am häufigsten IgG, weniger oft IgA und IgM vermindert).

Bei IgG-Mangel muß zwischen den Impfstoffgaben Beriglobin, sonst IgA- oder IgM-Konzentrat (auch beides!) der Behringwerke zugeführt werden. Lokal sollte zusätzlich IDU (Virunguent) oder Adamantan (Viru-»Merz« Serol) appliziert werden.

Literatur

Blank, H., G. Rake: Viral and rickettsial diseases of the skin, eye, and mucous membranes of man. Little & Brown, Boston 1955
Germer, W.D.: Viruserkrankungen des Menschen. Thieme, Stuttgart 1954
Grüter, W.: Experimentelle und klinische Untersuchungen über den sogenannten Herpes corneae. Ber. Versamml. Dtsch. Orth. Ges. 1920, München-Wiesbaden 42 (1921) 162
Krücke, W.: Herpes-simplex-Virus und Nervensystem. Jahrbuch 1960 Max-Planck-Gesellschaft zur Förderung der Wissenschaften, S. 70–84
Nasemann, Th.: Die Infektionen durch das Herpes-simplex-Virus. Jena, 1965
Nasemann, Th.: Viruskrankheiten der Haut, der Schleimhäute und des Genitales. Thieme, Stuttgart 1974
Schuermann, H., A. Greither, O. Hornstein: Krankheiten der Mundschleimhaut und der Lippen, 3. Aufl. München 1966
Söltz-Szöts, J.: Zur Serologie des Herpes simplex. Arch. klin. und exper. Dermatol. 209 (1959) 121
Vivell, O., W.H. Hitzig, H.J. Cremer: Zur Klinik, Diagnose und Epidemiologie der Herpes-simplex-Infektion. Helv. paediatr. Acta 12 (1957) 127

Zytomegalie

J. OEHME

Definition

Die Zytomegalie beruht auf einer Virusinfektion durch das menschliche Zytomegalievirus (Speicheldrüsenvirus). Synonyma sind Speicheldrüsenviruskrankheit (salivary gland virus disease) und zytomegale Einschlußkörperkrankheit (cytomegalic inclusion body disease).
Die Viruskrankheit kann lokalisiert oder generalisiert auftreten.

Häufigkeit

Die Durchseuchung mit dem Zytomegalievirus ist sehr groß. Sie entspricht ungefähr der bei Toxoplasmose. Um das 14. Lebensjahr besitzen etwa 30%, um das 35. Lebensjahr 40–80% aller untersuchten Personen Antikörper. Besonders in sozioökonomisch schlecht gestellten Bevölkerungsgruppen ist der Anteil von Antikörperträgern hoch.

Epidemiologie

Die Erkrankung kommt in der ganzen Welt vor. Es handelt sich um eine Viruskrankheit mit fakultativer Pathogenität. Die intrauterine Infektion des Kindes erfolgt in den meisten Fällen während der Fetalperiode nach einer Virämie der Mutter; aber auch aszendierend vom Genitaltrakt der Mutter kann es zur Infektion des Kindes kommen. Postnatal findet die Infektion möglicherweise durch Schmier- und Tröpfcheninfektion statt, da das Virus lange Zeit in Speichel und Urin von Virusträgern ausgeschieden wird. Auch bei latenter Zytomegalie sind Virusübertragungen durch Bluttransfusionen und Transplantationen, insbesondere der Niere, möglich. Geographische Faktoren scheinen für die Erkrankung keine Rolle zu spielen. Alle Rassen können von der Zytomegalie betroffen werden. Das Speicheldrüsenvirus ist artspezifisch. Eine Reaktivierung latenter, im Gewebe liegengebliebener Viren durch Änderung der Virus-Wirt-Beziehung, insbesondere durch Immunsuppression, ist sehr wahrscheinlich. Insgesamt dürfte die Epidemiologie der bei Herpesinfektion ähnlich sein. Möglicherweise stellen Dauerausscheider eine wichtige Infektionsquelle dar.

Ätiologie (Mikrobiologie)

Aufgrund der Morphologie rechnet man das Zytomegalievirus (Speicheldrüsenvirus) zu den DNS-haltigen Herpesgruppeviren. Es hat eine kubische Form, das Capsid wird im Kern der Wirtszelle gebildet, dabei entstehen Kerneinschlüsse: Das ausgereifte Virus hat einen Durchmesser von 180 bis 250 nm. Bei der Züchtung in Zellkulturen fällt die große Zahl inkompletter Viren auf, mehrere tausend Viruspartikel bilden eine infektiöse Einheit. Zytomegalieviren sind unter verschiedenen Tieren verbreitet, sie besitzen eine ausgesprochene Tierartspezifität. Die Viren sind eng mit den Zellen verbunden. Sie treten nicht oder kaum in die Nährflüssigkeit über.

Zytomegalieviren können in Zytomegaliezellen, das heißt Riesenzellen, 20–40 μm, mit Kerneinschlüssen, in Mund (Speicheldrüse) und Rachenabstrichen, im Urinsediment, in Organpunktaten färberisch (fluoreszierende Antikörper, Giemsa-, Papanicolaou-Färbung) oder kulturell auf geeigneten Fibroblastenkulturen nachgewiesen werden.

Typische Veränderungen, die das Vorhandensein von Zytomegalieviren anzeigen (geschwollene abgerundete Zellen mit intrazellulären, färberisch darstellbaren Kerneinschlüssen und Zellplasmaeinschlüssen, schließlich mit Degeneration der Zellen), stellen sich erst nach längerer Zeit (bis 2 Wochen und mehr) ein.

Mit der Komplementbindungsreaktion sind im Serum von Kranken, aber auch von Gesunden, Antikörper nachweisbar. Nur ein Anstieg der Antikörper während der Beobachtung sichert die Diagnose.

Pathogenese und Pathophysiologie

Das Zytomegalievirus besitzt eine fakultative Pathogenität. Das ergibt sich unter anderem daraus, daß eine virologisch, zytologisch oder bioptisch nachgewiesene Zytomegalie nicht zur Erkrankung führen oder gar letal verlaufen muß, sondern auch ausheilen kann. In einem Teil der Fälle resultieren daraus Defektzustände oder morphologische Veränderungen ohne zytomegale Einschlußkörper, z.B. bei der Leberzirrhose. Die Dauer der Inkubationszeit kann nicht angegeben werden.

Intrauterine Infektionen sind im Anschluß an die mütterliche Infektion in der Schwangerschaft möglich. Diese kann unter dem Bild eines uncharakteristischen Infektes verlaufen.

Krankheitsbild

Eine generalisierte Zytomegalie, die am ehesten an einen Morbus haemolyticus neonatorum erinnert, ohne daß eine Blutfaktoreninkompatibilität besteht, kommt besonders bei Neugeborenen vor. Bei Erwachsenen verläuft die Infektion meist inapparent oder mit katarrhalischen Erscheinungen. Wenn eine Erkrankung auftritt, ist sie in der Mehrzahl der Fälle lokalisiert.

Eine zerebrale Form, die bei jungen Kindern mit Krämpfen oder postenzephalitischen Störungen einhergeht, ist bei Erwachsenen in Form einer Polyradikulitis sehr selten beobachtet worden.

Die hepatosplenomegale Variante ist von einem Ikterus begleitet und kann im weiteren Verlauf zur chronischen Hepatitis und zur Leberzirrhose führen. Eine subakut-chronische Hepatitis mit und ohne Ikterus als Folge einer Zytomegalie ist in letzter Zeit auch bei Erwachsenen mehrfach beobachtet worden (Abb. 13.**10**). Im Gegensatz zur infantilen Form fehlt bei Erwachsenen die Beteiligung der Kopfspeicheldrüsen; von den endokrinen Drüsen können hier die Schilddrüse und das Pankreas betroffen werden.

Obwohl die Niere häufig befallen wird (Abb. 13.**11**), ist der Urinbefund meist nur geringfügig. Allerdings sind die im Urinsediment nachweisbaren Riesenzellen mit den Kern- und Plasmaeinschlüssen für die Diagnose von entscheidender Bedeutung.

Die pulmonale Form (Abb. 13.**12**) kann bei Kindern und Erwachsenen unter dem Bilde einer influenzaähnlichen Erkrankung verlaufen. Es besteht eine auffällig positive Syntropie zur Pneumozystispneumonie.

Außer dem bevorzugten Befall der Lungen wird bei Erwachsenen der Magen-Darm-Kananal häufig mitbetroffen. Dabei finden sich oft gleichzeitig Magengeschwüre oder eine ulzeröse Kolitis. Maligne Erkrankungen, besonders des lymphatischen Systems (Lymphogranulomatose), sind häufig mit einer Zytomegalie vergesellschaftet. Auch wurden rezidivierende Lymphadenitiden bei Kindern und Erwachsenen mit einer Zytomegalie-Infektion in Verbindung gebracht. Hervorzuheben ist ferner das sog. Perfusionssyndrom, bei dem innerhalb von 2–3 Wochen nach Frischblutgabe ein Krankheitsbild auftritt, das der infektiösen Mononukleose sehr ähnelt. Mononukleäre Verlaufsformen kommen aber auch ohne vorangegangene Bluttransfusionen vor. Ferner können Zytomegalieviren auch bei Nierentransplantationen mit übertragen werden. Begünstigt wird dann eine Erkrankung durch die meist gleichzeitig durchgeführte immunosuppressive Therapie, die die Virus-Wirt-Beziehung verändert. Bei Schwangeren muß die Zytomegalie nicht immer asymptomatisch verlaufen. Vielmehr muß auch an Zytomegalie gedacht werden, wenn ein pathologischer Urinbefund in Verbindung mit einem Ikterus auftritt.

Laboratoriumsbefunde

Im Blutbild sind keine typischen Befunde nachweisbar. Bei der mononukleären Verlaufsform findet man ein »buntes Blutbild« wie bei infektiöser Mononukleose. Anämie und Thrombozytopenie sind selten.

Besondere Untersuchungsmethoden

Die Diagnose beruht auf dem Nachweis typischer Riesenzellen mit Kern- und Zytoplasmaeinschlußkörperchen in zahlreichen Organen, der Virusisolierung nach Inokulation menschlicher Zellkulturen und dem Titeranstieg komplementbindender und neutralisierender Antikörper.

Als diagnostisches Hilfsmittel steht der Nachweis von Riesenzellen in Urin und Speichel, selten in Liquor und bioptischem Material zur Verfügung. Der Nachweis von Viren im Urin stellt keinen Beweis für eine Erkrankung dar, da eine Virurie nach Infektion monatelang bestehen kann, ohne daß die Betreffenden erkranken. Von entscheidender Bedeutung für die Diagnose Zytomegalie ist ein signifikanter Antikörperanstieg im Serum bei zweimaliger Kontrolle in der Komplementbindungsreaktion oder die Bestimmung spezifischer IgM-Antikörper.

Verlauf und Prognose

Die Prognose der lokalisierten Form ist im allgemeinen gut und wird meist durch die der Grundkrankheit bestimmt. In einem Teil der Fälle ist die Zytomegalie ein terminales akzidentelles Ereignis. Die Sterblichkeit an generalisierter Zytomegalie, insbesondere bei Neugeborenen, ist hoch.

13.30 Infektionskrankheiten

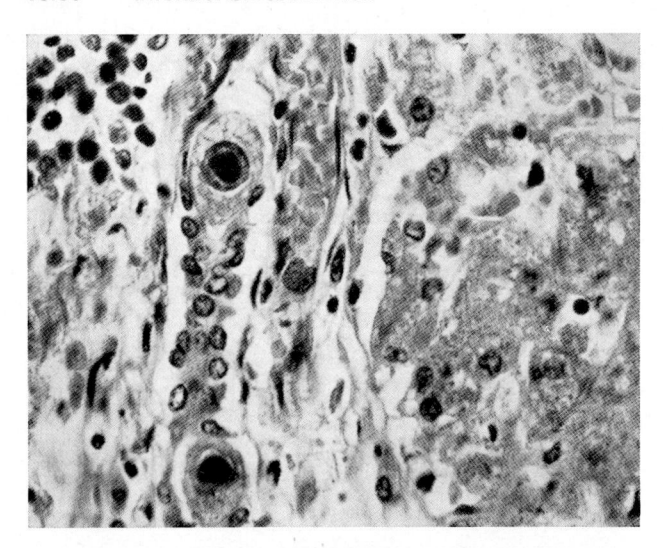

Abb. 13.**10** Zytomegale Hepatitis mit zwei Riesenzellen in einem kleinen Gallengang (Bildmitte), Leberzellnekrosen (rechte Bildhälfte), zelliger Infiltration und Blutbildungsherden (linker oberer Bildteil). H.-E. Vergr. 640fach

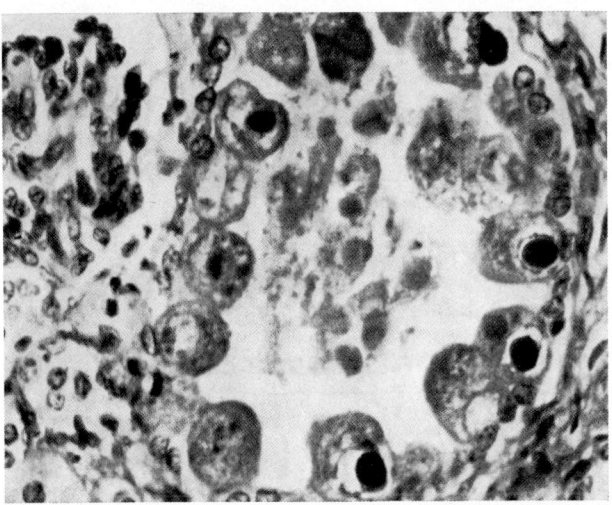

Abb. 13.**11** Ausschnitt aus der Nierenrinde bei generalisierter Zytomegalie: Tubulus mit zahlreichen typischen Riesenzellen am Rande und aufgelösten Zelltrümmern in der Lichtung, links Anschnitt eines Glomerulus. H.-E. Vergr. 640fach

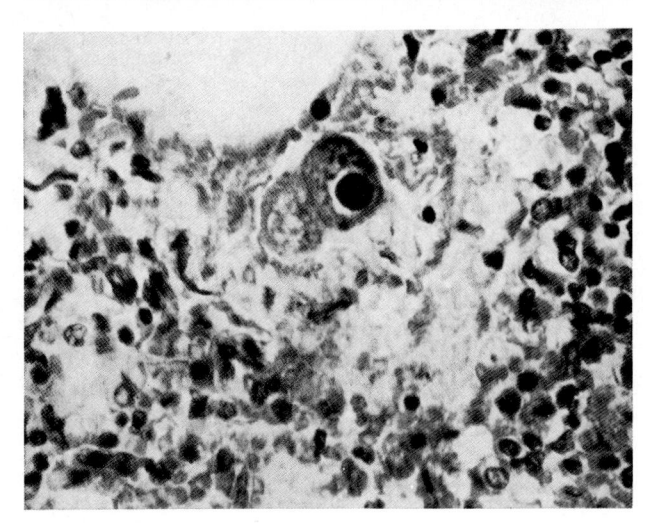

Abb. 13.**12** Lunge bei generalisierter Zytomegalie; typische Riesenzelle in einer Alveole, Zellmobilisation im Interstitium. H.-E. Vergr. 576fach (aus *Oehme, J.*: Speicheldrüsenviruskrankheit. In: Virus- und Rickettsieninfektionen des Menschen, hrsg. von *R. Haas, O. Vivell*. Lehmann, München 1965)

Virusinfektionen **13**.33

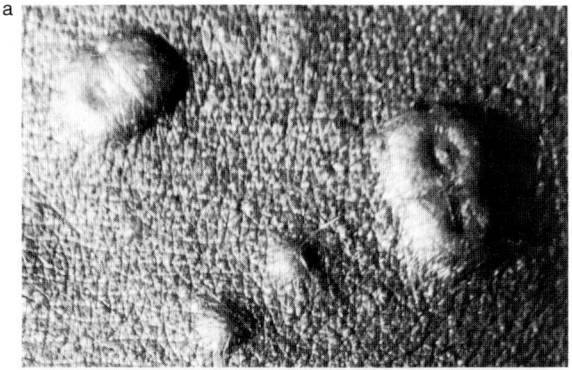

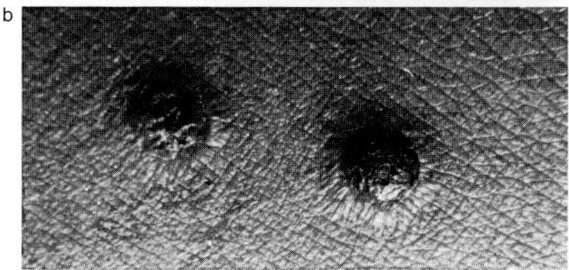

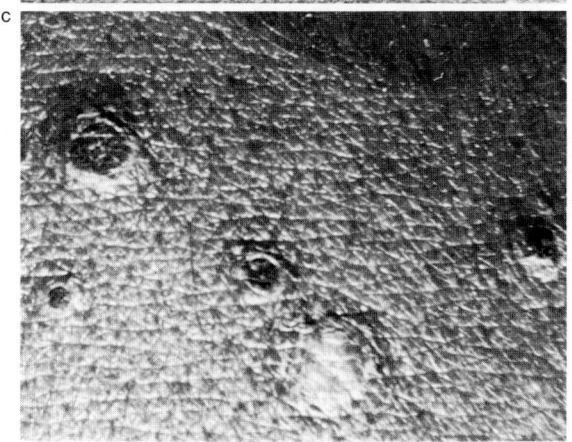

Abb. 13.**14** a–c Pockenexanthem (Bombay). a) 4. Tag (Eruptions-Stadium), b) 14. Tag, c) 20. Tag (neben alter Vakzinationsnarbe)

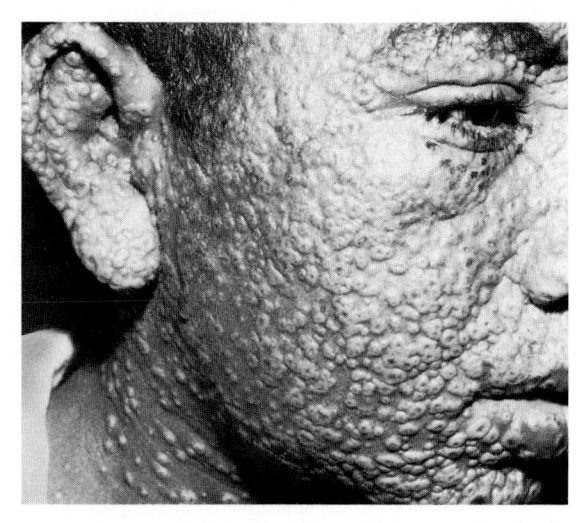

Abb. 13.**15** Pockenaussaat. 6. Tag des Eruptionsstadiums (Karatschi)

Befunde

Der Eruptionsphase des Exanthems geht das Prodromal – bzw. Initialstadium mit grippeähnlichen Symptomen, Glieder-, Kopf-, Kreuz-, Hodenschmerzen und episodenhaften kurzfristigen morbilli- bzw. skarlatiniformen Exanthemformen voraus, welche unter Fieberabfall und zu Beginn des eigentlichen Pockenexanthems verschwinden. Das Pockenexanthem beginnt papulös, es zeigt sich frühzeitig eine Vesikelbildung an der Papelspitze. Die Transformation dieser Papel zur Pustel benötigt einige Tage. Das voll ausgeprägte Pustelbild liegt etwa um den 6.–7. Krankheitstag vor; 2 Wochen später sind die Pusteln eingetrocknet. Die als charakteristisches Phänomen angeführten zentralen Eindellungen sind im Frühstadium keineswegs die Regel (Abb. 13.**13**). Als Faustregel gilt der primäre Befall im Gesicht (Backenknochengegend), danach Extremitäten, relativ geringer Befall des Genital-Oberschenkel-Dreiecks. Der Schwerpunkt des Exanthems liegt beim Geimpften an den Extremitäten (Abb. 13.**14** a–c u. 13.**15**).

Spezielle Untersuchungsbefunde

Die Variola als Allgemeinerkrankung zeigt Erhöhung der Blutsenkungsgeschwindigkeit, Leukozytose mit Vermehrung der Lymphozyten, gegen Ende des Eruptionsstadiums bei dichter Pustelaussaat gegebenenfalls einen 2. Fieberschub um den 9. Tag. Der Anstieg des Hämatokrits drückt die Serumdiffusion ins Gewebe aus. Bereits am 10. Krankheitstag ist der Hämagglutinationshemmtiter ausgeprägt.

Organveränderungen mit Ausnahme der Haut sind die Keratitis mit opaleszierender Trübung der Hornhaut, Schleimhautveränderungen der Mundhöhle, des Larynx und des Magen-Darm-Traktes. Enzephalitische Symptome treten in der Spätperiode der exanthematischen Veränderungen auf, akute toxische Psychosen werden in den ersten 10 Tagen der Erkrankung beobachtet.

Verlauf und Prognose

Nach einer Inkubationszeit von durchschnittlich 12 Tagen initialer Fieberverlauf mit Unwohlsein und nach 4tägiger Kontinua akuter Fieberabfall und Eruption des Pockenexanthems. Die Prognose hängt von dem Typ des Gewebsbefalls ab. Sekundäre hämorrhagische Veränderungen weisen eine höhere Letalität über 50% auf. Die massiven exanthematischen Pockeneruptionen, gegebenenfalls mit konfluierender Veränderung, zeigen unter den heutigen therapeutischen Bedingungen mit Antibiotika als prophylaktischem Infektionsschutz sowie Injektionen von Hyperimmunseren und den übrigen therapeutischen Bedingungen einer Intensivstation eine bessere Prognose, wenn die allgemeinmedizinische Situation (Begleiterkrankungen) keine Komplikation erwarten lassen. Eine Chemotherapie, die sich im Feldversuch bewährt hat, liegt noch nicht vor.

Komplikationen

Komplikationen sind die genannten Besonderheiten im Verlauf und hängen von der immunologischen Situation und dem medizinischen Allgemeinzustand ab. Sekundärinfektionen begünstigen im Spätstadium die Entwicklung von Pockennarben. Lebererkrankungen sowie Schwangerschaft in den ersten 3 Monaten weisen häufiger eine sekundäre Purpura auf.

Differentialdiagnose

Sind die Vorbedingungen für die Infektion mit Variola, d.h. der Kontakt mit Variolakranken bzw. mit variolavirushaltigem Material, gegeben, ist die Erwägung von differentialdiagnostischen Krankheitsbildern vornehmlich vom Impfstatus, also von der immunologischen Situation abhängig.

Schwierigkeiten können generalisierte Vaccinia-Erkrankungen nach einer Impfung zeigen, wenn eine humorale Disseminierung der Vaccinia sich aufgrund fehlender oder abgeschwächter Immunität entwickelt. Die Zahl der exanthematischen Differentialdiagnosen ist bei genügendem Impfschutz hoch. Im klassisch ausgeprägten Bild liegen differentialdiagnostische Erwägungen bis auf Alastrim im afrikanischen oder südamerikanischen Raum nicht vor.

Die häufigste differentialdiagnostische Schwierigkeit besteht in Europa bei Varizellen von Erwachsenen insbesondere bei Varizellen von Dunkelhäutigen mit entsprechendem fieberhaftem Schub. Die Varizellenbläschen sind aber einkammerig, das Blasendach vulnerabler, der Blaseninhalt zu Beginn nicht so schlierig wie bei der Variola, der Schwerpunkt des Exanthems liegt bei Varizellen am Stamm und schließlich schießen die Varizellenbläschen unter Fieberschüben auf. Häufig können Insektenstichreaktionen vom Spättyp, die erst nach mehreren Tagen zur Entwicklung kommen, Schwierigkeiten bieten. Auch Arzneimittelexantheme, insbesondere die vom Typ des Erythema exsudativum multiforme, können zu Unsicherheiten führen. Derartige Exantheme zeigen aber den Trend, in den nächsten Tagen auseinanderzufließen, während das Variolaexanthem sich im Bereich der Pustel konzentriert.

Therapie

Sofortige Einweisung in die Isolierstation unter entsprechenden, vom Pockenalarmplan der jeweiligen Behörde ausgearbeiteten Bedingungen. Antibiotika als Schutz vor Sekundärinfektion, hochspezifische Immunglobuline, lokale Behandlung mit antiseptischen Lösungen.

Literatur

Dixon, C.W.: Smallpox. Churchill, London 1962
Downie, A.W.: Smallpox, cowpox and vaccinia. In: Viral and rickettsial infections of man, hrsg. von Th. M. Rivers, F.L. Horsfall. Lippincott, Philadelphia 1965
Herrlich, A.: Die Pocken, 2. Aufl. Thieme, Stuttgart 1967
Stüttgen, G.: Pox-Virus-Krankheiten. In: Infektionskrankheiten, Bd. I/1, hrsg. von O. Gsell, W. Mohr. Springer, Berlin 1967

Vaccinia

G. STÜTTGEN

Definition

Die Vaccinia leitet sich von einer Infektion mit einem Virus ab, welches 1796 von dem Kuheuter entnommen und als Pockenschutzimpfstoff verwandt wurde.

Im Laufe der Zeit hat das Virus durch verschiedenartige Infektionsketten eine Transformation zu einer festen Variante des Variola-vera-Virus erfahren, so daß serologisch und virologisch eine Trennung von den originären Kuhpocken und von den anderen Pockenformen durchzuführen ist.

Das Vaccinevirus vom DNS-Typ zeigt eine Achsenlänge von etwa 262 nm und eine Dicke von 57 nm. Nach Impfung der Chorionallantois-Membran des Hühnerembryos ist nach 8 Stunden und nach Infektion der Hela-Zellkultur nach 14 Stunden ein infektiöses Virus erkennbar.

Klinik

Nach einer Erstvakzination beim Menschen tritt nach 7 Tagen eine Pustelentwicklung auf, die mit einem charakteristischen Erythem verbunden ist. Diese Pustel trocknet ein und heilt narbig ab. 24 Stunden nach der Impfung kann sich ein Erythem mit Juckreiz entwickeln und schließlich eine Papel sichtbar werden, die am 3. oder 4. Tag verschwindet. Diese Reaktion ist als eine allergische Reaktion gegenüber der Impflymphe anzusehen. Die Begleitstoffe vom Proteintyp sind für derartige Reaktionen verantwortlich.

Liegen nach einer vorangegangenen Variolainfektion oder einer Vakzination genügend neutralisierende Antikörper vor, die einmal durch Komplementbindung und zum andern durch Hämagglutinationshemmung nachweisbar sind, so ist eine Nachimpfung von keiner wesentlichen Impfreaktion begleitet.

Komplikationen der Vakzination, Pathophysiologie der Vaccinia

Es kann eine Superinfektion mit Bakterien bei der sich entwickelnden Impfpustel auftreten. Die Folge ist eine kräftige Lymphangitis.

Überempfindlichkeitsreaktionen ohne Schocksymptome treten bei Wertung des internationalen Schrifttums etwa bei jedem 10000. Impfling auf. Allergische Exantheme können vom variablen Effloreszenzentyp sein, sich morbilliform oder Quincke-Ödem-artig anbieten. Eine Überempfindlichkeit vom Typ der Serumkrankheit zeigt sich um den 11. Tag nach der Impfung.

Die autogene Vakzination stellt eine Schmierinfektion (Vaccinia secundaria) des Geimpften dar, der nun selber am anderen Orte als der Impfstelle mit der Impflymphe infiziert wird.

Die lokale akzidentelle heterogene Vakzination ist eine Übertragung der Vakzine auf andere Perso-

Virusinfektionen **13**.35

gen eine Aggression der weiter sich entwickelnden Virusinfektion.

Die Vaccinia embryopathia beruht auf einer diaplazentaren Infektion, weiterhin durch Fruchtwasser und schließlich durch eine artifizielle Aborteinleitung. Im Hinblick auf die Vakzination von schwangeren Frauen gelten die gleichen Gesichtspunkte wie bei der Embryopathia rubeolosa.

Allgemeine Komplikationen der Vaccinia

Postvakzinale zerebrale Erkrankungen werden unterteilt in die vakzinale Enzephalopathie und postvakzinale Enzephalomyelitis. Diese Häufigkeit der Impfenzephalitis dürfte bei 1:10000 bis 30000 Erstimpflingen liegen. Die Verlaufsform ist unterschiedlich. Eine Behandlung mit spezifischem Hyperimmunserum soll im Frühstadium die Erkrankungsform mindern.

Die postvakzinale Enzephalitis kann durch die Vorimpfung mit abgetöteten Vakzineviren und die Gabe von γ-Globulinen verhindert, zumindestens aber wesentlich abgeschwächt werden. Weitere Komplikationen der Vakzination sind Gelenkschwellungen, Osteomyelitis, Pyelitis und Retinopathien, selten Perikarditis bzw. Myokarditis.

Aus den allgemeinen Erfahrungen bei Massenimpfungen, die bei drohender Pockengefahr durchgeführt wurden, zeichnet sich ab, daß die Aktivierung bakterieller Erkrankungen eine nicht seltene Nebenwirkung ist.

Impfempfehlung

Mit Aufhebung der Impfpflicht 1975 in der BRD entfällt nicht die Empfehlung, daß Personen, die gegebenenfalls mit Pocken konfrontiert werden können, gegen Pocken geimpft werden müssen. Die günstigste Impfzeit ist vor dem 3. Lebensjahr. Probleme werden dann aufgeworfen, wenn ein großes Kollektiv, welches in der Kindheit nicht geimpft wurde, nunmehr als späte Erstimpflinge einer Vakzineimpfung unterzogen werden muß. Es wird die kutane Schnittimpfung empfohlen (3 bis 10 mm Länge) in 20 mm Abstand.

Prophylaxe der Vakzinationsfolgen, Injektion inaktivierter Lymphe; 1–2 mm Vakzineantigen werden tief subkutan appliziert. Die Hauptimpfung erfolgt frühestens eine Woche nach der Vorimpfung. Vorher werden 2–5 ml γ-Globuline, entsprechend der Größe und dem Alter des Impflings, zusätzlich intramuskulär appliziert. In der gleichen Sitzung dann die beschriebenen zwei Schnitte. Bei sich entwickelnden Komplikationen sollte Vakzine-Hyperimmun-Gammaglobulin zur Verfügung stehen.

Die *Differentialdiagnose* der Vaccinia bietet manche Schwierigkeiten, insbesondere, wenn die Infektionskette von einer vakzinierten Person aus nicht klar erkennbar ist (Abb. 13.**16** bis 13.**18**). Derartige Hetero-Inokulationen können als Impetigo contagiosa, Herpes simplex, auch als Herpes zoster oder sogar an der Mund- und Zungenschleimhaut als Lues I zunächst verkannt werden.

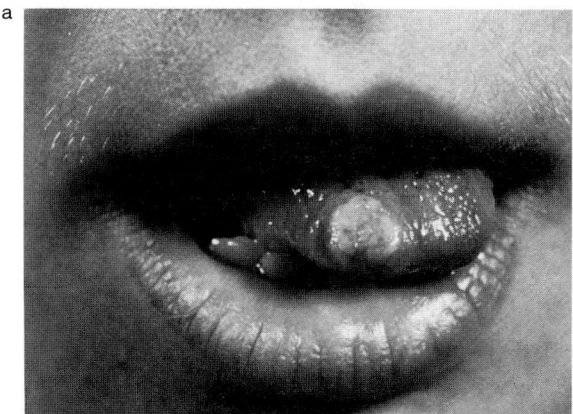

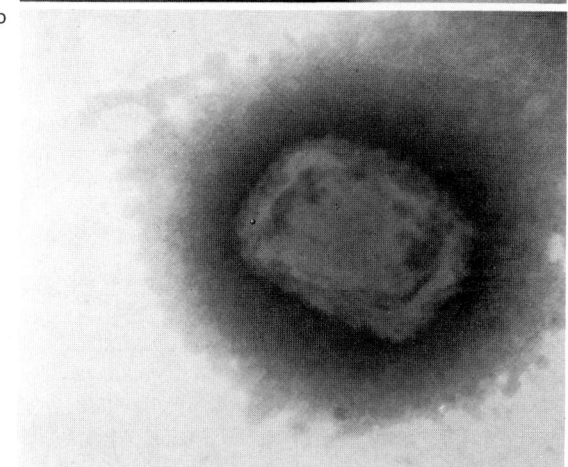

Abb. 13.**16**a u. b a) Hetero-Inokulation an der Zungenspitze einer Mutter eines 1½jährigen Erstimpflings. Die Mutter (24 J.) war im Alter von 12 J. mit Erfolg gegen Pocken geimpft. b) Quaderviren im Direktpräparat des Zungenabstrichs dargestellt durch Negativkontrastierung mit 1%iger Phosphorwolframsäure (aus *Remy, W., H. Gelderblom:* Hautarzt 25 [1974] 148–149)

nen. Diese kann dann komplikationsreich sein, wenn die nunmehr auf diesem Wege infizierte Person keinen bisherigen Kontakt mit dieser Pockengruppe hatte. Gefährlich ist die Übertragung der Vakzine auf ekzematöse Herde, besonders bei den Patienten mit einer Neurodermitis disseminata (Eccema vaccinatum).

Die generalisierte Vaccinia beruht auf einer hämatogenen Verbreitung der Viren mit einem generalisierten Ausbruch der Vakzineerkrankung in Form von Bläschen an den Prädilektionsstellen der exanthematischen Eruption. Eine Unterscheidung von Pockeneruptionen ist im gegebenen Fall sehr schwierig. Derartige generalisierte Vakzinationen sind selten beim Ungeimpften und gelegentlich beim Nachimpfling mit nachgelassenem Impfschutz zu beobachten.

Die progressive Vaccinia, die Vaccinia gangraenosa, führt zu einer generalisierten Nekrotisierung der Haut, die von der primären Vakzination ausgeht. Sie beruht auf einer fehlenden Resistenz ge-

Die Unterscheidung des Eccema herpeticatum von dem Eccema vaccinatum erfordert als schwere Erkrankung therapeutische Konsequenzen (Einsatz von Hyperimmunglobulinen).

Literatur

Dostal, V.: Vaccina-Immunglobulin. Die gelben Hefte (Behring-Werke) 3 (1972) 132–136

Nasemann, Th.: Viruskrankheiten der Haut, der Schleimhäute und des Genitales. Thieme, Stuttgart 1974, S. 61–75

Stüttgen, G.: Pox-Virus-Krankheiten. In: Infektionskrankheiten, Bd. I, hrsg. von O. Gsell, W. Mohr. Springer, Berlin 1967, S. 697–704

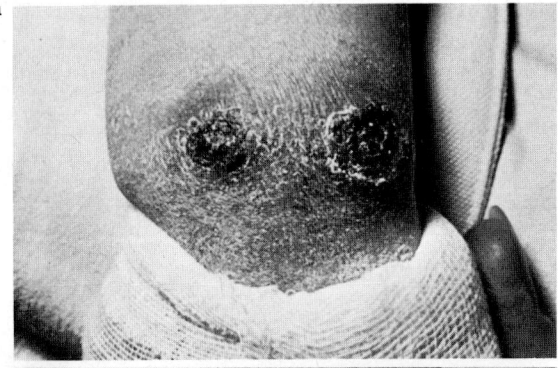

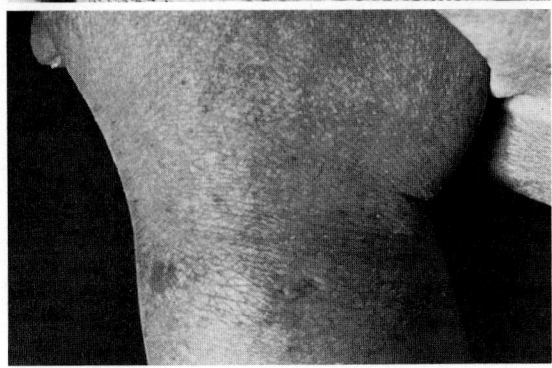

Abb. 13.17 a u. b a) Hetero-Inokulation einer Vaccinia (Infektionskette im Kindergarten) bei einem Kind mit Neurodermitis. b) Narbige Abheilung der Inokulationsstellen (aus *Mayer-Falk, G., G. Stüttgen*: Z. Haut- u. Geschl.-Kr. 49 [1974] 79)

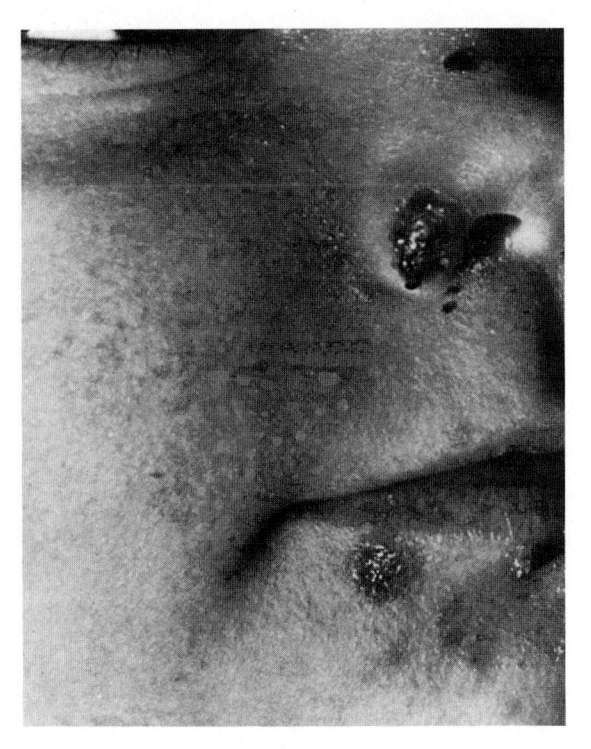

Abb. 13.18 Gesichtsherde beim gleichen Kind, dessen Enzephalopathie durch spezielle Immuntherapie rasch gebessert wurde

Molluscum contagiosum

TH. NASEMANN

Definition

Das Molluscum contagiosum (Synonyma: Epithelioma contagiosum Neisser, Epithelioma molluscum Virchow) ist eine durch ein Virus hervorgerufene warzenähnliche Epitheliose, ein infektiöses Akanthom. Die mikroskopisch leicht nachweisbaren Molluskumkörperchen oder Corps ronds sind filtrierbar. Die Elementarkörper des Virus sind lichtmikroskopisch darstellbar.

Häufigkeit

In Deutschland sind nicht ganz 1‰ aller Hauterkrankungen Mollusca contagiosa. In den letzten Jahren nimmt die Häufigkeit des Molluskumbefalles zu, vor allem bei Neurodermitikern. Angeschuldigt wird hierfür die weltweite Zunahme der Corticosteroidbehandlungen.

Epidemiologie

Das Molluscum contagiosum kommt auf der ganzen Erde vor, auch bei Farbigen. Gelegentlich sollen kleinere echte Epidemien auftreten, z.B. im Sudan und an der Elfenbeinküste. Über das Virusreservoir existieren bisher nur Vermutungen, zum Teil basierend auf mikrobiologischen und mikromorphologischen Analogien zu Vogelpockenarten. Häufiger werden kleine Endemien in Kinderheimen, Waisenhäusern und Schulen beobachtet. Die Ansteckung kann indirekt erfolgen (Handtücher, Waschlappen) oder direkt von Mensch zu Mensch z.B. durch Schmierinfektionen vor sich gehen. Auch venerische Kontaktinfektionen sind möglich (z.B. bei Sitz der Läsionen am Genitale).

Ätiologie (Mikrobiologie)

Morphologisch gehört das Molluscum-contagiosum-Virus in die Gruppe der Pockenviren. Es ist in Ausstrichen von Preßbrei der Effloreszenzen lichtoptisch mit Hilfe bestimmter Färbemethoden und der Ölimmersion leicht nachweisbar. Im Elektro-

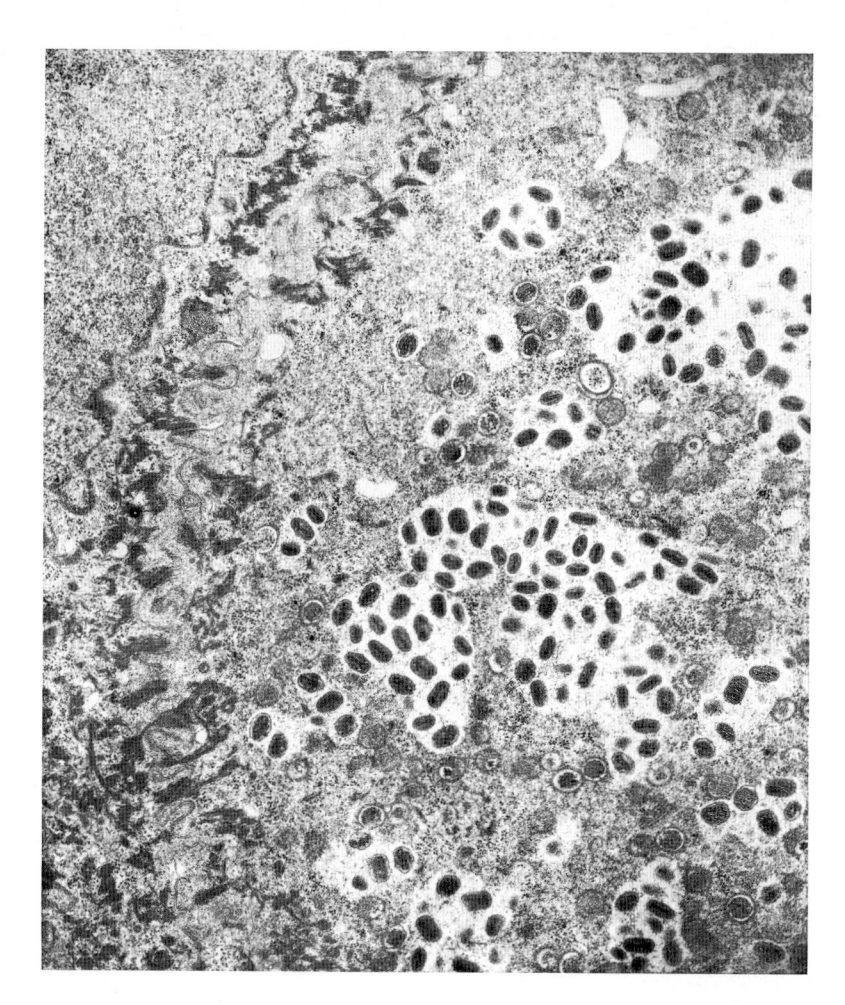

Abb. 13.**19** Ultraschnittpräparat von Molluscum contagiosum. Elektronenoptische Vergrößerung: 1:15500. Zahlreiche Viruselementarkörper im Zytoplasma mit dem 8förmigen DNS-Innenkörper

nenmikroskop wurde die typische Quaderform der Viruselemente erkannt und deren Durchmesser bestimmt (Abb. 13.**19**). Der Mittelwert der Länge beträgt 319 nm, der Breite 239 nm. In letzter Zeit ist die Literatur über das Molluskumvirus stark angewachsen, da es ein besonders günstiges Objekt für elektronenoptische Untersuchungen darstellt. Das liegt vor allem daran, daß selbst kleine Molluskumläsionen enorme Mengen von Viruselementarkörpern auf engstem Raum enthalten und hierdurch die Präparation sehr erleichtert wird. Ultraschnittuntersuchungen zeigen Details der Virusentwicklung von der Membranbildung bis zum verhornten Corps rond.

Auf der Chorionallantoismembran des Hühnereies ist das Molluskumvirus nicht züchtbar. Auch auf Laboratoriumstiere kann es nicht übertragen werden. Hingegen gelingen Infektionen des Menschen mit dem Preßbrei der Knötchen. Der Erreger ist streng epidermotrop und zählt zu den DNS-Virus-Arten. Er kann in Kulturen aus menschlichem Amnionepithel oder Epidermis gezüchtet werden. – Eine wirkliche allgemeine Immunität scheint bei der Molluskuminfektion nicht zu entstehen, allerdings konnten mit der sehr empfindlichen Agardiffusionstechnik und bei Verwendung konzentrierter Antigene bei 40% der an Molluscum contagiosum erkrankten Personen Serumantikörper nachgewiesen werden.

Pathogenese

Die Inkubationszeit des Molluscum contagiosum beträgt 6 Wochen, zum Teil länger. Es dringt vermutlich durch kleine Abschürfungen der oberen Lagen des Deckepithels in die Epidermis ein und induziert hier die charakteristischen Veränderungen. Das Korium wird in der Regel nicht in Mitleidenschaft gezogen. Sekundäre Irritationen können jedoch stärkere entzündliche Kutisinfiltrate bewirken. Das Molluskumknötchen zeigt im Schnittpräparat einen mehrlappigen Aufbau (Abb. 13.**20**). Eine lockere Bindegewebshülle grenzt das Knötchen von der Kutis ab. Das Stratum basale ist unverändert. Im Zytoplasma der geblähten Stachelzellen treten eosinophile ovale oder mehr rundliche Einschlußkörper auf, die sich mit der Feulgen-Färbung anfärben lassen. In den oberen Retelagen entstehen durch dyskeratotische Verhornung die großen Corps ronds, die dann im Stratum corneum zwischen Hornlamellen und Detritus einzeln und aggregiert liegen.

13.38 Infektionskrankheiten

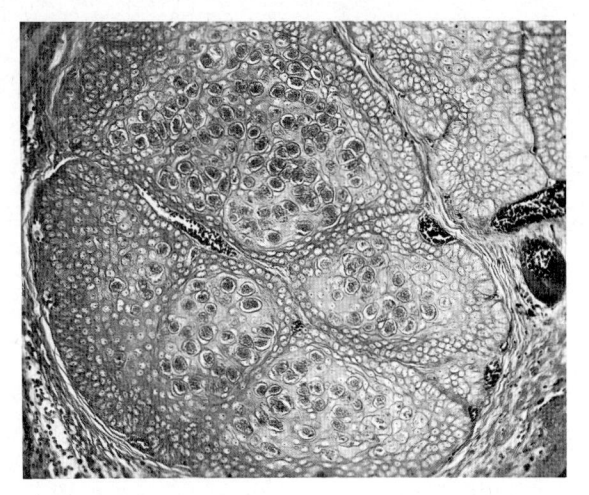

Abb. 13.**20** Histologie von Molluscum contagiosum. Typischer Läppchenaufbau. Die ballonierten Spinalzellen zeigen die granulierten zytoplasmatischen Einschlußkörper

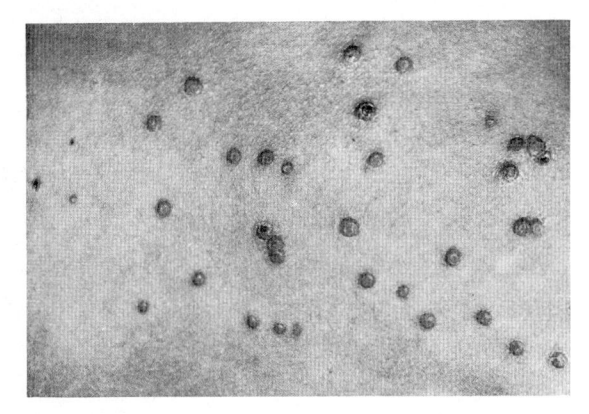

Abb. 13.**21** Molluscum-contagiosum-Effloreszenzen

Krankheitsbild
Mollusca contagiosa sind stecknadelkopf- bis erbsgroße, zum Teil auch noch größere (Mollusca contagiosa gigantea), hautfarbene, etwas transparente, mitunter leicht gerötete, relativ harte, halbkugelig vorgewölbte, zentral leicht eingedellte Knötchen, die isoliert vorkommen (dann auch differentialdiagnostisch Schwierigkeiten machen können) (Abb. 13.21). Aus der zentralen Delle läßt sich durch seitlichen Druck eine breiartige, grauweißliche Masse herausdrücken. Bevorzugt befallen werden zartere Hautpartien wie Gesicht, Hals, Augenlider, Genitale, Skrotum und Achsel, seltener die Kopfhaut. Im Lidbereich wird der nasale Teil der Kante bevorzugt. Konjunktivitis, auch Keratokonjunktivitis, weniger häufig Iritis können die Folge sein. Nur sehr selten siedeln sich Molluska an den Lippen und auf der Mundschleimhaut an. Kinder und Jugendliche erkranken viel öfter als Erwachsene. Mitbefall innerer Organe kommt nie vor. Das Blutbild ist nicht nennenswert verändert und die Prognose absolut günstig. Gelegentlich entsteht bakterielle Sekundärbesiedlung der Knötchen. Dies führt aber dann zu einer Art Selbstheilung durch Herauseitern des Inhaltes der Läsionen (unter Umständen passagere Pigmentierung).

Differentialdiagnose
Im allgemeinen ist die Diagnose des Molluscum contagiosum nicht schwer zu stellen. Gelegentlich werden vor allem isolierte Sonderformen (Molluscum contagiosum cornoides, miliare oder inflammierte Formen) verkannt. Es kommt immer wieder vor, daß sich in der Einlaufshistologie ein klinisch als Histiozytom, Syringom, Milium, Talgretentionszyste, Warze, Xanthom, Xanthelasma oder Nävoxanthoendotheliom angesprochener Hauttumor als Molluscum contagiosum herausstellt.

Therapie
Die Therapie des benignen Virusepithelioms ist einfach. Die Knoten werden mit den Branchen einer gebogenen Pinzette umfaßt und ausgepreßt. Es entleert sich dann ein fettiger, grauer Brei, und anschließend kommt es zu einer leichten Sickerblutung in das leere Bindegewebsbett, das zweckmäßig mit Merfen oder Sepsotinktur ausgetupft wird. Darauf genügt ein Tetracyclinsalbenverband für 1–2 Tage. Bei ausgedehntem Befall hat sich auch eine Schälbehandlung mit Vitamin-A-Säure (lokale Applikation) bewährt.

Literatur

Epstein, W.L., I. Senecal, H. Krasnobrod, A.M. Massing: Viral antigens in human epidermal tumors. Localisation of an antigen to molluscum contagiosum. J. invest. Derm. 40 (1963) 51

Hasegawa, T., E. Fujiwara, T. Ametani, T. Tsuruhara: Further electron microscopic observation of molluscum contagiosum virus. Arch. klin. exper. Dermatol. 235 (1969) 319

Nasemann, Th.: Die Viruskrankheiten der Haut und die Hautsymptome bei Rickettsiosen und Bartonellosen. In: Handbuch der Haut und Geschlechtskrankheiten, Bd. IV/2, hrsg. von J. Jadassohn. Springer, Berlin 1961

Peters, D., Th. Nasemann: Nachweis von Elementarkörperstadien mittels enzymatisch-elektronenoptischer Analyse. Z. Naturforschung 86 (1953) 547

Te-Wen-Chang, L. Weinstein: Cytopathic agents isolated from lesions of molluscum contagiosum. J. invest. Derm. 37 (1961) 433

Parotitis epidemica (Mumps)

M. ALEXANDER

Definition
Der Mumps ist eine akute Viruserkrankung, die im allgemeinen mit einer entzündlichen Schwellung der Speicheldrüsen, insbesondere der Parotis, einhergeht. Der Name »Mumps« kommt aus dem Englischen von »to mump« = Fratzen schneiden. Relativ häufig ist das Zentralnervensystem in

Form einer Meningoenzephalomyelitis betroffen, gelegentlich auch, ohne daß gleichzeitig eine Parotitis vorliegt. Außerdem kommen Orchitis und Pankreatitis vor.

Häufigkeit

Unter gleichen Bedingungen ist die Parotitis epidemica weniger kontagiös als Masern und Windpokken, jedoch mehr als Scharlach und Diphtherie. Etwa 50% der Bevölkerung erkranken einmal im Laufe des Lebens, meist zwischen dem 4. und 15. Lebensjahr. Da viele Mumpsinfektionen subklinisch verlaufen, haben 80–90% der 15jährigen in Deutschland Mumpsantikörper.

Epidemiologie

Die wichtigste Infektionsquelle ist der Mensch, aber auch Hunde und Katzen sind empfänglich für Mumps. Das Virus wird mit dem Speichel ausgeschieden und durch Tröpfcheninfektion verbreitet. Dieser Infektionsweg kommt nicht nur bei Parotitis vor, sondern auch bei den anderen Manifestationen des Mumps (Meningoenzephalitis, Orchitis, Pankreatitis) und bei klinisch stumm Infizierten. Auch im Urin, im Stuhl und in der Muttermilch wird das Virus ausgeschieden. Die Anstekkungsfähigkeit des infizierten Menschen setzt 2–6 Tage vor Krankheitsbeginn ein und hält 1–3 Wochen lang an. Säuglinge sind in den ersten 8 Lebenswochen durch passiv von der Mutter übertragene Antikörper gegen die Mumpsinfektion geschützt.

Die Parotitis epidemica ist bei uns endemisch mit jahreszeitlicher Häufung im Winter (Dezember, Januar). Kleinraumepidemien kommen in Kindergärten, Schulen, Krankenhäusern, Internaten und Kasernen vor.

Ätiologie (Mikrobiologie)

Das Mumpsvirus gehört zu den Paramyxoviren. Es hat eine Größe von 150–220 nm. Die Anzüchtung gelingt am besten in der Amnionhöhle alter Bruteier, weniger gut im Dottersack des Hühnerembryos. Das Mumpsvirus vermehrt sich gut in Gewebekulturen von Affennierenzellen, Mäuse- und Hühnerembryonalzellen, menschlichen Epithelzellen, Hela- und FL-Zellen (s. S. 13.4).

Pathogenese und Pathophysiologie

Die Inkubationszeit beträgt 18–22 Tage. Das Mumpsvirus gelangt durch Tröpfcheninfektion in den Nasen-Rachen-Raum oder auf die Konjunktiven. Man nimmt an, daß das Virus sich primär im Epithel des Respirationstraktes vermehrt und von dort in die Blutbahn kommt. Für diese Virämie spricht die Tatsache, daß der Erreger am Ende der Inkubationszeit und am ersten Krankheitstage aus dem Blut isoliert werden konnte. Der Befall der Speicheldrüsen und der anderen Organe, die im Rahmen von Komplikationen miterkranken, würde demnach auf dem Blutwege erfolgen. Das Mumpsvirus wurde wiederholt aus dem Liquor und den anderen betroffenen Organen angezüchtet.

In den Speicheldrüsen, besonders in der Parotis, entsteht eine serofibrinöse, nichteitrige Entzündung mit lymphozytär-plasmazellulären Infiltraten.

Im Bereich der Hoden können im Rahmen einer komplizierenden Orchitis Nekrosen des Samenepithels mit begleitender serofibrinöser Entzündung auftreten. Als Folgezustand ist eine Hodenatrophie mit Fibrose möglich.

Die Mumpsenzephalomeningitis entspricht pathologisch-histologisch der parainfektiösen Enzephalitis. Bei ihr finden sich im Gehirn überwiegend lymphozytäre, perivaskuläre Infiltrate, kleinere Hirngewebsnekrosen und Entmarkungsherde in der weißen Substanz, serofibrinöse Exsudate in den Leptomeningen und kleinere, perivaskuläre Blutungen. Das gleiche pathologisch-anatomische Bild sehen wir bei der Enzephalomeningitis bei Masern, Röteln, Windpocken, infektiöser Mononukleose, Grippe und bei der postvakzinalen Enzephalitis.

Für die Pathogenese der parainfektiösen Enzephalomeningitiden gibt es drei Hypothesen:

A. Für die Annahme, daß alle diese Enzephalitiden allergisch bedingt sind, sprechen:
  1. die Tatsache, daß diese Enzephalitiden meist 5–11 Tage nach der Impfung oder nach dem Beginn der jeweiligen Infektionskrankheit auftreten,
  2. das gelegentlich gleichzeitige Auftreten von urtikariellen Exanthemen,
  3. das gute Ansprechen dieser Krankheitsbilder auf Corticosteroide,
  4. Tierexperimente.

B. Andere Autoren sind der Ansicht, daß das Virus selbst die Enzephalitis auslöst. Hierfür sprechen:
  1. daß die sog. parainfektiösen Enzephalitiden manchmal schon vor der betreffenden Grundkrankheit, also zu einem Zeitpunkt, zu dem noch keine Antikörperbildung erfolgt sein kann, auftreten,
  2. daß es wiederholt gelungen ist, das betreffende Virus aus dem Liquor zu isolieren.

C. Es ist möglich, daß die sog. parainfektiösen Enzephalitiden durch Doppel- oder Mischinfektion ausgelöst werden (z.B. Mumps- und Coxsackie-Virus).

Mumpsinfektion im ersten Trimenon der Schwangerschaft kann zu Mißbildungen beim Embryo führen. Auch ist bei diesen Graviden die Aborthäufigkeit größer. Die Seltenheit von Mumpsinfektionen bei Erwachsenen macht es jedoch unwahrscheinlich, daß die Zahl von Aborten und Mißbildungen nach Parotitis epidemica nennenswert ist. Die Mißbildungsrate ist sicherlich nicht mit derjenigen nach Röteln vergleichbar.

Krankheitsbild
Anamnese
Die Parotitis epidemica ist eine zyklische Infektionskrankheit, deren Generalisationsstadium dem Prodromalstadium entspricht. Die Krankheit beginnt daher mit allgemeiner Mattigkeit, Abgeschlagenheit, Kopfschmerzen und subfebrilen Temperaturen.

Befunde
Im Organstadium zeigt sich eine Anschwellung der Parotis, die in der Regel einseitig, meist links, beginnt und nach 1–2 Tagen auf die andere Parotis übergreift. Die Patienten haben erhebliche Schmerzen beim Kauen. Die Schwellung der Ohrspeicheldrüse mit Abstehen des Ohrläppchens führt zu einem charakteristischen Aussehen. Bei der Inspektion der Mundhöhle erkennt man in der Wangenschleimhaut gegenüber den oberen Prämolaren die geschwollene und gerötete Mündung des Ausführungsganges der Glandula parotis. Die submandibulären Speicheldrüsen schwellen im weiteren Verlauf ebenfalls an. Das Verhalten der Körpertemperatur ist nicht einheitlich. Man beobachtet alle Übergänge von subfebrilen Temperaturen bis zu Werten über 40°C.

Laboratoriumsbefunde
Im Blutbild findet sich zu Beginn der Erkrankung eine Leukopenie mit Lymphomonozytose. Die Amylasewerte im Blut und im Urin sind auch bei unkompliziertem Mumps erhöht. Dies ist leicht verständlich, da in der Parotis etwa 30% der für die Kohlenhydratverdauung notwendigen Amylase gebildet wird.

Besondere Untersuchungsmethoden
Die Diagnose kann durch die Komplementbindungsreaktion gestützt werden. Beweisend ist ein mindestens vierfacher Titeranstieg bei zweimaliger Blutentnahme im Abstand von 8–10 Tagen.

Komplikationen
Bei den im folgenden beschriebenen Manifestationen des Mumps kann man nicht von Komplikationen im eigentlichen Sinne sprechen, da diese Krankheitserscheinungen auch isoliert ohne Parotitis als einzige Zeichen der Mumpserkrankung auftreten. Die Häufigkeit der Miterkrankung anderer Drüsen mit innerer oder äußerer Sekretion und des Zentralnervensystems steigen mit zunehmendem Lebensalter.
So ist die Orchitis vor der Geschlechtsreife sehr selten, danach tritt sie in 10–40% der Fälle auf. Meist steigt 1 Woche nach Beginn der Parotitis das Fieber erneut an, die Testes schwellen in zwei Drittel der Fälle einseitig, bei einem Drittel der Patienten doppelseitig und sind sehr schmerzhaft. Oft besteht eine begleitende Epididymitis. Bei stärkerem Anschwellen des Hodens kann es infolge der fehlenden Elastizität der Tunica albuginea zu Drucknekrosen kommen und eine Atrophie die Folge sein. Sterilität entsteht nur bei doppelseitigem Befall und vollständiger Atrophie. Die Orchitis wird als allergische Reaktion auf die Infektion mit dem Mumpsvirus angesehen. Oophoritis, Mastitis, Thyreoiditis und Hepatitis sind seltene Manifestationen der Mumpserkrankung.
Etwas häufiger ist die Pankreatitis; sie muß aus dem klinischen Bild und nicht allein aufgrund der Amylasewerte diagnostiziert werden, da letztere auch bei der unkomplizierten Parotitis epidemica erhöht sind. Eine Pankreatitis äußert sich wie jede andere akute Pankreatitis und kann auch das Inselsystem schädigen.
Die Mumpsenzephalomeningitis kann gleichzeitig mit der Parotitis, zu einem späteren Zeitpunkt oder auch isoliert auftreten. Die Meningitis steht meist im Vordergrund. Latente Liquorveränderungen werden im Stadium der Speicheldrüsenschwellung in 25% der Fälle gefunden. Die akuten Symptome (Kopfschmerzen, Nackensteifigkeit, Erbrechen, Fieber) bessern sich oft schon nach der ersten entlastenden Lumbalpunktion; die endgültige Normalisierung der Liquorwerte und damit die Ausheilung des Krankheitsprozesses kann jedoch bis zu 6 Wochen dauern. Eine Enzephalitis mit Benommenheit, Bewußtlosigkeit, Tremor, Athetose sowie Hirnnervensymptomen (meist im Bereich des N. abducens, seltener des N. trigeminus und des N. facialis) ist nicht so häufig wie eine Meningitis. Bei Beteiligung des Rückenmarks in Form einer Myelitis können Krankheitsbilder entstehen, die an eine Poliomyelitis oder an Querschnittslähmungen erinnern. Als Folge einer Infektion der Hörnerven wurden entzündliche Prozesse im Labyrinth mit Gleichgewichtsstörungen, Nystagmus und Schwindelzuständen sowie ein- oder doppelseitige Taubheit beobachtet. Nach jeder Mumpsenzephalitis sollte daher eine Hörprüfung und gegebenenfalls eine audiologische Behandlung erfolgen.
Einzelne Fälle von Insulinmangeldiabetes und von Thrombozytopenie nach Mumps sind beschrieben worden. Mumpsmyokarditiden – auch ohne Parotitis – können vorkommen.

Verlauf und Prognose
Die unkomplizierte Parotitis epidemica klingt innerhalb von 2–3 Wochen ab. Die Mumpsenzephalomeningitis hat eine bessere Prognose als die Enzephalomeningitis bei Masern. Sie heilt im allgemeinen innerhalb von 6 Wochen ohne Resterscheinungen aus. Als Folgezustand der Orchitis kann sich eine Hodenatrophie mit Fibrose entwickeln.

Differentialdiagnose
Das charakteristische Aussehen der Patienten bei der eigentlichen Parotitis bietet kaum Schwierigkeiten bei der Diagnosestellung. Die Schwellung der Speicheldrüsen ist klinisch leicht von etwaigen Lymphknotenschwellungen im Halsbereich abzugrenzen. Die Diagnose kann durch die Komplementbindungsreaktion gestützt werden. Sie ist ins-

besondere dann erforderlich, wenn die Manifestationen des Mumps am Zentralnervensystem, am Pankreas oder am Hoden ohne Parotitis auftreten. Differentialdiagnostisch ist bei Speicheldrüsenschwellung an eitrige Parotitis, Speichelstein und Parotistumoren zu denken. Bei Beteiligung des Zentralnervensystems sind andere lymphozytäre Enzephalomeningitiden auszuschließen.

Therapie
Eine kausale Behandlung gibt es nicht. Therapie mit Mumpsimmunglobulin 0,5 ml/kg Körpergewicht oder γ-Globulin wird besonders bei Jugendlichen in der Pubertät (Gefahr der Orchitis) und bei Erwachsenen zur Vermeidung von Komplikationen empfohlen.
Bettruhe ist bei unkomplizierten Fällen bis 3 Tage über die Entfieberung, sonst bis zum Abklingen der Komplikationen, bei entzündlichen Erscheinungen des Zentralnervensystems bis zur Normalisierung des Liquors einzuhalten. Die Kost soll flüssig-breiig sein, um Schmerzen beim Kauen zu verhindern. Mundpflege durch Spülen mit Kamillentee ist empfehlenswert.
Die lokale Schwellung wird mit warmen Ölverbänden behandelt. Bei Orchitis wird das erkrankte Organ hochgelagert und mit Alkoholverbänden versehen. In schweren Fällen kann man zur Vermeidung von Druckatrophien eine Spaltung der Tunica albuginea durchführen. Eine Pankreatitis ist nach den üblichen Richtlinien zu behandeln. Bei Orchitis und Meningitis kann eine symptomatische Therapie mit Antiphlogistika wie Butazolidin oder Pyramidon erfolgen. In schweren Fällen werden Corticosteroide empfohlen.
Man beginnt bei Erwachsenen mit einer Dosierung von 50 mg/Tag und reduziert diese schrittweise je nach Verlauf.

Prophylaxe
Neben der durchaus gerechtfertigten Expositionsprophylaxe versucht man durch andere Krankheiten geschwächte Kinder, Schwangere und ähnlich gefährdete Personen individuell durch Mumpsimmunglobulin (0,1 ml/kg Körpergewicht) oder γ-Globulin (0,2–0,4 ml pro kg) zu schützen.
Besonders exponierte Personen können gegen Mumps aktiv immunisiert werden. Dies wird besonders dann nötig, wenn die kompliziert verlaufenden Krankheitsbilder weiter zunehmen. Es handelt sich um eine Impfung mit abgeschwächten Mumpsviren. Sie wird besonders für Knaben im 7. Lebensjahr empfohlen, wenn bis dahin noch keine Mumpserkrankung aufgetreten ist.

Literatur
Blassner, R. J., F. M. Heys: Role of viruses in the etiology of congenital malformations. Progr. med. Virol. 3 (1961) 325
Kunze, E., A. Hässler, K. H. Daute: Klinik, Therapie und Prognose der Mumpsinfektionen des Zentralnervensystems (MME). Kinderärztl. Prax. 42 (1974) 97
Lippelt, H., F. Müller: Zum gegenwärtigen Stand der Mumpsforschung. Ergebn. Hyg. Bakt. 29 (1955) 1
Pette, H.: Die postvakzinale und parainfektiöse Meningoenzephalomyelitis. Verh. dtsch. Ges. inn. Med. 61 (1955) 322
Scheid, W.: Mumpsvirus und Nervensystem. Fortschr. Neurol. Psychiat. 27 (1959) 72

Influenza (Grippe)

W. GERMER und W. HÖPKEN

Definition
Die Influenza ist eine sehr kontagiöse, durch Influenzaviren (Typ A, B und C) hervorgerufene akute Infektionskrankheit, die meist unter uncharakteristischen Allgemeinerscheinungen – Fieber, Kopfschmerzen, Myalgie – und Symptomen der Luftwege – Halsschmerzen und Husten – abläuft und eine Neigung zu bakteriellen Komplikationen zeigt. Klinisch ist eine Unterscheidung der durch die Influenzaviren A und B hervorgerufenen Symptomatik nicht möglich, jedoch verhalten sich die beiden Virustypen epidemisch unterschiedlich.

Häufigkeit
Die Influenza A tritt einerseits – in größeren Zeiträumen – pandemisch auf. Sie überzieht dann die ganze Erde, bis eine allgemeine Durchseuchung eingetreten ist. Andererseits kommt die Influenza A – ebenso wie die Influenza B – lokal oder regional begrenzt epidemisch vor. Auch hier ist die Morbidität jeweils beträchtlich. Sporadische Influenzafälle sind selten und nur durch Erregeranzüchtung von anderen respiratorischen Infektionen abzugrenzen.

Epidemiologie
Die Antigenshift innerhalb des Influenzavirustyps A mit den erheblichen Antigenabweichungen führt zu neuen Subtypen, die etwa alle 10–15 Jahre Pandemien verursachen.
Durch geringere Antigenänderungen (Antigendrift) entstehen neue Varianten, die in den dazwischenliegenden Jahren zu Epidemien führen. Die Ursache der Antigenänderungen ist unbekannt, die genaue Kenntnis für die spezifische Prophylaxe (Schutzimpfung) von besonderer Bedeutung. Bei den Influenza-B-Viren kommt es nur zur Antigendrift; daher kommen Pandemien nicht vor. Influenza-B-Epidemien treten seltener auf; der Krankheitsverlauf ist im allgemeinen leichter. Die Influenza C kommt nur sporadisch vor. Mit Ausnahme von Pandemien treten Influenzaepidemien

in den gemäßigten Zonen im Zeitraum von Dezember bis April auf. Später im Jahr finden sich nur noch sporadische Influenzainfektionen. Der Verbleib der Influenzaviren in interepidemischen Zeiten ist noch ungeklärt.
Die Ansteckung erfolgt durch Tröpfcheninfektion. Die Kranken sind kurz vor Ausbruch der Krankheit und bis zu einer Woche danach ansteckend. Die Empfänglichkeit für Influenzaerkrankungen ist groß. Alle Altersklassen können befallen werden. Während einer Pandemie können bis zu 70% der Bevölkerung erkranken, in gewöhnlichen Influenzajahren etwa 10–20%. Die Influenzamortalität hat dank der modernen Behandlung abgenommen, jedoch besteht bei Patienten mit Erkrankungen an Herz und Lunge oder mit zerebrovaskulären Leiden ein hohes Risiko. Während einer Influenza-A-Epidemie ist häufig eine Übersterblichkeit zu beobachten, d.h. nicht nur ein Anstieg der Todesfälle an Atemwegserkrankungen, sondern auch der Sterbeziffern verschiedener chronischer Leiden.

Ätiologie (Mikrobiologie)
Die Influenzaviren gehören zu den Orthomyxoviren. Das Virion besteht aus dem Nucleocapsid und der Hülle; der Außendurchmesser beträgt 90 bis 120 nm.
Das Viruspartikel enthält an der Oberfläche 2 morphologisch-immunologisch getrennte Antigene, das Hämagglutinin (HA) und die Neuraminidase (NA). Pandemien entstehen durch Influenza-A-Viren, deren Oberflächenantigene große Unterschiede in der Zusammensetzung zu den vorher vorkommenden Virusstämmen aufweisen. Dieses Phänomen wird Antigen*shift* genannt. Zwischen den Pandemien kommen häufig kleinere, fortschreitende Veränderungen der Oberflächenantigene vor, die als Antigen*drift* bezeichnet werden. Bei der Influenza B kommt es nur zur Antigendrift, aber nicht zur Antigenshift.
Die 2 Proteine der Virushülle (HA und NA) haben die Form von Spikes, bedecken die Oberfläche des Virus und sind mit einem Ende an der Lipidmembran befestigt. Im Innern enthält das Virus das Ribonucleoprotein (NP) mit dem helixförmigen RNS-Genom und das Matrixprotein (MP), das unter der Lipidmembran liegt.
Die Antikörper gegen die beiden Hüllantigene (HA und NA) führen zur Immunität des Menschen gegen die Influenzavirusinfektion. Antikörper gegen das Hämagglutinin bewirken eine vollständige Immunität, während Antikörper gegen die Neuraminidase nur zu einer partiellen Immunität führen, bei der es noch zu einer Infektion, aber nicht mehr zu einer schweren Erkrankung kommt.
Die MP- und NP-Antigene sind identisch für alle Subtypen und Varianten der Influenza-A- bzw. Influenza-B-Viren. Antikörper gegen die MP- und NP-Antigene spielen keine Rolle bei der Immunität gegen Influenzavirusinfektionen.
Das HA wird im Hämagglutinationshemmungstest und die NA mittels Enzyminhibition bestimmt. Beide Hüllantigene können außerdem durch Immunodiffusion getestet werden.
Die Influenzaviren agglutinieren Erythrozyten von Hühnern und mit gewissen Unterschieden auch die roten Blutkörperchen von einigen Säugetieren. Die Agglutination entsteht durch die Adsorption der Viruspartikel an der Oberfläche der Erythrozyten. Unter geeigneten Bedingungen erfolgt eine Elution von der Oberfläche durch die Einwirkung der Virusneuraminidase auf die Rezeptoren der roten Blutkörperchen. Die Adsorption und Elution und die Empfindlichkeit des Hämagglutinins auf unspezifische Inhibitoren sind bei den einzelnen Influenzaviren verschieden, was für die Einstellung des HA-Hemmungstestes wichtig ist. Alle Influenzaviren können in embryonierten Hühnereiern und primären Nierenzellkulturen von Primaten vermehrt werden.
Die Bestandteile des Virions werden zum Teil im Zellkern und zum Teil im Zytoplasma synthetisiert und im Bereich der Zellwand zusammengefügt. Die Freisetzung der reifen Viruspartikel erfolgt durch Sprossung (budding) der Zellwand.
Bei der Antigenshift der Influenza-A-Viren verändern sich unabhängig voneinander das Hämagglutinin (H) und die Neuraminidase (N). Die neuen Subtypen verdrängen innerhalb kurzer Zeit die alten und verursachen alle 10 bis 15 Jahre Pandemien. Die alten Bezeichnungen der Influenza-A-Subtypen A0, A1, A2/Asia, A2/Hongkong sind abgelöst worden und heißen jetzt:

	Subtyp	Referenzstamm	
1934	H0N1	A/PR/8/34	(H0N1)
1947	H1N1	A/FM/1/47	(H1N1)
1957	H2N2	A/Singapore/1/57	(H2N2)
1968	H3N2	A/Hongkong/1/68	(H3N2)

Die zwischen den Pandemien entstehenden kleineren Antigenveränderungen werden als Antigendrift und die Virusstämme als Varianten bezeichnet. Antigenänderungen beim Influenza-B-Virus sind geringer und seltener als bei der Influenza A.
Nur das Influenzavirus A kommt auch bei Tieren (z.B. Schweinen, Pferden, Enten) in artspezifischen Stämmen vor. Die Bedeutung dieser Influenza-A-Viren für die Influenzaepidemiologie des Menschen ist noch unklar.

Pathogenese und Pathologie
Die Influenza ist zunächst eine Lokalinfektion des oberen Respirationstraktes. In ihrem Verlauf treten jedoch oft starke Allgemeinreaktionen auf, die einerseits durch Viruspyrogene und andererseits durch Superinfektionen mit Bakterien hervorgerufen werden. Krankheitsverlauf und Schwere der Influenza sind in den einzelnen Epidemien sehr verschieden. Die Komplikationen sind weitgehend durch ein Zusammenwirken von Viren und Bakterien bestimmt. Die Art des bakteriellen Erregers

war für die einzelnen Influenzaepidemien mehr oder weniger charakteristisch. Pathologisch-anatomisch findet sich eine seröse Entzündung vor allem der Tracheal- und Bronchialschleimhaut von hämorrhagisch-nekrotischem Charakter. Die Zerstörung der Epitheldecke bahnt den bakteriellen Sekundäreindringlingen den Weg. Die Bronchiolen können durch Fibringerinnsel verstopft sein. Das zähe Sekret kann zu Ventilstenosen und Atelektasen führen. Erfolgt der Tod in den frühen Stadien der Grippe, d.h. noch vor der bakteriellen Sekundärinfektion, so sieht man subpleural, aber auch in Herz, Niere und Gehirn, toxisch bedingte petechiale Hämorrhagien.

Krankheitsbild

Die Influenza tritt in allen Schweregraden auf. 80% der Infizierten machen die Infektion subklinisch oder als leichte Erkältungskrankheit oder Halsentzündung durch. Die typische Krankheit beginnt nach der Inkubationszeit von 1–3 Tagen mit allgemeinem Krankheitsgefühl, Frösteln und Temperaturanstieg. Die Erkrankung kann auch mit einem Kollaps oder Erbrechen und Durchfällen anfangen. Unter Anstieg des Fiebers, das in unkomplizierten Fällen selten länger als 3–4 Tage anhält, treten mehr oder weniger intensive Myalgien in Becken- und Schultergürtel sowie in den Extremitäten auf. Charakteristisch sind Kopfschmerzen, die besonders stark in und hinter den Augäpfeln empfunden werden. Dazu kommen Halsschmerzen, Heiserkeit, trockener Husten (Pharyngitis), Tränenfluß und oft Substernalschmerzen (Tracheitis). Das Sputum ist spärlich, zähschleimig, gelegentlich leicht blutig. Geringe bronchitische Zeichen sind häufig. Das Röntgenbild zeigt außer verstärkter Zeichnung des Bronchialbaumes keine pathologischen Veränderungen. Der Puls ist im Verhältnis zur Temperatur eher verlangsamt.

Laboratoriumsbefunde

Die Blutsenkung bleibt bei der nicht komplizierten Grippe oft normal oder ist nur leicht erhöht. Die Leukozytenwerte sind normal oder erniedrigt. Eine Leukozytose spricht in der Regel für Komplikationen.

Besondere Untersuchungsmethoden

Für die Laboratoriumsdiagnostik der Influenza A und B ist die Komplementbindungsreaktion (KBR) am zweckmäßigsten, da sie technisch einfacher ist als die Hämagglutinationshemmung. Durch die Reaktion mit dem NP-Antigen werden alle Subtypen und Varianten des Influenzavirus A bzw. B erfaßt.
Nur bei Kindern unter 6 Jahren ist die Hämagglutinationshemmung mit der aktuellen Virusvariante zusätzlich erforderlich, weil die Komplementbindungsreaktion bei einem Teil der Kinder noch nicht anspricht.
Eine Infektion führt zum Ansteigen der spezifischen Antikörper. Ein mindestens vierfacher, signifikanter Titeranstieg gilt als Beweis für eine Erkrankung. Das erste Serum vom 1.–5. Krankheitstag soll bei −20°C eingefroren und erst zusammen mit dem Zweitserum, das 12–20 Tage nach Erkrankungsbeginn entnommen wird, in einem Testansatz untersucht werden. Bei einer Untersuchung eines Einzelserums aus der Rekonvaleszenz kann ein Titer nicht mit Sicherheit auf die eben zurückgelegte Erkrankung bezogen werden, da die komplementbindenden Antikörper gegen das Influenzavirus unterschiedlich schnell abfallen. Sie sind im allgemeinen einige Monate nachweisbar.
Die Isolierung des Influenzavirus aus Rachenabstrichen oder Rachenspülwasser ist bis zum 4. Krankheitstag durch Verimpfen auf primäre Nierenzellkulturen von Primaten oder in embryonierte Hühnereier möglich. Die besonderen Entnahme- und Transportvorschriften des virologischen Laboratoriums sind einzuhalten.

Komplikationen

Die gefürchtetsten Komplikationen sind der perakute Todesfall bei Jugendlichen und jüngeren Erwachsenen innerhalb weniger Stunden und die primäre Influenzaviruspneumonie.
Auch bei leichtem Krankheitsverlauf ist die Rekonvaleszenz bei vielen Patienten erheblich verzögert. Oft bleibt lange Zeit eine Neigung zu Hypotonie bestehen. Bei einem Teil der Patienten kommt es im Anschluß an die Influenzaerkrankung zu Komplikationen, die einerseits auf das Virus selbst, andererseits und überwiegend jedoch auf bakterielle Sekundärinfektionen (bevorzugt Staphylococcus pyogenes aureus, Pneumokokken sowie Haemophilus influenzae) zurückgehen. Die häufigsten Komplikationen sind Bronchiolitis und Bronchopneumonie. Im Gegensatz zur Lobärpneumonie ist der Fieberverlauf wechselnd, die Leukozytenzahl normal oder nur mäßig erhöht, ein Herpes labialis seltener. Die physikalischen Zeichen über den Lungen sind oft nicht ausgeprägt, die Lösung der Pneumonie ist in der Regel verzögert (s. Krankheiten der Atmungsorgane, Bd. I, Kap. 3). Chronische Bronchitis und Bronchiektasen können Spätkomplikationen sein. Neben der Influenzapneumonie, deren Prognose auch heute oft noch sehr ernst ist, werden gelegentlich Komplikationen am Herzen (Myokarditis, Perikarditis), am Ohr (Sinusitis, Otitis, Mastoiditis) oder seltener am Zentralnervensystem (Enzephalitis) beobachtet. Eine Influenza-A-Virusinfektion kann eine Verbrauchskoagulopathie einleiten.

Differentialdiagnose

Influenzaähnliche, klinisch nicht unterscheidbare Krankheitsbilder können hervorgerufen werden durch Parainfluenza-, Coxsackie-, ECHO- und Adenoviren sowie durch das RS-Virus und Mycoplasma pneumoniae. Leichte Fälle von Influenza sind oft schwer gegen andere Virusinfekte abzugrenzen.

Therapie
Unkomplizierte Influenza wird symptomatisch behandelt: Bettruhe, Schwitzprozeduren, Salicylate, Expektorantien, Dampfinhalationen. Antibiotika sind nur bei bakterieller Sekundärinfektion erforderlich und richten sich dann nach dem Erreger der Sekundärinfektion. Bei Schwerkranken und älteren Menschen, bei denen Verdacht auf eine Sekundärinfektion besteht, kommt bis zum Vorliegen des Ergebnisses Behandlung mit Tetracyclinen oder Ampicillin in Frage. Beizeiten ist an eine Digitalisierung zu denken.

Prophylaxe
Die aktive Schutzimpfung stellt die wirksamste Maßnahme dar. Neben den konventionellen, inaktivierten Impfstoffen sind Spaltimpfstoffe auf dem Markt. Die intranasale Impfung mit lebendem, abgeschwächtem Virus ist in Deutschland nicht zugelassen. Als Chemoprophylaktikum hat 1-Adamantanamin-Hydrochlorid (Virofral, Symmetrel) nur während der kurzen Inkubationszeit bei Influenza-A2-Virusinfektionen eine Wirkung gezeigt.

Eine freiwillige Influenzaimpfung, die jedes Jahr im Frühherbst durchgeführt werden soll, erscheint sinnvoll für alle über Sechzigjährigen und für Patienten, die infolge andersartiger Grundkrankheiten infektgefährdet sind.

Literatur
Andrewes, C.H., H.G. Pereira: Viruses of vertebrates. Ballière Tindall, London 1972
Gsell, O., G. Henneberg: Grippe. In: Infektionskrankheiten, Band I/1, hrsg. von O. Gsell, W. Mohr. Springer, Berlin 1967
Hers, I.F.Ph., K.C. Winkler: Airborne transmission and infection. Costhoek, Utrecht 1973
Melnick, J.L.: Taxonomy of viruses. Progr. med. Virol. 19 (1975) 353
Schild, G.C.: Influenza-Impfstoffe. Gelbe Hefte 13 (1973) 49
Schild, G.C., J.S. Oxford, J.L. Virelisier: Immunity in influenza. In: Developments of Biological Standardization 28. Karger, Basel 1975, S.253
Stuart-Harris, D.H.: Influenza and other virus infections of the respiratory tract. Arnold, London 1965
Who Study Group: A revised system of nomenclature for influenza viruses. Bull. Wld. Hlth Org. 45 (1971) 119
Willers, H., W. Höpken, K.W. Knocke: Laboratoriumsdiagnostik der Influenzavirus-Infektionen. Ärztl. Lab. 17 (1971) 69

Parainfluenzavirusinfektionen

W. GERMER und W. HÖPKEN

Definition
Die Parainfluenzaviren Typ 1–3 rufen Infektionskrankheiten hervor, die vorwiegend Kleinkinder im Alter von 6 Monaten bis zu 4 Jahren betreffen. Die Symptomatik erstreckt sich vom leichten katarrhalischen Infekt bis zur akuten Laryngotracheitis (Typ 1 und Typ 2), Bronchiolitis und Pneumonie (Typ 3) bei Kleinkindern. Erwachsene erkranken selten und mit leichten katarrhalischen Symptomen. Ob Parainfluenzavirus Typ 4 Erkrankungen beim Menschen verursacht, ist noch unklar.

Häufigkeit
Die Parainfluenzaviren sind die häufigste Ursache der akuten Laryngotracheitis des Kleinkindes und bedingen außerdem etwa 10% aller respiratorischen Erkrankungen beim Kind und selten auch Atemwegsinfektionen im Erwachsenenalter.

Epidemiologie
Parainfluenzaviren sind endemisch weltweit verbreitet. Die Erkrankungen treten unabhängig von der Jahreszeit sporadisch oder in kleinen Ausbrüchen auf. Die Übertragung erfolgt durch Tröpfcheninfektion. Die Infektion findet meist in den ersten Lebensjahren statt, so daß bei der Einschulung bereits ein Großteil der Kinder Antikörper aufweist.

Ätiologie (Mikrobiologie)
Die Parainfluenzaviren Typ 1–4 gehören ebenso wie das Mumps-, Masern-, RS- und Newcastledisease-Virus zu den Paramyxoviren.

Das Virion enthält ein helixförmiges Nucleocapsid und eine lipidhaltige Hülle, die mit hämagglutinin- und neuraminidasehaltigen Spikes besetzt ist. Das Virion hat mit der meist sphärischen Hülle einen Durchmesser von 100–200 nm. Die Virusreplikation findet im Zytoplasma statt. Die einzelnen Komponenten des Virions werden im Bereich der Zellwand zusammengesetzt und durch Sprossung (budding) freigesetzt.

Die meisten Parainfluenzavirusstämme vom Menschen agglutinieren Erythrozyten von Huhn, Mensch und Meerschweinchen.

Für die Isolierung der Parainfluenzaviren sind primäre Zellkulturen von Affennieren oder menschlichen embryonalen Nierenzellen am besten geeignet. Ein zytopathischer Effekt kann fehlen, deshalb wird die Virusvermehrung in den Zellkulturen durch Hämadsorption von Meerschweinchenerythrozyten nachgewiesen.

Die Parainfluenza-, Mumps- und Newcastle-disease-Viren haben gemeinsame, übergreifende antigenetische Eigenschaften. Deswegen sind Kreuzreaktionen – insbesondere in Immunseren von Menschen – sowohl in der Komplementbindungsreaktion als auch im Hämagglutinationshemmungstest häufig.

Pathogenese
Eintrittspforte sind die Schleimhäute der Nase, des Mundes und des Rachens sowie die Konjunktiven. Die Erkrankung erfolgt in der Regel im Säuglingsalter als hochfebriler Infekt der Atemwege, der mit einer schweren klinischen Symptomatik einhergehen kann. Die Virusisolierung ist möglich, serologisch zeigt sich ein Anstieg der Antikörper. Im Laufe des Lebens sollen Reinfektionen mit dem

gleichen Virustyp vorkommen. Dabei ist die klinische Symptomatik weniger schwer. Eine Zuordnung der klinischen Symptome zu den einzelnen Erregertypen ist nicht möglich.

Krankheitsbild
Die Inkubationszeit beträgt 2–6 Tage. Die Infektion mit Parainfluenzaviren beginnt in der Regel plötzlich mit Fieber und katarrhalischen Zeichen wie Rhinitis, Pharyngitis, Niesreiz, Schluckbeschwerden, Heiserkeit und Husten. Bei Infektionen durch den Typ 3 sind Bronchiolitis und Bronchopneumonie nicht selten (s. Krankheiten der Atmungsorgane, Bd.I, Kap.3). Krupp (»croup«) ist eine häufige und sehr gefürchtete Begleiterscheinung der Parainfluenzavirusinfektion. Die Hälfte aller Krupperkrankungen geht auf Parainfluenzaviren zurück. In etwa 65% läßt sich ein Trommelfellerythem nachweisen.

Bei einem hohen Prozentsatz der Erkrankten stehen Allgemeinsymptome im Vordergrund, so Appetitlosigkeit und Erbrechen. Dyspnoe, Fieber und Trommelfellerythem bleiben einige Tage manifest. Am 6.Tag sind die meisten Erkrankten afebril bei anhaltender Symptomatik von seiten des Respirationstraktes, wie bellendem Husten und inspiratorischer Dyspnoe, kloßiger Stimme, Schluckstörungen, die noch lange bestehen können.

Beim älteren Kind und beim Erwachsenen treten Parainfluenzainfektionen im Sinne der Reinfektion als Schnupfen oder als leichter katarrhalischer Infekt in Erscheinung. Pneumonien sind hier selten.

Laboratoriumsbefunde
Im Blutbild findet sich bei schweren Verlaufsformen in 50% der Fälle eine Leukozytose mit Linksverschiebung. Die Blutsenkungsreaktion ist häufig mäßig beschleunigt.

Besondere Untersuchungsmethoden
Die Isolierung der Parainfluenzaviren aus Rachenabstrichen oder Rachenspülwasser ist bis zum 4.Krankheitstag durch Verimpfen auf primäre Nierenzellkulturen von Primaten möglich. Die besonderen Entnahme- und Transportvorschriften des virologischen Laboratoriums sind einzuhalten.

Die Komplementbindungsreaktion ist nicht geeignet, weil häufige Kreuzreaktionen mit anderen Paramyxoviren die Interpretation der Ergebnisse schwierig machen.

Komplikationen
Im Säuglingsalter treten in über 50% der Fälle Begleitdyspepsien auf, die bei einem Teil der Patienten in eine Toxikose übergehen können. Bei älteren Menschen mit chronischen Erkrankungen der Atemwege kann eine Parainfluenzavirusinfektion das Grundleiden erheblich verschlimmern.

Differentialdiagnose
Die Differentialdiagnose umfaßt die übrigen virusbedingten Infektionen des Respirationstraktes. Die klinische Differenzierung wird erschwert dadurch, daß einerseits sehr verschiedene Erreger das gleiche Krankheitsbild hervorrufen können, andererseits derselbe Erreger ein sehr unterschiedlich schweres Bild verursachen kann.

Therapie
Die Behandlung ist symptomatisch: Bettruhe, Sedierung, Verflüssigung des Sekretes, Abschwellung der Schleimhaut; bei Krupp Intubation.

Prophylaxe
Brauchbare Impfstoffe gegen Infektionen mit den Parainfluenzaviren Typ 1, 2 und 3 konnten bisher nicht entwickelt werden.

Literatur
Andrewes, C.H., H.G. Pereira: Viruses of vertebrates. Baillière Tindall, London 1972
Deibel, R.: Neue Ergebnisse bei Viren des Respirationstraktes. Ergebn. Mikrobiol. 37 (1963) 162
Hillemann, M.R.: The parainfluenza viruses of man. Ann. N.Y. Acad. Sci. 101 (1962) 564
Krugmann, S., R. Ward: Infectious diseases of children and adults, 5. Aufl. Mosby, St. Louis 1973
Siegert, R.: Parainfluenza-Infektionen. In: Infektionskrankheiten, Bd. I/1, hrsg. von O. Gsell, W. Mohr. Springer, Berlin 1967
Stuart-Harris, C.H.: Influenza and other virus infections of the respiratory tract. Arnold, London 1965

Erkältungskrankheit

W. GERMER

Definition
Die Erkältungskrankheit, »grippaler Infekt« (Schnupfen, englisch: common cold), ist eine infektiöse, katarrhalische Entzündung der oberen und mittleren Luftwege, die als Nasenschleimhautentzündung (Coryza), als Rachenkatarrh (Tonsillopharyngitis) oder als Katarrh der mittleren Luftwege (Laryngotracheitis oder -bronchitis) auftritt. Etwa ein Drittel der Schnupfenerkrankungen des Erwachsenen werden durch Rhinoviren hervorgerufen, zwei Drittel und eine Reihe ähnlicher Erkältungskrankheiten des Kindes durch viele verschiedene Virusarten, gelegentlich auch durch Mycoplasma pneumoniae und hämolysierende Streptokokken.

Häufigkeit
Schnupfen ist eine der häufigsten Erkrankungen des Menschen und damit von großer volkswirtschaftlicher Bedeutung. Durchschnittlich erkrankt jeder Mensch 3- bis 4mal pro Jahr an Schnupfen. Man muß damit rechnen, daß ein Drittel aller

durch Krankheit verlorenen Arbeitstage und zwei Drittel aller versäumten Schultage auf das Konto Virusschnupfen gehen.

Epidemiologie
Schnupfen hat eine weltweite Verbreitung. Die Krankheit tritt meist endemisch auf. In den gemäßigten Zonen besteht jedoch während der Frühjahrs- und Herbstmonate eine größere Krankheitshäufung. Die Ansteckung erfolgt in der Regel direkt von Mensch zu Mensch durch Tröpfchen- oder Kontaktinfektion. Jedoch kommt auch eine indirekte Übertragung durch Taschentücher, Bekleidungsstücke und Gebrauchsgegenstände vor. Für die Ausbreitung der Infektion spielen auch gesundbleibende Keimträger eine Rolle.

Ätiologie (Mikrobiologie)
Ätiologisch gehören zu diesen Infektionskrankheiten: Rhinoviren, RS-Viren, Myxoviren, Parainfluenzaviren, Stämme von Coxsackie-A- und -B-Viren, von ECHO-Viren und von Coronaviren (Tab. 13.6).
Rhinoviren, Schnupfenviren, sind kubisch geformte (Durchmesser 18–30 nm) RNS-Viren, Picornaviren. Das Virion wird im Zellzytoplasma gebildet. Man unterscheidet mehr als 90 Serotypen, darunter solche, die in menschlichen Embryonalzellen (H-Stämme), und solche, die sich in Affennierenzellen (M-Stämme) vermehren (s. Masern, Mikrobiologie, S. 13.4). Die Rhinoviren halten sich gefriergetrocknet über lange Zeit.
Aus Nasen- und Rachensekret werden Rhinoviren auf primären humanen Embryonalzellen (pH 5–7) bei +33 °C angezüchtet, es tritt ein zytopathogener Effekt auf. Die Typen werden im Neutralisationstest in der Zellkultur differenziert. Rhinoviren sind über die ganze Welt verbreitet.
Das respiratorisch-synzytiale Virus gehört zu den Paramyxoviren, besitzt aber keine Hämagglutinine. In Zellkulturen treten synzytiale Gebilde auf. Das Virus ist gegen äußere Einflüsse unstabil, daher muß es bei Anzüchtungen sofort auf die Zellkultur, Hela-Zellen und Hep$_2$-Zellen gebracht werden (s. Masern, Mikrobiologie, S. 13.4). Serologische Untersuchungen werden mit der Komplementbindungsreaktion und mit dem Neutralisationstest durchgeführt. RS-Viren verursachen fieberhafte Erkrankungen von 4–7 Tagen Dauer, Bronchiolitis, Bronchopneumonie bei Kindern; leichtere Formen bei Erwachsenen, vorzugsweise in den Wintermonaten.
Die Coronaviren sind 80–150 nm große, pleomorphe, runde oder elliptische Partikel. Sie sind RNS-haltig, ätherempfindlich, säurestabil. Das HA-Antigen ist mit dem Virion verbunden. Eine Züchtung gelingt nur in Organkulturen.

Pathogenese
Schnupfen ist eine Lokalinfektion. Das Virus haftet nach der Übertragung im Epithel des Nasenrachenraumes und vermehrt sich dort. Ein Einbruch in das Blut erfolgt nicht. Ob es nach der Übertragung zu einer Erkrankung oder zu einer inapparenten Infektion kommt, hängt von einer Reihe von konditionierenden Faktoren ab. Neben präexistierenden Antikörpern sind für Resistenz oder Empfänglichkeit unter anderem von Bedeutung: die Beschaffenheit der Nasenschleimhaut, ihre Durchblutung, Höhe und Art ihres Epithels, Zusammensetzung und Menge der sie bedeckenden Schleimschicht, ihr spezifischer, lokaler Antikörper- und Interferongehalt usw.
Interferon, ein Polypeptid, wird von Zellen produziert, wenn infektiöses oder inaktiviertes Virus in das Gewebe verimpft wurde. Es hemmt die Vermehrung verschiedener Viren nach Art einer Immunitätsreaktion in den einzelnen Zellen. Die mit inaktivierten oder infektiösen Viren vorbehandel-

Tabelle 13.6 Die »respiratorischen« Viren

Virusgruppe	Typ	Krankheit
Myxoviren (RNS-haltig, ätherlabil)	Influenza A, B, C	Influenza, Pneumonie, Schnupfen
	Parainfluenza 1, 2, 3, 4	Pneumonie, Krupp (bei Kleinkindern), Influenza
	RS-Virus (respiratory syncytial)	Schnupfen, Bronchitis, Bronchiolitis, Pneumonie (bei Kleinkindern), Schnupfen
Adenoviren (DNS-haltig, ätherresistent)	endemische Typen: 1, 2, 5, 6	endemische Erkältungskrankheiten, Rachenkatarrh, pharyngokonjunktivales Fieber
	epidemische Typen: 3, 4, 7, 14, 21	Pneumonie
Picornaviren (RNS-haltig, ätherresistent)	Rhinovirus, 90 Typen	Schnupfen, gelegentlich Rachenkatarrh, Bronchitis
	Coxsackie-Virus A 21 B 1–6	Schnupfen fieberhafte Erkältungskrankheit
	ECHO-Virus 11, 20, 28	fieberhafte Erkältungskrankheit
Coronaviren	Virus der infektiösen Bronchitis der Hühner	Schnupfen
	Virus der Mäusehepatitis	Schnupfen
	menschliche Coronaviren	Schnupfen

ten Zellen geben das Interferon an die Umgebung ab, die Zellen der Umgebung werden dann vor der Virusinfektion geschützt. Wahrscheinlich entfaltet das Interferon seine antivirale Wirkung gegen das in eine Zelle eingedrungene Virus, blockiert möglicherweise den Energiestoffwechsel und verhindert die Nucleinsäuresynthese. Noch bevor Antikörper gebildet werden können, ist die Interferonproduktion schon angelaufen und wirksam, somit ist es das Mittel der ersten Verteidigung der Zelle gegen die Virusinfektion, es überbrückt die Zeit bis zur Bildung der spezifischen Antikörper. Es wird aber auch angenommen, daß das Interferon das im Verlauf einer Krankheit eintretende Erlöschen der Infektion in den Zellen verursacht. Da das Interferon eine sehr weite spezifische und unspezifische Auswirkung hat, könnte es ein Therapeutikum darstellen; die Spezifität des Interferons für jede Tierart wirkt sich aber dafür einschränkend aus. Ob es klinisch brauchbar ist, bleibt noch abzuwarten.

Krankheitsbild

Die Inkubationszeit des Schnupfens beträgt – wechselnd nach Virusstamm und -menge, Besonderheiten des Wirtes und speziellen Umgebungsbedingungen – 1 bis 3 bis 4 Tage. Der Krankheitsbeginn ist abrupt. Führendes Symptom ist eine Rhinitis mit kitzelndem oder kratzendem Gefühl in Nase und Rachen sowie einer Vermehrung der Nasensekretion. Das Sekret ist zunächst klar und wäßrig, später wird es mukupurulent, dann rein eitrig.
Durch Schwellung der Nasenschleimhaut und durch das vorhandene Sekret kommt es zur Verstopfung der Nase und Behinderung der Nasenatmung. Gleichzeitig entwickelt sich ein Wundheitsgefühl im Hals (Pharyngitis). Ein Drittel der schnupfenkranken Erwachsenen und 90% der kindlichen Patienten husten. Nicht selten besteht gleichzeitig ein Augenbindehautkatarrh.
Beim Kleinkind sind in der Regel die regionalen Lymphknoten vergrößert und druckdolent. An Allgemeinsymptomen werden beobachtet: Abgeschlagenheit, Kopfschmerzen, Benommenheit, Appetitlosigkeit, Frösteln. Nur bei etwa 20% der Erkrankten besteht kurzdauerndes Fieber. Grundsätzlich verlaufen die Schnupfenerkrankungen, die durch andere Virusarten als die Rhinoviren hervorgerufen werden, klinisch sehr ähnlich. Abhängig vom Alter des Infizierten und dem Grad seiner Vorimmunisierung durch vorausgehende Infekte können solche Infektionen aber auch asymptomatisch oder unter Einbeziehung der mittleren und unteren Atemwege verlaufen.
Die Bronchiolitis – meist durch RS-Viren hervorgerufen – ist eine typische Erkrankung des Säuglings und Kleinkindes. Beginn mit Schnupfen und Husten. Erschwerte Ausatmung, Atemfrequenzerhöhung, Zyanose, schweres Krankheitsbild. Röntgenologisch: Überblähung der Lungen und Atelektasen.

Laboratoriumsbefunde

Die Blutsenkungsgeschwindigkeit ist meist nur geringfügig beschleunigt. Im Blutbild findet sich eine mäßige Leukozytose mit Vermehrung der segmentkernigen Leukozyten und Abnahme der Lymphozyten.

Besondere Untersuchungsmethoden

Virus- und Antikörpernachweis bei Infektion mit Rhinoviren ist Spezialaboratorien vorbehalten. Die Rhinovirusgruppe zerfällt in bisher mehr als 90 Serotypen. Viele Rhinovirusstämme wachsen nur in Gewebekulturen menschlichen Ursprungs, während andere auch in Affengewebekulturen gedeihen. Eine dritte Gruppe läßt sich ausschließlich in Organkulturen von menschlichem embryonalem Nasen- oder Trachealepithel anzüchten (s. Masern, Mikrobiologie, S. 13.4).

Komplikationen

Unkomplizierter Schnupfen dauert einige Tage bis zu 2 Wochen. Rhino- und andere »respiratorische« Viren können jedoch besonders bei Säuglingen, Kleinkindern, alten Menschen und anderweitig Erkrankten zu Wegbereitern von bakteriellen Sekundärinfektionen vornehmlich in Nasennebenhöhlen, Mittelohr, Bronchien und Lunge werden (s. Krankheiten der Atmungsorgane, Bd. I, Kap. 3).

Differentialdiagnose

Virusschnupfen ist von rhinitischen Symptomen infolge von Allergie (Inhalationsallergene, nutritive, medikamentöse, mikrobielle Allergene), funktionell vasomotorischen Störungen sowie lokalen Entzündungen (z.B. durch gewerbliche Gifte) abzugrenzen. Hinter der Symptomatologie eines Virusschnupfens können sich auch Infektionen mit anderen, primär nicht »respiratorischen« Viren, z.B. Mumps, Masern, Röteln, Windpocken, Pokken usw., verbergen. Mycoplasma pneumoniae vermag ebenso eine Erkältungskrankheit hervorzurufen wie β-hämolysierende Streptokokken. Die ätiologische Schnupfendiagnose beruht somit allein auf der Virusisolierung, jedoch bleibt ein erheblicher Teil akuter Atemwegsinfekte heute ursächlich noch ungeklärt. Bei Kindern kommen als Ursachen rezidivierender Atemwegsinfekte neben einer eitrigen Nasennebenhöhlenentzündung und hyperplastischen Rachenmandeln u.a. auch Hypo- oder Agammaglobulinämie oder eine Mukoviszidose in Betracht.

Therapie

Die Behandlung des Schnupfens ist symptomatisch (Schwitzprozeduren, Gaben von abschwellenden und sekretionshemmenden Medikamenten, Dampfinhalationen). Eine antibiotische Therapie ist erst dann angezeigt, wenn bakterielle Sekundärinfekte aufgetreten sind.

Prophylaxe

Schnupfenkranke sollten im Interesse der Allgemeinheit 1–2 Tage das Zimmer hüten. Wichtig sind Husten- und Niesdisziplin sowie die Verwendung von Papiertaschentüchern. Die Herstellung und Anwendung eines polyvalenten »Lebend«- oder »Tot«-Impfstoffes, der die Antigene zumindest der wichtigsten »respiratorischen« Virusarten enthalten müßte, um wirksam zu sein, stößt vorerst noch auf unüberwindliche Schwierigkeiten. Letztere sind zum Teil begründet im Typenreichtum der Erreger (Rhinovirus, Influenzavirus), zum Teil in der schlechten Ausbeute auf tierischen Zellsystemen (RS-Virus), zum Teil schließlich in der Gefahr einer potentiellen Onkogenese (Adenovirus).

Literatur

Germer, W.D.: Infektionen durch Rhinoviren, RS-Virus und Reo-Viren. Virusschnupfen und Viruskatarrh. In: Infektionskrankheiten, Bd I/1, hrsg. von O. Gsell, W. Mohr. Springer, Berlin 1967

Germer, W.D.: Der Schnupfen. Goldmann, München 1970

Hilleman, M.R.: Present knowledge of the rhinovirus group of viruses. In: Current topics in microbiology and immunology, Bd. 41, hrsg. von M.R. Hilleman. Springer, Berlin 1967

McIntosh, K., R.K. Chao, H.E. Krause, R. Wasil, H.E. Morega, M.A. Mufson: Coronavirusinfection in acute lower respiratory-tract disease of infants. J. infect. Dis. 130 (1974) 502

Tyrrell, D.A.J.: Common cold and related diseases. Arnold, London 1965

Tyrrell, D.A.J.: Some recent trends in vaccination against respiratory viruses. Brit. med. Bull. 25 (1969) 165

Adenovirusinfektionen

W. Germer und R. Wigand

Definition

Adenovirusinfektionen können apparent, inapparent oder latent verlaufen. Klinisch äußert sich die Infektion am häufigsten in Fieber, akuten Infektionen der oberen oder unteren Luftwege und Konjunktivitis. Diese Hauptsymptome erscheinen entweder einzeln oder in Kombination. Seltener sind Gastroenteritis, Erkrankungen des Zentralnervensystems oder andere Syndrome.

Häufigkeit

2–8% aller akuten Infekte des Respirationstraktes gehen auf Adenoviren zurück. Die Adenovirustypen 1, 2 und 5 finden sich häufig latent in Tonsillen und adenoidem Gewebe von Kindern.

Epidemiologie

Adenoviren sind weltweit verbreitet. Es sind bisher 33 immunologisch verschiedene Typen beim Menschen isoliert worden. Die Typen 1, 2 und 5 verursachen bei Säuglingen und Kleinkindern das ganze Jahr über sporadisch katarrhalische Infektionen. Die Typen 3, 4 und 7, seltener 14 und 21 können zusätzlich in epidemischen Ausbrüchen bei Kindern oder Erwachsenen zu allen Jahreszeiten auftreten. Die Übertragung erfolgt als Tröpfcheninfektion, aber auch als Schmierinfektion mit dem Stuhl, unter Umständen durch Finger oder Gegenstände in Augenarztpraxen.

Ätiologie

Adenoviren gehören zu den DNS-haltigen Viren; sie sind durch ihre kubische Gestalt ohne Umhüllung als Ikosaeder mit einem Capsid aus 252 Capsomeren charakterisiert. Die 12 Scheitelpunkte tragen antennenartige Fortsätze. Das Virion hat einen Durchmesser von etwa 75 nm. Außer dem infektiösen Virus entstehen in der Zelle mehrere »lösliche« als Antigen wirksame Proteine, das gruppenspezifische Hexon, das zytotoxisch wirkende Penton sowie typenspezifisch reagierende Hämagglutinine. Gegen physikalische und chemische Einflüsse sind Adenoviren relativ resistent; bei $-20\,°C$ halten sie sich über lange Zeit. Bestimmte Typen sind mehr oder weniger spezifisch für die Ätiologie bestimmter Syndrome verantwortlich (s. unten). Adenoviren sind zudem als artspezifische Typen bei Haus- und Wildtieren weit verbreitet.

Adenoviren des Menschen züchtet man in primären oder permanenten humanen Zellkulturen. Der zytopathische Effekt ist charakteristisch, tritt allerdings bei geringer Virusmenge erst 10–30 Tage nach Beimpfung auf. In den vergrößerten Kernen der infizierten Zellen findet man intranukleäre Einschlußkörper.

Pathogenese

Eintrittspforte der Adenoviren sind die Schleimhäute der oberen Luftwege oder die Konjunktiva. Das Angehen einer Infektion ist abhängig von der Resistenz- bzw. Immunitätslage des Wirtes. In Europa und in den USA haben sich bereits 30 bis 50% der Kinder im Alter von 6–12 Monaten mit mindestens einem Adenovirustyp manifest oder inapparent auseinandergesetzt. Im Schulalter weisen rund 90% der Kinder Antikörper gegen mehrere Adenovirustypen auf. Die Ausscheidung von Adenoviren mit dem Stuhl kann die akute Infektion um Monate überdauern, aber auch den klinischen Symptomen vorausgehen.

Krankheitsbild

Eine Zuordnung von Krankheit und Erregertyp ergibt sich aus Tab. 13.7. Die *Pharyngokonjunktivitis* beginnt nach einer Inkubationszeit von 5–7 Tagen plötzlich mit hohem Fieber, Kopf- und Halsschmerzen sowie Fremdkörpergefühl in den Augenbindehäuten und Tränenfluß. Meist besteht ein Schnupfen. Weicher und harter Gaumen sind stark gerötet, die Tonsillen sind geschwollen und zeigen oft stippchenförmige Beläge. Die Zunge ist belegt, die Konjunktiven sind injiziert, die regionalen Lymphknoten vergrößert und druckschmerzhaft. Gelegentlich bestehen Bauchschmerzen oder

Tabelle 13.7 Durch Adenoviren hervorgerufene Krankheitsbilder

Krankheitsbild	Adenovirus-Typ	Bemerkungen
Pharyngo-konjunktivitis	3, 7 (1, 2, 5)	Epidemien (Schwimmbäder) vorwiegend bei Jugendlichen und Kindern, bei Erwachsenen sporadisch
Follikuläre Konjunktivitis	3, 7 (1, 2, 5)	sporadisch, vorwiegend bei Erwachsenen
Abakterielle Pharyngitis	1, 2, 3, 5, 7	endemisch (Typ 1, 2, 5), epidemisch (Typ 3, 7)
Akute Respirationstrakterkrankung	3, 4, 7 (1, 2, 5, 14, 21)	epidemisch in Truppenlagern, sporadisch in der Zivilbevölkerung
Pneumonie	3, 4, 7 (1, 2, 5)	sporadisch und epidemisch, bei Säuglingen und Kleinkindern oft schwer verlaufend
Epidemische Keratokonjunktivitis	8 (3, 7, 19)	Ausbreitung in Augenkliniken
Darminvagination, mesenteriale Lymphadenitis	1, 2, 3, 5	Säugling und Kleinkinder
Hämorrhagische Zystitis	11	

allgemeine Myalgien mit Erbrechen, Durchfällen und Hepatosplenomegalie. Die Erkrankung dauert 4–8 Tage. Die Entfieberung ist lytisch, die Rekonvaleszenz häufig verzögert. Die Krankheit kann monosymptomatisch verlaufen entweder als sporadisch auftretende, vorwiegend Erwachsene befallende *follikuläre Konjunktivitis* oder als *abakterielle Pharyngitis* des Vorschulalters. Die follikuläre Bindehautentzündung beginnt meist einseitig mit Augenbrennen und Tränenfluß. Später greift die Entzündung auch auf das andere Auge über. Die Krankheitsdauer beträgt etwa eine Woche.

Die akute *Respirationstrakterkrankung* bietet ein grippeartiges Bild, das nach einer Inkubationszeit von ebenfalls 5–7 Tagen schleichend mit Fieber, allgemeinem Krankheitsgefühl, Myalgien, Kopfschmerzen und Appetitlosigkeit beginnt. In der Regel bestehen dann für 3–6 Tage Heiserkeit, Schluckbeschwerden, trockener Husten und oft Schnupfen. Neben der zervikalen Adenopathie findet sich auch hier häufig eine Konjunktivitis. In 10–15% der Fälle kommt es zu pneumonischen Infiltraten mit ein- oder doppelseitiger Hiluslymphknotenvergrößerung, längerer Krankheitsdauer und schwerem Verlauf. Die *Adenoviruspneumonie* ist eine der verschiedenen Formen der atypischen Pneumonie. Eigenartigerweise tritt diese Erkrankung besonders häufig epidemisch in Rekrutenlagern oder Internaten auf. Die Zivilbevölkerung wird nur sporadisch befallen.

Die *Keratokonjunktivitis* zeichnet sich durch eine Bindehautentzündung mit Schmerzen, Sekretion und Lichtscheu sowie einer Schwellung der Plica semilunaris und der Karunkel aus, bei Fehlen von Allgemeinerscheinungen. Hinzu kommt eine Keratitis mit rundlichen subepithelialen Infiltraten, die oft über Monate nachweisbar bleiben.

Laboratoriumsbefunde

Die Blutsenkungsgeschwindigkeit ist normal bis mäßig beschleunigt. Die Leukozytenzahlen sind in der Regel eher niedrig, können aber auch mäßig erhöht sein. Das Differentialblutbild ist uncharakteristisch, der Urinbefund normal.

Virologische Diagnostik

Adenoviren sind aus Rachenspülwasser, Konjunktivalabstrich, Stuhl und Urin sowie adenoiden Geweben zu isolieren. Neben dem Erregernachweis ist die Untersuchung auf komplementbindende, neutralisierende oder hämagglutinationshemmende Antikörper von diagnostischem und epidemiologischem Interesse. Die Komplementbindung ist eine gruppenspezifische Reaktion, während Neutralisation und Hämagglutinationshemmung weitgehend typenspezifisch ausfallen. Die Antikörper erreichen ihre maximale Titerhöhe in der Regel zwischen dem 10. und 28. Tag nach der Infektion. Wichtig ist eine zweimalige Blutentnahme im Abstand von 8–14 Tagen.

Komplikationen

Bakterielle Komplikationen sind bei Adenovirusinfektionen selten. Die schwersten Komplikationen betreffen Säuglinge und Kleinkinder, bei denen die anfängliche Viruspneumonie in eine bakteriell superinfizierte Bronchopneumonie und deren Folgezustände übergehen kann.

Differentialdiagnose

Allein die virologische und/oder virusserologische Untersuchung ermöglicht eine Abgrenzung von klinisch ähnlichen, durch Viren anderer Gruppen oder Mykoplasmen verursachten katarrhalischen Infekten und Pneumonien. Der Virustyp läßt sich am sichersten durch Anzüchtung ermitteln.

Therapie

Die Behandlung ist symptomatisch; eine spezifische Therapie gibt es bisher nicht.

Prophylaxe

Die Schutzimpfung mit mono- oder polyvalentem (Typ 3, 4, 7) Impfstoff hat sich in militärischen Ausbildungslagern bewährt. Wegen der Möglichkeit einer Onkogenese durch Adenoviren werden diese Impfstoffe nicht mehr benutzt. Eine orale Immunisierung mit dem nicht onkogenen Typ 4 und eine Injektionsimpfung mit isolierten Virusproteinen sind in Erprobung.

Literatur

Friolet, B., E. Rossi: Adenovirusinfektionen. In: Infektionskrankheiten, Bd. I/1, hrsg. von O. Gsell, W. Mohr. Springer, Berlin 1967, S. 315–332

Norrby, E.: Biological significance of structural adenovirus components. Ergebn. Mikrobiol. 43 (1968) 1–43

Numazaki, Y., T. Kumasaka, N. Yano, M. Yamanaka, T. Miyazawa, S. Takai, N. Ishida: Further study on acute hemorrhagic cystitis due to adenovirus type 11. New Engl. J. Med. 289 (1973) 344–347

Philipson, L., U. Lindberg: Reproduction of adenoviruses. In: Comprehensive Virology, Bd. 3, hrsg. von H. Fraenkel-Conrat, R.R. Wagner. Plenum Press, New York 1974, S. 143–227

Wigand, R.: Infektionen durch Adenoviren. In: Die Infektionskrankheiten des Menschen und ihre Erreger, 2. Aufl., Bd. 2, hrsg. von A. Grumbach, O. Bonin. Thieme, Stuttgart 1969, S. 1461–82

Akute Virushepatitis (Hepatitis infectiosa)

M. ALEXANDER, R. THOMSSEN und I. SCHLICHT

Nomenklatur und Definition

Die »International Association for the Study of the Liver« hat kürzlich folgende Bezeichnungen vorgeschlagen:
– Akute Virushepatitis.
– Akute Virushepatitis, Typ A, mit Koma (fulminante Hepatitis).
– Akute Virushepatitis, Typ A, ohne Koma. Akute Nekrose und Entzündung der Leber, verursacht durch das Hepatitis-A-Virus. Beginn der klinischen Symptome 15–45 Tage nach der Ansteckung. Gewöhnliche Übertragungsart fäkal-oral. Ein aus Stuhlmaterial isolierter Erreger ruft bei Marmoset-Affen Hepatitis hervor. In der frühen Phase der Erkrankung können virusähnliche Partikel durch Immunelektronenmikroskopie in Fäzespräparaten nachgewiesen werden. Mit Hilfe dieses fäkalen Antigens kann man einen Anstieg aggregierender Antikörper in der Rekonvaleszenz der Erkrankung nachweisen. Wird nicht virologisch untersucht, sollte man die Diagnose Hepatitis A nur dann stellen, wenn zusätzliche epidemiologische Hinweise die Diagnose stützen. Dazu gehören enger Kontakt mit einem Hepatitis-A-Kranken bei entsprechendem Intervall, besonders dann, wenn noch weitere Fälle im Rahmen eines größeren Ausbruches in einem Bevölkerungsteil auftreten und anamnestische Erhebungen eine gemeinsame Ansteckungsquelle aufdecken.
– Akute Virushepatitis, Typ B, mit Koma (fulminante Hepatitis).
– Akute Virushepatitis, Typ B, ohne Koma. Akute Nekrose und Entzündung der Leber, verursacht durch das Hepatitis-B-Virus. Beginn der Symptomatik 25–180 Tage nach der Ansteckung. Übertragungsweg parenteral oder sehr enger Kontakt. In Einzelfällen ist die Erkrankung klinisch nicht von einer Hepatitis A zu unterscheiden. In Anbetracht der Möglichkeit der Anwendung spezifischer Laboratoriumstests zur Bestimmung von Hepatitis-B-Antigenen und -Antikörpern und der geringen Beweiskraft anamnestischer Hinweise auf parenterale Exposition sollten epidemiologische Kriterien für die Diagnosestellung nicht verwendet werden.
– Akute Virushepatitis, die nicht als Hepatitis A oder Hepatitis B spezifizierbar ist, mit Koma (fulminante Hepatitis).
– Akute Virushepatitis, die nicht als Hepatitis A oder Hepatitis B spezifizierbar ist, ohne Koma.

Hepatitiden, die mit verschiedenen systemischen viralen Infektionen assoziiert sind:
– Hepatitis bei Gelbfieber.
– Hepatitis bei infektiöser Mononukleose.
– Hepatitis bei Zytomegalie.
– Hepatitis bei Infektionen mit den menschlichen Herpesviren, Typ 1 und 2.
– Hepatitis bei kongenitalem Rubellasyndrom.
– Coxsackievirushepatitis.
– Mumpsvirushepatitis.

Ätiologie

Hepatitis B

BLUMBERG fand 1965 im Serum eines australischen Ureinwohners ein bisher nicht beschriebenes Antigen, das mit dem Serum mehrfach transfundierter hämophiler Patienten in der Agargel-Immundiffusion reagierte. Er nannte es »Australia-Antigen«. Herkunft, Natur und Bedeutung dieses Antigens blieben zunächst unbekannt. 4 Jahre später stellte man fest, daß es besonders häufig im Serum von Patienten mit Hepatitis B, nicht dagegen bei Hepatitis A nachgewiesen werden kann. Nach weiterer Aufhellung der Beziehungen dieses Antigens zur Hepatitis B war es gerechtfertigt, den Australia-Antigen-positiven Hepatitiden eine einheitliche Ätiologie zuzuschreiben und sie von Hepatitiden anderer Ursache abzugrenzen.

Die Entdeckung des Australia-Antigens hat der – bislang allerdings noch nicht endgültig abgeschlossenen – Suche nach dem Erreger der Hepatitis B starken Auftrieb gegeben. Zusammengefaßt liefern Infektionsversuche, morphologische, chemische und serologische Untersuchungen folgendes Bild:

Das *Hepatitis-B-Virus* ist wahrscheinlich mit einem ca. 45 nm großen, von DANE erstmals beschriebenen, kugeligen Partikel, dem sog. Dane-Partikel identisch, das elektronenoptisch in manchen Australia-Antigen positiven Seren nachgewiesen werden kann. Die Partikel sind morphologisch durch eine äußere Doppelmembran und einen ca. 27 nm großen sphärischen Innenkörper charakterisiert. Ihr Durchmesser schwankt zwischen 42 und

48 nm mit einem Häufigkeitsmaximum bei 45 nm. Ein in der Membran der Dane-Partikel lokalisierter Antigenkomplex wird als HB_s-Antigen (»surface antigen«) bezeichnet, ein an den Innenkörper gebundenes Antigen als HB_c-Antigen (»core antigen«). Die Dichte der Partikel beträgt 1,20 g/ml in Saccharose bzw. 1,23 g/ml CsCl. Durch Spaltung mit Detergentien läßt sich der Innenkörper mit einem Durchmesser von 27 nm und einer Dichte von 1,33 g/ml in CsCl frei darstellen. Man hat derartige Innenkörper auch aus der Leber infizierter Schimpansen isolieren können. Man findet sie vorwiegend in den Zellkernen. Der Innenkörper enthält eine doppelsträngige Desoxyribonucleinsäure und eine DNS-DNS-Polymerase. Letztere läßt sich durch Einbau radioaktiver Nucleotide in vitro nachweisen. Als Matrize dient diesem Enzym die an den Innenkörper gebundene DNS. Es ist nicht bekannt, ob diese DNS identisch mit der DNS des infiziösen Virions ist, ebenfalls nicht, ob die DNS-Polymerase für den Infektionsprozeß erforderlich ist.

Infektionsversuche an Freiwilligen und Schimpansen haben ergeben, daß der Erreger der Hepatitis B in hohen Konzentrationen (ca. 10^7 infiziöse Einheiten pro ml Serum) im Serum von Patienten mit Hepatitis B vorkommen kann. Die mit solchen Seren bei Schimpansen induzierten Infektionen verlaufen klinisch mild, häufig ohne Transaminasenanstieg oder histologische Zeichen einer Leberentzündung, jedoch wie beim Menschen mit dem Nachweis der drei morphologischen HB_s-Antigenformen und der DNS-Polymerase im Serum. Man hat zwar mit hoch angereicherten Präparaten von Dane-Partikeln bei Schimpansen Hepatitis-B-Infektionen hervorrufen können, jedoch läßt sich der Reinheitsgrad der Präparate physikalisch bislang nicht soweit überprüfen, daß letzte Zweifel an der Identität dieser Partikel mit dem Hepatitis-B-Virus ausgeräumt sind.

In meist sehr viel höherer Konzentration findet man im Serum neben den Dane-Partikeln »*freies B_s-Antigen*« in Form sphärischer Partikel mit einem mittleren Durchmesser von 22 nm. Dies ist das von BLUMBERG mit Hilfe der Immunodiffusion nachgewiesene Australia-Antigen, nach dessen Vorkommen ein Serum als HB_s-Antigen-positiv oder -negativ bezeichnet wird. Man faßt es als überschüssig gebildetes Membranmaterial der 45 nm Partikel auf. Freies HB_s-Antigen in Form der 22 nm Partikel besitzt eine Dichte von 1,20 bis 1,22 g/ml in CsCl, entsprechend 1,14–1,18 g/ml in Saccharose. Chemisch ist es ein lipid- und polysaccharidhaltiges Protein, das aus zwei Hauptpeptiden und einigen Nebenpeptiden zusammengesetzt ist. Die Aminosäureanalyse ergab einen überraschend hohen Tryptophananteil (ca. 14%). Der Extinktionskoeffizient gereinigten HB_s-Antigens beträgt $E^{1\%}/_{280} = 42{,}9 \pm 5\%$. 1 ng HB_s-Antigen-Protein entsprechen etwa $2 \cdot 10^8$ Partikel pro ml. Der HB_s-Antigen-Komplex läßt sich serologisch in verschiedene Subtypen aufspalten. Eine allen HB_s-Antigenen gemeinsame Komponente wird mit a bezeichnet, zwei in unserem Raume häufig vorkommende, sich bis auf Ausnahmen wechselseitig ausschließende Subtypen mit d und y. Ferner wurden die sich ebenfalls wechselseitig ausschließenden Determinanten w und r beschrieben, wobei allerdings in unserem Raume fast ausschließlich w vorkommt. Beispiel für Antigenformeln: HB_s-Antigen/adw. oder HB_s-Antigen/ayr. Bei wiederholter Untersuchung eines Serums im Verlaufe einer Erkrankung findet man, von einigen Ausnahmen abgesehen, stets den gleichen Subtyp des HB_s-Antigens. Subtypen lassen sich demnach als Merkmale bei der Aufklärung epidemiologischer Zusammenänge verwenden. Man bemüht sich z.Z. um eine Verfeinerung der Antigenanalyse. Eine internationale Arbeitsgruppe schlug aufgrund weiterer Untersuchungsbefunde folgende Bezeichnungen vor: $P1 = a_1yw$; $P2 = a_21yw$; $P3 = a_3yw$; $P4 = a_3yw$; $P5 = ayr$; $P6 = a_21dw$; $P7 = a_3dw$; $P8 = adr$; $P9 = adyw$; $P10 = adyr$.

HB_s-Antigen ist nicht nur in der Membran der Dane-Partikel lokalisiert oder als 22 nm Partikel im Serum nachweisbar, sondern daneben auch als *tubuläre Struktur* von 22 nm Durchmesser und einer wechselnden Länge bis zu 200 nm. Auch diese tubulären Strukturen werden als Überschußprodukte bei der Bildung der Dane-Partikel in der Leberzelle aufgefaßt. Ihr Auftreten ist in hohem Maße mit dem Vorkommen der Dane-Partikel korreliert. Ihre Konzentration liegt in der Größenordnung derer der Dane-Partikel.

HB_c-*Antigen* wurde in freier Form im Serum bislang nicht nachgewiesen, wohl jedoch mit Hilfe der Immunfluoreszenz in den Zellkernen aus Lebermaterial hepatitiskranker Patienten oder Schimpansen.

In Seren von akut erkrankten Patienten mit Hepatitis B, vor allem aber auch bei Patienten mit chronischer Hepatitis B, findet man mit Hilfe der Immunodiffusion ein weiteres Antigen, das als *e-Antigen* bezeichnet worden ist. Es ist in seiner antigenen Spezifität, in seinem Sedimentationsverhalten (12 S) und in seiner Dichte (CsCl 1,29 g/ml) vom HB_s-Antigen und vom HB_c-Antigen verschieden. Seine Beziehung zum Hepatitis-B-Virus muß geklärt werden.

Gegen die in den vorstehenden Abschnitten beschriebenen Antigene HB_s, HB_c und e werden in der Rekonvaleszenz eines Hepatitiskranken *Antikörper* gebildet, Anti-HB_c schon in der Frührekonvaleszenz, Anti-HB_s und Anti-e erst später. Anti-HB_s scheint länger zu persistieren als Anti-HB_c. Ein Nachweis solcher Antikörper ist nur mit hochempfindlichen Methoden sinnvoll. Nur in Ausnahmefällen, wie bei manchen polytransfundierten Patienten, sind extrem hohe Antikörperkonzentrationen vorhanden, die sich auch in der Immunodiffusion nachweisen lassen. Von den genannten Antikörpern scheint – soweit bis jetzt bekannt – nur den HB_s-Antikörpern eine schützende Funktion zuzukommen.

Hepatitis A

Hepatitis-A-Virus, ein kleines 27 nm großes sphärisches Partikel, wurde im Stuhlmaterial menschlicher HB_s-Antigen-negativer Fälle von Hepatitis mit kurzer Inkubationszeit nachgewiesen. Es ist infektiös für Marmoset-Affen und Schimpansen und wird durch Rekonvaleszentenseren sowie durch Seren artefiziell infizierter menschlicher Versuchspersonen neutralisiert. Seine Dichte beträgt 1,34 g/ml. Es kann intrazytoplasmatisch in Schnitten infizierter Marmoset-Lebern nachgewiesen werden. Die RNS-Natur des Virus muß noch bestätigt werden. Man kann die Partikel auch mit Hilfe der Immunelektronenmikroskopie in den frühen Stadien einer Infektion im Stuhlmaterial bei Mensch und Schimpansen nachweisen. In der Rekonvaleszenz treten Anti-Hepatitis-A-Virus-Antikörper mit neutralisierender Wirkung auf.

Pathogenese

Die Virushepatitis A und B ist eine zyklische Infektionskrankheit, die im Organstadium die Leber befällt.

In der Frühphase der Inkubationszeit sind Antigene noch nicht im Blut nachweisbar. Das Generalisationsstadium, bei dem sich das Virus im Blut befindet, entspricht klinisch dem sog. Prodromalstadium. Das Hepatitisvirus befällt die Kupfferschen Sternzellen der Leber und wird hier zum Teil phagozytiert, zum Teil kann es sich in den Kupfferschen Sternzellen vermehren. Es kommt zur Stimulierung der B-Zellen. Zu diesem Zeitpunkt ist das Hüllenantigen im Serum nachweisbar, zum gleichen Zeitpunkt findet sich das »core«-Antigen vermutlich in der Leberzelle. Antigen und Antikörper können Komplexe bilden, die auf Gefäßwand und Zellen toxisch wirken. Auf diese Weise entstehen im Prodromalstadium Gelenkschmerzen und Fieber.

Wenn die Kupfferschen Sternzellen das Virus nicht phagozytieren, sondern es sich in ihnen vermehrt, kommt es im Organstadium zum Befall der Hepatozyten. Erst zu diesem Zeitpunkt treten Übelkeit, Völlegefühl und sonstige auf die Leber hinweisende Symptome auf. Für das Angehen der Infektion in der Leber spielt die zelluläre Immunität offenbar eine wichtige Rolle.

Bei der klassischen akuten Hepatitis mit guter Prognose wird immunhistologisch kein Antigen im Lebergewebe abgelagert (nur ganz selten findet sich etwas Core-Antigen). Diese Form wird als Eliminationstyp bezeichnet. Es kommt zum Anstieg von Hepatitis-B_s-Antikörpern im Serum und zu völliger klinischer Ausheilung.

Ikterus

Der Ikterus ist aufgrund elektronenmikroskopischer Untersuchungen als Dysfunktion der Leberzellen aufzufassen, dergestalt, daß die Leberzellen die Fähigkeit verlieren, das Bilirubin festzuhalten, so daß es in das Blut abfließt. Die Glukuronierung des indirekten Bilirubins zu direktem Bilirubin ist nicht wesentlich beeinträchtigt, so daß der Hauptanteil des Bilirubins im Blut als direktes Bilirubin nachweisbar ist, und zwar beträgt der Anteil des direkten Bilirubins auf dem Höhepunkt des Ikterus rund 70% des Gesamtbilirubins. Zu Beginn der Erkrankung wurden 25% des Bilirubins als Monoglucuronid, 50% als Diglucuronid und 25% als freies Bilirubin ermittelt. Bei klinischer Besserung sinken die Monoglucuronide zugunsten der Diglucuronide ab, was einer Besserung der vorher gestörten Glucuronidbildung entspricht.

Bei der cholestatischen Form der Virushepatitis spielt außer einer Dysfunktion der Leberzellen noch eine Verschlußkomponente infolge der Bildung von Gallezylindern in den kleinsten Gallengängen eine Rolle.

Pathologie und Histologie

Bei infektiöser Hepatitis ist die Leber von roter Farbe und mehr oder weniger stark vergrößert. Die Oberfläche ist glatt und der Rand stumpf.

Histologisch sieht man bei erhaltenem Läppchenaufbau Nekrobiosen einerseits sowie streifen- und knötchenförmige Proliferationen der Kupffer-Sternzellen andererseits. Daneben kommt es zu Untergängen des Leberepithels: In leichteren Fällen findet man nur Einzelzellnekrosen, zum Teil in Form der sog. »hyalin bodies«; in schweren Fällen entwickeln sich zentrale Läppchennekrosen (fulminante Hepatitis). Mitosefiguren des Leberepithels sind kein seltener Befund. Man beobachtet außerdem Ablagerungen von Gallepigment in den Leberepithelien und Gallezylinder, das heißt bilirubinhaltige Ausgüsse in den Gallekapillaren. Letztere Veränderungen überwiegen bei der cholestatischen Form der Virushepatitis.

Die periportalen Felder zeigen bei geringer bis mäßig starker Verbreiterung eine lockere rundzellig-histiozytäre Infiltration mit Beimengung eosinophiler Leukozyten. Die intrahepatischen Gallengänge sind frei von pathologischem Inhalt. Das Gallengangsepithel erscheint manchmal etwas verquollen.

In den Parenchym- und Sternzellen finden sich vielfach Ablagerungen von Siderin. Der Lipofuscingehalt ist gegenüber der Norm reduziert. In späteren Stadien erkennt man in den Kupffer-Sternzellen ein braunes Pigment, das Ceroid, welches dem Lipofuscin chemisch nahesteht. Eine leichte bis mittelschwere begleitende Verfettung des Leberepithels kommt vor, besonders häufig in der Ausheilungsphase.

Bei HB_sAg-positiver Hepatitis und bei gesunden HB_sAg-positiven Personen beobachtet man gelegentlich eine charakteristische »milchglasartige« Trübung des Zytoplasmas der Hepatozyten. Sie kann von der genauso aussehenden Enzyminduktion durch spezielle Färbetechniken z.B. mit Aldehydthionin unterschieden werden.

Die Endothelproliferate können in Form der sog. Restknötchen vereinzelt noch lange beobachtet werden. Beim Übergang in die chronische Hepatitis nimmt die rundzellige Infiltration im Bereich der periportalen Felder bei Neubildung kollagener Fasern zu. Dabei greifen die Rundzelleninfiltrate mehr oder weniger stark auf die Läppchen über. Eine Destruktion des angrenzenden Parenchyms kann die Folge sein (chronisch aggressive Hepatitis). Mit fortschreitendem Umbau ist ein Übergang in Zirrhose möglich. Die morphologischen Veränderungen der akuten Hepatitis können aber auch Jahre persistieren, entweder in Form einer auf das periportale Bindegewebe beschränkten (interstitiellen) Entzündung oder in Form der typischen, oben beschriebenen akuten Hepatitis mit Nekrosen des Leberepithels und Ausbildung intralobulärer knötchenförmiger Proliferate der Kupffer-Sternzellen. Beide Formen dieser nach internationaler Übereinkunft so bezeichneten »persistierenden Hepatitis« heilen nach oft jahrelangem Bestehen im allgemeinen aus.

Mikrobiologische Befunde und klinischer Verlauf
Hepatitis B
Der Verlauf einer Hepatitis-B-Infektion anhand des Nachweises der spezifischen Erregerprodukte des Hepatitis-B-Virus läßt sich aufgrund von Untersuchungen an Patienten und an Schimpansen folgendermaßen charakterisieren:
Etwa 1–2 Monate nach der Ansteckung – die Inkubationszeit ist abhängig von der Infektionsdosis – läßt sich zunächst ein Anstieg der DNS-Polymerase, wenig später des HB_s-Antigens sowie des e-Antigens im Serum der Patienten nachweisen. Parallel mit der Polymerase geht die Konzentration der Dane-Partikel im Serum. Ca. 14 Tage später steigen dann die Transaminasewerte an, und nach weiteren 14 Tagen machen sich die ersten klinischen Symptome, u.a. der Ikterus, bemerkbar. Kurz vor dem Höhepunkt der Erkrankung geht die Polymeraseaktivität des Serums zurück, und mit ihr korreliert auch die Konzentration der Dane-Partikel sowie das e-Antigen. Das HB_s-Antigen läßt sich in der Regel etwa 4 Wochen nach Normalisierung der Transaminasen gerade eben noch nachweisen.
Anti-HB_c-Antikörper treten schon relativ früh zum Zeitpunkt des Verschwindens der Polymeraseaktivität im Serum auf, Anti-HB_s-Antikörper erst mehrere Wochen nach Abklingen der akuten Erscheinungen.
Nicht immer gelingt der Nachweis der Antigene und Antikörper. Polymerase und Dane-Partikel, e-Antigen sowie HB_s-Antigen müssen nicht immer nachweisbar sein. Die Aktivitäten variieren individuell sehr stark. Je früher untersucht wird, um so aussichtsreicher ist der Nachweis des HB_s-Antigens. Bei einem unausgewählten Kollektiv akuter Hepatitis-B-Fälle ließ sich zum Zeitpunkt der Erkrankung in 15% der Fälle kein Antigen nachweisen, die Hepatitis B sich erst durch späteren Antikörpernachweis verifizieren. Andererseits kann eine Hepatitis-B-Infektion trotz kompletten Antigen- und Antikörpernachweises klinisch völlig stumm, ja sogar ohne pathologischen Biopsiebefund verlaufen.
Systematische Untersuchungen über die Infektiositätstiter in Seren und Exkreten in den verschiedenen Stadien der Erkrankung fehlen. Blut von Patienten aus der Frühphase der Infektion vor Ausbruch des Ikterus löst bei Schimpansen eine Hepatitis-B-Infektion aus. Ferner ist hinlänglich bekannt, daß das Serum der Patienten nach der Erkrankung lange infektiös bleiben kann, ob über den Zeitpunkt des ersten Nachweises von HB_s-Antikörpern hinaus, bleibt jedoch offen.
Der positive Nachweis von HB_s-Antigen in Stuhl und Speichel und anderen Exkreten muß nicht bedeuten, daß das Virus ebenfalls ausgeschieden wird, es sei denn, das HB_s-Antigen ist in diesen Fällen Indikator für Blutungen (Zahnfleisch, Hämorrhoiden usw.). Verwertbare Freiwilligenversuche, bei denen Stuhlmaterial, Urin usw. aus verschiedenen Phasen der Erkrankung appliziert wurde, stehen nicht zur Verfügung.
In etwa 10% der akuten, stationär behandelten Hepatitis-B-Fälle muß aufgrund prospektiver Studien mit einem chronischen Verlauf gerechnet werden, der meist mit Persistenz des HB_s-Antigens und des e-Antigens einherzugehen scheint. Die Bedingungen für die Entwicklung einer chronischen Hepatitis sind unbekannt.
Viele Patienten mit chronischer Hepatitis geben keine Hepatitiserkrankung in der Anamnese an. Möglicherweise können demnach auch klinisch stumme Infektionen Ausgangspunkt für eine chronische Hepatitis sein. Ca. 70% der chronischen Hepatitisfälle in Mitteleuropa sind HB_s-Antigen-positiv.
Eine andere Folge einer Hepatitis-B-Infektion ist die Entwicklung eines HB_s-Antigenträgerzustandes. HB_s-Antigen persistiert bei diesen Trägern über Jahre. Die meisten dieser Fälle zeigen bioptisch keinen pathologischen Leberbefund, klinische Zeichen fehlen. Neben dem HB_s-Antigen sind HB_c-Antikörper und auch e-Antikörper nachweisbar. Die Bedingungen für die Entwicklung dieser latenten persistierenden Infektion sind unbekannt. Eine Hepatitisanamnese fehlt zumeist. In nichteuropäischen Ländern scheinen perinatale Infektionen eine Bedeutung zu haben.
Das Blut von HB_s-Antigenträgern muß aufgrund statistischer Untersuchungen an Blutspendern als infektiös bezeichnet werden.
Die Rate der gesunden Antigenträger schwankt in den verschiedenen europäischen Ländern. In den nördlichen Ländern beträgt sie 0,1% und weniger, in den zentralen, westlichen und östlichen Gebieten liegt sie zwischen 0,1 und 5%, in Mittelmeerländern noch höher.
Wird ein positives HB_s-Antigen bei einem sonst klinisch gesund erscheinenden Patienten erhoben, muß geklärt werden, ob es sich um einen gesunden Träger oder um eine schleichende chronische Erkrankung handelt.

Hepatitis A

Bei der Hepatitis A liegen aus früheren Jahren Freiwilligenversuche vor, die ein relativ klares Bild über die Ausscheidungsverhältnisse geben. Danach wird das Virus mit Sicherheit im Stuhl ausgeschieden. Der Patient ist ca. 3 Wochen vor Einsetzen der klinischen Erscheinungen als ansteckungsfähig zu bezeichnen, nach dem Höhepunkt der Erkrankung in der Regel wahrscheinlich nicht länger als bis zum Verschwinden der Transaminasen. Infektionsversuche am Schimpansen zeigten, daß die Zahl der immunelektronenoptisch gemessenen Viruspartikel im Stuhl bereits vor Ausbruch des Ikterus wieder stark zurückgeht. Über die Existenz von Hepatitis-A-Virus-Trägern ist bislang nichts bekannt.

Krankheitsbild
Anamnese

Die Virushepatitis beginnt mit einem Prodromalstadium, das mehrere Tage bis einige Wochen andauern kann. Die Patienten fühlen sich elend und abgeschlagen, häufig bestehen Kopfschmerzen. Charakteristisch sind heftige Gelenk- und Gliederschmerzen, die gelegentlich zu Fehldiagnosen, wie Rheumatismus, Neuralgien usw., führen. Oft sind subfebrile Temperaturen vorhanden, manchmal besonders bei Kindern und Jugendlichen, auch höheres Fieber, das im Zusammenhang mit den Kopfschmerzen zur Annahme einer Meningitis oder anderer Infektionskrankheiten, wie Typhus, Grippe usw., Veranlassung geben kann.

Teilweise wurde behauptet, daß die Hepatitis A ein kurzes Prodromalstadium mit hohem Fieber, weniger mit Gelenk- und Gliederschmerzen, die Hepatitis B dagegen ein langes Prodromalstadium ohne Fieber mit deutlichen Gelenk- und Gliederschmerzen haben soll. Diese Unterschiede dürften vielleicht durch die Altersverteilung veranlaßt sein, betrifft doch die Hepatitis A vorwiegend Kinder und Jugendliche, während die Hepatitis B einen höheren Altersdurchschnitt aufweist. In 15–20% aller Hepatitisfälle fehlen die Prodromi vollständig oder werden von den Patienten nicht wahrgenommen. Lymphknotenschwellungen und rush-artige oder makulopapulöse Exantheme im Beginn der Erkrankung finden sich bei der echten Virushepatitis nur in seltenen Fällen. Am Ende des Prodromalstadiums treten die ersten Erscheinungen von seiten des Verdauungskanals auf. Es handelt sich um Übelkeit, Erbrechen, Völlegefühl im rechten Oberbauch, Appetitlosigkeit und Widerwillen gegen fette und gebratene Speisen.

Klinische Befunde

Das Organstadium beginnt mit dem Anstieg der Serumtransaminasen und dem Auftreten des Ikterus. Gleichzeitig bessert sich bei den meisten Patienten das Allgemeinbefinden, die Temperaturen klingen ab, die Kopf-, Gelenk- und Gliederschmerzen gehen zurück, während die Oberbauchbeschwerden noch einige Tage lang bestehen bleiben können und dann auch abklingen. Der Ikterus macht sich zunächst an den Skleren, dann auch an der Haut und an den Schleimhäuten bemerkbar. Wenn die direkten Bilirubinwerte im Serum über 2 mg% liegen, tritt Bilirubin in den Urin über. Der Harn ist dunkelbraun mit gelbem Schüttelschaum. Aufgrund einer Mitbeteiligung der kleinen Gallengänge kann der Stuhl vorübergehend entfärbt sein. Im Gegensatz zum Verschlußikterus normalisiert sich die Stuhlfarbe in unkomplizierten Fällen nach einigen Tagen wieder.

Die Leber ist deutlich vergrößert, weich und von glatter Oberfläche. Eine Milzschwellung ist fast immer vorhanden, sie entzieht sich aber aufgrund der weichen Konsistenz der Milz häufig dem Nachweis. Nasenbluten, Zahnfleischblutungen und Hautblutungen treten bei schweren Verläufen auf und weisen auf eine Störung in der Synthese der Gerinnungsfermente in der Leber hin.

Laboratoriumsbefunde

Im Blutbild zeigen sich normale bis leicht erniedrigte Gesamtleukozytenzahlen und eine relative Lymphozytose mit atypischen Lymphozyten (sog. Virozyten) bzw. Monozyten. Der Nachweis von »Virozyten« oder einer Vermehrung von Monozyten kann als Frühsymptom der akuten Hepatitis angesehen werden, ist jedoch quantitativ nicht so ausgeprägt wie bei der infektiösen Mononukleose. Die Blutsenkungsreaktion ist bei unkomplizierter frischer Hepatitis nicht beschleunigt, sie steigt erst im weiteren Verlauf der Erkrankung an und ist insbesondere bei der chronischen Hepatitis deutlich erhöht. Es zeigt sich eine Abhängigkeit der Blutsenkungsreaktion vom Plasmafibrinogen. Zu Beginn einer akuten Hepatitis ist das Plasmafibrinogen vermindert, die Senkungsreaktion ist zu diesem Zeitpunkt niedrig, obwohl häufig schon eine geringe γ-Globulin-Vermehrung besteht. Im weiteren Verlauf kommt es mit Ansteigen des Fibrinogens über 0,5 g% bzw. Ansteigen der γ-Globuline über 5 g% (absolute Werte) und Absinken der Serumalbumine zur Beschleunigung der Blutsenkungsgeschwindigkeit.

Diese Serumbilirubinkonzentration ist mehr oder weniger stark erhöht. Alle Übergänge von anikterischen Hepatitiden bis zu Bilirubinwerten im Serum von über 30 mg% werden beobachtet. Es handelt sich dabei vorwiegend um direktes Bilirubin. Das Verhältnis von direktem und indirektem Bilirubin ist nicht geeignet für die Differentialdiagnose gegenüber dem Verschlußikterus. Im Urin ist Bilirubin positiv und Urobilinogen vermehrt.

Die im Zytoplasma vorkommende, weitgehend leberspezifische Serumglutamatpyruvattransaminase (SGPT) und die sowohl in den Mitochondrien als auch im Zytoplasma vorhandene Serumglutamatoxalattransaminase (SGOT) steigen auf das 10- bis 200fache ihrer Normalwerte an. Die Schädigung der einzelnen Leberparenchymzellen ist meist relativ leicht, das quantitative Ausmaß der betroffenen Zellen dagegen groß. Der De-Ritis-

Quotient GOT/GPT sinkt unter 1. Bei schwerem Verlauf der Virushepatitis mit stärkerer Einzelzellschädigung treten vermehrt die GOT und das nur in Mitochondrien enthaltene Enzym GLDH ins Serum über.

Die alkalische Phosphatase und die γ-Glutamyltranspeptidase (γ-GT) weisen bei starker Erhöhung auf eine cholestatische Komponente hin. Sie sind jedoch auch bei der unkomplizierten Virushepatitis leicht bis mäßig erhöht. Die γ-GT ist besonders wertvoll zur Kontrolle der klinischen Ausheilung der akuten Hepatitis; denn von allen bisher bestimmten Enzymen kehrt sie zuletzt in den Bereich der Norm zurück.

Die Cholinesterase ist bei Hepatitis infectiosa erniedrigt, ebenso in schweren Fällen das Estercholesterin. Das plötzliche Absinken des Estercholesterins bei Hepatitis wird als »Estersturz« bezeichnet und als prognostisch ungünstiges Zeichen angesehen. Die Gerinnungsfaktoren sind je nach Schwere des Krankheitsbildes mehr oder weniger stark erniedrigt und bessern sich – im Gegensatz zum Verschlußikterus – nach parenteraler Vitamin-K-Gabe nicht. Eine Erniedrigung des Prothrombins unter 25% gilt als prognostisch ungünstiges Zeichen.

Die Serumeisenkonzentration ist in der Regel auf Werte zwischen 150 und 300 μg/100 ml erhöht, da die Leber infolge des nekrotischen Zerfalls der Epithelzellen die Fähigkeit zur Eisenspeicherung verliert, so daß Ferritin in die Blutbahn abgegeben wird. Als weitere Ursache für die erhöhte Eisenkonzentration im Serum wird eine »relative Blockierung des retikulo-histiozytären Systems« gegen die Eisenaufnahme angesehen. Es zeigte sich nämlich, daß das Eisen nach intravenöser Injektion kolloidaler Eisensaccharide bei Hepatitis mit der gleichen Geschwindigkeit aus der Blutbahn eliminiert wird wie bei Gesunden, also langsamer als bei anderen Infektionskrankheiten und bei Verschlußikterus. Das Tempo der Abwanderung wird durch die Eisenaffinität des retikulo-histiozytären Systems reguliert; diese ist demnach bei Hepatitis – im Gegensatz zu anderen Infekten – nicht gesteigert.

In der Elektrophorese findet sich zu Beginn der akuten Virushepatitis eine leichte Vermehrung der α-Globuline und des γ-Globulins, im weiteren Verlauf nimmt die γ-Globulin-Vermehrung zu und erreicht bei der chronischen Hepatitis und bei Leberzirrhose hohe Werte (breitbasige Form der γ-Zacke im Elektrophoresediagramm). Bei der Hepatitis A kommt es 3–4 Tage nach Anstieg der SGPT zu einer Erhöhung der IgM-Globuline.

Besondere Untersuchungsbefunde

Zur *histologischen Diagnostik* sollte, wenn keine Kontraindikationen bestehen, in jedem Falle von akuter Hepatitis so früh wie möglich eine Leberbiopsie durchgeführt werden. Selbstverständlich muß man sich vorher überzeugen, daß die Gerinnungswerte und die Thrombozyten im Normbereich liegen und auch andere Kontraindikationen (z.B. kardiale Stauung, Verschlußikterus, Leberabszesse, Lebermetastasen, Leberechinokokkus) ausgeschlossen sind. Die Leberblindpunktion nach Menghini leistet im Fall einer klinisch wahrscheinlichen akuten Hepatitis genauso viel wie die aufwendigere Laparoskopie.

Spezifische Untersuchungsmethoden
HB$_s$-Antigen und HB$_s$-Antikörper

Die nachfolgend aufgeführten Methoden zum Nachweis des HB$_s$-Antigens und seines Antikörpers haben verschiedene Anwendungsbereiche, sind verschieden schnell durchführbar, verursachen unterschiedlich hohe Kosten und erfordern mehr oder minder hohen technischen Aufwand. Nicht für alle Verfahren stehen käufliche Testansätze zur Verfügung. Besonders wichtig ist ein Vergleich der Methoden hinsichtlich ihrer relativen Empfindlichkeit als auch hinsichtlich ihrer Fähigkeit, HB$_s$-Antigen-positive Fälle zu identifizieren (Tab. 13.**8** u. 13.**9**).

Standardisierung der Methoden

Zur Zeit sind die HB$_s$-Antigen-Bestimmungen aus verschiedenen Laboratorien nicht miteinander vergleichbar, da keine allgemein anerkannten Referenzpräparate zur Verfügung stehen. Die Aussage, ob eine Hepatitis HB$_s$-Antigen-positiv ist oder nicht, ist deshalb im Einzelfall mit einem hohen Grad an Unsicherheit belastet. In der Bundesrepublik, nunmehr von der WHO unterstützt, sind Bemühungen im Gange, Standardpräparate mit der Angabe »Einheiten HB$_s$-Antigen/ml« zu schaffen, wobei 1 Einheit pro ml ng/ml HB$_s$-Antigen spezifisches Protein entspricht. Als Bestimmungsmethode eignet sich besonders gut die Laurell-Elektrophorese. Entsprechend müßten die HB$_s$-Antikörperbestimmungen standardisiert werden. Nur auf diese Weise lassen sich vergleichbare Resultate im Rahmen der Diagnostik, der Bewertung der protektiven Aktivität von Gammaglobulinpräparaten bei der passiven Immunisierung, der Bestimmung der protektiven Schwelle von HB$_s$-Antikörpern und schließlich einst auch bei der Bewertung aktiver Immunisierungsverfahren erzielen. Die Standardisierung wurde durch Schaffung eines nationalen Referenzzentrums für die Virushepatitis erleichtert.

Anwendung der Methoden
a) Abgrenzung der Hepatitis B von Hepatitiden anderer Ätiologie (s. oben) im akuten Stadium der Erkrankung. Fälle, die im akuten Stadium der Erkrankung HB$_s$-Antigen-negativ sind, können einige Wochen später Anti-HB$_s$-positiv werden, die Ätiologie wird somit nachträglich durch Antikörpernachweis gesichert.
b) Nachweis subklinischer Formen der Hepatitis B in der Umgebung von Hepatitiskranken oder

13.56 Infektionskrankheiten

Tabelle 13.8 Methoden zur Bestimmung des HB_S-Antigens

Methode	Anwendungs-bereich	Empfindlichkeit			Erfassung positiver Fälle		Bemerkungen
		relativ[1]	ad[2]	ay[3]	akute[4]	Blutspender[5]	
1. Gel-Diffusion							
a) Agargel-immuno-diffusion	neue Antigen-determinanten; Subtypen; Referenz für Spezifität	1	1300	2500	83	–	24–48 Std.
b) Rheophorese		8–10	125	315	–	–	24–48 Std.
c) Überwanderungs-elektrophorese	Routine	1–4	1300	560	80	71,6	rasch; 15–20 Min.
d) Laurell-Elektrophorese	quantitative Bestimmung; Standardisierung	3–8	500	315	91	81,6	8 Std.
2. Agglutination							
a) Reverse passive Latex-Agglutination	umstritten						hohe Rate falsch-positiver Resultate
b) Reverse passive Hämagglutination	Routine; sehr empfindliche Methode	10–28	130	90	–	87,0	positive Proben müssen absor-biert werden
3. Komplementabhängige Methoden							
a) Komplementbindungs-reaktion	Routine; quantitative Bestimmung	4–8	320	320	95,5	–	benötigt viel Antikörper als Reagenz und Erfahrung mit der Technik; 3–12 Std.
b) Immunadhärenz							in Erprobung
4. Radioaktiv markierte Reagentien							
a) Direkter Festphasen-radioimmuntest	Routine; wissenschaftliche Untersuchung	220–460	5,8	5,4	100	100	Radiospektro-photometer; 4 Std. + Zähl-zeit
b) Kompetitive Hemmung des Radioisotopen-präzipitationstests	nicht mehr viel benutzt						
5. Elektronenmikroskopie							
a) Direkt	für wissenschaftliche Zwecke						
b) Immunelektronen-mikroskopie	Nachweis von Dane-Partikeln und tubulären Formen; Spezialfälle	130–250	10	10			ohne vorherige Reinigung innerhalb 2 Std.
6. Peroxydase markierte Antikörper, Festphasentest							
	wie Radioimmuntest						in Entwicklung
7. Immunfluoreszenz							
	Nachweis von HB_S-AG in Zellen						wissenschaft-liche Bedeutung

nach Verletzung mit kontaminierten Gegenständen usw.
c) Klinische Verlaufskontrolle: Korrelation der Persistenz von HB$_s$-Antigen, evtl. auch e-Antigen, mit der Entwicklung einer chronischen Hepatitis.
d) HB$_s$-Antigen-Nachweis als erster Hinweis auf das Vorliegen einer Lebererkrankung.
e) Ermittlung von HB$_s$-Antigenträgern bei Blutspendern bei Patienten mit immunsuppressiver oder zytotoxischer Behandlung usw. als potentielle Infektionsquelle.
f) Morbidität und Mortalität der Hepatitis B; Analyse lokaler Ausbrüche.
g) Ermittlung exponierter Personenkreise und deren Überwachung.
h) Subtypen als epidemiologische Merkmale bei der Ermittlung von Infektionsquellen.
i) Korrelation zwischen natürlich erworbenen HB$_s$-Antikörpern und Resistenz gegen Superinfektionen mit Hepatitis-B-Virus.
j) Nachweis von HB$_s$-Antikörperaktivität in Immunglobulinpräparaten für die passive Immunisierung.
k) Kontrolle aktiver Schutzimpfungen.

HB$_c$-Antigen und HB$_c$-Antikörper
Anti-HB$_c$ wird durch einen Radioimmunpräzipitationstest nachgewiesen, bei dem als Antigen HB$_c$-Antigen verwendet wird, das durch Einbau von radioaktiven Nukleotiden mit Hilfe der mit dem Antigen gekoppelten DNS-Polymerase vorher markiert wurde. Ein Problem stellt z.Z. die Herstellung des für die Antikörperbestimmung erforderlichen HB$_c$-Antigens dar. Seren mit hohen Dane-Partikelkonzentrationen, aus denen es hergestellt werden könnte, sind selten. Die Methoden, HB$_c$-Antigen aus infizierten Lebern zu isolieren, müssen verbessert werden. Reagenzien für die allgemeine Anwendung stehen deshalb zur Zeit nicht zur Verfügung.
HB$_c$-Antikörper erscheinen bald nach Abklingen der akuten Symptomatik, bevor Anti-HB$_s$ erscheint. Die diagnostische Bedeutung dieser Antikörper ist gering. Eventuell kann man Blutspender erfassen, die HB$_s$-Antigen-negativ geworden, aber noch nicht Anti-HB$_s$-positiv sind und in dieser Phase Hepatitis übertragen könnten. Ferner wird der Nachweis von Anti-HB$_c$ für den Ausschluß von Infektionen bei künstlicher Immunisierung mit HB$_s$-Antigen in Tierversuchen benutzt.

Spezifische DNS-Polymerase
Es besteht eine gute Korrelation zwischen der DNS-abhängigen DNS-Polymerase und dem Auftreten von Dane-Partikeln im Serum von Patienten mit Hepatitis B. Es ist nicht schwer, das Enzym zu bestimmen. Es erscheint zu einem frühen Zeitpunkt der Infektion und verschwindet spätestens mit dem HB$_s$-Antigen. Wegen der relativ geringen Empfindlichkeit der Meßmethoden läßt es sich jedoch bei vielen akuten und chronischen Infektionen nicht nachweisen. Es ist deshalb kein Ersatz für den Nachweis von Hepatitis-B-Viren in menschlichen Seren.

e-Antigen und e-Antikörper
e-Antigen und e-Antikörper werden in der Agargelimmunodiffusion nachgewiesen. Ihre diagnostische Bedeutung ist z.Z. noch unklar. Geprüft wird, ob Nachweis von Anti-e bei gesunden HB$_s$-Antigenträgern besagt, daß ein solches Blut nicht infektiös ist, ferner ob die Persistenz des e-Antigens bei der akuten Hepatitis eine prognostische Aussage über eine chronische Verlaufsform erlaubt.

Spezifische Untersuchungsmethoden bei der Hepatitis A
Der Nachweis des Hepatitis-A-Virus kann direkt nur im Infektionsversuch an bestimmten Affen (Sanguinus mystax) geführt werden. Eine weitere Möglichkeit besteht in der Anwendung eines Radioimmuntests, bei dem Antikörper an eine feste Phase gekoppelt werden, diese mit virushaltigem Stuhlmaterial inkubiert und dann mit radioaktiv markiertem Anti-A-Antikörper beschickt werden.
Hepatitis-A-Virus-Antikörper werden entsprechend durch Neutralisationsversuche in Affen durch Immunelektronenmikroskopie, durch Komplementbindungsreaktion und Immunadhärenz nachgewiesen. Es ist z.Z. jedoch außerordentlich schwer, Affen für Tierversuche zu erhalten, insbesondere für eine Antigenproduktion. Man ist auf menschliches Stuhlmaterial aus der frühesten Phase der Erkrankung angewiesen. Untersuchungen werden erst an einzelnen Stellen durchgeführt.
Es besteht keine serologische Kreuzverwandtschaft zwischen den Antigenen des Hepatitis-B-Virus und des Hepatitis-A-Virus.

---

[1] Die Zahl gibt die Empfindlichkeit relativ zum Ergebnis der Agargelimmundiffusion an.
[2] Einheiten (ng) HB$_s$-Antigen/ml, Subtyp ad, die 50% von 74 Laboratorien in einer kollaborativen Studie des Nationalen Referenzzentrums (NRZ) für Virushepatitis der Bundesrepublik (1975) mit dieser Methode gemessen haben.
[3] Dgl. für Subtyp ay.
[4] Zahl der mit dieser Methode ermittelten HB-$_s$-Antigen-positiven Blutspender in bezug auf 61 Fälle, die bei der Untersuchung von 14 900 Blutspendern durch das NRZ Göttingen (1974) bei Anwendung des Festphasenradioimmuntestes gefunden wurden.
[5] Zahl der HB$_s$-Antigen-positiven Fälle an akuter Hepatitis in bezug auf 271 unausgewählte Fälle, die mit dem Festphasenradioimmuntest gefunden wurden (NRZ Göttingen, 1974).

13.58 Infektionskrankheiten

Tabelle 13.9 Methoden zur Bestimmung von HB_S-Antikörpern

Methode	Anwendung und Bedeutung	Empfindlichkeit [1]	Empfindlichkeit [2]	Bemerkungen
1.				
a) Agargelimmunodiffusion	Nachweis hoher Titer bei multipel exponierten Patienten (z. B. bei Hämophilie); für Antikörperbestimmung bei Rekonvaleszenten oder Blutspendern zu unempfindlich	1	95	
b) Überwanderungselektrophorese		2	200	
c) Komplementbindungsreaktion		1	68	
2.				
Passive Hämagglutination	routinemäßig verwendet	100 000	$8,9 \times 10^6$	Reagenz nicht stabil; falsch-positive Resultate sind möglich; die hohe Empfindlichkeit bedarf einer Nachprüfung
3. Radioimmuntest				
a) Radioimmunpräzipitation	routinemäßig verwendet	400 000	32×10^6	Reagenz nicht stabil; falsch-positive Resultate sind möglich; die hohe Empfindlichkeit bedarf einer Nachprüfung
b) Festphasenradioimmuntest	routinemäßig verwendet	400	32×10^3	falsch-positive Resultate sind möglich
c) Reverser Festphasenradioimmuntest für HB_S-Antigen	routinemäßig verwendet	400	32×10^3	falsch-positive Resultate sind möglich

[1] Empfindlichkeit relativ zur Empfindlichkeit der Agargelimmunodiffusion.
[2] Werte aus einer kollaborativen Studie der WHO: Titerbestimmung bei einem Anti-HB_S-Antiserum in verschiedenen Laboratorien. Geometrische Mittel.

Verlauf und Prognose

Das ikterische Stadium einer unkomplizierten Hepatitis dauert 2–6 Wochen. In etwa 5–10% der Fälle kommt es nach Abklingen des Ikterus und Rückgang der Transaminasen nochmals zu einem – meist nur kurz andauernden – Rezidiv. Im Anschluß an die Hepatitis können Mattigkeit und mäßige Lebervergrößerung für längere Zeit fortbestehen. Bis zur völligen histologischen Ausheilung einer akuten Virushepatitis rechnet man mit einem Verlauf von einem halben bis einem Jahr. Eine posthepatitische Hyperbilirubinämie hält manchmal jahrelang an. Sie tritt vorwiegend bei jüngeren Menschen auf und ist harmlos. Es handelt sich um das Zurückbleiben leicht erhöhter indirekter Bilirubinwerte (zwischen 1,5 und 4,0 mg%) nach Abklingen der eigentlichen Krankheitserscheinungen der Hepatitis. Histologisch finden sich im Leberpunktat keine Entzündungszeichen, sondern lediglich eine Aktivierung der Kapillarwandzellen, Ablagerungen des gelbbraunen, eisenfreien Pigmentes und eine leichte bis mäßige Leberzellverfettung. Außerdem werden bei diesen Patienten vermehrt Koproporphyrine im Urin ausgeschieden.

Das Krankheitsbild beruht auf 3 Komponenten:
1. einer leicht vermehrten Hämolyse,
2. einer isolierten Ausscheidungsschwäche der Leberzellen für das Bilirubin, vermutlich infolge einer ungenügenden Koppelung an Glucuronsäure,
3. einer Störung im Porphyrinstoffwechsel.

Die Frühprognose der Hepatitis ist abhängig von der Zahl der verbleibenden funktionstüchtigen Leberzellen. Sie ist vom Standpunkt der Letalität aus als relativ gut zu bezeichnen. Die Letalität der Hepatitis A beträgt 0,1–0,4% für Kinder und 1,2–1,5% für Erwachsene über 30 Jahre. Die mittlere Letalität der Hepatitis B wird mit 2% angegeben. Häufigste Todesursache ist die akute gelbe Leberdystrophie mit Coma hepaticum.

Die Spätprognose der Virushepatitis erfährt durch die Tatsache, daß eine größere Zahl der Fälle nicht ausheilt, sondern in eine chronische Hepatitis und unter Umständen in eine Leberzirrhose übergeht, den entscheidenden Aspekt. Die Ausheilungsquote der Virushepatitis wird mit 72–90% beziffert, die Häufigkeit der chronischen Hepatitis zwischen 1 und 15% angegeben. Hierbei wird zwischen der chronisch persistierenden Hepatitis und der chronisch aggressiven Hepatitis unterschieden (s. »Erkrankungen der Leber« im Kap. »Krankheiten des Verdauungstraktes«, Bd. IV, Kap. 15). Übergang in Leberzirrhose erfolgt in 1,2–9% der Fälle. Die anikterischen, nekrotisierenden, cholestatischen, rezidivierenden und progressiv-subakuten Formen neigen besonders dazu, in eine chronische Hepatitis und Zirrhose überzugehen.

Besondere Verlaufsformen
Die *anikterische* Virushepatitis unterscheidet sich lediglich durch das Fehlen der Gelbsucht von der klassischen Form. Sie ist häufig bei Kindern und Jugendlichen.
Die *cholestatische* Form ist durch ein intrahepatisches Verschlußsyndrom gekennzeichnet. Die Patienten haben – im Unterschied zu Patienten mit Verschlußikterus – Hepatitisprodromi und erhöhte Transaminasen sowie eine erhöhte Serumeisenkonzentration, andererseits aber auch entfärbte Stühle, Urobilinogenverminderung im Urin, erhöhte alkalische Serumphosphatase, erhöhte Leucinaminopeptidase und erhöhte γ-Glutamyltranspeptidase sowie erhöhte Serumkupferkonzentration als Zeichen des cholestatischen Einschlages. Klinisch bestehen Verdinikterus und Hautjucken sowie entfärbte Stühle. Der Verlauf ist stark verzögert, der Ikterus kann 4–6 Monate anhalten.
Die *akute protrahierte* Hepatitis darf nicht mit der chronischen Hepatitis verwechselt werden. In manchen Fällen bleiben die Transaminasen nach Überstehen einer akuten Virushepatitis noch 3–6 Monate lang leicht erhöht, ohne daß sich wesentliche Veränderungen der Eiweißelektrophorese und der quantitativ bestimmten Immunglobuline zeigen. Bei diesen Patienten findet sich laparoskopisch eine große rote Leber wie bei der akuten Hepatitis, und die Leberbiopsie zeigt entzündliche Veränderungen, die oft schwer von einer chronischen Hepatitis zu unterscheiden sind. Trotzdem haben diese Fälle in der Regel eine gute Prognose. Sie bedürfen keiner Therapie mit Corticoiden oder Immunsuppressiva, sondern nur einer sorgfältigen Überwachung und Vermeidung von Alkohol und sonstigen leberschädigenden Noxen.

Komplikationen
Die gefürchtetste Komplikation ist die akute Leberdystrophie mit ihrer klinischen Folgeerscheinung, dem Leberzerfallskoma (endogenes Leberkoma) (s. »Coma hepaticum« im Kap. »Krankheiten des Verdauungstraktes«, Bd. IV, Kap. 15).
Weiterhin können begleitende Pankreatitiden auftreten, so daß sich zum Ausschluß dieser Störungen die Kontrolle der Serumamylasen in allen Fällen von Virushepatitis empfiehlt. Vereinzelt werden Wochen bis Monate nach einer Virushepatitis Fälle von Panmyelopathie mit Vermehrung der Plasmazellen im Knochenmark beschrieben.
In der Schwangerschaft verläuft die Virushepatitis nicht schwerer als außerhalb der Gravidität. Die Zahl der Frühgeburten ist bei hepatitiskranken Schwangeren deutlich größer. Keimschädigungen sind bei Hepatitis nur in seltenen Fällen bekannt geworden.

Differentialdiagnose
Verwertbar sind die typische Anamnese mit den charakteristischen Prodromi, der klinische Befund mit Leber- und Milzschwellung, das Blutbild mit Auftreten atypischer Lymphozyten, die Erhöhung der Serumtransaminasen, insbesondere der GPT, die Steigerung der Serumeisenkonzentration, die erniedrigte Thromboplastinzeit, auch nach Vitamin-K-Zufuhr, und die Elektrophorese. Ausschlaggebend ist der histologische Befund des Leberpunktats. Bei der cholestatischen Form kann die Differentialdiagnose gegenüber dem Verschlußikterus Schwierigkeiten machen und wird am besten durch Laparoskopie und Leberpunktion zu klären sein. Beim Vorkommen von Lymphknotenschwellungen oder Exanthemen ist differentialdiagnostisch an infektiöse Mononukleose zu denken. Außerdem ist häufig die Abgrenzung gegenüber toxisch bedingten Ikterusformen und gegenüber der alkoholbedingten Fettleber oder anderen Formen der Fettleber erforderlich. Weiterhin muß die Differentialdiagnose gegenüber Leptospirosen, kardialer Stauung, Sepsis, aszendierender Cholangitis sowie verschiedenen viralen Infektionen (s. Nomenklatur und Definition, S. 13.50) dargestellt werden.

Therapie
Bettruhe soll bis zur Normalisierung der Serumtransaminasen eingehalten werden. In Übereinstimmung mit anderen Autoren sahen auch wir häufig Rezidive und Verschlechterungen des Krankheitsbildes bei verfrühtem Aufstehen.
Die Diät soll kalorisch ausreichend, kohlenhydrat- und vitaminreich und relativ fettarm sein. In der akuten Krankheitsphase, d.h. etwa in der ersten Ikteruswoche, besteht in der Regel eine deutliche Inappetenz. Die Ernährung sollte daher in dieser Zeit auch relativ eiweißarm sein. Mit beginnender Rückbildung von Serumtransaminasen und Bilirubinerhöhung, d.h., je nach Schwere und Verlauf des Krankheitsfalles, Ende der ersten bzw. in der zweiten Krankheitswoche, geht man auf eine eiweißreichere Diät über. Als Eiweißträger kommen Quark, Buttermilch, magerer Käse, mageres Fleisch, magerer Fisch und Eier in Betracht. Der Gesamtfettgehalt der Kost soll 40–60 g/die betragen. Die Eiweißmenge soll normal und ausreichend, aber nicht überreichlich sein. In jedem Fall ist darauf zu achten, daß die Diät kalorisch vollwertig, in der Zusammensetzung der Nahrung ausgeglichen, schmackhaft und appetitanregend ist. Alkohol ist verboten. Das Prinzip der Diät be-

steht darin, einerseits die Entgiftungsarbeit der Leber zu entlasten, andererseits die biologische Resistenz der Leber durch Anreicherung der Leberzelle mit Glykogen und Eiweiß zu steigern. Dem Ziel der Anreicherung von Glykogen in der Leberzelle dient auch die zusätzliche Verabreichung von Dextrose oder Fructose. Auch bei Diabetikern mit Hepatitis werden kleine Fructosezulagen oft ohne Erhöhung der Insulindosis toleriert. Die ausreichende Vitaminzufuhr ist im allgemeinen durch die Nahrung (Fruchtsäfte) zu decken; zusätzliche Vitamingaben sind nur bei Inappetenz erforderlich. Extrem hohe »Vitaminstöße« sind nicht notwendig. Die lipotropen Substanzen und die Thioctsäure sind nicht imstande, den Verlauf einer Hepatitis abzukürzen. Das gleiche gilt für einzelne Aminosäuren, z.B. Methionin, genauso wie Cholin, Nucleotide, Purin und Pyrimidin. Leberhydrolysate sind bei der akuten Hepatitis kontraindiziert, da sie eine Belastung für die Leber darstellen, Phenothiazine, Morphinderivate, Salicylate, Sulfonamide und sennahaltige Abführmittel sowie Oxyphenisatine sind ebenfalls während einer Hepatitis zu vermeiden. Zur Beruhigung sind Baldrian- und Hopfenpräparate erlaubt.

Glucocorticoide wirken in erster Linie »abdichtend« auf die Zellmembranen der Leberzellen und führen dadurch zu einem schnellen Rückgang des Ikterus, ohne daß die Gesamtdauer der Krankheit reduziert wird. Außerdem haben sie eine appetitsteigernde und allgemein euphorisierende Wirkung und begünstigen die Glykogenbildung in der Leber. Weiterhin wirken sie antiphlogistisch, hemmen die Antigen-Antikörper-Reaktionen und hemmen die antikörperbildenden Zellen im Lebergewebe. Bei schweren Fällen mit drohendem Präkoma können sie den Eintritt der Bewußtlosigkeit verhüten und lebensrettend wirken. In leichten und mittelschweren Fällen sind sie jedoch entbehrlich, und man sollte wegen der möglichen Gefahr von Nebenwirkungen sehr zurückhaltend mit ihrer Anwendung sein. Eine routinemäßige Therapie mit Glucocorticoiden, abhängig von der Höhe der Bilirubinkonzentration oder der Aktivität der Transaminasen im Serum, ist daher nicht vertretbar. Da wir gegen die akute Hepatitis als Viruskrankheit keine spezifische Therapie zur Verfügung haben, sind wir auf die Mithilfe der Abwehrfunktionen des Patienten angewiesen. Es ist nicht sinnvoll, die Antigen-Antikörper-Reaktionen und die antikörperbildenden Zellen durch Prednisolon zu unterdrücken.

Allgemein gelten als Indikation für eine Prednisolonbehandlung bei akuter Hepatitis nur noch:
1. drohendes Präkoma beziehungsweise Coma hepaticum, d.h. zunemmende Schläfrigkeit, Adynamie und Appetitlosigkeit, Flapping-Tremor;
2. Absinken der Gerinnungsfaktoren unter 30% als prognostisch ungünstiges Zeichen;
3. wiederholte Ikterusschübe und Rezidive;
4. Fälle mit erheblicher intrahepatischer Cholostase.

Wir beginnen in diesen Fällen mit 100 mg Prednisolon in 500 mg 5%iger Lävuloselösung als intravenöse Infusion über etwa 4 Stunden. Bei Coma hepaticum kann diese Dosis auf 300 mg/die bis 1 g/die gesteigert werden. Diese Dosis geben wir 3 bis 5 Tage lang. Dann gehen wir auf orale Gaben von Prednisolon über, beginnen mit 50 mg und reduzieren alle 3 Tage um 5 mg bzw. 2,5 mg. Je nach Schwere und Verlauf des Falles wird dieses Schema modifiziert. In manchen Fällen genügt es auch, 3 Tage lang 100 mg Prednisolon in 500 ml Lävuloselösung zu geben und dann das Prednisolon abzusetzen.

Beim Coma hepaticum – infolge akuter Virushepatitis – können Austauschtransfusionen und die Pavian- bzw. Schweineleberperfusion versucht werden.

Die Ergebnisse der Hämoperfusionsbehandlung im Kohlefilter lassen sich noch nicht endgültig beurteilen. Lediglich die sorgfältige Darmreinigung durch Abführen, die Neomycintherapie und die verminderte Eiweißzufuhr haben sich als effektiv erwiesen.

Epidemiologie und Prophylaxe
Hepatitis B
Infektionsquellen

Als wichtigste Infektionsquellen gelten das Blut von Patienten mit akuter klinisch apparenter und auch inapparenter Hepatitis B, von Patienten mit HB_s-Antigen-positiven chronischen Lebererkrankungen sowie das Blut von HB_s-Antigenträgern, ebenso kontaminierte Blutderivate.

Ganz besonders gefährlich scheinen Patienten in Hämodialysestationen sowie Patienten mit immunsuppressiver oder zytostatischer Behandlung als Infektionsquelle zu sein. Bei ihnen liegen besonders hohe Viruskonzentrationen im Blut vor.

Man findet HB_s-Antigen in vielen Exkreten von Hepatitiskranken und Antigenträgern, in Fäzes, Gallenflüssigkeit, Urin, Speichel, Vaginalflüssigkeit usw. Direkte Beweise für die Infektiosität dieser Exkrete fehlen. Jedoch muß man aufgrund verschiedener Indizien (s. unten) annehmen, daß derartige Materialien hin und wieder den Erreger der Hepatitis B beherbergen können.

Übertragungsweg

Das Virus der Hepatitis B wird in erster Linie parenteral aufgenommen. Bluttransfusionen (ca. 10%), ärztliche und zahnärztliche Eingriffe, Tätowierungen, parenterale Applikation von Rauschgiften u.a. sind wichtige Übertragungsarten.

Untersuchungen über das HB_s-Antigen haben jedoch ergeben, daß die Hepatitis B weltweit verbreitet und durchaus nicht nur auf Bevölkerungen beschränkt ist, denen ein moderner Gesundheitsdienst zur Verfügung steht, in dem täglich zahllose parenterale Eingriffe durchgeführt werden. Gerade in den unterentwickelten Ländern findet man hohe HB_s-Antigenträgerraten (5–20%), vielfach 10- bis 100fach höher als in den Industriestaaten (0,1 bis

0,6%). Schon das weist darauf hin, daß nicht alle Hepatitis-B-Infektionen auf parenterale Übertragung zurückgeführt werden dürfen. Viele sporadische Fälle von Hepatitis in unserer städtischen Bevölkerung sind HB_s-Antigen-positiv, ohne daß bei ihnen ein parenteraler Übertragungsweg bekannt wird. Die Befallsrate mit Hepatitis B nach Kontakt mit einem Hepatitis-B-Kranken ist relativ hoch. Man schätzt sie auf ca. 10% der Personen, die mit einem Fall akuter Hepatitis B intrafamiliären Kontakt hatten. Auch die Häufung von Anti-HB_s- und HB_s-Antigenträgern in Familien mit einem HB_s-Träger weisen auf die Bedeutung der intrafamiliären Ausbreitung hin. Schließlich wurde gezeigt, daß man mit dem Hepatitis-B-Virus nicht nur parenteral, sondern auch auf oralem Wege infizieren kann. Als Übertragungswege kommen die fäkal-orale Route, Tröpfcheninfektion, Geschlechtsverkehr, Stich blutsaugender Insekten und die vertikale Übertragung bei Schwangerschaft in Betracht.

Von besonderem Interesse ist in diesem Zusammenhang die Frage, ob HB_s-Antigenträger, deren Blut zweifellos das Hepatitis-B-Virus beherbergen kann und insbesondere bei Bluttransfusionen zur Übertragung von Hepatitis führt, das Virus in Exkreten ausscheiden können und bei nichtparenteralem Kontakt Ansteckungsquellen darstellen. Dies muß generell gesehen bislang als unbewiesen gelten, wenn auch in Einzelfällen bei sehr engem Kontakt eine Übertragung möglich erscheint.

Häufigkeit

Die Häufigkeit der akuten Virushepatitis in der Bundesrepublik anhand der dem Bundesgesundheitsamt gemeldeten Fälle ist in Tab. 13.10 dargestellt. Die Häufigkeiten zeigen im großen und ganzen Stabilität in den letzten Jahren. In Niedersachsen werden seit zwei Jahren bei einem hohen Prozentsatz der gemeldeten Fälle HB_s-Antigenbestimmungen durchgeführt. Tab. 13.11 gibt die Altersverteilung und die relative Häufigkeit der HB_s-Antigen-positiven Fälle wieder. Eine Durchseuchung sowie Personengruppen mit hohem Expositionsrisiko können auch durch Antikörperbestimmungen ermittelt werden. Tab. 13.12 zeigt eine besonders hohe Anti-HB_s-Antikörperfrequenz bei Ärzten und medizinischen Hilfsberufen sowie bei Patienten mit häufiger ärztlicher Behandlung.

Kontrolle und Prophylaxe

Die allgemeine Prophylaxe der Hepatitis B muß davon ausgehen, daß die wichtigste Infektionsquelle viruskontaminiertes Blut bzw. Blutbestandteile und der wichtigste Übertragungsweg die parenterale Aufnahme kontaminierten Blutes sind. Daneben ist bei engem Kontakt die Übertragung auch auf nicht parenteralem Wege möglich (s. oben).

Dementsprechend richtet sich die Aufmerksamkeit der seuchenhygienischen Prophylaxe naturgemäß vor allem auf das Blutspendewesen. 10–15% aller

Tabelle 13.10 Akute Virushepatitis – Bundesrepublik Deutschland (Bundesgesundheitsamt und Statistisches Bundesamt)

Jahr	Fälle	Einwohner × 1000	Morbidität pro 10000
1963	14077	57389	2,45
1964	17726	57971	3,06
1965	19759	58619	3,37
1966	21473	59148	3,63
1967	21328	59286	3,60
1968	20938	59500	3,52
1969	21024	60067	3,50
1970	21770	60651	3,59
1971	22738	61302	3,71
1972	23321	61672	3,78
1973	25900	61976	4,17
1974	22597	62054	3,72

Tabelle 13.11 Akute Virushepatitis 1972–1974 – Bundesrepublik Deutschland, Niedersachsen: HB_S-AG-positive Fälle in verschiedenen Altersgruppen (nach Angaben des Medizin. Untersuchungsamtes Hannover und des Hygiene-Instituts der Universität Göttingen)

Altersgruppe	untersuchte Fälle	HB_S-AG-positiv	% HB_S-AG-positiv
– 1	7	3	43
– 4	38	3	7,9
– 9	89	5	5,6
–14	99	18	18,2
–19	168	61	36,3
–24	225	110	48,9
–29	165	92	55,7
–34	163	101	62,0
–39	135	88	65,2
–44	92	51	55,6
–49	110	61	55,4
–54	137	86	62,6
–59	83	47	56,5
–64	118	76	64,3
–69	107	72	67,2
–74	81	51	63,0
>74	62	40	64,5
Total	1879	965	51,5

Tabelle 13.12 Anti-HB_S-Befunde in verschiedenen Personengruppen (nach *Schober, Biswas, Thomssen*)

Gruppe	n	Anti-HB_S[1]	%
Blutspender[2]	11079	614	5,5
Normalpersonen[3]	1036	67	6,5
hospitalisierte Patienten ohne Hepatitis	252	51	20,2
ärztl. Personal	304	93	30,6

[1] Bestimmt im Festphasenradioimmuntest.
[2] 70% zwischen 18 und 25 Jahren.
[3] Alter zwischen 14 und 63 Jahren.

Patienten mit Hepatitis B geben eine Transfusion in der Anamnese an. Das bedeutet jedoch nicht, daß sie sich alle an kontaminierten Blutkonserven infiziert haben müssen. Gefahren stecken auch in der meist gleichzeitig durchgeführten sonstigen ärztlichen Behandlung mit Injektionen, chirurgischen Eingriffen usw.

Blutspender mit Hepatitisanamnese sollten grundsätzlich von Spenden ausgeschlossen werden, auch wenn sie kein HB_s-Antigen mehr tragen, desgleichen Spender mit positivem HB_s-Antigen im Serum. Dabei ist eine empfindliche Meßmethode – z.Z. der Radioimmuntest oder die reverse passive Hämagglutination – anzuwenden. Außerdem sollte man möglichst mit einem kontrollierten Spenderstamm arbeiten. Empfehlungen, Spender mit Hepatitisanamnese 1 Jahr nach der Erkrankung zum Spenden zuzulassen, wenn sie HB_s-Antigen-negativ sind, sind verfrüht, da die Ätiologie von ca. 50% der posttransfusionellen Hepatitiden z.Z. unbekannt ist und die Häufigkeit der posttransfusionellen Hepatitis auch bei Anwendung empfindlichster Meßverfahren für das HB_s-Antigen nur auf ca. 2/3 gesenkt werden konnte.

Personen, die HB_s-Antikörper besitzen, können dagegen zum Spenden zugelassen werden. Statistische Untersuchungen haben gezeigt, daß sie die Hepatitisfrequenz nicht erhöhen. Empfänger mit Anti-HB_s scheinen einen Schutz vor Superinfektionen zu besitzen, wenn ihnen eine HB_s-Antigen-positive Konserve übertragen wird.

Im ärztlichen Bereich ist weiterhin darauf zu achten, daß man möglichst Einwegmaterial benutzt. Das Hepatitis-B-Virus kann durch Heißluftsterilisation (180°C, 1 Std.) oder durch Autoklavieren (15 Min. bei 120°C) abgetötet werden. Sorgfältige Vorreinigung der zu desinfizierenden Geräte ist erforderlich. Auch im weiteren ärztlichen Bereich, z.B. bei Zahnärzten, bei der Vorbereitung zu Operationen (Enthaarung usw.) sollten nur autoklavierte Instrumente benutzt werden. Serum kann auch durch 0,5%ige Natriumhypochloritlösung desinfiziert werden, Flüssigkeiten mit geringergradigem Proteingehalt auch mit 0,05%iger Lösung. Formalin ist nicht erprobt. Da das Hepatitis-B-Virus wahrscheinlich ein DNS-Virus ist, wird man zumindest relativ höhere Konzentrationen benötigen, als bei RNS-Viren. Für die Desinfektion von Hämodialysegeräten wird das geruchlich wenig belastende Glutardialdehyd empfohlen.

In der akuten Phase sollte ein Patient mit Hepatitis B isoliert werden, da er bei engem Personalkontakt in der Familie das Virus in relativ hohen Konzentrationen ausscheiden kann und deshalb ansteckend wirkt. In seltenen Fällen wird das Hepatitis-B-Virus auch von Antigenträgern mit und ohne chronische Hepatitis übertragen werden können, wenn sehr enger häuslicher oder körperlicher Kontakt besteht. Bei diesem Personenkreis sind die Übertragungsfrequenzen generell nicht abschätzbar, die Ansteckungsfähigkeit eines einzelnen Trägers schon gar nicht. Es muß abgewartet werden, ob der Nachweis von Anti-e bei Trägern gegen eine Ansteckungsfähigkeit spricht. Eine Sanierung von Antigenträgern durch Gammaglobulingaben ist nicht möglich. Man sollte Antigenträger auf das vorhandene sehr geringe Risiko für ihre Umgebung aufmerksam machen und sie bitten, Regeln der allgemeinen Hygiene einzuhalten. Es besteht z.Z. keine Veranlassung, bestimmte Berufsgruppen auf HB_s-Antigen zu untersuchen und bei HB_s-Antigenträgern Berufsverbote auszusprechen. Dagegen sollte man von allen Patienten, bei denen parenterale Eingriffe vorgenommen werden oder die sich in Krankenhäusern oder Heilanstalten befinden, wissen, ob sie HB_s-Antigen-positiv sind oder nicht, um, soweit es geht, die besonderen Gefahren, die bei parenteralen Eingriffen und durch Kontaminationen mit ihrem Blut entstehen, rechtzeitig zu erkennen.

Erste Versuche zur *aktiven Immunisierung* gegen Hepatitis B liegen vor. 1 Minute lang bei 98°C erhitztes HB_s-Antigen-haltiges Serum wurde 4 Versuchspersonen 2× injiziert. Nach Superinfektion erkrankte keine von ihnen an Hepatitis B. Von 10 Versuchspersonen, die nur 1 Dosis erhielten, waren nach Superinfektion 5 geschützt, 5 erkrankten, 1 erkrankte leicht. Zur Zeit werden experimentelle Impfstoffe aus gereinigtem formalinbehandeltem HB_s-Antigen sowie antigenwirksame Polypeptide aus HB_s-Antigen auf Unschädlichkeit (Schimpansenversuche) und Wirksamkeit erprobt.

Zur *passiven Immunisierung* liegen Befunde vor, die darauf hinweisen, daß man mit γ-Globulin aus Seren mit hohem Anti-HB_s-Gehalt (ca. 50000fach höhere Titer als in normalem γ-Globulin) gewisse Erfolge erzielen kann. Von 10 suszeptiblen Personen (Kindern), die 4 Std. nach Injektion von Hepatitis-B-Virus ein solches Immunglobulin erhielten, erkrankten 6 nicht, 1 reagierte mit vorübergehendem HB_s-Antigenanstieg. Alle 11 Kontrollkinder, mit gleicher Dosis infiziert wie die Versuchsgruppe, entwickelten eine Hepatitis B. Bei Personal von Hämodialysestationen mit relativ hoher Hepatitisfrequenz führte die Anwendung von Immunglobulinen mit hohem Anti-HB_s-Titer zu einer drastischen Senkung der Hepatitisfrequenz, gemessen jedoch lediglich im Vergleich zu einer vorhergehenden Zeitspanne, nicht zu einer Kontrollgruppe.

Ob normales γ-Globulin Schutzwirkung hat, kann bislang nicht beurteilt werden.

Hepatitis A

Die Übertragung erfolgt in erster Linie fäkal-oral. Bei größeren lokalen Ausbrüchen ist nicht direkter zwischenmenschlicher Kontakt der Übertragungsweg, sondern die fäkale Verunreinigung von Nahrungsmitteln oder Trinkwasser. Demnach gelten für die allgemeine Porphylaxe der Hepatitis A die gleichen Regeln wie für die Prophylaxe von Salmonelleninfektionen einschließlich Typhus, angefangen vom Händewaschen bis hin zur Trinkwasserkontrolle der staatlichen Untersuchungsbehörden. Hepatitis-A-Virus ist chlorempfindlich. Eine 0,5%ige Lösung von Natriumhypochlorit kann als Desinfektionsmittel für die Ausscheidungen der Kranken, soweit Hitzesterilisation nicht in Betracht kommt, verwendet werden. Da das Hepatitis-A-Virus höchstwahrscheinlich ein lipidfreies RNS-Virus ist, ist auch Formalin in den üblichen formalinhaltigen Desinfektionsmitteln geeignet. Die thermische Desinfektion erfolgt entweder 1 Std. bei 180°C im Heißluftsterilisator oder 15 Minuten bei 120°C im Autoklaven. Man muß sich darüber im klaren sein, daß eine Hemmung der Ausbreitung des Hepatitis-A-Virus durch Isolierung eines Kranken und Desinfektion seiner Ausscheidungen nur bedingt möglich ist. Aller Wahrscheinlichkeit nach ist das Virus auf dem Höhepunkt der Erkrankung nur noch in Spuren in den Fäkalien nachweisbar. Es wird vor allem in der Zeit vor dem Ikterus ausgeschieden (s. oben). Auch bei klinisch inapparent verlaufender Hepatitis A wird das Virus ausgeschieden. Eine passive Prophylaxe kann mit den käuflichen 16%igen Gammaglobulinpräparaten aus Gemischen normaler menschlicher Seren versucht werden. In der frühen Inkubationszeit verabreicht, bis zu 1 Woche vor Einsetzen der klinischen Symptomatik, bewirkt es bei 80–90% der Behandelten eine Abschwächung der klinischen Symptomatik, z.B. Verhinderung des Ikterus, verhindert jedoch nicht unbedingt eine Infektion. Eine derartige Prophylaxe ist indiziert bei Kontaktpersonen aus der Familie und dem Haushalt des Erkrankten (0,05 ml/kg) oder bei Massenausbrüchen mit gemeinsamer Infektionsquelle (0,05 ml/kg) sowie außerdem bei Personen, die einem hohen Infektionsrisiko unterliegen (Reisende in Endemiegebiete, Entwicklungshelfer usw.) (0,1 ml/kg). Man kann in diesem Falle mit einer Schutzdauer von 4 Monaten rechnen. Allerdings muß man damit rechnen, daß bei den mit γ-Globulin behandelten Personen die Hepatitis unter Umständen in mitigierter, anikterischer Form verlaufen kann. Kontrollen der Transaminasen sind daher anzuraten.

Literatur

Blumberg, B.S., A. Sutnick, W.T. London: Australia antigen and hepatitis. J. Amer. med. Ass. 207 (1958) 8
Ermert, A.: Virushepatitis und Keimschädigung, Z. Kinderheilk. 105 (1969) 1
Kalk, H., E. Wildhirt: Die Krankheiten der Leber. In: Klinik der Gegenwart, Bd. VII/3, hrsg. von R. Cobet, K. Gutzeit, H.E. Bock, F. Hartmann. Urban & Schwarzenberg, München 1958
Krugman, S., J.P. Giles, J. Hammond: Viral hepatitis, type B (MSZ-strain) prevention with specific hepatitis B immune serum globulin. J. Amer. med. Ass. 218 (1971) 1665
Krugman, S., R. Word, J. Giles, A. Jacobs: Infectionshepatitis. J. Amer. med. Ass. 174 (1960) 823
Kühn, H.A.: Zur Therapie der akuten Virushepatitis. Therapiewoche 8 (1957) 52
Overkamp, H.: Über den Eisenstoffwechsel bei Virushepatitis. Münch. med. Wschr. 27 (1960) 1325
Schettler, G.: Behandlung der Hepatitis in der Praxis. Therapiewoche 20 (1970) 8
Sherlock, Sh.: Diseases of the liver and biliary systems. Lehmann, München 1965
Siede, W.: Virushepatitis und Folgezustände von Hepatitis epidemica. Barth, Leipzig 1958
Soulier, J., P.C. Blatix, A. Courouce, D. Benamon, P. Amouch, J. Drouet: Prevention of virus B hepatitis (SH-Hepatitis). Am. J. Dis. Child. 123 (1972) 429
Zuckermann, A.J.: Hepatitis-associated antigen and viruses. North-Holland publishing Company, Amsterdam 1972

Infektiöse Mononukleose (Pfeiffersches Drüsenfieber)

F. TRAUTMANN

Definition

Es handelt sich um eine häufig mit Angina einhergehende, fieberhafte Infektionskrankheit, die gekennzeichnet ist durch Lymphknotenschwellungen, eine Lymphozytose mit Lymphoidzellvermehrung und Entwicklung von Antikörpern gegen das Epstein-Barr-Virus im Blut des Patienten.

Häufigkeit, Vorkommen

Die Krankheit ist ziemlich häufig und weit verbreitet in der Welt. In Deutschland entfällt zur Zeit etwa auf jeden achten zur Klinikaufnahme gelangenden Fall von Angina ein Fall von infektiöser Mononukleose. Betroffen sind vor allem Kinder und jugendliche Erwachsene (»Studentenfieber«). In den Monaten April bis Juni findet sich eine gewisse Häufung der Krankheitsfälle, und ein zweiter Anstieg der Fallzahlen läßt sich gelegentlich im Herbst feststellen.

Epidemiologie

Die Krankheit tritt sporadisch und epidemisch auf. Sporadische Fälle bieten oft das Bild der »Lymphoidzellangina«, epidemische häufig das des »Drüsenfiebers«. Diese epidemiologischen Unterschiede bei gleichzeitiger klinischer Verschiedenheit sind noch nicht erklärbar. Vielleicht sind die Ursachen für diese Verschiedenheiten ähnlich denjenigen Ursachen, die bei identischem Virus bei einem Menschen Herpes zoster, beim anderen aber Varizellen entstehen lassen. In einer Reihe von Staaten sind Mononukleosefälle meldepflichtig. Die Kranken brauchen jedoch nicht isoliert zu werden.

Ätiologie (Mikrobiologie)

Seit 1968 richtete sich die Aufmerksamkeit besonders auf das den Herpesviren nahestehende weitverbreitete Epstein-Barr-Virus, das zuerst beim Burkitt-Tumor, einer besonderen Art des Lymphoretikulosarkoms, gefunden wurde. Mononukleosekranke entwickeln sehr häufig und mit relativ hohen Titern Antikörper gegen das Epstein-Barr-Virus, so daß dieses Virus heute als Erreger der infektiösen Mononukleose anerkannt ist.

Pathogenese

Vermutlich dringt der Erreger der Krankheit über die Schleimhaut der Rachenteile ein. Die Altersverteilung der Mononukleose und anamnestische Feststellungen haben den Verdacht aufkommen lassen, daß intimer oraler Kontakt eine der Übertragungsmöglichkeiten darstellt (»Kußkrankheit«). Die Prodromi, bestehend aus uncharakteristischen grippalen Erscheinungen, können sich über 1–2 Wochen hinziehen. Die Inkubationszeit beläuft sich auf 6–14 Tage, es kommen eventuell auch bis zu 40 oder 45 Tage in Betracht. Autoptische Untersuchungen ergaben, daß auf der Höhe der Erkrankung eine generalisierte, sehr ausgedehnte Zellreaktion des lymphoretikulären Apparates besteht. Im Lymphknotenschnitt sind »bunte Pulpahyperplasie und unreife Sinushistiozytose« kennzeichnend; in manchen Fällen ist das Bild schwer vom Morbus Hodgkin zu unterscheiden; in späteren Krankheitsstadien kann es der Piringer-Kuchinka-Lymphadenitis ähneln. Die Milzkapsel ist oft von der Zellwucherung weitgehend durchsetzt.

Krankheitsbild

Anamnese

Nach besonderem Kontakt mit anderen Personen, die unter Umständen ebenfalls eine Tonsillitis hatten, ist zu fragen; wenn Listerioseverdacht besteht, auch nach Tierkontakt. Einige Patienten gaben an, in der Prodromalzeit häufig Nasenbluten gehabt zu haben.

Befunde

Das Fieber, meist von mittlerer Höhe, wird zuweilen durch einen Schüttelfrost, oft durch Frösteln eingeleitet. Im Unterschied zur Fieberdauer bei banaler Angina erstreckt es sich häufig über mehrere Wochen, in unregelmäßiger Form, remittierend oder auch intermittierend, in Einzelfällen kommt hohe Kontinua vor. Die Lymphknotenschwellungen betreffen nicht nur die oberen Hals- und Nackenregionen, meist finden sich Achsel- und Leistenlymphome. Letztere können bei Kindern zu Gehschwierigkeiten Anlaß geben. Die Angina bietet sich in allen möglichen Formen dar, nicht selten als diphtheroide Angina sowie als Angina necroticans. Dabei kommt auch Ödem der umgebenden Rachenteile sowie der Uvula vor. Zu achten ist auf palatinale Enantheme und spritzerartige Petechien.

Gingivitis oder Stomatitis vervollständigen nicht selten das Bild. In etwa 10% der Fälle findet sich, gelegentlich schon im Prodromalstadium der Erkrankung, ein Lidödem, besonders am Oberlid, etwas häufiger noch eine Konjunktivitis. Die Schleimhaut der Nase, besonders im hinteren Bereich, schwillt, es kommt nicht selten zu Stockschnupfen. Infolge der Nasenatmungsbehinderung wird der Mund dann offen gehalten, die Kopfbewegungen sind infolge der Hals- und Nackenlymphome erschwert. In mehr als der Hälfte der Fälle wird die Milz palpabel. Da sich manchmal Blutansammlungen unter der aufgelockerten Milzkapsel ausbilden, lasse man bei der Milzpalpation Vorsicht walten (Gefahr der Kapselruptur). Auch die Leber kann sich vergrößern darstellen. Nicht ganz selten findet sich eine relative, manchmal auch absolute Bradykardie, aber auch Tachykardien kommen vor, gelegentlich Komplikationen ankündigend oder begleitend. Die Blutsenkungsreaktion ist meist nur gering oder mäßig beschleunigt. Diese anginöse Form der Mononukleose ist das am häufigsten vorkommende Bild, insbesondere im Adoleszentenalter und bei jugendlichen Erwachsenen.

Zur Drüsenfieberform finden sich fließende Übergänge. In der ursprünglichen Mitteilung über das Drüsenfieber fehlt das Symptom »Angina« und fehlen blutmorphologische Untersuchungen. Man unterscheidet einen pharyngealen, anginösen, thorakalen, abdominalen und einen schleichenden Typus mit ausgedehnten Lymphknotenschwellungen. Das Drüsenfieber neigt zu Hausepidemien und befällt meist Kinder von 2–8 Jahren. Im Blutbild Lymphozytose mit Auftreten atypischer Zellformen (»Lymphämoides Drüsenfieber«). Leber- und Milzschwellung sind häufig, Parotisschwellungen werden ebenfalls beobachtet, ferner sind nicht selten abdominale Lymphknotenschwellungen vorhanden, durch die sich die Bauchbeschwerden der Kinder erklären.

Leberbeteiligung wird bei Mononukleosen ganz allgemein häufig gefunden. Gelegentlich führt sie zu Ikterus. Die Transaminasewerte sind nicht selten erhöht, meist aber nur mäßig stark. Histologisch findet sich ausgeprägte lymphoretikuläre Zellproliferation. Die Prognose der »Hepatitis mononucleosa« ist meist recht günstig. Die sichere Entstehung einer Leberzirrhose nach infektiöser Mononukleose wurde noch nicht bewiesen.

Seltener ist das Herz in Mitleidenschaft gezogen. Allerdings gibt es auch Autoren, die in mehr als 30% der Fälle pathologische EKG-Kurven gefunden haben.

An der Lunge können sich Veränderungen nach Art einer atypischen Pneumonie finden. Bronchitis ist nicht ganz selten, ebenfalls Hiluslymphknotenschwellung. Pleuritiden kommen vor.

Das Nervensystem ist in etwa 1% beteiligt. Festgestellt wurden unter anderem Meningismus, Meningitis, Enzephalitis, zerebellare Alterationen, Myelitiden, Querschnittsbefund, Guillain-Barré-Syndrom, verschiedenartige Paresen, darunter auch ein- oder doppelseitige Fazialisparese (Diplegia faciei), Neuritiden. Auch sehr schwere Verläufe kommen vor. An der Haut finden sich in 10–15% der Fälle Veränderungen: verschiedenartige Exantheme, akneiforme Veränderungen, Petechien, auch blasige Effloreszenzen und gelbliche Verfärbung der Handflächen. An den Augen zeigten sich in einzelnen Fällen Papillenödem, Neuritis nervi optici, Okulomotoriuslähmung, Nystagmus, Lidptosis und Retinablutungen. Im Sternalpunktat sind oft lymphoretikuläre Zellveränderungen, meist diffus, in einzelnen Fällen auch mit Bildung kleiner Granulome nachweisbar.

Laboratoriumsbefunde
Das Blutbild zeigt eine Lymphozytose, manchmal Monozytose, ferner eine Zunahme der sog. Lymphoidzellen, die als Mischformen zwischen Lymphozyten, Monozyten und Plasmazellen bezeichnet werden können (»Virozyten«). Sie sind oft größer als typische Lymphozyten, und ihr Zytoplasma ist häufig stärker basophil. So findet sich auf der Höhe der Krankheit ein »buntes Blutbild«. Im weiteren Verlauf pflegen dann die typischen Lymphozyten vorzuherrschen. Die Gesamtleukozytose ist gewöhnlich nicht hochgradig, kann jedoch in Verbindung mit den eigenartigen qualitativen Zellveränderungen einmal zu der Fehlannahme einer Leukämie verleiten. Selten sind leukopenische Fälle oder Fälle mit hochgradiger Thrombozytopenie.

Besondere Befunde
In 70–90% der Fälle ist die Paul-Bunnell-Reaktion positiv; das besagt, daß das Serum der Kranken in Verdünnungen von 1:64 und darüber Hammelerythrozyten agglutiniert. Da es sich nicht um eine Reaktion auf einen bekannten Erreger handelt, ist der Paul-Bunnell-Test ähnlich wie die Kälteagglutination unspezifisch. Es gibt einzelne Fälle von infektiöser Mononukleose mit negativem Paul-Bunnell-Test und andererseits auch falsch positive Resultate zum Beispiel bei Patienten, die tierisches Serum erhalten haben. Mononukleoseantikörper sind im Unterschied zu einzelnen anderen heterophilen Antikörpern nicht durch Meerschweinchennieren, aber durch Rindererythrozyten absorbierbar. So wird der einfache Paul-Bunnell-Test zur Verbesserung der diagnostischen Aussage gewöhnlich durch die entsprechenden Absorptionsproben ergänzt. In auffallend hohem Grade lösen Seren von Mononukleosekranken Rindererythrozyten auf. Der auf dieser Tatsache basierende Rinderzellhämolysintest, der im Verlauf der infektiösen Mononukleose früher positiv wird als der Paul-Bunnell-Test und der im Prozentsatz der positiven Ergebnisse diesem nicht nachsteht, ist bei Verdacht auf infektiöse Mononukleose eine sehr wertvolle diagnostische Hilfe. Eine gute Ergänzung des einfachen Paul-Bunnell-Tests stellt ferner das Verfahren nach WÖLLNER (1962) dar. Dabei wird das Ausmaß der Agglutination vor und nach Behandlung der Hammelerythrozyten mit dem Ferment Papain vergleichend geprüft. Ein signifikanter Titerabfall nach Papainisierung spricht für Mononukleose. Neuerdings sind auch Pferdeerythrozyten in die Serodiagnostik der infektiösen Mononukleose eingeführt. Verschiedene Schnelltests sind als Suchtests brauchbar. Stabilisierte, monatelang haltbare Erythrozyten, auch solche vom Pferd, können dazu verwendet werden. Die Industrie bietet mehrere Schnelltestfertigpackungen an (z.B. »Merckotest« in Deutschland). Die Paul-Bunnell-Reaktion bleibt 4–14 Wochen positiv und läßt dann einen ziemlich steilen Abfall der Titerwerte erkennen.

In einer Anzahl von Fällen von Mononukleose (die Angaben verschiedener Autoren gehen von 3,6 bis 16,8%) fällt die Wassermann-Reaktion (unspezifisch) positiv aus, wird aber bereits wenige Wochen nach Krankheitsende wieder negativ.

Verlauf und Prognose
Die Rekonvaleszenz zieht sich oft lange hin. Chronisch rezidivierende Verläufe über Monate kommen auch im Kindesalter vor. Die Mortalität ist im allgemeinen gering. Meist heilt die Krankheit mit Restitutio ad integrum aus. Jedoch neigen Menschen, die eine infektiöse Mononukleose überstanden haben, oft zu weiteren Anginen in der Folgezeit.

Komplikationen
Komplikationen werden manchmal nicht durch das Leiden selbst ausgelöst, sondern durch Sekundärinfektionen verschiedener Art, vor allem mit pathogenen Kokken. So können sogar septische Zustände entstehen. Eine »funktionelle Agranulozytose« bei Mononukleose leistet dem Keimeinbruch Vorschub. Im übrigen seien an Komplikationen genannt: Milzruptur, zerebrales Koma, Larynxödem, Atemlähmung, schwerste Blutungen aus Rektum, Magen, Bronchialbaum, Nase, ferner Purpura haemorrhagica (als Ursache kann sich eine exzessive Thrombozytopenie finden), Pleuraerguß, Pericarditis sicca und exsudativa, Thyreoiditis, hämolytische Anämie.

Differentialdiagnose
Vor allem sind differentialdiagnostisch abzugrenzen die Rachendiphtherie, ferner schwere Streptokokkenanginen, die oroglanduläre Form der Listeriose, Toxoplasmose, Lymphknotentuberkulose, Brucellosen, Adenovirusinfektionen, schließlich einzelne mononukleoseartige Syndrome, die sich bei Behandlung mit verschiedenen Medikamenten einstellen können (PAS, Hydantoinderivate, Perchlorat, Penicillin u.a.) oder nach Operationen am offenen Herzen manchmal vorkommen. Mononukleose bei Zytomegalievirusinfektion wurde ebenfalls beobachtet. Gelegentlich finden sich bei serologisch gesicherter infektiöser Mononukleose stark positive Toxoplasmosereaktionen, die dann wohl als Ausdruck einer Aktivierung schlummernder Toxoplasmainfektionen durch den mononukleären Proliferationsprozeß im RES aufzufassen sind.

Therapie
Bei unkomplizierten Fällen kann man sich auf antiphlogistische, analgetisch-antipyretische Therapie beschränken, bei Sekundärinfektionen mit hämolysierenden Streptokokken ist Penicillin angezeigt (s. S. 13–116). Ampicillin ist kontraindiziert,

da nach Ampicillintherapie häufig allergische Exantheme auftreten. Bei schwersten Anämien können in seltenen Fällen Bluttransfusionen, bei Glottisödem Corticosteroide notwendig werden.

Literatur

Banatvala, J.E., S.G. Grylls: Serological studies in infectious mononucleosis. Brit. med. J. 3 (1969) 444
Glanzmann, E.: Infektiöse Mononukleose. In: Handbuch der Inneren Medizin, Bd. I/1, 4. Aufl., hrsg. von H. Schwiegk. Springer, Berlin 1952
Henle, G., W. Henle, V. Diehl: Relation of burkitt's tumorassociated herpes-type virus to infectious mononucleosis. Proc. nat. Acad. Sci. (Wash.) 59 (1968) 94
Hoagland, R.J., E. Gill: Infections mononucleosis. In: Modern medical monographs. Grune and Stratton, New York 1953
Hoagland, R.J., E. Gill: Die diagnostischen Kriterien der infektiösen Mononukleose. Dtsch. med. Wschr. 80 (1955) 214
Meythaler, F., W. Häupler: Die infektiöse Mononukleose. Encke, Stuttgart 1962
Mikkelson, W., C.J. Tupper, J. Murray: The ox cell hemoysin test as a diagnostic procedure in infectious mononucleosis. J. Lab. Clin. Med. 52 (1958) 648
Petrides, A.S.: Zur Klinik der infektiösen Mononucleose. Folia haemat. (Lpz.) 72 (1953) 1
Wöllner, D.: Neue Methode zur serologischen Diagnostik der infektiösen Mononukleose. Dtsch. med. Wschr. 87 (1962) 1504

Infektiöse Lymphozytose

F. TRAUTMANN

Definition

Es handelt sich um eine harmlose kontagiöse Erkrankung mit dem Hauptmerkmal einer hochgradigen Lymphozytose. Es ist die Frage, ob die Aufführung dieses Syndroms als eigenständige Krankheit überhaupt gerechtfertigt ist oder ob es sich um eine besondere Reaktionsform der Lymphozyten auf verschiedene Infektionen handelt (s. Ätiologie).

Vorkommen

Die jahreszeitlich nicht gebundene, in zahlreichen Ländern beobachtete Krankheit kommt vorwiegend im Kindesalter, und zwar sporadisch oder in Kleinraumhäufungen vor. Manchmal wird sie nur durch Zufall entdeckt, etwa bei Blutbildroutineuntersuchungen in einem Kinderheim.

Ätiologie

Ätiologisch sind Zusammenhänge mit Pertussis, Mumps, Toxoplasmose und verschiedenen anderen Infekten erwogen worden. Bei mehreren Fällen fand sich eine Infektion mit Adenovirus Typ 12, in einer Reihe anderer Fälle wurde virologisch und serologisch Infektion mit einem Erreger der Coxsackie-Virus-Gruppe nachgewiesen. Infektion mit Epstein-Barr-Virus ließ sich nicht feststellen.

Pathogenese

Die Inkubationszeit beläuft sich auf 2–3 Wochen, längstens 21 Tage. Die meist ziemlich kurzen Prodromi haben grippalen Charakter.

Krankheitsbild

Die völlig gutartige Krankheit kann symptomlos verlaufen, meist jedoch beherrschen Infektzeichen der oberen Luftwege, Fieber und nicht selten ein wenige Tage dauerndes masern-, scharlach- oder rötelnartiges Exanthem das Initialbild. Konjunktivitis, Mikropolyadenie, Husten, Milzvergrößerung, Bauchschmerz, Erbrechen, Meningismus kommen vor. Der Kardinalbefund ist eine Leukozytose von 20000–40000, manchmal bis zu 150000 Zellen mit Vorherrschen ausgereifter typischer Lymphozyten (50 bis über 90%). Lymphoidzellige Elemente finden sich in geringer Zahl. Die Lymphozytose (auch im Sternalmark vorhanden) vermag sich über 5 Wochen und mehr hinzuziehen. In Lymphknotenschnitten zeigte sich eine retikuläre Hyperplasie. Bei Abklingen der Erkrankung tritt relativ häufig Eosinophilie auf.

Differentialdiagnose

Infektiöse Mononukleose, Toxoplasmose, Röteln, Pertussis müssen mit Hilfe der entsprechenden Seroreaktionen oder kultureller Befunde ausgeschlossen werden.

Prognose und Therapie

Die Prognose der infektiösen Lymphozytose ist stets gut. Die Therapie kann sich auf symptomatische und/oder antiphlogistische Maßnahmen beschränken.

Literatur

Blacklow, N.R., A.Z. Kapikian: Serological studies with Epstein-Barr-Virus in infectious lymphocytosis. Nature 226 (1970) 647
Gsell, O.: Lymphocytosis infectiosa acuta. Schweiz. med. Wschr. 77 (1947) 682
Smith, C.H.: Infectious lymphocytosis. Amer. J. Dis. Child. 62 (1941) 231

Enterovirusinfektionen

O. VIVELL

Als Enteroviren werden serologisch differente, RNS-haltige Viren zusammengefaßt, die etwa 15 bis 30 nm groß, kubisch und ätherresistent sind und sich im menschlichen Darmtrakt vermehren, daher auch bevorzugt im Stuhl nachgewiesen werden. Dazu gehören die 3 Typen des Poliomyelitisvirus, 30 Coxsackie-Viren (Serotypen A1–22, 24 bis 25 [Coxsackie-Virus A23 = ECHO 9], B1–6) und 32 ECHO-Viren (ECHO 1–9, 11–27, 29–34

[ECHO 10 = Reovirus, ECHO 28 = Rhinovirus Typ 1]) sowie die sog. EMC-Viren. Da auch ca. 90 Rhino- oder Koryzaviren gleiche physikalisch-chemische Eigenschaften besitzen, sich aber im Respirationstrakt, vorwiegend im Nasenepithel vermehren, hat man eine übergeordnete Gruppenbezeichnung »Picorna-Viren« gewählt, eine englische Abkürzung für kleine, RNS-haltige Viren. Obwohl der primäre Vermehrungsort von Enteroviren der menschliche Darmtrakt ist, sind die von ihnen verursachten Krankheitsbilder nur selten einmal Enteritiden. Erst durch das Eindringen dieser Viren über Lymphbahnen und Blut in den Organismus kommt es zu den typischen Krankheitsbildern, von denen die spinale Kinderlähmung eine der gefährlichsten und charakteristischsten ist. Die Enteroviren sind weit verbreitet und werden auch von Gesunden vor allem in den Sommermonaten ausgeschieden. Hieraus ergeben sich diagnostische Schwierigkeiten bei den durch sie verursachten Erkrankungen. Darminfektion und spezifischer Antikörperanstieg können sowohl beim klinisch gesunden als auch beim durch Enteroviren erkrankten Menschen nachgewiesen werden. Im Einzelfall ist daher die Frage, ob ein bestimmtes Krankheitsbild durch ein Enterovirus verursacht ist, nur schwer oder gar nicht zu beantworten.

Poliomyelitis (spinale Kinderlähmung, Heine-Medinsche Krankheit)
Definition
Die Poliomyelitis ist eine akute, zyklische, meist fieberhafte Infektionskrankheit, die bei voller Ausprägung zu einer Schädigung des Zentralnervensystems, vor allem der motorischen Areale des Rückenmarks führt, wodurch schlaffe Lähmungen unterschiedlicher Schweregrade entstehen. Am häufigsten sind aber latente, nur virologisch-serologisch nachweisbare Infektionen. Neben der typischen Lähmungskrankheit gibt es auch abortive, rein meningitische oder selten enzephalitische Verlaufsformen.

Geschichte
Ägyptische Abbildungen lassen vermuten, daß die Poliomyelitis eine uralte Krankheit ist. Gruppenerkrankungen wurden im Raum Stuttgart 1840 beschrieben.
Das Poliomyelitisvirus wurde 1909 auf Affen übertragen. 1951 wurden serologische Differenzen zwischen den Polioviren festgestellt und damit die drei Typen des Virus entdeckt. Die Krankheit, die sich vor allem nach dem 2. Weltkrieg seuchenhaft ausbreitete, ist seit Einführung der Schluckimpfung 1962 wieder selten geworden.

Epidemiologie
Die Epidemiologie der Poliomyelitis, die weltweit verbreitet ist, war lange rätselhaft, bis man mit virologisch-serologischen Methoden feststellte, daß die Durchseuchung fast so umfassend ist wie bei den Masern. In den heißen Klimazonen gibt es kaum Lähmungspoliomyelitis, da die Ansteckung überwiegend im Säuglingsalter erfolgt, das heißt zum Teil noch unter dem Schutz mütterlicher Antikörper. Andererseits erkranken nichtimmune Kleinkinder bei Infektion viel seltener manifest als Erwachsene. Hier rechnet man auf 1000–10000 Infizierte einen Lähmungsfall. Je älter die Menschen bei Erstinfektion sind, desto höher ist das Erkrankungsrisiko. So wurde unter dem Einfluß der modernen Hygiene die früher endemisch verbreitete, klinisch kaum in Erscheinung tretende Poliomyelitis zu einer gefürchteten Seuche, die besonders Länder mit hohem Lebensstandard, wie die USA und Schweden, befiel. Sie wird daher als »Sauberkeits- oder Munditialseuche« bezeichnet.
Der Immunitätsstatus der Bevölkerung ist zwar der wichtigste, aber sicher nicht der einzige epidemiegestaltende Parameter. Es gibt in der Natur Poliomyelitisviren verschiedener Virulenz. Das rhythmische Aufflammen von Großepidemien war durch den Einbruch hochvirulenter Virusvarianten des Typs 1 bestimmt. Auch in Deutschland war die Poliomyelitis eine in 4- bis 5jährigen Epidemierhythmen stetig an Umfang zunehmende Erkrankung geworden, die im schlimmsten Epidemiejahr 1952 fast 10000 Menschen befiel. Man rechnet mit etwa 10% Todesfällen und 40% Restlähmungen.
Ungeklärt ist der ausgesprochene saisonale Charakter der Poliomyelitis epidemica, die im Sommer/Herbst ihren Gipfelpunkt hat. Sie ähnelt hierbei anderen infektiösen Darmerkrankungen, mit denen man sie in epidemiologischen Zusammenhang gebracht hat. Wie bei letzteren scheint auch für die Poliomyelitis die Schmutz- und Schmierinfektion der Hauptansteckungsmodus zu sein, und diese dürfte durch die klimatischen Verhältnisse im Sommer/Herbst besonders begünstigt werden. Im Frühstadium, wenn sich Poliomyelitisviren im Rachen vermehren, ist allerdings auch Tröpfcheninfektion möglich. Die rasche Ausbreitung im familiären Milieu und innerhalb einer Toilettengemeinschaft wird dadurch verständlich. Infizierte können pro Gramm Stuhl 10^6–10^8 Viren ausscheiden.
Die Poliomyelitis wird von Mensch zu Mensch übertragen, tierische Zwischenwirte spielen kaum eine Rolle. Die Ausbreitung erfolgt unter den Nichtimmunen, deren Kollektiv ohne Intervention einer Schluckimpfung alle 4–5 Jahre in zivilisierten Ländern einen ausreichend hohen Bevölkerungsanteil ausmacht, um eine Epidemie zu ermöglichen; dabei wird mehr und mehr eine Verschiebung der Altersdisposition zu älteren Kindern und Erwachsenen beobachtet. Vor allem bei letzteren verläuft aber die Kinderlähmung maligne.
In interepidemischen Zeiten muß auch der Mensch als Virusreservoir angesehen werden. Bei Personen mit gestörtem Antikörperbildungsvermögen

konnte man ein Poliomyelitisvirusträgertum von über einem Jahr nachweisen.

Ätiologie
Es gibt 3 Poliomyelitisvirustypen, die sich serologisch unterscheiden. Ausgedehnte Epidemien sind fast immer durch den Typ 1 verursacht, sporadische Erkrankungen, die oft sehr schwer verlaufen, durch die Typen 2 und 3. Früher waren 85% der Erkrankungen durch Typ 1, 10% durch Typ 3 und 5% durch Typ 2 hervorgerufen. Seit Einführung der Schutzimpfung mit abgeschwächten Poliomyelitisvirusstämmen werden die Typen 2 und 3 relativ häufiger isoliert. Das Poliomyelitisvirus kann im Stuhl und in Abwässern leicht nachgewiesen werden, im Liquor findet man es nur selten, auch aus Gehirn und Rückenmark ist eine Isolierung möglich.

Pathogenese und Pathophysiologie
Nach oraler Infektion kommt es zu einer ersten Virusvermehrung sowohl im Rachenepithel als auch besonders im Darmtrakt. Nach Magenpassage trifft das Virus offenbar auf weite epitheliale oder lymphatische Zellareale, in denen es sich lange Zeit in vielen Zyklen vermehren kann, ohne daß sich morphologisch nennenswerte Veränderungen der Darmschleimhaut finden lassen. Die Virusausscheidung im Rachen beschränkt sich auf 6–8 Tage, die im Darm dauert durchschnittlich 4–6 Wochen, teilweise noch viel länger.

Die Einschwemmung des Virus über die Lymphbahnen ins Blut führt zu der vielfach nachgewiesenen virämischen Phase vor der Infektion des Zentralnervensystems, die üblicherweise über die Blut-Hirn-Schranke erfolgt. Eine Nervenbahnwanderung zum Zentralnervensystem erscheint nach experimentellen Befunden ebenfalls möglich (Abb. 13.**22**).

Die Ausbreitung innerhalb des Zentralnervensystems hängt wesentlich von der Invasionskraft der einzelnen Virustypen ab. Sie ist bei attenuierten Stämmen, die in den Impfstoffen enthalten sind, gegenüber Wildviren beträchtlich eingeschränkt. Unter attenuierten Stämmen versteht man nichtpathogene abgeschwächte Viren, die ihre antigenen Eigenschaften nicht eingebüßt haben. Manche Viren scheinen bestimmte Areale des Zentralnervensystems, z.B. die Medulla oblongata, bevorzugt zu befallen.

Obwohl das Poliomyelitisvirus auf einem langen Weg das Zentralnervensystem erreicht, finden sich fast nur dort typische Läsionen. Sie bestehen in ausgedehnten Nervenzellschädigungen oder Untergängen in Form von Neuronophagien oder zentralen Chromatolysen. Eine Auflösung der Nissl-Substanz im zentralen Bereich blockiert zwar die Funktion der Zelle, scheint aber reversibel zu sein. Prädilektionsstellen sind die motorischen Zellareale der Vorder- und Seitenhörner, besonders in der Lenden- und Halsmarkanschwellung, sowie die Medulla oblongata. Oft greifen die Läsionen aber auch auf die Clarke-Säulen über und breiten sich nach den Spinalganglien aus. Auch enzephalitische Herde sind häufig, so in der vorderen motorischen Zentralregion, aber auch in Hirnstammkernen, wie Thalamus, Substantia nigra, Vestibulariskernen und Nucleus dentatus. Entsprechend dem Sitz der Läsionen ist das klinische Bild durch eine motorische, daneben enzephalitische oder vegetative Symptomatik gekennzeichnet.

Krankheitsbild
Über 90% der Infektionen verlaufen klinisch inapparent. Soweit es zu erkennbaren Symptomen kommt, können diese in verschiedene Stadien eingeteilt werden, die auch alle einmal isoliert oder in voller Reihenfolge auftreten. Man unterscheidet die abortive, die aparalytische und die paralytische Poliomyelitis. Unspezifische Vorkrankheiten, z.B. Keuchhusten, Windpocken, oder Impfungen, Traumen, Überanstrengungen, Reisen oder auch eine Gravidität können provozierend, wegbahnend oder lokalisierend wirken, wenn sie auf einen bereits mit Poliomyelitisviren infizierten Organismus treffen. Die Inkubationszeit ist wenig normiert, wird aber bei typischem Verlauf mit 10–14 Tagen bis zum Paralysebeginn angegeben, sie kann auch viel länger sein (bis zu 35 Tagen).

Abortive Poliomyelitis
Eine spezifisch ausgelöste Vorkrankheit wird oft als Initialstadium beobachtet, kommt aber häufiger allein ohne weitere Folgen vor. Fieber, Übelkeit, allgemeines Krankheitsgefühl, Erbrechen, Rücken- und Gliederschmerzen, gelegentlich auch Hyperämie des Rachens und katarrhalische Infekte, Obstipation oder Durchfall können auf die Darminfektion hinweisen. Es folgt eine Zeit kurzfristiger Erholung. Diese 2–5 Tage dauernde Vorkrankheit wird wahrscheinlich durch die Virämie ausgelöst. Mit ihr kann die Krankheit abbrechen, es kommt aber wie bei der inapparenten Infektion zur Immunität (Abb. 13.**23**).

Aparalytische Poliomyelitis
2–3 Tage später beginnt die Hauptkrankheit mit meningealen Reizsymptomen. Ein erneuter, häufig sehr hoher Fieberanstieg läßt die biphasische Temperaturkurve erkennen. Die Hauptkrankheit setzt plötzlich innerhalb von Stunden ein mit Kopf-, Muskel- und Rückenschmerzen sowie oft zentral ausgelöstem Erbrechen. Diese Poliomeningitis unterscheidet sich nicht von anderen Virusmeningitiden und ist prognostisch günstig, wenn sie nicht, wie bei zwei Drittel der Fälle, in ein Lähmungsstadium übergeht. Die meningitischen Symptome, wie Opisthotonus und Nackensteifigkeit, Kernig- und Lasègue-Zeichen sind oft wenig ausgeprägt. Um so mehr muß man auf die diskreten meningealen Reizerscheinungen achten, wie das Dreifußzeichen (Abstützen der Wirbelsäule beim Sitzen durch hinter dem Gesäß aufgestützte Arme), das »spine sign« (Steifhalten der Wirbelsäule bei Seit-

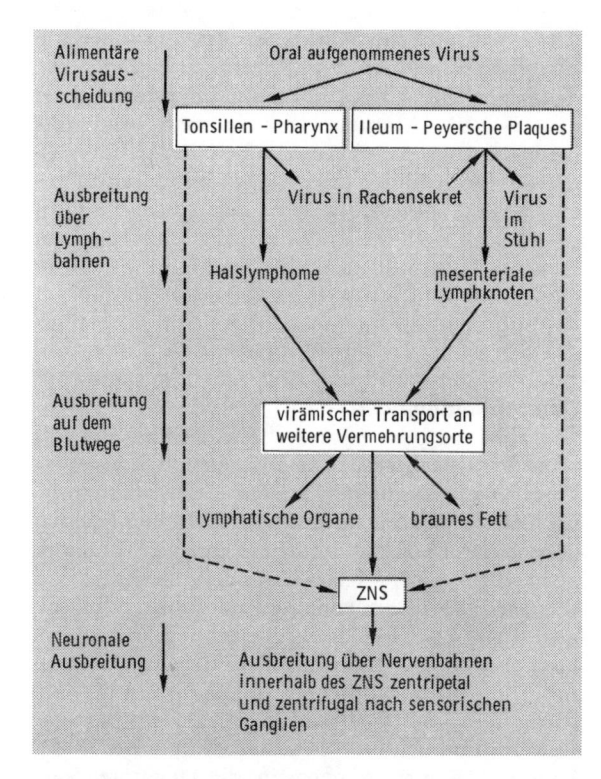

Abb. 13.22 Die Ausbreitungswege des Poliomyelitisvirus (nach *Keller, Wiskott*)

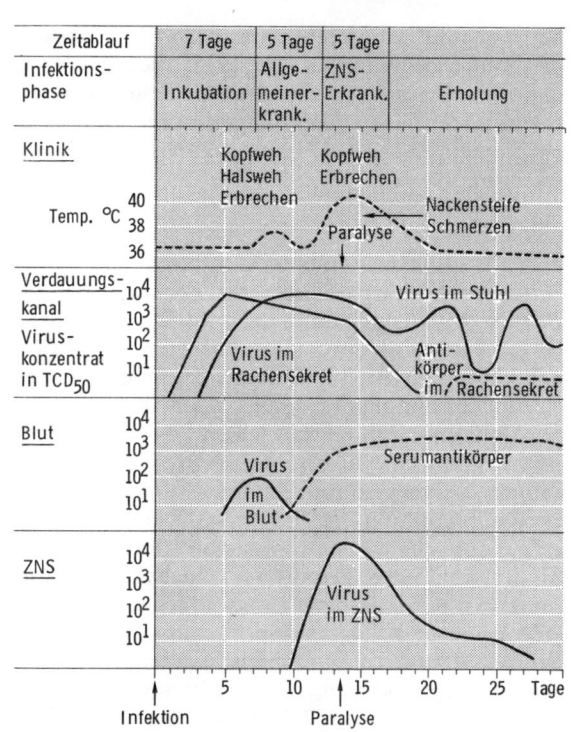

Abb. 13.23 Vergleichende Darstellung der klinischen Erscheinungen, des Virusnachweises im Verdauungskanal, im Blut und im zentralen Nervensystem und des Antikörpernachweises (nach *Keller, Wiskott*)

wärtsbewegung beim sitzenden Patienten) und das Kniekußphänomen (Unmöglichkeit bei angewinkelten Beinen mit dem Mund das Knie zu berühren). Im Liquor findet sich eine Pleozytose (15–400 Zellen/mm³, selten mehr), zunächst herrschen Granulozyten vor, später mehr Lymphozyten und große mononukleäre Zellen. Das Liquoreiweiß steigt langsam an und bleibt oft noch für Wochen erhöht. Der Liquorzucker ist im Gegensatz zu bakteriellen Meningitiden unverändert. Diese Poliomyelitis läßt sich nur virologisch-serologisch als solche diagnostizieren. Gegenüber anderen Virusmeningitiden ist sie nicht häufig.

Paralytische Poliomyelitis
Charakteristisch, das heißt klinisch als Poliomyelitis erkennbar wird die Krankheit erst, wenn ein Lähmungsstadium folgt. Dieses entwickelt sich aus dem initial meningitischen oft über ein adynam-präparalytisches Stadium. Dabei kommt es zu Muskelschwächen, die fließend in echte Paralysen übergehen. Solche »prämonitorischen« Muskelschwächen, wie sie z.B. im Bereich der Halsmuskulatur den Head drop (Zurückfallen des Kopfes beim Heben des Patienten an den Schultern aus liegender Stellung) verursachen, sind wichtige differentialdiagnostische Hinweise auf eine Poliomyelitis. Die Lähmungen setzen 1–4 Tage nach Beginn der Hauptkrankheit, mitunter aber auch über Nacht (Frühmorgenlähmung) ein. Sie sind schlaff und bevorzugen die proximalen Anteile der Extremitätenmuskulatur. Muskelschmerzen, Parästhesien und Hyperästhesien sind besonders bei Erwachsenen gleichzeitig vorhanden. Solange Fieber besteht, muß mit einem Fortschreiten der Lähmungen gerechnet werden, doch kommt es meist nach 3–5 Tagen zur Entfieberung.
Je nach Lokalisation der Läsionen des Zentralnervensystems unterscheidet man verschiedene klinische Formen der paralytischen Poliomyelitis.

Spinale Form
In der Lendenanschwellung des Rückenmarks beginnen meist die Zerstörungsprozesse, die bevorzugt zum Ausfall von Mm. quadrizeps, psoas, tibialis anterior, fibularis oder gastrocnemius führen, selten aber auch fortschreitend die gesamte Bein- und Beckenmuskulatur sowie die lange Rückenmuskulatur betreffen. Besonders charakteristisch ist die fast stets nachweisbare Asymmetrie der poliomyelitischen Lähmungen. Ist die Halsanschwellung zuerst ergriffen, kommt es zu Lähmungen der Schultermuskeln, der Mm. deltoideus, triceps, der Fingerstrecker oder des M. opponens pollicis. Auch die Bauchmuskulatur wird aufsteigend mit betroffen. Dabei ist besonders auf eine Blasenlähmung zu achten. Durch Überfüllung der Blase kann ein Bauchtumor vorgetäuscht werden. Kritisch wird die Situation, wenn die Atemmuskulatur, vor allem Zwerchfell und Interkostalmuskeln,

beteiligt sind. Klinisch prüft man den Ausfall oder die Schwäche einzelner Muskeln, die Abschwächung und das Verschwinden der Sehnenreflexe. Die rein spinale Atemlähmung erfordert einen mechanischen Ersatz der Atemmuskulatur durch Respiratoren.

Bulbärparalyse
Manche Epidemien haben einen besonders hohen Anteil an Bulbärparalysen mit Zerstörungen im Bereich der Medulla oblongata und des Zwischenhirns. Jetzt wird oft das Atemzentrum in Mitleidenschaft gezogen. Eine willkürliche Steuerung der Atmung ist nicht mehr möglich. Der Atemtyp wird »anarchisch«. Aus der trockenen Form der Atemlähmung entwickelt sich durch Irritation des vegetativen Nervensystems die »nasse« Form mit rascher Obstruktion der Atemwege. Daneben treten zirkulatorische und motorische Störungen auf mit Hypertonie oder Hypotonie, Tachykardie und Herzrhythmusstörungen. Eine Tracheotomie mit Absaugen und Lagerungsdrainage sowie Überdruckbeatmung sind meist lebensrettend. Als relativ gutartig sind isolierte, fast immer einseitige Hirnnervenausfälle, wie Fazialisparese, Abduzensparese, Hypoglossuslähmung und Gaumensegelparese, anzusehen. Ungünstig sind Schlucklähmungen mit Verlust von Würg- und Gaumenreflexen.

Polioenzephalitis
Auch rein enzephalitische Verlaufsformen kommen vor mit Bewußtseinsstörungen, Tremor, seltener Krämpfen, Hochdruck, profusen Schweißausbrüchen und Schock. Sie führen oft perakut zum Tode und werden erst bei der Obduktion als Poliomyelitis erkannt.

Reparationsphase
Nach Entfieberung kommen die Lähmungen meist zum Stillstand, gelegentlich treten aber auch weitere Paralysen auf. Jetzt gilt es, durch sorgfältige Lagerung und frühen Beginn mit passiven Bewegungsübungen weiteren Schaden zu verhüten. Nach 4 Wochen, wenn das entzündliche Ödem weitgehend zurückgebildet ist, kann man die sog. »Kernlähmung« meist voll übersehen. Der Patient sollte jetzt orthopädisch behandelt werden, um Deformierungen und Kontrakturen zu verhüten, und rasch die Hilfe bekommen, die eine weitgehende Aktivierung seiner motorischen Leistungen ermöglicht. Bei Atemgelähmten müssen frühzeitig Entwöhnungsversuche durchgeführt werden, damit sie nicht lebenslang an Respiratoren gebunden werden. Ein Hilfsmittel ist hierbei das Erlernen der glossopharyngealen Atmung.

Diagnose
Die Züchtung von Poliomyelitisviren auf Gewebekulturen aus Stuhl, Rachenspülflüssigkeit oder bei Obduktionsfällen auch aus Zentralnervensystemgewebe ist in zahlreichen Laboratorien möglich. Dort gelingt auch die serologische Differenzierung der Typen und die Markerbestimmung innerhalb einzelner Serotypen zur Charakterisierung von Wildviren und abgeschwächten Impfviren. Unter dem Begriff »Marker« versteht man bestimmte Eigenschaften, die es ermöglichen, die Poliomyelitiswildviren von den attenuierten Impfviren zu unterscheiden. Unterstützt wird der Aussagewert virologischer Befunde durch serologische Tests mit Neutralisation oder Komplementbindung, vor allem, wenn der Nachweis ansteigender Antikörper in mindestens zwei untersuchten Serumproben gegen den isolierten Virustyp gelingt.

Differentialdiagnose
Die abortive oder aparalytische Poliomyelitis ist ohne Virusnachweis oder ansteigende Serumantikörper nicht zu diagnostizieren. Selbst die paralytische Poliomyelitis unterliegt zahlreichen Fehldiagnosen. Hier sind der akute Gelenkrheumatismus, aber auch andere Gelenk- und Knochenerkrankungen, wie beginnende Osteomyelitis, Chassaignac-Lähmung (Pseudoparese, schmerzhafte Armlähmung der Kleinkinder, die auf einer Subluxation des Radiusköpfchens beruht), Geburtslähmung, syphilitische Pseudoparalyse, skorbutische Osteose und andere, zu nennen. Symmetrie der Lähmungen spricht mehr für die Diagnose Polyneuritis, Polyradikulitis oder Querschnittssyndrom wie bei Hämatomyelie oder akuter Myelitis. Hohes Liquoreiweiß bei niedriger Zellzahl gestattet oft die Abgrenzung.

Therapie
Solange die Diagnose einer Poliomyelitis noch nicht sicher ist, sollte strenge Bettruhe eingehalten werden. Lähmungspatienten sind möglichst in ein Krankenhaus mit Spezialabteilung zu verbringen, da jederzeit eine Atemlähmung eintreten kann. Es gibt kein sicher wirksames Mittel, das Fortschreiten der Lähmungen zu stoppen. Günstige Effekte verspricht man sich von einer i.v. Osmotherapie mit 40% Lävulose, Vitamin C und antipyretischen Substanzen. Auf die schmerzende Muskulatur haben heiße Packungen einen beruhigenden Einfluß. Schon im fieberhaften Stadium häufiger Lagewechsel. Wegen der oft einsetzenden Blasenlähmung muß katheterisiert werden. Zum Schutz vor bakteriellen Komplikationen der Harn- und Atemwege ist bei schwerer Erkrankung ein Breitspektrumantibiotikum zu geben. Intramuskuläre Injektionen sollten vermieden werden. Eine spezifische Prophylaxe oder Therapie mit γ-Globulin kommt immer zu spät. Nach Entfieberung zunächst passive, dann bald aktive krankengymnastische Behandlung. Die Behandlung der verschiedenen Formen der Atemlähmungen bedarf der Zusammenarbeit von Anästhesisten, HNO-Spezialisten und Internisten bzw. Pädiatern und wird auf Intensivpflegestationen unter Einsatz moderner Respiratoren durchgeführt.

Prophylaxe

Der Masseneinsatz der Poliomyelitisschluckimpfung hat die Kinderlähmung seit 1960 in vielen Ländern auf sporadische Erkrankungsfälle reduziert. Der Impfstoff enthält abgeschwächte Poliomyelitisviren aller drei Typen. Das Impfverfahren ahmt die natürliche orale Infektion nach. Da sich eine solide Immunität nur entwickelt, wenn alle drei Serotypen Gelegenheit hatten, sich im Darmtrakt ausreichend zu vermehren, sind drei Impftermine in Abständen von mindestens 6 Wochen erforderlich. Die Salk-Impfung, das heißt die Spritzimpfung mit einem formalininaktivierten Impfstoff, ist seit Einführung der Schluckimpfung nach Sabin entbehrlich geworden.

Schluckimpfungen sind ab dem 3. Lebensmonat mit Erfolg möglich. Mit diesem Verfahren wird eine Frühdurchseuchung mit ungefährlichem Poliomyelitisvirus erreicht. Voraussetzung für den Erfolg ist eine mindestens 75–80%ige Beteiligung aller Jahrgänge. Die Schluckimpfung hat ein minimales Risiko, man rechnet mit einem Fall von Impfpoliomyelitis bei etwa einer Million Impfungen. Passive Immunisierungsverfahren sind nicht mehr aktuell. Die Schluckimpfung vermittelt einen sofortigen Schutz, da die Besiedelung des Darmtraktes mit Impfviren nachfolgenden Wildviren durch Interferenz keinen Vermehrungsraum mehr läßt. Auch Epidemien können daher mit der Schluckimpfung rasch zum Erlöschen gebracht werden. Die Poliomyelitisschluckimpfung kann als das erfolgreichste Impfverfahren angesehen werden, da kaum Impfversager beobachtet wurden. Wenn eine Bevölkerung die Impfung voll akzeptiert, kann die Kinderlähmung ausgerottet werden.

Coxsackie-Virus-Infektionen

Definition und Ätiologie

Unter der Bezeichnung Coxsackie-Viren werden 30 antigendifferente Enteroviren zusammengefaßt, die recht unterschiedliche klinische Syndrome und auch tierexperimentell differente pathologisch-anatomische Läsionen hervorrufen können. Zumindest alle Prototypen sind pathogen für Babymäuse. Die 24 zur Gruppe A gehörenden Typen verursachen hier degenerative, gelegentlich auch entzündliche Muskelprozesse, wodurch es zu Pseudolähmungen kommt. Die Tiere erliegen fast stets dieser Infektion. Bei den 6 Typen der Coxsackie-B-Gruppe erstrecken sich die anatomischen Läsionen bei Babymäusen auf eine fokale Myositis, Enzephalitis, Fettgewebsnekrosen und weniger regelmäßig auch auf eine Pankreatitis, Myokarditis und Hepatitis. Den Namen tragen diese Viren nach dem Städtchen Coxsackie am unteren Hudson. Von zwei an »spinaler Kinderlähmung« erkrankten Kindern aus diesem Ort wurden 1948 die ersten Coxsackie-Viren der A-Gruppe isoliert.

Geschichte

Wesentliche, als Coxsackie-Virus-Infektionen bekannte Erkrankungen wurden schon früher als einheitliche Krankheitsbilder erkannt. So stammt die erste Beschreibung der Herpangina oder Herpetic pharyngitis aus dem Jahre 1920, als sie gehäuft im Sommer vorkam. Die Bornholmer Krankheit ist eine seit über 200 Jahren bekannte epidemische Sommerkrankheit. Sie zeichnet sich aus durch anfallsartig auftretende heftigste Muskelschmerzen mit Fieber, die meist im Brust- oder Bauchbereich lokalisiert sind. Andere Bezeichnungen dieser Erkrankung sind »Teufelsgriff«, »Pleurodynie«, »Myositis epidemica«. Später ließen sich noch andere klinische Syndrome, wie Meningitis, leichte Paralysen, Myokarditis, Perikarditis, exanthematische Erkrankungen, Sommergrippe und ähnliche, auf Coxsackie-Virus-Infektionen zurückführen.

Epidemiologie

Coxsackie-Viren sind weltweit verbreitet, sie wurden von Alaska bis Südafrika und Australien nachgewiesen. Ganz überwiegend tritt die Infektion im Sommer/Herbst vor allem bei feucht-warmem Klima auf. Umfangreiche, oft mit den Poliomyelitisepidemien interferierende Wellen von Myositis epidemica sind seit Ende des 19. Jahrhunderts und besonders wieder in den zwanziger und dreißiger Jahren dieses Jahrhunderts vorwiegend in nordeuropäischen Ländern beschrieben. Auch bei den Coxsackie-Virus-Infektionen ist der Anteil klinisch inapparenter Infektionen verhältnismäßig hoch, wenn auch nicht so wie bei der Poliomyelitis. Doppelinfektionen vor allem mit Coxsackie-A-, Poliomyelitisviren oder heute mehr ECHO-Viren sind vielfach beobachtet und schon bei den ersten Isolierungen von den Kindern aus Coxsackie nachgewiesen worden. Die Ausbreitung der Epidemien geht bevorzugt über eine Schmutz- und Schmierinfektion. Die große Zahl der serologisch differenten Typen führt zu einem unübersichtlichen epidemiologischen Wechsel im Verlauf der Jahre, dabei können auch die durch Coxsackie-Viren hervorgerufenen Krankheitsbilder klinisch verschieden sein. Die Durchseuchung ist von Typ zu Typ unterschiedlich hoch. Am deutlichsten unterscheidbar sind Coxsackie-A- und Coxsackie-B-Infektionen, wenngleich es auch hier Überlappungen gibt.

Krankheitsbild der Coxsackie-A-Virusinfektionen

Herpangina

Die Herpangina ist eine akute, fieberhafte, in den Sommermonaten epidemisch auftretende Infektionskrankheit. Nach einer Inkubationszeit von 2 bis 6 Tagen beginnt sie akut mit hohem Fieber, Dysphagie, Kopfschmerzen, Halsschmerzen, Muskelschmerzen und Abgeschlagenheit. Charakteristisch sind grauweiße, stecknadelkopf- bis linsengroße papulovesikuläre Eruptionen mit schmalem, hyperämischen Randsaum an den vorderen Gaumenbögen, am weichen Gaumen und gelegentlich auch an der Uvula, weniger an den Tonsillen. Meist werden 5–6, seltener mehr solcher Bläschen gesehen, die in den folgenden Tagen sich etwas vergrößern und aufbrechen, wobei sich das umgebende Erythem verstärkt. Die Epitheldefekte sind nach Aufplatzen der Bläschen noch einige Tage nachweisbar. Diagnostisch wichtig ist das völlige Fehlen von Katarrhen, wie Rhinitis und Bronchitis, sowie eines Foetor ex ore. Klinisch besteht ein Gefühl des Wundseins im Rachen.

Herpanginaähnliche Veränderungen finden sich gelegentlich auch bei anderen Virusinfektionen, so bei der Poliomyelitis, im Prodrom der Masern und Windpocken sowie bei der Bornholmer Krankheit.

Als Komplikationen können zerebrale Reizerscheinungen, wie Erbrechen, Krämpfe und Anorexie, vorkommen. Seltener wurden Ulzera an der Genitalschleimhaut beschrieben.

Differentialdiagnostisch ist die Herpangina leicht von der herpetischen Stomatitis aphthosa oder ulcerosa abzugrenzen, die sich vorwiegend an Lippen, Wangen und Gingiva lokalisiert und wesentlich schmerzhafter ist.

Erreger sind bevorzugt die Typen A 2, A 4, A 5, A 6, A 8 und A 10 der Coxsackie-Viren, aber auch andere Enteroviren. Ihr Nachweis im Rachenspülwasser und ansteigende neutralisierende Antikörper gegen diese Typen sichern die Diagnose.

Hand-Fuß-Mund-Exanthem

Eine in den USA, Kanada, England und auch in Deutschland beschriebene fieberhafte Exanthemkrankheit, bei der es zu Bläschenbildungen an Handtellern und Fußsohlen kommt, kombiniert mit einer Stomatitis, ließ sich auf eine Infektion mit Coxsackie Typ A 16 zurückführen. Nach einer Inkubation von 3–4 Tagen mit Halsschmerzen bilden sich oberflächliche Aphthen an Pharynx, weichem Gaumen, Zunge, Lippenbändchen und Gingiva, gleichzeitig treten an Händen und Füßen Bläschen auf. Sie stehen zumeist einzeln und sind auf Handteller, Fingerbeugeseiten bzw. Sohlen, Fersen und Zehenbeugeseiten unter offenbarer Bevorzugung der Seitenränder beschränkt. Die 1–5 mm großen Einzeleffloreszenzen sind meist längsoval in Richtung der Papillarlinien. Die Bläschendecke ist stabil, hellgrau, am Rand findet sich ein schmaler entzündlicher Saum. Die Erkrankung ist harmlos und nach spätestens 8 Tagen abgeklungen.

Auch andere Coxsackie-Virus-Typen, so A 2, A 4, A 5, A 9 und A 10, wurden schon bei exanthematischen Erkrankungen isoliert. Diese »Coxsackie-Virus-Exantheme« sind morphologisch sehr vielgestaltig und lassen sich rein klinisch nicht von anderen Virusexanthemen (Röteln, Exanthema subitum, Adeno-, ECHO-Viren) und den zahlreichen Arzneimittelexanthemen unterscheiden. Verdacht besteht, wenn Mund-, Lippen- und Genitalschleimhaut gleichzeitig Bläschen aufweisen.

Aseptische Meningitis und andere Erkrankungen des Zentralnervensystems

Coxsackie-A-Viren verursachen meist nur sporadisch eine aseptische Meningitis. Mit epidemischen Meningitiserkrankungen sind bisher nur die Typen A 7 und A 9 in Zusammenhang gebracht worden. Da zahlreiche Coxsackie-A-Viren (A 1, 2, 4–7, 9, 10, 14, 16, 22, 24) auch aus Blut und Liquor isoliert werden konnten, besteht kein Zweifel, daß abakterielle Meningitiden durch diese Viren verursacht werden können.

Typ A 7 ist mehrfach bei schweren paralytischen Erkrankungen isoliert worden, so zuerst in Rußland, später auch in der Schweiz, in Schottland und in den USA. Er wurde zunächst als Typ 4 des Poliomyelitisvirus beschrieben, bis sich serologisch die Identität mit Coxsackie A 7 herausstellte. Nach tödlichen Erkrankungen konnte dieses Virus aus Gewebe des Zentralnervensystems isoliert werden. Klinisch handelte es sich meist um bulbärspinale Erkrankungsformen. Mehr Einzelbeobachtungen, aus denen keine bindenden Schlüsse gezogen werden sollten, liegen über Isolierungen von Coxsackie-A-Viren bei Enzephalitis und Polyradikuloneuritis vor. Zum Teil traten sie innerhalb von Epidemien von Coxsackie-A-Erkrankungen auf und dürften teilweise in ähnlicher Weise als parainfektiöse Erkrankungen des Zentralnervensystems zu deuten sein wie etwa die Masern- oder Pockenimpfenzephalitis.

Sommergrippe

Unter dieser Bezeichnung faßt man epidemische Krankheitswellen mit Fieber, Kopfschmerzen, Muskel- und Gliederschmerzen ohne vorherrschende katarrhalische Symptome zusammen, die – ähnlich wie die Grippe in der kalten Jahreszeit – sich im Sommer epidemisch ausbreiten, wobei aber eine Herpangina oder Myositis epidemica nicht so im Vordergrund steht, daß man sie diesen Krankheitsbildern subsumieren könnte. Auch solche uncharakteristische Erkrankungswellen (Fieber unbekannter Ursache) sind oft durch Coxsackie-A-Viren verursacht. Die Krankheit ist harmlos und dauert meist nur 2–3 Tage.

Krankheitsbild der Coxsackie-B-Virusinfektionen
Bornholmer Krankheit, Myositis epidemica, epidemische Pleurodynie

Überfallsartig mit heftigsten Muskelschmerzen beginnt meist die Bornholmer Krankheit. Seltener werden auch Prodromi, wie Müdigkeit, Abgeschlagenheit und Kopfschmerzen, beobachtet. Die Schmerzen lokalisieren sich am häufigsten im unteren lateralen Thoraxbereich oder im Epigastrium. Sie können aber auch an Schultern, Nacken, Halsmuskeln oder an proximalen Extremitätenmuskeln sitzen. Sie sind stechend intensiv, so daß die Patienten laut jammern und sich kaum mehr bewegen oder atmen können. Die alte Bezeichnung »Teufelsgriff« drückt dies anschaulich aus. Heftige

Schmerzattacken wechseln mit schmerzfreien Intervallen. Die befallene Muskulatur ist meist druckempfindlich und kann von Anfall zu Anfall wechseln. Gelegentlich wurden auch Schwellungen in den betroffenen Muskelbereichen gesehen. Beim Befall von Extremitätenmuskeln kommt es nicht selten zu Schonhaltungen im Sinne von Pseudoparalysen, wodurch eine Poliomyelitis vorgetäuscht werden kann, vor allem, wenn gleichzeitig eine abakterielle Meningitis besteht. Zeichnet sich die Epidemie durch bevorzugten Befall der Bauchmuskulatur aus, so kommt es gehäuft zu Appendektomien, da durch die schmerzhafte Bauchmuskelspannung eine akute Appendizitis angenommen werden kann. Die Krankheit wird meist von hohem Fieber begleitet, doch gibt es auch fieberfreie Verläufe. Im initialen Fieberanstieg kommt es zu Schüttelfrost. Nicht selten folgen mehrere Fieberschübe aufeinander, dabei wiederholen sich die Schmerzattacken in gleicher Weise. Katarrhalische Erscheinungen von seiten der oberen Luftwege gehören nicht zum Bild der Bornholmer Krankheit. Gelegentlich findet man eine Herpangina oder trockene Rachenrötung.

Die wichtigste und häufigste Begleiterkrankung der Bornholmer Krankheit ist eine abakterielle Meningitis, die im Zusammenhang mit den stechenden Muskelschmerzen als Meningitis myalgica bezeichnet wird. Sie beginnt 4–5 Tage nach Ausbruch der Krankheit oft mit einem zweiten oder dritten Fieberanstieg mit Kopfschmerzen, Nackensteife und diskreten meningealen Reizsymptomen. Die Liquorzellzahl erreicht selten Werte über 1000 Zellen/mm^3. Die Prognose ist günstig, wenngleich sich der Krankheitsablauf in die Länge zieht.

Als weitere Komplikationen sind trockene und seröse Pleuritis, Pneumonie, Pankreatitis und Orchitis beschrieben, doch ist das Fehlen objektiver Krankheitsbefunde bei heftigsten subjektiven Beschwerden charakteristisch für die Bornholmer Krankheit. Sie dauert 14 Tage, wobei sich die Patienten nur langsam erholen. Aber auch chronische, über Monate sich hinziehende Verläufe kommen vor.

Die Bornholmer Krankheit befällt bevorzugt ältere Kinder und Erwachsene. Jüngere Kinder erkranken bei Infektion mit den gleichen Coxsackie-Viren mehr unter dem Bild einer aseptischen Meningitis, und bei Neugeborenen kommt es zur oft tödlich verlaufenden Enzephalomyokarditis.

Die Myositis epidemica mit ihrer wechselnden Lokalisation umfaßt ein weites Feld der Differentialdiagnose, von dem hier nur einige Krankheiten genannt werden können. Die heftigen Schmerzen lassen abdominale Erkrankungen, wie Appendizitis, Cholezystitis, Pankreasapoplexie, Ulkusperforation u.a., vermuten. Bei thorakalem Sitz wird oft an Herz- oder Lungeninfarkt gedacht. Klinische Ähnlichkeiten bestehen zu Dengue, Trichinose, Pappataci-Fieber, Wolhynischem Fieber, Q-Fieber, auch zum präeruptiven Stadium des Herpes zoster, der Poliomyelitis, zu Pneumonie und Pleuritis sowie zu den verschiedenen Formen des Muskelrheumatismus.

Als Erreger der Bornholmer Krankheit wurden vorwiegend Coxsackie-Viren der Typen B 3 und B 4 sowohl aus Stuhl und Muskelbiopsien wie auch aus Liquor isoliert, aber auch die anderen Typen der B-Gruppe können vorkommen.

Myokarditis und Perikarditis

Coxsackie-B-Viren, besonders die Typen B 2 bis B 4, sind vor allem im Rahmen der Infektionsausbrüche im Sommer/Herbst bei der Virusmyokarditis und Perikarditis isoliert worden.

Die benigne Perikarditis mit und ohne Erguß gilt heute als Coxsackie-B-Infektion. Die Krankheit beginnt mit Fieber, Unwohlsein und früh einsetzenden kardialen Symptomen, wie Herzvergrößerung, perikarditischem Reiben und eventuell Perikarderguß sowie EKG-Veränderungen. Aus Punktionsflüssigkeit des Herzbeutels gelang mehrfach die Virusisolierung.

Die Myokarditis kann auch schwer verlaufen, zu Reizleitungsstörungen führen und in einen chronisch schubweise progredienten bösartigen Verlauf übergehen. Die Pathogenese der letzteren Krankheitsform, die zunehmend häufiger beobachtet wird, ist noch unklar.

Zentralnervöse Erkrankungen

Neben der bereits erwähnten Meningitis myalgica können Coxsackie-B-Viren auch Meningitisepidemien auslösen, bei denen keine Myositis anzutreffen ist. Vor allem die Typen B 2 und B 5 wurden gefunden, aber auch B 1, B 3, B 4 und B 6 konnten aus dem Liquor Erkrankter isoliert werden. Klinisch bestehen keine Unterschiede zu den anderen gutartig verlaufenden Virusmeningitiden.

Vereinzelt wurden auch tödlich verlaufende Meningoenzephalitiden nach Coxsackie-B-Infektion beobachtet. Aus Gehirngewebe hat man B 2 und B 3 isoliert. Leichtere enzephalitische Verläufe mit Krämpfen, Tremor, Ataxie, Parästhesien, Benommenheit und Schwindelanfällen können ebenfalls vorkommen.

Ungewöhnlich sind paralytische Erkrankungen im Verlauf von Coxsackie-B-Infektionen, die differentialdiagnostisch Schwierigkeiten zur Poliomyelitis machen. Ob das Guillain-Barré-Syndrom und die Polyradikuloneuritis durch solche Viren verursacht sind, ist eine noch offene Frage.

Unspezifische fieberhafte Erkrankungen

Da der Großteil der Coxsackie-Virus-Infektionen inapparent bleibt, ist verständlich, daß zahlreiche Infektionen mit leichtem Fieber und unspezifischen Allgemeinsymptomen verlaufen. Man nennt sie Sommergrippe, dabei kann es auch zu Adenopathien, Leberentzündungen und Milzschwellungen kommen.

Gelegentlich wird das Bild eines Pfeifferschen Drüsenfiebers vorgetäuscht. Nicht selten sind eine Begleitkonjunktivitis und eine Beteiligung der oberen Luftwege mit Rhinitis, trockener Pharyngitis und Laryngitis.

Diagnose
Zum Nachweis einer Coxsackie-Virus-Infektion ist die Virusisolierung aus Stuhl, Liquor, Perikardflüssigkeit oder Biopsie- und Autopsiematerial erforderlich. Wegen der antigenen Vielfalt der Erreger kommt man mit serologischen Untersuchungen allein, die aber auf jeden Fall einen signifikanten Antikörperanstieg im Verlauf der Erkrankung erbringen sollten, nur selten zum Ziel, zumal es unspezifische Mitreaktionen innerhalb der verschiedenen Enterovirusgruppen gibt. Während Coxsackie-B-Viren ebenso wie die ECHO- und Poliomyelitisviren auf Gewebekulturen züchtbar sind, gelingt der Nachweis der meisten Coxsackie-A-Viren nur im Tierversuch an Babymäusen. Die Stammtypisierung ist dann eine zeitraubende Arbeit. Für Klinik und Therapie hat aber die ätiologische Klärung kein unmittelbares Interesse, da sie immer viel zu spät kommt. Verfahren zur Schnelldiagnose mit fluoreszenzoptischen Methoden, einem Latex-Agglutinationstest und Acetatfolienelektrophorese zum Antikörpernachweis sind in Erprobung.

Therapie und Prophylaxe
Eine antivirale Therapie gibt es bei Coxsackie-Virus-Infektionen noch nicht. Daher beschränkt sie sich auf Bettruhe sowie eine symptomatische Behandlung mit schmerzstillenden, antiphlogistischen, ödembekämpfenden und antifebrilen Mitteln.

Eine Prophylaxe erscheint bei der Gutartigkeit der Erkrankungen und der antigenen Vielfalt der Viren wenig erfolgversprechend. Bei schweren Erkrankungen kann man von γ-Globulin-Injektionen Gebrauch machen. Bei der weiten Verbreitung der Coxsackie-Viren enthalten die Präparate auch Antikörper gegen fast alle Coxsackie-Virus-Typen.

ECHO-Virus-Infektionen
Definition und Geschichte
Die ersten ECHO-Viren wurden 1951 isoliert. Diese Viren, die man zunächst nicht sicher mit menschlichen Erkrankungen in Verbindung bringen konnte, wurden zunächst als »Orphan«-(Waisen)-Viren bezeichnet. 1955 erhielten sie den Namen ECHO (enteric cytophatogenic human orphan) Viren. Es handelt sich um die Enterovirusgruppe mit der größten Antigenvielfalt. So kennt man heute 32 serologisch differente Typen (ECHO 1–9, 11–27, 29–34). Eine Pathogenität für Babymäuse ist nur für wenige Typen (z.B. ECHO 9) oder einzelne Unterstämme gesichert. So ergeben sich definitionsgemäß Überschneidungen zur Coxsackie-Virus-Gruppe.

Ätiologie und Diagnose
Bei den ECHO-Viren, die am häufigsten aus Stuhlproben gesunder Personen isoliert wurden, war es besonders schwierig, den ätiologischen Zusammenhang einer Erkrankung mit der Virusinfektion zu sichern. Dies ist trotzdem bei vielen epidemischen Ausbrüchen gelungen, wobei nicht nur der häufige Virusnachweis, sondern auch der Anstieg neutralisierender Antikörper diagnostisch entscheidend waren. In zahlreichen Fällen konnte man ECHO-Viren auch aus Liquor und Blut sowie bei Autopsien aus Gewebe des Zentralnervensystems isolieren.

Pathogenese und Epidemiologie
ECHO-Viren vermehren sich primär in Zellverbänden des Darmtraktes. Alle 32 Serotypen wurden im Stuhl nachgewiesen. Pathogenetisch scheinen sie sich wie Poliomyelitisviren zu verhalten. Epidemien bevorzugen die Sommermonate. Wegen der hohen Durchseuchung mit einzelnen Typen sind besonders Kinder befallen. Die Verbreitung wechselt aber von Typ zu Typ in weiten Grenzen. Ist ein umfangreiches Kollektiv nichtimmuner Personen vorhanden, kommt es zu ausgedehnten epidemischen Ausbrüchen. Männer erkranken bevorzugt an aseptischer Meningitis, Frauen dagegen mehr am Virusexanthem. Die Dauer der Virusausscheidung im Darm variiert, überschreitet aber nur selten 14 Tage.

Krankheitsbild
Beteiligung des Zentralnervensystems
Umfangreiche Epidemien von benigner lymphozytärer Meningitis waren bisher auf die Typen 4, 6, 9, 16 und 30 zurückzuführen (Tab. 13.**13**). Große Teile Europas wurden 1957 von einer ECHO-9-Virus-Meningitis-Epidemie betroffen, wobei viele tausend Erkrankungen festgestellt wurden. Lediglich eine relativ hohe Liquorzellzahl (bis 10000/mm^3) charakterisierte diese Epidemie. Sonst unterscheidet sich die ECHO-Virus-Meningitis in nichts von der benignen aseptischen lymphozytären Meningitis, die mit Kopfweh, Fieber, Nackensteife und einer lymphozytären Pleozytose des Liquors einhergeht. Die Erkrankung verläuft fast immer gutartig und heilt ohne Folgen ab. Gelegentlich kommt es zu einem verzögerten Verlauf, wobei eine erhöhte Liquorzellzahl meist mit leichter Eiweißvermehrung mehrere Wochen anhält.

Nicht ganz selten finden sich im Verlauf solcher Sommerepidemien von Virusmeningitis auch ernstere Erkrankungen des Zentralnervensystems mit enzephalitischen Reizerscheinungen, zerebellarer Symptomatik, Polyradikulitis oder leichten Paresen bis zu poliomyelitisähnlichen paralytischen Erkrankungen mit meist guter Prognose. Auch das Bild einer Pleurodynie mit Myositis kann einmal durch eine ECHO-Virus-Infektion kopiert werden.

Tabelle 13.13 ECHO-Viren als Krankheitserreger beim Menschen

Krankheitsbild	Epidemiologisches Verhalten	ECHO-Virus-Typen
Abakterielle Meningitis	Ausbrüche,	4, 6, 9, 16, 30
	sporadische Fälle	1, 2, 3, 5, 7, 8, 11, 13, 14, 15, 17, 18, 19, 20, 21, 23, 25, 27, 31
Leichte paralytische Erkrankungen, Enzephalitis	Ausbrüche,	6
	sporadische Fälle	1, 2, 4, 7, 9, 11, 13, 14, 16, 18, 30, 31, 32
Febrile Erkrankung mit Rash	Ausbrüche,	9, 16
	sporadische Fälle	1, 2, 3, 4, 5, 6, 7, 11, 12, 14, 18, 19, 20, 25, 32
Sommerdiarrhoe von Säuglingen und Kindern	Ausbrüche,	11, 14, 18
	sporadische Fälle	2, 6, 7, 8, 19, 20, 22, 23, 24
Atemwegserkrankungen	Ausbrüche,	8, 10, 11, 20, 28
	sporadische Fälle	1, 2, 3, 4, 6, 7, 9, 16, 19, 22, 23, 24

Hautmanifestationen

Von allen Enterovirusinfektionen findet man bei den ECHO-Infektionen am häufigsten ein Exanthem, das eine sehr unterschiedliche Morphologie aufweisen kann. Ein Rash wie bei Exanthema subitum, Röteln oder auch wie bei Meningokokkensepsis ist beobachtet worden. Die Effloreszenzen sind makulös oder hämorrhagisch. Als »Boston Exanthem« wurde eine Epidemie bei über 2000 Personen beschrieben, die durch ECHO Typ 16 verursacht war. Auch bei den ECHO-9-Epidemien fanden sich gehäuft rubeoliforme Exantheme zusammen mit abakteriellen Meningitiden. Das epidemische Zusammentreffen solcher Exantheme mit aseptischer Meningitis spricht immer für das Vorliegen einer ECHO-Virus-Epidemie und sollte zu entsprechenden virologisch-serologischen Untersuchungen Anlaß geben. Da vor allem noch Adeno- und Coxsackie-Viren solche Exantheme verursachen können, ist nur bei gehäuften Erkrankungen die Ätiologie einigermaßen zu sichern.

Darminfektionen

ECHO-Viren sind die einzigen Enteroviren, die endemische Ausbrüche von Gastroenteritis, allerdings vorwiegend bei Frühgeborenen und Säuglingen und nur gelegentlich bei Erwachsenen, hervorrufen.

Infektionen der oberen Luftwege

Häufiger als zu Enteritiden kommt es nach ECHO-Virus-Infektion, wie auch bei der Poliomyelitis- und Coxsackie-Virus-Infektion, zu Infekten der oberen Luftwege mit Pharyngitis, Konjunktivitis und zervikaler Lymphadenitis. Selbst beim Krupp wurden ECHO-Viren nachgewiesen. Vor allem ECHO Typ 11, das sog. Uppsala-Virus, wurde in Schweden im Zusammenhang mit Respirationstraktinfekten isoliert.
Therapie und **Prophylaxe** entsprechen den Angaben bei Coxsackie-Virus-Infektionen.

Enzephalomyokarditis
Definition und Ätiologie

Es handelt sich um serologisch einheitliche, für Mäuse und Hamster pathogene Picorna-Viren. Der erste Stamm, das Columbia-SK-Virus, wurde 1940 bei dem Versuch isoliert, einen Poliomyelitisvirus-Typ-2-Stamm auf Baumwollratten zu adaptieren. Das Virus verlor dabei seine Affenpathogenität und wurde für Mäuse hochvirulent. Ein weiterer Stamm MM wurde in New York aus Hamstergehirn isoliert. 1945 fand man das EMC-(Encephalomyocarditis)Virus bei einem epidemischen Ausbruch von Myokarditis bei Schimpansen in einem Affenreservoir in Florida. Der Mengo-Stamm wurde in Uganda aus einem gelähmten Affen und aus Moskitos angezüchtet. Weitere Stämme konnten auch in Deutschland, Holland, Südamerika und Australien nachgewiesen werden.

Epidemiologie

Da man bei wilden Ratten häufig Antikörper gegen dieses Virus findet, werden Ratten bzw. virusverseuchte Abwässer als Infektionsquelle angesehen.

Pathologie

Pathologisch-anatomisch findet man bei den Versuchstieren Rückenmarksläsionen wie bei Poliomyelitis, der Befall des Gehirns ist aber ausgeprägter. Außerdem wurden Fasernekrosen der quergestreiften Muskulatur, interstitielle Prozesse im Myokard sowie unspezifische Lymphadenitis gefolgt von Lymphoklasie gesehen.

Krankheitsbild

Es gibt eine gesicherte Laborinfektion mit dem Mengo-Stamm. Nach einer Inkubationszeit von 5 bis 8 Tagen erkrankte ein Virusforscher in Uganda mit Schüttelfrost und Unwohlsein. Am nächsten Tag tragen heftigste Kopfschmerzen auf. Ein zweiter Fieberschub folgte am dritten Krankheitstag. Jetzt stellten sich enzephalitische Symptome, wie

Unruhe, Verwirrtheitszustände, Halluzinationen, Hyperästhesie, Photophobie und Erbrechen, ein. Die Sehnenreflexe waren abgeschwächt. In der Rekonvaleszenz bemerkte man eine Schwäche des rechten M.trapezius und eine Schwerhörigkeit. Das Virus wurde aus einer Blutprobe des ersten Krankheitstages isoliert, im Serum fanden sich ansteigende Antikörper.

Andere Untersucher beschrieben meist aufgrund von Serotesten Infektionen, die unter dem Bild einer aparalytischen Poliomyelitis, einer Enzephalomyelitis oder vor allem einer abakteriellen Meningitis verliefen.

Diagnose
Der Virusnachweis gelingt auf Mäusen, die intrazerebral oder intraperitoneal infiziert werden können. Ein Antikörpernachweis ist mit der Komplementbindungsreaktion, dem Neutralisations- oder Hämagglutinationshemmungstest möglich.

Literatur
Brown, E.H.: Enterovirus infections. Brit. Med. J. 1973/I, 169
Grumbach, A., W. Kikuth, A. Bonin: Die Infektionskrankheiten des Menschen und ihre Erreger, 2. Aufl. Thieme, Stuttgart 1969
Gsell, O., W. Mohr: Infektionskrankheiten, Bd. I/1. Springer, Berlin 1967
Haas, R., O. Vivell: Virus- unrd Rickettsieninfektionen des Menschen. Lehmann, München 1965

Arbovirusinfektionen

D. BLAŠKOVIČ und H. LIBÍKOVÁ

Definition
Arboviren (arthropodborne viruses) vermehren sich in Wirbeltieren sowie in Gliederfüßlern – Mücken, Mottenmücken (Phlebotomen), Zecken –, von denen sie biologisch übertragen werden. Bisher sind über 300 Typen beschrieben worden. Die Arboviren bilden eine ökologische Gruppe, welcher Viren verschiedener Familien und Genera angehören (Tab. 13.14).

Infolge ihrer Übertragung durch spezielle Gliederfüßlerarten sind die einzelnen Arboviren an bestimmte, für sie charakteristische Naturherde gebunden. Das Wirtsspektrum der verschiedenen Arboviren ist sehr speziell und unterschiedlich. Meist bewirten frei lebende kleine Nager, Vögel und Wild, seltener Weidetiere die Arboviren. Die Infektion des Menschen kommt nur gelegentlich vor und verläuft dann im allgemeinen symptomlos oder subklinisch. Wenn beim Menschen Krankheitserscheinungen auftreten, handelt es sich in der Mehrzahl der Fälle um uncharakteristische fieberhafte Erkrankungen, die von Muskel- und Gelenkschmerzen begleitet sind. Es kommen jedoch auch lymphozytäre Meningitiden, Enzephalitiden und hämorrhagisches Fieber vor. Eine Übersicht über die verschiedenen Arbovirustypen und die dazugehörigen menschlichen Erkrankungen gibt Tab. 13.15.

Häufigkeit
Arbovirusinfektionen sind über die ganze Welt verbreitet und besonders in tropischen und subtropischen Gebieten heimisch. Im folgenden werden besonders die in Europa vorkommenden Krankheitsbilder berücksichtigt (Tab. 13.16).

Epidemiologie
Als Virusreservoir dienen freilebende Tiere und Haustiere (Nagetiere, Insektenfresser, Wiederkäuer, Vögel), die das Virus, ohne selbst zu erkranken, lange Zeit in den Zellen verschiedener Organe beherbergen, und in deren Blut es zirkuliert. Diese Reservoirtiere werden als Donoren bezeichnet. Von ihnen wird das Virus durch Gliederfüßler (Zecken, Stechmücken, Mottenmücken) auf den Menschen übertragen. Die übertragenden Arthropoden werden Vektoren genannt, so daß sich folgendes Schema ergibt:

Donor → Vektor → Rezipient
(Tier) → Gliederfüßler → Tier oder Mensch

Für die Ausbreitung der Viren sind Vektoren (Arthropoden) wichtig, die entweder durch eigene Bewegung oder durch Wanderung der Wirtstiere, an welchen sie parasitieren, in neue Gebiete kommen. Besonders Zugvögel haben als Träger von virusinfizierten Mücken, Zecken oder Milben eine Bedeutung für die Verbreitung der Arbovirusinfektionen. Allerdings kann sich die Infektion in einem neuen Gebiet nur dann ausbreiten und erhalten, wenn sich dort Wirtstiere finden, bei denen sich eine länger dauernde Virämie entwickelt. Die geographische Ausbreitung einiger Arboviren ist ebenfalls aus Tab. 13.15 ersichtlich.

Ätiologie (Mikrobiologie)
Die Mehrzahl der Arboviren besitzt ein Oberflächenantigen, welches Gänseerythrozyten agglutiniert. Dieses Hämagglutinin wird für die serologische Klassifizierung der Arboviren benutzt. Bei manchen Arboviren ist die Präparation des Hämagglutinins schwierig, und manche (z.B. Orbiviren) haben kein Hämagglutinin.

Unter den Laboratoriumstieren sind Mäusesäuglinge am meisten für Arbovirusinfektionen empfänglich. Viele Arboviren vermehren sich jedoch gut auch in anderen Laboratoriumstieren und Hühnerembryonen sowie in Gewebekulturen, in welchen manche einen markanten zytopathischen Effekt verursachen.

Die Arboviren können aus Menschen, Wirbeltieren und Arthropoden isoliert werden. Für die serologische Diagnose werden der Hämagglutinationshemmtest, Neutralisationstest oder die Komplementbindungsreaktion benützt.

Tabelle 13.14 Eigenschaften der Arboviren

Familie	Genus oder Gruppe	Speziestyp	Andere Serotypen	Vektor	Typ der Nucleinsäure	Symmetrie der Viruscapside	Virus Envelope	Größe der Viruspartikel
Togaviridae	Alphavirus	Sindbis-Virus	16	Mücken	RNS einsträngig	kubisch	mit	40–75 nm
	Flavivirus	Gelbfieber-Virus	39	Mücken, Zecken				
Reoviridae	Orbivirus	Blue-tongue-Virus der Schafe	8 Serogruppen oder Serotypen	Zecken, Mücken	RNS doppelsträngig (mehrere Segmente)	kubisch	ohne	60–80 nm
Rhabdoviridae	Rhabdovirus	Virus der vesikulären Stomatitis	5 und 5 weitere tollwutähnliche Viren	Mücken	RNS einsträngig	helikal	mit	130–220 × 70 nm
Bunyaviridae	Bunyavirus	Bunyamwera-Virus	81 (in 11 Serogruppen)	Mücken	RNS einsträngig (mehrere Segmente)	helikal	mit	100 nm

Zu der ökologischen Gruppe von Arboviren gehören auch manche Iridoviren, bei denen menschliche Infektionen nicht nachgewiesen wurden.
Wahrscheinlich werden als Bunyaviridae 18 weitere Serotypen oder Serogruppen klassifiziert, welche keine antigene Verwandtschaft mit der Genus Bunyavirus haben, z.B. Phlebotomus-Viren, Virus des Rifttales, Bhanja, Thogoto, Turlock, Uukuniemi, Krim-Fieber-Kongo Serogruppe u.a. Neuere Angaben: *Fenner, F.:* Intervirology 7 (1976) 115.

Tabelle 13.15 Übersicht der verbreiteten Arboviren, die bei menschlichen Erkrankungen isoliert wurden

Genus oder Gruppe	Virustyp	Geographische Verbreitung	Klinisches Bild der manifesten Erkrankung bei Menschen
Alphaviren (durch Mücken übertragen)	nordamerikanische Pferdeenzephalomyelitis, westlicher Typ	USA, Kanada, Mexiko, Brasilien, Argentinien, Guayana	schwere zweiphasige Enzephalitis (oft mit Folgeerscheinungen)
	östlicher Typ	USA, Kanada, Brasilien, Argentinien, Zentralamerika, Kuba, Trinidad	
	venezuelanische Pferdeenzephalomyelitis	Venezuela, Trinidad, Brasilien, Kolumbien, Ecuador, Panama, Mexiko, USA	Enzephalitis (selten tödlich)
	Chikungunya	Zentral- und Südafrika, Kongo, Senegal, Nigeria, Thailand, Kambodscha, Indien	Fiebererkrankungen mit starken Gelenk- und Muskelschmerzen; hämorrhagisches Syndrom
	Mayaro	Trinidad, Zentral- und Südamerika	milde Fieberinfektionen mit Kopf- und Muskelschmerzen
	O' nyong-nyong	Uganda, Kenya	Fiebererkrankungen mit Kopf- und Gelenkschmerzen, Lymphknotenentzündung
Flaviviren (durch Mücken übertragen)	Gelbfieber	Afrika, Zentral- und Südamerika, Trinidad	Fiebererkrankung mit Ikterus, Proteinurie und Blutungen (hepatische, renale, hämorrhagische, kardiale und enzephalitische Formen) (s. S. 13.84)

13.78 Infektionskrankheiten

Tabelle 13.15 Übersicht der verbreiteten Arboviren, die bei menschlichen Erkrankungen isoliert wurden (Fortsetzung)

Genus oder Gruppe	Virustyp	Geographische Verbreitung	Klinisches Bild der manifesten Erkrankung bei Menschen
	Dengue Typ 1, 2, 3, 4	Tropen und Subtropen Asiens, Afrikas, Amerikas und Australiens (früher auch in Südeuropa)	Fiebererkrankung mit Kopf- und Gliederschmerzen, Exanthem und Leukopenie, u.U. mit hämorrhagischem Syndrom (s. S. 13.86)
	japanische Enzephalitis	Japan, Korea, China, UdSSR, Thailand, Malaya, Indien u.a.	Meningoenzephalitis mit Lungenerscheinungen (»Interalveolitis«)
	St.-Louis-Enzephalitis	USA, Trinidad, Panama, Brasilien, Argentinien	Fiebererkrankung mit Kopfschmerzen, Enzephalitis
	West-Nil	Ägypten, Zentral- und Südafrika, Kongo, Israel, Indien, Frankreich, ČSSR, UdSSR	Fiebererkrankung mit Kopf- und Rückenschmerzen und mit Exanthem, meningoenzephalitische Krankheitsform
	Murray-Tal-Enzephalitis	Australien, Neuguinea	schwere Enzephalitis
	Ilhéus	Brasilien, Argentinien, Kolumbien, Guatemala, Zentralamerika, Trinidad	milde Enzephalitis
	Wesselsbron	Uganda, Südafrika, Nigeria, Thailand	Fiebererkrankung mit Kopf-, Gelenk- sowie Kreuzschmerzen
Flaviviren des Zeckenenzephalitis-Komplexes (durch Zecken übertragen)	Zeckenenzephalitis, östlicher Subtyp (russische Frühjahr-Sommer-Enzephalitis)	UdSSR	meningitische, meningoenzephalitische, polioenzephalitische Krankheitsform (sehr oft zweiphasig)
	westlicher Subtyp (zentraleuropäische Enzephalitis = Frühsommer-Meningoenzephalitis)	in Europa verbreitet	(s. S. 13.81)
	Louping ill	England, Schottland, Irland	ähnlich wie Zeckenenzephalitis
	Powassan	Kanada, USA, UdSSR	Enzephalitis
	Negishi	Japan	Enzephalitis (nur in Japan nachgewiesen)
	Omsksches hämorrhagisches Fieber, Subtyp I und II	UdSSR	Fiebererkrankung mit hämorrhagischem Syndrom und Lymphadenopathie
	Krankheit des Kyasanur-Waldes	Indien	zweiphasige Fiebererkrankung mit Kopf- und Muskelschmerzen, Diarrhoe und Nausea, u.U. mit Blutungen
Bunyaviren (früher Bunyamwera-Supergruppe)	Virustypen der Bunyamwera-Gruppe (z.B. Bunyamwera, Germiston, Guaroa)	Zentral- und Südafrika und Amerika	Fiebererkrankungen mit Kopfschmerzen
	Virustypen der Gruppe C (z.B. Apeu, Caraparu, Marituba, Oriboca u.a.)	Zentral- und Südamerika, Trinidad, Florida	Fiebererkrankungen mit Kopf-, Gelenk- und Muskelschmerzen, evtl. mit Konjunktivitis und Photophobie

Tabelle 13.15 Übersicht der verbreiteten Arboviren, die bei menschlichen Erkrankungen isoliert wurden (Fortsetzung)

Genus oder Gruppe	Virustyp	Geographische Verbreitung	Klinisches Bild der manifesten Erkrankung bei Menschen
Bunyaviren?	Bwamba	Zentral- und Südafrika	Fieberkrankheit mit Kopf- und Kreuzschmerzen
	California-Komplex Virustyp California Virustyp Ťahyňa	USA Europa	Enzephalitis s. S. 13.83
	Phlebotomus-Fieber Virustyp Neapel	Italien, Pakistan, Ägypten, Iran (Zentral- und Südamerika)	Fiebererkrankung mit Kopf-, Augen-, evtl. Rachenschmerzen (s. S. 13.83)
	Virustyp Sizilien	Sizilien, Ägypten, Pakistan, Iran	
	Rifttal-Fieber	Zentral- und Südafrika	Fiebererkrankung mit Kopf-, Gelenk- und Muskelschmerzen, Photophobie
	hämorrhagisches Krim-Fieber-Kongo	UdSSR, Afrika, Pakistan	Fiebererkrankung mit Kopf-, Glieder- und Bauchschmerzen, hämorrhagischem Enanthem und Exanthem
Orbiviren (Reoviridae)	Colorado-Zeckenfieber	USA	oft zweiphasige Fiebererkrankung mit Gliederschmerzen, Erbrechen, Photophobie (auch meningitische und enzephalitische Formen)

Tabelle 13.16 Übersicht der in Europa isolierten Arboviren

Familie	Genus	Serologische Gruppe	Virus	Isoliert			Antikörper nachgewiesen	
				aus Mücken	aus Zecken	aus Menschen	bei Menschen	bei Tieren
Togaviridae	Alphavirus	Prototyp	Sindbis	+				+
	Flavivirus	Komplex der Zeckenenzephalitis	der Zeckenenzephalitis (westlicher Subtyp)*		+	+	+	+
			Louping ill		+	+	+	+
			West-Nil-Fieber	+		+	+	+
Reoviridae	Orbivirus	Kemerovo Gruppe und Komplex	Koliba Tribeč Lipovník		+		+	+
Bunyaviridae	Bunyavirus	Bunyamwera	Čalovo (Batai)	+			+ (selten)	+
		California	Ťahyňa Inkoo	+ +		+	+ +	+ +
		Tete	Bahig und Matruh	aus Vögeln				

13.80 Infektionskrankheiten

Tabelle 13.16 Übersicht der in Europa isolierten Arboviren (Fortsetzung)

Familie	Genus	Serologische Gruppe	Virus	Isoliert			Antikörper nachgewiesen	
				aus Mücken	aus Zecken	aus Menschen	bei Menschen	bei Tieren
Bunyaviridae (fraglich)	?	Phlebotomus-Fieber (Pappataci-Fieber)	Sizilien	+			+	+
			Neapel	+			+	+
		Krim-Fieber-Kongo	Virus des hämorrhagischen Krim-Fiebers		+	+	+	+
		nicht gruppiert	Bhanja		+		+	+
		Uukuniemi**	Poteplí Grand Arbaud Ponteves		+		+	+
		Turlock	Lednice (Yaba 1)	+				
		Thogoto	Thogoto		+			

* Synonyma: Zentraleuropäische Enzephalitis, Frühsommer-Meningoenzephalitis. ** Protoyp isoliert in Finnland.

Zeckenenzephalitis

Epidemiologie

Die Zeckenenzephalitis kommt in zwei Formen vor: die östliche in Sibirien, die westliche in Europa. Letztere wird auch zentraleuropäische Enzephalitis genannt. In Europa wird sie hauptsächlich durch die Zecke Ixodes ricinus übertragen und findet sich in Bulgarien, in der BRD, in Dänemark, in der DDR, in Griechenland, Frankreich, Italien, Jugoslawien, Österreich, Polen, Rumänien, Skandinavien, in der Schweiz, in der Türkei, in Ungarn und in den europäischen Teilen der UdSSR. In diesen Staaten wurden Antikörper bei Menschen und Tieren nachgewiesen und meistens auch das Virus aus Zecken und Menschen isoliert.

In der Bundesrepublik Deutschland wurde eine Reihe von Fällen beschrieben, und es muß durchaus damit gerechnet werden, daß weitere Naturherde der Zeckenenzephalitis entdeckt werden. Unter 4998 untersuchten Bewohnern der Bundesrepublik Deutschland fanden sich 78 Träger neutralisierender Antikörper. Von 69 sorgfältig befragten Antikörperträgern erinnerten sich 55 an Zeckenkontakte. In 22 Fällen wies die Anamnese auf eine vorausgegangene Meningitis oder Meningoenzephalitis hin, wobei sich diese Erkrankungen gleichmäßig auf den Zeitraum der letzten 55 Jahre verteilen. Antikörperträger werden in den meisten Ländern und Regierungsbezirken der Bundesrepublik angetroffen. Die ausgesprochenen Endemieherde liegen in den Regierungsbezirken Niederbayern, Oberfranken, Unterfranken, Nordwürttemberg, Südbaden, Südwürttemberg-Hohenzollern, Montabaur, Köln, Münster und Detmold sowie in Schleswig-Holstein.

Die Infektion des Menschen mit Zeckenenzephalitisvirus entsteht in den Naturherden durch Biß der infizierten Zecke oder durch Trinken roher Milch von Ziegen, die nach der Infektion durch Zecken das Virus in die Milch ausscheiden. Auch Produkte aus frischer Milch von infizierten Schafen können Menscheninfektionen verursachen. Die Inkubationszeit dauert 3–21 Tage, am häufigsten 7–14 Tage. Die Erkrankung ist an die Frühling/Sommer-Saison von Mai bis September gebunden.

In mitteleuropäischen Naturherden der Zeckenenzephalitis besitzen 14–17% der Landbewohner Antikörper gegen das Zeckenenzephalitisvirus. Bei älteren Menschen und bei Forstarbeitern überschreitet die Durchseuchung oft 50%. Bei Kindern in europäischen Ländern ist die Zeckenenzephalitis seltener, den Gipfel bildet die Altersgruppe von 20–30 Jahren. Die Art der Infektion kann man aus der Anamnese nicht immer genau feststellen. Die Zahl der Zecken- und Milchinfektionen ändert sich nach der Lebensweise der Bewohner und nach der Saison. Die Milchinfektionen haben oft den Charakter der familiären Mikroepidemien, jedoch wurden auch Ausbruchsepidemien beschrieben. Die Zahl der leichten Formen ohne Enzephalitis beträgt 70–95%.

Es gibt zwei Typen von Naturherden der Zeckenenzephalitis: den Wildtiertyp und den Weidentyp. Die bedeutendsten Virusreservoire sind kleine, freilebende Nagetiere und Insektenfresser. Die Zecke kann sich jedoch auch beim Saugen an größeren Wald-, aber auch an Haustieren infizieren. Das Überwintern des Virus in dem Naturherd ist durch langfristige Persistenz des Virus im Organismus der Winterschläfer einerseits, andererseits durch die Zecken selbst ermöglicht. Alle drei Entwicklungsstadien der Zecken (Larven, Nymphen und Imagines) können als Virusträger wirken und Tiere oder Menschen infizieren (Abb. 13.24).

Pathogenese
Nach der Infektion durch den Zeckenbiß vermehrt sich das Virus wahrscheinlich schon an der Einstichstelle, nach der Infektion durch Milch in den epithelialen Zellen der oberen Teile des Verdauungskanals. Von dort verbreitet es sich in die regionalen Lymphknoten, und nach Vermehrung tritt es in die Blutbahn ein. Während des virämischen Stadiums gelangt das Virus bereits in die Zellen verschiedener Gewebe und Organe, in denen es sich vermehrt.

Im günstigen Falle kann der Patient genesen, und es entsteht eine Immunität. Anderenfalls gelangt das Virus meistens auf dem Blutwege in das Zentralnervensystem, und es entstehen Meningitis, Meningoenzephalitis oder Meningoenzephalomyelitis, manchmal auch Polyradikuloneuritis.

Die beiden pathogenetisch nachweisbaren Krankheitsphasen (Virämie und Organbefall) äußern sich klinisch in einem biphasischen Fieber- und Krankheitsverlauf.

Krankheitsbild
Das erste Stadium der Zeckenenzephalitis zeigt sich als fieberhafter Infekt mit allgemeinen Beschwerden, wie Kopf- und Gliederschmerzen, ohne Organbefall. Bereits in dieser Krankheitsphase kann eine Arbovirusinfektion vermutet werden, wenn sich der Patient an einen Zeckenbiß erinnert. Nach 3–6 Tagen fühlt sich der Infizierte einige Tage besser, ehe das 2. Stadium mit erneutem Fieber, Kopfschmerzen und Erbrechen einsetzt (Tab. 13.17).

Im 2. Stadium der Zeckenenzephalitis bestehen Meningismus, Schlafsucht, Apathie, in schweren Fällen Bewußtseinsstörungen, Hirnnervenlähmungen, psychische Veränderungen, Paresen der Extremitäten, Krämpfe, je nachdem welche Teile des Gehirns oder Rückenmarks befallen sind.

Die Mehrzahl der menschlichen Infektionen manifestiert sich nur durch die erste Phase, welche der Aufmerksamkeit des Arztes und auch des Patienten selbst entgehen kann.

Laboratoriumsbefunde
Im Blutbild finden sich Leukopenie, Linksverschiebung und relative Lymphozytose. Der Liquor ist klar und zeigt bei den meningoenzephalitischen Verlaufsformen eine lymphozytäre Pleozytose mäßigen Grades sowie eine deutliche Eiweißvermehrung.

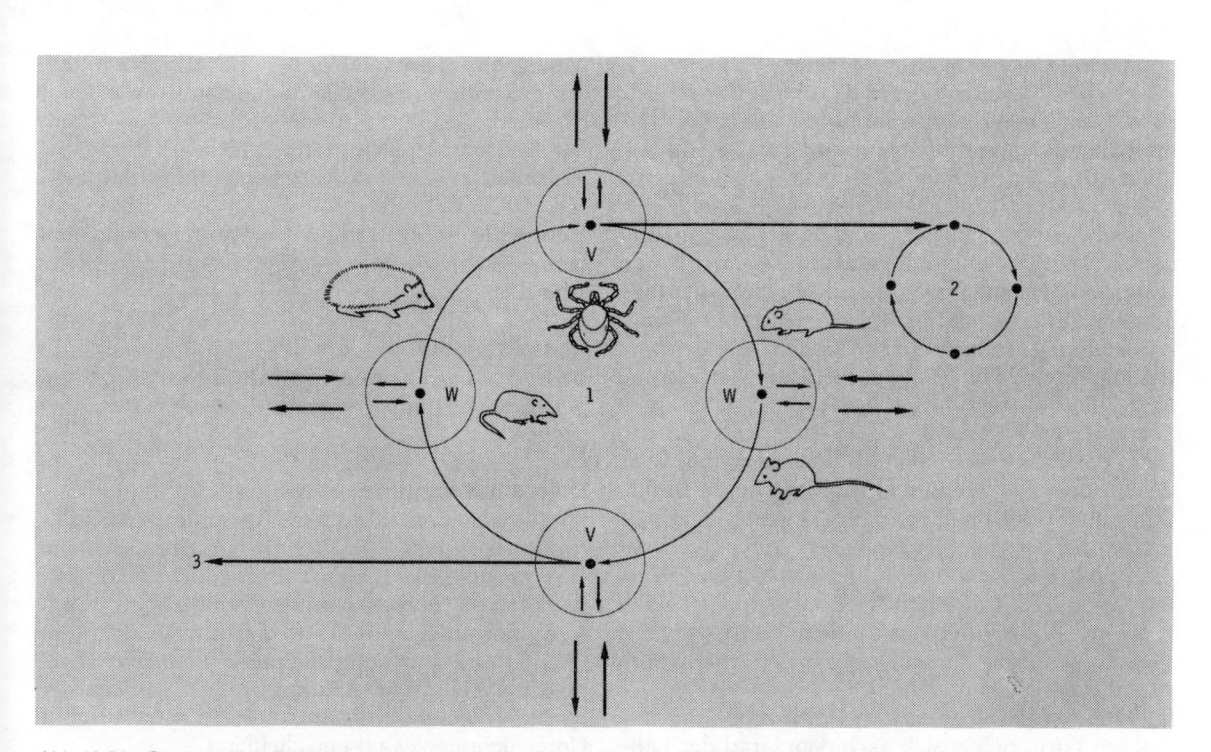

Abb. 13.24 Gegenseitige Beziehungen zwischen dem Zeckenenzephalitisvirus, seinen Wirten und der Umgebung.
V = biologischer Vektor, W = Wirt, • = Virus.
1 = Hauptzyklus: gesichert durch den Hauptvektor (Ixodes ricinus) und verschiedene freilebende Wirtstiere.
2 = Tangentialzyklus: gesichert durch speziellen Vektor, welcher nur einige Tierarten parasitiert (z.B. Ixodes trianguliceps).
3 = Zufälliger Wirt (z.B. Mensch, Haustier)

Infektionskrankheiten

Tabelle 13.17 Erkrankungsbilder der Arbovirusinfektionen beim Menschen in Europa

Erkrankung	Klinisches Bild	Nachweis durch Virusisolierung	Antikörperanstieg	Bemerkung
Zeckenenzephalitis	grippeähnliche Fiebererkrankung, Meningitis, Meningoenzephalitis, Meningoenzephalomyelitis	+	+	Übertragung auch durch rohe Ziegen-, selten Kuhmilch und durch Produkte aus roher Schafmilch
Louping ill	grippeähnliche Fiebererkrankung, Meningitis, Meningoenzephalitis, Meningoenzephalomyelitis	+	+	Enzephalitis bei Schafen und Rindvieh
West-Nil-Fieber	relativ milde akute Fiebererkrankung mit Rash	+	+	auch meningoenzephalitische Krankheitsform (z.B. in Israel), Enzephalitis beim Pferd
Tahyňa-Virus-Erkrankungen	Fiebererkrankungen mit Kopfschmerzen, Myalgien oder Pharyngitis, Rhinitis und Konjunktivitis*	+	+	das verwandte California-Virus verursacht Enzephalitis beim Menschen
Pappataci-Fieber	Fiebererkrankungen mit Kopfschmerzen, Augenschmerzen und Konjunktivitis	+	+	auch meningitische Fälle
Infektionen durch Kemerovo-Komplex-Viren	sehr wahrscheinlich leichte Meningitis		+	Kemerovo-Virus wurde in Sibirien aus Menschen isoliert

Hämorrhagisches Krim-Fieber s. Tab. 13.15. * Auch Meningitis bei Kindern.

Besondere Untersuchungsmethoden

Die sichere Bestätigung der Krankheit ergibt sich durch den Virusnachweis im Blut während des virämischen Stadiums oder im Liquor zu Beginn des meningitischen Stadiums. Die Isolierung erfolgt an Mäusesäuglingen oder auf Gewebekulturen.

Die serologische Diagnose der Zeckenenzephalitis geschieht mittels des Neutralisationstestes, der Komplementbindungs- oder der Hämagglutinationshemmungsreaktion. Hierzu sind mindestens zwei Blutentnahmen, eine zu Beginn der Erkrankung und eine 8–21 Tage später, erforderlich.

Verlauf und Prognose

Bei der Zeckenenzephalitis kommen sowohl leichte abortive Verläufe als auch schwere Erkrankungen mit letalem Ausgang vor. Einen ausgesprochen ungünstigen Einfluß haben die psychische und physische Belastung in der ersten Phase oder in dem darauf folgenden Intervall sowie vorzeitiges Verlassen des Bettes nach dem Temperaturabfall und vorzeitige Einschaltung in den Arbeitsprozeß, Insolation und ähnliches.

Die Rekonvaleszenzdauer bei der enzephalomyelitischen Form richtet sich nach dem Grad der Lähmungen. Schwere Lähmungen erfordern eine langfristige Rehabilitation. Aber auch bei den leichter verlaufenden manifesten Zeckenenzephalitiden überdauern für eine lange Zeit Kopfschmerzen, Müdigkeit, Psycholabilität und Depressionen, Schlafstörungen, manchmal auch subfebrile Temperaturen.

Die Letalität der manifesten westlichen Form der Zeckenenzephalitis ist nicht hoch und variiert zwischen 0 und 5%.

Neben der akut verlaufenden Zeckenenzephalitis werden auch chronisch-progrediente Formen beschrieben.

Komplikationen

Bei der Zeckenenzephalitis kommen Bronchopneumonien und degenerative Myokardveränderungen vor.

Differentialdiagnose

Die Zeckenenzephalitis muß von anderen das Zentralnervensystem befallenden Virusinfektionen (Coxsackie-, ECHO-Virus-Infektion, Poliomyelitis, Mumps, herpetische Enzephalitis, lymphozytäre Choriomeningitis), von der tuberkulösen Meningitis und von Leptospirenerkrankungen abgegrenzt werden. Die Anamnese, einschließlich der epidemiologischen Daten, und die virologischen Untersuchungen sind entscheidend.

Prophylaxe

Die Verabreichung von menschlichem γ-Globulin in der ersten Krankheitsphase vermag den Verlauf der Erkrankung zu mitigieren. Zur langfristigen Prophylaxe eignet sich die Impfung mit durch Formol inaktiviertem, auf Hühnerembryozellkulturen gezüchtetem Virus. In Endemiegebieten kommt Impfung der Haustiere in Frage. Außerdem sollen sich die Menschen vor dem Genuß roher Milch und Milchprodukten und vor dem Zeckenbiß schützen.

Louping ill

In England, Schottland und Irland verursacht das Virus Louping ill bei Schafen eine schwere Enzephalitis und bei Menschen eine Erkrankung, die der Zeckenenzephalitis sehr ähnlich ist.

West-Nil-Fieber

Epidemiologie
In Südfrankreich, der ČSSR und UdSSR wurde das durch Mücken übertragene West-Nil-Fieber-Virus isoliert, gegen welches auch in Italien, Österreich, Ungarn und auf der Balkanhalbinsel Antikörper beim Menschen gefunden werden.

Krankheitsbild
Das West-Nil-Fieber beginnt plötzlich mit Temperaturen bis 39°C, Kopf- und Rückenschmerzen, Myalgien und Lymphadenitis. Oft besteht ein diskreter makulopapulöser Rash.

Besondere Untersuchungsmethoden
Das West-Nil-Fieber wird duch Virusisolierung aus dem Blut, möglichst am 1. Krankheitstage oder serologisch mit Hilfe des Hämagglutinationshemmungstests diagnostiziert.

Verlauf und Prognose
Das West-Nil-Fieber verläuft in den meisten Fällen gutartig. Meningoenzephalitische Formen kommen vor, jedoch selten mit tödlichem Ausgang.

Differentialdiagnose
Das West-Nil-Fieber muß von anderen Arbovirusinfektionen mit ähnlichem Verlauf (Tab. 13.15), insbesondere von der Dengue, unterschieden werden.

Ťahyňa-Virus-Infektionen

Epidemiologie
Das zur California-Enzephalitis-Virusgruppe gehörende Ťahyňa-Virus wird durch Stechmücken übertragen. In der Bundesrepublik Deutschland weist die ländliche Bevölkerung zu 5,6% neutralisierende Serumantikörper gegen das Ťahyňa-Virus auf, in einigen Gebieten an Rhein, Nahe und oberem Main sogar 10–47%. In Österreich, Ungarn und in der ČSSR werden in Gebieten mit Mückenbefall bei 50–60% der Bevölkerung Antikörper nachgewiesen. Nach dem Auftreten von Antikörpern zu urteilen, kommt die Infektion mit dem Ťahyňa-Virus auch in Italien, Jugoslawien und anderen Staaten vor. In Finnland wurde ein verwandtes Virus isoliert, genannt Inkoo, gegen welches in den nördlichsten Gebieten bei bis zu 69% der Bevölkerung Antikörper auftreten.

Krankheitsbild
In den USA ruft das verwandte California-Virus vornehmlich bei Kindern schwere fieberhafte, mit Anfällen einhergehende Enzephalomeningitiden hervor. In Europa stellt die Infektion durch Ťahyňa-Virus meistens einen abortiv verlaufenden, grippeähnlichen Infektionsprozeß dar, der zur Bildung von Antikörpern führt. Nach serologischen Untersuchungen und nach Virusisolierung wird das Ťahyňa-Virus auch als Erreger von fieberhaften Erkrankungen, begleitet von Kopfschmerzen, Myalgien oder Pharyngitiden, Rhinitiden und Konjuktivitiden angesehen. Die weitere Verbreitung des Ťahyňa-Virus in Europa läßt vermuten, daß auch bei uns mit schweren Erkrankungen gerechnet werden muß.

Differentialdiagnose
Bei Verdacht auf Ťahyňa-Virus-Infektionen ist es notwendig, durch andere Arboviren, Picorna-, Myxo-, Paramyxoviren, und Coxiella burneti verursachte Infektionen auszuschließen.

Pappataci-Fieber

Epidemiologie
Das Pappataci-Fieber wird von Mottenmücken (Phlebotomus pappatasii) übertragen, die bis zum 45. nördlichen Breitengrad vorkommen. Somit sind von den europäischen Ländern Italien, Jugoslawien, Griechenland, Malta, Zypern und Südfrankreich befallen.

Krankheitsbild
Das Pappataci-Fieber beginnt plötzlich. Das Fieber dauert 1–9 Tage. Die Patienten klagen über Kopf- und Augenschmerzen, manchmal auch über Halsschmerzen. Objektiv zeigen sich injizierte Konjunktiven, geröteter Pharynx, trockene, heiße Haut und Bradykardie.

Besondere Untersuchungsmethoden
Bei Pappataci-Fieber eignet sich – neben der Virusisolierung aus dem Blut innerhalb der ersten Krankheitstage – der Neutralisationstest für die Diagnostik.

Verlauf und Prognose
Das Pappataci-Fieber hat immer einen gutartigen Verlauf und hinterläßt keine Folgen.

Komplikationen
Beim Pappataci-Fieber wurden Neuroretinitis, hämorrhagische Diathese und gelegentlich meningeale Symptome beschrieben.

Differentialdiagnose
Beim Pappataci-Fieber sind differentialdiagnostisch Dengue, Malaria, Rickettsiosen, beginnende Virushepatitis und Grippe zu erwägen.

Therapie der Arbovirusinfektionen
Die Behandlung der Arbovirusinfektionen ist symptomatisch. Wichtig ist Bettruhe, auch in leichtesten Fällen, da physische Belastungen zur Verschlimmerung der Krankheitsbilder führen können. Bei meningitischen Verlaufsformen sind Analgetika erforderlich, oft mildern auch Lumbalpunktionen durch Druckentlastung die heftigen Kopfschmerzen. Bei enzephalitischen Verläufen sind alle Maßnahmen der Intensivpflege zu beachten. Antibiotika sind wirkungslos, sie sind nur bei bakteriellen Superinfektionen erforderlich.

Prophylaxe
Eine spezifische Vorbeugung durch inaktivierte Impfstoffe wurde bei mehreren Arbovirusinfektionen geprüft. Die Impfung von Menschen mit dem lebenden, attenuierten Virus hat sich bisher nur beim Gelbfieber in der Praxis bewährt.
Die Vertilgung der Vektoren (Mücken, Zecken) mit Insektiziden ist nur gerechtfertigt, wenn durch deren Applikation die Gesundheit des Menschen direkt oder indirekt nicht gefährdet wird und wenn es nicht zu einer irreparablen Zerstörung des Gleichgewichtes der Tiere in der Natur kommen kann.

Literatur

Ackermann, R., W. Spithaler, W. Profittlich, D. Spieckermann: Über die Verbreitung von Viren der California-Enzephalitis-Gruppe in der Bundesrepublik Deutschland. Dtsch. med. Wschr. 29 (1970) 1507
Bárdoš, V.: Arboviruses of the california-complex, and the bunyamwera group. Slovak Acad. Sci., Bratislava 1969
Blaškovič, D., H. Libíková: Arbovirusinfektionen. In: Infektionskrankheiten, Bd. I/1, hrsg. von O. Gsell, W. Mohr. Springer, Berlin 1967
Casals, J., W.C. Reeves: The Arboviruses. In: T.M. Rivers, Virals and rickettsial infections of man, hrsg. von F.L. Horsfall, J. Tamm. Pitman, Philadelphia 1967
Libíková, H.: Virus der Zeckenencephalitis. Biologische Kenntnisse und ihre praktische Anwendung. Slovak Acad. Sci., Bratislava 1969
Theiler, M., W.G. Downs: The arthropod-borne viruses of vertebrates. Yale Univ. Press, New Haven 1973

Gelbfieber
F.O. HÖRING

Definition
Das Gelbfieber ist eine akute kurzfristig verlaufende Viruskrankheit mit zweigipfligem Fieberverlauf, die in schweren Fällen zu degenerativen Nekrosen an Nieren und Leber sowie zu hämorrhagischer Diathese mit blutigem Erbrechen und damit meist zum Tode führt. Die nicht letalen Fälle heilen stets ohne Dauerschaden ab und bleiben lebenslänglich immun.

Epidemiologie
Überträger sind Stechmücken vor allem aus den Gattungen Aedes und Haemagogus; Reservoir sind Urwaldaffen. Erreger ist ein zu den Arboviren Typ B gehöriges Virus. Das Gelbfieber ist also eine Anthropozoonose, bei der man das Dschungelfieber, das vom Affen über die Mücke auf den Menschen übertragen wird, unterscheidet vom städtischen Gelbfieber, bei dem die Übertragung über die Aedes aegypti von Mensch zu Mensch verläuft. Derzeit wird meist nur das vorwiegend durch Haemagogus übertragene Dschungelfieber beobachtet.
Das Gelbfieber ist heute auf die hochtropischen Teile Afrikas sowie Süd- und Zentralamerikas beschränkt. Durch die Aedesausrottung in den Küstenstädten wurden dort seit Anfang des 20. Jahrhunderts Epidemien verhindert. Asien und Australien sind gelbfieberfrei geblieben, weil es in diesen Erdteilen die großen Urwaldgebiete und die hochempfänglichen Affenarten nicht gibt, wohl aber geeignete Mückenarten. Die permanenten Ursprungsgebiete sind also nur der zentralafrikanische Urwald und der Urwald des Amazonasgebietes. Menschliche Dschungelfieberepidemien mit vorhergehendem Affensterben im Urwald haben sich in den letzten Jahrzehnten noch in Afrika (Südäthiopien 1960 und 1966) und in Mittelamerika (1948–1954) abgespielt, sonst nur sporadische Fälle. In den jüngsten Jahren ist in Amerika mit zahlreichen erneuten Aedesfunden in frei gewesenen Landstrichen auch wieder eine Zunahme sporadischer Fälle zu beobachten. 1960 wurden 57, 1973 216 Fälle gemeldet, davon 207 mit 146 Todesfällen in Südamerika, 9 in Afrika.

Ätiologie (Mikrobiologie)
Das Gelbfiebervirus gehört zu den kleinen Viren (35 ± 5 nm). Zur Anzüchtung wurde vor allem der hochempfängliche Rhesusaffe benützt, jetzt auch die weiße Maus (s. S. 13.85).

Pathogenese
Primär nach der Infektion vermehrt sich das Virus im Lymphgewebe und im Knochenmark, dann entsteht die Virämie im sog. Prodromal- oder Generalisationsstadium und schließlich nach Fieberremission unter Wiederanstieg des Fiebers die Organmanifestation mit Virusbefall der betroffenen Organe, wo fast rein degenerative Schäden am Organparenchym auftreten und eine deutliche reparative, vom Stroma ausgehende Entzündung fehlt. Die Ausheilung erfolgt durch unmittelbare Regeneration der Organepithelien. Dadurch ist auch das Fehlen von Spätschäden erklärt. Daß die spezifischen Antikörper bei der Überwindung der Krankheit keine Rolle spielen, zeigt die Tatsache, daß sie etwa 2 Wochen nach Krankheitsbeginn erscheinen und erst nach 5–6 Wochen ihren Höhe-

punkt erreichen, um dann allerdings lebenslängliche Immunität zu verleihen.

Obgleich beim voll ausgebildeten klinischen Bild die schwere Nephrose (mit starker Proteinurie) der Hepatose vorausgeht, ist die letztere für die histologische Diagnostik entscheidend, da sie mit der in der intermediären Zone der Leberazini auftretenden Nekrose bei Verschonung der Leberzellen um die Zentralvene und an der Läppchenperipherie ein typisches Verteilungsbild zeigt. Dazu tritt die massive Entstehung von Councilman-Körperchen, hyalin entarteten Leberzellen, sowie das Auftreten der Torres-Körperchen, rundlicher intranukleärer Einschlußkörperchen. Hämorrhagische Zeichen in vielen Organen (Magenschleimhaut, Pankreas) sowie im Gehirn, z.T. mit Chromatinschäden der epitheloiden Zellen bzw. Neuronen, vervollständigen das Bild.

Krankheitsbild

Die Inkubation beträgt 3–6 Tage. Beim Vollbild der Krankheit unterscheidet man das »Stadium der Infektion« (Generalisationsstadium), die Remission und das Stadium der Organlokalisation.

Die Krankheit beginnt plötzlich mit raschem Temperaturanstieg auf etwa 40°C, oft unter Frösteln, mit auffallend starken Kopf-, Kreuz- und Gliederschmerzen. Nach Pulsbeschleunigung am 1. Tag bildet sich meist eine relative Bradykardie aus. Eine Splenomegalie fehlt, wenn sie nicht aus anderen Gründen (Malaria) schon prämorbid vorhanden war. Wie bei so vielen akuten Viruskrankheiten findet sich in diesem »Prodromalstadium« eine deutliche Kongestion der Schleimhäute, besonders der Konjunktiven mit Lichtscheu, bei Hellhäutigen auch der Haut bis zum Rash. Schon am 3. Tag können Brechreiz und Oberbauchschmerzen mit geringer Leberschwellung hinzutreten. Eine auffallend deutliche Proteinurie ist zu dieser Zeit ein wichtiges diagnostisches Zeichen.

Die »Remission« tritt am 3.–4. Krankheitstag unter Fieberabfall auf etwa 38°C ein, pflegt aber nur einige Stunden mit auffallender, aber trügerischer subjektiver Besserung anzuhalten; die Schmerzen scheinen zu weichen, der Appetit wiederzukehren.

Unter erneutem, oft nur mäßigem Fieberanstieg (»Dromedarkurve«) entwickelt sich dann die Organmanifestation, deren klinisch auffallendste Zeichen die Blutungsneigung, das blutige Erbrechen (Vomito negro) und Nasenbluten, auch Meläna, sind. Die Harnproduktion versiegt bis zur Anurie. Der wenige Harn enthält bis zu 10‰ Eiweiß. Meist erst ante finem oder kurz vor der fast kritisch einsetzenden Besserung um den 7. Krankheitstag tritt ein Ikterus auf, der bei Dunkelhäutigen nur als Skleralikterus erkennbar ist; oft ist er erst postmortal ausgeprägt. Die Kranken sind meist apathisch, seltener exzitiert.

Der Tod tritt entweder durch Urämie oder durch Herz- und Kreislaufversagen gewöhnlich am 6. bis 8. Tag ein. »Wer die Sonne des 10. Tages erblickt, ist gerettet« (alte Volksregel). Bei Wendung zum Guten fällt die Temperatur remittierend bis zum 12. Tag zur Norm ab, und die Rekonvaleszenz tritt relativ schnell mit völliger Rückbildung aller Organsymptome ein.

Dieser »klassische« Verlauf hat eine Letalität von etwa 80%.

Verlaufsarten

Neben diesem Vollbild bzw. klassischen Verlauf gibt es in 1–5% der Fälle den fulminanten Verlauf, der unter Ausbildung der hämorrhagischen Diathese schon am 2.–4. Tag zum Tode führt (wie die Purpura variolosa), vor allem aber die leichteren Verläufe, bei denen es nur zur schwachen Ausprägung der Organschäden kommt, wobei aber eine grippeartige Erkrankung mit deutlicher Proteinurie immer gelbfieberverdächtig ist. Leichteste »Eintags«-Verläufe bis zur symptomlosen stillen Feiung sind häufig. Die Schätzungen des Verhältnisses vom klinisch erkennbaren zum uncharakteristischen Verlauf schwanken von 1:5 bis 1:10. Bei Kindern ist die Erkrankung meist leicht.

Laboratoriumsbefunde

Vom 2. Tag an zeigt sich eine Leukopenie unter 4000, die erst mit zunehmender Bluteindickung einer Linksverschiebung mit Monozytose weicht. Dann findet sich auch Erhöhung des Hämoglobins und des Bluteiweißes. Im Harn geben die Stärke der Proteinurie sowie die Harnmenge die besten Prognostika, ebenso der Kochsalzschwund. Im Sediment werden reichlich Epithelien und Leukozyten, massenhaft Zylinder, aber nur spärlich Erythrozyten nachgewiesen. Die Gallenfarbstoffvermehrung ist oft kaum verwertbar, da sie wie der Ikterus erst während der präfinalen Oligurie entsteht. Im Blut zeigt sich mit dem Fortschreiten der Erkrankung eine Zunahme des Reststickstoffs, später auch des Harnstoffs und Abnahme des Standardbicarbonats und des Calciums sowie Hypoglykämie und Bilirubinämie. Deutlich ist die Prothrombinverminderung. Schwere EKG-Veränderungen können hinzutreten.

Besondere Untersuchungsmethoden

Zur Virusanzüchtung aus dem Blut im »Stadium der Infektion« wird die intrazerebrale Verimpfung in weiße Mäuse benützt. Zur serologischen Diagnose ist zwecks Feststellung des Titeranstiegs Doppeluntersuchung mit Mäuseschutzversuch, Komplementbindungsreaktion oder Hämagglutinationshemmungstest nötig, und zwar erste Entnahme möglichst frühzeitig, zweite nach 3 Wochen.

Komplikationen

Die einzige typische Komplikation ist eine Enzephalitis, die erst um den 12. Krankheitstag auftritt und in diesen seltenen Fällen auch zum Tode führen kann.

Differentialdiagnose

Im Generalisationsstadium ist Gelbfieber gegenüber vielen anderen akuten Infektionskrankheiten nicht nur viraler, sondern auch bakterieller Art (typhoides Fieber) nur schwer abgrenzbar, auch Pneumonien und Malaria sind anfangs oft nicht leicht auszuschließen. Später sind Weil-Krankheit und Schwarzwasserfieber die häufigsten Verwechslungen, es können aber auch toxische Leberschäden, wie Leberatrophie bei schwerer Hepatitis, nach Tetrachlorkohlenstoff und Leberlues, zu Irrtümern führen.

Therapie

Sie ist rein symptomatisch und besteht neben flüssig-breiiger Ernährung, Lutschen von Eisstückchen und strenger Bettruhe sowie anfänglicher Darmentleerung, soweit nach den äußeren Umständen möglich, in reichlicher oraler Flüssigkeitszufuhr und Infusionen mit Glucose unter Zusatz von Natriumbicarbonat und Calcium. In der Rekonvaleszenz ist auf leichte Diät Wert zu legen.

Prophylaxe

Im Vordergrund steht die Schutzimpfung, die nach Möglichkeit nicht nur entsprechend den internationalen Reisevorschriften, sondern auch bei der Bevölkerung eventueller Epidemiegebiete durchgeführt werden sollte. Der »lebende« Impfstoff mit dem abgeschwächten 17-D-Stamm wird in bestimmten Instituten nach Standardvorschrift der WHO hergestellt und nur von dazu autorisierten Ärzten injiziert, die die Aufbewahrungs- und Verdünnungsvorschriften zu befolgen haben. Allgemeinreaktionen treten kaum auf. Nur sehr selten kommen, besonders bei Kindern, Enzephalitiden vor. Im 1. Lebenshalbjahr und bei Schwangeren soll nicht geimpft werden. Der volle Schutz tritt bis zum 9. Tag nach der Impfung auf (bei 98% der Geimpften) und wird offiziell für 10 Jahre anerkannt. Auf andere Impfstoffe wird heute allgemein verzichtet.

Der vor Aedes-Mücken sicher untergebrachte Gelbfieberkranke ist nicht ansteckend.

Im Epidemiegebiet waren früher (vor der Einführung der Impfung) Mückenschutz und -bekämpfung sowie die Feststellung der Todesfälle zur möglichst frühzeitigen Erkennung drohenden Gelbfieberausbruchs mittels Viszerotomie (Trokarentnahme eines Leberstückes aus den Leichen aller nach höchstens 10tägiger Krankheitsdauer Gestorbenen und histologische Untersuchung desselben) die wichtigsten Maßnahmen.

Literatur

Höring, F.O.: »Gelbfieber in Afrika 1939–52« und »Gelbfieber in Südamerika 1945–54«. In: Weltseuchenatlas, Bd. II u. III, hrsg. von G. Rodenwaldt, H.J. Jusatz. Falk, Hamburg 1952 u. 1956

Knüttgen, H.-J.: Gelbfieber. In: Infektionskrankheiten, Bd. I/1, hrsg. von O. Gsell, W. Mohr. Springer, Berlin 1967

Dengue-Fieber

F.O. HÖRING

Definition

Die Dengue ist – wissenschaftlich gesehen – eine durch mehrere Typen eines Arbovirus hervorgerufene, durch Stechmücken, vorwiegend der Gattung Aedes, übertragene und damit an wärmere Zonen gebundene, akute, im Ganzen gutartige Erkrankung, die meist mit starken Allgemein- und nur schwächeren Organsymptomen einhergeht und die nach heutigem Wissensstand vorwiegend epidemisch gehäuft, oft explosiv ganze Landstriche oder auch nur einzelne Städte befällt.

Herkömmlich ungenau und mehr laienhaft wird der Name »Dengue« aber für gutartige, akute fieberhafte, teils sporadisch, teils gehäuft auftretende Erkrankungen in warmen Ländern sehr viel gebraucht (so wie der Ausdruck »Grippe« im gemäßigten Klima), wobei ein großer Teil derselben tatsächlich ebenfalls durch Mücken übertragen sein und Erreger aus der Gruppe der Arboviren haben dürfte (über 300 beschriebene Typen!). Bei virologischen Untersuchungen der letzten 20 Jahre anläßlich solcher Epidemien wurden auch eine Anzahl »dengue-like fevers« (vgl. »grippaler Infekt«) mit entsprechenden Virusbefunden beschrieben, so daß die Systematik des Gebiets dieser Viren bzw. Erkrankungen als noch im Fluß befindlich bezeichnet werden muß.

Das portugiesische Wort »dengue« bedeutet »eitel«, »geziert«; es weist ebenso wie der englische Ausdruck »dandy fever« auf den erschwerten steifen Gang des Kranken hin, so auch der Name »break bone fever«.

Epidemiologie

Obgleich gelegentlich auch andere Stechmücken (Culicinen u.a.) eine Rolle zu spielen scheinen, ist die Dengue doch praktisch an das Verbreitungsgebiet der Aedinen (Aedes aegypti, Aedes polynesiensis, in Japan Aedes albopictus) und an eine Minimaltemperatur von 14°C gebunden, da die Infektiosität der Mücke darunter erlischt. Diese Voraussetzungen finden sich jedoch in allen Erdteilen: So traten große Dengue-Epidemien in Texas (1922), in Griechenland (1928), Kairo (1937), Japan und Polynesien (1942–45), Queensland und Australien (1954 bis 1955) und Transvaal (1956) auf. – Ob dabei ein tierisches Reservoir (vermutet in Fledermäusen und Zugvögeln) eine Rolle spielt, ist zweifelhaft. Der Ausbruch großer Epidemien ist an ausreichende Empfänglichkeit der Bevölkerung und Mückendichte gebunden; teilimmune Bevölkerungen, kühle Sommertemperaturen, Mückenbekämpfung wirken ihm entgegen. Inwieweit außer den genannten Großepidemien kleinere Epidemien und sporadische Fälle auftreten (und vielleicht das »Reservoir« darstellen), ist noch unbekannt, da die virologische Sicherung im Einzelfall auf große Schwierigkeiten stößt.

Ätiologie (Mikrobiologie)
Es werden jetzt 4 Typen des Dengue-Virus genannt, von denen Typ 1 und 2 die wichtigsten sind. Diese Typen wurden in verschiedenen Gewebezellen (Hühnerei, Affennieren, Hela-Zellen u.a.) gezüchtet und elektronenoptisch in Stäbchenform dargestellt. – Serologisch kommt es mit anderen Arbo-B-Viren zu mancherlei Kreuzphänomenen. Trotzdem ist die nach Dengue-Erkrankung hinterlassene Immunität weitgehend spezifisch, wahrscheinlich auch typenspezifisch. Bei der oft diskutierten Beobachtung, daß sich Dengue und Gelbfieber geographisch gegenseitig ausschließen, dürfte es sich, wenn nicht um Zufall, eher um eine Interferenz handeln.
Die Dengue-Virus-Typen 1–4 werden aufgrund ostasiatischer Erfahrungen jetzt auch zu den Erregern des »hämorrhagischen Fiebers« gerechnet, das eine klinische Einheit darstellt, aber von vielerlei Arboviren, teils durch Mücken, teils durch Zekken übertragen, hervorgerufen wird (s. Arbovirusinfektionen, S. 13.77).

Krankheitsbild
Die Dengue zeigt nach einer Inkubation von 5 Tagen einen zweigipfligen Fieberverlauf, wobei das »Invasions«-(Generalisations-)Stadium mit Fieber bis 40 °C 2–3 Tage dauert. Nach einer eintägigen Remission kann die »Organmanifestation« mit Exanthemausbruch folgen, die bei leichtem Verlauf nur zu geringem erneutem Anstieg der Temperatur führt, bei schwerem aber auch schon nach weiteren 3–4 Tagen schnell wieder von Entfieberung gefolgt ist. Hauptsymptome sind die schon mit Fieberbeginn auftretenden Gelenk-, Kreuz- und Kopfschmerzen sowie die relative Bradykardie, ferner Prostration, Schlaf- und Appetitlosigkeit. Dazu können Injektionen der Bindehäute, Enanthem und leichter Schnupfen, oft auch Epistaxis, manchmal Durchfälle, Lymphknotenschwellung, Meningismus kommen. Am meisten fällt die Bewegungsbehinderung durch die rheumatischen Schmerzen auf. Eine Splenomegalie gehört nicht zum Bilde.
Während sich an der Haut im Invasionsstadium ein flüchtiger Rash zeigen kann, ist bei ausgeprägtem Organstadium ein schnell vorübergehendes, aber deutliches Exanthem, selten bis zur hämorrhagischen Umwandlung, feststellbar.

Laboratoriumsbefunde
Diagnostisch wichtig ist außer der Bradykardie die während der Fieberzeit meist sehr starke Leukopenie mit Werten bis unter 2000, später Monozytose und Eosinophilie.
Die in Forschungslaboratorien durchgeführten serologischen Methoden, Komplementbindungsreaktion, Neutralisations- und Hämagglutinationshemmungstest, haben in der Praxis bisher kaum breitere Anwendung gefunden. Das gilt erst recht für die Virusanzüchtung und -identifizierung.

Verlauf und Prognose
Mit 8–10 Tagen Bettruhe ist zu rechnen. Während der Fieberverlauf höchstens durch Hinzutreten einer Pneumonie bei älteren Menschen verlängert wird, können sich die rheumatoiden Schmerzen und damit die Rekonvaleszenz über mehrere Wochen hinziehen. Davon und von den seltenen letalen Ausgängen bei geschwächten Personen abgesehen, ist die Prognose immer gut.

Komplikationen
Seltenere Begleiterscheinungen sind leichte Proteinurie oder Subikterus als Ausdruck von Organbeteiligungen, ebenso Orchitis und Oophoritis, seröse Meningitis, Herdmyelitis und Neuritiden. Als schwere Komplikation ist das in Hinterindien und auf den Philippinen beschriebene Auftreten des hämorrhagischen Fiebers im Rahmen von Dengue-Epidemien bei Kindern anzusehen.

Differentialdiagnose
Beim Massenauftreten wird die Diagnose eher zu oft gestellt. In sporadischen Fällen sind anfangs Malaria, Rückfallfieber, Leptospirose auszuschließen; bei Kindern kann die Abgrenzung von anderen Exanthemkrankheiten schwierig sein; rückblickend und ohne Laborhilfe bleibt die Diagnose »Dengue« meist eine Frage der persönlichen Einstellung.

Therapie
Sie ist wie bei den anderen akuten Viruserkrankungen symptomatisch und richtet sich nach den Beschwerden des Kranken.

Prophylaxe
Mit einem abgeschwächten »Lebendimpfstoff« wurden in den USA im Versuch gute Erfahrungen gemacht; breitere Anwendung hat er bislang aus naheliegenden Gründen nicht gefunden. – Die Mückenbekämpfung und im Epidemiefall persönlicher Mückenschutz (Repellents, Moskitobekämpfung im Hause) – Kulex und Aedes stechen bei Tag und Nacht (Anopheles nur bei Nacht) – sind am ehesten erfolgversprechend.

Literatur
Halstead, S.B.: Mosquito-borne haemorrhagic fevers of south and south-east aria. Bull. Wld. Hlth. Org. 35 (1966) 3
Malamos, B.: Denguefieber. In: Infektionskrankheiten, Bd. I/1, hrsg. von O. Gsell, W. Mohr. Springer, Berlin 1967

Marburg-Virus-Krankheit

G.A. Martini und R. Siegert

Definition

Die Marburg-Virus-Krankheit wird zu den exanthematischen hämorrhagischen Fiebern gerechnet. Der Erreger ist ein Virus, dessen Klassifizierung noch nicht eindeutig ist.

Epidemiologie

Die Erkrankung trat zunächst in Marburg (23 Personen), in Frankfurt (6 Personen) und Belgrad (2 Personen) auf. Von 31 Patienten verstarben 7. Sämtliche Personen hatten direkten oder indirekten Kontakt mit Affen (Cercopithecus aethiops) aus Uganda. Die Epidemie begann im Juli/August 1967; der letzte Erkrankungsfall ereignete sich im November 1967. Vorher und nachher sind keine Erkrankungsfälle berichtet worden. Der Übertragungsweg erfolgt über infiziertes Blut und andere Körperflüssigkeiten. Die Epidemiologie birgt noch einige offene Fragen, insbesondere über die Herkunft der Seuche. Nach serologischen Studien soll ein hoher Prozentsatz zentralafrikanischer Affen Träger von Antikörpern sein, was mit spezifischeren Zellkulturantigenen aber nicht bestätigt wurde. Die angenommene hohe Durchseuchung trifft also nicht zu. Es wäre sonst auch nicht zu verstehen, warum die Krankheit bisher unbekannt war.

1975 erkrankten in Johannesburg 2 weitere Personen, die nach einer Reise durch Rhodesien nach Südafrika gekommen waren. Sie steckten außerdem eine Pflegerin an. Ein Patient starb. Der isolierte Erreger war mit dem Marburg-Virus identisch. Im Herbst 1976 kam es zum epidemischen Auftreten einer Variante der Marburg-Virus-Krankheit im Sudan und in Zaire, die viele Todesopfer forderte. Es wurden Viren isoliert, die zwar morphologisch dem Marburg-Virus sehr ähnlich, jedoch antigenetisch mit ihm nicht verwandt sind.

Ätiologie (Mikrobiologie) und Pathogenese

Die *Ätiologie* des neuen Krankheitsbildes wurde in 4 Monaten geklärt. Der Erreger ist ein faden- oder stäbchenförmiges Virus, das meist die Form eines Hufeisens oder einer 6 aufweist. Seine für Viren ungewöhnliche Länge beträgt durchschnittlich 0,7 µm, gelegentlich sogar über 4 µm, seine Breite 0,1 µm. Das nach dem Ort seiner Erstisolierung und -identifizierung als »Marburg-Virus« benannte Agens enthält als genetisches Material RNS und ist desoxycholat- sowie ätherempfindlich. Sein experimentelles Wirtsspektrum umfaßt Affen (Cercopithecus aethiops, Macaca mulatta), Meerschweinchen und Goldhamster. Die Histopathologie bei Patienten und Versuchstieren stimmt weitgehend überein. Das Virus kann in primären und permanenten Zellkulturen verschiedener Provenienz zum Teil stark vermehrt werden, jedoch ohne nennenswerten zytopathischen Effekt. Es entwickeln sich lediglich zytoplasmatische Einschlußkörperchen, bei denen es sich um Antigenanhäufungen handelt, die fluoreszenzserologisch, im Phasenkontrastmikroskop und mit der Sellers-Färbung darstellbar sind. Die Klassifikation des Erregers, von dem keine Antigengemeinschaften mit anderen Viren bekannt sind, ist noch umstritten. Es bestehen morphologische Ähnlichkeiten mit dem Rabies- und Vesikular-Stomatitis-Virus, jedoch könnte es sich auch um den ersten Repräsentanten einer neuen Virusgruppe handeln.

Die *Pathogenese* gab Rätsel auf. Die Eintrittspforten waren – soweit bekannt – Haut- und Schleimhautläsionen. Das pantrope Marburg-Virus verursacht eine zyklische Krankheit mit Virämie und Befall aller Organe. Die gelegentliche Virusausscheidung im Rachensekret, Urin und Sperma ist nicht verwunderlich, weil neben einem Enanthem Nierenbeteiligung und Orchitis zum Krankheitsbild gehörten. In der Rekonvaleszenz sind trotz Gegenwart neutralisierender Antikörper 2 Leberrezidive und 1 Orchitis beobachtet worden. Ebenso wie die Rezidive weist auch ein Dauerausscheider im Sperma, der seine Ehefrau infizierte, darauf hin, daß eine Viruspersistenz möglich ist. Alle Infektionen verliefen klinisch manifest. Latente Infektionen konnten durch serologische Umgebungsuntersuchungen ausgeschlossen werden.

Die im August und September 1967 fast gleichzeitig in Impfstoffwerken und Prüfinstituten in Marburg/Lahn, Frankfurt/Main und Belgrad aufgetretenen Erkrankungen sprachen für eine gemeinsame Infektionsquelle, nämlich Affenimporte der Spezies Cercopithecus aethiops aus Uganda. Hinsichtlich der Exposition kann man 4 Patientengruppen unterscheiden. Die größte bestand aus Affenwärtern und Veterinären, welche direkten Kontakt mit Affen, Affenblut und -organen hatten. Eine kleinere Personengruppe infizierte sich beim Umgang mit Affennierenzellkulturen. Die dritte Gruppe bestand aus Klinikpersonal, das Kontakt mit Patientenblut hatte. Der letzte Fall betraf die bereits erwähnte, spermatogen angesteckte Frau.

Die Inkubationszeit beträgt 3–9 Tage; die mittlere Inkubationszeit etwa 5 Tage.

Krankheitsbild

Das klinische Bild ist gekennzeichnet durch ein sehr kurzes Prodromalstadium. Die eigentliche Krankheit beginnt plötzlich mit schwerstem Krankheitsgefühl, Muskel- und Kopfschmerzen im Stirn- und Schläfenbereich. Das Fieber setzt etwa gleichzeitig ein, erreicht am 3.–4. Tag seinen Höhepunkt, bleibt für einige Tage kontinuierlich hoch und fällt vom 7.–8. Tag allmählich ab. Ein zweiter, aber weniger starker Fieberanstieg wurde bei einigen Kranken um den 20. Tag beobachtet.

Mit dem ersten Fieberanstieg kam es bei vielen Patienten zu Übelkeit und wiederholtem, gelegentlich unstillbarem Erbrechen. Gleichzeitig oder wenig später traten wässerige, nicht blutige und nicht schleimige, aber kaum beeinflußbare Durchfälle auf, die zu extremer Exsikkose und zu Nierenversagen führten.

Besonders charakteristisch ist ein Exanthem am 5.–8. Tag. Dieses beginnt im Gesicht, am Stamm und den Gliedmaßen. Zunächst ist es scharf und kleinfleckig und nur um die Haarfollikel herum; dann entwickelt sich ein mittel- und großfleckiger Ausschlag. Schließlich konfluieren die Einzelflekken zu einem diffusen, dunkelrot bis livide verfärbten Erythem, das nahezu alle Hautregionen, einschließlich des Skrotums und der großen Labien, umfaßt. Einige Tage nach dem Verschwinden des Exanthems beginnt die Haut zu schuppen. Fast gleichzeitig tritt ein Enanthem des weichen und harten Gaumens auf. Eigenartige, kleine sagokornartige Bläschen sind auf den harten Gaumen beschränkt.

Eine Konjunktivitis mit Lichtscheu war bei der Hälfte der Kranken vorhanden. Weniger häufig wurde eine Lymphadenitis, besonders in der Nakkenregion, beobachtet.

Das Zentralnervensystem war in verschiedener Weise betroffen. Fast alle Patienten waren auf dem Höhepunkt der Erkrankung sehr mitgenommen, mürrisch und abweisend, negativistisch eingestellt; einige wurden verwirrt, schließlich bewußtlos und starben im Koma. Zwei hatten Krampfzustände. Einige klagten über Parästhesien und »unruhige Beine«. Eine Patientin hatte eine schwere postinfektiöse Myelitis mit Lähmungen der Beine, eine andere eine schwere symptomatische Psychose.

Die ausgesprochene hämorrhagische Diathese zeigte sich an spontanem Zahnfleisch- und Nasenbluten. Besonders hochgradig war die Blutung aus Einstichstellen, während das Exanthem kaum je hämorrhagischen Charakter zeigte.

Nahezu alle parenchymatösen Organe waren beteiligt: die Bauchspeicheldrüse, erkennbar am Anstieg der Serumamylase; die Nieren, erkennbar an verminderter Harnausscheidung bis zur vollständigen Harnsperre, an Proteinurie und Mikrohämaturie; die Leber, erkennbar an dem extremen Anstieg der Serumtransaminasen. Veränderungen des Elektrokardiogramms zeigten die Miterkrankung des Herzmuskels an.

Das hämopoetische System war erheblich betroffen. Eine Leukopenie und vor allem eine schwere Thrombozytopenie waren besonders kennzeichnend.

Laboratoriumsbefunde

Die Laborwerte trugen zur Diagnose durch wesentliche Befunde bei, die allen Patienten gemeinsam waren. Charakteristisch war eine Leukopenie, die bereits in den ersten Krankheitstagen auftrat. Am 4. und 5. Krankheitstag verminderten sich die Leukozyten bis auf Werte unter 1000/ml. Es bestand eine hochgradige Linksverschiebung mit bis zu 40% stabkernigen Leukozyten, einigen Metamyelozyten und Myelozyten und Promyelozyten. Die reifen Granulozyten zeigten Degenerationsformen. Während des späteren Krankheitsverlaufes waren Zellformen der lymphatischen Reihe zu beobachten, die beim Gesunden im peripheren Blut kaum je auftreten. Darunter waren plasmazelluläre und monozytoide Lymphozyten, Plasmazellen, Plasmoblasten und große Zellen mit nukleolenhaltigem Kern, basophilem Protoplasma, die Immunoblasten entsprachen. Allen Patienten gemeinsam war eine schwere Thrombozytopenie bis zu Werten unter 10000/ml.

In nahezu allen Fällen konnte im Verlauf der Erkrankung ein extremer Anstieg der GOT und der GPT im Serum beobachtet werden. Das Maximum dieses Anstieges lag zwischen dem 7. und 8. Krankheitstag. Das Bilirubin war nur mäßig erhöht. Die Werte für Kreatinin und Harnstoff waren lediglich bei Patienten mit Anurie erhöht. Das Gesamteiweiß im Serum fiel, wohl als Ausdruck der Leberschädigung, bei einigen Patienten auf 4,5 g% ab.

Besondere Untersuchungsmethoden

Die Erregerisolierung gelang regelmäßig aus dem Blut der Fieberphase, aus Leberstanzen sowie Organmaterial Verstorbener, gelegentlich auch aus Rachenspülwasser, Urin und Sperma, jedoch nicht aus Stuhlproben. Die hohe Viruskonzentration ermöglicht eine Schnelldiagnose in wenigen Stunden durch direkten Antigennachweis mit Hilfe der Immunfluoreszenz im »dicken Tropfen«, im Ausstrich von Leberstanzen und anderen Organproben. Zusätzlich kommt der direkte elektronenmikroskopische Virusnachweis im Blutplasma mittels einer speziellen Zentrifugiermethode in Frage. Die charakteristische Morphologie läßt an der Erregerart keinen Zweifel. Bei negativer Schnelldiagnose müssen Isolierungsversuche in Meerschweinchen und Zellkulturen angeschlossen werden.

Für die Serodiagnose ist der Neutralisationstest mit Meerschweinchen zu aufwendig, in Zellkulturen wegen des geringfügigen zytopathischen Effektes zu unsicher. Demgegenüber erfüllt die Komplementbindungsreaktion jetzt alle Erwartungen, nachdem die anfänglich verwendeten Rohextrakte aus infizierter Meerschweinchenleber, die hochgradig unspezifisch waren, durch Antigene aus infizierten Virusträgerzellen ersetzt wurden. Bei allen Patienten stiegen die komplementbindenden Antikörper zu beweiskräftigen Titern an und waren noch nach 18 Monaten nachweisbar.

Komplikationen und Verlauf

Als Komplikationen wurden beobachtet: Bronchopneumonien, Ödeme, Orchitis und Myelitis.

Die Krankheitsdauer betrug 15–20 Tage. In Einzelfällen kam es zu einem Rezidiv der Erkrankung. Als Spätfolgen müssen vor allen Dingen Störungen im vegetativen System mit Schweißneigung und schneller Ermüdbarkeit aufgefaßt werden. Zum Teil trat erheblicher Haarausfall auf. Die 7 Todesfälle waren durch Herz-Kreislauf-Versagen oder durch komplette Anurie oder durch zerebrales Koma verursacht. Histopathologisch waren multiple Parenchymnekrosen und Hämorrhagien in fast allen Organen nachweisbar, neuropathologisch stand eine Gliaknötchenenzephalitis panenzephaler Ausbreitung im Vordergrund.

Therapie
Die Therapie ist rein symptomatisch.

Prophylaxe
Das zukünftige Risiko muß nach den bisherigen Erfahrungen als gering gelten. Dennoch sind strenge Vorsichtsmaßnahmen unerläßlich. Grundsätzlich sollten importierte Affen und Halbaffen als potentielle Infektionsquellen für den Menschen angesehen werden. Die Einfuhr wird deshalb behördlich überwacht und eine Quarantäne von 6 Wochen vorgeschrieben. Ferner sind besondere Schutzvorschriften für die Haltung von Affen, für Affenversuche und die Verarbeitung von Organen ausgearbeitet worden.

Die »Marburger Affenkrankheit« wird als Berufskrankheit anerkannt. Besondere Konsequenzen ergeben sich auch für die Produktion und Prüfung von vermehrungsfähigen Poliomyelitis- und Masernimpfstoffen aus primären Affennierenzellkulturen, um eine zufällige Verunreinigung mit Marburg-Virus auszuschließen.

Literatur

Bechtelsheimer, H., H. Jacob, H. Solcher: Zur Neuropathie der durch grüne Meerkatzen (Cercopithecus aethiops) übertragenen Infektionskrankheiten in Marburg. Dtsch. med. Wschr. 93 (1968) 602

Gedigk, P., H. Bechtelsheimer, G. Korb: Die pathologische Anatomie der »Marburg-Virus«-Krankheit. Dtsch. med. Wschr. 93 (1968) 590

Martini, G.A., R. Siegert: Marburg virus disease. Springer, Berlin 1971

Martini, G.A., H.G. Knauff, H.A. Schmidt, G. Mayer, G. Baltzer: Über eine bisher unbekannte von Affen eingeschleppte Infektionskrankheit: Marburg-Virus-Krankheit. Dtsch. med. Wschr. 93 (1968) 559

Gear, J.S.S. u.a.: Outbreak of Marburg virus disease in Johannesburg. Brit. Med. J. 4 (1975) 489

Siegert, R.: Marburg virus. Virology Monographs 11 (1972) 97

Siegert, R., H.L. Shu, W. Slenczka, D. Peters, G. Müller: Zur Ätiologie einer unbekannten von Affen ausgegangenen menschlichen Infektionskrankheit. Dtsch. med. Wschr. 92 (1967) 2341

Lassa-Fieber

W. MOHR

Definition
Das Lassa-Fieber ist eine Viruserkrankung, hervorgerufen durch ein Virus der Arena-Gruppe. Die Krankheit geht einher mit Schluckschmerzen, Schwellung und Entzündung im Rachen- und Gaumenbereich mit oberflächlichen geschwürigen Veränderungen; im weiteren Verlauf kommt es zu Lymphknotenschwellungen, einem makulopapulösen Exanthem. Pneumonien und hämorrhagisches Syndrom komplizieren den Verlauf.

Häufigkeit
Das Krankheitsbild wurde bisher nur im westafrikanischen Raum beobachtet. Die ersten Fälle traten in einem Missionshospital in Lassa auf. Nach den Untersuchungen bei nichterkrankten Personen in der Umgebung von Lassa-Fieber-Kranken zeigte sich, daß einige einen positiven serologischen Titer gegen Lassa-Fieber-Virus aufwiesen, ohne selber merklich krank gewesen zu sein. Diese Beobachtung legt die Vermutung nahe, daß die Infektion häufiger ist, aber vielfach subklinisch verläuft.

Vorkommen
Die ersten Fälle wurden in der Missionsstation Lassa (Nordnigeria) beobachtet, weitere Infektionen wurden in Jos (Nigeria) 1970, ferner in Zorzor (Liberia) 1971, in Panguma und Tonga (Sierra Leone) 1972, in Onitscha (Nigeria) 1974, in Zwonka (Nigeria) 1975, sowie in Mobai (Sierra Leone) 1975 und 1976 beobachtet.

Pathophysiologie
Von den bisher virologisch oder serologisch gesicherten 108 Krankheitsfällen verliefen 46 tödlich, aber nur 8 wurden seziert, und nur von 4 Fällen wurden exakte Sektionsbefunde mitgeteilt. In der Leber fand man Blutungen unter der Kapsel sowie eosinophile Nekrosen, Befunde, die denen bei Gelbfieber ähneln. Die schweren Leberschäden, verbunden mit einem Prothrombinmangel, spielen wahrscheinlich eine ursächliche Rolle bei der Entstehung der hämorrhagischen Diathese, die als Komplikation im weiteren Verlauf des Lassa-Fiebers gefürchtet wird. Die Milz wies zellarme, eosinophile Nekrosen auf und eine auffallende Verminderung der retikulohistiozytären Elemente im Umkreis der Malpighischen Körperchen.

An den Kreislauforganen war ein generalisierter Kapillarschaden mit erhöhter Wanddurchlässigkeit festzustellen. Das Myokard war ödematös und wies Blutungen auf. An der Lunge bestanden herdförmige Pneumonien. An den Nieren zeigten sich ebenfalls in einigen Fällen Hämorrhagien.

Ätiologie
Der Erreger der Krankheit gehört zur Gruppe der Arena-Viren, der auch das Junin-Virus sowie das Machupo-Virus, der Erreger des südamerikanischen hämorrhagischen Fiebers und das Virus der lymphozytären Choriomeningitis zugerechnet werden (1970). Das Lassa-Fieber-Virus läßt sich serologisch von mehr als 200 Viren unterscheiden.

Die Lassa-Viren sind RNS-Viren, empfindlich gegen Lipidlösungsmittel und von unterschiedlicher Größe und Gestalt. Der Durchmesser schwankt zwischen 70 und 150 nm bzw. 60 und 280 nm. Die Viren sind von einer Membran umgeben und enthalten unregelmäßig verteilt elektronenundurchlässige Granula. Sie sind kurzzeitig bei +4°C stabil. Das Lassa-Fieber-Virus läßt sich auf Tiere übertragen. Während Saugmäuse nach der Infek-

tion nicht erkranken, aber immun werden, entwickeln ältere Mäuse ein enzephalitisches Bild, an dem sie verenden. Aus dem Gehirn solcher infizierter Mäuse wird ein komplementbindendes Antigen gewonnen.
Das Virus ist *pantrop*. Eine Übertragung auf Kulturen von Mückenzellen war nicht möglich.

Epidemiologie

Erst 1974 konnte man in 2 Wohnvierteln Pangumas, in denen Personen an Lassa-Fieber erkrankt waren, das Virus von kleinen rattenartigen Nagetieren, Mastomys natalensis, isolieren. Diese Tiere waren dort nicht selten und lebten in den Häusern. Der Weg, auf dem das Virus vom Tier auf den Menschen übertragen wird, ist noch nicht geklärt. Verschiedentlich sind Verletzungen als Eintrittspforte für das Virus in Betracht gekommen, z.B. Verletzungen bei der Sektion (1972) oder Stich mit einer gebrauchten Injektionskanüle (1973).

Krankheitsbild

Die Inkubationszeit schwankt zwischen 3 und 16 Tagen. Die Symptome sind in der Anfangsphase oft blande mit Abgeschlagenheit, Muskel- und Gliederschmerzen, Übelkeit und Kopfschmerzen. Der Anstieg des Fiebers erfolgt oft mit Schüttelfrost bis zu 40 °C, eine Kontinua ähnlich wie bei Typhus abdominalis kann sich entwickeln. Zwischen dem 3. und 7. Tag stellen sich Entzündungserscheinungen im Rachen ein, später weißliche Beläge und Ulzerationen. Frühsymptome sind oft halbseitige Kopfschmerzen, Muskelschmerzen, besonders in der Lendenregion, und Retrosternalschmerzen. Die Patienten sind schwer krank, häufig apathisch und leicht benommen. Die zervikalen Lymphknoten sind derb, vergrößert und schmerzhaft. Um den 7. Krankheitstag wird häufiger ein makulopapulöses Exanthem im Gesicht, am Hals und am Arm beginnend, sich dann auf Stamm und den ganzen Körper ausbreitend, beobachtet. Um die gleiche Zeit treten kolikartige Bauchschmerzen auf, die Stuhlentleerungen sind breiig bis durchfällig, auch Erbrechen kann sich einstellen.
Die Pharyngitis nimmt in den weiteren Krankheitstagen zu; zu diesem Zeitpunkt ist das Virus in der Rachenspülflüssigkeit nachzuweisen.
In einigen Fällen kommt es zu einer generalisierten Lymphknotenschwellung. Manche Patienten entwickeln eine mehr oder minder ausgeprägte Konjunktivitis.
Die Krise tritt gewöhnlich zwischen dem 7. und 14. Tag ein. Schwellung und Ulzerationen der Rachenschleimhaut erschweren die Nahrungsaufnahme, auch Atemnot kann sich einstellen (Abb. 13.**25**).
Die meisten der Patienten weisen eine Hepatosplenomegalie auf. Ob diese durch das Lassa-Fieber allein bedingt war oder durch andere Krankheiten, die vorher bestanden, wie etwa eine Malaria oder Bilharziose, war bisher nicht sicher zu klären.
Bei verlängerter Prothrombinzeit ist die Thrombo-

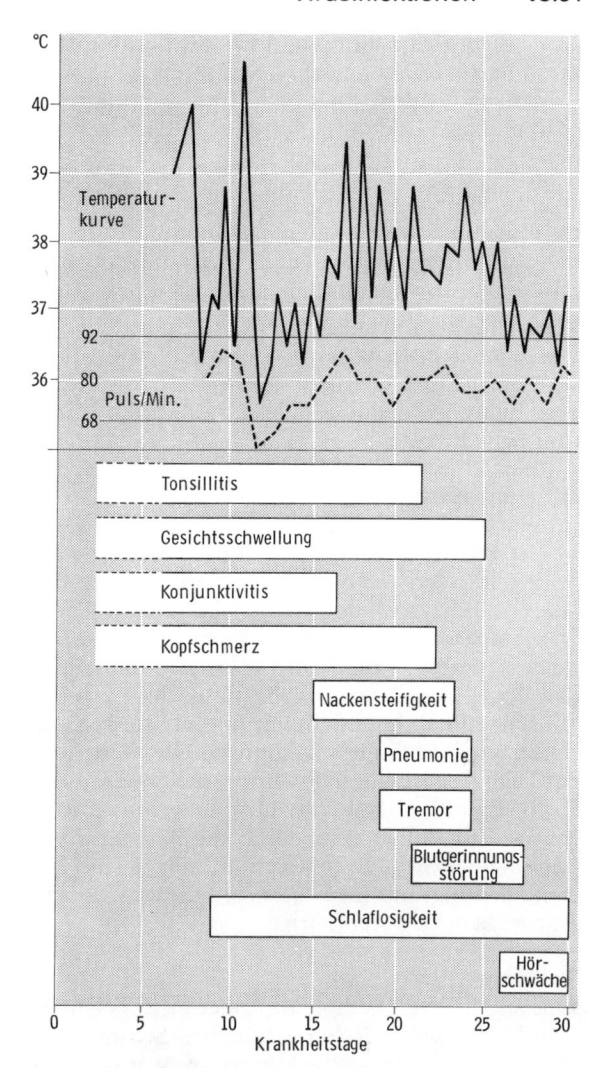

Abb. 13.**25** Krankheitsverlauf bei Lassa-Fieber

zytenzahl nicht vermindert. Die anfangs niedrige Blutsenkung kann zu erheblich hohen Werten ansteigen.
Auf die Nierenbeteiligung weist eine Proteinurie mit Mikrohämaturie hin, die sich mit zunehmender Schwere des Verlaufs verstärkt.

Verlauf und Prognose

Nach der anfänglichen Fieberperiode von 5–7 Tagen kann es zu einer kurzen Entfieberung kommen, der ein neuerlicher Fieberanstieg nach 3–5 Tagen folgt. Wird die Krise am Ende der ersten bzw. Anfang der zweiten Woche überlebt, so entfiebern die meisten Patienten vielfach lytisch in den zwei folgenden Wochen. Die Prognose ist im ganzen ernst.

Komplikationen

Eine gefürchtete Komplikation ist das Auftreten der hämorrhagischen Diathese, die sich meist zwischen dem 5. und 8. Tag einstellt. Eine weitere Komplikation stellt die Pneumonie, unter Umständen mit Begleitpleuritis und Erguß, dar. Sie tritt meist in der 2. Woche auf und ist in einigen Fällen Todesursache gewesen. Auch Ergüsse in anderen Körperhöhlen (Aszites) wurden vereinzelt gesehen.

Zentralnervöse Erscheinungen wie Meningismus, Verwirrtheitszustände, zeitweilige Benommenheit und schließlich Übergang in ein Koma wurden bei schweren Fällen beobachtet. Die Hörschwäche kann noch als Spätfolge die eigentliche Erkrankung länger überdauern.

Die *Rekonvaleszenz* ist in vielen Fällen deutlich verzögert. Eine Kreislauflabilität kann noch längere Zeit nach dem Überstehen der akuten Infektion zurückbleiben.

Differentialdiagnose

Im westafrikanischen Bereich muß man natürlich in erster Linie an Malaria in ihren verschiedenen Formen denken und diese durch Untersuchung des »dicken Tropfens« und Ausstriches ausschließen. Das Auftreten einer Kontinua im Fieberablauf mit Leukopenie rückt auch den Typhus abdominalis in den Kreis der differentialdiagnostischen Überlegungen, zumal durchfällige Stuhlentleerungen das Krankheitsbild begleiten können. Die Sicherung der Diagnose ist durch den Erregernachweis in der Rachenspülflüssigkeit, im Pleura- oder Aszitespunktat zu stellen oder durch die Komplementbindungsreaktion. Beide Untersuchungen sind zur Zeit allerdings nur im Center for Disease Control, Atlanta (USA), durchführbar.

Therapie

Eine spezifische Therapie ist bisher nicht bekannt. In 6 Fällen wurde Rekonvaleszenten-Serum gegeben. Diese therapeutische Maßnahme war in 5 Fällen erfolgreich. Das Serum soll nach Möglichkeit zwischen dem 5. und 8. Tag gegeben werden, in einer Dosis von 100–250 ml möglichst zweimal im 12-Stunden-Abstand. Sorgfältige Pflege und symptomatische Behandlung sind selbstverständlich notwendig. Das Fieber kann mit Aspirin gesenkt werden, auf ausreichende Flüssigkeitszufuhr, notfalls durch Infusionen, ist zu achten. Eine genaue Kreislaufüberwachung ist notwendig. Bei Blutungsneigung sollte Blut- oder Frischplasma transfundiert werden, da es sich wahrscheinlich um eine Verbrauchskoagulopathie handelt.

Prophylaxe

Eine Schutzimpfung gegen Lassa-Fieber gibt es bisher nicht. Die prophylaktische Gabe von Rekonvaleszenten-Serum verbietet sich noch wegen der geringen zur Zeit vorhandenen Menge. Man hat das Virus noch 15 Tage nach Krankheitsbeginn in der Rachenspülflüssigkeit nachweisen können und bis zu 30 Tage nach Krankheitsbeginn im Urin.

Solange der Übertragungsmodus nicht bekannt ist, wird man die an Lassa-Fieber Erkrankten wie Pockenkranke isolieren und alle bei Pocken anzuwendenden seuchenhygienischen Maßnahmen einsetzen müssen. Das gilt für die Unterbringung im Krankenhaus wie auch für den Transport.

Literatur

Buckley, S.M., J. Casals: Lassa fever, a new virus disease of man from West Africa. III. Isolation and characterization of the virus. Amer. J. trop. Med. Hyg. 19 (1970) 680–691

Eddington, G.M., H.A. White: The pathology of Lassa fever. Trans. roy. Soc. trop. Med. Hyg. 66 (1972) 381–389

Frame, J.D., J.M. Baldwin jr., D.J. Gocke, J.M. Troup: Lassa fever, a new virus disease of men from West Africa. I: Clinical description an pathological findings. Amer. J. trop. Med. Hyg. 19 (1970) 670–676

Monath, T.P., M. Maher, J. Casals, R.E. Kissling, A. Cacciapouti: Lassa fever in the Eastern Province of Sierra Leone 1970–1972. II. Clinical observations and virological studies on selected hospital cases. Amer. J. trop. Med. Hyg. 23 (1974) 1140–1149

Lymphozytäre Choriomeningitis

R. Ackermann

Definition

Bei der Lymphozytären Choriomeningitis (LCM) handelt es sich um eine Anthropozoonose, deren Hauptwirt die Hausmaus (Mus musculus) ist. Der für den klinischen Gebrauch mißverständliche Name ist von den histologischen Veränderungen abgeleitet, die ihr Erreger bei Affen und Mäusen auslöst. Gemeinsam mit ähnlichen in Südamerika und Afrika gefundenen Viren (Tacaribe-Komplex, Lassa) wird das LCM-Virus heute zur Arena-Virus-Gruppe gerechnet. Für diesen Namen hat das elektronenoptische Bild der Erreger Pate gestanden (arena = Sandfläche, »Arena«).

Häufigkeit

Das LCM-Virus ist auf der Erde weit verbreitet. Die Hausmaus, die für den Menschen wichtigste Ansteckungsquelle, ist unterschiedlich befallen. In der Bundesrepublik Deutschland ist sie im Durchschnitt zu 3,9% verseucht, dabei etwa in Nordrhein-Westfalen zu 9,7%, in Bayern zu 0,0%. Infektionen des Menschen sind selten. Eine Zusammenstellung von 1568 Virusinfektionen des Nervensystems bei Militärpersonal der USA weist im Mittel lediglich 7 Fälle jährlich aus. Allerdings dürfte die Dunkelziffer nicht ganz klein sein. Schätzungen zufolge setzen sich in der Bundesrepublik 5 von 1000 Einwohnern im Laufe ihres Lebens mit dem LCM-Virus auseinander. Hiernach kann auf ca. 1000 Infektionen im Jahr geschlossen werden.

Epidemiologie

Wie zumeist bei Anthropozoonosen reißt die Infektkette mit dem Menschen ab. Infektionen treten deshalb gemeinhin ausschließlich in Gebieten mit verseuchten Hausmäusen und selbst dort meist einzeln auf. Epidemien wurden niemals beobachtet. Dank einer besonderen Eigenschaft von Mus musculus vermag sich das LCM-Virus hartnäckig in den Zoonoseherden zu halten. Intrauterin oder kurz nach der Geburt mit LCM-Virus infizierte Hausmäuse bleiben zeitlebens Virusträger und geben die Infektion auf die Nachkommen weiter. Mit ihrem Nasensekret, Speichel, Urin und Kot gefährden sie dauernd ihre Umgebung. Daß selbst dort die Bevölkerung selten mehr als zu 10% durchseucht ist, liegt an der geringen Haltbarkeit des Erregers außerhalb des Organismus und den wenig gängigen Übertragungsmodi. Die naheliegende Schmutz- und Schmierinfektion ist erschwert, da das LCM-Virus die unverletzte Haut offenbar nicht ohne weiteres durchdringt. Infektionen durch einen Mäusebiß wurden wiederholt beobachtet. Auch der Magen-Darm-Trakt stellt diesem Virus beträchtliche Hindernisse entgegen. Dagegen kann offenbar infektiöser Staub über die Atemwege leichter eindringen. Daß auch Vektoren eine Rolle spielen könnten, legen experimentelle Beobachtungen nahe. Antikörperstudien bei der Bevölkerung innerhalb und außerhalb von Zoonosegebieten lehren, daß die Hausmaus die wichtigste Infektionsquelle für den Menschen darstellt. Die im Winter vermehrte Neigung der Hausmäuse zu menschlichen Behausungen scheint eine Krankheitshäufung in der kühlen Jahreszeit zu bewirken. Andere tierische Wirte des LCM-Virus, wie Affen, Katzen, Ratten und andere Mäusearten, spielen für den Menschen kaum eine Rolle, zumal sie das Virus auch nicht lange ausscheiden. Dagegen haben in neuerer Zeit Goldhamster aus verseuchten gewerblichen Zuchten wiederholt Infektionen des Menschen hervorgerufen. Dieser Nager scheidet das Virus im Stadium der akuten Infektion für wenige Wochen aus. Als Spieltier kommt er mit dem Menschen in besonders enge Berührung. Er kann die Infektion auch unter die Stadtbevölkerung tragen und in seinem Umkreis mehrere Krankheitsfälle zugleich auslösen. Dabei werden Kinder und ihre Mütter vermehrt betroffen. – Auch Laboratoriumsinfektionen durch unbemerkt verseuchte Mäuse, Hamster und Meerschweinchen sind wiederholt beobachtet worden.

Pathophysiologie

Über die Pathophysiologie der Infektionen mit LCM-Virus beim Menschen ist noch wenig bekannt. Virusausbreitung sowie zelluläre und humorale Reaktionen unterscheiden sich jedoch nicht grundsätzlich von denen bei anderen akuten Virusinfektionen mit bevorzugtem Befall des Zentralnervensystems. Die meiste Ähnlichkeit dürfte mit Arbovirusinfektionen bestehen.

Ätiologie

Das LCM-Virus ist empfindlich gegenüber fettlösenden Mitteln. Es enthält Ribonucleinsäure. Seine pleomorphen Teilchen besitzen Durchmesser von 50–300 nm, im Mittel von 110–130 nm. Bei den üblichen Außentemperaturen büßt es seine Ansteckungsfähigkeit rasch ein. Lediglich in idealem Milieu bleibt es einige Stunden infektiös. Stabilisierend wirken Eiweißzusätze und ein pH von 7,5. Selbst bei –20 °C geht die Infektiosität bereits in wenigen Wochen merklich zurück. Unbegrenzt haltbar bleibt der Erreger bei Temperaturen von –70 °C und tiefer sowie in gefriergetrocknetem Zustand. Ausschließlich die Hausmaus ist unter den beschriebenen Bedingungen zur Immuntoleranz gegenüber dem LCM-Virus befähigt. Erwachsene Mäuse erkranken nach subkutaner Inokulation in der Regel nicht, werden jedoch im Gefolge der sich ausbreitenden Infektion immun. Nach intrazerebraler Inokulation entwickeln sie dagegen eine Enzephalitis, die nach 6–9 Tagen unter Streckkrämpfen tödlich endet. Als Laboratoriumstiere dienen ferner Meerschweinchen, Hamster, Ratten und Affen. Kulturen von Zellen dieser Wirte und des Menschen eignen sich ebenso wie das bebrütete Hühnerei zur Züchtung des Virus. Daß dabei meist kein zytopathischer Effekt zustande kommt, begrenzt die experimentellen Möglichkeiten im Vergleich zu zahlreichen anderen Virusarten.

Krankheitsbild
Anamnese

Wichtig ist die Frage nach dem Vorkommen von Hausmäusen oder Goldhamstern in der Umgebung des Kranken.

Befunde

Nach den klinischen Erscheinungen lassen sich drei Formen unterscheiden:
1. die grippeähnliche Form,
2. die meningitische Form,
3. die meningoenzephalitische oder enzephalomyelitische Form.

Nach einer Inkubationszeit von meist 6–13 Tagen entwickeln sich Abgeschlagenheit, Glieder- und auch Kopfschmerzen, zuweilen auch katarrhalische Erscheinungen und eine Konjunktivitis. Nicht selten klagen die Kranken über Schmerzen beim Bewegen der Bulbi. In einem nicht geringen Teil der Fälle sind geschwollene Lymphknoten nachzuweisen. Diese grippeähnlichen Erscheinungen gehen mit mäßigem bis hohem Fieber einher und klingen nach wenigen Tagen ab.

Die meningitische Form entspricht ganz dem Bilde der abakteriellen Meningitis, wie es A. WALLGREN im Jahr 1925 erstmals umrissen hat. Verläuft die Erkrankung wie in einem Teil der Fälle biphasisch, so entspricht die Manifestation am Nervensystem stets der zweiten Phase. Zur meningitischen Symptomatik gesellen sich etwa in jedem zehnten Fall Symptome von seiten des Gehirns hinzu: Antriebsminderung, Bewußtseinstrübung, selten auch produktive psychotische Phänomene mit Sinnestäuschungen oder eine Bewußtlosigkeit. Auf neurologischem Gebiet kann es zu leichten Halbseitenerscheinungen, ausnahmsweise auch zu Symptomen von seiten des extrapyramidalen Systems ähnlich denen der Encephalitis lethargica kommen. In einzelnen Fällen ist die Enzephalitis mit einer Myelitis etwa unter dem Bild eines Querschnittssyndroms vergesellschaftet.

Zu den seltenen Manifestationen zählen leichtere Infiltrate der Lungen, eine Pleuritis, eine Myokarditis, eine Perikarditis, eine Parotitis oder Orchitis sowie von seiten des blutbildenden Systems leukämoide Reaktionen mäßigen Grades.

Während der Schwangerschaft wurden Infektionen mit LCM-Virus bisher nur vereinzelt beobachtet. In der frühen Schwangerschaft kommt es möglicherweise zur Fehlgeburt. In der späteren kann der Erreger eine Chorioretinitis, eine Meningoenzephalitis mit Hydrozephalus und in der Folge verzögerte Entwicklung auslösen.

Laboratoriumsbefunde

Häufig besteht eine Leukopenie mit relativer Lymphozytose. Die Blutkörperchensenkungsgeschwindigkeit ist im Gegensatz zu vielen anderen Virusinfektionen nicht selten erhöht. Im Liquor werden Zellvermehrungen bis zu $5000/3/mm^3$ gefunden, anfangs teilweise segmentkernige Zellen, später ausschließlich Lymphozyten. Der Zuckergehalt kann vermindert sein. Der Eiweißgehalt nimmt im weiteren Verlauf mäßig zu. Diese Liquorveränderungen bilden sich im Verlaufe mehrerer Wochen zur Norm zurück.

Besondere Untersuchungsmethoden

Die Virusisolierung gelingt im frühen Krankheitsstadium aus dem Blut und dem Liquor am einfachsten durch intrazerebrale Übertragung auf virusfreie Laboratoriumsmäuse. Komplementbindende Antikörper erscheinen in der 2. bis 3. Woche und erreichen in der 4. bis 6. Woche ihren Höhepunkt. Sie zeigen meist nur geringe Titer und sind nach 1 bis 2 Jahren meist nicht mehr nachweisbar. Dem gegenüber treten neutralisierende Serumantikörper erst nach 6–12 Wochen in Erscheinung, bestehen dann allerdings über viele Jahre fort.

Verlauf und Prognose

Die akuten Krankheitserscheinungen klingen in der Regel in 2–3 Wochen ab. Bei schweren Enzephalitiden und Myelitiden dauert die Heilung länger. Auch schwerere Ausfälle von seiten des Rückenmarks bilden sich schließlich doch noch weitgehend zurück. Bemerkenswert ist allerdings bei der LCM die oft langwierige Rekonvaleszenz mit hartnäckigen vegetativen Beschwerden und leichten Kopfschmerzen. Todesfälle sind nach bisheriger Erfahrung außerordentlich selten.

Differentialdiagnose

Ein einzelnes Auftreten zumal im Winter, Lymphknotenschwellungen, eine mäßige Beschleunigung der Blutkörperchensenkung sowie ein vorausgegangener Kontakt zu Hausmäusen oder Goldhamstern können den Verdacht auf eine Infektion mit dem LCM-Virus lenken. Die ätiologische Diagnose gelingt allein mit Hilfe virologischer Verfahren. Die Differentialdiagnose der abakteriellen Meningitis und Meningoenzephalitis umfaßt vor allem Poliomyelitis-, Coxsackie-, Echo-, Mumps-, Herpes-simplex-, Adeno- und Parainfluenza-Virusinfektionen. Zumal bei Erscheinungen von seiten des Gehirns oder des Rückenmarks ist auch an die Zentraleuropäische Enzephalitis und die California-Enzephalitis (Ťahyňa) zu denken, die jedoch ihrer Vektoren wegen in der warmen Jahreszeit auftreten. Die tuberkulöse Meningitis entwickelt sich meist langsamer und bietet zumindest im weiteren Verlauf stets niedrige Liquorzuckerwerte. Leptospiren-Infektionen, die gleichfalls von Mäusen auf den Menschen kommen können, gehen stets mit einer deutlichen Beschleunigung der Blutkörperchensenkung einher.

Therapie

Die Behandlung muß sich auf symptomatische Maßnahmen beschränken. Um Infektionen vorzubeugen, müssen vor allem verseuchte Hausmäuse und Goldhamster ausgeschaltet werden.

Literatur

Ackermann, R., G. Körver, R. Turss, R. Wönne, P. Hochgesand: Pränatale Infektion mit dem Virus der Lymphozytären Choriomeningitis. Bericht über zwei Fälle. Dtsch. med. Wschr. 99 (1974) 629

Ackermann, R., W. Stille, W. Blumenthal, E.B. Helm, K. Keller, O. Baldus: Syrische Goldhamster als Übertrager von Lymphozytärer Choriomeningitis. Dtsch. med. Wschr. 97 (1972) 1725

Lehmann-Grube, F.: Lymphocytic choriomeningitis virus. Virology Monographs 10. Springer. Wien 1971

Encephalitis lethargica

H. SCHLIACK

Definition

V. ECONOMO entdeckte 1916/17 aufgrund klinischer und anatomischer Studien diese Enzephalitisform als eine Krankheitseinheit. Der Erreger – vermutlich ein Virus – konnte noch nicht isoliert werden. Die moderne Virologie hatte noch keine Gelegenheit, das Problem zu prüfen, da seit Mitte der 20er Jahre kaum noch typische Erkrankungen beobachtet worden sind.

Epidemiologie

Möglicherweise hat es schon im 16. und 17. Jahrhundert Seuchenzüge dieser Krankheit gegeben (»Schlafkrankheit«), zuletzt um 1890 in Oberitalien (»Nona«). Man muß mit der Möglichkeit neuer Ausbrüche rechnen. Die letzte große Epidemie begann 1916 im Bereich der europäischen Westfront und überzog ganz Europa und Nordamerika. Über den Infektionsmodus ist nichts Sicheres bekannt.

Krankheitsbild
Pathologisch-anatomisch waren bei akut Verstorbenen unspezifische, vorwiegend vaskulär angeordnete entzündliche Infiltrationen zu sehen, die sich von denen der Poliomyelitis weniger durch ihre Morphologie als durch ihre Lokalisation (Schwerpunkt im Mittel- und Zwischenhirn, vor allem in der Substantia nigra) unterscheiden ließen. Noch Jahrzehnte nach Überstehen der Krankheit ließ sich die Diagnose durch Nachweis einer Depigmentierung der Substantia nigra stellen.

Nach einer Inkubationszeit von 10–14 (3–21) Tagen entsteht nach unbestimmten Prodromi, wie Kopfschmerzen, Schwindel und meist nur geringer Temperaturerhöhung sowie Erbrechen, bald ein enzephalitisches Syndrom. Man pflegte – je nach Vorherrschen der auffälligsten Symptome – drei Formen zu unterscheiden:
1. ein somnolent-ophthalmoplegisches Syndrom mit Schlafsucht und Lähmungen äußerer und innerer Augenmuskeln sowie oft auch weiterer Hirnnerven,
2. ein hyperkinetisches Syndrom mit Erregungszuständen, Schlaflosigkeit und sehr variationsreichen extrapyramidalen Bewegungsimpulsen,
3. ein akinetisches Syndrom mit früh eintretender Tonusvermehrung der Muskulatur, Maskengesicht, Spracherschwerung und ausgeprägten vegetativen Störungen (»Salbengesicht«, Schweißsekretionsstörungen, Hypersalivation usw.).

Alle diese Formen konnten kompliziert sein durch zerebellare Störungen, Alterationen von Pyramidenbahnen, durch Bewußtseinsstörungen aller Grade und durch Krampfanfälle. Der Liquor zeigte eine mäßige lymphozytäre Pleozytose und eine relative Glucosevermehrung.

Während der letzten Epidemie wurde eine Letalität von 20–50% beobachtet. Bei sehr vielen Überlebenden wurden hirnorganische Defektzustände festgestellt, in etwa 20% entstand ein chronisches Siechtum, wobei schwere Charakterveränderungen, Restparesen, Pupillenveränderungen und extrapyramidale Bewegungsstörungen vorherrschten.

Spätfolgen
Die akute Erkrankung kann (bis 40%) unmittelbar in einen chronischen Parkinsonismus übergehen. In anderen Fällen entstehen solche Symptome erst nach einem mehrjährigen, selbst jahrzehntelangen Intervall, so daß schließlich 60–70% der Überlebenden an Parkinsonismus erkranken. Der postenzephalitische Parkinsonismus zeichnet sich gegenüber den genuinen Krankheitsfällen aus durch ein geringeres Durchschnittsalter, durch eine besonders auffällige Akinese und durch ausgeprägtere vegetative Funktionsstörungen, wie Schweißausbrüche und Hypersalivation.

Vor allem gelten die sog. Schauanfälle als wichtiges Merkmal des postenzephalitischen Parkinsonismus: unmotiviert einsetzende, minutenlang anhaltende Blickrichtungskrämpfe, unter Umständen mit mimischer Verkrampfung und mit Zwangsgedanken.

Therapie
Eine spezifische Behandlung der akuten Erkrankung ist bisher ebenso wenig bekannt wie ein gezieltes Impfverfahren. Der postenzephalitische Parkinsonismus ist mit den gleichen Methoden zu behandeln (einschließlich stereotaktischer Operation) wie der genuine Parkinsonismus (s. Krankheiten des Nervensystems, Bd. II, Kap. 7).

Literatur
Economo, C.v.: Die Encephalitis lethargica. Urban & Schwarzenberg, Berlin 1929
Hassler, R.: Extrapyramidal-motorische Syndrome und Erkrankungen. In: Handbuch der inneren Medizin, 4. Aufl., Bd. V/3, hrsg. von H. Schwiegk. Springer, Berlin 1953
Peters, G.: Klinische Neuropathologie, 2. Aufl. Thieme, Stuttgart 1970
Scheid, W.: Lehrbuch der Neurologie, 3. Aufl. Thieme, Stuttgart 1968
Schneider, W.: Infektionen mit vorwiegender Lokalisation im Nervensystem. In: Die Infektionskrankheiten des Menschen und ihre Erreger, 2. Aufl., hrsg. von O. Grumbach, O. Bonin. Thieme, Stuttgart 1969

Lyssa

H. TIMM

Definition
Die Lyssa (Wut, Tollwut, Rabies, Hydrophobie) ist eine akute, bei Menschen fast ausnahmslos tödlich verlaufende Viruserkrankung des Zentralnervensystems. Sie wird vorwiegend bei wild lebenden Karnivoren und blutleckenden sowie insektenfressenden Fledermäusen beobachtet, die wiederum Nutz- und Haustiere infizieren.

Das Virus wird in der Regel mit dem Speichel übertragen. Da die Infektion eine Läsion der Haut voraussetzt, erfolgt sie gewöhnlich durch den Biß eines tollwütigen Tieres. Ansteckung von Mensch zu Mensch ist denkbar, aber bisher noch nicht beobachtet worden. Die Infektionskette endet beim Menschen.

Häufigkeit
Das Vorkommen der Zoonose ist nicht an bestimmte Klimazonen gebunden. Sie ist daher mit Ausnahme einiger geographisch isolierter Gebiete (Australien, Neuseeland, die meisten Inseln Ozeaniens, Japan u.a.) weltweit verbreitet. Jahreszeitliche Häufungen der Lyssa unter Tieren sind durch die ökologischen Besonderheiten der Hauptvirusträger zu erklären.

13.96 Infektionskrankheiten

Deutschland ist das derzeit am stärksten durch Tollwurt verseuchte Land Mitteleuropas. Hauptvirusträger ist der Fuchs. Trotz der beunruhigenden epizootologischen Situation wird die Tollwut beim Menschen zumindest bei uns selten beobachtet. Von 1951 bis Anfang 1974 wurden in der Bundesrepublik Deutschland (einschließlich West-Berlin) 12 Fälle bekannt. Hiervon betrafen 3 Fälle Gastarbeiter, die sich bereits in ihrer Heimat infiziert hatten.

Die Empfänglichkeit des Menschen für die Tollwut ist nicht sehr groß. Von ungeimpften Personen, die durch tollwütige Tiere verletzt werden, sollen nur 10–20% erkranken. Die Erkrankungswahrscheinlichkeit hängt unter anderem von der Virulenz des Erregers, der übertragenen Virusmenge, dem Sitz und der Schwere der Verletzung sowie der allgemeinen Widerstandskraft des Gebissenen ab. Verletzungen im Kopf- und Halsbereich sowie multiple Verletzungen durch Wildtiere gelten als besonders gefährlich.

Epidemiologie

In Kriegs- und Nachkriegszeiten pflegt die Verbreitung der Lyssa erheblich zuzunehmen. Der jetzige Seuchenzug unter den Wildtieren Mitteleuropas ging vom Gebiet der Tucheler Heide aus. Von dort breitete sich die Zoonose nach dem Zweiten Weltkrieg von Osten nach Westen fortschreitend über ganz Deutschland aus, wobei 3 Stoßrichtungen erkennbar waren. Im Norden erreichte ein Zug über Mecklenburg das Land Schleswig-Holstein. Nach Westen und Südwesten drang ein Keil über Brandenburg und Sachsen-Anhalt nach Niedersachsen, Nordrhein-Westfalen, Hessen und Franken vor. Niederbayern wurde wahrscheinlich von Österreich und der Tschechoslowakei her von der Tollwut erreicht.

Der jetzige Seuchenzug zeichnet sich dadurch aus, daß vornehmlich Wildtiere Virusträger und -überträger sind (Abb. 13.**26**). Mehr als 60% aller tierischen Erkrankungen betreffen den Fuchs. Haustiere sind mit etwa 20% an der Seuche beteiligt.

In Europa und den meisten außereuropäischen Ländern ist der Hund der hauptsächliche Überträger der Lyssa auf den Menschen; aber auch andere Haustiere, wie Katzen, Rinder, Schafe, Pferde und Schweine, die ihrerseits von Hunden oder Wildtieren infiziert sein können, kommen dafür in Betracht. Bei 39 menschlichen Tollwutfällen, die von 1950–1965 in Deutschland (Bundesrepublik und DDR) gemeldet wurden, war 27mal (= 69,3%) ein Hund, 5mal (= 12,8%) ein Fuchs, 4mal (= 10,3%) eine Katze und 1mal (= 2,5%) ein Bulle die Infektionsquelle. In 2 Fällen (= 5,1%) blieb das beißende Tier unbekannt. Wildtiere verlieren zu Beginn der Erkrankung oft ihre natürliche Scheu vor dem Menschen und machen dadurch einen hilfsbedürftigen Eindruck. Bei Berührung reagieren sie aus Angst mit Beißen. Gerade Kinder im Schul- und Vorschulalter, die überall das größte Kontingent der gebissenen Personen stellen, müssen vor derartigen Gefahren eindringlich gewarnt werden.

Für die Epidemiologie der Tollwut ist der Virusbefall der Speicheldrüsen des beißenden Tieres von größter Bedeutung. Hervorzuheben ist, daß der Erreger schon zu einem Zeitpunkt ausgeschieden werden kann, zu dem noch keine Zeichen der Lyssa feststellbar sein müssen. Wenigstens 5 Tage vor Ausbruch der Erkrankung ist der Biß eines Tieres mit ziemlicher Sicherheit als infektiös anzusehen. Aerogene Virusübertragung wurde gelegentlich in Fledermaushöhlen beobachtet, spielt aber ebenso wie der orale Infektionsweg praktisch keine Rolle.

Ätiologie (Mikrobiologie)

Der Erreger der Lyssa gehört zur Rabiesgruppe der Rhabdoviren. Innerhalb der Rabiesgruppe unterscheidet man z.Z. 4 Serotypen. Alle »charakteristischen« Straßenvirus- und Laboratoriumsstämme der Rabies werden dem Serotyp 1 zugeordnet. Prototyp ist der CVS-Stamm, ein klassisches Virus fixe. Unter den restlichen 3 Serotypen findet man Erreger eingeordnet, die erst in jüngerer Zeit vorwiegend in Afrika isoliert wurden. Wie mit Hilfe der Fluoreszenzserologie, der Komplementbindungsreaktion und durch Präzipitationstechniken nachgewiesen werden konnte, besitzen die Erreger aller 4 Serotypen ein gemeinsames Nucleoprotein. Der Aufbau ihrer Hüllproteine variiert dagegen

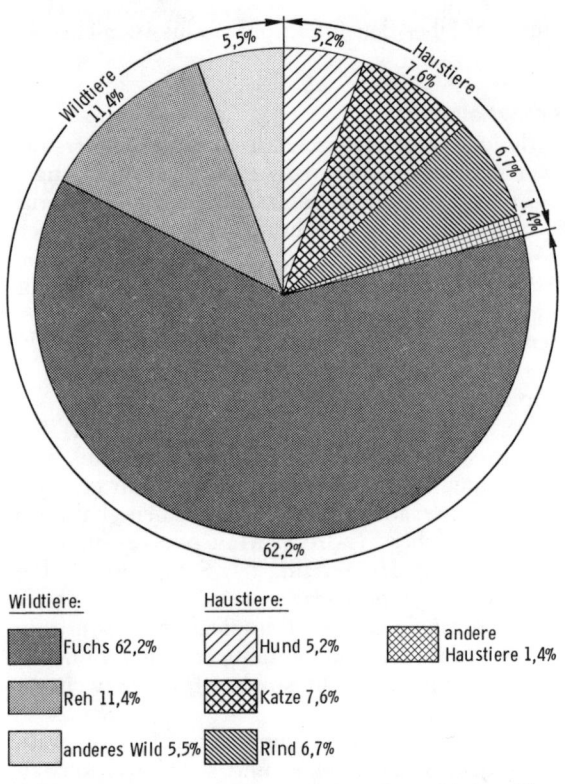

Abb. 13.**26** Verteilung der Tollwutfälle auf verschiedene Tierarten in der BR Deutschland in den Jahren 1958 bis 1964 (aus W. *Eckerskorn:* Dtsch. tierärztl. Wschr. 73 [1966] 150)

Wildtiere:
- Fuchs 62,2%
- Reh 11,4%
- anderes Wild 5,5%

Haustiere:
- Hund 5,2%
- Katze 7,6%
- Rind 6,7%
- andere Haustiere 1,4%

beträchtlich, wie durch Neutralisationstests und Kreuzimmunisierungsversuche gezeigt werden konnte.

Der Tollwuterreger ist ein 180–200 nm langes und 75–80 nm breites, ribonucleinsäurehaltiges und gegen Lipoidlösungsmittel empfindliches Virus von geschoßförmiger Gestalt (sog. »bullet shaped« virus). Seine Oberfläche trägt 6–10 Å lange Protrusionen (»Spikes«) mit einer knopfförmigen Verdikkung an deren distalen Enden.

Die Sedimentationskonstante des Lyssavirus beträgt 600 S, die spezifische Dichte liegt zwischen 1,14 und 1,17 g/cm^3.

Die Vermehrung von Tollwutviren in vitro wird durch Actinomycin D, Mitomycin C und Fluordesoxyuridin nicht gehemmt. Auffallend ist, daß das Rabiesvirus durch den Desoxyribonucleinsäure-Inhibitor Cytosin-Arabinosid gehemmt wird. Therapeutisch wird diese Substanz jedoch nicht genutzt. Von den z.Z. klinisch verwendeten Antibiotika und Sulfonamiden wird der Tollwuterreger nicht beeinflußt.

Höhere Temperaturen, mäßig starke Säuren und Sonnenstrahlen (UV-Licht) inaktivieren das Virus schnell. Bei tiefen Temperaturen (4°C und darunter) kann der Erreger lange Zeit infektionstüchtig bleiben. Von den meisten organischen Lösungsmitteln wird er angegriffen.

Gegenüber Formaldehyd ist das Rabiesvirus recht empfindlich. So sind in der Praxis keine höheren Konzentrationen an Formaldehyd erforderlich, als sie sich für die Desinfektion bei Krankheitserregern aus der Familie der Enterobakteriazeen als wirksam erwiesen haben. Bedauerlicherweise besitzt Formaldehyd einen beschränkten Anwendungsbereich. Zur Desinfektion von Händen und von Ausscheidungen ist er nicht geeignet. Für die Wäschedesinfektion ist er nur bedingt tauglich.

Gegenüber Chloramin T ist das Tollwutvirus sehr empfindlich. Es dürfte bei der Desinfektion von Oberflächen, Wäsche und Sputum sicher wirksam sein. Wer sich nicht von dem unangenehmen Geruch abhalten läßt, kann es auch als sicheres Händedesinfektionsmittel verwenden.

Phenolische Mittel sind für die Desinfektion bei Tollwut weniger geeignet. Von Alkoholen wird nur dann eine ausreichende Wirkung zu erwarten sein, wenn sie mit erhöhter Konzentration und verlängerter Einwirkungsdauer angewendet werden. Die bei der chirurgischen Händedesinfektion üblichen Konzentrationen und Zeiten dürften aber sicher ausreichen. Wo immer möglich, sollte man jedoch den thermischen Desinfektionsverfahren den Vorzug geben.

Erythrozyten von Eintagsküken, Gänsen und Meerschweinchen werden vom intakten Virion (S.13.3) bei 0–4°C und einem pH von 6,4 agglutiniert. Diese Eigenschaft ist im Gegensatz zur Hämagglutination der Myxoviren nicht fermentabhängig.

Man unterscheidet zwischen dem originären sog. »Straßenvirus« und dem »Virus fixe«. Letzteres wird durch Gehirnpassagen bei Versuchstieren gewonnen. Es zeichnet sich durch eine konstante (»fixe«), auf 4–6 Tage verkürzte Inkubationszeit sowie durch den Verlust oder die Abschwächung der Infektiosität für andere Tiere oder den Menschen bei subkutaner oder intramuskulärer Applikation aus. Das Auftreten von Negri-Körperchen in den Ganglienzellen des Gehirns wird nicht mehr oder nur vereinzelt beobachtet. Virus fixe wird für die Impfstoffherstellung verwendet.

Pathogenese

Die natürliche Übertragungsart der Tollwut ist das Eindringen des Erregers aus dem Speichel eines infektionstüchtigen Tieres über das verletzte Integument oder die Schleimhäute in den Organismus. Es wird angenommen, daß das Virus von der Eintrittspforte her über die peripheren Nervenbahnen zum Zentralnervensystem gelangt. Es ist gelungen, Straßenvirus im N. trigeminus intranasal infizierter Babymäuse elektronenmikroskopisch darzustellen. Der Erreger fand sich sowohl im Achsenzylinder als auch in der Markscheide.

Bis zu 72 Stunden post infectionem, gelegentlich auch länger, ist das Virus im Wundgebiet nachweisbar. Möglicherweise liegt und vermehrt sich das Rabiesvirus während dieser ersten Phase der Inkubation im quergestreiften Muskel. Es wäre denkbar, daß die postinfektionellen Behandlungsmaßnahmen nur in dieser frühen »präneuralen« Phase wirksam werden. Lokalreaktionen an der Eintrittspforte werden durch den Erreger nicht verursacht. Sie sind in der Regel bakterieller Genese. Während der Erkrankung ist das Virus in den peripheren Ganglien, im Rückenmark, im Gehirn und in den meisten Fällen auch in den Speicheldrüsen zu finden.

Von pathogenetischem Interesse ist die Beobachtung, daß tollwutinfizierte Zellen in vitro durch virusspezifische Antikörper in Gegenwart von Komplement aufgelöst werden. Die Immunzytolyse ist vielleicht die Ursache des Untergangs virushaltiger Ganglienzellen auf dem Umweg über eine Antigen-Antikörper-Reaktion. Sie würde bei dem massiven Befall der Ganglienzellen mit Rabiesvirus den fast ausnahmslos tödlichen Ausgang der Erkrankung erklären können.

Die Lyssa wird in die Gruppe der fleckförmigen Polioenzephalitiden eingeordnet. Das Mittel- und Zwischenhirn, die Medulla oblongata, die Pons, die Groß- und Kleinhirnhemisphären sowie das Rückenmark können von der Infektion befallen sein. Das limbische System wird in der Regel bevorzugt.

Für die Tollwut charakteristisch sind die sog. Negri-Körperchen. Es handelt sich um runde bis ovale azidophile Einschlüsse der Nervenzellen. Sie zeigen eine deutliche basophile Innenstruktur. In 10–20% aller Tollwutfälle sind die etwa 2–10 μm großen Gebilde, die zum größten Teil aus Nucleocapsidmaterial und Virusteilchen bestehen, nicht nachweisbar.

Die Inkubationszeit der Tollwut variiert erheblich (8 Tage bis 8 Monate); im Durchschnitt beträgt sie 1–3 Monate. Im älteren Schrifttum angeführte Einzelfälle mit extremer Verlängerung bis auf 2 Jahre sollten mit Vorsicht aufgenommen werden.

Krankheitsbild
Anamnese
Die Erkrankung beginnt mit einem 2–4 Tage dauernden Prodromalstadium. Fieber, Kopfschmerzen, Übelkeit, Appetitlosigkeit, Erbrechen sowie Heiserkeit und zunächst uncharakteristische Schluckbeschwerden werden beobachtet. Ein besonders wichtiges Initialsymptom stellen Parästhesien im Bereich der oft längst verheilten und dadurch nicht mehr beachteten Bißwunde dar. Sie werden in 80% der Fälle beschrieben. Gibt der Patient eine mehr oder minder lange zurückliegende Bißverletzung in der Vorgeschichte an, so kann man die Diagnose schon zu diesem Zeitpunkt stellen. Vielfach wird die Tollwut aber erst beim Auftreten des klassischen Befundes «Hydrophobie» erkannt, weil man erst jetzt nach einer entsprechenden Infektionsmöglichkeit in der Anamnese forscht.

Befunde
Die Patienten werden zunehmend reizbarer. Vegetative Störungen mit stärker werdender depressiver Verstimmung treten auf. Die Berührung der Kleidung und des Bettuches mit der Haut werden als unangenehm empfunden. Die Muskelreflexe sind gesteigert, der Muskeltonus ist allgemein erhöht. Temperatursteigerung und eine beschleunigte Pulsfrequenz werden beobachtet.
Erweiterte Pupillen, starke Schweißsekretion sowie vermehrter Tränen- und Speichelfluß bei ständig zunehmender motorischer Unruhe leiten zum Exzitationsstadium mit den charakteristischen Schlingkrämpfen über. Diese treten bei dem Versuch zu trinken (Hydrophobie) auf, sind aber auch durch jeden anderen Reiz (Photophobie, Aerophobie), ja durch den bloßen Gedanken an Flüssigkeit auslösbar. Das Sensorium bleibt völlig ungetrübt, vielfach ahnen die Patienten ihren nahen Tod. Perioden starker Erregung können von Phasen, in denen der Kranke völlig normal erscheint, abgelöst werden. Häufig kommt der Patient wenige Tage nach Beginn des Erregungsstadiums meist während eines starken Krampfanfalles unter hohem Fieber ad exitum. In anderen Fällen schließt sich dem Exzitationsstadium ein Lähmungsstadium an. Dieser Phase, die durch zunehmende schlaffe Lähmungen, Tachykardie und Zeichen einer Meningitis mit Liquorzell- und Eiweißvermehrung sowie positivem Kernig- und Brudzinski-Zeichen gekennzeichnet ist, kann ein kurzes beschwerdefreies Intervall vorausgehen, das zunächst auf Besserung hoffen läßt. Die Lähmungsphase, die gelegentlich das gesamte Krankheitsbild beherrschen kann, führt durch Atemmuskel- oder Herzlähmung zum Tode.

Laboratoriumsbefunde
Die Laboratoriumsbefunde weisen keine für die Lyssa spezifischen Merkmale auf. Die Leukozytenzahlen sind stark erhöht mit einer Verschiebung zur Seite der segmentkernigen und der mononukleären Zellen. Eosinophile Leukozyten fehlen fast vollständig. Die Blutsenkungsgeschwindigkeit ist entweder beschleunigt oder wechselnd. Im Liquor, der im allgemeinen klar ist, finden sich nur eine gering erhöhte Zellzahl sowie eine leichte Eiweißvermehrung.
Eine Hyperglykämie wird ziemlich konstant beobachtet. Der Harnbefund ist wenig auffällig. Meist zeigen sich im Urin nur Eiweißspuren. Zucker und Aceton werden häufiger nachgewiesen. Das Sediment kann Harnzylinder enthalten.

Besondere Untersuchungsmethoden
Die Isolierung des Erregers aus dem Liquor und dem Speichel wird durch intrazerebrale Infektion von Albinomäusen versucht. Sie hat aber ebenso wie serologische Methoden in der Praxis keine Bedeutung erlangt.
Post mortem wird die Diagnose durch den Virusnachweis im Gehirn mit Hilfe fluoreszierender Antikörper gesichert. Ebenso zuverlässig, aber material- und zeitaufwendiger ist der biologische Erregernachweis durch intrazerebrale Überimpfung von Gehirnmaterial auf weiße Mäuse. Beide Verfahren sind der histologischen Darstellung der Negri-Körper (10–20% Versager) an Zuverlässigkeit überlegen.
In neuerer Zeit wurde ein Verfahren entwickelt, das eine Intra-vitam-Diagnose gestatten soll, der Kornealtest. Die Methode beruht auf dem fluoreszenzserologischen Virusnachweis in Epithelzellen der Hornhaut, die dazu mit einem Objektträger abgetupft wird. Ein negativer Kornealtest schließt das Vorliegen von Tollwut jedoch nicht aus.

Verlauf und Prognose
Alle Versuche, der ausgebrochenen Lyssa wirksam zu begegnen, blieben bisher ohne Erfolg. Die einmal manifeste Erkrankung verläuft beim Menschen in der Regel tödlich.

Komplikationen
Wegen der infausten Prognose spielen Komplikationen der Lyssa keine Rolle. Am häufigsten wird im Verlauf der Erkrankung eine Aspirationspneumonie (Speichel) beobachtet.

Differentialdiagnose
In erster Linie ist an Tetanus zu denken, doch zeigen die bei beginnendem Wundstarrkrampf auftretenden Konvulsionen regelmäßig eine Beteiligung der Kiefer- und Nackenmuskulatur.
Enzephalitische oder meningitische Symptome werden weiterhin bei Enterovirusinfektionen, bei der lymphozytären Choriomeningitis, bei Arboviruserkrankungen, bei der Encephalitis epidemica sowie als Begleitsymptom bei zahlreichen anderen

Infektionskrankheiten beobachtet. An Landry-Paralyse, Epilepsie und Vergiftungen (Strychnin, Atropin) ist unter Umständen zu denken.

Bei psycholabilen Personen, die über die Lyssa gut unterrichtet sind, beobachtet man gelegentlich Reaktionen, die als Lyssaphobie bezeichnet werden. Von den Betreffenden können Wasserscheu, Speichelfluß und Krampfanfälle täuschend imitiert werden. Die fehlende Progredienz der Erscheinungen läßt deren psychogene Herkunft in der Regel bald erkennen.

Therapie

Eine kausale Therapie der Lyssa ist noch nicht bekannt. Der Patient sollte in einem ruhigen, abgedunkelten Zimmer einer Station für Intensivpflege isoliert werden. Parenterale Ernährung und die Einleitung eines Dauerschlafes sind die wichtigsten Maßnahmen. Morphium ist kontraindiziert, da kleine Dosen die Erregung des Patienten steigern können. Gegebenfalls hat Kurarisierung und künstliche Beatmung zu erfolgen. Hibernation kann versucht werden. Aber auch mit Hilfe dieser Maßnahmen wird der letale Ausgang in der Regel nicht abgewendet.

Das Pflegepersonal sollte angewiesen werden, zur eigenen Sicherheit Schutzbrillen, Gesichtsmasken und Gummihandschuhe zu tragen.

Prophylaxe

Eine eingehende Aufklärung der Bevölkerung über die Gefahren der Tollwut ist am besten geeignet, unnötige Kontakte mit verdächtigen Tieren zu verhindern. Aufgabe der Forst- und Veterinärverwaltungen ist es, den Fuchsbestand zu reduzieren. Das seit längerer Zeit auch in der Bundesrepublik Deutschland praktizierte umfangreiche Bejagen und Begasen der Füchse hat nicht immer zu den erhofften Erfolgen geführt und ist auch insbesondere von seiten der Jäger und Tierschutzvereine nicht unwidersprochen geblieben. Andere Methoden, wie die Schutzimpfung der Füchse, befinden sich noch im Versuchsstadium.

Hunde sollten gegen Tollwut vorbeugend geimpft werden. Eine Ausdehnung dieser Maßnahme auf andere Haustiere (insbesondere Katze und Rind) ist zu erwägen.

Eine präinfektionelle Immunisierung beruflich besonders gefährdeter Personen (Tierärzte, Förster usw.) mit Hirnimpfstoffen ist wegen der damit verbundenen Gefahr neuroparalytischer Komplikationen nicht zu verantworten. Dieses Risiko überwiegt den Nutzen eines nur beschränkten Expositionsschutzes bei weitem. Besser verträgliche Impfstoffe auf Gewebekulturbasis befinden sich noch im Versuchsstadium. Der in den USA entwickelte Entenembryo-Impfstoff ist z.Z. der einzige in der Bundesrepublik handelsübliche Impfstoff für den Menschen, der nicht aus Nervengewebe hergestellt wird. Seine Anwendung ist bei prophylaktischen Impfungen zu erwägen, da das Risiko des Auftretens von Neurokomplikationen geringer als bei den Hirnimpfstoffen ist. Man verabfolgt 3 subkutane Injektionen zu je 1 ml im Abstand von 5–7 Tagen. Einen Monat nach der letzten Einspritzung erfolgt eine vierte Injektion. Sind nach dieser Booster-Injektion keine neutralisierenden Antikörper nachweisbar, sind die Auffrischimpfungen bis zum Auftreten von Antikörpern zu wiederholen. Weitere Auffrischimpfungen sollen in Abständen von 1–3 Jahren vorgenommen werden.

Bei Exposition einer derart prophylaktisch geimpften Person verfährt man wie folgt: Waren bei dem Betreffenden neutralisierende Antikörper gegen Tollwut nachweisbar, so erhält er eine Booster-Injektion. Erfolgte keine humorale Antwort auf die prophylaktische Impfung oder wurde eine Antikörperuntersuchung nicht vorgenommen, so muß die volle Impfbehandlung erfolgen.

Mit einer Schutzimpfung beim Menschen wird meist erst nach erfolgter Exposition begonnen. Für das zweckmäßige Vorgehen in solchen Fällen sind von der WHO und dem Bundesgesundheitsamt genaue Anweisungen herausgegeben worden. Auf diese sog. Wutschutzbehandlung darf erst dann verzichtet werden, wenn das fragliche Tier mit Sicherheit tollwutfrei ist. Verdächtige Tiere dürfen auf keinen Fall vorzeitig getötet werden, sondern sollen wenigstens 10 Tage lang abgesondert und laufend von einem Tierarzt beobachtet werden. Kadaver werden sofort einem Veterinäruntersuchungsamt zugeführt, wobei Kontakte mit dem Aas durch Tragen wasserundurchlässiger Handschuhe und Benutzung entsprechenden Verpackungsmaterials zu vermeiden sind.

Die erste Maßnahme, den Verletzten vor dem Angehen der Infektion zu schützen, stellt das gründliche Auswaschen der Wunde mit Wasser und Seife nach ihrem Ausbluten dar. Auch gründliches Ausspülen der Wunde mit sehr heißem Wasser allein oder verdünnter Säure kann empfohlen werden. Zur anschließenden Wunddesinfektion eignen sich u.a. quaternäre Ammoniumbasen und 40 bis 70%iger Alkohol. Bei Verwendung quaternärer Ammoniumverbindungen müssen zuvor alle Seifenreste durch gründliches Spülen entfernt werden, da Quats durch Seifen inaktiviert werden. Anschließend wird die Verletzung nach chirurgischen Grundsätzen versorgt. Die sofortige Wundnaht sollte jedoch unterbleiben, da sie das Angehen der Tollwutinfektion begünstigen kann. Eine Tetanusprophylaxe, die sich nach der Impfanamnese des Patienten richtet, ist erforderlich. Antibiotika sind in vielen Fällen zur Vermeidung bakterieller Infektionen zweckmäßig.

Die größte Bedeutung bei der Tollwutprophylaxe des Menschen kommt der postinfektionellen passiven und aktiven Immunisierung zu. In Deutschland kann ein geeignetes Tollwutimmunserum sowie ein Tollwutimpfstoff ad usum humanum von den Behring-Werken bezogen werden. Der Impfstoff wird von Entenembryonen gewonnen, die mit einem Virus-fixe-Stamm infiziert wurden. Die Inaktivierung des Virus erfolgt durch β-Propiolacton. Die Zahl der Neurokomplikationen im Verlauf der Behandlung ist bei diesem Impfstoff geringer als bei den vorher in der Bundesrepublik und z.T. heute noch im Ausland verwendeten Impfstoffen, die aus den Virus-fixe-haltigen Hirnaufschwemmungen verschiedener Spendertiere gewonnen werden.

Vom Entenembryo-Impfstoff erhalten Erwachsene und Kinder an 14 aufeinanderfolgenden Tagen je eine Einspritzung zu 1 ml. Am 10., 20. und 90. Tage nach der letzten Einspritzung sollen Booster-Injektionen erfolgen. Die subkutanen Einspritzungen erfolgen am besten am Unterbauch, wobei es zweckmäßig ist, täglich die Seite zu wechseln. Die Wutschutzbehandlung kann, falls nicht die Schwere der Bißverletzung einen Krankenhausaufenthalt notwendig macht, ohne weiteres ambulant durchgeführt werden. Kontraindikationen bestehen nicht, da die einmal manifeste Lyssa beim Menschen in der Regel tödlich endet.

Wird der Geimpfte innerhalb der ersten drei Monate nach der Impfbehandlung nochmals durch ein tollwutverdächtiges Tier verletzt, so ist eine erneute Impfung nicht nötig. Erfolgt eine derartige Verletzung innerhalb von 3 Monaten bis 3 Jahren nach der Impfung, so sind 4 Injektionen von je 1 ml, und zwar jeweils am 1. Tag der Exposition sowie 10, 20 und 90 Tage danach zu verabreichen.

Liegt die Impfung länger als 3 Jahre zurück, so muß die Tollwutschutzimpfung vollständig wiederholt werden.

Bei Verletzungen durch Wildtiere, sicher tollwütige Tiere und bei allen übrigen schweren Bißverletzungen (z.B. multiple Verletzungen, Gesichts-, Kopf-, Nacken- oder Fingerbisse) sollte mit der passiven Immunisierung unverzüglich begonnen werden. Dem Patienten werden 40 IE/kg eines Immunserums vom Pferd bzw. 20 IE/kg eines homologen Immunserums wenn möglich je zur Hälfte lokal und intramuskulär injiziert. Bei Verwendung des heterologen Serums ist nach bestehenden Allergien und früheren Serumgaben zu fragen. Ein Ophthalmo- und Intrakutantest auf Eiweißunverträglichkeit hat unbedingt vor Beginn der Serumbehandlung zu erfolgen. Nach der Serumapplikation beginnt am gleichen Tage die aktive Immunisierung.

Von der Weltgesundheitsorganisation wurde eine genaue Anleitung für die spezifische postinfektionelle Wutschutzbehandlung zusammengestellt (Tab. 13.**18**). Diese Empfehlungen sollten möglichst genau beachtet werden, um eine unnötige Gefährdung der Patienten durch Impfkomplikationen zu vermeiden. Relativ harmlos sind die lokalen Überempfindlichkeitsreaktionen (Rötung, Induration), die oft nach der 5.–6. Einspritzung auftreten.

Tabelle 13.**18** Indikationen zur Tollwutschutzimpfung des Menschen (nach WHO)

Art der Exposition des Menschen	Zustand des beißenden Tieres (unabhängig von dessen Impfstatus)		Empfohlene Behandlung
	bei der Exposition	während Beobachtungszeit von 10 Tagen[1]	
I. Kontakt, aber keine Verletzung; indirekter Kontakt; kein Kontakt	tollwütig		keine
II. Belecken der Haut; Kratz- oder Schürfwunden; geringfügige Bisse an bedeckten Körperstellen wie Arme, Rumpf, Beine	a) tollwutverdächtig[2]	gesund	Beginn der Impfung; Abbruch der Behandlung, wenn das Tier 5 Tage nach Exposition noch gesund ist[1,3]
		tollwütig	Beginn der Impfung; Anwendung von Serum bei positiver Diagnose und Vervollständigung der Impfung
	b) tollwütig; Wildtier[4] bzw. für die Diagnose nicht verfügbar		Serumbehandlung und Impfung
III. Belecken von Schleimhäuten; große Bisse (mehrere oder in Gesicht, Kopf, Finger, Nacken, Hals)	tollwütiges oder tollwutverdächtiges Haustier[2] oder Wildtier[4] bzw. für die Diagnose nicht verfügbar		Serumbehandlung und Impfung; Abbruch der Behandlung, wenn das Tier 5 Tage nach Exposition noch gesund ist[1,3]

[1] Beobachtungszeit betrifft nur Hunde und Katzen.
[2] Alle unprovozierten Bisse in Endemiegebieten sollten als verdächtig angesehen werden, es sei denn, daß die Laboratoriumsbefunde negativ ausfallen (Gehirn; Fluoreszenzserologie).
[3] Abbruch der Behandlung, wenn das Gehirn des Tieres beim FA-Test negativ war.
[4] Gewöhnlich erfordert die Exposition zu kleinen Nagetieren und Kaninchen selten eine Tollwutschutzimpfung.

Die regionalen Lymphknoten können beteiligt sein. Zur Linderung sind kalte Kompressen und Antihistaminika zu empfehlen.
Bei Patienten mit bekannter Eiweißallergie, insbesondere gegen Eiklar, ist besondere Vorsicht bei der Impfung geboten.
Komplikationen von seiten des Zentralnervensystems, die bei dem früher in der Bundesrepublik verwendeten Hirnimpfstoff nach Hempt mit einer Häufigkeit von 1:2000 auftraten, sollen bei dem jetzt verwendeten Entenembryo-Impfstoff erheblich seltener sein (Häufigkeit etwa 0,01%). Sie werden als Neuritiden, Myelitiden, Meningoenzephalitiden sowie als Landrysche Paralyse beobachtet. Beim Auftreten von Symptomen, die an eine Beteiligung des Nervensystems denken lassen, sollte die Impfung bis zur Klärung der Diagnose unterbrochen werden. Andere Schutzimpfungen (Ausnahme: Tetanus) sollen erst 6 Wochen nach beendeter Tollwutimpfung erfolgen.

Gesetzliche Bestimmungen (Meldepflicht)
Nach dem Bundesseuchengesetz vom 18.7.1961 ist jeder Fall einer Erkrankung, des Verdachts einer Erkrankung und eines Todes an Tollwut dem für den Aufenthalt des Betroffenen zuständigen Gesundheitsamt unverzüglich, spätestens innerhalb 24 Stunden nach erlangter Kenntnis, zu melden. Eine Verletzung durch ein tollwutkrankes oder tollwutverdächtiges Tier sowie die Berührung eines solchen Tieres oder Tierkörpers gelten als Fall des Verdachts einer Erkrankung an Tollwut.

Literatur
Bundesgesundheitsamt: Tollwut; Verhütung und Bekämpfung; Ratschläge an Ärzte. Merkblatt Nr. 3. D.Ä.V. 1975
Eichwald, C., H. Pitzschke: Die Tollwut bei Mensch und Tier. VEB Fischer, Jena 1967
Gildemeister, H.: Die Tollwutschutzimpfung. In: Handbuch der Schutzimpfungen, hrsg. von A. Herrlich. Springer, Berlin 1965
Kuwert, E.: Das Tollwutvirus. Dtsch. med. Wschr. 94 (1969) 1697
Kuwert, E., W. Klosterkötter, J. Linzenmeier: Neurologische Komplikationen nach Tollwutschutzimpfung. Med. Klinik 63 (1968) 1326
Mohr, W.: Tollwut. In: Infektionskrankheiten, Bd. I/1, hrsg. von O. Gsell, W. Mohr. Springer, Berlin 1967
Schneider, L.G.: The cornea test; a new method for the intravitam diagnosis of rabies. Zbl. Vet.-Med., Reihe B 16 (1969) 24
Timm, H.: Tollwut. In: Das öffentliche Gesundheitswesen Bd. III/A 2, hrsg. von J. Daniels, W. Hagen, H. Lehmkuhl, J. Posch, F. Pürckhauer, E. Schröder, J. Stralau, C.L.P. Trüb. Thieme, Stuttgart 1971
WHO Expert Committee on Rabies, Sixth Report. Wld Hlth Org. techn. Rep. Ser., No. 523, 1973

Stomatitis epidemica (Maul- und Klauenseuche)
M. Mussgay und G. Stüttgen

Die Maul- und Klauenseuche ist eine weitverbreitete, hochkontagiöse, fieberhafte Infektionskrankheit der Klauentiere. Spontan empfänglich für das Maul- und Klauenseuche-Virus sind Klauentiere, vor allem Rinder, ferner Schweine, Schafe, Ziegen sowie halbwild oder wild lebende Klauentiere. Infektionen beim Menschen sind sehr selten; die wenigen bisher bekannten Erkrankungen sind in der Mehrzahl auf direkten Kontakt mit erkrankten Tieren zurückzuführen. Die Möglichkeit einer Ansteckung des Menschen, besonders von Kleinkindern, durch rohe Milch von kranken Tieren ist allerdings auch nicht auszuschließen. Der Erreger der Maul- und Klauenseuche ist ein Virus, das der Picorna-Gruppe zugeordnet wird und einen Durchmesser von 23 nm besitzt. Es sind bislang 7 Serotypen bekannt, von denen drei, O, A und C, in Europa vorkommen. Innerhalb der Typen existieren zahlreiche Subtypen, die serologisch und immunologisch unterschieden werden können.

Klinik
In Anbetracht der weiten Verbreitung der Maul- und Klauenseuche, insbesondere beim Wiederkäuer und Schwein, ist es bemerkenswert, daß unter Anlegen strenger Maßstäbe diese Zoonose eine seltene Erkrankung ist. Der Virusnachweis im Tierversuch und der Nachweis virusneutralisierender Antikörper im Blut des Erkrankten sind zu fordern. Bis 1964 fanden sich lediglich 36 gesicherte Fälle in der Weltliteratur. Danach sind einige Fälle beschrieben worden, die Kinder und Erwachsene betreffen. Die Inkubationszeit beträgt 2–3 Tage; Prodromi sind Fieber, Abgeschlagenheit, Mattigkeit, Kopfschmerzen, katarrhalische Symptome, Primäraphthen an der Infektionsstelle mit dem Bild schmerzhafter bis etwa bohnengroßer Blasen auf geschwollenem und gerötetem Grund. Eine Mundschleimhautbeteiligung kann aber völlig fehlen.
Zu erwähnen ist, daß das Äquivalent beim Tier – der Maulbefall – beim Menschen in Form einer Mundschleimhautbeteiligung völlig fehlen kann. Die Allgemeinsymptome können wenig ausgeprägt sein. Temperaturanstieg und Lokalisation der Blasenbildung weisen auf einen zyklischen Charakter der Infektion hin, wie er auch bei Tieren bekannt ist. Im allgemeinen ist der Verlauf der Krankheit harmlos und gutartig; die Abheilung erfolgt gewöhnlich nach 8–15 Tagen. Differentialdiagnostisch ist die Maul- und Klauenseuche klinisch schwer von anderen Bläschenerkrankungen des Menschen abzugrenzen. Bei dem überaus seltenen Auftreten dieser Erkrankung beim Menschen muß die klinische Diagnose durch den Virusnachweis

und u.U. durch den Nachweis des Anstiegs komplementbindender und neutralisierender Antikörper gesichert werden. Diagnostische Untersuchungen auf Maul- und Klauenseuche werden in der Bundesrepublik Deutschland nur in der Bundesforschungsanstalt für Viruskrankheiten der Tiere in Tübingen durchgeführt. Hierfür ist Blasenmaterial zu entnehmen, außerdem ist von jedem Patienten ein Serumpaar einzusenden (1. Entnahme im Krankheitsstadium, 2. Entnahme etwa 3 Wochen später).

Therapeutisch sind strenge Bettruhe (Vermeidung einer Herzbelastung), Behandlung der lokalen Haut- und Schleimhautläsionen sowie die Verhinderung von Sekundärinfektionen zu empfehlen.

Literatur

Eissner, G.: Infektionen durch tierpathogene Picornaviren. In: Die Infektionskrankheiten des Menschen und ihre Erreger, 2. Aufl., hrsg. von A. Grumbach, O. Bonin. Thieme, Stuttgart 1969

Eissner, G., H.O. Böhm, E. Jülich: Eine Maul- und Klauenseuche-Infektion beim Menschen. Dtsch. med. Wschr. 92 (1967) 830

Heinig, A., H. Neumerkel: Beitrag zur Maul- und Klauenseuche beim Menschen. Dtsch. Gesundheitswesen 19 (1964) 485

Mussgay, M.: Menschliche Infektionen durch tierpathogene Viren. In: Virus- und Rickettsieninfektionen des Menschen, hrsg. von R. Haas, O. Vivell. Lehmann, München 1965

Pilz, W., H.G. Garbe: Weitere Fälle von Maul- und Klauenseuche-(MKS-)Infektionen beim Menschen. Zbl. Bakt., I. Abt. Orig. 198 (1966) 154

Vetterlein, W.: Die Maul- und Klauenseuche beim Menschen. Vortrag: Ges. f. Hygiene, Abt. Seuchenschutz. Leipzig 1963

Virusdysenterie

H. A. REIMANN

Definition

Die Virusdysenterie ist eine akute, gewöhnlich leichte, gelegentlich fiebrige Infektion von kurzer Dauer, die wahrscheinlich von verschiedenen Viren verursacht wird und sporadisch, epidemisch und pandemisch auftritt. Charakteristische Anzeichen sind reichliche, wässerige Diarrhoe, Übelkeit, Erbrechen, Schwindelgefühl und Kopfschmerz. Gelegentlich sind auch der Respirationstrakt und das Zentralnervensystem einbezogen.

Die Erkrankung ist unter verschiedenen Bezeichnungen wie epidemische Übelkeit, Erbrechen oder Durchfall bekannt, auch als Darminfluenza, Winterbrechdurchfall, Sommerdurchfall und Kinderdurchfall. Sie wird mit den Namen der jeweiligen Entdecker oder auch ironischen Bezeichnungen versehen, je nach der Gegend, wo sie auftritt. Die übliche, umständliche Bezeichnung lautet: akute, infektiöse, nichtbakterielle Gastroenteritis. Da keine Entzündung stattfindet, ist Gastroenter*itis* ungeeignet. Die bessere Bezeichnung »Virusdysenterie« wurde 1945 von REIMANN eingeführt, der die Krankheit durch Inhalation oder Einnahme von gefiltertem, bakterienfreiem Stuhl von Patienten auf freiwillige Probanden übertrug. Gegenwärtig ist es ohne ätiologische Untersuchung unsicher, ob epidemisches Erbrechen, kindliche Diarrhoe und Reisediarrhoe mit der hier beschriebenen Krankheit identisch sind.

Vorkommen

In Gegenden mit guter hygienischer und sanitärer Versorgung kommt die Virusdysenterie wesentlich häufiger vor als die durch Bakterien oder Protozoen hervorgerufene. Bei Epidemien, vor allem im Herbst oder frühen Winter, übersteigt ihr Vorkommen das der üblichen Virusinfektionen der Atemwege. In Familien macht die Virusdysenterie 15% aller Infektionen aus, bei einer Anfallsrate von 1,2 je Person und Jahr. Nur wenige Menschen bleiben frei davon.

Da die meisten Erkrankungen milde verlaufen, verzichten die Patienten auf ärztliche Hilfe, Epidemien bleiben unbemerkt, und so ist die tatsächliche Häufigkeit unbekannt. Statistiken können annähernd genau geführt werden in Schulen, militärischen und anderen Institutionen, die unter medizinischer Aufsicht stehen. Dort bewegt sich die Häufigkeit des Vorkommens zwischen 5 und 75% in verschiedenen Teilen derselben Institutionen. Hauptsächlich erkranken Kinder und Jugendliche. In Heimen für alte Menschen schwankte die Häufigkeit zwischen 0–80% in einigen Räumen; in anderen kamen sogar Todesfälle vor (Abb. 13.**27**).

Als Erschwernis für die Statistik kann die Virusdysenterie von Symptomen an den Atemwegen begleitet sein. Ebenso treten zuweilen während einer Virusinfektion am Respirationstrakt Diarrhoen auf, die von Adenoviren und vor allem bei Kindern und Säuglingen von ECHO-Viren hervorgerufen sein können.

Epidemiologie

Die primäre Quelle der Infektion wird selten entdeckt. Man vermutet sie gewöhnlich in Wasser und Nahrung. Dadurch werden unnötige Untersuchungen mit Hilfe von Kulturen und antibiotische Therapie und Prophylaxe ausgelöst. Alle Erfahrungen weisen jedoch auf Ansteckung durch den Kontakt mit Virusträgern oder erkrankten Personen hin, welche die Viren durch den Atem oder auf fäkal-oralem Wege verbreiten. Epidemien treten gewöhnlich im Herbst oder frühen Winter auf, wenn die Menschen sich in Schulen oder anderen geschlossenen Räumen versammeln. Im allgemeinen entwickeln sie sich zunächst langsam und dauern dann mehrere Wochen (Abb. 13.**28**). Sie entstehen häufig im Familienverband, oder die Infektion wird mit nach Hause gebracht.

Die Viren werden eingeatmet, geschluckt oder beides zugleich. Virushaltige Tröpfchen gelangen durch die Toilettenspülung in die Luft. Das große

Virusinfektionen **13.**103

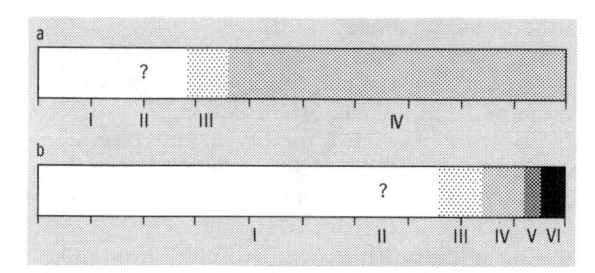

Abb. 13.27 a u. b Spektren für die Schwere der Erkrankung. a) Epidemien bei 194 Studenten: I und II: unauffällig oder keine Infektion 28%; III: Übelkeit und Kolik 28%; IV: Diarrhoe, Erbrechen, Fieber 64%. b) Epidemie bei 2718 Anstaltsangehörigen: unauffällig oder keine Infektion 76%; leichte bis schwere Erkrankung 18%; tödlich 4,7%

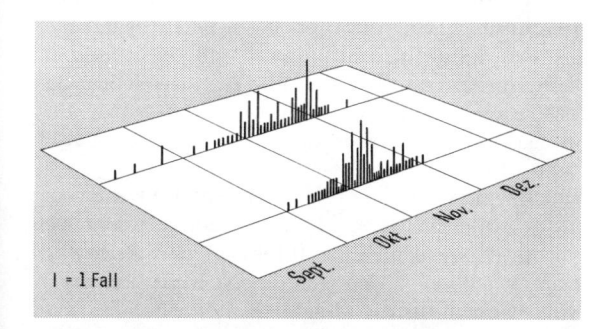

Abb. 13.28 Zwei Epidemien, die etwa zwei Monate bei 400 Medizinstudenten herrschten, jeweils im Herbst zweier aufeinanderfolgender Jahre

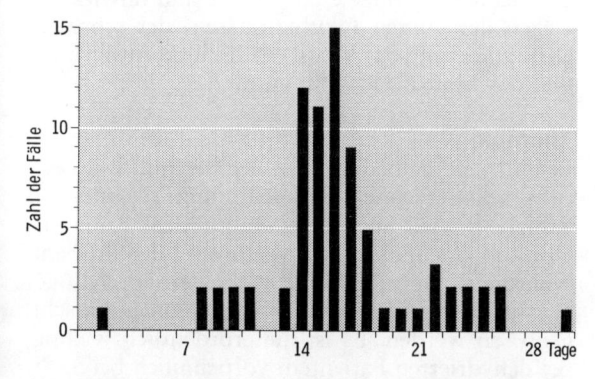

Abb. 13.29 Epidemische Virusdysenterie bei Medizinstudenten. Starker Anstieg der ernsteren Fälle, der mehrere Tage anhielt, bei Schwestern, die an Shigellose-Sonne-Dysenterie erkrankten, nachdem sie durch eine Küchenangestellte verseuchte Nahrung zu sich genommen hatten

Ausmaß der unauffälligen Fäkalverbreitung auf geringem Raum kann man veranschaulichen durch Einnahme von Farbstoffen, die die Fäzes färben. Zuweilen begünstigt die Virusdysenterie eine Invasion von Darmbakterien. Bei einigen Epidemien wurde Shigellose Sonne überlagert (Abb. 13.29).

Pathogenese

Das abrupte Einsetzen von Erbrechen und Durchfall ohne Entzündung des Darmes kann von einem zentralnervösen oder autonomen Reiz herrühren. Wahrscheinlicher ist jedoch, daß bei der Virusdysenterie, wie bei der Cholera, ein Enterotoxin die Mukosa direkt angreift und so möglicherweise eine Adenylcyclase oder eine andere biochemische Reaktion auslöst. Die Hyperpermeabilität erklärt die große Flüssigkeitstranssudation. Das Fieber geht auf die Dehydration zurück oder auf die Anwesenheit von Viren in der Mukosa oder sonstwo. Die Virämie erklärt wahrscheinlich auch die Einbeziehung der extraenterischen Nerven bzw. der Atemwege.

Histologisch weist die gesamte Darmmukosa nur wenige Veränderungen auf. Man findet erweiterte Schleimdrüsen, Epithelhyperplasien und Desquamationen, Punktblutungen und ein geringes Auftreten von Monozyten und neutrophilen Zellen. Die Mikrovilli sind verkürzt und in den Zellzwischenräumen befindet sich amorphes Material. Einschlußkörper und virusartige Partikel sind vorhanden. Einige geringfügige Läsionen können auf mechanische Verletzungen durch wiederholte Durchfälle oder auf die Anwesenheit von entsprechenden Mikroben zurückzuführen sein.

Ätiologie

Nachdem Versuche im Jahre 1945 auf ein filtrierbares Agens als Ursache hinwiesen, wurde eine Anzahl von Viren aus Kot isoliert: z.B. Coxsackie-, Reo- und ECHO-Viren, Adenoviren und Poliomyelitis-II-Viren. Da diese Viren oft symbiotisch sind, muß der Beweis für ihre kausale Verwandtschaft durch die Entwicklung einer spezifischen Immunität erbracht werden oder dadurch, daß man an Probanden durch Inokulation ähnliche Erkrankungen hervorruft.

Nach 1972 enthüllte die Elektronenmikroskopie virusähnliche Partikel und Einschlüsse in den Zellen der Darmmukosa oder in Stühlen, die als picornaähnlich, pockenähnlich oder Parvovirus und Norwalk-Virus identifiziert wurden. Ein Rota- oder Duovirus, das bei Kindern gefunden wurde, unterschied sich von Orbi- oder Reoviren bei erwachsenen Patienten. Partikel des Orbivirus im Duodenalepithel verschwanden während der Genesung. Ein Reovirus wurde aus einer Gewebekultur isoliert. Da die biologische und ätiologische Verwandtschaft dieser Viren ungewiß ist, benutzt man den Ausdruck »verbunden mit« im allgemeinen lieber als »verursacht durch«.

Klinik

Die Inkubationszeit dauert 1–4 Tage. Unwohlsein, Kopfschmerz, Appetitlosigkeit, Unbehagen im Abdomen und gelegentlich auch Erkältungserscheinungen gehen der Erkrankung voraus. Die meisten Anfälle beginnen mit Erbrechen, Durchfall oder beidem. Es folgen Koliken und reichliche, wässerige Stühle. Die Schwere der Erkrankung reicht von meist leichten, vorübergehenden Anfällen bis zu schweren Erschöpfungszuständen. Bei Säuglingen und entkräfteten oder alten Personen kann der Tod folgen (s. Abb. 13.**27**).

Bei mittelschweren Fällen (10–40 wässerigen Entleerungen am Tag) treten Erbrechen und Koliken auf. Schüttelfrost, Schweißausbruch, Fieber, Gänsehaut (Cutis anserina), Sehstörungen und Parästhesien verbunden mit Kopfschmerz, Schwindelgefühl und retrobulbären Schmerzen deuten darauf hin, daß das Zentralnervensystem in Mitleidenschaft gezogen ist. Zuweilen tritt auch eine Zellvermehrung im Liquor auf. Bei schwerer Dehydration treten Hypovolämie und Oligurie oder auch ein schockähnlicher Zustand auf. Der Patient erholt sich in einem Zeitraum von einigen Stunden bis zu 4 oder 5 Tagen ohne Komplikationen oder Folgeerscheinungen. Es kommen auch Rückfälle vor. Spätere Wiederholungen der Erkrankung können durch das gleiche oder ein anderes Virus verursacht werden. Die Immunität ist nur schwach und von kurzer Dauer.

Laboratoriumsbefunde

Außer bei schwerer Dehydration ist die Zahl der Leukozyten und die Sedimentationsrate der Erythrozyten normal. Im Gegensatz zu entzündlichen Dysenterien sind die reichlichen und wässerigen Stühle geruchlos und enthalten nur wenige Leukozyten oder Bakterien. Mit dem Elektronenmikroskop kann man in Stuhl und Mukosa Viren, virusähnliche Partikel und Zelleinschlüsse feststellen. Es kann zur Virämie kommen. Es bilden sich spezifische Antikörper.

Diagnose

In isolierten Fällen oder in ersten Fällen einer epidemischen oder Virusdysenterie kann sich die klinische Diagnose leicht irrtümlich auf andere Diarrhoen beziehen. Erst epidemiologische Charakteristika weisen auf die Virusdysenterie hin (s. Abb. 13.**28**). Die Sigmoideoskopie zeigt eine ödematöse, nicht entzündete Mukosa. Die Biopsie ergibt Veränderungen, wie oben beschrieben. Einige Viren können aus Kot und Blut isoliert werden; während der Rekonvaleszenz bilden sich im Blut spezifische Antikörper. Virämie und Übertragung der Infektion auf Probanden können zur Diagnose beitragen. (Vorsicht: Inokulierte Stühle können Viren der Poliomyelitis, Hepatitis und andere filtrierbare Pathogene enthalten!)

Differentialdiagnose

Bei Epidemien von Nahrungsmittelvergiftungen, die durch Salmonellen, Staphylokokken, Clostridium perfringens oder Streptokokken hervorgerufen werden, erkranken die Opfer innerhalb weniger Stunden nach dem Essen. Die Epidemien klingen nach ein oder zwei Tagen wieder ab (S. 13.173). Die Mehrzahl der Shigellendysenterien sind leicht und ähneln der Virusdysenterie; in schweren Fällen ist die Mukosa entzündet und ulzeriert. Die Stühle sind eitrig, blutig und enthalten Bakterien (S. 13.179). Bei der Amöbenruhr kommt Amoeba histolytica vor. Ebenso ähneln Vibrio-cholerae-, Vibrio-parahaemolyticus- und Escherichia-coli-Infektionen in milder Form der Virusdysenterie (S. 13.181). In einzelnen Fällen müssen auch flüssigkeitsentziehende Abführmittel, Vergiftungen oder psychischer Streß als Ursache in Betracht gezogen werden. Es ist wahrscheinlich, daß die Reisediarrhoe (turista) durch Viren oder irgendwelche, oben beschriebene Bakterien hervorgerufen wird, aber auch durch Reisefieber, durch ungewohnte Speisen oder unvorsichtiges Essen.

In einzelnen Fällen von Virusdysenterie kann auch akute Appendizitis oder Lymphadenitis mesenterica vermutet werden. Eine Infektion der Atemwege oder erhebliche Störungen des Nervensystems verwirren ebenfalls die Diagnose.

Prophylaxe

Virusdysenterie kann nicht durch Impfungen, Antibiotika oder andere Medikamente verhütet werden. Isolierung oder Quarantäne sind unwirksam wegen der kurzen Inkubationszeit, der schnellen Disseminierung des Virus, der leichten Ansteckung und des Mangels an Immunität.

Therapie

Leichte Anfälle bedürfen keiner Behandlung. Bettruhe schafft schnelle Erleichterung. Wärme auf dem Leib wird angenehm empfunden. Anorexie, Übelkeit und Erbrechen verringern den Appetit. Nahrung, einfaches oder kohlensäurehaltiges Wasser oder Fruchtsäfte können, wenn erwünscht, genossen werden. Es ist außerordentlich wichtig, bei dehydrierten Patienten, vornehmlich bei Säuglingen und Kindern, Flüssigkeit und Elektrolyte zu substituieren. Wenn der Patient trinken mag, sollte man ihm eine Lösung von 20 g Glucose, 4 g Kochsalz, 4 g Natriumbicarbonat und 2 g Kaliumchlorid je Liter Wasser anbieten. Anderenfalls sind Infusionen von isotonischer Kochsalzlösung mit 4 g Natriumbicarbonat und 1 g Kaliumchlorid je Liter notwendig, um das spezifische Gewicht des Blutes auf 1056 oder des Plasmas auf 1026 wiederherzustellen. Das Fieber kann man durch Rehydration oder Waschungen mit kühlem Wasser oder Alkohol senken.

Stopfende Mittel (Kaolin, Bismutnitrat) sind nicht angezeigt. 4 ml Opiumtinktur auf 16 ml Wasser, in mehreren Dosen stündlich gegeben, verringern die Koliken und Durchfälle. Reasec (Diphenoxylat mit

Atropin) ist ein teurer und unnötiger Ersatz. Beide Mittel können außerdem die Diarrhoe verlängern. 0,3–0,6 g Aspirin verringert zwar den Kopfschmerz und andere Schmerzen, trägt aber durch das damit verbundene Schwitzen zu weiterem Flüssigkeitsverlust bei. 15–30 mg Codeinsulfat wirkt schmerzlindernd. Phenothiazine (Atosil), Dymenhydrinat (Vomex A) oder andere, die Übelkeit lindernde Medikamente können nicht empfohlen werden.

Literatur

Blacklow, N., R. Dolin, D. Fedson, H. Dupont, R. Northrup, R. Hornick, R. Chanock: Acute infectious nonbacterial gastroenteritis: Etiology and pathogenesis. Ann. Intern. Med. 76 (1972) 993

Buscho, R.F., R. Wyatt, R. Dolin, N. Blacklow, R. Chanock: Recurrent institutional outbreaks of acute infectious gastroenteritis: epidemiology, and etiology. Amer. J. Epidem. 98 (1973) 192

Giovanardi, A., F. Bergamini: Contributions to the knowledge of enteropathies of viral origin. Arch. ges. Virusforsch. 14 (1963) 15

Reimann, H.A.: Viral and bacillary dysentery. A dual epidemic. J. Amer. med. Assoc. 149 (1952) 1619

Reimann, H.A.: Viral dysentery. Amer. J. med. Sci. 246 (1963) 404

von Harnack, G.-A.: Epidemic vomiting. Dtsch. med. Wsch. 80 (1955) 639

Chlamydien

Ornithose (Psittakose)

T. WEGMANN und U. KRECH

Definition
Die Ornithose oder Psittakose ist eine häufige Infektionskrankheit verschiedener Vogelarten. Es hat sich eingebürgert, von Ornithose zu sprechen und die Psittakose als Unterbegriff für Erkrankungen beim Menschen, die durch Papageien oder Wellensittiche verursacht werden, zu reservieren. Erkrankt der Mensch, beherrscht die Pneumonie das klinische Bild. Weit häufiger als pneumonische sind abortive Verlaufsformen.

Epidemiologie
Ornithoseinfektionen sind über die ganze Welt verbreitet, da praktisch alle Vogelarten als Infektionsquellen in Betracht kommen. So ist der Erreger bei »Ziervögeln« in Südamerika, Australien und im Fernen Osten nachweisbar sowie bei Wasservögeln auf den Färöer Inseln, auf Island und in arktischen Bezirken. Die Tauben in den Großstädten können eine Infektionsquelle für die Stadtbevölkerung sein. Auch bei Geflügel, wie Hühnern, Enten, Gänsen, Truthühnern usw., sind Ornithoseerreger nachweisbar. Besonders gefährlich sind Arbeiten mit Ornithoseerregern im Laboratorium, da der Erreger in Aerosolen versprüht werden kann. Die Ornithose ist bei Personen, die in Geflügelfarmen und Tiergeschäften oder mit der Zubereitung von Geflügel für die menschliche Ernährung beschäftigt sind, als Berufskrankheit zu betrachten.

Am häufigsten wird der Erreger durch Inhalation mit dem Staub auf den Menschen übertragen. In Einzelfällen ist aber auch die Infektion durch Vogelbiß möglich. Bei der relativ seltenen Übertragung von Mensch zu Mensch ist das Pflegepersonal besonders gefährdet.

Die in den Sekreten und Exkreten der Vögel ausgeschiedenen Erreger bleiben nach Austrocknung lange infektionstüchtig und können durch Staub-, Tröpfchen- oder Schmierinfektion auf den Menschen übertragen werden. Personen, die als Vogelliebhaber oder aus beruflichen Gründen engen Kontakt mit Vögeln haben, sind der Gefahr ausgesetzt.

Die ersten menschlichen Infektionen wurden auf Kontakt mit Papageien und Sittichen zurückgeführt, und das Krankheitsbild wurde deshalb Psittakose genannt. Die später nachgewiesene, weite Verbreitung des Erregers, auch bei Wild- und Hausvögeln, führte zu der übergeordneten Bezeichnung Ornithose. Klinisch gesehen bestehen zwischen der von Papageien übertragenen Psittakose und der von anderen Vögeln ausgehenden Ornithose keine Unterschiede.

Häufigkeit
Trotz der weltweiten Verbreitung des Erregers kommt es relativ selten zur Erkrankung beim Menschen. Die Häufigkeit der Erkrankung hängt im allgemeinen von Exposition sowie von Anfälligkeit (Grundkrankheit, Resistenzverlust) ab.

Ätiologie (Mikrobiologie)
Die Erreger der Ornithose/Psittakose werden mit den Erregern des Trachoms, der Einschlußkonjunktivitis (*T*rachoma-*I*nclusion-*C*onjunctivitis = TRIC) und des Lymphogranuloma inguinale (venereum) in der Gruppe der Chlamydien zusammengefaßt (Synonym: Miyagawanellen, Bedsonien). Sie stellen eine besondere Gruppe von Mikroorganismen dar, die durch den Besitz von DNS und RNS in den Zellen streng von Viren zu trennen sind und die den Rickettsien nahestehen. In der Zellwand der 250–450 nm großen Mikroorganismen befindet sich der Aminozucker Neuraminsäure, ein charakteristischer Bestandteil der Bakterienzelle. Chlamydien sind gegen verschiedene Antibiotika, wie Chloramphenicol und Tetracyclin, empfindlich. Sie sind ähnlich wie Rickettsien nach Castaneda und Machiavello zu färben. Zur Ausbildung der reifen, infektiösen Chlamydienzellen läuft in der Wirtszelle nach einer Eklipse ein formenreicher Lebenszyklus mit Granula-, Blasen-, Cluster-, Einschlußkörperchenstadium unter Segmentierungen, Verschmelzungen und Zweiteilungen ab. Ornithose-Psittakose-Erreger sind hitze- (10 Minuten 60 °C zerstört die Infektiosität), formalin-, phenol-, ätherempfindlich. In der Natur sind sie lange Zeit in Staub und Sekreten haltbar, gefriergetrocknet sogar über Jahre.

Pathogenese
Im Anschluß an die am häufigsten beobachtete aerogene Infektion gelangt der Erreger ins Blut, und in dieser Phase ist der Ornithoseerreger in allen Organen nachweisbar (Lunge, Milz, Leber, Herz, Nebenniere, Gehirn). Ornithose-Psittakose-Erreger produzieren toxische Substanzen, welche im Krankheitsverlauf entsprechende Reaktionen verursachen können.

Krankheitsbild

Anamnese

Der klinische Krankheitsverlauf der Ornithose/Psittakose ist sehr vielfältig und wenig charakteristisch. Die Inkubationszeit beträgt 1–2 Wochen, und das Prodromalstadium beginnt meist uncharakteristisch mit Fieber, Kopf-, Hals- und Gliederschmerzen; quälender, trockener Husten, später mit Auswurf, weist auf eine Beteiligung der Lunge hin.

Befunde

Obschon fließende Übergänge zwischen den einzelnen Verlaufsformen bestehen, ist es in vielen Fällen möglich, eine leichte, grippeartige gegen typhöse oder pneumonieähnliche Formen abzugrenzen. In einzelnen Fällen können gastrointestinale Symptome oder meningoenzephalitische Zeichen im Vordergrund des Krankheitsbildes stehen.
Leichte Infektionen sind meist innerhalb von 10 bis 14 Tagen, mittelschwere in 3–4 Wochen ausgeheilt. Rezidive können nach 8–14 fieberfreien Tagen plötzlich wieder auftreten. In einem Teil der Fälle sind diese Rezidive auf ungenügende Antibiotikatherapie zurückzuführen. Das Fieber steigt langsam, ohne Schüttelfröste an und sinkt nach einer Kontinua während 1–2 Wochen wieder ab. Auf dem Höhepunkt des Fiebers vermögen Benommenheit und Delirium eintreten. Es können sich pneumonische Herde bilden, die oft der Auskultation und Perkussion entgehen.
In den meisten Fällen beherrscht die Pneumonie das Krankheitsbild. Auch hier besteht eine gewisse Diskrepanz zwischen den geringfügigen physikalischen Erscheinungen und den erst meist nach wenigen Tagen auftretenden Lungeninfiltrationen. Der Auswurf ist meist gering, selten hämorrhagisch tingiert. Außer einer pneumonischen Form wird eine grippeähnliche sowie eine typhöse Verlaufsform unterschieden. Die röntgenologischen Lungenveränderungen sind nicht spezifisch. Meist weisen sie die mattscheibenähnlichen Veränderungen der Viruspneumonie auf. Sie können z.T. recht massive Ausdehnungen annehmen. Nicht selten findet man Fieberverläufe, die dem Fiebertypus bei Typhus abdominalis entsprechen. Eine Milzvergrößerung ist nicht regelmäßig zu palpieren. Nicht selten besteht eine Leberbeteiligung.

Laboratoriumsbefunde

Die Blutsenkungsgeschwindigkeit steigt während der Erkrankung oft sehr stark an, um auch nach der Entfieberung nur langsam abzufallen. Zu Beginn der Erkrankung besteht eine normale Leukozytenzahl oder eine gewisse Leukopenie mit Linksverschiebung und Verminderung der Eosinophilen. Im allgemeinen sind die Transaminasen erhöht. Im Urin ist häufig eine transitorische Proteinurie und Mikrohämaturie festzustellen.

Diagnostische Untersuchungsmethoden

Aus Blut, Sputum, Lungengewebe, dem Streptomycin (1 mg/ml) zugesetzt wurde, können die Erreger der Ornithose/Psittakose nach Inokulation in den Dottersack des Hühnerembryos und vor allem nach intraperitonealer Infektion von Mäusen nachgewiesen und isoliert werden. In den Ausstrichen sind die Chlamydienzellen und basophile Einschlußkörper in den Dottersackzellen, beziehungsweise in den Milzzellen nachzuweisen. Oftmals sind mehrere Passagen im bebrüteten Ei und in Mäusen zur Anzüchtung der Chlamydien notwendig.
Bei der Komplementbindungsreaktion werden etwa eine Woche nach Krankheitsbeginn in Serenpaaren der Kranken gruppenspezifische Antikörper nachgewiesen. Ein vierfacher Anstieg des Antikörpertiters ist bei entsprechenden klinischen Symptomen beweisend. Die Antikörper können über Jahre nachweisbar bleiben.
Es muß allerdings beachtet werden, daß niedrige Resttiter nach überstandener Infektion lange persistieren und daß eine Antigenverwandtschaft zu den anderen Erregern der Lymphogranuloma-inguinale-Psittakose-Trachom-Gruppe besteht. Bei sehr frühzeitig einsetzender Antibiotikatherapie kann auch die Ausbildung hoher Serumantikörpertiter gehemmt werden. In den meisten Fällen genügen die serologischen Untersuchungen an zwei im Abstand von etwa 2 Wochen entnommenen Blutproben, um die klinische Diagnose zu bestätigen. Die Wassermann-Reaktion vermag bei Ornithose, wie bei anderen Lungeninfiltraten, positiv auszufallen. Nelson-Test oder FTA-Test sind dann erforderlich.

Verlauf und Prognose

Der Verlauf ist ganz verschieden. Schwächliche Individuen werden von der Erkrankung außerordentlich stark herangenommen. Bei den tödlich verlaufenden Fällen wurden Schädigungen des Kreislaufapparates, speziell des Myokards, festgestellt. Häufig sind Thrombosen vorhanden. Herdförmige Nekrosen mit Lymphozyteninfiltraten werden in Milz und Leber beobachtet. Die schweren Verlaufsformen dauern 12–15 Wochen. Bei mittelschweren Infektionen rechnet man mit einer Erkrankungsdauer von ungefähr 3–4 Wochen. Rezidive sind eher selten. Trotz der Einführung der Antibiotika ist die Prognose mit Vorsicht zu stellen. Die Letalität wird mit 1,2–1,7% angegeben.

Komplikationen

Bei den relativ häufigen Herz- und Kreislaufstörungen handelt es sich um toxische Schädigungen des Herzmuskels. Nicht selten werden Myokarditiden beschrieben, während Perikarditiden seltener sind. Recht häufig sind elektrokardiographische Veränderungen mit schweren Erregungsrückbildungsstörungen, einer Leberbeteiligung in Form einer meist wenig ikterischen Hepatitis, welche auch enzymologisch nachzuweisen ist. Roseolenähnliche Hautveränderungen sind selten, während thrombotische Komplikationen häufiger beobachtet werden.

Differentialdiagnose
Im Anfangsstadium der Ornithose, in welchem die serologischen Untersuchungen negativ sind und auch die Resultate des Erregernachweises noch nicht vorliegen, ist die Diagnose in vielen Fällen schwer zu stellen. Ein Hinweis bei der Erhebung der Vorgeschichte auf Kontakt mit Vögeln sowie die für die Ornithose charakteristischen, außerordentlich starken psychischen Veränderungen führen zur richtigen Diagnose.
Differentialdiagnostisch sind im Anfangsstadium Typhus abdominalis, Paratyphus und Fleckfieber zu bedenken. Die Lungeninfiltrate bei der Ornithose sind röntgenologisch nicht von Infiltraten anderer Virus- und Rickettsienpneumonien zu unterscheiden. Auch die Abgrenzung gegenüber der Miliartuberkulose kann Schwierigkeiten bereiten. Die Ornithose mit meningealen Reizerscheinungen unterscheidet sich von der Virus- und Leptospirenmeningitis durch den völlig normalen Liquorbefund.

Therapie
Im Vordergrund der therapeutischen Maßnahmen steht die Verabfolgung von Antibiotika. Tetracycline oder Chloramphenicol, 2 g täglich in 4 Einzeldosen zu 0,5 g alle 6 Stunden bis zu einer Gesamtdosis von 15–20 g, oder Doxycyclin 200 mg/die 10 Tage lang führen meist zu rascher Entfieberung innerhalb von 1–3 Tagen. Bei zu niedriger Dosierung sind Rezidive möglich. Penicilline sind nicht wirksam.

Prophylaxe
Die menschlichen Ornithosefälle werden etwa zu zwei Dritteln durch Ziervögel und zu einem Drittel durch Hausgeflügel verursacht. Demzufolge sind die Einfuhr und der Handel mit Papageien und Sittichen in den meisten Ländern unter Kontrolle gestellt.
Die größte Gefahr bilden in vielen Ländern die illegal eingeführten Ziervögel. Die veterinärpolizeiliche Kontrolle der Geflügelfarmen erstreckt sich auf die Untersuchung des Geflügels vor und nach der Schlachtung.
Die prophylaktische Behandlung von Ziervögeln durch Antibiotika mit dem Trinkwasser ist eine erfolgversprechende Sanierungsmaßnahme. Dagegen verbieten die Lebensmittelgesetze in den meisten Ländern die Verabfolgung von Antibiotika an Schlachttiere.
In Anbetracht der hohen Infektiosität des Ornithoseerregers bei Laboratoriumsarbeiten sind diese nur solchen Laboratorien gestattet, die dafür die entsprechenden fachlichen und räumlichen Anforderungen erfüllen.
Eine aktive Immunisierung des gefährdeten Personenkreises wäre möglich, wird aber wegen der guten Wirksamkeit der Antibiotika selten durchgeführt.
Ornithose ist meldepflichtig.

Literatur
Haagen, E.: Viruskrankheiten des Menschen, Bd. I/8. Steinkopff, Darmstadt 1963
Lippelt, H.: Ornithose (Psittakose). In: Virus- und Rickettsieninfektionen des Menschen, hrsg. von R. Haas, O. Vivell. Lehmann, München 1965
Meyer, K.F.: Psittacosis – Lymphogranuloma venereum agents. In: Viral and rickettsial infections of man, 4. Aufl., hrsg. von F.L. Horsfall, I. Tamm. Pitman, London 1965
Moulder, J.W.: The Psittacosis group as bacteria (Ciba lectures in microbial biochemistry). Wiley, New York 1964
Wenner, H.A.: Psittacosis-lymphogranuloma group of viruses. Advanc. Virus Res. 5 (1958) 39

Trachom und Paratrachom (Einschlußkonjunktivitis)
H. RIEGER

Trachom
Definition
Das Trachom (auch »Körnerkrankheit« oder »Ägyptische Augenentzündung«) ist eine durch die Chlamydia trachomatis hervorgerufene Augenerkrankung.

Epidemiologie und Häufigkeit
Das Trachom, das bereits den Ärzten des Altertums bekannt war und seinen Ausgang von der Mongolei genommen haben dürfte, findet sich heute noch endemisch im Osten und Südosten Europas, in den Mittelmeerländern, vom Nahen bis in den Fernen Osten, aber auch in Amerika und in Australien. Nordafrikanische und asiatische Länder zeichnen sich durch eine besondere Trachomhäufigkeit aus, wobei vor allem Schulkinder und vorschulpflichtige Kinder betroffen sind. Das Trachom gilt als eine die ärmlichen, unter unhygienischen Bedingungen lebenden Bevölkerungsschichten befallende Erkrankung. Eine Rassendisposition besteht offenbar nicht. Die Zahl der Trachomkranken in der ganzen Welt wird auch heute noch mit rund 500 Millionen angegeben.

Ätiologie
Die Erreger von Trachom und Paratrachom (Einschlußkonjunktivitis) können bisher weder morphologisch noch biochemisch oder serologisch mit Sicherheit voneinander unterschieden werden. Sie werden daher unter der Bezeichnung TRIC-Organismen (*T*rachom-*I*nclusion-*C*onjunctivitis) zusammengefaßt.
Psittakose (= Ornithose), Lymphogranuloma inguinale venereum, Trachom, Paratrachom und

einige seltenere Tiererkrankungen wie etwa die Katzen-Pneumonie bilden bekanntlich die sog. »PLT«-Gruppe. Ihre Erreger sind durch den Besitz sowohl von DNS wie auch von RNS ausgezeichnet und unterscheiden sich dadurch von den echten Viren; sie werden der Familie der Chlamydoaceae zugezählt und als »Chlamydien« – weniger gut als Miyagawanellen oder als Bedsonien – bezeichnet. Den Erregern der »PLT«-Gruppe ist ein gruppenspezifisches, hitzebeständiges Antigen gemeinsam.

Innerhalb der »PLT«-Gruppe stehen die TRIC-Organismen dem Erreger des Lymphogranuloma inguinale venereum näher als dem der Ornithose und den Erregern der anderen Tiererkrankungen. So erscheinen hinsichtlich der Jodanfärbbarkeit die erstgenannten als jodpositiv (Gruppe A), die letztgenannten als jodnegativ (Gruppe B). Mittels einer Mikro-Immunfluoreszenzprobe sind ferner die TRIC-Organismen von der Lymphogranuloma-inguinale-venereum-Chlamydia zu unterscheiden. Auch werden laufend neue Serotypen von TRIC-Organismen beschrieben.

Hinsichtlich der Entwicklung klassischer Serumantikörper erwies sich der Trachomerreger als recht schwaches Antigen; doch birgt auch dieser eine als Trachotoxin bezeichnete, mäusepathogene Substanz in sich, welche die Bildung neutralisierender Antikörper zu bewirken imstande ist. Die – an sich freilich nicht nennenswerte – Trachomimmunität scheint außer der humoralen auch eine gewebliche Komponente aufzuweisen.

Die Chlamydia trachomatis galt bisher als streng epitheliotrop; doch scheint ihr auch eine gewisse fibrotrope Eigenschaft zuzukommen, welche der Chlamydia paratrachomatis mangelt.

Für den Nachweis der TRIC-Organismen wurde üblicherweise die Färbung mit frisch bereiteter Giemsa-Lösung oder mit PAS-Hämatoxylin verwendet. Die Fluoreszenz-Antikörper-Verfahren erscheinen den genannten Färbungen jedoch überlegen.

Die unabdingbare Voraussetzung für jegliche wissenschaftliche Tätigkeit auf dem Gebiete der durch Chlamydien hervorgerufenen Erkrankungen stellt die Erregerkultur dar. Die Züchtung erfolgte zunächst im Dottersack des bebrüteten Hühnereies. Die in neuester Zeit bevorzugte Verwendung bestrahlter »McCoy-Zellen« zeitigt jedoch bessere Ergebnisse.

Pathogenese

Die dem Trachomerreger entsprechenden rundlichen, 250–350 nm großen azidophilen »Elementarkörperchen« dringen in die Bindehautepithelzelle ein, um sich im Zellprotoplasma zunächst zu kleinen, basophilen »primären Initialkörpern« zu entwickeln; der eine oder andere von diesen wächst sodann zu einem den Zellkern kappenförmig überlagernden »Prowazek-Halberstädterschen Einschluß« heran; dieser besteht aus »Elementarkörperchen« und drängt, an Größe weiterhin zunehmend, den Zellkern allmählich an die Zellwand, bis diese platzt, so daß sich die Masse der nunmehr »frei« werdenden »Elementarkörperchen« in das Sekret der Bindehaut ergießt. In diesem gelegentlich nachweisbare hantelförmige »freie Initialkörper« scheinen Teilungsformen des Erregers zu sein.

Da der geschilderte Entwicklungszyklus etwa 48 Stunden dauert, können bereits wenige Tage nach einer Infektion »primäre Initialkörper« in den Bindehautepithelzellen festgestellt werden.

Die Chlamydia trachomatis ist weitgehend kältestabil, aber wärmeempfindlich und verliert ihre Infektiosität durch Eintrocknen verhältnismäßig rasch. Die Ansteckung erfolgt daher auf »feuchtem Wege«, das heißt durch Schmierinfektion, durch Berührung des Auges mit dem frisch mit Sekret beschmutzten Finger sowie durch gemeinsam benützte Waschutensilien und Handtücher. Ob bei der Übertragung des Trachoms auch Insekten, vor allem Fliegen, eine Rolle spielen, steht nicht fest. Die Infektionsgefahr ist in den Frühstadien der Erkrankung mit reicherer Sekretion größer als später. Die Inkubationszeit dauert im allgemeinen 5 bis 10 Tage.

Krankheitsbild und Verlauf

Das Trachom beginnt allmählich und schleichend und zeigt nur ausnahmsweise ein stärkeres katarrhalisches Stadium. In den Tropen und im Fernen Osten soll das Leiden allerdings unter dem Bilde des »akuten Trachoms« seinen Anfang nehmen; auch eine Mischinfektion mit Erregern einer akuten Konjunktivitis (etwa mit Pneumokokken oder Koch-Weeks-Bakterien) kann die Ursache eines akuten Beginnes sein. Schon in diesem Abschnitt der Erkrankung – dem Stadium I nach MCCALLAN – sind in den Epithelzellen der Bindehaut die kennzeichnenden Prowazek-Halberstädterschen Einschlußkörperchen nachweisbar. Der Vornahme eines Epithelabstriches von der Bindehaut kommt daher zur Zeit des Trachomverdachtes eine wesentliche diagnostische Bedeutung zu. Das Vorliegen von Hyperämie, samtartiger papillärer Hypertrophie, Verdickung der Bindehaut mit grauen, unscharf begrenzten und wenig erhabenen Follikeln – hier auch »Körner« genannt – gestattet dann schon die klinische Diagnose (Stadium II). Die Anwesenheit eines von oben her über den Limbus vorwachsenden Pannus (»Pannus trachomatosus«) erleichtert die Diagnosestellung, der Einschlußnachweis sichert sie. Das Stadium III ist durch die beginnende, das Stadium IV durch die abgeschlossene Narbenbildung ausgezeichnet. Diese ist im Bereich des Sulcus subtarsalis besonders deutlich. Zu den häufigsten Komplikationen des Trachoms zählt die »kahnförmige Verkrümmung des Tarsus« mit Trichiasis, wobei schlecht stehende Zilien zu einem dauernden Reizzustand und zur Entwicklung von Hornhautgeschwüren Anlaß geben. Die nur sehr allmählich abheilenden Hornhautulzera führen zu einer wesentlichen Beeinträchtigung des

Sehvermögens. Besonders folgenschwere Veränderungen, wie der Xerophthalmus mit vollkommener Erblindung, werden heute nur selten beobachtet.

Differentialdiagnose
Das Trachom ist vor allem gegen die Folliculosis conjunctivae, gegen die Conjunctivitis vernalis wie auch gegen das Paratrachoma adultorum abzugrenzen. Bei der durch den Haemophilus folliculosis (Noguchi-Rieger) hervorgerufenen Follikulose der Bindehaut sitzen die scharf begrenzten, gelblichen und deutlich erkennbaren Follikel in einer praktisch regelrechten Bindehaut. Beim Frühjahrskatarrh finden sich flach erhabene, glatte, durch tiefe Rillen voneinander getrennte »pflastersteinartige« Papillen im Bereiche der oberen Tarsalbindehaut, die später »wie mit Milch übergossen« aussieht. Die Einschlußinfektion des Erwachsenen zeigt das Zustandsbild eines »akuten Schwellungskatarrhes mit Follikeln«, läßt eine Pannusbildung vermissen und nimmt einen gutartigen Verlauf.

Therapie
Das Behandlungsverfahren der Wahl für das Trachom ist die durch Allgemeingaben von Langzeitsulfonamiden oder Tetracyclinen unterstützte örtliche Therapie mit antibiotischen Augensalben. Dieses Verfahren wird insbesondere zur Massenbehandlung in stark trachomverseuchten Gebieten mit Erfolg angewendet. Ältere und schwerere Fälle bedürfen allerdings der Ergänzung durch die klassische Behandlung (Touschieren der Lidbindehaut mit dem Kupferstift und anschließendes Abtupfen mittels eines feuchten Wattebäuschchens, Abreiben des Pannus mit einem Oxycyanat-Wattestieltupfer); Silberbehandlung ist zwecklos. Schwere Fälle der Stadien III und IV bedürfen vielfach chirurgischer Maßnahmen.

Prophylaxe
Zur Vorbeugung ist man vielerorts um die Entwicklung eines wirksamen Impfstoffes bemüht. In trachomverseuchten Gebieten wird eine solche Impfung vor allem für besonders gefährdete Personen (Ärzte, Krankenschwestern, Lehrer und Missionare) empfohlen. Im übrigen stellt die Hebung der hygienischen und sozialen Lebensverhältnisse der Bevölkerung eine wesentliche Voraussetzung für den erfolgreichen Kampf gegen das Trachom dar.

Paratrachom (Einschlußkonjunktivitis)
Definition
Das Paratrachom – die Einschlußkonjunktivitis – wird durch die Chlamydia paratrachomatis hervorgerufen. Diese verursacht am Auge des Neugeborenen die »Einschlußblennorrhoe«, an dem des Erwachsenen die »Einschlußinfektion«. Am Genitale führt sie beim Mann zu einer Einschlußurethritis, bei der Frau zu einer Einschlußzervizitis.

Neuerdings wurden TRIC-Organismen auch von der Rektalschleimhaut gewonnen.

Häufigkeit
Mit dem Trachom hatte zunächst auch das Paratrachom an Häufigkeit wesentlich abgenommen, was durch die vielfältige Verwendung der Sulfonamide erklärt worden war. In neuerer Zeit wird jedoch verschiedentlich über den Nachweis von Paratrachom auch in Gegenden berichtet, wo bisher allein das Zustandsbild des Trachoms bekannt gewesen war. Schließlich wird – etwa in den Vereinigten Staaten – neuerdings eine Zunahme des Paratrachoms, einschließlich der genitalen Infektionen, beobachtet und mit der fortschreitenden geschlechtlichen Freizügigkeit begründet.

Epidemiologie
Als sich die ursprüngliche Annahme der völligen Einheit von Trachom einerseits sowie von Einschlußblennorrhoe des Neugeborenen und Einschlußinfektion des Erwachsenen andererseits als nicht zutreffend herausstellte, wurden die beiden letztgenannten Erkrankungen unter der Bezeichnung »Paratrachom« vom »echten chronischen Seuchentrachom« abgetrennt, so daß nunmehr von einem »Paratrachoma neonatorum« und einem »Paratrachoma adultorum« zu sprechen ist.

Mit der Entdeckung der Einschlußblennorrhoe des Neugeborenen aber war das erste Glied einer neuen Geschlechtskrankheit aufgefunden worden, die man als »genitales Trachom« zu bezeichnen geneigt war. An Affen und an Freiwilligen durchgeführte Übertragungsversuche gaben weiteren Aufschluß. Bei den Müttern der Blennorrhoekinder fand man vornehmlich eine einschlußbedingte Zervizitis, bei den Vätern eine einschlußbedingte Urethritis. Als ein weiteres Glied dieser Infektkette des »Paratrachoms« erwies sich schließlich die »Einschlußinfektion« der Bindehaut des Erwachsenen, die als »Schwimmbadkonjunktivitis« schon früher bekannt gewesen war. Das »Paratrachom« des Neugeborenen wie das »Paratrachom« des Erwachsenen nehmen beide einen gutartigen Verlauf.

Im übrigen lassen neuere Beobachtungen und Untersuchungen den bemerkenswerten Schluß zu, daß nicht nur das Paratrachom, sondern auch das Trachom sowohl die Augenbindehaut als auch die Genitalschleimhaut befallen können. Auch aus diesem Grunde erscheint es daher zweckmäßig, die vielfach noch verwendete Bezeichnung »Chlamydia oculogenitale« zugunsten des Namens »Chlamydia paratrachomatis« fallen zu lassen.

Krankheitsbild und Verlauf
Paratrachoma neonatorum
(Einschlußblennorrhoe der Neugeborenen)
Die Infektion der Bindehaut der Neugeborenen erfolgt offenbar während des Austrittes des kindlichen Kopfes aus dem mütterlichen Uterus. Die

»Einschlußblennorrhoe« hat mit 5–10 Tagen eine deutlich längere Inkubationszeit als die Gonoblennorrhoe und führt auch bei längerer Dauer der Erkrankung nicht zur Hornhautschädigung. Um so wichtiger ist es, sie durch den mikroskopischen Befund von der die Hornhaut gefährdenden Gonoblennorrhoe zu unterscheiden. Sollte die Krankheit einseitig sein, ist das andere Auge durch einen »Uhrglasverband« zu schützen. Die Behandlung besteht in wiederholter Spülung mit leicht angewärmter rosaroter Kaliumpermanganatlösung; auf Sulfonamide spricht die »Einschlußblennorrhoe« ausgezeichnet an. Silberbehandlung ist wirkungslos wie auch die Credésche Prophylaxe den Ausbruch der Erkrankung nicht verhütet.

Paratrachoma adultorum (Einschlußinfektion der Erwachsenen)

Die »Einschlußinfektion der Erwachsenen« führt nach einer Inkubationszeit von 7–14 Tagen zu einem »akuten Schwellungskatarrh mit Follikeln«, der ein durchaus bedrohliches Krankheitsbild darbieten kann, zumal der präaurikuläre Lymphknoten geschwollen ist. Gelegentlich tritt eine oberflächliche Hornhautentzündung hinzu, in seltenen Fällen finden sich auch Rhinopharyngitis und Tubenkatarrh. Dennoch heilt die Erkrankung innerhalb von Wochen ab, ohne einen Pannus hervorzurufen oder Bindehautnarben zu hinterlassen.

Das »Paratrachoma adultorum« betrifft fast ausschließlich junge Männer, die sich häufig an der eigenen unspezifischen einschlußpositiven Urethritis infizieren, wozu insbesondere das Hallenschwimmbad Gelegenheit bietet. Die Übertragung erfolgt auch hier vornehmlich durch feuchte Wäsche, gelegentlich vielleicht durch frisch infiziertes Badewasser. Daß sich eine an einer einschlußpositiven Zervizitis leidende Frau das eigene Auge infiziert, kommt praktisch nicht vor. Andere Möglichkeiten der Ansteckung ergeben sich für Ärzte und Krankenschwestern anläßlich der Untersuchung und Behandlung einschlußkranker Säuglinge und Frauen durch das Hineinspritzen einschlußhaltiger Flüssigkeiten in den Bindehautsack.

Literatur

Dunlop, E.M.C., M.J. Hare, S. Darougar, R. St. Dwyer: Infection of the eye, genitalia and rectum by a new serotype (type G) of Tricagent; clinical and laboratory aspects. Brit. J. vener. Dis. 49 (1973) 301

Jones, B.R.: Advances in the microbiology of trachoma and related diseases. Trans. Ophthal. Soc. 25 (1973) 187

Moulder, J.W.: Die Psittakosegruppe (Chlamydien). In: Die Infektionskrankheiten des Menschen und ihre Erreger, Bd. I, hrsg. von A. Grumbach, W. Kikuth. Thieme, Stuttgart 1969

Rieger, H.: Erkrankungen der Bindehaut. In: Der Augenarzt, Bd. III, hrsg. von K. Velhagen. VEB Thieme, Leipzig 1975

Lymphogranuloma inguinale

C.E. SONCK

Definition

Das Lymphogranuloma inguinale ist eine in den Tropen heimische, vor allem durch Geschlechtsverkehr übertragene Infektionskrankheit.

Synonyma: Frühstadium: strumöse bzw. klimatische Bubonen, Lymphogranulomatosis inguinalis, Lymphogranuloma venereum, Maladie de Nicolas-Favre. – Spätstadium: Ulcus chronicum vulvae (bzw. penis), Proctitis et strictura recti, Syndroma genito-anorectale, Esthiomene vulvae et recti.

Häufigkeit

In Europa kommen heute nur noch sporadische, meist von Seeleuten importierte Fälle vor.

Epidemiologie

Das Lymphogranuloma inguinale ist eine Krankheit des geschlechtsreifen Alters. Das subakute Krankheitsbild mit den Leistenbubonen kommt häufiger bei Männern als bei Frauen vor. Die Spätmanifestationen sind dagegen vorwiegend ein Leiden der Frauen. Bei den Frauen hat man mit Spätmanifestationen in etwa 30–50% der Fälle zu rechnen, bei den Männern (mit Ausnahme der Päderasten) nur in 1–2% der Fälle. Wohl in etwa 50 Fällen ist die Erkrankung infolge mangelnder Vorsicht auch als Kontaktinfektion bei Kindern (meistens bei Mädchen) gesehen worden. Bei vielen Mädchen entwickelte sich auch eine schwere Rektumstriktur.

Die Ansteckung erfolgt besonders im Beginn des Frühstadiums. Auch die Spätmanifestationen, die chronischen Geschwüre und die Proktitis, können ansteckungsfähig sein, wenn auch in geringerem Grade. Die Empfänglichkeit vermag recht verschieden zu sein. Bei verschiedenen Menschen zeigen sich erhebliche Unterschiede in der natürlichen Resistenz gegen die Lymphogranuloma-inguinale-Infektion. Die überstandene Infektion hinterläßt wahrscheinlich eine erworbene Immunität. Reinfektionen dürften jedenfalls äußerst selten sein.

Ätiologie (Mikrobiologie)

(s. Ornithose, S. 13.106)

Der Erreger ist filtrierbar und passiert durch Chamberland L2, L3, Berkefeld V, N, sowie durch Kollodiumfilter mit Porengröße über 0,33 nm. Sein Durchmesser schwankt von 100 bis 500 nm. Je geringer die Größe, desto stärker die Virulenz. Eingefroren behält er seine Pathogenität bis 22 Tage, bei $+60\,°C$ geht er rasch zugrunde, gegen Austrocknung ist er schon bei Zimmertemperatur empfindlich. Der Erreger vermehrt sich im Dottersack des Hühnerembryos. Erfolgreiche Tierversuche werden besonders an Affen und Mäusen gemacht.

Krankheitsbild

Die Inkubationszeit bis zum Auftreten der Primärläsion beträgt etwa 7–10 Tage und bis zu der beginnenden Lymphadenitis etwa 2–3 (bis 4–7) Wochen. Der Primäraffekt ist meist unauffällig, schmerzlos, flüchtig und deshalb leicht zu übersehen, in etwa 50% fehlend. In der Regel sieht man nur eine kleine Erosion oder ein stecknadelkopfgroßes, halbkugelig vorspringendes, gerötetes Knötchen, auf seiner Kuppe erodiert. Das Knötchen kann auch mäßig derb und bis erbsengroß sein, mit einer kleinen geschwürigen Vertiefung in der Mitte. Dieser follikuläre Typ vermag gelegentlich auch länger, bis einige Monate, zu persistieren. Im allgemeinen aber bleibt der Primäraffekt nur 5 bis 15 Tage bestehen.

Etwa 15–30 Tage nach der Infektion erkranken – einseitig oder doppelseitig – die oberflächlichen inguinalen Lymphknoten, vorzugsweise die der medialen Gruppe. Schon am Anfang sind meist mehrere Knoten affiziert, ziemlich hart, erbsen- bis haselnußgroß, bei mäßigem Druck recht wenig empfindlich. Leichte ziehende Schmerzen sind oft vorhanden, ebenso Appetitlosigkeit, Frösteln, nächtliche Schweißausbrüche, Gefühl von Kranksein und Temperaturanstieg. Im Lauf von 1 bis 2 Wochen, manchmal schon innerhalb weniger Tage, kommt es unter zunehmenden Allgemeinbeschwerden und Temperaturanstieg zu einer Periadenitis, die Lymphknoten bilden ein hartes, kompaktes, etwa pflaumen- bis hühnerei- oder gänseeigroßes, empfindliches Paket, einen sog. strumösen Bubo inguinalis. Die darüberliegende Haut zeigt anfangs noch keine Rötung. In leichteren Fällen bleibt der Prozeß 1–3 Wochen lang beinahe unverändert auf diesem Stadium stehen. Es kommt nicht zur Hautrötung, nicht zur Erweichung, und nach einer Gesamtdauer von etwa 3–4 Monaten sind alle Symptome verschwunden. Meist ist der Verlauf jedoch etwas schwerer und hartnäckiger. Die Haut über dem Lymphknotenpaket nimmt während der folgenden 2–4 Wochen allmählich eine livide blaurote Farbe an, in der Regel nur auf einer umschriebenen Stelle, und man tastet in diesem Teil des periadenitischen Infiltrates eine beginnende Fluktuation, die während der folgenden Tage allmählich größer wird.

Nach dem Durchbruch bleibt eine im allgemeinen kleine, eiternde Fistelöffnung eine Zeitlang bestehen, das Paket verkleinert sich, und nach einem Krankheitsverlauf von 4–6 Monaten ist nur ein kleiner, indolenter, bohnen- bis mandelgroßer Restknoten tastbar. Oft kommt die Erkrankung mit diesem einen Durchbruch nicht zum Abschluß, sukzessiv treten neue Einschmelzungen auf. Charakteristisch für das Lymphogranuloma inguinale ist das Vorhandensein mehrerer kleiner Abszesse, die nicht zu größeren Abszeßhöhlen konfluieren. Der Prozeß zieht sich in die Länge, es können 6–8 oder 10 Monate verstreichen. Die Zahl der Fistelöffnungen ist in solchen Fällen schließlich recht erheblich. Aus den medialen oberflächlichen Inguinalknoten greift der Prozeß gern auch auf die naheliegenden subinguinalen (»femoralen«) Schenkellymphknoten über, wobei gewissermaßen das Bild eines Doppelbubos zum Vorschein kommt. Etwa in der Hälfte der Fälle sind auch die zu beiden Seiten der Vasa iliaca gelegenen iliakalen Lymphknoten mitbetroffen und in der Tiefe der Beckenhöhle, hinter dem Ramus ossis pubis, tastbar. Wirklich chronische, mehrere Jahre fistelnde inguinale Entzündungen kommen nur selten vor (in etwa 1–2% der Fälle).

Spätmanifestationen

Die Spätmanifestationen im Mastdarm und im Genitalorgan sind keine Stauungserscheinungen, sondern ein vom Erreger hervorgerufener chronischer Infektionsprozeß. Daß diese Erscheinungen ganz vorwiegend bei Frauen vorkommen, beruht auf dem Aufbau des weiblichen Beckenlymphsystems, in dem der Lymphabfluß von Introitus vaginae, Fossa vestibuli vaginae und Commissura labiorum posterior nicht zu den Inguinalknoten, sondern direkt zum perirektalen Lymphsystem hingeleitet wird. Das Spätstadium erstreckt sich über Jahre und Jahrzehnte, und das klinische Bild kann außerordentlich vielgestaltig sein. Hauptsitz der Erkrankung sind die distalen Abschnitte des Rektums, die Analgegend und bei Frauen oft auch die äußeren Geschlechtsorgane. Alle diese Stellen vermögen sowohl isoliert als miteinander kombiniert befallen zu werden.

Durch verschiedenartige, teils destruktive, teils produktive Entzündungsvorgänge, wobei manchmal auch hinzutretende Sekundärinfektionen mit den verschiedensten Erregern mitwirken können, kommt es zu schweren, mehr oder weniger stenosierenden Entzündungen in der Mastdarmwand, Ausbildung von massiven periproktitischen Infiltraten, auch Abszessen und Fistelbildungen, hahnenkammähnlichen Exkreszenzen am Anus und schweren chronischen Geschwüren in der Vulva, teils mit Mutilationen, teils mit elefantiastischen Erscheinungen (Syndroma genitoanorectale).

In einem Teil der Fälle bleibt die Krankheit als chronische Proktitis der Rektumschleimhaut bestehen, ohne daß es zur Ausbildung einer Striktur kommt. Meist tritt jedoch schon verhältnismäßig früh eine Verengerung des Lumens auf. Diese ist häufig zirkulär und trichterförmig, das heißt auf einer nur kurzen Strecke stärker zusammengezogen, etwa 4–6 cm vom Anus, an der Grenze gegen die Ampulle. In schweren Fällen kommt es zur Ausbildung einer langgestreckten tubulären Stenosierung, die das ganze Rektum bis zur Grenze des Sigmoids umfaßt. Es sei betont, daß weder die trichterförmige noch die tubuläre Stenose a priori als eine narbige Sklerose der Rektalwand betrachtet werden soll. Vielmehr scheint die Stenosierung im Beginn oft nur durch die massiven rektalen und perirektalen Infiltrate bedingt zu sein. Bei rektaler Palpation findet man die Rektalwand entzündlich geschwollen und schmerzhaft, weniger nachgiebig, manchmal körnig uneben und rauh, manchmal mehr höckerig oder polypös infiltriert, mit Erosionen und Ulzerationen, später unter Umständen durch zunehmende Sklerose hart und steif. Zuweilen sind auch das Colon sigmoideum und das Colon descendens miteinbegriffen. In schweren Fällen verschlechtert sich der Allgemeinzustand der Kranken schließlich in hohem Grade. Vor der Einführung der Sulfonamidtherapie kam es in Fällen, in denen die Kolostomie von den Kranken abgelehnt wurde, oft zu schwerer Anämie und Abmagerung und schließlich zu Exitus letalis infolge von Erschöpfung und Marasmus.

Im Verlauf der Erkrankung sind häufig auch Begleitsymptome seitens der Haut, Gelenke und Augen, wahrscheinlich allergischer Art, beobachtet worden:
im Frühstadium: polyarthritische Gelenkerscheinungen, Erythema nodosum und multiforme, phlyktänuläre Konjunktivitis, Episkleritis;
im Spätstadium: rezidivierende Gelenksymptome, z.B. Hydrops genus und eine Photosensibilisierung, die nichts mit Arzneimitteln zu tun hat.

Laboratoriumsbefunde

Im weißen Blutbild ist oft eine mäßige Leukozytose mit Linksverschiebung vorhanden. Blutsenkungsgeschwindigkeit im Frühstadium meist 20 bis 60 mm nach Westergreen, im Spätstadium bei Rektumbeteiligung häufig über 100 mm/Std.

Intrakutanprobe nach Frei

Ein wichtiges diagnostisches Hilfsmittel ist die Frei-Intrakutanprobe. Das Antigen wird aus Buboeiter hergestellt und bei 60°C (2 Stunden und am nächsten Tag nochmals 1 Stunde) inaktiviert. Ein brauchbares, vollwertiges Antigen ist jedoch keineswegs von jedem Bubo erhältlich. Die Reaktion wird, wie die Mantoux-Reaktion, 48–72 Stunden nach intradermaler Injektion von 0,1 ml Eiter abgelesen. Bei positivem Ausfall zeigt sich ein Infiltrat von mindestens 5–6 mm Durchmesser, von einer lebhaften, etwa 15–30 mm breiten Rötung umgeben. Der positive Ausfall kann natürlich ebensowohl von einer früher schon durchgemachten Lymphogranulomainfektion wie von der aktuellen Infektion herrühren.
Bei der Frei-Probe sind gleichzeitige Kontrollreaktionen an sicher lymphogranulomfreien Kontrollpersonen sehr wünschenswert. Selbstverständlich muß das Antigen steril sein. In der Hand erfahrener Venerologen hat die mit humanem Antigen (aus Buboneneiter) ausgeführte Intrakutanprobe nach Frei eine fast 100 %ige Spezifität gezeigt. Die Bedingung ist, daß man mit einem vollwertigen, d.h. starken und zugleich sehr selektiven Buboantigen arbeitet. Solche stehen aber den meisten Forschern jetzt wegen der Seltenheit der Krankheit nicht mehr zur Verfügung. Mit käuflichen Antigenen, hergestellt aus Affen- bzw. Mäusegehirn oder aus bebrüteten Hühnereiern, vermehren sich die Fehlschlüsse durch unspezifische Nebenreaktionen, vielleicht auch durch schlechtere Haltbarkeit der Antigene. Bei Benutzung des Dottersackantigens Lygranum ST (Squibb, Lederle) soll der Hauttest, zur Vermeidung von Fehlschlüssen, mit einer gleichzeitigen Kontrollreaktion (Lygranum ST Control = normal chick embryo antigen) verglichen werden.

Die Möglichkeit von Kreuzreaktionen mit Erregern der verwandten Trachoma- oder Psittakosegruppe scheint bei der Hautprobe mehr von theoretischer als praktischer Bedeutung zu sein.
Die Allergie entwickelt sich bei den Kranken oft schon 7–10 Tage nach der Ansteckung und ist meistens schon zur Zeit der ersten Lymphknotenmanifestationen mittels der Frei-Probe nachweisbar. Ausnahmsweise kann sie auch beträchtlich verzögert sein und entwickelt sich erst etwa gleichzeitig mit der Suppuration des Lymphknotenpaketes und der Rötung der Haut.
Die Allergie bleibt in den meisten Fällen jahre- oder sogar jahrzehntelang bestehen. Von 47 Patienten, die vor 10 Jahren nur eine subakute Lymphogranuloma-inguinale-Infektion (Bubo inguinalis) gehabt hatten, zeigten 43 positive und 3 negative Freische Intrakutanproben. In einem Fall war die Reaktion sehr schwach oder fraglich. In einem Krankengut von 200 chronisch Erkrankten mit stenosierender Proktitis sah ich nach einer Krankheitsdauer von 5–15 Jahren positive Frei-Reaktionen bei 186, schwache bzw. fraglich positive bei 10 und negative bei 4 Kranken. Bei einer späteren Nachuntersuchung 35–40 Jahre nach dem Aquirieren der Infektion fand ich positive Hautproben bei 14, schwache oder fragliche bei 3 und negative bei 9 Kranken (diese 26 waren alle mit Sulfonamiden behandelt worden). Nach 45jähriger Krankheitsdauer war die Zahl der negativen Reaktionen schon auf 18 gestiegen, bei 7 Kranken zeigte sich nach mehr als 40 Jahren immer noch eine deutlich oder sogar stark positive Frei-Reaktion. In einem Fall war die Reaktion schwer zu beurteilen. Auch das hohe Alter der Patienten (65–70 Jahre) dürfte beim Schwächerwerden der Hautreaktion nicht ohne Bedeutung sein.
Außer bei diesen alten, längst schon geheilten Patienten soll eine negative Reaktion ab und zu auch bei gewissen schweren Infektionen, vor allem bei gleichzeitiger florider Syphilis, vorkommen können (sog. »positive Anergie«). Unter Prostituierten der größeren Hafenstädte wurde in den zwanziger und dreißiger Jahren bisweilen eine positive Frei-Reaktion auch bei solchen Frauen gesehen, die angeblich nie an klinischen Symptomen der Krankheit gelitten hatten. Dasselbe hat man einige Male auch bei weiblichen Partnern von an Bubo inguinalis leidenden Männern beobachtet. Man muß also auch mit der Möglichkeit einer asymptomatisch verlaufenden Lymphogranuloma-inguinale-Infektion rechnen. Solche Fälle dürften jedoch sehr selten sein. Bei genauerer Untersuchung findet man vielleicht später doch eine alte unentdeckte Parametritis oder dergleichen. Zuweilen kann eine sehr torpid verlaufende Proktitis auch jahrelang bestehen, ohne von der Kranken wahrgenommen zu werden.

Es sei zum Schluß noch bemerkt, daß beim Ausführen der Hautprobe Cortisonpräparate vermieden werden sollen. Die geimpfte Hautregion soll bis zum Ablesen der Reaktion vor Sonnenbestrahlung geschützt bleiben.

Serologie

Auch die Komplementbindungsreaktion (KBR) des Blutserums ist für diagnostische Zwecke beim Lymphogranuloma inguinale (seu venereum) benutzt worden. Nach Angaben in einer amerikanischen Monographie (SIGEL 1962) war die KBR mit Lygranum-CF-Antigen (Squibb) in der Stadt Kingston (Jamaica) positiv bei Erwachsenen in 40 % der Fälle. In einer Gruppe von 106 Fabrikarbeitern fand man Antikörper gegen Lymphogranuloma venereum sogar in 55,6% der Fälle, obwohl die allermeisten der positiv Reagierenden nie Symptome von Lymphogranuloma inguinale gezeigt hatten. Von dem Ausfall dieser KBR wird die absurde Schlußfolgerung gezogen, daß beinahe die Hälfte der ganzen Bevölkerung in reifem Alter an einer »inapparenten Form« des Lymphogranuloma venereum leidet!

Die Chlamydien der ganzen Ornithosegruppe, einschließlich der Erreger von Trachoma und Lymphogranuloma, waren in den letzten Jahren Gegenstand eindringender Forschungen besonders von seiten der Immunologen. Durch neuere serologische Testmethoden wie z.B. »radioisotopeprecipitation test« und »microimmunofluorescence typing test« konnte u.a. gezeigt werden, daß wir bei Lymphogranuloma inguinale (Lymphogranuloma venereum) nicht nur mit einem, sondern sogar mit drei immunologisch verschiedenen antigenischen Subtypen L I, L II und L III rechnen müssen.

Die Züchtung der Chlamydien gelingt am besten auf Gewebekultur in bestrahlten McCoy-Zellen.

Histologie

Die Histologie des erkrankten Lymphknotens zeigt eine Periadenitis mit sternförmigen Abszessen, die von entzündlichem Granulationsgewebe mit Plasmazellen, kleineren und größeren Riesenzellen, pallisadenartig angeordneten Epitheloidzellen usw. umsäumt sind. Das Bild ist recht charakteristisch, aber nicht pathognomonisch.

Differentialdiagnose

Im Frühstadium: von pyogenen Bakterien, z.B. Staphylokokken, hervorgerufene Lymphknotenentzündungen, Ulcus molle und Syphilis. Maligne Lymphome, Tuberkulose, Katzenkratzkrankheit, Tularämie und inkarzerierte Hernien kommen in Frage.

Im Spätstadium: Karzinom, Tuberkulose, Colitis ulcerosa, tiefe Mykosen, Acne conglobata der Anoglutäalregion, Ulcus vulvae acutum. Die früher als gonorrhoisch oder syphilitisch bezeichneten Rektalstrikturen sind wahrscheinlich alle dem Lymphogranuloma inguinale zuzuschreiben.

Therapie

In den meisten Fällen heilt die Erkrankung unter intensiver Sulfonamidtherapie ab. Die verschiedensten Sulfonamidpräparate (Sulfanilamid, Sulfapyridin, Supronal, Sulfadiazin usw.) haben sich dabei bewährt. Meistens wurde eine Stoßtherapie benutzt, z.B. 3mal 2 Tabletten Albucid (0,5) oder Sulfapyridin (0,5) täglich an 7–10 Tagen, mit wiederholten Stößen, die durch Pausen von 7–10–14 Tagen voneinander getrennt waren. Auch Kombinationspräparate (Triplsulfonamide) sind beliebt. Es empfiehlt sich, in chronischen und hartnäckigen Fällen wenigstens 6–7 Stöße zu verordnen. Die Pausen kann man später auch länger halten, je nach der Kondition des Patienten. Vielleicht lohnt es auch, mit den Präparaten zu wechseln. Selbstverständlich muß das Blutbild laufend kontrolliert werden, um eine drohende Granulozytopenie rechtzeitig zu verhindern. Auch Tetracycline können versucht werden. Rektalstenosen, die nicht länger als 5–6 Jahre (von der Ansteckung gerechnet) bestanden haben, heilen mit konservativer Behandlung restlos ab. Bei schweren vernachlässigten Rektalstenosen, die nicht mehr auf Sulfonamidbehandlung ansprechen, ist die Kolostomie indiziert. Die früher von den Chirurgen empfohlene Rektumexstirpation ist nicht mehr berechtigt.

Literatur

Grayston, J. Th., S. Wang: New knowledge of Chlamydiae and the diseases they cause. J. infect. Dis. 132 (1975) 87

Melczer, N.: Lymphogranuloma inguinale. Barth, Leipzig 1942

Philip, R.N., E.A. Casper, F.B. Gordon, A.L. Quan: Fluorescent antibody responses to chlamydial infection in patients with Lymphogranuloma venereum and urethritis. J. Immunol. 112 (1974) 2126

Sigel, M.M.: Lymphogranuloma venereum. University of Miami Press 1962

Sonck, C.E.: Lymphogranuloma inguinale in Finland. Some epidemiological and statistical aspects. Acta derm.-venereol. (Stockh.) 46 (1966) 146

Sonck, C.E.: Lymphogranuloma inguinale. In: Infektionskrankheiten, Bd. I, hrsg. von O. Gsell, W. Mohr. Springer, Berlin 1967

Katzenkratzkrankheit

F.O. HÖRING

Definition

Die Katzenkratzkrankheit ist eine seltene, gutartige, kosmopolitische, spezifische Wundinfektion, deren Erreger durch Kratzeffekte der Haut eindringt und sich von dort auf dem Lymphwege gewöhnlich nur bis zu den regionalen Lymphknoten ausbreitet.

Epidemiologie

Die Erkrankung tritt sporadisch oder schwach epidemisch auf.

Ätiologie

Über den Erreger gibt es im wesentlichen zwei unbestätigte Theorien: einerseits wird ein den Chlamydien (der Lymphogranuloma-inguinale-Gruppe) nahestehender Erreger wegen gewisser klinischer Ähnlichkeiten (steriler Eiter), Kreuzreaktionen besonders in der Komplementbindungsreaktion und im Hauttest vermutet, andererseits ein sog. atypisches Mykobakterium angenommen.

Pathogenese

Der Verlauf ist subakut, das histologische Bild hat Ähnlichkeit mit der tuberkulösen Gewebsreaktion bis zur Verkäsung. Eine Erkrankung von Tieren ist

unbekannt. Die Katzenkratzer sind nur der häufigste, aber nicht alleinige Anlaß. Es wurden deshalb auch die weniger präjudizierenden Namen »abakterielle regionäre Lymphadenitis« oder »benigne Inokulationslymphoretikulose« vorgeschlagen.
Der Primäraffekt kann nach anfänglich eitriger Entzündung in das chronische Stadium einer granulierenden Entzündung übergehen. Eine Lymphangitis ist auffallenderweise nicht nachweisbar. Die befallenen Lymphknoten zeigen das Bild einer granulierenden, tuberkuloiden und später verkäsenden Entzündung mit Riesenzellen. Stärkere Fibrinanhäufung fehlt bei der Tularämie. Aus den eingeschmolzenen Lymphknoten läßt sich zuweilen ein »Eiter« gewinnen, mit dem eine diagnostische Hautreaktion analog dem Frei-Test bei Lymphogranuloma inguinale vorgenommen werden kann, die streng spezifisch und daher bislang das zuverlässigste Diagnostikum für die Katzenkratzkrankheit ist.

Krankheitsbild
Am primären Kratzeffekt wird ein »Primäraffekt«, wenn überhaupt, nach 3- bis 4tägiger Inkubation erkennbar; die regionale Lymphknotenschwellung wird nach frühestens 2 Wochen, meist erst nach 3 bis 4 Wochen, zuweilen noch später (bis 6 Wochen) tastbar. Fehlt der Primäraffekt, so ist das oft nur Zeichen der Vergeßlichkeit des Erkrankten für flüchtige Verletzungsfolgen.
Die Heilungstendenz des Primäraffekts ist sehr variabel; mehrere Wochen dauernde Geschwürsbildung mit Schorf kommt vor. Auch der Lymphknotenprozeß kann sich über Wochen bis Monate hinziehen und entweder ohne oder mit Durchbruch nach außen verlaufen. Die Allgemeinsymptome sind gering, flüchtiges Fieber, auch Exantheme kommen zu Anfang des Lymphknotenbefalls vor. Bevorzugter Sitz der Kratzeffekte sind Hände und Arme, jedoch können auch Gesichts- und Augenbeteiligung (okuloglanduläre Form) sowie Beine in Frage kommen (pseudovenerische Form).

Laboratoriumsbefunde
Im Blut findet sich eine Leukozytose, später eine deutliche Lymphozytose, ebenso eine geringe Beschleunigung der Blutsenkungsreaktion.

Besondere Untersuchungsmethoden
Die einzig beweisende Methode ist die Hautreaktion, jedoch ist das Hautantigen bei der Seltenheit der Krankheit schwer erhältlich. Es sollte bei geeigneten Fällen nicht versäumt werden, solches zu gewinnen und für spätere Verwendung zu konservieren.
Eiter aus Lymphknoten wird unter aseptischen Kautelen mit physiologischer NaCl-Lösung auf das 5fache verdünnt und gründlich geschüttelt, an 2 aufeinanderfolgenden Tagen für 1 Stunde bei 55–60°C inaktiviert und ist dann nach Sterilitätsprüfung zur intrakutanen Injektion bereit. Aufbewahrung im Kühlschrank. Eine positive Reaktion liegt – wie beim Frei-Test – vor, wenn sich noch am 3.–4. Tag ein deutlicher Entzündungseffekt um die Einstichstelle zeigt.
Die Spezifität der mit diesem Antigen ausgeführten Komplementbindungsreaktion ist zweifelhaft. Vor allem gibt es bei Lymphogranuloma inguinale falsch-positive Resultate.
Stets sollte die Lymphknotenbiopsie zur diagnostischen Ergänzung ausgenützt werden. Untersuchung eines Lymphknotenpunktats ist wenig ergiebig.

Verlauf und Prognose
Trotz zuweilen langwierigen Verlaufs ist die Prognose immer gut.

Komplikationen
Am seltenen Vorkommen einer gutartigen serösen Meningitis als Komplikation besteht kaum ein Zweifel.

Differentialdiagnose
Alle mit Lymphknotenschwellung einhergehenden Krankheiten können in Betracht kommen: infektiöse Mononukleose, Toxoplasmose, Lues, Rattenbißfieber, Tularämie, Lymphogranuloma inguinale, Morbus Boeck, Brucellose, auch Brill-Symmers-Krankheit, Morbus Hodgkin und andere maligne Tumoren. Man achte vor allem auf den vorangegangenen Umgang mit Katzen. Die Katzenkratzkrankheit kann auch eine Berufskrankheit sein. Tierärzte, Metzger, Kürschner, Wärter zoologischer Gärten sind exponiert.

Therapie
Man hat zwar mehrfach den Eindruck günstiger Einwirkung von Tetracyclinen auf den Verlauf gehabt. Abschließendes darüber zu sagen, ist bei der Unkenntnis des Erregers unmöglich. Auch von Corticosteroiden ist kaum wesentlicher Erfolg zu erwarten. Die Therapie ist entsprechend der sog. kleinen Chirurgie zu handhaben.

Literatur

Boyd, G.L., G. Craig: Etiology of cat scratch fever. J. Pediat. 59 (1961) 313
Gsell, O.: Katzenkratzkrankheit. In: Infektionskrankheiten, hrsg. von O. Gsell, W. Mohr. Springer, Berlin 1968
Höring, F.O., Th. Zwissler: Über eine kleine Epidemie von Katzenkratzkrankheit. Verh. dtsch. Ges. inn. Med. 60 (1954) 624
Mollaret, P.: Eine neue lymphatische Erkrankung und ein neues Virus: Die gutartige Impflymphoreticulosis. Wien. klin. Wschr. 64 (1952) 497
Zwissler, Th.: Über immunologische und histologische Diagnostik sowie besondere klinische Verlaufsformen der Katzenkratzkrankheit. Z. klin. Med. 154 (1956) 227

Rickettsiosen

Fleckfieber

W. GERMER

Definition

Fleckfieber ist eine durch Rickettsien hervorgerufene Allgemeininfektion, die mit Fieber, einem Exanthem und charakteristischen Entzündungserscheinungen an den kleinen Blutgefäßen einhergeht. Man unterscheidet das klassische (epidemische) Fleckfieber (Typhus exanthematicus), dessen Erreger, Rickettsia prowazeki, durch Läuse übertragen wird, und das murine (endemische) Fleckfieber, dessen Erreger, Rickettsia mooseri, ein Rattenparasit, durch den Rattenfloh übertragen wird.

Häufigkeit

Epidemisches Fleckfieber

Grundsätzlich weltweit verbreitet, ist die Erkrankung aus den USA und aus Europa heute verschwunden, jedoch auf dem Balkan, im Nahen Osten, in Nordafrika, Asien, Mittel- und Südamerika (Anden) noch verbreitet. Da der Erreger in menschlichen Lymphknoten vermutlich lebenslänglich latent zu persistieren vermag, kann das epidemische Fleckfieber unter entsprechenden Umweltbedingungen rasch wieder aufflammen. Fleckfieber gehört zu den großen Seuchen, die Kriege und Notzeiten begleiten. Im 1. Weltkrieg sind allein an der Ostfront etwa 30 Mill. Erkrankungen mit 3 Mill. Todesfällen vorgekommen. Im 2. Weltkrieg blieb die Krankheit dank der inzwischen entwickelten Abwehrmaßnahmen auf einige Herde beschränkt. Seither hat epidemisches Fleckfieber in jedem Krieg (z.B. Korea, Vietnam) wieder eine Rolle gespielt.

Endemisches Fleckfieber

Weltweit verbreitet vor allem in Gebieten mit großem Rattenbefall, schlechten sanitären Bedingungen und Unterernährung, so in den Hafenstädten an den Küsten des Mittelmeeres, in ganz Afrika, Asien, Mittel- und Südamerika. Klassisches und murines Fleckfieber können auch nebeneinander vorkommen.

Epidemiologie

Epidemisches Fleckfieber

Es tritt im Gefolge von Menschenmassierungen unter unhygienischen Bedingungen und Verlausung auf. Die Übertragung erfolgt durch den erregerhaltigen Kot infizierter Kleider- oder Kopfläuse via verletzte Haut oder aerogen, nicht jedoch durch direkte Übertragung von Mensch zu Mensch. Die Laus nimmt den Erreger beim Blutsaugen vom infizierten Menschen auf und setzt bei jedem Saugakt Kot ab. Die Rickettsien vermehren sich im Zytoplasma der Mitteldarmzellen der Laus. Diese beginnt etwa 4 Tage nach der infektiösen Mahlzeit Rickettsien auszuscheiden. Durch Kratzeffekte an der Stichstelle können die mit dem Kot ausgeschiedenen Rickettsien die Haut durchdringen. Die Laus stirbt etwa 10–14 Tage nach der Infektion, die Rickettsien jedoch bleiben im getrockneten Läusekot monatelang lebens- und infektionsfähig. So kann eine Infektion auch durch Inhalation, von getrocknetem Läusekot in Staubform von schmutzigen Kleidern oder Bettwäsche stammend, erfolgen.

Erregerreservoir ist allein der Mensch. Reservoire bei Arthropoden oder Nagern, wie sie von anderen Rickettsiosen her bekannt sind, gibt es beim epidemischen Fleckfieber nicht. Rickettsia prowazeki kann sich länger als 20 Jahre in den Lymphknoten von Fleckfieberrekonvaleszenten latent aufhalten, um dann gelegentlich einer Zweitattacke wieder manifest zu werden. Diese sog. Brill-(auch Brill-Zinsser-)Erkrankung tritt sowohl bei Menschen auf, die in Fleckfiebergebieten wohnen, als auch bei solchen, die in fleckfieberfreie Gegenden verzogen sind.

Endemisches Fleckfieber

Der Erreger des murinen Fleckfiebers, Rickettsia mooseri, hat sein Reservoir in Ratten, aber auch bei anderen kleinen Nagern, in denen die langanhaltende Infektion inapparent abläuft. Die Übertragung auf den Menschen erfolgt durch den Biß eines Rattenflohes, welcher, einmal infiziert, während seines ganzen Lebens Rickettsien mit dem Kot ausscheidet und so auf die Haut des Menschen bringt. Der Mensch ist nur nebengeschaltet im Zyklus Ratte-Floh-Ratte. Eine Erregervererbung von Flohgeneration zu Flohgeneration findet nicht statt.

Ätiologie (Mikrobiologie)

Rickettsien, die Erreger des Fleckfiebers, gelten als Bakterien, die trotz des Besitzes von DNS und RNS einen eingeschränkten Stoffwechsel haben, was ihr intrazelluläres, meist intraplasmatisches parasitäres Wachstum und ihre Vermehrung bedingt. Diese Gruppe von Mikroorganismen ist in der Tierwelt weit verbreitet und streng spezifisch angepaßt. Die menschenpathogenen Rickettsien vermögen nicht auf künstlichen Nährböden zu wachsen. Sie gedeihen in den embryonalen Geweben des bebrüteten Hühnereies und in Zellkulturen von Hühnern und Säugetieren.

Rickettsien entwickeln sich in einem Zyklus morphologisch komplizierter Art, der mit der Eklipse und dem Auftreten von nur im Elektronenmikroskop sichtbaren Teilchen beginnt und mit bakterienförmigen, kokkoiden Rickettsienzellen (0,25 bis 0,35 μm), die sich zweiteilen, endet. Ihre Zellwand läßt sich nach Giemsa, Castañeda, Machiavello färben.

Rickettsien sind in der Köster-Färbung positiv = alkalifest.

Antibiotika können die Ausbildung der Zellstrukturen, die Teilung und den Stoffwechsel hemmen.

Pathogenese

Eintrittspforte sind die Kratzeffekte der Haut beziehungsweise der Atemtrakt. Die bei einer Infektion in den Körper eingebrachten Rickettsien dringen primär in die Endothelzellen der feinen und feinsten Gefäße (Kapillaren, Arteriolen und Venolen) ein und vermehren sich dort. Diese Vermehrung führt zur Zerstörung der Zellen. Beim Zerfall der Wirtszellen wird ein großer Teil der Keime mit dem Blutstrom fortgeschwemmt, ein weiterer Teil jedoch von den sich um die Endothelzellen sammelnden Leukozyten abgefangen. Diese degenerieren anschließend und werden von Makrophagen aufgenommen. Die aus diesem Prozeß entstehenden Zellherde sind histologisch als kleine Knötchen nachweisbar. Diese sitzen entweder der Gefäßwand seitlich auf oder scheiden sie muffenartig ein. Im Zentrum dieser Knötchen vermag es zu Thrombose und Gefäßwandnekrose zu kommen. Fleckfieberknötchen können grundsätzlich an den feinen Gefäßen aller Organe auftreten. Die Aussaat der Herde ist jedoch nie gleichmäßig. Regelmäßig befallen sind bei schweren Krankheitsverläufen: Nieren, Myokard und Zentralnervensystem, hier besonders Medulla oblongata und Groß- und Kleinhirnrinde, sowie die Hoden. Das Exanthem ist Folge der miliaren Blutgefäßläsionen in der Haut.

Krankheitsbild

Klassisches Fleckfieber

Nach einer Inkubationszeit von 10–14 Tagen beginnen die Erscheinungen plötzlich mit schwerem Krankheitsgefühl sowie heftigen Kopf- und Gliederschmerzen. In 2–3 Tagen steigt das Fieber über 39 °C, dann folgt eine meist 10–14 Tage anhaltende Kontinua, die lytisch endet. Länger anhaltende Temperaturen sprechen für eine Komplikation. Am 4.–7. Krankheitstag kommt es zu einem Ausschlag, der jedoch bei leichten Verläufen – so besonders auch bei Kindern – fehlen kann. Das Exanthem besteht aus polymorphen, stecknadelkopf- bis linsengroßen, unscharf begrenzten, blaß- oder hochroten Flecken, die anfangs beim Spannen der Haut verschwinden, bald aber dunkler werden, gelegentlich konfluieren und in etwa 30% hämorrhagisch werden können. Die ersten Effloreszenzen findet man stets an den seitlichen Thoraxpartien, von wo sie sich auf den übrigen Rumpf und schließlich auf die Gliedmaßen ausbreiten. Gesicht und Hals bleiben frei. Die Patienten sind unruhig, geängstigt, schlaflos. Das gerötete und gedunsene Gesicht sowie die stets vorhandene Konjunktivitis mit Lichtscheu und Schmerzhaftigkeit der Augenbewegungen geben ihnen ein typisches Aussehen. Die Zunge ist bräunlich belegt. Meist besteht eine Hepatosplenomegalie. Mit Auftreten des Exanthems beginnen auch die Zeichen des zerebralen Befalls: Benommenheit, Somnolenz, Apathie oder affektgeladene Erregungszustände und Delirien sowie Lähmungen, besonders der Gesichtsnerven, mit Schwerhörigkeit, Seh- und Sprachstörungen, Erschwerung von Kauen und Schlucken, Aufhören der Speichelsekretion oder Tremor und Athetosen. Klinisch besonders bedeutungsvoll sind die ebenfalls zentral bedingten Kreislaufstörungen, die mit einer Tachykardie, Hypotonie, Zyanose und Tachypnoe einhergehen und als therapeutisch unbeeinflußbarer Schock häufigste Todesursache sind. Vor Einführung der antibiotischen Therapie betrug die Letalität bei epidemischen Fleckfieber 5–25%, bei Menschen über 50 Jahre zuweilen bis 50%. Die Rekonvaleszenz ist verzögert und durch vegetative Labilität und Anfälligkeit für Sekundärinfektionen gekennzeichnet. Während das typische Exanthem mit der Entfieberung verschwindet, endet der hämorrhagische Ausschlag mit Schuppung.

Brill-Krankheit (Brill-Zinsser)

Sie ist ein Spätrezidiv des klassischen Fleckfiebers, das charakterisiert ist durch einen meist milden Verlauf, ein kürzeres, unregelmäßiges Fieberverhalten, selteneres Vorkommen von Komplikationen sowie eine geringe Letalität.

Endemisches Fleckfieber

Beim murinen Fleckfieber ist der Krankheitsverlauf in der Regel milder und kürzer als beim epidemischen Fleckfieber. Das Fieber zeigt eine größere Remissionsneigung, so daß eine Kontinua oft fehlt.

Starke Kopf- und Rückenschmerzen, ein gerötetes Gesicht sowie Konjunktivitis und Bronchitis sind in der 1. Krankheitswoche meist vorhanden. Der Ausschlag gleicht nach Morphe und Verteilung dem des klassischen Fleckfiebers, jedoch sind die Effloreszenzen weniger ausgedehnt, blassen rascher ab und werden selten hämorrhagisch. Das Zentralnervensystem ist auch bei hochfiebernden Kranken nur geringfügig beteiligt, Myokard und Nieren weniger in Mitleidenschaft gezogen. Komplikationen sind selten. Die Letalität liegt unter 1%.

Laboratoriumsbefunde

Die Blutsenkungsgeschwindigkeit ist meist mäßig beschleunigt. Im Blutbild ist zu Beginn eine Leukopenie, später eine Leukozytose nachweisbar. Im Urin finden sich Eiweiß und nicht selten eine Zylindrurie. Der Liquor cerebrospinalis zeigt bei schweren Verläufen eine deutliche Eiweißvermehrung bei mäßiger Pleozytose.

Besondere Untersuchungsmethoden

Zur Laboratoriumsdiagnostik des Fleckfiebers wird Venenblut in den ersten Tagen des Fleckfiebers intraperitoneal auf Meerschweinchen und auf bebrütete Eier (Dottersack) übertragen. Beim Meerschweinchen tritt ein zweigipfliges Fieber auf. Das Gehirn der getöteten kranken Tiere wie auch direkt das Blut vom Kranken werden auf den Dottersack von Hühnerembryonen übertragen. Nach Vermehrung der Rickettsien werden dieselben im Ausstrich des Dottersackes färberisch dargestellt (Castañeda, Machiavello u.a.).

Serologische Diagnose: Die Weil-Felix-Reaktion ist eine Agglutinationsreaktion. Verschiedene Rickettsien enthalten ein Kohlenhydrat als Hapten, welches auch in einigen Proteusstämmen vorkommt. Die alkoholische Suspension von Proteus OX 19 (für epidemisches Fleckfieber), OX 2 (für Rocky-mountain-spotted-fever, fièvre boutonneuse) und OXK (für Tsutsugamushi-Fieber) wird als Antigen verwendet.

Am Ende der ersten Krankheitswoche sind Agglutinationstiter von 1:200 zu erwarten, diese steigen auf 1:1000 bis 1:1500 an. Die Agglutinine verschwinden nach einigen Monaten.

Die Komplementbindungsreaktion mit Rickettsien-Antigenen wird regelmäßig ab etwa 14. Tag positiv. Rickettsiosen, die eine gekreuzte postinfektiöse Immunität hinterlassen, ergeben auch gekreuzte KBR-Titer.

Komplikationen

Komplikationen sind bakterielle Sekundärinfektionen, die zu Pneumonie, Empyem, Pyodermien, Parotitis, Otitis media führen. Ein Ikterus kann durch spezifische Leberentzündung oder durch Hämolyse zustandekommen. Neben zentralem Regulationsversagen kommen als Todesursache auch Myokarditis und Nephritis in Betracht.

Differentialdiagnose

Anamnese und epidemiologische Situation geben wichtige diagnostische Hinweise. Befall mit Läusen, Flohstiche, wohnen in mit Fleckfieber verseuchten Gebieten wecken bereits in den ersten Tagen zusammen mit der Symptomatologie des raschen Fieberanstieges, Kopfschmerzen, Benommenheit, Lichtscheu und Hautausschlag den Verdacht auf Fleckfieber. In der Initialperiode kann die Abgrenzung gegen andere Rickettsiosen (murines Fleckfieber, Q-Fieber) sowie gegen Typhus abdominalis, Virusgrippe, Tularämie und Lobärpneumonie erhebliche Schwierigkeiten bereiten.

Therapie

Besondere Beachtung verdient eine gute allgemeine Pflege mit sorgfältiger Überwachung von Herz und Kreislauf. Tetracycline wirken spezifisch, müssen jedoch lange genug gegeben werden (6 Tage über die Entfieberung hinaus), z.B. Doxycyclin i.v., später oral. Entscheidend für den Behandlungserfolg ist der frühzeitige Therapiebeginn. Bei späterem Beginn der Behandlung kann infolge der bereits gesetzten multiplen Gefäßschäden keine entscheidende Wirkung, sondern nur noch eine Verhütung der Komplikationen erwartet werden.

Prophylaxe

Immunisierung und Entlausung aller Kontaktpersonen. Bei der Läuse- und Flohbekämpfung haben sich Kontaktinsektizide, insbesondere DDT und Lindan bewährt. Eine Schutzimpfung mittels Totimpfstoff kann die Erkrankungsanfälligkeit und die Erkrankungsschwere deutlich senken. Obwohl eine Erkrankung an murinem Fleckfieber auch gegen epidemisches Fleckfieber immunisiert und umgekehrt, wird bei Impfung mit Totimpfstoff nur ein Schutz gegen den homologen Erreger erzielt. Die Grundimmunisierung besteht aus 2 Impfstoffdosen im Abstand von 4 Wochen. Eine Auffrischdosis sollte, falls die Exposition andauert, alle 6 bis 12 Monate gegeben werden.

Literatur

Kirchmair, H., W. Plenert: Die Rickettsiosen. In: Handbuch der Kinderheilkunde, Bd. V, hrsg. von H. Opitz, F. Schmid. Springer, Berlin 1963

Mohr, W., W. Hirte: Das Wolhynische Fieber. Ergebn. inn. Med. Kinderheilk. 5 (1954) 97

Mooser, H.: Rickettsiosen. In: Die Infektionskrankheiten des Menschen und ihre Erreger, Bd. II, 2. Aufl., hrsg. von A. Grumbach, O. Bonin. Thieme, Stuttgart 1969

Nauck, E.G.: Lehrbuch der Tropenkrankheiten, 4. Aufl. Thieme, Stuttgart 1976

Snyder, I.C.: The typhus fevers. In: Viral and rickettsial diseases of man, 4. Aufl., hrsg. von F.L. Horsfall, I. Tamm. Lippincott, Philadelphia 1965

Tamm, I.: Viral and rickettsial infections of man, 4. Aufl. Lippincott, Philadelphia 1965

Wolhynisches Fieber

W. GERMER

Definition

Das wolhynische Fieber, Fünftage- oder Schützengrabenfieber, ist eine durch Läuse von Mensch zu Mensch übertragene, gutartige Allgemeinerkrankung, die durch Rickettsia quintana hervorgerufen wird und sich durch periodisch auftretende Fieberschübe, neuralgisch-rheumatische Schmerzzustände, insbesondere Schienbeinschmerzen, und einen protrahierten Verlauf auszeichnet.

Häufigkeit

In einer verlausten Bevölkerung ist wolhynisches Fieber endemisch. Epidemisch wurde die Krankheit während der beiden Weltkriege, als eine größere Anzahl nicht immuner Menschen sich in Endemiegebieten aufhielt und verlauste.

Epidemiologie

Virusreservoir ist der Mensch, Überträger die Laus, deren Lebenserwartung durch die Infektion nicht beeinträchtigt wird. Das Blut des Menschen ist sowohl bei manifestem als auch bei subfebrilem Krankheitsverlauf unter Umständen für Wochen, gelegentlich für 2–3 Jahre erregerhaltig. Die Übertragung auf den Menschen geschieht durch rickettsienhaltigen Kot kutan durch Kratzeffekte oder aerogen. Im Mäusekot bleibt Rickettsia quintana monatelang infektionsfähig. Die Letalität der Krankheit liegt unter 1%.

Ätiologie

Rickettsia quintana ist außerhalb von Menschen, Halbaffen und Läusen nicht züchtbar; auch stehen serologische Nachweismethoden nicht zur Verfügung. Im Gegensatz zu anderen pathogenen Rickettsien vermehrt sich der Erreger des wolhynischen Fiebers im Darm der Laus extrazellulär. Die Laus geht an der Infektion nicht zugrunde.

Pathogenese

Wegen des gutartigen Verlaufes der Krankheit und des Fehlens geeigneter Versuchstiere ist über die Pathogenese des wolhynischen Fiebers nichts bekannt.

Krankheitsbild

Die Inkubationszeit beträgt 10–30 Tage. Die Infektion kann symptomlos oder unterschwellig verlaufen. Bei typischem Krankheitsverlauf kommt es zu einem plötzlichen, steilen Fieberanstieg mit schwerem Krankheitsgefühl sowie Kopf- und Gliederschmerzen. Charakteristisch, aber nicht obligat, sind Schienbeinschmerzen. Es folgen periodische, etwa alle 5 Tage auftretende Fieberschübe mit 3–12 Rückfällen. Die Fieberperioden können 1–2 Tage anhalten. Sie enden mit profusen Schweißausbrüchen. Ein roseolaartiges, in Schüben auftretendes Exanthem findet sich nur in einem kleinen Prozentsatz. Inkonstante Symptome sind Parästhesien und Sensibilitätsstörungen. Neben dem periodischen Fieber wird auch ein typhoider oder rudimentärer Temperaturverlauf beobachtet. Die Krankheitsdauer beträgt Tage bis Wochen, in Einzelfällen 1–2 Jahre. Spätrückfälle Jahre nach der Erstinfektion sind seltene Ausnahmen, die zusammen mit Sekundärerkrankungen oder anderen resistenzmindernden Ereignissen aufzutreten pflegen.

Laboratoriumsbefunde

Die Blutsenkungsgeschwindigkeit ist mäßig beschleunigt. Im Blutbild finden sich eine Leukozytose und eine Eosinophilie.

Besondere Untersuchungsmethoden

Das wohlhynische Fieber zeitigt keine Weil-Felix-Reaktion oder andere humorale Antikörper. Der Nachweis des Erregers gelingt im Xenotest, indem rickettsienfreie Läuse dem Patienten angesetzt und die Erreger färberisch im Läusedarm nachgewiesen werden.

Komplikationen

Die Krankheit heilt bei der großen Mehrzahl der Patienten komplikationslos aus.

Differentialdiagnose

Das anfallsweise auftretende wolhynische Fieber muß unter anderem gegen Malaria, Rückfallfieber, Brucellose und Lymphogranulomatose abgegrenzt werden. Bei typhösem Verlauf kommen Salmonellosen, andere Rickettsiosen (Fleckfieber, Q-Fieber), Grippe und Tularämie differentialdiagnostisch in Betracht.

Therapie und Prophylaxe

Tetracycline und Chloramphenicol sind offenbar nur bei höherer Dosierung und langfristiger Gabe wirksam. Jedoch gelingt es damit, auch bei Spätrezidiven die chronische Rickettsiämie zu beseitigen. Prophylaktisch ist die Läusebekämpfung mit Kontaktinsektiziden von entscheidender Bedeutung.

Literatur

Aschenbrenner, R.: Klinik der Rickettsiosen. In: Handbuch der inneren Medizin, Bd. I/1, 4. Aufl., hrsg. von H. Schwiegk. Springer, Berlin 1952
Kirchmair, H., W. Plenert: Die Rickettsiosen. In: Handbuch der Kinderheilkunde, Bd. V, hrsg. von H. Opitz, F. Schmid. Springer, Berlin 1963
Nauck, E.G.: Lehrbuch der Tropenkrankheiten, 4. Aufl. Thieme, Stuttgart 1976
Schäfer, W.: Die Fleckfieberschutzimpfung. In: Handbuch der Schutzimpfung, hrsg. von A. Herrlich. Springer, Berlin 1965
Wiesmann, E.: Medizinische Mikrobiologie, 3. Aufl. Thieme, Stuttgart 1974
Zdrodovskii, P.F., H.M. Golinevich: The rickettsial diseases. Pergamon, Oxford 1960

Q-Fieber

U. KRECH und T. WEGMANN

Definition

Q-Fieber (Queensland- oder Query-Fieber, Balkangrippe, 7-Tage-Fieber) ist eine durch Coxiella burneti (Synonym Rickettsia burneti) meist vom Tier ausgehende, auf den Menschen übertragbare, zyklische Infektionskrankheit. Die Infektion kann inapparent sowie klinisch manifest mit akutem Beginn mit Schüttelfrost, Muskelschmerzen und den charakteristischen, heftigen Kopfschmerzen verlaufen.

Epidemiologie

Im Gegensatz zu den anderen Rickettsien erfolgt die Übertragung der Coxiellen selten durch infizierte, blutsaugende Arthropoden, sondern meist durch Inhalation getrockneter, aus tierischen Ausscheidungen stammender Erreger. Q-Fieber ist eine Zoonose. Die Erreger werden von Rindern, Pferden, Schafen, Ziegen, Hunden, Schweinen, Kamelen, Büffeln, Ratten und Vögeln (Tauben und Wanderschwalben) mit dem Kot und Urin ausgeschieden. Die Coxiellen sind gegen Austrocknung sehr widerstandsfähig, bleiben im getrockneten Kot und Urin lange Zeit infektionstüchtig und werden meistens durch Inhalieren der infektiösen Partikel mit dem Staub auf den Menschen übertragen. Die Erreger vermehren sich besonders zahlreich in den Milchdrüsen, in den Nieren und in der Plazenta infizierter Tiere und werden in Milch, Urin und Kot sowie in der Plazenta und den Lochien in großen Mengen ausgeschieden.

Infektiöse, getrocknete Exkremente sind für die meisten Infektionen verantwortlich. Die restlichen Infektionen werden durch den Genuß von infektiöser Milch oder perkutan durch Kontakt mit infizierten Organen und Zeckenstich übertragen. Besonders gefährdet ist daher das Stall- und Schlachthofpersonal und das Personal der häuteverarbeitenden Industrie.

Häufigkeit

Einigermaßen zuverlässige Zahlen über Erkrankungen nach Q-Fieber-Infektionen liegen z.B. aus England, Wales und Irland vor. Aus dieser Region wurden während der letzten Jahre ca. 60 mikrobiologisch bestätigte Fälle pro Jahr gemeldet. In der Schweiz ist mit einem wesentlich häufigeren Auftreten dieser Erkrankung zu rechnen, da bereits von einem einzigen Institut (St. Gallen) 40–50 Fälle jährlich nachgewiesen werden.

Ätiologie

Der Erreger des Q-Fiebers ist die Coxiella burneti, die wegen ihrer Pleomorphie und ihrer relativ großen Resistenz gegen Austrocknung, Wärme und gegen die meisten Desinfektionsmittel eine Sonderstellung unter den Rickettsien einnimmt. Infektionen mit Coxiella burneti führen im Gegensatz zu Infektionen mit anderen Rickettsien nicht zu Antikörperbildung gegen Proteusantigene, so daß beim Q-Fieber die Weil-Felix-Reaktion immer negativ ist.

Pathogenese

Die mittlere Dauer der Inkubationszeit beträgt 16 Tage, wie wir das bei einer Endemie von 19 Q-Fieber-Pneumonien nachweisen konnten. Dabei infizierten sich Individuen beim Auspacken von Maschinenteilen, welche in kontaminiertem Stroh, Ölpapier und Holzwolle verpackt waren. Die extremen Werte für die Inkubationszeit betragen 9 bis 23 Tage.

Pathologisch-anatomisch findet sich eine interstitielle Pneumonie mit vorwiegend monozytärer Infiltration. Andere Organe, wie z.B. das Zentralnervensystem, Niere, Herz, Pankreas, können in das Krankheitsgeschehen einbezogen werden.

Krankheitsbild

Anamnese

Bei den mit Pneumonien einhergehenden Erkrankungen leidet der Patient in der Regel perakut an heftigen Stirnkopfschmerzen, allgemeinem Infektionsgefühl, Myalgien, Hustenreiz, Schwitzen und Temperatursteigerung. Nicht so selten werden aber auch Schmerzsensationen im Bereiche des Thorax und des oberen Abdomens angegeben.

Befunde

Das Sputum ist meist spärlich, oft blutig tingiert. Ferner bestehen eine relative Bradykardie und Leukopenie. Auskultatorisch stummer Lungenbefund, während röntgenologisch ausgedehnte Infiltrate mit unscharfer Begrenzung, oft mit Hilusbeteiligung, sichtbar sind. Die Infiltrate können verschiedene Größen aufweisen und äußern sich selten in einer miliaren Form. Bei leichteren Formen verschwinden sie nach 3–4, bei schwereren nach 4–6 Wochen. Flüchtige Exantheme werden selten beobachtet. Außer dieser pneumonischen Form existiert eine febril-grippale oligosymptomatische sowie eine meningoenzephale Form mit nur geringfügigen Liquorveränderungen. Auch eine chronische Verlaufsform, welche über Monate Subfebrilität aufweist und das Allgemeinbefinden des Patienten stark beeinträchtigt, wurde beschrieben.

Laboratoriumsbefunde

Während der Erkrankung erfolgt ein starker Anstieg der Blutsenkungsgeschwindigkeit. Zu Beginn der Erkrankung herrschen Leukopenie oder normale Leukozytenwerte mit einer Linksverschiebung von 20–40% Stabkernigen bei spärlichen Eosinophilen.

Diagnostische Untersuchungsmethoden

Coxiella burneti kann aus Blut, Urin, Liquor und Gewebe des Kranken angezüchtet werden. Der färberische Nachweis (Giemsa) geschieht im Peritonealausstrich und im Milzausstrich (intrazytoplasmatische Lagerung der Coxiellen) der mit dem Untersuchungsmaterial infizierten Versuchstiere. Der serologische Nachweis der Antikörper wird meistens mit der Komplementbindungsreaktion durchgeführt. Ein vierfacher Titeranstieg in den Seren der Patienten bzw. in dem Serum der Versuchstiere gilt als sicherer Beweis für eine akute Infektion. In vielen Fällen hat aber der Antikörpertiter zum Zeitpunkt der ersten Untersuchung bereits seine maximale Höhe erreicht; die Titer fallen dann innerhalb eines Jahres rasch wieder ab. Unter der gesunden Bevölkerung findet man nur in Ausnahmefällen Seren mit niedrigem Titer in der Komplementbindungsreaktion, so daß selbst niedrige Antikörpertiter in einer einzigen Blutprobe oder in zwei aufeinanderfolgenden Blutproben ohne Antikörperanstieg bei Vorliegen eines entsprechenden Krankheitsbildes als Hinweis auf eine kürzliche Infektion gewertet werden müssen. Die volle Ausbildung der Antikörpertiter kann durch die frühzeitig einsetzende Chemotherapie gehemmt werden.

Verlauf und Prognose
Die Prognose quoad vitam ist ausgezeichnet. Die Rekonvaleszenz ist häufig verzögert. Die Letalität liegt unter 1%.

Komplikationen
Die häufigste Komplikation ist die Thrombophlebitis, die durch Lungenembolie die Prognose verdüstert. Nicht so selten sind eine Meningitis serosa oder eine Meningoenzephalitis, während Hepatitiden selten sind. Als weitere Komplikationen wurden Orchitis, Epididymitis, Myokarditis und Endokarditis beobachtet, auch Pankreatitis, Nephritis und neuropsychische Störungen.

Differentialdiagnose
Das Prodromalsyndrom mit den heftigsten retrobulbären Kopfschmerzen, schwerer Prostration und dem Fieberverlauf läßt einen Typhus abdominalis differentialdiagnostisch als möglich erscheinen. Ferner sind grippale Infekte, Salmonellosen, eventuell auch Leptospirosen sowie atypische Pneumonien in Betracht zu ziehen. Auch die Abgrenzung gegenüber einer Tuberkulose kann unter Umständen Schwierigkeiten bereiten.

Therapie
Tetracycline oder Chloramphenicol, in Tagesdosen von 2 g und einer Gesamtdosis von 20 g oder Doxycyclin 200 mg/die 10 Tage lang haben sich bewährt. Neben der antibiotischen Behandlung sind je nach Lage des Falles Kreislauftherapie und Maßnahmen zur Linderung der subjektiven Beschwerden notwendig.

Prophylaxe
Die Erreger werden im Sputum und im Urin der Erkrankten ausgeschieden; daher ist eine laufende Desinfektion am Krankenbett erforderlich. Infizierte Milch kann nach Erhitzung für einige Sekunden auf mindestens 85°C genossen werden. In die seuchenpolizeiliche Kontrolle bei Tierimporten und ausländischen Tierfellen ist die Zeckenbekämpfung miteinzubeziehen. Da infizierte Haustiere die häufigste Infektionsquelle bilden, ist die Kontrolle und Sanierung infizierter Tierbestände notwendig.

Für besonders gefährdete Berufsgruppen, wie z.B. Tierärzte, Arbeiter in Schlachthäusern und Fleischfabriken, kann von der aktiven Schutzimpfung Gebrauch gemacht werden. Der Impfschutz ist aber nur von begrenzter Dauer und verursacht teilweise starke Reaktionen.

Literatur

Brezina, R.: Advances in rickettsial research. Current Topics in Microbiology and Immunology, Bd. 47. Springer, Berlin 1969
Haagen, E.: Viruskrankheiten des Menschen, Bd. I. Steinkopff, Darmstadt 1962
Mohr, W.: Q-Fieber. In: Virus- und Rickettsieninfektionen des Menschen, hrsg. von R. Haas, O. Vivell. Lehmann, München 1965
Ormsbee, R.A.: Q fever rickettsia. In: Viral and rickettsial infections of man, hrsg. von F.L. Horsfall, J. Tamm, 4. Aufl. Pitman, London 1965
Smadel, J.E.: Commission on rickettsial diseases; armed forces epidemiological board, Symposium on Q fever. Medical Science Publication No. 6. Walter Reed Army Institute of Research, Washington (D.C.) 1959
Smadel, J.E., E.R. Jackson: Rickettsial infections. In: Diagnostic procedures for viral and rickettsial diseases, hrsg. von E.H. Lennette, N.J. Schmidt. American Public Health Association, New York 1964

Mykoplasmainfektionen

U. Krech und T. Wegmann

Definition

Zahlreiche verschiedene Mykoplasmaarten können bei Menschen, Tieren und Pflanzen nachgewiesen werden. Mit Ausnahme des Mycoplasma pneumoniae (PPLO, Eaton agent) ist ihre pathogenetische Bedeutung für den Menschen vorläufig noch umstritten.

Ätiologie (Mikrobiologie)

Die charakteristischen Eigenschaften der Mykoplasmen können wie folgt zusammengefaßt werden:

1. Die Mykoplasmen sind die kleinsten (125 bis 250 nm) Mikroorganismen mit eigenem Stoffwechsel, der es ihnen ermöglicht, sich auf zellfreien Nährböden zu vermehren.
2. Die meisten Mykoplasmaarten benötigen Steroide und natives Eiweiß zum Wachstum.
3. Die Elementarkörperchen sind von einer dünnen elektronenoptisch darstellbaren dreischichtigen Membran umgeben; es fehlt ihnen also die feste Zellwand der Bakterien, womit ihre ausgesprochene Pleomorphie zu erklären ist.
4. Die Mykoplasmen enthalten wie die anderen Bakterien sowohl DNS als auch RNS.
5. Die Vermehrung der meisten Mykoplasmen wird weder durch Penicillin noch durch Thalliumacetat gehemmt. Dagegen wird das Wachstum durch spezifische Antikörper und durch eine Reihe anderer Antibiotika verhindert (Streptomycin, Tetracyclin, Chloramphenicol usw.).
6. Obschon die Mykoplasmen mit den L-Formen der Bakterien gewisse Eigenschaften teilen (z.B. das Fehlen der festen Zellwand und das Verhalten gegenüber Penicillin und spezifischen Antikörpern), ist es bisher nicht möglich gewesen, die Bildung von Mykoplasmen aus Bakterien unter experimentellen Verhältnissen zu induzieren. Deshalb werden die Mykoplasmen heute als eigene Gruppe zwischen den Viren und den Bakterien eingereiht, die mit serologischen und biochemischen Methoden klassifiziert werden kann.

Epidemiologie der Mycoplasma-pneumoniae-Infektion

Epidemiologische Untersuchungen liegen vorläufig nur für die Verbreitung von Mycoplasma-pneumoniae-Infektionen vor. Infektionen sind über die ganze Welt verbreitet. Bei meist eng begrenzten Endemien kann der Anteil der Mykoplasmen an der Ätiologie der akuten Infektionen der oberen und unteren Luftwege bis zu 70% betragen. Sporadische Fälle treten meist während des ganzen Jahres auf. Die Inkubationszeit ist mit 10–20 Tagen außergewöhnlich lang für eine akute Infektionskrankheit der Luftwege.

Die Ausbreitung der Infektion von Mensch zu Mensch geht auffallend langsam vor sich. Offenbar ist für die Übertragung ein sehr enger Kontakt notwendig. Besonders günstige Voraussetzungen für die Ausbreitung der Infektion bestehen in Kollektiven, in denen empfängliche Personen in engem Kontakt miteinander leben, wie dies z.B. in Internaten, Truppenunterkünften, bei Bootsbesatzungen und in größeren Familien der Fall ist. Ungefähr zwei Drittel aller Erkrankungen fallen in die Altersgruppe der 10- bis 25jährigen; die restlichen Erkrankungen verteilen sich ungefähr zu gleichen Teilen auf Kleinkinder und ältere Erwachsene. Die Infektion wird ausschließlich von Mensch zu Mensch übertragen. Ein natürliches Tierreservoir ist nicht bekannt, obschon Hamster und Meerschweinchen experimentell mit Mycoplasma pneumoniae infiziert werden können, Antikörper bilden und histologisch nachweisbare Lungenveränderungen entwickeln. Das Mycoplasma pneumoniae ist auf den Schleimhäuten der Atemwege nachzuweisen und kann dort sehr lange persistieren und noch bei Rekonvaleszenten mehrere Wochen nach der Infektion isoliert werden. Die Dauer der Persistenz der Erreger auf den Schleimhäuten wird weder durch die hohen Serumantikörper des Patienten noch durch die Antibiotikatherapie wesentlich verkürzt.

Pathogenese

Die Pathogenese der Infektionen mit Mycoplasma pneumoniae ist vorläufig noch ungeklärt. Wahrscheinlich spielen immunologische Reaktionen bei der Auslösung der klinischen Symptome eine Rolle. Dafür sprechen die peribronchialen monozytären Infiltrate, die bei Personen mit Immundefekten fehlen können, sowie das rasche Abklingen der pulmonalen Infiltrate nach Corticosteroidbehandlung, auch die oft beobachteten vaskulären Veränderungen, die zu den mannigfaltigen Dermatosen führen und ähnlich aussehen können wie bei Scharlach, Urtikaria, Varizellen, Erythema nodosum und Stevens-Johnson-Syndrom (immunologische Gefäßreaktion?). Im Serum von Patienten lassen sich während des akuten Krankheitsstadiums auch Immunkomplexe nachweisen.

Infektionen mit Mycoplasma pneumoniae

Krankheitsbild
Anamnese

Da das Prodromalsyndrom unspezifisch ist, ist auch eine unspezifische Anamnese zu erwarten. Die Anamnese entspricht derjenigen einer Infektionskrankheit des oberen Respirationstraktes mit mehr oder weniger schweren allgemeinen Infektionszeichen.

Befunde
1. Erkrankung des Respirationstraktes
   a) *Oberer Respirationstrakt.* Nach unspezifischen Prodromalsymptomen stellt sich das klinische Bild einer katarrhalischen Erkrankung des Respirationstraktes ein mit Temperatursteigerung, Kopfschmerzen, Husten und Übelkeit. Die entzündlichen Erscheinungen im Bereich des oberen Respirationstraktes (Pharyngitis, Laryngitis, Tracheobronchitis, evtl. Konjunktivitis) können nicht von denjenigen anderer Ätiologie unterschieden werden. Bei Kindern ist die Beteiligung des Trommelfelles gehäuft.
   b) *Pneumonie.* Unter zunehmenden Infektionssymptomen, begleitet von Myalgien und zunehmendem trockenem Husten von pertussoidem Charakter, entwickelt sich innerhalb von 10 Tagen eine Pneumonie.

Perkutorisch und auskultatorisch sind nur geringfügige Befunde zu erheben. In der Regel besteht eine Diskrepanz zwischen dem ausgedehnten röntgenologischen Befund und den spärlichen physikalischen Zeichen. Wie das klinische Bild sind auch die Röntgenveränderungen uncharakteristisch. Lungeninfiltrate verschiedener Dichte können ein- oder doppelseitig vorkommen. Hauptlokalisation sind die Unterfelder der Lunge. Differentialdiagnostisch machen besonders die parahilären Infiltrate Schwierigkeiten.

Infektionen mit anderen Mykoplasmen

2. Erkrankungen der Urogenitalorgane

Bei der unspezifischen Urethritis der Männer wurden Mykoplasmen oft ätiologisch angeschuldigt. Die in großen Kolonien wachsenden Mykoplasmen (Mycoplasma hominis Typ I, Mycoplasma fermentans und die T-Stämme) werden sowohl bei gesunden als auch bei erkrankten Personen vorwiegend in den Urogenitalorganen nachgewiesen, gelegentlich aber auch aus Analkanal, Blut, Gelenkexsudat, Empyemflüssigkeit sowie aus dem Oropharynx. Wenn auch die Untersuchungen darauf hinweisen, daß die Mykoplasmen zur normalen Keimbesiedelung geschlechtsreifer Personen zu rechnen sind, so muß ihnen doch in den Fällen, in denen sie von normalerweise sterilen Organen isoliert werden, eine pathogene Bedeutung zugestanden werden. Die Isolierungsquote bei jungen Mädchen ist praktisch Null, steigt dann bis auf 20% bei jungen Frauen und bis auf 40% bei Frauen, die die Schwangerschaftsberatung besuchen.

3. Erkrankungen bei malignen Tumoren

Die Beobachtung von virusähnlichen Partikeln in Lymphknoten, Knochenmark und Plasma von Patienten mit Leukämie oder Lymphomen sowie die Beobachtung, daß Leukämieformen der Mäuse durch zellfreie Filtrate übertragbar sind, löste zahlreiche Versuche aus, in Blut oder Knochenmark zytopathogene Organismen nachzuweisen. Bei dieser Gelegenheit wurden auch verschiedene Mykoplasmastämme isoliert. Die Bedeutung dieser Befunde ist aber wegen der häufigen sekundären Infektion der für diese Arbeiten benützten Gewebekulturen mit Mykoplasmen unter Invasion der normalen Hautflora in die Blutbahn bei Reduktion der normalen Abwehrfunktionen der Leukämiepatienten sehr schwer zu beurteilen.

Laboratoriumsbefunde bei Mycoplasma pneumoniae

Die Blutsenkungsgeschwindigkeit steigt während der Erkrankung oft sehr stark an, um auch nach der Entfieberung nur langsam abzufallen. Zu Beginn der Erkrankung besteht eine normale Leukozytenzahl oder eine gewisse Leukopenie mit Linksverschiebung und Verminderung der Eosinophilen. Im allgemeinen sind die Transaminasen erhöht. Im Urin ist häufig eine transitorische Proteinurie und Mikrohämaturie festzustellen.

Diagnostische Untersuchungen bei Mycoplasma pneumoniae

Die Isolierung und Anzüchtung des Mycoplasma pneumoniae ist technisch aufwendig und zeitraubend und wegen der langen Ausscheidungsdauer nur von sehr geringem diagnostischem Wert. Hingegen führt die Bestimmung der komplementbindenden Antikörper mit einem Lipoidextrakt aus Mycoplasma pneumoniae als Antigen zu einer schnellen und zuverlässigen Klärung. Wegen der ungewöhnlich langen Inkubationszeit ist der Antikörpertiter meist schon während des akuten Krankheitsstadiums sehr hoch, so daß ein weiterer Titeranstieg nicht mehr eintritt. Da die komplementbindenden Antikörper nach der Infektion aber relativ rasch wieder absinken, gibt ein hoher Antikörpertiter in der ersten Blutprobe ohne nachfolgenden Anstieg oder mit Titerabfall in einer späteren Blutprobe einen relativ zuverlässigen Hinweis für eine kürzlich stattgefundene Infektion. Die Bestimmung der Kälteagglutinine bei Pneumonien ist nur von sehr geringem diagnostischem Wert, da Kälteagglutinine nicht bei allen Mycoplasma-pneumoniae-Infektionen auftreten, anderseits aber bei vielen anderen Krankheiten, wie z.B. bei Influenza, infektiöser Mononukleose und Tumoren usw., oft erhöht sein können.

Verlauf und Prognose der Mycoplasma-pneumoniae-Infektionen

Die akute Krankheitsphase dauert in der Regel wenige Tage bis 2 Wochen. Die Infiltrate persistieren oft bis 3 oder 4 Wochen. Rezidive sind selten, wobei die Lungeninfiltrate auch an anderen Stellen der Lungen auftreten können.

Die Prognose ist im allgemeinen günstig. Die Mortalität wird mit etwa 1% angegeben und betrifft vor allem kachektische Individuen und Säuglinge.

Komplikationen bei Infektionen mit Mycoplasma pneumoniae

Häufigste Komplikation ist die Pleurabeteiligung. Seltener sind Perikarditis und Myokarditis. Auch die Beteiligung des Zentralnervensystems in Form einer Meningoenzephalitis scheint eher selten. Nicht geklärt ist die kausale Beziehung zwischen Mykoplasmainfektionen und den verschiedensten nachfolgend genannten Komplikationen:
- Hämolytische Anämie;
- thrombopenische Purpura;
- verschiedene Dermatosen, z.B. Stevens-Johnson-Syndrom, Erythema-nodosum-, scharlach-, varizellenähnliche Hautmanifestationen, Urtikaria usw.;
- Pleuritis;
- Perikarditis;
- Myokarditis;
- Stomatitis;
- Konjunktivitis;
- Meningoenzephalitis;
- Arthritis (Reiter-Syndrom);
- Guillain-Barré-Syndrom;
- Pankreatitis;
- Hepatitis;
- Monoparesen.

Differentialdiagnose

Die klinische Differentialdiagnose der Lungeninfiltrate ist schwierig. Außer den Erregern atypischer Pneumonien (Grippevirus, Adenovirus, Ornithose, Q-Fieber, Parainfluenza-Virus, RS-Virus usw.) kann unter Umständen eine Tuberkulose oder bei hilärer Lokalisation ein Bronchialkarzinom differentialdiagnostisch in Betracht gezogen werden. Ähnliche Überlegungen sind bei Beteiligung des Zentralnervensystems anzustellen. Bei der Erkrankung des Urogenitaltraktes sind es die venerischen Affektionen, besonders die chronische Gonorrhoe, die entsprechende klinische Symptome hervorrufen können.

Therapie bei Mycoplasma-pneumoniae-Infektion

Mittel der Wahl sind Tetracycline, z.B. Doxycyclin 200 mg initial, dann tgl. 100–200 mg per os oder i.v. Zur Vermeidung von Komplikationen soll die Tetracyclintherapie noch einige Tage nach Entfieberung fortgesetzt werden. Corticosteroide sind nur bei toxischem Verlauf mit Kreislaufkomplikationen einzusetzen. Im Vergleich zu den unbehandelten Fällen ist durch Tetracyclin eine schnelle Rückbildung der subjektiven Beschwerden und der klinischen Symptome zu erreichen. Im Gegensatz zu dieser klinischen Wirkung steht die Beobachtung, daß die Mykoplasmenausscheidung im Rachen durch die Therapie nicht abgekürzt werden kann.

Bei Verdacht einer sog. atypischen Pneumonie kann eine Tetracyclinbehandlung eingeleitet werden, da damit auch die durch Chlamydien und Rickettsien verursachten Pneumonien miterfaßt werden. Bei Kindern unter 5 Jahren ist eine Tetracyclinbehandlung wegen der Einlagerung in die Knochensubstanz zu vermeiden.

Prophylaxe

Versuche der aktiven Immunisierung gegen Mycoplasma pneumoniae mit adaptierten, vermehrungsfähigen Organismen wie auch mit abgetöteten Erregern haben im experimentellen Rahmen zu guten Ergebnissen geführt. Bei dem relativ harmlosen Verlauf der Mykoplasmainfektionen beim Menschen und der guten therapeutischen Wirkung der Antibiotika muß man sich fragen, ob der Aufwand einer aktiven Immunisierung mit dem dadurch zu erwartenden Erfolg in einem vernünftigen Verhältnis steht. Da die Infektion fast ausschließlich durch engen Kontakt übertragen wird, erscheint es zweckmäßig, eine Expositionsprophylaxe besonders in geschlossenen Einheiten in Epidemiezeiten anzustreben.

Literatur

Bové, J.M., J.F. Duplan: Les mycoplasmes de l'homme, des animaux, des végétaux et des insectes. Les Colloques de l'Institut National de la Santé et de la Recherche Médicale. Paris 1974

Hayflick, L., R.M. Chanock: Mycoplasma species of man. Bacit Rev. 29 (1965) 185

Maramorosch, K.: Mycoplasma and mycoplasma-like agents of human, animal and plant diseases. Ann. N.Y. Acad. Sci. 225 (1973)

Marmion, B.P.: The mycoplasmas. New information on their properties and their pathogenicity for man. In: Recent Advances in Medical Microbiology, hrsg. von A.P. Waterson. Churchill, London 1967, S. 170–253

McCormack, W.M., P. Braun, Y.H. Lee, J.O. Klein, E.H. Kass: The genital mycoplasmas. N. Engl. J. Med. 288 (1973) 78–89

Pathogenic mycoplasmas. A Ciba Foundation Symposium. Associated Scientific Publ., Amsterdam 1972

Sachdev, K.S., H. Flamm: Mykoplasma-Infektionen beim Menschen. Dtsch. med. Wschr. 94 (1969) 794

Sundermann, A., M. Sprössig, G. Anger, W. Witzleb: Die Bedeutung der Mycoplasmen für den Menschen unter besonderer Berücksichtigung der Erkrankungen des Respirationstraktes durch Mycoplasma pneumoniae. Ergeb. Inn. Med. Kinderheilk. 28 (1969) 121

Bakterielle Infektionen

Streptokokkeninfektionen

M. ALEXANDER

Streptokokkenangina und Scharlach

Definition
Streptokokkenangina und Scharlach sind durch hämolysierende Streptokokken hervorgerufene Lokalinfektionskrankheiten der Tonsillen. Beim Scharlach kommen zusätzlich die toxischen Wirkungen der Streptokokken stärker zur Geltung und führen zu charakteristischen Krankheitserscheinungen (Exanthem). Ob es zum klassischen Bilde des Scharlachs kommt oder ob nur eine Streptokokkenangina (Tonsillitis) entsteht, ist abhängig vom Immunitätszustand des Patienten.

Häufigkeit
Streptokokkeninfektionen kommen vorwiegend in der gemäßigten Klimazone besonders im Winter vor. Sie gehören in Deutschland zu den häufigsten meldepflichtigen Infektionskrankheiten und haben in den letzten Jahren noch zugenommen (Tab. 13.19). Alle Altersklassen können befallen werden, bevorzugt ist jedoch das Kindes- und Adoleszentenalter.
Die Anfälligkeit der einzelnen Menschen für Scharlach ist sehr verschieden ausgeprägt und abhängig von dispositionellen Faktoren. Insbesondere spielt die konstitutionelle Disposition eine Rolle. Der Kontagionsindex des Scharlachs für Kinder im Alter von 2–10 Jahren beträgt 35 %.

Epidemiologie
Als Infektionsquelle kommen neben erkrankten Personen auch gesunde Bakterienträger in Betracht. Die Übertragung erfolgt direkt durch Tröpfcheninfektion von Mensch zu Mensch, gelegentlich auch indirekt durch Gegenstände, die von Erkrankten benutzt worden sind. Alimentäre Infektion z.B. durch Milch ist selten.
Heimkehrinfektionen (Ansteckung von Geschwistern durch Scharlachkinder, die nach der Entlassung aus dem Krankenhaus noch streptokokkenpositiv sind) treten unter der Penicillintherapie selten auf.
Schwere des Krankheitsbildes, Morbidität und Mortalität bzw. Letalität des Scharlachs sind im Laufe der Zeit erheblichen Schwankungen unterworfen. Etwa seit der Jahrhundertwende läßt sich ein deutlicher Rückgang der Schwere des Krankheitsverlaufes und der Mortalität feststellen. Dieser Rückgang der Mortalität setzte bereits vor der Penicillinära ein und ist nicht durch medikamentöse Behandlung oder Impfung bedingt.

Ätiologie (Mikrobiologie)
Erreger sind β-hämolysierende Streptokokken, zumeist der Serogruppe A, selten der Serogruppe C. Zur Serogruppe A der hämolysierenden Streptokokken gehören mindestens 50 verschiedene Typen. Diese bilden mehr als 20 antigenwirksame Substanzen, Toxine und Enzyme. Von besonderer Bedeutung sind das Streptolysin O, gegen das der erkrankte Mensch in den meisten Fällen ein Antistreptolysin bildet, die erythrogenen Toxine, die das Scharlachexanthem verursachen, und die Streptokinase, die in der fibrinolytischen Therapie Anwendung findet.
Experimentelle Untersuchungen und klinische Befunde sprechen dafür, daß bestimmten Streptokok-

Tabelle 13.19 Erkrankungs-(und Todes-)fälle in West-Berlin 1968 und 1973

	1968		1973
	Erkrankungs-fälle	Todes-fälle	Erkrankungs-fälle
Gonorrhoe	noch nicht gemeldet		10913
Scharlach	1828	–	2665 ↑
Tuberkulose (Neuerkrankung)	2641	259	2130 ↓
Hepatitis infectiosa	1276	15	1484 ↑
Syphilis	noch nicht gemeldet		806
Meningitis (übrige Formen)	255	12	622 ↑
Enteritis infectiosa (Salmonellen)	287	–	401 ↑
Toxoplasmose	529	–	262 ↓
Bakterielle Ruhr	38	–	90 ↑
Meningokokken-meningitis	28	1	22 ↓
Enzephalitis	12	1	23 ↑
Typhus	26	–	18 ↓
Malaria (Ersterkrankung)	7	–	12 ↑
Ornithose	41	1	18 ↓
Paratyphus	12	–	8 ↓

kentypen der Serogruppe A (z.B. Typ 12 und 4) eine besondere Rolle bei der Entstehung der Nephritis zukommt.

Pathogenese und Pathophysiologie

Die Inkubationszeit ist – wie bei allen Lokalinfektionskrankheiten – nicht normiert, sondern von der Menge und Virulenz der eingedrungenen Erreger abhängig. Sie beträgt durchschnittlich 3–5 Tage, kann aber zwischen 1 und 24 Tagen variieren.

Es handelt sich um Lokalinfektionskrankheiten, ein Generalisationsstadium liegt nicht vor. Die Erkrankung beginnt daher plötzlich mit Fieber und Lokalbefund im Rachen.

Streptokokkeninfektionen hinterlassen – wie alle Lokalinfektionskrankheiten – keine antibakterielle, sondern lediglich eine antitoxische Immunität, die gegen das erythrogene Toxin der Streptokokken gerichtet ist. Die verschiedenen Typen der Streptokokken der Serogruppe A produzieren mindestens 5 verschiedene erythrogene Toxine.

Besteht in einem bestimmten Krankheitsfall keine Immunität gegen das erythrogene Toxin der infizierenden Streptokokken, so entsteht Scharlach; ist der Patient jedoch gegen das betreffende erythrogene Toxin immun, kommt es lediglich zu einer Streptokokkenangina. Auf diese Weise erklärt sich das häufige Vorkommen von Streptokokkenanginen bei Erwachsenen in der Umgebung von scharlachkranken Kindern.

Die Tatsache, daß es mehrere erythrogene Toxine gibt, ist verantwortlich für das gelegentliche Auftreten von Zweiterkrankungen an Scharlach (in 1 bis 4% der Fälle). Die relative Seltenheit dieser Zweiterkrankungen ist dadurch begründet, daß die Chancen, mehrmals im Leben zu Zeiten ungünstiger Disposition mit Streptokokken mit verschiedenem erythrogenen Toxin in Berührung zu kommen, nicht allzu hoch sind.

Die unterschiedlichen erythrogenen Toxine liefern auch eine Erklärung für die schlechte Wirksamkeit der Scharlachschutzimpfung. Es ist nicht gelungen, durch Anwendung des Toxoidimpfstoffes die Scharlachhäufigkeit zu senken, da es bisher keinen antitoxischen Impfstoff gegen alle erythrogenen Toxine gibt.

Die verschiedenen erythrogenen Toxine führen zu Schwierigkeiten bei der Anwendung des Schultz-Charlton-Auslöschphänomens und des Dick-Tests. Das Schultz-Charlton-Auslöschphänomen ist nur positiv, wenn die Streptokokken des betreffenden Scharlachpatienten das gleiche erythrogene Toxin aufweisen wie das benutzte Rekonvaleszentenserum. Die Methode führt deshalb häufig zu falschen Ergebnissen. Der Dick-Test ist ebenfalls spezifisch für das angewendete erythrogene Toxin und kann daher keine verwertbaren Aussagen über den Immunitätszustand eines Patienten liefern. Beide Methoden sind irreführend und für die Diagnostik nicht brauchbar.

Pathophysiologie der Komplikationen: Akutes rheumatisches Fieber (s. Krankheiten der Gelenke, Bd. II, Kap. 10), Endocarditis rheumatica (s. Krankheiten des Herzens, Bd. I, Kap. 1), Glomerulonephritis (s. Erkrankungen der Niere, Bd. I, Kap. 5).

Krankheitsbild

Anamnese

Die Erkrankung beginnt plötzlich mit hohem Fieber, oft mit Schüttelfrost und Halsschmerzen. Besonders bei Kindern ist häufig Erbrechen als Initialsymptom zu verzeichnen. Eine lange Anamnese mit Prodromi spricht gegen Streptokokkeninfektion.

Befunde

Es gibt alle Übergänge von der Streptokokkenangina zum Scharlach. Die Körpertemperatur liegt üblicherweise zwischen 38,5 und 39,5°C. Ihre Höhe ist abhängig von der Schwere der Infektion und der Reaktion des betreffenden Patienten. Die Pulsfrequenz ist besonders bei Kindern stärker erhöht als es der Temperatursteigerung entspricht.

Die Entzündung der Gaumenmandeln ist ein obligates Krankheitszeichen. Sie kann verschiedene Grade von der Angina catarrhalis (Rötung und Schwellung der Tonsillen) über die Angina follicularis (zusätzlich weißliche Stippchen) und die Angina lacunaris (eitrige weißlich-gelbliche Beläge in den Krypten der Tonsillen) aufweisen. Die regionären Lymphknoten am Kieferwinkel sind geschwollen und druckempfindlich. Der Gaumen ist diffus gerötet (Enanthem). Gelegentlich sind auch die übrige Mundschleimhaut und die Lippen rot gefärbt. Die Zunge ist in den ersten Krankheitstagen weißlich belegt. Etwa am 3. Tag stoßen sich die Beläge vom Rand her ab, und die Papillen treten hervor (Erdbeerzunge). Am 5. Tag zeigt sich die ganze Zunge hochrot mit Papillenhypertrophie (Himbeerzunge). Beim Scharlach und auch bei manchen Streptokokkenanginen beobachtet man eine diffuse fieberhafte Rötung des Gesichtes (kein eigentliches Gesichtsexanthem). Diese Rötung zieht sich schmetterlingsförmig über Nase und Wangen hin und läßt das Kinn-Mund-Dreieck frei (periorale Blässe).

Das Scharlachexanthem besteht aus feinfleckigen, dichtstehenden Effloreszenzen. Bei den heutigen, meist leichten Krankheitsverläufen ist es allgemein blaßrosa und oft nur wenige Stunden vorhanden. In leichten Fällen ist es am deutlichsten im Bereich des Unterbauches ausgeprägt. Weitere Prädilektionsstellen sind Achselhöhlen, seitliche Lendengegend, Leistenbeugen und Innenseiten der Arme und Oberschenkel. Hochrote (scharlachfarbene) Exantheme gehören beim heutigen Verlauf zu den Seltenheiten. Die blasse Farbe und das oft nur stundenweise Vorhandensein des Exanthems am Unterbauch ist die Ursache dafür, daß der Scharlach häufig übersehen wird. Man sollte es sich zur Regel machen, in allen Verdachtsfällen mehrfach am Tage die Prädilektionsstellen zu inspizieren.

Nach Abklingen des Exanthems, oft jedoch erst in

der 2. Krankheitswoche, kommt es zu einer Schuppung, die im Gesicht und am Stamm als feine, kleieförmige Abschuppung beginnt und sich dann auf die Hände und Füße fortsetzt, wo sie einen groblamellären Charakter aufweist. Das Scharlachtoxin führt zu einer Herabsetzung der Kapillarresistenz und damit zu einem positiven Rumpel-Leede-Versuch.

Laboratoriumsbefunde
Im Blutbild findet sich – wie bei allen bakteriellen Lokalinfektionen – eine Leukozytose mit Linksverschiebung und gelegentlich eine Eosinophilie. Auch toxische Granula und Döhle-Einschlußkörperchen in den Leukozyten sind häufig nachweisbar, sie sind aber nicht scharlachspezifisch. Wenn die Leukozytose länger als 1 Woche besteht, ist der Verdacht auf Komplikationen gegeben. Die Blutsenkungsreaktion ist beschleunigt. Im Urin zeigen sich in den ersten Krankheitstagen oft Azeton und Urobilinogenvermehrung sowie leichte Proteinurie und Mikrohämaturie.

Besondere Untersuchungsmethoden
Der Nasen-Rachen-Abstrich wird in allen Fällen vor Beginn der Penicillinbehandlung durchgeführt. Dabei sollten die Patienten nüchtern sein. Es ist wichtig, daß beim Rachenabstrich wirklich Material von den Tonsillen gewonnen wird und daß diese unter Sicht des Auges kräftig abgestrichen werden. Die Untersuchung des gewonnenen Materials erfolgt auf der Blutagarplatte, auf der die β-hämolysierenden Streptokokken eine scharf begrenzte, vollkommen hämolysierte Zone erzeugen. Die serologische Gruppendifferenzierung kann mit Hilfe der Präzipitationstechnik (Trockensera der Behring-Werke), des Bacitracintestes, der Dextroseblutplatte nach Hackenthal-Bierkowski oder der Prüfung der Empfindlichkeit auf Rindergalle erfolgen. Für die Typisierung sind komplizierte Methoden erforderlich.
Die Antistreptolysinreaktion (ASR) beruht darauf, daß der Mensch bei Kontakt mit dem Streptokokkenferment Streptolysin O Antistreptolysin bildet und dieses serologisch nachweisbar ist. Es ist zweckmäßig, die ASR in den ersten Krankheitstagen zu untersuchen und nach einer Woche zu wiederholen. Ein Titeranstieg spricht für eine frische Streptokokkeninfektion, ein fehlender Titeranstieg schließt eine solche jedoch nicht mit Sicherheit aus. Komplikationen, insbesondere das akute rheumatische Fieber oder die Glomerulonephritis, führen zu einem besonders starken Anstieg der Antistreptolysinreaktion. Nicht selten werden dabei auch unspezifisch positive Luesreaktionen beobachtet.

Verlauf und Prognose
Im allgemeinen klingen die Krankheitserscheinungen der Initialphase nach 3–7 Tagen ab. Wegen der Gefahr von Komplikationen ist jedoch eine genaue Beobachtung der Patienten über mindestens 3 Wochen dringend erforderlich. Die *Prognose* der unkomplizierten Streptokokkeninfektionen ist als gut zu bezeichnen. Die Nachkrankheiten akutes rheumatisches Fieber und Glomerulonephritis haben jedoch eine ernstere Prognose.

Komplikationen
Eitrige Komplikationen
Sie können sowohl in den ersten Krankheitstagen als auch in der dritten Krankheitswoche auftreten. Sie entstehen durch direkte Wirkung der Streptokokken. Hierbei zeichnet sich der durch Streptokokken hervorgerufene Eiter durch Dünnflüssigkeit aus. In diese Krankheitsgruppe gehören Otitis media, peritonsillärer Abszeß, Sinusitis, Sinusthrombosen, eitrige Lymphadenitis, eitrige Rhinitis und Bronchopneumonie. Eine eitrige Meningitis als eigentliche Scharlachkomplikation kommt kaum vor, sie kann sich jedoch sekundär aus einer Otitis media oder Sinusitis entwickeln. Septische Scharlachverläufe mit einer ulzeronekrotischen Angina als primärem Sepsisherd sind selten geworden.

Toxische Komplikationen
Sie treten in der ersten Krankheitswoche (während der Initialphase) auf und sind durch die Streptokokkentoxine ausgelöst. Der durch massive Toxininvasion bedingte toxische Scharlach mit Erbrechen, Durchfällen, diffusen Haut- und Schleimhautblutungen, Schock und Myokarditis mit akutem Herzversagen ist selten geworden. Leichte toxische Veränderungen an verschiedenen Organen während der ersten Krankheitstage kommen jedoch häufig vor.
Hierzu gehören: die herdförmige, *interstitielle Frühnephritis*, die *Myokarditis* und das *Rheumatoid*.
Interstitielle Frühnephritis. Klinisch bestehen lediglich leichte Proteinurie und Mikrohämaturie. Im Gegensatz zu interstitiellen Nephritiden anderer Genese ist die Prognose gut. Wahrscheinlich ist diese Komplikation besonders häufig bei Infektionen mit bestimmten Streptokokkentypen, z.B. dem Typ 12 der Serogruppe A.
Myokarditis und *Rheumatoid* können in der ersten Krankheitswoche auftreten und sind toxisch bedingt. Sie haben eine gute Prognose und unterscheiden sich durch ihr frühzeitiges Auftreten, ihren leichten Verlauf und ihr baldiges Wiederabklingen von den Manifestationen des akuten rheumatischen Fiebers, welche erst in der dritten Krankheitswoche vorkommen.

Allergisch-hyperergisch bedingte Komplikationen
Hierzu gehören: das *akute rheumatische Fieber* und die *akute diffuse* oder *herdförmige Glomerulonephritis*.
Das *akute rheumatische Fieber* tritt in der dritten Krankheitswoche auf und äußert sich durch Fieber, erneutes Ansteigen von Leukozytenzahl und Blutsenkungsgeschwindigkeit und Myocarditis rheumatica. Besonders bei Kindern kommt es häu-

fig zu Endocarditis rheumatica und (oder) Pericarditis rheumatica (s. Krankheiten des Herzens, Bd. I, Kap. 1), bei Erwachsenen treten oft Schwellungen der Gelenke mit Schmerzhaftigkeit im Sinne einer akuten Polyarthritis (s. Krankheiten der Gelenke, Bd. II, Kap. 10), bei der Altersgruppe der 5- bis 12jährigen gelegentlich Chorea minor auf (s. Krankheiten des Nervensystems, Bd. II, Kap. 7). Das Vollbild des akuten rheumatischen Fiebers mit Karditis und Polyarthritis acuta ist am häufigsten bei Jugendlichen.

Die *akute diffuse Glomerulonephritis* entsteht nach einem symptomfreien Intervall in der dritten Krankheitswoche. Sie äußert sich in Form von Blutdruckanstieg, Ödemen, Proteinurie, Hämaturie, Zylindrurie (s. Erkrankungen der Niere, Bd. I, Kap. 5). Eine *herdförmige Glomerulonephritis* macht sich lediglich durch in der 3. Krankheitswoche auftretende Proteinurie und Mikrohämaturie ohne Blutdruckanstieg und ohne Ödeme bemerkbar. Sie ist von der interstitiellen Frühnephritis nur durch das zeitlich andere Auftreten zu unterscheiden.

Ebenfalls in der 3. Krankheitswoche kommt es beim Scharlach gelegentlich zu *Rezidiven*. Es handelt sich um Wiederholungen des Initialkomplexes (Rezidivangina bzw. Rezidivexanthem). Wahrscheinlich sind es in den meisten Fällen keine echten endogenen Rezidive, sondern exogene Superinfektionen, die besonders dann auftreten, wenn der Patient nach Abschluß der Penicillintherapie erneut mit frischinfizierten Scharlachpatienten zusammenkommt. Allgemein spricht man von einem Rezidiv, wenn sich die Krankheitserscheinungen innerhalb von 6 Wochen nach Krankheitsbeginn wiederholen. Auch zwei und mehr Rezidive sind möglich.

Unter einer Zweiterkrankung versteht man eine erneute Scharlacherkrankung nach völliger Abheilung der ersten.

Spätschäden der Streptokokkeninfektionen sind Herzfehler infolge Endocarditis rheumatica und chronische Glomerulonephritis. Ihre Vermeidung ist die wichtigste Aufgabe in der Behandlung der Streptokokkeninfektionen.

Differentialdiagnose

Die Streptokokkenangina muß von anderen Tonsillitiden, z.B. Adenovirusinfektionen, infektiöser Mononukleose, Diphtherie, abgegrenzt werden. Der Scharlach ist von den anderen exanthemischen Infektionskrankheiten, wie Masern, Röteln, Ringelröteln, Windpocken, relativ leicht zu unterscheiden. Schwierig kann die Unterscheidung zwischen Scharlach und allergischem Exanthem bei Angina werden. Es kommt häufig vor, daß Patienten wegen Angina mit Penicillin behandelt werden und danach ein scarlatiniformes, allergisches Exanthem bekommen. Für das allergische Exanthem spricht der beim Scharlach nicht vorhandene Juckreiz und der Rückgang des Exanthems auf Calcium- und Antihistaminikagaben. Die Eosinophilie im Blutbild ist nicht als sicheres Unterscheidungsmerkmal zu werten, da sie auch beim Scharlach vorkommen kann.

Therapie

Mittel der Wahl ist Penicillin. Es eliminiert die Streptokokken innerhalb von 24–48 Stunden aus dem Nasen- und Rachenraum und verhütet die Komplikationen, insbesondere das akute rheumatische Fieber und die Glomerulonephritis. Da nach unbehandelten Streptokokkeninfektionen in 2 bis 3% der Fälle akutes rheumatisches Fieber und in 0,04 bis 0,18% der Fälle Glomerulonephritis auftritt, ist eine frühzeitig durchgeführte, sorgfältige und ausreichende Penicillintherapie dringend erforderlich.

Da die Komplikationen nach Streptokokkenanginen ebenso auftreten wie nach Scharlach, sollen beide Krankheitsbilder mit Penicillin behandelt werden. Man gibt bei Erwachsenen 1 Mill. E Procain Penicillin i.m. oder 4 Mill. E Penicillin V oder 3 Mill. E Pheneticillin oder 2 Mill. E Propicillin pro die, 10 Tage lang, oder eine einmalige Gabe von Benzathinpenicillin, bei Kindern entsprechend geringere Dosen. Trotz der Penicillintherapie ist Bettruhe erforderlich. Diese sollte beim Scharlach möglichst bis zur 3. Krankheitswoche durchgeführt werden. Auf jeden Fall sind körperliche Schonung und ärztliche Überwachung (auskultatorischer Herzbefund, EKG, Blutdruck, Urinbefund, Leukozyten) bis zum Ende der 3. Krankheitswoche anzuraten.

Penicillinlutschtabletten sind abzulehnen, da sie wirkungslos sind und durch Sensibilisierung einer späteren Penicillinallergie Vorschub leisten können. Wenn eine Penicillinallergie besteht, muß auf andere Antibiotika, z.B. Erythromycin oder – nach entsprechender intrakutaner Testung – Cephalosporine zurückgegriffen werden. Wichtig ist es, daß Scharlachpatienten, welche ihre Penicillintherapie beendet haben, nicht mit streptokokkeninfizierten Personen zusammenkommen. Wir lassen daher die Patienten am letzten Tage der Penicillintherapie ein Bad nehmen und verlegen sie auf eine »saubere« Station, möglichst mit streptokokkenfreiem Pflegepersonal.

Die Therapie der Komplikationen wird in den speziellen Kapiteln beschrieben.

Prophylaxe

Als prophylaktische Maßnahmen kommen in Frage:
1. die Expositionsprophylaxe durch Isolierung der Patienten bis zum letzten Tage der Penicillintherapie;
2. die spezifische Prophylaxe der Kontaktpersonen durch Verabreichung von Penicillin.

Die aktive Scharlachschutzimpfung mit Toxoidimpfstoff ist nicht als erfolgreich anzusehen.

Erkrankungs- und Sterbefälle an Scharlach sind meldepflichtig.

Andere Streptokokkeninfektionen

Streptokokken können als Eitererreger in verschiedenen Organen zu Krankheitsprozessen führen. Im Gegensatz zu Staphylokokken ist für Streptokokken ein dünnflüssiger Eiter charakteristisch. Bei Infektionen von Haut und Unterhautbindegewebe entstehen oft *Phlegmonen*.
Erysipel (Wundrose) ist ebenfalls durch Streptokokken bedingt. Prädilektionstellen sind das Gesicht und die Unterschenkel, letzteres besonders bei Menschen mit Krampfadern. Das Erysipel beginnt plötzlich mit Schüttelfrost, hohem Fieber und schwerem Krankheitsgefühl. Nach einigen Stunden findet sich eine intensiv gerötete, scharf begrenzte, stark schmerzhafte Schwellung der Haut mit Anschwellung der regionalen Lymphknoten. Oft bilden sich kleinere Bläschen mit zuerst klarem, dann getrübtem Inhalt in den zentralen Partien des Erysipels. Beim Gesichtserysipel war vor Beginn der Penicillinära die eitrige Meningitis eine gefürchtete Komplikation. Grundsätzlich sind beim Erysipel und bei den anderen Streptokokkeninfektionen die gleichen Komplikationen möglich wie bei Scharlach und Streptokokkenangina. Die Behandlung besteht in Ruhigstellung durch Bettruhe (bei Gesichtserysipel Sprechverbot und flüssige Ernährung) und Penicillin. Die Streptokokken befinden sich beim Erysipel in den Lymphspalten der Haut, nicht auf der Haut. Die Ansteckungsgefahr ist daher nicht sehr groß, besonders wenn der Patient sofort antibiotisch behandelt wird.
Impetigo contagiosa, *Puerperalfieber*, *Pneumonien*, gelegentlich auch *Infektionen der Harn- und Gallenwege* können durch Streptokokken ausgelöst sein und werden jeweils mit Penicillin behandelt.
Die *Endocarditis rheumatica* im Rahmen eines akuten rheumatischen Fiebers ist die Ursache der meisten erworbenen Herzvitien. Bei diesen Patienten kann es im Laufe des weiteren Lebens durch Aufpfropfung eines häufig wieder durch Streptokokken ausgelösten bakteriellen Prozesses zur bakteriellen Endokarditis kommen. Im Gegensatz zur Endocarditis rheumatica, bei welcher die Streptokokken nur auf den Tonsillen sitzen und der Prozeß an den Herzklappen durch Antigen-Antikörper-Reaktion zustande kommt, befinden sich bei der akuten bakteriellen Endokarditis die Erreger im Blut und auf den Herzklappen und können mit Hilfe von Blutkulturen nachgewiesen werden. An den Herzklappen zeigen sich bei der bakteriellen Endokarditis Ulzerationen und thrombotische Auflagerungen, die zu bakteriellen Embolien führen können (Endocarditis ulcerosa). Der Temperaturverlauf ist bei der bakteriellen Endokarditis intermittierend mit Schüttelfrösten, die Milz ist geschwollen und von weicher Konsistenz. Außer Streptokokken können viele andere Krankheitserreger eine bakterielle Endokarditis auslösen.

Die subakute bakterielle Endokarditis und die akute bakterielle Endokarditis werden im Kap.1, Krankheiten des Herzens (Bd.I), abgehandelt.

Literatur

Christ, P.: Über die Bedeutung von Streptokokkeninfektionen in der Pathogenese der akuten Polyarthritis und der akuten Nephritis. Ergebn. inn. Med. Kinderheilk. 11 (1959) 379

Herrlich, A.: Handbuch der Schutzimpfungen. Springer, Berlin 1965

Rammelkamp, C.H., L.W. Wannamaker, F.W. Denny: The epidemiology and prevention of rheumatic fever. Bull. N.Y. Acad. Med. 28 (1952) 321

Reed, R., B. Matheson: Experimental nephritis due to type specific streptococci. J. infect. Dis. 95 (1954) 191, 202

Vorländer, K.O., G. Hellweg, G. Liesenfeld: Experimentelle Untersuchungen zur Pathogenese der durch Typ-12-Streptokokken hervorgerufenen Nierenentzündung. Allergie und Asthma 5 (1959) 13

B-Streptokokken-Infektion
s. S.13.357

Staphylokokkeninfektionen unter Berücksichtigung des Hospitalismus

G. PULVERER und J. JELJASZEWICZ

Unter Staphylokokkeninfektionen verstehen wir pyogene Infektionsprozesse verschiedenster Erscheinungsformen, welche zumeist durch *Staphylococcus aureus* verursacht werden. Staphylokokkeninfektionen können lokalisiert oder generalisiert sein, sie kommen im Krankenhaus und in der freien Praxis vor und zählen sicherlich zu den wichtigsten und häufigsten bakteriellen Infektionen.

Häufigkeit und Vorkommen

Staphylokokkeninfektionen lassen keine saisonale oder geographische Abhängigkeit erkennen. Harmlose lokalisierte Staphylokokkeninfekte wie z.B. kleinere Hautläsionen kommen sehr oft vor, ihre Häufigkeit ist nie bestimmt worden. Die Staphylokokkenmastitis tritt bei ca. 5% der stillenden Mütter auf. Die Mastitisinfektionsrate ist aber variabel und sollte in etwa als Resultat der vorliegenden Hospitalhygiene angesehen werden, denn die Staphylokokkenmastitis kommt bei Krankenhausentbindungen häufiger vor als bei Hausentbindungen. Auch die Staphylokokkenkonjunktivitis der Neugeborenen ist besonders in solchen Krankenhäusern zu beobachten, in denen die routinemäßige Credésche Prophylaxe ganz aufgegeben oder durch eine Penicillinprophylaxe ersetzt wurde. Die im Schrifttum angegebenen Häufigkeitsfrequenzen von generalisierten Staphylokokkeninfekten variieren beträchtlich.

Epidemiologie

Staphylokokken sind physiologische Bewohner bestimmter Partien der Haut- und Schleimhautoberfläche vom Menschen, von vielen Haustieren und von wild lebenden Tieren. Dementsprechend sind Staphylokokken auch im Freiland weit verbreitet zu finden, wo sie lange Zeit überleben können. Der pathogene Staphylococcus aureus ist auf der *Schleimhaut* der vorderen Nasenhöhle, des Rachens, der Ausführungsgänge der Brustdrüsen und im geringeren Umfang auch des Darmes anzutreffen. Von der *Hautoberfläche* sind insbesondere die Perianalregion und die Achselhöhlen zu nennen. Die Nachweisfrequenzen schwanken, sie sind generell im Krankenhausmilieu höher als außerhalb der Hospitäler, sie können im Krankenhaus bis zu 100% betragen. In eigenen Untersuchungen konnten Staphylococcus-aureus-Stämme auch in der Nasen-Rachen-Flora von Rindern, Schweinen, Schafen, Pferden, Hunden, Hühnern, Rehen, Wildhasen, Fasanen und Rebhühnern nachgewiesen werden.

Bei den *Staphylokokkenträgern* haben wir zwischen *intermittierenden* und *persistierenden* Trägern zu unterscheiden. Für die Verbreitung besonders bedeutsam sind die persistierenden Staphylokokkenträger. Die Ursache dieses Zustandes ist nicht bekannt, es gibt auch keine sichere Methode, ihn zu beenden. Bei lokaler oder allgemeiner Antibiotikabehandlung bleiben persistierende Staphylokokkenträger nur während der Behandlungszeit frei, während die Staphylokokken nach Absetzen der Theapie meist sehr schnell wieder erscheinen. Die höchsten Frequenzen persistierender Staphylokokkenträger sind ebenfalls im Krankenhausmilieu anzutreffen.

Die *Pathogenität* der Spezies *Staphylococcus aureus* ist außer Zweifel. Während früher die coagulase-negativen Staphylokokken generell als apathogen angesehen wurden, mußte dies in der letzten Zeit revidiert werden. Insbesondere Stämme der Spezies *Staphylococcus epidermidis* sind als Erreger sehr bösartiger generalisierter Staphylokokkeninfektionen bekannt geworden. Inwieweit auch Stämme der Spezies *Staphylococcus saprophyticus* Erregernatur aufweisen können (Harnwegsinfektionen?), muß noch offen bleiben. Die *Virulenz* der Staphylokokken kann beträchtliche Unterschiede aufweisen ebenso wie die *Epidemietendenz*, welche unserer Erfahrung nach eine zusätzliche, bislang noch nicht faßbare Eigenschaft mancher virulenter Staphylokokken darstellt.

Es kann heute als gesichert angesehen werden, daß zumindest die Spezies Staphylococcus aureus *Standortvarietäten* aufweist. So konnte nachgewiesen werden, daß die bei verschiedensten Tierarten normalerweise als physiologische Kommensalen bzw. als Krankheitserreger anzutreffenden Staphylococcus-aureus-Stämme nicht identisch sind mit den beim Menschen vorkommenden Stämmen. Haustiere und wild lebende Tiere scheiden damit als Staphylokokkenreservoir für den Menschen weitgehend aus.

Epidemiologische Untersuchungen setzen voraus, daß man die Staphylokokken typisieren kann. In der Praxis haben sich zur *Typisierung* von Staphylococcus-aureus-Stämmen die folgenden Methoden bewährt: *biochemische Differenzierung* nach dem Schema von Baird-Parker, Bestimmung der *Eigelbaktivität*, *Antibiogrammtest*, *Lysotypie* (Bestimmung der Phagenempfindlichkeit) und *Serologie* (Methoden nach Oeding bzw. nach Cowan). Von diesen Methoden liefert die Lysotypie sicherlich die besten Ergebnisse und wird daher auch am häufigsten angewendet. Je nachdem, welche Standortvarietäten untersucht werden sollen, kommen unterschiedliche Phagensätze zur Anwendung. Die Staphylococcus-aureus-Stämme menschlicher Herkunft testet man mit einem internationalen Basissatz von z.Z. 22 Phagen, welche in 5 Phagengruppen unterteilt werden.

Ätiologie und Mikrobiologie

Mikroskopisch imponieren die Staphylokokken als grampositive, meist in Haufen gelagerte Kokken. Staphylokokken sind ohne größere Schwierigkeiten auf vielen künstlichen Nährböden anzuzüchten, sie bilden runde glänzende Kolonien (1 bis 2mm im Durchmesser). Die *Pigmentbildung* ist variabel, sie reicht von weiß bis gelb. Zusammenhänge zwischen Pathogenität bzw. Virulenz eines Stammes und seiner Pigmentbildung bestehen nicht. Auf bluthaltigen Nährmedien sind Staphylokokkenkolonien häufig von einem *Hämolysehof* umgeben.

Das Genus *Staphylococcus* wird heute in die drei Spezies *Staphylococcus aureus*, *Staphylococcus epidermidis* und *Staphylococcus saprophyticus* unterteilt. Die Spezies *Staphylococcus aureus* wird von den beiden anderen Spezies aufgrund der vorhandenen *Plasmacoagulase-Aktivität* abgegrenzt. Die beiden coagulase-negativen Spezies *Staphylococcus epidermidis* und *Staphylococcus saprophyticus* unterscheiden sich in verschiedenen biochemischen Merkmalen.

Insbesondere die Spezies *Staphylococcus aureus* kann eine ganze Reihe von Enzymen bzw. *Toxinen* produzieren: *Coagulase, Clumping-Faktor, α-, β-, γ-, δ-Hämolysine, Leucocidin, Enterotoxine, Exfoliativtoxin* u.a.m. Dem α-Hämolysin werden dermonekrotische, zytotoxische und letale Effekte zugesprochen. Das β-Hämolysin (eine Sphingomyelinase C) und das γ-Hämolysin wirken hämolytisch und zytotoxisch, während das δ-Hämolysin offenbar keine Rolle im Rahmen der Staphylokokkeninfektion spielt. Das Leucocidin wirkt selektiv auf Granulozyten; die Coagulase verursacht eine Blutgerinnung, wobei ihre Wirkung von der des Thrombins different ist. Der Staphylokokken-Clumping-Faktor führt ebenfalls zur Blutgerinnung, Angriffspunkte sind hierbei allerdings alle Formen des Fibrinogens. Unterschiedliche Enterotoxine (A, B, C, D, E) können eine Staphylokokken-Enterotoxikose verursachen, ihre exakte Wirkungsweise ist noch unklar. Das Exfoliativtoxin konnte erst jüngst von den anderen bekannten Staphylokokkentoxinen abgegrenzt werden, es ist verantwortlich für die *Dermatitis exfoliativa Ritter.*

Diese Toxine wurden in ihrer Bedeutung früher zumeist nur isoliert betrachtet und diskutiert. Dieses Denkmodell hat sich sicherlich als falsch erwiesen. Heute versucht man, die kombinierten Wirkungseffekte aller Toxine zu erfassen und in Zusammenhang zur Pathogenität bzw. Virulenz der Staphylokokken zu setzen. Alle diese Toxine sind Hilfsmittel der Staphylokokkenzellen, um sich im Gewebe festzusetzen, dort zu überleben, sich zu vermehren und evtl. in die nähere oder weitere Umgebung vorzudringen. So wird es verständlich, daß im Verlauf einer Staphylokokkeninfektion Antikörper gegen die verschiedensten Staphylokokkentoxine auftreten können.

Die *Zellwand* der Staphylokokken ist recht gut erforscht, ihre Bedeutung für die Pathogenese der Staphylokokkeninfektion ist unbestritten. An der Oberfläche der Staphylococcus-aureus-Zellen (nicht dagegen der übrigen beiden Staphylokokkenspezies) befindet sich das sog. *Protein A*, welches offensichtlich einen wichtigen Virulenzfaktor darstellt.

Pathogenese und Pathophysiologie

Die intakte Haut und Schleimhaut sind sehr wichtige Barrieren gegen eine Staphylokokkeninfektion. Werden diese Barrieren aus irgendwelchen Gründen durchbrochen, dann können Staphylokokken von der Haut- und Schleimhautoberfläche aus sehr leicht zu Infektionen führen. Entscheidend über den weiteren Ausgang dieser Infektion sind die Abwehrmechanismen des Wirtes. Die als Antwortreaktion ausgelöste Entzündung stimuliert die Phagozytose der Staphylokokken und deren anschließende Vernichtung. Die Staphylokokken können andererseits dank ihrer Zellwandmukopeptide die Leukozyten-Chemotaxis hemmen, auch das Protein A greift mit seiner antiphagozytären Wirkung in die normale Phagozytose ein. Die oben angesprochenen Toxine sind den Staphylokokken sicherlich eine Hilfe bei ihrem Seßhaftwerden, ihrer Vermehrung und ihrer Verbreitung.

Die zellulären Abwehrmechanismen des Wirtes spielen zweifellos die Hauptrolle, wie man es auch sehr deutlich bei den verschiedensten Erscheinungsbildern von Granulozytopathien sieht. Bei solchen Patienten kommt es oft zu wiederholten und schwer verlaufenden Staphylokokkeninfektionen.

Krankheitsbilder

Staphylokokken können die mannigfaltigsten Infektionsprozesse in praktisch allen Körperregionen verursachen. Von banalen harmlosen und meist lokalisierten Infektionen bis zu schweren, oft tödlich endenden Septikopyämien kommen alle Übergangsstufen vor. Viele infektiöse Krankheitsbilder können staphylokokkenbedingt sein. Aus dem klinischen Bild allein kann daher nicht mit Sicherheit auf das Vorliegen einer Staphylokokkeninfektion geschlossen werden.

Staphylokokkeninfekte der Haut sind zumeist lokalisiert und bedürfen für gewöhnlich keiner Krankenhausbehandlung. Dazu zählen Follikulitis, Impetigo, Pemphigus, Furunkel, Karbunkel, Panaritium. Differentialdiagnostisch müssen hier Streptococcus-pyogenes-Infektionen in Betracht gezogen werden. Auch Staphylokokkeninfektionen der äußeren Schleimhäute wie Konjunktivitis sind meist harmlos. Schwerwiegender sind die Mastitis puerperalis und die Staphylokokkeninfektionen der tieferen Partien des Respirationstraktes mit ihrer Neigung zur abszedierenden Pneumonie und zu toxischen Komplikationen. Gefährlich sind Otitis media mit den Komplikationen Meningitis und Hirnabszeß, Endokarditis, Pneumonie mit Pleuritis, Osteomyelitis, septische Arthritis, Infektionen des Urogenitalapparates, Empyeme verschiedenster Hohlorgane und generalisierte Hautinfektionen, wie z.B. die Rittersche Erkrankung. Hier sind Krankenhauseinweisung und intensive Antibiotikatherapie unerläßlich.

Postoperative Wundinfektionen durch Staphylokokken zählen auch heute noch zu den wichtigsten Komplikationen der Chirurgie, besonders dann, wenn sie in epidemischer Form auftreten. Gefürchtet ist auch die Staphylokokken-Enterokolitis als Folgezustand einer Breitbandantibiotikatherapie. Diese Superinfektion muß von der ebenfalls staphylokokkenbedingten Lebensmittelvergiftung (Enterotoxine) abgegrenzt werden (s. auch Differentialdiagnostische Tabellen, S. 13.363).

Laboratoriumsbefunde

Der Nachweis von Staphylokokken im klinischen Material ist problemlos, Kultur und Identifizierung sind ohne Schwierigkeiten durchzuführen. Vor einer alleinigen mikroskopischen Diagnose muß allerdings gewarnt werden. Zur Anzüchtung der Staphylokokken sind keine besonderen Nährmedien notwendig, die Differenzierung erfolgt mit Hilfe des Coagulasetests und verschiedener biochemischer Methoden. Eine weitere Typisierung ist, wie bereits erwähnt, möglich. Eine solche Feindifferenzierung ist notwendig bei epidemiologischen Fragestellungen und im Zusammenhang mit dem infektiösen Hospitalismus.

Die Entscheidung, ob der angezüchtete Staphylokokkenstamm nun tatsächlich das auslösende Agens des Infektionsprozesses ist oder nicht, kann allerdings manchmal schwierig sein. Dies insbesondere bei Infekten der Haut und Schleimhaut, da alle drei Staphylokokkenspezies zu den normalen Besiedlern dieser Organe gehören. Im Zweifelsfall wird eine Wiederholung der Kultur weiterhelfen.

Serologische Tests zum Nachweis von Antikörpern bzw. Antitoxinen gegen die verschiedensten

Staphylokokkenprodukte sind ohne jegliche praktische Bedeutung. Dies gilt auch für die heute noch vielerorts durchgeführte Antistaphylolysin-Reaktion.

Verlauf und Prognose

Die Prognose der meisten Staphylokokkeninfektionen, insbesondere wenn sie lokalisiert sind, ist im allgemeinen gut. Verlauf und Prognose von Staphylokokkeninfektionen müssen aber dann als kritisch bezeichnet werden, wenn Grunderkrankungen des Immunsystems und des Hormonhaushaltes (z.B. Diabetes) vorliegen. Generalisierte Staphylokokkeninfektionen müssen ebenfalls als ernste Erkrankungen angesehen werden, ihre Letalität kann Quoten zwischen 20 und 60% erreichen. Aus der Dauer einer Staphylokokkeninfektion allein kann keine entscheidende Prognosestellung abgeleitet werden. Die staphylokokkenbedingte Lebensmittelinfektion ist zumeist gutartig, die klinischen Erscheinungen verschwinden meist von selbst innerhalb von zwei Tagen.

Komplikationen

Die gefährlichste Komplikation einer Staphylokokkeninfektion wird durch die Staphylokokken selbst verursacht. So kann sich sehr schnell aus einer harmlosen kleinen Hautläsion eine letale generalisierte Staphylokokkeninfektion entwickeln, oder eine Staphylokokkenpneumonie kann zu einem tödlichen Hirnabszeß führen. Superinfektionen von Staphylokokkeninfekten durch andere Bakterien oder Pilze sind selten.

Differentialdiagnose

Die einzige hier zu nennende Schwierigkeit liegt in der Entscheidung, ob der angezüchtete Staphylokokkenstamm tatsächlich die Ursache des Infektionsprozesses ist oder nicht. Bei manchen Hautinfektionen muß differentialdiagnostisch der *Streptococcus pyogenes* in Betracht gezogen werden, allerdings kommen nicht selten Mischinfektionen zwischen Staphylokokken und Streptokokken vor. Die Isolierung von Staphylokokken aus dem Harnwegs-, Verdauungs- und Respirationstrakt benötigt immer große Aufmerksamkeit und eine abwägende Interpretation. Das Vorliegen eines asymptomatischen Trägerstatus muß hier stets mit einkalkuliert werden.

Therapie

Dank der Antibiotika ist heute die Therapie von Staphylokokkeninfektionen ohne größere Probleme. Antibiotikum der ersten Wahl ist immer noch das Benzylpenicillin, bei dagegen resistenten Stämmen (β-Lactamasebildner) können die verschiedensten β-Lactamase-stabilen Penicilline und Cephalosporine eingesetzt werden.

Lincomycin und deren Derivate eignen sich wegen ihrer ausgesprochen guten Knochengängigkeit besonders zur Behandlung von Staphylokokken-Osteomyelitiden. Erythromycin, Fusidinsäure, Gentamicin und Vancomycin können bei gezielter Indikationsstellung ebenfalls mit Erfolg zur Behandlung generalisierter Staphylokokkeninfektionen angewandt werden. Chloramphenicol und die Tetracycline sollten dagegen nicht zu einer solchen Therapie eingesetzt werden.

Die Antibiotikaresistenzsituation der Staphylokokken hat sich in den letzten Jahren wesentlich gebessert. Die früher beobachteten Resistenzunterschiede zwischen Hospital- und Praxisstämmen sind offensichtlich weggefallen. Auch die Quote der gegen die β-Lactamase-stabilen Penicilline resistenten Staphylokokken ist entweder von Anfang an niedrig geblieben (bei uns um 5%) oder zuletzt wieder drastisch zurückgegangen. Hier könnten allerdings noch örtliche Unterschiede bestehen. Im großen und ganzen werden heute Staphylokokkeninfektionen in Klinik und Praxis gleich behandelt.

Entscheidend wichtig für den Erfolg einer Antibiotikatherapie ist die Bestimmung der Antibiotikaresistenz des betreffenden Staphylokokkenstammes (Antibiogrammtest). Es empfiehlt sich folgendes Vorgehen: Einleiten der bakteriologischen Kultur und Antibiogrammbestimmung, gleichzeitig schon Beginn einer Antibiotikatherapie mit einem Penicillin- oder Cephalosporinpräparat, Kontrolle der Antibiotikawahl nach Vorliegen des Antibiogrammes.

Insbesondere bei chronischer, hartnäckiger Furunkulose, welche trotz geeigneter Antibiotikatherapie nicht zur Ausheilung kommt, sollte eine *Autovakzinebehandlung* versucht werden. Solche Autovakzinen können ohne größere Schwierigkeiten hergestellt werden, die therapeutischen Erfolge sind oft sehr imponierend. Erfolgversprechende Heterovakzinepräparate stehen z.Z. nicht zur Verfügung.

Prophylaxe

Sieht man von allgemeinen hygienischen Maßnahmen ab, so gibt es keine verläßliche Prophylaxe zur Verhütung von Staphylokokkeninfektionen. Weder eine prophylaktische Antibiotikatherapie noch eine Heterovakzinebehandlung oder Gaben von Staphylokokkenimmunseren (Anti-alpha-Hämolysinen) bzw. Alpha-Hämolysin-Toxoid sind empfehlenswert.

Infektiöser Hospitalismus

Unter *infektiösem Hospitalismus* versteht man eine Infektion, die ein Patient infolge eines Krankenhausaufenthaltes bekommt. Im angloamerikanischen Sprachgebiet spricht man von »hospital infection« bzw. »nosocomial infection«. Dieser infektiöse Hospitalismus kann *epidemisch* auftreten (sog. »epidemic hospital infections«), d.h. es kommt zu einer epidemischen Häufung von Infekten, bei denen ein einheitlicher Erregertyp vorliegt und bei denen ein zeitlicher, örtlicher und kausaler Zusammenhang mit dem Krankenhausaufenthalt gesichert ist.

Den infektiösen Hospitalismus hat es schon immer gegeben, solange Krankenhäuser existieren. Mit Beginn der Antibiotikaära kam es jedoch zum Auftreten des mit Recht gefürchteten *infektiösen Staphylokokkenhospitalismus*, wofür sicherlich neben reinen hygienischen Gründen noch eine Vielzahl weiterer Faktoren verantwortlich gemacht werden muß. Staphylokokken sind in der Zwischenzeit als Erreger des Hospitalismus etwas in den Hintergrund getreten, ihre führende Position ist von den verschiedensten gramnegativen Bakterienarten wie *Pseudomonas aeruginosa, Klebsiellae* u.a. übernommen worden. Dieser Wandel im Erregerspektrum wird in aller Welt beobachtet, die z.Z. günstige Antibiotika-Resistenzsituation der Staphylokokken ist sicherlich mit dafür verantwortlich. Mit einer neuerlichen Zunahme der Staphylokokkeninfektionen sollte jedoch gerechnet werden.

Literatur

Cohen, J.O.: The staphylococci. Wiley, New York 1972
Elek, S.D.: Staphylococcus pyogenes and its relation to disease. Livingstone, Edinburgh 1959
Grün, L.: Staphylokokken in Klinik und Praxis. Wissenschaftl. Verlagsges., Stuttgart 1964
Heczko, P.B., Jeljaszewicz, G. Pulverer: Classification of Micrococcaceae isolated from clinical sources. Zbl. Bakt. I. Orig. A 229 (1974) 171–177
Jeljaszewicz, J.: Staphylococci and staphylococcal infections. Recent status. Karger, Basel 1973
Jeljaszewicz, J.: Staphylococci and staphylococcal disease. Fischer, Stuttgart 1976
Pulverer, G.: Pathogene Staphylokokken bei Mensch, Tier und im Freiland. Fortschr. med. 82 (1965) 459–462
Pulverer, G.: Situationsbericht zur Staphylokokken-Forschung. Hippokrates 47 (1976) 343–354
Pulverer, G., K.P. Schaal: Krankenhausinfektionen – infektiöser Hospitalismus. Immunität u. Infektion 2 (1974) 104–109
Williams, R.E.O., R.A. Shooter: Infection in hospitals. Epidemiology and control. Blackwell, Oxford 1963

Gonokokkeninfektionen

W.P. Herrmann

Definition

Es handelt sich um Erkrankungen, vornehmlich des Genitaltraktes, die durch den Ereger der Gonorrhoe (Tripper) – *Neisseria gonorrhoeae* – hervorgerufen werden. Die Übertragung erfolgt meistens beim Geschlechtsverkehr, seltener durch Schmierinfektion, und führt zu anfänglich akuten serösen bis eitrigen Entzündungen der Schleimhäute des Urogenitaltraktes – vielfach auch des Mastdarms, seltener des Rachens und der Augenbindehäute –, mit Neigung zur Aszension und zum Übergang in ein chronisches Stadium. Ausbreitung der Infektion auf dem Blut- oder Lymphweg kann zu Organkomplikationen (Arthritis, Endokarditis) und zur Gonokokkensepsis führen (Tab. 13.**20**). Befall von Leber, Nieren, Meningen, Hirn und Rückenmark, Iris und Kornea, der Sehnenscheiden und Schleimbeutel sowie der Haut sind selten.

Häufigkeit

Nach vorübergehender Eindämmung der Gonorrhoe wird seit den 60er Jahren in allen Erdteilen wieder ein enormer Anstieg an Gonokokkeninfektionen registriert. Ihre Häufigkeit wird auf ca. 60 bis 65 Mill. Neuinfektionen pro Jahr geschätzt. In neuerer Zeit nehmen auch Organkomplikationen (Haut, Auge, ZNS) wieder zu. In Schweden ist Neisseria gonorrhoeae der häufigste Sepsiserreger. Mit zunehmender Ausbreitung der Homosexualität steigt auch die Zahl der primär extragenitalen Gonokokkeninfektionen.

Vorkommen

Gonokokkeninfektionen sind ubiquitär verbreitet und kommen bei beiden Geschlechtern vor. Neuerkrankungen werden bei Männern etwa dreimal so häufig beobachtet wie bei Frauen, weil die Erkrankung bei der Frau symptomarm verlaufen bzw. durch Begleitkrankheiten (nicht-infektiöser Fluor, Candidiasis, Trichomoniasis vaginalis) maskiert sein kann. Dem Übertragungsmodus entsprechend erkranken hauptsächlich Jugendliche und jugendliche Erwachsene. Besonders gefährdet sind Prostituierte und Homosexuelle sowie andere Personen mit häufig wechselndem Geschlechtsverkehr (Seeleute, Kasernierte usw.).

Pathophysiologie

Neisseria gonorrhoeae ist ein ausgesprochener Schleimhautparasit, der vorzugsweise die Epithelien der Harnröhre, bei der Frau auch des Zervikalkanals besiedelt, wo er sich an der Oberfläche rasenartig ausbreitet. Die Schleimhaut der Harnblase wird nie befallen, ebensowenig die Vaginalschleimhaut geschlechtsreifer Frauen, doch kommt es durch Ausfließen gonokokkenhaltigen Eiters relativ häufig zur Infektion des Rektums (Proktitis). Die Vaginalschleimhaut ist nur *vor* der Pubertät für Gonokokken empfänglich (Vulvovaginitis gonorrhoica infantum). Die Konjunktiva kann gleichfalls befallen werden; am empfindlichsten ist die Bindehaut des Neugeborenen, weniger die des Erwachsenen (Gonoblennorrhoe).

Der Schleimhautbefall mit Neisseria gonorrhoeae bewirkt nach einer Inkubationszeit von 2–8 Tagen (im Mittel 3–5 Tage) eine katarrhalische Entzündung, die zunächst serös, dann serös-eitrig und schließlich purulent wird. In späteren Stadien wird nur noch schleimiges, glasiges Sekret abgesondert. Im akuten Stadium werden die Erreger zum großen Teil schon in den oberflächlichen Epithelschichten phagozytiert (intrazelluläre Diplokokken). Dennoch dringen stets auch Keime in die tieferen Schleimhautschichten vor, wo sie im allgemeinen rasch eliminiert werden. Dabei wird die Bildung spezifischer Antikörper in Gang gesetzt, die etwa vom 10. Tage post infectionem ab mit

13.134 Infektionskrankheiten

Tabelle 13.20 Gonokokkeninfektionen

I. Urogenitaltrakt

Männer	Frauen
Urethritis anterior	Urethritis
Urethritis posterior	Skenesche Gänge
Prostatitis	Bartholinitis
Semivesikulitis	Zervizitis
Epididymitis	Endometritis
Funikulitis	Salpingitis
Cowperitis	Oophoritis
Tysonitis	Ovarialabszeß
Littritis	Vulvovaginitis
paraurethrale Gänge	(fast nur präpuberal)

II. Extragenitale Komplikationen

	Innere Organe	Augen	Haut
Lokale Infekte	Proktitis*	Konjunktivitis (Blennorrhoea adultorum)	Follikulitis
	Pelveoperitonitis*		Ulzera
		Dakryoadenitis	Abszesse
Hämatogene Streuung	Arthritis	Subkonjunktivitis	Abszesse
	Tendovaginitis	Iritis	Exantheme (erythematöse, hämorrhagische, nodöse)
	Bursitis	Retinitis	
	Myositis	intraokuläre Neuritis (Papillitis)	Keratodermia blenorrhagica (umstritten: Morbus Reiter?)
	Endokarditis		
	Perihepatitis (♀♂)	Panophthalmie	
	Meningitis		
	Sepsis, evtl. auch mit Pneumonie, Pleuritis, Myokarditis, Perikarditis, Nephritis, Hepatitis (?) (»gonotox. Ikterus«), Myelitis		

III. Primär extragenitale Gonokokkeninfektionen

Pharyngitis	Konjunktivitis
Tonsillitis	(Blenorrhoea monatorum)
Proktitis	

* durch Aszension der Erreger

---

geeigneten Antigenzubereitungen im Intrakutantest nachweisbar wird; ab 3. Krankheitswoche lassen sich mit Komplementbindungs- und Flokkungsreaktionen sowie Immunofluoreszenztechniken auch humorale Antikörper vom Typ IgG und IgA, seltener IgM nachweisen, die aber wegen ihres relativ späten Auftretens und der langen Persistenz diagnostisch kaum verwertbar sind. Eine *Immunität* kommt allerdings *nicht zustande*, so daß Reinfektionen, auch Superinfektionen – bei florider Gonorrhoe – stets möglich sind.

Die Aszension der Keime wird durch anatomische Gegebenheiten erschwert. Dennoch kann die Erkrankung beim Mann nach Überwindung des Sphincter vesicae externus auf die Pars posterior urethrae und von hier aus auf Prostata, Samenblasen, Ductus deferens und Nebenhoden übergreifen, bei der Frau auf Endometrium, Tuben, Ovarien und Peritoneum.

Epididymitis und Funikulitis entwickeln sich meist schon in den ersten 12–24 Std. nach Krankheitsbeginn, und zwar als Folge einer passiven Keimverschleppung durch retroperistaltische Bewegungen des Ductus deferens. Metastatische Organkomplikationen und Septikämien nehmen ihren Ausgang meistens von einer parenchymatösen Prostatitis (S. 13.136), Epididymitis oder Salpingitis.

Ätiologie
Als Krankheitserreger kommt nur Neisseria gonorrhoeae in Betracht, ein gramnegativer Diplokokkus von 0,8–2 µm (Mittelwert 1,4 µm) Durchmesser. Verschiedentlich wurden in vivo und in vitro gramlabile und abnorm geformte Gonokokken sowie Makro- und Mikrovarianten gefunden. Es handelt sich dabei nicht um Mutanten, sondern um Degenerations- oder Involutionsformen, die sich kulturell in typische Gonokokken zurückverwandeln lassen. Mischinfektionen mit Pseudogonokokken (Neisseria subflava, Neisseria fulva, Neisseria catarrhalis u.a.), gramnegativen Staphylokokken, Enterokokken, kokkoiden Stäbchen der Gattungen Mima, Herellea, Colloides und anderen Keimen sind häufig und können zu diagnostischen Irrtümern führen.

Besonderheiten
Nach dem Gesetz zur Bekämpfung der Geschlechtskrankheiten vom 23.7.1953 ist in der BRD *jede Form einer Gonokokkeninfektion meldepflichtig*. Darüber hinaus ist der Arzt gehalten, die Infektionsquelle zu ermitteln und einer sofortigen Untersuchung und gegebenenfalls Behandlung zuzuführen. Seit 1.7.1970 genügt nach § 11a des Änderungsgesetzes für den Fall einer ansteckungsfähigen Geschlechtskrankheit die nicht namentliche Meldung auf vorgedrucktem Formular. Nur wenn der Kranke sich der Untersuchung/Behandlung entzieht, hat eine namentliche Meldung zu erfolgen.

Krankheitsbild
Beim Mann beginnt die Erkrankung ca. 2–5 Tage nach der Infektion mit einer Urethritis anterior: anfangs Brennen und Stechen, später erheblichen Schmerzen beim Urinieren, Entleerung eines schleimigen bis eitrigen Sekretes sowie nächtlichen, schmerzhaften Erektionen. Glans penis und inneres Vorhautblatt können entzündlich gerötet sein, mitunter besteht eine entzündliche Phimose oder Paraphimose. In späteren Stadien nur noch morgendliche Absonderung eines schleimig-eitrigen bis glasigen Sekretes (sog. Bonjour-Tröpfchen). In der 2.–3. Krankheitswoche kann die hintere Harnröhre befallen werden, manchmal unmerklich, öfters mit erheblichen Beschwerden: echtes Krankheitsgefühl, häufiger Harndrang, schmerzhafte Erektionen und Pollutionen, terminale Hämaturie. Bei Beteiligung der Prostata und Samenblasen wird über ein dauerndes Druckgefühl im Damm geklagt, evtl. über Schmerzen bei der Defäkation. Wenn Samenstränge und Nebenhoden (meist einseitig) befallen werden, geschieht dies meist schon zu Beginn der Erkrankung mit Fieber, evtl. sogar Schüttelfrost und einer sehr schmerzhaften Anschwellung beider Organe. Bei Frauen wird neben der Harnröhre stets die Zervix befallen und vielfach auch das Rektum. Anfangs bestehen ähnliche Beschwerden wie beim Mann, wenngleich sehr viel geringer. Sie bleiben daher oft unbeachtet, zumal viele der infizierten Frauen an Fluor vaginalis und unangenehme Sensationen im Bereich der Vulva gewöhnt sind.

Die Erkrankung wird meistens erst bemerkt, wenn sie als Ansteckungsquelle gemeldet oder aus anderen gynäkologischen bzw. geburtshilflichen Gründen untersucht werden. Stärkere Beschwerden treten erst auf, wenn die Bartholin-Drüsen beteiligt (sehr schmerzhafter Pseudoabszeß der großen Labien) oder die Adnexe befallen sind. Die gonorrhoische Endometritis verläuft vielfach symptomlos, kann jedoch gelegentlich mit schmerzhaften, spastischen Uteruskontraktionen und Menstruationsstörungen einhergehen. Die Salpingitis hingegen verursacht immer heftige Krankheitserscheinungen: Fieber, Spontanschmerzen, Druckempfindlichkeit und Spannungsgefühl im Unterleib, z.T. auch peritoneale Reizerscheinungen (akutes Abdomen).

Anamnese
Da die Übertragung von Gonokokkeninfektionen fast immer beim Geschlechtsverkehr erfolgt, ist in erster Linie nach sexuellen Kontakten während der letzten 8 Tage vor dem Krankheitsbeginn zu fragen.

Dabei ist zu berücksichtigen, daß der Ausbruch klinischer Symptome durch interkurrente Einnahme antibakteriell wirksamer Medikamente verzögert sein kann. Extragenitale Komplikationen treten im allgemeinen nicht vor der 3. Krankheitswoche auf – mit Ausnahme der Epididymitis (s. oben). Wichtig ist auch, daß die Ansteckung durch beschwerdefreie, scheinbar gesunde Keimträger erfolgen kann. Das gilt insbesondere für Frauen, bei denen die Gonorrhoe meistens symptomarm verläuft und zudem durch andere Genitalaffektionen (z.B. Candidiasis, Trichomoniasis, hormonell bedingten Fluor) maskiert sein kann. Anamnestische Angaben zur Beschwerdefreiheit des Sexualpartners sind deshalb bedeutungslos, Mitteilungen über eingenommene Arzneimittel und Ovulationshemmer hingegen u.U. wichtig. Bei Proctitis gonorrhoica ist nach homosexuellen Kontakten und Anogenitalverkehr zu fragen, bei Infektionen des Rachens und der Mundhöhle (Pharyngitis, Tonsillitis, Stomatitis gonorrhoica) nach Kunnilingus und peroralem Geschlechtsverkehr.

Die *Vulvovaginitis gonorrhoica infantum* ist meistens Folge einer außergeschlechtlichen Übertragung durch kranke Geschwister oder Mütter, wobei die Schmierinfektion fast immer durch gemeinsame Bettbenutzung zustande kommt. Gelegentlich ist jedoch ein Sexualverbrechen, evtl. sogar Inzest die Ursache. In solchen Fällen ist bei der Erhebung der Anamnese gegenüber Erwachsenen

Skepsis und bei den betroffenen Kindern größte Behutsamkeit geboten.
Bei Gonoblennorrhoe der Neugeborenen (Infektion während der Geburt) muß nach einer Gonorrhoe der Mutter gefahndet werden. Bei Erwachsenen handelt es sich gewöhnlich um Schmierinfektionen, die vom Genitale übertragen werden. Bei Ärzten und Pflegepersonal kann zudem der berufliche Umgang mit Geschlechtskranken von ursächlicher Bedeutung sein – z.B. dann, wenn dem Betreffenden beim Spalten eines gonorrhoischen Abszesses Eiter ins Auge spritzt: *Berufsunfall*.

Befunde
Bei der Urethritis anterior des Mannes findet man in der Regel entzündliche Rötung und Schwellung des Orificium urethrae, aus dem anfangs schleimig-wäßriges Sekret, sehr bald jedoch grünlichgelber Eiter hervorquillt. Glans penis und Präputium können entzündlich gerötet sein, evtl. mit entzündlicher Phimose oder Paraphimose.
Gelegentlich Abszesse der Tysonschen Drüsen beidseits des Frenulum praeputii.
Bei Affektion der Cowperschen Drüsen druckschmerzhafte Vorwölbungen des Dammes beidseits der Mittellinie.
Im Urin reichlich bakterienhaltige Flocken und Schleimfäden (sog. Tripperfäden).
Die Prostatitis catarrhalis glandularis verläuft im allgemeinen symptomarm und ist palpatorisch oft nicht nachweisbar. Die erkrankten Drüsenläppchen der Prostatitis follicularis können rektal als druckempfindliche Knötchen getastet werden. Bei Prostatitis parenchymatosa kann das Organ mächtig anschwellen; es ist äußerst schmerzhaft (spontan, bei Stuhlgang und Palpation), dabei besteht hohes Fieber und schweres Krankheitsgefühl. Bei Semivesikulitis können die verdickten Samenblasen oberhalb der Prostata getastet werden.
Bei Funikulitis läßt sich der Ductus deferens als bleistiftdickes, druckschmerzhaftes Gebilde im Samenstrang palpieren. Bei Epididymitis ist der Nebenhoden zu einem faustgroßen, prall-elastischen Gebilde angeschwollen, von dem sich der Hoden in der Regel palpatorisch abgrenzen läßt.
Auch bei der Frau kann man im Initialstadium gelegentlich Rötung und Schwellung der Schleimhaut an der Harnröhrenmündung mit Entleerung von wenig schleimigem, seltener eitrigem Sekret sehen. Bei akuter Bartholinitis ist am hinteren Teil der großen Labie eine schmerzhafte bis taubeneigroße, ödematöse Schwellung tastbar, vielfach mit entzündlicher Rötung der bedeckenden Haut und Neigung zur Spontanperforation. Bei chronischer Bartholinitis mit durchgängigem Ausführungsgang sieht man an der Mündung einen roten Hof (Macula gonorrhoica = Sengerscher Punkt). Bei der fast nie fehlenden Zervizitis entleert sich aus dem Muttermund anfangs eitriges, später mehr schleimiges Sekret, wobei die Umgebung durch Erosionen und deren Heilungsvorgänge unspezifisch verändert sein kann. Bezüglich der *Endometritis* gonorrhoica s. gynäkologische Fachliteratur.

Vulvovaginitis gonorrhoica infantum
Starker eitriger Ausfluß aus Vagina und Harnröhre, vielfach Rötung und Schwellung des äußeren Genitale.

Blennorrhoea neonatorum
Starke Rötung der Augenbindehäute, dann ödematöse Schwellung und Verklebung der Lider mit gelblichen Krusten und schließlich Entleerung eines gelbgrauen, rahmigen Eiters aus der Lidspalte.

Arthritis gonorrhoica
Beginn frühestens in der 3. Krankheitswoche, anfänglich als Polyarthritis kleiner Gelenke an Fingern und Zehen, später als Monarthritis großer Gelenke, insbesondere der Knie- und oberen Sprunggelenke. Dabei bestehen Gelenkschmerzen und Schwellungen im Bereich der befallenen Gelenke, oftmals septische Temperaturen und schweres Krankheitsgefühl (vgl. Gonokokkensepsis). Der Erreger ist zu diesem Zeitpunkt in den Genitalsekreten oft nicht mehr nachweisbar, kann jedoch gelegentlich aus der Gelenkflüssigkeit und während des Fieberschubes aus dem peripheren Blut angezüchtet werden.
Mehrere Formen der Monarthritis wurden beschrieben: Hydrops, Pyarthros, Schwellung der Gelenkkapsel, Phlegmone von Gelenk und Kapsel. Richtungweisende Röntgenbefunde treten erst nach längerem Bestand auf und kommen daher kaum noch zur Beobachtung. Die Gonokokken-Komplementbindungsreaktion wird erst 2–4 Wochen nach Beginn der Arthritis positiv.

Gonokokkensepsis
In ca.1–3% der Fälle kommt es – vornehmlich bei Frauen, seltener bei Männern – im Verlauf einer Adnexitis oder Prostatitis zu einer meist gutartig verlaufenden Gonokokkensepsis. Kennzeichnende Symptome sind: intermittierende Fieberschübe, wandernde Gelenkschmerzen und Gelenkschwellungen oder Tendosynovitis sowie charakteristische Hautveränderungen. Stets sind nur wenige Effloreszenzen vorhanden, die gewöhnlich während der Fieberschübe aufschießen und vorzugsweise an den Fingergelenken und Handtellern, an Knien und Unterschenkeln lokalisiert sind. Es handelt sich dabei um solitär stehende, schmerzhafte Papeln und Bläschen, die sich sehr bald in hämorrhagische Pusteln mit einem deutlich ausgeprägten erythematösen Hof umwandeln. Analoge, zur Ulzeration neigende Effloreszenzen können gelegentlich an der Mundschleimhaut (Zunge) auftreten. Der kulturelle Erregernachweis gelingt vielfach, wenngleich nicht immer während des Fieberanstieges im peripheren Blut. Aus den Hauteffloreszenzen lassen sich Gonokokken nur selten anzüchten; ihr Nachweis gelingt hier eher mit der direkten

Immunofluoreszenztechnik (siehe rechte Spalte S. 137). Da die Gonokokkensepsis auf Penicillin sehr gut und rasch anspricht, kommen schwere Verlaufsformen kaum noch zur Beobachtung.

Gonokokkeninfektionen der Mund- und Rachenhöhle
Aus einigen europäischen Ländern und aus den USA ist in den letzten Jahren über eine Zunahme an Gonokokkeninfektionen des Mund-Rachenraumes berichtet worden. Es handelt sich dabei vornehmlich um den Befall von Pharynx und Tonsillen, teils isoliert, teils in Verbindung mit Genital- oder Analgonorrhoe. Die klinischen Erscheinungen sollen minimal sein oder fehlen; nur in wenigen Fällen wurde dabei eine diffuse Entzündung der Rachenschleimhaut bzw. eine Tonsillitis beschrieben. Auf Penicillin sollen diese Infektionen schlechter ansprechen als die Genitalgonorrhoe, so daß zur Sanierung des Rachenraumes eine längere Behandlungsdauer (5–10 Tage) erforderlich sei. Diese Mitteilungen beziehen sich fast durchweg auf Homosexuelle mit Anogenitalverkehr (bis 25%!) und auf Personen mit Orogenitalverkehr oder Kunnilingus (7–10%).
Das gehäufte Vorkommen von Neisseria gonorrhoeae im Mund-Rachen-Raum ist allerdings von verschiedenen Seiten in Zweifel gezogen worden, u.a. mit dem Hinweis darauf, daß bei mehr als 70% der Bevölkerung im Rachenraum anspruchslose Neisserien (sog. Pseudogonokokken) nachweisbar sind, die mit Neisseria gonorrhoeae verwechselt werden können.
Die Perihepatitis acuta gonorrhoica (Fitz-Hug-Curtis-Syndrom), eine fibrinöse Entzündung des subphrenischen Raumes, kann laparoskopisch diagnostiziert werden. Die Symptomatik (akuter Oberbauchschmerz und Schulterschmerz rechts, peritonitischer Lokalbefund) kann akute Cholezystopathie vortäuschen.
Bei den übrigen extragenitalen Manifestationen der Gonokokkeninfektion sind die klinischen Erscheinungsformen und Befunde gänzlich unspezifisch. Den einzigen Hinweis auf die Ursache solcher Komplikationen gibt die anamnestische Angabe einer vorausgegangenen Genitalaffektion, den Beweis liefert ausschließlich die Isolierung und Identifizierung des Erregers.

Spezielle Untersuchungsbefunde
Nachweis des Erregers
Bei der unkomplizierten, frischen Gonorrhoe des Mannes genügt im allgemeinen der mikroskopische Nachweis mittels Gram-Färbung; in Zweifelsfällen und bei Therapieversagern bedarf es einer kulturellen Identifizierung der vorhandenen Keime.
Bei der Frau lassen sich mikroskopisch (Gram-Färbung, Immunfluoreszenz) nur etwa 50% der Fälle erfassen. Die Diagnose kann deshalb nur bakteriologisch (kulturell) gesichert werden; hierzu sind spezielle Kulturverfahren in CO_2-Atmosphäre, Zuckervergärung usw. notwendig. Das nach Gram gefärbte Ausstrichpräparat gestattet wegen der vielgestaltigen Mischflora meist nur eine Verdachtsdiagnose. Hier, wie auch bei der Identifizierung angezüchteter Gonokokken, bietet die Anwendung fluoreszenzmarkierter Antiseren gewisse Vorteile.
Am besten bewährt hat sich die *direkte Immunofluoreszenztechnik* mit FITC-markierten Antiseren gegen Neisseria gonorrhoeae. Sie erleichtert das Auffinden suspekter Keime im Ausstrichpräparat, auch wenn diese schon abgestorben oder deformiert sind. Die Methode ist aber mit einem relativ hohen Prozentsatz an falsch-positiven Resultaten belastet und deshalb kein Ersatz für die Gonokokkenkultur. Beim kulturellen Gonokokkennachweis ermöglicht die direkte Immunofluoreszenztechnik eine frühzeitige Identifizierung der Erreger und damit eine Verkürzung der Kultivierungszeit auf minimal 18 Stunden (delayed technique) sowie die Abgrenzung der angezüchteten Neisserien von Mimea-Arten. Die serologische Spezifität der handelsüblichen markierten Antiseren ist allerdings unterschiedlich und oft nicht zufriedenstellend. Die indirekte Fluoreszenztechnik (sandwich technique) mit nicht markiertem Antigonokokkenserum und einem markierten Antiglobulinserum hat sich bislang nicht durchgesetzt. Der kulturelle Nachweis des Erregers gelingt am besten, wenn das Untersuchungsmaterial (Tab. 13.**21**) direkt vom Patienten auf die Kultur verimpft wird. Neisseria gonorrhoeae ist nämlich außerordentlich empfindlich. Für Einsendungen an bakteriologische Institute benötigt man besondere Transportmedien, in denen Gonokokken bis zu 90 Stunden überleben können.
Die Prostatamassage zur Sekretgewinnung sollte nur in ausgewählten Fällen und mit größter Vorsicht durchgeführt werden, weil dabei stets die Gefahr der Keimverschleppung mit Entstehung weiterer Komplikationen (Epididymitis!) besteht.

Provokationsmaßnahmen
Harnröhrenspülungen mit Lugolscher Lösung, Silbernitratlösung u.a. sind riskant (cave: Keimaszension) und sollten unterlassen werden. Gonokokkenvakzine sind nicht mehr im Handel, die Bierprovokation ist unsicher. Natürliche Provokation bei der Frau ist die Menstruation, so daß unmittelbar danach der Erregernachweis am besten gelingt.

Serologische Reaktionen
Die KBR ist von hoher Spezifität und Empfindlichkeit. Bei reinem Schleimhautbefall wird sie allerdings selten positiv, bei Infektionen parenchymatöser Organe, Arthritis, Sepsis dagegen häufig, aber erst von der 3.–4. Krankheitswoche an und kann nach Abheilung wochen- bis monatelang positiv bleiben. Der diagnostische Wert ist daher begrenzt. Flockungsreaktionen vom Typ der Meinicke-Klärungsreaktion sind zwar empfindlicher, aber weniger spezifisch als die KBR und spielen diagnostisch gar keine Rolle, ebenso Intrakutanre-

Infektionskrankheiten

Tabelle 13.21 Untersuchungsmaterial für den Erregernachweis

I. Gonokokkeninfektionen des Urogenitaltraktes

Mann	Frau
Urethralsekret evtl. Urin (»Tripperfäden«)	Sekret der Urethra Zervix
Exprimate aus Prostata Samenblasen Tysonschen Drüsen	Exprimate aus Skeneschen Gängen Bartholinschen Drüsen Rektumschleim (proktoskopisch bzw. Sediment nach Spülung)

II. Metastatische Organkomplikationen

1. Sekrete des Urogenitaltraktes
2. Blutkultur auf dem Höhepunkt des Fieberschubes
3. Blasen-, Pustelinhalt, Abstriche bei Hautläsionen
4. Gelenkergüsse, Punktate bei Tendovaginitis, Bursitis
5. Pleura-, Peritonealergüsse
6. Leberpunktat (Perihepatitis)
7. Liquor cerebrospinalis

III. Primär extragenitale Gonokokkeninfektionen

Sekret von Pharynx
    Tonsillen
    Konjunktiva (evtl. Tränendrüsen)
    topographische Epitheluntersuchung

Rektumschleim

---

aktionen mit Gonokokkenantigenen. Die indirekte Immunofluoreszenzmethode zum Nachweis humoraler Antikörper gegen Neisseria gonorrhoeae hat ebenfalls keine diagnostische Bedeutung erlangt. Die passive Hämagglutination ergibt bei ca. 80% der Frauen und rund 50% der Männer positive Reaktionen mit Titern von mehr als 1:128, erlaubt aber wegen der langen Persistenz der Agglutinationstiter keine Unterscheidung zwischen aktiver und abgeheilter Gonorrhoe.

Wichtig ist die Kontrolle der serologischen *Luesreaktionen* etwa 6–8 Wochen nach der Infektion, da eine gleichzeitig akquirierte Lues durch die Gonokokkenbehandlung maskiert, aber nicht ausgeheilt sein kann.

Verlauf und Prognose

Seit Einführung der antibiotischen Therapie haben sich Verlauf und Prognose der Gonokokkeninfektionen erheblich gewandelt. Die sog. gonorrhoische Harnröhrenstriktur, einst häufige Folge der früher viel geübten Ätzbehandlung, gibt es nicht mehr. Akute Schwellungen des Gliedes, der dorsalen Lymphstränge und regionalen Lymphknoten sowie schwere Verlaufsformen der Urethritis posterior kommen praktisch nicht mehr vor. Die hochfieberhaften, z.T. abszedierenden Formen der Prostatitis und Semivesikulitis gibt es gleichfalls seit Jahrzehnten nicht mehr.

Beim Mann wird die Gonorrhoe fast immer schon im Initialstadium erkannt und behandelt, so daß chronische Verläufe selten geworden sind. Bei der Frau hingegen wird die Gonorrhoe meistens erst im chronischen Stadium diagnostiziert, meist nach Infektionsquellenmeldung, bei Routineuntersuchung, als Zufallsentdeckung. Bei rechtzeitiger Erkennung und Behandlung ist die Prognose der Gonokokkeninfektionen dank der ausgezeichnet wirksamen Antibiotikatherapie quoad vitam et sanationem gut. Gelenkversteifung nach Arthritis, Erblindung nach Blenorrhoe sowie Todesfälle bei Sepsis kommen kaum noch vor. Die septikämische Erkrankung des Herzens hinterläßt allerdings nicht selten Klappeninsuffizienzen und Herzmuskelschäden. Erkrankungen der weiblichen Adnexe führen praktisch immer, die der männlichen Adnexe sehr häufig zu Sterilität.

Komplikationen

Im Vergleich zu 1949 ist bei der Gonorrhoe des Mannes die Häufigkeit von Komplikationen (Prostatitis, Epididymitis) um etwa eine Zehnerpotenz gesunken. Die Häufigkeit der postgonorrhoischen unspezifischen Urethritiden liegt jedoch mit ca. 8 bis 10% der Fälle relativ hoch.

Bei der Frau kommt es in etwa 10–12% der Fälle zu aufsteigenden Infektionen der Adnexe. Metastatische Organkomplikationen werden deshalb in erster Linie bei Frauen beobachtet. Es handelt sich dabei vorwiegend um gutartige Septikämien mit Beteiligung der Haut und Gelenke. Bemerkenswert ist, daß die extrem seltene und bislang nur bei Frauen beschriebene Perihepatitis gonorrhoica kürzlich erstmals bei einem Mann beobachtet und durch Erregernachweis im Leberpunktat gesichert wurde.

Differentialdiagnose

Bei Infektionen des Urogenitaltraktes Erwachsener sind vor allem Pseudogonokokken, kokkoide Stäbchen, Hefen (Candida), Trichomonaden, Mykoplasmen, Herpes-Infektionen auszuschließen, ferner traumatische und allergische Urethritis sowie Morbus Reiter.

Bei Vulvovaginitis kleiner Mädchen kommen auch Fremdkörper und Oxyuren ursächlich in Betracht, bei Blenorrhoe eine Vielzahl verschiedener Keime sowie Bindehautreizungen durch die Credésche Prophylaxe.

Metastatische Organkomplikationen und septische Krankheitsbilder gehen zu 90% mit einem positiven Ausfall der Gonokokken-Komplementbindungsreaktion einher; zur Sicherung der Diagnose bedarf es aber immer des kulturellen Erregernachweises.

Therapie
Neisseria gonorrhoeae ist gegen zahlreiche Antibiotika und Sulfonamide empfindlich, wobei die Empfindlichkeit der einzelnen Stämme infolge sekundärer Resistenzentwicklung beträchtlich variiert. Absolut penicillinresistente Stämme gibt es nicht. Penicillin gilt deshalb als Mittel der Wahl. Nachteile der Penicillintherapie sind die hohe Sensibilisierungsquote (u.U. anaphylaktischer Schock!) und die Maskierung einer gleichzeitig erworbenen Lues. Eine ausreichend hoch und lang dosierte Penicillintherapie gewährleistet
a) hohe, fast 100%ige Heilungsquote;
b) keine Selektion penicillinunempfindlicher Stämme;
c) Wirksamkeit auch in Gegenwart von Penicillinasebildnern.

Entscheidend ist, daß für ca. 5–6 Stunden ein hoher Penicillinspiegel erreicht und für weitere 48 Std. ein therapeutischer Spiegel erhalten wird. Besonders geeignet sind Mischpräparate aus 25% Penicillin G-Na oder K mit 75% Procain-Penicillin G zur Injektion. Die orale Penicillintherapie ist bei Gonokokkeninfektionen nicht ratsam (unkontrollierte Einnahme, Gefahr der Unterdosierung, der Selbstbehandlung).

Dosierung: Bei unkomplizierter Gonorrhoe wird neuerdings wieder die einmalige Verabreichung von 4,0–4,8 Mill. E eines wäßrigen Procain-Penicillins bzw. Mischpräparates zusammen mit 1g Probenecid empfohlen. Aus Sicherheitsgründen ziehen viele Venerologen eine mehrtägige Behandlungsform vor, z.B. 1–2 Mill. IE/Tag an 2–3 Tagen, bei Frauen an 4–6 Tagen. Infektionen des Pharynx und der Tonsillen erfordern eine 5- bis 10tägige Behandlung, die Rektalgonorrhoe eine Therapiedauer bis zu 3 Wochen.
Bei komplizierter Gonorrhoe (Adnexitis, Prostatitis, Epididymitis) sind Dosen von 3–4 Mill. IE/Tag für die Dauer von 6–10 Tagen notwendig, bei metastatischen Organkomplikationen und septischen Erkrankungen Tagesdosen von 10–20 Mill. IE/Tag i.v. für wenigstens 10 Tage, bei Meningitis oder Endokarditis bis zu 3 Wochen.
Vulvovaginitis genorrhoica infantum: 1–2 Mill. IE für 5 Tage; Blennorrhoea neonatorum: 1–1,2 Mill. IE für 4–6 Tage.
Bei Therapieversagern oder Überempfindlichkeit gegen Penicillin ist Spectinomycin das Mittel der Wahl. Mischinfektionen mit Penicillinasebildnern lassen sich auch mit Dicloxacillin (4 × 500 mg/Tag an 6 Tagen) sehr gut beherrschen. Andere, gegen Neisseria gonorrhoeae wirksame Antibiotika sind mit wesentlich höheren Versagerquoten belastet. Dosierung s. Tab. 13.**22**.
Sehr gute Wirksamkeit zeigen hingegen Kombinationspräparate aus Trimethoprim (80 mg) und Sulfamethoxazol (440 mg) in einer Dosierung von 4 × 2 Tabl./Tag an 2–4 Tagen bzw. 2 × 2 Tabl./Tag an 4–7 Tagen; Heilungsquote 90–95%. Ansonsten sind Sulfonamide heute weitgehend verlassen, obwohl die meisten Gonokokkenstämme derzeit wieder sulfonamidempfindlich sind. Die Maskierung einer Lues ist bei Sulfonamiden und Spectomycin sowie bei Gentamycin und Spiramycin nicht zu befürchten.

Bei Schwangeren sind Trimethoprim-Sulfamethoxazol, Spectinomycin und Tetracycline kontraindiziert, desgl. Gentamycin, Kanamycin und Rifampicin; bei Vorliegen einer Penicillinüberempfindlichkeit ist Erythromycin das Mittel der Wahl.

Prophylaktische Behandlung wie bei florider Gonorrhoe (nebst Nachkontrollen) ist indiziert bei
a) graviden Frauen mit Gonorrhoe-Anamnese bzw. Verdacht auf nicht sicher ausgeheilte Gonorrhoe;
b) Partnern von Gonorrhoe-Kranken.

Bei Neugeborenen ist die Credésche Prophylaxe gesetzlich vorgeschrieben: 1 Tropfen einer 1%igen, frisch zubereiteten Lösung von Silbernitrat bzw. Silberacetat in jedes Auge. Nebenwirkungen: Konjunktivitis bei 20–30%.
Innerhalb von 14 Tagen nach Beendigung der Therapie sollten wenigstens 3 Kontrolluntersuchungen vorgenommen werden und 6–8 Wochen nach der Infektion die Kontrolle der serologischen Luesreaktionen. Eine zusätzliche Serumkontrolle nach weiteren 3 Monaten ist empfehlenswert.

Tabelle 13.**22** Behandlung der Gonorrhoe bei Penicillinversagen oder Penicillinallergie

	Dosierung	
	pro Tag	insgesamt
Spectinomycin	2 g	2 g (♂), 4 g (♀)
Trimethoprim-Sulfamethoxazol	4 × 2 Tabl. 2 × 2 Tabl.	16–32 Tabl.
Tetracyclin	1–2 g	3–6 g
Erythromycin	1,5 g 1. Tag 0,5 g 2.–5. Tag	3,5 g
Gentamycin	♂ 2 × 80 mg i.m. ♀ 3 × 80 mg i.m.	0,16–0,24 g
Kanamycin	1–2 g	3–4 g
Spiramycin	2 × 2,5 g, 3stdl.	
Rifampicin	900 mg Einzeldosis	

Literatur
Gartmann, H.: Zum derzeitigen Stand der Diagnose und Therapie der Gonorrhoe. Rhein. Ärzteblatt 15 (1975) 442–448
Hämel, J.: Gonorrhoe. In: Dermatologie und Venerologie, Bd. V/2, hrsg. von H.A. Gottron, W. Schönfeld. Thieme, Stuttgart 1965
Herrmann, W.P., G.K. Steigleder: Haut- und Geschlechtskrankheiten. In: Antibiotika-Fibel, 4. Aufl. hrsg. von A.M. Walter, L. Heilmeyer. Thieme, Stuttgart 1976
Luger, A.: Diagnose und Therapie der Geschlechtskrankheiten und anderer genitaler Kontaktinfektionen. Schrifttum u. Praxis, Suppl. 1, 5 (1974)
Meyer-Rohn, J.: Diagnostik und Therapie der Gonorrhoe und Pseudogonorrhoe. Dtsch. Ärztebl. 8 (1973) 487–490

Pneumokokkeninfektionen

s. Bakteriell bedingte Meningitiden (S. 13.144)
s. Bakterielle Septikämien (S. 13.146)
s. Krankheiten der Atmungsorgane (Bd. I, Kap. 3)

Meningokokkeninfektionen

H. D. POHLE und J. OEHME

Definition

Die Auseinandersetzung des menschlichen Körpers mit Meningokokken führt zu einer akuten, zyklisch ablaufenden Infektionskrankheit. Die klinisch wichtigste und symptomatologisch auffälligste, aber keineswegs obligatorische Organmanifestation wird durch eine purulente Entzündung der weichen Hirnhäute repräsentiert (Meningitis epidemica, übertragbare Genickstarre).

Häufigkeit

Meningokokkeninfektionen sind seit dem letzten Drittel des vorigen Jahrhunderts in Deutschland bekannt. In den Ländern der gemäßigten Zone mit hohem hygienischem Standard ist die Meningokokkenmeningitis eine relativ seltene Krankheit mit einer Morbidität von 2-3 auf 100 000 Einwohner in epidemiefreien Jahren (s. Tab. 13.23). In Europa ist ein epidemisches Auftreten nicht mehr nachzuweisen; dagegen sind Epidemien u.a. von der afrikanischen Sahelzone, dem sog. Meningitisgürtel, bekannt, wo sich die Meningokokkeninfektionen zu einer Volksseuche entwickeln. Die letzte große Epidemie in Brasilien begann in São Paulo und griff auch auf die südlichen Nachbarstaaten über.

Angaben über die Gesamthäufigkeit von Meningokokkeninfektionen können nicht geschätzt werden. Die in Deutschland seit Jahrzehnten vorgeschriebene Meldepflicht erfaßt nur die meningitischen Organmanifestationen und läßt keine Rückschlüsse auf die ein Vielfaches betragenden, klinisch apparenten oder inapparenten Infektionen zu. Einen Überblick über Morbidität und Mortalität oder Letalität an Meningokokkenmeningitis innerhalb der letzten 10 Jahre gibt Tab. 13.23.

Epidemiologie

Die Übertragung der Meningokokken erfolgt unmittelbar durch Tröpfcheninfektion von Mensch zu Mensch, seltener mittelbar durch kontaminierte Gebrauchsgegenstände. Als Infektionsquellen gelten weniger erkrankte Personen als vielmehr gesunde Meningokokkenträger (2-10% der Bevölkerung). Besondere Häufungen finden sich in engen Wohngemeinschaften (Schulen, Internaten, Kasernen). Zwischen der Anzahl der Keimträger und der Zahl der Erkrankten – speziell der an Meningitis Erkrankten – in einer Population bestehen keine linearen Abhängigkeitsverhältnisse. Altersmäßig werden Kinder, besonders während der ersten 10 Lebensjahre, betroffen. Jenseits des 30. Lebensjahres sind zur Meningitis führende Infektionen zwar weniger häufig, werden aber regelmäßig auch im hohen Lebensalter beobachtet. Die meisten Meningitisfälle werden in Europa während der Winter/Frühling-Zeit registriert.

Ätiologie (Mikrobiologie)

Meningokokken (Neisseria intracellularis) sind gramnegative, überwiegend paarweise angeordnete, häufig intrazellulär (intragranulozytär) liegende ovoide Bakterien, deren gegenüberliegende Seiten abgeflacht sind (Semmelform). Sie sind nur für den Menschen pathogen und auch hier lediglich fakultativ. Ihre Differenzierung von anderen Neisserien (Gonokokken, Micrococcus catarrhalis usw.) ist auf serologischem, biochemischem und speziell kulturellem Wege möglich. Serologisch lassen sich 4 Grundtypen (A–D) unterscheiden. Neben diesen vier klassischen Gruppen unterscheidet man neuerdings die Gruppe X, Y und Z sowie W 135 und 29 E. Die pathogenetische Bedeutung dieser 9 Serogruppen ist allerdings recht unterschiedlich. Gruppe A gilt als »Epidemietyp«, so auch letztens in Brasilien, wo sie den anfangs dominierenden Typ C verdrängte. Die Gruppen D, X, Z und 29 E werden fast nur bei Keimträgern gefunden.

Pathogenese

Die Eintrittspforte für Meningokokken liegt im Nasopharyngealbereich. Hier vermehren sie sich und rufen katarrhalische Entzündungserscheinun-

Tabelle 13.23 Meningokokkenmeningitis (Erkrankungen und Sterbefälle) in der BRD (einschließlich Berlin-West)

	1965	1966	1967	1968	1969	1970	1971	1972	1973	1974
Erkrankungen:*										
absolut	1177	1285	1331	1065	1151	1800	1638	1577	1400	1474
auf 100 000 Einwohner	1.98	2,15	2,22	1,78	1,89	2,97	2,67	2,55	2,26	2,38
Sterbefälle:*										
absolut	91	102	83	99	110	149	142	133	110	112
auf 100 000 Einwohner	0,15	0,17	0,14	0,16	0,18	0,25	0,23	0,22	0,18	0,18

* Lt. Seuchenstatistik nach Auskunft des Bundesgesundheitsamtes

gen hervor, die vom Patienten als Erkältung gedeutet, häufig aber überhaupt nicht empfunden werden. Nach Ablauf von wenigen Tagen (Inkubationszeit beträgt 3–7 Tage) beginnt unter Temperaturanstieg, nicht selten auch Schüttelfrost, die hämatogene zyklische Generalisation. Dieses Stadium kann schon in wenigen Stunden durch eine exzessive hyperergische Allgemeinreaktion zum Exitus letalis führen (Waterhouse-Friderichsen-Syndrom, s. unten). In den weitaus meisten Fällen findet die Erkrankung mit einem milden, abortiven Generalisationsstadium ihr spontanes Ende. Nur zufällig werden diese Infektionsabläufe als meningokokkenbedingt erkannt.

Mehr im Ausnahmefall, aber wegen der Vielzahl der Infektionen doch zahlenmäßig von Bedeutung, schließt sich einer dann auch heftiger ablaufenden Generalisationsphase das Organmanifestationsstadium an. Dabei zeigt sich ein besonderer Tropismus für das gesamte Integument und die weichen Häute des Gehirns und Rückenmarks. Nach überstandener Infektion – ob sie mit Krankheitserscheinungen einhergeht oder nicht – ist mit einer anhaltenden Immunität zu rechnen. Zweiterkrankungen sind bislang nicht beobachtet worden. Eben diese wären aber zu erwarten, wenn man der häufig geäußerten pathogenetischen These einer sich lymphogen oder per continuitatem über das Siebbein zum Zentralnervensystem ausbreitenden Lokalinfektion folgen würde, deren septische Generalisation für die sehr oft nachzuweisende Hautbeteiligung vorauszusetzen wäre. Weder Lokalinfektionen noch die daraus resultierende Sepsis führen zu einer Immunität; sie begünstigen allenfalls Rezidive oder Neuinfektionen.

In Analogie zu anderen postzyklischen Sepsisverläufen kann es auch zur Ausprägung einer postmeningitischen Meningokokkensepsis kommen, deren Ausgangsherd in einem verbliebenen Entzündungsbezirk an den Hirnhäuten zu vermuten ist. Diese postmeningitische Sepsis kann einen zwar blanden, doch zur Chronizität neigenden Verlauf nehmen. Die Diagnose fußt allein auf der Anamnese und dem Nachweis der Erreger im Blut.

Waterhouse-Friderichsen-Syndrom
Als eine besondere, pathogenetisch noch umstrittene Verlaufsform ist das Waterhouse-Friderichsen-Syndrom bekannt geworden. Ihm eigentümlich ist ein aus voller Gesundheit einsetzendes schweres Kranksein, welches durch Bewußtseinsstörungen, Erbrechen, Schock und innerhalb weniger Stunden aufschießende, anfangs petechiale, aber dann sehr bald generalisierte sugillative, livid gefärbte Hautblutungen (sog. intravitale Totenflecken) charakterisiert ist. Pathologisch-anatomisch finden sich auch an den serösen Häuten und in den parenchymatösen Organen Blutaustritte. In etwa 70% aller Fälle bestehen uni- oder bilaterale Nebennierenblutungen (Nebennierenapoplexie). Unbehandelt tritt meist innerhalb der ersten 12 Stunden, spätestens aber nach 24 Stunden der Exitus durch Kreislaufversagen ein.

Ätiologisch geht diesem Ablauf ein massiver Keimeinbruch in die Blutbahn voran. Dabei handelt es sich ganz überwiegend um Meningokokken (90%). Aber auch andere Bakterien (Staphylokokken, Pneumokokken, Influenzabakterien) müssen ursächlich bedacht werden. Betroffen werden besonders Kleinkinder, weniger häufig ältere Kinder und selten Erwachsene. Die in großen Zahlen in die Gefäßperipherie eingeschwemmten Keime oder deren Endotoxine führen zu einer dramatisch schnell ablaufenden Entgleisung der Wechselbeziehungen zwischen Endothel und Blutstrom. Generalisiert entstehen Mikrothromben und Störungen der Gefäßwandschranken. Der in seiner Gesamtheit gewaltige Verbrauch an Plättchen und Gerinnungsfaktoren (Verbrauchskoagulopathie) führt zur Ungerinnbarkeit des Blutes und zu seinem Austritt durch die geschädigten Gefäßwände in das Gewebe. Dabei können auch sekundär ausgelöste, unkontrollierte fibrinolytische Vorgänge von Bedeutung sein. Der foudroyante Ablauf dieser läßt die Entstehung der Meningitis nicht mehr zu. Es finden sich im Liquor allenfalls Zeichen einer hämorrhagischen Beteiligung der Hirnhäute, aber noch keine entzündliche Pleozytose. Die beginnende meningeale Beteiligung ist jedoch histologisch nachweisbar. Ein bereits purulenter Liquor schließt die Diagnose eines Waterhouse-Friderichsen-Syndroms aus.

In der Vergangenheit veranlaßten die häufig nachzuweisenden Nebennierenblutungen die Überlegung, den meist letalen Ausgang des Waterhouse-Friderichsen-Syndroms auf eine Nebennierenrindeninsuffizienz zu beziehen. Die zuweilen zu beobachtende Besserung des Krankheitsbildes unter Cortisonderivaten wäre bei einer Sepsis kaum zu erwarten. Ob wirklich eine Nebennierenrindeninsuffizienz vorliegt, ist zumindest zweifelhaft, weil gelegentliche Cortisonbestimmungen im Serum allenfalls erhöhte Werte gezeigt haben. Man wird aber trotzdem auf diese Steroidgaben deshalb nicht verzichten, weil die gleichzeitig einzuleitende Therapie mit intravenös zu verabfolgendem Penicillin G (abhängig vom Körpergewicht etwa 4–40 Mill. IE pro Tag) die Gefahr einer weiteren Toxinfreisetzung in sich birgt. Zusätzlich zur Verabfolgung von Penicillin und Cortisonderivaten ist nicht nur für reichliche Sauerstoffzufuhr (eventuell mittels assistierter oder kontrollierter Beatmung) und den Ausgleich des Elektrolyt- und Wasserhaushaltes sowie des verminderten Blutvolumens zu sorgen, sondern auch die Verbrauchskoagulopathie zu korrigieren. Dazu sind Heparindauerinfusionen (12000–24000 E pro Tag) unter Umständen bei gleichzeitiger Fibrinogensubstitution (1–3g pro Tag) zu empfehlen.

Krankheitsbild
Anamnese

Der Meningokokkenkatarrh ruft keine charakteristischen Krankheitserscheinungen hervor. Er verläuft unter dem Bild eines banalen Infektes der oberen Luftwege und heilt im allgemeinen nach wenigen Tagen spontan aus. Der Übergang zur Generalisation ist durch eine plötzliche Verschlimmerung gekennzeichnet. Unter Schüttelfrost und Temperaturanstieg stellen sich Übelkeit, Erbrechen, Gliederschmerzen, Erregungszustände usw. ein. Wenige Stunden später machen sich mit zunehmender Benommenheit, Kopfschmerzen, Nackensteifigkeit, Lichtscheu, Berührungs- und Geräuschempfindlichkeit die typischen meningitischen Symptome bemerkbar.

Befunde
(repräsentativ für die purulenten Meningitiden auch anderer Ätiologie)

Die Beeinträchtigung des Allgemeinbefindens ist erheblich. Die Patienten liegen in schweren Fällen mit angezogenen Beinen und deflektiertem Kopf (Opisthotonus) in Seitenlage im Bett. Die Bewußtseinslage tendiert in unbehandelten Verläufen von Somnolenz über Sopor zum Koma. Seltener weicht diese Benommenheit einem Erregungszustand, der durch eine delirante Verkennung der Umgebung, durch Bettflüchtigkeit und Krampfneigung charakterisiert ist.

Die Körpertemperatur verläuft in Form einer hochfebrilen Kontinua oder zeigt eine remittierende Tendenz. Der Puls ist entsprechend der Körpertemperatur beschleunigt. Druckpuls und Blutdruckanstieg werden selten beobachtet und sind Ausdruck des stark erhöhten intrakraniellen Liquorexsudatdrucks (Vorwölbung der Fontanelle bei Säuglingen). Bedeutsame Beeinträchtigungen der Atemtätigkeit finden sich erst im fortgeschrittenen Stadium. Dabei werden weniger Rhythmus- und Amplitudenveränderungen vom Cheyne-Stokes- oder Biot-Typus beobachtet als eine zunehmende Abflachung der Atmung, die fast unbemerkt auch ohne auffällige Zyanose zur schweren Hypoxie führen kann. In etwa 20–30% aller Fälle von Meningokokkenmeningitis und seltener bei anderen Ätiologien ist die Haut sichtbar als Organmanifestation in das Krankheitsbild miteinbezogen. Das Ausmaß ihrer Beteiligung ist unterschiedlich. Häufig finden sich nur vereinzelte, flohstichähnliche, umschriebene, roseoläre Infiltrate an der Körperperipherie (Hals, Unterarme, Unterschenkel, Knöchel, Füße). In anderen Fällen bietet sich ein purpuraähnliches Bild (Abb. 13.**30**). Multiple Petechien können den Körper übersäen, wobei auch Hand- und Fußflächen mitbetroffen sind. Diese hämorrhagischen Infiltrate stehen peripher in Gruppen so eng, daß sie wie bizarr geformte, gegen die Umgebung wie gestanzt abgegrenzte, blaurote, hämorrhagische Nekrosebezirke von Linsen- bis Fünfmarkstückgröße imponieren. Sie können trotz adäquater Therapie zu entsprechend groß-scharfrandigen Ulzerationen führen. Nahezu regelmäßig bei allen Meningitiserkrankungen kommt es zur z.T. massiven Exazerbation latenter Herpesinfektionen im Gesichtsbereich.

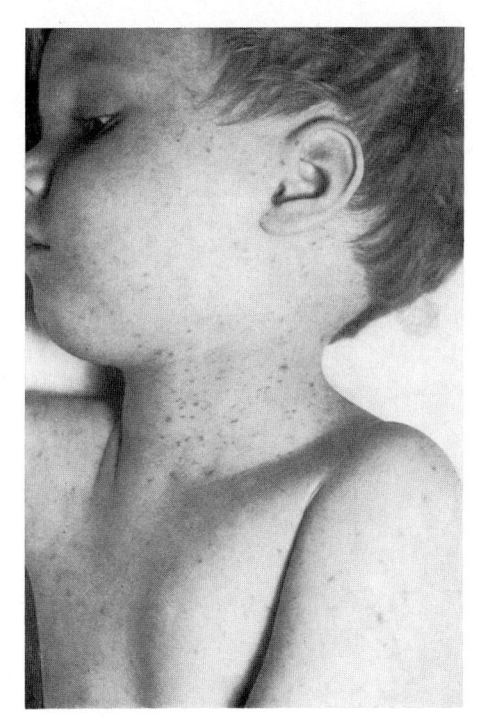

Abb. 13.**30** Hautmanifestationen bei Meningokokkeninfektion

Führendes Symptom ist die unterschiedliche, aber meist stark ausgeprägte Nackensteifigkeit. Der nach dorsal deflektierte und ins Kissen gebohrte Kopf des Patienten läßt sich weder aktiv noch passiv nach vorn beugen. Es gelingt so, den Oberkörper des Patienten anzuheben. Diese Bewegungsversuche sind sehr schmerzhaft. Neben der Versteifung der Nackenmuskulatur liegt auch ein zur Lordosierung führender Spannungszustand der gesamten Rückenmuskulatur vor. Die Beine sind in Hüft- und Kniegelenken gebeugt. Zur Objektivierung einer meningealen Reizung oder eines meningealen Entzündungszustandes haben sich als Untersuchungstechniken bewährt:

1. Brudzinski-Nackenphänomen: Die passive Kopfbewegung des in Rückenlage befindlichen Patienten führt im positiven Falle eine reflexähnliche Beugung der Knie- und gelegentlich auch der Ellenbogengelenke herbei.
2. Kernig-Zeichen: Die passive Streckung der Kniegelenke bei gleichzeitiger Beugung im Hüftgelenk verursacht einen heftigen Schmerz an der Oberschenkelhinterseite und im Lumbosakralbereich.

Neurologische Symptome wie Pupillendifferenzen, Beeinträchtigungen der Hirnnervenfunktion (besonders N. facialis und N. abducens), auch periphere Monoplegien, Blasenlähmungen, Pyramidenzeichen usw. finden sich in unterschiedlicher Häufigkeit und Ausmaß. Ihr Nachweis hat keine besondere diagnostische Signifikanz. Sie haben meist transitorischen Charakter. Selten sind auch meningokokkenbedingte Manifestationen an anderen Organen wie Endokard, Perikard, in der Lunge oder in Extremitätengelenken (seröse Ergüsse, Empyme) zu beobachten.

Laboratoriumsbefunde
Im Blutbild findet sich eine deutliche granulozytäre Leukozytose (15 000–30 000 Leukozyten pro mm^3), die durch eine sehr starke Linksverschiebung zu den jugendlichen und eventuell noch unreiferen, sonst knochenmarkständigen Zellen bestimmt wird. Die Blutsenkung ist erheblich beschleunigt (abhängig von der Krankheitsdauer), ein Einstundenwert über 100 mm ist nicht ungewöhnlich. Aus dem Rachensekret und nicht selten auch anfangs aus dem strömenden Blut (auch Knochenmark) sind auf Spezialnährböden und in Blutkulturen bei noch nicht behandelten Fällen Meningokokken anzüchtbar. Dies trifft auch zu für eitrige Meningitiden anderer zyklischer (Influenzabakterien, Pneumokokken) oder septischer (Strepto-, Staphylo-, Pneumokokken usw.) Ätiologie und Pathogenese. Eitriger Liquor ohne nachweisbare Bakterien ist immer auf Meningokokkenmeningitis verdächtig.

Besondere Untersuchungsmethoden
Die endgültige Diagnose einer Meningitis purulenta wird durch die typischen Veränderungen des Liquor cerebrospinalis gesichert. Die zur Liquorgewinnung erforderliche Lumbalpunktion ist ein schon bei Verdacht erforderlicher Eingriff. Der Liquor ist nach morphologischen, kulturellen und chemischen Gesichtspunkten zu untersuchen. Bei Meningitis purulenta steht er unter erhöhtem Druck und gibt makroskopisch durch weißliche Trübung oder gelblich fibrinöse Viskositätssteigerung seine eitrige Exsudatbeschaffenheit zu erkennen. Die Liquorzellzahl (Granulozyten) ist extrem erhöht, wobei anfänglich durchschnittliche Werte um 3000–10 000/3 mm^3 üblich sind, aber auch Erhöhungen bis 100 000/3 mm^3 gefunden werden. Das Zentrifugat des frisch gewonnenen Liquors ist bakterioskopisch zu untersuchen (nach Gram-Färbung und Methylenblaufärbung) und sorgfältig zu durchmustern. Bei bislang unbehandelten Fällen sind im Plasma der Granulozyten wie auch in der freien Flüssigkeit die in Semmelform angeordneten gramnegativen Meningokokken bzw. andere Erreger sehr gut erkennbar. Ein negativer bakterioskopischer Befund schließt die Anwesenheit von Keimen nicht aus, ein positiver gilt zwar noch nicht als zuverlässiger Keimnachweis (Färbefehler, Verunreinigungen), bestimmt aber richtunggebend die Therapie bis zum Eintreffen der beweisenden kulturellen Ergebnisse.
Diagnostisch und vor allem prognostisch verwertbar sind Bestimmungen des Liquoreiweiß- und Glucosegehaltes. Beide verhalten sich in typischer Weise diskordant. Einem anfänglich stark erhöhten Liquoreiweißwert (je nach Bestimmungsmethode 100–500 mg%), der in den ersten Behandlungstagen noch ansteigen kann, steht ein extrem erniedrigter Liquorglucosewert gegenüber. Dieser kann bis auf 0 mg% abfallen, er liegt durchschnittlich bei 5–15 mg%.

Verlauf und Prognose
Innerhalb der ersten drei Therapietage entscheidet sich das Schicksal des Patienten. Gewöhnlich tritt danach ein langsamer Rückgang der Pleozytose ein. Nach spätestens einer Therapiewoche ist die Liquorzellzahl auf unter 1000/3 Zellen pro mm^3 abgefallen, wobei nun die Lymphozyten überwiegen. Dementsprechend steigt der Liquorzuckerwert langsam an, der Eiweißwert fällt ab. Eine Normalisierung der Liquorzellzahl ist erst nach mehreren Wochen zu erwarten. Für die Meningokokkenmeningitis charakteristisch ist eine länger anhaltende lymphozytäre Restpleozytose bis zu 250/3 Zellen pro mm^3, die noch nach 4 Wochen vorliegen kann. Der Patient hat bis zum Zellabfall auf 50/3 Zellen pro mm^3 absolute Bettruhe einzuhalten, dann kann eine langsame Mobilisierung einsetzen und die stationäre Behandlung beendet werden. Es hat sich eine vier- bis sechswöchige häusliche Rekonvaleszenzzeit anzuschließen. EEG-Kontrollen werden vielerorts angeraten.
Die erhöhten Körpertemperaturen normalisieren sich in lytischer Weise etwa nach 7–10 Tagen.
Die Prognose der Meningitis epidemica hängt wesentlich vom Zeitpunkt des Therapiebeginns ab. Die Letalität liegt global bei knapp 10%, bei Elimination der bereits moribund in die Klinik eingelieferten Fälle bei 1–3%. Als Todesursache überwiegt im Gegensatz zum Waterhouse-Friderichsen-Syndrom nicht das periphere Kreislaufversagen, sondern das Hirnödem.

Komplikationen und Folgen
Die früher gefürchteten Meningitisfolgen (Ertaubung, Erblindung, Lähmungen, Hydrozephalus, durale Empyeme, Debilität usw.) werden heute kaum noch beobachtet. Dagegen kann ein schon sehr früh einsetzendes therapierefraktäres massives Hirnödem trotz der durch den Einsatz moderner Chemotherapeutika bereits erzielten Keimfreiheit des Liquors dem Krankheitsablauf eine deletäre Richtung geben.

Differentialdiagnose
In jedem Fall von Meningismus (Kopfschmerzen, Nackensteife) und Fieber ist durch Liquorgewinnung eine Meningitis auszuschließen oder zu bestätigen. Lymphozytäre Pleozytosen sind in erster Linie Ausdruck einer virusbedingten (überwiegend Enteroviren, aber auch Mumps, Zoster, Grippe usw.) Meningoenzephalitis, daneben ist an Tuberkulose, Lues und an andere seltenere wie auch nichtinfektiöse Ätiologien zu denken. Bleibende granulozytäre Pleozytosen sind definierende Kriterien der purulenten Meningitis. Die weitere ätiolo-

gische Aufschlüsselung ist bei unbehandelten Fällen meist auf mikrobiologischem Wege möglich.

Therapie
Bei gesicherter oder sehr wahrscheinlicher Meningokokkenätiologie ist in jedem Lebensalter Penicillin G das Chemotherapeutikum der Wahl. Beim Erwachsenen sind 20–40 Mill. E, beim Kinde 250000 E/kg/Tag anfänglich in Form einer Dauerinfusion, später evtl. intramuskulär zu verabreichen. Die Gesamtdauer der Chemotherapie richtet sich nach dem klinischen Bild. Sie beträgt mindestens 10 Tage. Die früher häufig geübte intrathekale Penicillintherapie bringt keine Vorteile, ist dagegen mit lokalen Komplikationen belastet (Myelitis).

Auf eine gleichzeitige Cortisontherapie kann verzichtet werden (mögliche Ausnahmen siehe Waterhouse-Friderichsen-Syndrom). Solange der Liquor sich noch als purulent erweist, sind anfangs tägliche Lumbalpunktionen (Exsudatentfernung) erforderlich. Die Patienten sind in einem Raum mit gedämpftem Licht und Geräuschabschirmung zu isolieren. Für ausreichende Flüssigkeits- und Elektrolytzufuhr und Bilanzierung ist zu sorgen, Miktion und Defäkation sind zu kontrollieren, gegen Unruhezustände und stärkere Kopfschmerzen sind Analgetika und Sedativa zu verabfolgen. Sorgfältig ist auf die Zeichen der meist hirnödembedingten zentralen Dekompensation zu achten (Koma, Hyperthermie, Krampfneigung, Störungen der Atemtiefe und des -rhythmus usw.). Es muß dann rechtzeitig intubiert oder tracheotomiert werden. Je nach Bedarf ist assistiert oder kontrolliert zu beatmen. Zur Besserung des durch Sauerstoffmangel sich zusätzlich potenzierenden Hirnödems ist neben der Optimierung der Sauerstoffzufuhr auch eine Bedarfsverminderung durch Senkung der Körpertemperatur anzustreben. Dies ist z.B. durch eine intravenös oder intramuskulär zu verabfolgende Mischung aus Pethidin-Levallorphan-tartrat, Phenothiazin und Dihydroergotoxinmethansulfonat und anschließende physikalische Kühlung (Abdecken, Eisbeutel, hyperämisierende Einreibungen) zu erreichen. Eine Senkung der Körpertemperatur auf subnormale Werte ist zu vermeiden. Die Überlebensaussichten der schweren Meningitis purulenta können durch diese allerdings aufwendigen Maßnahmen wesentlich begünstigt werden. Diagnostik und Behandlung der purulenten Meningitis – speziell ihrer schweren Verlaufsformen – sollten immer den damit vertrauten Infektionskliniken vorbehalten bleiben. Die Versorgung auf Intensivstationen allgemeininterner Krankenhausabteilungen ist nur dann sinnvoll, wenn zuverlässige Isolierung und bettnahe bakteriologische Diagnostik gewährleistet sind.

Prophylaxe
Erkrankte sind zur Verringerung der Exposition für die Umgebung zu isolieren. Wegen der hohen Zahl gesunder Meningokokkenkeimträger auch außerhalb epidemischer Häufungen ist eine totale Prophylaxe jedoch nicht möglich. Bei besonders ungünstigen engen Wohngemeinschaften (z.B. Internat, Kaserne) kommt im Falle einer Erkrankung eine drei- bis viertägige Penicillinprophylaxe der Umgebung in Betracht. Für Keimsanierungen sind Minozyklin und/oder Rifampicin wirkungsvoller. Jedoch schränken toxische Nebenwirkungen, besonders des Minozyklins (Vestibularisschäden!), eine großzügige Verordnung dieser Antibiotika ein. Leider sind die bisher bekannten Impfstoffe nur begrenzt wirksam; so ist das Polysaccharid der Serogruppe B – bei uns etwa 75% aller Infektionen – nicht immunogen. Dagegen stehen gegen Serogruppe A und C zwei Spaltimpfstoffe zur Verfügung; allerdings ist ihre Wirksamkeit bei Kleinkindern unzureichend.

Jeder Fall einer Erkrankung, des Verdachtes einer solchen oder des Todes an Meningitis epidemica ist meldepflichtig.

Literatur
Berger, U.: Auftreten, Prävention und Therapie nach Meningokokken-Meningitis. Med. Klin. 70 (1975) 1628
Gsell, O.: Meningokokkeninfektionen. In: Infektionskrankheiten, Bd. II/1, hrsg. von O. Gsell, W. Mohr. Springer, Berlin 1968
Höring, F.O.: Klinische Infektionslehre, 3. Aufl. Springer, Berlin 1962
Lasch, H.G., K. Huth: Waterhouse-Friderichsen-Syndrom, Sanarelli-Schwartzmann-Phänomen und Kasabach-Merritt-Syndrom. In: Vasogene Blutungsneigungen, hrsg. von L. Zuckschwerdt, H.A. Thies, G. Landbeck. Schattauer, Stuttgart 1968
Otte, H.J.: Die Meningokokkeninfektionen. In: Die Infektionskrankheiten des Menschen und ihre Erreger, 2. Aufl., hrsg. von A. Grumbach, O. Bonin. Thieme, Stuttgart 1969
Pohle, H.D.: Zur Therapie der schwer verlaufenden Meningitis purulenta. Münch. med. Wschr. 107 (1965) 2253

Bakteriell bedingte Meningitiden
(ohne Meningitis epidemica)

H.D. Pohle und J. Oehme

Definition
Bakterieller entzündlicher Befall des Zentralnervensystems unterschiedlicher Pathogenese mit überwiegender Beteiligung der Leptomeninx des Gehirnes und Rückenmarkes mit leukozytärer Exsudatbildung im Subarachnoidalraum.

Häufigkeit
Bakterielle Meningitiden werden in allen Lebensaltersstufen beobachtet. Altersunterschiedlich sind lediglich Ätiologie und Pathogenese. Die in der BRD geltenden Meldevorschriften für bakterielle Meningitiden erfassen nicht alle ätiologischen Möglichkeiten. Die absolute jährliche Erkrankungszahl für den Geltungsbereich des Bundesseuchengesetzes kann nur grob auf über 5000 Fälle geschätzt werden.

Mikrobiologie (Ätiologie)

Eine Vielzahl von Bakterien kann unter entsprechenden pathogenetischen Voraussetzungen eine Meningitis auslösen. Von ihnen ist nur ein kleines Spektrum von zahlenmäßiger und damit praktischer Bedeutung. Bei Früh- und Neugeborenen dominieren als Erreger gramnegative Keime; danach überwiegen Influenzabakterien, später Pneumokokken und Meningokokken. Andere Erreger, wie Staphylokokken, Streptokokken, Tuberkelbakterien, Spirochäten, Leptospiren, Listerien usw., sind wichtig, aber von zahlenmäßig untergeordneter Bedeutung. Bei Berücksichtigung aller Altersstufen wird die weit überwiegende Mehrzahl aller bakteriellen Meningitiden durch Meningo- und Pneumokokken und durch Influenzabakterien hervorgerufen, wobei die Reihenfolge der Aufführung dem zahlenmäßigen Rang entspricht.

Pathogenese

Drei pathogenetische Wege können zur Meningitis führen:
1. das tertiäre Stadium einer zyklischen Infektionskrankheit mit Manifestation am Zentralnervensystem (z.B. Meningokokken- und Influenzabakterienmeningitis, die zyklische Pneumokokkenmeningitis, Meningitiden bei Leptospirose, Listeriose, Lues usw.);
2. die metastatische Meningitis im Rahmen einer Sepsis (Staphylokokken, Streptokokken, Pneumokokken, Koli, Proteus, Salmonellen usw., Tuberkelbakterien bei Miliartuberkulose), besonders häufig postpneumonisch;
3. die lokale Infektion auf direktem oder kanalikulärem Wege mit Keimen der Umgebung (Otitis media, Mastoiditis, Ethmoiditis, Sinusitis, Liquorfistel, Meningozele, Schädeltrauma usw.). Dies gilt besonders für Pneumokokkeninfektionen. Nur die Erkennung der Pathogenese jedes Einzelfalles ermöglicht ein sinnvolles therapeutisches Verhalten mit der Aussicht der Sanierung.

Krankheitsbild

Das Krankheitsbild der bakteriellen Meningitis ist trotz unterschiedlicher Ätiologie und Pathogenese fast gleichförmig. Lediglich die durch eine überwiegend lymphozytäre Entzündung und damit auch lymphozytäre Pleozytose charakterisierten Meningitiden (z.B. Tuberkulose, Lues) weisen ein anderes Verlaufsbild auf. Bei den purulenten Meningitiden mit granulozytärem Subarachnoidalexsudat ist es auch dem Erfahrenen nicht immer möglich, vom Krankheitsbild auf den verantwortlichen Erreger rückzuschließen. Kardinalsymptome wenn auch unterschiedlichen Ausprägungsgrades sind aus voller Gesundheit oder im Verlauf bereits bestehender Infektionszustände unter Temperaturanstieg (u.U. Schüttelfrost) meist unvermittelt, aber auch gelegentlich schleichend einsetzende Schmerzen (Kopf-, Nacken-, Rücken-), Nackensteife sowie Licht- und Geräuschempfindlichkeit. Hinzu treten Übelkeit, Erbrechen und Störungen des Bewußtseins. Gewisse Verlaufsunterschiede (z.B. Hautbeteiligung, Liquorverhalten, Komplikationsneigung) sind vom Erreger oder der jeweiligen Pathogenese abhängig. Als prinzipiell repräsentativ für diese Verläufe gilt das ausführlich beschriebene Krankheitsbild der Meningokokkenmeningitis (S. 13.142).

Besondere Untersuchungsmethoden

Auf die diagnostischen Maßnahmen bei Meningokokkeninfektionen wird verwiesen. Ziel muß es sein, nicht nur mittels Liquorgewinnung und -untersuchung die morphologischen, biochemischen und mikrobiologischen Kriterien der Meningitis und deren Ätiologie zu erarbeiten, sondern auch aus der Anamnese, den körperlichen Befunden und den sich humoral, physikalisch, radiologisch usw. äußernden Beeinträchtigungen anderer Organsysteme die Pathogenese aufzuschlüsseln (Blutkulturen, Untersuchungen der Nebenhöhlen des Gesichtsschädels, der Ohren, der Lunge, des Herzens usw.).

Prognose

Die Prognose wird bestimmt durch den Erreger, die Pathogenese, die Dauer der unbehandelten Krankheit, das Lebensalter und vorliegende Zweitleiden, wie z.B. Diabetes, Leukose, Antikörpermangelsyndrom. Innerhalb dieser Kriterien schwankt die Letalität zwischen 5% und bei ungünstiger Konstellation (z.B. septische Kolibakterienmeningitis bei einem diabetischen alten Patienten) bis fast 100%. Allein auf den Erreger bezogen, ergibt sich über alle Altersstufen zusammen etwa folgende Letalität: Meningokokken um 5%, Pneumokokken um 15%, Influenzabakterien um 10%, Koligruppe über 50%, Staphylokokken über 50%. Defektheilungen (Hör- und Sehstörungen, Lähmungen, Debilität) sind besonders bei jungen Kindern zu erwarten.

Differentialdiagnose

In jedem Falle eines Meningitisverdachts (Kopfschmerzen, Nackensteifigkeit, Fieber) ist für eine umgehende Liquoruntersuchung zu sorgen. Eine Pleozytose findet man neben der bakteriellen Meningoenzephalitis bei viraler, mykotischer, (neuro-) allergischer oder neoplastischer Genese, seltener bei Hirntumoren oder -abszessen und vaskulären und degenerativen Hirnerkrankungen. Im einzelnen s. Differentialdiagnostische Tabellen, S. 13.363.

Therapie

Bei der granulozytären Meningitis darf mit dem Therapiebeginn nicht bis zum Eintreffen der kulturellen Ergebnisse gewartet werden. Die unverzüglich einzuleitende, zunächst ungezielte antibiotische Therapie in intravenösen bakteriziden Dosen ist auf den nach bakterioskopischen, anamnestischen, epidemiologischen, altersmäßigen und körperlichen Angaben und Befunden zu vermutenden Erreger auszurichten und nach kultureller Identifizierung entsprechend umzustellen. Im Kindesalter wird man wegen der erforderlichen Erfassung möglicherweise vorliegender Influenzabakterien anfangs auf Ampicillin (oder Chloramphenicol) zurückgreifen; beim Erwachsenen wird das Penicillin G in den meisten Fällen (Pneumo- und Meningokokken) der Keimempfindlichkeit entsprechen. Daß die Antibiotikagaben nur einen kleinen, allerdings entscheidenden Bereich der unter Umständen erforderlichen therapeutischen Maßnahmen darstellen, wurde bei der Meningokokkenmeningitis erwähnt (FRIEDERISZIK 1966, MARGET 1965).

Literatur

Friederiszik, F.K.: Meningitis purulenta. In: Praxis der Antibiotikatherapie im Kindesalter, 2. Aufl., hrsg. von W. Marget, M. Kienitz. Thieme, Stuttgart 1966
Hohenegger, M.: Bakterielle Meningitis. Wien. Z. inn. Med. 44 (1963) 477
Marget, W.: Behandlungsrichtlinien der eitrigen Meningitis. Dtsch. med. Wschr. 90 (1965) 1960
Mortier, W.: Chemotherapie eitriger Meningitiden. Mschr. Kinderheilk. 118 (1970) 166–173
Pohle, H.D., H.F. v. Oldershausen: Leitsymptom: Meningismus. Landarzt 40 (1964) 938
Stammler, A.: Meningitiden und Enzephalitiden heute. Therapiewoche 19 (1969) 1210
Swartz, M.N., P.R. Dodge: Bacterial meningitis – A review of selected aspects. I. General clinical features, special problems and unusual meningeal reactions mimicking bacterial meningitis. New Eng. J. Med., 272 (1965) 725–730, 779–787, 842–848, 898–902

Bakterielle Septikämien

R. LÜTHY und W. SIEGENTHALER

Definition

Als Sepsis oder Septikämie wird eine bakterielle Allgemeininfektion bezeichnet, bei der von einem Sepsisherd aus dauernd oder intermittierend pathogene Keimarten in den Blutkreislauf gelangen, die subjektive und objektive Krankheitssymptome, z.T. mit Bildung von Metastasen, hervorrufen.
Eine transitorische Bakteriämie, die unter anderem im Rahmen einer Pyelonephritis, Cholangitis, Pneumonie oder Meningitis, aber auch nach instrumentellen Eingriffen am Urogenital- oder Gastrointestinaltrakt auftreten kann, unterscheidet sich klinisch im allgemeinen von der Sepsis dadurch, daß die Befunde von seiten des Ausgangsherdes mehr im Vordergrund stehen.
Schließlich sind noch einige Infektionskrankheiten wie Typhus, Paratyphus, Leptospirose und Brucellose zu nennen, bei denen es mit großer Regelmäßigkeit zu einer transitorischen Bakteriämie kommt.

Häufigkeit

Statistiken von größeren Kliniken verzeichnen 0,7 bis 1,4% der Spitalaufnahmen als Septikämien, 75% dieser Fälle treten jedoch erst im Verlauf des stationären Aufenthaltes auf, und nur ¼ dieser Septikämien läßt sich auf Infektionen zurückführen, die außerhalb des Spitals entstanden sind. Nach einer vorsichtigen Schätzung aus den USA erkranken jährlich ca. 71 000 Patienten an einer gramnegativen Sepsis, davon kommen ca. 18 000 Patienten ad exitum.
Nach einem ersten Häufigkeitsgipfel in der perinatalen Periode (vor allem Frühgeburten) treten Septikämien in allen Altersstufen auf. Eine überdurchschnittliche Häufung findet man bei Jugendlichen (Drogenabusus, Promiskuität), bei Frauen im gebärfähigen Alter (postpartal, intrauterine Pessare, Aborte) und älteren Männern (Urosepsis bei Prostatahypertrophie).

Pathogenese

Die Bakteriämie ist ein pathogenetisches Ereignis, das jeder Sepsis zugrunde liegt. Ob die Bakteriämie ein transitorisches, eventuell sogar asymptomatisches Ereignis bleibt oder ob sich daraus eine Sepsis entwickelt, hängt vor allem vom Zustand der zellulären und humoralen Immunität des Wirtes und in zweiter Linie von der Virulenz und Anzahl der in den Kreislauf eingedrungenen Bakterien sowie von weiteren noch unbekannten Faktoren ab.
Ca. 50% der Septikämien nehmen ihren Ausgang vom Harnwegssystem. Obstruktion, Katheterisierung und endoskopische Eingriffe sind die häufigsten auslösenden Ursachen, als Erreger kommen am ehesten Escherichia coli, die Klebsiella-Enterobacter-Serratia-Gruppe, Pseudomonas aeruginosa und Proteus spp., seltener Enterokokken in Frage. In Darm und in den Gallenwegen können eine Obstruktion, Neoplasien, Abszesse oder eine Divertikulitis Ursprungsort von Septikämien sein, bei denen vor allem Escherichia coli, Keime aus der Klebsiella-Enterobacter-Serratia-Gruppe, Bacteroides spp., Salmonellen, Enterokokken, aerobe und anaerobe Streptokokken sowie Staphylokokken isoliert wurden.
Bei Leukämien und seltener bei anderen malignen Erkrankungen des retikulohistiozytären Systems stellt die endogene Darmflora eine häufige Infektquelle dar.
Bei der Leberzirrhose wird die Entstehung einer Bakteriämie wahrscheinlich dadurch begünstigt, daß Pfortaderblut unter Umgehung des hepatischen retikuloendothelialen Systems direkt das Kavasystem erreicht.
In der postpartalen Periode, nach einem Abort, sowie nach instrumentellen Eingriffen am Uterus werden gehäuft Septikämien beobachtet, die vor allem durch aerobe und anaerobe Streptokokken (aller serologischen Gruppen), Escherichia coli, Bacteroides spp., Peptokokken, Staphylokokken, Korynebakterien, Klostridien, Klebsiellen, Entero-

bacter und Pseudomonas aeruginosa hervorgerufen werden. In diesem Zusammenhang ist auch die Sepsis bei Neugeborenen zu erwähnen, die besonders Frühgeborene bedroht. Als hauptsächlichste Erreger kommen wiederum Escherichia coli, ferner Streptokokken, vor allem der Gruppe B, sowie Staphylokokken, Klebsiellen, Pseudomonas aeruginosa, Enterobacter und Proteus spp. in Frage.

Von zunehmender Bedeutung sind Septikämien, die ihren Ausgang von infizierten Fremdkörpern (künstliche Herzklappen, intrakardiale Schrittmacherelektroden, alloplastische Gefäßprothesen, Hämodialyseshunts usw.) im Bereich des Herzens und der Gefäße nehmen. Zu dieser »Endoplastitis« zählen auch die Infektionen von ventrikuloatrialen Drainagen, die zur Entlastung eines erhöhten Liquordruckes angelegt werden. Die Infektionsrate wird mit 5–20% angegeben. Die größte Gefahr stellen jedoch intravenöse Katheter dar, die proportional zur Verweildauer mit zunehmender Häufigkeit bakteriell kontaminiert werden und bei ca. 2% der Patienten mit Polyäthylen-Kathetern zur Septikämie führen. Nach zwei bzw. drei Tagen in situ ist die Katheterspitze in 16 bzw. in 22% bakteriell kontaminiert. Verschiedene Beobachtungen weisen darauf hin, daß bereits eine einmalige Bakteriämie genügt, um die erwähnten intravaskulären Fremdkörper zu besiedeln. Als Ursprungsort einer Sepsis trotzen sie meist jeder konservativen Therapie, so daß sie entfernt werden müssen.

Die Erreger bei Endoplastitiden – der Häufigkeit nach geordnet – sind Staphylococcus epidermidis und aureus, Bacillus spp., diphtheroide Stäbchen, Klebsiellen, Enterobacter spp., Enterokokken, Acinetobacter spp., Pseudomonas spp., Candida spp. und andere Pilze, Proteus und Serratia.

In diesem Zusammenhang ist auch auf die Septikämien hinzuweisen, die nach der Verabreichung bakteriell kontaminierter Infusions- und Blutprodukte auftreten können. Bei diesen Infektionen wurden vor allem Enterobacter spp., Klebsiellen und Serratia isoliert. In infizierten Blutprodukten (vor allem Thrombozyten-Pools) wurden auch Pseudomonas spp. und Salmonellen gefunden. Diese Bakterien sind zum Teil in der Lage, sich bei Zimmertemperatur, eventuell sogar bei 4°C, in anspruchslosem Milieu zu vermehren.

Drogensüchtige, die ihre »pharmazeutischen Produkte« parenteral applizieren, erkranken aus offensichtlichen Gründen sehr häufig an Septikämien, die nicht selten zu einer Endokarditis führen. Das Erregerspektrum entspricht weitgehend demjenigen der Endoplastitis (s. oben).

Maligne Erkrankungen – vor allem des hämatopoetischen Systems –, regelmäßige Einnahme von Immunsuppressiva (Zytostatika, Steroide), Lupus erythematodes disseminatus u.a. schwere Erkrankungen, welche die zelluläre und humorale Immunkompetenz beeinträchtigen, prädisponieren den Organismus für Infektionen. Am augenfälligsten ist die Korrelation zwischen Granulozytopenie (unter 1000/mm^3) und Infekthäufigkeit. Schwere Infekte (Abszesse, Pneumonien) sind bei diesen Patienten häufiger mit einer septischen Verlaufsform verbunden und stellen in 60–90% der Fälle von Leukämien, Lymphomen und aplastischen Anämien die unmittelbare Todesursache dar. In 60% handelt es sich um gramnegative Keime, wobei Pseudomonas aeruginosa und andere spp. die Hälfte davon ausmachen, dann folgen Escherichia coli, Klebsiellen, Enterobacter, Proteus und andere z.T. sehr seltene gramnegative Bakterien. Von den grampositiven Erregern sind Staphylokokken am häufigsten, Pilze machen etwa 5–10% aus. Der Ursprungsort der Septikämie liegt häufig im Darm oder in den Lungen, seltener in der Haut.

Ätiologie (Mikrobiologie)

Das Erregerspektrum hat sich in den letzten 20 Jahren deutlich zugunsten der gramnegativen Keime verschoben. Gramnegative Erreger sind heute in ca. 45%, grampositive in ca. 43% für eine Septikämie verantwortlich. 12% der Septikämien werden durch mehrere, vorwiegend gramnegative Erreger verursacht. Tab. 13.**24** gibt die Erreger der Häufigkeit nach geordnet wieder.

In Einzelfällen sind folgende Erreger isoliert worden (alphabetische Reihenfolge):
Acinetobacter, Brucellen, Citrobacter, Flavobakterien, Fusobakterien, Haemophilus spp., Korynebakterien, Listerien, Pseudomonas spp. (nicht Pseudomonas aeruginosa), Vibrio fetus, Yersinien und andere mehr. Mit der zunehmenden Häufigkeit von Gonokokkenerkrankungen, die sich in 1–3% der Fälle als Gonokokkensepsis manifestieren, ist anzunehmen, daß diesem Erreger in Zukunft vermehrte Bedeutung zukommen wird. Unter dem Gesichtspunkt, daß eine Endokarditis eine besondere Verlaufsform der Septikämie darstellt, müssen auch Chlamydien, Rickettsien und Mykoplasmen als sehr seltene Erreger erwähnt werden.

Tabelle 13.**24** Häufigkeit der Erreger bei Septikämien

grampositive Septikämien	gramnegative Septikämien
Staphylococcus aureus	Escherichia coli
Viridans-Streptokokken	Pseudomonas aeruginosa
Enterokokken	Klebsiellen
β-hämolytische Streptokokken	Enterobacter spp.
Pneumokokken	Serratia
Clostridium perfringens	Proteus spp.
Streptococcus bovis	Bacteroides spp.
Staphylococcus epidermidis	Salmonella

Krankheitsbild

Anamnese

Typischerweise kommt es nach einem Keimeinbruch in die Blutbahn zu einem Schüttelfrost und danach zu einem akuten Fieberanstieg. Bei intravaskulären Sepsisherden (Endoplastitis, Endokarditis) ist häufig eine subfebrile bis hochfebrile Kontinua zu verzeichnen.

Anamnestische Angaben über akute oder früher durchgemachte Erkrankungen des Urogenitalsystems, des Magen-Darm-Traktes oder der Luftwege, kurz zurückliegende diagnostische oder therapeutische Eingriffe, Verletzungen, Injektionen usw. ergeben häufig Hinweise auf die Eintrittspforte der Bakterien, woraus sich mit einiger Wahrscheinlichkeit der in Frage kommende Erreger ableiten läßt (s. Pathogenese, S. 13.146).

Malignome, Diabetes, Leberzirrhose, Urämie, Lupus erythematodes disseminatus, Alkoholismus und andere schwere Erkrankungen sowie Therapieformen, die die Immunkompetenz des Patienten beeinträchtigen, wirken prädisponierend für die Entstehung einer Septikämie.

Klinische Befunde

Ausgesprochenes Schwächegefühl, Übelkeit, Erbrechen und Durchfall sind allgemeine Symptome, die in unterschiedlichem Ausmaße festgestellt werden können. Hohes Fieber, meist mit Schüttelfrösten einhergehend, wird selten (vor allem bei Patienten, die mit Immunsuppressiva behandelt werden) vermißt. Es kann den für septische Erkrankungen typischen intermittierenden Verlauf, aber auch eine Kontinua zeigen.

Weitere klinische Erscheinungen sind Tachykardie, Hyperventilation und je nach Schwere und Dauer des Krankheitsbildes Splenomegalie (häufiger bei grampositiven Septikämien), Ikterus und Bewußtseinsstörungen. Eine unvermutet auftretende Hypotension — typischerweise 4–8 Stunden nach dem Fieberanstieg —, die nicht infolge von Blutungen, Rhythmusstörungen, eines Herzinfarktes oder einer anderen kardialen Erkrankung auftritt, weckt den Verdacht auf eine gramnegative Sepsis. Dieselbe beinahe pathognomonische Bedeutung kommt einer akuten Oligurie oder Anurie zu, deren Ursache nicht in einer Erkrankung der Nieren oder der ableitenden Harnwege liegt. Bei gramnegativen, seltener bei grampositiven Septikämien kann als schwerste Komplikation ein septischer Schock auftreten (s. Komplikationen, S. 13.149).

Besondere Aufmerksamkeit gilt der Suche nach der Eintrittspforte und nach septischen Metastasen. Aus der mehrmaligen täglichen und klinischen Untersuchung aller direkt oder indirekt zugänglichen Organe ergeben sich häufig diagnostische (Erregernachweis) und therapeutische (z.B. Abszeßdrainage) Konsequenzen.

An der Haut kann sich eine Sepsis als Exanthem oder in der Form von hämorrhagischen Bläschen, Papeln oder Ulzera manifestieren. Letztere findet man vor allem bei der Pseudomonas-aeruginosa-Sepsis (Ekthyma gangraenosum), aber auch bei der Gonokokken-, Meningokokken- und Staphylokokkensepsis (Erregernachweis).

Eine Lymphangitis, -adenitis oder Phlebitis, vor allem im Bereich einer Infusionsstelle, weist auf eine mögliche Eintrittspforte hin. Tieferliegende Abszesse im Bereich der Weichteile und des Abdomens (Nierenlogen) sind gelegentlich palpatorisch schon in einem frühen Stadium zu erkennen. Ein Zwerchfellhochstand und eine Klopfdolenz in der Lebergegend lassen an einen intrahepatischen oder subphrenischen Abszeß denken. Eine geringgradig vergrößerte Leber mit Konsistenzvermehrung in Verbindung mit einem Ikterus ist als toxische Leberschädigung zu interpretieren.

Gonokokken sind im geschlechtsreifen Alter die häufigsten Erreger von Arthritiden, welche sich vor allem in den großen Gelenken mit Rötung, Schwellung und Schmerzhaftigkeit manifestieren. Eine Lungen- oder Pleurabeteilung läßt sich häufig bereits auskultatorisch und perkutorisch feststellen, eine Röntgenaufnahme hilft hier im allgemeinen weiter.

Neu auftretende Herzgeräusche, Perikardreiben oder Rhythmusstörungen weisen auf einen kardialen Befall hin.

Eine Meningitis äußert sich durch den typischen Befund der Nackensteifigkeit. Hirnabszesse verursachen häufig fokale neurologische Ausfälle; Bewußtseinsstörungen werden bei der Septikämie jedoch auch ohne bakterielle Invasion des zentralen Nervensystems beobachtet.

Retina- und subkonjunktivale Blutungen sind selten, zusammen mit den Oslerschen Knötchen sind sie jedoch beinahe pathognomonisch für eine Endokarditis (s. Krankheiten des Herzens, Bd. I., Kap. 1).

Laborbefunde

Mit Ausnahme der Blutkulturen gibt es keine spezifischen Laborbefunde für die Diagnose einer Sepsis. Die Dauer der Sepsis beeinflußt wesentlich das Ausmaß der hämatologischen und blutchemischen Veränderungen. Die Blutsenkungsgeschwindigkeit steigt bereits nach 1–2 Tagen auf maximale Werte an. Typischerweise besteht eine mäßige bis ausgeprägte Leukozytose mit einer Linksverschiebung, eine Ausschwemmung unreifer Zellen ist nicht ungewöhnlich. Besonders bei Salmonellen- oder Pseudomonasseptikämien beobachtet man gelegentlich eine Leukopenie mit relativer oder absoluter Granulozytopenie. »Toxische Granulationen« und Vakuolen in den neutrophilen Granulozyten findet man häufig bei bakteriellen Infektionen, sie kommen aber auch bei gesunden Individuen vor. Eine Thrombozytopenie kommt in ca. 80% der gramnegativen und in ca. 60% der grampositiven Septikämien vor. Besonders ausgeprägt ist sie bei der disseminierten intravaskulären Gerinnung (s. Komplikationen, S. 13.149). Eine hypochrome Anämie entwickelt sich nicht zuletzt wegen der vielen Blutentnahmen im Laufe weniger Tage. Unter den blutchemischen Befunden scheint die Hypophosphatämie ein ziemlich konstanter Befund zu sein. In ca. 70% der gramnegativen und in etwas mehr als 20% der grampositiven Septikämien liegt der Serumspiegel der anorganischen Phosphate unter 2 mg% bzw. der Quotient anorganisches Phosphat/Harnstoff-N unter 0,04, ein Befund, der eventuell bereits nach wenigen Stunden nachweisbar ist. Weitere unspezifische Veränderungen, die unterschiedlich ausgeprägt sein können, sind: Hyperkaliämie, Hyponatriämie, Hypoglykämie, a_2-Globulinvermehrung in der Elektrophorese, Harnstoff- und Kreatininretention. In der arteriellen Blutgasanalyse findet man häufig bereits zu einem frühen Zeitpunkt eine respiratorische Alkalose, vor allem beim gramnegativen septischen Schock ist eine schwere metabolische Azidose typisch.

Spezielle Untersuchungsbefunde
Der Erregernachweis in den Blutkulturen ist die wichtigste labortechnische Untersuchung und sollte bei jedem Verdacht auf eine Septikämie angestrebt werden. Positive Blutkulturen sichern die klinische Diagnose einer Bakteriämie oder Septikämie, und aus der Sensibilitätsprüfung ergeben sich wichtige Hinweise für die antibiotische Therapie.
Im allgemeinen genügen 3–5 Blutkulturen innerhalb von 24 Std., um den Erreger nachzuweisen. Bei Patienten, die bereits unter einer Chemotherapie stehen, ist eventuell eine höhere Anzahl erforderlich. Die Entnahme sollte zu einem Zeitpunkt erfolgen, in dem die Antibiotikakonzentrationen im Blut am niedrigsten sind, d.h. am Ende eines Dosierungsintervalles. β-Laktamantibiotika (Penicilline, Cephalosporine) können mit Penicillinase, Aminoglykoside und Polypeptid-Antibiotika wenigstens teilweise mit Na-Polyanetholsulfonat (Liquoid Roche) inaktiviert werden. Pro Blutentnahme sollten je 5 ml Blut steril in eine aerobe und eine anaerobe Blutkulturflasche (50–100 ml Kulturmedium) eingefüllt werden. Steht in unmittelbarer Nähe kein mikrobiologisches Laboratorium zu Verfügung, kommt als Alternative die Entnahme in Liquoidvenülen zum Versand in Betracht. Arterielle Blutentnahmen sowie Knochenmarkspunktionen ergeben keine größere diagnostische Ausbeute (Ausnahme eventuell bei Brucellose), erhöhen jedoch die Kontaminationswahrscheinlichkeit.
Ein optimaler Zeitpunkt für die Blutentnahmen läßt sich nicht festlegen. Bei Endokarditiden, Endoplastitiden und schweren Verlaufsformen von Septikämien besteht häufig eine kontinuierliche Bakteriämie. Eine intermittierende Bakteriämie kann dem Fieberanstieg ca. um 1 Std. vorausgehen. Es scheint deshalb sinnvoll, eine erste Kultur unmittelbar zu Beginn des Fieberanstiegs (Frösteln, Schüttelfrost) und die folgenden in mehrstündigen Abständen und, wenn immer möglich, vor Therapiebeginn zu entnehmen.

Der Limulus-Test gestattet den Nachweis von zirkulierendem Endotoxin gramnegativer Bakterien im Serum. Methodische Schwierigkeiten schränken jedoch seine diagnostische Bedeutung, die in der frühen Erkennung einer gramnegativen Septikämie liegt, erheblich ein.

Verlauf und Prognose
Die Letalität der Septikämien ist seit der Einführung der Sulfonamide unverändert geblieben. Betrachtet man grampositive und -negative Septikämien getrennt, läßt sich trotz der in den letzten Jahren eingeführten Antibiotika zwar bei den grampositiven eine Abnahme, bei den gramnegativen Septikämien hingegen eine Zunahme der Letalität feststellen. Außerdem läßt sich zeigen, daß die Prognose der gramnegativen Septikämien nicht von der Art des Erregers, sondern vom Schweregrad der Grundkrankheit abhängt: bei rasch progredienten malignen Erkrankungen mit einer Überlebenszeit unter 1 Jahr (akute Leukämien, Verbrennungen 3. Grades auf über 50% der Körperoberfläche) beträgt die Letalität einer Sepsis 85%. Bei einer Grundkrankheit mit einer mittleren Überlebenszeit, die unter 5 Jahren liegt (metastasierende Malignome, maligne Lymphome, Leberzirrhose mit Ösophagusvarizenblutungen), sinkt die Letalität auf 44% und bei Erkrankungen, deren Überlebenszeit über 5 Jahre geschätzt wird, auf 14%.

Komplikationen
Endokarditis
Neben dem septischen Schock ist die bakterielle Endokarditis die wichtigste Komplikation, die infolge einer Bakteriämie oder Septikämie auftreten kann.
Auf einer vorgeschädigten Klappe können sich bereits während einer kurzdauernden Bakteriämie Erreger absiedeln. Eine akute bakterielle Endokarditis kommt im Rahmen einer Staphylokokken-, seltener einer Enterokokkensepsis vor. Innerhalb weniger Tage können dabei primär normale Herzklappen völlig zerstört werden, so daß der Krankheitsverlauf weniger durch die Septikämie als durch die akute Herzinsuffizienz geprägt wird (s. Krankheiten des Herzens, Bd. I, Kap. 1).

Septischer Schock
Bei ca. 25% der Patienten mit gramnegativer Septikämie entwickelt sich ein Schockzustand mit einer Letalität, die zwischen 40 und 80% schwankt. In absteigender Reihenfolge werden als Erreger Escherichia coli, Enterobacter aerogenes, Klebsiellen, Pseudomonas aeruginosa und Proteus spp. gefunden. In weniger als 5% sind grampositive Septikämien mit Staphylokokken, Streptokokken, Pneumokokken und Clostridium perfringens für einen septischen Schock verantwortlich.
Der septische Schock ist gekennzeichnet durch eine schwere, progressive Störung der Hämodynamik und in selteneren Fällen der Hämostase, die sich vor allem im Versagen der Mikrozirkulation

13.150 Infektionskrankheiten

Tabelle 13.25 Befunde beim septischen Schock

Häufig Bewußtseinsstörung
Kühle, feuchte Haut, Akrozyanose
Seltener Vasodilatation
Temperaturdifferenz Kern/Haut 8–15 °C
Oligurie (unter 20 ml/Std.), Anurie

Hypotension (systolischer Blutdruck unter 80 mm Hg)
Geringe Blutdruckamplitude
Tachykardie
Zentralvenöser Druck variabel

Herzminutenvolumen häufig normal (→ erniedrigt)
Peripherer Widerstand häufig erniedrigt (→ erhöht)

Respiratorische Alkalose (→ metabolische Lactatazidose)
Arteriovenöse O_2-Differenz meist erhöht
Blutvolumen meist erniedrigt

(→ Spätstadium)

äußert. Da es sich beim septischen Schock um ein sehr uneinheitliches und rasch progredientes Krankheitsbild handelt, sind die Befunde je nach Stadium verschieden (Tab. 13.**25**).

Messungen des Herzminutenvolumens und des peripheren Widerstandes sind sehr aufwendig, bedeutend einfacher ist die Registrierung der Temperaturdifferenz zwischen Körperkern (Rektum, Ösophagus) und der Haut (Unterseite der Großzehe), deren Zunahme mit der hämodynamischen Verschlechterung gut korreliert.

Verschiedene pathogenetische Faktoren sind für den vermehrten Umsatz der Gerinnungsfaktoren verantwortlich. Eine Verbrauchskoagulopathie mit überschießender Fibrinolyse und Blutungen in Haut, Magen-Darm-Trakt, Nieren, Nebennieren und anderen Organen kommt in weniger als 5% der Fälle vor, eine Thrombozytopenie und Fibrinogenspaltprodukte sind jedoch bedeutend häufiger nachweisbar (s. Kap. 11 »Erkrankungen des Blutes« und S. 13.148).

Massive gastrointestinale Blutungen oder eine zunehmende respiratorische Insuffizienz (sog. Schocklunge infolge eines interstitiellen Ödems, Bildung von Mikroatelektasen und herdförmigen Thrombosierungen pulmonaler Kapillaren) stellen in vielen Fällen die Todesursache dar.

Differentialdiagnose
In vielen Fällen muß die Septikämie als besonders schwere Verlaufsform einer bakteriellen Infektion betrachtet werden. Die differentialdiagnostischen Überlegungen konzentrieren sich deshalb auf die betroffenen Organsysteme und können in diesem Rahmen nicht besprochen werden. Ist auch nach sorgfältiger klinischer Untersuchung kein primärer Infektionsherd festzustellen, muß bei einem Status febrilis mit Splenomegalie noch an akute Leukämie, Lymphogranulomatose, Felty-Syndrom oder an einen Lupus erythematodes disseminatus gedacht werden. Hautveränderungen und Fieber wie bei einer Sepsis findet man gelegentlich bei einer generalisierten Vaskulitis oder Panarteriitis nodosa. Da die Ergebnisse der Blutkulturen frühestens nach 1–2 Tagen vorliegen, ist in Zweifelsfällen eher eine Sepsis anzunehmen und eine empirische Chemotherapie einzuleiten (s. unten).

Therapie
Für die Therapie der Sepsis werden im allgemeinen bakterizide Antibiotika bevorzugt, die in hohen Dosen, meist in Form einer Kurzinfusion, verabreicht werden können. Eine Therapiedauer von 10–14 Tagen genügt wahrscheinlich für die meisten unkomplizierten Fälle. Endokarditiden werden gewöhnlich während 4 (–6) Wochen behandelt. Abszeßbildungen, Obstruktionen im Bereich der Gallenwege oder des Urogenitaltraktes oder infizierte Fremdkörper machen im allgemeinen eine chirurgische Intervention notwendig.

Bis die Ergebnisse der Blutkulturen und des Antibiogramms bekannt sind, gestaltet sich die Chemotherapie nach empirischen Regeln. Bei bekannter Eintrittspforte kann das Erregerspektrum mit einiger Wahrscheinlichkeit eingeengt werden (s. Pathogenese, S. 13.146). Lokale Resistenzverhältnisse (Hospitalismuskeime mit bekanntem Resistenzmuster) beeinflussen wesentlich die Wahl der Antibiotika bei noch unbekanntem Erreger.

Verschiedene Kombinationen von β-Laktam- und Aminoglykosidantibiotika haben sich für die Therapie des unbekannten Erregers im klinischen Gebrauch bewährt (Tab. 13.**26**). Eine additive bzw. synergistische bakterizide Wirkung sowie ein breites antibakterielles Spektrum liefern das Hauptargument für derartige Kombinationen. Sobald der Erreger bekannt ist, empfiehlt sich ein Wechsel auf eine bakterizide Monotherapie gemäß Antibiogramm. Tab. 13.**27** enthält Therapie- und Dosierungsvorschläge für die am häufigsten isolierten Erreger. Insbesondere bei den gramnegativen Erregern sind die lokalen Resistenzverhältnisse zu beachten. Bei Septikämien durch Pseudomonas aeruginosa und andere Pseudomonas spp., bei Enterokokken-Endokarditiden sowie bei Mischinfektionen mit mehreren gramnegativen Bakterien oder mit aeroben und penicillinresistenten anaeroben Erregern (Bacteroides fragilis) sind Kombinationen entsprechend dem Antibiogramm angezeigt.

Tabelle 13.26 Antibiotische Therapie bakterieller septischer Erkrankungen bei unbekanntem Erreger

1. Ampicillin +	4 × 1,5 bis 6 × 2	g/d i.v.
Flucloxacillin +	4 × 1 bis 6 × 1	g/d i.v.
Gentamicin*	3 × 1 bis 3 × 1,5	mg/kg/d i.v. oder i.m.
2. Cephalotin +	4 × 1,5 bis 6 × 2	g/d i.v.
Gentamicin*	3 × 1 bis 3 × 1,5	mg/kg/d i.v. oder i.m.
3. Penicillin G +	4 × 5 bis 6 × 5	Mill./d i.v.
Flucloxacillin +	4 × 1 bis 6 × 1	g/d i.v.
Gentamicin*	3 × 1 bis 3 × 1,5	mg/kg/d i.v. oder i.m.
* bzw. Tobramycin	3 × 1 bis 3 × 1,5	mg/kg/d i.v. oder i.m.

Bakterielle Infektionen

Tabelle 13.27 Antibiotische Therapie bakterieller septischer Erkrankungen bei bekanntem Erreger

Grampositive Erreger

Staphylokokken

– nicht penicillinasebildend:
Penicillin G	6 × 5	Mill./d i.v.[2]
Cephalotin[1]	4 × 2 bis 6 × 2	g/d i.v.
Vancomycin[1]	4 × 7,5	mg/kg/d i.v.

– penicillinasebildend:
Flucloxacillin	6 × 1	g/d i.v.
Cephalotin[1]	4 × 2 bis 6 × 2	g/d i.v.
Vancomycin[1]	4 × 7,5	mg/kg/d i.v.

Streptokokken (alle außer Enterokokken), *Pneumokokken*

Penicillin G	6 × 2 bis 6 × 5	Mill./d i.v.
Cephalotin[1]	4 × 2 bis 6 × 2	g/d i.v.
Erythromycin[1]	4 × 1	g/d i.v.

Enterokokken

Penicillin G kombiniert mit	2 × 10	Mill./d i.v.[3]
Streptomycin oder	2 × 0,5	g i.m., evtl. i.v.
Gentamicin	3 × 1 bis 3 × 1,5	mg/kg i.v. oder i.m.
Ampicillin evtl. kombiniert mit	4 × 1,5 bis 6 × 2	g/d i.v.
Streptomycin oder		
Gentamicin		
Vancomycin[1] kombiniert mit	4 × 7,5	mg/kg/d i.v.
Streptomycin	2 × 0,5	g/d i.v.

Klostridien

Penicillin G	6 × 5	Mill./d i.v.
Clindamycin[1]	4 × 0,6	g/d i.v.

Gramnegative Erreger

Escherichia coli

Ampicillin	4 × 1,5 bis 6 × 2	g/d i.v.
Cephalothin[1]	4 × 2 bis 6 × 2	g/d i.v.
Gentamicin[1, 4]	3 × 1 bis 3 × 1,5	mg/kg/d i.v. oder i.m.

Pseudomonas aeruginosa

Gentamicin[4]	3 × 1 bis 3 × 1,5	mg/kg/d i.v. oder i.m.
Carbenicillin[5]	4 × 6 bis 6 × 5	g/d i.v.
Colistin	2 × 2,5	mg/kg/d i.v.

Klebsiellen

Cephalotin	4 × 2 bis 6 × 2	g/d i.v.
Gentamicin[4]	3 × 1 bis 3 × 1,5	mg/kg/d i.v. oder i.m.

Enterobacter spp. und Serratia marcescens

Gentamicin[4] oder nach Antibiogramm (Empfindlichkeit sehr unterschiedlich)	3 × 1 bis 3 × 1,5	mg/kg/d i.v. oder i.m.

Tabelle 13.27 Antibiotische Therapie bakterieller septischer Erkrankungen bei bekanntem Erreger (Fortsetzung)

Proteus mirabilis

Penicillin G	6 × 5 bis 4 × 10	Mill./d i.v.
Ampicillin	4 × 1,5 bis 6 × 2	g/d i.v.
Cephalotin[1]	4 × 2 bis 6 × 2	g/d i.v.

Proteus vulgaris, morganii, rettgeri

Carbenicillin	4 × 6 bis 6 × 5	g/d i.v.
Kanamycin	2 × 7,5	mg/kg/d i.v. oder i.m.
Gentamicin[4]	3 × 1 bis 3 × 1,5	mg/kg/d i.v. oder i.m.

Bacteroides spp. (nicht Bacteroides fragilis)

Penicillin G	4 × 6 bis 6 × 5	g/d i.v.
Ampicillin	4 × 1,5 bis 6 × 2	g/d i.v.
Clindamycin[1]	4 × 0,6	g/d i.v.

Bacteroides fragilis

Clindamycin	4 × 0,6	g/d i.v.
Chloramphenicol	3 × 1 bis 4 × 1	g/d i.v.
Metronidazol	3 × 1	g per os

Salmonellen

Chloramphenicol	3 × 1 bis 4 × 1	g/d i.v.
Ampicillin	4 × 1,5 bis 6 × 2	g/d i.v.

[1] als Alternative bei Penicillinallergie
[2] sofern nicht anders vermerkt, Kurzinfusionen über 30 Min.
[3] Dauerinfusion über 12 Stunden
[4] bzw. Tobramycin in gleicher Dosierung; bei Gentamicin- bzw. Tobramycinresistenz: Amikacin 2 × 7,5 mg/kg/d i.v. oder i.m.
[5] Kombination mit Gentamicin bzw. Tobramycin bei Granulozytopenie (< 1500/mm³) immer empfehlenswert

Bei einer Penicillinallergie sind auch Amino- und Isoxazolylpenicilline sowie Carbenicillin kontraindiziert, im allgemeinen können jedoch Cephalosporine unter entsprechenden Vorsichtsmaßnahmen verabreicht werden.

Antibiotikadosierung bei Niereninsuffizienz

Bei einer Einschränkung der Nierenfunktion verlängert sich die Halbwertszeit renal ausgeschiedener Pharmaka. Dies erfordert entweder eine Dosisreduktion, eine Verlängerung der Dosierungsintervalle oder eine Kombination beider Methoden.
– Sind bei *massiv eingeschränkter Nierenfunktion* die Halbwertszeiten des verabreichten Medikamentes länger als das übliche Dosierungsintervall (Tab. 13.**28**), empfiehlt sich folgendes Vorgehen: Es wird eine normale Initialdosis wie beim Nierengesunden verabreicht. Die Erhaltungsdosis beträgt die Hälfte der Initialdosis, und das Dosierungsintervall entspricht der individuellen Halbwertszeit (s. Tab. 13.**28**).

Beispiel: Cephazolin, Kreatinin-Clearance 10 ml/Min. Initialdosis 1 g, Erhaltungsdosis 0,5 g, Dosierungsintervall ~ 13 Stunden

13.152 Infektionskrankheiten

Tabelle 13.28 Extrarenale Eliminationsfraktionen ($\hat{Q}_0$) und mittlere Halbwertszeiten (HWZ) der wichtigsten Antibiotika bei Niereninsuffizienz (nach *Dettli*)

Antibiotikum	$\hat{Q}_0$ (%)	HWZ_0	HWZ_5	HWZ_{10}	HWZ_{30}	HWZ_{60}	HWZ_{100}
Penicillin G	2	23,1	7,0	4,2	1,6	0,8	0,5
Ampicillin	13	6,9	5,1	4,1	2,2	1,3	0,9
Ciclacillin	10	6,9	4,8	3,6	1,9	1,1	0,7
Methicillin	12	4,1	3,0	2,4	1,3	0,8	0,5
Oxacillin	25	2,0	1,7	1,5	1,0	0,7	0,5
Carbenicillin	10	11,6	8,0	6,1	3,1	1,8	1,2
Cephalotin	2	23,1	7,0	4,2	1,6	0,8	0,5
Cephaloridin	8	23,1	14,3	10,4	4,9	2,8	1,7
Cephacetril	4	23,1	10,9	7,2	3,0	1,6	1,0
Cephalexin	4	23,1	10,9	7,2	3,0	1,6	1,0
Cephazolin	6	34,7	18,7	12,8	5,7	3,1	1,9
Tetracyclin	19	69,4	51,4	40,8	22,4	13,3	8,7
Chlortetracyclin[3]	100	6,9	6,9	6,9	6,9	6,9	6,9
Rolitetracyclin	30	34,7	31,5	28,9	21,7	15,8	11,6
Doxycyclin	80	23,1	23,1	23,1	23,1	23,1	23,1
Minocyclin	80	17,3	16,9	16,5	15,1	13,3	11,6
Chloramphenicol	80	2,3	2,3	2,3	2,3	2,3	2,3
Thiamphenicol	8	34,7	21,7	15,8	7,5	4,2	2,7
Rifampicin	100	2,8	2,8	2,8	2,8	2,8	2,8
Isoniazid[1]	60	2,3	2,2	2,2	1,9	1,6	1,4
Isoniazid[2]	50	6,9	6,6	6,3	5,3	4,3	3,5
Streptomycin	4	69,3	30,1	19,2	7,9	4,2	2,6
Kanamycin	3	69,3	25,7	15,8	6,2	3,2	2,0
Vancomycin	3	231,0	78,3	47,2	18,2	9,5	5,8
Gentamicin	2	99,0	32,0	19,1	7,3	3,8	2,3
Tobramycin	1,5	138,6	31,2	17,6	6,4	3,3	2,0
Colistin	7	34,7	20,4	14,4	6,7	3,7	2,3
Polymyxin B	13	34,7	25,7	20,4	11,2	6,7	4,3
Erythromycin	26	5,3	4,7	4,2	2,9	2,0	1,4
Lincomycin	40	11,6	10,8	10,0	8,0	6,1	4,6
Flucytosin	3	99,0	36,2	22,2	8,7	4,5	2,8
Sulfamethoxazol	85	1,0	1,0	1,0	1,0	1,0	1,0
Trimethoprim	33	34,7	31,5	28,9	21,7	15,8	11,6

[1] Schnellinaktivatoren
[2] Langsaminaktivatoren
[3] bei Niereninsuffizienz Kumulation von pharmakologisch aktiven Metaboliten!
$\hat{Q}_0$ Prozentsatz, auf den die übliche Erhaltungsdosis beim Anuriker reduziert werden muß
HWZ_{0-100} mittlere Halbwertszeit (in Stunden) bei einer Kreatinin-Clearance von 0–100 ml/Min.

– Sind bei mäßig eingeschränkter Nierenfunktion die Halbwertszeiten des verabreichten Medikamentes kürzer als das übliche Dosierungsintervall, wird die Erhaltungsdosis modifiziert und das übliche Dosierungsintervall beibehalten. Auch in diesem Fall wird eine normale Initialdosis verabreicht. Die individuelle Erhaltungsdosis wird mit Hilfe von Tab. 13.**28** und Abb. 13.**31** berechnet.

Beispiel: Gentamicin, Kreatinin-Clearance 50 ml/Min. Suche $\hat{Q}_0$ für Gentamicin (Tab. 13.**28**). Dieser Wert (2%) entspricht dem Prozentsatz, auf den die übliche Erhaltungsdosis beim Anuriker reduziert werden muß. Verbinde diesen Punkt $\hat{Q}_0$ (linke Ordinate in Abb. 13.**31**) durch eine Gerade mit der rechten oberen Ecke des Nomogramms.
Der Schnittpunkt dieser Dosierungsgeraden mit der Kreatinin-Clearance von 50 ml/Min. ergibt $\hat{Q}$ (rechte Ordinate in Abb. 13.**31**). Der Wert $\hat{Q}$ (∼ 50%) entspricht dem Prozentsatz, auf den die übliche Erhaltungsdosis, entsprechend der Kreatinin-Clearance, reduziert werden muß. Somit beträgt die individuelle Erhaltungsdosis 50% von 80 mg = 40 mg.

Bei einer Septikämie treten kurzfristig Veränderungen in der Nierenfunktion auf, die mit der alleinigen Bestimmung des Serumkreatinins nicht erfaßt werden können. Es empfiehlt sich deshalb die Messung der Kreatinin-Clearance über 2, 12 oder 24 Stunden.

Therapie des septischen Schocks

Die wichtigsten therapeutischen Maßnahmen beim septischen Schock, Antibiotikatherapie (s. Tab. 13.**26** u. 13.**27**) und Drainage bzw. Entfernung chirurgisch angehbarer Sepsisherde, entsprechen dem Vorgehen wie bei der Sepsis.
Daneben kommt der Volumenexpansion, z.B. mit Dextran, Vollblut, PPL und bilanzierten Elektro-

Prednisolon wird immer noch sehr unterschiedlich beurteilt. Wenn man sich für eine Steroidtherapie entscheidet, erscheint es sinnvoll, bereits in der Frühphase des Schocks 1 g Hydrocortison bzw. 250 mg Methylprednisolon als Bolus über 5 Min. i.v. zu verabreichen. Die Erhaltungsdosis (2–6 g/24 Std. bzw. 2 g/24 Std.) wird nach 2–4 Std. appliziert. Die Dauer der Steroidtherapie beträgt im allgemeinen 48–72 Stunden.

Ist eine Verbrauchskoagulopathie entweder labormäßig oder klinisch durch Blutungen (Haut, Magen-Darm-Trakt) nachgewiesen, kann eine Therapie mit Heparin (500–1000 E/Std.) eingeleitet werden. Auch diese Therapieform ist klinisch nicht gesichert; die Indikation für zusätzliche therapeutische Maßnahmen wie Sauerstoffzufuhr, assistierte Beatmung, Digitalisierung, Korrektur einer Azidose oder Hyperthermie ergibt sich nach dem klinischen Zustand des Patienten bzw. entsprechenden Laborbefunden.

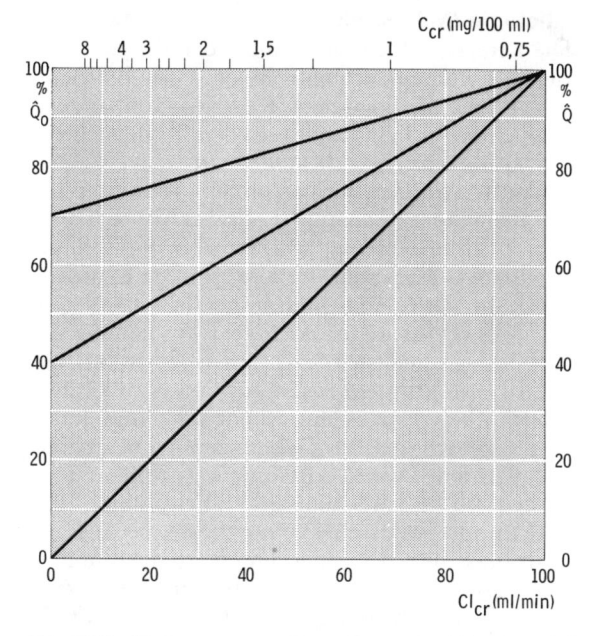

Abb. 13.**31** Nomogramm zur Berechnung der Erhaltungsdosis bei Niereninsuffizienz (nach *Dettli*)
C_{cr} = Serumkreatinin
Cl_{cr} = Kreatinin-Clearance
$\hat{Q}_0$ = Prozentsatz, auf den die übliche Erhaltungsdosis beim Anuriker reduziert werden muß
$\hat{Q}$ = Prozentsatz, auf den die übliche Erhaltungsdosis entsprechend der Kreatinin-Clearance bzw. des Serumkreatinins reduziert werden muß

lytlösungen, eine entscheidende Bedeutung zu, wobei sich die Dosierung in erster Linie nach dem zentralvenösen Druck (ZVD) richtet. Eine rasche Zunahme des ZVD (ohne gleichzeitige Applikation eines Vasopressors) unter Volumenzufuhr deutet auf eine Volumenüberfüllung oder eine biventrikuläre Herzinsuffizienz hin. Eine frühzeitige Erfassung einer linksmyokardialen Insuffizienz ist mit der Messung des diastolischen Pulmonalarteriendrucks möglich. Das aktuelle Bedarfsvolumen im Schockzustand liegt oft bis zu 25% über dem errechneten Blutvolumen.

Der Einsatz adrenerger und/oder adrenolytischer Substanzen im Schock ist stark umstritten. Ihre Anwendung darf keinesfalls eine adäquate Volumenzufuhr ersetzen, und die Wahl der einzelnen Mittel sollte differenziert nach dem Zustand der Kreislaufperipherie (Indikatoren: stündliche Urinausscheidung, Bewußtseinszustand, arterieller Sauerstoffdruck) erfolgen. Eine kontinuierliche Überwachung von Blutdruck und ZVD ist eine absolute Notwendigkeit. Grundsätzlich gilt, daß Dopamin oder Isoproterenol bei mäßiger Vasokonstriktion, Nor-Adrenalin bei ausgeprägter Hypotension, Phenoxybenzamin oder Hydergin bei fixierter Vasokonstriktion zur Anwendung kommen sollen. Auf Dosierung, Therapiedauer und Nebenwirkungen kann hier nicht eingegangen werden.
Die klinische Wirkung von Hydrocortison oder

Literatur

Bartlett, R.C., P.D. Ellner, J.A. Washington II: Blood cultures. Cumitech 1, American Society for Microbiology, Washington D.C. 1974
Dettli, L.: Eliminationskinetik und Dosierung von Medikamenten bei Patienten mit Niereninsuffizienz. Triangel (Sandoz) 14 (1975) 117–123, Sandoz
Levine, A.S., S.C. Schimpff, R.G. Graw, R.C. Young: Hematologic malignancies and other marrow failure states: Progress in the management of complicating infections. Seminars Hematol. 2 (1974) 141–202
Lundsgaard-Hanson, P.: Septischer Schock. Zbl. Chir. 99 (1974) 417–433
Lüthy, R., W. Siegenthaler, W. Stille: Septische Erkrankungen. In: Antibiotika-Fibel, 4. Aufl., hrsg. von A.M. Walter, L. Heilmeyer. Thieme, Stuttgart 1975, S. 766–791
Maki, D.G., D.A. Goldman, F.S. Rhame: Infection control in intravenous therapy. Ann. intern. Med. 79 (1973) 867–887
Riedler, G.F.: Thrombozytenzahl, weißes Blutbild und anorganisches Phosphat: drei wertvolle Kriterien zur Diagnose einer Sepsis. Schweiz. med. Wschr. 102 (1972) 497–504
Siegenthaler, W., R. Lüthy, H. Vetter, G. Siegenthaler: Diagnostik und Therapie der Septikämien. Schweiz. med. Wschr. 102 (1972) 593–605
Stille, W.: Septikämie, Problematik, Klinik und Therapie. Beecham Pharma, Mainz-Weisenau 1972
Winslow, E.J., H.S. Loeb, S.H. Rahimtoola, S. Kamath, R.M. Gunnor: Hemodynamic studies and results of therapy in 50 patients with bacteremic shock. Amer. J. Med. 54 (1973) 421–432
Wolff, S.M., J.U. Bennett: Gram-negative rod bacteremia. New Engl. J. Med. 291 (1974) 733–734

Diphtherie

H.D. POHLE und J. OEHME

Definition

Diphtherie ist eine akute übertragbare Lokalinfektion der Schleimhäute, besonders des oberen Respirationstraktes, aber auch der Haut, die durch das Corynebacterium diphtheriae hervorgerufen wird. Neben der pseudomembranösen Entzündung, die im Kehlkopf lokalisiert zur Behinderung der Atmung führen kann, können die Exotoxine die inneren Organe (Herz, Niere, Leber) und das Nervensystem schädigen.

Häufigkeit und Epidemiologie

Die Häufigkeit der Diphtherie ist einer sich über Jahrzehnte erstreckenden Periodizität unterworfen, deren Ursachen unklar sind (Genius epidemicus). Aktive Immunisierungsmaßnahmen und Chemotherapie sind darauf ohne Einfluß, der langsam einsetzende Rückgang der Morbidität begann schon vor der Einführung dieser therapeutischen Prinzipien. Zur Zeit ist die seuchenhygienische Bedeutung der Diphtherie in Deutschland zurückgegangen. In letzter Zeit sind jedoch wieder einige Fälle aufgetreten (Tab. 13.29). Zusammen mit dem Rückgang der Morbidität stellte sich auch ein Gestaltwandel des Krankheitsbildes (Pathomorphose) zu mehr benignen Verläufen ein. Dieser begann zeitlich koinzidierend mit der Einführung der Antitoxinserumbehandlung durch BEHRING (1894) und führte deshalb über lange Zeit zu einer Überschätzung von deren Wirksamkeit. Dieses von ärztlichen Maßnahmen unabhängige Verhalten läßt die Möglichkeit spontaner Wandlungen zu Verhältnissen, wie sie besonders vor der Jahrhundertwende bestanden, zumindest bei säkularer Betrachtungsweise offen.

Die Häufigkeit einer Erkrankung nach Begegnung mit Diphtheriebakterien beträgt 10–20%.

Die Keimübertragung erfolgt auf direktem (Tröpfcheninfektion) oder seltener auf indirektem Wege (mittels kontaminierter Gegenstände). Empfänglichkeit besteht in jedem Lebensalter, bevorzugt ist jedoch die Kindheit wegen der größeren Wahrscheinlichkeit der Erstexposition.

Tabelle 13.29 Diphtherische Erkrankungen und Sterbefälle im Deutschen Reich bzw. in der BRD (einschließlich Berlin-West) (lt. Seuchenstatistik nach Auskunft des Bundesgesundheitsamtes)

Jahr	Erkrankungen		Sterbefälle	
	Anzahl	auf 100 000 Einw.	Anzahl	auf 100 000 Einw.
1921	64 021	103,8	5 953	10,0
1931	57 822	89,5	4 126	6,3
1951	28 411	56,2	543*	1,1*
1961	1 317	2,3	33	0,1
1971	38	0,1	5	0,01
1972	34	0,1	2	0,00
1973	37	0,1	1	0,01
1974	17	0,03	–	–

* Bundesgebiet ohne Saarland

Ätiologie (Mikrobiologie)

Die Erreger zählen zur Familie der Korynebakterien. Sie werden nach morphologischen, biochemischen und serologischen Kriterien von anderen Keimen dieser Familie differenziert. Es handelt sich um grampositive Stäbchenbakterien, die kolbige Endauftreibungen (Polkörperchen) aufweisen und die zueinander in charakteristischer Weise (palisaden- oder fingerartig) gelagert sind. Sie sind zur Produktion eines sehr wirkungsstarken Exotoxins fähig. In der Vergangenheit glaubte man, unter mehr als 60 Serotypen nach dem Ausmaß der Toxinbildung mindestens drei (mitis, gravis, intermedius) Hauptgruppen zusammenfassen zu können, wobei überwiegend morphologische und kulturelle Eigenschaften zur Differenzierung herangezogen wurden. Diese Aufteilung war und ist auch heute noch für epidemiologische Erwägungen vorteilhaft und praktisch. Die prognostische Aussagekraft über die pathogenetische Wertigkeit im Individualfall war von jeher zweifelhaft und umstritten. Es hat sich gezeigt, daß die Eigenschaft der Toxigenität eine inkonstante Verhaltensweise des Keimes darstellt, die jedenfalls in vitro wesentlich von Umgebungsfaktoren abhängig ist. Modernere Untersuchungen ergaben nicht nur, daß in vivo durch Phageninduktion aus einem toxischen ein atoxischer Stamm entstehen kann, sondern daß auch avirulente Korynebakterien in virulente toxinbildende Stämme umgewandelt werden können.

Pathogenese

Die Auseinandersetzung des Körpers mit Diphtheriekeimen führt in erster Linie zu lokalen Entzündungserscheinungen. Eine bakterielle Generalisation wie bei einem durch Immunisierungsvorgänge geprägten zyklischen Infektionsablauf kommt nicht zustande. Der Lokalinfektionscharakter erklärt die danach mangelnde Krankheitsimmunität und das Fehlen einer echten und zuverlässigen Inkubationszeit (2–5 Tage).

Die lokalen Entzündungserscheinungen laufen überwiegend auf den Schleimhäuten des Nasen-, Rachen- und Kehlkopfbereiches ab; weniger häufig finden sich Manifestationen an den Konjunktiven, dem Mittelohr, dem Bronchialsystem, dem Ösophagus, in der Vagina und am Penis, als Wundinfektion an der Haut. Dabei handelt es sich pathologisch-anatomisch um eine hämorrhagische granulozytäre Entzündung mit marginaler Ausbreitungstendenz, die nur zu einer oberflächlichen Nekrose führt, aber von einem charakteristischen tiefen Gewebsödem begleitet wird. Massive, meist konfluierende Fibrinausschwitzungen der Oberfläche führen zu auf der Unterlage fest haftenden weißlich-speckigen Pseudomembranen.

Im Gegensatz zu den Erregern breiten sich die von ihnen freigesetzten Toxine hämatogen im Körper aus. Sie führen zu einer individuell unterschiedlichen Immunbeantwortung (Antitoxinbildung), die dem Körper einen Schutz gegenüber den toxischen

Wirkungen einer Wiederholungsinfektion verleiht. Die mit dem Blutstrom verbreiteten Toxine rufen charakteristische degenerative Veränderungen an verschiedenen Organsystemen hervor. Die klinischen Erscheinungen dieser Intoxikation treten je nach Organ zeitlich versetzt nach den lokalen Entzündungserscheinungen auf.

Krankheitsbild
Das klinische Bild der Diphtherie ist wegen der unterschiedlich ausgeprägten Beteiligung der pathogenetischen Grundfaktoren (lokale Entzündung und Intoxikation) und der individuellen Krankheitsintensität sehr mannigfaltig. Es ist daher zweckmäßig, und dies entspricht auch weitgehend den klinischen Gegebenheiten, je nach dem pathogenetischen Überwiegen zwischen einer diphtherischen Lokalerkrankung (lokalisierte und progrediente Diphtherie) und einer diphtherischen Intoxikationserkrankung (primär toxische oder maligne Diphtherie) zu unterscheiden.

Lokalisierte und progrediente Diphtherie
Krankheitsbild
Prädilektionsstellen der lokalisierten Diphtherie sind Rachen, Nase (Säuglinge) und Kehlkopf, seltener Konjunktiven, Nabel, Genitalschleimhäute und Haut. Als Erreger überwiegen Keime vom Mitistyp.

Anamnese
Beginn mit Fieber, Kopfschmerzen, Mattigkeit, Inappetenz und einem auffallend stark beeinträchtigten Allgemeinbefinden.

Befunde
Nach wenigen Tagen kommt es unter weiterem Temperaturanstieg und gering dolenter Anschwellung der lokalen Lymphknoten zur schnellen Ausbildung der typischen diphtherischen dicken, weißen Beläge auf den zuvor nur geröteten und geschwollenen Schleimhäuten. Im Falle der Rachendiphtherie gehen die Beläge über die nur gering vergrößerten Tonsillen hinaus und können auf Zäpfchen, weichen Gaumen, Gaumenfalten, Rachenhinterwand oder Mundschleimhaut übergreifen. Bemerkenswert ist ein süßlich-leimiger Mundgeruch. Bei gleichzeitiger oder isolierter Nasendiphtherie finden sich Behinderung der Nasenatmung und häufig ein serös-eitriger bis hämorrhagischer Schnupfen. Die im Zunehmen begriffene Haut- und Wunddiphtherie zeigt sich in Form von Ulzerationen mit und ohne Pseudomembranen; sie ist eine wichtige Quelle für die Übertragung.

Die gefährlichste Form einer lokalisierten Diphtherie ist die primäre Larynxdiphtherie, bei der im Rachen keine Beläge zu sehen sind (primärer Krupp). Sie äußert sich durch einen trockenen, bellenden Reizhusten; es folgen langsam zunehmende Heiserkeit und Aphonie. Überwiegend die pseudomembranöse Entzündung der Kehlkopfschleimhaut und weniger eine ödematöse Verquellung führen zu einer Glottisverengung. Daraus resultieren vertiefte Atmung und inspiratorischer Stridor sowie Dyspnoe. Glottiskrämpfe und vorübergehende Verlegung der Glottis durch abgehustete Pseudomembranfetzen rufen bedrohlich aussehende Erstickungsanfälle hervor. Jedoch ist die vitale Bedrohung bei lokalisiert bleibendem Verlauf nicht so hoch wie bei progredienter Diphtherie. Hier liegen sehr häufig Keime vom Intermediustyp vor. Häufiger als der primäre ist der im Verlauf einer progredienten Diphtherie entstehende sekundäre Krupp. Absteigend aus dem Nasen-Rachen-Raum kann es auch zur Ausbildung von Pseudomembranen in der Trachea und in den Bronchien kommen. Bei flacher Atmung steigt die Atemfrequenz hoch an. Die Einschränkung der Ventilation führt zur Hypoxie, die Kranken sind blaß-zyanotisch, die Pulsfrequenz steigt im Fieber unverhältnismäßig hoch an, der Blutdruck fällt ab. Hinzukommende unspezifische bronchopneumonische Komplikationen können oft innerhalb der ersten Erkrankungswoche den letalen Ausgang einleiten.

Laboratoriumsbefunde
Bei milde verlaufenden lokalisierten Formen finden sich kaum Blutbildveränderungen, bei heftigen Verläufen oder bei progredienter Diphtherie mit pulmonalen Komplikationen ist eine granulozytäre Leukozytose mit Linksverschiebung zu erwarten. Ein ähnlich quantitatives Verhalten gilt für die Blutsenkungsgeschwindigkeit. Morphologische Harnveränderungen liegen nicht vor, allenfalls eine vorübergehende geringfügige Proteinurie.

Besondere Untersuchungsmethoden
Die Ergebnisse der kulturellen Untersuchungen des Nasen- und Rachensekretes, eventuell auch von Wunden oder den Pseudomembranen sichern die Diagnose. Die Abstriche müssen, solange Verdacht besteht, regelmäßig wiederholt werden, anfänglich negative Befunde schließen die diphtherische Infektion nicht aus. Anzucht und Differenzierung der Bakterien erfolgen auf Spezialnährböden. Bakterioskopische Untersuchungen gewonnenen Patientenmaterials können hilfreich sein, haben aber keine Beweiskraft. Ätiologisch unklare Manifestationen an Nase und Kehlkopf sollten in jedem Fall durch Spiegelung überprüft werden. Wegen der Gefahr einer Myokardbeteiligung sind täglich sorgfältige Auskultationen des Herzens und häufige EKG-Kontrollen erforderlich.

Verlauf
Der Krankheitsverlauf ist wesentlich von der Therapie und dem Zeitpunkt ihres Einsetzens abhängig. Serumgaben beschleunigen Abstoßung, Resorption oder Verflüssigung der Pseudomembranen vom Rande her (zunehmende Ausbildung eines stärker geröteten Begrenzungshofes). Bei lokalisierten Formen ist nach 7–14 Tagen eine komplette Rückbildung zu erwarten. Beim deszendie-

renden Krupp bestimmen zusätzliche adäquate therapeutische Maßnahmen (z.B. Tracheotomie) den Verlauf. Bei Beherrschung aller vitalbedrohenden Momente ist nach 2–3 Wochen mit Heilung zu rechnen.

Auch bei den Formen der lokalisierten und der progredienten Diphtherie ist in einem gewissen Prozentsatz mit toxischen Organschäden (Herz, Nervensystem) zu rechnen. Im Gegensatz zur primär toxischen, mit schweren Allgemeinerscheinungen einhergehenden Diphtherie können sich hier derartige Ausfälle (z.B. plötzlicher Herztod, Lähmungen) überraschend einstellen. Nicht selten werden die lokalen diphtherischen Erscheinungen zunächst sogar übersehen und können nach z.B. eingetretener Extremitätenlähmung erst nachträglich rekonstruiert werden.

Primär toxische Diphtherie
Krankheitsbild
Anamnese
Nach vergleichsweise kurzer Inkubationszeit setzt die Erkrankung unvermittelt mit hohem Fieber und ungewöhnlich starker Beeinträchtigung des Allgemeinbefindens ein. Halsbeschwerden werden kaum beklagt, dagegen besteht nicht selten unstillbarer Brechreiz.

Befunde
Charakteristisch ist eine ödematöse Verschwellung des gesamten Halses (Cäsarenhals) innen und außen. Wangen, Kinn, Hals und Brustansatz bilden eine ofenrohrähnliche Konfiguration teigiger Konsistenz, in welcher die geschwollenen Lymphome kaum noch tastbar sind. Die Schleimhäute des Nasen-Rachen-Raumes sind stärker gerötet und ödematös verquollen. Ausgeprägte Beläge fehlen anfangs; man sieht lediglich eine dünne, glasigschmierige Fibrinbedeckung, die sich erst tags darauf zu einem ausgedehnten, blutig imbibierten, festhaftenden Belag umwandelt. Schon zuvor sind der süßliche Foetor ex ore und die unterschiedlich ausgeprägten allgemein toxischen Veränderungen bemerkbar: peripheres Kreislaufversagen mit hohem, oft unregelmäßigem, fadenförmigem Puls und Blutdruckabfall, hämorrhagische Diathese besonders im Hals- und Brustbereich, zerebrale Reizerscheinungen wie Erbrechen, Hyperthermie und auch Krampfneigung. Die Patienten sind bei vollem Bewußtsein, aber auffallend passiv und desinteressiert. Sie haben keinen Appetit, klagen neben dem Brechreiz über quälendes Durstgefühl. Das Gesicht ist blaß, die Haut von schmutzig-fahlem Kolorit, der Gesichtsausdruck leer und müde. Die Leber ist vergrößert tastbar.

Laboratoriumsbefunde
Im Blutbild findet sich eine granulozytäre Leukozytose mit starker Linksverschiebung und toxischen Granulierungen. Die Monozyten können relativ vermehrt sein. Die Blutsenkungsgeschwindigkeit ist mittelmäßig bis stark beschleunigt. Anfängliche Erhöhungen der Serumtransaminaseaktivitäten sind Ausdruck der toxischen Leberschädigung und weniger einer Myokardbeteiligung. Die Leberschädigung begründet auch eine zuweilen feststellbare Hypoprothrombinämie. Bei stärkerer hämorrhagischer Komponente ist mit Minderung der Gerinnungsfaktoren (Fibrinogen usw.) und der Plättchen im Sinne der Verbrauchskoagulopathie zu rechnen.

Neben einer großen Proteinurie sind im Harn Leukozyten und hyaline wie granulierte Zylinder, seltener auch Erythrozyten nachzuweisen.

Besondere Untersuchungsmethoden
Für die bakteriologische Diagnostik gelten die aufgeführten Richtlinien. Als Erreger stehen Gravistypen im Vordergrund. Zur Erfassung und Kontrolle etwaig auftretender kardiotoxischer Veränderungen sind tägliche, u.U. fortlaufende EKG-Kontrollen am Krankenbett von Beginn an – besonders aber zwischen der 2. und 3. Krankheitswoche – ratsam. Rhythmusstörungen, ST-Strecken-Senkungen, T-Negativierungen usw. sind zuverlässige Zeichen der kardialen Beteiligung.

Verlauf
Das Einsetzen der toxischen Organeffekte verläuft im Rahmen einer gewissen zeitlichen Normierung. Sie legt durchschnittlich eine vierteljährige klinische Behandlungs- und Beobachtungsdauer fest. Bereits innerhalb der ersten beiden Erkrankungstage kann das periphere Kreislaufversagen zum Tod führen (Frühtoddiphtherie). Die Hauptgefahr droht aber nach einem scheinbaren Besserungsintervall und nach weitgehender Rückbildung der lokalen Veränderungen zum Ende der 2. oder Anfang der 3. Krankheitswoche. Die in der Zwischenzeit unmerkbar manifest gewordene Myokardose (etwa 30–60% aller Fälle) kann völlig unvermittelt bei geringen körperlichen Anstrengungen oder Erregungen zum irreversiblen Herzstillstand führen. Diese Gefahr besteht in zunehmend geringerem Maße bis etwa zur 6.–7. Krankheitswoche.

Bei den ganz überwiegend motorischen toxischen Schäden am peripheren Nervensystem sind *Früh-* und *Spätlähmungen* zu unterscheiden. Die Frühlähmungen (1.–2. Krankheitswoche) betreffen vorwiegend das Gaumensegel und die Schlundmuskulatur, erkennbar an näselnder Sprache und Regurgitation von Flüssigkeit durch die Nase. Bedeutsamer sind die sich in der 4.–8. Krankheitswoche manifestierenden Spätlähmungen, deren Häufigkeit und Ausmaß unterschiedlich ist. Am häufigsten sind Lähmungen im Kopfbereich (Gaumensegel, Akkomodationslähmung, Lähmungen des N. abducens und N. glossopharyngicus) zu beobachten. Weitere typische Lokalisationen sind die Nerven der Hals- und Rückenmuskulatur sowie schlaffe, symmetrische Lähmungen der Beine. Die Erholungstendenz ist meist gut, doch vergehen manchmal mehrere Monate bis zur Restitution.

Die Lähmungserscheinungen können durch die von ihnen verursachte Hypoventilation und Immobilisation oder Aspiration zum Anlaß für letal endende Komplikationen (Pneumonie) werden.

Prognose
Grundsätzlich hat die Diphtherie in den letzten Jahrzehnten einen zunehmend harmloseren Verlauf genommen. Der Wandel der Gestaltbildung der diphtherischen Erkrankungen läßt daher keine allgemeinverbindlichen prognostischen Aussagen zu. Im Einzelfall müssen eine Reihe von Parametern (Epidemietyp, Lebensalter, Verlaufsform, Zeitpunkt des Therapiebeginns usw.) zur Beurteilung herangezogen werden. Bei schweren toxischen Verläufen und beim deszendierenden Krupp ist auch heute noch mit einer Letalität von 30 bis 60% zu rechnen.

Differentialdiagnose
Das differentialdiagnostische Spektrum ist breit. Bei Rachenmanifestationen ist zu denken an: Angina (Streptokokkenangina, Angina Plaut-Vincenti und Angina bei Lues II), hämatologische Erkrankungen (Agranulozytose, akute Leukose) und Soor. Ferner sind Zustände nach Verätzungen und frischer Tonsillektomie zu berücksichtigen; selten ist das Tonsillenkarzinom. Die infektiöse Mononukleose kann durch die Art der Beläge und den Fötor nicht sicher abgetrennt werden, sondern nur hämatologisch und serologisch.
Nasenmanifestationen müssen rhinoskopisch überprüft werden und von banaler Rhinitis, Lues, Herpes, Fremdkörperentzündung usw. abgegrenzt werden.
Kehlkopfmanifestationen sind laryngoskopisch zu verifizieren. Der echte diphtherische Krupp tritt nach den typischen Prodromi langsam zunehmend auf und ist durch die Pseudomembranbildung bei geringem Ödem vom überwiegend virusbedingten Pseudokrupp zu unterscheiden. Dieser tritt plötzlich auf, ist vorwiegend durch ein Ödem und nicht durch Beläge charakterisiert.
Die primär toxische Diphtherie ist durch die schwere Allgemeinbeeinträchtigung unschwer von anderen, Cäsarenhals vortäuschenden Erkrankungen (Streptokokkenlymphadenitis, Mumps, Thyreoiditis, Halsphlegmone usw.) abzugrenzen.

Therapie
Diphtherieverdächtige oder erwiesen Erkrankte bedürfen der Bettruhe und der Serumgabe (Antitoxin) ohne Verzögerung; sie sollten möglichst der klinischen Überwachung zugeführt werden. Bereits eingetretene Intoxikationserscheinungen sind durch eine antitoxische Therapie nicht mehr zu beeinflussen. Es besteht jedoch eine gewisse Übereinstimmung, daß Antitoxingaben bei lokalisierter oder progredienter Diphtherie das Auftreten sekundär toxischer Verläufe weitgehend verhindern und bei primär toxischer Diphtherie bei Verabfolgung in den ersten drei Krankheitstagen den Verlauf mildern können. Dosierung je nach Schwere des Falles: 200–1000 IE/kg Körpergewicht i.m., nur bei schweren Verläufen 50% davon i.v., eventuell Wiederholung am Tage darauf. Die meist im Packungsprospekt beschriebenen Vortestungen gegen Inkompatibilitäten sind zu beachten, gegebenenfalls ist ein Desensibilisierungsversuch durchzuführen. Zur antibakteriellen Therapie haben sich Erythromycin, Penicillin und Tetracyclin in altersentsprechender Dosierung über 5–8 Tage mehr aus epidemiologischen Gründen bewährt. Die Antibiotika haben keinen großen Einfluß auf die lokalen und keinen Effekt auf die toxischen Veränderungen.
Zu den speziellen Maßnahmen gehören: Substitution von Elektrolyt- und Wasserdefizit, Kreislaufvolumenauffüllung, i.v. Dauerverabfolgung von vasokonstriktorischen Substanzen, Zufuhr von hochwertigen Kalorienträgern auf oralem (Nährsonde) oder parenteralem Wege. Bei Kehlkopfmanifestationen muß rechtzeitig (bei beginnender Hypoxie) intubiert oder tracheotomiert werden, verflüssigte Membranen oder sonstiges Sekret sind abzusaugen, bei anhaltender Hypoventilation ist assistiert zu beatmen; unspezifischen Lungenkomplikationen ist auf chemotherapeutischem Wege zu begegnen. Frühzeitiger Einsatz von Cortisonderivaten scheint die Tracheotomie-Notwendigkeit zu verringern, auf die toxischen Effekte speziell am Herzmuskel und im Nervensystem haben die Nebennierenrindenhormone keinen Einfluß. Digitalisierung kann bei erheblichen kardialen Insuffizienzerscheinungen wertvoll sein, die grundsätzliche Anwendung ist umstritten.

Keimträger
Eine besondere therapeutische und seuchenhygienische Problematik bieten die Inkubations-, Rekonvaleszenz- und gesunden Kontaktkeimträger. Die Trägerfrequenz steigt in Epidemiezeiten in der Population bis auf über 5% an. Derzeit ist die Häufigkeit auf weit unter 1% einzuschätzen. Die Träger sind selbst nicht in Gefahr, jedoch ihre Umgebung. Sanierungsversuche können mit Tetracyclinen oder Erythromycin unternommen werden; die Ergebnisbeurteilung ist uneinheitlich. Der weit überwiegende Teil aller Keimträger wird auch spontan keimfrei. Die Entscheidung, ob und wielange Keimträger zu isolieren oder vom Schul- oder Kindergartenbesuch, von der Berufsausübung usw. fernzuhalten sind, wird durch das zuständige Gesundheitsamt getroffen. Hierbei sind die Keimtypen, ihre Virulenz und individuelle Faktoren zum Maßstab zu machen. Als keimfrei gelten Personen, bei denen Nasen- und Rachenabstriche in zweitägigen Abständen bei dreimaliger Wiederholung kein Wachstum von Erregern ergeben haben.

Prophylaxe
Zur Expositionsprophylaxe sind alle Erkrankungsverdächtigen und Erkrankten streng zu isolieren, bis bakteriologische Kontrollen (Nase und

Rachen, unter Umständen auch Wunden) sich als negativ erwiesen haben. Häuslicher Behandlung ist nur zuzustimmen, wenn die Isolierungsmaßnahmen gewährleistet sind und die Verlaufsform der Erkrankung dies zuläßt. Für wirksame Desinfektionsmaßnahmen von Räumen und Gegenständen ist zu sorgen. Umgeimpften oder unzureichend Geimpften (Toxinhauttest nach Schick: positiv), Familienangehörigen oder Pflegepersonen kann durch Verabfolgung von 10000 IE Antitoxin i.m. ein 3–4 Wochen währender passiver Schutz verliehen werden. Eine Kombination mit aktiven Immunisierungsmaßnahmen (Toxoid) ist möglich. Außerhalb aktueller Notwendigkeiten ist die dreifache aktive Immunisierung aller Kinder anzustreben. Erkrankungs- und Todesfälle an Diphtherie sind meldepflichtig.

Literatur

Freeman, V.J.: Studies on the virulence of bacteriophage-infected strains of corynebakterium diphteriae. J. Bact. 61 (1951) 675
Höring, F.O.: Klinische Infektionslehre. 3. Aufl. Springer, Berlin 1962
Hottinger, A.: Diphtherie. In: Infektionskrankheiten, Bd. II/1, hrsg. von O. Gsell, W. Mohr. Springer, Berlin 1968
Linzenmeier, G.: Die Diphtherie. In: Die Infektionskrankheiten des Menschen und ihre Erreger, 2. Aufl., Bd. I, hrsg. von A. Grumbach, O. Bonin. Thieme, Stuttgart 1969
Pappenheimer, I.R.: The diphtheria bacilli and the diphtheroids. In: Bacterial and myotic infections of man, hrsg. von R.J. Dubos. Lippincott, Philadelphia 1958
Ströder, J., H. Niggemeyer: Die Diphtherie. In: Handbuch der Kinderheilkunde, Bd. V, hrsg. von H. Opitz, F. Schmid. Springer, Berlin 1963

Listeriose

G. ERDMANN

Definition

Die Listeriose ist eine bei Menschen und Tieren durch Listeria monocytogenes hervorgerufene Infektionskrankheit, die unter verschiedenen klinischen Erscheinungsbildern auftritt. Da Übertragungen vom Tier auf den Menschen möglich sind, zählt man die Listeriose zu den Zooanthroponosen, obgleich neuere Erkenntnisse gestatten, sie auch zu den Geonosen (soil born infections) zu rechnen.

Häufigkeit

Gehörten Listeriosen beim Menschen noch vor 2 Jahrzehnten zu den ausgesprochenen Seltenheiten, so hat die Verbesserung der bakteriologischen Methoden in Verbindung mit einschlägigen Publikationen mittlerweile zu Berichten über bakteriologische Sicherung bei etwa 3000 Fällen Anlaß gegeben. Eine besondere Disposition zu Listeriose zeigen Schwangere, Neugeborene und ältere Menschen, außerdem leisten chronische Leiden wie Krebs, Leukämie und Tuberkulose einer Listeriainfektion Vorschub.

Epidemiologie

In der Regel tritt die Listeriose sporadisch auf, sie kann aber auch gelegentlich epidemisch vorkommen. Kleinraumepidemien sind in Deutschland in den Gebieten um Halle/Saale und Bremen beobachtet worden. Ein eigentliches Keimreservoir beim Tier ließ sich bisher nicht feststellen, vielleicht im Zusammenhang damit, daß Listerien wegen ihrer außerordentlichen Anspruchslosigkeit und hohen Widerstandskraft in die Reihe der Bodenbakterien eingeordnet werden können (Vorkommen in Silagefutter, Klärschlamm, Erdproben, Kot).

Ätiologie (Mikrobiologie)

Listeria monocytogenes ist ein grampositives, sporenloses Kurzstäbchen von 0,5 μm Breite und 1 bis 3 μm Länge. Durch peritriche Begeißelung ist der Keim beweglich, optimal bei Temperaturen zwischen 20 und 30 °C. Bemerkenswert ist die Fähigkeit zur β-Hämolyse. Tierversuche können zur Identifizierung des Keimes beitragen. Listerien besitzen Körper-(O-) und Geißel-(H-)Antigene. Eingehendere Antigenanalyse führt zur Unterscheidung von wenigstens 14 serologischen Typen und Subtypen, von denen die Serotypen 1 (1/2a) und 4b am häufigsten vorkommen.

Pathogenese und Pathophysiologie

Je nach vorliegendem Krankheitsbild variiert die Pathogenese der Listeriosen. Über die Eintrittspforten in den menschlichen Organismus sind unsere Kenntnisse lückenhaft. Genuß infizierter Nahrungsmittel (Rohmilch, verschiedene Fleischsorten) und Zubereitung von Wildbret werden ebenso in Betracht gezogen wie genitale Kontamination. Der Neugeborenenlisteriose liegt bei diaplazentarer Übertragung eine perinatale Listerieninfektion seitens der Mutter zugrunde, sofern nicht Schmierinfektionen auf der Neugeborenenabteilung auftreten. Kontakt mit kranken Tieren oder Tierfutter kann zur Infektion führen. Gesunde Keimträger wurden besonders unter Schlachthofpersonal festgestellt. Problematisch bleibt der Nachweis direkter Infektionsketten von Tier zu Mensch auch heute noch.

Die verschiedenen Formen der Listeriose des Zentralnervensystems lassen an eine Neurotropie der Erreger denken, besonders im Hinblick auf Tierversuche. Meningitis im Rahmen der septischen Neugeborenenlisteriose spricht für hämatogene Einschwemmung der Keime. Da andererseits vor allem ältere Menschen, speziell Männer nach dem 50. Lebensjahr, von zentralnervösen Manifestationen betroffen sind, leistet sicher auch altersbedingte Abwehrschwäche der Ausbreitung einer Listerieninfektion im Nervensystem Vorschub. Morphologisch ist die Listeriose durch 2 Verlaufsformen charakterisiert, einmal die eitrige Entzündung (an Bindehaut und Meningen) mit Produktion eines Eiters, der neben Granulozyten oft viele mononukleäre Zellen enthält, andererseits die granulomatöse Entzündung unter Ausprägung sog. Listeriome mit charakteristischem feingeweblichem Aufbau, gegebenfalls Nekroseherden und Abszeßbildung.

Krankheitsbilder
Listeriose des Zentralnervensystems
Je nach Lokalisation der entzündlichen Veränderungen an den Hirnhäuten, in der Hirnsubstanz oder im Hirnstamm treten unterschiedliche Erscheinungsbilder der zentralnervösen Listeriose auf.

Akute Listeriameningitis
Sie ist von anderen bakteriellen Meningitiden lediglich durch bakteriologische Kriterien zu trennen, führt in der Regel zur Bildung eitrigen Liquors, ist aber im Verlaufe einer Neugeborenensepsis durch Listerien u.U. auch serös. Bei tödlichem Ausgang sind pathologisch-anatomisch charakteristische Granulome in Form weißlicher Stippchen an der Hirnoberfläche sichtbar. Die Meningitis kann jedoch auch mehr diffus ausgebreitet sein. Oft besteht flächenhafte Ependymitis. Bei Defektheilung stellen sich Hydrocephalus internus und zerebrale Lähmung ein, besonders im Verlauf der Neugeborenenlisteriose.

Chronische Listeriose des Zentralnervensystems
Über ihre Häufigkeit wird noch diskutiert, zumal bei ausschließlich serologischer Diagnosestellung im Verdachtsfalle der endgültige Beweis entfällt. Inwieweit diese Verlaufsform frühkindliche zerebrale Schäden hervorruft, läßt sich vorab nicht entscheiden. Allerdings könnte der gelegentliche bakteriologische Nachweis von Listerien im Liquor von Krampfkindern bei Fehlen einer eitrigen Meningitis einen gewissen Hinweis darauf geben.

Listeriaenzephalitis
Sie kommt bei vielen Nutztieren häufig vor und gilt beim Menschen als Seltenheit. Klinisch kann ein Hirnstammsyndrom mit Lähmungen der Augen- und Gesichtsmuskulatur, Sprachstörung, Nystagmus, Schluckbeschwerden und schließlich Bewußtseinsverlust den Verdacht auf diese Listerioseform wecken. Charakteristische Obduktionsbefunde liegen vor, auch bei Neugeborenen.

Schwangerenlisteriose
Die meisten Fälle fetaler Listeriose werden nach dem 5. Schwangerschaftsmonat beobachtet, es gibt aber auch mehrere gesicherte Listeriainfektionen in der frühen Schwangerschaft mit und ohne Ausstoßung einer infizierten Frucht, nicht selten unter dem Bild wiederholter Abortierung. Während die spätere Listerieninfektion in der Schwangerschaft zu Frühgeburt, Frühtotgeburt, septischer Granulomatose und Totgeburt führt, ist bei wiederholter Abortierung mit entzündlichen Veränderungen am Endometrium und an den Adnexen zu rechnen, was die Schwangerschaften frühzeitig unterbrechen kann. In Parallele zu Tierversuchen (wiederholtes Verwerfen nach künstlicher Listerieninfektion) erscheint die ätiologische Bedeutung der Listeria monocytogenes in solchem Zusammenhang grundsätzlich erwiesen. Obgleich Schwangere, die listerieinfizierte Kinder zur Welt brachten, sich später oft keineswegs an irgendwelche Schwangerschaftsstörungen erinnern können, berichten die meisten Frauen darüber, einige Tage oder Wochen vor der Entbindung plötzlich hohes Fieber gemessen zu haben, wobei Kopfschmerzen, gewisse Benommenheit sowie Schmerzen im Rücken oder in der Lendengegend für »grippalen Infekt« sprachen. Urintrübung legte u.U. den Verdacht auf Pyelonephritis nahe. Routinemäßige Blutkulturen bei Schwangeren haben den Nachweis erbracht, daß sich hinter solch vagen Symptomen eine Listeriabakteriämie verbergen kann. Selbst eitrige Listeriameningitis wurde bei Schwangeren festgestellt.
Die Gravidität endet meist frühzeitig, nicht selten mit nachweislich infizierter Frucht. Verdachtsmomente liefern Abgang mekoniumhaltigen, trüben oder grünlich verfärbten Fruchtwassers, ödematöse Auftreibung der Plazenta oder umschriebene granulomatöse Herde. Eihäute und Nabelschnur zeigen ähnliche Veränderungen. Üblicherweise beendet die Ausstoßung der infizierten Leibesfrucht das Krankheitsgeschehen, nachfolgende Schwangerschaften führen – von seltenen Ausnahmen abgesehen – erfahrungsgemäß zur Geburt eines gesunden Kindes. Von einer antibiotischen Sicherheitskur wird trotz der geschilderten Gegebenheiten jedoch nicht Abstand genommen.

Neugeborenenlisteriose
Menschliche Listeriose manifestiert sich im ersten Lebensmonat unterschiedlich. Totgeburten werden im Rahmen der perinatalen Listeriose in diesen Formenkreis, der in Deutschland relativ häufig beobachtet wird, einbezogen.
Die Krankheitserscheinungen sind oft völlig uncharakteristisch und führen allenfalls zur Verdachtsdiagnose »Neugeborenensepsis«, bis die bakteriologische Befunderhebung die Ätiologie klärt. Auffällig sind schlechter Allgemeinzustand bei Atem- und Kreislaufstörung mit Zyanose. Nahezu pathognomonisch sind winzige Effloreszenzen, bedingt durch Hautgranulome. Das Röntgenbild der Lungen zeigt Herdpneumonien, manchmal in miliarer Form. Befunde an Nabelschnur und Plazenta sowie die Erscheinungen der Schwangerenlisteriose gegen Ende der Gravidität geben wertvolle Hinweise.
Im Rahmen der septischen Generalisierung besteht nicht selten seröse oder eitrige Listeriameningitis, welche bei spätem Infektionstermin (intra oder post partum) besonders auch isoliert auftreten kann. Schrilles Schreien, Trübung des Sensoriums,

Krämpfe und Fontanellenspannung lenken das Augenmerk auf das Zentralnervensystem. Klärung bringt in diesem Fall eine Lumbalpunktion. Großen Wert hat die bakteriologische Untersuchung des Mekoniums auf Listerien.

Seltenere Organlisteriosen
Infektion der Bindehaut führt, vergleichbar dem Anton-Konjunktivaltest beim Kaninchen, zu akuter eitriger, gelegentlich granulomatöser Konjunktivitis, manchmal mit begleitender Keratitis. Listerien ließen sich im Rachenabstrich, von Tonsillen und aus entzündeten Halslymphknoten züchten, auch bei Monozytenangina, was zur gesonderten Beschreibung einer glandulären Listerioseform veranlaßte.

Listerienbesiedlung des Intestinaltraktes kann zur Entstehung von Keimträgern Anlaß geben. Bei Landwirten und Tierärzten wurde an der Haut eine primäre Listerieninfektion beschrieben (papulöse und/oder pustulöse Dermatitis). Im Rahmen chronischer Sepsis (Endokarditis) ergaben Blutkulturen Listerien.

Besondere Untersuchungsmethoden
Die Diagnose »Listeriose« wird absolut gesichert durch den Erregernachweis, weshalb im Verdachtsfall entsprechendes Untersuchungsmaterial einzusenden ist. Die Serodiagnostik bietet ein wichtiges indirektes Hilfsmittel, da im Verlauf der Krankheit Serumantikörper gegen die O- und H-Antigene auftreten, welche typische Verlaufskurven zeigen. Hierbei liefert der Agglutinationstest (Listeria-Widal) – auch hinsichtlich der Typisierung – wertvolle Hilfe. Titer bis zu 1:200 gelten als verdächtig, solche ab 1:400 bei entsprechendem klinischen Bild (speziell H-Titer) hinweisend mit positivem Anhaltspunkt. Die Komplementbindungsreaktion bildet eine wichtige Ergänzung. Ähnliches gilt für die Wachstumsprobe. Präzipitation und Hämagglutination liefern unsichere Befunde. Neuerdings kann auch intrakutane Hauttestung mit Listeriavollantigenen oder Lipoproteidalergen zusätzlich angewendet werden. Die Reaktion, welche 24–48 Stunden nach der Injektion auftritt, ähnelt der Spätreaktion bei der Tuberkulinprobe.

Therapie
Die Prognose der unbehandelten Listeriose ist so schlecht, daß bei bakteriologischer Sicherung der Diagnose oder begründetem Verdacht unverzüglich zweckentsprechende antimikrobielle Behandlung eingesetzt werden muß. Andernfalls wären tödlicher Ausgang (besonders bei Neugeborenenlisteriose und bei Meningitis in jeder Altersstufe) oder Defektheilungen zu erwarten. Zwar sprechen Listerien relativ gut auf verschiedene Antibiotika an, doch haben während der letzten Jahre klinische Erfolgsberichte dem Ampicillin neben Erythromycin und Chloramphenicol ausgesprochene Vorrangstellung verschafft. Auch Tetracycline haben sich bei Erwachsenen (mit Ausnahme der Schwangeren) und Kindern jenseits des 10. Lebensjahres bewährt. Den Vorzug verdienen im Hinblick auf die häufige Manifestation im Zentralnervensystem liquorgängige Antibiotika, speziell Penicillin G und Ampicillin. Bei der Dosierung ist das Lebensalter zu berücksichtigen. Neugeborene erhalten 100–200 mg Ampicillin pro kg Körpergewicht, möglichst intravenös oder intramuskulär verabreicht. Bei älteren Kindern und Erwachsenen genügen mittlere Dosen von 100 mg pro kg Körpergewicht. Liegt eitrige Meningitis vor, dann empfiehlt es sich, zur Überwindung oder zur Überschreitung der Liquorschranke Penicillin G als i.v. Tropfinfusion sehr hoch zu dosieren (40 Mill. E/die) oder Ampicillin bei Erwachsenen 20 bis 50 mg/kg Körpergewicht/24 Std. in 4 Einzelgaben i.v. Besteht Penicillinallergie, dann kommt ersatzweise das gegen Listeria monocytogenes wirksame Erythromycin zur Anwendung (bei Kindern 50 mg/kg Körpergewicht Erythromycin-Äthylsuccinat pro Tag, bei Erwachsenen 6stündlich 250 mg täglich oral, notfalls auch spezielle Erythromycinpräparate intravenös).

Bei Vorliegen der Empfindlichkeitsprüfung der Listerien kann gegebenenfalls das Antibiotikum gewechselt oder kombinierte antibiotische Therapie gezielt eingesetzt werden. Unter entsprechender Antibiotikabehandlung ist zur Mitigierung der entzündlichen Erscheinungen am Zentralnervensystem der Einsatz von Corticoiden gerechtfertigt, da einer Hydrozephalusentwicklung hierdurch vorgebeugt werden kann.

Prophylaxe
Weil die epidemiologischen Zusammenhänge noch recht unklar sind, erscheint eine gezielte Prophylaxe kaum möglich. Maßnahmen zur Verhütung der Neugeborenenlisteriose liegen eindeutig bei zweckentsprechender Bekämpfung der Schwangerenlisteriose. Prophylaktische bakteriologische Mekoniumuntersuchung bei allen Frühgeborenen halten wir für aussichtsreich, um bei Fehlen charakteristischer Symptome eine deletäre Listeriose zu vermeiden. Schwerpunkt der Prophylaxe der Schwangerenlisteriose liegt auf der Propagierung allgemeiner hygienischer Maßnahmen während der Gravidität und gezielten bakteriologisch-serologischen Untersuchungen bei geringstem Verdacht. Isolierung von Listeriosekranken erscheint notwendig. Meldepflicht besteht in der DDR seit 1955, sonst unseres Wissens nicht. Aktive Immunisierung ist nur bei Tieren angezeigt.

Literatur
Erdmann, G.: Listeriose. In: Handbuch der Kinderheilkunde, Bd. V, hrsg. von H. Opitz, F. Schmid. Springer, Berlin 1963

Erdmann, G., H.P.R. Seeliger: Die Listeriose. In: Infektionskrankheiten, Bd. II/1, hrsg. von O. Gsell, W. Mohr. Springer, Berlin 1968

Potel, J.: Listeriose des Menschen. In: Klinik der Gegenwart, Bd. VIII, hrsg. von R. Cobet, K. Gutzeit. Urban & Schwarzenberg, München 1959/1965

Seeliger, H.P.R.: Listeriosis. Karger, Basel 1961
Seeliger, H.P.R., J. Potel: Listeriose. In: Die Infektionskrankheiten des Menschen und ihre Erreger, Bd. II, 2. Aufl., hrsg. von A. Grumbach, O. Bonin. Thieme, Stuttgart 1969

Erkrankungen durch Haemophilus influenzae

P. KREPLER

Epidemiologie
Bis zur Entdeckung des Influenzavirus hielt man Haemophilus influenzae für den Erreger der epidemischen Influenza, heute wird er bei Grippeepidemien als Sekundärerreger aufgefaßt. Neben häufigem saprophytären Vorkommen ist er aber auch der Erreger schwerster Erkrankungen.

Ätiologie (Mikrobiologie)
Haemophilus influenzae ist ein gramnegatives kokkoides Stäbchen, das oft Fäden bildet und eine fischzugartige Anordnung zeigt. Es benötigt zur Kultur Hämatin (»X-Faktor«) und Phosphopyridinnucleotid (»V-Faktor«). Er entwickelt auf festen und flüssigen Nährböden starken Indolgeruch, vergärt Xylose und ist nicht hämolysierend. Von den bekapselten Formen können serologisch durch Präzipitoagglutination 6 Typen (a–f) unterschieden werden, wobei dem Typ b die größte pathogenetische Bedeutung zukommt.

Krankheitsbilder
Meningitis
Haemophilus influenzae ist der Erreger einer schweren eitrigen Meningitis, hauptsächlich beim Kleinkind, seltener beim Erwachsenen. In 70% der Fälle kommt es zu einer Septikämie, manchmal auch unter dem Bild eines Waterhouse-Friderichsen-Syndroms. Ohne spezifische antibiotische Behandlung beträgt die Sterblichkeit 90–100%.

Epiglottitis
Dieses von Haemophilus influenzae verursachte Krankheitsbild wurde von BERENBERG u. KEVY (1958) umfassend dargestellt. Es betrifft vorwiegend Kinder zwischen 1 und 5 Jahren. Charakteristisch ist ein frühzeitig auftretender schwerer Schockzustand (Septikämie) und der oft unerwartet rasch eintretende Larynxverschluß durch die ödematöse Schwellung der Epiglottis. Dies erklärt die hohe Zahl von Todesfällen, falls die Behandlung nicht früh genug einsetzt.

Lobäre Pneumonien
Sie sollen nach amerikanischen Berichten nicht so selten durch eine primäre Hämophilusinfektion verursacht sein.

Sekundärinfektionen
Als pathogenetisch bedeutsamer Sekundärerreger kann Haemophilus influenzae an chronischen Bronchitiden insbesondere bei Bronchiektasien, an Bronchopneumonien, an Otitis media und an Entzündungen der Nebenhöhlen, besonders bei Kindern, und schließlich an der ägyptischen Bindehautentzündung neben Haemophilus aegypticus beteiligt sein.

Komplikationen
Infolge der häufigen Bakteriämien kann es zu metastatischen Herden in der Lunge, zum Empyem, periartikulären Abszessen, Pyarthros, Osteomyelitis, Hirnabszessen und Meningitis kommen. Als seltenere Infektion wurde über Endokarditis und Perikarditis berichtet.

Differentialdiagnose
Die mit Rücksicht auf die spezifische Chemotherapie wichtige Differentialdiagnose ist nur aufgrund der gezielten bakteriologischen Untersuchung möglich.

Therapie
Bisher war das Ampicillin in der Dosis von 150–300 mg/kg/Tag in 4stündlichen (6× tgl.) Kurzinfusionen das Mittel erster Wahl. Hinweise auf Resistenzentwicklung in den USA könnten auch bei uns diese Behandlung in Frage stellen. Bei Resistenz in vitro oder fehlendem Ansprechen sollte, besonders bei der Influenzameningitis, dem auch die Liquorschranke passierenden Chloramphenicol der Vorzug gegeben werden, am besten ebenfalls im intermittierenden Dauertropf, 100 mg/kg Körpergewicht/Tag, in 4 Einzeldosen bei Kindern. Bei Erwachsenen 2 g/die. Nur beim Neugeborenen wegen der Gefahr des Grey-Syndroms nie über 25 mg/kg Körpergewicht/Tag.
Das Risiko der auch durch Blutbild- und Retikulozytenkontrolle nicht sicher vermeidbaren irreversiblen Knochenmarksschäden (1:50000–1:100000) ist bei Chloramphenicol zu bedenken.
Bei der Behandlung der gefährlichen Epiglottitis kann der frühzeitige Einsatz von Corticosteroiden i.v. in hohen Dosen durch die Dämpfung der entzündlichen Schwellung von Nutzen sein. In manchen Fällen läßt sich aber auch damit die Tracheotomie nicht vermeiden. Bei entsprechender Überwachung (Intensivpflege) ist auch eine Intubationsbehandlung möglich.

Literatur
Berenberg, W., S. Kevy: Acute epiglottitis in childhood. A serious emergency readily recognized at the bedside. New Engl. J. Med. 258 (1958) 870
Marget, W.: Die Behandlung der eitrigen Meningitis. Mschr. Kinderheilk. 116 (1968) 38
Zinnemann, K.: Infektionen durch Erreger der Hämophilusgruppe. In: Die Infektionskrankheiten des Menschen und ihre Erreger, Bd. I, 2. Aufl., hrsg. von A. Grumbach, O. Bonin. Thieme, Stuttgart 1969

Tetanus

K. Eyrich

Definition
Der Wundstarrkrampf entsteht nach Infektion einer Haut- oder Schleimhautverletzung mit dem Anaerobier Clostridium tetani, dessen Toxine die eigentliche Erkrankung hervorrufen. Die Toxinmenge beeinflußt offenbar den Schweregrad.

Häufigkeit
Erreger und Erkrankung sind ubiquitär nachweisbar, wobei die Häufigkeit geographisch vom Äquator zu den Polen und klimatisch von Sommer zu Winter hin abnimmt. Durch zunehmende prophylaktische Immunisierung der Bevölkerung wird der Tetanus seltener, in sozial schwachen Ländern steht die Mortalität an Wundstarrkrampf noch mit an erster Stelle. In der Bundesrepublik Deutschland ist zur Zeit bei einer Letalität bis über 40% jährlich mit etwa 150 Todesfällen durch Tetanus zu rechnen. Trotz Meldepflicht für Erkrankung und Todesfall besteht eine gewisse Dunkelziffer.

Der fast immer von einer Infektion der Nabelschnur ausgehende Tetanus neonatorum ist in Europa fast ausgestorben, in südlichen Erdteilen (Afrika, Südamerika, Indien) dagegen sehr häufig.

Epidemiologie
Der Wundstarrkrampf ist nicht übertragbar und hinterläßt keine Immunität. Grundsätzlich kann jede Wundverschmutzung zur Kontaminierung und Infektion führen. Verschiedene Säugetiere (z.B. Rind, Pferd, Meerschweinchen) und auch Menschen beherbergen den Erreger im Darm.

Rund ein Drittel der Tetanuserkrankungen nehmen ihren Ursprung aus klinisch reiz- und komplikationslos abheilenden Wunden. Die Krankheit unterliegt regional möglicherweise gewissen Verlaufsschwankungen.

Ätiologie (Mikrobiologie)
Clostridium tetani ist ein grampositives Stäbchen mit der Fähigkeit, Sporen zu bilden. Nach Infektion einer Wunde entwickeln sich aus den sehr widerstandsfähigen Sporen die Erreger, bei deren Zerfall Toxin freigesetzt wird. Im Gegensatz zum Bakterienwachstum ist die Toxinbildung an anaerobe Verhältnisse gebunden, wie sie in schlecht durchbluteten, zerfetzten und verschmutzten Wunden vorliegen.

Tetanustoxine sind vorwiegend in aggregierter Form vorliegende Proteine. Offenbar vermag dasselbe Toxin verschieden zu aggregieren, wodurch sich Toxizität und anscheinend auch Bindungsfähigkeit für Antitoxin ändern. Man unterscheidet das neurotoxische Tetanospasmin, das bei Zerfall der Erreger freigesetzt wird, ein serologisch nachweisbares, klinisch unwesentliches weiteres Neurotoxin, und das klinisch wahrscheinlich ebenfalls unwesentliche Tetanolysin, das sich Erythrozyten anlagern kann und möglicherweise einen kardiotoxischen Effekt besitzt. Verschiedene Erregerstämme können ein biologisch gleich wirksames, chemisch aber nicht völlig identisches Toxin produzieren.

Pathogenese und Pathophysiologie
Die Toxinproduktion bleibt auf den Infektionsort lokalisiert, obwohl die Erreger postmortal auch in entfernten Körperorganen nachgewiesen werden konnten. Für die Ausbreitungsform des Toxins fehlten bisher schlüssige Beweise. Zahlreiche experimentelle Befunde führten zu zwei Anschauungen. Nach der einen soll Tetanustoxin entlang der peripheren Nervenbahnen zentripetal an die Erfolgsorgane gelangen, nach der anderen erfolgt der Transport lymphohämatogen. Neue Tierversuche mit radioaktiv markiertem Tetanustoxin zeigten auf, daß Tetanustoxin innerhalb weniger Stunden nach intramuskulärer Injektion resorbiert wird, von distal her in den zugehörigen motorischen Nerven eindringt und sich vorwiegend in den zugehörigen ventralen Segmentanteilen des Rückenmarks anreichert. Die Verschwinderate intravenös zugeführten Tetanustoxins ist je nach Tierspezies verschieden lang. Die heutigen Anschauungen neigen dazu, sowohl die neurale Wanderung als auch die Ausbreitung über das Lymph- bzw. Blutgefäßsystem sowie die Kombination beider Möglichkeiten zu akzeptieren.

Zwischen Verletzung, Infektion und der Manifestation erster Krankheitssymptome liegt eine Latenz, die Inkubationszeit. Sie beträgt wenige Tage bis zu drei Wochen, in seltenen Fällen sogar Monate. In der Regel liegt dabei eine unbemerkte spätere Infektion vor. Je kürzer die Inkubationszeit, desto ernster wird die Prognose. Wesentlicher für die Beurteilung ist die Zeitspanne zwischen dem Auftreten erster Symptome und dem ersten Krampfanfall, die Anlaufzeit (onset-period). Sie dauert Stunden oder wenige Tage, selten länger. Eine kurze Anlaufzeit führt immer zu einem schweren Verlauf, eine lange Anlaufzeit schließt einen schweren Tetanus nicht aus.

Tetanospasmin wird durch Ganglioside spezifisch gebunden und stört die neurologische Reizübermittlung im Funktionsbereich der Renshaw-Zellen. Dadurch kommt es im motorischen Teil des Zentralnervensystems zur regellosen und weit überschießenden Reizausbreitung.

Histologisch zeigen sich in den motorischen Ganglienzellen Zeichen der Überfunktion. Pathologische Befunde an verschiedenen vegetativen Zentren sind nicht gesichert. Die gesamte quergestreifte Muskulatur kann im Sinne einer sog. Zenkerschen wachsartigen Degeneration verändert sein und die Kalibervariation der Fasern, schollgen Zerfall, wachsige Entartung, Vakuolenbildung, oft auch Kernreihen und leere Sarkolemmschläuche, in späteren Stadien Myoblasten als Zeichen der Regeneration aufweisen. Diese Befunde sind elektronenoptisch bestätigt. Sie lassen sich gemeinsam mit weiteren, z.B. Enzymuntersuchungen als reversible, klinisch benigne ablaufende Myopathie deuten. Nach neueren Befunden wird auch die Funktion der neuromuskulären Endplatten beeinträchtigt.

Krankheitsbild

Die Erkrankung beginnt uncharakteristisch. Die Betroffenen klagen über Abgeschlagenheit, innere Unruhe, diffuse, oft »rheumatisch« gedeutete Schmerzen in der Muskulatur, über Rücken- und Kopfschmerzen. Schluckbeschwerden werden oft als Halsschmerzen angegeben. Nicht selten besteht eine Neigung zu plötzlichen Schweißausbrüchen.

Im weiteren Verlauf entwickelt sich ein zunehmender muskulärer Hypertonus, zunächst als Trismus, oft auch als Opisthotonus, Lendenlordose und Bauchdeckenspannung. Gehen und vor allem Treppensteigen wird durch eine auffallende Spastik erschwert. Der von bukkal her leicht tastbare, beiderseits hart gespannte Masetervorderrand ist charakteristisch für Tetanus. Verzerrt sich die Mimik zum »Risus sardonicus«, liegt der Patient mit brettharten Bauchdecken starr im Bett und läßt sich unter seinen Rücken ohne Schwierigkeit eine geballte Faust führen, besteht an der Diagnose kein Zweifel mehr.

Das Sensorium der Kranken bleibt bis zum Schluß klar, sie sind unruhig-ängstlich, schwitzen, klagen über Durst, stöhnen, knirschen mit fest zusammengepreßten Zähnen und sind oft schweißnaß. Bei fortschreitendem Leiden hebt sich der Körper bogenförmig von der Unterlage ab, alle Muskeln sind fest gespannt, und im Krampfanfall kommt es zu allgemeiner Zyanose, Serienfrakturen der Brust- oder Lendenwirbel sind möglich. Der Patient kann keine Nahrung zu sich nehmen, Schluckversuche führen zu Nahrungsaspiration mit nachfolgender Lungenentzündung und u.U. zu Lungenabszessen.

Oftmals führt einer der ersten, für den Kranken sehr schmerzhaften Krampfanfälle zum anoxiebedingten Herzstillstand, oder die Hypoxie verursacht zerebrale Dauerschädigung. Vielfach sterben die Patienten im Kreislaufversagen bei Hyperthermie oder auch in pneumoniebedingter Ateminsuffizienz.

Entsprechend der Symptomatik hat sich zur einheitlichen Beurteilung und zu z.B. therapeutischen Vergleichszwecken eine Einteilung in drei Schweregrade bewährt:

Schweregrad I, leichter Tetanus:
  Muskelrigidität, besonders Trismus, Opisthotonus, Schluckbeschwerden.
Schweregrad II, mittelschwerer Tetanus:
  erhebliche Muskelrigidität bis zur Grenze der Ateminsuffizienz, leichte Krampfneigung.
Schweregrad III, schwerer Tetanus:
  starke Muskelrigidität, Ateminsuffizienz, generalisierte Krämpfe, Kreislauflabilität.

Beim leichten Tetanus bleiben die Symptome manchmal auf eine Extremität (lokaler Tetanus) oder eine Gesichtshälfte (N. facialis, Kopftetanus) beschränkt. Der sog. rezidivierende Tetanus läßt sich zwanglos als Neuinfektion deuten. Daß die akute Erkrankung keinerlei Immunität hinterläßt, wird dadurch erklärt, daß selbst eine tödliche Toxinmenge zu gering ist, um eine Immunreaktion auszulösen. Andererseits gibt es Hinweise, daß möglicherweise während des Krankheitsablaufs das Immunsystem so deprimiert ist, daß keine Immunantwort des betroffenen Organismus erfolgen kann.

In seltenen Fällen kann allerdings eine Mehrfacherkrankung an Tetanus schließlich doch zur Immunität führen.

Laboratoriumsbefunde

Die elektromyographische Untersuchung kann im Verdachtsfall zur Klärung beitragen; beim Tetanus ist das Reflexpotential verbreitert und vergrößert, die »silent period« ist verkürzt. Die Ergebnisse weiterer in Frage kommender Laboratoriumsuntersuchungen liegen erst vor, wenn das klinische Bild eindeutig ist.

1. Der Erregernachweis aus Wundexzisionsmaterial (bakteriologisch, Tierversuch) bleibt häufig negativ. Ein falsch-positives Ergebnis ist möglich, da Tetanuserreger auch ohne Vorliegen einer manifesten Erkrankung in Wunden aufgefunden werden.
2. Toxinnachweis z.B. in Blut und Liquor (Tierversuch) bestätigt bei positivem Befund die klinische Diagnose.
3. Verschiedene Enzyme (Kreatinphosphokinase, Aldolase, Lactatdehydrogenase, Transaminasen: SGOT und SGPT) sind im Serum zu Beginn der Erkrankung und bis zu etwa drei Wochen erhöht nachweisbar. Der Befund ist für Tetanus nicht spezifisch, kann aber die Diagnose erhärten.

Komplikationen

Der unbehandelte schwere Wundstarrkrampf führt fast immer zum Tod des Patienten. Die heutige symptomatische Therapie des Tetanus vermag die dieser Krankheit eigenen Komplikationen oft zu beherrschen. Die Letalität ist dadurch verschiedentlich unter 20% gesenkt worden (gegenüber einer früheren Letalität von über 80%).

Allerdings drohen andere Gefahren. Tracheotomie oder Langzeitintubation können zu Trachealstenosen, Arrosionsblutungen oder technischen Schwierigkeiten wie Kanülenverlegung oder -dislokation führen.

Auch Allergien, hervorgerufen durch eines der zahlreichen notwendigen Medikamente, eine aufsteigende Harnwegsinfektion oder eine Infektion durch einen Infusionskatheter sind nicht selten.

Diesen und anderen nicht so häufigen Komplikationen kann vorgebeugt werden, oder sie sind in

Grenzen zu halten. Es bleibt für den Erfolg immer das Können, die ausreichende Erfahrung und der Einsatz aller bei Therapie und Pflege des Tetanuskranken Beteiligten entscheidend.

Differentialdiagnose

Bei der relativen Seltenheit der Erkrankung wird bei uns häufig zunächst an eine Mundbodenphlegmone, an Zahneiterungen oder an andere entzündliche Erkankungen des Mund- und Rachenraumes gedacht, so daß die Patienten in zahnärztliche oder Hals-Nasen-Ohren-fachärztliche Behandlung kommen. Auch Intoxikationen (z.B. als Suizidversuch) durch einige moderne Psychorelaxantien können täuschen, ebenso neurologische Erkrankungen wie Meningitis, Enzephalitis, Neuritiden, Kleinhirnbrückenwinkelprozesse u.ä., oder es kann ein akutes Abdomen vorgetäuscht erscheinen. Diagnostische Zweifel sind deshalb im Anfangsstadium leicht möglich, in der Regel klärt der weitere Verlauf die Situation, und die Diagnose ist klinisch eindeutig zu stellen.

Prophylaxe im Verletzungsfall und spezifische Tetanustherapie

Nach Verletzung oder Infektion gibt es keine sichere Prophylaxe mehr. Alle Versuche einer spezifischen Therapie sind bis heute fragwürdig geblieben. Die symptomatische Therapie, die die Auswirkungen des Tetanustoxins unter Kontrolle zu halten sucht, verspricht mehr Erfolg.

Wundexzision

Eine exakte Wundexzision innerhalb etwa der ersten 4–6 Stunden nach Verletzung oder mutmaßlicher Infektion ist sinnvoll. Damit können Erreger

---

Tabelle 13.30 Zeittafel für Prophylaxe und Therapie einer Tetanuserkrankung

1. Generelle Prophylaxe (ohne Verletzung): sicherer Schutz

a) *Säugling:* Besitzt sog. »Leihimmunität« für das erste Trimenon, wenn die Mutter in den letzten 5 Jahren vor der Gravidität oder in den ersten 6 Schwangerschaftsmonaten durch aktive Impfung immunisiert wurde.

b) *Kleinkind:* Aktive Immunisierung (meist als Kombinationsimpfung mit z.B. Poliomyelitis, Scharlach u.ä.) ab der 10. Lebenswoche (s. 1c, Auffrischimpfung mit Beginn der Schulzeit).

c) *Aktive Immunisierung* (jederzeit möglich, Interferenz mit Pockenschutzimpfung sollte vermieden werden): Dreimal Tetanustoxoid subkutan oder intramuskulär im Abstand von je (2–)4(–6) Wochen, 4.Tetanusinjektion nach 1 Jahr.

Auffrischimpfung nach jeweils 5, später 10 Jahren.

d) Immunisierung mit raschem Wirkungseintritt (plötzliche Reisen): Wie Simultanimmunisierung (s. 2a): 250 IE Tetanusantitoxin intramuskulär, gleichzeitige aktive Immunisierung entsprechend 1c.

2. Prophylaxe im Verletzungsfall: nicht sicherer Schutz

a) Nicht vorimmunisierter, völlig ungeschützter Patient:

Simultanimmunisierung: 250 IE Tetanusantitoxin (500 IE bei zerfetzten und stark verschmutzten Wunden, Kleinkinder jeweils die Hälfte) und gleichzeitige aktive Immunisierung gemäß 1c (Wiederholungsgabe nach 24 Std. von 250 IE Tetanusantitoxin bei Patienten mit großflächigen Wunden [Verbrennungen o.ä.]).

Wundexzision unter Berücksichtigung funktioneller und kosmetischer Gesichtspunkte.

b) Vorimmunisierter Patient: Bei Bewußtlosigkeit, unklaren Angaben oder ungenügender Dokumentation ist der Patient als nicht geschützt anzusehen und gemäß 2a (Simultanimmunisierung und Wundexzision) zu behandeln.

Möglicherweise immunisierter Patient (1 oder 2 Toxoidinjektionen): Simultanimmunisierung mit 250 IE Antitoxin und Tetanustoxoid, anschließend aktive Immunisierung gemäß 1c fortführen.

Immunisierter Patient (3 oder mehr frühere Toxoidinjektionen): Auffrischimpfung mit Tetanustoxoid, wenn mehr als 1 Jahr seit der 3.Toxoidinjektion vergangen ist. Patienten, deren letzte Toxoidinjektion länger als 10 Jahre zurückliegt, sollten *zusätzlich* 250 IE Antitoxin erhalten. Patienten mit mehr als 5 früheren Toxoidinjektionen benötigen nur dann erneut Toxoid, wenn seit der letzten Injektion mehr als 5 Jahre vergangen sind.

Wichtig: Tetanusantitoxin und Tetanustoxoid sind getrennt, am besten kontralateral zu injizieren.

3. Spezifische Therapie: nicht sicherer Schutz

Jede, erst zum Zeitpunkt der Krankheitsmanifestation durchgeführte aktive oder passive Immunisierung ist hinsichtlich des zu erwartenden Erfolges fragwürdig.

Berechtigt sind dennoch folgende Maßnahmen:

a) 500–1000 IE Tetanusantitoxin.

b) Auffrischimpfung mit Tetanustoxoid beim vorimmunisierten Patienten.

c) Versuch der Toxinverdrängung von den Rezeptoren durch wiederholte Gaben von je 1000 LF Nativ-Toxoid. 12 Std. nach Beginn der Toxoidgabe einmalige Applikation von 250 IE Antitoxin intravenös und 4000 IE intramuskulär.

noch vor Aufnahme der Toxinproduktion, die frühestens nach diesem Zeitraum beginnt, entfernt werden. Jede spätere Wundexzision ist unsicher, auch wenn im Wundgebiet durch Wasserstoffperoxyd eine bessere Sauerstoffversorgung erzeugt wird. Nach Krankheitsbeginn kommt eine Wundexzision mit Sicherheit zu spät, ein Einfluß auf Schwere, Krankheitsdauer oder Überlebenschance ist auch in großen Statistiken nicht erkennbar. Reizlose Narben und ästhetisch oder funktionell wesentliches Gewebe zu entfernen oder gar Amputationen durchzuführen ist heute keinesfalls gerechtfertigt. Entzündete oder schmierig belegte Wunden werden nach den geltenden Regeln der chirurgischen Wundversorgung behandelt.

Tetanustoxoid
Eine frühzeitig durchgeführte aktive Immunisierung gegen Tetanus ist der einzige sichere Schutz vor einer Erkrankung. Je länger jedoch eine Immunisierung zurückliegt und je weniger Toxoidinjektionen gegeben waren, desto unsicherer wird der aktuelle Schutz. Deshalb muß in Abständen eine Auffrischimpfung mit Tetanustoxoid durchgeführt werden (s. Prophylaxe der Tetanuserkrankung S. 13.166 und Tab. 13.30).
Für den Verletzungsfall eines – vorimmunisierten oder nicht vorimmunisierten – Patienten hat sich ein Vorgehen bewährt, wie es Tab. 13.30 (2. Prophylaxe im Verletzungsfall) aufzeigt.
Der Aufbau eines körpereigenen Immunschutzes – auch als Schnellimmunisierung – gleichzeitig mit der Krankheitsmanifestation kommt zu spät. Unter der Vorstellung, daß Toxoid die Fixierung von Toxin durch die Geweberezeptoren blockieren oder sogar rückgängig machen könnte, wurde mehrfach Toxoid (etwa wie bei einer Schnellimmunisierung) gegeben, und es hat den Anschein, daß damit die Überlebenschancen verbessert werden könnten, besonders bei Verwendung von Nativtoxoid.

Tetanusantitoxin (Serumprophylaxe, Serumtherapie)
Tetanusantitoxine sind hochgradig gereinigte, vorwiegend γ-Globuline enthaltende Eiweißstoffe. Tetanusantitoxin vermag frei zirkulierendes, noch nicht fixiertes Tetanustoxin zu binden. Eine Wirkung kann nach Ablauf der ersten 24 Stunden nach Verletzung nicht mehr erwartet werden.
Menschliches Tetanusantitoxin (Hyperimmunglobulin) hat keinerlei Kontraindikationen und führt bei gleichzeitiger aktiver Immunisierung durch die langsame Eliminierung aus dem Organismus (Halbwertszeit 4–6 Wochen) lückenlos zu einem Dauerschutz (Simultanimmunisierung). Eine Dosis von 250 IE (Kinder bis zu 10 Jahren die Hälfte) ist ausreichend, höhere Dosen und die Injektion von Toxoid an gleicher Körperstelle können die Reaktionen auf das zugeführte Tetanustoxoid oder die Schutzwirkung durch das Antitoxin beeinträchtigen. In besonderen Fällen (stark verschmutzte, tiefe Schußwunden) kann die Dosis auf 500 IE erhöht werden, auch dann verspricht die gleichzeitige aktive Immunisierung noch unbeeinträchtigt einen Dauerschutz. Die Injektion von Hyperimmunglobulin erfolgt intramuskulär, sie soll frühzeitig, also vor und nicht erst nach erfolgter Wundrevision, durchgeführt werden.
Nach Ausbruch der Erkrankung werden zur Therapie Dosen zwischen 1000 und 5000 IE, in der Regel intramuskulär, empfohlen. Bei gleichzeitiger Toxoidgabe ist damit zu rechnen, daß der Aufbau eines körpereigenen Impfschutzes verzögert wird. Bisher vorliegende klinische Berichte über die Tetanustherapie mit humanem Antitoxin lassen ebenso wie die früheren zahlreichen und variationsreichen Therapieversuche mit tierischem Antitoxin (z.B. intravenös, intraarteriell, intrazerebral) Beweise einer einigermaßen sicheren therapeutischen Wirkung vermissen.
Das früher gebräuchliche tierische Tetanusantitoxin (Pferd, Rind, Hammel) wird sehr rasch aus dem Organismus eliminiert, außerdem besteht die Gefahr schwerster allergischer Zwischenfälle. Es wird heute nicht mehr verwendet.

Antibiotika
Vegetative Formen des Clostridium tetani können im Gegensatz zu den Sporen durch einige Antibiotika (Penicilline, Tetracycline) in ihrem Wachstum behindert werden. Tetanustoxin wird in vitro vereinzelt neutralisiert (z.B. Pyrrolidino-Methyl-Tetracylin, Reverin). Für eine Wirkungsbeeinflussung in vivo während der Zirkulationsphase oder nach Gewebsfixation fehlt jeder Anhalt. Eine Anwendung von Antibiotika kann deshalb prophylaktisch sinnvoll, wenn auch unsicher sein, während der Erkrankung ist sie zur Behandlung mancher Begleitkomplikationen unumgänglich. Auch kann Penicillin G in hohen Dosen (10–20 Mill. E/die i.v.) zusammen mit der Wundexzision die Eliminierung der Erreger aus dem Wundgebiet unterstützen.

Hyperbare Oxygenierung
Ein Anheben der Sauerstoffspannung am Infektionsort könnte die Toxinbildung behindern. Fixiertes Toxin wird nicht mehr beeinflußt. Eine Behandlung in der Sauerstoffüberdruckkammer wird prophylaktisch nur selten möglich sein und kommt zum Zeitpunkt der Krankheitsmanifestation zu spät.

Niedermolekulare Infusionslösungen
Der Versuch, Tetanustoxin an Polyvinylpyrrolidon (Periston) adsorptiv zu binden und damit zu eliminieren, ist mißlungen. Auch die Zufuhr anderer niedermolekularer Lösungen (z.B. Serumfraktionen wie Albumin, Expanderlösungen) ergab keinen Anhalt für eine therapeutische Wirkung.

Corticoide
Vor allem die intralumbale Anwendung (je 25 bis 50 mg) soll die Schwere der Krampfanfälle lindern.

Klinische Beobachtungen lassen ebenso wie Tierversuche keine Bestätigung zu und sind in ihren Ergebnissen widersprüchlich.

Unspezifische, symptomatische Therapie des Tetanus

Die symptomatische Tetanusbehandlung gilt als Musterbeispiel moderner Intensivtherapie. Sie sollte nur dort durchgeführt werden, wo alle pflegerischen, technischen und ärztlichen Möglichkeiten vorhanden sind und voll eingesetzt werden können. Vorbedingung ist die frühzeitige Verlegung jedes Patienten, notfalls bereits intubiert und beatmet, in ein kompetentes Beatmungszentrum. Je später die Intensivtherapie begonnen wird, desto schlechter sind die Überlebensaussichten.

Sedierung

Zahlreiche Narkotika und Sedativa wurden in der Tetanusbehandlung eingesetzt. Heute werden Barbiturate und Diazepam (kein eigentliches Sedativum, sondern ein sog. zentrales Relaxans) bevorzugt; in der Beatmungsphase setzt sich zunehmend die Mischung eines Analgetikums mit einem Neuroleptikum durch. Vielfach werden diese Medikamente miteinander kombiniert. Die Dosierung wird nach dem Bedarf gesteuert.

Relaxation und Beatmung

Der schwere Tetanus mit Ateminsuffizienz und Krämpfen ist durch Sedierung und zentrale Relaxierung nicht zu beherrschen, wohl aber mit peripherer Relaxierung und künstlicher Beatmung. Ob diese unter Langzeitintubation oder über ein Tracheostoma durchgeführt wird, hängt u.a. vom Alter des Patienten und der Erfahrung des einzelnen Arztes ab. Zur Relaxierung hat sich vorwiegend Hexamethylen-1,6-bis-carbaminoylcholinbromid (anfangs bis zu 8 mg/Std., später weniger) bewährt, auch Pancuronium, Methyl-Curare, Alloferin oder Succinylcholin, letzteres als Dauertropfinfusion, werden angewandt. Bei optimaler Steuerung der Relaxierung werden die Krämpfe unterdrückt, und es sollte die Möglichkeit aktiven Mithustens während des Sekretabsaugens erhalten bleiben. Die Dauerbeatmung wird in der Regel mit Druck- und Volumen/Zeit-gesteuerten Respiratoren durchgeführt (Engström, Dräger-Spiromat).

Ernährung, Kreislaufregulation, Temperaturregulation, pflegerische Maßnahmen

Die Ernährung geschieht am besten über eine transnasal in den Magen eingeführte Sonde mittels Sondennahrung, der tägliche Bedarf (bis zu 8000 Kalorien) wird durch intravenöse Zufuhr von Kalorienträgern und Aminosäuregemischen so gut wie möglich ergänzt. Hierfür ist immer ein in einer großen Vene liegender Katheter notwendig. Elektrolyt- und Wasserstoff-Ionen-Haushalt werden laufend überprüft und korrigiert. Wichtig ist ein hoher Eiweißanteil der Nahrung, fast immer müssen Plasma und Albuminlösung, u.U. auch Blut transfundiert werden. Temperaturanstiege, meist Folge von Komplikationen, bleiben durch physikalische (Eisbeutel, Ventilatoren) und medikamentöse (z.B. Promazin) Maßnahmen unter Kontrolle.

Zur weiteren Pflege des Kranken gehören ein häufiger Lagewechsel (Dekubitus- und Pneumonieprophylaxe), Überwachung der Sterilität und Durchgängigkeit von Beatmungstubus, Infusionskatheter und Blasenkatheter, subtile Haut- und Augenpflege, regelmäßige krankengymnastische Betreuung zur Verhütung von Kontraktionen und Gelenkversteifungen und zur Thromboseprophylaxe.

Prophylaxe der Tetanuserkrankung (aktive Immunisierung mit Tetanustoxoid)

Die Tetanuserkrankung kann durch eine rechtzeitige, jederzeit auffrischbare, aktive Schutzimmunisierung vermieden werden. Alle Maßnahmen, die erst zum Zeitpunkt einer Verletzung oder bei Krankheitsmanifestation einsetzen, bleiben unsicher.

Bei der aktiven Immunisierung wird durch wiederholte Gaben von Tetanustoxoid eine körpereigene Antitoxinproduktion angeregt, deren Ausmaß an der Titerhöhe im Serum abgelesen werden kann. Die kritische »Schutzschwelle« dürfte bei 0,001 bis 0,002 IE/ml Serum überschritten werden, ein Titer zwischen 0,1 und 0,2 IE/ml Serum wird als ausreichend angesehen. Die Titerhöhe kann aber nicht als absolutes Maß für den vorhandenen Schutz gelten.

Tetanustoxoid ist durch Behandlung mit Formaldehyd entgiftetes Tetanustoxin, das in den gebräuchlichen Handelsformen an Aluminiumhydroxyd adsorbiert vorliegt. In Deutschland enthält 1 ml mindestens 150 IE. Toxoid wird subkutan oder intramuskulär injiziert. Gelegentlich treten lokale Unverträglichkeitsreaktionen (Rötung oder Schwellung) auf, die unangenehm, aber harmlos sind. Bei der sehr seltenen, fast immer auf die Aluminiumkomponente zurückzuführenden generellen Unverträglichkeit kann auf Nativtoxoid ausgewichen werden.

Die aktive Tetanusimmunisierung wird als sicherste Schutzimpfung überhaupt angesehen. Kontraindikationen bestehen nicht; jedoch soll während einer akuten Infektionskrankheit und während anderer Schutzimpfungen (vor allem Pocken) möglichst nicht gleichzeitig immunisiert werden. Die Impfung in der zweiten Hälfte einer Gravidität schützt gleichzeitig das Kind vor Nabeltetanus und Infektion innerhalb des ersten Trimenons.

Die Grundimmunisierung wird mit drei Toxoidinjektionen durchgeführt. Ein erstes Intervall von 4–6 Wochen und eine dritte Injektion 1 Jahr nach Beginn der Immunisierung führen zum besten Ergebnis. Allerdings besteht zwischen der zweiten und dritten Injektion kein verläßlicher Schutz, und häufig versäumen die Patienten die dritte Injektion. Sicherer wirkt deshalb eine Grundimmunisierung mit drei Toxoidinjektionen im Abstand von je 2–4 Wochen, wobei eine vierte Injektion im Abstand von 1 Jahr nach Immunisierungsbeginn die Sicherheit weiter ergänzt. Mit diesem Verfahren kann ein ausreichender immunologischer Schutz etwa ab der 5. Woche erzielt werden.

Eine Simultanimmunisierung mit Hyperimmunglobulin und Tetanustoxoid führt innerhalb weniger Stunden zu einem risikolosen und dauerhaften Schutz vor einer Erkrankung an Tetanus. Damit ist das früher zum schnellen Immunitätsaufbau (plötzliche Reisen u.a.) empfohlene Verfahren der sog. Schnellimmunisierung überholt.

Häufig kommen ungenügend immunisierte Patienten. Hat ein Patient früher eine einzige Tetanustoxoidinjektion erhalten, ist er grundsätzlich als klinisch nicht immunisiert anzusehen. Bei zwei Toxoidinjektionen in kürzerem oder längerem Abstand ist er sensibilisiert, und selbst nach Jahren wird sein Organismus auf eine neue Toxoidgabe mit Tetanusantitoxinproduktion reagieren. Zur Sicherheit wird nach Ablauf von 4 Wochen eine weitere Toxoidinjektion gegeben. Dann besteht für etwa 5 Jahre eine ausreichende Immunisierung.

Eine Auffrischung des Impfschutzes (Booster-Injektion) wird um so seltener notwendig, je häufiger Toxoid gegeben war. In der Regel genügt nach der Grundimmunisierung (mit drei Toxoidgaben) eine Auffrischung nach 5 Jahren, nach insgesamt vier oder mehr Toxoidinjektionen reicht ein Intervall von 10 Jahren aus.

Versager der Tetanusimmunisierung sind bei Patienten mit Defekten im Immunsystem möglich (Antikörpermangelsyndrom, Immunsuppression).

Literatur

Adams, E.B.: zit. bei Laurence, D.R., J.W.G. Smith
Eckmann, L.: Principles on tetanus. Proc. intern. Conference on tetanus. Huber, Bern 1967
Eyrich, K.: Tetanus. In: Chirurgie der Gegenwart, Bd. I, hrsg. von R. Zenher, F. Deucher, W. Schink. Urban & Schwarzenberg, München 1975, S. 1–26
Laurence, D.R., J.W.G. Smith: Tetanus. Blackwell, Oxford 1969
Stirnemann, H.: Tetanus. Huber, Bern 1966
Patel, J.C.: Proc. first intern. Conference on tetanus. Raman, Bombay 1965

Keuchhusten

L. BALLOWITZ

Definition

Der Keuchhusten gehört zu den bakteriellen Infektionskrankheiten. Synonyma sind Pertussis und Tussis convulsiva.

Häufigkeit (Morbidität, Mortalität, Alters- und Geschlechtsverteilung)

Pertussis gibt es überall auf der Welt, in tropischen und auch in kalten Erdteilen. In den zivilisierten Ländern sind Morbidität und Letalität in den vergangenen Jahrzehnten erheblich zurückgegangen. In südlichen Ländern lassen sich jahreszeitbedingte Gipfel in der Keuchhustenmorbidität erkennen mit einem Herbst/Winter- und daneben noch einem Sommermaximum. In den nordeuropäischen Ländern überwiegt eine mehrere Jahre umfassende zyklische Fluktuation.

Aus den zur Verfügung stehenden Statistiken geht klar hervor, daß der Keuchhusten eine »Kinderkrankheit« ist. In der Mehrzahl der europäischen Länder entfallen rund 70% der Erkrankungen auf Kinder unter 5 Jahren. Wahrscheinlich ist jedoch mit einem Wandel zu rechnen. Man wird in zunehmendem Maße Pertussis bei älteren, geimpften Personen erwarten müssen. MORSE hat 1968 hierzu interessante Daten gesammelt. Von 176 während drei kleinerer Epidemien in Michigan und Oregon Erkrankten war ein Drittel über 20 Jahre alt. Nach Familienkontakt erkrankten bei einer dieser Epidemien 21% der Personen, die weniger als 3 Jahre zuvor geimpft waren, gegenüber 95%, bei denen das Intervall mehr als 12 Jahre betrug.

Mädchen werden, abgesehen vom 1. Lebensjahr, etwas häufiger befallen als Knaben. Bei den Kleinkindern ist die Differenz nicht sehr markant ($\approx 5\% > ♀$), dagegen tritt sie bei den Adoleszenten ($\approx 20\% > ♀$) recht deutlich hervor. Bei Erwachsenen kann der Anteil der Frauen bis 85% betragen. Ursächlich wird der intensivere Kontakt der Mütter mit ihren kranken Kindern diskutiert.

Epidemiologie

Die Pertussis tritt epidemisch auf. Ein an Keuchhusten leidender Mensch stellt im allgemeinen die Infektionsquelle dar. Die Krankheit verbreitet sich rasch in Kindergärten und Schulen sowie in einzelnen Siedlungen. Eine große Zahl durchseuchter Kinder verhindert anschließend meistens für einige Jahre das Auftreten einer neuen Epidemie. Bakterienträgern dürfte keine große Bedeutung zukommen. Bei abortivem Krankheitsverlauf Teilimmunisierter muß für kurze Zeit mit einer Verbreitung von Bakterien gerechnet werden. Personen im Inkubationsstadium gelten als nicht infektiös.

Die höchste Bakterienausscheidung läßt sich in den ersten beiden Krankheitswochen (katarrhalisches Stadium) nachweisen. Die Ausscheidung erlischt in der 4.–5. Woche. Nur in wenigen, offenbar den schwersten Fällen konnte Bordetella pertussis noch in der 7.–11. Woche im Expektorat gefunden werden. Die Übertragung erfolgt vor allem durch Tröpfcheninfektion.

Durch Kontakt mit Haustieren – Meerschweinchen, Kaninchen, Katzen usw. – kann Bordetella bronchiseptica übertragen werden. Diese Mikroorganismen rufen eine der Pertussis ähnliche Krankheit hervor.

Ätiologie (Mikrobiologie)

Drei verschiedene Bordetella-Organismen – kurze gramnegative Stäbchen – können eine Pertussis hervorrufen. Im allgemeinen ist es Bordetella pertussis. Bordetella parapertussis wird wesentlich seltener gefunden: in Deutschland in etwa 3% der bakteriologisch gesicherten Bordetella-Infektionen. Die Krankheit soll bei einer derartigen Infektion meist einen leichteren Verlauf nehmen; jedoch sind auch bei der Parapertussis Todesfälle beschrieben. Bordetella-bronchiseptica-Infektionen gelten als Rarität. Untersuchungen von CONNOR lassen vermuten, daß Infektionen mit Adenoviren sporadisch ein dem Keuchhusten ähnliches Syndrom hervorrufen können. Dabei ergaben sich keine Anhaltspunkte für einen viral-bakteriellen Synergismus.

Die drei Bordetella-Arten stellen unterschiedliche Ansprüche an die für ihre Anzüchtung geeigneten Nährböden, was man zu ihrer Differenzierung ausnützt. Sie benötigen nicht den für Hämophilusarten notwendigen Wachstumsfaktor Hämin. Deshalb ist die früher übliche Bezeichnung Hämophilus pertussis fallengelassen worden. Bordetella pertussis wird auf nur wenig modifiziertem Bordet-Gengou-Medium (Kartoffel-Glycerin-Blut-Agar) gezüchtet. Petri-Schalen mit diesem Nährboden werden von den Patienten direkt angehustet. Ergiebiger sollen vor allem bei jungen Kindern Pharyngealabstriche mit durch die Nase einführbaren gebogenen Watteträgern sein. Von der Watte wird hochgehustetes Expektorat aufgesaugt. Sputum kann man auch durch Absaugen der Supralaryngealgegend mit Katheter und Spritze gewinnen. Das Untersuchungsmaterial darf vor dem Aufbringen auf die Kulturplatten nicht eintrocknen.

Die kulturellen Verfahren konnten in den letzten Jahren durch den direkten Erregernachweis in Objektträgerpräparaten mittels fluoreszeinmarkierter Antikörper ergänzt und die Trefferquote von erfahrenen Untersuchern erheblich verbessert werden.

Gegen Bordetella pertussis werden verschiedenartige Antikörper gebildet. Sie richten sich gegen Antigene in der Kapsel (Agglutinine, Hämagglutinine) der Bakterienmembran (protektive Antikörper, histaminsensibilisierende Faktoren, Endotoxin) und des Protoplasmas (hitzelabiles Toxin usw.). Einige dieser Antigene gleichen sich bei den drei genannten Bordetellen (Antigen 1 ist spezies-spezifisch). Trotzdem besteht keine sichere Kreuzimmunität. Beim Fortzüchten der Bordetella pertussis auf künstlichen Nährböden kann sich der Antigencharakter ändern. Das hat Bedeutung für die Herstellung von Impfstoffen. Hierfür sollten nur virulente Stämme der Phase I verwendet werden. Bei der Bordetella pertussis lassen sich mit Hilfe der hitzelabilen Kapselantigene verschiedene Typen abgrenzen (1,2,3–1,2–1,3–1 – sog. große Pertussis-Antigene). Die Serotypen variieren in einzelnen Epidemien (in verschiedenen Beobachtungszeiträumen). Bei der Herstellung von Impfstoffen sollte auch die Typenzugehörigkeit berücksichtigt werden, da die protektiven Eigenschaften mit großer Wahrscheinlichkeit Beziehungen zu den Agglutinogenen aufweisen. Im Serum der Patienten können Pertussisantikörper nach durchgemachter Krankheit oder nach Impfung mit verschiedenen Methoden nachgewiesen werden (Agglutination, Hämagglutination, KBR, Präzipitation). Bei Säuglingen gelingt der Antikörpernachweis seltener.

Pathogenese

Schon vor der Einführung regelmäßiger Impfungen verlief der Keuchhusten sehr unterschiedlich. Nach gleichartiger Exposition können klinisch fast stumme sowie schwerste, komplizierte Verläufe beobachtet werden. Empfänglichkeit und Reaktionsweise müssen wesentlich von Faktoren des Wirtsorganismus abhängen. Der Keuchhustenkontagionsindex wird bei nicht geimpften Kindern mit 60–80% angegeben, d.h. daß bei 20–40% überhaupt keine diagnostizierbare Pertussis auftritt. Angaben über die Inkubationszeit schwanken. In der Regel können 7–10 (–14) Tage angenommen werden, wobei die Periode bei jungen Säuglingen vielleicht kürzer ist. Bei einer Infektion mit Bordetellen muß sich der menschliche Organismus nicht nur mit den direkt toxischen, sondern auch mit den sensibilisierenden (z.B. Verstärkung der Empfindlichkeit gegen Histamin oder Serotonin) und allergisierenden Eigenschaften des Mikroorganismus auseinandersetzen. Wahrscheinlich überwiegen toxische Erregerwirkungen in der Frühphase und allergisierende im späteren Verlauf.

Durch die Keimbesiedlung entwickelt sich eine katarrhalische Entzündung am Epithel der Bronchien mit teilweiser Zerstörung der Zilien. Unter der Schleimhaut können sich Leukozyten anhäufen. Es entsteht eine murale Bronchobronchiolitis teilweise mit Peribronchitis. Schreiten die entzündlichen Veränderungen über das peribronchiale Gewebe hinaus, werden Lungenveränderungen klinisch faßbar. Atelektasen, Emphysem und durch Permeabilitätsstörungen entstandene Blutungen bedingen ein wechselhaftes Bild.

In den Bronchien bildet sich charakteristischer glasiger zähflüssiger Schleim. Da ähnlicher Schleim auch bei der Mukoviszidose vorhanden ist und hiervon betroffene Kinder oft »pertussiform« husten, ist es denkbar, daß die Art des Bronchialsekrets den Charakter des Hustens mitbestimmt. Der eigentliche Hustenanfall läßt sich als bedingter Reflexmechanismus deuten. Dem Keuchhustenendotoxin wird ein bahnender Einfluß am Hustenzentrum zugesprochen. Allerdings fehlen exakte Kenntnisse über den Mechanismus des Toxinangriffs.

Es ist dem Kliniker geläufig, daß abwehrgeschwächte und sensitive Kinder besonders schwer an Keuchhusten leiden, wobei letztere sich rasch durch äußere Reize in Hustenattacken »hineinsteigern«. Trotzdem liegen keine umfassenden Stati-

stiken über genetische und Umwelteinflüsse auf den Ablauf des Keuchhustens vor. Jedenfalls sollten psychische Einflüsse nicht unterschätzt werden.
Auch die Kenntnisse über die Pathogenese der gefürchtetsten Komplikation, der Keuchhustenenzephalopathie, sind noch lückenhaft. Neben durch den Husten bedingten Hypoxien und Störungen im Elektrolythaushalt als Folge des Erbrechens (Alkalose) werden durch Erregertoxine hervorgerufene Vasokonstriktionen und Störungen der Kapillarpermeabilität mit nachfolgenden Hämorrhagien ursächlich verantwortlich gemacht. Das pathologisch-anatomische Bild unterscheidet sich deutlich von dem anderer postinfektiöser Enzephalitiden.

Krankheitsbild
Stadieneinteilung
Klinisch verläuft klassischer Keuchhusten in 3 Stadien. Auf das 1–2 Wochen andauernde und wie ein uncharakteristischer grippaler Infekt ablaufende Stadium catarrhale folgt das 2–3 Wochen anhaltende Stadium convulsivum. Es ist durch anfallsweise Hustenparoxysmen gekennzeichnet. Nach einer häufiger nachweisbaren Aura (Unbehagen, Angstgefühl) kommt es nach einigen stakkatoartigen Hustenstößen zu inspiratorischem Ziehen. Daran schließen sich wieder Hustenstöße an. Nach mehreren solcher Attacken tritt gewöhnlich eine kurze Apnoe (Blauwerden) ein. Der Anfall kann damit zu Ende sein. Oft jedoch wiederholt er sich, bis der zähflüssige Schleim herausgewürgt wird, wobei nicht selten Erbrechen eintritt. Jetzt erst läßt sich ein Kind wieder beruhigen. Es wirkt deutlich ermattet. In der nächsten Zeit kann auch durch äußere Reize kein neuer Anfall ausgelöst werden. Es besteht eine refraktäre Phase, wahrscheinlich, weil kein Sekret mehr in den Bronchien angestaut ist. Während des Anfalls macht der Patient einen angespannten, gequälten, kongestionierten Eindruck. Das Gesicht ist gerötet und gedunsen. Es kommt zum Schweißausbruch, die Augen tränen. Bei leichtem Verlauf treten je Tag 2–3 derartige Anfälle, bei schwerem bis zu 50 auf. Die oft gemachte Angabe, daß Kinder nachts häufiger als am Tage husteten, ist wahrscheinlich so auszulegen, daß die Anfälle nachts mehr auffallen als am Tage. Neben typischen Hustenanfällen gibt es solche, die nur Bruchstücke einer Attacke darstellen. Bei jungen Säuglingen sind es oft mehr Niesanfälle oder auch stakkatoartiges kurzes Husten mit herausgestreckter Zunge. Wenn die unteren Schneidezähne bereits durchgebrochen sind, scheuert dabei das Fenulum linguae an der Zahnreihe, und es entsteht ein Ulkus am Zungenbändchen. Fieber tritt bei komplikationslosem Keuchhusten nicht auf.
Im Stadium decrementi lassen die Hustenanfälle allmählich nach. Es dauert wieder 1–2 Wochen. Nicht so selten flackert die Krankheit einige Zeit später noch einmal auf. In erster Linie dürften psychische Reize oder zusätzliche Infektionen hierfür verantwortlich sein. Der eingefahrene Reflex kann durch andere Noxen wieder ausgelöst werden.

Lungenbefunde
Bei unkompliziertem Keuchhusten ist in der Regel kein pathologischer Auskultationsbefund über den Lungen zu erheben. Bei der Perkussion mögen Zeichen einer mäßigen Lungenblähung vorhanden sein. Auf dem Röntgenbild findet sich fast regelmäßig eine vermehrte Hiluszeichnung und davon ausgehend verstärkte Strangzeichnung, die besonders in die Unterfelder zieht (Keuchhustendreieck). Die hilusfernen Lungenteile erscheinen überbläht. Werden häufiger Röntgenkontrollen vorgenommen, so kann man nicht selten intermittierende Atelektasen darstellen.

Laboratoriumsbefunde
Im Blutbild entwickelt sich eine Leukozytose mit Lymphozytose. Sie ist selten schon in der Inkubationszeit, gelegentlich im Stadium catarrhale, relativ konstant im Stadium convulsivum nachweisbar. Die oberen Normwerte, deren Überschreiten für Pertussis spricht, sind nicht eindeutig festzulegen. Als höchste Leukozytenzahlen werden Werte um $200000/mm^3$ angegeben. Bei jungen Säuglingen und bei Erwachsenen tritt die Lymphozytose weniger regelmäßig auf. Besondere starke Leukozytosen sollen auf einen schweren Verlauf bzw. auf pulmonale oder enzephalitische Komplikationen hindeuten.
Bei klinisch-chemischen Untersuchungen finden sich nur wenige Abweichungen von der Norm: gelegentlich respiratorische Azidosen sowie Elektrolytverschiebungen infolge gehäuften Erbrechens mit Tendenz zur Alkalose; in der Elektrophorese Zeichen akuter Entzündung. EKG-Veränderungen können auf eine Überlastung des rechten Herzens hinweisen und Anoxie anzeigen. Fast regelmäßig ist eine vasokonstriktorische Kreislaufdrosselung vorhanden (blasses Aussehen). Der systolische Blutdruck und die Herzschlagfrequenz sind erhöht.
Auch ohne daß klinisch neurologische Abweichungen auffallen, können bei nicht wenigen Kindern im EEG sowohl Allgemeinveränderungen als auch herdförmige Prozesse erfaßt werden. Sie sollen sich im allgemeinen im Laufe mehrerer Wochen zurückbilden.

Varianten des Verlaufs
Auf einige Besonderheiten im Verlauf der Krankheit bei jungen Säuglingen ist schon hingewiesen worden: auf die verkürzte Inkubationszeit, die abweichende Art der Hustenanfälle und die besonders hohe Letalität. Hinzu kommt oft eine nicht unerhebliche Störung des Gedeihens. Ferner muß auf die besondere Häufung von Apnoeanfällen und die Aspirationsgefahr aufmerksam gemacht werden.
Die Zahl der Keuchhustenerkrankungen Erwach-

sener scheint zuzunehmen. Viele Fälle verlaufen zwar abortiv, doch stellen schwere Manifestationen keine Rarität dar. Die Aura wird von den Erwachsenen eindrucksvoll als Kribbeln oder Engegefühl beschrieben und auch der unwiderstehliche Zwang zum Husten. Der Würgreiz wird unangenehm empfunden, Schmerzen in der Bauch- oder Interkostalmuskulatur werden erwähnt. Gewichtsabnahme ist nicht selten. Keuchhusten in der Schwangerschaft muß kritisch bewertet werden. Selbst ein »Erinnerungshusten« kann bei Erwachsenen noch Monate nach dem Überstehen der eigentlichen Krankheit auftreten, z.B. bei seelischen Erregungen.

Komplikationen

Lungen

Es ist nicht einfach, eine Grenze zwischen unkompliziertem Keuchhusten und beginnenden Lungenkomplikationen festzulegen. Dystelektasen (ungenügende Lungenentfaltung) und passagere umschriebene Atelektasen kommen verhältnismäßig häufig vor. Französische Autoren versuchen, präpneumonische Zustände unter dem Begriff der Pneumocoqueluche abzugrenzen. Hierbei tritt in der Regel Fieber auf. Das Allgemeinbefinden ist nicht so stark beeinträchtigt wie bei der eigentlichen Keuchhustenpneumonie. Bei ihr besteht eine beschleunigte oberflächliche Atmung. Es finden sich fließende Übergänge von einer Peribronchitis zur miliaren Pneumonie und zur Bronchopneumonie mit unterschiedlich großen Herden. Die früher hohe Letalität der Keuchhustenpneumonie ist vor allem durch die Therapie mit Antibiotika wesentlich zurückgegangen. Auch die früher gefürchtete Ausbildung von Bronchiektasen, die letztlich auf Zerstörungen in der Bronchialwand infolge von Obstruktionen und Infektionen zurückzuführen sind, gehört heute zu den Seltenheiten.

Zentralnervensystem

Fieber, Krämpfe und Bewußtlosigkeit kennzeichnen das klinische Bild der Keuchhustenenzephalopathie. Junge Kinder, die schwere Hustenanfälle und bereits eine Pneumonie aufweisen, erscheinen besonders disponiert. Meist setzt eine Enzephalopathie im Stadium convulsivum ein. Sie kann stürmisch oder schleichend beginnen. Durch zusätzliche neurologische Ausfälle, wie Extremitätenlähmungen, Amaurose, Hör- und Sprachstörungen, auch extrapyramidale Symptome, variiert das Bild bei den einzelnen Patienten erheblich. Im Liquor fehlen oft Zeichen einer Entzündung. Die Sterblichkeit liegt, wenn auch die Angaben der einzelnen Autoren erheblich differieren (30–80%), recht hoch. Mit Spätfolgen muß in einem hohen Prozentsatz – etwa bei der Hälfte der überlebenden Kinder – gerechnet werden. Neben neurologischen Ausfällen handelt es sich um psychische und geistige Störungen. Veränderungen des Charakters und des Verhaltens stehen an erster Stelle. In den letzten Jahren scheinen die Häufigkeit und auch die Sterblichkeit der Enzephalopathie deutlich zurückzugehen. Es sei darauf hingewiesen, daß auch ein klinisch primär unkomplizierter Keuchhusten zentralnervöse Residuen hinterlassen kann.

Hämorrhagien und andere Komplikationen

Blutungen treten meist auf dem Höhepunkt des Stadium convulsivum im Bereich des Kopfes auf. Es handelt sich vorwiegend um Petechien der Haut, vor allem der Augenlider. Auch die Schleimhäute können in Form von subkonjunktivalen Blutungen, Nasen- und Zahnfleischbluten betroffen sein. Ursächlich müssen die venöse Stauung und toxisch bedingte Gefäßläsionen verantwortlich gemacht werden. Störungen der Gerinnungsfaktoren oder Thrombopenien lassen sich nicht nachweisen.

Otitis media und Mastoiditis waren früher gefürchtete Komplikationen. Sie werden heute nur äußerst selten beobachtet. Durch den Stakkatohusten mit vorgestreckter Zunge entsteht bei älteren Säuglingen, deren Schneidezähne bereits durchgebrochen sind, öfter ein Geschwür am Zungenbändchen. Schließlich muß noch auf Bauchschmerzen, die sich als »Muskelkater« der bei den Hustenanfällen besonders angespannten Bauchmuskulatur erklären lassen, sowie auf komplizierende Hernien und Analprolaps hingewiesen werden. Letztere sind auf den erhöhten Abdominaldruck beim Husten zurückzuführen.

Differentialdiagnose

Ein klassischer Keuchhustenanfall ist so typisch, daß während des Stadium convulsivum kaum eine andere Krankheit differentialdiagnostisch zu erörtern ist, wenn der Arzt eine gute Schilderung der Hustenanfälle von dem Patienten oder der Mutter erhält. Oft hilft hierbei das Imitieren eines Anfalls. Pertussiformer Husten kommt sonst noch bei der Mukoviszidose vor.

Im Stadium catarrhale ist die Vermutungsdiagnose hingegen äußerst schwierig. Die Frühdiagnose erscheint aus epidemiologischen Erwägungen sehr wünschenswert. Gelegentlich gelingt die Provokation eines Hustenanfalles, in einigen Fällen mögen frühzeitig einsetzende Blutbildveränderungen helfen. Der wesentlichste Schritt wäre ein verläßlicher Bakteriennachweis. Deshalb sollten die fluoreszenzmikroskopischen Verfahren weiter ausgearbeitet und geeignete Versandmethoden für Sputum entwickelt werden.

Therapie

Es sind viele Behandlungsverfahren für den Keuchhusten vorgeschlagen worden. Keines – auch Antibiotika nicht – bewirkt ein promptes Sistieren der voll ausgeprägten Krankheit. Trotzdem werden Antibiotika (heute bevorzugt Ampicillin – früher auch häufig Chloramphenicol, Erythromycin oder Tetracycline) angewendet, sicher bei pulmonalen Komplikationen und wohl auch stets bei Säuglingen. Man erreicht besonders bei Frühbehandlung (mit Chloramphenicol verläßlicher als mit Ampicillin) ein rasches Verschwinden von Bordetella pertussis aus dem Expektorat und dämmt damit eine weitere Ausbreitung der Erreger ein. Der Wert von Hyperimmun-γ-Globulin ist umstritten. Sedativa können bei Erwachsenen und älteren Kindern mit dem Ziel, eine Nachtruhe zu erreichen, vorsichtig angewendet werden. Bei alveolärer Hypoventilation, bei Apnoeanfällen und generell bei jungen Säuglingen sind sie kontraindiziert. Eine echte Hustenstillung ist wahrscheinlich mit keinem der üblichen Hustenmittel möglich. Die Suggestivwirkung läßt sich aber ausnutzen.

Besondere Bedeutung kommt im Gegensatz zu den Medikamenten einer sorgfältigen Pflege zu. Für Säuglinge und junge Kinder empfiehlt sich eine stationäre Behandlung. Im Anfall braucht zumindest das junge Kind Hilfe. Es wird aufgesetzt, da im Liegen die Aspirationsgefahr größer ist. In schweren Fällen muß der Schleim abgesaugt werden. Das ältere Kind wird zweckmäßigerweise zur Selbstbeherrschung angehalten. Die Anfälle sollten ihm gegenüber eher bagatellisiert werden. Die auf den Anfall folgende refraktäre Phase wird zur Nahrungsaufnahme ausgenutzt. Treten infolge des Erbrechens Elektrolytverschiebungen auf, so ist es günstig, diese durch Tropfinfusionen rasch auszugleichen.

Höhenflug, Klimakammern, Orts- und Klimawechsel haben, wenn überhaupt, nur einen psychotherapeutischen Effekt. Sie sollten wegen der damit verbundenen Gefahr einer unnützen Weiterverbreitung der Erreger unterlassen werden.

Für die Behandlung der Lungenkomplikationen sind Antibiotika und O_2-Anreicherung der Luft neben optimaler Pflege angezeigt. Tuberkuloseinfizierte Personen werden während eines Keuchhustens vorsorglich tuberkulostatische Mittel erhalten. Die Behandlung der Enzephalopathie ist eine symptomatische: Unterdrücken der Krämpfe mit Antikonvulsiva, Senken des Fiebers, Anwendung von Sauerstoff, womöglich künstliche Beatmung, Sondenernährung. Obwohl keine eindeutige Sicherheit über ihre Wirksamkeit besteht, wird die Gabe von Antibiotika und Corticoiden zu diskutieren sein.

Prophylaxe

Die aktive Keuchhustenschutzimpfung mit abgetöteten Bakterienkörpern hat einen festen Platz im normalen Impfprogramm. In Zukunft wird man bei der Impfstoffherstellung wahrscheinlich von Zellwandextrakten abnormer Bakterien, sog. Sphäroplasten, ausgehen. Die Impfung wird in der Regel als Kombinationsimpfung mit Diphtherie- und Tetanustoxoid durchgeführt. Zur Grundimmunisierung sind 3 Injektionen im Abstand von 4 Wochen erforderlich. Wegen der besonderen Gefährdung junger Säuglinge durch einen Keuchhusten besteht die Tendenz, die erste Impfung möglichst frühzeitig – etwa im 2. Lebensmonat – durchzuführen und sie unter Umständen erst beim 2. oder 3. Mal mit den Toxoiden zu kombinieren. Eine DPT-Auffrischimpfung ist dann mit etwa 10 Monaten ratsam. Da trotzdem bei jungen Säuglingen bis zum 4. Monat eine Immunitätslücke bestehen bleibt (es gibt keinen diaplazentar vermittelten Schutz gegen Keuchhusten), ist es ratsam, vor der Geburt eines Kindes bei den Geschwistern Wiederholungsimpfungen durchzuführen.

Die aktive Pertussisschutzimpfung kann als ein wesentlicher Faktor zur Senkung der Morbidität und Mortalität des Keuchhustens angesehen werden. Einen absolut sicheren Schutz verleiht die Impfung nicht. Mit einer guten Protektion kann für einen Zeitraum von 2–3 Jahren gerechnet werden. Danach sind Auffrischimpfungen empfehlenswert. Unerwünschte Nebenwirkungen in Form lokaler Infiltrationen bilden sich relativ häufig. Sie schmelzen nur selten ein und sind generell als harmlos anzusehen. Zu kurzdauerndem Fieber kommt es am Tag der Impfung öfter. Schwerwiegender zu beurteilen sind nach der Impfung auftretende Reaktionen am ZNS. Sie manifestieren sich im günstigen Fall als Fieberkrämpfe, gelegentlich aber als regelrechte Enzephalopathie mit der Möglichkeit von Spätschäden oder eines letalen Ausganges. Wahrscheinlich läßt sich die Häufigkeit der Impfenzephalopathie durch eine sinnvolle Reduktion der Keimzahl im Impfstoff verringern. Im ganzen ist die Gefahr bei den Millionen von Pertussisschutzimpfungen als gering zu betrachten.

Literatur

Alexander, H.E.: Pertussis. In: The biological basis of pediatric practice, hrsg. von R.E. Cooke, S. Levin. McGraw Hill, New York 1968
Cochran, K.W., et al.: Symposium on pertussis immunization. Hlth Laborat. Sci. 8 (1971) 198
Connor, J.D.: Evidence for an etiologic role of adenoviral infection in pertussis syndrome. New Engl. J. Med. 283 (1970) 390
Hansen, F.: Keuchhusten. In: Handbuch für Kinderheilkunde, Bd. V, hrsg. von H. Opitz, F. Schmid. Springer, Berlin 1963
Milleck, J., H.W. Ocklitz: Bordetella pertussis Sphäroplasten. 1.–4. Mitteilung. Zbl. Bakt. Hyg., I. Abt. Orig. A 219 (1972) 85, 93, 204, 358
Morse, St.I.: Pertussis in Adults. Ann. intern. Med. 68 (1968) 953
Ocklitz, H.W.: Der Keuchhusten. VEB Fischer, Jena 1969

Salmonellosen

K. WIEK und S. HOFMANN

Definition

Die typhoiden Salmonellen – Salmonella typhi, Salmonella paratyphi B, Salmonella paratyphi C – sind nur beim Menschen vorkommende Erreger zyklischer Infektionskrankheiten, also Allgemeininfektionen mit normiertem Verlauf, die ihren Ausgang vom Darm nehmen. Die enteritischen Salmonellen (z.B. Salmonella typhimurium, Salmonella enteritidis) sind Erreger von Lokalinfektionen des Dünndarms. Es sind Zooanthroponosen.

Im üblichen Sprachgebrauch werden die enteritischen Salmonellosen kurz als »Salmonellosen« bezeichnet, während die typhoiden Salmonellosen direkt mit ihrem Namen, also Typhus oder Paratyphus abdominalis, belegt werden. Es spricht viel dafür, im Hinblick auf die Allgemeininfektion Beifügungen wie »abdominalis« wegzulassen und nur von »typhoidem« Fieber zu sprechen.

Ätiologie (Mikrobiologie)

Mit dem Gattungsnamen (genus) Salmonella wird eine große Gruppe gramnegativer, sporenloser, peritrich begeißelter und aerob wachsender Stäbchen bezeichnet, die zur Familie Enterobacteriaceae gehört.

Bis jetzt sind etwa 1500 verschiedene Salmonella-Arten bekannt. Bei der überwiegenden Mehrzahl handelt es sich um Enteritiserreger des Menschen, die auch tierpathogen sind. Einige Spezies treten vorzugsweise bei ganz bestimmten Tierarten auf und rufen dort charakteristische Krankheitsbilder hervor (z.B. Salmonella abortus-equi, Salmonella abortus-ovis, Salmonella gallinarum-pullorum, Salmonella cholerae-suis). Die Arten Salmonella typhi, Salmonella paratyphi A, Salmonella paratyphi B und Salmonella paratyphi C sind phylogenetisch so an den Menschen angepaßt, daß sie nur bei ihm als Erreger der entsprechenden zyklischen Allgemeininfektionen auftreten. Grundsätzlich muß man daher Salmonella-Bakterien als pathogen für den Menschen oder das Tier (vor allem für Warmblüter) oder für beide betrachten. Aus bakteriologischer Sicht ist die Gruppe bei aller Mannigfaltigkeit der Untergruppen und Arten doch weitgehend einheitlich, und abgesehen vom Infektionsversuch gibt es noch kein Untersuchungsverfahren, das Aufschluß über die besondere Pathogenität eines fraglichen Salmonella-Stammes für den Menschen oder für eine bestimmte Tierart liefern könnte. Wir wissen nicht, warum z.B. die Salmonella paratyphi B den Paratyphus B verursacht, während andere, ihr sehr nahestehende Salmonellen, wie die Salmonella java, enteritische Lokalinfektionen hervorrufen.

Salmonella-Bakterien wachsen gut auf einfachen Nährböden. Da sie in den meisten Untersuchungsmaterialien nicht in Reinkultur vorliegen, sind verschiedene Selektivnährböden entwickelt worden, die das Wachstum der störenden Begleitflora hemmen oder ganz unterdrücken. Für Stuhluntersuchungen braucht man nur wenige Gramm Stuhl. Der Erfolg der Untersuchung hängt weniger von der Ausgangsmenge ab als von der schnellen und sachgerechten Verarbeitung der Materialprobe. Postversand über mehrere Tage reduziert die Nachweischance erheblich. Die besten Resultate liefert die Verimpfung von Stuhlproben oder Rektalabstrichen auf Station (dies gilt in besonderem Maße auch für den Nachweis von Shigella-Bakterien, die sonst nach den gleichen Methoden angezüchtet werden, weil die meisten Selektivnährböden auf die Isolierung von Salmonellen und Shigellen abgestimmt sind). Auch Blutkulturen sollten möglichst immer am Krankenbett angelegt werden.

Von allen Untersuchungsmaterialien, bei denen mit einer Mischflora zu rechnen ist, werden gleichzeitig feste Selektivnährböden (mindestens zwei verschiedene Platten) sowie eine »flüssige Anreicherung« beimpft. Aus dieser wird nach 6 und nochmals nach 24 Stunden ein weiterer Satz fester Medien beimpft. Frühestens nach 24 Stunden können von der Oberfläche fester Nährböden »verdächtige Kolonien« isoliert und zur weiteren kulturellen, biochemischen und serologischen Untersuchung auf andere Medien überimpft werden. Einen »Verdacht« kann das Laboratorium demnach erst am 2. Tag des Untersuchungsganges äußern. Die endgültige Bestimmung der Keime ist nicht vor dem 3. Tag möglich. Meistens dauert es länger.

Die Salmonella-Gruppe ist – wie auch alle anderen Enterobakteriazeengruppen – biochemisch definiert, d.h. aufgrund einer charakteristischen Kombination verschiedener Stoffwechselleistungen (Prüfung in der »bunten Reihe«). Man kann dabei innerhalb des Genus Salmonella noch 4 Subgenera unterscheiden, von denen das Subgenus I auch nach Zahl der Arten und nach medizinischer Bedeutung die erste Stelle einnimmt. Diese Differenzierung entspricht nur insofern der serologischen Einteilung, als bestimmte Antigene oder Antigenkombinationen vorzugsweise bei Spezies bestimmter Subgenera auftreten. Theoretisch und praktisch steht die serologische Differenzierung eindeutig im Vordergrund; sie erfolgt in der Routinediagnostik gleichzeitig mit der biochemischen Untersuchung.

Die Salmonellen besitzen thermostabile somatische Antigene (O-Antigene) und thermolabile Geißelantigene (H-Antigene). Beide Antigentypen sind überwiegend komplex gebaut, so daß man etwa 75 O-Antigen-Faktoren und ungefähr die gleiche Zahl von H-Antigen-Faktoren unterscheiden kann. Sie werden mit Ziffern sowie mit Buchstaben und Ziffern bezeichnet. Einige dieser Faktoren treten nur in bestimmten Kombinationen, andere nur als alleinige O- oder H-Antigene auf. Bei den O-Antigenen handelt es sich um die spezifischen Kohlenhydratendgruppen großer Proteinlipopolysaccharidkomplexe. Die Bakteriengeißeln bestehen nur aus Protein, so daß die H-Antigene reine Eiweißantigene sind. Besondere Eigenschaften besitzt das sog. »Vi-Antigen« von Salmonella typhi und Salmonella paratyphi C, das als oberflächlich angeordnetes somatisches Antigen (= Hüllenantigen) die O-Agglutinabilität der Bakterien völlig hemmen kann. Mit der »Virulenz« hat dieser Faktor jedoch (entgegen früheren Annahmen) nichts zu tun. Auch berechtigt der Nachweis von Vi-Antikörpern im Serum nicht zu speziellen Rückschlüssen auf den Immunstatus des Patienten.

Ein Salmonella-Serotyp ist durch seine Antigenformel charakterisiert; dabei deckt sich der Begriff »Serotyp« in den meisten Fällen mit dem Begriff »Species«. Kein H-Antigen scheint an ein bestimmtes O-Antigen gebunden zu sein, vielmehr kommen alle möglichen Kombinationen vor. Man kann die Antigenformeln in einem diagnostischen Antigenschema ordnen (Kauffmann-White-Schema). Darin werden die Serotypen nach ihren O-Antigenen in O-Gruppen und O-Untergruppen zusammengefaßt. Innerhalb jeder Gruppe oder Untergruppe sind die Keime dann nochmals nach ihren H-Antigenen geordnet. Weil die meisten Salmonellen zwei verschiedene »H-Phasen« besitzen, ergeben sich noch weitere Gruppierungsmöglichkeiten. Als Beispiel sind vier Spezies aus der O-Gruppe B zusammengestellt:

	O-Antigene	H-Antigene	
		1. Phase	2. Phase
Salmonella paratyphi B	1, 4, 5, 12	b	1,2
Salmonella canada	4, 12	b	1,6
Salmonella typhimurium	1, 4, 5, 12	i	1,2
Salmonella agama	4, 12	i	1,6

Obwohl der Nachweis der Antigenfaktoren durch Agglutination der Bakterien in entsprechenden Immunseren (Faktorenseren) auf dem Objektträger schnell vonstatten geht, kann sich die endgültige Bestimmung fraglicher Keime über mehrere Tage hinziehen. Die Antigenstruktur der Salmonellen ist so variabel, daß oft mehrere Kulturpassagen erforderlich sind, bis man Klarheit über die vollständige Antigenformel hat. Dies gilt besonders für den Nachweis der Geißelantigene (H-Phasen-Wechsel). Die für den Menschen wichtigsten Salmonella-Arten, wie Salmonella typhi, Salmonella paratyphi B und Salmonella typhimurium, können in der Regel von jedem bakteriologischen Laboratorium bestimmt werden. Die Differenzierung komplizierterer oder seltener Serotypen gelingt oft nur in Speziallaboratorien.
Die absolute und relative Häufigkeit derjenigen Salmonella-Arten, die Enteritis verursachen, schwankt erheblich, da hierbei z.T. sehr veränderliche epidemiologische Faktoren mitwirken (Einschleppung mit Futter- und Lebensmitteln ausländischer Herkunft, Massenerkrankungen an bakterieller Lebensmittelvergiftung mit oft zahlreichen nicht erkannten Ausscheidern). Im langjährigen Durchschnitt zeigt sich jedoch in allen Ländern der Erde, aus denen Angaben vorliegen, daß die Mehrzahl der Erkrankungen von einigen wenigen Serotypen verursacht wird. Fast überall liegt die Salmonella typhimurium mit 25–50% an der Spitze.

Man hat schon frühzeitig versucht, bei Salmonella typhi und Salmonella paratyphi B – dann aber auch bei den häufigeren Gastroenteritiserregern – zur Verfeinerung der epidemiologischen Analysen noch weitergehende Differenzierungsmethoden als die serologische zu entwickeln. Die Unterteilung einer Art in »Biotypen« (aufgrund bestimmter Vergärungsreaktionen) führt nicht viel weiter und ist nicht immer zuverlässig. Dagegen kann man durch Typisierung mit spezifischen Bakteriophagen (Lysotypie) genügend viele Untereinheiten (Lysotypen) sicher und reproduzierbar differenzieren. So sind z.B. bei Salmonella typhi bereits mehr als 80 Lysotypen bekannt, bei Salmonella paratyphi B 10 Lysotypen mit mehreren Varianten und bei Salmonella typhimurium über 100 Lysotypen. Grundsätzlich ist die Lysotypie auch bei allen anderen Salmonellen möglich. Wegen des erforderlichen großen Arbeitsaufwandes hat man jedoch nur für solche Keimarten Typisierungsschemata entwickelt, bei denen diese zusätzliche Methode einen nennenswerten Nutzen ergibt.
Alle Salmonellen besitzen Endotoxine (= Lipopolysaccharide). Dies sind Zellwandbestandteile, die mit dem Grundgerüst der Zellwand und mit den serologisch wirksamen O-Antigenen verknüpft oder weitgehend identisch sind. Die Endotoxinwirkung erklärt nur einen Teil der pathogenetischen Vorgänge bei Salmonella-Infektionen.

Enteritische Salmonellosen (Enteritis infectiosa)

Häufigkeit
Die Salmonellen sind über die ganze Welt verbreitet. Regionär verschiedene Erkrankungszahlen sind zurückzuführen auf Lebens- und Eßgewohnheiten und hygienische Verhältnisse. Befallen werden alle Altersstufen.

Epidemiologie
Die Übertragung der Salmonellen erfolgt durch kontaminierte Speisen (»bakterielle Lebensmittelvergiftung«). Der ausscheidene Mensch tritt als Infektionsquelle zugunsten infizierter tierischer Produkte weit in den Hintergrund. Wir finden deshalb auch kaum menschliche Infektionsketten, vielmehr stellen sich explosionsartige Gruppenerkrankungen ein.

Pathogenese und Pathophysiologie
Die mit verunreinigten Nahrungsmitteln aufgenommenen Salmonellen oder ihre Leibessubstanz (Endotoxin) rufen nach einer Inkubationszeit von 1 Tag (6–72 Stunden) an der Dünndarmwand, geringfügiger auch an der Magen- und Dickdarmwand, entzündliche Veränderungen hervor. Die Bakterien verbleiben im Bereich der Entzündung, es kommt höchstens zu kurzfristigen akzidentellen Bakteriämien. Durch die granulozytär-hämorrhagische Entzündung entsteht eine starke Exsudation,

wodurch wäßrige Stühle mit erheblichem Wasser- und Elektrolytverlust resultieren.

Immunität wird nicht erworben, es handelt sich um eine beliebig oft wiederholbare Lokalinfektion.

Dieses Bild der akuten Enteritis wird nicht allein durch eine Salmonelleninfektion hervorgerufen. Ansiedlung anderer Bakterien (z.B. Staphylokokken) sowie deren Toxine können zum gleichen Bild führen.

Krankheitsbild
Anamnese
Die Erkrankung beginnt akut. Im Vordergund stehen Übelkeit und Erbrechen, zu denen schnell Durchfälle (»enteritische« Zeichen) kommen. Der Stuhl ist anfangs wäßrig, 15–20 Stühle täglich werden selten überschritten. Je nach Schwere des Verlaufs kann damit das Maximum schon erreicht sein, es können sich aber auch blutig-schleimig-wäßrige Stühle einstellen. Die Patienten klagen über krampfartige Leibschmerzen, die Stuhlentleerung ist schmerzfrei.

Befunde
Die Temperatur liegt in leichten Fällen im subfebrilen Bereich, in schweren Fällen finden sich hochfebrile Werte.

Die Bauchpalpation ergibt einen Meteorismus, Gurren und Quatschen vorwiegend im Intestinalbereich, dagegen ist das Kolon nur in sehr gravierenden Fällen beteiligt. Die Bauchdecken sind etwas abwehrgespannt, druckdolent, ein peritonitischer Befund ist nicht zu erheben. Eine Milzschwellung fehlt. Wie bei vielen anderen gastrointestinalen Erkrankungen kann die Leber etwas vergrößert sein. In schweren Fällen mit ausgeprägten Durchfällen findet sich eine Exsikkose.

Laboratoriumsbefunde
Im Blutbild zeigt sich bei mäßiger Leukozytose eine Linksverschiebung mit toxischer Granulation. Zu kontrollieren sind Elektrolyte, Harnstoffstickstoff oder Kreatinin sowie Hämatokrit.

Besondere Untersuchungsmethoden
Entscheidend für die Diagnose ist die bakteriologische Stuhluntersuchung, der sich gleichzeitig eine Urinuntersuchung anschließen sollte.

Zu Beginn der Erkrankung kann eine Blutkultur eine flüchtige Bakteriämie aufdecken. Bei Wiederanstieg der Temperatur nach schon erfolgter Besserung des enteritischen Bildes sind Blutkulturen zur Aufdeckung einer möglichen Salmonellensepsis nicht zu umgehen.

Serologische Untersuchungen sind – wie bei fast allen Lokalinfektionen – so unsicher, daß sie klinisch nicht verwertbar sind.

Vor allem bei geringer Keimzahl kann die Stuhluntersuchung auch bei sicheren Fällen (Epidemiologie) negativ ausfallen. Diese Fälle gehen als »unspezifische Gastroenteritis« in die Statistik ein.

Verlauf und Prognose
Nach über 3–4 Tage gehender Durchfallsphase normalisieren sich die Stühle in weiteren 2–3 Tagen. Damit verbunden ist ein Abfall der Temperatur sowie eine Normalisierung des Blutbildes. Diesem Durchschnittsverlauf stehen Fälle mit nur 2–3 durchfälligen Stühlen und dementsprechend leichtem klinischen Bild sowie schwerste klinische Bilder mit Durchfällen über 10–14 Tage gegenüber. Im allgemeinen ist die Salmonellenenteritis keine gefährliche Erkrankung, eine Lebensbedrohung stellt sie jedoch für Kleinkinder, alte Menschen und vorgeschädigte Personen dar.

Komplikationen
Zu achten ist auf Transmineralisation, extrarenale Urämie und Störungen des Säure-Basen-Haushaltes. Eine Kreislaufgefährdung entsteht fast nur durch Volumenmangel. Eine im Verlauf der Enteritis auftretende Durchwanderungsperitonitis ist sehr selten. Nicht häufig – jedoch stets gefährlich – ist eine Salmonellensepsis.

Differentialdiagnose
Neben der unspezifischen Enteritis verschiedener Ätiologie kommen differentialdiagnostisch Enteritiden anderer bakterieller Genese (Staphylokokken, bestimmte Kolistämme bei Kindern), bei schweren Verlaufsformen und gegebener Exposition auch die Cholera in Frage.

Therapie
Im Vordergrund steht die Bekämpfung der Allgemeinveränderungen: Beseitigung der Exsikkose, Korrektur des Elektrolyt- sowie Säure-Basen-Haushaltes, genaue Beobachtung und Bilanzierung von Verlusten in diesem Bereich. Damit im Zusammenhang steht die Kontrolle der renalen Funktion und des Kreislaufes.

Diätetisch ist die Gabe roher geriebener Äpfel – wegen des Pectingehaltes mit Schale – über 1 bis 2 Tage anzuraten, dann wird eine Aufbaudiät gegeben. Unterstützend sind feuchtwarme Leibwickel und Spasmoanalgetika wertvoll. Der Einsatz einer gezielten Chemotherapie richtet sich nach der Schwere des Krankheitsbildes:

1. Leichte Fälle werden nur symptomatisch behandelt.
2. Schwere Fälle – massive Durchfälle, starkes Krankheitsgefühl, febrile Temperaturen – bekommen zusätzlich zur Diät Mittelzeitsulfonamide (z.B. 3 × 1 Sulfuno über 7 Tage). Ersatzweise über den gleichen Zeitraum 2–3 Tabletten Trimethoprim/Sulfamethoxazol (Bactrim, Eusaprim); Bactrim liegt auch als Injektionsform vor.
3. Sehr schwere Fälle – Peritonitis, Sepsis – sind im Gegensatz zu den anderen, bei denen sie nicht indiziert ist, einer antibiotischen Therapie zuzuführen. Man gibt 2 g Chloramphenicol (oral oder i.v.) über 7 Tage. Ersatzweise über den gleichen Zeitraum 2 × 2 Tabletten Trimetho-

prim/Sulfamethoxazol (Bactrim, Eusaprim); Bactrim liegt auch als Injektionsform vor.
Ein Antibiogramm sollte in jedem Fall erstellt werden, um insbesondere bei einer Sepsis nicht zum ungeeigneten Mittel zu greifen. Eine Salmonellensepsis, vor allem mit Endokardbeteiligung, verlangt eine längere Behandlungszeit: Je nach Fall 14–21 Tage. Nach Abschluß der Therapie sind dann zur Kontrolle Blutkulturen erforderlich. Die Ausscheidung der Salmonellen kann chemotherapeutisch nicht zuverlässig beeinflußt werden.

Prophylaxe
Die Prophylaxe besteht ausschließlich in hygienischen Maßnahmen. Verdachts-, Erkrankungs- und Sterbefälle sowie Dauerausscheider sind meldepflichtig unter der Rubrik »Enteritis infectiosa«. Eine Schutzimpfung ist entsprechend der Pathogenese unwirksam.

Typhoide Salmonellosen (Typhus und Paratyphus)

Typhus und Paratyphus abdominalis unterscheiden sich so geringfügig voneinander, daß ausführlich nur der Typhus abdominalis dargestellt wird. Auf Besonderheiten beim Paratyphus wird hingewiesen.

Häufigkeit
Typhus ist eine kosmopolitische Erkrankung mit ökologischer Steuerung: Lebensgewohnheiten, Eßgewohnheiten, Hygiene, Besiedlungsdichte sind für die Morbiditätshäufigkeit bedeutungsvoll. Nach der ökologischen Situation finden wir Einzel- oder Gruppenerkrankungen. Zu berücksichtigen ist dabei, daß der Kontagionsindex nur bei 0,2 liegt, also nur 20% der Infizierten erkranken. Alle Altersstufen können beteiligt sein, wenn auch in den verschiedenen Lebensabschnitten das klinische Bild differieren kann.

Epidemiologie
Die Quelle für die Übertragung von Typhusbakterien ist stets der ausscheidende Mensch, also der Typhuskranke oder der Dauerausscheider. Es ist vor allem der nichterkrankte Dauerausscheider, der für seine Umwelt zur Gefahr wird. In jedem Fall müssen die Typhusbakterien oral aufgenommen werden (Schmier- oder Schmutzinfektionen). Besonders gesundheitsamtliche Maßnahmen (Überwachung von Dauerausscheidern) haben die Morbidität bei uns stark eingeschränkt; wir finden immer häufiger Fälle, die sich in Südeuropa oder Afrika infiziert haben.
Typhus unterliegt der Meldepflicht (Verdacht, Erkrankung, Todesfall, Dauerausscheider).

Pathogenese und Pathophysiologie
Die Bakterien passieren die Dünndarmwand, die nicht entzündlich reagiert, und gelangen in die Mesenteriallymphknoten. Nach dort erfolgter intrazellulärer Vermehrung erreichen sie nach durchschnittlich 14 Tagen (7–21 Tage Inkubation) über den Lymphweg den Blutstrom und bewirken eine generalisierte Reizbeantwortung des Organismus. Das pathologisch-anatomische Substrat in diesem Stadium besteht aus sog. »Typhomen«, knötchenförmigen RHS-Proliferationen mit histiozytären Makrophagen. Diese finden sich in der Leber (histologisch gut nachweisbar), in der Milz, in den Lymphknoten, an der Haut (Roseolen). Es ist keineswegs ein »eitriger« Prozeß wie bei Sepsis. Es ist die überschießende Reaktion eines sensibilisierten Organismus auf das sensibilisierende Agens, die typhoiden Salmonellen.
Der Wirtsorganismus wird langsam desensibilisiert, und es gelingt ihm, die Salmonellen abzudrängen auf ihr »Erfolgsorgan«, vornehmlich also die Darmlymphknoten. Dabei entstehen die Darmgeschwüre mit allen Komplikationsmöglichkeiten (Perforation, Blutung). Der voll desensibilisierte Mensch hat die Allgemeinkrankheit überwunden und sie auf eine Lokalerkrankung beschränkt.
Neben der Unempfindlichkeit (= Desensibilisierung) tritt auch Unempfänglichkeit (= Immunität) ein, die nicht lebenslänglich anhält.
Kennzeichnend für die typhoiden Salmonellosen ist das Rezidiv. Es bedeutet nach scheinbar abgelaufener Erkrankung den erneuten Beginn der Generalisation. Es ist hier nicht zur Desensibilisierung gekommen; nach einer Teilunempfindlichkeit reagiert der Organismus wieder voll sensibel. Die typhoiden Salmonellen verhalten sich dem Desensibilisierten gegenüber wie die Erreger von Lokalinfektionen. Bei weiterer Anwesenheit werden sie in die Lage versetzt, lokale Eiterungen und Sepsis hervorzurufen (Tab. 13.**31**).

Krankheitsbild
Anamnese
Der Typhus beginnt zögernd und einschleichend, so daß es schwerfällt, von einem Erkrankten genau den Zeitpunkt der ersten Symptome zu erfahren. Das Allgemeinbefinden ist gestört, der Patient ist abgeschlagen und müde, schläft schlecht. Viele klagen über Kopfschmerzen sowie auch über Hustenreiz.

Befunde
Hauptmerkmal des Typhus ist der Temperaturverlauf. Die idealisierte Temperaturkurve gibt ihn prägnant wieder: Anfangs fast unmerklich steigt die Temperatur über einige Tage »staffelförmig« an. Am Ende der ersten Woche finden wir den Übergang in die febrile Kontinua mit Temperaturen um 40°C, das Vollbild des Status febrilis typhosus. Gegen Ende der dritten Krankheitswoche (oder später) fällt die Temperatur über morgendliche Remissionen über eine weitere Woche zur Norm hin ab (Abb. 13.**32**). Während die ersten Krankheitstage mit nur unwesentlicher Beeinträchtigung des Allgemeinbefindens einhergehen,

Tabelle 13.31 Typhusstadien (nach *Höring*)

	0	I.	II.	III.	IV.
Fieber	frei, subfebril	staffelförmiger Anstieg	Kontinua	Stadium amphibolicum	
Pathogenese Stadium	Inkubation (empfänglich)	Generalisation (empfindlich-sensibel)		Organmanifestation (desensibilisiert)	unempfänglich (Immunität)
Dauer	1–3 Wochen	1 Woche	2 Wochen	2–5 Wochen	
pathologisch-anatomisch	(Primäraffekt)	markige Schwellung,	»Typhome«	Ulzera, Reinigung	restitutio ad integrum
Befunde	–	am Ende: Roseolen, Milz	Roseolen, Milz	Darm-erscheinungen	–
Gruber-Widal	–	(+)	(+)	++	++–
Bakteriennachweis	–	Blut	Blut (Urin, Stuhl)	Stuhl, Urin	(nur Dauerausscheider)

beginnt nach vier bis fünf Tagen die typische Symptomatologie des typhoiden Fiebers: Zunehmende Eintrübung des Sensoriums bei voller zeitlicher und örtlicher Orientierung (»typhöses Bild«). Splenomegalie ist häufig vorhanden. Typhusroseolen: hellrote, wegdrückbare, mit hellem Rand umgebene Effloreszenzen vorwiegend auf der Bauchhaut, auch am Rücken und unteren Thorax nachweisbar. Relative Bradykardie ist charakteristisch. Ileozäkalgurren: im rechten Unterbauch quatschende bis gurrende Geräusche palpatorisch auslösbar. Typhuszunge: dichter weißgrauer Belag mit freiem, W-förmigem Rand. Meningismus bei normalem Lumballiquor (Hirnödem). Bronchitis (cave: Fehldiagnose Pneumonie).

Das Vollbild des Typhuskranken ist also gekennzeichnet durch einen hochfiebernden, offensichtlich schwerkranken Patienten, der blaß und teilnahmslos im Bett liegt und bei dem auch eine sorgfältige Untersuchung keinen führenden Organbefund zu entdecken vermag. Die diskreten, eben beschriebenen Hinweiszeichen sind außerordentlich wertvoll für die Diagnose, entgehen aber dem flüchtigen Untersucher. Also: Jeder hochfieberhafte Zustand ohne führenden organpathologischen Befund legt die Verdachtsdiagnose typhoides Fieber nahe.

Laboratoriumsuntersuchungen
Es findet sich im Blutbild eine Leukopenie mit Linksverschiebung und toxischer Granulation. Typisch ist eine Aneosinophilie. Der Nachweis von Eosinophilen spricht gegen typhoides Fieber. Die Blutsenkung steigt langsam auf mittlere Werte an. Im Urin kann die Diazoprobe positiv sein, ein sicheres Merkmal ist es nicht.

Besondere Untersuchungsbefunde
Liegt ein Verdachtsfall vor, werden Blut (übliche Blutkultur sowie Anzuchtsversuch in steriler Rindergalle), Urin und Stuhl bakteriologisch untersucht (Tab. 13.31). Der Nachweis von gramnegativen Stäbchen in der Blutkultur reicht klinisch aus, um die Diagnose zu erhärten und mit der Behandlung zu beginnen. Eine genaue Bestimmung kann dann einem Untersuchungsamt überlassen werden.
Die serologische Diagnostik (Gruber-Widal-Reaktion) ist unsicher. Besonders die H-Agglutination kann bei anderen Erkrankungen falsch-positiv – meist als anamnestische Reaktion – mitreagieren, ferner sind nach Impfungen positive Reaktionen möglich. Andererseits sind auch bei nachgewiesenen Fällen nicht beweisende Titer (bis 1:200) zu beobachten. Damit hat die Serologie beim Typhus eine Bedeutung als sekundäres diagnostisches Hilfsmittel. Sie gestattet keine Aussage über Schweregrad der Erkrankung, über Immunitätslage oder Rezidivgefahr.

Verlauf und Prognose
Durchschnittlich in der 3. – vereinzelt aber auch erst in der 4.–6. – Woche beginnt die Besserung des unbehandelten Typhus. Der Kranke hellt psychisch auf, die körperlichen Veränderungen (Milzschwellung, Roseolen, Zungenbelag) bilden sich zurück, und die Temperatur zeigt charakteristisch die weitere Besserung mit morgendlichen Remissionen an. Mit dem Ausbleiben der abendlichen Temperaturspitzen beginnt die lange hingezogene Rekonvaleszenz.
Durchschnittlich 10–14 Tage nach Entfieberung kann es zu einem für den Typhus typischen Rezidiv kommen. Klinisch verstehen wir darunter das nochmalige Durchlaufen des Status febrilis unter dem gleichen Bild wie bei der Erstmanifestation

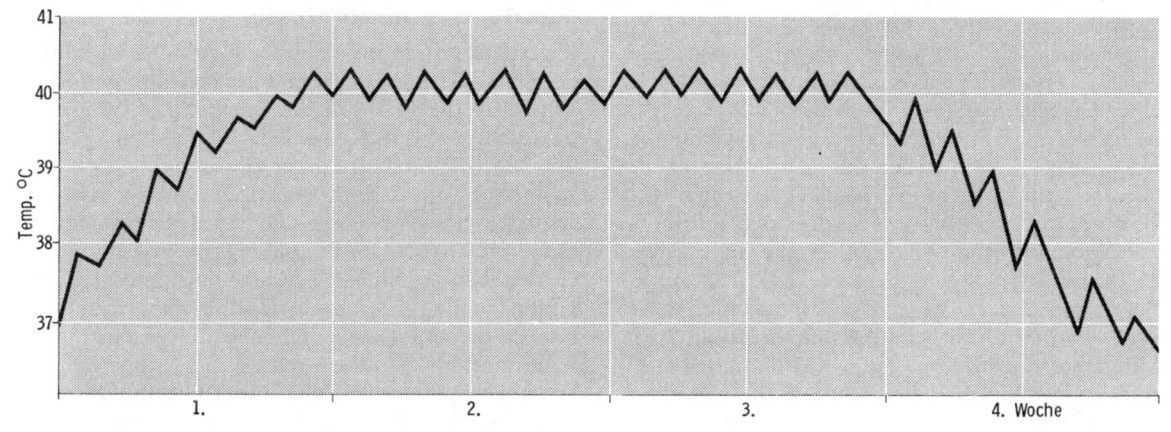

Abb. 31.32 Idealisierte Fieberkurve des Typhus abdominalis

nach zuvor bereits erfolgter Entfieberung. Dabei kann nochmals das volle Krankheitsbild auftreten, es kann abgeschwächt sein, es kann auch schwerer sein als der Erstverlauf, vor allem nach der nur angedeutet verlaufenen Erkrankung, dem Typhus ambulatorius. Das Rezidiv vermag nicht sicher vorausgesagt zu werden. Das Verbleiben der Temperatur im subfebrilen Bereich ist immer als Verdachtsmoment zu werten. Eine Chloramphenicolbehandlung vermag das Rezidiv nicht zu verhindern, es kann durch sie aber das fieberfreie Intervall gespreizt werden. Mit Rezidiven muß in etwa 20% der Fälle gerechnet werden.
Typhus ist auch heute eine schwere Erkrankung. Die Letalität liegt um 1%, späte Diagnostik und falsche Therapie lassen sie erheblich ansteigen.

Komplikationen
Während des Status febrilis ist der Patient durch das stets vorhandene, mitunter sehr ausgeprägte Hirnödem, das zum zentralen Versagen führen kann, gefährdet. Dazu findet sich häufig eine schwer beeinflußbare Kreislauflabilität. Die beginnende Rekonvaleszenz ist durch eine Reihe von Komplikationen gekennzeichnet. Dabei stellen die Typhusgeschwüre die größte Gefahr dar. Es kann zu Darmblutung aus Geschwüren kommen, es besteht die Gefahr der Perforation der Geschwüre in die freie Bauchhöhle. Auch heute ist diese Gefahr noch nicht vollständig gebannt, eine sorgfältige Beobachtung nach scheinbar überwundener Erkrankung ist unerläßlich. Als Hinweis auf die Darmbeteiligung treten »Erbsbrei«-Stühle auf, die als Warnsignal nicht übersehen werden dürfen.
Ferner ist zu achten auf: Blande Thrombosen (cave: Lungenembolie), EKG-Veränderungen (leichte passagere Myokardosen bis zur schweren Myokarditis), Milzinfarkt.
Cholezystitis und Cholangitis vor allem bei Patienten mit Vorschädigung in diesem Bereich (Steinträger), Weichteilabszesse, Osteomyelitiden, Endokarditis gehören in die posttyphöse Phase und setzen einen desensibilisierten Organismus voraus.
Ausgehend von solchen Lokalprozessen kann eine Sepsis entstehen, die prognostisch als dubiös angesehen werden muß.

Differentialdiagnose
Differentialdiagnostisch müssen andere Krankheiten mit hochfieberhaftem Verlauf ohne führenden organpathologischen Befund erwogen werden, vor allem Miliartuberkulose und Endocarditis lenta, dazu ist an Brucellose und Ornithose zu denken. Bei Tropenheimkehrern ist eine Malaria tropica nicht zu übersehen.

Therapie
Während in vitro eine Reihe von Antibiotika wirksam sind, so auch Ampicillin und Tetracyclin, sind es in vivo lediglich Chloramphenicol und neuerdings auch das Kombinationspräparat Trimethoprim/Sulfamethoxazol (Bactrim, Eusaprim). Die Diskussion um die Wirkungsdiskrepanz ist bisher nicht abgeschlossen, die Erklärung liegt aber vermutlich in der intrazellulären Lage der Erreger.
Vom Beginn der Therapie mit beiden Mitteln bis zum Beginn der Entfieberung vergehen durchschnittlich 3–4 Tage. Während dieser »lag period« empfindet der Patient mitunter aber schon eine gewisse subjektive Besserung.
Chloramphenicol wird möglichst oral in einer Dosierung von täglich 2 g über 7 Tage verabfolgt; bei sehr verzögerter Entfieberung kann die Zeit auch auf 14 Tage ausgedehnt werden. 8 Tage nach absetzen des Chloramphenicols wird es zur Rezidivprophylaxe nochmals über 5 Tage mit täglich 2 g gegeben. Bei dennoch drohendem Rezidiv (subfebrile Temperaturen) Wiederholung der Prophylaxe nach weiteren 8–14 Tagen.
Vom Trimethoprim/Sulfamethoxazol werden 2 × 2 Tabletten, in sehr schweren Fällen auch 3 × 2 Tabletten täglich über 10 Tage verabfolgt. Rezidivprophylaxe wie bei der Chloramphenicolbehandlung.
Am ersten Behandlungstag sollte für beide Medikamente wegen der Gefahr einer Herxheimerschen Reaktion die Dosis von 2 g bzw. 2 × 2 Tabletten nicht überschritten werden. Bei Kindern ist auf

entsprechende Dosisreduzierung zu achten. Chloramphenicol wird dann pro Tag mit 30 mg/kg gegeben, Trimethoprim/Sulfamethoxazol liegt in einer Darreichungsform für Kinder vor.

Salicylate und Phenylbutazon zeigen keine Wirkung, sie sind auch wegen der Gefahr, bestehende Ulzerationen verschlimmern zu können, nicht indiziert. Glucocorticosteroide sind jedoch für die Behandlung schwerer Verlaufsformen einzusetzen. Es sind dies besonders: Schwerkranke mit starker Benommenheit, ausgeprägter Hypotonie, massivem Hirnödem. Ferner kommen bedrohliche Sekundärstörungen, die eine schnelle Entfieberung notwendig machen, in Betracht (z.B. hohes Lebensalter, primäre Herzerkrankungen, pulmonale Erkrankungen) sowie sich nicht einstellende Entfieberung nach 4 Tagen Chloramphenicolbehandlung.

20 mg Prednisolon sind fast immer in der Lage, eine Entfieberung herbeizuführen. Diese erfolgt oft kritisch schon nach 10 mg. Die Individualdosierung muß daher mit kleinen Mengen herausgefunden werden. Durchschnittlich geben wir 4 × 5 mg Prednisolon, langsam ausschleichend über 8 Tage.

Darüber hinaus darf die Allgemeinbehandlung nicht vergessen werden. Der Typhuskranke hat strenge Bettruhe bis in die Rekonvaleszenz hinein einzuhalten. Zu achten ist beim Typhus auch auf scheinbar unwesentliche Beschwerden, da sie immer erstes Zeichen einer sich anbahnenden Komplikation sein können.

Der Flüssigkeits- und Elektrolythaushalt wird sorgsam überwacht, fast immer sind parenterale Korrekturen zu vermeiden, da die Nahrungs- und Flüssigkeitsaufnahme des Patienten nicht behindert ist.

Therapie der posttyphösen Lokalprozesse

Zur Therapie der posttyphösen Lokalprozesse können auch andere Antibiotika (Penicillin G mit 20 Mega pro Tag, Ampicillin) eingesetzt werden. Dazu sollte immer eine chirurgische Sanierung nachgewiesener Herde angestrebt werden.

Prophylaxe

Im Vordergrund stehen hygienische Maßnahmen. Es besteht Meldepflicht von Verdachtsfällen, Kranken, Sterbefällen und Dauerausscheidern. Diese führt zur Erfassung und Fernhaltung der Ausscheider aus Berufen und Tätigkeiten, die für eine Verbreitung der Bakterien besonders geeignet sind (Lebensmittelindustrie).

Die Schutzimpfung kann parenteral oder oral (Typhoral) durchgeführt werden. Aus pathogenetischen Vorstellungen und klinischer Erfahrung heraus wird man die orale Impfung vorziehen, den Impfling aber gleichzeitig darüber aufklären müssen, daß ihr Schutz nicht zuverlässig ist und zusätzliche hygienische Maßnahmen erforderlich sind.

Paratyphus abdominalis

Paratyphus abdominalis (B Schottmüller ist häufiger als A, C ist eine Rarität) unterscheidet sich vom Typhus abdominalis nicht prinzipiell. Er kann sich unterscheiden durch einen zeitlich anderen Verlauf der Stadien mit besonderer Bevorzugung der Lokalmanifestation. Pathogenetisch wird der Körper schneller desensibilisiert und die Bakterien damit eher in die Rolle von Lokalerregern abgedrängt.

Es bestehen gegenüber Typhus folgenden klinische Unterschiede: Verkürzung der Phase des staffelförmigen Fieberanstiegs, schnelles Übergehen zur Kontinua, häufig schon nach 1–2 Wochen einsetzende Durchfälle als Zeichen der Organ-(Darm-)-Manifestation. Roseolen finden sich oft zahlreicher als beim Typhus, sie überschreiten zumeist auch das Abdomen.

Therapeutisch gelten die gleichen Gegebenheiten wie beim Typhus. Im Gegensatz dazu wird aber fast immer auf die Corticosteroide zu verzichten sein.

Salmonellendauerausscheider

Dauerausscheider sind Personen, die Bakterien ausscheiden, ohne selbst krank zu sein. Vor allem nach typhoidem Fieber – in 3–5% – verbleiben die Bakterien an Körperstellen, von denen aus sie den Körper per vias naturales verlassen können, vornehmlich über die Gallengänge (Gallensteinträger). Die Sanierung von Dauerausscheidern ist problematisch. Oft gelingt dies nur nach vorausgehender operativer Revision. Medikamentös werden Penicillin in hoher Dosierung (20 Mega pro Tag), Ampicillin, Amoxicillin und Trimethoprim/Sulfamethoxazol angegeben, jedoch ist Zurückhaltung bezüglich der Erfolgsbeurteilung am Platz.

Die gastroenteritischen Salmonellen spielen für das Dauerausscheidertum keine wesentliche Rolle. 1967 gab es in Schleswig-Holstein 1004 Dauerausscheider, von denen nur 43 gastroenteritische Salmonellen ausschieden. Gerade bei letzteren besteht häufig nach der Krankheit noch eine länger währende Ausscheidung, die nicht von Dauer ist. Bei der Kontrolle von Breslau-Epidemien fanden sich nach 8 Wochen noch 30% Ausscheider, nach 6 Monaten waren alle Kontrolluntersuchungen negativ. Eine Chemotherapie kann daran nichts ändern, angebliche Therapieerfolge gehen häufig auf Kosten spontaner Beendigung der Ausscheidung.

Literatur

Gärtner, H.: Salmonellen-Infektionen. Therapiewoche 19 (1969) 471

Höring, F.O.: Klinische Infektionslehre, 3. Aufl. Springer, Berlin 1962

Höring, F.O.: Die Salmonellosen. In: Infektionskrankheiten, Bd. II, hrsg. von O. Gsell, W. Mohr. Springer, Berlin 1968

Van Oye, E.: The World Problem of Salmonellosis. Junk, Den Haag 1964

Shigellosen

K. WIEK und S. HOFMANN

Definition
Die bakterielle Ruhr (bakterielle Dysenterie, Shigellose) ist eine durch Shigellen hervorgerufene Lokalinfektion des Dickdarmes.

Häufigkeit
Die bakterielle Ruhr ist weltweit verbreitet. Sie befällt alle Altersstufen und ist stets in kleinen Endemien nachweisbar. Schlechte hygienische Verhältnisse und enge Lebensgemeinschaft vieler Menschen auf engem Raum führen zu explosionsartigen Epidemien. So erkrankten in Polen zu Beginn des Zweiten Weltkrieges etwa 90 000 Menschen an der Ruhr. Die Morbidität kann im allgemeinen nur geschätzt werden, da Leichtkranke nicht immer erfaßt werden.

Epidemiologie
Infektionsquelle ist vor allem der ruhrkranke Mensch, der seine hochinfektiösen Stühle absetzt und dabei häufig nicht in der Lage ist, Verschmutzungen zu vermeiden oder für eine Beseitigung der Stühle zu sorgen. Direkte und indirekte Kontamination von Gegenständen und Nahrungsmitteln sowie mechanische Verschleppung von hochinfektiösen Stuhlpartikeln durch Fliegen sind dadurch gegeben. Der typische Geruch des Ruhrstuhles bewirkt offensichtlich eine besondere Anziehung der Fliegen. In Notzeiten stoßen Stuhldesinfektion und Fliegenbekämpfung auf erhebliche Schwierigkeiten, wodurch sich die Morbiditätshäufung erklärt. Dazu gibt es Personen, die ohne Vorkrankheit symptomlos passager Shigellen in ihrem Darm beherbergen. Hier besteht ein Reservoir, von dem aus Endemien und Epidemien ihren Ausgang nehmen. Die meisten Shigellen überleben außerhalb des Körpers in den Fäzes nur kurze Zeit, halten sich jedoch in Speisen vor allem bei Kühllagerung bis zu 60 Tagen. Damit ist der Kühlschrank ein geeignetes Konservierungsmittel für Ruhrbakterien.

Ätiologie (Mikrobiologie)
Die Gruppe der Shigella-Bakterien gehört zur Familie Enterobacteriaceae und besteht aus den vier Untergruppen A (Shigella dysenteriae), B (Shigella flexneri), C (Shigella boydii) und D (Shigella sonnei, früher auch als E-Ruhr bezeichnet). Innerhalb der Gruppen A, B und C werden aufgrund der Antigenstruktur mehrere Typen unterschieden. Zur phylogenetisch nahestehenden Escherichia-Gruppe bestehen engere Verwandtschaftsbeziehungen.
Shigellen sind gramnegative, sporenlose und – im Gegensatz zu den meisten anderen Enterobacteriaceae – unbegeißelte Stäbchen. Die Keime wachsen aerob und werden aus Stuhl und anderem Untersuchungsmaterial nach den gleichen Regeln isoliert, die auch für den Nachweis von Salmonellen gelten. Bei Shigella-Verdacht ist die möglichst schnelle Verarbeitung der Materialproben besonders wichtig. Beimpfung der Nährböden auf Station erhöht die Nachweischance.
Oberflächenkulturen von Shigellen strömen oft einen charakteristischen, an Sperma erinnernden Geruch aus, der bei massiven Infektionen mitunter auch dem Stuhl Ruhrkranker anhaftet.
Die Shigella-Gruppe sowie ihre Untergruppen werden aufgrund typischer Kombinationen verschiedener Vergärungsreaktionen bestimmt (»bunte Reihe«). Parallel dazu läuft die serologische Differenzierung.
Bei den meisten Serotypen sind die somatischen Antigene komplex gebaut, so daß man durch Agglutination in entsprechenden Immunseren verschiedene Antigenfaktoren nachweisen kann. Neben den thermostabilen O-Antigenen besitzen manche Shigella-Arten thermolabile Hüllenantigene (K-Antigene), wodurch die serologische Bestimmung erschwert wird. Da man mit verschiedenen Variationen der Antigenstruktur rechnen muß, gelingt die vollständige Typendifferenzierung oft nur in Speziallaboratorien.
In mittleren Breiten treten fast ausschließlich Shigella flexneri (mit den Serotypen 1a, 1b, 2a, 2b, 3a, 3b, 4a, 4b, 5 und 6 sowie den serologischen Minusvarianten X und Y) und die serologisch einheitliche Shigella sonnei auf. Mit der Einschleppung anderer Shigella-Arten aus tropischen oder subtropischen Ländern muß jedoch immer gerechnet werden.
Für epidemiologische Zwecke können die Shigella-Serotypen mit Hilfe von spezifischen Bakteriophagen noch weiter unterteilt werden (Lysotypie). Von verschiedenen Autoren sind mehrere Typisierschemata entwickelt worden, vor allem für Shigella flexneri und Shigella sonnei. Bei letzterer hat sich die Colicinogenotypie bewährt, bei der man an einer Reihe von Indikatorstämmen das Colicinbildungsvermögen der untersuchten Kultur prüft. Lysotyp und Colicintyp stehen in keinem festen Zusammenhang.
Alle Shigellen besitzen Endotoxine (= Lipopolysaccharide), die in ihrer chemischen Struktur den Endotoxinen anderer Enterobakteriazeen ähneln. Nur Shigella dysenteriae Typ 1 (syn. Shiga-Kruse-Bakterien) bildet außerdem noch ein hoch aktives Ektotoxin, das auch neurotoxisch wirkt.

Pathogenese
Nach oraler Aufnahme der Ruhrbakterien durch kontaminierte Speisen folgt nach einer Inkubationszeit von wenigen Stunden bis zu 5 Tagen eine eitrig-nekrotisierende Entzündung der Dickdarmschleimhaut. Da ein Einbringen von Shigellen mittels Klysma in den Dickdarm keine Ruhr bewirkt, können nicht die Bakterien direkt die entzündlichen Veränderungen hervorrufen. Am wahrscheinlichsten ist, daß durch die Endotoxine der

Shigellen lokale Gefäßschädigungen des Dickdarmes hervorgerufen werden und die konsekutiven Wandveränderungen Grundlage für das Angehen der Entzündung sind. Die bei einigen Shigellen (z.B. Shigella dysenteriae) vorkommenden Exotoxine bewirken keine lokalen Wandveränderungen, sondern allgemeine neurale Schädigungen.
Makroskopisch (Rektoskopie) und histologisch ist die bakterielle Ruhr nicht sicher von anderen Kolitiden (Urämie, Quecksilbervergiftung, Colitis ulcerosa) abzugrenzen. Die Shigellen verbleiben am Ort der Entzündung, Bakteriämien oder gar Sepsis sind äußerst selten. Eine Korrelation besteht nicht nur zwischen Erregertyp und Schwere der Erkrankung, ausschlaggebend ist auch der prämorbide Zustand des Erkrankten. Krankheitsimmunität wird nicht erworben.

Krankheitsbild
Anamnese
Die bakterielle Ruhr beginnt ganz akut mit Übelkeit, Erbrechen und Durchfällen. Die Stuhlentleerungen sind sehr zahlreich, 30–40 Stühle täglich sind nicht ungewöhnlich. Der Stuhldrang besteht fast kontinuierlich, die Stuhlmenge ist jedoch gering. Die Entleerung erfolgt unter heftigen Schmerzen (Tenesmen).

Befunde
Ein Druckschmerz ist besonders im Kolonverlauf auslösbar, dieser ist häufig strangförmig tastbar. Druck auf das aborale Kolon bewirkt oft eine Defäkation. Die Temperatur ist meist subfebril bis leicht febril, kann aber auch normal sein. Die Zunge ist dicht belegt, rissige Zunge und trockene Haut zeigen einen Wassermangel an. Die süßlichfad riechenden Stühle sind schleimig-blutig und häufig mit Eiter und Fibrinflocken durchsetzt.

Laboratoriumsbefunde
Für die bakterielle Ruhr charakteristische Laborbefunde gibt es nicht. Es findet sich durchschnittlich eine mäßige bis ausgeprägte Leukozytose mit Linksverschiebung im Differentialblutbild. Zu überprüfen sind vor allem Harnstoff und Serumelektrolytwerte.

Besondere Untersuchungsbefunde
Der Erregernachweis wird durch bakteriologische Stuhluntersuchung geführt. Dabei ist zu beachten, daß der Stuhl sofort nach der Entnahme verarbeitet wird, da die Shigellen bei langem Transport zugrunde gehen. Bewährt hat sich das direkte Ausstreichen des mittels Analabstrich gewonnenen Materials auf die Nährböden. Serologische Untersuchungsmethoden sind unzuverlässig und für die Diagnostik ungeeignet.

Verlauf und Prognose
Unbehandelt besteht das akute Bild etwa eine Woche. Die Entleerungen werden dann seltener, die Tenesmen lassen nach. Eine Normalisierung wird nach einer weiteren Woche erreicht. Rückfälle mit erneuten Durchfällen können während der relativ langen Rekonvaleszenz vorkommen. Angaben über die Letalität schwanken zwischen 1 und 12% (in Epidemiezeiten); sie ist abhängig von Einzelfaktoren: Ernährungszustand, Pflegemöglichkeit, Vorschädigung, Lebensalter usw. In normalen Zeiten mit ausreichender Therapiemöglichkeit ist sie unbedeutend.

Komplikationen
Die nekrotisierende Entzündung kann zu Dickdarmgeschwüren mit nachfolgender Perforation führen. Exsikkose und Elektrolytmangel vermögen das Krankheitsbild erheblich zu verschlechtern. Eine chronische persistierende Kolitis nach Ruhr ist unter adäquater Behandlung selten.

Differentialdiagnose
Abzugrenzen sind Kolitiden anderer Ätiologie, vor allem die Colitis ulcerosa. Kolitiden bei Allgemeinerkrankungen (Urämie usw.) sollten leicht erkannt werden. Gedacht werden muß auch an stenosierende – meist karzinomatöse –, mit Durchfallsphasen einhergehende Prozesse im Rektum oder Sigmoid. Die Amöbenruhr verläuft schleichender, sie beginnt nie so akut wie die Shigellose. Die Balantidiose ist selten und sollte nur in Ausnahmefällen erwogen werden.

Therapie
Symptomatische Maßnahmen wie Bettruhe, Wärme, Diät und Spasmoanalgetika sind vorrangig. Bei sehr starkem, kontinuierlichem Stuhldrang kann die Applikation von Tinctura opii simplex angezeigt sein. Flüssigkeits- und Elektrolytbilanzierung sind zu beachten. Sulfonamide (z.B. 3 × 1 Sulfuno) über 7 Tage gegeben sind das Mittel der Wahl, sofern es sich nicht um resistente Stämme handelt. Episomale Resistenzbildung ist bei Shigellen häufig! Ersatzweise können Trimethoprim/Sulfamethoxazol (2–3 × 2 Tabletten), Neomycin (2 g oral) oder Paromomycin (Humatin, 2 g oral) ebenfalls über 7 Tage eingesetzt werden. Auch die Ampicilline sind wirksam, hiervon sollten dann allerdings die gut resorbierbaren Darreichungsformen (z.B. Amoxicillin) gewählt werden, da die reinen Ampicilline bei oraler Gabe häufig selbst Durchfall erzeugen können.

Prophylaxe
»Ruhr ißt und trinkt man.« Impfungen sind unwirksam. Eine Chemoprophylaxe mit Sulfonamiden bei besonders Exponierten kann versucht werden. Die Stühle der Ruhrkranken müssen desinfiziert werden, zumindest dürfen sie nicht für Fliegen und anderes Ungeziefer erreichbar sein. Der Ruhrkranke gehört in ein fliegenfreies Zimmer.
Die bakterielle Ruhr unterliegt der Meldepflicht (Verdacht, Erkrankung, Tod).

Anhang: Reitersche Krankheit

Unter der Reiterschen Krankheit versteht man das Auftreten von Urethritis, doppelseitiger Konjunktivitis und Polyarthritis nach bakterieller Ruhr. Für die Genese wird ein hyperergischer Mechanismus diskutiert, der unter anderem durch Shigellenendotoxine ausgelöst werden könnte. Die Reitersche Krankheit ist sehr selten. Zumeist werden Leiden anderer Genese bei Patienten, bei denen anamnestisch eine Ruhr bekannt ist, als Reitersche Krankheit angesehen. Differentialdiagnostisch ist die Reitersche Krankheit gegenüber der Gonorrhoe abzugrenzen. Viele Erkrankungen des rheumatischen Formenkreises können zumindest oligosymptomatisch das gleiche Bild hervorrufen. Da die Möglichkeit einer beweisenden serologischen oder histologischen Diagnostik fehlt, ist die Reitersche Krankheit im allgemeinen eine Ermessensentscheidung. Die Prognose ist quoad vitam gut, die Erkrankung zieht sich jedoch häufig über Monate hin. Verlaufsformen über Jahre hinaus verlangen immer eine konsequente differentialdiagnostische Erörterung im Hinblick auf echte rheumatische Veränderungen.

Die Therapie ist unbefriedigend. Neben Salicylaten und Pyrazolonen werden vor allem Phenylbutazone und Glucocorticosteroide eingesetzt.

Literatur

Bader, R.E.: Die Bakterienruhr. In: Die Infektionskrankheiten des Menschen und ihre Erreger, 2. Aufl., Bd. I, hrsg. von A. Grumbach, O. Bonin. Thieme, Stuttgart 1969

Sedlak, J., H. Rische: Enterobacteriaceae-Infektionen, 2. Aufl. Edition Leipzig 1968

Walter, G.: Bazillenruhr. In: Handbuch der inneren Medizin, 4. Aufl., Bd. I/II, hrsg. von H. Schwiegk. Springer, Berlin 1952

Cholera asiatica

W. GERMER und S. HOFMANN

Definition

Cholera ist eine akute Infektionskrankheit. Das klinische Bild der Vibrioneninfektion variiert vom »gesunden« Vibrionenträger bis zum schwersten Brechdurchfall, der unbehandelt innerhalb weniger Stunden zum Tode führt. Das Überstehen der Krankheit führt zu einer kurz dauernden zellulären Immunität der Darmmukosa.

Häufigkeit

Vor 1817 beschränkte sich die Erkrankung auf Indien. Zwischen 1817 und 1923 breiteten sich Pandemien über die Grenzen Indiens, z.T. über mehrere Kontinente, aus. Zwischen 1923 und 1958 wurde Cholera wieder eine Erkrankung des Ostens. Seit 1958 breitete sich der El-Tor-Typ der Choleravibrionen aus, so daß heute ganz Südostasien, die Länder des Westpazifik, Indien, Ostpakistan und auch viele Länder Afrikas verseucht sind. Auch in Italien, Spanien, Portugal wurden Fälle beobachtet.

Epidemiologie

Vibrionenreservoir ist ausschließlich der Mensch. Die Infektion erfolgt durch unmittelbaren Kontakt oder indirekt über verunreinigtes Trinkwasser, Lebensmittel oder verschmutzte Gebrauchsgegenstände. Die Überlebenszeit der Vibrionen außerhalb des Menschen hängt von Feuchtigkeitsgehalt, pH und Temperatur ab und beträgt in der Regel Stunden bis zu 5 Tagen. Die Erregerausscheidung mit dem Stuhl dauert meist nur 2–3 Wochen. Nicht jeder Mensch erkrankt. Symptomfreie Keimträger unterhalten die Endemie. Bedeutsam für die Ausbreitung der Seuche sind atypische Krankheitsfälle. Cholera begleitet mangelnde Hygiene, Armut und Hunger. Selbst bei Ausbrüchen liegt die klinische Befallsrate selten über 1–2%.

Ätiologie

Erreger der Cholera ist der 1883 entdeckte Vibrio cholerae (Vibrio comma). Die Gattung Vibrio umfaßt außerdem noch zahlreiche andere, überwiegend saprophytäre Arten und gehört zur Familie Pseudomonadaceae. Choleravibrionen sind gramnegative, kommaförmig gekrümmte, sporenlose Bakterien, die sich mit einer polaren Geißel sehr lebhaft bewegen können und aerob wachsen. Ihr Nährstoffbedarf ist verhältnismäßig gering.

Wichtig für die selektive Anzüchtung ist die Fähigkeit von Vibrio cholerae, sich sogar bei pH-Werten von 8–9 noch rasch zu vermehren (alkalisches Peptonwasser als flüssiges Anreicherungsmedium). In neuerer Zeit sind verschiedene, z.T. stark selektive Spezialnährböden entwickelt worden.

Die Differenzierung des Vibrio cholerae von anderen Vibrionen ist mit biochemischen Methoden (»bunte Reihe«) schwierig. Entscheidende Bedeutung kommt daher der serologischen Diagnostik mit Hilfe agglutinierender Seren zu. Aufgrund der O-Antigen-Struktur kann man die Serotypen Inaba (A, C), Ogawa (A, B) sowie den selteneren Intermediärtyp Hikojima (A, B, C) bestimmen.

Die El-Tor-Stämme sind von den »klassischen« Choleravibrionen serologisch nicht zu unterscheiden (alle 3 Serotypen kommen vor). Sie können nur mittels einer Kombination von Hämolysetest, Voges-Proskauer-Reaktion und Prüfung der Polymyxin-B-Resistenz bestimmt werden.

Durch Typisierung mit spezifischen Bakteriophagen lassen sich bei Vibrio cholerae, einschließlich der El-Tor-Stämme, mehrere Lysotypen unterscheiden.

Neben thermostabilen Endotoxinen (Lipopolysaccharide) bilden die Choleravibrionen eine Reihe weiterer toxischer Substanzen; darunter sind auch Exotoxine.

Im Stuhl (noch nicht chemotherapeutisch behandelter) Cholerakranker kommen die Vibrionen in sehr großen Mengen vor. Die Erreger sind gegen äußere Einflüsse verhältnismäßig empfindlich, bleiben aber in der Natur (z.B. in Oberflächenwasser) und in kontaminierten Lebensmitteln unter Umständen einige Wochen lang vermehrungsfähig.

Pathogenese
Cholera ist eine Lokalinfektion der oberen Dünndarmabschnitte. Krankheitsauslösend ist ein als Enterotoxin bezeichnetes Exotoxin. Die Allgemeinerscheinungen und Organveränderungen sind auf den großen Wasser- und Elektrolytverlust durch die profusen Durchfälle zurückzuführen und insofern unspezifisch. Während in vielen Fällen das Versagen des Kreislaufs in Verbindung mit Wasser- und Kaliumverlust, Azidose und Bluteindickung den Krankheitsverlauf bestimmen, kann in anderen Fällen das Versagen der Nierenfunktion im Vordergrund stehen.

Krankheitsbild
Die Inkubationszeit beträgt in der Regel 1–3 Tage, gelegentlich Stunden oder bis zu 10 Tagen. In typischen Fällen beginnt die Erkrankung plötzlich mit Durchfall. Die Entleerungen enthalten zunächst noch Fäzes und Gallenfarbstoffe. Bald sind diese nicht mehr nachzuweisen. Eine wäßrige Flüssigkeit wird literweise ohne Schmerzen entleert. Der Cholerastuhl gleicht Reiswasser. Sein Gewicht kann das Eigengewicht des Patienten erreichen. Kurz nach dem Durchfall tritt in der Regel ohne Übelkeit oder Würgen Erbrechen auf. Der schwere Wasserverlust führt zu hochgradiger Austrocknung mit eingesunkenen Augen, hohlen Wangen und zyanotischen Lippen. Hände und Finger werden runzlig wie bei einer Waschfrau. Der Patient leidet schwer unter Durst und spricht mit tonloser Stimme. Der Blutdruck ist niedrig, die Körpertemperatur subnormal. Der Urin ist spärlich, oder der Patient wird anurisch. Schmerzhafte Muskelkrämpfe, besonders in den Waden, treten auf. Häufig kommt es zu Benommenheit und forcierter Atmung aufgrund der Azidose. Klinisch kann die El-Tor-Erkrankung in ihrer schweren Form nicht von der klassischen Cholera unterschieden werden.

Besondere Untersuchungsmethoden
In Ausstrichpräparaten von Cholerastühlen sind die Erreger in großen Mengen vorhanden und an einer »fischzugähnlichen« Anordnung zu erkennen. Vibrio cholerae wächst auf flüssigem und festem Nährboden optimal bei alkalischer Reaktion.

Komplikationen
Cholerapatienten sind in besonderem Maße der Gefahr senkundärer bakterieller Infektion ausgesetzt.

Differentialdiagnose
Die Differentialdiagnose umfaßt Salmonellosen, Shigellosen, Vergiftungen durch bakterielle oder andere Toxine. Auch Malaria und Trichinose können »choleriform« beginnen.

Therapie
Bei der Therapie liegt der Nachdruck auf der frühzeitigen Diagnose sowie dem exakten Ausgleich von Flüssigkeitsverlust und Elektrolytverschiebung. Erfolgt der Ausgleich rasch, ist die Letalität der Cholera gering. Die initiale Rehydrierung erfolgt durch physiologische NaCl- und isotone Natriumlactatlösung im Verhältnis 2:1.
Nach dem ersten Liter kann 1g KCl/l gegeben werden. Sobald wie möglich orale Flüssigkeitszufuhr.

Prophylaxe
Beachtung der Regeln der prophylaktischen Hygiene: Anzeigepflicht, Aufspürung der Infektionsquelle, Feststellung der Übertragungswege, Überwachung von Wasser und Nahrungsmitteln, Desinfektion und Quarantäne (Merkblatt Bundes-Gesundheitsamt, 1972).
Die aktive Schutzimpfung verleiht einen relativen Schutz für etwa 6 Monate (WHO 1969). Grundimmunisierung: 2 Injektionen im Abstand von mindestens 14–21 Tagen.

Literatur
De, S.N.: Cholera, its pathology and pathogenesis. Oliver & Boyd, Edinburgh 1961
Germer, W.D.: Cholera asiatica. In: Infektionskrankheiten, Bd. II/2, hrsg. von O. Gsell, W. Mohr. Springer, Berlin 1968
Hallmann, L., F. Burkhardt: Klinische Mikrobiologie, 4. Aufl. Thieme, Stuttgart 1974
Kirchmair, H.U., W. Plenert: Cholera asiatica. In: Handbuch der Kinderheilkunde, Bd. V, hrsg. von H. Opitz, F. Schmid. Springer, Berlin 1963
Merkblatt Nr. 25, Bundes-Gesundheitsamt 1972
Politzer, R.: Cholera. World Health Organization 1959 Report. Wld. Hlth. Org. Techn. Rep. Ser. No. 414 Scientific Group on Cholera Immunology. Genf 1969
WHO: Bulletin. Cholera, Bd. 28. Genf 1963
WHO (Bacterial Diseases Unit): Guidelines for the laboratory diagnosis of cholera. WHO, Genf 1974

Botulismus

F.O. Höring

Definition
Der Botulismus ist keine Infektionskrankheit, sondern eine Vergiftung durch eines der hochwirksamen Toxine verschiedener Typen des Clostridium botulinum, das bei schlechter Konservierung in Nahrungsmitteln vor ihrem Genuß unter anaeroben Bedingungen gedeiht und das Exotoxin in diese gelangen läßt. Die Empfindlichkeit gegen die-

ses als »stärkstes Gift« bekannte Toxin ist bei verschiedenen Tierarten trotzdem sehr unterschiedlich, am stärksten beim Pferd, bei dem die Dosis letalis minima/kg Körpergewicht im Vergleich zum Kaninchen 5 Mill. mal kleiner ist.

Häufigkeit und Epidemiologie

Als Weidetierkrankheit durch Genuß fauliger Stoffe tritt Botulismus, meist durch andere Typen (C und D) als beim Menschen verursacht, über die ganze Erde verbreitet noch immer gelegentlich gehäuft auf (»Lamsiekte« der Rinder in Südafrika, manchmal in Nerzfarmen in Amerika, auch als sog. »western duck disease« bei Geflügel). Menschliche Gruppenerkrankungen, meist durch Fleisch und Wurstkonserven, sind heute in Europa selten geworden, in USA, vorwiegend durch hausgemachte Gemüsekonserven, noch etwas häufiger.

Ätiologie

Clostridium botulinum ist ein großes, grampositives, gering begeißeltes Stäbchen mit Sporenbildung, von dem die Typen A bis F unterschieden werden. Die Stämme können in ihrer Toxinbildung sehr verschieden sein. Es gibt atoxische Stämme, die als Clostridium sporogenes bezeichnet werden. Die Resistenz der Sporen ist ebenso sehr verschieden stark. Die Typen haben eigene Antigenstrukturen. Ihre Toxine zeigen toxikologisch keine prinzipiellen Unterschiede, sondern nur quantitative, wobei das D-Toxin das stärkste ist. Man hat berechnet, daß 1 mg N des D-Toxins ausreicht, um 10^{12} Mäuse zu 20 g = 80 Millionen Tonnen Mäuse zu töten.

Pathogenese

Das Toxin setzt an den Synapsen der Nervenplatten an und lähmt irreversibel das cholinergische System, indem es die Freisetzung des Acetylcholins verhindert. Im Gegensatz zur Curarevergiftung machen Cholinesterase-Inhibitoren die Botulismusparalyse nicht rückgängig. – Histologisch gibt es keinen typischen Befund beim Botulismus, sondern nur Folgeerscheinungen, wie Schluckpneumonien und Thrombosen kleiner Hirngefäße.

Krankheitsbild

Nur etwa ein Drittel der Fälle zeigt anfangs enteritische Symptome wie Erbrechen und Durchfall. Sie sind vorwiegend schwer, und bei ihnen treten die ersten Lähmungserscheinungen schon 4–6 Stunden nach dem Genuß des verdorbenen Nahrungsmittels auf. Die meisten Fälle entwickeln ohne Darmsymptome neurologische Zeichen 1–3 Tage, höchstens bis zu 14 Tagen nach dem Genuß. Dabei stehen im Vordergrund: Trockenheit der Schleimhäute, besonders des Mundes, und Sehstörungen durch Augenmuskel- und Irislähmung (Mydriasis, Strabismus, Blepharoptose, Lichtscheu). Hinzu kommen Schluckstörungen, Heiserkeit, Glottiskrämpfe, Lähmung der Atemmuskulatur, Temperaturabfall auf subnormale Werte, Schock und Herzstillstand. Auftreten von peripheren Muskelkrämpfen ist selten, ebenso Speichelfluß. Der Tod pflegt nach 4–8 Tagen einzutreten.

Besondere Untersuchungsmethoden

Patientenblut (10–20 ml) wird Meerschweinchen intraperitoneal injiziert; wenn diese innerhalb von 4–5 Tagen sterben, muß zur Sicherung der Neutralisationsversuch mit Antitoxin durchgeführt werden. Der Toxinnachweis kann auch aus Magensaft, Erbrochenem oder Stuhl und aus Speiseresten versucht werden. Ein Bakteriennachweis ist beim Patienten nutzlos.

Prognose

Sie hängt von der Menge des aufgenommenen Toxins, dem Lebensalter und unbekannten Faktoren ab. So hat man innerhalb von Gruppenerkrankungen einzelne gesund bleibende Patienten trotz positiven Meerschweinchenversuchs beobachtet. Die Letalität schwankt in weiten Grenzen bis zu 80%, durchschnittlich 50%.

Komplikationen

Schluckpneumonien sind am häufigsten. Außerdem können Herzrhythmusstörungen vorkommen.

Differentialdiagnose

Anfangs können Pilz-, Atropin- und Methylalkoholvergiftung abzugrenzen sein. Die Augensymptome treten beim Botulismus stärker hervor. Enzephalitiden sind gewöhnlich fieberhaft, der Botulismus nicht.

Therapie

Der Wert der (polyvalenten) Serumtherapie ist stark umstritten, schon wegen der raschen Bindung des Toxins an das Nervengewebe. Trotzdem wird man i.m. etwa 10 000 E alle 24 Stunden geben. Im übrigen bei Obstipation drastisches Abführen, Schockbekämpfung, künstliche Beatmung, u.U. Bluttransfusionen bis zur Austauschtransfusion. Antibiotika sind ohne Wirkung.

Prophylaxe

Während beim Haustier Toxoidimpfung durchführbar ist, entfällt dies beim Menschen. Die Vorbeugung muß sich auf Aufklärung, besonders im Küchenwesen (Konserven nicht ungekocht verbrauchen), beschränken.

Literatur

Bingold, K.: Botulismus. In: Handbuch der inneren Medizin, 4. Aufl., Bd. I, hrsg. von H. Schwiegk. Springer, Berlin 1952
Fey, H.: Botulismus. In: Infektionskrankheiten, Bd. II/1, hrsg. von O. Gsell, W. Mohr. Springer, Berlin 1968

Brucellosen

F. O. HÖRING

Definition
Die Brucellose ist eine bei Haustieren (Rindern, Ziegen, Schafen, Schweinen) weltweit verbreitete Infektion, die eine Affinität zu den Geschlechtsorganen besitzt (Orchitis, Oophoritis, Abort). Als Anthropozoonose macht sie beim Menschen im akuten Stadium eine typhoide, oft in vielen Schüben verlaufende zyklische Allgemeininfektion und kann im chronischen Stadium zu Gelenkschäden besonders der Wirbelsäule führen, nur selten zu Schäden der Generationsorgane. Alle Schweregrade bis zur latenten Infektion des Menschen kommen vor. – Die häufig anzutreffende Schreibweise »Bruzellosen« muß vermieden werden, da sich der Name von BRUCE (1887), dem Entdecker des Erregers, ableitet.

Häufigkeit
In vielen Ländern Südeuropas, Mittel- und Südamerikas sowie Asiens und Afrikas ist die Morbidität beim Menschen noch hoch, während sie im nördlichen Europa und in den USA in den letzten 20 Jahren stark zurückgegangen und z. T. durch die Viehsanierung und die Verbesserungen der Milchwirtschaft selten geworden ist. Das zeigt sich unter anderem auch im wesentlichen Rückgang der Brucellosen als Berufskrankheit bei Tierärzten, Schäfern, Melkern usw.

Epidemiologie
In der Übertragungsweise gibt es die Kontaktinfektion in Landwirtschaft und Fleischverarbeitung, wobei Übertragungen auf den Menschen beim Verkalben und durch Umgang mit der Plazenta besonders häufig sind, und die Infektion über die Verdauungswege durch Rohmilch und Milchprodukte; in Käse können sich die Brucellen bis zu 2 Monaten infektionstüchtig halten.

Ätiologie (Mikrobiologie)
Brucellen sind kleine, unbewegliche, gramnegative, nichtsporenbildende, kokkoide Stäbchen mit oft teilanaerobem Verhalten und hohen Nährbodenansprüchen. Ihre antigenen Eigenschaften erlauben Unterscheidung vor allem der Typen Brucella melitensis, abortus und suis, zu denen noch einige seltene Typen hinzugekommen sind.

Pathogenese
Das Hauptsubstrat der Brucellose beim Menschen ist eine epitheloidzellige Granulomatose, wie sie für subakute, hyperergisierende, zyklische Infektionen typisch ist. Sie ist vor allem in Lymphknoten, Milz, Leber und Gefäßwänden auffindbar und vermag in Bindegewebshyperplasie (Narbenbildung) überzugehen. In den Epitheloidzellen sind die Erreger zu langfristigem Daueraufenthalt befähigt, was zur Infektionsimmunität führt. Mit dem Abklingen der Hyperergie kann es durch Ansiedlung der Erreger an den Herzklappen zu einer Anergie kommen, die eine Voraussetzung zur Entstehung einer echten endokarditischen Sepsis vom Typ der Sepsis lenta darstellt. Auch die Gelenkkomplikationen beruhen auf einer hyperergischen Entzündung. Pathogenetisch bestehen manche Ähnlichkeiten mit der Tuberkulose und dem Streptokokkenrheumatismus.

Krankheitsbild
Auf die Kontakt- und Ernährungsanamnese ist besonderer Wert zu legen. Im übrigen gleicht der Verlauf anfänglich stark dem typhoiden Fieber, meist ohne das Allgemeinbefinden wesentlich zu beeinträchtigen. Führende Symptome sind Splenomegalie, Leberschwellung und diskrete Lymphknotenvergrößerung. Flüchtige Exantheme kommen vor. Das Fieber nimmt oft undulierenden Charakter an mit mehr oder weniger zahlreichen Schüben mit oder ohne fieberfreie Intervalle. Seltene Nebensymptome sind Bronchitis (durch Hiluslymphknotenschwellung), Durchfälle, Pleuraergüsse, Perikarditis, Perisplenitis, interstitielle Nephritis, Orchitis, Endometritis. Spätsymptome sind die oft schweren und hartnäckigen Spondylitiden und Gelenkprozesse (Arthritis, Bursitis).

Laboratoriumsbefunde
Im Blutbild findet sich im akuten Stadium anfangs eine mäßige Leukozytose, ferner relative Lymphomonozytose und Neutropenie, später Leukopenie. Die Senkung ist, wenn keine Komplikationen bestehen, nur gering beschleunigt. Es vermag zu leichter Bilirubinämie und Transaminasenerhöhungen zu kommen. Die Diagnostik kann durch die Leberblindpunktion ergänzt werden.

Besondere Untersuchungsmethoden
Sie basieren auf dem Erregernachweis im Blut, der in dafür eingearbeiteten Laboratorien im Fieberstadium – bei oft wiederholter Blutentnahme – verlangt werden muß. Die Agglutination und Komplementbindungsreaktion ist eine Unterstützung besonders für die Verlaufsbeobachtung, während der hochempfindliche Brucellinhauttest nicht das Vorliegen einer Erkrankung beweist und nach Infektion meist lebenslänglich positiv bleibt.

Verlauf und Prognose
Bei rechtzeitiger Erkennung und Behandlung gelingt die Ausheilung in einem hohen Anteil der Fälle; sie kann aber nicht immer ein Chronischwerden verhindern. Es kommt dann nach mehrmonatigen Intervallen zu Rezidiven oder Späterscheinungen an Wirbelsäule, Leber oder Endokard. Die Prognose ist immer mit Vorsicht zu stellen. Chronische Verläufe können sich bis zu 20 Jahre lang hinziehen.

Komplikationen
Solche sind besonders zentralnervöse Erscheinungen: Es kommen harmlose seröse Meningitis und eitrige Meningitis vor, auch Enzephalitiden und Myelitiden, z.T. mit Herdsymptomatik. Psychosen, vor allem psychoneurotische Reaktionen können diagnostisch Schwierigkeiten bereiten. Auch die Sinnesorgane werden gelegentlich beteiligt (Konjunktivitis, Chorioretinitis, Retinablutungen, Akustikus- und Olfaktoriusstörungen). Die Entwicklung einer Leberzirrhose ist eine seltene, heute gesicherte Komplikation. Erwähnenswert ist die Kontaktdermatitis, besonders bei Tierärzten nach Ausräumung beim Verkalben, die immer auf eine vorausgegangene, u.U. latent gebliebene Infektion hinweist.

Differentialdiagnose
Im akuten Stadium sind alle typhoiden Infektionen, auch Miliartuberkulose, Malaria, Mononukleose und andere auszuschließen. Bei den Spätmanifestationen an Leber, Wirbelsäule und Gelenken, Nervensystem und Sinnesorganen sind Fehldeutungen, wenn das vorangegangene akute Stadium unbekannt ist, leicht möglich.

Therapie
Die Antibiotikatherapie der Brucellosen ist, im ganzen genommen, wenig befriedigend und kann oft ein Chronischwerden der Erkrankung nicht verhindern, besonders wenn sie als Monotherapie durchgeführt wird. Als Standardbehandlung gilt daher eine kombinierte Therapie mit Tetracyclin-Streptomycin-Sulfonamid bzw. Co-Trimoxazol (Bactrim, Eusaprim) über mindestens 3 Wochen hin, die vielfach modifiziert wurde, so besonders wegen der Bedenken gegen das Streptomycin. Man gibt 3–4 Wochen lang Tetracyclin per os (bei Kindern 50 mg/kg) und je nach Verlauf dazu noch i.m. 2× wöchentlich 2 g Tetracyclin bzw. 1 g Streptomycin, dazu täglich Sulfonamid bzw. Bactrim jeweils in der höchsten für das betreffende Präparat vorgesehenen Dosierung. Nach Entfieberung setzt man die Behandlung noch mit 2× wöchentlich Tetracyclin evtl. über mehrere Monate hin fort, um Rezidiven vorzubeugen. Im chronischen Stadium ist die Chemotherapie vielfach unwirksam. Hierbei und auch schon im akuten Stadium ergeben sich durch hyperergische Zeichen Indikationen für Corticosteroidanwendung, die aber immer auf nur wenige Tage beschränkt bleiben sollte. Schmerzbekämpfung (Pyrazolone, Butazone), unter Umständen chirurgische Eingriffe bei dem seltenen Übergang in eitrige Einschmelzungen in Knochenmark, Schleimbeuteln usw. ergänzen die ätiotrope Behandlung.

Prophylaxe
Während bei Tieren Lebendimpfstoffe zur Anwendung kommen, eignen sich solche nicht für den Menschen. Die Vorbeugung muß daher in bedrohten Viehbeständen und Molkereien ansetzen.

Literatur
Bruce, D.: Note on the discovery of the microorganism in Malta-fever. Practitioner 39 (1887) 161
Spink, W.W.: The nature of brucellosis. University press, Minneapolis 1956
Wundt, W., H.F. v. Oldershausen: Krankheiten durch Brucellen. In: Infektionskrankheiten, Bd. II/1, hrsg. von O. Gsell, W. Mohr. Springer, Berlin 1968

Tularämie (Hasenpest, Lemmingfieber, Ohara disease, Deerfly fever)

H. KNOTHE

Definition
Die Tularämie ist eine seit 1912 bekannte pestähnliche, d.h. meist mit Lymphknotenschwellung einhergehende Infektionskrankheit zahlreicher Tierarten, die auf den Menschen übertragbar ist, womit in der Regel die Infektionskette endet.

Häufigkeit
Im Gegensatz zur Pest tritt sie ausschließlich in zahlreichen Ländern der nördlichen Hemisphäre auf, bevorzugt in niederschlagsarmen Steppengebieten. Die Hauptherde findet man in den USA sowie in Rußland. In Mitteleuropa finden sich endemische Herde, bedingt durch ein schrittweises Vordringen der Tularämie in den Westen nach Schweden, der Tschechoslowakei und Österreich. In der Bundesrepublik bestehen Tularämieherde seit 1948 im Gebiet von Mainfranken (bis heute ca. 400 Fälle) und auf der Halbinsel Eiderstedt (bis heute ca. 180 Fälle). In den letzten 20 Jahren bis einschließlich 1975 sind in der Bundesrepublik 105 menschliche Infektionen registriert mit Häufungen in den Jahren 1958 (31 Fälle), 1964 und 1965 (20 Fälle) sowie 1967–68 (15 Fälle).

Epidemiologie
McCoy berichtete 1912 bei der Durchführung von Peststudien in Tulare County, Californien, über »pestartige Erkrankungen von Nagetieren«, bei denen besonders Erdhörnchen pathologisch-anatomisch gleichartige Veränderungen wie pestinfizierte Tiere aufwiesen. McCoy u. Chapin isolierten den Erreger und bezeichneten ihn als Bacillus tularense, der später Pasteurella tularensis genannt wurde. Zum etwa gleichen Zeitpunkt wurden menschliche Infektionen beschrieben, wobei Francis der Erregernachweis gelang.
Reservoirtiere sind in erster Linie Nager, vor allem Hasen, Kaninchen, Ratten, Mäuse, Eichhörnchen, Lemminge, Wiesel und Hamster. Vereinzelt werden auch Infektionen bei Hunden, Katzen, Scha-

fen, Rindern, Pferden, Füchsen, Vögeln und Kaltblütern beschrieben. Im allgemeinen ist der Krankheitsverlauf bei Tieren schwerer als beim Menschen. Als Überträger sind besonders Ektoparasiten von Nagern von Bedeutung, wie Zecken, Flöhe, Läuse, Milben, Bremsen und Stechfliegen. Sie können den Erreger auch auf den Menschen übertragen. Daneben ist die Infektion durch Verletzung beim Abhäuten, aber auch durch Biß von erkrankten Tieren möglich. Ein Teil der Infektionen erfolgt durch den Genuß von Nahrungsmitteln, die von infizierten Tieren angefressen bzw. kontaminiert wurden. Auch die Inhalation von infektiösem Staub, z.B. bei Erntearbeiten mit Getreide, kann eine Infektion zur Folge haben. Massenerkrankungen von Tieren treten bevorzugt in steppenartigen Gebieten unter bestimmten klimatischen Verhältnissen auf. Hierbei kommt es zeitweise zu einer enormen Vermehrung von Nagetieren, was nicht nur die Ausbreitung großer Epizootien, sondern auch die Häufung von Erkrankungen beim Menschen begünstigt.

Ätiologie

Francisella tularensis ist ein sehr kleines, pleomorphes, meist kokkoides, unbewegliches, nichtsporenbildendes, kapselloses, gramnegatives Stäbchen. Es ist ein obligater Aerobier mit optimalem Wachstum bei einer Temperatur von 37°C. Zur kulturellen Züchtung beansprucht der gegenüber chemischen und physikalischen Einwirkungen empfindliche Keim Spezialnährböden. Auch beim Menschen gelingt im allgemeinen die direkte Züchtung aus dem menschlichen Körper nicht, sondern nur auf dem Wege über den Tierversuch; hierzu erweisen sich Meerschweinchen und Kaninchen als besonders geeignet. Das biochemische Verhalten ermöglicht die Unterscheidung von Typ A und Typ B, wobei beide Typen zwar serologisch eine Einheit bilden, sich hinsichtlich der Verbreitung und Virulenz jedoch unterscheiden (Tab. 13.**32**).

Pathogenese

Die virulenten Keime können über Haut oder Schleimhaut durch direkten Kontakt mit Blut, Organen und Ausscheidungen kranker Tiere aufgenommen werden. In der Regel ist die Eintrittspforte eine Hautverletzung. Es ist jedoch nicht auszuschließen, daß die Keimbesiedlung der Haut – abhängig von der Infektionsdosis, der Virulenz der Erreger sowie der Abwehrlage des Wirtes – auch durch Haarkanäle und Ausführungsgänge der Schweißdrüsen erfolgen kann. Die Ansteckung durch beißende und blutsaugende Ektoparasiten dürfte häufiger vorkommen als alimentäre Infektionen durch kontaminierte Speisen oder erregerhaltiges Wasser. Daneben spielen aerogene Übertragungswege durch Inhalation von erregerhaltigem Staub oder Aerosolen in verseuchten Gebieten eine Rolle. Experimentell konnten bereits mit 25 Keimen bei einer Teilchengröße von 1µ Infektio-

Tabelle 13.**32** Biochemisches Verhalten von Francisella tularensis

	biochemisches Verhalten (Glycerin)	Verbreitung	Virulenz
Typ A	positiv	Amerika	hoch
Typ B	negativ	weltweit	schwächer

nen verursacht werden. – Erfahrungsgemäß ist im Labor beim Arbeiten mit infektiösem Material größte Vorsicht geboten. Neben Kontaktinfektionen erfolgt die Ansteckung hier bevorzugt auf aerogenem Wege.

Je nach Eintrittspforte, Erregerausbreitung – lymphogen, hämatogen oder bronchogen – und Verlauf hat sich, in Übereinstimmung mit dem pathologisch-anatomischen Substrat, die Einteilung in folgende Tularämieformen als sinnvoll erwiesen:

I. *Primärstadium*
 (Ausbildung eines Primärkomplexes: Primäraffekt und Lymphangioadenitis)
 1. Äußere Tularämien
   a) cutano-glanduläre Form: 85%
   b) oculo-glanduläre Form: 1–3%
   c) oral-glanduläre Form: selten
 2. Innere Tularämien
   a) thorakale Form: ⎱ selten, Massenerkrankungen möglich, z.B. bei Erntearbeitern
   b) abdominale Form: ⎰

II. *Generalisationsstadium*
 Die generalisierte Form umfaßt rund 10% der Gesamtzahl der Erkrankungen, wobei eine »primäre Generalisation« oder »typhoide Verlaufsform«, d.h. Verläufe ohne Ausbildung eines Primärkomplexes, nicht mit letzter Sicherheit nachgewiesen werden konnten. Häufiger wird eine örtlich begrenzte Form zum Ausgangspunkt einer »sekundären Generalisation«.

Mikroskopisch-anatomisch entspricht die Tularämie einer granulomatösen Entzündung. Differentialdiagnostisch ist in erster Linie eine Tuberkulose abzugrenzen. Fehldiagnosen diesbezüglich sind auch bei erfahrenen Pathologen keine Seltenheit.

Klinik

Krankheitszeichen treten nach einer Inkubationszeit von 1–10 Tagen, in der Regel 2–5 Tagen auf. Die Allgemeinerscheinungen, die den Lokalbefund begleiten, sind unterschiedlich stark ausgeprägt entsprechend dem wechselnden Krankheitsbild vom abortiven bis zum septischen Verlauf.

In der Regel setzt die Erkrankung ohne Prodromalerscheinungen mit hohem Fieber, Schüttelfrost, Kopf- und Gliederschmerzen bei erheblicher Adynamie ein. Nicht selten werden Übelkeit, Erbrechen und kolikartige Leibschmerzen beobachtet. Gleichzeitig entwickelt sich an der Eintrittspforte der uncharakteristisch aussehende Primäraffekt. Die entzündlichen Veränderungen greifen in der Folge auf die regionären Lymphknoten über, die innerhalb von Tagen Kartoffelgröße erreichen können. Charakteristisch ist die geringe Druckempfindlichkeit. In ca. einem Drittel der Fälle schmelzen die Lymphknoten eitrig ein. Alle »äußeren Tularämieformen« zeigen einen Primärkomplex. Die »anginöse Tularämie« entsteht nach oraler Infektion und bildet den Übergang zu den inneren Tularämieformen.

Die Krankheitsbilder der thorakalen bzw. abdominalen Tularämie werden durch die infizierten Organe geprägt, in denen sich die Erreger primär oder sekundär absiedeln. So finden wir exsudative Pleuritiden, Perikarditiden, atypische Pneumonien, Hiluslymphome, Splenomegalien und mesenteriale Lymphadenitiden. Polymorphe En- und Exantheme, die teilweise beobachtet werden, sind als Tularämide aufzufassen, d.h. ursächlich handelt es sich hier um die Folgen der Sensibilisierung auf das Erregereiweiß im Sinne einer Injektions-Dosis-Reaktion.

Das akute Krankheitsbild kann Wochen bis Monate bestehen bleiben. Daneben werden selten chronische Verlaufsformen beobachtet.

Das Überstehen einer Tularämie hinterläßt eine langdauernde, wenn auch nicht absolute Immunität.

Die Letalität im euro-asiatischen Raum ist gering und wird mit 1–2% angegeben. Dagegen betrug sie in Amerika bei rund 15000 Fällen, die in den Jahren 1915–1942 registriert wurden, 6,9%. Insgesamt wurde durch die Einführung einer wirksamen Chemotherapie die Letalität erheblich gesenkt.

Diagnose

Das vielgestaltige Krankheitsbild erfordert eine exakte mikrobiologische Diagnose, am besten durch den direkten Erregernachweis, der jedoch auf mannigfaltige Schwierigkeiten stößt. Als Untersuchungsmaterial eignen sich Eiter, Lymphknotenpunktat, Blut (Kultur in der 1. Krankheitswoche positiv), Gewebestücke, Bindehautgeschabsel, Sputum sowie Pleurapunktat. Das Material muß rasch auf Selektivnährböden überimpft werden. Daneben ermöglicht die Verimpfung auf Kaninchen, Meerschweinchen, Mäuse oder bebrütete Hühnereier die Diagnose. Angesichts der Schwierigkeiten des direkten Erregernachweises ist die serologische Diagnostik die wichtigste Methode der Praxis.

Der Hämagglutinationstest ist frühestens ab dem 5. Krankheitstag positiv, erreicht das Maximum in der 2.–8. Woche mit Titeranstiegen auf 1:20000 und höher. Als Grenzwert einer positiven Reaktion gilt bei Ungeimpften ein Titer von 1:20 bis 1:40. Die Titer können jahrelang persistieren. Mitreaktionen ergeben sich gegenüber Brucellen besonders zu Beginn der Erkrankung; ebenso kann zu Beginn einer Brucellose auch ein Titeranstieg gegenüber Tularämiebakterien gefunden werden. Es sind deshalb wiederholte Einsendungen im Zweifelsfall erforderlich. Der Nachweis von Agglutininen bzw. die Komplementbindungsreaktion ist dem Hämagglutinationstest an Reaktivität unterlegen.

Von praktischer Bedeutung ist ebenso der Intrakutantest mit abgetöteten Erregern bzw. deren Polysacchariden, der 2–5 Tage nach Erkrankung für ca. 1–17 Jahre positiv ist (»Tularin«, Tularämin«). In Zweifelsfällen kann die Histologie die Verdachtsdiagnose bestätigen.

Differentialdiagnose

Pulmonale bzw. glanduläre Tuberkulose, Pseudotuberkulose, benigne und subakut verlaufende Lymphknoten- und Lungenpest, Typhus, Pneumonien, insbesondere Viruspneumonien, Fleckfieber, infektiöse Mononukleose, Katzenkratzkrankheit, Toxoplasmose, Melioidose, Brucellose, Morbus Hodgkin u.a.

Therapie

Die früher angewandte Serumgabe ist heute durch die antibiotische Behandlung überholt. Als wirksame Substanzen kommen Streptomycin, Tetracycline und Chloramphenicol in Betracht. Weiterhin sind von den neueren Aminoglykosidderivaten gute Ergebnisse zu erwarten.

Die Dosierung für Streptomycin beträgt 0,5 bis 1 g/Tag bei einer minimalen bzw. maximalen Therapiedauer von 5 bzw. 8 Tagen. Die Behandlung mit Tetracyclinen oder Chloramphenicol sollte 10 Tage die übliche Tagesdosis nicht unterschreiten, unabhängig von der Schwere der Erkrankung.

Prophylaxe

Der Vorbeugung einer Verbreitung dieser Seuche dient die Überwachung von Wild- und Nagetierbeständen. Desgleichen ist nach dem Bundesseuchengesetz der Verdacht einer Erkrankung, die Erkrankung und der Tod an Tularämie meldepflichtig. Für mit infektiösem Material arbeitende Laboranten sowie anderweitig gefährdete Personenkreise besteht die Möglichkeit einer aktiven Immunisierung mit inaktivierten oder besser abgeschwächten Erregern.

Literatur

Knothe, H.: Die Tularämie. In: Die Infektionskrankheiten des Menschen und ihre Erreger, Bd. II, hrsg. von A. Grumbach, O. Bonin. Thieme, Stuttgart 1969

Schließer, Th.: Tularämie. In: Das öffentliche Gesundheitswesen, Bd. III: Hygiene und Seuchenbekämpfung Teil A, hrsg. von C.L.P. Trüb, J. von Daniels, J. Posch. Thieme, Stuttgart 1971

Schulten, H.: Tularämie. In: Handbuch der Inneren Medizin, hrsg. von L. Mohr, R. Staehelin. Springer, Berlin 1952

Schulten, H., J. Zach: Tularämie. In: Infektionskrankheiten, Bd. II/1, hrsg. von O. Gsell, W. Mohr. Springer, Berlin 1968

Pest (Bubonenpest, »Schwarzer Tod«, Plague)

H. Knothe

Definition
Die Pest ist eine potentiell kosmopolitisch verbreitete Anthropozoonose. Unter bestimmten Voraussetzungen erfolgt die Übertragung von infizierten Nagetieren über blutsaugende, ektoparasitische Insekten auf den Menschen, womit in der Regel die Infektionskette endet. Klinisch handelt es sich um eine akute, fieberhafte, ansteckende, quarantänepflichtige Infektionskrankheit mit hoher Letalität. Charakteristisch sind entzündliche Veränderungen des lymphatischen Systems, Septikämien sowie hämorrhagisch-nekrotisierende Absiedlungen in die Haut, Schleimhäute, das subkutane Gewebe und die inneren Organe.

Häufigkeit
Hinsichtlich der Art und Umstände des Auftretens sowie des charakteristischen klinischen Bildes darf man schließen, daß die Pest bereits im Altertum, bevorzugt im Orient, aber auch in Europa, seuchenhaft aufgetreten ist. Starke Verbreitung auf europäischem Boden fand eine Pandemie zur Zeit Justinians (542–584) sowie eine Pandemie im mittelalterlichen Europa, die rund 25 Millionen Menschen, entsprechend einem Viertel der damaligen europäischen Bevölkerung, dahinraffte. Dieser Seuchenzug ging als »schwarzer Tod« in die Geschichte ein. 1890 zeigte die Seuche erneut die Neigung zur pandemischen Ausbreitung, wobei Innerasien den Ausgangspunkt bildete.

Bis zum heutigen Tag finden sich in allen Erdteilen mit Ausnahme von Europa und Australien Pestherde (Abb. 13.33). Die Zahl der Pesterkrankungen der letzten 20 Jahre ist in Tab. 13.33 auszugsweise wiedergegeben:

Tabelle 13.33 Pestfälle (nach Angaben der WHO)

Jahr	Erkrankungen	Tote	Mortalität
1955	1312	424	33 %
1960	443	155	35 %
1965	1303	83	6,3%
1973	790	47	5,9%
1974	2654	155	5,8%

Die Zunahme der Erkrankungen 1974 betrifft insbesondere die Gebiete von Südvietnam und Burma, aber auch Zaire, Madagaskar, Rhodesien und Namibia. Auf dem amerikanischen Kontinent wurden 1974 insgesamt 321 Pestfälle registriert. Brasilien meldete 291 Erkrankungen. 1975 verzeichneten Nord- und Südamerika 521 Meldungen; davon entfielen auf die USA 20, Peru 3, Bolivien 2 und Brasilien 491. In Brasilien starben den Angaben zufolge 5 Menschen an der Seuche. – Insgesamt ist die wachsende Zahl von Bedeutung bei dem jährlich wachsenden interkontinentalen Verkehr.

Epidemiologie
Die Pest ist eine Anthropozoonose, die sich in der Regel auf bestimmte Nagetiere beschränkt und dort akute, subakute chronische und latente Verlaufsformen verursacht. Die Speziesdurchseuchung als Infektionsreservoir unterscheidet sich regional. Neben Ratten, die weltweit von Bedeutung sind, kommen insgesamt über 70 Nagetiere als Keimträger in Betracht. Als passagere Wirte spielen Rinder, Schafe, Kamele, Hunde, Katzen und Fledermäuse eine Rolle. Während beim Keimträger lymphatische Organe, Haut, Unterhaut, Eingeweide und Lunge befallen werden, haftet der Keim beim Vektor, bei dem es sich in der Regel um Flöhe handelt, an Pharynx, Proventrikel und Mitteldarm. Neben Flöhen sind mehr als 40 blutsaugende Ektoparasiten, wie z.B. Läuse, Wanzen, Milben und Zecken, Überträger. Die zahlreichen Floharten, die regionale Bindungen zeigen, sind im allgemeinen auf gewisse Wirte wie Mensch, Hund oder Ratte spezialisiert, wobei die sinnesphysiologischen Affinitäten wie z.B. Geruchssphäre, Haarkleid, arttypische Qualität des Blutes und weitere Milieufaktoren eine Rolle spielen. Ohne zwingenden Grund verläßt der Floh dieses Milieu nicht. Die Wirtsbeschränkung ist jedoch nicht so streng, daß diese Ektoparasiten nicht auf anderen Wirten leben könnten. So verlassen sie die sterbenden Ratten und siedeln sich auf anderen Nagern, aber auch auf dem Menschen an.

In hohem Maße ansteckend ist die Lungenpest, wobei die Erreger durch Tröpfcheninfektion weitergegeben werden. – Selten erfolgt die Infektion durch direkten Kontakt mit kontaminierten Gegenständen, Kleiderstücken bzw. erkrankten Tieren, wobei bei letzterer Gruppierung besonders Jäger, Hirten und Tierhalter gefährdet sind. Der Mensch ist in jedem Lebensalter, unabhängig von Geschlecht und Rasse, empfänglich. – Gewisse saisonale Schwankungen finden sich bei gemäßigtem Klima mit einem Gipfel im Sommer und Herbst, in den Tropen ist die Erkrankung in der kühleren Jahreszeit häufiger.

Pathogenese
Die kutane Bakterieneintrittsstelle nach Insektenstich kann symptomlos abheilen. Daneben existieren vielfältige Formen eines Primäraffektes, die vom *Pestkarbunkel* bis zur mutilierenden Hautpest reichen. Die lymphogene Aussaat der Keime führt zur regionalen Lymphadenoangitis, wobei die entzündlich veränderten Lymphknoten eine starke Tendenz zur Einschmelzung aufweisen. Dieses Krankheitsbild ist häufig und wird als *Bubonenpest* bezeichnet. – Die massive Durchbrechung der lymphoglandulären Abwehrschranke führt zur *Pestseptikämie* mit möglicher metastatischer Absiedlung der Bakterien in Lunge, Haut, Schleim-

Bakterielle Infektionen 13.189

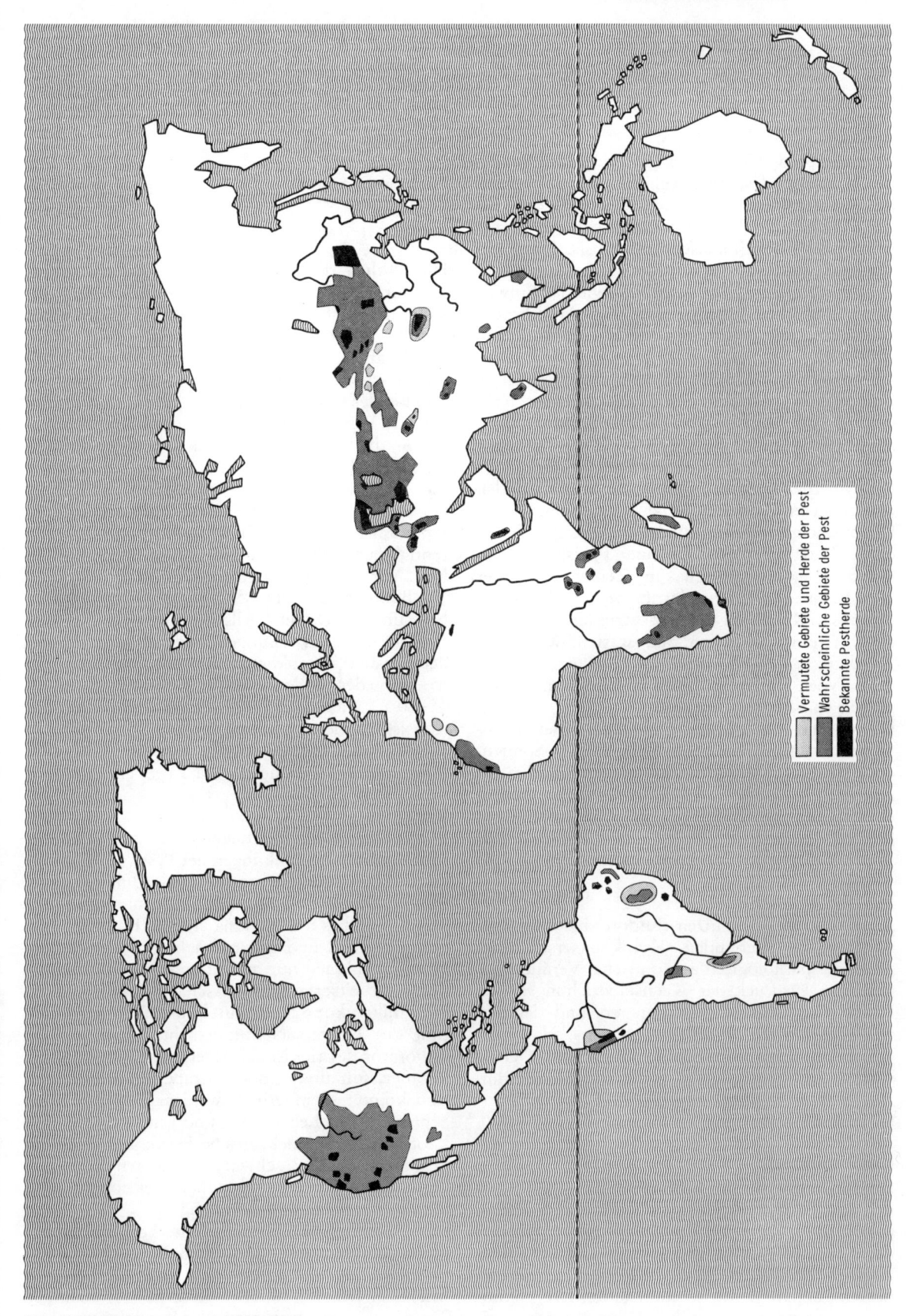

Abb. 13.33 Pestherde (nach WHO 1974)

häute, seröse Häute und innere Organe. Mikroskopisch-anatomisch handelt es sich um leukozytär-hämorrhagische, nekrotisierende Entzündungsherde.

Ätiologie
Yersinia pestis, früher Pasteurella pestis, ist ein aerob wachsendes, unbewegliches, nichtsporenbildendes, gramnegatives, oval bis längliches Stäbchen, wobei der Pleomorphismus weniger ausgeprägt ist als bei Francisella tularensis. Die Morphologie wird vom Wachstumsmilieu, insbesondere von Medium, Temperatur sowie der Einwirkung von Chemotherapeutika und Antikörpern beeinflußt. Die Ansprüche an das Nährmedium sind gering.

Charakteristisch ist die bipolare Färbung durch polychrome Farbstoffe, wie der Lösung nach Giemsa oder Löfflers Methylenblaufärbung, wenn auch eine fehlende bipolare Färbung das Vorliegen von Pestbakterien nicht ausschließt.

Bei typischer Färbung ähneln die an den Enden abgerundeten Bakterien Sicherheitsnadeln.

Die biochemischen Merkmale ermöglichen zwecks epidemiologischer Studien eine Typisierung. So kommt Yersinia antiqua in Zentralasien, der Mandschurei und Zentralafrika vor, Yersinia mediavalis in Kurdistan und Südostrußland und Yersinia orientalis in Indien, Südostasien, West- und Nordafrika, den USA und auf Hawaii. Verschiedene Typen wurden in Japan und bestimmten Regionen von Afrika identifiziert.

Die Widerstandsfähigkeit gegenüber äußeren Einflüssen ist sehr unterschiedlich. Durch Sonnen- oder UV-Licht werden sie in wenigen Stunden abgetötet; dagegen sind sie bei Antrocknung, besonders in Sputum und Flohkot, u.U. monatelang haltbar. Gegenüber Desinfektionsmitteln, z.B. Phenollösung oder Formaldehyddämpfen, sind sie weniger resistent.

Die Virulenz schwankt erheblich. Sie ist an bestimmte Leibessubstanzen (Endotoxine vom Proteincharakter) gebunden. Krankheitserscheinungen und pathologisch-anatomische Veränderungen sind Ausdruck der Wechselbeziehungen von Endotoxinproduktion des Erregers und der Abwehrreaktionen des Wirtsorganismus. Hauptangriffspunkt des Toxins sind das Herz- und Gefäßsystem, insbesondere die terminale Strombahn. Der Pesttod ist immer eine direkte Folge der Intoxikation.

Krankheitsbild
Die Inkubationszeiten schwanken zwischen Stunden bei der primären Lungenpest bis 2–5 Tagen, maximal 10 Tagen bei der Bubonenpest. Pestverdacht besteht – unter Berücksichtigung der epidemiologischen Fakten – bei foudroyant hohem Fieber und Schüttelfrost, schmerzhaften Lymphknotenschwellungen, toxischen Symptomen mit Angstgefühl und hoher Leukozytose einhergehenden Erkrankungen.

Tabelle 13.34 Häufigkeit der Verlaufsformen

Bubonenpest	80%
Pestseptikämie	10%
Lungenpest	5%
Hautpest	2%
Pestmeningitis	1%
Pestis minor	1%
Pestis siderans	sehr selten

Hinsichtlich der Häufigkeit der klinischen Verlaufsformen, die an regionale, klimatische und sozioökonomische Faktoren gebunden sind, sei auf Tab. 13.34 verwiesen.

Die Pestis minor ist eine benigne Verlaufsform, wobei schwere Allgemeinsymptome nicht auftreten. Bei der Pestis siderans handelt es sich um eine primäre Pestseptikämie ohne Ausbildung von Bubonen, die häufig mit einer schweren hämorrhagischen Diathese einhergeht. Die Letalität beträgt hier, wie bei der Lungenpest, nahezu 100%. Eine Sonderform stellt die pustulöse Pest dar, der eine septikämische Genese zugrunde liegt und die differentialdiagnostisch den Ausschluß von Variola bzw. Varizellen verlangt.

Die Bubonenpest setzt schlagartig mit hohem Fieber und schweren Allgemeinsymptomen ein. Lymphknotenschwellungen sind häufig bereits in den ersten Krankheitstagen nachweisbar. In 65–75% der Fälle sind die Bubonen inguinal, 15–20% axillär und 5–10% zervikal zu tasten. Die Konsistenz dieser Knoten ist derb bei erheblicher Druckschmerzhaftigkeit. In späteren Stadien schmelzen die Bubonen in der Regel ein.

Diagnose
Die *bakteriologische* Diagnose ist vor allem bei sporadischen Erkrankungen der Pest von Wichtigkeit. Das Untersuchungsmaterial (Buboneneiter, Blut bei Septikämie, Sputum, Pustelinhalt oder Sekrete), welches unter streng sterilen Kautelen entnommen wird und unter Beachtung aller Sicherheitsmaßnahmen nur an Laboratorien mit besonderer Arbeitserlaubnis verschickt werden darf, wird mikroskopisch, kulturell und unter Einschaltung des Tierversuchs untersucht. Ein geeignetes Laboratoriumstier ist das Meerschweinchen. Nach kutaner, subkutaner oder intraperitonealer Injektion kommt es innerhalb weniger Tage zu einer Septikämie. In Leber, Milz und Lunge finden sich knötchenförmige nekrotische Herde mit reichlich Pestbakterien. Bei schwach virulenten Stämmen entwickelt sich nach subkutaner Injektion nur eine lokale Lymphknotenschwellung.

Der *Antikörpernachweis* durch Agglutinations-, Hämagglutinations- und Komplementbindungsversuche besitzt hauptsächlich epidemiologisches Interesse. Bei der Untersuchung pestverdächtiger Tiere muß eine Abgrenzung der Pestbakterien, vor allem gegenüber Yersinia pseudotuberculosis, durchgeführt werden.

Differentialdiagnose

Besonders im Frühstadium kann die Pest mit der Tularämie verwechselt werden. Allerdings muß darauf hingewiesen werden, daß in den derzeitigen endemischen Pestgebieten – außer den USA – keine Tularämieherde bestehen. Weiterhin kommen folgende Erkrankungen in Betracht: Katzenkratzkrankheit, Toxoplasmose, Lymphknotentuberkulose, Pseudotuberkulose, Brucellosen, Typhus abdominalis, Dengue-Fieber sowie Morbus Hodgkin. Weitere differentialdiagnostische Erwägungen werden durch die klinische Verlaufsform bestimmt.

Therapie

Die Therapie sollte eingeleitet werden, sobald die Diagnose vermutet bzw. sichergestellt ist. Wie bei der Tularämie ist der Erfolg des therapeutischen Vorgehens in erster Linie davon abhängig, wie weit die Infektion fortgeschritten ist. Die meisten Erfahrungen liegen mit Streptomycin vor. Folgende Dosierung wird empfohlen: 0,5 g alle 3–4 Std. bis zum Temperaturabfall, danach 1 g täglich bis zu einer Gesamtdosis von 15 g i.m. Es bestehen jedoch Anhaltspunkte dafür, daß Aminoglykoside wie Kanamycinderivate, Gentamycin u.a. die gleichen Ergebnisse bewirken. Ebenso kann man Tetracycline und Chloramphenicol bei der Therapie einsetzen. Ob eine zusätzliche Gabe von Sulfonamiden sinnvoll ist, ist umstritten.

Prophylaxe

Die Prophylaxe umfaßt die Isolierung von Erkrankten, die Eindämmung von Erregerreservoiren sowie die Vernichtung von Vektoren. Einen individuellen Schutz vermittelt die Impfung, wobei »Lebendimpfstoffe« bei Bekämpfungsmaßnahmen in Madagaskar und auf Java zur Senkung der Morbidität beigetragen haben. Heute gebräuchlich sind inaktivierte Pestimpfstoffe.

Literatur

Hormann, H.: Pest. In: Handbuch der Inneren Medizin, 4. Aufl., Bd. I, hrsg. von H. Schwiegl. Springer, Berlin 1952
Knapp, W.: Die Pest. In: Die Infektionskrankheiten und ihre Erreger, 2. Aufl., Bd. II, hrsg. von A. Grumbach, O. Bonin. Thieme, Stuttgart 1969
Knothe, H.: Pest. In: Lehrbuch der Medizinischen Mikrobiologie, 3. Aufl., hrsg. von H. Raploh, H.-J. Ohr. Fischer, Stuttgart 1968
Krampitz, H.E.: Pest. In: Infektionskrankheiten, Bd. II/1, hrsg. von O. Gsell, W. Mohr. Springer, Berlin 1968
Meyer, K.F.: Pasteurella. In: Bacterial and mycotic infections of man, 3. Aufl., hrsg. von R.J. Dubos. Lippincott, Philadelphia 1958
Politzer, R.: Plague. WHO Monography, Serie 22. Genf 1954

Infektionen durch Yersinia pseudotuberculosis

W. KNAPP und W. MASSHOFF †

Definition

Durch Yersinia pseudotuberculosis wird beim Menschen eine Infektionskrankheit mit verschiedenen Verlaufsformen ausgelöst. Die Infektion tritt bei Kindern und Jugendlichen meist unter den klinischen Symptomen einer Appendizitis oder mesenterialen Lymphadenitis auf, während bei Erwachsenen enteritische oder septikämisch-typhöse Krankheitsverläufe in zunehmender Anzahl diagnostiziert werden. Die verschiedenen Verlaufsformen scheinen im Einzelfall ineinander überzugehen.

Häufigkeit

Infektionen mit Yersinia pseudotuberculosis werden in den letzten zwei Jahrzehnten weltweit in zunehmender Anzahl beobachtet. Die örtlich verschiedene Häufigkeit ihres Nachweises wird sehr wesentlich von der Intensität der diagnostischen Zusammenarbeit zwischen Klinikern, Mikrobiologen und Pathologen bestimmt. Während die enteritische und septikämische Verlaufsform bisher überwiegend bei Erwachsenen beobachtet wurde, tritt das pseudoappendizitische Krankheitsbild vornehmlich bei Jugendlichen männlichen Geschlechts zwischen dem 5. und 17. Lebensjahr und wesentlich seltener bei noch jüngeren oder älteren Personen auf. Der nur vereinzelte Nachweis von Antikörpern bei gesunden Personen spricht für einen geringen Durchseuchungsgrad der Bevölkerung.

Epidemiologie

Die Epidemiologie der Yersinia-pseudotuberculosis-Infektionen bedarf der endgültigen Klärung, da die Infektkette dieser Anthropozoonose noch nicht bekannt ist. Jahreszeitlich scheinen En- und Epizootien in den naßkalten Herbst- und Wintermonaten zu überwiegen. Beim Menschen besteht eine Häufung der Erkrankungen in den Spätherbst- und Wintermonaten sowie im Frühjahr bis Frühsommer. Die weite Verbreitung des Erregers in der Tierwelt (Katzen, Meerschweinchen, Goldhamster, Vögel, Hunde, Feldmäuse, Maulwürfe und andere Tiere) und die Tatsache, daß die beim Menschen nachgewiesenen Stämme mit jenen bei Tieren übereinstimmen, lassen die Infektionsquelle im Tierreich suchen. Eine wesentliche Voraussetzung scheinen der nahe Kontakt mit gesunden keimausscheidenden oder kranken Tieren, Schmierinfektion oder der Genuß infizierter Lebensmittel zu sein. Geschwister-, Gruppen- und Familienerkrankungen wurden beobachtet.

Ätiologie (Mikrobiologie)

Yersinia pseudotuberculosis ist ein gramnegatives, pleomorphes, bei 20–30 °C bewegliches und bei 37 °C unbewegliches, kulturell wenig anspruchsvolles Stäbchen. Es wird heute zusammen mit Yersinia pestis und Yersinia enterocolitica der Familie der Enterobacteriaceae zugeordnet. Bestimmte für den Erreger charakteristische kulturell-biochemische Eigenschaften ermöglichen die Speziesbestimmung. Serologisch werden die 6 verschiedenen 0-Typen (Gruppen) I–VI und die Subtypen A und B innerhalb der Typen I, II, IV und V sowie die 5 Geißel-(H-)Antigene a–e unterschieden. Diagnostisch wichtige partialantigene Beziehungen bestehen u.a. zwischen Stämmen von Yersinia pseudotuberculosis Typ II bzw. Typ IV und Stämmen der Salmonella-B- und D-Gruppen sowie zwischen Typ VI und Escherichia-coli-O-Gruppe 55. Ihre Kenntnis läßt serologische und damit auch ätiologische Fehldiagnosen vermeiden. Zu Yersinia pestis bestehen kulturell, biochemisch und serologisch besonders nahe Beziehungen.

Pathogenese und Pathophysiologie

Die Infektion des Menschen erfolgt sehr wahrscheinlich durch orale Keimaufnahme. Die enterale (pseudoappendizitische) Verlaufsform dieser Yersiniose soll durch unmittelbare Einwirkung des Erregers auf das terminale Ileum entstehen und der entzündliche Befall der ileozäkalen Lymphknoten durch Abtransport über den zugehörigen Lymphweg zustandekommen. Diese pathogenetische Vorstellung ist am Modell des enteralen tuberkulösen Primärkomplexes orientiert. Die andere, eingehender begründete Vorstellung geht dahin, daß die enterale Verlaufsform wie der Typhus abdominalis zu den zyklischen Infektionskrankheiten gehört und in deren Rahmen das Stadium der Organmanifestation darstellt. Die pathophysiologischen Erscheinungen der enteralen Verlaufsform richten sich nach dem Ausmaß der Entzündung im terminalen Ileum und in den ileozäkalen Lymphknoten sowie der korrespondierenden peritonealen Reizung. Gegenüber dem selteneren septikämisch-typhösen Verlauf scheint der enterale eine Art Abortivform darzustellen. Über den pathogenetischen Mechanismus der enteritischen Erkrankung ist nichts Sicheres bekannt.

Krankheitsbild

Die klinischen Symptome der durch Yersinia pseudotuberculosis ausgelösten Yersiniose lassen 3 in einzelnen Fällen nicht scharf voneinander zu trennende Verlaufsformen unterscheiden. Im Vordergrund steht der bisher vor allem ätiologisch gesicherte pseudoappendizitische oder enterale Verlauf. Der 2. und 3. Verlaufsform werden die enteritischen und septikämisch-typhösen Krankheitsbilder zugerechnet. Auch ihr Vorkommen wurde in den letzten Jahren durch Erreger- und Antikörpernachweis in zunehmender Zahl weltweit gesichert. Schließlich ist noch auf Erkrankungen mit offenbar ausschließlich extraabdominalen Symptomen (z.B. Konjunktivitis, periphere Lymphknotenschwellung oder Purpura rheumatica) hinzuweisen. Bei der pseudoappendizitischen Verlaufsform liegt die Temperatur zwischen 38 und 40 °C. Die Blutsenkung ist beschleunigt, das Blutbild zeigt eine Leukozytose bei relativer Lymphozytose. In der Regel indizieren die für eine Appendizitis oder für ein aus anderen Ursachen erzeugtes »akutes Abdomen« sprechenden Symptome einen operativen Eingriff.

Die durch Yersinia pseudotuberculosis ausgelösten akuten oder subakuten Enteritiden und Septikämien sind in ihrem Beginn und Verlauf nicht von entsprechenden Infektionen anderer Ätiologie zu unterscheiden. Das Fehlen gezielter bakteriologisch-serologischer Untersuchungen ist eine wesentliche Ursache dafür, daß die Ätiologie dieser uncharakteristischen Krankheitsverläufe oft nicht geklärt und Fehldiagnosen gestellt werden. Beim Fortschreiten der septikämisch-typhösen Erkrankung stehen unbehandelt Ikterus, Leber- und Milzschwellung, Leberabszesse sowie Befall weiterer Organe im Vordergrund der Symptome.

Seltener als bei Infektionen mit Yersinia enterocolitica sind Infektionen mit Yersinia pseudotuberculosis von einem Erythema nodosum oder einer Arthritis begleitet oder gefolgt. Die von russischen Autoren als fernöstliches, scharlachähnliches Fieber beschriebene Verlaufsform einer Yersinia-pseudotuberculosis-Infektion wurde im Westen noch nicht beobachtet.

Bioptische und pathomorphologische Befunde

Diese sind für die enterale Form am besten bekannt. Die unter Appendizitisverdacht operierten Jugendlichen zeigen nicht selten ein peritoneales Exsudat und bei makroskopisch verändertem Wurmfortsatz eine deutliche Vergrößerung und Rötung der ileozäkalen Lymphknoten mit einer leichten umschriebenen Peritonitis. Häufig ist gleichzeitig die Wand des terminalen Ileums verdickt und teigig, seine Serosa ödematös und gerötet. Dieser Befund begründet vor allem bei Kindern den Verdacht einer Infektion mit Yersinia pseudotuberculosis, der durch die histologische Untersuchung von exstirpierten Lymphknoten leicht zu bestätigen ist. Die Lymphknoten zeigen histologisch neben einer uncharakteristischen Zellvermehrung im lymphoretikulären Gewebe vor allem in der Rinde (u.U. schon mit bloßem Auge als gelbliche Flecken erkennbare) knötchenförmige Herde, die aus retikulumzelligen Proliferaten mit zentraler Nekrose und leukozytär bedingter Einschmelzung bestehen (= abszedierende retikulozytäre Lymphadenitis mesenterialis). Hierbei handelt es sich um ein charakteristisches (aber nicht spezifisches) Entzündungsprodukt auf Yersinia pseudotuberculosis, das auch im lymphatischen Apparat des Wurmfortsatzes nachweisbar sein kann. Ileozäkalresektate (in Fällen mit stärker verändertem terminalem Ileum) haben im Dünndarm eine starke Hyperplasie der solitären und aggregierten

Lymphfollikel mit abszedierenden retikulumzelligen Herden und zahlreiche meist flache Schleimhautulzerationen, außerdem eine uncharakteristische seröszellige Infiltration der übrigen Wandschichten ergeben. Dieser disseminierte Befund spricht neben anderem gegen das Stadium eines Primärinfektes. Zur Ileitis terminalis sind bisher keine formalen und kausalen Beziehungen gefunden worden. Die septikämisch-typhöse Form (vor allem bei der »Pseudotuberkulose von Nagern«) ist durch einen generalisierten Befall ausgezeichnet. Die in allen Organen auftretenden, z.T. ziemlich großen Herde bestehen auch hier aus großzelligen Wucherungen, die zur Nekrose und leukozytären Infiltration sowie zur Einschmelzung neigen. Bei der enteritischen Form sind besondere histologische Befunde bisher nicht bekannt.

Laboratoriumsbefunde
Zu einer ätiologisch gesicherten Diagnose der verschiedenen Verlaufsformen dieser Yersiniose führen der Erregernachweis aus eingesandtem Untersuchungsmaterial (mesenteriale Lymphknoten, Peritonealexsudat, Punktionseiter, Resektions- und Sektionsmaterial, im Einzelfall auch Stuhl) und der Antikörpernachweis. Weitere diagnostische Möglichkeiten sind durch einen Intrakutantest mit Yersinia pseudotuberculosis als Hautantigen und histologische Untersuchungen gegeben. Bei nicht operierten pseudoappendizitischen, enteritischen und septischen Verlaufsformen sind außer der Antikörperbestimmung im Serum die Erregerisolierung aus Blut, Stuhl und Duodenalsaft oder im Todesfall aus Sektionsmaterial möglichst auch mit der »Langzeit-Kälteanreicherung« zu versuchen.

Zur Zeit besitzt in der Routinediagnostik der Antikörpernachweis mit der Agglutinations- oder Hämagglutinationstechnik neben dem charakteristischen histologischen Befund die größte diagnostische Bedeutung. Bei der pseudoappendizitischen Form sind meist schon beim Auftreten der ersten akuten Symptome im Serum Agglutinine in Titern zwischen 1:160 und 1:640 der Serumverdünnung mit Stämmen des Typs I und seltener der Typen IV, II, V und III nachzuweisen. Wegen der antigenen Beziehungen zwischen Yersinia pseudotuberculosis Typ II und Typ IV zu Salmonellen der B- bzw. D-Gruppen beweist ein mit Antigenen dieser Serotypen nachgewiesener Antikörpertiter ohne Kontrolle des Patientenserums mit O- und H-Antigenen von Salmonellen der B- bzw. D-Gruppen und ohne eventuelle kreuzweise Serumabsättigung noch keine Infektion mit Yersinia pseudotuberculosis. Über den Titerverlauf geben verschiedene nach der Erstuntersuchung im Abstand von 10 Tagen bis zu 6-8 Wochen entnommene Serumproben Auskunft.

Verlauf und Prognose
Der pseudoappendizitische oder enterale Verlauf einer Infektion mit Yersinia pseudotuberculosis ist in der Regel gutartig und komplikationslos, so daß sich eine Antibiotikatherapie erübrigt. In diesem Fall verschwinden die Antikörper in spätestens 2-4 Monaten. Ihr Persistieren oder ein weiterer Titeranstieg weist auf eine fortbestehende Infektion und mögliche Komplikationen hin, so daß an eine gezielte Antibiotikatherapie zu denken ist. Vor der antibiotischen Ära starben Kranke mit gesicherter septisch-typhöser Verlaufsform meist zwischen dem 10. und 20. Krankheitstag. Bei dieser und der enteritischen Verlaufsform ist sofort nach Entnahme von Untersuchungsproben zum Antikörper- und Erregernachweis die Antibiotikatherapie zu beginnen. Als Komplikationen können während der Erkrankung Erythema nodosum, Purpura rheumatica, scharlachartiges Exanthem oder andere uncharakteristische Symptome auftreten.

Differentialdiagnose
Bei allen Verlaufsformen ist differentialdiagnostisch an eine Infektion mit Yersinia enterocolitica, deren klinische und bakteriologische Bedeutung erst in den letzten Jahren erkannt wurde, zu denken. Außerdem sind in Abhängigkeit von den klinischen Symptomen differentialdiagnostisch akute oder subakute Appendizitis, Ileitis, Katzenkratzkrankheit, Salmonellose, Brucellose, Darmtuberkulose und andere enterale oder septische Infektionen bakterieller oder viraler Genese durch Erregerisolierung und Antikörperbestimmung auszuschließen.

Therapie und Prophylaxe
Nur bei Auftreten von Komplikationen ist eine antibiotische Therapie erforderlich. In vitro zeigen die Yersinia-pseudotuberculosis-Stämme ein breites Empfindlichkeitsspektrum. Als Mittel der Wahl werden vor allem Kanamycin, Tetracycline, Ampicillin, auch Gentamycin, Chloramphenicol oder Streptomycin genannt. Die Wahl eines Mittels ist u.a. vom Ergebnis des Antibiogramms und klinischen Verlauf abhängig zu machen. Übertragungen von R-Faktoren sind nicht bekannt.
Gezielte prophylaktische Maßnahmen sind bisher nicht möglich, zumal unsere Kenntnisse über die epidemiologischen Zusammenhänge bei dieser Yersiniose noch unzureichend sind.

Literatur

Knapp, W.: Pseudotuberkulose. In: Infektionskrankheiten, Bd. II, hrsg. von O. Gsell, W. Mohr. Springer, Berlin 1968, S. 368
Mair, N., E. Fox: An antigenic relationship between Yersinia pseudotuberculosis and Escherichia coli O group 55. Contr. Microbiol. Immunol. 2 (1973) 180–183
Masshoff, W.: Die Pseudotuberkulose des Menschen. Dtsch. med. Wschr. 87 (1962) 915–920
Masshoff, W.: Die Pathogenese der Pseudotuberkulose des Menschen. Symp. Series immunobiol. Stand. 9 (1968) 13–22
Thal, E., W. Knapp: A revised antigenic scheme of Yersinia pseudotuberculosis. Symp. Series immunobiol. Stand. 15 (1971) 219–222

Infektionen durch Yersinia enterocolitica

W. KNAPP

Definition
Diese durch Yersinia enterocolitica ausgelöste Yersiniose tritt unter fast den gleichen klinischen Erscheinungsbildern wie Infektionen mit Yersinia pseudotuberculosis auf. An Häufigkeit überwiegen aber die abdominellen Symptome einer akuten fieberhaften oder subakuten bis chronischen Enteritis bei Säuglingen, Kleinstkindern und Erwachsenen. Es folgen Erkrankungen unter den klinischen Zeichen einer bioptisch nicht bestätigten Appendizitis bei heranwachsenden Jugendlichen und schließlich septische Verlaufsformen vornehmlich bei Erwachsenen.

Häufigkeit
Yersinia enterocolitica findet als Infektionserreger beim Menschen erst seit einigen Jahren zunehmende mikrobiologische und klinische Beachtung. Über die Zahl der seither ätiologisch gesicherten Infektionen fehlen sichere Angaben, zumal die kulturellen, biochemischen und antigenen Eigenschaften der dieser Spezies und Yersiniose zuzuordnenden Stämme international noch nicht einheitlich definiert sind. Bakterienstämme mit sehr divergierenden kulturellen Eigenschaften werden vielfach als Yersinia enterocolitica diagnostiziert und als ursächliche Infektionserreger angesehen. Für den Kliniker ist die Feststellung wichtig, daß in den letzten Jahren weltweit Einzel-, Gruppen-, Familien-, Krankenhaus- und Schulinfektionen mit Stämmen von Yersinia enterocolitica der serologischen O-Gruppen I, V und VI nachgewiesen wurden, die in ihren kulturell-biochemischen Eigenschaften einheitlich charakterisiert sind. An der zunehmenden klinischen Bedeutung dieser Infektionskrankheit ist somit nicht mehr zu zweifeln. Sie übertrifft heute die von Yersinia pseudotuberculosis.

Epidemiologie
Die Epidemiologie der Yersinia-enterocolitica-Infektionen ist bisher ungeklärt. Unbekannt blieben noch die Infektionsquellen und -wege, wie die Empfänglichkeit der Bevölkerung und ihr Durchseuchungsgrad. Gesunde Keimträger wurden sowohl bei Tieren (z.B. bei Katzen, Küken, Hunden, Schweinen u.a.) wie bei Menschen beobachtet. Als mögliche Infektionsquellen kommen außer verschiedenen Tierarten kontaminierte Lebensmittel, menschliche und tierische Ausscheidungen, Wasser sowie der direkte Kontakt zwischen gesunden oder kranken keimausscheidenden Tieren wie Menschen in Betracht.

Epidemiologische Bedeutung besitzt sicher die lange Überlebens- und gegebenenfalls auch Vermehrungsfähigkeit von Yersinia enterocolitica in geeigneter Umwelt noch bei 4°C. Obwohl der Erreger mit großer Wahrscheinlichkeit oral aufgenommen wird und als Eintrittspforte der Magen-Darm-Trakt anzusehen ist, konnten bisher keine Infektionen mit Sicherheit auf den Genuß von Lebensmitteln, Wasser und Milch oder den direkten Kontakt mit Tieren bzw. zwischen Menschen zurückgeführt werden.

Ätiologie
Yersinia enterocolitica ist ein gramnegatives kokkoides oder ovoides bis längliches Stäbchen, das bei 20–25°C gut und bei 37°C unbeweglich ist. Die Beachtung bestimmter allgemein anerkannter kulturell-biochemischer Eigenschaften bei der Erregerisolierung ermöglicht eine sichere Diagnose der in der Humanmedizin als Infektionserreger beim Menschen wesentlichen Stämme von Yersinia enterocolitica der serologischen O-Typen 3, 9 und 8 nach Winblad oder O-Gruppen I, V und VI nach Knapp und Thal.

Stämme der O-Gruppen I und V werden vor allem in Europa und der O-Gruppe VI in den USA bei Patienten isoliert. Erwähnenswert ist die Tatsache, daß verschiedene Autoren der Diagnose von Yersinia-enterocolitica-Stämmen sechs kulturell sehr divergierende Biotypen mit 23 verschiedenen serologischen O-Gruppen und 34 0-Faktoren zugrundelegen.

Pathogenese
Ausreichende Kenntnisse zur Pathogenese und Pathophysiologie der in ihrem Verlauf verschiedenen Infektionen mit Yersinia enterocolitica liegen im Gegensatz zu unserem Wissen über Yersinia-pseudotuberculosis-Infektionen bei Mensch und Tier noch nicht vor. Zahlreiche histologische Befunde weisen aber darauf hin, daß bei der pseudoappendizitischen oder enteralen Verlaufsform einer ätiologisch durch den Nachweis von Yersinia enterocolitica gesicherten Infektion das Bild der abszedierenden, retikulozytären Lymphadenitis fehlt.

Krankheitsbild
Infektionen mit Yersinia enterocolitica manifestieren sich bei Säuglingen, Kleinstkindern oder Erwachsenen am häufigsten als akute Enteritis mit oder ohne Fieber und bei heranwachsenden Kindern und Jugendlichen als Appendizitis mit dem bioptischen Befund einer mesenterialen Lymphadenitis oder Ileitis terminalis acuta. In zunehmender Zahl werden septikämische Erkrankungen bei Erwachsenen beobachtet. Alle Verlaufsformen können vor allem bei Erwachsenen von einem Erythema nodosum oder einer Arthritis begleitet oder gefolgt sein. Die Inkubationszeit wird mit 3–10 Tagen angegeben, doch bedürfen diese Daten der weiteren Bestätigung. Zahlenmäßig überwiegt bei Infektionen mit Yersinia enterocolitica die fieberhafte enteritische Verlaufsform ohne erregerspezifische Symptome. Eine ätiologische Abgrenzung gegenüber entsprechenden Infektionen mit Salmonellen, Shigellen, enteropathogenen Koli oder an-

deren darmpathogenen Erregern ist ohne Erreger- und/oder Antikörpernachweis unmöglich.

Besondere Untersuchungsmethoden
Diagnostisch und differentialdiagnostisch ist auch diese Yersiniose nur mit Hilfe der Erregerisolierung aus mehreren Stuhlproben bei der enteritischen Verlaufsform, aus mesenterialen Lymphknoten, Appendix, Eiter oder Resektionsmaterial beim operierten »akuten Bauch« und aus mehreren Blut- und Stuhlproben bei septischen Erkrankungsformen abzugrenzen. Zur weiteren Sicherung der Diagnose und aus epidemiologischen Gründen ist die serologische Gruppenzugehörigkeit der isolierten Stämme zu bestimmen und gegebenenfalls mit dem Eigenstamm die Antikörperbestimmung durchzuführen.

Ein wertvolles diagnostisches Hilfsmittel ist die mit verschiedenen Methoden mögliche O-Antikörperbestimmung. Bei der Auswertung der Befunde sind vor allem die zu Kreuzreaktionen führenden nahen antigenen Beziehungen zwischen Stämmen der Gattung Brucella und Yersinia enterocolitica O-Gruppe V, die zu Fehldiagnosen Anlaß geben, zu beachten. Diagnostisch störend können unter bestimmten Voraussetzungen auch Kreuzreaktionen zwischen C- oder R-Antigenen und korrespondierenden Antikörpern sein.

Verlauf und Prognose
Wie bei Infektionen mit Yersinia pseudotuberculosis ist der pseudoappendizitische Verlauf dieser Yersiniose in der Regel gutartig. Komplikationen treten nur selten auf. Der postoperativ in der Regel rasche Rückgang der klinischen Symptome und des Antikörpertiters lassen auf eine Antibiotikatherapie verzichten. Bei der akuten enteritischen Verlaufsform sind unterschiedlich starke Durchfälle ohne oder mit erheblichen abdominellen Beschwerden vorherrschend. Sie können von Erythema nodosum, Arthritis und Arthralgien begleitet oder, wie häufiger der Fall, nach Tagen oder Wochen gefolgt sein. Weitere Symptome wie z.B. Augenentzündungen, Reiter-Syndrom oder Karditis werden im Einzelfall beobachtet. Sichere Aussagen über die Wirkung von Antibiotika bei der enteritischen Verlaufsform sind bisher trotz ihrer vielfachen Anwendung unmöglich. Bei der septischen Verlaufsform, die nach Literaturangaben bis zu 50% letal verlaufen kann, ist auf eine frühzeitige gezielte Antibiotikatherapie nicht zu verzichten.

Differentialdiagnose
Die Symptomatologie der durch Yersinia enterocolitica und Yersinia pseudotuberculosis ausgelösten Infektionen ist gleichermaßen vieldeutig. Ohne Erregerisolierung und Antikörperbestimmung ist gegenüber anderen mit enteralem, enteritischem oder septischem Verlauf einhergehenden Infektionen bakterieller oder viraler Genese keine sichere ätiologische Aussage zu machen.

Therapie und Prophylaxe
Die bisher in der Humanmedizin in Europa bedeutungsvollen Yersinia-enterocolitica-Stämme der O-Gruppen I und V sind gegen Ampicillin, Carbenicillin und Cephalosporin resistent. Über die sichere therapeutische Wirkung der wiederholt bei enteritischen und septischen Verläufen empfohlenen und im Einzelfall angewandten Mittel, wie z.B. Tetracycline, Gentamycin, Chloramphenicol, Polymyxin-B, Streptomycin und Sulfamethoxozol/Trimethroprim (u.a.), fehlen bisher in der Literatur beweisende Unterlagen. Tetracycline werden vor allem bei subakuten bis chronischen Verlaufsformen angewandt. Der Einsatz von Antibiotika bei Erythema nodosum und Arthritis ist wirkungslos.

Ohne Kenntnis der epidemiologischen Zusammenhänge stehen gezielte prophylaktische Maßnahmen noch aus.

Literatur
Ahvonen, P.: Studies on human Yersiniosis in Finland; Diss. Helsinki 1972

Knapp, W., E. Thal: Die biochemische Charakterisierung von Yersinia enterocolitica (syn. »Pasteurella X«) als Grundlage eines vereinfachten Antigenschemas. Zbl. Bakt. Hyg. I. Abt. Orig. A 223 (1973) 88–105

Knapp, W., J. Lysy, Ch. Knapp, W. Stille, U. Goll: Enterale Infektionen beim Menschen durch Yersinia enterocolitica und ihre Diagnose. Infection 1 (1973) 113–125

Rabson, A.R., A.F. Hallett, A.I. Koornhof: Generalized Yersinia enterocolitica infection. J. Inf. Dis. 131 (1975) 447–451

Wauters, G., L. Le Minor, A.M. Chalon, J. Lassen: Supplément en schéma antigénique de »Yersinia enterocolitica«. Ann. Inst. Pasteur 122 (1972) 951–956

Winblad, S.: Studies on the O-serotypes of Yersinia enterocolitica. Contrib. Mikrobiol. Immunol. 2 (1973) 27–37

Infektionen durch Escherichia coli

G. LINZENMEIER

Ätiologie (Mikrobiologie)
Im allgemeinen medizinischen Sprachgebrauch versteht man unter Kolibakterien gramnegative, meist plumpe und bewegliche sporenlose Stäbchen aus der Familie der Enterobacteriaceae. Die Spezies »Escherichia coli« läßt sich biochemisch von anderen Enterobakterien gut abgrenzen, auch von solchen, die früher unter dem Sammelnamen »Parakoli« gelaufen sind, wie etwa Citrobacter, Hafnia, indolpositive Proteusstämme und andere. Serologisch sind die Kolibakterien nach KAUFFMANN zu gruppieren (serovar). Sie besitzen, ähnlich den Salmonellen, O-(Oberfläche = Zellwand), H-(=Geißel) und K-(=Hüllen)Antigene. Es sind rund 160 O-Antigen-Typen bekannt. Im labilen Zusammenhang mit den O-Antigenen stehen 51 K-Antigene (L-, A- und B-Typ) sowie 50 H-Antigene, die

in verschiedenen Kombinationen mit den O-Antigenen vorkommen. Rezidivierende Koliinfektionen können durch die serologische Typisierung als Persistenz der Keime oder als Neuinfektion durch einen anderen Serotyp unterschieden werden.

Die Bildung von Antikörpern gegen Kolibakterien wird diagnostisch noch wenig genutzt, wobei sich die von NETER beschriebene Hämagglutination am besten bewährt hat und bei chronischen Harnwegsinfekten mit Beteiligung des Nierenparenchyms von Nutzen ist. Eine weitere Unterteilung von Kolibakterien durch die Lysotypie, also mit Bakteriophagen, bringt zwar gewisse Häufigkeitsverteilungen innerhalb regionaler Zonen, ohne daß sie bisher eine epidemiologische Bedeutung erlangt hätte.

Pathogenese

Der Darm des Menschen, aber auch der warmblütigen Tiere ist der normale Standort von Kolibakterien mit Keimzahlen um 10^6 bis 10^7/g Stuhl, d.h. einem – gemessen an der Gesamtzahl von über 10^{11} Keimen/g Stuhl – geringen Anteil an der Gesamtflora. Da Kolibakterien leicht zu züchten und nachzuweisen sind, wurden sie in ihrer Bedeutung für die Darmflora überschätzt, was vorschnell zur Diagnose »Dysbakterie« führt, auch mit der mehr als fraglichen Konsequenz einer Kolisubstitutionstherapie. Allerdings gelten Kolibakterien als wichtiger Indikator für fäkale Verunreinigungen bei hygienischen Untersuchungen, etwa von Wasserproben, Milch, Speiseeis und anderen. Weiter ist der Darm die ausgewiesene Reinfektionsquelle für rezidivierende Harnwegsinfekte. Hinweise für die Virulenz von Kolibakterien sind im Besitz von Fimbrien und dem Gehalt an K-Antigen zu sehen. Hämolysierende Kolibakterien besitzen zugleich meist Fimbrien!

Neuere Untersuchungen zur Pathogenese der Diarrhoe haben gezeigt, daß – ähnlich wie bei der Cholera – Toxine von Enteritiskoli, aber auch anderen, keineswegs serologisch festgelegten Kolitypen die Durchlässigkeit des Darmepithels ändern. Hierzu rechnet Sommerdiarrhoe oder Reisediarrhoe bei Erwachsenen, vor allem in den Tropen, die den meist ohne gröbere pathologisch-anatomische Veränderungen der Darmwand einhergehenden toxischen Schädigungen bei Dyspepsie der Säuglinge und Kleinkinder sehr ähnelt.

Man unterscheidet ein hitzestabiles und ein hitzelabiles Toxin. Der Nachweis ist vorerst nur in schwierigen Experimenten an der Darmschlinge des Kaninchens, bei Säuglingsmäusen und in gewissen Gewebekulturen möglich. Die Fähigkeit zur Toxinbildung scheint von R-Faktoren geregelt zu sein, so daß eine Übertragung von Koli zu Koli möglich ist, wobei gewisse Kolitypen offenbar bevorzugt werden, aber mit dem Serotyp allein die Fähigkeit der Toxinbildung nicht verbunden ist.

Krankheitsbilder

Wenn auch der Satz von der Nichtpathogenität der Kolibakterien innerhalb des Darmes heute nicht nur bei Kindern, sondern auch bei Erwachsenen nicht mehr voll gilt, so sind Kolibakterien außerhalb des Darmes potentiell pathogene Keime im Sinne von Erregern unspezifischer Infektionen, wie Entzündungen und Eiterungen im menschlichen Körper. Prädilektionspunkte für Infektionen mit Kolibakterien sind die ableitenden Harnwege (s. Pyelonephritis, Zystitis, Bd. II, Kap. 5), die Gallenwege (s. Cholezystitis, Cholangitis, Bd. IV, Kap. 15) sowie das Peritoneum, wo Kolibakterien mit anderen, vor allem anaeroben Darmkeimen bei Verletzungen des Darmes oder Durchlässigkeit der Darmwand (Ileus) zur Peritonitis führen. Selbstverständlich können Kolibakterien von jeglicher Infektion aus in die Blutbahn gelangen, so daß es zu einer Kolisepsis kommt. Eine Meningitis durch Kolibakterien wird vor allem bei Säuglingen und Kleinkindern beschrieben, selten bei Erwachsenen.

Koli-Enteritis

Die in Deutschland seit ADAM als »Dyspepsiekoli« bezeichneten enteropathogenen Kolibakterien werden zu den wichtigsten Erregern des infektiösen Hospitalismus in Kinderkliniken, Kinderheimen usw. gezählt und können, in großen Mengen im Stuhl ausgeschieden, leicht auf andere Kinder übertragen werden. Nach einer Inkubationszeit von wenigen, oft aber auch 3–10 Tagen kommt es mehr oder minder stürmisch zu Durchfällen, Erbrechen, verbunden mit rasch einsetzendem Gewichtsverlust, die je nach Krankheitserscheinungen das Bild der Enteritis, Dyspepsie oder der als Prä- oder Volltoxikose bezeichneten Exsikkation und Azidose aufweisen. Die Sicherung der Diagnose ist nur bakteriologisch möglich; bei einer Ausbeute von 20–50% Enteritiskoli werden diese Erkrankungen auch auf andere Erreger, wie Salmonellen, gelegentlich Shigellen, Staphylokokken, Pseudomonas und eine Reihe verschiedener Viren, zurückzuführen sein, so daß zur Differentialdiagnose bakteriologisch und gegebenenfalls virologisch (elektronenoptisch!) untersucht werden muß.

Diagnose

Der Nachweis von Kolibakterien ist nur bakteriologisch sicher möglich. Es gibt kein klinisches Zeichen, das allein für eine Koliinfektion, etwa der Harnwege oder Gallenwege, spricht. Die Anzüchtung der Keime gelingt im allgemeinen leicht, ihre Diagnose ist biochemisch durch eine kurze, bunte Reihe zu sichern, da die Diagnostik mit Hilfe der Lactosespaltung auf Nährböden nach Endo oder Drigalski allein nicht ausreicht, auch nicht zur Diagnose des Vorkommens oder Fehlens von Kolibakterien, etwa im Darm. Die auf einer Antigenanalyse beruhende Feintypisierung erlaubt nicht nur die sichere Diagnose von Escherichia coli, sondern führt zu genaueren Angaben über epidemiologische Fragen, so der Herkunft der Kolibakterien des Neugeborenen von der Darmflora der Mutter wie der Reinfektion (Persistenz oder Superinfektion) bei Harnwegsinfekten, bei Verfolgung der Infektionswege im Rahmen des Hospitalismus und zur exakten Bestimmung der enteropathogenen Kolitypen.

Die Diagnose der für Säuglinge und Kleinkinder als enteropathogen bekannten Kolibakterien ist nach Züchtung nur serologisch möglich. Die Objektträgeragglutination mittels OK-Seren erlaubt eine rasche Diagnose, die durch biochemische Verifizierung der Kolonien als Kolibakterien und durch eine O-Agglutination im Röhrchentest gesichert werden muß. Eine weitergehende Differenzierung nach H-Typen wird nur selten durchgeführt. Der routinemäßige Nachweis eines Kolitoxins ist bisher nicht möglich, obwohl es oft an die als enteropathogen bekannten Serotypen O 26, O 55, O 78, O 111, O 114, O 119, O 124–128 gebunden ist.

Therapie
Kolibakterien sprechen in der Regel auf zahlreiche Antibiotika mit Wirkung auf gramnegative Keime an. Es sind dies: Ampicillin und die verwandten Aminopenicilline (Pivampicillin, Amoxicillin, Epicillin), alle Cephalosporine, die neueren nur parenteral zu verabreichenden Aminoglykoside (Gentamycin, Tobramycin, Sisomycin und Amikacin) und bei lokaler Anwendung die älteren Aminoglykoside, wie Neomycin sowie das Colistin und Polymyxin B. Bei Harnwegsinfektionen kommen außerdem Nitrofurantoin und Nalidixinsäure bzw. Oxolinsäure in Frage. Die Kombination Trimethoprim/Sulfamethoxazol ist meist recht gut wirksam, Sulfanilamide allein sind in vielen Fällen bei Koliinfektionen der Harnwege als ausreichend anzusehen. Die älteren Antibiotika, wie Tetracycline und Chloramphenicol, auch das Streptomycin, sollten nur noch in Ausnahmefällen verordnet werden, da ihre Nebenwirkungen nicht nur im Kindesalter zu befürchten sind. Auf die Notwendigkeit der Resistenzbestimmung sei hier aufmerksam gemacht, da – durch R-Faktoren bedingt – Kolibakterien in der Praxis weniger als in Kliniken gegen zahlreiche Antibiotika resistent sein können.

Die spezielle Therapie der Kolidyspepsie soll den Wasser- und Elektrolytverlust ausgleichen, den Darm schonen, durch vorsichtigen Nahrungsaufbau den Patienten restituieren und durch Antibiotikagabe die Erreger eliminieren. Enteritiskoli sind im Gegensatz zu Kolibakterien von extraenteralen Infektionen meist gegen Streptomycin, Tetracyclin, Chloramphenicol und manchmal auch die Aminoglykoside resistent, so daß zur Behandlung oft nur Polymyxin oder Colistin zur Verfügung stehen. Interessanterweise wirkt auch Novobiocin, oral gegeben, recht gut gegen polyresistente Kolibakterien im Darm.

Prophylaxe
Da der Nachweis von Kolibakterien, auch außerhalb des Körpers und in der Umgebung des Menschen, ein Beweis für eine Schmutz- und Schmierinfektion im Sinne fäkaler Verunreinigung ist, sollte der Beseitigung der Fäkalien und ihrer Desinfektion besondere Aufmerksamkeit geschenkt werden. Zur Vermeidung des Hospitalismus sind alle derartigen Maßnahmen sowohl im Säuglingsalter beim Wickeln mit Windeln wie bei dem Umgang mit Nachtgeschirr und Stechbecken usw. angebracht. Hier sei auch der Beseitigung der bei uns selten gewordenen Fliegenplage gedacht.

Literatur
Bader, R.E.: Colibakterien als Bestandteil der Darmflora und als Krankheitserreger. In: Infektionskrankheiten des Menschen und ihre Erreger, 2. Aufl., hrsg. von A. Grumbach, O. Bonin. Thieme, Stuttgart 1969
Braun, O.H.: E. coli und Proteus-Infektionen. Teil D: Die Colienteritis der Säuglinge. In: Infektionskrankheiten, Bd. II/2, hrsg. von O. Gsell, W. Mohr. Springer, Berlin 1968
Brodhage, H.: E. coli und Proteus-Infektionen. Teil A: Die Coli-Infektionen: Bakteriologie und Epidemiologie. In: Infektionskrankheiten, Bd. II/2, hrsg. von O. Gsell, W. Mohr. Springer, Berlin 1968
Cooke, Mary E.: Escherichia coli and man. Livingstone, Edinburgh 1974
Guggenbichler, J.P., G.B. Stickler: Alte und neue Erkenntnisse zu den Durchfallerkrankungen im Kindesalter. Infection 3 (1975) 127–142
Kauffmann, F.: The Bacteriology of Enterobacteriaceae. Munksgaard, Copenhagen 1966

Infektionen durch Keime der Klebsiella-Enterobacter-Serratia-Gruppe

G. LINZENMEIER

Definition
Klebsiella, Enterobacter und Serratia gelten als jeweils selbständiges Genus innerhalb der Familie der Enterobacteriaceae. Trotz dieser trennenden Gruppierung ist eine gemeinsame Darstellung erlaubt, zumal es durch diese Keimarten zu zahlreichen uncharakteristischen Infektionen kommen kann, ohne daß sich klinisch distinkte Krankheitsbilder abzeichnen. Eine Ausnahme stellt die Besiedlung bei Ozaena durch Klebsiella ozaenae und der regelmäßige Befund von Klebsiella rhinoscleromatis beim Rhinosklerom dar.

Allein durch biochemische Verfahren ist eine Identifizierung der genannten Genera bzw. weiterer Spezies möglich. Vereinfachungen der bunten Reihen durch Verfahren wie »Api« und »Enterotube« erlauben dies auch dem kleineren bakteriologischen Laboratorium. Eine Differenzierung ist im Hinblick auf die Epidemiologie, die noch nicht genau bekannte Verbreitung sowie auf die einzuschlagende Chemotherapie dringend notwendig. Das Vorkommen dieser Keime in der Natur ist meist Folge menschlichen Kontaktes bzw. menschlicher Ausscheidungen. Dies gilt mehr für Keime der Klebsiella- als der Enterobacter-Gruppe.

Klebsiella
Klebsiella pneumoniae

Serologisch sind 72 verschiedene Kapseltypen beschrieben, biochemisch läßt sich eine indolpositive Klebsiella oxytoca abgrenzen. Viele der früher als Aerobacter aerogenes oder als Klebsiella aerogenes beschriebenen *unbeweglichen* Stämme rechnet man zu Klebsiella pneumoniae, die als Typstamm der unbeweglichen, kapsel- und schleimbildenden, gramnegativen Stäbchen gilt. Die Kapsel ist ein Virulenzfaktor im Sinne der Erschwerung der zellulären Abwehr.

Ungeachtet des Nachweises von Klebsiellen aus klinischem Material jeglicher Art ist eine übliche Besiedlung, oft als Normalbesiedlung bezeichnet, des Respirationstraktes nicht ganz auszuschließen, so daß einem Befund von Klebsiella in den oberen Luftwegen nicht unbedingt eine pathogene Rolle zugeschrieben werden muß. Außer bei der von FRIEDLÄNDER beschriebenen Pneumonie kann Klebsiella pneumoniae Erreger zahlreicher unspezifischer Infektionen, z.B. der Meningen, der oberen Luftwege, der Gallenwege und besonders häufig der Harnwege (Katheter), sein. Auf Intensivstationen ist eine Besiedlung der Tracheotomiewunde fast obligatorisch, eine Pneumonie durch Klebsiella ereignet sich vorwiegend bei Patienten mit Abwehrschwäche, aber auch bei jenen, die eine sog. Antibiotikaprophylaxe erhalten haben, oft aber auch unzureichend behandelt worden sind. Nach operativen Eingriffen aller Art, aber auch bei Dauerdialyse, Herzkatheterismus und anderen instrumentellen Maßnahmen sind Klebsiellenbesiedlungen und Infektionen keineswegs selten. Eine sich daran anschließende Sepsis ist prognostisch besonders ernst. Die Diagnose einer Klebsiella-Infektion kann nur durch die Isolierung und bakteriologische Differenzierung des Keimes gestellt werden, oft nach einer ergebnislosen Chemotherapie.

Klebsiella pneumoniae kann gegen viele der meist gebrauchten Antibiotika resistent werden, so gegen Ampicillin und Carbenicillin, gelegentlich auch gegen Cephalosporine, Tetracycline und Chloramphenicol. Polyresistente Stämme sprechen vielfach nur noch auf eines der Aminoglykoside, wie Gentamicin, Tobramycin, Sisomicin oder Amikacin an, manchmal nur noch auf das sonst der Tuberkulosetherapie vorbehaltene Streptomycin.

Klebsiella ozaenae

Klebsiella ozaenae ist in der Regel von anderen Klebsiellen biochemisch abgrenzbar, serologisch gehört sie meist zum Kapseltyp 4. Sie wird bei Ozaena und Rhinitis atrophicans foetida, meist vergesellschaftet mit Keimen der Proteusgruppe und Corynebacterium belfanti, gefunden; letzteres ist ein atoxisches, dem Corynebacterium diphtheriae – Typ mitis – ähnlicher Keim. Diese als typisch angesehene Trias beruht offensichtlich auf den guten Wachstumsbedingungen dieser ätiologisch nicht einheitlich beurteilten Grundkrankheit. Ihre Beseitigung ist nicht mit der Heilung des Grundleidens, wohl aber mit vorübergehender Besserung der Beschwerden verbunden.

Klebsiella rhinoscleromatis

Klebsiella rhinoscleromatis ist biochemisch von allen anderen Klebsiellen gut abgrenzbar, serologisch gehört sie regelmäßig zum Kapseltyp 3. Diese Klebsiella gilt als Erreger des Rhinoskleroms und wird nur bei dieser Erkrankung ausschließlich und regelmäßig gefunden. Die Beseitigung des Keimes mit örtlichen oder allgemeinen chemotherapeutischen Maßnahmen führt zur Besserung der Beschwerden.

Enterobacter

Als Typstamm dieser *beweglichen* gramnegativen, meist gelatineverflüssigenden Keime gilt Enterobacter cloacae. Davon abgrenzbar ist ein Enterobacter liquefaciens und Enterobacter aerogenes, früher meist als Aerobacter aerogenes bezeichnet, ferner Enterobacter hafniae, auch als Hafnia alvei bezeichnet und nur durch biochemische Reaktionen erkennbar.

Enterobacter agglomerans wurde früher in das meist pflanzenpathogene Keime enthaltende Genus Erwinia gerechnet. Die als Herbicola-lathyri-Gruppe bezeichneten Keime sind auch als Gelbkeime beschrieben worden. Als Sekundärverunreiniger galten sie bis vor kurzem als medizinisch uninteressant; auch sie werden bei nosokomialen Infekten gefunden und müssen als potentiell pathogene Keime angesehen werden.

Der Nachweis der genannten Keimarten aus klinischem Material bezieht sich auf dieselben Infektionen wie bei Klebsiella pneumoniae. Hospitalbedingte Verbreitung und Neigung zur Mehrfachresistenz machen die Keime der Enterobacter-Gruppe zu gefürchteten Hospitalkeimen. Die Aminoglykoside, Chloramphenicol, Carbenicillin und Nalidixinsäure gehören zu den wirksamen Chemotherapeutika, vor allem gegen Enterobacter hafniae und Enterobacter liquefaciens.

Bei Enterobacter liquefaciens findet man eine Anzahl gegenüber Ampicillin empfindlicher, aber gegen Polymyxin und Colistin resistenter Keime. Penicilline und Cephalosporine wirken in der Regel gegen Enterobacter nicht. Ein Antibiogramm nach

Erregerisolierung und Differenzierung ist daher erforderlich.

Serratia

Serratia marcescens – die alte Bezeichnung war Bacterium prodigiosum (»Wunderbakterium« wegen seiner roten Kolonien) –, ein gramnegatives Stäbchen aus der Familie der Enterobacteriaceae, verursacht Infektionen ähnlich denen, die durch Klebsiella und Enterobacter bedingt sind. In der Kasuistik galt dieser Keim noch vor 20 Jahren als Kuriosität, doch muß auch er in zunehmendem Maße zur Reihe der Problemkeime gerechnet werden. Dies gilt in gleicher Weise für seine bakteriologische Abgrenzung und Identifizierung, da die Koloniefarbe keineswegs zu den sicheren Merkmalen gehört, und seine Fähigkeit zur Mehrfachresistenz. Eine sichere Diagnostik ist nur durch eine ausführliche bunte Reihe, auch zur epidemiologischen Verfolgung von Hospitalinfektionen, möglich. Bei Verkeimung von Geräten und auf Intensivstationen spielt er eine ebenso bedeutende Rolle wie Pseudomonas aeruginosa.

Sehr schwer verlaufen Sepsisfälle, die sich nach intravenöser oder intraperitonealer Katheterisierung ebenso ereignen wie nach Instrumentation der Harnwege.

Bei Drogensüchtigen sind bereits Serratia-Endokarditiden beobachtet worden.

Zur Abgrenzung und Befunddeutung wird neuerdings ein Antikörpernachweis empfohlen, der besser durch eine Agglutination als durch eine Präzipitation anzeigt, ob es sich nur um eine Besiedlung oder ein echt invasives Verhalten der Keime handelt. Bei einfacher Besiedlung ohne invasives Verhalten ist eine Chemotherapie nicht unbedingt erforderlich, sondern sind eher lokale antiseptische Maßnahmen zu erwägen.

Serratia ist in der Regel resistent gegen alle Penicilline, meist gegen Tetracycline, Chloramphenicol sowie Cephalosporine. Gelegentlich spricht Serratia auf Polymyxine und die Kombination Trimethoprim/Sulfamethoxazol an, besser auf Aminoglykoside, vor allem die neueren Präparate, wie Gentamicin, Tobramycin, Sisomicin und Amikacin. Eine Resistenzbestimmung ist in jedem Fall zu empfehlen.

Literatur

Bader, R.E.: Klebsiella-Infektionen. In: Die Infektionskrankheiten des Menschen und ihre Erreger, 2. Aufl., hrsg. von A. Grumbach, O. Bonin. Thieme, Stuttgart 1969

Baumann, W., P. Emmrich: Sepsis und andere Infektionen durch Serratia marcescens im Neugeborenen- und Säuglingsalter. Dtsch. med. Wschr. 99 (1974) 1755–1760

Dortmann, A., H. Fasske, K. Hoffmann, F. Küster: Epidemische Meningitis auf einer Frühgeborenenstation, hervorgerufen durch Klebsiellen Typ 2 (Aerobacter aerogenes). Dtsch. med. Wschr. 85 (1960) 379–384

Krech, U., W. Sonnabend: Infektionen durch Klebsiellen. In: Infektionskrankheiten, Bd. III, hrsg. von O. Gsell, W. Mohr. Springer, Berlin 1969

Sadony, V., H. Schulz: Infektionen mit Aerobacter aerogenes. Pathologisch-anatomische Untersuchungen zum Problem des Hospitalismus. Münch. med. Wschr. 109 (1967) 273–287

Infektionen durch Proteusbakterien

G. LINZENMEIER

Ätiologie (Mikrobiologie)

Im Genus Proteus werden eine Reihe teils sehr beweglicher und den Nährboden überschwärmender gramnegativer Stäbchen aus der Familie der Enterobacteriaceae zusammengefaßt. Biochemisch wird innerhalb der stark schwärmenden Stämme Proteus mirabilis vom indolpositiven, hierzulande wesentlich selteneren Proteus vulgaris unterschieden. Weitere indolpositive Arten ohne Schwefelwasserstoffbildung und ohne Fähigkeit der Gelatineverflüssigung sind Proteus morganii und Proteus rettgeri, die gelegentlich auch als Morganella und Rettgerella bezeichnet werden. Proteus inconstans, von EDWARDS als eigenes Genus Providencia geführt, rechnet ebenfalls zur Reihe der indolpositiven Proteuskeime mit den Biotypen Providencia alcalifaciens und Providencia stuartii. Allen Proteusbakterien ist der Besitz einer Phenylalanindeaminase gemeinsam, während die Fähigkeit zur Harnstoffspaltung Providencia fehlt. Meist werden diese Keime nicht differenziert und als »Paracoli« bezeichnet.

Eine serologische Feintypisierung in O- und H-Antigene ist bei allen Proteusarten möglich. Besonderes Interesse haben jene Proteusstämme erlangt, die, wie der Stamm OX 19, mit Rickettsien gewisse Polysaccharidanteile gemeinschaftlich besitzen, so daß mit diesen Stämmen eine Agglutination (Weil-Felix-Raktion) bei Rickettsiosen durchführbar ist. Proteuskeime besitzen, wie alle Enterobakterien, Endotoxine.

Die Keime der Proteusgruppe sind keineswegs, wie oft behauptet, in der Natur weit verbreitet, wohl aber bei Fäulnisprozessen regelmäßig zu finden (Kadaver, Abwasser). In der Darmflora des Menschen und der Tiere werden sie in geringen Mengen gefunden, meist unter 10^5 Keime/g Stuhl, wohl aber imponieren sie dem Bakteriologen durch das Überschwärmen des Nährbodens und täuschen damit eine hohe Keimzahl vor.

Krankheitsbilder

Es gibt ebensowenig ein spezifisches Krankheitsbild wie spezifisch pathologisch-anatomische Veränderungen durch Keime des Genus Proteus. Ähnlich den pathogenen Eigenschaften von Kolibakterien und Keimen der Klebsiella-Enterobacter-Serratia-Gruppe gibt es keinen Ort des menschlichen Körpers, wo nicht Proteuskeime allein, oft aber in Beteiligung mit anderen bei Entzündungen gefunden werden können. Besonders häufig gilt dies für Infektionen der ableitenden Harnwege, meist durch Proteus mirabilis, seltener durch Proteus vulgaris. Harnstauungen durch Obstruktion, aber auch bei Querschnittslähmungen, begünstigen das Angehen dieser Infektionserreger. Proteuskeime spalten Harnstoff, es kommt zur Bildung von Ammoniak und der Ausfällung von Phosphaten.

Nach instrumentellen Eingriffen im Bereich der Harnwege werden in zunehmenden Maße indolpositive Proteusarten gefunden. Die Erkennung solcher Infektionen ist ohne Differenzierung in die oben beschriebenen Arten nicht möglich. Auch die in der Urindiagnostik so beliebten Eintauchverfahren erlauben keine genaue Aussage. Weitere Fundorte sind Wunden, auch Ulcus cruris und vor allem Verbrennungen. Bei gewissen Formen chronischer Otitis media kann Proteus der Erreger sein, ebenso bei Meningitiden im Kindesalter, ferner sind schwere Sepsisfälle durch Proteus bekannt geworden. Gelegentlich werden Proteuskeime für Nahrungsmittelinfektionen verantwortlich gemacht, genauere Analysen mit Keimzählungen im Stuhl sind bisher nicht bekannt geworden.

Therapie
Grundsätzlich neigen indolpositive Arten mehr zur Resistenz als Proteus mirabilis, der im allgemeinen auf Ampicillin, Nalidixinsäure, weniger auf Nitrofurantoin anspricht. Feste Regeln können nicht gegeben werden, da sich der Anteil der durch R-Faktoren übertragenen Resistenz in den letzten Jahren gemehrt hat. Generell sprechen alle Arten auf Polymyxin und Colistin nicht an, Proteus mirabilis fast nie auf Tetracycline. Die im Reagenzglas so gut wirksamen Aminoglykoside beweisen dies klinisch nicht in gleicher Weise. Die indolpositiven Proteusarten reagieren recht ordentlich auf Carbenicillin, Aminoglykoside und gelegentlich Cephalosporine sowie auf die Nalidixinsäure und die mit ihr verwandten neueren Verbindungen wie die Oxolinsäure. Auch die Kombination des Sulfamethoxazol mit dem Trimethoprim kann gut wirksam sein. Für die gezielte Chemotherapie gegen Infektionen durch Proteusbakterien ist eine Resistenzbestimmung dringend anzuraten.

Literatur

Brodhage, H.: E. coli und Proteus-Infektionen. Teil B: Die Proteus-Infektionen: Bakteriologie und Epidemiologie. In: Infektionskrankheiten, Bd. II/2, hrsg. von O. Gsell, W. Mohr. Springer, Berlin 1968, S. 620–625
Graevenitz, A. v., M. Nourbakhsh: Antimicrobial resistance of the genera Proteus, Providencia and Serratia with special reference to multiple resistance patterns. Med. Microbiol. Immunol. 157 (1972) 142–148
Piller, M.: E. coli und Proteus-Infektionen. Teil C: II. Erkrankungen durch Bact. Proteus. In: Infektionskrankheiten, Bd. II/2, hrsg. von O. Gsell, W. Mohr. Springer, Berlin 1968, S. 636–642
Tomaschoff, E.: Die Ökologie und Bedeutung der Proteusgruppe. Klin. Wschr. 47 (1969) 837–844

Infektionen durch Pseudomonaden

G. LINZENMEIER

Epidemiologie
Hauptkennzeichen der Pseudomonasgruppe, insbesondere von Pseudomonas aeruginosa, sind eine ausgesprochene Anspruchslosigkeit, Wachstum unter bescheidensten Nährstoffverhältnissen, Widerstandsfähigkeit gegen äußere Einflüsse und die Bevorzugung feuchter Plätze. Auch in Staub und Trockenheit können einige Pseudomonaden gut überleben. Im Darmtrakt des Menschen, aber auch vieler Tiere wird Pseudomonas aeruginosa oft gefunden. Untersuchungen an Patienten zeigen, daß dies um so häufiger vorkommt, je älter sie sind, je länger sie im Krankenhaus verweilen und je öfter sie mit Antibiotika vorbehandelt worden sind. Die Resistenz von Pseudomonas aeruginosa gegen zahlreiche Antibiotika und gegen einige Desinfektionsmittel, wie quaternäre Ammoniumbasen und Chlorhexidin, machen ihn zum Problemkeim unserer Tage. In Wasserenthärtungsanlagen, in Ionenaustauschern wird Pseudomonas ebenso oft nachgewiesen wie an Zapfhähnen, auch von Aqua-destillata- und Aqua-bidestillata-Anlagen, in Waschbecken, Ausgüssen, Überläufen, feuchten Tüchern und Lappen, ja sogar in antiseptischen Lösungen, in Geschirrspülmaschinen und vor allem in vielen medizinisch-technischen Geräten, die mit Befeuchtungseinrichtungen versehen sind. So dominiert dieser Keim in den Befeuchtungsanlagen der Säuglingsbrutkästen, in Verneblern und Beatmungsgeräten sowie den Wäscherkammern der Belüftungsanlagen moderner (?) Krankenhäuser. Gemüse, Blumen und Obst sind nicht selten mit Pseudomonaden besiedelt, ebenso das abgestandene Wasser in den Blumenvasen der Krankenzimmer. Eine Übertragung durch verunreinigte Hände oder Instrumente ist selbstverständlich im Bereich des Möglichen.

Ätiologie (Mikrobiologie)
Pseudomonas aeruginosa, früher Bacterium pyocyaneum genannt, ist der für die menschliche Pathologie wichtigste Keim aus dem großen Genus Pseudomonas. Als Erreger des blaugrünen Eiters lange bekannt, wurde dieses gramnegative monotrich begeißelte Stäbchen in seinen pathogenen Fähigkeiten lange unterschätzt. Eine Vielzahl von Kolonieformen erlaubt die Diagnose nur dem Erfahrenen, da die Farbstoffbildung (gelbgrünes Fluorescein und chloroformlösliches blaues Pyocyanin, gelegentlich auch andere Farbstoffe) nicht regelmäßig nachweisbar ist und von der Qualität des Nährmediums abhängt. Die Cytochromoxydase-Reaktion ist positiv. Die Abgrenzung von anderen Pseudomonaden, wie Pseudomonas maltophilia, stutzeri, cepacia, putida, die als opportunistisch pathogene Keime bekannt geworden sind, ist

ebenso wichtig wie vom Genus Aeromonas mit Hilfe bunter Reihen. Zur Stabilität der Pseudomonaden gehört die Fähigkeit, bei verschiedenen Temperaturen wachsen zu können, so Pseudomonas aeruginosa zwischen 5° und 42°C mit einem Temperaturoptimum von 37°C.

Die serologische Typisierung hat eine gewisse Bedeutung für epidemiologische Fragen und zur Herstellung von Impfstoffen bei pseudomonasinfizierten Brandverletzten erlangt. Einfacher ist die Typisierung aufgrund der Pyocinbildung, obwohl noch keine Einigkeit über die anzuwendende Technik besteht, andererseits verschiedene Typisierungsverfahren für epidemiologische Zwecke notwendig sind.

Pathogenese

Die pathogene Fähigkeit von Pseudomonas aeruginosa, seltener anderer Pseudomonaden kommt vorwiegend bei Abwehrschwäche im Säuglingsalter wie bei sekundärer Resistenzminderung des Erwachsenen zum Tragen, so z.B. als Autoinfektion aus dem Darm immunsuppressiv behandelter Patienten. Lokalisierte Erkrankungsformen sind ebenso möglich wie invasive Verlaufsformen.

Pseudomonas aeruginosa besitzt außer einem Haemolysin zahlreiche Enzyme, so z.B. Fibrinolysin, Kollagenase, Elastase, Lipase, Lecithinase, eine DNase, eine RNase und andere als Exotoxin zu bezeichnende extrazelluläre Proteine. Diese spielen eine wichtige Rolle für Pathogenität und Virulenz dieser Keime.

Pathologisch-anatomisch ist die Ansiedlung von Pseudomonas in den Gefäßwänden lange bekannt, ferner lokal bedingte Ernährungsstörungen, offenbar durch toxische Einflüsse in der Umgebung dieser Keime. Doch ist dies eher als Zeichen von Abwehrschwäche als etwa einer spezifischen Reaktion auf Pseudomonas zu deuten.

Klinische Bilder

Infektionen durch Pseudomonas aeruginosa verlaufen wenig charakteristisch, so daß typische Symptome für Infektionen mit diesem Keim nicht bekannt geworden sind. Einige häufig zu beobachtende Lokalisationen seien dargestellt.

Infektionen des Magen-Darm-Traktes mit blutigen Durchfällen sind beim Erwachsenen in tropischen Ländern bekannt. Beim Säugling und bei Kleinkindern werden Dyspepsien mit schwerer Exsikkose beobachtet; grau-blasses Aussehen der Kinder mit raschem Verfall ist typisch.

Meningitiden sind primär, vor allem aber sekundär nach diagnostischen Eingriffen bekannt geworden. Sie beginnen meist recht plötzlich, verlaufen unbehandelt vielfach nach 10–25 Tagen tödlich. Chronische Verlaufsformen nach Schädel-Hirn-Traumen und nach neurochirurgischen Eingriffen werden nicht selten gesehen.

Bei *Otitis media* und *externa* kann Pseudomonas aeruginosa der Erreger einer meist chronisch rezidivierenden Verlaufsform sein.

Im Bereich der *Atemwege* ist im Kindesalter eine Pneumonie durch Pseudomonas aeruginosa besonders gefürchtet. Auch bei Erwachsenen sind Infektionen der oberen Luftwege nach instrumentellen Eingriffen, nach der Narkose und nach Tracheotomiewunden, besonders auf Intensivstationen und unter immunsuppressiver Therapie, keineswegs selten.

Für Infektionen im Bereich der *Harnwege* ist Pseudomonas aeruginosa vor allen Dingen nach instrumentellen Eingriffen verantwortlich. *Verbrennungswunden* sind Prädilektionsorte für Pseudomonas aeruginosa.

Sepsis durch Pseudomonas aeruginosa verläuft besonders schwer und heimtückisch, oft auf dem Boden besonderer Abwehrschwäche, wie etwa einer myeloischen Insuffizienz. Die Leukozytose ist bei dieser Sepsisform außerordentlich gering, Schüttelfröste werden kaum beobachtet, Hautnekrosen sind relativ häufig.

Diagnose

Nur der kulturelle Nachweis erlaubt eine exakte Diagnose von Pseudomonaden. Blaugrüner Eiter allein oder der stechend süßliche Geruch des Untersuchungsmaterials kann ein Hinweis sein, läßt verständlicherweise eine Mischinfektion etwa mit Staphylococcus aureus übersehen. Der Antikörpernachweis hat sich weder in der Agglutination noch in der Hämagglutination diagnostisch bewährt. So findet man bei Patienten mit Karzinom bzw. Leukosen nur in 46% bzw. 30% der Fälle eine Immunantwort. Außerdem ist bekannt, daß nur bei Anwesenheit funktionierender polymorphkerniger Leukozyten eine wirksame Abwehr durch den Wirt erfolgt, da die als invasiv zu bezeichnenden Stämme von Pseudomonas aeruginosa in der Regel gegen Serum resistent sind.

Therapie

In der Regel ist Pseudomonas aeruginosa gegen viele übliche Antibiotika, wie Penicillin G, Aminopenicilline, Cephalosporine, Tetracycline und Chloramphenicol, aber auch die Kombination Trimethoprim/Sulfamethoxazol sowie Nitrofurantoin und Nalidixinsäure resistent. Ausnahmen sind selten und müssen an andere Keime als Pseudomonas aeruginosa denken lassen.

Carbenicillin ist in hohen Dosierungen (30–40 g/Tag) ausgezeichnet gegen Pseudomonas aeruginosa wirksam. Das neuere Ticarcillin übertrifft es zumindest in vitro. Das oral verabreichte Indanyl-Carbenicillin erzeugt nur unzureichende Blutkonzentrationen, wohl aber gute Harnkonzentrationen, was lediglich bei Schleimhautinfektionen der ableitenden Harnwege nützlich ist.

Die Aminoglykoside (Gentamicin, Tobramycin, Sisomicin und Amikacin), die untereinander eine gewisse Parallelresistenz besitzen, sind innerhalb gewisser nicht zu überschreitender toxischer Grenzwerte meist wirksam. Durch R-Faktoren bedingte Enzyme der Pseudomonaskeime führen zu wechselnden Resistenzverhältnissen innerhalb der genannten Substanzen, so daß man, vom Gentamicin ausgehend, alle übrigen Substanzen der Aminoglykosidreihe bei Resistenz gegen Gentamicin austesten muß. Auf die Reduzierung der Dosis bei Niereninsuffizienz, Schock u.a. sei hingewiesen, auch auf die Möglichkeit der Blutspiegelkontrolle.

Die früher oft benützten Antibiotika Polymyxin B und Colistin werden heute erst in zweiter Linie eingesetzt.

Vielfach wird die Kombination von Carbenicillin mit Gentamicin bevorzugt, da sich gezeigt hat, daß sich das gute Ansprechen vieler Keime, auch von Pseudomonas aeruginosa in vitro gegenüber Aminoglykosiden, beim Patienten nicht voll realisieren läßt. Das kann in der Wirkungsminderung von Aminoglykosiden durch zerfallende Zellen (Eiter), durch Fäzes, durch gewisse Bindung an Membranen und durch die bekannte anaerobe schlechtere Wirksamkeit aller Aminoglykoside als bei der meist üblicherweise aerob durchgeführten Resistenzbestimmung bedingt sein. Von den selteneren Pseudomonaden sprechen Pseudomonas putida nicht auf Carbenicillin, Pseudomonas cepacia und Pseudomonas maltophilia nicht auf Aminoglykoside und Polymyxin B an.

Prophylaxe
Die wichtigste Prophylaxe gegen Infektionen durch Pseudomonaden liegt in der Bekämpfung und Beseitigung aller Faktoren für nosokomiale Infektionen. Dazu gehört die sorgfältige Reinigung und Desinfektion aller Wasch- und Spülbecken, die Vermeidung feuchter Stellen aller Art und die gründliche Belehrung des medizinischen Personals. Intensivpflegestationen sind der Ort, wo sich diese Keime gerne aufzuhalten pflegen. Ob eine prophylaktische Schutzimpfung einen Erfolg haben wird, steht noch offen. Trotz aller Maßnahmen, auch der Isolierung, sind nach den bisherigen Erfahrungen Infektionen durch Pseudomonas nicht ganz zu vermeiden. Eine Antibiotikaprophylaxe scheidet aus verständlichen Gründen von vornherein aus.

Literatur
Grün, L.: Pseudomonaden-Hospitalismus. Zbl. Bakt. Hyg., I. Abt. Orig. B 159 (1974) 277–287
Olbing, H., H. Neussel, T. Senge, K. Hagel, G. Linzenmeier: Zur Problematik der Behandlung von Pseudomonas-Infektionen der Harnwege. Dtsch. med. Wschr. 96 (1971) 183–189
Wöckel, W.: Die Infektion mit Pseudomonas aeruginosa (Bacterium pyocyaneum). Ergebn. allg. Path. path. Anat. 48 (1967) 102–170
Zellner, P.R., E. Metzger: Die Serotypisierung von Pseudomonas aeruginosa-Stämmen bei Brandverletzten. Med. Klin. 69 (1974) 346–349

Gasbrand
M. Hentschel

Definition
Der Gasbrand ist die am meisten gefürchtete chirurgische Wundinfektion und wird vorwiegend durch den Anaerobier Clostridium perfringens hervorgerufen. Die Lokalinfektion schreitet schnell phlegmonös fort. Die Toxine der Erreger rufen frühzeitig schwerste Allgemeinerscheinungen hervor. Neben der einfachen Wundkontamination wurde früher zwischen dem Gasödem und dem Gasbrand unterschieden. Zwischen dem Ödem- und dem Brandstadium bestehen fließende Übergänge.

Häufigkeit
Im 1. Weltkrieg betrug sie nach dem amerikanischen Sanitätsbericht 1,7%, nach dem französischen Bericht 0,46%, nach unvollständigen deutschen Statistiken 0,4% und im Koreakrieg auf amerikanischer Seite 0,08%.

Knochenschußbrüche hatten eine sechsmal höhere Gasbrandgefährdung als reine Weichteilschüsse. Granatsplitterwunden waren auf deutscher Seite im Ostfeldzug des 2. Weltkrieges achtmal höher gefährdet als Infanteriegeschoßverletzungen. Verletzungen der unteren Extremität führten etwa fünfmal häufiger zum Gasbrand als solche der oberen.

Epidemiologie
Clostridium perfringens ist in Europa ein ubiquitärer Keim und fand sich noch vor wenigen Jahren in 100% aller Erdproben, während Clostridium Novyi Typ A in 64%, Clostridium septicum in 8%, Clostridium histolyticum in 2% nachweisbar war (Schulz-Utermöhl 1966, Zeissler u. Mitarb. 1958). In Städten mit Kanalisation und mechanisiertem Verkehr ist ein Rückgang der Durchseuchung mit Gasbranderregern festzustellen. In Ost-Berlin konnte nur in 7,8% der Proben, vorwiegend aus Parkanlagen stammend, der Erregernachweis geführt werden (Schmauss u. Mitarb. 1973). Die genannten Clostridien sind übliche Saprophyten des Dickdarms, der Scheide, der Haut und der Kleidung. Eine Infektionsquelle durch diese wohl häufigsten Keime ist bei vielfältigen Verletzungen gegeben. Sogar 70%iger Alkohol und minderwertiges Catgut können Sporen enthalten.

Ätiologie (Mikrobiologie)
Die wichtigsten Gasbranderreger sind: 1. Clostridium perfringens = Fränkel-Welch-Bazillus, in 60–80% aller Erkrankungen anzutreffen. 2. Clostridium Novyi = Clostridium oedematiens, Bacillus oedematis maligni, in 30–60% aller Erkrankungen. 3. Clostridium septicum = Pararauschbrandbazillus = Vibrion septique Pasteur, in 5 bis

20% aller Erkrankungen. 4. Clostridium histolyticum = Bacillus histolyticus. – Vielfach liegt eine Mischinfektion verschiedener Clostridienarten vor, nicht so selten auch mit anderen Erregern (Koli, Streptokokken, Staphylokokken, Proteus).

Pathogenese und Pathophysiologie
Die genannten Clostridien sind fakultativ-pathogene Erreger. Pathogen werden sie durch ihre Exotoxine:
1. Phospholipase C, hämolytisch, nekrotisierend;
2. sauerstofflabiles Hämolysin, hämolytisch, nekrotisierend; 3. Kollagenase, nekrotisierend; 4. Hyaluronidase; 5. Neuraminidase; 6. Lezithinase; 7. Desoxyribonuklease. – Damit es von der einfachen Wundkontamination zum Gasödem oder Gasbrand kommt, bedarf es bestimmter Voraussetzungen von seiten des menschlichen Organismus im Sinne eines verminderten Redoxpotentials: mechanische Zerstörung von Weichteilgewebe, insbesondere Muskulatur; Anwesenheit von Fremdkörpern; örtliche Zirkulationsstörung infolge Abbindung einer Gliedmaße, Arterienunterbindung oder arterieller organischer Durchblutungsstörung, traumatischen und Volumenmangelschocks, schnürenden Verbandes. – Die Inkubationszeit beträgt in der Regel 1–5 Tage, mindestens 2–3 Stunden, maximal 1 Monat. Abgekapselte Keime können noch nach Jahren – etwa anläßlich einer Granatsplitterextraktion – ein Gasödem induzieren. Die Infektion befällt vorwiegend die unteren Extremitäten, seltener die oberen, selten auch den Uterus nach kriminellem Abort. Raritäten sind primärer Befall von Leber, Lungen, Gehirn oder Intestinaltrakt. – Lokal führen die Exotoxine zum Muskelzerfall, zur Hämolyse und zu einem nach zentral forschreitenden Ödem, das die örtliche O_2-Zufuhr zusätzlich behindert und damit eine Infektionsausbreitung begünstigt: Durch Eiweißzersetzung in der Muskulatur und durch anaerobe Gärung kommt es zur charakteristischen Gasbildung (Schwefelwasserstoff und Kohlendioxyd). Die Toxinfernwirkungen führen im Blut zur Hämolyse, an den Nieren zur Zerstörung der Tubulusepithelien, zur Bildung von Hämoglobinzylindern und interstitiellem Ödem mit entzündlichen Zellinfiltraten; die toxische Leberschädigung reicht von Einzelnekrosen bis zur akuten gelben Leberatrophie. Die Herzmuskulatur zeigt gelegentlich schwere Nekrosen, während Nebennierenrindennekrosen regelmäßig ebenso wie ein Hirnödem bei Sektionen gefunden werden. Funktionell bedingen die Toxinfernwirkungen 1. einen schweren toxischen Schock neben und nach dem primären Wundschock, 2. Hämolyse, 3. Niereninsuffizienz, 4. Nebennierenrindeninsuffizienz, 5. hämorrhagisches Lungenödem, 6. Leberversagen, 7. Herzinsuffizienz, 8. Bewußtseinseinschränkung.

Krankheitsbild
Anamnese
Kriegs-, seltener Friedenswunden mit den oben geschilderten Voraussetzungen sind typisch für die Vorgeschichte ebenso wie nach wenigen Tagen einsetzender rasender Wundschmerz und Verfall des Kranken mit Blässe, Benommenheit, Übelkeit und verminderter Harnausscheidung. Gasabszesse nach Injektionen in das Gesäß, insbesondere von Adrenalin, wurden verschiedentlich beschrieben.

Befunde
Rasende Schmerzen lokal, septisch-toxischer Schock mit extrem hoher Pulsfrequenz zwischen 130 und 160 Schlägen pro Minute und verminderter Harnausscheidung geht mit Unruhe, später Benommenheit oder auch Euphorie und lokaler Ödem- und Gasbildung einher; letztere ist palpatorisch, perkutorisch und röntgenologisch nachweisbar. Die Röntgenaufnahmen zeigen eine charakteristische Fiederung der Muskulatur. Die gasbrandinfizierte Muskelwunde sieht anfangs dunkler als normal aus, etwa wie luftgetrocknetes Bündner Fleisch, dann glasig-lachsfarben, um im Spätstadium zundrig zu zerfallen. Liegt der Herd tief, kann die Diagnose schwierig sein, da lokal wahrnehmbare Veränderungen noch zu einer Zeit fehlen, zu der bereits schwere Allgemeinerscheinungen vorhanden sind. Das gleiche gilt, wenn zunächst nur ein pralles Ödem ohne Gas auftritt. Beurteilungsschwierigkeiten bereitet auch der seltene Gasbrand nach planmäßigen Abdominaloperationen. – Fieber ist inkonstant, typisch jedoch neben dem Schock die fahlanämische Gesichtsfarbe mit einem Stich ins Gelbliche bei feuchter Zunge. Häufig besteht eine Zyanose der Lippen und Akren. Dunkler Harn wird bei hämolytischem und toxischem Ikterus ausgeschieden. Tiefe Atmung vom Kußmaul-Typ spricht für schwere Azidose, Rhythmusstörungen für Herzbeteiligung.

Laboratoriumsbefunde
Proteinurie, Zylindrurie, Anämie, Serumeiweißmangel, Gallenfarbstofferhöhungen in Harn und Serum, Elektrolyt- und Blutgasverschiebungen durch azidotische Stoffwechselentgleisung, Anstieg der harnpflichtigen Substanzen im Serum, inbesondere des Harnstoff-N, Herzrhythmusstörungen sind bedeutungsvolle Kriterien des Zustandes und der Therapie.

Besondere Untersuchungsmethoden
Der Nachweis der Erreger und ihrer Antibiotikaempfindlichkeit ist besonders bei Mischinfektionen wichtig und sollte auch bei Amputationen unter ungünstigen äußeren Umständen vorgenommen werden, selbst wenn das Bestimmungsergebnis der Therapie nachzuhinken scheint. Clostridien selbst sind grundsätzlich penicillinempfindlich. – Nach wie vor entscheidet die klinische Diagnose über die unverzügliche Einleitung einer adäquaten Therapie, und zwar zeitlich vor allen pa-

raklinischen Untersuchungsmethoden und Befunden einschließlich der Bakterioskopie.

Verlauf und Prognose
Die einfache Kontamination einer Wunde mit Gasbranderregern wird nicht so selten beobachtet, insbesondere bei Kotfisteln, und ist harmlos, solange klinische Erscheinungen fehlen. – Gasödem und Gasbrand – zwischen beiden wird heute berechtigterweise nicht mehr streng unterschieden – schreiten schnell fort und sind unbehandelt tödlich. Trotz operativer Therapie war die Letalität in den beiden Weltkriegen hoch: 50–60%. Die Infektion war fast immer tödlich, falls sie auf den Rumpf übergriff oder vom Abdomen oder Thorax ausging. Ebenso wie der Zeitraum zwischen Verwundung und chirurgischer Erstversorgung für das Auftreten eines Gasbrandes Bedeutung hat, ist das Intervall zwischen Ausbruch der Infektion und Beginn der Therapie für die Prognose entscheidend. Gasbrand bei arteriell durchblutungsgestörten Beinen hat eine besonders schlechte Prognose.

Komplikationen
Mischinfektionen mit anderen Keimen können zu ausgeprägter Eiterbildung führen, die beim reinen Gasbrand vermißt wird: Hämatogene Gasbrandmetastasen sitzen bevorzugt in der Muskulatur aufliegender Partien, wie Unterschenkel, Gesäß, Schultern, Oberarme.

Differentialdiagnose
Abzugrenzen ist das reine Hautemphysem, das nach Granatsplitter-, seltener Gewehr- und Bolzenschußverletzungen vorkommt, unter 1092 Oberschenkelweichteilschüssen bei 7% (FRANZ 1944). Es ist gewöhnlich nach 48 Stunden verschwunden. In Verbindung mit größeren Hämatomen findet sich ein Hautemphysem gelegentlich bei Frakturen der langen Röhrenknochen mit kleineren, ventilartig wirkenden Durchspießungswunden. – Ausgedehnte Hämatome lassen sich nach mehrstündiger Beobachtung vom Gasödem mit seinen ähnlichen, hämolytisch bedingten Hautveränderungen abgrenzen, da bei ihnen die Veränderung des Allgemeinbefindens zum Schlechten fehlt. – Schwieriger ist die Situation bei der akuten traumatischen Infiltration, die besonders bei Brüchen der großen Röhrenknochen und des Schulterblattes in Kombination mit erheblichen Schmerzen bei schlechter Lagerung auftreten kann. Adäquate Ruhigstellung pflegt die lokale Situation zumindest hinsichtlich des Schmerzbildes bald zu bessern. Schwierig ist die Abgrenzung einer gasbildenden putriden Infektion (non clostridial crepitant cellulitis), die durch gasbildende anaerobe Streptokokken oder Enterokokken bedingt wird. Im fortgeschrittenen Stadium sind Gliedmaßenamputationen vielfach nicht zu umgehen. Die Prognose ist günstiger als beim Gasbrand.
Plötzlicher Umschlag des Allgemeinbefindens mit der Trias der rasenden Schmerzen, des verfallenen Gesichtes und des Heraufschnellens der Pulsfrequenz zwingt zur Diagnose »Gasödem« und sofortiger entsprechender Therapie.

Therapie
Bis zum Ende des 2. Weltkrieges waren *radikale chirurgische Maßnahmen* – an den Gliedmaßen die Amputation – und Gaben von Gasbrandserum die Grundpfeiler der Behandlung.
Das Gasbrandserum hat die Erwartungen hinsichtlich Prophylaxe und Therapie nicht erfüllt. Die Anaphylaxie ist eine zusätzliche Bedrohung des Schwerstkranken. Prophylaktische und therapeutische Gaben des antitoxischen Serums sind heute abzulehnen.
Als neues konservatives Behandlungsprinzip wurde 1960 die *Sauerstoffüberdruckbehandlung* eingeführt. Da Gasbrand in Friedenszeiten relativ selten auftritt, sind die Erfahrungen der einzelnen Behandlungszentren mit einer Überdruckkammer beschränkt. *Die kritische Erfolgsbeurteilung fällt aufgrund neuerer Ergebnisse etwas nüchterner aus als die hoffnungsvollen Ersterlebnisse vor einigen Jahren.* Im Vergleich der heutigen Behandlungsergebnisse mit denen des 2. Weltkrieges ist im übrigen die Verbesserung des Transportwesens, des Intensivpflegestandards und die Einführung der Antibiotika zu berücksichtigen.
Die radikale chirurgische Therapie, d.h. die hohe Amputation oder Exartikulation ist auch heute noch sofort im Primärkrankenhaus zu empfehlen, wenn bei einem Patienten mit arteriellen organischen Durchblutungsstörungen ein Gasbrand auftritt. Andererseits sollte ein Kranker ohne Durchblutungsstörungen nach Stellung der klinischen Diagnose »Gasbrand« bei Transportfähigkeit möglichst bald einem Zentrum zur Sauerstoffüberdruckbehandlung zugeführt werden, und zwar unter Arztbegleitung und Fortführen der Infusionstherapie. Die Sauerstoffüberdruckbehandlung basiert auf folgenden Vorstellungen: Clostridien bilden noch bei einem O_2-Partialdruck von 250 mm Hg im Muskelgewebe ihre Exotoxine. Bei Luftatmung beträgt der pO_2 in den von Gasödem befallenen Muskeln 50 mm Hg, bei reiner Sauerstoffatmung etwa 110 mm Hg, bei reiner Sauerstoffatmung unter 3 Atmosphären, entsprechend 20 m Wassertiefe, jedoch 330–345 mm Hg. Dies genügt zur Hemmung der Exotoxinbildung für etwa 6 Stunden.
Nach den Inauguratoren und erfahrensten Autoren der Sauerstoffüberdruckbehandlung wird mit etwa 3 ata (3 Amosphären absolut = 2 atü) O_2 und einer Druckdauer von 2 Stunden einschließlich der Dekompression in den ersten 24 Stunden dreimal, in den zweiten 24 Stunden zweimal und in den dritten 24 Stunden zweimal behandelt. Vor der Überdruckbehandlung erfolgt lediglich Wundinspektion, Enfernung noch vorhandener Nähte sowie weite Öffnung der Wunden. Zu diesem Zeitpunkt kein Debridement, keine Exzision, jedoch Wundabstrich zur Gramfärbung und zur an-

aeroben und aeroben Kultur. Markierung der Grenze zwischen verfärbter und normaler Haut. Parazentese nur bei komatösen Patienten.
Nach der ersten Sitzung erneut Wundinspektion und manchmal beschränkte Exzision offensichtlich abgestorbenen Gewebes, jedoch kein Debridement oder Exzision bis in gesundes Gewebe. Amputationen wurden niemals als Notfalleingriffe durchgeführt, sondern – falls überhaupt noch notwendig – viel sparsamer gewöhnlich 3–4 Wochen nach Beherrschung der akuten Gasbrandsituation. Nur ausnahmsweise sind Faszienspaltungen vor oder unter der Überdruckbehandlung erforderlich, um durch Ödemabfluß die Durchblutung zu verbessern. Das Allgemeinbefinden der Schwerstkranken pflegt sich nach der 2. oder 3. Sitzung schlagartig zu bessern; Komatöse wachen auf. – Nur bei Mischinfektionen werden Antibiotika (Ampicillin, Penicillin, Tetracyclin) verabfolgt.
Aus dem Amsterdamer Zentrum wurde 1972 über 130 Patienten mit klinisch und kulturell gesichertem Gasbrand berichtet. Die Letalität betrug 22,3% (n = 29). – In der Gruppe von 90 Unfallpatienten war die Letalität mit 12,2% (n = 11) am niedrigsten. – In der Gruppe der 31 Patienten, die Gasbrand nach Operationen (9 Amputationen wegen arteriosklerotischer Gangrän, 4 Cholecystektomien, 3 Sigmaresektionen, 2 Appendektomien u.a.) entwickelten, lag die Letalität mit 45,2% (n = 14) hoch. Ebenfalls hoch lag sie mit 44,4% (n = 4) in der Gruppe der 9 Patienten mit verschiedenen Grundkrankheiten wie intramuskulärer Injektion, Leukämie, Perianalabszeß, Ulcus cruris.
Abb. 13.**34** gibt Auskunft über Zahl und Ausmaß der Amputationen sowie über das primäre Ausmaß des Extremitätenbefalls.
Das Amsterdamer Zentrum mit den z.Z. wohl umfangreichsten Erfahrungen gibt – wie oben dargestellt – bei seinem Vorgehen der Sauerstoffüberdruckbehandlung die Priorität vor radikalen chirurgischen Eingriffen. Das Würzburger Zentrum dagegen spricht sich für eine primäre eingehende chirurgische Wundrevision mit Entnahme von Ge-

Abb. 13.**34** Die schwarzen Bezirke zeigen die Ausdehnung des Gasbrandes zum Zeitpunkt der Aufnahme im Amsterdamer Zentrum. – Die schraffierten Bezirke demonstrieren den Umfang der nach mehreren Wochen durchgeführten Amputation. Diese Patienten wurden lebend entlassen (nach *Roding, Groeneveld* u. *Boerema*).
Reihe A: Von 14 Patienten 1 Todesfall 24 Std. nach der Aufnahme
Reihe B: Von 37 Patienten 3 Todesfälle, und zwar 10 Std., 25 Tage und 4 Wochen nach der Aufnahme
Reihe C: Von 28 Patienten 4 Todesfälle, und zwar 8 Std., 24 Std., 2 Tage und 33 Tage nach der Aufnahme
Reihe D: Von 18 Patienten 7 Todesfälle, und zwar 4 Std., drei 5 Std., 8 Std., 42 Tage und 60 Tage nach der Aufnahme
Reihe E: kein Todesfall
Reihe F: kein Todesfall

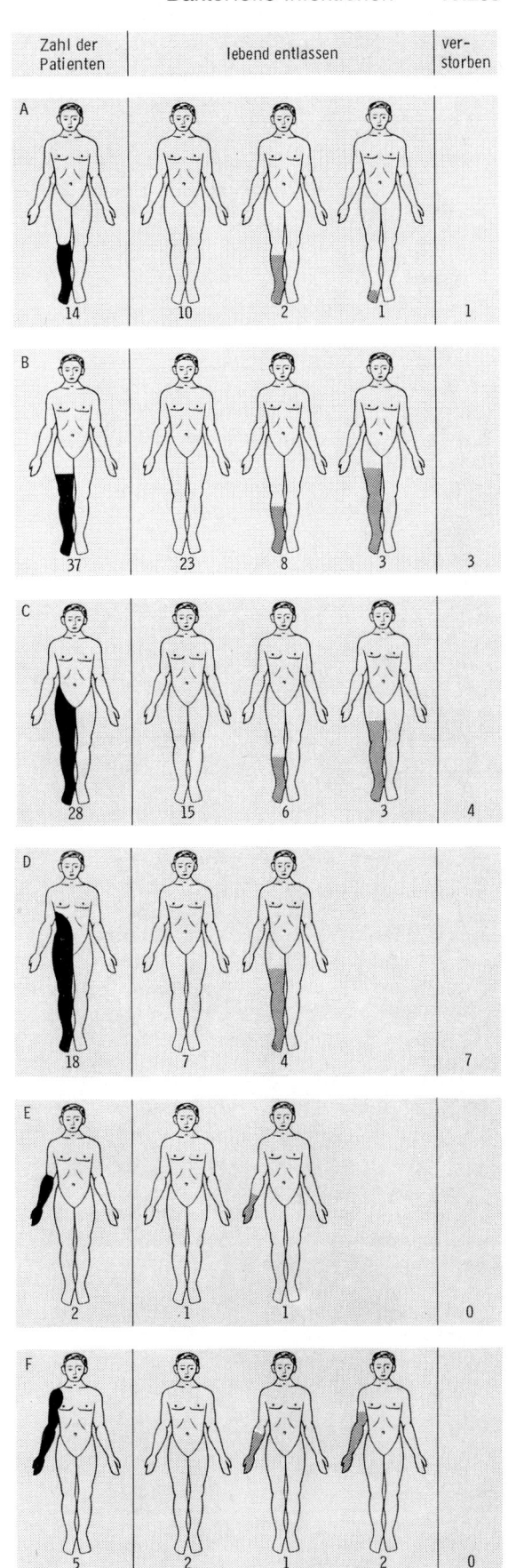

websproben und rigoroser Freilegung und Enfernung von Nekrosen, Amputation oder Exartikulation an der Grenze zum Gesunden vor der Kammerbehandlung aus.

Zur Verbesserung der Ergebnisse wird in Zukunft sicher ein die individuelle Situation berücksichtigendes Vorgehen beitragen. Schon der erstbehandelnde Kliniker hat das im Rahmen seiner Möglichkeiten Liegende zu tun: Wundnähte entfernen, *bei Durchblutungsstörungen mit fehlenden Fußpulsen hoch amputieren oder exarticulieren,* bei Körperstammbefall ausgedehnt inzidieren, feuchte Verbände der offengelassenen Wunden, Schockbehandlung, Blutgruppenbestimmung, Kreuzen von Konserven, Abstimmung mit dem nächsten Überdruckkammerzentrum, bei Mischinfektion hochdosierte Antibiotikatherapie mit halbsynthetischem Penicillin, Sorge für schnellen Transport mit begleitendem Arzt (evtl. mit Hubschrauber) unter Mitgabe evtl. schon transfusionsbereiter Konserven sowie evtl. entnommener Gewebsproben.

Je nach Zentrum stehen unterschiedliche Kammertypen zur O_2-Überdruckbehandlung zur Verfügung:

1. *Große Kammern* erlauben neben der Aufnahme des Patienten auch ein Begehen durch Arzt und Pflegepersonal. In diesen Kammern steht normale Luft unter entsprechendem Überdruck. Nur der Patient atmet über eine Maske oder einen Intratrachealtubus reinen Sauerstoff.
2. *Kleine Kammern* gestatten nur die Aufnahme des Patienten und werden voll mit O_2 unter Überdruck beschickt.

Folgende Zentren bestehen in Deutschland und seiner Nachbarschaft (Stand Frühjahr 1975):
Bundesrepublik Deutschland
a) große Kammern
4100 Duisburg-Laar, St.-Joseph-Hospital, Ahrstr. 100, Tel. 02131/870031
8080 Fürstenfeldbruck, Flugmedizinisches Institut der Luftwaffe, Marseillestraße, Tel. 08141/9621, App. 6501
2300 Kiel-Kronshagen, Schiffahrtsmedizinisches Institut der Bundesmarine, Kopperpahler Allee 120, Tel. 0431/587072
6500 Mainz, Institut für Anästhesiologie der Universität, Langenbeckstr. 1, Tel. 06131/19-2817
8700 Würzburg, Chirurgische Universitätsklinik, Josef-Schneider-Straße 2, Tel. 0931/2011
b) kleine Kammern
4000 Düsseldorf, Institut für Anästhesiologie der Universität, Moorenstr. 5, Tel. 0211/334444
6000 Frankfurt/Main 60, Berufsgenossenschaftliches Unfallkrankenhaus, Friedberger Landstraße 430, Tel. 0611/15011
7800 Freiburg/Brsg., Institut für Anästhesiologie der Universität, Hugstetter Straße 55, Tel. 0761/201-2993
2000 Hamburg-Eppendorf, Chirurgische Universitätsklinik, Martinistraße 52, Tel. 040/4681
5400 Koblenz, Bundeswehrzentralkrankenhaus, Rübenackerstraße 170, Tel. 0261/2011462
7400 Tübingen, Chirurgische Universitätsklinik, Calwer Straße 7, Tel. 07122/296682

Deutsche Demokratische Republik
Ost-Berlin, Intensivtherapieabteilung des Krankenhauses im Friedrichshain, Tel. 003752/5895992
Österreich
a) große Kammern
A-8019 Graz, Chirurgische Universitätsklinik Graz, Tel. 03122/31011
b) kleine Kammern
A-6020 Innsbruck, Institut für Anästhesiologie der Universität Innsbruck, Anichstraße 35, Tel. 05222/28711/870
A-2340 Mödling, Landeskrankenhaus Mödling, Abteilung für Anästhesiologie, Weyprechtgasse 12, Tel. 02236/2626
A-1090 Wien, Institut für Anästhesiologie der Universität Wien, Allgemeines Krankenhaus der Stadt Wien, Spitalgasse 23, Tel. 4289/2529
A-9026 Klagenfurt, Anästhesieabteilung des Landeskrankenhauses Klagenfurt, St. Veiter Straße 47, Tel. 04222/7941
Holland
Amsterdam, Chirurgische Klinik der Universität, Wilhelmina Gasthuis, Tel. 003120/5229111
Schweiz
CH-1211 Genf, Kantonsspital, Département de Médicine, Tel. 004122/469211
CH-1011 Lausanne, Kantonsspital, Département de Médicine, Tel. 4111/111
CH-8006 Zürich, Kantonsspital, Medizinische Klinik, Tel. 01/329811

Neben der anzustrebenden Überweisung in ein Zentrum mit Überdruckkammer als Therapie der Wahl wird als Therapie der Not das klassische primär chirurgische Vorgehen in bestimmen Fällen weiterhin zwingende Berechtigung haben, sei es als alleinige Therapie oder als Erstmaßnahme vor einer Verlegung. Zur Therapie der Not kann der foudroyante Verlauf eines Gasbrandes und die Durchblutungsstörungen einerseits zwingen, andererseits das Transportproblem unter Berücksichtigung des Zeitfaktors. *Leben geht vor Extremität.*

Im Ödemstadium sichern ausgedehnte, längsgestellte Inzisionen durch Haut und Muskelbinde den Sekretabfluß, senken den Gewebedruck und verbessern damit die Zirkulation unter gleichzeitiger Verschlechterung der Lebensbedingungen der Anaerobier. Feuchthalten der Wunden und H_2O_2-Spülungen sind lokal unterstützende Maßnahmen.

Leider entfaltet H_2O_2 nur eine Oberflächenwirkung und keine Wirkung in die Tiefe, von der herdförmig der Gasbrand sowohl in der Muskulatur als auch in den Septen fortschreitet.

Der schnell fortschreitende Gasbrand zwingt bei fehlender Möglichkeit einer hyperbaren Oxygenation zur Gliedmaßenabsetzung an der Grenze zum Gesunden, meist zur hohen Amputation in noch gesundem Gebiet mit anschließendem Offenlassen der Wunde.

Lokale Sauerstoffinsufflationen in den Erkrankungsbezirk oder in das Grenzgebiet zum Gesunden haben sich als eher schädlich denn nützlich erwiesen, da der Gewebsbinnendruck erhöht und damit die Zirkulation verschlechtert wird.

Antibiotika in Form von Ampicillin, Penicillinen und Tetracyclinen haben – intravenös appliziert – besonders bei Mischinfektionen unterstützenden Wert. Als alleiniges Behandlungsmittel sind Antibiotika und Chemotherapeutika gewöhnlich unzureichend.

Dialyse in dieser oder jener Form wird bei Anurien gelegentlich nicht zu umgehen sein.

Prophylaxe

Je kürzer das Intervall zwischen Verletzung und Wundversorgung gehalten werden kann, desto niedriger liegt die Gasbrandfrequenz. Sie konnte in der US-Armee von 0,8% im 2. Weltkrieg bei einem Intervall von durchschnittlich 24 Stunden auf 0,08%, d.h. ein Zehntel, im Koreakrieg bei einem Intervall von durchschnittlich 3½ Stunden gesenkt werden. Dem Transport durch Hubschrauber kam hierbei entscheidende Bedeutung zu. – Hinsichtlich des chirurgischen Vorgehens bei der Erstversorgung dürften neben exakter Wundtoilette mit Entfernung allen toten Gewebes rekonstruktive Maßnahmen an verletzten Gefäßen auch im Hinblick auf den Gasbrand besonderen Wert haben, ebenso wie die frühzeitige Beseitigung eines primär traumatischen oder durch Volumenmangel bedingten Schocks. Stark verschmutzte Trümmerwunden können erfolgreich in »Dringlichkeit mit aufgeschobener Operation« versorgt werden, d.h. unter Antibiotikaschutz wird die Wunde mindestens 48 Stunden feucht behandelt bei adäquater Ruhigstellung, so daß das Wundödem abfließen kann und sich totes Gewebe einwandfrei demarkiert. Eine Wundausschneidung ist dann sehr sparsam möglich. Bei Extremitäten-Amputationen wegen Brand oder Gangrän infolge arterieller Durchblutungsstörungen – meist handelt es sich um Oberschenkelamputationen – sollten nur wenige, weitgestellte Hautnähte gelegt werden, die bei den geringsten Anzeichen einer Infektion zu entfernen sind.

Versuche mit einer aktiven Immunisierung sind noch nicht abgeschlossen.

Literatur

Boerema, J., H.G. Fassbender, E. Habermann, J. Kimmig, J. Meyer-Rohn, L. Koslowski, G. Maurer, H.R. Ney, H. Schulz-Utermöhl: Ausschußsitzung des Wehrmedizinischen Beirats über Prophylaxe und Therapie des Gasödems, 18.–19.10.1965 in Bonn. Wehrmed. Mschr. 10 (1966) 8–60, 12 (1968) 508–519
Brummelkamp, W.H.: Hyperbaric oxygenation. Ledigham, Edinburgh 1965
Franz, C.: Lehrbuch der Kriegschirurgie. Springer, Berlin 1944
Palomba, P., U. Schacht: Das Gasödem bei durchblutungsgestörten Extremitäten. Akt. Chir. 9 (1974) 67
Roding, B., P.H.A. Groeneveld, J. Boerema: Ten years of experience in the treatment of gas gangrene with hyperbaric Oxygen. Surg. Gynec. Obstet. 134 (1972) 579
Schmauss, A.K., E. Bahrmann, W. Fabian: Gasbrandbehandlung und hyperbare Oxygenation. Zbl. Chir. 98 (1973) 912
Schott, H.: Therapie des Gasödems. In: Chirurgische Operationslehre, Bd. IV/1, hrsg. von B. Breitner. Urban & Schwarzenberg, München 1975
Trippel, O.H., A.N. Ruggie, C.J. Staley, J. van Elk: Hyperbaric oxygenation in the mangement of gas gangrene. Surg. Clin. N. Amer. 47 (1967) 17
Zeissler, J., C. Krause, L. Rassfeld-Sternberg: Die Gasödeme des Menschen, Bd. I–III. Steinkopff, Darmstadt 1958
Zierott, G., E. May, H. Harms: Veränderungen in der Beurteilung und Therapie des Gasödems durch Anwendung der hyperbaren Oxygenation. Bruns Beitr. Klin. Chir. 220 (1973) 292

Milzbrand (Anthrax)

F.O. HÖRING

Definition

Der Milzbrand ist eine durch Bacillus anthracis hervorgerufene Lokalinfektion – vorwiegend von Weide-, aber auch von Wildtieren –, die rasch zum Übergang in Sepsis neigt, und für die – als Anthropozoonose – auch der Mensch empfänglich ist. Bei diesem tritt er – je nach Eintrittspforte – in ca. 95% der Fälle als Hautmilzbrand (Milzbrandkarbunkel), seltener als Lungenmilzbrand (Hadernkrankheit), sehr selten auch als Darmmilzbrand auf.

Verbreitung und Häufigkeit

Der Milzbrand kommt in allen Ländern, vor allem an die Viehzucht gebunden, vor. Durch Bekämpfungsmaßnahmen kann er zwar wesentlich zurückgedrängt werden; jedoch ist nach wie vor überall mit seinem Auftreten zu rechnen, und zwar einerseits durch Infektionen von Weidevieh aus dem Erdreich, andererseits beim Menschen durch den weltweiten Handel mit Tierprodukten, besonders Fellen, Tierhaaren und Wolle, auch Knochenmehl. Endemische Bezirke finden sich heute noch in Süd- und Osteuropa, Ostasien, Ost- und Nordafrika, Mittel- und Südamerika, wobei das Verhältnis tierischer zu den menschlichen Erkrankungen sehr stark variiert. In Deutschland werden zur Zeit pro Jahr meist weniger als 20 Fälle bekannt.

Epidemiologie

Die Übertragung geschieht vorwiegend bei »Schmutzinfektion« durch die Sporen des Bacillus anthracis, seltener bei Kontaktinfektion durch die Bazillen selbst. Da der Erreger sich – mindestens in der Sporenform – jahrzehntelang im Erdreich infektionstüchtig erhalten kann, werden Weidetiere manchmal nach langjähriger Pause plötzlich auf der gleichen Weide neu befallen. Meist handelt es sich um Rinder oder Schafe, seltener Ziegen, Pferde, Schweine oder Kamele. Dabei kommen dann menschliche Infektionen vor bei Landwirten, Hirten, Tierpflegern, Schlächtern und Abdeckern, auch Tierärzten. Nicht selten tragen Weidetiere aus solcher Umgebung, auch wenn sie selbst gesund sind, die Erreger in Sporenform in ihren Fellen, die zur weiteren Verwertung nach auswärts verkauft und transportiert werden. Das führt zur Infektion von Fellhändlern, Transport-, besonders

Hafenarbeitern (Schauerleuten), weiter bei der Verarbeitung der Felle zur Infektion von Gerbern und Beschäftigten der Leder- und Wollindustrien (Garnspinnerei, Wollkämmerei, Pinsel- und Bürstenherstellung). In Europa ist der Milzbrand daher fast immer eine Berufskrankheit.

Ätiologie (Mikrobiologie)
Der Milzbrandbazillus ist ein verhältnismäßig großes (5–10 µm), grampositives, sporenbildendes Stäbchen mit Kapselbildung (im Wirtsgewebe, nicht oder nur schwach in der Kultur). Er steht vielen saprophytischen Arten, wie dem Bacillus subtilis (Heubazillus), dem Bacillus mesentericus u.a., nahe und ist von diesen vorwiegend durch seine Fermentausstattung unterschieden, die ihm seine rasche Ausbreitung im Wirtsgewebe erlaubt. Jedoch ist diese bei verschiedenen Stämmen sehr unterschiedlich stark. Er besitzt auch besondere Antigeneigenschaften. Ob es sich dabei um echte Toxine handelt, ist strittig, ebenso inwieweit ein Stamm seine »Virulenz« verlieren oder eine solche gewinnen kann. Seine vegetative Form ist wenig resistent, die Dauerform (= Sporen), die sich außerhalb des Wirtskörpers unter Sauerstoffeinwirkung bildet, ist dagegen sehr widerstandsfähig. Der Keim wächst aerob leicht auf gewöhnlichen Nährböden.

Pathogenese und Pathologie
Der Erreger dringt beim Menschen vorwiegend durch kleinste Hautverletzungen, wie Schürfungen, aber wohl auch schon durch die Hautfollikel ein und macht eine eitrig-hämorrhagische Entzündung mit starker Ödembildung. Dabei scheint es gleichgültig, ob er in seiner vegetativen oder in der Sporenform eindringt. Vom Sitz der Eintrittspforte hängt der weitere Krankheitsablauf überwiegend ab; deshalb sind Milzbrandkarbunkel an Kopf und Nacken gefährlicher als an den Extremitäten. Die Sporeninhalation, die zum Lungenmilzbrand führt, und die Darminfektion mit infizierter Milch oder Fleisch, besonders bei fehlender Magensäure, sind besonders gefürchtet. Infolge seiner Aggressionskraft kann eine rasche Ausbreitung per continuitatem oder auf dem Lymphwege erfolgen sowie der Einbruch in die Gefäßbahn mit anschließender Sepsis und Metastasierung im ganzen Körper, sowohl in den inneren Organen als auch im Bewegungsapparat. – Als typische Lokalinfektion hinterläßt der Milzbrand keine dauerhafte Immunität, sondern höchstens für beschränkte Zeit (einige Monate) eine herabgesetzte Anfälligkeit, die auf einer Gewöhnung an die aggressiven Fermente des Keims beruht.

Krankheitsbild
Der Milzbrandkarbunkel entwickelt sich 1–2 Tage nach dem Eindringen des Erregers und ist klinisch meist schon am 3. Tage zu erkennen an seinem schwärzlichen Schorfbelag, der starken Rötung und ödematösen Schwellung der Umgebung. Er kann gelblich-eitig-blutiges Sekret absondern und in der Umgebung zu Sekundärpusteln führen. Die regionären Lymphknoten schwellen meist rasch an. An Stellen mit verschieblicher Haut, etwa in Augennähe, tritt das Ödem in den Vordergrund. Auffällig ist die geringe Schmerzhaftigkeit. Treten Allgemeinerscheinungen, Fieber, Schüttelfröste, Tachykardie, Verfall, Kopfschmerzen deutlich hervor, so läßt dies bereits auf septische Allgemeininfektion schließen. Blutiger, schaumiger Auswurf oder Erbrechen, blutige Durchfälle weisen auf Befall der Lungen oder des Darmkanals hin. Sie stehen bei der Hadernkrankheit oder dem Darmmilzbrand ganz im Vordergrund, wobei eine Hautbeteiligung höchstens sekundär auftritt. Eine solche Allgemeininfektion entsteht gewöhnlich am Ende der 1. Krankheitswoche. Bleibt sie aus, so war die Demarkierung erfolgreich, und es tritt Abheilung gewöhnlich schon nach der 2. Woche ein.

Besondere Untersuchungsmethoden
Die Berufsanamnese ist von höchster Wichtigkeit, für die eindeutige Anerkennung als Berufskrankheit auch die Anzüchtung des Erregers, am besten aus den Randpartien des Karbunkels, aber auch aus Sputum, Stuhl und Blut. Die serologische Diagnostik ist unzuverlässig. Oft wird man den Erreger schon im Nativ-Abstrich-Präparat, besonders nach Methylenblaufärbung, feststellen können. Jedoch ist die Kultur, auch im Hinblick auf die Empfindlichkeitsprüfung für Antibiotika, entscheidend. Für die Feststellung der Milzbrandinfektion an Häuten und Fellen, auch Knochenmehl und Fleisch wird auch heute noch die alte Präzipitationsmethode nach Ascoli oder in neuerer Form nach Belloni und Matheis mit dem Ouchterlony-Verfahren angewandt. Beim Menchen kommt sie nur postmortal in Betracht.

Prognose
Nach Abheilung sind Dauerschäden selten. Bei älteren Personen ist auch Myokardbeteiligung beobachtet worden.

Komplikationen
Die Milzbrandmeningitis, die in einigen Fällen auch isoliert beobachtet wurde, ohne daß die Eintrittspforte erkennbar war, ist zu fürchten.

Differentialdiagnose
Beim Milzbrandkarbunkel fällt gegenüber anderen Karbunkeln vor allem die Verfärbung und die relative Schmerzlosigkeit auf. Die Hadernkrankheit kann anfangs mit anderen heftigen Pneumonien verwechselt werden. Der Darmmilzbrand ist ohne bakteriologische Untersuchung klinisch oft kaum gegen andere abdominelle Infektionen abzugrenzen. Hier entscheidet die Vorgeschichte oder die Kenntnis einer Exposition.

Therapie

Aktives chirurgisches Vorgehen ist streng kontraindiziert und führt fast regelmäßig zur Sepsis. Man beginnt heute sofort nach Materialentnahme zwecks Anzüchtung mit einer Penicillintherapie (40 Mill. E/Tag) und richtet die Weiterbehandlung nach dem Ausfall der Sensibilitätsprüfung, wobei Dosierung und Länge der Zufuhr (bis zum Abfallen des Schorfes!) individuell zu handhaben sind. Mit einem hohen Anteil schlechten bzw. verzögerten Ansprechens auf die Penicillintherapie muß gerechnet werden, da die Penicillinempfindlichkeit der Keime in unvorhersehbar weiten Grenzen schwankt, wenn auch vollständige In-vitro-Resistenz unbekannt ist. Diese Schwankungen betreffen ja auch die sog. Virulenz der Milzbrandbazillen. Ruhigstellung, Schutzverband, feuchte Umschläge sind Richtlinien der Lokalbehandlung. Die früher geübte Serumtherapie ist heutzutage überflüssig.

Prophylaxe

Milzbrand ist auch als Verdacht melde- und isolierpflichtig. Auf Verbrennung aller Ausscheidungen ist größter Wert zu legen. Eine für Menschen brauchbare Impfung gibt es nicht. Wichtig ist die rechtzeitige vorbeugende Aufklärung gefährdeter Berufe. Für die Einfuhr milzbrandverdächtiger Produkte existieren staatliche Überwachungsvorschriften (Bundesgesundheitsamt).

Literatur

Belloni, A.: Die Praezipitationsprüfung in Tropfen auf dem Objektträger angewandt beim Thermopraezipitationsverfahren zur Diagnose des Milzbrandes. Dtsch. Schlacht- und Viehhof-Ztg. (1957) 190

Bundesgesundheitsamt: Ratschläge an Ärzte zur Bekämpfung des Milzbrandes bei Menschen. Merkblatt Nr. 6. Ausgabe 1955, Dtsch. Ärzte-Verlag, Köln

Matheis. H.: Zur Anwendung der Agardoppeldiffusion in der Milzbranddiagnostik. Mh. Tierheilk. 14 (1962) 407

Mohr, W.: Milzbrand. In: Infektionskrankheiten, Bd. II/2, hrsg. von O. Gsell, W. Mohr. Springer, Berlin 1968

Rotlauf (Erysipeloid)

G. ERDMANN

Definition

Das Erysipeloid, der Rotlauf des Menschen, entsteht meist durch Infektion kaum beachteter Wunden an Fingern oder Händen mit Erysipelothrix rhusiopathiae. Wenige Tage danach bildet sich am Ort der Verletzung ein livid-rötliches ödematöses Erythem mit scharfer Begrenzung bei Tendenz zu zentraler Abblassung, Bläschenbildung ist selten.

Epidemiologie

Infektionsquellen sind in der Regel kranke Tiere oder Keimträger sowie deren Fleisch, auch Dung und verseuchte Abwässer.

Krankheitsbild

Die lokalisierte Form an den Händen ist am häufigsten. Die Hautveränderungen sind von einem unangenehmen, schmerzhaften Juckreiz und Spannungsgefühl, selten von Schwellung zugehöriger Lymphknoten begleitet. Bei gutartigem Verlauf unterbleibt die Ausbreitung, unter kleinlamellärer Schuppung klingt das Erythem nach 2–3 Wochen ab. Rekurrierender Verlauf ist selten. Gelegentlich werden die Gelenke in der Nähe des Eintrittsherdes entzündlich verändert (Gelenkform), manchmal in Verbindung mit einem generalisierten Exanthem. Ausnahmsweise kommt es zur septikämischen Form, die sich durch Fieber, allgemeine Gelenkschwellungen, scharlachartigen Hautausschlag und gelegentlich Endokarditis auszeichnet. Befall der Meningen und enterale Infektionen durch Genuß rohen Fleisches von erkrankten Tieren sind beschrieben. Chronischer Verlauf gehört zu den Seltenheiten.

Diagnose

Entwickelt sich – meist ohne Fieber – am Ort geringfügiger Verletzungen ein livid-rötliches Erythem, schmerzhaft, juckend, gelegentlich mit Bläschenbildung, sollte an Rotlauf gedacht werden. Der Erreger läßt sich aus tieferen Hautschichten kulturell oder im Schnittpräparat nachweisen. Differentialdiagnostisch wäre vor allem Erysipel abzugrenzen, wobei meist hohes Fieber und Allgemeinbeschwerden vorliegen. In ödematöser Haut bei nephrotischem Syndrom kann sich sog. Erysipeloid anstelle eines typischen Erysipels bei Kokkeninfektion etablieren. Erythema exsudativum multiforme ist dagegen kenntlich an mehreren, symmetrisch auftretenden Effloreszenzen.

Therapie

Trotz möglicher Spontanheilung empfiehlt sich stets antibiotische Behandlung mit Penicillin G (1–2 Mill. IE) für 6–10 Tage, wesentlich länger bei septischen Formen. Auch Tetracycline sind wirksam. Der örtlichen Behandlung dienen Ruhigstellung, Ichthyolglycerin 15% und Trypaflavinlösung. Auf zusätzliche Rotlaufserumanwendung wird neuerdings verzichtet.

Prophylaxe

Die Prophylaxe besteht in Vermeidung des Kontaktes mit kranken Tieren, rohem Fleisch und Fisch sowie Abwässern, bei beruflich unvermeidlicher Exposition in zweckentsprechender Desinfektion akzidenteller Wunden. Vorbeugende Impfungen entbehren der Wirksamkeit.

Literatur

Erdmann, G.: Erysipeloid. In: Handbuch der Kinderheilkunde, Bd. V, hrsg. von H. Opitz, F. Schmid. Springer, Berlin 1963, S. 556

Mohr, W.: In: Infektionskrankheiten, Bd. II/1, hrsg. von O. Gsell, W. Mohr. Springer, Berlin 1968, S. 313

Rotz

F.O. Höring

Definition

Der Rotz ist eine vom Rotzbazillus Pseudomonas mallei hervorgerufene, selten auf den Menschen übergehende, bei Equiden aber hochinfektiöse Krankheit besonders der Pferde, seltener bei Kaniden, die sich vorwiegend an den Schleimhäuten besonders der Nase und oberen Luftwege lokalisiert, dann aber mit Hautbeteiligung auch generalisiert und zu multiplem Gewebszerfall führt. Sie hat bei Mensch und Tier eine hohe Letalität.

Häufigkeit

Im 1. Weltkrieg noch ein schweres veterinärdienstliches Problem (etwa 20000 Notschlachtungen beim Ostheer und etwa 50 menschliche Erkrankungen), war der Pferderotz im 2. Weltkrieg nur noch selten und ist seither in West- und Mitteleuropa verschwunden. Rotz kommt derzeit nur noch in Nord- und Ostasien, Nordafrika und den Weststaaten der USA vor.

Ätiologie

Der Bacillus (Malleomyces) mallei, auch Pfeifferella mallei, ist ein kleines (2–5 μm), gramnegatives, schwer anzüchtbares und gegen Licht, Trockenheit und Chemikalien hochempfindliches Stäbchen der Leptothrixgruppe, das am besten im Meerschweinchenversuch nachgewiesen wird. Die Übertragung erfolgt durch Kontakt besonders mit dem Nasenschleim kranker Tiere. Die Krankheit verläuft beim Pferd chronisch (Lungenrotz), beim Esel und Maultier akuter.

Pathogenese und Pathologie

Beim Menschen sind Eintrittspforte die Nasen- oder Mundschleimhaut, seltener Hautwunden. Es kommt rasch zu septischer Generalisation mit Befall vorwiegend der Haut und Muskulatur. Histologisch zeigen die »Roßknoten« perivaskuläre Anordnung und eine unspezifisch eitrige Entzündung mit starker Einschmelzungsneigung. Eine Immunität wird nicht entwickelt, wohl aber – diagnostisch wichtig – agglutinierende, präzipitierende und komplementbindende Antikörper. Nach deren Ausfall scheint es bei Mensch und Tier auch latente Infektionen zu geben.

Krankheitsbild

Der primäre »Schnupfen« führt zu regionärer Lymphknotenschwellung und in wenigen Tagen unter grippeartigen Allgemeinsymptomen zum pustulösen Hautausschlag, auch zur Rotzpneumonie. Der Tod tritt meist in etwa 10 Tagen ein. – Sehr selten ist beim Menschen der chronische Rotz mit lange lokalisiertem Katarrh, Auftreten von einzelnen Abszedierungen des Unterhautgewebes, Gelenkergüssen u.a. Unerkannt und unbehandelt ist der menschliche Rotz immer tödlich.

Diagnose und Differentialdiagnose

Die Diagnose beruht auf dem Erregernachweis, besonders in Geschwüren und Eiter, durch Kultur und Tierversuch (Strauß-Reaktion). Die beim Tier viel als Ophthalmoreaktion angewandte Malleinprobe ist für den Menschen ungeeignet. Dagegen ist die serologische Diagnostik (Agglutination und KBR) brauchbar.

Therapie

Penicillin ist unwirksam; dagegen zeigten Tetracyclin und Chloramphenicol, auch Sulfonamide gewisse Erfolge, wobei hohe Dosierungen noch über die Entfieberung hinaus zu empfehlen sein dürften.

Prophylaxe

Tierische und menschliche Krankheits-, Todes- und Verdachtsfälle sind meldepflichtig und haben sofort strenge veterinär- und gesundheitspolizeiliche Maßnahmen auszulösen. Eine Schutzimpfung gibt es nicht.

Literatur

Mohr, W.: Rotz. In: Infektionskrankheiten, Bd. II, hrsg. von O. Gsell, W. Mohr. Springer, Berlin 1968

Melioidose

F.O. Höring

Definition

Die Melioidose ist eine vom Pseudomonas pseudomallei hervorgerufene Tierkrankheit, besonders der Ratten, auch der Schweine und Katzen, die selten auf den Menschen übergeht und bei ihm akut als Sepsis oder auch als chronische lokalisierte Hauterkrankung verläuft.

Vorkommen

Die Krankheit ist sporadisch nur in Ceylon, Hinterindien, Indonesien, vereinzelt auch in Zentralafrika beobachtet worden. Sie gilt daher als »Tropenkrankheit«.

Ätiologie (Mikrobiologie)

Der Erreger Pseudomonas pseudomallei ist dem Rotzbazillus nahe verwandt und zeigt im wesentlichen dieselben Eigenschaften wie dieser.

Krankheitsbild

Die Krankheit verläuft, wenn auch gutartiger, ebenfalls dem menschlichen Rotz sehr ähnlich und führt als Sepsis zu zahlreichen eitrig einschmelzenden Metastasen an der Haut, den Bewegungs- und inneren Organen, besonders Lungen und Leber. Da die Krankheit in akuten Fällen in 1–5 Tagen zum Tode führt, werden Lungeninfiltrate oft nur röntgenologisch oder postmortal erfaßt. Der chronische Verlauf an der Haut kann luischen, aktinomykotischen oder mykotischen Prozessen ähneln und muß von diesen durch Erregernachweis und serologisch (KBR und passive Hämagglutination) abgegrenzt werden.

Therapie

Die Behandlung ist dieselbe wie beim akuten Rotz, wobei die Lokalbehandlung bei der chronischen Hautkrankheit in den Vordergrund tritt. Versucht werden vor allem Tetracyclin, Chloramphenicol, auch Streptomycin und hochdosiertes Penicillin sowie Sulfonamide. Die Wirkung hängt bei der akuten Form stark von der rechtzeitigen Diagnose ab und kann die hohe Sterblichkeit bislang nur wenig beeinflussen.

Literatur

Mohr, W.: Melioidosis. In: Infektionskrankheiten, Bd. II, hrsg. von O. Gsell, W. Mohr. Springer, Berlin 1968

Lepra

G. KLINGMÜLLER

Definition, Übertragung

Die Lepra ist eine chronische granulomatöse Infektionskrankheit des Menschen. Sie wird durch das Mycobacterium leprae bei besonderer Disposition hervorgerufen. Man kann nicht genau sagen, was hier unter »Disposition« zu verstehen ist. Es wird eine erbliche Bereitschaft oder das Fehlen einer natürlichen Abwehr diskutiert.

Epidemiologie

Das Vorkommen der Lepra ist auf ungünstige soziale und hygienische Verhältnisse zurückzuführen. Die Ernährung hat offenbar keinen großen Einfluß. Allerdings mag Unterernährung die allgemeine Abwehr schwächen. In sog. unterentwickelten Ländern nimmt die Lepra zu. Mit Aufblühen der Entwicklung, wie in Japan, geht sie schnell zurück. Allerdings wurden die Kranken dort streng isoliert. Zur Übertragung des Erregers ist ein enger Kontakt von Mensch zu Mensch erforderlich. Übertragungen durch Arthropoden sind bisher noch nicht beweisbar.

Ätiologie (Mikrobiologie)

Das Mycobacterium leprae ist 2–6 µm lang und 0,3–0,5 µm dick. Der Erreger bevorzugt eine niedere Temperatur um 30 °C. Er verdoppelt sich in 20–30 Tagen. So kommt es nur zu einem langsamen Antigenanschub im befallenen Organismus. Deswegen erübrigt sich wahrscheinlich die Frage nach einem Primäraffekt. Das Bakterium vermehrt sich nur intrazellulär, in Histiozyten oder Schwannschen Zellen. Es ist färberisch leicht nachweisbar (z.B. Ziehl-Neelsen-Färbung). Im Leprom von 1 ml sind etwa 0,05 mg Bakterien vorhanden. Das hieße, daß ein ausgeprägter Leprakranker mit 2 kg Lepromen am Körper etwa 100 mg Bakterien beherbergt. Davon sind große Anteile, gelegentlich bis zu 90 %, als avirulent, abgestorben anzusehen.

Pathogenese

Der Erreger kann durch Hautschrunden eingerieben werden. Er wird phagozytiert und vermehrt sich intrazellulär in Histiozyten bis zur Schaumzellenbildung (früher auch Virchow-Zelle genannt), wenn die Abwehr schwach ist. Hier und auch in

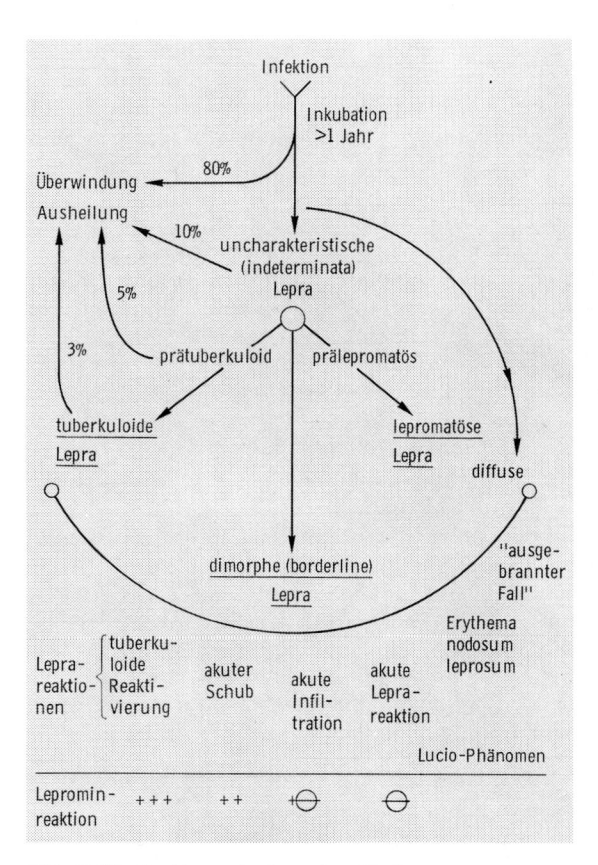

Abb. 13.35 Spektrum der Leprakrankheit

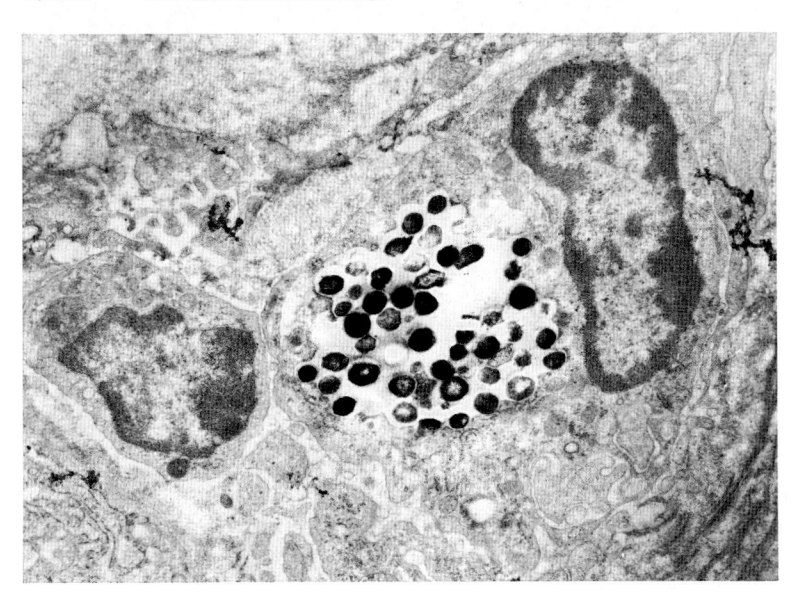

Abb. 13.36 Lepromatöse Lepra. Elektronenmikroskopische Aufnahme einer Schaumzelle mit einem Haufen quergeschnittener Leprabakterien. Vergrößerung 18000fach

Keratinozyten der Haarwurzel, Nävuszellen, Schwann-Zellen vermögen die Erreger lange Zeit fast symptomlos zu liegen. Erste klinische Anzeichen können leichte Hyperästhesien an Händen oder Füßen, bald aber Sensibilitätsstörungen sein, oder es finden sich erythematöse Maculae. Bei Dunkelhäutigen zeigen sich Depigmentierungen. Kinder können frühe Papelbildungen aufweisen. Die meisten infizierten Kinder überwinden die Lepra. Nur wenige behalten uncharakteristische Herde, aus denen sich im weiteren Verlauf tuberkuloide oder lepromatöse Krankheitsformen zu entwickeln vermögen. Diese beiden Formen sind klinisch, bakteriologisch, immunologisch und pathologisch sehr unterschiedlich.

Die moderne Unterteilung oder Klassifizierung faßt die Krankheitsformen in einem Spektrum zusammen: Bei genügender Abwehr kommt es zum Abwehrgranulom mit tuberkuloider Struktur, bei mangelnder zu reinen Schaumzellengranulomen, die einer Thesaurismose entsprechen. Während bei einer tuberkuloiden Lepra kaum Erreger nachweisbar sind, finden sich bei lepromatöser Lepra reichlich Bakterien und Zellreaktionsprodukte, wie sudanophile Lipoide, Lysosomen und Residualkörper (Abb. 13.35).

Immunologisch läßt sich die Abwehr mittels der Hayashi-Mitsuda-Reaktion erkennen. Hierzu verwendet man einen Gewebsextrakt aus Lepromen mit angereicherten Bakterien als Antigen. Neuerdings kann auch Lepromin von mit menschlichen Leprabakterien infizierten Gürteltieren benutzt werden. Hiervon werden 0,1 ml intrakutan injiziert. Nach einer unspezifischen Frühreaktion kommt es in 21 Tagen zur Spätreaktion bei den tuberkuloiden Kranken. Lepromatöse zeigen höchstens einen isomorphen, sonst reaktionslosen Herd. Diese Reaktion dient also nicht wie die Tuberkulinreaktion bei der Tuberkulose zur Diagnose der Krankheit, sondern nur zur Differenzierung der verschiedenen Krankheitstypen.

Die Lepra tritt aber nicht nur in diesen beiden polaren Typen auf, sondern es finden sich sehr häufig sog. Übergangsformen (»borderline leprosy«). Es ist klarer, diese als dimorphe Lepra zu bezeichnen. Im histologischen Schnitt findet man sowohl tuberkuloide als auch lepromatöse Strukturen (Abb. 13.36).

Krankheitsbild

Die *tuberkuloide Lepra* tritt an Haut und Nerven asymmetrisch mit scharf berandeten Effloreszenzen auf. Kleine und große Flecken oder größere lupoide, erhabene Herde sind vorhanden. Diese sind immer genau im Herdbereich anästhetisch. Befallene periphere Nerven sind verdickt tastbar, was zu entsprechenden Ausfällen sensibler, aber auch motorischer Funktionen führt. Histologisch zeigen sich sarkoide oder lupoide Epitheloidzellengranulome. Neben einer Major- unterscheidet man eine Minorform oder spricht auch von einer niederresistenten tuberkuloiden Lepra.

Die *lepromatöse Lepra* ist symmetrisch ausgebreitet mit Befall im Gesicht, an den Ohren und im Nasen-Rachen-Raum, Verlust der Augenbrauen. Sie findet sich am Stamm, an den Extremitäten. Kühlere Hautpartien scheinen bevorzugt befallen zu sein. Die Effloreszenzen sind makulös, weich ödematös, unscharf begrenzt, aber auch knotig bis knollig. Das führt im Gesicht schließlich zur Facies leonina.

Bei solchen ausgeprägten Formen kommt es zu Knochenveränderungen am Schädel als Facies leprosa mit Atrophie der Alveolarfortsätze im frontalen Bereich des Os maxillare und an der Spina nasalis anterior. Gleichzeitig sind Knochenveränderungen an den Händen und Füßen zu beobachten. Diese sind als spezifisch anzusehen, während bei der tuberkuloiden Lepra unspezifische Defekte durch Nervenausfälle vorkommen. Das kann gelegentlich diagnostische Schwierigkeiten gegenüber der Syringomyelie bereiten. Die lepromatöse Lepra vermag von vornherein diffus, generalisiert zu verlaufen, mit allgemeiner ödematöser Schwellung, besonders im Gesicht, was an Dermatomyositis erinnern kann. Gelegentlich werden dabei rote, schmerzhafte Flecken beobachtet. Das tritt besonders in Mexiko bei lazariner Lepra auf. Die schmerzhaften bullösen Herde entsprechen multiplen nekrotisierenden Vaskulitiden. Letzteres wird Lucio-Phänomen genannt. Die Lepra kann auch an viszeralen Organen vorkommen. Regionale Lymphknoten, die Leber, dann das Sternalmark sind spezifisch befallen. Lepröse Veränderungen in den Testes führen zur Sterilität. Hieraus läßt sich eine Gynäkomastie erklären. Häufig sind Augenbeteiligungen: bei lepromatöser Lepra als Konjunktivitis, Episkleritis, Keratitis oder Iritis. Irisperlen sind schon früh vorhanden, bei älterer Lepra kommt es zur Iridozyklitis. Tuberkuloide Augenstörungen sind unspezifischer Art, durch Nervenprozesse bedingt. Am Fundus finden sich kaum Störungen (Abb. 13.37–13.39).

Die *dimorphe Lepra* ähnelt in der Einzeleffloreszenz der lepromatösen Form, ist aber deutlich asymmetrisch verteilt. Sie ist auch immunologisch und histologisch zwischen den polaren Formen im Spektrum der Klassifizierung einzuordnen.

Leprareaktionen
Eine Eigentümlichkeit im Verlauf der langwierigen Krankheit ist das häufig wiederholte Auftreten von Leprareaktionen. Diese werden als ein akutes Entzündungsphänomen an oder außerhalb von vorhandenen granulomatösen Herden, ausgelöst durch Bakterientoxine, aufgefaßt. Sie sind mit Aufkommen der Chemotherapie recht bedeutungsvoll geworden. Sie sind klinisch sehr variationsreich und unterscheiden sich im einzelnen nach der Ausgangslage, also nach dem vorher bestehenden Typ der Krankheit. Durch diese Reaktionen kommt es zu einer ziemlich deutlichen Akuität oder Aktivierung. Zumeist führt dies zu einer Verschlimmerung. Bei der lepromatösen Lepra beobachtet man am häufigsten das Erythema nodosum leprosum. Hierbei treten akut entzündliche Infiltrate in schon vorher bestehenden Herden oder an Nerven als sehr schmerzhafte Neuritis auf. Tuberkuloide Reaktion, akuter Schub, akute Infiltration, akute lepromatöse Reaktion sind Bezeichnungen anderer Formen der Leprareaktionen, von denen die beiden ersten bei tuberkuloider Lepra beobachtet werden.

Beziehungen zwischen Lepra und Tuberkulose
Gegenüber der Tuberkulose ist die Lepra vorwiegend an der Haut und als Besonderheit an Nerven lokalisiert. Diese werden nur bis zu den Spinalganglien befallen. Zwischen Lepra und Tuberkulose lassen sich gewisse Gemeinsamkeiten bezüglich

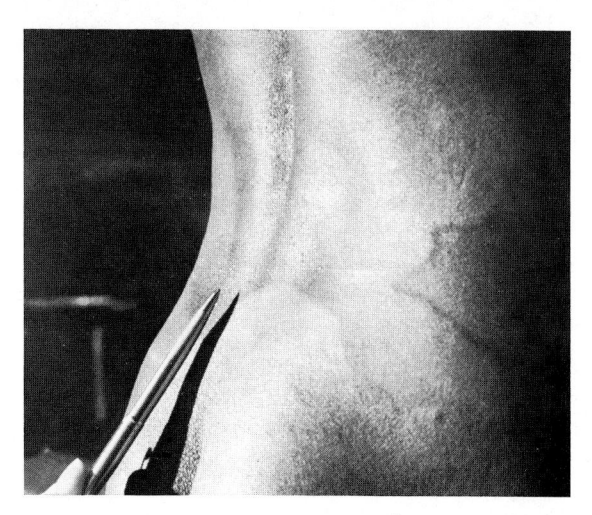

Abb. 13.37 Tuberkuloide Lepra eines Äthiopiers. Man erkennt die erythematös erhabenen und scharf berandeten Effloreszenzen. Im normalen Bereich deutliche Schweißbildung, die im Herd fehlt

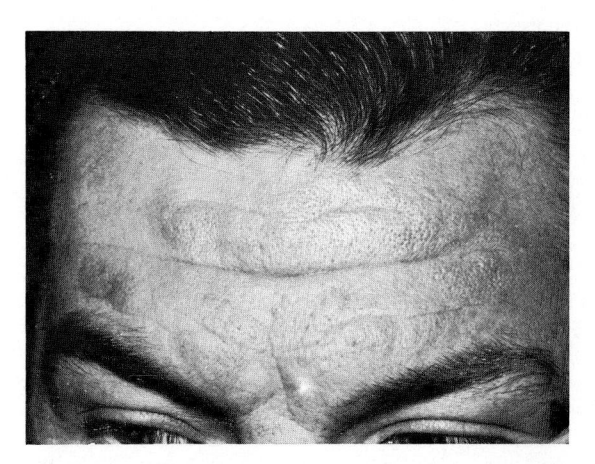

Abb. 13.38 Lepromatöse Lepra bei einem Deutschen. Auf der Stirn zeigen sich graue Polster, unscharf begrenzt. Ausfall der Augenbraue li. temporal

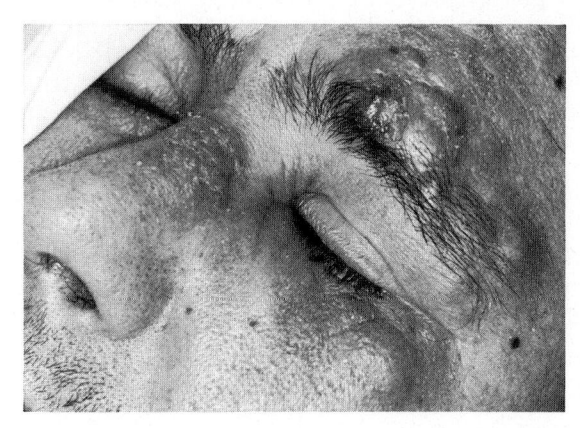

Abb. 13.39 Lepromatöse Lepra mit Erythema nodosum leprosum bei einem Italiener

der Erreger, der Empfänglichkeit, gleicher morphologischer Strukturen, teilweise gleichen Organbefalls und auch in der Langwierigkeit erkennen. Aber sie unterscheiden sich in vielerlei Hinsicht, worauf ihre getrennten nosologischen Entitäten beruhen. So ist der Lepraerreger bislang nicht sicher kultivierbar. Die Übertragung auf Tiere gelang auf die kühle Mäusepfote, dann auf immuninkompetente Tiere oder jetzt auch auf das Gürteltier (Dasypus novemcinctus).

Der Organbefall ist bei näherer Betrachtung unterschiedlich, und pathologisch sind die symbiotischen oder produktiven Prozesse zu beachten. Schließlich ist die Therapie differierend, wenn auch experimentell ähnliche Wege eingeschritten wurden. Bemerkenswert ist, daß die Chemotherapie der Lepra vor der der Tuberkulose begonnen wurde. – Es wurde lange Zeit ein Antagonismus zwischen Lepra und Tuberkulose diskutiert, der mit der Theorie einer »Kreuzimmunität« zum Vertreiben der Lepra durch die »schnellere« Tuberkulose geführt haben könnte. Als praktische Folgerung ist die prophylaktische BCG-Impfung geblieben. Aber auch der Wert dieser Maßnahme bei Lepragefährdeten ist noch nicht sicher zu beurteilen.

Therapie

Die Bekämpfung der Lepra hat dann Erfolg, wenn epidemiologische Erkenntnisse berücksichtigt werden und der einzelne Kranke nach seiner Infektiosität behandelt wird. Lepromatöse Kranke mit reichlich Bakterien müssen nach dem Seuchengesetz isoliert werden. Die soziale und hygienische Entwicklung muß in Lepragegenden gefördert werden.

Die Behandlung hat mit den Sulfonen seit 1942 Erfolge gebracht. Als das wichtigste Mittel gilt seitdem das Diaminodiphenylsulfon. Hiervon werden oral täglich 25–50 mg über einen langen Zeitraum gegeben. Einige neigen dazu, die Dosis noch niedriger zu halten, um die gefürchteten Leprareaktionen zu vermeiden. So wurde empfohlen, in den ersten beiden Wochen nur je 50 mg zu geben. Alle 2 Wochen werden je 50 mg dazugesetzt, bis eine wöchentliche Dosis von 400 bis 600 mg nach 4 Monaten erreicht ist. Diese wird dann beibehalten. Man kann die gleiche Dosis mit Chaulmoograöl auch parenteral injizieren. Andere Präparate sind Thiosemicarbazon, Langzeitsulfonamide, Diphenylthioharnstoffe (Ciba 1906), Riminopräparate (Geigy B 663), Rifamycin. Tuberkulostatika wie INH, PAS oder Streptomycin haben sich nicht so gut bewährt. Wir kombinieren derzeit gerne DDS mit Rifampicin.

Unter der Chemotherapie kommt es zu klinischer und bakteriologischer Besserung. Diese tritt schneller bei lepromatösen Formen ein. Bisher sind solche Kranken jedoch über viele Jahre zu behandeln. Bei auftretenden Leprareaktionen haben Corticosteroide, immunsuppressive Mittel, in letzter Zeit Thalidomid günstige Effekte. Diese beeinflussen die reaktiven Prozesse, nicht die Lepra selbst. Damit sind sie wertvolle Zusatzmittel, die es erlauben, die Chemotherapie systematisch weiterzuführen. Bei Mutilationen an den Extremitäten oder den unangenehmen Lepragschwüren (mal perforant du pied) helfen rechtzeitige orthopädische und physikalische Maßnahmen, wie warme Bäder und Bewegungsübungen. Gelegentlich sind operative Eingriffe nötig, um schmerzhafte Nervenprozesse freizulegen oder Greiffunktionen wiederherzustellen. Dies kann nur mit sorgfältiger Belehrung der Kranken Erfolg versprechen. Soziale Hilfen sind unerläßlich.

Literatur

Bechelli, L.M.: Die Behandlung der Lepra. Prämunition der Lepra. In: Handbuch der Haut- und Geschlechtskrankheiten, Bd. IV/1B. Springer, Berlin 1970
Büngeler, W.: Die pathologische Anatomie der Lepra. Virchows Arch. path. Anat. 310 (1943) 493
Chaussinand, R.: La lepre, 2. Aufl. Expansion Scientifique Français, Paris 1955
Cochrane, R.G., T.F. Davey, G. McRobert: Leprosy in theory and practice. Wright, Bristol 1964
Kirchheimer, W.F., E.E. Storrs: Attempts to establish the armadillo as a model for the study of leprosy. Intern. J. Leprosy 39 (1971) 693
Klingmüller, V.: Die Lepra. In: Handbuch der Haut- und Geschlechtskrankheiten, Bd. X/2, hrsg. von J. Jadassohn. Springer, Berlin 1930
Klingmüller, G.: Pathologie und Klinik der Lepra. In: Handbuch der Haut- und Geschlechtskrankheiten, Bd. IV/1B. Springer, Berlin 1970
Klingmüller, G.: 100 Jahre Mycobacterium leprae. Zbl. Bakt. Hyg., I. Abt. Orig. A 227 (1974) 127–135
Klingmüller, G., R. Doepfmer, W. Seipp: Die Diagnose der Lepra. Dtsch. Ärztebl. 63 (1966) 2241
Møller-Christensen, V.: Ten lepers from Naestved in Denmark. Munksgaard, Kopenhagen 1953
Shepard, C.C.: The experimental disease that follows the injection of human leprosy bacilli into foot-pads of mice. J. exp. Med. 112 (1960) 445

Bartonellose (Carrion-Krankheit, Oroyafieber, Verruga Peruana)

M. Cuadra

Definition

Die Carrion-Krankheit ist eine biphasische Infektionskrankheit (Oroyafieber und Verruga Peruana), hervorgerufen durch Bartonella bacilliformis und durch Phlebotomen übertragen. Das *Oroyafieber,* die erste Periode, entspricht einer akuten, fieberhaften, hämolytischen Anämie, die dadurch zustande kommt, daß die Bartonella bacilliformis die Erythrozyten befällt. Die *Verruga Peruana* (Peruviana-Warzen), zweite Periode, besteht aus Bartonella enthaltenden Hämangiomknoten an der Haut.

Häufigkeit

Man zählt ungefähr 200–300 Fälle im Jahr. Da für diese Krankheit keine Anzeigepflicht besteht, Peru im Andengebiet sehr gebirgig ist und es wenig Ärzte in den endemischen Gebieten gibt, muß die Zahl höher sein.

Epidemiologie

Die Bartonellosis existiert in Peru, Kolumbien und Ecuador. In Peru, wo die Krankheit am häufigsten vorkommt, in den Gebirgstälern der Anden zwischen 2 Grad und 13 Grad Südbreite und 500 bis 3000 m Höhe, liegen die endemischen Herde. Die Häufigkeit ist viel größer in den Tälern, deren Flüsse in großen Höhen der Anden entspringen und in den Pazifischen Ozean münden, als in den Tälern, deren Flüsse ebenfalls in den Anden entspringen, aber in den Amazonas münden (Atlantischer Ozean).

Der Hauptüberträger ist der Phlebotomus verrucarum, ferner Phlebotomus pescei und Phlebotomus bicornutus. Das Reservoir sind die Menschen. Tierische Reservoire sind nicht bewiesen worden. Die Kranken mit Oroyafieber haben in den roten Blutkörperchen während der Krankheitsdauer große Mengen von Bartonella bacilliformis. Die Blutkulturen sind häufig positiv bei Menschen, die früher die Carrion-Krankheit überstanden haben, ebenfalls bei Eingeborenen des endemischen Gebietes, welche die Krankheit nicht hatten. In der Bevölkerung dieses Gebietes zeigt sich die Bartonellosis als leichte Erkrankung, sehr wahrscheinlich wegen erheblicher Antikörper. Es gibt ernste Epidemien, wenn in die endemische Zone Menschenmassen aus nicht endemischen Gebieten kommen (Landstraßenbau, Bewässerungsanlagenbau, Minenarbeiten). Die Kranken mit Verruga Peruana, die keine Bartonella bacilliformes in den Erythrozyten aufweisen, zeigen trotzdem positive Blutkulturen.

Ätiologie (Mikrobiologie)

Die Bartonella bacilliformis ist ein Bakterium von geringer Größe und ausgesprochener Polymorphie. In der Periode des Oroyafiebers findet man auf den Erythrozyten der Kranken sowohl stäbchenförmige Gebilde als auch kokkoide Formen, so daß fast alle roten Blutkörperchen befallen sind (Abb. 13.**40**). Elektronenmikroskopische Untersuchungen haben gezeigt, daß die Mikroorganismen innerhalb der Erythrozyten liegen und eine bakterientypische Innenstruktur haben (Abb. 13.**41**). Auch findet man kompakte Anhäufungen von Organismen intraplasmatisch in den Endothelzellen der Blutkapillaren der Lymphknoten, der Leber, der Nieren usw. In der Periode der Verruga Peruana wies man die Bartonella bacilliformis im Gewebe der Verrugaknoten ebenso nach wie bakterienartige Elemente, welche zerstreut oder in Gruppen liegen. Elektronenoptisch sind bakterienartige Organismen interzellular – nicht intrazellular – gelagert gesehen worden. Andere Autoren fanden rundliche Körper mit feingranulierter Struktur

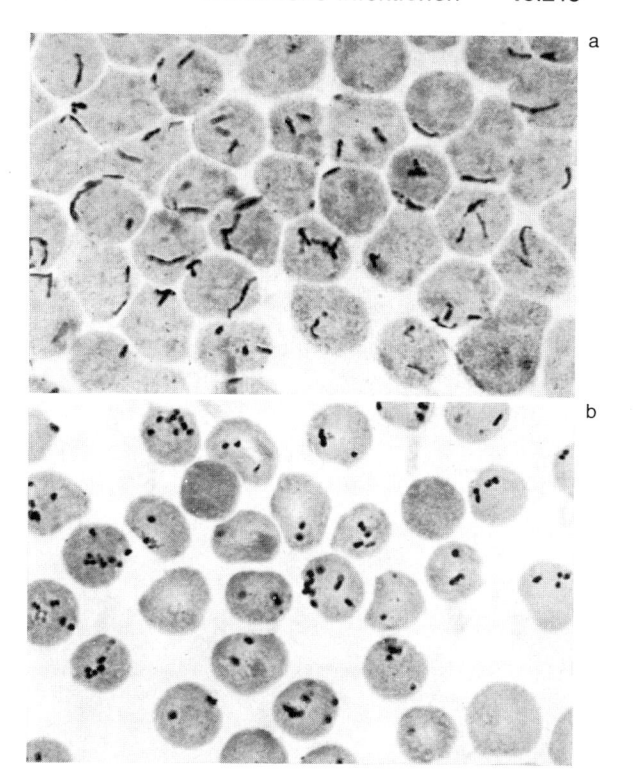

Abb. 13.**40** a u. b Bartonella bacilliformis. Blutausstrich. Leishman-Färbung. Oroyafieber. a) Fieberhaftes Anämiestadium (stäbchenförmige Organismen), b) Rekonvaleszenzstadium (kokkoide Organismen)

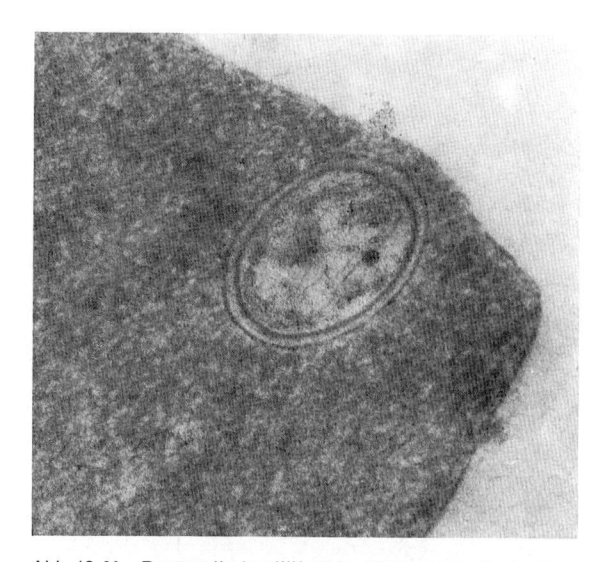

Abb. 13.**41** Bartonella bacilliformis. Elektronenoptische Darstellung im Ultradünnschnitt eines Erythrozyten. OsO_4-Fixierung. Vergrößerung 61 500fach

im Protoplasma der Angioblasten, die den Einschlußkörpern ähneln. Auf künstlichen Nährböden wächst Bartonella baciliformes langsam (28 °C) sowohl stäbchen- als auch kokkenförmig (Lophotricha), beweglich und gramnegativ. Bei normaler Temperatur kann man sie viele Monate lang am Leben erhalten. Impfungen bei Versuchstieren ergeben nur Verruga Peruana; aber bei Affen kann man manchmal das Oroyafieber produzieren, mit mehr Erfolg bei entmilzten Affen. Impfungen bei Menschen gaben verschiedene Ergebnisse: in einigen Fällen Oroyafieber, in anderen Verruga Peruana; scheinbar entwickelt sich das Oroyafieber leichter bei Menschen mit Splenektomiezustand.

Pathogenese

Beim Oroyafieber können die Parasiten alle roten Blutkörperchen befallen. Es entsteht eine starke Hyperplasie des retikulohistiozytären Systems, insbesondere in Lymphknoten, Milz, Leber und Knochenmark, deren Makrophagen die von Parasiten befallenen Blutkörperchen aufnehmen und eine akute hämolytische Anämie verursachen (Erhöhung des indirekten Bilirubins, Hämosiderinablagerung, Retikulozytose und Hyperplasie des Knochenmarks). Nach Ablauf von 2–3 Wochen der Krankheit verwandeln sich die stäbchenförmigen Bartonellen, d.h. vegetativen Formen, stufenweise in kokkoide Formen (Involutionsformen), und damit beginnt die Genesung (Absinken des Fiebers, es treten reichlich Retikulozyten auf, die Anämie geht zurück). Die sekundäre Infektion durch Salmonellen wird hervorgerufen durch Immunitätsverlust des Kranken, bei dem vielleicht die Blockierung des retikulohistiozytären Systems durch die Erythrophagozytose eine Rolle spielt.
Die Verrugaknoten bestehen aus einer Wucherung von Blutgefäßen, Endothelzellen oder Angioblasten. Solange die Bartonellen in den Angioblasten vorhanden sind, findet die Wucherung der Gefäße durch indirekten Einfluß der Mikroorganismen statt. Der Antikörpergehalt des Serums ist im Verruga-Peruana-Stadium erhöht.

Krankheitsbild

Das Oroyafieber entwickelt sich nach einer Inkubationszeit von rund 21 Tagen und ist klinisch gekennzeichnet durch Fieber, Anämie, Ikterus und Vergrößerung von Milz, Lymphknoten und Leber. Gewöhnlich ist die Anämie so stark, daß am Ende der ersten oder zweiten Woche der Erkrankung die Zahl der roten Blutkörperchen auf 1 Million pro mm³ absinkt. Bei einigen Patienten wurde auch eine Reduzierung der Erythrozytenwerte auf nur ½ Million pro mm³ beobachtet. Im Verlauf der Erkrankung, die 2–3 Wochen dauert, oder später während der Genesungszeit erleiden durchschnittlich 40% der Patienten eine sekundäre Infektion durch intestinale Bakterien der Salmonellengruppe. In den meisten Fällen handelt es sich um solche tierischen Ursprungs, wie Salmonella typhi-

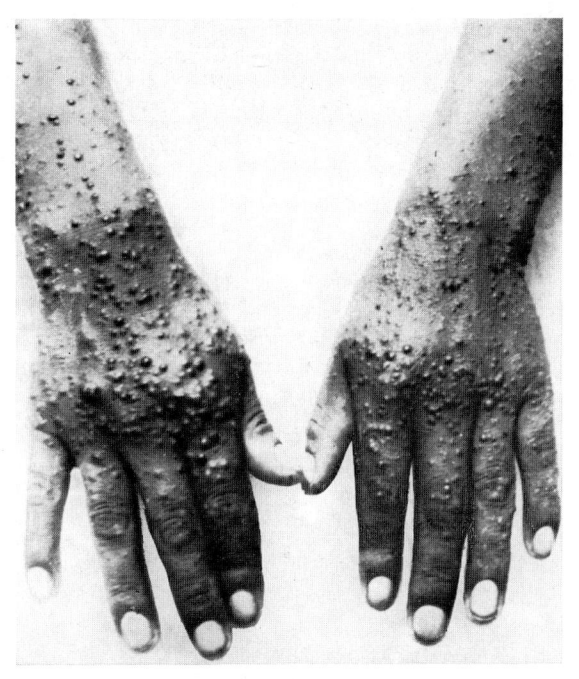

Abb. 13.42 Verruga Peruana, miliarer Typ

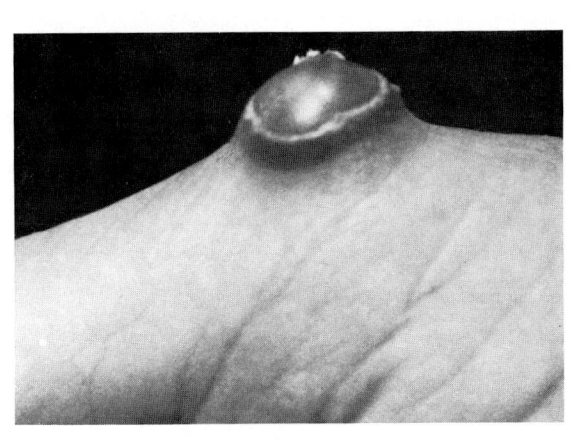

Abb. 13.43 Ein Verrugaknoten (nodularer Typ), gelagert an der Haut des Daumens. Vergrößerung 3fach

murium (die häufigste), Salmonella choleraesuis, Salmonella enteritidis, Salmonella anatum, Salmonella copenhagen, Salmonella newport usw. Die Salmonellen verursachen schwere septische Bilder (die Blutkulturen sind in der Regel positiv) und führen bei nicht mit Chloramphenicol behandelten Patienten in über 90% der Fälle in weniger als 7 Tagen zum Tode.
Nach einer einige asymptomatische Tage oder Wochen dauernden Latenzperiode folgt die Verruga Peruana dem Oroyafieber (Abb. 13.42, 13.43). Sie ist eine gutartige Erkrankung, deren Symptome vorwiegend durch rote Knötchen in der Haut gekennzeichnet sind. Gewöhnlich folgt diese Hauteruption dem Oroyafieber, aber sie kann auch allein, wie eine primäre Krankheit, auftreten. Der

können endogene oder exogene Ursachen einen neuen Schub veranlassen. Dann entsteht das pathologisch-anatomische Bild eines Nebeneinanders von produktiven, exsudativen und kleinkavernösen Prozessen.

Faktoren, die die Krankheitsentwicklung beeinflussen

Von seiten der Erreger spielen für den Krankheitsverlauf Zahl, Virulenz, Typ und Medikamentenresistenz eine wichtige Rolle. Im Wirtsorganismus wird die Entwicklung der Tuberkulose durch *hereditäre Faktoren* beeinflußt, deren Vorkommen durch Versuche an Meerschweinchen mit genetischer Resistenz, durch Beobachtungen an eineiigen Zwillingen und durch den Nachweis besonderer Anfälligkeit bestimmter Rassen (Neger, Indianer, Eskimos) erwiesen ist. *Hormonale Einflüsse* beeinflussen die Abwehrlage des Wirtsorganismus, die im Säuglingsalter schlecht ist, im Kindesalter sehr viel besser wird, im zweiten Dezennium wieder abnimmt, im Erwachsenenalter gut ist und sich beim Greis erneut verschlechtert. Störungen der Schilddrüsentätigkeit und der Insulinproduktion wirken sich auf die Resistenz des Wirtsorganismus aus. Aus anderer Indikation verabreichte Nebennierenrindenhormone reaktivieren ruhende tuberkulöse Herde. Die Bedeutung der *Umweltfaktoren* ist seit langem bekannt und wird jetzt erneut am Schicksal ausländischer Arbeitnehmer demonstriert. Schlechte wirtschaftliche Lage, ungünstige Wohnverhältnisse, intradomiziläre Exposition, Hunger und Ausnahmesituationen (Konzentrationslager, Gefangenschaft), Verpflanzungen von ländlichem in großstädtisches Milieu, Alkoholismus und Staubkrankheiten der Lunge verschlechtern die Abwehrlage.

Krankheitsbild

Die Tuberkulose verläuft heute symptomärmer, weniger dramatisch und weniger auffällig als vor 25 Jahren. Auch darum wird die Diagnose häufig erst relativ spät gestellt.

Anamnese

Vielen Menschen ist ihre Infektionsquelle unbekannt. Gezielte Fragen nach Tuberkulose in der Familie, am Arbeitsplatz, in der Wohngemeinschaft sind angebracht. »Sicher geschlossene« oder »längst ausgeheilte« Tuberkulosen sowie chronisch hustende alte Leute sollte man bis zum Beweis des Gegenteils als potentielle Infektionsgelegenheit im Auge behalten. Häufung von Tuberkulose in der Familie spricht nicht für konstitutionelle Resistenzschwäche, sondern vor allem für gemeinsame Exposition. Resistenzmindernde Krankheiten (Masern, Keuchhusten, Diabetes, Morbus Hodgkin, Silikose, Schizophrenie) und Corticosteroidtherapie ohne antituberkulöse Abschirmung verdienen Beachtung. Angaben über früheres Erythema nodosum, Phlyktäne und Pleuritis geben Hinweise auf die Pathogenese. In allen Lebensaltern verlaufen Erstinfektionen und postprimäre Tuberkulosen oft stumm und werden nur durch eine zufällige Röntgenuntersuchung entdeckt. Fieber, Abgeschlagenheit, Gliederschmerzen, Husten können bei akut beginnender Tuberkulose das Bild einer Grippe vortäuschen. Müdigkeit, Nachlassen der Arbeitskraft, Nachtschweiß und Gewichtsabnahme sind Prodromi langsamer Progression oder Reaktivierung der Krankheit. Magen-Darm-Beschwerden, Appetitlosigkeit und Herzsensationen sind bekannte »Tuberkulosemasken«. Oft genug werden die Allgemeinbeschwerden vom Patienten und vom Arzt als »berufliche Überlastung« oder »Raucherbronchitis« mißdeutet. Ständiger therapieresistenter Husten und Auswurf, manchmal auch eine Hämoptoe führen schließlich zur richtigen Diagnose.

Klinische Bilder

Die sich oft über Jahrzehnte erstreckende Krankheit zeigt sehr unterschiedliche Verläufe. Latentes Initialstadium, gestaltende Faktoren, Dauer der aktiven Phasen, Erfolg der medikamentösen Behandlung und Krankheitswert der Restveränderungen wechseln von Fall zu Fall. Die Schilderung typischer Bilder bedeutet daher Vereinfachung.

Primärtuberkulose

Die Primärtuberkulose bevorzugt das Kindesalter, betrifft aber zunehmend Jugendliche und junge Erwachsene (1968 waren 44% der 20- bis 25jährigen Soldaten der Bundeswehr in 2 Standorten noch tuberkulinnegativ!). Der Beginn wird oft nur durch eine Konversion der Tuberkulinhautreaktion oder eine zufällige Röntgenaufnahme erkannt. Bei anderen Kranken führen Abmagerung, subfebriler Zustand, Erythema nodosum und Phlyktäne zur Diagnose. Vergrößerung und Perforation eingeschmolzener Lymphknoten verursachen Kompressions- und Verschlußzeichen im Bereich der benachbarten Bronchien und der von ihnen versorgten Lungenabschnitte. Atelektasen werden durch Röntgenuntersuchung verifiziert. Der Lymphknoteneinbruch in die Bronchien geht oft mit subfebrilen Temperaturen einher und ist von einem eigentümlichen Husten mit bitonalem metallischem Charakter begleitet. Hämoptysen treten als Folge der Lymphknotenperforation oder der Kavernisierung des Primärherdes auf. Die Beteiligung der Pleura mit Ergüssen ist häufig. Im Jugendlichen- und Erwachsenenalter sind die Lymphknoten bei der tuberkulösen Erstinfektion weniger auffällig betroffen.

Postprimäre Tuberkulosen

Massive hämatogene Aussaaten führen zur *akuten Miliartuberkulose* und rufen schwere Krankheitsbilder hervor. Plötzlich auftretendes Fieber, massive nächtliche Schweißausbrüche, Kopfschmerzen, schwere Allgemeinerscheinungen, trockener Husten und allmählich zunehmende Dyspnoe leiten die Krankheit ein, bei der nicht selten die Meningen und die serösen Häute in Brust- und Bauchhöhle befallen werden. Sie sind die Ursache der »galoppierenden Schwindsucht« früherer Zeiten, die mit ihrem innerhalb weniger Wochen zum fatalen Ende führenden Verlauf extrem selten geworden ist. Die *chronische Form* der Miliartuberkulose verläuft weniger stürmisch, und ihre Symptome werden vom Organbefall bestimmt, aber auch sie führt zu Fieber, Gewichtsverlust und Beeinträchtigung des Allgemeinzustandes. Schwere käsige Pneumonien, bei denen ein Segment oder ein ganzer Lappen von einer spezifischen Alveolitis befallen sind, werden gelegentlich noch beobachtet.

Die *postprimäre tuberkulöse Pleuritis* entsteht durch das Übergreifen einer spezifischen Infektion von einem pleuranahen Herd, von einem Lymphknoten oder durch hämatogene Streuung. Plötzlich auftretender, atemabhängiger Thoraxschmerz, Reizhusten, Fieber, Einschränkung der Atemtiefe und Reibegeräusche gehören zu der oft nur wenige Stunden dauernden trockenen Phase, während die anschließende Exsudatbildung zwar den Schmerz und Hustenreiz lindert, aber je nach Ausdehnung des Ergusses die Atmung beinträchtigt. Unbehandelt kann das Exsudat in das folgenreiche spezifische Empyem übergehen oder mit einer die Funktion beeinträchtigenden Verschwartung heilen. Auch das Perikard ist manchmal betroffen. Fieber, Schmerzen, Reibegeräusch (»Lokomotivgeräusch«) und beim Auftreten eines Perikardergusses Präkordialangst, kleiner Puls und Stauungsorgane sind die Zeichen der spezifischen Perikarditis.

Reaktivierung und *Kavernisierung des Primärherdes* oder Wiederaufflackern früherer hämatogen angelegter Herdchen sind die Ursache auf die Lunge beschränkter postprimärer Tuberkulosen. Dem Frühinfiltrat Assmanns (einem umschriebenen spezifischen pneumonischen Prozeß), den Simonschen Spitzenherden, den Initialherden von Malmros und Hedvall – Veränderungen, die sich fast stets in den Segmenten 1 und 2 der Oberlappen finden – ist gemeinsam, daß sie nur durch Röntgenuntersuchungen entdeckt werden. Sie sind als Ausgangspunkt der Phthise und der Ausbreitung auf allen beschriebenen Wegen ernst zu nehmen. Appositionelles Größenwachstum und Aspiration des bronchogen verschleppten infektiösen Materials in die dorsalen Lappenteile sind typisch und herdförmig disseminierte Bilder die Folge. Die zarte *Frühkaverne* und die starrwandige *Tertiärkaverne* sind für das Fortschreiten der Krankheit gleichermaßen wichtig: Sie führen zu Blutungen und bedürfen zu ihrer Beseitigung aller therapeutischen Maßnahmen. Der tuberkulöse *Rundherd*, der einzeln oder multipel auftreten kann, entsteht durch allmähliches Wachstum eines Käseherdes, durch Abgrenzung verkäsender Zonen oder schließlich auch durch Auffüllung einer Kaverne mit Sekret nach Verschluß des Drainagebronchus. Wachstum, Stillstand, Einschmelzung sind Entwicklungsmöglichkeiten des Rundherdes, der oft wegen des Verdachtes auf ein Malignom zu chirurgischer Intervention führt.

Die *postprimären Bronchustuberkulosen* unterscheiden sich von den Veränderungen bei der Erstinfektion erheblich. Die Lymphknotentuberkulose und die durch sie veranlaßten Symptome treten in den Hintergrund. Die Bronchustuberkulose entsteht im Drainagebronchus einer Kaverne, durch Übergreifen eines spezifischen Prozesses vom Parenchym auf den Bronchus und gelegentlich auch auf dem Blut- oder Lymphwege. Sie ist beim Erwachsenen zweifellos sehr viel seltener geworden. Bilder schwerer Stenosierungen der Trachea und der Hauptbronchien infolge ausgedehnter peribronchialer Vernarbungen oder narbig ausgeheilter Schleimhautprozesse sieht man kaum noch. Noch immer findet man die Endobronchitis caseosa (»röhrenförmige Bronchustuberkulose«).

Befundbeschreibung und Nomenklaturen

Die differierenden Befunde und klinischen Bilder der Lungentuberkulose machen eine präzise Formulierung der Diagnose notwendig. Sie soll über Pathogenese (primär oder postprimär), immunologische Lage (Tuberkulinreaktion und evtl. -konversion), Aktivitätsgrad (aktiv, unbestimmt, zum Stillstand neigend, inaktiv), Entwicklungstendenz (in Rückbildung, stationär, fortschreitend), bakteriologischen Status (offen, geschlossen) und Röntgenbefund erschöpfende Auskunft geben.

In die Befundbeschreibungen gehören Kavernen, Beteiligungen der Pleura, Bronchustuberkulosen und Fistelbildungen sowie möglichst auch der Zeitraum des Beginns der Krankheit und die Segmentzugehörigkeit der Prozesse.

Die auch heute noch geübte Zuordnung pathologisch-anatomischer Begriffe (»exsudativ«, »produktiv« usw.) zur klinischen Diagnose sollte endlich aufgegeben werden. Befunde am Resektions- und Obduktionsmaterial haben die Pseudoexaktheit derartiger Verknüpfungen oft genug erwiesen.

Befunde

Die Befunde der körperlichen Untersuchung entsprechen dem jeweils vorherrschenden Bild. Bronchitis, Pneumonie, Pleuritis liefern die adäquaten physikalischen Befunde. Nach sekundären Zeichen und Tuberkulosen anderer Organe ist zu fahnden. Die Körpertemperatur ist, auch bei weit fortgeschrittenen Prozessen, häufig normal, bei anderen Kranken entspricht sie dem Aktivitätsgrad und der toxischen Schädigung. Ihre Höhe bewegt sich dann oft parallel zur Rückbildung und dem Effekt der medikamentösen Behandlung.

Laboratoriumsbefunde

Im roten Blutbild findet sich vor allem bei länger dauernden Tuberkulosen manchmal eine Anämie. Das weiße Blutbild zeigt im Beginn eine Linksverschiebung mit relativer Leukozytose. Überschreitet sie 15 000, so muß an eine unspezifische Mischinfektion gedacht werden. Besserung der Krankheit führt zum Sinken der Leukozytenzahl. Im Differentialblutbild nehmen im Zeichen der Besserung Eosinophile und Monozyten zu, um schließlich einer relativen Lymphozytose Platz zu machen. Die Blutkörperchensenkungsgeschwindigkeit ist häufig beschleunigt und entspricht in der Verlaufsbeobachtung der allgemeinen Entwicklung der Krankheit, kann aber auch von vornherein ganz normale Werte zeigen. Die Elektrophorese spiegelt das Ausmaß des entzündlichen Prozesses und kann in der Rezidivdiagnostik wertvoll sein. Prüfungen der Leber sind vor allem im Zeichen medikamentöser antituberkulöser Therapie unerläßlich. Leichte Transaminasenanstiege werden auch unabhängig von der Chemotherapie als Ausdruck des Zellzerfalls beobachtet. Ernstzunehmende Erhöhungen der Transaminasen sollten nicht nur als Therapiefolge angesehen werden, sondern auch an Alkoholabusus denken lassen. Bei Verdacht auf Nebennierenrindeninsuffizienz sind entsprechende Untersuchungen anzustellen. Serologische Methoden haben die in sie gesetzten Erwartungen nicht erfüllt. Der Hämagglutinationstest nach Middlebrook und Dubos liefert interessante Aufschlüsse bei langfristigem Vergleich im Verlauf einer Lungentuberkulose, nicht aber als Einzelergebnis.

Spezielle Untersuchungsmethoden
Tuberkulintestung
Die Tuberkulintestung als klassisches Verfahren prüft das Vorliegen einer Allergie vom Typ IV infolge erfolgter Infektion und erweist damit auch gleichzeitig einen gewissen Superinfektionsschutz, sagt aber im Einzelfall quantitativ nichts über Aktivität und Krankheitswert der Tuberkulose aus. Die Tuberkulinempfindlichkeit wandelt sich im Laufe des Lebens, ist im Kindesalter gering, nimmt in der Pubertät zu, um im Alter wieder abzufallen. Zur Testung wird Alttuberkulin oder besser das von unspezifischen Ballaststoffen befreite, gereinigte Tuberkulin (GT-Hoechst, PDD-S usw.) verwandt. Reibt man bei Kindern, die eine Infektion durchgemacht haben und die präallergische Phase abgeschlossen haben, die entfettete Haut über dem Brustbein mit einer tuberkulinhaltigen Salbe ein, so entstehen nach 4–8 Stunden kleine Knötchen (Moro-Probe). Beim Erwachsenen ist die intrakutane Methode nach *Mendel-Mantoux* für die Testung angebracht. Sie führt nach 48–72 Stunden bei positivem Ausfall zu einer Infiltration, deren Durchmesser nicht das Ausmaß der Rötung erreicht. Maßgeblich ist für die Ablesung der Durchmesser der Infiltration. Überschreitet er 5 mm, so ist die Reaktion positiv ausgefallen. Zur Untersuchung größerer Personenkreise hat sich der *Tine-Test* bewährt. Ungewöhnlich lebhafte Reaktionen nach Tuberkulintestung sollten nach einer aktiven Tuberkulose fahnden lassen. Andererseits muß man das Absinken der Tuberkulinempfindlichkeit nach Masern, bei Sarkoidose, Miliartuberkulose, Lymphogranulomatose sowie Corticosteroidtherapie in Rechnung stellen. Bei nicht BCG-geimpften Kindern erlaubt die Tuberkulinreaktion bei regelmäßiger Kontrolle den Zeitpunkt der Infektion durch Konversion der Reaktion zu entdecken und den Patienten intensiver überwachen zu lassen. Tuberkulintests geben vor allem auch Auskunft über die Durchseuchung einer Bevölkerung und erlauben den Ausschluß einer Tuberkulose bei differentialdiagnostischen Überlegungen. Schließlich sind sie für die Beurteilung des Erfolgs der BCG-Impfung und die Bestimmung des Zeitpunktes erlöschenden Impfschutzes wichtig.

Nachweis von Mykobakterien
Die mikroskopische Untersuchung erlaubt lediglich die Feststellung säurefester Stäbchen. Sie bedarf daher stets der Bestätigung durch Kultur oder Tierversuch. Ausgangsmaterial sind Sputum, Rachenabstrich, Magensaft, Bronchialsekret, Bronchusspülwasser sowie Punktate aus Pleura, Bauchhöhle, Zentralnervensystem, Abszessen und Lymphknoten sowie Wundsekret und Probeexzisionsmaterial. Sputumprovokation durch Aerosole, Bronchusspülung und bronchoskopisch gewonnenes Sekret sowie Magensaft sind dem Kehlkopfabstrich überlegen. Die Färbung im Nativpräparat nach Ziehl-Neelsen, Anreicherung, Untersuchung mit Fluoreszenztechnik, Kulturverfahren sowie Tierversuche dienen der Sicherung der Diagnose. Sind Mykobakterien gefunden, so werden weitere Untersuchungen erforderlich. Der Niacintest ist für Mycobacterium tuberculosis spezifisch und erlaubt bei positivem Resultat den Ausschluß anderer Mykobakterien als Infektionsursache. Weitere Differenzierung ist durch die Typenbestimmung möglich. Gelegentlich gehen als Folge der medikamentösen Therapie im Ausstrich nachgewiesene Mykobakterien in der Kultur nicht mehr an (»Kulturversager«) und bleiben im Tierversuch stumm. Manchmal wecken auffallend schnelles Wachstum und morphologische Kriterien den Verdacht auf atypische Mykobakterien. Die Kontrolle des Farbverhaltens der Erreger gegen Licht und Dunkelheit auf der Kultur, biochemische Methoden und die Resultate der Resistenzbestimmung gegen antituberkulöse Substanzen erlauben eine präzise Einordnung. Immunologische und Serotypen-Untersuchungen geben weitere Aufschlüsse über Subspezies. Für praktische Zwecke genügt im Speziallabor die Erfassung von 12 Kriterien, die eine Trennung pathogener und nichtpathogener Stämme erlauben; für wissenschaftliche Zwecke sind 47 herangezogen worden.

Resistenzbestimmung
Die Resistenzbestimmung dient der Ermittlung der Zahl und des Wachstums der Mykobakterien auf Nährböden, die mit antituberkulösen Medikamenten beschickt sind. Nach derartigen Untersuchungen fanden sich in Hessen Primärresistenzen gegen INH in 2,2%, Streptomycin in 1,6%, Rifampicin in 0%, Ethambutol in 0,2% und Ethionamid in

0,6% der untersuchten Stämme. Sekundärresistenzen hingegen waren gegen INH in 20%, Streptomycin in 7%, Rifampicin in 5%, Ethambutol in 4% und Ethionamid in 2% der Stämme nachweisbar. Das früher befürchtete Überhandnehmen primärresistenter Erreger ist nicht eingetreten. Dennoch erweisen sich die Resistenzverhältnisse, die von Land zu Land wechseln, als wesentliches Hindernis einer effizienten Chemotherapie, und die Ermittlung der Erregerresistenz ist daher *unerläßliche* Voraussetzung für die Behandlung.

Röntgenuntersuchung
Röntgenuntersuchungen spielen in der Tuberkulosediagnostik eine entscheidende Rolle. Zur korrekten Untersuchung bedarf die Übersichtsaufnahme einer kurzen zusätzlichen Durchleuchtung, um die Verhältnisse hinter Herz und Hilus zu klären. Gezielte Schichtaufnahmen im sagittalen und frontalen Strahlengang liefern weitere Aufschlüsse. Die Röntgenuntersuchung legt Ort und Ausdehnung intrapulmonaler Veränderungen fest und begründet den dringenden Verdacht auf eine Tuberkulose, der nur durch die Übereinstimmung mit bakteriologischen Ergebnissen und klinischem Bild zu sichern ist. Über die Aktivität der Krankheit ist dem Einzelbild nichts zu entnehmen, sondern erst der Vergleich in einer Serie aus einem Zeitraum von Wochen und Monaten erlaubt Schlüsse. Dabei können geringfügige aufnahmetechnische Unterschiede (Körperhaltung, Körperdrehung, differierende Strahlenhärte usw.) bereits zu Fehldeutungen führen. Herd- und Kavernendurchmesser sollte man in Zentimetern angeben und nach Möglichkeit die Segmentzugehörigkeit festlegen. Die *Kymographie* hat sich für die Beurteilung der Zwerchfellbewegung und ihrer Wirkung auf intrapulmonale Herde sowie in der Beobachtung der Herzaktion als nützlich erwiesen. Bei den wegen der langen Dauer der Tuberkulose notwendigen zahlreichen Röntgenuntersuchungen ist dem Strahlenschutz (kurze Durchleuchtung, kleine Formate, gezielte Schichtaufnahmen) besondere Aufmerksamkeit zuzuwenden.

Bronchologie
Die Bronchoskopie mit dem konventionellen Instrumentarium, ergänzt durch die neuen Möglichkeiten der flexiblen Fiberbronchoskope, ermöglicht die Feststellung von Schleimhauttuberkulosen, Lymphknotenperforationen und posttuberkulösen Narbenbildungen im Bronchialsystem. Die Segmentzugehörigkeit von Blutungsquellen und umschriebenen Eiterungen ist damit zu klären. Probeexzisionen aus Schleimhautdefekten oder Neubildungen haben differentialdiagnostischen Wert. Die Sondierung peripherer Bronchien mit Kathetern, Bürsten und Zangen läßt Material zu bakteriologischen Untersuchungen aus dem Herdbereich gewinnen. Die Bronchographie eröffnet einen Einblick in bronchoskopisch nicht erreichbare Bezirke, stellt Stenosen und Füllungsdefekte dar und sichert typische posttuberkulöse Veränderungen.

Lungenfunktionsprüfungen
Spirometrie, auch unter Belastung, Untersuchungen der Atemmechanik und Blutgasanalyse liefern Aufschlüsse über krankheitsbedingte Einbußen der Leistungsfähigkeit, die vor Operationen und in der Beurteilung der Belastbarkeit des Kranken für Gutachtenzwecke von entscheidender Bedeutung sind.
Pleurabiopsie, Lungenbiopsie, Mediastinoskopie sowie *transbronchiale Lymphknotenpunktionen* dienen als weitere spezielle Untersuchungsmethoden zur Abgrenzung der Tuberkulose gegen andere Lungenkrankheiten.

Verlauf und Prognose
Unbehandelt neigt die Tuberkulose zum schubweisen Fortschreiten. Eine klinische Heilung mit Restveränderungen ist ebenso möglich wie ein weiterer Schub nach vielen Jahren. Jedes Fortschreiten verschlechtert die Gesamtsituation, erhöht die Rezidivgefahr und mindert meistens die Lungenfunktion. Der einmal Erkrankte hat eine 23mal höhere Rückfallaussicht als der Gesunde, und nach mehr als 10jähriger Inaktivität liegt die Rückfallrate 5- bis 10mal höher als die Neuerkrankungsrate. Gelingen weder Kavernenvernichtung noch offene Kavernenheilung, so ist das chronische Fortschreiten der Krankheit die Folge. Die Prognose wird verschlechtert durch das zunehmende Ausmaß der Krankheit, durch Alkoholismus, syntrope Krankheiten. Kalkdichte Verschattungen im Röntgenbild sind keine »Grabsteine der Tuberkulose«, sondern Ausdruck einer Verkäsung mit Kalkeinlagerung und damit der Rezidivgefahr. Die *medikamentöse Behandlung* hat Verlauf und Prognose radikal gewandelt. Optimal kombinierte, adäquate und ausreichend lange antituberkulöse Therapie machen die Krankheit für viele zu einem passageren Ereignis, nach dem sie ihre volle Leistungsfähigkeit wiedergewinnen. Sie bedeutet Rückfallprophylaxe und schränkt die Operationsnotwendigkeit erheblich ein. Die Prognose wird allerdings erheblich getrübt durch alle Einflüsse, die eine konsequente Behandlung verhindern (Alkoholismus, psychische Erkrankungen, mangelnde Krankheitseinsicht).

Komplikationen
Aus der Sicht der tuberkulösen Erstinfektion ist jede Ausbreitung im Organismus eine Komplikation. Von besonderer Bedeutung ist das Übergreifen der Krankheit auf die serösen Häute. Die Durchwanderung eitriger spezifischer Prozesse in die Pleurahöhle führt zum schwer beherrschbaren chronischen Empyem mit entsprechender Einschränkung der Lungenfunktion. Auch Silikosen, Asthma, Neoplasmen, unspezifische Lungenkrankheiten komplizieren den Verlauf der Tuberkulose. Der Diabetes kann im höheren Alter eine ruhende Tuberkulose reaktivieren und erhöht die

Tabelle 13.35 Differentialdiagnose der Lungentuberkulose

Krankheit	Möglichkeiten der Differenzierung
Pneumonie	Anamnese, Verlauf, Bakteriologie
Lungenabszeß	Bronchologie, Bakteriologie
Bronchialkarzinom	Anamnese, Rauchgewohnheiten, Symptomatologie, Zytologie, Probeexzision und Lungenpunktion, Elektrophorese
Mykosen	Komplementbindungsreaktion, Bronchologie, Pilzkulturen
Histoplasmose	geographische Anamnese, Histoplasmintest
Silikose	berufliche Anamnese, Mediastinoskopie, Lungenpunktion
Chronische Bronchitis und Emphysem	Anamnese, Röntgenbefund, Bakteriologie, Bronchoskopie
Asthma bronchiale	klinisches Bild, Allergentestung, Lungenfunktionsprüfung, Immunelektrophorese
Stauungslunge	kardialer Befund, Röntgenbild und EKG, Therapieerfolg
Sarkoidose	Biopsie aus Bronchus, Leber, anderen Organen, Kveim-Test, Tuberkulinreaktion, Mediastinoskopie
»Kollagenosen«	Serologie, LE-Zellen, klinisches Bild, Haut
Löffler-Syndrom	Flüchtigkeit, Blutbild, Wurmeier im Stuhl
Viruskrankheiten	klinisches Bild und Verlauf, serologische Untersuchungen, Röntgenbilder
Exogene allergische Alveolitis (Farmer-, Vogelzüchterlunge usw.)	Anamnese mit beruflicher Exposition, Immunelektrophorese, Präzipitinnachweis

Erkrankungsaussicht auf das 5fache. In der Vorchemotherapieära starben 52,8% der tuberkulösen Diabetiker innerhalb 3 Jahren nach der Diagnosestellung. Heute ist bei ausreichender Kompensation des Stoffwechsels die Chance des Diabetikers unter antituberkulöser Behandlung nicht schlechter als die des Gesunden. Eine Schwangerschaft ist nicht mehr als Komplikation anzusehen und gibt bei adäquater medikamentöser Therapie kaum noch Anlaß zu einer Unterbrechung.

Differentialdiagnose

Der Nachweis von Mycobacterium tuberculosis ist mit allen Mitteln anzustreben. Das Risiko einer Diagnose ex juvantibus läßt sich nicht vertreten. Werden Bakterien nachgewiesen, so schließen sie ein gleichzeitig bestehendes Malignom nicht aus, da alte Herde durch den Tumor mobilisiert werden oder das Karzinom von alten tuberkulösen Narben ausgehen kann (Tab. 13.35).

Therapie
Internistische Therapie
Allgemeine Basistherapie

Sie ist seit der Chemotherapie in den Hintergrund getreten, aus verschiedenen Gründen aber nicht entbehrlich, da die Tuberkulose prinzipiell eine Allgemeinkrankheit ist und latent meist lebenslänglich andauert.

Lebenshygiene. Körperliche Schonung, geregelte Lebensführung, vollwertige Ernährung (Eiweiß!), Nicotin- und Alkoholkarenz sind als Basisbehandlung jeder Tuberkulose, und nach Absetzen der Chemotherapie modifiziert auch als Rezidivprophylaxe, wirksam. Diese und auch Klimatheraphie rücken in den Vordergrund bei konstitutionell-hereditärer Tuberkulosedisposition, bei Undurchführbarkeit korrekter Chemotherapie (Allergie, Unverträglichkeiten, Resistenzen) oder deren mangelhafter Wirkung. Diese Maßnahmen unterstützen auch die Behandlung der häufigen Begleit- und Folgekrankheiten der Lungentuberkulose, wie allergische und infektiöse Bronchitiden, Bronchiektasen, Asthma, Emphysem.

Stationäre – ambulante Behandlung. Auch heute soll grundsätzlich jede neu entdeckte, aktive Tuberkulose zunächst stationär behandelt werden, ebenso jede vorbehandelte Tuberkulose, die Bakterien ausscheidet und/oder röntgenologische Progredienz zeigt. Das Ziel dieser Maßnahmen ist Isolierung ansteckender Tuberkulöser, differenzierte Detaildiagnostik (Bakteriologie, Röntgenologie, Funktion der Lunge und anderer Organe, Bronchoskopie), intensive Behandlung (Ruhebehandlung, parenterale Applikation, Chirurgie) und Kontrollen der Nebenwirkungen. Weitere Indikationen für stationäre Behandlung einer Tuberkulose sind die häufige Differentialdiagnose zum Bronchialkarzinom, gravierende Zweitkrankheiten wie Diabetes, Magenulkus u.a., Notwendigkeit gleichzeitiger Therapie mit Corticoiden oder Zytostatika, Alkoholismus, Gefahr unzuverlässiger Medikamenteinnahme oder Nebenwirkungskontrollen. Die *Dauer stationärer Behandlung* richtet sich vor allem nach gesicherter Bakteriennegativität, nach der Röntgenrückbildung, aber auch nach der Möglichkeit zuverlässiger ambulanter Medikamentapplikation, auch bei Gastarbeitern. Die ambulante Behandlung hat demgegenüber ihren Indikationsbereich vor allem in der Konsolidierungsphase nach stationärer Behandlung teils in Form langfristiger Chemotherapie, teils in Form allgemeiner Rezidivprophylaxe (Lebensführung, Rehabilitation).

Corticoide bringen unter gleichzeitiger sorgfältiger chemotherapeutischer Abdeckung etwas schnellere Rückbildung der exsudativen Phase und vielleicht geringere narbige Residuen. Sie sind daher am ehesten indiziert bei akuten schweren Prozessen vorwiegend aus symptomtherapeutischer Absicht (schwere Intoxikation, Miliaris, käsige Pneumonie z.B.), ferner bei Meningitiden (lokal), Pleuritiden (lokal), Bronchustuberkulosen und Uretertuberkulosen zur Verhütung narbiger Strikturen. Bei der chemotherapeutischen Abdeckung ist ganz besonders sorgfältig auf bakterielle Sensibilität gegenüber den verwendeten Mitteln zu achten, um nicht eine Exazerbation der Tuberkulose durch die Corticoide zu riskieren. Eine nützliche Vewendung können Corticoide zur Desensibilisierung bei Überempfindlichkeit gegen die antituberkulöse Chemotherapie finden. Vorsichtig einschleichende Medikamentsteigerung in 8–10 Tagen auf die Volldosis kann damit versucht werden.

Berufliche und soziale Rehabilitation. Nach vollständiger bakteriologischer, röntgenologischer und klinischer Inaktivierung der Tuberkulose ist die berufliche und soziale Rehabilitation heute viel unproblematischer als früher. Eine *chemotherapeutisch rite behandelte und konsolidierte* Tuberkulose hat eine Rezidivrate von nur wenigen Prozenten, während nach *unzureichender* Therapie (zu kurz, unregelmäßig eingenommen oder ungenügend dosiert) die Rezidivraten sich 4- bis 6fach erhöhen. Für chemotherapeutisch sanierte Tuberkulosen schwächen sich die bekannten *Rezidivursachen* ab, müssen aber ständig im Auge behalten werden: Alkoholismus (etwa Faktor 2), Diabetes, Corticoidtherapie, ausgedehntere Silikosen, Art und Ausdehnung des Restbefundes (auch offene Kavernenheilung), konsumierende Begleitkrankheiten, Lebensalter und Geschlecht (gehäuft bei jüngeren Frauen und älteren Männern, ferner Ausländer), individuelle, soziale und berufliche Belastungen verschiedener Art, mangelhafte Ernährung (eiweißarm, etwa auch bei Magen-Darm-Ulzera), Gravidität. Weniger gesichert als Rezidivrisiko sind die Bedeutung des Anfangsbefundes (Ausdehnung, Lokalisation, Bakterienausscheidung, Kaverne, Tuberkulome), hereditäre oder erworbene Dispositionen, Klima, Wohnverhältnisse. Wie schon unter Prognose erwähnt, ist die summarische Rückfallrate des einmal Erkrankten 25fach und nach 10 Jahren Inaktivität noch 5- bis 10mal höher als die Neuerkrankungsrate Gesunder. Konsequenz der chemotherapeutischen Sanierung ist der einzige und wirksame Weg zum Abbau dieser Raten! Diese vergleichsweise hohe Rezidivquote ist heute nur dadurch erklärbar, daß sich unter den »inaktiven« Tuberkulosen zahlreiche Fälle befinden, die nach modernen Gesichtspunkten nicht ausreichend saniert, andererseits aber nicht stationär behandlungsbedürftig sind.

Diese zwar inaktiven, aber *nicht optimal sanierten* Tuberkulosen sind für die berufliche Rehabilitation das Hauptproblem. Aus seuchenhygienischen Gründen kommt bei ihnen eine Umschulung in Betracht, wenn sie pädagogischen Berufen, Lebensmittelberufen und anderen Berufen mit höherer Öffentlichkeitsfrequenz angehören. Aber auch körperlich schwere Arbeiten sind ungeeignet. Ungünstige exogene Bedingungen (Arbeitsplatzanalyse!) wie Einwirkung von Witterung, Stäuben, Gasen, Dämpfen u.a. sind eher im Hinblick auf oft begleitende chronische Bronchitis und Emphysem nachteilig. Als allgemeiner Grundsatz ist das oft vergessene Postulat der optimalen allgemeinen Lebenshygiene des Tuberkulösen in Erinnerung zu bringen. Allen Lebensformen, die dem widersprechen, ist abzuraten, so auch Arbeiten mit Nachtschichten, fehlender Mittagspause, unzureichender Nahrungsaufnahme (Eiweiß) während der Arbeitszeit usw. Berufsfördernde Maßnahmen sollten schon während der stationären Behandlung (Sozialberater, Anlernmaßnahmen usw.) vorbereitet werden und möglichst bald an die stationäre Heilbehandlung anschließen. Geeignet sind auch Arbeitserprobungen mit entsprechenden Belastungsprüfungen unter ärztlicher Aufsicht während mehrmonatiger Aufenthalte in Berufsförderungswerken. Ihnen geht schon während stationärer Behandlung eine Physiotherapie und Beschäftigungstherapie voran.

Bei der *optimal sanierten* Tuberkulose werden die vorgehend geschilderten Maßnahmen wesentlich seltener nötig sein als bei der Gruppe der nicht optimal sanierten Patienten. Dennoch ist in jedem Einzelfall zu erwägen, ob nicht auch von diesen erstgenannten Fällen eine der genannten Beschränkungen der Berufstätigkeit oder der berufsfördernden Maßnahmen in Betracht zu ziehen ist, insbesondere wenn gleichzeitig die oben erwähnten rezidiv-relevanten Faktoren wirksam werden.

Mit der verbesserten Diagnostik und der eindrucksvollen Zunahme des Krankheitskomplexes der *chronischen obstruktiven broncho-pulmonalen Krankheiten,* von denen auch der Tuberkulöse nicht verschont wird, rückt bei vielen sanierten Tuberkulosen das Problem der Rehabilitierung in den Bereich der unspezifischen Lungenkrankheiten und der rein funktionellen Einbußen. Hieraus ergeben sich zusätzliche, aber kausal meist unabhängige, wesentlich höhere Rehabilitationsanforderungen als von der Tuberkulose selbst. Sie sind in jedem einzelnen Fall einer Tuberkuloserehabilitation durch umfangreiche funktionsanalytische, röntgenologische, allergologische, bakteriologische usw. Untersuchungen zu ermitteln und in den Rehabilitationsplan der eigentlichen Tuberkulose nahtlos zu integrieren.

Voraussetzung jeder erfolgreichen Rehabilitation ist die enge Zusammenarbeit zwischen praktizierenden Kollegen (Frühdiagnostik, ambulante Weiterbehandlung, langfristige Befundüberwachung), Klinikern (spezifische und unspezifische Feindiagnostik und Intensivtherapie), Sozial- und Arbeitsmedizinern (Einleitung, Koordination und Überwachung berufsfördernder Maßnahmen), Tuberkulosefürsorge (seuchenhygienische Überwachung, prophylaktische Maßnahmen, allgemeine Wohnungs- und Sozialhygiene) und nicht zuletzt den Kostenträgern.

Folgende Personengruppen sollten weiter *überwacht* werden:

1. erstmals erfaßte Personen mit inaktivem Befund oder fibrotischen Läsionen, da ihnen eine erhöhte Manifestationsrate zukommt,

2. Patienten im unmittelbaren Anschluß an die Behandlung,
3. Personen mit bedeutsamen Begleitkrankheiten,
4. Personen mit ausgedehntem Restbefund,
5. Personen in gefährdenden Berufen,
6. unkooperative Personen.

Dauer der Überwachung für Gruppe 1 1–2 Jahre, für Gruppe 2 mindestens 5 Jahre, für Gruppen 3–6 unterschiedlich nach Gegebenheit. In Zweifelsfällen ist besser eine probatorische Chemotherapie anzuwenden. Eine eingehende Belehrung nach der Entlassung aus der Überwachung ist nötig.

Spezifische Chemotherapie

Wir gehen zunächst von dem bewährten Medikamentbestand (Pool) aus, geordnet nach 3 Rängen der Wirkungsintensität (unter Beifügung der jeweiligen mittleren Tagesdosis und Handelspräparate ohne kombinierte Fabrikate):

1. Rang
Isoniazid (6–8 mg/kg Körpergewicht; Rimifon, Neoteben, Isozid, INH-Kabi, INH-Burgthal, TB-Phlogin, Tebesium).
Rifampicin (600–900 mg; Rifa, Rimactan).
Streptomycin (1 g; Streptothenat, Streptomycinsulfat Horm, Streptomycin Sarbach, Solvo-strept, Didrothenat).
Ethambutol (20–25 mg/kg Körpergewicht; Myambutol, EMB-Fatol).
Prothionamid-Infusion (0,5 g; Peteha-Infusion).
PAS-Infusion (12–24 g berechnet auf reine Säure; Solu-PAS-Elbiol, PAS-Fatol-Infusion).

2. Rang
Prothionamid oral (0,75–1,0 g; Peteha-Dragées).
Cycloserin (0,75–1,0 g; Cycloserin Kabi, D-Cycloserin Roche, Terizidon).
Capreomycin (1,0 g; Ogostal).
Kanamycin (0,5 g; Kanamytrex).
Pyrazinamid (2,0 g; Pyrafat).
PAS oral (12,0 g reine Säure; PAS-Heyl, PAS-Fatol).

3. Rang
Tetracyclin (3,0–4,0 g; diverse).
Viomycin (0,5 g; Vionactan, Viothenat).
Thioacetazone (0,15–0,2 g; früher Conteben, jetzt in Entwicklungsländern).

Jeder Patient wird vor und alle 4 Wochen während einer spezifischen Chemotherapie sorgfältig hinsichtlich seiner Organfunktionen untersucht. Folgende Organe oder Funktionssysteme können besonders von den oben genannten Medikamenten (je in fallender Folge) *nachteilig beeinflußt* werden:

Zentralnervensystem/Psyche: Cycloserin – Ethionamid – Isoniazid.
Peripheres Nervensystem: Isoniazid.
Visus: Ethambutol.
Akustikus: Kanamycin – DH-Streptomycin – Streptomycin – Capreomycin – Viomycin.
Vestibularis: Streptomycin – Capreomycin – Kanamycin – DH-Streptomycin – Viomycin.
Gastro-Intestinum: PAS oral – Ethionamid oral – Pyrazinamid – Tetracyclin – Conteben.
Leber: Pyrazinamid – Ethionamid – Conteben – Tetracyclin – Rifampicin – PAS – Isoniazid.
Niere: Kanamycin – Capreomycin – Viomycin – Streptomycin – Pyrazinamid (Harnsäureerhöhung).
Knochenmark: Conteben u.a.
Haut: Akne: Ethionamid – Conteben – INH. Photosensibilisierung: Pyrazinamid – Tetracyclin.
Allergie: Alle.
Senium: Vorsicht mit Streptomycesreihe – Ethionamid – Cycloserin – Ethambutol.
Alkoholismus cave: Cycloserin – Ethionamid – Pyrazinamid – Isoniazid.

Wenn bei der Untersuchung des Patienten Funktionsstörungen bestimmter Organe gefunden werden, sind die dazugehörigen Medikamente entsprechend der obigen Aufstellung vorsichtig zu dosieren oder gar aus dem verfügbaren Gesamtbestand der antibakteriellen Medikamente (Pool) zu streichen.

Für die Therapie der *unvorbehandelten Tuberkulose* werden nunmehr drei der verbleibenden besten Mittel ausgewählt und täglich 3fach kombiniert in Volldosis gegeben, bis während mindestens 3 Monaten die Ausscheidungen auch kulturell negativ sind und der Röntgenbefund ausreichend rückgebildet ist. Wegen der Möglichkeit ausschließlich oraler Applikation werden hierfür zunehmend Isoniazid, Rifampicin und Ethambutol bevorzugt. Auf die Notwendigkeit von Nebenwirkungskontrollen in monatlichen Abständen wird ausdrücklich hingewiesen, insbesondere des Visus und der Transaminasen. Ethambutol ist in der Klinik gegen Streptomycin, PAS-Infusionen oder Prothionamid austauschbar. Entwicklungsländer verwenden aus Kostengründen oft noch Isoniazid, Streptomycin und Thioacetazone oder PAS. Nach der beschriebenen Konsolidierung des Befundes, also nach mindestens 4–6 Monaten, wird in der Regel Isoniazid und Rifampicin für 1 weiteres Jahr gegeben, je nach Röntgenrückbildung länger, selten kürzer. Eine Verkürzung der Gesamtchemotherapie unter 1 Jahr ist heute auch bei geringfügigen Tuberkulosen noch nicht verantwortbar, wenn auch in Erprobung.

Bei *vorbehandelter Tuberkulose* müssen auch diejenigen Medikamente aus dem »Pool« gestrichen werden, die früher (genaue Anamnese) länger als 2 Monate unkombiniert oder schlecht kombiniert gegeben wurden (Resistenzverdacht) oder gegen die Resistenz bakteriologisch nachgewiesen wurde. Frühere Gabe von Kanamycin oder Viomycin bedingt meist auch Resistenz für Capreomycin (Kreuzresistenz) und oft auch umgekehrt. Ebenso besteht Kreuzresistenz zwischen Conteben und

Tabelle 13.36 Kreuzresistenzen (nach *Bartmann*)

Kreuzresistenzen

CM ⇌⟶ VM   TSC ⇌⟶ TCA
CM ⇌----→ KM   TSC ⇐⟵ ETH
KM ←---- VM   ETH ⇌=====→ TCA
KM ----→ SM
VM ----→ SM

Reihenfolge der Gabe

SM→CM→KM→VM
ETH→TSC→TCA

―――――→ bedeutet häufige Kreuzresistenz,
– – – – → bedeutet weniger häufige Kreuzresistenz.
Das Medikament, von dem der Pfeil ausgeht, verursacht Kreuzresistenz für das Medikament, auf das der Pfeil hinweist. Die Reihenfolge, in der Medikamente therapeutisch eingesetzt werden sollen, ergibt sich aus den Verhältnissen der Kreuzresistenz und der Intensität der Wirkung oder Nebenwirkungen. Gleichzeitige Gabe der in einer gemeinsamen Gruppe aufgeführten Medikamente schließt sich aus. CM = Capreomycin, VM = Viomycin, KM = Kanamycin, SM = Streptomycin, TSC = Conteben, TCA = Thiocarlid, ETH = Ethionamid

Thiocarlid und zwischen Conteben und Ethionamid (Tab. 13.**36**).
Aus dem Restbestand des Medikamenten-Pools werden mindestens drei, besser vier der verbleibenden Mittel ähnlich wie bei unvorbehandelten Tuberkulosen zusammengestellt und verabfolgt. Da Rezidivtuberkulosen meist schwerer beeinflußbar und die Zweitrangmittel weniger wirksam sind, muß die Behandlungsdauer besonders der Initialbehandlung verlängert und auf korrekte Einnahme besonders geachtet werden. Die Kontrolle der Einnahme der Medikamente ist im Urin mit entsprechenden chemischen Reagenzien möglich, jedoch meist nur in der Klinik durchführbar, da ambulante Kontrollmöglichkeiten ähnlich wie in Großbritannien oder in manchen Entwicklungsländern in Mitteleuropa nicht gegeben sind. Möglich ist eher eine Kontrolle der Medikamentrestbestände und der Überwachung der Einnahme durch Familienangehörige. Die Bakterienausscheidung soll in vierwöchigen Abständen mit Direktausstrichen, Kulturen und Resistenztests beobachtet werden. Wenn das Sputum nach auswärts versandt werden muß, wird vorher besser eine Therapiepause von 4 Tagen gemacht.

Nebenwirkungen der Chemotherapie
und ihre Kontrollen

Die *Nebenwirkungen* der einzelnen Medikamente können aus der obigen Aufstellung über die nachteilige Beeinflussung von Organfunktionen unschwer entnommen werden. Medikamenttypische Nebenwirkungen unterliegen der Aufklärungspflicht. Wenn man dabei dem Patienten nicht nur das Risiko einer Chemotherapie, sondern auch sein individuelles Risiko der Tuberkulose gegenüberstellt, wird er im allgemeinen einer Behandlung mit gewissen Risiken typischer Nebenwirkungen zustimmen. Summarische Einverständniserklärungen durch Vordrucke sind meist unzureichend, dagegen genügt im allgemeinen mündliche Aufklärung in Anwesenheit einer Schwester oder Sprechstundenhilfe mit Eintragung in die Krankenakte. Dabei ist auch Gelegenheit, den Patienten auf die während der Chemotherapie verminderte Alkoholtoleranz, insbesondere im Hinblick auf die Verkehrstüchtigkeit, hinzuweisen, soweit diese nicht schon allein durch Medikamente wie Cycloserin als eingeschränkt betrachtet werden muß.
Unter Berücksichtigung des heutigen medizinischen Wissenstandes und auch der Empfehlungen des Deutschen Zentralkomitees zur Bekämpfung der Tuberkulose, der Deutschen Arzneimittelkommission und vor dem Hintergrund der derzeitigen Jurisdiktion sind folgende Kontrollen der Nebenwirkungen einer antibakteriellen Chemotherapie der Tuberkulose vor und alle 4 Wochen während der Medikamentverabfolgung zu empfehlen:
Basiskontrollen jeder antituberkulösen Chemotherapie: Anamnese, Direktuntersuchung, Blutstatus, Urinstatus (Nierenfunktion), SGPT.
Zusätzliche Kontrollen einzelner Medikamente:
Pyrazinamid: SGPT alle 14 Tage;
Streptomycin: Vestibularis, Akustikus;
Dihydrostreptomycin: Akustikus, Vestibularis;
Capreomycin: Vestibularis, Akustikus, Niere;
Kanamycin: Akustikus, Vestibularis, Niere;
Viomycin: (Akustikus), Niere;
Ethambutol: Visus;
Cycloserin: Zentralnervensystem, Psyche;
PAS: Allergie, besonders bei i.v. Gaben.

Kommentar zu dieser Übersicht:
Organkontrollen vor Beginn der Behandlung sollten unter allen Umständen stattfinden, da verschiedene Organe, z.B. Ohr, Auge, Leber, schon in einem hohen Prozentsatz vorbestehende Schädigungen, insbesondere bei älteren Patienten, erkennen lassen, die später der Therapie angelastet werden. Die neueren Mittel Rifampicin, Ethambutol und Prothionamid bzw. Ethionamid werden in den ersten *Schwangerschaftsmonaten* besser nicht gegeben, obwohl Mitteilungen über sicher teratogene Wirkungen beim Menschen nicht bekannt sind. Bei Gabe dieser Mittel soll man die Patientinnen auf Antikonzeption hinweisen. Unter Rifampicinbehandlung sind Ovulationshemmer allerdings nicht sicher wirksam.
Anamnese. Zu achten ist besonders auf Magen-Darm-Krankheiten, Leberkrankheiten (Alkoholtoleranz), Nierenkrankheiten, Krankheiten des Gesichtes und Auges, Ohrenkrankheiten (insbesondere Gehör- und Gleichgewichtsstörungen), Allergien und psychische Krankheiten (besonders abnormes Reaktionsverhalten), Diabetes mellitus, Alkoholgenuß, Gravidität.
Direktuntersuchung. Je nach Anamnese; besonders Lunge, Leber, Niere und Psyche, Körpergewicht, Blutdruck.

Blutstatus. Hämoglobin, rotes und weißes Blutbild, BSG.
Urinstatus (Nierenfunktion). Eiweiß, Zucker, Urobilinogen (möglichst auch Urobilin und Bilirubin), Sediment, spezifisches Gewicht, Serumkreatinin.
SGPT. Kontrolle von Leberveränderungen mit Bestimmung der Serumtransaminasen und Serumbilirubin.
Vestibularis, Akustikus. Lagenystagmus, Blind- und Strichgang, Armtonus- und Abweichreaktion, genauer: kalorische Vestibularisprüfung. Flüstersprache, besser: Audiometrie zur Bestimmung der oberen Hörgrenze.
Visus. Ophthalmologische Kontrollen von Visus, Augenhintergrund, Gesichtsfeld, Farbsehen.
Zentralnervensystem, Psyche. Euphorie, Depression, Parästhesien, Muskelzuckungen, Konvulsionen, besonders bei Zerebralsklerosen, Parkinsonismus.
Allergie. Vortestung bei Allergikern, besonders bei Infusionen. Kutantestung oft unsicher, besser kleine Vorgaben des Medikamentes.

Im Interesse des Patienten und auch des Arztes sollten die Nebenwirkungskontrollen in der beschriebenen Weise durchgeführt werden, bis weitere wissenschaftliche und klinische Erfahrungen vielleicht eine Auflockerung erlauben. Die bisherige Entwicklung ging allerdings immer nur in Richtung einer Intensivierung der Kontrollen. Keinesfalls sollte aber wegen mangelhafter Kontrollmöglichkeiten oder wegen des Risikos von Nebenwirkungen ein Medikament unterdosiert werden. Der heute verfügbare Bestand an Medikamenten erlaubt Substitution durch ein anderes in Volldosis gegebenes Mittel. Bei Streptomycinbehandlung sind periorale Parästhesien, Blutdrucksenkung und kreislaufbedingter Schwindel durch Histaminfreisetzung bald nach der Injektion nicht mit Vestibularisschwindel durch Streptomycintoxizität zu verwechseln und kein Anlaß zum Abbruch der Medikation.

Erfolge und Mißerfolge antituberkulöser Chemotherapie

Im Idealfall sind mit den beschriebenen Behandlungsmethoden bei unvorbehandelten Lungentuberkulosen in mehr als 95% der Fälle Sputumkonversion sowie in etwa 75% der Fälle Kavernenobliteration und bei vorbehandelten (Rezidiv-)Lungentuberkulosen in 80–90% der Fälle Sputumkonversion und in 60–70% Kavernenobliteration erreichbar. Die tatsächlich erzielten Ergebnisse liegen in allen Ländern deutlich tiefer, besonders auch in der Bundesrepublik. Auf die hierfür ursächlichen »Minusfaktoren« ist daher bei der Durchführung der antituberkulösen Chemotherapie besonders zu achten:

1. Medikamentbedingt: unzureichende Medikamentkombination, Unterdosierung, Kurzmedikation, verzettelte oder fraktionierte Medikation, verzögerter Einsatz der Medikation, Unverträglichkeit, unzuverlässige oder intermittierende Einnahme.
2. Erregerbedingt: große Keimzahlen am Herd mit primärresistenten Mutanten, atypische Mykobakterien.
3. Patientenbedingt: mangelhafte Kooperation, Alkoholismus. Dagegen scheinen die in der Epidemiologie so wichtige mangelhafte organismische Resistenz, das Lebensalter, Diabetes, Leberkrankheiten, Krankheiten des Verdauungstraktes usw. für den eigentlichen chemotherapeutischen Effekt keine wesentliche Rolle zu spielen, sofern durch eine entsprechende Medikamentapplikation diese Gegebenheiten irrelevant gemacht werden können.
4. Arztbedingt: unzureichende Verordnung der Medikation, die in den ersten Wochen schicksalbestimmend ist, mangelhafte Information des Patienten, ungenügende Kontrollen der Einnahme und der Nebenwirkungen.
5. Pathologische Anatomie: Diffundibilität und Konvektionsmöglichkeit im tuberkulösen Herd, Vorhandensein von Kavernen, ihre Wandbeschaffenheit und Größe, Reparationsmöglichkeit des Nachbargewebes, Silikose, ungünstige Sonderverhältnisse wie Brochiallymphknotentuberkulose, Pleuraempyem, zentraler Sitz (Meningitis), Abszesse, Sequester. Die Ausdehnung der spezifischen Herde an sich scheint hinsichtlich der Inaktivierung des Prozesses weniger bedeutsam zu sein als im Hinblick auf die Residuen mit ihren Komplikationsmöglichkeiten.

Chemotherapie tuberkulöser Sonderformen

Chronische bakterielle Lungentuberkulose. Bei der verfügbaren Zahl spezifischer Medikamente ist immer eine nochmalige stationäre, sorgfältig kombinierte Chemotherapie (Resistenzprüfung) angezeigt, gegebenenfalls mit anschließender operativer Sanierung. Der Begriff des »Asylfalles« sollte endlich verschwinden.

Die intensive, vielleicht etwas verkürzte Therapie der *Primärtuberkulose* aller Lebensalter verdient mehr Beachtung. Oft entscheidet das Verhalten des Erstherdes über spätere Tuberkulosemanifestationen. Besonders im Kindes- und Jugendalter sollten alle primären und postprimären Tuberkulosen nach den angegebenen Regeln der Chemotherapie behandelt werden. Wir nähern uns wohl auch der Zeit, in der jeder frische Tuberkulinreagent regulär antibakteriell bis zu gesicherten Inaktivität oder gar Tuberkulinnegativität behandelt wird.

Bei der Behandlung der *Pleuratuberkulose* empfiehlt sich neben der üblichen Basis-Chemotherapie eine lokale Punktionsbehandlung mit Medikamentinstillationen. Bei einer unkomplizierten exsudativen Pleuritis kann die Gesamtdauer der Chemotherapie auf 12–18 Monate verkürzt werden, wenn auch tomographisch schon zu Beginn keine spezifischen Lungenherde nachweisbar waren. Corticoidinstillationen werden meist angewandt, ihr Wert hinsichtlich der Verminderung reaktiver Pleuraschwarten ist jedoch nicht über allen Zweifel erhaben. Grundsätzlich sollte die Punktionsbehandlung bei Pleuratuberkulosen geschlossen erfolgen. Nur ausnahmsweise ist bei schweren chronischen mischinfizierten Empyemen eine Drainage-Behandlung und dann je nach Zustand der Resthöhle eine chirurgische Intervention geeignet.

Die *Miliartuberkulose* der Lungen wird nach den gleichen Grundsätzen wie die anderen Tuberkuloseformen behandelt. Wie wichtig dabei Intensität und Konsequenz der Chemotherapie sind, wird durch die Erinnerung daran bestärkt, daß die Miliartuberkulose vor der chemotherapeutischen Ära immer tödlich verlief. Bei frischen schweren Formen kommt auch Anwendung von Corticoiden in Betracht. Die Dauer der Chemotherapie sollte nicht unter 2 Jahren betragen, da immer mit späteren hämatogenen Manifestationen in anderen Organen (Niere, Skelett usw.) zu rechnen ist.

Chemotherapie bei Gravidität, Schwangerschaftsunterbrechung. Nach Streptomycinbehandlung der Mutter wurde selten eine Hörstörung des Neugeborenen beobachtet. Wie bei allen Medikamenten besteht auch bei den antituberkulösen Mitteln keine völlige Sicherheit über Unschädlichkeit während der ersten 12 Schwangerschaftswochen. Die langjährigen praktischen Erfahrungen mit den sog. klassischen Mitteln haben jedoch keinen Hinweis für Störungen erbracht, die eine Anwendung auch während der ersten Phase der Gravidität verbieten. Für die neueren Mittel wie Ethionamid, Capreomycin, Rifampicin und Ethambutol sollte mit dem Einsatz während der ersten 3 Monate besser noch abgewartet werden, bis ausreichende experimentelle und statistische Erfahrungen über das Fehlen teratogener Wirkungen vorliegen.

Wenn die chemotherapeutischen und ergänzenden chirurgischen Maßnahmen korrekt auch während der Gravidität angewendet werden, ist die Tuberkulose heute nur noch ausnahmsweise Anlaß zu einer Schwangerschaftsunterbrechung. Die Indikationsstellung ist meist komplex und daher schwierig. Das für eine Interruptio vorauszusetzende Ausmaß der für die Mutter zu erwartenden gesundheitlichen Schädigung kann bei den nachstehend aufgeführten Formen der Tuberkulose selbst, ihren Folgen oder Komplikationen im allgemeinen erwartet werden bei:

A. *Aktive Tuberkulose*
1. Miliartuberkulose, Meningitis tuberculosa.
2. Selten Tuberkulosen aller Lokalisationen, insbesondere der Lungen, der Niere, des Genitale oder des Peritoneums, deren Behandlung wegen ausgedehnter Medikamentresistenz der Erreger auf klassische konservative Verfahren angewiesen ist und die daher den früheren Grundsätzen der Indikationsstellung zur Interruptio unterliegen.

B. *Folgen der Tuberkulose*
1. Respiratorische Insuffizienzen durch Gewebsverluste, Fibrosen, Bronchialobstruktionen, Pleuraschwarten, Operationsdefekte usw., wenn Vitalkapazität, Sekundenkapazität, Atemstromwiderstände auf $< 1/3$ der Sollwerte vermindert sind und/oder eine O_2-Spannung des arteriellen Blutes unter ~ 60 Torr oder eine Hyperkapnie von $>$ etwa 50 Torr nachweisbar ist. Bei Notwendigkeit operativer Sanierung der Tuberkulose können die angegebenen Insuffizienzgrenzen auch niedriger anzusetzen sein.

C. *Komplizierende Krankheiten*
1. Krankheiten, die die heute gültige chemische Behandlung der Tuberkulose behindern und damit den früheren Indikationsbereich zur Interruption öffnen: Niereninsuffizienz, Leberkrankheiten, Allergien, Visus-, Akustikus-, Vestibularis-Schäden, Magen-Darm-Krankheiten, ZNS-Veränderungen, Alkoholismus, Asozialität usw.
2. Krankheiten, deren Hinzutreten zu einer Tuberkulose zur Schwangerschaftsunterbrechung indizieren kann: Diabetes mellitus, Herzinsuffizienz, obstruktive Lungenkrankheiten (chronische Bronchitis – Asthma – Emphysem), Bronchiektasen, restriktive Lungenkrankheiten u.a.

Künftige Tendenz der Chemotherapie

Röntgenologisch erkennbare, jedoch inaktive Tuberkulosen und auch positive Tuberkulinreagenten ohne Röntgenmanifestationen haben gegenüber negativen Reagenten ein deutlich erhöhtes Risiko der manifesten Tuberkulose. Diese ganze Gruppe wird daher schrittweise Gegenstand chemotherapeutischer Behandlung werden, beginnend mit allen Primärtuberkulosen, dann folgend röntgenologisch nachgewiesene, aber scheinbar inaktive Tuberkulosen, frische Tuberkulinreagenten und schließlich alle positiven Tuberkulinreagenten. Zur Zeit sind Schemen einer Chemotherapie mit wöchentlich 1- bis 2mal einer Überdosis von Isoniazid, Rifampicin und Ethambutol oral in Prüfung, die bei unvorbehandelten Tuberkulosen möglicherweise gleiche Ergebnisse bringen wie die bisherige tägliche Standardinitialbehandlung mit Isoniazid, Streptomycin und PAS-Infusion (oder Rifampicin oder Ethambutol). Als nachteilig erwies sich bei intermittierender hochdosierter Gabe das gehäufte Auftreten von Rifampicin-Antikörpern im Serum, die zu unerwünschten oder gar gefährlichen Immunreaktionen führen und besonderer Kontrollen bedürfen. Bei täglicher ambulanter Medikation sind in unserem Bereich die Kontrollen der Einnahme nicht gewährleistet, während bei wöchentlich 1- bis 2maliger Gabe Kontrollen in der Praxis des Arztes oder im Dispensaire möglich wären. Einleitende stationäre Diagnostik und Behandlung jeder neuentdeckten oder frisch reaktivierten oder bakteriellen Tuberkulose halten wir auch weiterhin aus den angeführten Gründen für notwendig. Die stationäre Behandlung könnte mit neuen ambulanten Verabreichungsmethoden jedoch verkürzt werden, die unbefriedigenden Behandlungsergebnisse bei den häufig vorzeitig aus stationärer Behandlung ausscheidenden Patienten verbessert werden und schließlich eine Gruppe von Patienten therapeutisch erfaßt werden, die nicht zu stationärer Behandlung bereit sind. Für vorbehandelte, also meist teilweise gegen die besseren oralen Mittel resistente Tuberkulosen werden auf absehbare Zeit wie bisher die klassischen stationären Behandlungsformen nötig sein mit hochdosierter, multikombinierter, möglichst parenteraler Verabfolgung noch sensibler Erstrangmittel und der Zweitrangmittel mit sorgfältiger Kontrolle ihrer Nebenwirkungen.

Kontrollierte Studien mit schrittweiser Verkürzung der Chemotherapie bis herunter zu etwa 1 Jahr sind vorwiegend im Ausland im Gange ebenso wie zunehmende Verkürzung der stationären Behandlung, jedoch unter *strengen Kautelen ambulanter Überwachung* der Einnahme und der Nebenwirkungen. Bei der Übertragung der Ergebnisse solcher Untersuchungen auf unsere Verhältnisse ist aber zu beachten, daß angesichts unserer langen Tradition wirksamer stationärer Behandlung das Netz ambulanter qualifizierter Behandlungsmöglichkeiten in vielen Teilen unseres Landes durchaus nicht den Voraussetzungen entspricht, die solchen Entwicklungen zugrunde liegen. Jedes ambulante Behandlungsschema bedarf *spezieller* Anwendungs- und Überwachungsmethoden, sei es kontinuierliche oder intermittierende Applikation oder Therapie nach verkürzter stationärer Behandlung. Schließlich stellen wir mit den Erfolgen unserer bisherigen Therapie hohe Anforderungen an die Sanierungsraten (etwa 98%). Auch wenige Prozente Abstrich davon, mit denen sich andere Länder begnügen mögen, können wir nicht tolerieren, und die allein entscheidenden *Dauerergebnisse* nach 5 und 10 Jahren stehen mit den reduzierten Therapieschemen noch völlig aus.

Aktive Therapie der Lungentuberkulose

Führt die medikamentöse Behandlung in einem vertretbaren Zeitraum nicht zum Ziel, so wird eine operative Sanierung erwogen. Die Entscheidung wird beeinflußt durch Allgemeinzustand, Ausdehnung des Befundes und die Ergebnisse aller Funktionsprüfungen. Indikationen sind therapieresistente Resthöhlen, aus denen noch Bakterien ausgeschieden werden, schrumpfende umschriebene Prozesse mit Bronchiektasen, die schlecht drainiert sind, sowie Zustände nach Kollapstherapie. Im folgenden werden heute nur selten angewandte Verfahren geschildert, da noch immer zahlreiche Patienten die Folgen ihrer Anwendung zeigen und der Gutachter Indikation und Technik kennen muß.

Früher dominierende, heute kaum noch angewandte Methoden

Beim *Pneumothorax* hebt die transthorakale Zufuhr von Luft durch eine Pneumothoraxnadel die physikalische Adhäsion in dem mit kapillarer Flüssigkeit erfüllten Pleuraspalt zwischen viszeraler und parietaler Pleura auf und erlaubt der Lunge, ihrem natürlichen Retraktionsbedürfnis nachzugeben. Da dies in den erkrankten Lungenabschnitten größer ist als in den gesunden, genügt ein vom Ausmaß der Füllmenge bestimmter Selektivkollaps. Löst sich die Lunge völlig von der Brustwand ab, so ist der Pneumothorax komplett, bleibt sie durch strängige oder flächenhafte Verklebungen haften, so ist er inkomplett. Durch eine *Thorakokaustik* kann man die Lunge aus diesen Verklebungen und strangartigen Verbindungen zur Brustwand lösen und damit die volle Wirksamkeit des Pneumothorax herbeiführen, ihn »komplettieren«. Pneumothorax und Thorakokaustik sind heute ohne Bedeutung. Wo Kavernen persistieren, ist der Zeitpunkt optimaler Wirkung des Pneumothorax überschritten, und die Resektion bleibt die Methode der Wahl.

Der *Oleothorax,* bei dem primär oder sekundär die Pleurahöhle statt mit Luft mit Öl gefüllt wurde, ist völlig verlassen, weil das Öl nach 10 Jahren und später zu schweren Komplikationen (Ölmediastinitis, narbigen Strikturen des Ösophagus usw.) führt.

Die *temporäre und die definitive Ausschaltung des N.phrenicus* gehören der Geschichte an. Der Zwerchfellhochstand, der durch eine Entspannung des Lungengewebes zur Kavernenheilung beitrug, erwies sich bei späteren funktionsanalytischen Prüfungen wegen der hochgradigen Einschränkung der Atemfläche als nicht mehr vertretbar. Das *Pneumoperitoneum* ist bei der Lungentuberkulose ebenfalls verlassen. Sein therapeutisches Prinzip ist das Hochdrängen des Zwerchfells, das eine der Phrenikusausschaltung ähnliche Wirkung erstrebt. Die relativ komplikationsarme und völlig reversible Methode genoß lange ein hohes Ansehen und brachte bei Kavernen im Unterlappenspitzensegment oft die Heilung.

Extrapleuraler Pneumothorax

Beim extrapleuralen Pneumothorax wird durch operative Lösung ein künstlicher Hohlraum zwischen der Fascia endothoracica und den verklebten Pleurablättern geschaffen (extrapleurale Pneumolyse). Er wird wie der intrapleurale Pneumothorax durch Luftfüllung unterhalten. Da die Retraktionskraft der Lunge sich jedoch nicht auswirken kann, muß die Höhle mit Überdruck gefüllt werden, so daß eine elastische Kompression zur Kavernenheilung führt. Die Methode hat präzise Indikationen. Weitet man sie aus, so nimmt die Komplikationshäufigkeit unverhältnismäßig stark zu. Kavernenperforation, Blutungen in die Höhle, Empyem und Schwierigkeiten der Führung des extrapleuralen Pneumothorax drohen als Komplikationen. Viele Unannehmlichkeiten ergeben sich aus der langdauernden Nachbehandlung und der anschließenden Auflassung des Pneumothorax. Der Vorteil der Methode besteht in der Schonung der Lungenfunktion, die nach der Auflassung fast völlig wiederhergestellt wird. Diese Reversibilität ist bei den definitiven Kollapsverfahren nicht gegeben. Die *Plombierung* entspricht dem Vorgehen beim extrapleuralen Pneumo- oder Oleothorax. Als Füllmaterial wurden Paraffin, Polyethylen, Perlon, Polystan, Spongostan und Ivalon verwandt. Präformierte Standardmodelle oder die Kombination aus Einzelheiten sollten die mangelnde Formbarkeit des Materials überwinden. Eiterung, Durchbruch oder Verschiebung der Plombe sowie Zerfall des Plombenmaterials kamen häufig vor, so daß auch dieses Verfahren verlassen ist.

Die Thorakoplastik sucht durch Resektion umschriebener Rippenanteile über den behandlungsbedürftigen Lungenabschnitten einen Dauerkollaps entsprechender Ausdehnung zu schaffen. Im komprimierten Lungengewebe werden Atembewegungen, Blut- und Lymphstrom sowie die Sauerstoffzufuhr reduziert und im Idealfall der eine Kaverne drainierende Bronchus abgeknickt. Auch dieser Eingriff hat strenge Indikationen, und er wird nur angewandt, wenn Allgemeinzustand oder Lungenbefund eine Resektion überhaupt nicht mehr erlauben. Zahlreich sind die Modifikationen des Eingriffs, der stets eine erhebliche Entstellung des Thorax mit sich bringt und vom Kranken daher häufig abgelehnt wurde. Die Wirkung auf die Lungenfunktion entspricht der Ausdehnung des Eingriffs. Wenn andere operative Möglichkeiten nicht in Frage kommen, so werden auch heute noch unmittelbare Eingriffe an der tuberkulösen Kaverne durchgeführt *(Kavernostomie, Speleotomie, Kavernensaugdrainage oder Kavernenpunktion)*. Die Erfolgsergebnisse dieser Methoden liegen zwischen 50 und 80%.

Aktuelle Methoden
Das Feld wird heute von der *Resektionschirurgie* beherrscht. Pneumonektomie, Lobektomie, Segmentresektion und Teilresektionen sowie Dekortikationen sind zu Standardverfahren geworden. Unter der Entwicklung der Anästhesie und der Chemotherapie ermöglichen diese Eingriffe die Entfernung der wichtigen Streuquellen bei relativ günstiger Rückwirkung auf die Lungenfunktion. Die Behandlungsdauer ist kurz, die Komplikationsrate gering. Über das individuelle Einzelschicksal hinaus bedeutet der Eingriff gleichzeitig die Sanierung einer potentiellen Ansteckungsquelle. Die Rückfallhäufigkeit ist unter suffizienter antituberkulöser Behandlung gering. Voraussetzung für den Eingriff sind die genaue Abklärung des Bronchialsystems und der Lungenfunktion sowie die Durchführung aller in der Allgemeinchirurgie üblichen präoperativen Untersuchungen. Immer wird man erst nach chemotherapeutischer Vorbehandlung im Stadium eingetretener Stabilisierungstendenz operieren. Erst unter der Operation zeigt sich die Ausdehnung der Tuberkulose, die das Ausmaß des Eingriffs bestimmt. Indikationen sind vor allem die zerstörte Lunge, die therapieresistente Kaverne mit Bakterienausscheidung, der wachsende Rundherd, Folgezustände der Bronchustuberkulose, rezidivierende Blutungen sowie die als Notindikation zu nennende Kavernenperforation. Schwangerschaft schließt eine Resektion ebensowenig aus wie Kindes- oder Jugendlichenalter. Kontraindikationen sind unzureichend behandelte aktive Tuberkulosen der Gegenseite, frische akute Prozesse, schwere Herz- und Kreislaufstörungen sowie Einschränkungen der Atemmechanik. Auch jenseits des 50. Lebensjahres sind Operationen vertretbar, aber häufiger komplikationsgefährdet. Als unmittelbare postoperative Komplikation drohen Blutungen, Embolien, Störungen des Sekrettransports und damit der Belüftung des Bronchialsystems. Im weiteren Verlauf können mangelnde Ausdehnung der Restlunge und Bronchusfisteln, die nach wie vor eine schwere, an Zahl aber deutlich zurückgehende Komplikation darstellen, auftreten. Von allen chirurgischen Methoden geben die Resektionsverfahren den Kranken am schnellsten einem normalen Leben wieder und lassen ihn meist wieder berufsfähig werden. Gelegentlich werden einmal zusätzliche Thorakoplastiken erforderlich, die dann nicht dem Kavernenschluß, sondern der Beseitigung einer Pleuraresthöhle nach Resektion dienen.

Prophylaxe
Chemoprophylaxe und präventive Chemotherapie
Unter *Chemoprophylaxe* wird die medikamentöse Verhütung des Haftens eines Tuberkuloseinfektes bei Tuberkulinnegativen verstanden, also eine *Infektions*prophylaxe (WHO: »Primärprophylaxe«). *Präventive Chemotherapie* (WHO: »Sekundärprophylaxe«) dagegen ist eine *Exazerbations-, Generalisations-* oder *Rezidiv*prophylaxe bei bereits haftendem Infekt, also bei Tuberkulinpositiven. Die Indikationen zur medikamentösen Prophylaxe werden noch zu wenig beachtet. Das Mittel der Wahl ist Isoniazid (tägl. 5 mg/kg Körpergewicht). Bei einzelnen Indikationen mit vermutlich größerer Erregerzahl wird wegen der Gefahr einer Resistenzentwicklung besser kombiniert behandelt (s. chemische Basisbehandlung, S. 13.225). Durch eine rite ausgeführte INH-Chemoprophylaxe werden bei den einschlägigen Indikationen 70–80% manifester Tuberkulosen während der Prophylaxe und etwa 50% 4–5 Jahre nach Beendigung der Prophylaxe verhütet.

Infektionsprophylaxe bei Tuberkulinnegativen
Exponierte in der Umgebung von Infektionsquellen (auch infektionsverdächtige Tuberkulosen), besonders bei Krankheit, Belastung usw. Dauer der INH-Prophylaxe 6 Monate, wenn nach Isolierung von der Infektionsquelle der Tuberkulintest

negativ bleibt und eine BCG-Impfung angeschlossen wird. Neugeborene tuberkulöser Mütter sofort isolieren und BCG impfen.

Exazerbations- und Generalisationsprophylaxe bei Tuberkulinpositiven ohne manifeste Tuberkulose
1. Kinder, besonders unter 4 Jahren.
2. Frisch (innerhalb des letzten Jahres) tuberkulinpositive Personen, besonders Kinder und Jugendliche mit zunehmender oder bestehender hoher Tuberkulinallergie.
3. Tuberkulinpositive Personen unter Corticosteroidbehandlung oder Immunsuppression. Cushing-Syndrom.
4. Tuberkulinpositive Personen mit unstabilem Diabetes.
5. Jugendliche Tuberkulinpositive unter Belastung oder bei reduziertem Allgemeinzustand.
6. Kinder mit resistenzmindernden Krankheiten (anergisierende Infekte wie Masern, Pertussis, Grippe).
7. Tuberkulinpositive Silikosen, besonders bei Progredienz des Röntgenbefunds oder Verdacht auf Begleittuberkulose. Bei frischer Tuberkulinkonversion kombinierte Chemotherapie. Bei Tuberkulinnegativen: BCG-Impfung oder jährlich 6 Monate Chemoprophylaxe.
8. Familiär oder beruflich exponierte Tuberkulinpositive.

Dauer der INH-Prophylaxe mindestens 1 Jahr, auch über die Belastung oder Exposition hinaus, bei Dauerrisiko jedes Jahr 6 Monate.

Exazerbations- und Generalisationsprophylaxe bei inaktiver, früher nicht manifester Tuberkulose
1. Bei klinisch-röntgenologisch völlig inaktivem Befund und ohne eine der früher oder später genannten Belastungen oder Expositionen: unter sorgfältiger Kontrolle abwarten. Bei Schulpersonal, Kindergärtnerinnen u.ä.: INH-Prophylaxe 2 Jahre.
2. Bei klinisch-röntgenologisch völlig inaktivem Befund, jedoch mit einer der in der vorausgegangenen oder nachfolgend aufgeführten Gruppe genannten Belastungen oder bei Exposition oder bei Gastarbeitern: INH-Prophylaxe.
3. Bei klinisch-röntgenologisch aktivitätsverdächtigem Befund ohne zusätzliche Belastung: ambulante kombinierte Chemotherapie mindestens 12 Monate oder mindestens 6 Monate über das völlige Verschwinden der Aktivitätszeichen hinaus.
4. Klinisch-röntgenologisch aktivitätsverdächtiger Befund mit zusätzlicher Belastung (s. die vorausgegangene oder nachfolgend genannte Gruppe): stationäre kombinierte Chemotherapie bis zum Fortfall der zusätzlichen Belastung oder Begleitkrankheit, dann weiter ambulant wie vorige Indikation.

Rezidivprophylaxe bei inaktiver, früher aktiver Tuberkulose (auch Pleuritis und Peritonitis)
1. Gravidität und Puerperium,
2. Corticosteroidbehandlung, Immunsuppression, Zytostase,
3. Magenresektion,
4. Diabetes,
5. Silikose,
6. Morbus Hodgkin, Leukämie,
7. interkurrente Krankheiten und Belastungen, Tropenklima,
8. früher keine oder ungenügende Chemotherapie.

Bei diesen Indikationen ist auch eine kombinierte Chemotherapie mit den noch als sensibel anzunehmenden Medikamenten zu erwägen. Die Dauer ist etwa 6 Monate über die genannte Belastung hinaus fortzuführen. Bei Diabetes und Silikose sollte die Prophylaxe über mehrere Jahre, notfalls mit mehrmonatigen Unterbrechungen oder mit alleiniger INH-Verabfolgung, vorgenommen werden. Kontrollen der Nebenwirkungen und der Einnahme wie bei der regulären Therapie.

BCG-Impfung oder Tuberkulinkataster mit INH-Prophylaxe?

Die BCG-Impfung (»Immunprophylaxe«) verhütet etwa 75–80% der tuberkulösen Erkrankungen für die mittlere Dauer von 8 Jahren in einer Gruppe, die nicht mehr als 25% der Neuerkrankungen stellt. Anders ausgedrückt wird mit ihr eine 20%ige Verminderung der Neuerkrankungen erreicht, wenn die gesamte nichtinfizierte Bevölkerung geimpft wird. Die Weltgesundheitsorganisation empfiehlt möglichst vollständige Impfung der Neugeborenen, solange die Durchseuchung der Schulanfänger noch über 2% liegt. Revakzination ist im 6., 12. und 18. Lebensjahr oder aber bei Schulbeginn, bei Schulentlassung, bei der Musterung und u.U. auch noch bei späteren Berufs- oder Lebensetappen zu empfehlen, sofern der Tuberkulintest intrakutan 1:100 negativ ausfällt. Wenn die Tuberkulinkonversionsrate bei Schulanfängern 2% (andere Autoren 5%) unterschreitet, empfiehlt die WHO Verlegung der Erstimpfung auf die tuberkulinnegativen Schulanfänger, die in der BRD eine Durchseuchung von etwa 1% aufweisen. Solange die Tuberkulinkonversionsrate bei den 14jährigen noch über 5% (andere Autoren 10%) liegt, ist die generelle Impfung der tuberkulinnegativen Schulanfänger zu empfehlen. Bei Unterschreiten der Konversionsrate von 5–10% im frühen Erwachsenenalter kann auf eine generelle Impfung zugunsten einer gezielten BCG-Impfung verzichtet werden. Neben geringen direkten Schädigungsmöglichkeiten hat die BCG-Impfung den Nachteil, die angesichts der zurückgehenden Durchseuchung zunehmende Bedeutung der Tuberkulintestung für die Differentialdiagnose und für die Erkennung frischer Tuberkulinreagenten empfindlich herabzusetzen. Verschiedene Autoren machen daher seit einigen Jahren den Vorschlag, die *ungezielte* BCG-Vakzination schon vor Erreichen der von der WHO empfohlenen Durchseuchungsprozentsätze zu verlassen und anstelle deren einen engmaschigen Tuberkulin*kataster* mit sofortiger Chemoprophylaxe oder Chemotherapie frischer Tuberkulinreagenten treten zu lassen. Als Bedenken hiergegen werden großer organisatorischer und finanzieller Aufwand, geringe Ineffektivität bei einem Infektionsrisiko von unter 1:1000 in der BRD und die Gefahr inkonsequenter Behandlung frischer Reagenten angeführt. Als Kompromiß bietet sich daher die erwähnte schrittweise Rückverlegung der BCG- Erstvakzination an. Dabei ist aber zu bedenken, daß sie doch eine gute individuelle Prophylaxe gegen schwere Tuberkulosen von Kleinkindern ist und daher auch bei Risikofällen aufrechterhalten werden sollte. Gleichzeitig muß dann die Fallfindung intensiviert werden, insbesondere durch Gruppen- und Vorsorgeuntersuchungen von Kindern und Jugendlichen mit der *Tuberkulinprobe* sowie durch ärztliche Einzeluntersuchungen bei Risikofällen und -gruppen. Flankierend müssen die heutigen Bekämpfungsmaßnahmen eingesetzt werden, voran die Verstopfung der Infektionsquellen durch konsequente Chemotherapie. Es soll aber nicht verschwiegen werden, daß insbesondere die Pädiater sich für eine Beibehaltung der generellen BCG-Vakzination Neugeborener verwenden. Die oben genannten Richtlinien der INH-Chemoprophylaxe und gezielten BCG-Vakzination gelten in diesem Bereich unverändert. Zunächst sollten weiterhin möglichst alle Schulentlassenen als tuberkulinpositive Reagenten in das Nachpubertäts- oder in das Adoleszentenalter übertreten. Ähnliches gilt für den Abschluß weiterführender Ausbildungen und für die Musterung. In diesem Zusammenhang ist darauf hinzuweisen, daß die Berufsgenossenschaft für Gesundheitsdienst und Wohlfahrtspflege BCG-Impfung aller tuberkulinnegativen Krankenpflegepersonen und Ärzte nicht mehr obligatorisch verlangt, sofern in speziellen Krankenanstalten Kontakt mit ansteckend Tuberkulösen nicht mit einiger Sicherheit ausgeschlossen werden kann. Bei allen erwähnten Programmen dürfen die zahlreichen Gastarbeiter nicht vergessen werden. Mit Nachdruck ist schließlich darauf hinzuweisen, daß die beste Prophylaxe in einer konsequenten Verstopfung der Infektionsquellen besteht, d.h. in einer raschen intensiven Behandlung frischer bakterieller Tuberkulosen (durchschnittlich steckt jeder von ihnen bis zur Entdeckung und wirksamen Behandlung mehrere Nichtinfizierte an) und vor allem in unermüdlicher Behandlung des großen Infektionsreservoirs rezidivierend bakterieller Tuberkulosen bis wenigstens zur bakteriologischen Sanierung. Das verhältnismäßig große Angebot antituberkulöser Medikamente bietet hierfür konkrete Chancen.

Literatur

American Thoracic Society: Adrenal corticosteroids and tuberculosis. Amer. Rev. resp. Dis. 97 (1968) 484
Barbey, I.: Tuberkulosebekämpfung. Bundesgesundheitsblatt 18 (1975) 349
Baumann, Th., V. Haegi, P. Rochat: Blätter gegen die Tuberkulose. Bull. eidg. Gesundh.-Amt 33 (1968) 24
Deutsches Zentralkomitee zur Bekämpfung der Tuberkulose: Empfehlungen, Hinweise auf verschiedene Merkblätter des Zentralkomitees zu Untersuchungsmethoden, Überwachung, Reihenröntgenuntersuchungen, Schutzimpfungen u.a.m. Bundesgesundheitsblatt 18 (1975) 361
Forschbach, G.: Die Ursachen des Tuberkuloserezidivs und die Prognose des Rezidivrisikos. Prax. Pneumol. 27 (1973) 412
Freerksen, E.: Wie kann eine Eradikation der Tuberkulose verwirklicht werden? Dtsch. Ärztebl. 64 (1967) 2195
Ganguin, H.G.: Langzeitergebnisse einer Tuberkulosetherapie aus dem Bezirk Cottbus. Z. Erkr. Atmungsorg. 133 (1970) 54
Grunert, M., H. Reutgen, H. Iwainsky: Über den qualitativen Nachweis von Tuberkulostatika zur Kontrolle der Arzneimitteleinnahme. Z. Tuberk. 124 (1965) 141
Johnston, R.F., K.H. Wildrick: »State of the art« Review. The impact of chemotherapy on the care of patients with tuberculosis. Amer. Rev. resp. Dis. 109 (1974) 636
Lock, W.: Sachliche Aspekte der Tuberkulosebekämpfung. Prax. Pneumol. 28 (1974) 848
Neumann, G.: Das Rezidiv bei Tuberkulose. Prax. Pneumol. 29 (1975) 150
Radenbach, K.L.: Chemoprophylaxe und präventive Chemotherapie gegen Tuberkulose im Erwachsenenalter. Prax. Pneumol. 28 (1974) 954
Radenbach, K.L., K. Bartmann: Medikamentöse Prophylaxe gegen Tuberkulose. Dtsch. Ärztebl. 69 (1972) 2387
Recommendations of the National Communicable Disease Center: Preventive treatment for tuberculosis infection. Arch. environm. Hlth 20 (1970) 535
Trendelenburg, F.: Antibakterielle Chemotherapie der Tuberkulose. Fortschr. Arzmeimittelforsch. 7 (1964)
Trendelenburg, F.: Was ist gesichert in der Therapie der tuberkulösen Krankheiten? Internist 10 (1969) 466
Wissenschaftliche Arbeitsgemeinschaft für die Therapie von Lungenkrankheiten (W.A.T.L.): Ethionamide + Cycloserin + PAS vs Isoniazid + Streptomycin + PAS in initial antituberculosis chemotherapy followed by the standard regimen. A controlled study with special reference to the microscopic enumeration of bacilli as a criterion of efficacy. Pneumonologie 151 (1975) 167
WHO Expert Committee on Tuberculosis, 9. Report, Technical Report Series 552. World Health Organisation, Geneva 1974
Zierski, M.: Intermittent chemotherapy in pulmonary tuberculosis. Pneumonologie 146 (1972) 307

Meningitis tuberculosa

F. TRENDELENBURG

Krankheitsbild

Es wird nur auf Abweichungen von den anderen Meningitiden eingegangen. Die initialen subjektiven Symptome sind schleichend und in absteigender Häufigkeit: Kopfschmerz, Nackensteife, Übelkeit, Erbrechen, Schwindel, Lichtscheu, Doppelsehen usw. Objektiv zeigen sich Reflexanomalien, Störungen im Bereich der Sehfunktion, Fieber, Bewußtseinseinschränkungen, Hyperästhesien. Im Liquor ist charakteristisch eine mäßige Pleozytose, jedoch nicht immer nur durch Lymphozyten, wie oft behauptet. Die Eiweißproben sind mäßig positiv, bevorzugt durch Globuline. Liquorzucker dagegen und Chloride sind erniedrigt. Tuberkelbakterien können am ehesten in einem Liquorgerinnsel gefunden werden, das sich nach einigen Stunden Stehens bildet, oft aber erst nach längerer Musterung der Präparate. Immer sind auch Kulturen auf Tuberkelbakterien anzusetzen. Doch kommt das Ergebnis für die Therapieentscheidung zu spät und ist trotz aktiver Tuberkulose oft negativ. Der Tuberkulintest ist dagegen nur selten negativ (wegen der Eile gleich 10 TE intrakutan), bei positivem Ausfall aber nicht beweisend.

Verlauf
Spontan oder bei unzureichender Therapie nehmen neurologische Defekte, vor allem im Bereich der basalen Hirnnerven, Zeichen des Liquordruckes und Bewußtseinseinschränkungen bis zum letalen Ausgang, zu. Trotz »Heilung« kommen Rezidive vor.

Therapie
Es gelten dieselben Grundsätze wie bei jeder aktiven Tuberkulose, hier jedoch mit besonderer Konsequenz. Um jedes Risiko unerkannter Primärresistenz der Erreger auszuschließen, wird immer mindestens eine Dreifachkombination von Medikamenten gegeben, die dem Patienten oder der vermuteten Ansteckungsquelle (»Primärresistenz«) früher nicht verabfolgt wurden, jedes Medikament in voller, möglichst parenteral zugeführter Dosis. Einige spezifische Substanzen sind vermindert liquorgängig (Streptomycin, PAS, Ethambutol, Rifampicin u.a.) Jedenfalls sollten diese Mittel bei erforderlicher Anwendung maximal dosiert werden. Verschiedene Medikamente sind nur oral anwendbar (Erhambutol, Rifampicin, Cycloserin u.a.) und fallen daher bei gestörter Nahrungsaufnahme aus. Bei den hohen Risiken unzureichender Behandlung einer spezifischen Meningitis ist es dann am besten, zunächst intravenös Isoniazid und Streptomycin zu geben und bei Möglichkeit oraler Applikation Rifampicin zuzufügen; andernfalls (auch bei Resistenzverdacht gegen eines dieser Mittel) gibt man als drittes Mittel Infusionen mit Prothionamid oder PAS. Es ist daran zu erinnern, daß die tuberkulöse Meningitis vor der Ära spezifischer Chemotherapie immer tödlich verlief!
Bei weiterem Resistenzverdacht wird mit Ethambutol, Cycloserin, Pyrazinamid oder Capreomycin ausgetauscht. Wir haben öfter Defektheilungen gesehen, wenn die ersten spezifischen Symptome mehr als 8–10 Tage vor Therapiebeginn datierten, und empfehlen in solchen Fällen die früher obligate zusätzliche 3mal wöchentliche intrathekale Gabe von 50 mg Isoniazid oder 50 mg PAS. Auch Corticoide wurden zur Verhütung von Adhäsionen oft intrathekal gegeben, doch ist der Nutzen zweifelhaft.
Klinische »Heilung« ist erst nach Verschwinden aller neurologischen Symptome und nach Erreichen eines Liquoreiweißgehaltes unter 48 mg% sowie eines Zellgehaltes unter 50/3 anzunehmen, jedoch nicht immer realisierbar. Dann besteht die einzige Möglichkeit in langer Fortsetzung der Chemotherapie, evtl. auch oral. Je nach Schwere der Meningitis und Länge ihrer Anamnese sollte die Medikation in gleicher Kombinationsfolge und Dauer wie bei bakterieller kavernöser Lungentuberkulose, d.h. mindestens 18 Monate, andauern, nicht zuletzt auch zur Therapie inapperzepter hämatogener Herde anderer Organe und vor allem des oft unbekannten Ursprungsherdes der Dissemination.

Knochen- und Gelenktuberkulose

E. ALBERT

Definition
Die Knochen- und Gelenktuberkulose ist eine durch Mykobakterien hervorgerufene entzündliche Erkrankung im Knochen oder in angrenzenden Gewebsteilen (Synovia-Gelenkkapsel, Zwischenwirbelscheiben).

Häufigkeit
Die Knochen- und Gelenktuberkulose kann in jedem Lebensalter und in jeder geographischen Lage auftreten. Ihr Häufigkeitsgipfel liegt in Deutschland z.Z. zwischen dem 25. und 40. Lebensjahr. In den letzten 20 Jahren geht ihre Häufigkeit zurück. In Notzeiten sowie in Ländern mit niedrigem Lebensstandard und schlechten hygienischen Verhältnissen ist die Erkrankungsdichte höher.

Ätiologie
Die durch das Mycobacterium tuberculosis, bovis oder avium hervorgerufene Krankheit entsteht meistens hämatogen, seltener lymphogen und nur gelegentlich durch Kontaktinfektion von einem benachbarten Herd oder auch einmal als Impftuberkulose durch eine Wunde. Die Knochen- und Gelenktuberkulose entsteht als Metastase eines viszeralen, meist pulmonalen Herdes. Zwischen dem Termin der Absiedlung und dem Zeitpunkt der klinischen Manifestation einer Knochenerkrankung liegen sehr unterschiedliche Latenzzeiten. An Fingern und Zehen betragen sie 0–3 Monate, an Lendenwirbelsäule und Hüftgelenk 12–30 Monate.

Pathologische Anatomie
Die eingedrungenen Erreger verursachen in spongiösen Knochen zunächst einen Granulationsherd, später können Verkäsung und eitrige Einschmelzung folgen. Beim wachsenden Organismus führt eine Zerstörung der Wachstumsfuge zur Verkürzung, eine Entzündung in der Nähe der Wachstumsfuge wirkt als Wachstumsreiz. Der Durch-

bruch in ein Gelenk geht mit einer plötzlichen Allgemeinreaktion einher. Die Erkrankung des Gelenks kann unterschiedlich verlaufen. Schwammige Granulationen der Synovia veranlassen eine allgemeine Gelenkverdickung (Gelenkschwamm, Fungus, Tumor albus), Gelenkergüsse einen serösen Hydrops tuberculosus, in dem oft Reiskörper (Corpora oryzoidea) enthalten sind. Die trockene Form der Gelenktuberkulose (Caries sicca) führt zu Kapselschrumpfung und Veränderungen an den Gelenkflächen, deren Folge eine Bewegungseinschränkung ist. Große kalte Abszesse können sich zwischen Gewebsschichten ausbreiten (Senkungsabszesse, Röhrenabszesse).

Krankheitsbild
Anamnese
Bei dem chronischen Verlauf und der Vielfalt der Lokalisation ist die Diagnose einer Knochen- und Gelenktuberkulose nicht leicht. Die Anamnese ist oft nichtssagend. Subjektive Beschwerden, gestörter Allgemeinbefund, Beeinträchtigung der Funktion und klinischer Befund können von sehr unterschiedlicher Intensität sein.

Befunde
Blutsenkung und Körpertemperatur können erhöht sein. Kutantests (Pirquet, Mendel-Mantoux, Tine-Test) geben Hinweise. Zu bedenken ist, daß eine positive Tuberkulinreaktion nicht beweist, daß sie vom fraglichen Befund ausgelöst wird und auch Folge einer BCG-Impfung sein kann. Negative Ergebnisse der Tuberkulintestung wecken Zweifel am Vorliegen einer Tuberkulose. Es gibt – allerdings selten – histologisch gesicherte tuberkulinnegative Tuberkulosen. Die Tbc-Serologie sollte auf alle Fälle zur Diagnostik herangezogen werden. Aufschlußreicher sind histologische und bakteriologische Untersuchungen von Gewebsmaterial aus dem Krankheitsherd. Die Probeexzision hat damit einen besonderen diagnostischen Wert. Bei jeder Probeexzision, auch wenn Eiter vorgefunden wird, ist immer ein primärer Wundschluß erforderlich. Jedes Untersuchungsmaterial ist einer pathologisch-anatomischen Untersuchung (Histologie) und einer bakteriologischen Untersuchung (TB-Kultur, Tierversuch, Typenbestimmung, Resistenzbestimmung) zuzuführen. Positive Ergebnisse ermöglichen eine bessere Beurteilung der Erkrankung sowie eine gezielte Behandlung. Ein negativer pathologisch-anatomischer Befund schließt eine Tuberkulose nicht mit Sicherheit aus. Unter dem Einfluß der antituberkulösen Behandlung sind Übergänge im histologischen Bild von der spezifischen zur unspezifischen Entzündung häufiger geworden. Bei Frühfällen dürfte die Biopsie die Diagnose immer bestätigen. Die pathologisch-anatomische Sicherung einer Tuberkulose im fortgeschrittenen Stadium wird z.T. nur in 72% und von manchen nur in 50% der Fälle erwartet.
Zur Röntgendiagnostik sind Vergleichsaufnahmen von der kranken und gesunden Seite im gleichen Strahlengang sowie Schichtaufnahmen in beiden Ebenen des erkrankten Skelettabschnittes erforderlich. Die Frühzeichen sind diffuse Kalksalzatrophie, vermehrter Kapselschatten und Gelenkspaltverschmälerungen. Erst im fortgeschrittenen Zustand sind Knochendefekte oder auch Sequester zu erkennen. An der Wirbelsäule kommen Destruktionsherde erst bei einem Durchmesser von über 1,5 cm und auf Schichtaufnahmen mit kreisförmiger Verwischung von 1 cm zur Darstellung.

Differentialdiagnose
Differentialdiagnostisch kommen in Frage: unspezifische Entzündung, Osteomyelitis, Typhus, Morbus Bang, degenerative Veränderungen, Arthrose, Osteochondrose, aseptische Knochennekrosen, Osteochondritis dissecans, Knorpelverknöcherungsstörung, Sudeck-Syndrom, Knochentumoren, Tumormetastasen, Knochenzysten, Blutergelenk und Caisson-Krankheit.

Verlauf und Behandlung
Im Ablauf einer Knochen- und Gelenktuberkulose besteht im Frühstadium die frische Entzündung, darauf folgen Destruktion und schließlich Ausheilung mit Knochennarbe. Im günstigsten Falle kommt die Krankheit im Frühstadium mit einer mehr oder minder vollständigen Regeneration zur Ruhe. Im Stadium der Destruktion kann ein Stillstand einsetzen und die knöcherne Konsolidierung ausbleiben. Komplikationen sind Sequester und Abszesse. Abszesse können eindicken und verkalken. Wenn sie perforieren, ist die Fisteleiterung die Folge. Die günstigste Ausheilung einer Destruktion ist die knöcherne Durchbauung.
Die konservative Behandlung ist bestrebt, die Vorgänge mit Medikamenten, klimatischer Allgemeinbehandlung sowie Ruhigstellung (Gipsliegeschale, Gipsverband) günstig zu beeinflussen. Die Domäne der Tuberkulostatika ist das Frühstadium. Dosierung und Kombination der Medikamente entsprechen den Empfehlungen der Therapie bei Lungentuberkulose. Die operative Frühbehandlung oder Herdausräumung wurde unter dem Streuschutz der Tuberkulostatika und dem Schutz der Antibiotika gegen die Mischinfektion ausgebaut. Besonderes Indikationsgebiet ist die Destruktionsphase mit abgegrenzten Knochenherden, Sequestern, Abszessen oder Fisteleiterungen. Die Indikation ist die gleiche wie bei der unspezifischen Osteomyelitis. Die Operationswunde ist jedoch bei der Tuberkulose stets primär zu schließen. Das Ziel der extrafokalen und paraartikulären Operationen ist es, den natürlichen Ablauf einer knöchernen Vernarbung zu unterstützen. Ihre Indikation liegt im Ausheilungsstadium. Die bei richtiger Indikation und Technik bewährten Methoden führen zu Fehlschlägen bei Ausweitung der Indikation über die Ausheilungsphase hinaus auf Frühfälle oder das Stadium der noch fortschreitenden Destruktion.
Das breite Spektrum der Behandlungsmöglichkei-

ten der Knochen- und Gelenktuberkulose führt nur bei adäquater Auswahl der Methode und richtiger Indikationsstellung zum Erfolg. Dringend ist vor der Anwendung einer Therapie mit Nebennierenrindenhormonen zu warnen, wenn der geringste Verdacht auf eine Knochentuberkulose besteht, weil sie den Tuberkuloseablauf stark beschleunigt. Die erkrankten Knochen können sich unter einer solchen Therapie in große Abszesse auflösen. Besteht der Verdacht auf eine Knochen- oder Gelenktuberkulose, ist auch vor der Sicherung der Diagnose der Prozeß wie eine Tuberkulose zu behandeln.

Prognose
Während um die Jahrhunertwende die Diagnose Knochentuberkulose für 80% der Kranken ein Todesurteil bedeutete, kann man heute bei dem gleichen Prozentsatz mit der Wiederherstellung der Arbeitsfähigkeit rechnen. Aus einem vitalen Problem wurde ein soziales. Einer relativ langen Behandlungszeit müssen zweckmäßige Rehabilitation (Umschulung) und regelmäßige Nachuntersuchungen folgen.

Fragen für die Begutachtung
Da die Knochen- und Gelenktuberkulose durch Mykobakterien hervorgerufen wird, kann eine ursächliche Unfallentstehung nur bei Infektion einer offenen Verletzung als Inokulations- oder Impftuberkulose anerkannt werden. Die Krankheitserscheinungen müssen in zeitlichem und örtlichem Zusammenhang mit der Verletzung stehen. Diese Fälle sind außerordentlich selten. Die Anerkennung eines Zusammenhanges zwischen einem Unfallereignis und anschließend auftretender Skeletttuberkulose ist nur möglich, wenn die Diagnose gesichert ist, der Unfall erwiesen ist und erheblich war, der später erkrankte Körperteil betroffen wurde, ein zeitlicher Zusammenhang zwischen Unfallereignis und dem Auftreten der Tuberkulose besteht und ferner, wenn bei einer Verschlimmerung eines bereits bestehenden Leidens eine auffallend stürmische Entwicklung der Krankheit in zeitlichem Zusammenhang mit dem Unfallereignis festzustellen ist.
Ein zeitlicher Zusammenhang von 6 Wochen bis 6 Monaten zwischen Unfall und Auftreten der Skelettuberkulose erscheint noch zu kurz bemessen. Brückensymptome gewinnen bei größeren Intervallen an Bedeutung. Die Anerkennung als Berufskrankheit fordert den Nachweis eines Kontaktes mit erkrankten Menschen oder Tieren sowie Erregeridentifizierung durch Typenbestimmung.

Tuberkulose der Wirbelsäule (Spondylitis tuberculosa)

Krankheitsbild
Die Knochentuberkulose tritt an der Wirbelsäule am häufigsten auf. Entsprechend den variablen Lokalisationen sind die Beschwerden unterschiedlich. Am Anfang bestehen unbestimmte Beschwerden, Rückenschmerzen, Bewegungsschmerz, verminderter Allgemeinzustand. Allgemeinuntersuchung, örtlicher Befund mit Klopf- und Stauchungsschmerz, Bewegungsschmerz, Bewegungseinschränkung eines Wirbelsäulenabschnittes sowie Laborbefunde und Röntgenaufnahmen können Hinweise liefern. Örtliche leichte Kalksalzminderung und Verschmälerung der Zwischenwirbelscheibe im Röntgenbild sind Verdachtsmomente. Schichtaufnahmen sind unerläßlich. Die Abgrenzung der Spondylitis anterior ist schwierig. Die klassische Trias: Buckel, Senkungsabszeß und Marksymptome gehören zum Spätstadium, zu dem es unter den heutigen diagnostischen und therapeutischen Möglichkeiten nicht mehr kommen darf. Senkungsabszesse oder Fisteleiterungen, neurologische Störungen oder Ausfälle deuten auf einen weit fortgeschrittenen Prozeß.

Differentialdiagnose
Degenerative Wirbelsäulenerkrankungen, Knorpelverknöcherungsstörung und Adoleszentenkyphose (Scheuermann) sind mit Röntgenaufnahmen und Labordiagnostik, die im Zweifelsfalle nach 2 bis 3 Monaten zu wiederholen sind, auszuschließen. Mancher chiropraktisch behandelte »Bandscheibenschaden« erweist sich als Tuberkulose der Wirbelsäule. Angeborene Wirbeldeformitäten sind röntgenologisch nachzuweisen. Schwierig ist die Diagnose von Knochentumoren oder Tumormetastasen im Frühstadium. Traumafolgen und unspezifische Entzündungen, Spondylolisthesis, Spondylitis ankylopoetica, Plasmozytom und Lymphogranulomatose sind auszuschließen.

Therapie
Bei Frühfällen genügt im allgemeinen die konservative Behandlung (antituberkulöse Medikamente, Gipsliegeschale, Klimatherapie, zum Abschluß Gips- oder Stahlstoffkorsett). In der Destruktionsphase, d.h. bei Sequestern und Abszessen, empfiehlt sich nach tuberkulostatischer Vorbehandlung die Herd- oder Abszeßausräumung. Ist der Wirbelherd abgegrenzt, wird die Höhle mit einer Spongiosa-Tuberkulostatika-Plombe ausgefüllt. Querschnittslähmungen erfordern eine Hemilaminektomie, Fisteleiterungen eine Fistelexzision. Kommt es in der Ausheilungsphase nicht zu ausreichender knöcherner Konsolidierung, so bietet sich die paraspinöse Spanverriegelung (Spondylodese) an. Zum richtigen Zeitpunkt begünstigt der Span die knöcherne Verblockung der erkrankten Wirbelkörper.
Die postoperative Nachbehandlung steht im Zei-

chen der tuberkulostatischen Behandlung und einer Gipsliegeschale. Erweist die Röntgenkontrolle nach 3 Monaten eine gutes Operationsresultat, wird der Kranke zunächst im Gipskorsett belastet und später mit einem Stahlstoffkorsett versehen. Regelmäßige Nachuntersuchungen sind wichtig. Die berufliche Rehabilitation erstrebt die Wiedereingliederung in den Arbeitsprozeß unter Berücksichtigung des Körperschadens und der Belastbarkeit. Häufig ist eine Umschulung notwenig.

Hüftgelenktuberkulose (Coxitis tuberculosa)

Krankheitsbild
Es wird über Hüftschmerzen, Hüfthinken und Nachtschmerz geklagt. Zunächst besteht eine Einschränkung der Rotation, später eine zunehmende Bewegungseinschränkung sowie Beugekontrakturen und herabgesetzte Belastungsfähigkeit. Im Anfangsstadium ist der Röntgenbefund sehr uncharakteristisch, später finden sich Kalksalzminderung, vermehrter Kapselschatten, Gelenkspaltverschmälerung und schließlich Destruktionen bis zur Subluxation. Im Ausheilungsstadium kann es zu Ankylosen in Fehlform kommen, bei Kindern zu Adduktions- und Beugekontraktur sowie Beinverkürzung.

Therapie
Ziel der Behandlung ist ein belastungsfähiges, funktionstüchtiges Bein sowie die Ausheilung der Tuberkulose. Nur in Einzelfällen wird eine konservative Therapie ausreichen. Im Vordergrund steht die operative Behandlung. Bei Pfannendachherden, die im Tomogramm nachzuweisen sind, ist die umgehende extraartikuläre Ausräumung und die Ausfüllung der Höhle mit Spongiosa die Methode der Wahl. Wird nicht rechtzeitig operiert, so bricht der Prozeß ins Gelenk durch, und die Beweglichkeit geht verloren. Schenkelhalsherde werden extraartikulär ausgeräumt und die Höhle mit Spongiosa ausgefüllt. Trochanterherde erfordern die operative Entfernung der veränderten Knochenanteile unter Schonung der Glutäalmuskulatur. Die chronische Synovialtuberkulose kann mit einer totalen Kapselexzision unter Erhaltung der Hüftgelenkbeweglichkeit zur Ausheilung gebracht werden. Sequester und Abszesse werden ausgeräumt und die Gelenkflächen anschließend angefrischt. Unter der Ausheilung der Tuberkulose kommt es im allgemeinen zur Ankylose. Manchmal wird später eine Spanverriegelung erforderlich. Bei Zerstörungen der Gelenkflächen ist die Arthrodese angezeigt. Hierbei bieten sich die ileofemorale Spanarthrodese und die ischiofemorale Spanarthrodese an. Bei fehlender Tendenz zur Verknöcherung im Gelenk bewährt sich eine Doppelspanarthrodese, da ein Span allein den Kräften am Hüftgelenk nicht standhalten kann. Bei einer Destruktionsluxation können der palliative Eingriff einer Trochanterversetzung und die spätere Anfrischungsarthrodese und korrektive Osteotomie – große Eingriffe mit langer Behandlungsdauer – zu einem belastungsfähigen Bein führen. Bei besonders günstigen Einzelfällen kann ein endoprothetischer Gelenkersatz in Frage kommen. Er ist jedoch nur möglich, wenn die spezifische Entzündung zur Ausheilung gekommen ist und nur ein funktionsgeschädigtes Gelenk ohne Anzeichen für eine entzündliche Reaktion vorliegt.

Kniegelenktuberkulose

Krankheitsbild
Die Krankheit beginnt meist schleichend mit Kniegelenksbeschwerden und allmählicher Schwellung ohne äußeren Anlaß. Im Röntgenbild finden sich Defekte am äußeren Rand der Schienbeingelenkfläche bei der beginnenden ossären Form der Kniegelenktuberkulose. Differentialdiagnostisch müssen Meniskusganglien abgegrenzt werden.

Therapie
Diagnostisch ungeklärte Fälle werden zunächst konservativ behandelt. Bereits der Verdacht auf Tuberkulose zwingt zur Einleitung einer entsprechenden Behandlung.

Für gesicherte Fälle von Kniegelenktuberkulosen gelten folgende Behandlungsrichtlinien: Beim frischen Fungus mit Verdickung des Kniegelenks, der Kniegelenkkapsel, schmerzhafter Bewegungseinschränkung, hoher Senkung erfolgen zunächst Ruhigstellung mit Beckenbeingips und Behandlung mit Tuberkulostatika. Isolierte tuberkulöse Patellaherde und paraartikuläre Knochenherde erfordern eine frühzeitige operative Ausräumung, um einen Durchbruch ins Gelenk zu verhindern. Die Knochenhöhle wird mit einer Spongiosa-Tuberkulostatika-Antibiotika-Plombe ausgefüllt. Die akute Synovialtuberkulose des Kniegelenks, die sich mit erhöhter Blutsenkung, Schmerzhaftigkeit und kurzem Krankheitsverlauf zu erkennen gibt, erfordert eine konservative, ruhigstellende, medikamentöse Behandlung. Die chronische Synovialtuberkulose mit mäßiger Bewegunseinschränkung ohne besondere Schmerzhaftigkeit, aber mit rezidivierendem oder dauernd bestehendem erheblichem Kniegelenkerguß fordert wegen der unzureichenden Ergebnisse konservativer Behandlung eine subtotale Synovektomie nach tuberkulostatischer Vorbehandlung. Bei der fibrösen Kniesteife, nach langer Ruhigstellung oder Synovektomie kann eine Arthrolyse die Beweglichkeit wiedergeben. Bei ausgedehnten Destruktionen an den Gelenkflächen ist die Kniegelenkresektion mit Druckosteosynthese zur schnelleren Konsolidierung die Methode der Wahl.

Sprunggelenk-, Fußwurzel- und Zehentuberkulose

Schleichender Beginn, langsam zunehmende Schmerzen, geringe teigige Schwellung sowie wenig gestörter Allgemeinbefund kennzeichnen das Krankheitsbild. Die Röntgenuntersuchung ergibt anfangs eine Kalksalzatrophie, später auch Destruktionen. Differentialdiagnostisch müssen der einfache kontrakte Plattfuß, die Sudeck-Krankheit und die aseptische Knochennekrose durch Röntgenaufnahmen bedacht werden. Auch an die primär chronische Polyarthritis (PCP) im fortgeschrittenen Stadium ist zu denken. Zur Behandlung empfehlen sich im Anfangsstadium Bettruhe und Tuberkulostatika, nach Abklingen der entzündlichen Erscheinungen Gehgips und schließlich orthopädische Schuhe. Bei Knochendestruktionen kommen operative Verfahren in Frage.

Schultergelenktuberkulose

Das Krankheitsbild ist durch allmählichen Beginn, langen chronischen Verlauf, auch nachts auftretende Schmerzen sowie Bewegungseinschränkung, im Spätstadium auch durch Abszesse gekennzeichnet. Differentialdiagnostisch sind Periarthritis humeroscapularis, Infektarthritis und PCP zu bedenken. Zu Beginn und bei der trockenen chronischen Form der Caries sicca ist die Behandlung konservativ (Lagerung in Abduktion, Medikamente, schließlich Bewegungsübungen). Bei Destruktionen kommen operative Verfahren zu ihrem Recht. Bei einwandfreier knöcherner Versteifung des Schultergelenkes in guter Gebrauchsstellung kann der Arm aus dem Schultergürtel heraus gut und kräftig geführt werden und ist in der Funktion wesentlich leistungsfähiger als bei schmerzhaften Wackelbewegungen.

Ellenbogengelenktuberkulose

Gelenkschwellung und Schmerzen mit schleichendem Verlauf, später Bewegungseinschränkungen und im Endstadium Fisteleiterungen kennzeichnen das Bild. Auszuschließen sind Infektarthritis, PCP, Traumafolgen und Osteochondritis. Die Behandlung besteht im Frühstadium in Thoraxgips, Tuberkulostatika und schließlich in Bewegungsübungen. Bei abgegrenzten Destruktionen sind operative Eingriffe angezeigt, die zu guten funktionellen Dauerergebnissen führen. Erlaubt der Befund eine modellierende Gelenkresektion im Sinne einer Arthroplastik ohne Interposition, kann eine Teilbeweglichkeit erhalten bleiben. Sind die Zerstörungen zu weit fortgeschritten, führt eine Versteifung mit Spanverriegelung zu einer Verbesserung der Funktion.

Handgelenktuberkulose

Handgelenkschwellung, schmerzhafte Bewegungseinschränkung, Druckschmerz, Nachtschmerz mit meist schleichendem Verlauf. Der Röntgenbefund sichert meist die Diagnose. Bei der synovialen Form kann mit einer Synovektomie und antituberkulöser Behandlung eine Ausheilung mit beweglichem Gelenk erzielt werden. Bei Knochendestruktionen sind Herdausräumungen erforderlich. Ist die Destruktion fortgeschritten, kann eine Stilllegung des Handgelenkes mit Spanverriegelung die Schmerzen beseitigen und eine Funktionsverbesserung der ganzen Hand erbringen. Eine Einschränkung der Rotationsfähigkeit kann durch eine Ulnaköpfchenresektion weitgehend verbessert werden.

Rippen-, Brustbein-, Sternoklavikulargelenk-Tuberkulose

Örtliche Schwellung und Schmerzen ermöglichen die Diagnose. Ruhigstellung und medikamentöse Therapie sowie operative Ausräumung der Herde führen zur Sanierung.

Literatur

Albert, E.: Die Spondylitis-Schienung aus dem Blickwinkel der operativen Frühbehandlung bzw. Herdausräumung an der Wirbelsäule. Z. Orthop. 89 (1957) 51
Albert, E.: Zur operativen Frühbehandlung der Spondylitis tuberculosa. Verh. dtsch. orthop. Ges. 45 (1957) 428
Albert, E.: Tagungsbericht der Süddeutschen Tbc-Gesellschaft. Thieme, Stuttgart 1959
Erlacher, Ph.J.: Europäisches Symposion zur Behandlung der Skelett-Tbc. Enke, Stuttgart 1956
Kastert, J.: Die operative Behandlung der Spondylitis-Tbc. In: Chirurgie der Wirbelsäule und des Rückenmarks, hrsg. von F. Jaeger. Thieme, Stuttgart 1959
May, H.: Die Behandlung der Knochen- und Gelenktuberkulose. Enke, Stuttgart 1953

Urogenitaltuberkulose

K. KÖNIG

Definition

Der Begriff Urogenitaltuberkulose umfaßt die tuberkulösen Erkrankungen der Harnorgane und des Genitaltraktes, speziell beim Mann. Die enge anatomische Beziehung beider Organgruppen zueinander rechtfertigt diese Nomenklatur, da zudem in den meisten Fällen ein gleichzeitiger Befall beider Systeme vorliegt (70–90%).

Häufigkeit

Die Urogenitaltuberkulose steht heute mit einem Anteil von etwa 30–40% an erster Stelle der extrapulmonalen Tuberkuloseformen. Nach Angaben mehrerer Autoren, insbesondere in den west- und osteuropäischen Ländern, zeigt sie außerdem eine Zunahme der Neuerkrankungen, während alle anderen Manifestationsformen der Tuberkulose rückläufig sind.

In der Bundesrepublik Deutschland liegen die Neuzugänge an Urogenitaltuberkulose jährlich bei etwa 4,5 auf 100000 Einwohner, während die Vergleichszahlen in einigen osteuropäischen Ländern mit optimaler Erfassung und fürsorgerischer Betreuung mehr als doppelt so hoch sind.

Aufgrund der Angaben mehrerer Untersucher über die Häufigkeit der Urogenitaltuberkulose z.B. bei Lungentuberkulose muß angenommen werden, daß in der BRD eine Dunkelziffer nicht erfaßter Urogenitaltuberkulose von über 50% besteht.

Alle Altersklassen können von der Urogenitaltuberkulose befallen werden, sogar Erkrankungen von Kleinkindern sind möglich. Die größte Häufigkeit liegt bei einem Alter zwischen 20 und 60 Jahren, mit einem deutlichen Gipfel bei den 30- bis 40jährigen. Das Verhältnis zwischen Männern und Frauen beträgt etwa 3:2.

Infektiosität

Es herrscht bei Urologen und Fürsorgeärzten eine bemerkenswerte Uneinigkeit in der Beurteilung der Ansteckungsfähigkeit der Urogenitaltuberkulose. Der Umstand, daß die betreffenden Körperöffnungen durch Kleidung bedeckt sind und nicht durch Husten akustische Warnzeichen geben, hat bei vielen Ärzten eine bedenkliche Sorglosigkeit erzeugt. Tatsache ist, daß die Urogenitaltuberkulose durch die gleichen Mykobakterien hervorgerufen wird wie die Lungentuberkulose, daß die Erreger teilweise sogar in erheblichen Mengen ausgeschieden werden und somit Ansteckungsfähigkeit besteht. Eine Besonderheit gegenüber der Lungentuberkulose besteht darin, daß bei Durchführung einer konsequenten Chemotherapie meist eine schnellere Negativierung (nicht Heilung) erreicht wird, da die Tuberkulostatika im Urin bei Nierengesunden in einer Konzentration vorliegen, die mindestens eine Zehnerpotenz höher ist als im Serum.

Pathogenese

Im Rahmen des Ablaufes einer tuberkulösen Allgemeinerkrankung zeigt die Urogenitaltuberkulose gewisse zeitliche Gesetzmäßigkeiten. In etwa zwei Dritteln der Fälle sind tuberkulöse Vorerkrankungen oder Residuen einer extraurogenitalen Lokalisation festzustellen. Es gilt heute als sicher, daß es von einem meist pulmonalen Primärherd aus im Rahmen der Frühgeneralisation zur hämatogenen Streuung und zu einem tuberkulösen Befall stets beider Nieren kommt. Die ersten histologisch faßbaren Veränderungen finden sich nach den tierexperimentellen Untersuchungen von KRAEMER (1956) und JANSEN (1961) im Bereich der A.interlobularis, wo das Vas afferens abgeht, am Gefäßpol des Glomerulus und im Glomerulus selbst. Auch in der Markzone an den Aa.medullares wurden initiale Läsionen beobachtet, die für die Entstehung der späteren Markherde von Bedeutung sein könnten, obwohl die Herde im Mark sicherlich meist sekundär entstehen. In der Regel heilen die kortikalen Frühherde spontan fibrös aus. Dadurch erklärt sich – in Abhängigkeit von Widerstandskraft des tuberkulös Infizierten, Organdisposition und Virulenz – das viel häufigere Vorkommen der klinisch einseitigen Nierentuberkulose. Bei ungünstiger Abwehrlage im Verhältnis zur Intensität der Erregerstreuung kann es über eine Rindendestruktion zum Einbruch und zur Ausscheidung von Tuberkelbakterien in die Harnkanälchen kommen. So erfolgt möglicherweise aufgrund der geringen Durchblutung des Markes oder infolge einer Verminderung der lokalen Gewebsresistenz die Absiedelung der Tuberkelbakterien im Markbereich, vor allem an einer oder mehreren Papillenspitzen. Auch in der Kelchnische siedeln sich die Erreger ab, vermehren sich und bilden durch Gewebszerstörung die tuberkulösen Geschwüre und kleinen Kavernen. Im Verlauf der Ausbreitung werden zusätzlich andere Renkuli der Niere betroffen. Es ist eine offene, auch röntgenologisch nachweisbare Nierentuberkulose im ulzerokavernösen Stadium entstanden. Der Prozeß schreitet deszendierend fort und kann Nierenbecken, Harnleiter und Harnblase befallen. Die in etwa 70–90% der Fälle vorhandene Miterkrankung des männlichen Genitalsystems (Prostata, Samenblasen, Samenleiter, Nebenhoden, Hoden) wird im deutschsprachigen Schrifttum zum Teil auf eine hämatogene Infektion zurückgeführt. Der sonstige Ausbreitungsmodus ist kanalikulär-urinogen sowie lymphogen.

Die Latenzzeit zwischen hämatogener Streuung und klinischer Manifestation der Urogenitaltuberkulose kann in weiten Grenzen schwanken, und zwar zwischen Monaten und Jahrzehnten. Nach Untersuchungen von ZADOR beliefen sich die Latenzzeiten in 50% der Fälle auf 5–9 Jahre, jedoch wurden auch bei mehreren Patienten Abstände bis zu 28 Jahren gefunden.

Krankheitsbild
Anamnese

Da die Frühfälle der Urogenitaltuberkulose chemotherapeutisch, u.U. durch zusätzliche konservative chirurgische Eingriffe ohne Organverlust geheilt werden können, ist für die Prognose die Frühdiagnose entscheidend. Dabei ist eine der wichtigsten Untersuchungen die sorgfältig erhobene Anamnese. Eine abgelaufene oder vielleicht noch bestehende extraurogenitale Tuberkulose führt oft zur Vermutungsdiagnose Urogenitaltuberkulose. Die frühzeitige Erfassung ist sehr schwierig, da die Erkrankung in ihren Anfängen symptomlos verläuft und erst dann Beschwerden auftreten, wenn gröbere anatomische Veränderungen vorliegen. Deshalb halten wir es für notwendig, daß bei Patienten mit irgendeiner sonstigen Tuberkulosemanifestation auch in der Nachbeobachtungszeit mindestens jährlich einmal der Urin untersucht und bei pathologischem Befund ein Urogramm angefertigt wird.

Wichtige Grundregeln der Diagnostik der Urogenitaltuberkulose:

a) Jede Entzündung der Harnwege und jede Pyurie, die ohne erkennbare andere Ursache nicht in einem Zeitraum von 4–6 Wochen ausheilen, sind solange tuberkuloseverdächtig, bis eine Tuberkulose mit Sicherheit ausgeschlossen werden kann.

b) Jede akute und chronische Nebenhodenentzündung sowie entzündliche Veränderungen der

Vorsteherdrüse im Alter zwischen 20 und 40 Jahren sind immer tuberkuloseverdächtig.

c) Ergibt bei chronisch entzündlichen Veränderungen im Bereich des Urogenitalsystems die Vorgeschichte eine Pleuritis exsudativa, eine Lungentuberkulose oder eine anderweitige Organmanifestation, so wird die Verdachtsdiagnose um so wahrscheinlicher.

Befunde

Die meisten Patienten mit Urogenitaltuberkulose befinden sich in einer guten körperlichen Verfassung, und sogar bei weit fortgeschrittenem Krankheitsbild mit massiver Zerstörung des Nierenparenchyms fühlen sich die Kranken gesund, wenn keine Blasensymptome vorliegen. Als erstes Symptom tritt in 40–50% der Fälle die häufiger und schmerzhaft werdende Entleerung der Blase in Erscheinung. Die Miktionsfrequenz kann sich auf Intervalle von nur 5–10 Minuten steigern, und oft stellt sich ein solch imperativer Harndrang ein, daß es zu Inkontinenzerscheinungen kommt.

Eine Symptomatik von seiten der Niere ist kaum vorhanden. Nur in seltenen Fällen bietet sich ein geringgradiger uncharakteristischer Flankenschmerz. Bei Miterkrankung des Harnleiters kann es aufgrund von Strikturierungen zur Harnstauung kommen, jedoch sind kolikartige Erscheinungen selten, da sich der Zustand schleichend entwickelt. Sehr oft haben Patienten, bei denen als Endzustand der Erkrankung ein funktionsloses zerstörtes Organ vorliegt, vorher keinerlei Symptomatik geboten.

Als weiteres Erstsymptom findet sich bei Männern häufig eine Epididymitis, die selten akut (5–7%), meist jedoch chronisch verläuft. Das Organ fühlt sich »felsig« an, zeigt isolierte Verhärtungen, und hin und wieder kommt es zur Fistelbildung. Das Vas deferens ist oft ebenfalls verdickt, hart und knotig. Der Hoden wird selten befallen.

Für die tuberkulöse Prostatitis (70–80% der Fälle) ist es fast pathognomonisch, daß sie im Gegensatz zur unspezifischen Entzündung schmerzlos verläuft. Lediglich der Palpationsbefund ergibt ein derb-hartes, knotiges Organ, oft mit gleichzeitigen Samenblaseninduration. Teilweise finden sich auch weiche Bezirke insbesondere bei kavernösen Einschmelzungen.

Laboratoriumsbefunde

Das Blutbild ist bei der Urogenitaltuberkulose meist uncharakteristisch. Selten findet sich eine Leukozytose, im Differentialblutbild eine Vermehrung der Lymphozyten. Die Blutsenkungsgeschwindigkeit kann beschleunigt sein, jedoch nicht obligat. Typischer ist der Urinbefund. Falls keine unspezifische Begleitinfektion vorliegt, sind folgende Veränderungen pathognomonisch: saure Reaktion, sterile Pyurie, Proteinurie, Mykobakteriurie sowie in einigen Fällen Erythrozyturie.

Besondere Untersuchungsmethoden

In jedem Falle sind beim Verdacht auf Urogenitaltuberkulose außer der üblichen Urinuntersuchung ein Ziehl-Neelsen-Präparat anzufertigen und möglichst an drei aufeinanderfolgenden Tagen aus dem Sediment des gesamten Morgenurins spezifische Kulturen und Tierversuche anzulegen. Bei Kontrolluntersuchungen zunächst im Abstand von 6, später 12 Wochen muß vor dem Tag der Untersuchung eine etwa 3- bis 4tägige Medikamentenpause eingelegt werden. Wird eine tuberkulöse Erkrankung bestätigt oder erhärtet sich der Verdacht, so sollen folgende Untersuchungen durchgeführt werden: Bestimmung des Serumkreatinins, des Serumharnstoffs und bei pathologischen Werten Clearance-Untersuchungen; Untersuchung der Serumelektrolyte sowie Durchführung der Serumelektrophorese und der Lebertests; Erhebung eines eingehenden urologischen Allgemein- und Adnexbefundes.

Röntgenologisch wird eine Abdomenübersichtsaufnahme (tuberkulöse Verkalkungen in den Nieren) angefertigt und danach ein Urogramm nach Injektion von etwa 40–50 ml eines handelsüblichen Kontrastmittels, etwa das Doppelte der normalen Menge. 7–10 Minuten nach der Injektion wird eine beidseitige Ureterkompression angelegt. Mit diesem Verfahren ist eine genauere Darstellung der Nierenkelchsysteme zu erreichen, so daß sich eine retrograde Pyelographie in den meisten Fällen erübrigt. Eine primäre Uretersondierung sollte in jedem Falle vermieden werden, da eine induzierte Mischinfektion mit unspezifischen Erregern die spätere Behandlung erschwert und die Prognose verschlechtert.

Beim Mann führen wir immer eine Urethrozystographie durch, da bei der Urogenitaltuberkulose in etwa 70% der Fälle destruktive Veränderungen der Prostata vorliegen und mit dieser Methode der Nachweis von Prostatakavernen und eines u.U. vorliegenden vesikorenalen oder ureteralen Refluxes erbracht werden kann. Ebenfalls ist eine Analyse des Ejakulates wichtig sowie das Anlegen von spezifischen Kulturen und Tierversuchen aus dem Ejakulat oder Prostataexprimat.

Verlauf und Prognose

Aufgrund der heutigen Möglichkeiten medikamentöser Behandlung ist die Prognose der Urogenitaltuberkulose gut. Frühzeitig erkannte Fälle ohne schwere Destruktionen heilen mit medikamentöser Behandlung völlig aus, ohne Beeinträchtigung der Nierenfunktion. Bei Strikturierungen im Bereich der Nierenkelchhälse kann es zu einer Exklusion kommen. Stenosierungen der Harnleiter erfordern zur Organerhaltung operativ-plastische Maßnahmen. Die Prognose der Patienten, bei denen schon eine starke Einschränkung der Nierenfunktion vorliegt, mit Verlust eines Organes sowie Schrumpfblasenbildung und meist auch tuberkulösem Befall der Zweitniere, ist nicht günstig.

Komplikationen
Narbenbedingte Komplikationen
Die Hauptkomplikationen bei der Urogenitaltuberkulose sind Narbenbildung und Stenosierung, die im Bereich des gesamten ableitenden Harnwegsystems auftreten können. An den Nierenkelchen kommt es zu Halsstenosen mit Exklusion und entsprechendem Parenchymverlust. Strukturen des Harnleiters, die sich langsam entwickeln, verursachen häufig keine Symptomatik, und als Restzustand bleibt bei Nichterkennen und entsprechender operativer Behandlung ein funktionsloses irreparabel geschädigtes Organ. Schrumpfblasenbildung führt zu einem oft völligen Elastizitätsverlust des Organes und damit zu einer erheblichen Steigerung der Miktionsfrequenz mit Harnmengen von 30–40 ml. Außerdem kommt es bei den meisten Erkrankungen zu einer Beeinträchtigung der Ostienfunktion. Stenose, vesikorenaler Reflux oder beide Veränderungen kombiniert sind in der Regel vorhanden. Harnröhrenstrikturen treten seltener auf, und zwar in den meisten Fällen bei fortgeschrittenem Krankheitsbild und gleichzeitig vorliegender Prostatatuberkulose.

Mischinfektion
Eine wesentliche und prognostisch bedeutsame Komplikation ist eine unspezifische Mischinfektion, die in etwa 50% der Fälle vorliegt, äußerst therapieresistent ist und meist durch instrumentelle Manipulationen hervorgerufen wird, insbesondere durch die retrograde Pyelographie.

Differentialdiagnose
Bei Nachweis von Tuberkelbakterien im Harn oder Ejakulat durch Kultur und Tierversuch sowie aufgrund einer histologischen Untersuchung ist die Diagnose eindeutig. Röntgenologisch kann lediglich die Verdachtsdiagnose geäußert werden. Typische Veränderungen und differentialdiagnostische Abgrenzungen beschreibt OLSSON.
Bei Nachweis von Prostatakavernen sprechen massive Hohlräume für eine tuberkulöse, multiple, nicht konfluierende Kavitäten und Gänge mehr für eine (seltenere) unspezifische oder auch gonorrhoische Entzündung.
Die tuberkulöse Prostata ist meist derb, höckrig oder isoliert knotig. Da gegenüber der holzartigen Konsistenz des Karzinoms oft kein Unterschied besteht, führt bei unklarem Krankheitsbild, insbesondere bei Männern über 40 Jahren, erst die histologische Untersuchung nach Nadelbiopsie zur Diagnoseklärung. Als weiche umschriebene Stellen sind Kavernen zu tasten, die sich in den meisten Fällen durch ihre relative Schmerzlosigkeit von unspezifischen Abszessen unterscheiden.
Die tuberkulöse Nebenhodenentzündung ist differentialdiagnostisch abzugrenzen von der überwiegend akut einsetzenden schmerzhaften unspezifischen Epididymitis bei fast immer gleichzeitig bestehendem hohem Fieber. Außerdem müssen Nebenhoden- und Hodentumoren ausgeschlossen werden.

Therapie
Chemotherapie
Aufgrund der Erkenntnisse der letzten Jahrzehnte, daß die Urogenitaltuberkulose
1. keine Einzelorganerkrankung ist,
2. primär immer Bilateralität vorliegt,
hat sich das Schwergewicht der Behandlung von der operativen zur konservativ chemotherapeutischen Seite verschoben. Die medikamentöse Therapie stimmt grundsätzlich mit derjenigen der pulmonalen Tuberkulose überein. Die Zeitdauer beträgt mindestens 2 Jahre, bei der Genitaltuberkulose meist länger. Eine Schwierigkeit besteht bei der Urogenitaltuberkulose darin, daß die Tuberkulostatika wie die meisten Fremdsubstanzen überwiegend renal ausgeschieden werden. Liegt eine Niereninsuffizienz vor, so resultiert infolge der verzögerten Elimination eine Kumulation der renal ausgeschiedenen Antituberkulotika und in gleichem Maße eine Zunahme der toxischen Nebenwirkungen. Da bei der Urogenitaltuberkulose insbesondere z.B. bei Restnierentuberkulose in vielen Fällen eine eingeschränkte Funktionsleistung vorliegt, ergeben sich schwerwiegende therapeutische Probleme. Medikamente mit nephrotoxischen Nebenwirkungen, wie z.B. Viomycin und Kanamycin, können nicht verabreicht werden oder nur bei vitaler Indikation mit besonders intensiver Überwachung und u.U. Serumkonzentrationsbestimmungen.

Die Bestimmung des Serumkreatinins gibt zunächst einen Hinweis auf die Beeinträchtigung der glomerulären Partialfunktion der Niere. Bei Werten bis 1,3 mg% ist eine glomeruläre Filtrationseinschränkung, die eine reduzierte Dosierung erforderlich macht, nicht zu erwarten. Höhere Werte erfordern die Durchführung von Clearance-Untersuchungen. Da eine Verlängerung der Halbwertszeit der rein glomerulär filtrierten Medikamente und damit die Möglichkeit einer Wirkstoffkumulation erst bei einer Filtrationsrate unter 30 ml/min zu erwarten ist, können bei Einhaltung einer Sicherheitsgrenze alle Patienten mit einer Inulin-Clearance von über 50 ml/min die Medikamente in voller Dosierung erhalten. Allerdings sollten die Nebenwirkungen von z.B. Streptomycin und Capreomycin auch bei nur geringer Funktionseinschränkung der Nieren und bei Clearance-Werten über 50 ml/min intensiver kontrolliert werden, da es erfahrungsgemäß in diesen Fällen häufiger zu toxischen Nebenwirkungen kommt.

Es ist auch entschieden abzulehnen, bei der Urogenitaltuberkulose eine geringere Dosierung oder Kombination durchzuführen als bei anderen Tuberkuloseformen mit der Begründung, daß damit therapeutisch wirksame Harnspiegel erzeugt werden. Sicherlich üben die im Harn ausgeschiedenen Tuberkulostatika eine gewisse Wirkung aus, jedoch sind dieser Wirkung Grenzen gesetzt. Die Einschränkung ergibt sich aus der Lokalisation der tuberkulösen Herde, die nur zum geringen Teil mit dem Harnstrom in Verbindung stehen. Ausschlaggebend ist hier für die Wirksamkeit eine hohe Serum- oder Gewebekonzentration.

Operative Therapie
In der operativen Behandlung der Urogenitaltuberkulose sind zwei Gruppen zu unterscheiden:
a) *Eingriffe, die durchgeführt werden, um tuberkulös zerstörtes Gewebe zu beseitigen:* Nephrektomie, Ureterektomie, Nierenteilresektion, Kavernotomie, Epididymektomie.
Nephrektomie: bei einseitiger Nierentuberkulose im Stadium III nach mindestens 6monatiger chemotherapeutischer Vorbehandlung. Einzige Ausnahme ist eine tuberkulöse Pyonephrose mit nicht zu beeinflussenden septischen Temperaturen, bei der die sofortige Nephrektomie unter maximalem medikamentösem Schutz erfolgt. Bei doppelseitigem Befall strengste Zurückhaltung mit einer Organentfernung. Ureterektomie erfolgt zusammen mit der Nephrektomie, falls makroskopisch Veränderungen nachweisbar sind.
Die Indikation zur Nierenteilresektion und Kavernotomie ist nur dann gegeben, wenn subjektive Beschwerden vorliegen oder bei Verbindung der Kavernen zum ableitenden Hohlsystem über Jahre trotz guter Chemotherapie ein positiver Harnbefund vorliegt und andere Herde ausgeschlossen sind (Prostata).
Eine Epididymektomie sollte frühestens nach 1- bis 2jähriger medikamentöser Behandlung durchgeführt werden, da sich sogar fistelnde Prozesse meist zurückbilden. Eine Ausnahme bildet die akute eitrige Einschmelzung.
b) *Rekonstruktive chirurgische Eingriffe:* Dem jeweiligen Befund entsprechend erfolgt die Beseitigung einer subpelvinen oder prävesikalen Harnleiterstenose durch eine Nierenbeckenplastik oder eine Ureterneueinpflanzung in die Blase oder Lappenplastik nach Boari-Küss, die beiden letzteren mit Antirefluxmechanismus. Eine Harnstauung muß in jedem Falle beseitigt werden, da eine Ausheilung nicht erfolgen kann und der Organverlust die Folge ist. Zwischenzeitlich, um eine längere Chemotherapie durchzuführen, kann eine Entlastung der Niere mittels einer Fistel erfolgen, kurzzeitig auch durch eine Harnleitersondierung. Eine medikamentös nicht zu beeinflussende Pollakisurie aufgrund einer Schrumpfblase bietet bei ausreichender Nierenfunktion die Indikation zur Blasenerweiterungsplastik mit Dünn- oder Dickdarm.

Literatur
Hill, Ch.A.Sr., J.G. Gow: Investigations into the isolation of »M. Tuberculosis« from urine. Brit. J. Urol. 38 (1966) 163
Jansen, A.: Die Tuberkelbakteriurie und das Initialstadium der chronischen Nierentuberkulose. Verh. dtsch. Ges. Urol. 19 (1961) 40
König, K.: Bericht über das 6. Europäische Symposion über UGT Budapest Sept. 1968. Urologe 8 (1969) 28
König, K.: Experimentelle und klinische Untersuchungen der Antituberkulotika Rifampicin, Ethambutol, Capreomycin und Thiocarlid bei UGT-Patienten mit normaler und eingeschränkter Nierenfunktion. Habilitationsschrift Homburg/Saar (1970)
König, K., K. Haubensak: Zur Epidemiologie der Urogenitaltuberkulose. Urologe 11 (1972) 22
König, K., K. Haubensak: Diagnose und Therapie der Urogenitaltuberkulose. Dtsch. Ärzteblatt 69 (1972) 2317
König, K., P. May, A. Bigalli: Die Bedeutung der Urethrocystographie in der Diagnostik der Urogenitaltuberkulose. Radiologe 9 (1969) 356
Krämer, H.J.: Experimentelle und histopathologische Studien über die ersten Veränderungen der hämatogenen Nierentuberkulose. Urol. int. (Basel) 2 (1956) 39
Newman, E.V., A. Gilman, F.S. Philips: The renal clearance of thiosulfate in men. Bull. J. Hopk. Hosp. 79 (1946) 229
Olsson, O., G. Jönsson: Handbuch der Urologie, Bd. V/1. Springer, Berlin 1962
Rodeck, G.: Operative Therapie der Urogenitaltuberkulose. Urologe 9 (1970) 1
Zador, L.: Latenzzeit der urogenitalen Tuberkulose nach »Primärinfektion«. Urologe 8 (1969) 15

Sonstige extrapulmonale Tuberkulosen

F. TRENDELENBURG

Die extrapulmonalen Tuberkulosen geraten zunehmend in eine Art Niemandsland. Sie sind nicht mehr so häufig, daß sie jedem Tuberkulosespezialisten oder den verschiedenen Organspezialisten genügend Material für stets aktuelle Erfahrungen bieten, sind aber doch nicht so selten, daß man sie in der ärztlichen Ausbildung vernachlässigen könnte. Sie befinden sich anteilig in ganz unterschiedlichen medizinischen Disziplinen.

Tuberkulose der Schleimhäute der Atemwege und des Verdauungstraktes

Ulzerationen der Schleimhäute standen früher häufig im Vordergrund finalen Geschehens. Kehlkopftuberkulosen oder Darmtuberkulosen beherrschten dann oft die desolate Situation. Therapeutisch bedürfen die Schleimhauttuberkulosen keiner gesonderten Betrachtung mehr, da sie als Begleit- oder Folgekrankheiten anderer Organtuberkulosen bei deren korrekter chemischer Behandlung quasi als therapeutisches Nebenprodukt leicht abheilen. Bei dem seltenen isolierten Auftreten gelten die gleichen chemotherapeutischen Grundsätze, doch kann man sich je nach Lokalbefund oft mit Zweifachkombinationen und etwas kürzerer Dauer begnügen. Bei Schleimhauttuberkulosen größerer Ausdehnung oder an exponierter Stelle (z.B. Bronchien, Darm, Harnleiter) ist gleichzeitige Corticoidtherapie zur Verhütung von Narbenstrikturen zweckmäßig, obwohl deren Wert nicht immer ganz belegt werden kann.
Die primäre Darmtuberkulose ist heute nach Sanierung der Tiertuberkulose selten. Sie ist auch bei gleichzeitiger anderweitiger Organtuberkulose bevorzugt im Ileozäkalbereich gelegen und verursacht unbestimmte Schmerzen, in schwereren Fällen Durchfälle und bei Chronizität oder Rückbildung Stenosen ähnlich den Tuberkulosen der Bronchien oder der Harnleiter. Es kann auch zu

Konvoluten durch peritoneale Verwachsungen und zu Subileus kommen. Neben symptomatischer Behandlung steht wieder eine intensive Chemotherapie voran, während chirurgische Korrekturen, abgesehen von vitalen Indikationen, nur ergänzend und nach guter chemischer Vorbehandlung erfolgen sollten.

Tuberkulose des Peritoneums und seiner Lymphknoten

Mesenteriallymphknotentuberkulosen als Folge primärer Darminfekte sind nur noch selten. Das Peritoneum erkrankt teils hämatogen, teils fortgeleitet von den Nachbarorganen, besonders vom weiblichen Genitale. Es gelten die gleichen beschriebenen Regeln konservativer Therapie. Länger andauernde Beschwerden werden häufig mit »Verwachsungen« erklärt, weichen aber oft noch einer langdauernden systematischen Chemotherapie.

Tuberkulose der weiblichen Genitalorgane

Die Häufigkeit wird auf noch 4 von 1000 der 15- bis 60jährigen Frauen geschätzt. Sie ist meist als Salpingitis (90%) und auch Endometritis lokalisiert. Auch sie erfolgt fast ausschließlich hämatogen. In etwa 20% geht ihr eine Lungen- oder Pleuratuberkulose voran, nicht selten folgt noch nach Jahren eine andere extrapulmonale Tuberkulose. Sie führt häufig, wenn auch nicht immer, zur Sterilität. Da zunächst oft andere Symptome fehlen, kann sie das erste Merkmal sein, das entsprechende Untersuchungen veranlassen sollte. Zeichen einer chronischen Genitalkrankheit unbekannter Ursache müssen immer den Verdacht auf eine Tuberkulose erwecken. Die Diagnose stützt sich vor allem auf den Erregernachweis im Menstrualblut (6–8 cm^3 in Portiokappe oder Reagenzglas) durch Kulturen und Tierversuch, die bei negativem Ausfall mehrmals zu wiederholen sind. Histologische Darstellung durch Strichkürettage oder Abrasio kann wertvoll ergänzen, wird aber bei deutlicher Aktivität besser zurückgestellt, wenn die Diagnose durch Erregerbefund gesichert werden kann. Röntgenkontrastuntersuchung ist erst nach Rückbildung zur Feststellung der Wegsamkeit der Eileiter sinnvoll. An Komplikationen sind Peritonealtuberkulosen, Pyosalpingitiden und Extrauteringraviditäten zu nennen. Allgemeine und chemische Behandlung folgen völlig den Regeln für andere Tuberkulosen, ähnlich auch die Kontrollen der Erregerausscheidung. Operative Behandlung bis zur Totalexstirpation ist nur selten und zur Beseitigung von Residuen wie Pyosalpingen und Konglomeraten nötig. Bei Gravidität ist eine mehrmonatige stationäre Chemotherapie vor und nach der Entbindung indiziert.

Tuberkulose der Lymphknoten

Sie kommt generalisiert vor und ist dann gegen andere Systemkrankheiten abzugrenzen (am besten durch Probepunktion aus dem Gesunden zur Vermeidung von Fisteln oder durch Probeexzision). Häufiger ist sie lokalisiert und wurde für die bronchialen und hilären Lymphknoten bereits erwähnt. Bevorzugt tritt sie in verschiedenen Bereichen des Halses auf, teils regional von Primärinfekten der Rachenorgane, teils hämatogen. Sie neigt zu Kolliquation und Fisteln und wird dann besser, wie auch Knoten über etwa 1,5 cm Durchmesser, nach chemischer Vorbehandlung operativ entfernt, wobei auf vollständige Ausräumung auch benachbarter kleiner Lymphknoten zu achten ist. Dennoch ist die Rezidivneigung nicht gering. Neben Tuberkulomen, Abszessen und Knochenherden sind tuberkulöse Lymphknoten einer morphologischen Rückbildung durch Chemotherapie scheinbar am wenigsten befähigt. Das entbebt aber nicht der Pflicht sorgfältiger und langdauernder kombinierter Medikamentbehandlung. Gerade in diesem Krankheitsbereich wird zu wenig beachtet, daß chirurgische Interventionen wie bei jeder Tuberkulose mehrmonatiger Vor- und mindestens einjähriger Nachbehandlung mit antituberkulösen Mitteln bedürfen.

Tuberkulosen der Haut, des Auges, des Ohres, Tuberkulome des Gehirns

Sie werden im allgemeinen von den betreffenden Fachgebieten betreut. Im Rahmen einer Chemotherapie und der unerläßlichen Suche nach der Quelle auch dieser meist hämatogenen Formen und nach Lokalisationen in anderen Organen wird aber der Internist herangezogen werden müssen. Allgemeinbehandlung und Chemotherapie werden auch hier nach den gegebenen Regeln vorgenommen, im Falle operativer Therapie s. »Tuberkulose der Lymphknoten«. Iridozyklitiden sind meist reaktiv auf oft inapperzepte aktive Tuberkulosen (meist der Hiluslymphknoten) zu deuten. Hier sind Chemotherapie und Allgemeinbehandlung ebenso indiziert. Leicht und dauerhaft heilen im allgemeinen die Hauttuberkulosen ab.

Literatur
s. Lungentuberkulose, S. 13.217.

Andere Mykobakteriosen

G. Forschbach

Definition

Atypische Mykobakterien können zu tuberkuloseähnlichen Erkrankungen der Lunge, der Lymphknoten und selten auch anderer Organe führen. Sie sind als Ursache derartiger Krankheitsbilder aber nur anzusehen, wenn ein Kulturnachweis aus Sputum oder Magensaft mehrmals erbracht wurde und wenn weder Mycobacterium tuberculosis noch Mycobacterium bovis nachgewiesen werden konnte. Die Einordnung einiger für den Menschen pathogener atypischer Mykobakterien ergibt sich aus einem Schema von Runyon (Tab. 13.37), das einer ständigen Vervollständigung unterliegt.

Häufigkeit

Das Vorkommen von atypischen Mykobakterien und durch sie ausgelöster Krankheiten zeigt geographische Unterschiede. Für die Bundesrepublik Deutschland scheint zu gelten, daß Mycobacterium-avium-Infektionen im Süden und Südwesten, Mycobacterium-kansasii-Infektionen im Rhein-Ruhr-Gebiet häufiger vorkommen. Unter den tuberkuloseartigen Krankheiten rechnet man mit einem Anteil von 2–15%, unter den Lungenkrankheiten in Europa mit 1–2% atypischer Mykobakteriosen.

Epidemiologie

Geflügel und Schweine sind sanierungsbedürftige Infektionsquellen für Mycobacterium avium; Fischteiche, Aquarien und Milch übertragen Mycobacterium kansasii. Viele andere Mykobakterien werden im Erdreich und in Abwasser gefunden. Eine Übertragung von Mensch zu Mensch ist nicht gesichert. Bekannt ist, daß eine Vorschädigung des Lungengewebes durch Silikose, Emphysem, Lungenabszeß, Bronchektasen die Entstehung einer Mykobakteriose begünstigt und daß vorwiegend das mittlere und höhere Lebensalter betroffen wird. Keineswegs alle Infektionen führen zu manifesten Erkrankungen, und oft handelt es sich um eine Sekundärbesiedlung ohne Krankheitswert durch opportunische, für den Menschen nicht pathogene Erreger.

Pathologie

Die pathologisch-anatomischen Bilder der verschiedenen Mykobakterieninfektionen ähneln dem der chronischen Tuberkulose. Häufig ist die Bron-

Tabelle 13.37 Die für den Menschen pathogenen atypischen Mykobakterien (nach *Runyon*) und einige ihrer Eigenschaften

	Menschenpathogen	Verhalten auf der Kultur	Organbefall				Therapie
			Lunge	Lymphknoten	Haut	Generalisation	
Gruppe I: photochromogene Mykobakterien		gelb bei Lichtexposition					Es ist nicht möglich, für die einzelnen Mykobakterien optimal wirkende Medikamente anzugeben, da bereits innerhalb der Spezies die Erregerempfindlichkeit wechselt. Am besten haben sich Rifampicin, Cycloserin, Ethambutol und Isoniazid bewährt. Die Ergebnisse der Resistenzbestimmung und Serumhemmtests ermöglichen durch Summation allein nicht ausreichend wirksamer Medikamente eine effiziente Therapie.
Mycobacterium kansasii	+						
Mycobacterium marinum	(+)		+	+	+	–	
Gruppe II: skotochromogene Mykobakterien		bereits im Dunkeln gelb oder orange					
Mycobacterium aquae	(+)		+	–	–	–	
Mycobacterium scrofulaceum	+		+	+	+	+	
Mycobacterium ulcerans	+		–	–	+	–	
Gruppe III: nichtchromogene Mykobakterien		farblos bis zartgelb					
Mycobacterium avium	+		+	+	–	–	
Mycobacterium intracellulare (= Mycobacterium Battey)	+		+	+	+	+	
Mycobacterium xenopei	(+)		+	–	–	–	
Gruppe IV: schnellwachsende Mykobakterien		farblos					
Mycobacterium fortuitum	+		+	+	+	+	
Mycobacterium chelonei (= Mycobacterium abscessus)	(+)		+	–	–	+	

chusbeteiligung, die jedoch nie zu Verkäsung oder Geschwüren führt, so daß bronchogene Streuungen nicht beobachtet werden.

Krankheitsbild
Lungenkrankheiten treten vor allem bei Infektionen mit Mycobacterium kansasii, avium, intracellulare, seltener mit Mycobacterium scrofulaceum, aquae, xenopei und Mycobacterum fortuitum auf. Der Verlauf ist oft sehr symptomarm, und häufig führt erst ein Zufallsbefund zur Diagnose. Die Anamnese bietet keine typischen Angaben.

Befunde
Entscheidend für die Diagnose ist die bakteriologische Typenbestimmung, für die Therapie die gleichzeitig vorzunehmende Resistenzbestimmung gegenüber antituberkulösen Medikamenten. Die der Tuberkulintestung entsprechende Prüfung mit Sensitinen verschiedener Mykobakterienarten erweist bei positivem Ausfall nur die erfolgte Infektion, nicht aber die manifeste Krankheit. Röntgenuntersuchung, endoskopische Verfahren und Lungenfunktionsanalyse ergeben die von der Tuberkulose bekannten Befunde.

Verlauf und Prognose
Verlauf und Prognose der unbehandelten Krankheit sind ungünstig. Die Empfindlichkeit der Erreger gegenüber den antituberkulösen Medikamenten ist innerhalb der gleichen Spezies unterschiedlich, so daß eine gezielte Behandlung erst nach Vorliegen der Resultate der Resistenzbestimmung möglich ist. Bis dahin wird man in Dreierkombination wie bei Tuberkulose behandeln, wobei dem Cycloserin, Rifampicin und Ethambutol der Vorzug zu geben ist. Grundsätzlich gilt, daß die atypischen Mykobakterien schlechter auf die Medikamente ansprechen als Mycobacterium tuberculosis.

Literatur
Chapman, J.S.: The anonymous mycobacteria in human disease. Thomas, Springfield/Ill. 1960
Daddi, G.: A propos du traitement des mycobactérioses atypiques. Rev. Tuberc. 34 (1970) 53
Forschbach, G.: Nichttuberkulöse Infektionen durch Mykobakterien. Internist 16 (1975) 393
Meißner, G.: Atypische Mykobakterien als Krankheitserreger beim Menschen. Beitr. Klin. Tuberk. 132 (1965) 82
Meißner, G.: Epidémiologie des infections humaines à mycobactéries atypiques: les origines de la contamination. Rev. Tuberc. 34 (1970) 5
Schunter, C.A.: Die Erfassung von Infektionen mit atypischen Mykobakterien durch simultane Hauttests bei Tuberkulosekranken und ihre Bedeutung für die Humanmedizin. Beitr. Klin. Tuberk. 137 (1968) 321

Aktinomykose
T. WEGMANN

Definition
Die Aktinomykose ist eine chronisch-entzündliche Erkrankung von tumoralem Charakter mit Tendenz zu Einschmelzung und Fistelbildung. Sie wird durch eine Mischinfektion mit Actinomyces israelii verursacht. Der Erreger wird heute zu den Bakterien gerechnet.

Häufigkeit
Die Erkrankung ist nicht häufig. Im Raum Köln wird auf 83000 Einwohner eine manifeste Aktinomykose pro Jahr diagnostiziert. Außer im frühen Kindesalter erkranken Individuen jeglichen Alters und Geschlechts.

Epidemiologie
Meist handelt es sich bei der Aktinomykose um eine endogene Infektion, während exogene Infektionen außerordentlich selten sind, z.B. nach Verletzungen. Der Actinomyces israelii ist ein natürlicher Besiedler der Mundschleimhaut. Er wird im Kindesalter in der Mundhöhle selten angetroffen, weshalb auch kindliche Erkrankungen nicht häufig sind. Als physiologischer Bewohner der Mundschleimhaut wird er erst pathogen im Gewebe, wenn ihm andere Mikroorganismen fermentativ beistehen (Durchdringungsfermente, Hyaluronidasen).
Eine Übertragung von Mensch zu Mensch, durch Bißverletzungen oder Traumen, ist nachgewiesen, eine Übertragung vom Tier auf den Menschen hingegen nicht, da Actinomyces bovis nicht humanpathogen ist. Aktinomyzeten sind im Erdboden außerordentlich zahlreich. Der anaerobe Actinomyces israelii wurde aber nur beim Menschen gefunden.

Ätiologie (Mikrobiologie)
Der Erreger der humanen Aktinomykose, der streng anaerob wachsende grampositive Actinomyces israelii, ist weit verbreitet und macht ungefähr ein Drittel aller Mikroorganismen im Humus aus. Die Aktinomyzeten werden als Übergangsformen zwischen Bakterien und Fadenpilzen betrachtet. Sie stehen den Mykobakterien nahe.
Der Aktinomyzes bildet dünne Fäden mit echten Verzweigungen und endständigen Auftreibungen. Charakteristisch sind Aktinomyzesdrusen, welche oft im Eiter vom bloßen Auge wahrgenommen werden.

Pathogenese und Pathophysiologie
Die Entwicklung der Aktinomykoseinfektion zur Aktinomykoseerkrankung hängt weitgehend von der Begleitflora ab. Unter den verschiedenen Begleitbakterien ist an erster Stelle der Actinobacillus actinomycetem comitans zu erwähnen. Normaler-

weise findet sich der Actinomyces israelii in der Mundhöhle und im Magen-Darm-Trakt des Menschen als fakultativ-pathogener Erreger. Zur Penetration ins Gewebe sind Fermente von Begleitbakterien notwendig. Die chronisch entzündliche Granulationswucherung hat die Tendenz zur Abszedierung und zur Fistelbildung. Die aktinomykotische Entzündung breitet sich ohne Respektierung anatomischer Grenzen aus, analog einem malignen Tumor. Die Ausbreitung erfolgt demnach per continuitatem sowie auch hämatogen.

Krankheitsbild
Anamnese
Die Anamnese ist uncharakteristisch. Mit dem früher angeschuldigten Kauen einer Getreidegranne oder eines Grashalmes muß endgültig aufgeräumt werden.

Klinische Formen
Zervikofaziale Aktinomykose, wobei die Aktinomyzeten direkt von der Mundhöhle aus nach dentogener Infektion penetrieren.
Thorakale Aktinomykose als primäre und sekundäre Lungenaktinomykose. Die seltene primäre Form entsteht durch Aspiration keimhaltigen Materials aus der Mundhöhle (bronchogen) oder via Ösophagus-Mediastinum. Die häufigere sekundäre Form geht von einem Primärherd im Cavum oris aus und erreicht die Lungen kanalikulär oder per continuitatem, deszendierend oder aber aszendierend von einem abdominellen subdiaphragmalen Herd aus. Auch hämatogener, seltener bronchogener und ganz selten lymphogener Befall sind möglich.
Abdominelle Aktinomykose. Die perforierende Appendizitis ist der häufigste Ursprungsort der abdominellen Aktinomykose. Dann folgen Perforationen in Magen, Duodenum, Kolondivertikel und traumatische Läsionen.
Von Aktinomykose seltener befallene Organe sind Nieren, Urogenitalsystem, Extremitäten, Knochen.
Hämatogene Aktinomykose.

Befunde
Die pulmonale Infektion äußert sich zunächst häufig als Bronchitis mit Reizhusten und wenig, oft blutigem Auswurf bei allgemeiner Prostration. Die pneumonischen Formen weisen keine Besonderheit auf. Sie gehen aber rasch mit einer Kachexie einher und führen bald zu Komplikationen in Form von Empyemen und Fistelbildung. Röntgenologisch sind die Lungenveränderungen völlig unspezifisch. Am häufigsten sind Unterlappeninfiltrate, während die Spitzen selten befallen werden.

Laboratoriumsbefunde
In der Regel besteht eine Leukozytose von meist über 10000 Leukozyten bei ausgeprägter Linksverschiebung und starker Erhöhung der Blutsenkungsreaktion.

Besondere Untersuchungsmethoden
Kulturelle Untersuchungen sind in jedem Fall anzustellen. Technisch bestehen erhebliche Schwierigkeiten, so daß Speziallaboratorien berücksichtigt werden müssen.
Aktinomyzeshauttests sind in ihrer Wertigkeit ungefähr so wie die Tuberkulinhauttests einzuschätzen. Das gleiche gilt für Agglutinine und komplementbindende Antikörper.
Charakteristisch ist der Eiter, der sich aus Fisteln entleert: Drusen! Der Nachweis von Aktinomyzeten im Sputum ist nicht führend. Besser: Nachweis aus Bronchialsekret oder Biopsiepräparaten.

Verlauf und Prognose
Unbehandelt ist die Aktinomykose mit einer schlechten Prognose behaftet. Die Prognose hat sich wesentlich gebessert seit dem Einsatz der Antibiotika, so daß heute die Prognose im wesentlichen von der Frühdiagnose abhängt.

Komplikationen
Entsprechend der tumorartigen Ausbreitung der aktinomykotischen Infektion sind sämtliche Komplikationen möglich wie bei einem malignen Tumor. Besonders häufig werden Abszedierung (obligate Mischinfektion), Fistelbildung sowie Perforationen beobachtet. Subdurale und epidurale Abszesse sowie generalisierte Aktinomykosen sind besonders zu erwähnen. Rasch kommt es zu einer Dyspnoe, sei es infolge Ergußbildung, Empyembildung oder Verdrängungs- und Kompressionserscheinungen durch den aktinomykotischen Tumor. Oft bestehen pleurale Schmerzen. Miliare pneumonische Formen sind selten.

Differentialdiagnose
Das Spektrum der Differentialdiagnose richtet sich in erster Linie nach dem primären Herd. Bei den zervikofazialen Formen wird die Diagnose relativ früh gestellt, bei dem Befall innerer Organe relativ spät (im Durchschnitt nach 20 Monaten). Die naheliegendste Differentialdiagnose ist die der Tuberkulose, in zweiter Linie die eines mischinfizierten Malignoms.

Therapie
Die Therapie der Wahl ist Penicillin in hoher Dosierung außer bei Penicillinallergie, wo Tetracycline eingesetzt werden müssen. Da nicht alle Erreger die gleiche Empfindlichkeit gegenüber Penicillin aufweisen, sollte die Empfindlichkeit ausgetestet werden. Bei Versagen der Behandlung ist auch daran zu denken, ob nicht Begleitbakterien resistent gegen die angewandten Antibiotika sind. Dosierung: Penicillin G 20 Mill. E i.v. (8stdl. 5 Mill. E) während 4–6 Wochen, dann 5–10 Mill. E Penicillin i.m., oder oral Penicillin V 2–5 Mill. in leichten Fällen. Nach Möglichkeit sollen auch chirurgische Maßnahmen eingesetzt werden: Exstirpation, Inzision, Drainagen usw. Eine roborierende Allgemeinbehandlung ist immer indiziert.

Literatur

Arzt, G.H.: Aktinomykose. In: Infektionskrankheiten, Bd. III, hrsg. von W. Mohr, O. Gsell. Springer, Berlin 1968

Kuoni, R.: Zur Klinik der Lungenaktinomykose. Diss., Zürich 1955

Lentze, F.A.: Aktinomykose und die Nokardiosen. In: Infektionskrankheiten des Menschen und ihre Erreger, 2. Aufl., hrsg. von A. Grumbach, O. Bonin. Thieme, Stuttgart 1969

Nocardiose

T. WEGMANN

Definition

Die Nocardiose ist eine chronisch-granulomatöse, durch Nocardien (nach dem frz. Tierarzt Nocard) hervorgerufene Entzündung, meist zu Rezidiven neigend und häufig zu hämatogener Ausbreitung führend, mit Bevorzugung von Lungen, Gehirn sowie Subkutis.

Häufigkeit

Über die Häufigkeit existieren keine exakten Angaben, da die Diagnose nicht oft gestellt wird. Die Krankheit ist jedoch selten, soll aber gehäuft unter Immunosuppressiva beobachtet werden.

Epidemiologie

Dieser ubiquitäre Saprophyt erreicht den menschlichen Körper auf dem Inhalationsweg. Andere Eintrittspforten sind die verletzte Haut oder Schleimhäute, seltener der Magen-Darm-Kanal.

Ätiologie (Mikrobiologie)

Die Nocardia asteroides ist aerob und schwach säurefest. Sie wurde früher häufig mit dem Actinomyces israelii verwechselt. Kulturell gelingt die Züchtung relativ leicht auf den üblichen Nährböden, wie Sabouraud-Glucoseagar oder Blutagar.

Pathogenese und Pathophysiologie

Im Gegensatz zur Aktinomykose liegt eine Monoinfektion vor, ohne jegliche Begleitbakterien. Im Prinzip handelt es sich um eine exogene Infektion durch Inhalation von ubiquitären Luftsporen. Aus diesem Grunde erfolgt am häufigsten eine pulmonale Infektion. Die Lunge kann aber auch sekundär-hämatogen von einem anderen Herd aus, z.B. von der Subkutis, befallen werden. Drei Viertel sämtlicher Fälle zeigen einen pulmonalen Befall, davon nur ein Drittel ohne Dissemination. Relativ häufig, d.h. in etwa 30%, wird das Zentralnervensystem befallen. Der wichtigste Unterschied zur Aktinomykose ist die Tendenz zur hämatogenen Ausbreitung.

Krankheitsbild

Der Einfachheit halber werden zwei Formen unterschieden:
a) hämatogene Systemerkrankung mit vorwiegendem Befall der Lunge (s. Krankheiten der Atmungsorgane, Bd. I, Kap. 3),
b) lokalisierte Infektion der Extremitäten (Madura-Fuß, Nocardiamyzetom).

Das klinische und röntgenologische Bild ist uncharakteristisch. Oft finden sich auch in der Lunge abszedierende Pneumonien, besonders in den Unterfeldern. Solche Lungenveränderungen sind von Allgemeinsymptomen wie Temperatursteigerungen, Nachtschweißen und produktivem Husten begleitet, so daß eine Verwechslung mit einer Lungentuberkulose naheliegt. Nicht selten kommt es zu Empyembildungen. Die Abheilung der Lungeninfiltrate hinterläßt häufig eine Lungenfibrose. Als Komplikation solcher Lungenveränderungen werden Lungenabszesse beobachtet.

Laboratoriumsbefunde

Auch diese sind uncharakteristisch: Dysproteinämie, erhöhte Blutkörperchensenkungsreaktion, Leukozytose mit Linksverschiebung, also Zeichen der akuten Infektion. Die Leukozytose ist oft sehr ausgeprägt und erreicht hohe Werte, mit einer geringen Eosinophilie von 6–11%.

Besondere Untersuchungsmethoden

Nocardien sind aus dem Eiter zu isolieren. Ihre Anzüchtung gelingt unter aeroben Bedingungen relativ leicht. Im Gegensatz zur Aktinomykose finden sich im Eiter keine Begleitbakterien, ebenso keine Drusen oder höchstens Myzelgeflechte (Granula). Eine Seroreaktion existiert nicht, obschon im Tierversuch verschiedene Arten von Antikörpern nachgewiesen werden konnten.

Verlauf und Prognose

Die oft mit starker Verspätung von vielen Monaten erfolgte Diagnose weist darauf hin, daß die Erkrankung häufig längere Zeit symptomlos verlaufen kann. Auf der anderen Seite sind auch fulminante Verlaufsformen bekannt. Der Verlauf und die Prognose hängen weitgehend von der Organlokalisation ab. Es sind kurze Verlaufszeiten von wenigen Monaten bis zu exquisit chronischen Verläufen von vielen Jahren bekannt. Die Mortalität betrug vor der Sulfonamidbehandlung 75%, seither Absinken auf etwa 46%.

Komplikationen

Am häufigsten ist die pleurale Beteiligung in Form eines Pleuraempyems, die nicht selten zu Fistelbildungen führt. Als weitere relativ häufige Komplikationen sind Hirnabszesse und Meningitiden anzusprechen.

Differentialdiagnose

In erster Linie ist eine Tuberkulose differentialdiagnostisch in Betracht zu ziehen, in zweiter Linie eine Aktinomykose. Eine Lungentuberkulose ohne entsprechenden Erregernachweis und Tuberkulinnegativität sollte immer den Verdacht auf eine Nocardiose wecken. Dies gilt auch für sog. miliare Lungenveränderungen.

Diagnostische Schwierigkeiten bestehen nicht nur in klinischer, sondern auch in bakteriologischer Hinsicht, indem die Nocardien als fragmentierte Stäbchen mit Tuberkelbakterien verwechselt werden könnten. Außer den genannten Krankheiten sind weitere Mykosen, ferner auch der Morbus Boeck, Morbus Hodgkin, Karzinomatose und »Kollagenosen« in Betracht zu ziehen.

Therapie
Die Chemotherapie ist erfolgreich. Sulfonamide in hoher Dosierung (4–6 g pro Tag) sollten gleichzeitig mit einem Breitspektrumantibiotikum verabreicht werden. Die Sulfadiazindosis kann unter Umständen bis 12 g gesteigert werden. In jedem Fall muß es sich um eine Langzeittherapie von mehreren Monaten handeln. Wenn immer möglich, sollen auch chirurgische Interventionen angewandt werden. Auch hier entscheidet die Frühdiagnose über den Therapieerfolg.

Prophylaxe
Eine Prophylaxe ist nur bei den lokalisierten Formen (Nocardiamykosen) durch entsprechenden Schutz der Extremitäten vor Verletzungen möglich.

Literatur

Arzt, G.H.: Nokardiose. In: Infektionskrankheiten, Bd. III, hrsg. von W. Mohr, O. Gsell. Springer, Berlin 1968

Spirochaetenerkrankungen

Angina Plaut-Vincenti (Fusoborreliose)

M. ALEXANDER

Definition
Es handelt sich um eine Lokalinfektionskrankheit, die mit einer einseitigen ulzerierenden Angina tonsillaris und einer regionären Kieferwinkellymphknotenschwellung einhergeht.

Häufigkeit
Die Erkrankung ist zur Zeit seltener als die Streptokokkenangina und die infektiöse Mononukleose, aber häufiger als die Diphtherie.

Epidemiologie
Sowohl Borrelia Vincenti als auch Fusobacterium fusiforme kommen auch bei Gesunden in der Mundhöhle vor. Die Übertragung erfolgt wahrscheinlich durch Tröpfcheninfektion. Die größte Empfänglichkeit besteht im 2.–3. Lebensjahrzehnt. Gelegentlich wurden Epidemien in Familien, Anstalten und Truppenkörpern beschrieben, besonders in der Kriegs- und Nachkriegszeit.

Ätiologie (Mikrobiologie)
Erreger sind Borrelia Vincenti und Fusobacterium fusiforme.

Pathogenese und Pathophysiologie
Die Erkrankung kommt durch das Zusammenwirken der beiden Keimarten, die normale Saprophyten der Mundflora des Menschen sind, zustande. Die Ursachen für die gelegentliche Erkrankung der Tonsillen sind noch ungeklärt.

Krankheitsbild
Die Erkrankung beginnt ohne Prodromi.
Die Angina Plaut-Vincenti tritt im allgemeinen einseitig auf. Es besteht ein tiefes, scharfrandiges Ulkus, meist im oberen Drittel der Tonsille gelegen, das mit grauweißlichen, nekrotischen Belägen ausgefüllt ist. Die regionären Lymphknoten schwellen ebenfalls einseitig an. Das Allgemeinbefinden ist auffallend wenig beeinträchtigt. Fieber besteht meist nicht.
Borrelien und Fusobakterien lassen sich im Objektträgerausstrich des Rachenabstriches nach Färbung mit Methylenblau nachweisen.
Die Erkrankung heilt innerhalb von 1–2 Wochen aus.

Differentialdiagnose
Die Einseitigkeit, das charakteristische Aussehen, der fade stinkende Fötor und das Fehlen von Allgemeinerscheinungen und Fieber erlauben die Abgrenzung der Fusoborreliose von der Streptokokkenangina, der Diphtherie und der infektiösen Mononukleose.

Therapie und Prophylaxe
1 Mill. E Procain-Penicillin oder 4 Mill. E Penicillin V oder 3 Mill. E Pheneticillin oder 2 Mill. E Propicillin/Tag 10 Tage lang. Eine Prophylaxe ist nicht erforderlich. Bei Auftreten in geschlossenen Heimen u.U. Absonderung der Patienten. Meldepflicht besteht nicht.

Literatur

Berger, U.: Untersuchungen an Fusobakterien. Zbl. Bakt. I. Orig. 166 (1956) 484

Leptospirosen

H. MOCHMANN

Definition
Leptospirosen des Menschen sind weltweit verbreitete, akute, fieberhafte Infektionskrankheiten. Ihre Erreger sind die parasitären Serotypen des Genus Leptospira, das jetzt im Teil 5: Die Spirochäten unter der Familie I Spirochaetaceae innerhalb der Ordnung I Spirochaetales eingeordnet wird.

Häufigkeit
Die Häufigkeit der Leptospireninfektionen und die Verteilung der einzelnen Serotypen ist je nach den ökologischen und geomedizinischen Bedingungen von Land zu Land unterschiedlich. In der Bundesrepublik wurden nach Institutsangaben und Angaben im Schrifttum folgende Erkrankungszahlen beim Menschen bekannt: Morbus Weil (1950 bis 1962) 1615 Fälle, Schlammfeldfieber (1948–1962) 2263 Fälle, Kanikolafieber (1948–1962) 953 Fälle, Pomonaleptospirose (1950–1962) 19 Fälle, andere Leptospiroseformen (1949–1962) 209 Fälle.
Die seit 1962 gemeldeten Erkrankungen und Todesfälle sind in Tab. 13.**38** verzeichnet.

Tabelle 13.38 Gemeldete Erkrankungen und Todesfälle an Leptospirose nach dem Bundes-Seuchengesetz (aus Statist. Bundesamt, Bevölkerung und Kultur, Reihe 7, Gesundheitswesen)

Jahr	Weilsche Krankheit		Feldfieber		Kanikolafieber		Übrige Formen	
	Erkrankungen	Todesfälle	Erkrankungen	Todesfälle	Erkrankungen	Todesfälle	Erkrankungen	Todesfälle
1962	27	3	4	–	2	–	14	–
1963	23	3	5	1	–	–	25	–
1964	32	6	3	–	3	–	8	–
1965	24	6	7	–	5	–	7	–
1966	20	2	47	–	2	–	7	–
1967	53	7	15	–	5	–	12	–
1968	27	7	5	–	4	–	14	1
1969	18	4	9	–	14	–	17	2
1970	19	3	25	–	4	–	11	1
1971	26	5	7	–	2	–	16	–
1972	33	3	8	–	1	–	7	–
1973	23	3	1	–	2	–	20	–
1974	28*	7	10	–	1	–	37	1

* vorläufige Zahlen

Alle Leptospirenerkrankungen des Menschen sind in der Bundesrepublik und in der DDR meldepflichtig. Es ist anzunehmen, daß auch heute noch viele Fälle der Erfassung entgehen und die realen Ziffern des Leptospirosevorkommens höher liegen, als sie nach den in der Literatur niedergelegten Daten und nach den gemeldeten Zahlen angegeben werden konnten.

Epidemiologie

Epidemiologisch sind die Leptospireninfektionen des Menschen dadurch gekennzeichnet, daß sie durch direkten oder indirekten Kontakt mit einem leptospirenausscheidenden Tier zustande kommen. Erregerreservoire für die parasitären Serotypen der Leptospira sind freilebende Kleinsäuger der verschiedensten Gattungen und Arten (Ratten, Mäuse) und Haustiere (Hunde, Schweine, Pferde, Rinder) und Wildtiere. Die Leptospirosen sind Zooanthroponosen.

Der Mensch erwirbt eine Leptospireninfektion durch direkten oder indirekten Kontakt mit einem leptospirenausscheidenden Wirtstier. Jeder parasitäre Leptospirenserotyp hat verschiedene tierische Haupt- und Nebenwirte. Die Leptospirosen werden treffend als »Aufsuch«- oder »Zugehe«-Krankheit bezeichnet. Das besagt, daß der Mensch sich dann mit Leptospiren infiziert, wenn er aus beruflichen, sportlichen oder wissenschaftlichen Gründen den Lebensraum von Leptospirenträgern aufsucht oder berührt. Der Infektionsweg führt bei den Leptospirosen meist durch die Haut oder Schleimhaut, und zwar in der Regel durch kleine Hautverletzungen, die die Eintrittspforte für die Erreger bilden. Die Leptospirosen des Menschen können als Einzelerkrankungen, Gruppenerkrankungen und – unter besonderen epidemiologischen Bedingungen – auch als Massenerkrankungen auftreten. Einzelinfektionen ereignen sich bei einem Kontakt des betreffenden Patienten mit einem leptospirenausscheidenden Wirtstier oder dessen Urinausscheidungen. Gruppenerkrankungen sind unter verschiedenen Berufen zu beobachten, bei denen die Betreffenden bei der Ausübung ihrer beruflichen Tätigkeit in Kontakt mit den Leptospirenträgern kommen (z.B. Kanalarbeiter, landwirtschaftlich Tätige, Tierhalter). Hierher gehören auch die Badeinfektionen, wenn ein zum Baden benutztes Oberflächengewässer mit leptospirenhaltigem Urin kontaminiert ist. Massenerkrankungen treten besonders unter der landwirtschaftlichen Bevölkerung in Überschwemmungsgebieten auf. Sie kommen nur unter besonderen epidemiologischen und geomedizinischen Bedingungen vor (z.B. als Schlamm-Feldfieber-Epidemien oder Reisfeldleptospirosen). Die Infektionswege der Leptospirosen sind wegen der großen Zahl der sie verursachenden pathogenen Serotypen und der Vielzahl der tierischen Träger außerordentlich vielfältig. Oftmals ereignen sich die Infektionen nicht durch unmittelbaren, direkten Kontakt mit dem Leptospirenträger, sondern Wasser oder Boden bilden den Mittler der Infektion.

Für die wichtigsten in Mitteleuropa vorkommenden Leptospirosen werden die Hauptmerkmale der Epidemiologie stichwortartig angegeben.

Morbus Weil (Leptospirosis icterohaemorrhagiae)

Kosmopolitisch vorkommende, durch die Leptospiren des Serotyps icterohaemorrhagiae hervorgerufene Leptospirose. Der Hauptwirt dieser Leptospirose ist die Wanderratte (Rattus norvegicus) und auch ihre Albinovariante, die weiße Laboratoriumsratte. Weitere Träger und Verbreiter können verschiedene Mäusearten sein. Von Haustieren können Hunde, Schweine, Pferde und Rinder infiziert sein. Trotz dieses weiten Wirtsspektrums ist die Ratte die Hauptinfektionsquelle für den Menschen. Besonders gefährdet sind Arbeiter in rattenverseuchten Betrieben (z.B. Kanalarbeiter, Fleischer, Tierzüchter, Laboranten). Es wurden auch zahlreiche Badeepidemien beschrieben. Für den Morbus Weil sind Einzelfälle und kleinere Gruppenerkrankungen charakteristisch.

Schlamm-Feldfieber (Leptospirosis grippotyphosa)

In Mittel- und Osteuropa verbreitete, durch den Serotyp grippothyphosa verursachte Leptospirose, die in saisonellen Überschwemmungsgebieten zu größeren Epidemien führen kann und sonst in Form von Einzelfällen und kleineren Gruppenerkrankungen auftritt. Hauptwirt für die Leptospiren des Serotyps grippotyphosa ist die Feldmaus (Microtus arvalis). Weitere wichtige Infektionsträger sind der Feldhamster und andere Mäusearten wie z.B. die Waldmaus, die Gelbhalsmaus, die Zwergmaus und die Ährenmaus. Haustiere können ebenfalls infiziert sein und die Infektion weitergeben. Zu Massenepidemien kommt es unter besonderen epidemiologischen Bedingungen wie z.B. Überflutung weiter Strecken landwirtschaftlich genutzten Geländes bei einer mittleren Monatstemperatur über 18°C und einer intensiven Berührung des Menschen mit dem Überschwemmungswasser zur Erntezeit. Daher resultieren auch die volkstümlichen Bezeichnungen solcher Epidemien wie Schlammfieber, Feldfieber, Erntefieber, Erbsenpflückerkrankheit u.a.

Kanikolafieber (Leptospirosis canicola)

Weltweit verbreitete, vornehmlich an seinen Hauptwirt, den Haushund, gebundene Leptospirose, deren Erreger die Leptospiren des Serotyps canicola sind. Außer Hunden können auch Schweine und Rinder infiziert sein und als Überträger fungieren. Weitere Nebenwirte sind Ratten, Igel sowie außerhalb von Europa Schakale und Skunks. Die Kanikolaleptospirose tritt als Einzelerkrankung, gelegentlich als Familienerkrankung auf. Es wurden auch einige Badeepidemien beschrieben. Beim Hund verursacht eine Kanikolainfektion ein als Stuttgarter Hundeseuche bezeichnetes Krankheitsbild.

Schweinehüterkrankheit
(Leptospirosis pomona oder tarassovi seu hyos)

Vornehmlich in Europa und Amerika verbreitete Leptospirosen, deren Infektionsquelle meist infizierte Schweine sind. Das Schwein ist Hauptwirt für zwei verschiedene Leptospirenserotypen, den Serotyp pomona und den Serotyp tarassovi seu hyos. Gefährdet sind in erster Linie Schweinezüchter, landwirtschaftlich Tätige und Fleischer. Es kommen Einzelfälle und kleinere Gruppenerkrankungen vor. Auch einige Badeepidemien sind bekannt geworden. Der Serotyp pomona hat ein breiteres Wirtsspektrum als der Serotyp tarassovi. Pomonaleptospiren oder Antikörper gegen diese Leptospiren wurden bei Rindern, Pferden, Hunden, Ziegen und auch verschiedenen freilebenden Wildtierspezies nachgewiesen. Die Leptospiren des Serotyps tarassovi wurden dagegen nahezu ausschließlich in Schweinen gefunden. Beim Schwein führt sowohl die Pomona- als auch die Tarassovi-Infektion zu Aborten, wenn die Infektion trächtige Säue in der zweiten Hälfte der Gravidität befällt.

Leptospirosis sejroe und Leptospirosis saxkoebing

Hauptwirt für die Leptospiren des Serotyps sejroe ist die Hausmaus. Sie kommen auch bei verschiedenen anderen Mäusearten vor. Die Leptospiren des Serotyps saxkoebing haben ihren Hauptwirt in der Gelbhalsmaus. Beide Leptospiroseformen treten meistens als Einzelinfektionen bei Landarbeitern oder Waldarbeitern, die direkten Kontakt mit dem Infektionsträger hatten, auf.

An weiteren in der Bundesrepublik als Einzelfälle beobachteten Leptospirosen seien noch genannt:

Leptospirosis ballum

Zuerst in Dänemark, dann auch in Frankreich, Italien und Spanien nachgewiesene Leptospirose, die durch den Serotyp ballum verursacht wird. Hauptwirt ist die Hausmaus Mus musculus und auch deren Albinovariante. Mäusezuchten von Versuchstieranstalten können mit diesem Leptospirenserotyp verseucht sein und zu Berufsinfektionen Anlaß geben.

Leptospirosis bataviae

In Indonesien nachgewiesene Reisfeldleptospirose, die auch in Europa, besonders in Italien, beobachtet wird. Hauptwirt des Serotyp bataviae ist die Zwergmaus.

Leptospirosis poi

Reisfeldleptospirose, die zuerst in Italien beobachtet wurde. Die Leptospiren des Serotyp poi gehören in die Serogruppe javanica. Einzelfälle wurden in verschiedenen europäischen Ländern nachgewiesen. Als tierische Wirte erwiesen sich Waldmäuse, Igel und Spitzmäuse.

Leptospirosis bratislava

In der ČSSR entdeckter Leptospirentyp, der zu der Serogruppe australis gehört. Hauptwirt des Serotyp bratislava ist der Igel. Einzelfälle wurden in der ČSSR, in Dänemark und anderen europäischen Ländern nachgewiesen.

Ätiologie (Mikrobiologie)

Leptospiren sind dünne und zarte Schraubenbakterien mit einem Durchmesser von unter $0{,}1\,\mu m$ und sind je nach der Zahl ihrer Windungen $2-30\,\mu m$ lang. Ihre Enden sind in der Regel »kleiderbügelförmig« umgebogen. Morphologisch lassen sich die einzelnen Leptospirentypen nicht voneinander unterscheiden. Auch in der Kultur und in ihren biochemischen Reaktionen zeigen die parasitären Leptospiren keine konstanten unterschiedlichen Merkmale, auf denen sich eine Artentrennung aufbauen ließe. Die Grundlage der Unterteilung der Leptospiren sind ihre serologischen Kennzeichen. Mit Kreuzagglutinationen und gegenseitiger Absättigung im Castellanischen Versuch wurden die Leptospiren in Serogruppen und Serotypen eingeteilt. Die letzte, vorläufige, 1976 von TURNER veröffentlichte Liste verzeichnet dabei über 163 Serotypen in 18 verschiedenen Serogruppen. Sie sind im Genus Leptospira mit den saprophytären Leptospiren zu der Spezies Leptospira interrogans zusammengefaßt. Innerhalb dieser Spezies wurden die »Komplexe« der parasitären und der saprophytären Leptospiren unterschieden. Ersterer behielt die Bezeichnung interrogans, letzterer die Bezeichnung biflexa. Die einzelnen parasitären Leptospirentypen haben eine unterschiedliche Virulenz. Parasitäre Leptospiren lassen sich am besten in der flüssigen Kultur auf Spezialnährmedien mit Serumzusatz züchten. Gegenüber äußeren Einflüssen sind sie relativ empfindlich. Durch Trockenheit und Säure werden sie rasch zerstört. Im feuchten Milieu können sie sich einige Tage halten.

Pathogenese

Pathogenetisch ist die Leptospirenerkrankung eine zyklische Infektionskrankheit. Nach einer lokal und allgemein klinisch stummen Inkubationszeit von 7-14 (2-20) Tagen kommt es in der ersten bakteriämischen Phase zu den klinischen Zeichen einer akuten generalisierten Infektion mit hohem Fieber ohne besondere Organlokalisation. Sie ist durch das Vorhandensein der Erreger im Blut bedingt. In der daran anschließenden zweiten Phase der Organerkrankung herrscht die immunologische Reaktion der befallenen Organe vor. Es vollziehen sich Antikörperbildung, Zerstörung der Leptospiren, nochmaliger Fieberanstieg und Organerkrankung.

Krankheitsbild

Klinisch erscheinen alle Leptospirosen als hochfieberhafte akute Infektionskrankheiten mit zweiphasigem Verlauf. In Tabelle 13.39 sind die klinischen Symptome der Krankheitsstadien verzeichnet.
Zur 1. Phase gehören folgende Hauptsymptome, die bei jeder Leptospirose auftreten: akuter, heftiger Beginn, hohes Fieber, Algien (Kephalgie, Myalgien, besonders in den Waden), Konjunktivitis oder Episkleritis, Meningismus, renale Erscheinungen, Hypotonie und relative Bradykardie). Auch flüchtige Exantheme können vorkommen. Dieses Stadium dauert etwa 4-7 Tage. Nach einem kurzen Intervall geht die Erkrankung in das 2. Stadium über, in dem folgende Nebensymptome in wechselndem Ausmaß und in wechselnder Intensität, je nach ihrer Organlokalisation, auftreten können: Ikterus, Nephritis, Meningismus, Lymphknotenbeteiligung, Milzvergrößerung, Anämie und schließlich Herzkreislaufstörungen, Atmungs- sowie Verdauungsstörungen. Die Leberschädigung kann leicht bleiben und sich nur durch eine Urobilinogenurie oder eine leichte Bilirubinerhöhung im Serum bemerkbar machen. Ein Leptospirenikterus tritt vor allem beim Morbus Weil auf. Eine Nierenbeteiligung ist bei allen Leptospirosen zu verzeichnen. Sie kann in eine akute Niereninsuffizienz übergehen. Histologisch handelt es sich dabei um eine akute interstitielle Nephritis mit tubulonekrotischem Einschlag. Der Sedimentbefund ist bei diesen Formen stark verändert: Proteinurie, Zylindrurie, Erythrozyturie. Es kann zur Oligurie und kompletten Anurie kommen. Das Zentralnervensystem ist meist in Form einer serösen Leptospirenmeningitis beteiligt. Enzephalomyelitis und Neuritis sind ausgesprochen selten. Veränderungen im blutbildenden System äußern sich in Form einer hämorrhagischen Diathese.

GSELL teilte die einzelnen Leptospirosen nach klinischen Gesichtspunkten in folgende Gruppen ein:

1. oft ikterische Leptospirosen, in erster Linie Morbus Weil,
2. bald ikterische, bald anikterische Leptospirosen, z.B. Leptospirosis bataviae (Reisfeldfieber),
3. meist nichtikterisch benigne Leptospirosen (z.B. Schlamm-Feldfieber).

Fließende Übergänge kommen vor. Es gibt Weilinfektionen, die anikterisch und benigne verlaufen, und es gibt z.B. auch ikterisch und schwer verlaufende Schlamm-Feldfieberfälle.
Im allgemeinen gilt für die wichtigsten in Mitteleuropa vorkommenden Leptospiroseformen folgende Charakteristik:
Morbus Weil: schwerste Form der Leptospirose, die oft ikterisch verläuft. 73% der Fälle gehen mit Nierenveränderungen einher, bei 40% der Fälle werden Meningitiden verzeichnet. Die meisten Todesfälle an der Leptospirose sind Weil-Erkrankungen. Es kommen aber auch atypische, leichter verlaufende Erkrankungen vor.
Schlamm-Feldfieber: benigne Leptospirose mit meningealer Beteiligung und häufiger, aber leichter Nierenbeteiligung. Gelegentlich werden auch ikterische Verlaufsformen beobachtet.
Kanikolafieber: meist anikterisch, aber protrahiert verlaufende Leptospirose mit verlängerter Rekonvaleszenz.
Schweinehüterkrankheit: akute, benigne Leptospirosen, bei denen fast konstant eine seröse Meningitis beobachtet wird.
Leptospirosis saxkoebing und *Leptospirosis sej-*

Tabelle 13.39 Schema des Verlaufs einer Leptospirose (nach *Austoni*)

	I. Phase: Bakteriämie	II. Phase: Toxämie und Organerkrankungen
Beginn:	akut (oft mit Schüttelfrost) Fieber: hoch (3–6 Tage)	meist diphasisch (Intervall 1–5 Tage, 2. Schub: Dauer verschieden lang; bisweilen mehrere Rückfälle)
Haut:	Vasodilatation (evtl. Exantheme)	Vasodilatation (evtl. Ikterus und hämorrhagische Diathese)
Neurologische Erscheinungen:	Myalgien – Arthralgien – Neuralgien Meningismus	weniger deutliche Algien evtl. Meningitis (selten Enzephalomyelitis und Neuritis)
Augen:	Konjunktivitis	evtl. Iridocyclitis tardiva
Leber und Nieren:	hepatorenale Veränderung (meist subklinisch)	stärkere hepato-renale Störungen (evtl. Ikterus und Nephritis)
Urin:	Oligurie	Oligurie (evtl. Anurie) – in der Rekonvaleszenz: Hyposthenurie und Polyurie Leptospirurie
Kreislauf:	relative Bradykardie Hypotonie – Adynamie	weniger deutliche Bradykardie Hypotonie – Adynamie
Blut:	positive Kultur neutrophile Leukozytose leichte Bilirubin- und Harnstoff-N-Erhöhung	Antikörperbildung, evtl. stärkere Bilirubin- und Harnstoff-N-Erhöhung

roe: akute, hochfieberhafte benigne Leptospirosen.

Eine einmal überstandene Leptospireninfektion hinterläßt eine gegen den betreffenden infizierenden Serotyp gerichtete dauerhafte Immunität. Doppelinfektionen mit verschiedenen Leptospirenserotypen kommen gelegentlich vor.

Laboratoriumsbefunde
Im Blutbild findet sich eine Leukozytose mit deutlicher Neutrophilie und Linksverschiebung. Die Blutsenkungsreaktion zeigt stark beschleunigte Werte. Die Leberteste können erheblich pathologisch verändert sein. Im Urin werden Proteinurie und Zylindrurie nachgewiesen.

Besondere Untersuchungsmethoden
Die klinische Diagnose einer Leptospirose basiert auf den oben angegebenen Symptomen. Wichtige Hinweise liefert die Anamnese (z.B. Tierkontakt). Sie bedarf der Bestätigung durch mikrobiologische Untersuchungen, da nur mit ihrer Hilfe der Serotyp ermittelt werden kann, der die Infektion verursacht. Der Einsatz der mikrobiologischen Untersuchungen ist vom Krankheitsstadium abhängig. In der ersten Krankheitswoche kann während des bakteriämischen Krankheitsstadiums der Erregernachweis in der Blutkultur oder im Urin mittels Dunkelfeldmethode versucht werden. Von der zweiten Krankheitswoche an werden im Blut des Patienten typenspezifische Antikörper gebildet, die mit der Mikroagglutination nachweisbar sind. Als Grenztiter dient eine positive Agglutination in der Serumverdünnung 1:400. Im Verlaufe der Erkrankung steigt der Titer stark an. Die Mehrzahl der Leptospirosen wird serologisch diagnostiziert.

Komplikationen
Komplikationen sind bei den Leptospirosen relativ selten. Eine typische leptospirenbedingte Spätkomplikation ist die Iridozyklitis, zu der es bei einem Teil der Fälle kommen kann. Ihr entspricht in der Veterinärmedizin die sog. Mondblindheit der Pferde. Man faßt diese Komplikation als lokales Rezidiv auf.

Prognose
Für die meisten anikterisch verlaufenden Leptospiroseformen ist die Prognose gut. Sie heilen in der Regel ohne Rezidive aus. Bei den ikterischen Formen ist die Prognose ernst. Nahezu alle letalen Fälle haben einen ikterischen Verlauf.

Differentialdiagnose
Im ersten Krankheitsstadium ist eine Leptospirose klinisch von anderen hochfieberhaften Infektionskrankheiten, z.B. Grippe, Sepsis, Pneumonie, abzugrenzen. Im zweiten Stadium ist bei ikterischem Verlauf eine Abgrenzung von der Hepatitis infectiosa, bei anderen Formen eine Abgrenzung von Virusmeningitiden erforderlich. Meistens klärt der weitere Krankheitsverlauf die Diagnose.

Therapie

Zur spezifischen Therapie der Leptospirosen werden Antibiotika eingesetzt. Sie sind nur bei einer Frühbehandlung am ersten oder zweiten Krankheitstag gut wirksam. Es wird eine hochdosierte Penicillintherapie mit 10 Mill. E pro Tag empfohlen. Vom fünften Krankheitstag an beeinflußt die antibiotische Therapie den Infektionsprozeß nicht mehr. Symptomatische Maßnahmen sind je nach der Schwere des Krankheitsfalls einzusetzen. Bei Nierenbeteiligung mit Anurie ist extrakorporale Hämodialyse oder Peritonealdialyse erforderlich.

Prophylaxe und Bekämpfung

Prophylaxe und Bekämpfung der Leptospirosen ergeben sich aus der Epidemiologie. Die Infektketten zwischen tierischem Träger und den infektionsgefährdeten Personen müssen unterbrochen werden.

Beim Morbus Weil besteht die wirksamste Prophylaxe in einer energischen Rattenbekämpfung. Berufsgruppen, die besonders gefährdet sind (z.B. Kanalarbeiter), sollen durch entsprechende Schutzkleidung eine individuelle Prophylaxe treiben. Bei Kanikolafieber ist eine Sanierung der Hunde anzustreben. Die Bekämpfung der Schweineleptospirose und anderer Haustierleptospirosen führt zu einer Verringerung dieser Leptospiroseformen. Das Schlamm-Feldfieber und diejenigen Leptospirosen, die ihr Reservoir unter freilebenden Wirten haben, sind schwerer zu bekämpfen. Auch hier ist die persönliche Prophylaxe wichtig. Für die Reisfeldleptospirosen sind mit Erfolg aktive Schutzimpfungen mit einem aus abgetöteten Leptospirenkulturen hergestellten Impfstoff erprobt worden. Bei jeder Leptospireninfektion soll überprüft werden, ob gegebenenfalls eine Berufsinfektion vorliegt.

Literatur

Austoni, M.: Klinik der Leptospirosen des Menschen. In: Infektionskrankheiten und ihre Erreger, Bd. I/1, hrsg. von J. Kathe, H. Mochmann. VEB Fischer, Jena 1967

Gsell, O.: Leptospirosen. In: Infektionskrankheiten, Bd. II/2, hrsg. von W. Mohr, O. Gsell. Springer, Berlin 1968

Kathe, J., H. Mochmann: Leptospiren und Leptospirosen. In: Infektionskrankheiten und ihre Erreger, Bd. I/1, 2, hrsg. von R. Bieling, J. Kathe, W. Köhler, H. Mayr. VEB Fischer, Jena 1967

Rimpau, W.: Die Leptospirosen. Urban & Schwarzenberg, Berlin 1950

Turner, L.H.: Classification of Spirochaetas in general and of the genus Leptospira in particular. In: The biology of parasitic Spirochetes, hrsg. von R.C. Johnson. Academic Press, New York 1976, S. 95–106

Rückfallfieber

W. GERMER

Definition

Rückfallfieber ist eine durch Borrelien verursachte Infektionskrankheit. Die Krankheit zeichnet sich durch Fieberschübe aus, die in Abständen wiederkehren. Die Übertragung erfolgt durch Läuse oder Zecken.

Häufigkeit

Während Rückfallfieber früher auf allen 5 Kontinenten vorkam, ist heute nur noch Afrika (Äthiopien, Ostafrika) davon betroffen.

Epidemiologie

Man unterscheidet die durch Zecken übertragenen Rückfallfieber, die endemisch auftreten und standortverhaftet sind, vom epidemischen Läuserückfallfieber, das, wie die Verlausung selbst, Begleiter von Notzeiten, unhygienischen Umweltbedingungen und Menschenmassierungen ist. Für letzteres ist der Mensch Erregerreservoir. Der Erreger des Zeckenrückfallfiebers dagegen wird auf die Zeckennachkommenschaft übertragen und bleibt so endemisch erhalten. Ein zusätzliches tierisches Erregerreservoir bilden wildlebende Nager.

Ätiologie

Der Erreger des Rückfallfiebers ist ein 8–15 μm großes, lebhaft bewegliches Stäbchen, das 4 bis 10 Windungen aufweist. Bisher sind 16 Borrelientypen beschrieben worden, die sich durch Standort und Tierpathogenität unterscheiden.

Pathogenese

Die Infektion mit Borrelien erfolgt in der Regel durch Läuse oder Zecken durch die Haut. Eine Übertragung von Mensch zu Mensch kommt nur unter besonderen Bedingungen vor. Während der Fieberschübe ändert der Erreger seinen Antigenaufbau. Daher hinterlassen Borrelia-Infektionen nur eine zeitlich begrenzte monologe Immunität. Reinfektionen sind schon nach einigen Monaten möglich. Bei bestehender Restimmunität kommt es klinisch zu abortiven Verläufen.

Krankheitsbild

Rückfallfieber beginnt nach einer Inkubationszeit von 3–10 Tagen ohne Prodromalerscheinungen plötzlich mit Schüttelfrost. Rasche Entstehung eines schweren Krankheitszustandes mit Kopf-, Glieder- und Rückenschmerzen, Übelkeit, Erbrechen, Nasenbluten, Bewußtseinsstörungen. Im Verlauf Milz- und Leberschwellung, Ikterus sowie Blutungen in Haut und Schleimhäute, begleitet von Tachykardie, Dyspnoe und Hypotonie. Charakteristischer Fieberverlauf: beim Läuserückfallfieber Kontinua von 6–7 Tagen, dann kritischer Abfall. Nach mehrtägigem fieberfreiem Intervall erneuter Fieberschub von 4- bis 5tägiger, später 2- bis 3tägiger Dauer. Die späteren Fieberschübe werden kürzer, die Intervalle jeweils länger, bis schließlich das Fieber ausbleibt.

Laboratoriumsbefunde
Fortschreitende sekundäre Anämie, Leukozytose mit Linksverschiebung, Blutsenkungsbeschleunigung.

Besondere Untersuchungsmethoden
Nachweis des Erregers im Blut im Nativpräparat mittels Dunkelfelduntersuchung oder im Ausstrich nach Giemsa-Färbung.

Komplikationen
Bronchopneumonie, Myokarditis, Nephritis, Arthritis, Neuritis.

Differentialdiagnose
Sepsis, Malaria, Typhus, Fleckfieber, Leptospirosen, Brucellosis.

Therapie
1–2 Mill. E Penicillin G/Tag oder Tetracycline 2,0 g tgl., Therapiedauer 5 Tage. Zur Verhütung von Rückfällen Wiederholung der 5tägigen Behandlung nach einem 10tägigen Intervall. Herxheimer-Reaktionen werden bei massiver initialer Therapie gelegentlich beobachtet, daher einschleichende Dosierung empfehlenswert.

Prophylaxe
Läusebekämpfung (Reinlichkeit, Insektizide). In Endemiegebieten Meidung von Zeckenkontakt.

Literatur
Arthur, D.R.: Ticks and disease. Pergamon Press, Oxford 1962
Bell, S.: Relapsing fever. In: Diseases of children in the subtropics and tropics, hrsg. von H.C. Trowell, D.B. Jelifer. Churchill, London 1958
Davey, T.H., T. Wilson: Relapsing fever. In: The control of disease in the tropics, 3. Aufl., hrsg. von T.H. Davey, Ch. Lightbody. Lewis, London 1965
Fischer, L.: Rückfallfieber. In: Handbuch der Kinderheilkunde, Bd. V., hrsg. von H. Opitz, F. Schmid. Springer, Berlin 1968
Lippelt, H.: Das Rückfallfieber. In: Infektionskrankheiten, Bd. II/2, hrsg. von O. Gsell, W. Mohr. Springer, Berlin 1968

Frambösie (Yaws, Pian)
W. GERMER

Definition
Frambösie (Framboise = Himbeere) ist eine in warmen Ländern vorkommende, chronisch verlaufende Infektionskrankheit, die durch Exantheme, Hautpapeln sowie gummöse Prozesse an Haut, Knochen und Schleimhäuten gekennzeichnet ist.

Häufigkeit
Frambösie ist in feuchten Tropengebieten weit verbreitet.

Epidemiologie
Endemiegebiete sind die feuchtwarmen Zonen Südostasiens, Afrikas und Süd- sowie Mittelamerikas. Übertragung erfolgt durch engen Kontakt bei Menschen in ärmlichen und unsauberen Verhältnissen meist in den ersten Lebensjahren. Infektion von Mensch zu Mensch, gelegentlich durch Gebrauchsgegenstände.

Ätiologie
Erreger ist Treponema pertenue, das von Treponema pallidum weder morphologisch noch immunologisch oder kulturell zu unterscheiden ist.

Pathogenese
Eintrittspforte des Erregers sind oberflächliche Hautverletzungen. Frambösie wird als Spielart der Lues aufgefaßt, ihr abweichendes Erscheinungsbild auf den besonderen Infektionsmodus, die durch ständige Superinfektion unterhaltene günstige Immunitätslage sowie klimatische Einflüsse zurückgeführt.

Krankheitsbild
Nach einer Inkubationszeit von 3 Wochen entsteht an der Eintrittspforte der Primäraffekt bevorzugt am Unterschenkel, bei Säuglingen auch am Mund; eine juckende, nässende Papel, die unbehandelt abheilt. Mehrere Wochen später treten Sekundärpapeln an Gesicht, Stamm und Extremitäten auf: rötliche, sezernierende, oberflächlich verkrustete Papillome. Zur späteren Sekundärperiode zählen die plantaren und palmaren hyperkeratotischen Papeln. Die Tertiärperiode ist durch gummöse Prozesse an Haut, Schleimhäuten und Knochen gekennzeichnet. Die Knochenläsionen beginnen mit periostitischen Reaktionen häufig zunächst tumorös, um dann unter geschwürigem Zerfall zu größeren Defekten zu führen; Defektheilung unter Narbenbildung; Frühinvalidität.

Besondere Untersuchungsmethoden
Im Papelsekret lassen sich massenhaft Treponemen nachweisen. Wassermann- und Nebenreaktionen sowie Immobilisationstest (Nelson) bzw. Immunofluoreszenzreaktion fallen 3 Wochen post infectionem positiv aus.

Differentialdiagnose
Syphilis, Lepra und Blastomykose.

Therapie
1. Penicillin (600000 E täglich i.m. für 20 Tage),
2. Benzathin-Penicillin (1,2 Mega Einheiten; 3 Injektionen in 14tägigem Abstand).

Literatur

Fischer, L.: Frambösie. In: Handbuch der Kinderheilkunde, Bd. V, hrsg. von H. Opitz, F. Schmid. Springer, Berlin 1963
Klüken, N.: Frambösie. Dtsch. Ärztebl. Ärztl. Mitt. 64 (1967) 393–400
Manson-Bahr, Ph.: Tropical diseases. Cassel, London 1961
Nauck, E.G.: Lehrbuch der Tropenkrankheiten, 4. Aufl. Thieme, Stuttgart 1976
Ruge, H.: Frambösie. In: Dermatologie und Venerologie, hrsg. von H. Gottron, K. Schönfeld. Thieme, Stuttgart 1965

Lues (Syphilis)

W. P. HERRMANN

Definition

Chronische Treponematose mit zyklischem Verlauf, die in 1. Linie als venerische Erkrankung, seltener als nicht venerische und stellenweise auch als endemische Lues in Erscheinung tritt (Tab. 13.**40**). Sie geht mit vielfältigen Hauterscheinungen einher und kann in fortgeschrittenen Stadien zu schweren, z.T. tödlich verlaufenden Erkrankungen innerer Organe und des Nervensystems führen. An Lues erkrankte Schwangere übertragen die Krankheit auf die Frucht.

Häufigkeit

Gegen Ende der 50er und anfangs der 60er Jahre war allenthalben auf der Welt ein rapider Anstieg an Lues-Infektionen zu verzeichnen. Dieser Trend hat in den nachfolgenden Jahren eine Umkehr erfahren mit Rückgang der Neuerkrankungen in einer Größenordnung von ca. 30%. Nach den Statistiken der WHO wird neuerlich in vielen Ländern wieder eine Zunahme an Lues-Infektionen beobachtet.
Die endemische Lues konnte durch die groß angelegten WHO-Kampagnen von 1948–1956 auf dem Balkan bereits eliminiert, in Afrika und Asien erheblich zurückgedrängt werden.

Vorkommen

Als Geschlechtskrankheit ist die Lues ubiquitär verbreitet. Der Morbiditätsgipfel liegt zwischen dem 20. und 30. Lebensjahr, doch sind Neuerkrankungen auch jenseits des 40. Lebensjahres keineswegs selten. In den letzten Jahren wird vielerorts eine überdurchschnittliche Zuwachsrate bei Jugendlichen beobachtet (Folge der Frühsexualität). Prostituierte und Homosexuelle sowie andere Personen mit häufig wechselndem Geschlechtsverkehr sind besonders gefährdet. In den Ballungsgebieten mancher Industriestaaten (inklusive BRD) erscheint der Anteil der Ausländer (Gastarbeiter) verhältnismäßig hoch; er entspricht jedoch durchaus dem Altersaufbau dieser Bevölkerungsgruppen im Gastland, ist also kein Indiz für eine höhere Morbiditätsziffer.
Die endemische Lues Bejel ist nur noch in Afrika sowie im vorderen und mittleren Orient heimisch; sie ist eine Infektionskrankheit vornehmlich der Kinder, die oft schon vor dem 5. Lebensjahr erworben wird.

Pathophysiologie

Der Erreger der Lues (Treponema pallidum) ist ein ausgeprägter Gewebsparasit, der sich an Oberflächen nur dort halten kann, wo hinreichender Schutz vor Austrocknung und Belichtung gewährleistet ist: an den Schleimhäuten von Mund, Genitale, Rektum, im Präputialsack und auf den nässenden Condylomata lata der Anogenitalregion. Die Übertragung erfolgt in den meisten Fällen durch treponemenhaltige Sekrete von solchen Läsionen. Eintrittspforten für den Erreger sind vorzugsweise leicht verletzliche Stellen der Schleimhäute und der äußeren Haut – daher die Prädilektionsstellen der Initialläsionen im Sulcus coronarius beim Mann und am Introitus vaginae und am Collum uteri bei der Frau.
Nach einer Inkubationszeit von durchschnittlich 2–3 Wochen entsteht an der Eintrittspforte als zunächst lokalisierte Erkrankung der Primäraffekt unter Einbeziehung der regionalen Lymphbahnen und Lymphknoten. Während der Inkubationszeit beginnt die Bildung spezifischer Antikörper gegen Eiweißbestandteile des Treponema pallidum, die bereits in der 3. Woche post infectionem mittels TPHA-Test und FTA-Test (s. Spezielle Untersuchungsbefunde, S. 13.258) nachweisbar sind – anfangs vorwiegend Antikörper vom Typ IgM, in späteren Stadien hauptsächlich solche vom Typ IgG.
Der TPI-Test wird, ebenso wie die klassischen Luesreaktionen, erst mit der Wende zum Sekundärstadium reaktiv, wenn der Infekt die örtlichen Schranken durchbrochen hat und sich unter allgemeinen Krankheitserscheinungen zu generalisieren beginnt. Eine protektive Funktion kommt diesen Antikörpern offenbar nicht zu, denn es gibt trotz positiver Luesreaktionen keine Immunität gegen Zweit- und Reinfektionen. Möglicherweise wirken sie sich auf die Infektabwehr sogar ungünstig aus, indem sie den afferenten Weg für die zelluläre Im-

Tabelle 13.**40** Syphilitische Infektionen

I. Venerische Lues

Chronische Infektion bei Erwachsenen mit zyklischem Verlauf

II. Nicht venerische Lues

Lues connata
Akquirierte Lues der Kinder
Transfusionslues
Endemische Lues (Bejel)

munantwort blockieren. Jedenfalls scheint die zelluläre Immunreaktion, welche für die späten, nicht mehr ansteckenden Stadien kennzeichnend ist, im Anfangsstadium gehemmt zu sein.

In denjenigen Fällen, wo die Bildung humoraler Antikörper ausbleibt oder verzögert einsetzt, reagiert der Kranke mit dem klinischen Bild der Lues maligna (s. Komplikationen, S. 13.260).

Ätiologie

Erreger der Lues ist das Treponema pallidum (früher Spirochaeta pallida), ein einzelliger Mikroorganismus von 10–15–20 μm Länge bei einem Durchmesser von nur 0,25–0,3 μm mit 10–15 korkenzieherartigen Windungen. Elektronenoptisch lassen sich 3 wesentliche Strukturelemente unterscheiden: ein Protoplasmazylinder, der u. a. das Kernäquivalent (Nucleoid) enthält, ein aus 3–8 Fibrillen bestehendes Achsialfilament und eine dreischichtige äußere Hüllenmembran, die ähnlich aufgebaut zu sein scheint wie die anderer Bakterien.

Die Fortbewegung erfolgt durch Schrauben-, Wellen- und Pendelbewegungen, wobei zwischendurch immer wieder Abknickungen ausgeführt werden. Die Vermehrung geschieht durch Querteilung. Die Generationszeit beträgt 30–33 Std. Gegenüber Wärme, Austrocknung und Licht ist Treponema pallidum sehr empfindlich; Kälte wird demgegenüber gut vertragen. Bei Kühlschranktemperatur konnten in treponemenhaltigem Gewebe noch nach 264 Std. lebende Treponemen nachgewiesen werden. Durch Aufbewahrung von Blutkonserven im Kühlschrank wird daher eine Transfusionslues nicht verhindert.

Von den beiden anderen menschenpathogenen Treponemen (Treponema pertenue, carateum) läßt sich das Treponema pallidum morphologisch und immunologisch (serologisch) nicht unterscheiden. Die einzigen bislang faßbaren Unterschiede zwischen diesen 3 Treponemenarten sind geringfügige quantitative Differenzen im Gehalt an Mukopolysacchariden und Unterschiede in der Virulenz gegenüber Versuchskaninchen. Auch andere, z.T. saprophytäre Treponemen (z.B. Treponema makrodentium) können differentialdiagnostische Schwierigkeiten bereiten. Deshalb sollten zum Erregernachweis bei Lues möglichst keine Läsionen der Mundschleimhaut gewählt werden.

Besonderheiten

a) Bei Vorliegen einer ansteckenden Form der Lues muß dem Kranken sofort jeder intime Kontakt (inklusive Kuß) verboten werden. Verhaltensmaßregeln zum Schutz der Umgebung, Merkblatt für Geschlechtskranke aushändigen. Hinweis auf die
b) *Meldepflicht:* Ihr unterliegen nur die ansteckenden Formen der Lues, wobei nach § 11a des Gesetzes zur Änderung des Gesetzes zur Bekämpfung der Geschlechtskrankheiten die nicht namentliche Meldung auf vorgedrucktem Formular genügt. Kranke, die sich der Untersuchung bzw. Behandlung entziehen, werden nach wie vor namentlich gemeldet.
c) *Diaplazentare Übertragung der Lues:* Während der Gravidität kann die Infektion diaplazentar auf die Frucht übertragen werden. Die Infektion des werdenden Kindes erfolgt nicht vor dem 5. Schwangerschaftsmonat; sie erfolgt um so häufiger, je mehr Treponemen im mütterlichen Blut kreisen. Die Wahrscheinlichkeit der diaplazentaren Luesübertragung hängt deshalb entscheidend vom Infektionstermin der Mutter ab: sie ist sehr groß, wenn Infektion und Konzeption zur selben Zeit stattfanden. Mit zunehmendem Zeitintervall zwischen Infektion und Konzeption nimmt die Gefahr der Lues connata ab.
d) *Persistenz der serologischen Luesreaktionen:* In manchen Fällen bleiben die klassischen Lipoidreaktionen, vor allem aber die spezifischen Luesreaktionen jahrelang oder dauernd (TPI-Test) reaktiv. Dies ist kein Beweis für die weitere Aktivität der Krankheit oder für die Anwesenheit lebender Treponemen; sie ist eine »serologische Narbe«, die keiner Behandlung bedarf – sofern nicht eine Reinfektion stattfindet und einen deutlichen Titeranstieg bewirkt.
e) *Schankerimmunität:* Bei Reinfektion kommt es nur dann zur Ausbildung eines Primäraffektes, wenn die Erstinfektion ausgeheilt ist. Die Superinfektion bei aktiver Lues verläuft ohne Primäraffekt.

Klinisches Bild
Lues I

Die erworbene Lues beginnt mit einem lokalisierten Initialstadium, das der Lues connata und der Transfusionslues verständlicherweise fehlt.

Die Initialläsion tritt gewöhnlich nach einer Inkubationszeit von 3 Wochen (bis maximal 60 Tagen) als entzündlich gerötetes Knötchen auf, das sich rasch vergrößert und zentral ulzeriert; es entsteht ein indolentes Ulkus von variabler Größe mit derbem, ödematösem Rand: das Ulcus durum, das stets mit einer regionalen (meist einseitigen), indolenten Lymphknotenschwellung einhergeht. Bei Superinfektionen mit Eitererregern oder Haemophilus unnaducreyi (Ulcus mixtum) kommen auch schmerzhafte Schanker und Bubonen vor. Der Primäraffekt tritt meist einzeln, seltener multipel auf, gelegentlich als Abklatschulkus oder Ulcus phagedaenicum. Prädilektionsstellen: Sulcus coronarius oder Penisschaft beim Mann, Labien und Portio bei der Frau. Extragenitale Primäraffekte (ca. 5 bis 10%) an Fingern, im Mundbereich, an Brustwarzen usw. werden oft verkannt. Nach mehrwöchigem Bestand bildet der Primäraffekt sich im allgemeinen spontan zurück, er kann jedoch bis weit in das Sekundärstadium hinein persistieren. Reindurationen und Schankerrezidive sind selten.

Lues II

Mit der Generalisation des Infektes beginnt das Sekundärstadium der Lues (ca. 7.–8. Woche post infectionem), das sich über ca. 2–4 Jahre erstreckt. Charakteristisch ist, daß die zunächst nur regionale Lymphknotenschwellung von einer Polyskleradenitis abgelöst wird. Der Primäraffekt ist meistens noch vorhanden. Klinische Symptome: Abgeschlagenheit, Kopf- und Gliederschmerzen, evtl. Fieber, Nachtschweiß, Schlaflosigkeit – wie bei einem grippalen Infekt – und Aufschießen eines mitunter sehr diskreten, nur schwer erkennbaren makulösen Erstlingsexanthems (Roseola syphilitica) vorwiegend am Rumpf. Dieser Ausschlag besteht im allgemeinen nur wenige Tage. Nach unterschiedlich langen Intervallen treten Rezidivexantheme auf, die makulopapulös oder papulös bzw. papulopustulös werden. Mit jedem Schub werden die Effloreszenzen größer und spärlicher, bekommen eine recht charakteristische bräunlichrote Farbe, sind auf Sondendruck schmerzhaft und zeigen eine besondere Vorliebe für Handteller und Fußsohlen sowie intertriginöse Stellen. Im Anogenitalbereich entstehen vegetierende Papelbeete mit nässender Oberfläche (Condylomata lata), die außerordentlich infektiös sind. Papeln auf dem behaarten Kopf können die reversible Alopecia specifica hinterlassen.

Zirzinäre und korymbiforme Syphilide wie auch das Leucoderma colli (Halsband der Venus) und die großpapulöse Corona veneris sind selten.

Alle diese Exantheme heilen im allgemeinen narbenlos ab oder hinterlassen eine nur gering ausgeprägte Atrophie der befallenen Hautbezirke.

Die hochfieberhafte, lebensbedrohliche Lues maligna ist durch nekrotisierende Papeln, fehlende Polyskleradenitis und fehlende Luesreaktionen charakterisiert; sie hinterläßt tiefe Narben. Papeln an der Mundschleimhaut imponieren als umschriebene, weißlich-graue Plaques muqueuses oder Plaques opalines, auf der Zunge durch Nivellierung der Papillen als Plaques lisses, selten als »Zuckerplätzchenzunge«, wenn die spezifische Infiltration überwiegt. Papeln am Kehlkopf verursachen Heiserkeit. Die Angina specifica, kenntlich an einem milchglasfarbigen Belag auf den Tonsillen, ist eine Erkrankung des ganzen adenoiden Tonsillengewebes. Alle Schleimhautläsionen der Lues II sind hochinfektiös.

Extrakutane Manifestationen: Iritis, Polyarthritis und Tendovaginitis, Ostitis (Dolores nocturni), interstitielle Myositis, doppelseitige Epididymitis; Basalmeningitis mit Beteiligung des N. opticus (Amblyopie, Stauungspapille, Neuritis nervi optici), der Nn. acusticus, abducens, facialis, trigeminus, sowie Meningoenzephalitis mit heftigen Kopfschmerzen, Erbrechen, krampfartigen Zukkungen einzelner oder mehrerer Glieder ohne Bewußtseinstrübung.

Lues III

An der Haut manifestiert sich das Tertiärstadium der Lues als Knotensyphilom und als Gumma. Die tuberösen Syphilome können gruppiert oder einzeln stehen, oft in serpiginöser Anordnung. Sie neigen zur Ulzeration, schreiten randwärts fort und heilen schließlich nach monatelangem Bestand mit Narben ab. Bevorzugter Sitz sind Gesicht und Rumpf. Die sog. Gummen – subkutane Knoten mit zentraler Erweichung und Perforationen nach außen – zeigen eine gewisse Vorliebe für das Gesicht, den Nasen-Rachen-Raum (Gaumen), Zunge und untere Extremitäten, können jedoch auch an anderen Körperregionen auftreten, einschließlich Muskulatur, Knochen (sehr schmerzhaft) und inneren Organen. Sie sind, wie alle tertiärsyphilitischen Erscheinungen, äußerst selten geworden.

Innere Organe: Es gibt kaum ein inneres Organ, das von der Lues mit Sicherheit verschont bleibt. In der Regel erkranken nur Einzelorgane, wobei die Erkrankung als flächenhafter interstitieller oder als gummöser Prozeß abläuft. Von besonderer Bedeutung sind die Beteiligung des Herzens, der Aorta und die Lues cerebri. Gummen im Herzen sind beschrieben worden.

Mesaortitis luica und luisches Aortenaneurysma s. Krankheiten des Herzens, Bd. I, Kap. 1. Zerebrospinale Gefäßlues s. Krankheiten des Nervensystems, Bd. II, Kap. 7.

Tertiär-syphilitische Erscheinungen der männlichen Genitalorgane (Hodenlues) sind selten, solche des weiblichen Genitale noch seltener. Tabes dorsalis und progressive Paralyse s. Krankheiten des Nervensystems, Bd. II, Kap. 7.

Lues connata

Leitsymptome an der Haut sind beim Neugeborenen vor allem der sog. »Pemphigus syphiliticus«, ein bullöses Exanthem an Handtellern und Fußsohlen, das sich exanthematisch ausbreiten kann, ferner makulöse, makulopapulöse, gelegentlich sogar hämorrhagische Exantheme. In der Regel besteht dabei eine mehr oder minder schwere viszerale Lues und oft auch eine Osteochondritis syphilitica. An Schleimhautveränderungen ist besonders die Coryza syphilitica zu erwähnen. In den folgenden Wochen können flächenhafte Infiltrate und psoriasiforme Syphiloide auftreten sowie diffuse Alopezien, Paronychia syphilitica und die Periostitis ossificans.

Rezidivexantheme und Spätfolgen entsprechen im wesentlichen den Sekundär- und Tertiärstadien der erworbenen Lues.

Juvenile Neurolues, Tabes und Paralyse s. Krankheiten des Nervensystems, Bd. II, Kap. 7. Konnatalluische Stigmata s. Befunde, S. 13.258.

Anamnese

Wichtig sind vor allem Infektionstermin, Infektionsquelle und die durch den Kranken möglicherweise infizierten bzw. gefährdeten Personen, die schnellstens einer Untersuchung zugeführt werden müssen. Angaben über ungewöhnlich lange Inkubationszeiten sollten mit Zurückhaltung aufgenommen werden, weil Täuschungsabsicht vorliegen kann. Mentalität, Charakter, soziale Verhältnisse (fester Wohnsitz?) und Familienstand sind zu berücksichtigen, ebenso sexuelle Gewohnheiten (Homosexualität, Kunnilingus usw.) Frühere, evtl. unmittelbar voraufgegangene Geschlechtskrankheiten und andere Genitalaffektionen sowie deren Behandlung sind gleichfalls wichtig, da der Krankheitsablauf durch antibiotische Vorbehandlung verändert sein kann (Maskierung des Primärstadiums). In anbehandelten Primäraffekten, auch nach lokaler Applikation mancher Antibiotika, läßt sich der Erreger meist nicht mehr nachweisen. Geschlechtsverkehr während der Inkubationsphase kann Superinfektionen zur Folge haben (Ulcus mixtum!). Subjektive Beschwerden können u.U. wichtige Hinweise geben: indolente oder schmerzhafte Bubonen. Syphilitische Exantheme jucken nicht, im Gegensatz zu vielen anderen exanthematischen Dermatosen. Cave: Doppelinfektion mit Skabies, Phthirus pubis usw.!

Befunde
Lues I: Primäraffekt mit regionaler Lymphknotenschwellung (ca. erbsengroß, indolent, gut verschieblich gegen Haut und Unterlage), die bei Sitz an der Portio retroperitoneal gelegen und daher äußerlich nicht tastbar ist. Extragenitale Primäraffekte am Finger imponieren als Paronychie oder Panaritium, solche im Gesicht als Furunkel oder Perlèche, am After als Analfissur.
Lues II: Polyskleradenitis submandibulär, nuchal, axillar, thorakal, kubital (stets suspekt!), inguinal. Nicht juckende, makulöse bis makulopapulöse Exantheme (immer symmetrisch!) mit Bevorzugung intertriginöser Regionen inklusive Nasolabialfalten, Mundwinkel, Kinn- und Ohrfurchen. Befall von Handtellern und Fußsohlen ist stets verdächtig auf Lues. Ein Primäraffekt kann noch bestehen, mindestens aber die Narbe davon. Charakteristische Mundschleimhautläsionen, Angina specifica.
Lues III: Knotensyphilome, besonders in der Umgebung von Mund und Nase, unsymmetrisch verteilt, sowie am Rumpf. Tuberoserpiginöse, vielfach ulzerierte Syphilome, bevorzugt am Rumpf, mit flächenhafter, weißlich-glänzender Narbenbildung. Subkutane Gummen imponieren als druckempfindliche, rötlich, bräunlich oder bräunlichrot durch die Haut schimmernde Knoten. Nach dem Durchbruch entleert sich eine fadenziehende Flüssigkeit und hinterläßt scharf begrenzte, steil abfallende Substanzdefekte: z.B. prätibial nierenförmige Ulzera.
Im Mundbereich Verlust der Uvula, Perforation des harten Gaumens, an der Zunge tiefe Furchen- oder Lappenbildung u.a. Bei Tabes dorsalis u.U. indolentes Malum perforans.
Die Lues connata hinterläßt charakteristische Stigmata an Haut und Schleimhäuten, insbesondere Parrotsche Falten (Radiärnarben an Lippenrot und Lippenhaut), Sattelnase, Säbelscheiden-Tibia, Hutchinsonsche Trias (Keratitis parenchymatosa, Tonnenzähne, Labyrinthtaubheit), das Zeichen von Highoumenakis (Auftreibung der sternalen Anteile der Klavikula) sowie Deformitäten des Schädels (z.B. Olympierstirn u.a.).

Spezielle Untersuchungsbefunde
Erregernachweis
Im seronegativen Initialstadium kann die Diagnose nur durch den Nachweis des Erregers gesichert werden. Er gelingt in allen spezifischen Effloreszenzen der floriden Lues (Lues I, Lues II), d.h. in Primäraffekten, Papeln, Kondylomen und Bubonen. Bei Schleimhautpapeln sind Verwechslungen mit saprophytären Mundspirochaeten möglich (vgl. Ätiologie, S.13.256). Abstriche vom Grund eines Ulcus durum sind gänzlich ungeeignet. Das ideale Untersuchungsmaterial ist möglichst blutfreies Reizserum (Interzellularflüssigkeit), das durch vorsichtige Erosion des Ulkusrandes oder einer Papel gewonnen wird, evtl. nach Vorbehandlung mit feuchten Umschlägen (isotonische Kochsalzlösung) und lokaler Irritation, z.B. mit Äther. Wenn der Erregernachweis im Primäraffekt wegen einer Phimose oder unsachgemäßer Vorbehandlung mit desinfizierenden oder antibiotischen Externa nicht möglich ist, muß ein regionaler Lymphknoten punktiert werden. Dabei empfiehlt es sich, mit dünner Nadel Lymphe aus dem Randsinus eines geschwollenen Lymphknotens zu aspirieren. Wegen der schlechten Anfärbbarkeit des Treponema pallidum erfolgt die Untersuchung auf Treponemen mittels Dunkelfeld- oder Phasenkontrastmikroskop.
Die immunofluoreszenztechnische Darstellung der Treponemen ist gleichfalls möglich, aber umständlicher und zeitraubender.

Serologische Luesreaktionen
Im Vergleich zu den modernen Reaktionen mit Antigenen aus Treponema pallidum sind die klassischen Luesreaktionen mit Lipoidantigenen weniger spezifisch und weniger empfindlich. Wegen ihrer Indikatorfunktion für den Behandlungserfolg und die Erkennung von Rezidiven und Reinfektionen sind sie jedoch nach wie vor unentbehrlich. Entscheidend ist dabei der Verlauf des Titers, der nach erfolgreicher Behandlung absinkt und im Falle eines Rezidivs oder einer Reinfektion erneut ansteigt. Auf Titerangaben sollte deshalb nicht verzichtet werden. In Deutschland ist noch immer die alte Reichsvorschrift von 1920 bzw. 1934 maßgebend, wonach zwei Komplementbindungsreaktionen und zwei Flockungsreaktionen durchgeführt werden sollen.
Empfehlenswerte Testbatterien enthalten als Komplementbindungsreaktionen die Kardiolipin-KBR mit Kältebindung (Kolmer-Test) und die Pallida-KBR nach Gaehtgens und Fühner, als Flockungsreaktionen den Kardiolipin-Mikroflockungstest

(VDRL-Test) oder die Citochol-Reaktion und die Meinicke-Klärungsreaktion II (MKR II). Als Faustregel kann gelten, daß die MKR II als erste positiv und als letzte negativ wird. Sie ist auch für die Erkennung der Lues connata bei Neugeborenen wertvoll, weil die MKR II mit Antikörpern reagiert, welche die Plazentaschranke nicht passieren können.

Die Bewertung der Reaktionsausfälle hat stets durch den behandelnden Arzt zu erfolgen, nicht durch das Laboratorium. Bei Frühlues sind die Reaktionen starken Schwankungen unterworfen und daher labil, während sie sich bei älterer Lues im allgemeinen stabil verhalten, d.h. konstant negativ oder unverändert positiv. Bei rechtzeitiger und ausreichender Behandlung erreicht man zunächst einen Titerabfall und später Negativität. Bei Unterdosierung und bei vorzeitigem Abbruch der Behandlung können Seroreaktionen nach vorhergehender Negativität wieder positiv werden; in solchen Fällen ist es oft nicht mehr möglich, Seronegativität zu erzielen.

Über unspezifische Lipoidreaktionen s. Differentialdiagnose, S. 13.260. In Zweifelsfällen kann zur diagnostischen Klärung der *Treponema-Immobilisations-Test* nach Nelson und Mayer (TPI-Test) herangezogen werden, der allerdings bei Frambösie und Pinta ebenfalls positiv ausfällt.

Der Test beruht darauf, daß lebende Treponemen ihre Beweglichkeit verlieren, wenn sie mit immobilisierenden Antikörpern in Berührung kommen. Dieser Vorgang kann im Dunkelfeldmikroskop beobachtet werden. Spezifische Immobilisation von 50–100% der Treponemen gilt als positiv, von 20 bis 49% als zweifelhaft, von 0–19% als negativ. Vom Einsender muß peinlich darauf geachtet werden, daß der Patient zum Zeitpunkt der Blutentnahme keine treponemizid wirkenden Arzneimittelkonzentrationen im Blut hat; andernfalls sind falschpositive Ergebnisse zu erwarten. Zur serologischen Prognose s. S. 13.260.

Fluoreszenz-Treponemen-Antikörpertest von Deacon, Falcone u. Haaris (FTA-Test). Prinzip: Auf dem Objektträger werden abgetötete, fixierte Treponemen (Stamm Nichols) mit Patientenserum überschichtet und nach entsprechender Inkubation gewaschen. Die an Treponemen fixierten Antikörper werden sodann mit fluoreszenzmarkierten Antiglobulinseren sichtbar gemacht.

Vorteil der Methode: Der FTA-Test wird bereits im frühen Primärstadium positiv; er ist bei antibiotisch vorbehandelten Patienten anwendbar; bei Verwendung monospezifischer Antiseren lassen sich im Blut von Neugeborenen mütterliche und kindliche Antikörper unterscheiden (Antikörper vom Typ IgA und IgM sind stets kindlicher Herkunft und somit für Lues connata beweisend). Die Empfindlichkeit des Tests ist der des TPI-Tests ebenbürtig, die Spezifität hingegen nicht. Zur Steigerung der Spezifität wurden der *FTA-200-Test* (Serumverdünnung 1:200) und der *FTA-Absorptions-Test* entwickelt. Prinzip: Im FTA-Test reagieren sowohl treponema-pallidum-spezifische als auch gruppenspezifische Antikörper. Letztere können durch Absorption an Reiter-Spirochaeten aus dem Patientenserum entfernt werden, so daß im FTA-Absorptions-Test nur noch treponema-pallidum-spezifische Antikörper reagieren. Dennoch muß bei allen Varianten des FTA-Tests mit biologisch falsch positiven Reaktionsausfällen gerechnet werden (s. unten); bei Frambösie und Pinta fallen sie gleichfalls positiv aus.

Der quantitative FTA- bzw. FTA-Absorptions-Test erlaubt Titerverlaufskontrollen, die für die Beurteilung des Therapieerfolges und zur Erkennung von Reinfektionen wertvoll sind. Zur serologischen Prognose s. unten.

Der *Treponema-pallidum-Hämagglutinations-Test* (TPHA-Test) ist die neueste Entwicklung auf dem Gebiet der serologischen Luesdiagnostik. Als Antigen werden Hammelerythrozyten verwendet, die mit Fragmenten von Treponema pallidum beladen sind und durch antikörperhaltige Patientenseren agglutiniert werden. Der Test läßt sich – ebenso wie die Komplementbindungsreaktionen – automatisieren und scheint als Suchmethode allen anderen Reaktionen überlegen zu sein.

Liquoruntersuchung

In etwa 50% der Fälle kommt es bereits bei sekundärer Lues zu erheblichen Liquorveränderungen, die sich regelmäßig spontan zurückbilden; sie sind nicht als Vorboten einer späteren Metalues zu werten. Bei Luesrezidiven und bei alter Lues sollten immer Liquorkontrollen durchgeführt werden, ebenso bei syphilitischen Erkrankungen des Zentralnervensystems. Die klassischen Luesreaktionen können im Blut durchweg negativ sein, während sie im Liquor positiv ausfallen! Indikationen für die Liquoruntersuchung sind daher jede rezidivierende Frühlues, die alte Lues mit und ohne Erscheinungen, also auch die nicht ausreichend behandelte Lues latens seropositiva, sowie alle syphilis-*verdächtigen* Erscheinungen am Zentralnervensystem, insbesondere der Verdacht auf Tabes und Paralyse.

Der eindrucksvolle Rückgang der Spätlues zeigt, daß nach sachgemäßer Penicillinbehandlung der Frühlues eine abschließende routinemäßige Liquoruntersuchung nicht mehr unbedingt notwendig ist.

Verlauf und Prognose

Die Lues ist eine eminent chronische Infektionskrankheit, die im Regelfalle mehrere Stadien durchläuft (Tab. 13.**41**). Die einzelnen Stadien lassen sich allerdings nicht immer scharf voneinander abgrenzen. Auch kann die Lues jederzeit in eine klinisch stumme, serologisch reaktive Latenzperiode übergehen. Diese Latenzperioden können zeitlebens persistieren und Heilung bedeuten. Vielfach sind sie jedoch nur Intervalle zwischen den Rezidivexanthemen (Frühlatenz) oder zwischen der Lues II und der um Jahre später erst auftreten-

Tabelle 13.41 Stadien der Lues

Frühlues (ansteckend)		Spätlues (nicht ansteckend)	
Lues I	Lues II	Lues III	Metalues
lokalisierte Infektion: Primäraffekt, klassische Serologie negativ	generalisierte Infektion: symmetrische Exantheme und Enantheme, Polyskleradenitis, serologische Reaktionen positiv	asymmetrische Syphilome, Gummen, Organlues	Tabes, progressive Paralyse, Lues cerebrospinalis

den Lues III bzw. der nach Jahrzehnten erscheinenden Metalues (Spätlatenz). Ohne Behandlung führt die venerische Lues bei ca. 10% der Erkrankten zu kardiovaskulären Spätfolgen und bei ca. 6% zu Neurolues; tertiärsyphilitische Erscheinungen an Haut, Schleimhäuten und Knochen sind bei 16% der Patienten zu erwarten. – Bei der endemischen Lues (Schmierinfektion vornehmlich im Kindesalter) sind Gummen (ca. 10%) und Knochenbeteiligung (fast 30%) außerordentlich häufig, während eine Beteiligung innerer Organe, metaluische Erscheinungen und angeborene Formen völlig fehlen. – Seit Einführung der Penicillintherapie sind Spätfolgen der venerischen Lues (Lues III, Metalues) hierzulande sehr selten geworden. Die routinemäßige Überprüfung der serologischen Luesreaktionen im Rahmen der Schwangerenberatung hat weiterhin dazu geführt, daß die Lues connata stark zurückgegangen ist. Bei frühzeitiger Erkennung und Behandlung (bis 1 Jahr post infectionem) kann die Prognose der Lues somit als gut bezeichnet werden. Die serologische Prognose hängt entscheidend davon ab, zu welchem Zeitpunkt behandelt wird: Bei Therapiebeginn innerhalb von 4 Wochen post infectionem bleibt der TPI-Test negativ. Die klassischen Seroreaktionen werden nach Behandlung zu Beginn des Sekundärstadiums in ca. 80% der Fälle, nach Behandlung von Rezidivexanthemen zu ca. 70% wieder negativ. Die spezifischen Luesreaktionen (TPI-Test, FTA-, FTA-Absorptions-Test u.a.) können nach Behandlung im Sekundärstadium jahrelang, u.U. lebenslang reaktiv bleiben; nach Behandlung im Spätstadium verschwinden sie nur noch ausnahmsweise.

Komplikationen
Im Primärstadium kann es zu einer entzündlichen Phimose oder Paraphimose kommen. Ulcus phagedaenicum, Reinduration und Schankerrezidiv gehören zu den größten Seltenheiten, ebenso die Lues maligna im Sekundärstadium. Der gesamte Komplex der spätsyphilitischen Manifestationen an Haut, Schleimhäuten, inneren Organen (inklusive Gummen) und ZNS ist seit Einführung der Penicillintherapie außerordentlich selten geworden, ebenso die metaluischen Erkrankungen des Zentralnervensystems.

Differentialdiagnose
Vom Primäraffekt sind in erster Linie Ulcus molle (Ulcus mixtum), Herpes progenitalis und Aphthen abzugrenzen, bei extragenitalen Primäraffekten auch schankriforme Pyodermien, Hauttumoren u.a. Das außerordentlich vielgestaltige Sekundärstadium kann praktisch alle exanthematischen Eruptionen der Haut nachahmen, von den Masern über Arzneiexantheme bis zur Psoriasis und Pityriasis rosea. Bei Doppelinfektion mit Skabies (Pruritus!) kann die Lues II sehr leicht übersehen werden. Bei gummösen Prozessen sind, je nach Lokalisation, Tumoren, Abszesse, Ulcus cruris, Sporotrichose, Tuberculosis cutis colliquativa u.a. in Betracht zu ziehen. Patienten aus Afrika haben häufig positive Luesreaktionen als Folge einer früher durchgemachten Frambösie!
Bei zahlreichen anderen Erkrankungen (bakteriellen, viralen Infektionen, Rickettsiosen, Tumoren u.a.) und bei ca. 20–25% der Rauschgiftsüchtigen kommen unspezifisch positive Lipoidreaktionen vor. Chronisch biologisch falsch-positive Luesreaktionen finden sich bei 0,025–0,14% der gesunden Bevölkerung (überwiegend Frauen) und gehäuft bei systemischem Lupus erythematodes (5 bis 15%) und anderen »Kollagenosen«. Der TPI-Test ist dabei in der Regel negativ, während die diversen FTA-Tests oftmals auch unspezifisch positiv reagieren.

Therapie
Penicillin ist das Mittel der Wahl bei allen Stadien der Lues. Entscheidend ist, daß für wenigstens 7 bis 10 Tage *kontinuierlich* eine treponemozide Serumkonzentration von 0,03 (0,017–0,2) IE Penicillin/ml aufrechterhalten wird. Deshalb sollten immer Depotpräparate verwendet werden. Im Hinblick auf die Proliferationszeit der Treponemen (30–33 Std.) ist es ratsam, die Therapiedauer auf wenigstens 2 Wochen auszudehnen. Eine intermittierende Behandlung in Kuren bringt demgegenüber keine nachweisbaren Vorteile. Eine verzettelte Therapie stellt den Heilerfolg ebenso in Frage wie die Unterdosierung. Eine orale Penicillinbehandlung ist daher nicht empfehlenswert.
Dosierung: Erwachsene erhalten 15 Tage lang 1 Mill. IE täglich, z.B. Procain-Penicillin G, Clemizol-Penicillin G, Antihistamin-Penicillin G; oder 600000 IE PAM jeden 3.–4. Tag; 600000 IE Benzathin-Penicillin G jeden 5.–7. Tag. Die einmalige

Injektion von 2,4 Mill. IE Benzathin-Penicillin G ist gleichfalls ausreichend, sollte aber besonderen Fällen vorbehalten bleiben (Vagabunden, Durchreisende). *Neugeborenen* gibt man 50 000–100 000 IE Procain-Penicillin G (bzw. Clemizol-Penicillin) pro kg Körpergewicht für 2–3 Wochen, mindestens 1,8 Mill. IE, oder eine einmalige Injektion von 500 000–1 Mill. IE Benzathin-Penicillin G. *Klein- und Schulkinder* erhalten Procain-Penicillin G etwa 20 Tage lang 400 000–600 000 IE/Tag bis zur Gesamtdosis von 10–12 Mill. IE. Bei *Keratitis parenchymatosa* ist unbedingt eine augenfachärztliche Behandlung mit *Corticosteroiden* erforderlich.

Jarisch-Herxheimer-Reaktion: Fieber, Schüttelfrost, Abgeschlagenheit, Exazerbation der Lokalerscheinungen, evtl. Erstlingsexanthem 4–8 Std. nach der 1. Injektion. Diese bei Frühlues und Lues latens harmlose Reaktion läßt sich durch Verabreichung von 50 mg Prednisolon o.ä. zugleich mit der 1. Penicillininjektion unterdrücken bzw. abschwächen. Bei Mesaortitis luica und zerebraler Gefäßlues besteht die Gefahr einer Ruptur von Aneurysmen. Deshalb empfiehlt sich die Vorbehandlung mit 25–50 mg/Tag Prednisolon o.ä. für 1–2 Wochen zwecks Abbau der Granulome; alternativ kann auch Jodkali gegeben werden (KJ 10,0 Aqua dest. ad 150,0).

Bei *Penicillinallergie* kann auf folgende Präparate ausgewichen werden, deren Wirksamkeit, z.T. auch Verträglichkeit, dem Penicillin allerdings unterlegen ist:

Erythromycin 1–2 g/Tag über 10–20 Tage (30–60 g);
Tetracycline 1–2 g/Tag über 2–3 Wochen (30 bis 50 g);
Oxytetracyclin 2 mal 270 mg/Tag i.v. für 3 Wochen;
Rolitetracyclin 2 mal 275 mg/Tag i.v. für 3 Wochen;
Doxycyclin 2 mal 100 mg/Tag für 2–4 Wochen;
Cephaloridin 4 mal 0,5 g/Tag für 15 Tage. *Bei Kindern und während der Gravidität sind Tetracycline kontraindiziert!*

Infektionsprophylaxe (Sanierung): Aus epidemiologischen Gründen sollten Kontaktpersonen von Kranken mit ansteckender Frühlues vorbeugend behandelt werden, und zwar nach denselben Regeln wie eine nachgewiesene Lues. Die pränatale Prophylaxe soll möglichst vor dem 3. und spätestens im 5. Schwangerschaftsmonat erfolgen. Behandlungsbedürftig ist jede Gravide mit florider Lues, mit nicht sicher ausgeheilter Lues, mit Verdacht auf Lues in der Inkubationsphase.

Nachbeobachtung: Regelmäßige klinische und serologische Nachuntersuchungen sollen wenigstens 2 Jahre lang konsequent durchgeführt werden. Bei rechtzeitiger und ausreichender Behandlung im Frühstadium (Lues I und II) sind Liquorkontrollen nicht unbedingt erforderlich, bei späterem Einsetzen der Therapie immer.

Literatur

Herrmann, W.P., G.K. Steigleder: Haut- und Geschlechtskrankheiten. In: Antibiotika-Fibel, 4. Aufl., hrsg. von A.M. Walter, L. Heilmeyer. Thieme, Stuttgart 1976

Lindemayr, W.: Lues congenita. In: Handbuch der Haut- und Geschlechtskrankheiten, Bd. VI/2B, hrsg. von J. Jadassohn. Springer, Berlin 1962, S. 1184–1390

Luger, A.: Diagnostik und Therapie der Geschlechtskrankheiten und anderer genitaler Kontaktinfektionen. Schrifttum u. Praxis, Suppl. 1, 5 (1974)

Petzoldt, D.: Moderne Syphilisserologie: ihr Aussagewert in Diagnostik und Therapie. Therapiewoche 23 (1973) 1209–1216

Storck, H.: XIII. Internationaler Kongress für Dermatologie, 22.–27. Mai 1972 in Venedig. Zusammenfassung der 5 Hauptthemen und 12 Symposien. I. Mittlg. Hautarzt 24 (1973) 207–210

Mykosen

Hefeinfektionen durch Cryptococcaceae

T. WEGMANN

Die Cryptococcaceae umfassen 3 *Spezies*:
- *Candida*. Der wichtigste pathogene Vertreter ist die Candida albicans (80% sämtlicher Infektionen). Dann folgt Candida tropicalis (6%). Übrige Candida-Spezies 14%.
- *Torulopsis*. Der wichtigste pathogene Vertreter ist die Torulopsis glabrata.
- *Cryptococcus*. Pathogen ist nur der Cryptococcus neoformans. Weitere pathogene Vertreter sind nicht bekannt.

Die Candidiasis kann klinisch ein weites Spektrum von Symptomen machen. Das gleiche gilt auch für die Torulopsis, während die Kryptokokkusinfektion ein relativ scharf umschriebenes klinisches Bild darstellt: Lungeneintrittspforte, Beteiligung von ZNS und Knochen sind häufig. In der Literatur werden Kryptokokkose und Torulose als Synonyma verwendet. Dies ist nicht richtig. Die Erreger können sicher voneinander differenziert werden, indem sich Kryptokokken durch Kapselbildung auszeichnen. Die Erreger der Torulopsisinfektion (Torulopsis glabrata) sind 1,8–3,2 μm groß, also erheblich kleiner als die Candidaerreger mit 5 bis 12 μm.

Candidiasis

D. WÜRSTEN und W. SIEGENTHALER

Definition

Mit Candidiasis werden die durch unbekapselte Hefepilze der Gattung Candida verursachten Pilzkrankheiten bezeichnet. Die zahlreichen, noch immer gebräuchlichen Synonyma wie Monilia albicans, Oidium albicans bzw. Moniliasis, Oidioidosis usw. sollten nicht mehr verwandt werden, da sie in der mykologischen Systematik für andere, zum Teil gänzlich verschiedene Pilzarten und deren Erscheinungsformen reserviert sind.

Häufigkeit

Candida-Infektionen zeigen (wie auch die übrigen sekundären Pilzkrankheiten) in den letzten 20 Jahren eine deutliche und anhaltende Zunahme, deren Ursache in der vermehrten Anwendung von Antibiotika, Zytostatika, Immunosuppressiva, Corticosteroiden und radiotherapeutischen Maßnahmen zu suchen ist (s. unter »Ätiologie«). Daneben ist seit jeher ein Häufigkeitsgipfel von Soorinfektionen im Neugeborenenalter einerseits und im Greisenalter andererseits bekannt. Im jüngeren Erwachsenenalter überwiegt bei der Häufigkeitsverteilung das weibliche Geschlecht, in erster Linie aufgrund der Candida-Vaginitis, zu welcher Schwangerschaft und (vor allem monophasische) Ovulationshemmer disponieren.

Epidemiologie

Das fast ubiquitäre Vorkommen der Candida-Arten ermöglicht überall und jederzeit einen Kontakt mit diesen opportunistischen, fakultativ pathogenen Keimen. Die Übertragung kann direkt von Mensch zu Mensch erfolgen (Neugeborenensoor infolge vaginaler Candidiasis der Mutter, Übertragung einer Genitalmykose auf den Sexualpartner), häufig kommt sie aber auch indirekt über Gebrauchsgegenstände (Babyflaschen, Vernebler, Kathetermaterial, Wäsche) bzw. an besonders »geeigneten« Örtlichkeiten (Sport-, Badeanlagen, Toiletten) zustande. Zahlreiche Gesunde beherbergen Candida als harmlosen Kommensalen auf Haut, Mundschleimhaut und/oder im Darmtrakt; bei einem unausgewählten Kollektiv gesunder Erwachsener und Kinder läßt sich in den Stuhlproben in 15–30% Candida nachweisen. Eine Häufung kutaner Candidiasisformen (Paronychien, Interdigitalmykosen, Intertrigo) findet sich schließlich bei gewissen beruflichen Expositionen (Obstgärtner, Obstpflücker, Hausfrauen).

Ätiologie (Mikrobiologie)

Candida ist ein bei allen Warmblütern vorkommender Schleimhautsaprophyt mit opportunistischen Eigenschaften, d.h. er kann bei günstigen Bedingungen zum krankmachenden Parasiten werden.

Weitaus der größte Teil der Erkrankungen wird durch die Spezies Candida albicans verursacht, seltener finden sich andere Candida-Arten wie Candida Krusei, Candida tropicalis, Candida Guillermondii, Candida parapsilosis, Candida pelliculosa und Candida stellatoidea.

In der saprophytären Form liegt Candida vorwiegend als sprossende Hefe vor, erkennbar an den typischen rund-ovalen, 4–6 μm messenden Pilzzellen. In der parasitären Form dagegen sprossen die rund-ovalen Hefezellen zu langgezogenen, fadenförmigen Gebilden aus (Hyphen), die durch Septierung und Verzweigung ein Netzwerk bilden (Pseudo- bzw. Sproßmyzel). In der Kultur (nicht aber im Wirtsgewebe) entwickeln sich außerdem die zur mikroskopischen Identifizierung wichtigen Fruktifikationsorgane (asexuelle Sporen): Beim häufigsten Candidiasiserreger, Candida albicans, finden sich als sicherstes diagnostisches Merkmal reichlich Chlamydosporen (endständige, runde, 6 bis 12 μm große Gebilde mit dicker, stark lichtbrechender Wand). Daneben bildet Candida albicans oft Blastosporen (dünnwandige, rundliche, 3 bis 4 μm messende Zellen in »Bäumchen«-artiger Anordnung an den Verbindungsstellen der Hyphen). Zur genauen Differenzierung innerhalb der Gattung Candida sind Fermentations- und Assimilationsprüfungen notwendig.

Candida spp. sind sehr anspruchslos, sie lassen sich auf vielen herkömmlichen Nährböden kultivieren, besonders gut jedoch auf Pilznährböden (z.B. Sabouraud-Agar), wo innerhalb 1–3 Tagen Wachstum festgestellt werden kann. Gegenüber den antibakteriellen Antibiotika zeigen die Candida-Arten eine ausgeprägte Resistenz; Tetracycline besitzen möglicherweise sogar eine wachstumsstimulierende Wirkung auf Hefen (mit Ausnahme des Minocyclin, welches in vitro schon in geringer Konzentration eine deutliche wachstumshemmende Wirkung auf Candida albicans, weniger auf die übrigen Candida-Arten, zeigt).

Voraussetzung für die Ausbildung einer Candidiasis, d.h. für den Übergang des Pilzes vom harmlosen Kommensalen zum pathogenen Parasiten, ist meist ein pathologisch verändertes Substrat, das zum pilzfreundlichen Terrain wird. Neben zahlreichen lokalen Faktoren, die in erster Linie das Auftreten einer lokalisierten Mykose begünstigen, sind vor allem Faktoren von Bedeutung, die über eine Beeinflussung des Gesamtorganismus biologische Gefüge und Substrate derart verändern, daß ein pilzfreundliches Milieu entsteht (Tab. 13.**42**). Unter diesen letzteren Faktoren sind es hauptsächlich therapeutische Maßnahmen (Antibiotika-, Immunosuppressiva-, Zytostatikamedikation, Radiotherapie, Einsatz von Blasen- und Venenverweilkathetern usw.) bei konsumierenden Krankheiten und im Rahmen der Intensivmedizin, welche zur massiven Zunahme schwerer, oft generalisierter sekundärer Mykosen beitragen.

Der Kontakt mit Candida führt beim Wirtsorganismus normalerweise im Laufe der Zeit zur Bildung von Antikörpern gegen verschiedene Bestandteile der Pilzzelle. Mit der Verfeinerung der qualitativen und vor allem der quantitativen Nachweismethoden in neuester Zeit haben diese Antikörper auch zunehmend diagnostische Bedeutung gewonnen, vor allem im Hinblick auf die Feststellung einer Organcandidiasis. Zum Nachweis von Antikörpern gegen Candida sind bereits verschiedene Verfahren im Gebrauch, so die Agglutination mit Candida-Zellen, indirekte Hämagglutination mit extrahierten Candida-Antigenen, Immunofluoreszenz, Komplementbindungsreaktion und diverse Präzipitationsmethoden. Da bereits der kommensalische Kontakt mit Candida meist zur Bildung von Antikörpern gegen Candida-Zellwandantigene führt, ist ein qualitativ positiver serologischer Test mit Ganzzellen bzw. Zellwand-Polysacchariden wenig aufschlußreich. Von größerer Aussagekraft sind Untersuchungen

Tabelle 13.**42** Candida-Mykosenbegünstigende Faktoren

begünstigende Faktoren	Krankheitsbild
lokale	
– feuchte Wärme und/oder Luftabschluß von Hautbezirken	Candida-Epidermophytie
– Störung der Vaginalflora durch erhöhte Gestagenwirkung (Schwangerschaft, Ovulationshemmer), Scheidenspülungen, Menstrualtampons usw.	Candida-Vaginitis → Möglichkeit der Übertragung auf Fetus (Neugeborenensoor) und auf Geschlechtspartner (Candida-Balanitis, -posthitis)
– Druckstellen an Mundschleimhaut (Zahnprothesen)	Mundsoor
– Venenkatheter	Candidämie; Candida-Sepsis mit metastatischen Organcandidiasen
– Herzchirurgie	Candida-Endokarditis; Candida-Sepsis
– andere chirurgische Eingriffe, Verbrennungen	lokale Ausbildung einer Candidiasis; evtl. Streuung (Septikämie, Organcandidiasen)
– Harnblasenkatheter	Candida-Zystitis; selten Candida-Pyelonephritis, Candida-Sepsis
Grundkrankheiten	
– maligne Prozesse (vor allem Leukosen, Lymphomatosen)	Mundsoor; bronchopulmonale Candidiasis; Darmcandidiasis; Candida-Septikämie
– angeborene Störung der thymusabhängigen Immunmechanismen	chronische mukokutane Candidiasis
– endokrine Krankheiten (Diabetes mellitus, Hyperkortizismus)	Candida-Epidermophytie; genitale Candidiasis
Medikamente	
– Antibiotika, Corticosteroide, Immunosuppressiva, Zytostatika	vor allem Mundsoor und intestinale Candidiasis; bronchopulmonale Candidiasis; Candida-Septikämie

mit Proteinantigenen des Zellinhalts, welche vor allem bei invasivem Pilzwachstum bzw. bei Organcandidiasen in einer Menge freigesetzt werden, die zu meßbarer Antikörperbildung führt. Zusätzliches Gewicht erhalten die serologischen Untersuchungsmethoden durch Berücksichtigung der Titerdynamik im Verlauf der Krankheit.

Krankheitsbilder
Orale Candidiasis (Mundsoor, Thrush)

Sie manifestiert sich durch die typischen fleckförmigen oder konfluierenden, weißlichen Beläge, die einer meist geröteten Mundschleimhaut locker aufsitzen, vor allem im Bereich der Wangen und des weichen Gaumens. Oft sind auch perlèche-artige Läsionen im Bereich der Mundwinkel soorbedingt. Beim Neugeborenen ist der Mundsoor ein häufiger, relativ harmloser Befund, im höheren Lebensalter fast immer Zeichen einer schlechten Infektabwehr bei einer konsumierenden Grundkrankheit und/oder einer durch Antibiotika gestörten Ökologie der Mundflora. Auch Druckstellen durch schlechtsitzende Zahnprothesen prädestinieren bei älteren Patienten zur Candida-Ansiedlung. Bei schwerer Beeinträchtigung der Infektabwehr können durch invasives Pilzwachstum tiefere, geschwürige Epitheldefekte entstehen.

Die Diagnose wird meist schon klinisch gestellt werden können, die Bestätigung kann durch ein positives mikroskopisches Direktpräparat erbracht werden, welches reichlich Hefe- und Fadenformen enthalten sollte. Eine positive Kultur aus der Mundhöhle ist diagnostisch wertlos, da ja Candida auch bei vielen Gesunden kommensalisch vorkommt.

Intestinale Candidiasis

Am häufigsten ist die *Speiseröhre* befallen, wobei der Ausgangspunkt meist in einem Mundsoor zu suchen ist; letzterer kann aber auch fehlen. Der Pilz befällt in erster Linie die physiologischen Ösophagusengen, bei schweren Verlaufsformen treten ulzeröse, schlecht heilende Schleimhautveränderungen auf. Unter Umständen kann durch das mit Fibrin und nekrotischen Massen durchsetzte, verfilzte Pilzgeflecht eine Obturation der Speiseröhre entstehen. Die Diagnose wird oft verpaßt, sie muß sich auf klinische Symptome stützen (Auftreten von Dysphagie bei Mundsoor!). Die röntgenologische Ösophaguspassage läßt häufig im Stich; eine sichere Diagnose erlaubt die Ösophagoskopie mit Materialentnahme zur mikroskopischen Untersuchung.

Der *Magen* ist die seltenste intestinale Lokalisation des Soorpilzes, da das normale Magensekret fungizid wirkt. Am ehesten ist ein Candidiasisbefund noch im Bereich zerfallender Magenkarzinome und auf Magenulzera zu erwarten, gelegentlich auch entlang der Magenstraße. Meist erfolgt die Diagnosestellung zufällig bei einer Gastroskopie.

Candida-Enteritiden entstehen meist auf dem Boden eines durch längerdauernde Antibiotikatherapie gestörten ökologischen Gleichgewichts der Darmflora. Die Symptome sind unspezifisch, alle Schweregrade enteritischer Zustandsbilder sind möglich. Schwere, ulzeröse Verlaufsformen können zu Blutungen bzw. Perforationen mit anschließender Candida-Peritonitis führen. Vom Jejunum kann durch Persorption (Passage größerer Partikel durch das intakte Epithel) von Candida-Zellen eine Mykämie bzw. eine Candida-Sepsis ausgehen. Die Diagnose einer Candida-Enteritis ist schwierig zu stellen; bei einer vorliegenden Enteritis sprechen das Vorkommen von massenhaft Pilzelementen (Hefe- und Fadenformen) im Stuhl und ein deutlicher Anstieg in der Candida-Serologie mit Zellwandantigenen für Darmcandidiasis.

Candidiasis des Respirationstraktes

Auch Soorerkrankungen im Bereich der Luftwege sind praktisch immer sekundär, d.h. der bereits als harmloser Kommensale beherbergte Soorpilz wird plötzlich aufgrund veränderter Abwehrverhältnisse des Wirtsorganismus zum krankmachenden Parasiten. Häufiger Ausgangspunkt für eine Candidiasis des Respirationstraktes ist ein Mundsoor. Zwei hauptsächliche klinische Erscheinungsbilder können unterschieden werden, nämlich *Soorbronchitis* und *Soorbronchopneumonie*. Die Diagnosestellung bietet Schwierigkeiten, die klinischen Symptome entsprechen denjenigen anderer Bronchitiden bzw. Bronchopneumonien. Das röntgenologische Bild ist mannigfaltig und uncharakteristisch: Bei der bronchitischen Form sind keine oder nur diskrete (leicht vermehrte streifige Zeichnung) Röntgenbefunde zu erwarten; die pulmonale Form äußert sich röntgenologisch meist durch unscharf begrenzte, die Lungenspitzen oft freilassende, wechselnde Infiltrate. Akut verlaufende Formen mit zirkumskripten, dichten Verschattungen sind möglich, oft besteht bei dieser Form Neigung zu Abszeßbildung. In seltenen Fällen kann die pulmonale Candidiasis ein miliares Bild zeigen. Ab und zu kommt auch durch eine Ergußbildung eine Pleurabeteiligung zum Ausdruck.

Insgesamt ist ein wechselnder pneumonischer Befund, der trotz antibiotischer Therapie keine Besserung zeigt, auf eine Soorpneumonie verdächtig. Eine sichere Diagnose ist nur mit Hilfe bronchoskopisch bzw. mittels Punktion entnommenen Materials (Bronchialsekret, Biopsie) möglich. Das mikroskopische Direktpräparat aus Sputum ist nur dann diagnostisch bedeutsam, wenn reichlich Hefe- und Fadenformen vorhanden sind. Über die Aussagekraft der Candida-Serologie für die Unterscheidung zwischen bronchopulmonaler Besiedlung durch Soorpilze und einer echten bronchopulmonalen Infektion liegen noch wenige Untersuchungen vor, allerdings scheint sich auch hier eine verwertbare diagnostische Möglichkeit abzuzeichnen.

Entsprechend der Ausdehnung des Pilzbefalls ist

die Prognose einer pulmonalen Candidiasis zu stellen; bei einem ausgedehnten Lungensoor ist sie ernst, neben schweren lokalen Veränderungen kann sich eine Candida-Septikämie (s. unten) entwickeln.

Candidiasis des Urogenitaltraktes
Ein Soorbefall der Harnwege ist in der überwiegenden Zahl der Fälle durch aszendierende Pilzbesiedlung bedingt. Neben den erwähnten allgemeinen Faktoren, die das Enstehen einer Candidiasis begünstigen, sind hier vor allem Anomalien der ableitenden Harnwege, urethraler Dauerkatheterismus und operative Eingriffe im Bereich des Harnapparates als spezielle Ursachen zu erwähnen. Häufigste Lokalisation der Harnwegscandidiasis ist die *Harnblase;* Ureteren und Nieren werden selten befallen (Candida-Zystopyelonephritis). Das klinische Erscheinungsbild der Candida-Zystitis entspricht demjenigen anderer Zystitiden, oft sind die subjektiven Beschwerden gering. Diagnostisch von Bedeutung ist die quantitative Kultur aus korrekt gewonnenem Mittelstrahl- bzw. Katheterurin; eine Keimzahl von 10^4 oder mehr pro ml spricht für eine echte Harnwegscandidiasis. Dieser Keimdichte entspricht in der mikroskopischen Direktuntersuchung des Urinsedimentes ein Befund mit massenhaft Pilzelementen (Hefe- und Fadenformen).
Eine Candidiasis der *Niere* kann außer durch aszendierende Besiedlung auch auf hämatogenem Wege (Candida-Sepsis) entstehen; die Niere gilt als das bei Candida-Sepsis am häufigsten durch Streuherde befallene Organ. Bei Verdacht auf Nierencandidiasis (nephritischer Sedimentbefund mit Pilzelementen) ist die Candida-Serologie mit Zellinhaltsantigenen diagnostisch bedeutsam.
Die Candidiasis des *Genitaltraktes* ist eine der häufigsten Soorformen überhaupt. Die Häufigkeit der Candida-Kolpitis bei Gravidität liegt bei etwa 30%, bei Nichtschwangeren um 10%. Unter Langzeitmedikation von Ovulationshemmern (vor allem monophasische Kontrazeptiva) steigt der Prozentsatz des vaginalen Soorbefalls auch bei Nichtschwangeren auf rund 30%. Diese Befunde werden mit der erhöhten Gestagenaktivität in Zusammenhang gebracht, welche über eine Beeinträchtigung der Döderlein-Flora die Resistenz gegen vaginale Fremdkeime vermindert. Durch die Übertragung der vaginalen Candidiasis auf den Geschlechtspartner kommt es zu Soorbalanitis und -posthitis.

Generalisierte mukokutane Candidiasis
Unter den kutanen Candidiasen (vgl. entsprechende Abschnitte im dermatologischen Schrifttum) nimmt die generalisierte (chronische) mukokutane bzw. granulomatöse Form eine Sonderstellung ein. Dieses chronisch verlaufende Krankheitsbild tritt oft schon im Kindesalter auf, das klinische Erscheinungsbild ist charakterisiert durch Bildung granulomatöser, krustenartiger Veränderungen im Bereich von Haut und Schleimhäuten (vorwiegend Mundbereich, Gesicht, behaarter Kopf, Anogenitalbereich, Nagelregion), welche nach Abheilung eine Narbe hinterlassen. Diese Candidiasisform wird vor allem bei Patienten mit Defekten der thymusabhängigen Immunität gefunden, so bei Jugendlichen mit kongenitaler Thymusdys- oder -aplasie. Seltener findet sich die Krankheit bei Erwachsenen mit fehlender kutaner Spättypusallergie und/oder Lymphozytensensibilisierbarkeit mit und ohne Thymom. Vereinzelt wurde auch das gleichzeitige Vorliegen endokriner Störungen (Hypothyreosen) beschrieben.
Die Diagnose der chronischen mukokutanen Candidiasis wird mit dem Erregernachweis im Biopsiematerial bestätigt.

Disseminierte Candidiasis
Falls der Soorpilz in die Blutbahn eingeschwemmt wird, kann über eine Candida-Septikämie eine disseminierte Candidiasis entstehen. Die metastatische Absiedlung der Keime kann praktisch in allen Organen erfolgen, am häufigsten sind Nieren, Zentralnervensystem und Herz (vor allem Klappen) befallen.
Bei einer Candida-Septikämie endogenen Ursprungs sind intestinaler und (weniger häufig) pulmonaler Soorbefall in erster Linie als Ausgangsherd in Erwägung zu ziehen, oft ist jedoch kein Schleimhautprimärherd festzustellen. Von zunehmender Häufigkeit sind jedoch Candida-Septikämien bzw. Candida-Organmykosen im Gefolge eines venösen Dauerkatheterismus und nach operativen Eingriffen (Herzchirurgie!).
Klinisch ist die Candida-Sepsis nicht von Septikämien anderer Genese zu unterscheiden, reduzierter Allgemeinzustand, Fieber mit eventuellen Schüttelfrösten, Splenomegalie, Leukozytose mit Linksverschiebung werden kaum je vermißt.
Zur Diagnose einer Candida-Septikämie gehört der Befund einer, noch besser mehrerer positiver Blutkulturen. Deren Wertung ist hier allerdings unter Umständen schwierig, denn auch eine kulturell positive, katheterbedingte Candidämie kann mit Fieber einhergehen und so das Bild der Candida-Sepsis vortäuschen. In Zweifelsfällen sollte unbedingt auf Candida-Sepsis entschieden werden, damit nicht eine möglicherweise vital indizierte fungistatische Therapie unterbleibt. Zur weiteren Diagnosesicherung sind serologische Untersuchungen, möglichst mit proteinreichem Candida-Zellinhaltsantigen, empfehlenswert.
Die *Candida-Endokarditis*, die im Rahmen einer Soordissemination entstehen kann, ist eine schwerwiegende Komplikation. Häufigster auslösender Faktor ist heute die Chirurgie am offenen Herzen, welche dem Soorpilz Zugangswege in den Organismus verschafft und gleichzeitig endokardiale Läsionen setzt, wo sich der zirkulierende Erreger ansiedeln kann. Hier ist eine frühzeitige Diagnose besonders wichtig, denn wenn im Bereich der Klappen bereits Pilzvegetationen sich gebildet haben, ist eine Heilung auf konservativem Wege nicht

Tabelle 13.43 Therapeutische Möglichkeiten bei Candida-Mykosen

Substanz, Dosierung[1]	Vorteile	Nachteile	Anwendbarkeit
– Polyen-Antimykotika			
Amphotericin-B (Fungizone, Amphozone, Amphocycline) i.v. 0,25–1 mg/kg Körpergewicht/Tag	– breites Spektrum – hohe Wirkungsintensität – Resistenzentwicklung selten	– Nebenwirkungen (Nephrotoxizität, Allgemeinreaktionen, Anämie, lokale Thrombophlebitis) – schlechte enterale Resorption – geringe Liquorgängigkeit	– lokal (topisch) als Salbe, Vaginalovula, Tabletten – systemisch nur i.v.
Nystatin (Mycostatin, Moronal) per os 3mal 0,5–1 Mill. E/Tag	– relativ breites Spektrum – gute Verträglichkeit – keine Resistenzentwicklung	– keine systemische Wirkung (fehlende intestinale Resorption, Unverträglichkeit parenteral)	– nur topisch als Tabletten, Salbe, Vaginalovula
– Imidazolderivate			
Clotrimazol (Canesten, Lotrimin) per os 60–100 mg/kg Körpergewicht/Tag	– breites Spektrum – hohe Wirkungsintensität – geringe Resistenzentwicklung	– relativ schlechte Verträglichkeit oral und parenteral – ungleichmäßige enterale Resorption – Abbaubeschleunigung durch hepatische Enzyminduktion	– topisch als Salbe, Vaginalovula, Tabletten[2] – systemisch als Tabletten[2]
Miconazol (Daktar, Daktarin, Brentan, Monistat) per os 50 mg/kg Körpergewicht/Tag i.v. 25–50 mg/kg Körpergewicht/Tag	– breites Spektrum – gute Verträglichkeit – hohe Wirkungsintensität – geringe Resistenzentwicklung – systemische Wirksamkeit auch oral	– geringe Liquorgängigkeit	– topisch als Salbe, Vaginalovula, Tabletten[2] – systemisch als Tabletten[2] und i.v. Lösung[2]
– 5-Fluorocytosin (Ancotil, Ancobon) 200 mg/kg Körpergewicht/Tag	– gute Verträglichkeit – pilzspezifische Wirkung – systemische Anwendbarkeit oral (gute intestinale Resorption) und parenteral – gute Diffusion in Gewebe und Liquor	– Entwicklung sekundärer Erregerresistenz	– topisch als Tabletten, Salbe – systemisch als Tabletten, i.v. Lösung

[1] Die angegebenen Dosierungen gelten für eine *normale* Nierenfunktion!
[2] nicht im Handel

mehr möglich. Wie bei anderen Endokarditiden kommt es auch bei der Candida-Endokarditis oft zu Embolisierungserscheinungen, die unter Umständen nur diskret sind und dann gesucht werden müssen (petechienartige Veränderungen an Haut, Mundschleimhaut, Konjunktiven), die sich aber auch durch septisch-embolische Verschlüsse größerer Gefäße äußern können.

Eine weitere ernste Komplikation mit schlechter Prognose im Rahmen der Soordissemination ist die *Candida-Meningitis*. Sie äußert sich klinisch meist als basale Meningitis, die Sicherung der Diagnose erfolgt aus dem Liquor (mikroskopisches Direktpräparat mit Tuschefärbung und Kulturen). Im Verlauf einer Candida-Meningitis kann sich ausnahmsweise auch ein umschriebener Hirnabszeß bilden. Unter den zahlreichen übrigen Organcandidiasen, die sich bei einer Soordissemination entwickeln können, seien noch Candida-Endophthalmitis (Augenfundus), Candida-Myokarditis (Herzrhythmusstörungen, Blockbilder) und Candida-Osteomyelitis (Röntgenbefund) erwähnt.

Therapie

Neben der gezielten antimykotischen Therapie ist nach Möglichkeit die Elimination prädisponierender Faktoren anzustreben (Entfernung bzw. Wechsel von Kathetermaterial, Absetzen von Antibiotika usw.). Das Arsenal antimykotischer Medikamente hat sich in den letzten Jahren merklich erweitert; sowohl für topische (lokale) als auch für systemische Behandlungen stehen eine Reihe von Substanzen zur Verfügung (Tab. 13.43). Unter die *topischen* Behandlungsarten fallen folgende Candidiasen: Haut, Schleimhaut von Mund, Magen-Darm-Trakt, Genitaltrakt. *Systemisch* werden behandelt: schwere Candidiasen des Verdauungstraktes, Candidiasis des Respirationstraktes, Candidiasis des Harnapparates, disseminierte Candidiasis und ihre Organmanifestationen, chronische

Tabelle 13.44 Antimykotische Therapie einzelner Candidiasisformen

Krankheitsbild	Therapieart	Antimykotikum
Mundsoor	topisch	– Nystatin – Gentianaviolett
intestinale Candidiasis	topisch	– Nystatin
– schwere Formen	systemisch	– 5-Fluorocytosin – Miconazol – Amphotericin-B
Candidiasis des Respirationstraktes	systemisch	– 5-Fluorocytosin – Amphotericin-B – Miconazol
Candidiasis des Harnapparates	systemisch	– 5-Fluorocytosin – Miconazol – Amphotericin-B
genitale Candidiasis	topisch (Partner mitbehandeln!)	– Miconazol – Clotrimazol – Amphotericin-B – 5-Fluorocytosin
generalisierte mukokutane Candidiasis	systemisch und topisch	– 5-Fluorocytosin – Miconazol – Amphotericin-B
disseminierte Candidiasis, metastatische Organmanifestationen	systemisch	– 5-Fluorocytosin – Amphotericin-B } evtl. kombiniert – Miconazol

mukokutane Candidiasis. Zur antimykotischen Therapie der einzelnen Candidiasisformen vgl. Tab. 13.44.

Prophylaxe
Sie besteht vor allem in der Vermeidung der Candida-Besiedlung von Kathetermaterial durch peinliche Sauberhaltung desselben, regelmäßige Desinfektion von Kathetereinstichstellen mit eventueller lokaler Anwendung eines Antimykotikums. Der perinatale Pilzbefall kann mittels rechtzeitiger vaginaler Applikation eines Antimykotikums bei Candida-Vaginitis verhindert werden.

Eine generelle Anwendung prophylaktischer Antimykotikamedikation bei entsprechend gefährdeten Patienten wird immer wieder diskutiert, ist aber wohl wegen der Gefahr zunehmender sekundärer Resistenzentwicklungen abzulehnen.

Literatur
Bennet, J.E.: Chemotherapy of systemic mycoses. N. Engl. J. Med. 290 (1974) 30
Cartwright, R.Y.: Antifungal drugs. J. antmicr. Chemother. 1 (1975) 141
Holt, R.J.: New antifungal drugs. Drugs 9 (1975) 401
Meyers, B.R., T.W. Liebermann, A.P. Ferry: Candida endophthalmitis complicating Candidemia. Ann. int. Med. 79 (1973) 647
Montague, N.T., W.L. Sugg: Candida endocarditis with femoral emboli. J. thorac. cardiovasc. Surg. 67 ((1974) 322
Scholer, H.J.: Diagnose der Hefemykosen innerer Organe, Candidiasis und Kryptokokkose. Ther. Umsch. 6 (1974) 402
Scholer, H.J.: Stellung und Bedeutung der Mykosen unter den menschlichen Infektionskrankheiten. Path. et Microbiol. 41 (1974) 199
Seelig, M.S., C.P. Speth, P.J. Kozinn, C.L. Taschdjian, E.F. Toni, P. Goldberg: Patterns of Candida endocarditis following cardiac surgery. Progr. cardiovasc. dis. 2 (1974) 125
Smith, J.W.: Synergism of Amphotericin-B with other antimicrobial agents. Ann. intern. Med. 78 (1973) 450
Wegmann, T.: Diagnostik und Therapie der Mykosen innerer Organe. In: Infektionskrankheiten, Bd. 3, hrsg. von O. Gsell, W. Mohr. Springer, Berlin 1969
Würsten, D., W. Siegenthaler: Septikämien bei Pilzerkrankungen. In: Antibiotikafibel, 4. Aufl., hrsg. von A.M. Walter, L. Heilmeyer. Thieme, Stuttgart 1975
Young, R.C., J.E. Bennet, G.W. Geelhoed, A.S. Levine: Fungemia with compromised host resistance. Ann. intern. Med. 80 (1974) 605

Kryptokokkose

T. WEGMANN

Chronisch verlaufende Erkrankung mit Eintrittspforte pulmonal. Beteiligung von ZNS, vor allem von Knochen relativ häufig.

Häufigkeit
Die Krankheit ist nicht sehr häufig, wird aber wahrscheinlich oft verkannt.

Epidemiologie
Der Pilz kommt in sämtlichen Gebieten der Welt vor. Eine direkte Übertragung von Mensch zu Mensch oder vom Tier auf den Menschen ist nicht bekannt. Als Eintrittspforte werden der Respirationstrakt, die Schleimhäute sowie die lädierte Haut betrachtet. Besonders reich an Kryptokokken ist der Taubenmist. Eine entsprechende Häufung von Erkrankungen ist bei Kontaktpersonen nicht bekannt. Der Pilz wird aber auch auf der Erde, in Fruchtsäften und in Milch von Kühen mit Kryptokokkenmastitis nachgewiesen.

Ätiologie (Mikrobiologie)
Der Pilz Cryptococcus neoformans ist eine anaskosporogene Hefe mit breiter weißlicher Schleimhülle mit stark lichtbrechenden Eigenschaften. Diese Schleimkapsel wird im ungefärbten Präparat oft übersehen, weshalb sich eine Tuschefärbung aufdrängt. Geeignete Kulturmedien sind Hirn- Herz- oder Grütz-Kimmig-Nährböden. Durch die Schleimkapsel kann der Cryptococcus leicht gegen andere Erreger von Hefeinfektionen, Torulopsis glabrata, Candida albicans, unterschieden werden.

Pathogenese und Pathophysiologie
Unter dem Einfluß der Antibiotika haben diese Erkrankungen nicht zugenommen. Hingegen scheint es, daß ganz bestimmte Voraussetzungen für das

Angehen der Infektion notwendig sind. Ein Drittel der beschriebenen Kryptokokken hat sich bei malignen Grundkrankheiten und Tuberkulosen aufgepfropft. Männer sind doppelt so häufig befallen wie Frauen.

Krankheitsbild
Die Lungenkryptokokkosen sind bei asymptomatischem Verlauf kaum zu diagnostizieren. Subjektiv bestehen die Zeichen eines katarrhalischen Infektes. Röntgenologisch findet man Herdschatten, speziell in den Lungenunterfeldern, ohne Beteiligung der Hili; miliare Veränderungen, zartwandige Kavernen sowie das bronchiektasierende Torulom, das sich durch jahrelang rezidivierende Lungenblutungen äußert, sind selten.
Wegen der großen Affinität des Pilzes zum Zentralnervensystem und seinen Hüllen wird eine Meningitis von basaler Lokalisation beobachtet. Solche Meningitiden fallen durch ihre exquisite Chronizität auf. Haut und Schleimhäute werden selten von der Tuberkulose befallen, ebenso das Skelett.

Laboratoriumsbefunde
Außer einer Lymphozytose im Differentialblutbild sowie einen niedrigen Liquorzucker sind keine charakteristischen Labordaten zu erwähnen.

Besondere Untersuchungsmethoden
Der mikroskopische Nachweis ist erschwert, da der Pilz im Untersuchungsmaterial oft nur in geringer Zahl vorhanden ist. Aus diesem Grunde sind Liquorstandsedimente immer mit Tusche zu mikroskopieren. Auch das Sputum soll mit 10%iger Kalilauge vorbehandelt und dann mit Tusche mikroskopiert werden. Für Kulturen sind große Einsaatmengen von mindestens 5–10 ml Liquor zu verwenden. Hautteste und serologische Verfahren sind vorläufig noch nicht entscheidend für die Diagnose.

Verlauf und Prognose
Die auf die Lungen beschränkten Erkrankungsformen verlaufen meist asymptomatisch. Die Prognose wird verdüstert bei zusätzlicher Beteiligung des Zentralnervensystems.

Komplikationen
Als hauptsächlichste Komplikationen sind Disseminierung innerer Organe sowie Beteiligung des Zentralnervensystems in Form einer Enzephalomyelitis zu bezeichnen.

Differentialdiagnose
Wegen der basalen Lokalisation der Meningitis ist die Abgrenzung gegenüber einer tuberkulösen Meningitis entscheidend, da sich in beiden Fällen ähnliche Lungenveränderungen und niedrige Liquorzuckerwerte vorfinden können. Bei Beteiligung des Zentralnervensystems sind aber auch Hirntumor und Hirnabszeß auszuschließen. Die Differentialdiagnose der Lungenveränderungen berücksichtigt in erster Linie die Tuberkulose, ferner andere Pilzerkrankungen, wie z.B. die Aspergillose.

Therapie
Lokalisierte pulmonale Formen sind thoraxchirurgisch anzugehen. Bei Dissemination oder Beteiligung des Zentralnervensystems ist Amphotericin-B indiziert.

Prophylaxe
Spezielle Schutzmaßnahmen sind nur bei Taubenzüchtern indiziert.

Literatur

Knudson, R.J., H.B. Burch, H.B. Hatch: Primary pulmonary cryptococcosis. J. thorac. cardiovasc. Surg. 45 (1963) 730
Seeliger, H.-P.R.: Use of serological methods for the diagnosis of Cryptococcosis (International Colloquium on Medical Mycology). Ann. Soc. belge Méd. trop. 44 (1964) 601
Staib, F.: Zur Kryptokokkose bei Mensch und Tier. Tierärztl. Umsch. 19 (1964) 69
Utz, J.P., W.T. Butler: Kryptokokkus-Meningitis. Dtsch. med. Wschr. 90 (1968) 941

Torulopsis-neoformans-Infektion (Torulopsis)

T. WEGMANN

Definition
Der Hefepilz Torulopsis glabrata wird in der Regel als Saprophyt vorgefunden. Er verursacht speziell bei älteren Patienten mit Diabetes mellitus septische Zustandsbilder sowie Pyelonephritis.
In neuerer Zeit häufen sich Mitteilungen von Niereninfektionen durch Torulopsis glabrata. Es scheint, daß vor allem der Diabetes mellitus, Antibiotikatherapie sowie Obstruktion im Bereich des Urogenitaltraktes diese Infektion begünstigen.
Ferner kann Torulopsis glabrata aus dem Urin von asymptomatischen Individuen kultiviert werden.
Zusammenfassend muß festgehalten werden, daß Torulopsis glabrata bei gesunden Personen von der Mundhöhle, vom Respirationstrakt, der Vagina und aus dem Urin kultiviert werden kann. Die Isolierung dieses Erregers aus dem Harntrakt erfolgt außer der Candida albicans am zweithäufigsten. Positive Befunde werden dann angenommen, wenn der Organismus im Urin in einer Anzahl von über 10^5/ml nachgewiesen werden kann. In 0,4 bis 1,8% der Urinproben von Gesunden kann der Pilz gefunden werden.
Niereninfektionen mit Torulopsis glabrata kommen vor allem bei disseminierter Infektion vor (hämatogen).

Literatur

Kauffmann, C.A., J.S. Tan: Torulopsis glabrata renal infection. Amer. Journ. Med. 57 (1974) 217

Lees, A.W., S.S. Rao, J.A. Garret, P.A. Boot: Endocarditis due to Torulopsis glabrata. Lancet 1971/I, 943

Marks, M.L., C. Langston, T.C. Eickhoff: Torulopsis glabrata – an opportunistic pathogen in man. New Engl. J. Med. 283 (1970) 1131

Histoplasmose

T. WEGMANN

Definition
Die Histoplasmose ist eine Erkrankung des retikulohistiozytären Systems, verursacht durch den Pilz Histoplasma capsulatum.

Häufigkeit und Epidemiologie
Die Erkrankungen werden endemisch im Mississippigebiet der USA, ferner in Südamerika, auf den Philippinen, auf Java und in England beobachtet. Erst in neuerer Zeit ist ein autochthoner Herd in Oberitalien bekannt geworden. Die Pilzsporen erreichen den menschlichen Organismus aerogen. Direktübertragungen von Tier zu Mensch oder von Mensch zu Mensch sind nicht bekannt. Der Erreger kommt in verschiedenen Tieren, vor allem in der Umgebung von Hühnern und Tauben vor.

Ätiologie (Mikrobiologie)
Das Histoplasma capsulatum ist ein ovales Körperchen von 1–5 μm Durchmesser. Der direkte Nachweis gelingt aus Abstrichen, ferner aus Blut und Knochenmark. Die Pilze gedeihen auf Sabouraud-Agar bei Zimmertemperatur in Myzelform, bei Körpertemperatur in Hefeform.

Pathogenese und Pathophysiologie
Histoplasmen nehmen unter den humanpathogenen Pilzen eine Sonderstellung ein, indem sie vorzugsweise das retikulohistiozytäre System befallen. Die Primärläsion im Bronchialbaum besteht in einer kleinen Bronchopneumonie mit Beteiligung regionärer Lymphknoten, analog einem Primärkomplex bei Tuberkulose. Histologisch bestehen die bronchopneumonischen Herde aus Granulationsgewebe mit zentraler Verkäsung. Charakteristisch für die Abheilung ist die Kalkeinlagerung.

Krankheitsbild
Die Lunge ist der häufigste Sitz der Histoplasmose. Initial findet sich ein Status febrilis mit enteralen Störungen und Gewichtsabnahme. Bald wird eine Vergrößerung von Leber und Milz beobachtet. Röntgenologisch sind oft doppelseitige Hilusvergrößerungen oder auch Infiltratbildungen mit Pleurabeteiligung bekannt. Charakteristisch sind unter Verkalkung abgeheilte miliare Lungenhistoplasmosen. Kavernenbildungen sind eher selten und als Frühmanifestationen aufzufassen (s. Krankheiten der Atmungsorgane, Bd. I, Kap. 3). Die primäre Histoplasmose der Haut äußert sich an der kutanen Eintrittspforte wie ein luetischer Primäraffekt mit regionaler Lymphknotenbeteiligung.

Laboratoriumsbefunde
In der Regel werden Anämie und Leukopenie bei stark erhöhter Senkungsreaktion beobachtet.

Besondere Untersuchungsmethoden
Der direkte mikroskopische Nachweis ist oft schwierig, da die Erreger in geringer Zahl vorliegen. Deshalb sind immer Kulturen anzulegen, und es ist nach Möglichkeit Biopsiematerial zu untersuchen. Bei Fehlen von Sputum Untersuchung des Magensaftes auf Pilze. Von großer Bedeutung sind die Hautteste, welche streng spezifisch sind, im Gegensatz zum serologischen Nachweisverfahren (Kreuzreaktionen mit Kokzidioidomykose und Blastomykose).

Verlauf und Prognose
Nicht selten entwickelt sich eine Nebenniereninsuffizienz. Wegen des generalisierten Befalls des retikulohistiozytären Systems kommt es zu Knochenmarkschädigungen mit Anämie, Leukopenie und Blutungsneigung. Die Mehrzahl der Fälle verläuft klinisch inapperzept. Prognostisch schlecht sind die generalisierten Formen.

Komplikationen
Generalisation mit Beteiligung aller inneren Organe, speziell der Nebenniere.

Differentialdiagnose
Bei den Lungenformen ist in erster Linie die Kokzidioidomykose, in zweiter Linie die Lungentuberkulose abzugrenzen.

Therapie
Amphotericin-B, ferner aromatische Diamidine, wie Stilbamidin und 2-Hydroxy-Stilbamidin.

Literatur

Conrad, F.G., S. Saslaw, R.J. Atwell: The protean manifestations of histoplasmosis as illustrated in 23 cases. Arch. intern. Med. 104 (1959) 692

Medejros, A.A., F.D. Marby, F.E. Tosh, P.D. Chin: Erythema nodosum and erythema multiforme as clinical manifestation of histoplasmosis in a community outbreak. New Engl. J. Med. 274 (1966) 415

Salvin, S.B.: Current concepts of diagnostic serology and skin hypersensitivity in the mycoses. Amer. J. Med. 27 (1959) 97

Sochocky, S.: Lungenhistoplasmose. Presse méd. 73 (1965) 839

Blastomykose

T. WEGMANN

Nordamerikanische Blastomykose (Gilchrist-Erkrankung, Chicago disease)

Definition
Chronisch verlaufende Pilzerkrankung mit isoliertem Lungen- oder generalisiertem Befall, verursacht durch den Pilz Blastomyces dermatitidis.

Häufigkeit und Epidemiologie
Diese Pilzerkrankung ist auf Nordamerika beschränkt und wird speziell im Mississippigebiet sowie im südöstlichen Teil der USA beobachtet. Vereinzelte Mitteilungen stammen aus Kanada und England. Der aerogene Infektionsweg (Inhalation von sporenhaltigem Staub) ist üblich, der kutane äußerst selten.

Mikrobiologie
Der Blastomyces dermatitidis gehört zu den dimorphen Pilzen. Die Pilzzellen verhalten sich gramnegativ. An Färbungen haben sich am besten die Gridley- sowie die PAS-Färbung bewährt. Mikroskopisch sind die Pilze als doppelkonturierte runde bis ovale Zellen mit Sprossung wahrnehmbar. Die Züchtung gelingt auf Sabouraud-Glucose-, Grütz-Kimmig- und Hirn-Herz-Agar mit Blutzusatz.

Pathogenese und Pathophysiologie
Bis heute ist es noch nicht gelungen, den Pilz in der freien Natur nachzuweisen. Trotzdem ist anzunehmen, daß die Infektion vor allem durch Kontakt mit Erde oder Pflanzen zustande kommt, da die Pilzerkrankung speziell bei landwirtschaftlichen Berufen gehäuft auftritt.

Krankheitsbild
Es werden eine primär-kutane, eine primär-pulmonale und eine disseminierte Form unterschieden. Die primär-kutane Form gleicht dem luetischen Primäraffekt. Die primäre Lungenblastomykose äußert sich in einer seltenen akuten Form, die von einer Pneumonie nicht zu differenzieren ist, und in einer häufigeren chronisch-subakuten Verlaufsform mit uncharakteristischem Krankheitsbild: Subfebrilität, Nachtschweißen, Sputum mit Blutbeimengung und röntgenologischen Lungenveränderungen, die den verschiedenen Formen einer Tuberkulose entsprechen. Die disseminierte Form kommt durch hämatogene Ausbreitung von Lungenherden zustande, wobei in einem hohen Prozentsatz die Haut und das Skelettsystem befallen werden (s. Krankheiten der Atmungsorgane, Bd. I, Kap. 3).

Besondere Untersuchungsmethoden
Der Pilznachweis muß aus Sputum, Bronchuslavage, Liquor, Eiter oder im Biopsiematerial direkt mikroskopisch oder kulturell geführt werden. Intrakutantests und Seroreaktionen sind relativ spezifisch.

Verlauf und Prognose
Vor der Einführung von Amphotericin-B verliefen die disseminierten Formen in einem hohen Prozentsatz letal. Die Prognose der lokalisierten Formen ist günstig.

Komplikationen
Relativ häufig ist die Beteiligung der Nebenniere, des Zentralnervensystems sowie der Knochen.

Differentialdiagnose
Bei den Hautformen müssen der luetische Primäraffekt, eine Hauttuberkulose und eine andere Mykose ausgeschlossen werden. Bei den Lungenblastomykosen sind in erster Linie eine Tuberkulose, andere Mykosen sowie Tumoren in Betracht zu ziehen.

Therapie
Zirkumskripte Herde können chirurgisch behandelt werden. Die übrigen Formen sind mit Amphotericin-B anzugehen. Auch die aromatischen Diamidine finden noch Verwendung.

Literatur

Chick, E.W., H.L. Peters, J.F. Deton, W.D. Boring: Die nordamerikanische Blastomykose. Ergebn. allg. Path. path. Anat. 40 (1960) 1960

Mohr, W., H.G. Thiele: Die nordamerikanische Blastomykose. In: Klinik der Gegenwart, Bd. III, hrsg. von R. Cobet, K. Gutzeit. Urban & Schwarzenberg, München 1965

Wegmann, T.: Nordamerikanische Blastomykose. In: Infektionskrankheiten, Bd. III, hrsg. von O. Gsell, W. Mohr. Springer, Berlin 1970

Südamerikanische Blastomykose (Brasilianische Blastomykose, Parakokzidioidomykose, Lutz-Erkrankung, Almeida disease)

Definition
Diese chronische Pilzerkrankung wird durch den Pilz Blastomyces brasiliensis verursacht.

Häufigkeit und Epidemiologie
Die Krankheit wird besonders in Brasilien, speziell in der Umgebung von Sao Paulo beobachtet. Wie für die Nordamerikanische Blastomykose sind die Kenntnisse über das Vorkommen dieses Pilzes sowie die Übertragungsweise noch nicht gesichert. Der hauptsächliche Befall der männlichen Bevölkerung in landwirtschaftlichen Berufen läßt eine

Infektion durch Verletzung von Haut und Schleimhäuten möglich erscheinen. Ein Teil der Infektionen erfolgt durch den Respirationstrakt. Bei Tierversuchen betrug die Inkubationszeit 8 bis 10 Tage. Beim Menschen ist sie länger anzusetzen.

Ätiologie (Mikrobiologie)
Der Pilz Blastomyces brasiliensis oder Paracoccidioides brasiliensis ist im Mikroskop als große rundlich-ovale Zelle mit multipler Sprossung zu erkennen. Im Gewebe erscheint der dimorphe Pilz in der Hefeform. Der Durchmesser der hefeartigen Zellen mit Doppelkonturierung beträgt 3–6 bzw. 10–40 µm. Die Kultivierung erfolgt auf den üblichen Nährböden, wobei das langsame Wachstum hervorzuheben ist.

Pathogenese und Pathophysiologie
Die Veränderungen sitzen initial im lymphatischen Gewebe der Schleimhäute. Sie führen zu fokaler Nekrose. Die Pilzgranulome weisen Ähnlichkeiten mit denjenigen bei Nordamerikanischer Blastomykose auf. Bei früheren Entwicklungsstadien werden vorwiegend exsudative, später vorwiegend produktive Prozesse beobachtet. Bei Dissemination werden praktisch alle Organe befallen.

Krankheitsbild
Da wenig über den Inokulationsmechanismus bekannt ist, bestehen Schwierigkeiten für eine klinische Unterteilung. Am einfachsten ist es, eine kutane und eine extrakutane Form zu unterscheiden. Die kutane Form äußert sich in Ulzerationen, welche unter Fibrosierung und Narbenbildung abheilen. Oft werden die regionalen Lymphknoten ausgedehnt befallen, so daß man von einer speziellen Lymphknotenform sprechen kann. Bei der viszeralen Form sind die Lungen in einem hohen Prozentsatz betroffen. An pulmonalen Veränderungen sind bekannt: miliare Streuherde, Kavernenbildungen, Pleuritiden. Wie im Bereich der Haut erfolgt Abheilung unter ausgedehnter Fibrosierung mit nachfolgender pulmonaler Hypertension und Ausbildung eines Cor pulmonale (s. Krankheiten der Atmungsorgane, Bd. I, Kap. 3).

Laboratoriumsbefunde
Selbst bei generalisierter Erkrankung weist das Blutbild keine Besonderheiten auf. Hingegen sind die Albumine meist vermindert und die γ-Globuline erhöht.

Besondere Untersuchungsmethoden
Die Pilze sind aus Abstrichen von Hautulzera, ferner aus dem Sputum und unter Umständen aus dem Stuhl direkt mikroskopisch nachzuweisen. Da mikroskopisch eine gewisse Ähnlichkeit mit dem Erreger der Nordamerikanischen Blastomykose besteht, sind Kulturen anzulegen. Von großem Wert sind histologische Untersuchungen an bioptischem Material. Hauttests sind wesentlich zuverlässiger als die Seroreaktionen.

Verlauf und Prognose
Der Verlauf wird weitgehend von der Organlokalisation bestimmt. Die Prognose hat sich seit der Einführung von Amphotericin-B verbessert.

Komplikationen
Bei Disseminierung sind Komplikationen im Bereich sämtlicher inneren Organe möglich. Besonders gefürchtet ist das sekundäre Cor pulmonale infolge fibröser Abheilung und Schwartenbildung im Bereich von Lungen und Pleura.

Differentialdiagnose
Bei den Hautveränderungen sind luetische Prozesse, Leishmaniose sowie Tuberkulose abzugrenzen. Bei der Lungenform sind die Tuberkulose, ferner andere Mykosen sowie Malignome auszuschließen.

Therapie
Lokalisierte Formen können chirurgisch angegangen werden, generalisierte Formen mit Amphotericin-B.

Prophylaxe
Da wenig über den Inokulationsmechanismus bekannt ist, sind keine fundierten Maßnahmen möglich.

Literatur
Almeida, F.P.: Blastomycosis, sua classifiçao, definiçao e classifiçao des Blastomycoses. Rev. paul. Med. 3 (1933) 270
Lacaz, C., R.G. Ferri, C. Fava-Netto, E. Belfort: Immunochemical aspects of south american Blastomycosis and Jorgo Lobo's disease (in Portuguese). Med. Cirurg. Farm. 298 (1962) 63
Wegmann, T.: Südamerikanische Blastomykose. In: Infektionskrankheiten, Bd. III, hrsg. von O. Gsell, W. Mohr. Springer, Berlin 1970

Kokzidioidomykose

T. Wegmann

Definition
Die Kokzidioidomykose ist eine akute, subakute oder chronische Infektion der Lunge durch Coccidioides immitis. Synonyma sind: Valley-Fieber, San-Joaquin-Fieber, Wüstenrheumatismus, Kokzidiengranulom, Posada-Wernicke-Krankheit.

Häufigkeit und Epidemiologie
Die Krankheit ist endemisch im San-Joaquin-Valley von Kalifornien, Arizona, im südwestlichen Texas, in Neumexiko und Mexiko. Die Erkrankung wurde aber auch in Zentral- und Südamerika (Gran Chaco) beobachtet. Die Kokzidioidomykose ist stark infektiös. Die meisten Individuen,

welche in einem endemischen Gebiet leben, werden infiziert. Sogar das Traversieren eines Endemiegebietes kann bereits zur Infektion führen.

Ätiologie (Mikrobiologie)
Der Pilz Coccidioides immitis ist diphasisch. Die vegetative Form hat Myzelienform mit verzweigten, septierten Hyphen. Die parasitierende Form findet sich im infizierten Gewebe in Form von kleinen Zysten mit Doppelkontur. Der Durchmesser beträgt durchschnittlich 20–30 μm. Solche Zysten entleeren durch Ruptierung Endosporen mit einem Durchmesser von 2–5 μm.

Pathogenese und Pathophysiologie
Die Inkubationszeit beträgt 2 Tage bis 3 Wochen. Über 50% der Infektionen verlaufen asymptomatisch. Eine direkte Übertragung von Mensch zu Mensch oder von Tier zu Mensch ist nicht bekannt.

Krankheitsbild
Primäre Lungenkokzidioidomykose
Die Initialsymptome imponieren als Erkältungskrankheit. Röntgenologisch werden Lungeninfiltrate, Hilusvergrößerungen, Kavernen, miliare Aussaat und oft Pleurabeteiligung beobachtet. Solche Kavernen sind auffallend zartwandig. Allergische Hauterscheinungen in Form eines Erythema nodosum der Unterschenkel sind in ungefähr 30% der Fälle etwa 10 Tage nach Auftreten von katarrhalischen Symptomen vorhanden (s. Krankheiten der Atmungsorgane, Bd. I, Kap. 3).

Primäre Kokzidioidomykose der Haut
In der Regel handelt es sich um Metastasen einer Lungenkokzidioidomykose, da die perkutane Inokulation äußerst selten ist.

Disseminierte Kokzidioidomykose
In den ganz seltenen Fällen, bei denen die primäre Lungenkokzidioidomykose nicht überwunden wurde, kommt es zur Generalisierung mit Aussaat in Haut, Knochen und Zentralnervensystem. Bei der Generalisation finden sich Schüttelfröste, Prostration, Kachexie.

Laboratoriumsbefunde
Unspezifische entzündliche Reaktionen mit Senkungsbeschleunigung, Dysproteinämie, Leukozytose und Linksverschiebung.

Besondere Untersuchungsmethoden
Der direkte mikroskopische Erregernachweis unter starker Abblendung ist einfach, aber unsicher. Kulturen sind unerläßlich. Entscheidend sind Hauttests mit Antigenlösung in einer Verdünnung von 1:100. Der Präzipitinnachweis im Serum gelingt vor dem Nachweis von komplementbindenden Antikörpern.

Verlauf und Prognose
Die Prognose der akuten primären Lungenkokzidioidomykose ist gut, ebenso diejenige der primären Kokzidioidomykose der Haut. Die disseminierte Form verläuft in ungefähr 50% der Fälle letal. Besonders schlecht ist die Prognose bei Befall der Meningen.

Komplikationen
Nicht selten ist die Kombination von Tuberkulose und Kokzidioidomykose. Bei Disseminierung können sämtliche inneren Organe befallen werden.

Differentialdiagnose
Bei der Lungenform ist in erster Linie die Tuberkulose auszuschließen (Infiltrate, Kavernen, Miliaris, Hilusvergrößerung, Pleurabeteiligung), besonders auch bei Auftreten eines Erythema nodosum.

Therapie
Amphotericin-B, thoraxchirurgische Behandlung lokalisierter Lungenherde, bei chronischen Verlaufsformen Versuch mit Impfstoffbehandlung.

Prophylaxe
Eine wirksame Prophylaxe ist kaum durchzuführen.

Literatur
Greer, A.E.: Sporotrichosis. In: Disseminating fungus diseases of the lung, hrsg. von Am. Lectuse Series Publ. Nr. 509. Thomas, Springfield/Ill. 1962

Wegmann, T.: Kokzidioidomykose. In: Klinik und Therapie der Pilzkrankheiten, hrsg. von G. Polemann. Thicme, Stuttgart 1961

Wilson, J.W.: Clinical and immunological aspects of fungus diseases. Thomas, Springfield/Ill. 1957

Aspergillose

L. Bergmann

Definition
Aspergillosen sind Mykosen, die einzelne Organe oder generalisiert den ganzen Organismus befallen und deren Erreger zu den Aspergillusarten, den Gießkannenschimmelpilzen gehören.

Epidemiologie und Pathogenese
Die Schimmelpilze sind als Anflugpilze ubiquitär und werden so vorwiegend mit der Atemluft aufgenommen. Wenn es zu einer Störung des Gleichgewichtes zwischen Wirt und Pilz kommt, kann die saprophytäre Phase des Aspergillus in eine parasitäre umschlagen. Der Aspergillus ist dann in der Lage, auch nur wenig vorgeschädigtes Gewebe anzugreifen (Opportunismus). Am häufigsten wer-

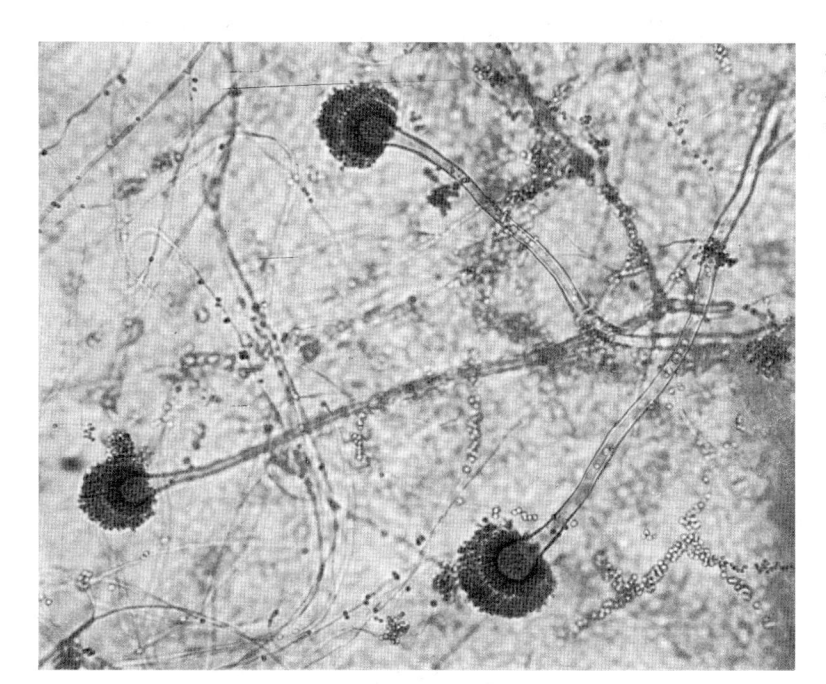

Abb. 13.44 Mikroskopisches Präparat vom Aspergillus fumigatus in Objektträgerkultur auf Bierwürze-Agar gewachsen

den beim Menschen die unteren Luftwege befallen (in etwa 85%). Weitere bevorzugte Lokalisationen sind die Nase mit ihren Nebenhöhlen und der Gehörgang. Seltener werden meningozerebrale, intestinale, kutane Formen oder der Befall infizierter Wunden beobachtet.

Während unter massiver Behandlung mit Antibiotika die resistenten Pilze überwuchern können, bereitet die Therapie mit Corticosteroiden und Zytostatika in hohen Dosen durch Schwächung der dem Organismus eigenen Abwehrkräfte den Boden für Aspergillusinfektionen. Auch die in der Transplantationschirurgie angewandte immunsuppressive Behandlung fördert die Entstehung generalisierter Aspergillosen. Neuerdings wurde man aufmerksam auf die mögliche Kontamination von Operations-, Untersuchungs- und Patientenräumen sowie von medizinischen Geräten, Nahtmaterial, Kathetern und Plastikbehältern durch Schimmelpilzsporen. Von den Beschäftigten in landwirtschaftlichen Berufen sind vor allem Arbeiter in Getreidesilos auch heute noch gefährdet.

Ätiologie (Mikrobiologie)

Die Aspergillaceae werden zu den Askomyzeten gezählt. Außer dem häufigsten Krankheitserreger, dem Aspergillus fumigatus Fresenius, sind Aspergillus niger, nidulans, flavus, glaucus und versicolor als fakultativ pathogen bekannt. Die charakteristische Kulturform des Aspergillus fumigatus besteht aus dem fadenförmigen, septierten Myzel mit dem Köpfchen als Sporenträger, zusammengesetzt aus Konidiosporen mit Vesikula, Phialiden und kettenförmig angeordneten Konidien (Abb. 13.44).

Krankheitsbilder

Da im Einzelfall eine primäre oder sekundäre Pilzinfektion umstritten sein kann, ist es für die Klinik zweckmäßiger, in lokalisierte und generalisierte Aspergillosen zu unterscheiden, die akut oder chronisch verlaufen können.

Für die Aspergillosen des bronchopulmonalen Organsystems ergeben sich folgende klinisch-pathologische Krankheitsbilder:

I. Bronchitis aspergillina
   a) akute Form (besonders bei Kindern)
   b) mukomembranöse Form
   c) allergische Form
II. Bronchopneumonia aspergillina
   a) Herdpneumonie (z.T. abszedierend)
   b) disseminierte Pneumonie
III. Aspergillom

Besonders gefürchtete Komplikationen schwerer Systemerkrankungen wie metastasierende Malignome, Leukämien oder Panmyelophthisen sind die selten lokalisierten, meist hämatogen entstehenden generalisierten Aspergillosen.

Erhöhte Aufmerksamkeit wird den von bestimmten Aspergillaceae abgegebenen Mykotoxinen, besonders den Aflatoxinen des Aspergillus flavus gewidmet. Aflatoxin B_1 gehört zu den stärksten bekannten Kanzerogenen und ruft z.B. den Leberkrebs der Bantuneger hervor, deren Hauptnahrung verschimmeltes Getreide und Erdnüsse sind. Gefahren für die menschliche Ernährung aus Mykotoxinen werden auch in Europa vermutet.

Sonderform Aspergillom

Durch Röntgenbildserien und Resektionspräparate kann meist die Entstehung von Aspergillusmyzetomen durch sekundäre Besiedlung präexistenter bronchopulmonaler oder extrapulmonaler Hohl-

13.274 Infektionskrankheiten

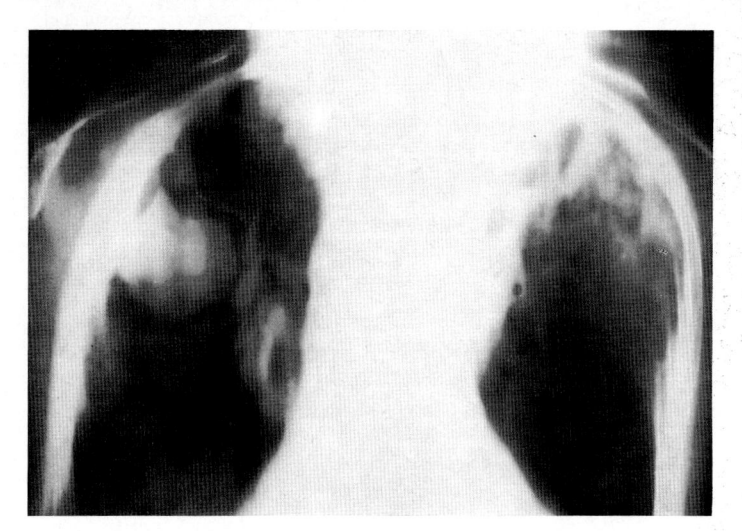

Abb. 13.**45** Tomogramm, Schichttiefe 13 cm, einer 51jährigen Patientin mit offener Lungentuberkulose. Aspergillom im rechten Oberlappen, Kaverne im linken Oberlappen. Aspergillus fumigatus bei perthorakaler Punktion rechts nachgewiesen

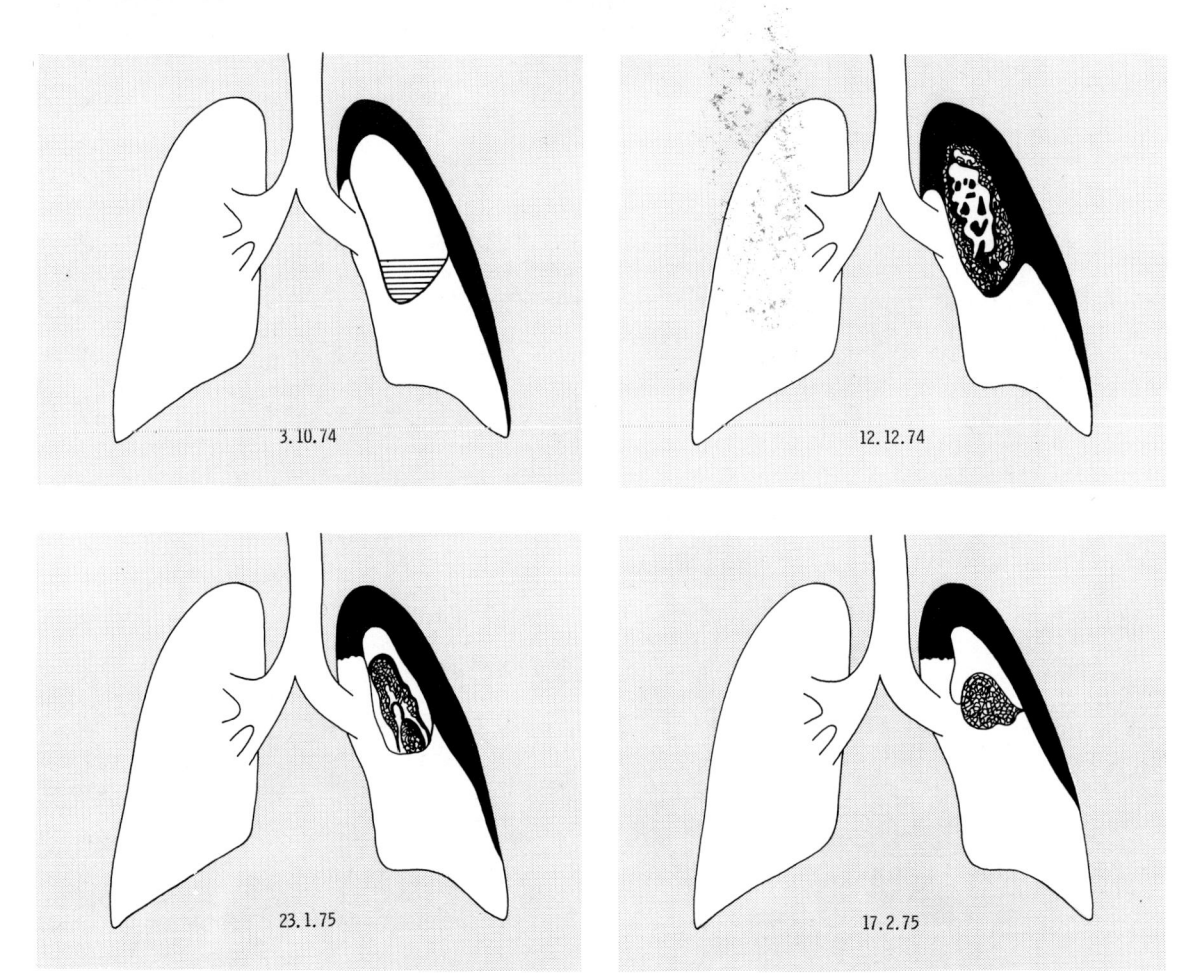

Abb. 13.**46** Schematische Darstellung der 3 Stadien einer Aspergillomentstehung in einer Resektionsresthöhle innerhalb weniger Monate

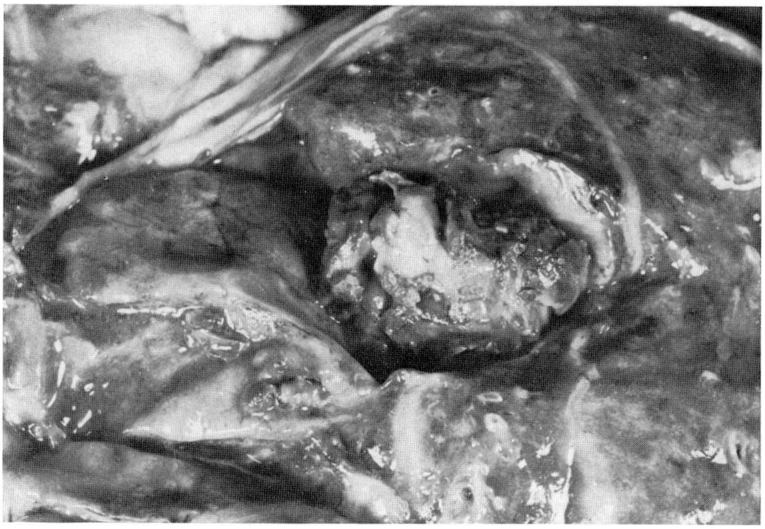

Abb. 13.**47** Obduktionspräparat des Aspergilloms von Abb. 13.45

räume nachgewiesen werden. Solche Hohlräume sind: Lungen- oder Echinokokkuszysten, Bronchiektasen, Lungenabszesse, alte oft zystisch umgewandelte tuberkulöse Kavernen, nekrotischer Zerfall in malignen Tumoren, Infarkten, silikotischen Schwielen, Sarkoidosegranulomen oder Empyem- und Resektionsresthöhlen.

Terrainfaktoren innerhalb der Lunge spielen beim Aspergillom eine wichtigere Rolle als berufliche Disposition. Antibiotische Vorbehandlungen haben nicht immer stattgefunden. Erstes und führendes Symptom ist oftmals die rezidivierende Hämoptyse. Mitunter wird erst durch das Röntgenbild anläßlich einer Reihenuntersuchung die Diagnose gestellt, wenn das typische Bild des Fungusballes mit der Luftsichel am kranialen Pol beim stehend aufgenommenen Patienten vorhanden ist, von französischen Autoren als »image en grelot« (Narrenschelle) bezeichnet (Abb. 13.**45**).

Durch röntgenologisch, operativ und kulturell gesicherte Befunde sind folgende in verschiedenen Zeitabständen verlaufende Stadien nachzuweisen. Eine schematische Darstellung einer Aspergillomentstehung in einem Resthohlraum nach Lobektomie illustriert dies (Abb. 13.**46**).

I. Infektion eines Hohlraumes durch Einwanderung von Schimmelpilzsporen auf bronchialem Wege; mitunter von einer Pleuraverdickung als Reizantwort über dem Hohlraum gefolgt.
II. Entwicklung von mykotischen Wandbelägen aus Pilzelementen und Zelldetritus.
III. Ablösung der Beläge und Zusammenballung durch Körperbewegung zum eigentlichen Pilzball.

Weitere mögliche Stadien sind je nach Terrainbedingungen und Virulenz des Pilzes: sekundäre bakterielle Infektion mit Nekrose des Fungus, Erweichung, Verflüssigung oder Verkalkung. In den meisten Resektionspräparaten findet man das Stadium III mit oliv-braun gefärbten, breiig-pastösen oder bröckeligen Massen (Abb. 13.**47**).

Besondere Untersuchungsmethoden

Für Sputumuntersuchungen ist möglichst frisches Material zu verwenden und ein Kalilauge-Quetschpräparat anzulegen. Konservierung und Färbung erfolgt mit Lactophenolwasserblau. Diagnostisch sicherer ist die Gewinnung von Material auf bronchoskopischem Wege.

Kultureller Nachweis: anspruchsloses Wachstum auf Sabouraud-Agar oder Bierwürze-Agar bei 37 °C 3 Tage.

Histochemischer Nachweis: PAS, HE, Färbung nach Swarts und Coolidge. Die Spezifität der Schimmelpilzantigene läßt zu wünschen übrig. Größeren diagnostischen Wert besitzen der Präzipitationstest und neuerdings die indirekte Immunfluoreszenztechnik.

Therapie

Beim Aspergillom ist, sofern keine Gegenindikationen bestehen, die Resektion in sparsamer Form noch immer das Mittel der Wahl. Es sind jedoch Arbeiten bekannt, die von einer erfolgreichen konservativen Behandlung berichten. Das Antimykotikum Pimaricin (Natamycin) als 2,5%ige Pimafucin-Suspension kann auf lokalem Wege durch Inhalation, durch intrabronchiale oder perthorakale Spülung in die das Aspergillom beherbergenden Hohlräume herangebracht werden. Wegen der guten Verträglichkeit dieses Mittels mit breitem Wirkungsspektrum ist die lokale Behandlung auch bei den anderen bronchopulmonalen Aspergillosen als Aerosol in der Dosierung von 3mal 2,5 mg pro Tag über 4 Wochen, anschließend 2mal 2,5 mg pro Tag zu empfehlen.

Als intravenös zu verabreichendes Antimykotikum bei disseminierten Formen bewährt sich weiterhin Amphotericin-B in der Dosierung von 0,1 mg Substanz je ml 5%iger Glucoseinfusionslösung mit Infusionsdauer von mindestens 6 Stunden; Tagesdosis von 0,25 mg/kg bis auf 1 mg/kg zu steigern. Cave: Nephrotoxizität und lokale Reizwirkungen.

Literatur

Bader, G.: Die viszeralen Mykosen. Fischer, Jena 1965
Bergmann, L.: Zur Pathogenese des Aspergilloms. Beitr. Klin. Tuberk. 124 (1961) 88
Raab, W.P.: Pimaricin (Natamycin). Thieme, Stuttgart 1974
Reinhardt, K.: Das Mycetom. Enke, Stuttgart 1968
Wegmann, T.: Therapie der Lungenmykosen. Dtsch. med. Wschr. 94 (1969) 3
Yoneda, R.: Diagnose und Behandlung der pulmonalen Aspergillose. Jap. J. Chest Dis. 28 (1969) 171

Geotrichose

T. WEGMANN

Definition
Diese meist auf die Schleimhäute beschränkte chronische Affektion wird durch verschiedene Spezies von Geotrichum verursacht.

Häufigkeit
Obschon Geotrichen ubiquitär als Saprophyten den Respirations- und Magen-Darm-Trakt des menschlichen Organismus besiedeln, kommt es selten zu einer manifesten Erkrankung.

Epidemiologie
Den häufigen Infektionsweg stellt der Respirationstrakt dar, während exogene Infektionen selten sind.

Ätiologie (Mikrobiologie)
Die Geotrichen sind rechteckige Zellen mit abgerundeten Ecken und einer Ausdehnung von 4 bis 8 µm. Im Untersuchungsmaterial findet man die Pilze als septierte Hyphen mit Arthrosporen und Chlamydosporen. Die Züchtung gelingt auf Glucose-Agar nach Sabouraud.

Pathogenese
Bei kritischer Durchsicht der Literatur fällt auf, daß der histologische Nachweis einer Gewebereaktion durch Geotrichen noch nie erbracht wurde. Trotzdem neigen wir aufgrund eigener Beobachtungen dazu, das Krankheitsbild einer Geotrichose anzuerkennen.

Krankheitsbild
Die Geotrichose des Pharynx äußert sich als weißliche Membran, ähnlich wie ein Mundsoor. Entsprechende Veränderungen sieht man auch im Bereich der Schleimhäute des Magen-Darm-Kanals, die aber zu einem uncharakteristischen Krankheitsbild führen. Der Befall des Respirationstrakts äußert sich in Form einer Bronchitis oder einer Bronchopneumonie. Auffallend ist der weißliche, schaumige, fade riechende Auswurf. Die Lungenveränderungen sind charakterisiert durch ihren langwierigen Verlauf (s. Krankheiten der Atmungsorgane, Bd. I, Kap. 3). Die Laboratoriumsbefunde sind uncharakteristisch.

Besondere Untersuchungsmethoden
Die Pilzelemente können mikroskopisch im Sputum nachgewiesen werden. Kulturen sind zur Identifizierung immer anzulegen. Die Intrakutantests sind unspezifisch. Antikörper können im Serum selten nachgewiesen werden.

Verlauf und Prognose
Die Prognose ist im allgemeinen gut, da die Krankheit in der Regel spontan ausheilt.

Komplikationen
Besonders bekannt ist der rezidivierende Pneumothorax, der die Prognose verschlechtert.

Differentialdiagnose
Die Veränderungen im Bereich des Oropharynx sind klinisch kaum von einer Soorerkrankung zu differenzieren. Bei Befall des tiefen Respirationstraktes sind Bronchitis spastica, Asthma bronchiale, Lungentuberkulose sowie andere Pilzaffektionen in Erwägung zu ziehen.

Therapie
Jodide in Form von Kalium jodidum per os oder Amphotericin-B.

Prophylaxe
Wegen des ubiquitären Vorkommens des Erregers wenig sinnvoll.

Literatur

Bader, G.: Die viszeralen Mykosen: Pathologie, Klinik und Therapie. Fischer, Jena 1965
Morenz, J.: Geotrichum candidum Link. Diagnose und medizinische Bedeutung. VEB Thieme, Leipzig 1963

Mucormykose

T. WEGMANN

Definition
Diese Pilzerkrankung befällt vor allem den Respirationstrakt sowie die Nebenhöhlen der Nase. Besonders disponiert sind jugendliche Diabetiker mit azidotischer Entgleisung.

Häufigkeit
Die Krankheit ist selten. Genaue Angaben sind nicht zu erhalten, da die meisten Fälle nicht diagnostiziert werden.

Epidemiologie
Diese Schimmelpilze sind ubiquitär. Speziell gehäuft sind sie in Stroh, Heu, Humus und Kompost

anzutreffen. Üblicherweise geschieht die Infektion aerogen durch sporenhaltigen Staub, während exogene Infektionen die Ausnahme darstellen.

Ätiologie und Mikrobiologie
Die thermophilen Köpfchenschimmel gehören den Gattungen Absidia, Rhizopus und Mucor an. Mucorazeen wachsen leicht in der Petrischale. Spezielle Nährböden für ihr Züchtung sind nicht notwendig.

Pathogenese und Pathophysiologie
Der hauptsächliche Infektionsweg ist aerogen durch sporenhaltigen Staub. Es resultieren Bronchopneumonien. Charakteristisch ist die Affinität dieser Pilze zu den Arterien (Thrombenbildung). Die seltene exogene Infektion führt zu Paronychien.

Krankheitsbild
Die Mucormykose der Schleimhäute, des Oropharynx und der Nase äußert sich in einer flächenhaften grauschwärzlichen Verfärbung, bedingt durch den Pilzrasen. Bei Berührung treten rasch Blutungen auf. Besonders bekannt sind Mucormykosen bei Patienten mit schweren Verbrennungen, ferner bei Diabetes, Leukämien, Unterernährung sowie gehäuftes Auftreten unter Therapie mit Zytostatika, Antibiotika und Steroiden. Charakteristisch sind ferner Bronchopneumonien mit hämorrhagischem Sputum. Der Befall des Magen-Darm- oder Urogenitaltraktes ist selten. Die zerebrale Form der Mucormykose ist als Komplikation einer Sinusitis aufzufassen. Die Laboratoriumsbefunde sind uncharakteristisch.

Besondere Untersuchungsmethoden
Der Pilz kann direkt mikroskopisch im Sinuspunktat oder im Sputum nachgewiesen werden. Mit dem Ausgangsmaterial sind immer Kulturen anzulegen. Obschon das Granulationsgewebe keine spezifischen Veränderungen aufweist, kann unter Umständen die histologische Untersuchung bei einer Probeexzision aus dem Gaumen die Diagnose sichern. Intradermalreaktionen sind unsicher, ebenso serologische Reaktionen.

Verlauf und Prognose
Der Verlauf ist im allgemeinen foudroyant und endet in der Regel mit dem Tod. Verlauf und Prognose hängen weitgehend davon ab, ob es sich um eine lokalisierte, therapeutisch leicht zugängliche oder um eine disseminierte Form der Erkrankung handelt.

Komplikationen
Bei Perforation von Mucorsinusitiden oder entsprechenden Veränderungen im Bereich des Gaumens entsteht die zerebrale Form (Meningoenzephalitis) mit Ophthalmoplegie und Fazialisparesen. Neigung zu Thrombosen und Embolien ist besonders hervorzuheben.

Differentialdiagnose
Das Syndrom von paradoxen Thrombosen trotz schwerer Thrombozytopenie und Blutungsneigung kann auf die richtige Fährte führen. Es gelingt aber in den seltensten Fällen, intra vitam die Diagnose zu stellen. Die Lungenveränderungen sind uncharakteristisch, ebenso die zerebralen Erscheinungen.

Therapie
Amphotericin-B ist wirksam. Bei vorliegender Grundkrankheit (Diabetes) ist Verbesserung der Stoffwechsellage notwendig.

Prophylaxe
Einzig bei den exogenen Formen ist eine Prophylaxe sinnvoll, z.B. Schutz der Hände bei Orangearbeitern.

Literatur
Gloor, F., A. Löffler, H.J. Scholer: Mucormykosen. Path. et Microbiol. 24 (1961) 79
Neame, P., D. Rayner: Mucormycosis. A report on twenty cases. Arch. Path. 70 (1960) 261
Siebenmann, R., T. Wegmann: Generalisierte Mucormykose. Schweiz. med. Wschr. 98 (1968) 537

Sporotrichose

T. WEGMANN

Definition
Die Sporotrichose verläuft chronisch oder subakut. Sie befällt vor allem Haut und Unterhaut, selten die inneren Organe.

Häufigkeit und Epidemiologie
Über die Häufigkeit gibt es keine exakten Angaben. Die Erkrankung ist weltweit verbreitet. Bei Töpfereiarbeitern ist sie als Berufsdermatose bekannt. Besonders exponiert sind auch Landarbeiter, bei denen die Infektion durch die verletzte Haut erfolgt. Laborinfektionen sind nicht selten.

Ätiologie (Mikrobiologie)
Sporotrix schenkii (beuermannii) gehört zu den dimorphen Pilzen, weist also myzel- und hefeähnliche Phasen auf. Die Pilze gedeihen auf Sabouraud-Glucose- oder Grütz-Kimmig-Agar und bilden ungefähr innerhalb einer Woche weißliche Scheibchen, ganz ähnlich wie Hefekolonien. Bei zunehmender Alterung erfolgt eine bräunliche bis schwärzliche Verfärbung.

Pathogenese
Bei der Hautsporotrichose erfolgt die Inokulation durch die lädierte Haut. Bei der disseminierten

Form wird eine aerogene, u.U. auch eine enterale Infektion postuliert. Die Inkubationszeit variiert zwischen 3 und 21 Tagen, kann aber unter Umständen auch mehrere Monate betragen.

Krankheitsbild
Der Einfachheit halber unterscheiden wir eine primär-kutane Sporotrichose von einer disseminierten Form. Die primär-kutane Sporotrichose wird besonders bei Landarbeitern oder bei Laborinfektionen beobachtet. Im Gebiet der Eintrittspforte, speziell der Finger, bildet sich ein Ulkus mit Beteiligung der regionalen Lymphknoten. Außer dieser kutanlymphangitischen Form ist eine Spezialform der Hautsporotrichose mit disseminierten subkutanen Knoten zu unterscheiden, welche zur Einschmelzung neigen. Die disseminierte Sporotrichose ist selten. Sie zeigt folgende Organbeteiligung in absteigender Reihenfolge: Haut, Subkutis, Knochen, Periost, Synovium, dann vereinzelt Muskel, Augen, Lungen, Genitale, Milz, Larynx und Oropharynx. Die Beteiligung des Respirationstraktes ist äußerst selten. Sie wird mit 2% angegeben. Charakteristisch soll die Beteiligung der trachealen Lymphonodi sein. Die Laboratoriumsbefunde sind uncharakteristisch.

Besondere Untersuchungsmethoden
Mikroskopischer und kultureller Nachweis der Pilzelemente ist vor allem aus Biopsiematerial anzustreben. Serologische Untersuchungen sind für die Diagnostik kaum von Bedeutung. Hingegen sind die Sporotrichin-Intrakutanteste sehr spezifisch. Die Hautreaktionen treten meist nach 24 Stunden auf und sind noch während 72 Stunden deutlich positiv. Es ist darauf zu achten, daß solche Lokalreaktionen auch von fokalen oder Allgemeinreaktionen des Patienten begleitet sind.

Verlauf und Prognose
Die Prognose der lokalisierten Erkrankung, speziell der Haut, ist im allgemeinen gut. Es erfolgt spontane Ausheilung. Generalisierte Formen neigen zu Chronizität, können aber auch rasch letal verlaufen.

Komplikationen
Die hauptsächlichste Komplikation ist die Systembeteiligung, welche aber an sich selten ist.

Differentialdiagnose
Bei der kutanen Form sind Primäraffekte (Lues, Blastomykose), beim Befall der inneren Organe vor allem die Tuberkulose oder ein Tumor auszuschließen.

Therapie
Bei der kutanen Form ist Kalium jodidum in gesättigter Lösung, u.U. 2-Hydroxy-Stilbamidin angezeigt, bei den generalisierten Formen Amphotericin-B.

Literatur
Gonzalez, B.: Sporotrichose als Berufskrankheit in Töpfereibetrieben. Berufsdermatosen 7 (1959) 22
Greer, A.E.: Sporotrichosis. In: Disseminating fungus diseases of the lung, hrsg. von Thoma. Thomas, Springfield/Ill. 1962
Wilson, D.E., J.J. Mann, J.E. Benett, J.P. Utz: Clinical features of the cutaneous Sporotrichosis. Medicine 46 (1967) 265

Pilzseptikämie

D. Würsten und W. Siegenthaler

Definition
Entsprechend der Definition der bakteriellen Septikämie ist die Pilzsepsis zu umschreiben. Es handelt sich um eine pilzbedingte Allgemeininfektion, bei der die Erreger von einem mykotischen Herd aus in den Blutkreislauf gelangen, was zu Krankheitssymptomen und oft zur Absiedlung metastatischer Mykoseherde führt.
Der Begriff Fungämie beinhaltet ebenfalls das Vorhandensein von Pilzen im Blutkreislauf, im Gegensatz zur Pilzsepsis sind aber damit keine faßbaren Krankheitssymptome verbunden bzw. stehen die Symptome von seiten des Ausgangsherdes im Vordergrund.

Häufigkeit, Pathogenese
Mit der seit Jahren anhaltenden Zunahme der Pilzkrankheiten sind auch Pilzseptikämien häufiger geworden. Diese Häufung betrifft vor allem Septikämien bei sekundären Mykosen, wie sie bei Immundefizienz im Rahmen konsumierender Krankheiten (vor allem Leukosen und Lymphoretikulosen) und/oder der Langzeitmedikation mit Steroiden, Zytostatika und Immunosuppressiva vermehrt zu beobachten sind. Als Illustration mögen die statistischen Befunde einer großen amerikanischen Studie gelten, welche anhand von Obduktionsmaterial die Mykosehäufigkeit bei verstorbenen Leukämiepatienten anfangs der vierziger und anfangs der sechziger Jahre vergleicht. Die Mykosehäufigkeit stieg in dieser zwanzigjährigen Zeitspanne von etwa 5% auf über 30% an. Diese sprunghafte Zunahme weist auf die wachsende Bedeutung iatrogener Faktoren (Verbreitung der Leukämiebehandlung mittels Zytostatika und Steroiden seit etwa 1955) als Wegbereiter für sekundäre Mykosen hin.
Neben den oben erwähnten Zuständen mit Immundefizienz kommen im Rahmen der modernen Medizin noch weitere pathogenetische Faktoren in Betracht, welche für das Auftreten einer Pilzsepsis verantwortlich sein können (Tab. 13.**45**). So gilt heute als gesichert, daß viele antibakterielle Antibiotika eine Störung des ökologischen Gleichgewichtes der Intestinalflora hervorrufen und so das Überwuchern vor allem von Candida albicans be-

Tabelle 13.45 Faktoren, die das Auftreten einer Pilzseptikämie begünstigen

Immundefizienz
- Grundkrankheiten (Leukosen, Lymphoretikulosen)
- iatrogen (Zytostatika, Steroide, Immunsuppressiva)

Störung ökologischer Gleichgewichte
- Antibiotika (Darmflora)

Therapeutisch-apparative Hilfsmittel
- intravenöser Verweilkatheter
- Beatmungsgeräte, Vernebler

Spezielle chirurgische Situationen
- Chirurgie am offenen Herzen
- Transplantationschirurgie
- großflächige Verbrennungen

günstigen können, wodurch das Risiko einer septischen Aussaat erhöht wird. Des weiteren kommen therapeutisch-apparative Hilfsmittel wie Verweilkatheter, Vernebler, Beatmungsgeräte, Trachealkanülen als zusätzliche Infektionsquellen in Betracht, worunter der intravenöse Dauerkatheter als wichtigste hervorzuheben ist. Im Rahmen der Chirurgie schließlich ergeben sich günstige Voraussetzungen für die Entwicklung einer Pilzseptikämie vor allem nach Eingriffen am offenen Herzen, nach Transplantationen (Immunsuppression!) und bei der Behandlung großflächiger Verbrennungen.

Ätiologie (Mikrobiologie)
Die Erreger der bei uns vorkommenden sekundären Mykosen (Candidiasis, Kryptokokkose, Aspergillose, Mukormykose) sind weit verbreitete Keime, mit denen der menschliche Organismus oft in Berührung kommt. Dieser normalerweise harmlose Kontakt kann zum Ausgangspunkt einer generalisierten systemischen Mykose werden, wenn mykosebegünstigende Faktoren (s. oben »Pathogenese«) vorliegen, die saprophytäre bzw. apathogene Keime zum krankmachenden Agens werden lassen.
Bei weitem der häufigste Erreger schwerer, generalisierter sekundärer Mykosen ist die Hefeart *Candida albicans*, ein kommensalischer Bewohner des menschlichen Verdauungstraktes. Den weiteren Candida-Arten kommt nur geringe klinische Bedeutung zu.
Die zweite medizinisch wichtige Hefeart, *Cryptococcus neoformans*, ist ein in der Natur weit verbreiteter Keim, im Gegensatz zu Candida aber nur selten als saprophytärer Kommensale des menschlichen Organismus nachzuweisen.
Auch die Sporen von *Aspergillus und Mucorazeen* (beide zu den Schimmelpilzen zählend) finden sich fast überall, so z.B. in der Luft, weswegen sie auch unter normalen Umständen regelmäßig in den menschlichen Respirationstrakt gelangen.

Für eingehendere mikrobiologische Angaben über die einzelnen Keime vgl. die entsprechenden Abschnitte im Kap. »Mykosen«.

Krankheitsbild
Pilzseptikämien bieten ein breites Spektrum klinischer Zustandsbilder. Von intermittierend oder kontinuierlich erhöhten Temperaturen allein bis zum schwersten septischen Zustand mit Schockzeichen sind alle Schweregrade möglich. Die wenig charakteristischen Zeichen einer Pilzseptikämie erlauben meist keine klinische Abgrenzung gegen eine Sepsis bakterieller Genese, denn alle Symptome, die bei einer Septikämie auftreten können, also Status febrilis, reduzierter Allgemeinzustand, Milz- und Leberschwellung, Hauterscheinungen, Herzgeräusche, sind weder pilz- noch bakterienspezifisch.
Eher als bei bakteriellen Septikämien stehen bei der Pilzsepsis die Symptome von seiten der mykotischen Metastasen im Vordergrund. Bevorzugte Lokalisationen für eine sekundäre Absiedlung via Blutbahn sind (in absteigender Häufigkeit) für Candida Nieren, Endokard und Zentralnervensystem, für Cryptococcus Zentralnervensystem, Knochen, Nebennieren, Urogenitalsystem, für Aspergillus Nieren, Zentralnervensystem, Endokard und für Mucorazeen Herz, Lunge, Nieren und Zentralnervensystem.
Klinisch bedeutsam sind Häufigkeit und Lokalisation der mykotischen Primärherde, von denen aus die Streuung erfolgt. Bei Candida-Sepsis sind in erster Linie intravenöse Verweilkatheter, Verdauungstrakt und Endokard (nach herzchirurgischen Eingriffen) als Streuquelle zu finden; Kryptokokken haben meist im Respirationstrakt ihren primären Sitz, ebenso die Aspergillen, welche daneben aber zunehmend häufig auch von Endokardläsionen aus streuen (nach herzchirurgischen Eingriffen); bevorzugte Eintrittspforte der Mucorazeen schließlich sind die Schleimhäute der oberen Luftwege.

Besondere Untersuchungsbefunde (Diagnostik)
Zur gesicherten Diagnose einer Pilzseptikämie gehört der Erregernachweis im Blut. Der Wert dieser Forderung wird jedoch in mehrfacher Weise eingeschränkt: Einerseits ist eine positive Blutkultur nicht unbedingt mit Sepsis gleichzusetzen, denn vor allem beim Vorhandensein eines intravenösen Dauerkatheters und leichter Kultivierbarkeit des Erregers kann auch nur eine transitorische Fungämie vorliegen. Andererseits schließen natürlich negative Blutkulturen eine Pilzsepsis keinesfalls aus, insbesondere bei Pilzseptikämien durch schlecht aus Blut kultivierbare Erreger (z.B. Aspergillus). Zusätzlich erschwert wird die Bewertung der Kulturresultate noch durch das ubiquitäre Vorhandensein der oben erwähnten Keime (vor allem Schimmelpilze), welches eine Kontamination des Untersuchungsmaterials erleichtert.
Von großer diagnostischer Bedeutung sind direkt

Tabelle 13.46 Systemische Chemotherapie bei septikämischen sekundären Mykosen

Erreger	Antimykotikum	
Candida	5-Fluorocytosin	
	Miconazol	
	Amphotericin-B 5-Fluorocytosin	kombiniert
Cryptococcus	Amphotericin-B 5-Fluorocytosin	kombiniert
	Miconazol	
Aspergillus	Amphotericin-B 5-Fluorocytosin	kombiniert
	Miconazol	
Mucorazeen	Amphotericin-B	

mikroskopische Untersuchungen von Material aus mutmaßlichen Streuquellen bzw. aus Organsystemen mit vermutbarem metastatischem Pilzbefall (Sputum, Bronchialsekret, Exsudate, Eiter, Fäzes, Urin, Liquor). Der sicherste Weg zur Diagnose einer septisch entstanden, sog. tiefen oder Organmykose bestünde in der mikroskopischen Untersuchung und kulturellen Verarbeitung von Gewebsproben aus dem vermuteten Bezirk, die Anwendbarkeit dieser Methode ist aber naturgemäß sehr beschränkt.

Als weiteres diagnostisches Hilfsmittel seien schließlich die serologischen Nachweismethoden erwähnt, die vor allem für den Nachweis tiefer bzw. generalisierter Hefemykosen (Candidiasis und Kryptokokkose) wachsende Bedeutung erlangen.

Für Einzelheiten die mykologische Diagnostik betreffend vgl. die entsprechenden Abschnitte im Kapitel »Mykosen«.

Verlauf und Prognose

Der Verlauf einer Pilzseptikämie ist weitgehend davon abhängig, in welchem Ausmaß mykotische Metastasen sich entwickeln und wie rasch eine adäquate antimykotische Therapie erfolgt. Septikämien durch Aspergillus und Mucorazeen zeigen in der Regel einen rasch progredienten bis foudroyanten Verlauf, während eine septikämische Streuung von Hefezellen (Candida und Cryptococcus) auch zu chronisch progredienten tiefen Organmykosen führen kann.

Insgesamt hat die Prognose einer Pilzseptikämie als sehr ernst zu gelten, ohne Behandlung ist ein letaler Verlauf zu erwarten, bedingt entweder bereits durch die Sepsis an sich oder dann durch die mykotischen Organmetastasen.

Therapie

Eine Pilzseptikämie ist eine absolute und dringende Indikation zur Einleitung einer systemischen antimykotischen Therapie. Auch im mikrobiologisch nicht gesicherten Verdachtsfall ist beim Vorliegen von mykosebegünstigenden Faktoren (s. oben »Pathogenese«) die Medikation von Antimykotika zu empfehlen, da die möglichen Folgen einer Pilzsepsis ungleich schwerer wiegen als die möglichen Nebenwirkungen der fungistatischen Therapie.

Die adäquate Behandlung einer Pilzsepsis hat systemisch zu erfolgen, weshalb das Spektrum der verfügbaren Antimykotika begrenzt ist. Aufgrund der bis heute vorliegenden Erfahrungen kommen zur Zeit für die Therapie septikämischer Mykosen drei Substanzen in Betracht, nämlich Amphotericin-B, 5-Fluorocytosin und Miconazol. Betreffend Erregerspektrum, Indikation, Applikationsart und Dosierung s. Tab. 13.46 und 13.47.

Selbstverständlich gehört zu einer adäquaten antimykotischen Therapie auch nach Möglichkeit die Elimination prädisponierender Faktoren bzw. von Streuquellen (Absetzen von immunsuppressiven Medikamenten und Antibiotika, Entfernung bzw. Wechsel von Kathetermaterial, eventuell chirurgische Sanierung von umschriebenen Streuherden).

Peinliche Sauberhaltung und häufiger Wechsel von Kathetermaterial, regelmäßige Desinfektion von Kathetereinstichstellen, eventuell unter Anwen-

Tabelle 13.47 Applikation und Dosierung der systemisch anwendbaren Antimykotika

Substanz (Markenname)	Applikationsart	Dosierung
– Amphotericin-B (Fungizone, Amphozone)	nur intravenös (Dauertropfinfusion)	0,2–1 mg/kg Körpergewicht/Tag
– Miconazol (Daktar, Daktarin, Brentan, Monistat)	oral und intravenös	oral 50 mg/kg Körpergewicht/Tag i.v. 25–50 mg/kg Körpergewicht/Tag
– 5-Fluorocytosin (Ancotil, Ancobon)	oral und intravenös	50 mg/kg Körpergewicht 4mal täglich oral oder i.v.
– Kombination { Amphotericin-B 5-Fluorocytosin	intravenös oral oder intravenös	20 mg/Tag 150 mg/kg Körpergewicht/Tag

dung eines Lokalantimykotikums, sind leicht durchzuführende prophylaktische Maßnahmen von erwiesener Wirksamkeit.
Die generelle prophylaktische Anwendung systemisch wirksamer Antimykotika bei Risikopatienten birgt die Gefahr der zunehmenden Entwicklung resistenter Stämme, weshalb sie nicht befürwortet werden kann.

Literatur

Bennet, J.E.: Chemotherapy of systemic mycoses. New Engl. J. Med. 55 (1974) 30

Harford, C.G.: Postoperative fungal endocarditis. Arch. intern. Med. 134 (1974) 116

Heffernan, A.G., S.P. Asper: Insiduous fungus disease, a clinicopathological study. Bull. Johns Hopk. Hosp. 188 (1966) 10

Holt, R.J.: New antifungal drugs. Drugs 9 (1975) 401

Medoff, G., G.S. Kobayashi: Amphotericin-B, old drug, new therapy. J. Amer. Med. Ass. 232 (1975) 619

Rapp, C., P.G. Quie: Fungal septicemia in patients receiving parenteral hyperalimentation. New Engl. J. Med. 285 (1971) 1221

Scholer, H.J.: Stellung und Bedeutung der Mykosen unter den menschlichen Infektionskrankheiten. Path. et Microbiol. 41 (1974) 199

Scholer, H.J.: Diagnose der Hefemykosen innerer Organe, Candidiasis und Kryptokokkose. Ther. Umsch. 31 (1974) 402

Seeliger, H.P.R.: Epidemiologie und Mikrobiologie der einheimischen Systemmykosen. Ärztl. Forsch. 25 (1971) 411

Seeliger, H.P.R., H. Vögtle: Die Blutkultur bei Verdacht auf Fungämie und Pilzsepsis. Dtsch. Med. Wschr. 100 (1975) 1190

Würsten, D., W. Siegenthaler: Spetikämien bei Pilzerkrankungen. In: Antibiotika-Fibel, 4. Aufl., hrsg. von A.M. Walter, L. Heilmeyer. Thieme, Stuttgart 1975

Young, R.C. J.E. Bennet, G.W. Geelhoed, A.S. Levine: Fungemia with compromised host resistance. Ann. intern. Med. 80 (1974) 605

Protozoeninfektionen

Malaria

H. J. Knüttgen und H. M. Seitz

Definition

Als Malaria wird eine Gruppe von Infektionskrankheiten bezeichnet, die beim Menschen durch vier Parasitenarten der Gattung Plasmodium hervorgerufen und durch Stechmücken der Gattung Anopheles übertragen werden. Die Erreger machen in Mensch und Überträgermücke bestimmte Abschnitte ihres Entwicklungszyklus durch. Die einzelnen Plasmodienarten rufen jeweils ein charakteristisches Krankheitsbild hervor: Plasmodium vivax: die Malaria tertiana; Plasmodium malariae: die Malaria quartana; Plasmodium ovale: die Ovalemalaria (mit Tertianarhythmus) und Plasmodium falciparum: die gefährliche Malaria tropica. Leitsymptome sind Anämie, Splenomegalie und Fieber.

Häufigkeit

Bevor die Weltgesundheitsorganisation 1955 die weltweite Ausrottung der Malaria beschloß, wurde die Zahl der Malariaerkrankungen auf etwa 300 Millionen geschätzt, die Zahl der Todesfälle auf etwa 3 Millionen jährlich. Durch die systematischen Ausrottungskampagnen ist die Malaria um mehr als die Hälfte ihres früheren Vorkommens reduziert worden. Die augenblickliche Malarialage ist infolge der ungleichmäßigen Bekämpfungserfolge unübersichtlich geworden. Folgende Zahlen wurden von der Weltgesundheitsorganisation für 1975 mitgeteilt: 2015 Millionen Menschen leben in Gebieten, die früher malariaverseucht waren (Volksrepublik China, Nordkorea, Nordvietnam nicht eingerechnet). Davon bewohnen 824 Millionen (41%) malariafrei gemachte Gebiete. 343 Millionen (17%) leben in Ländern der Welt, in denen systematische Malariakampagnen noch nicht begonnen wurden. Die restlichen 42% der früher malariagefährdeten Menschen leben in Gebieten, in denen das Malariarisiko durch Bekämpfungsmaßnahmen mehr oder weniger stark vermindert ist.

In der Bundesrepublik wurden 1976 insgesamt 192 im Ausland erworbene Malariainfektionen und 16 Rückfälle gemeldet. 9 der Erkrankungsfälle verliefen tödlich*. Tödliche Verlaufsformen infolge Fehldiagnosen der gefährlichen Malaria tropica scheinen in allen Ländern Europas zuzunehmen.

* Vorläufige Zahlen.

Epidemiologie

Erregerreservoir der Malaria ist der infizierte Mensch. In endemischen Gebieten wird die Infektion übertragen durch Stechmücken der Gattung Anopheles, von denen über 60 Arten als Überträger bekannt sind. Die Malariaübertragung ist mit einem obligatorischen Wirtswechsel verbunden, die Infektionskette besteht demnach aus den Gliedern Mensch – Anopheles – Mensch.

Die Intensität der Übertragung wird bei vorhandenem Erregerreservoir und geeigneten Überträgeranophelen in erster Linie durch drei Faktoren bestimmt:

1. Umgebungstemperatur. Von ihr hängt die Möglichkeit und gegebenenfalls die Dauer der Parasitenentwicklung in der Überträgermücke ab.
2. Anthropophilie des Überträgers. Je stärker eine Anophelesart an den Menschen gebunden ist und je häufiger sie am Menschen blutsaugt, um so größer ist die Wahrscheinlichkeit, daß es
   a) zur Infektion der Mücke mit Parasiten kommt und
   b) daß in der Anopheles entwickelte Parasiten bei einer späteren Blutmahlzeit wieder auf Menschen übertragen werden.
3. Lebensdauer der Überträgermücken. Die Vollendung der Sporogonie in der Mücke dauert bei günstigen Temperaturen 10–12 Tage, bei ungünstigen 4–5 Wochen und länger. Kurzlebige Anophelenarten werden daher im allgemeinen keine anhaltend intensive Malariaübertragung in einer Bevölkerung und keine intensiven Verseuchungsgrade hervorrufen.

Der Verseuchungsgrad einer Bevölkerung in endemischen Malariagebieten wird durch eine Anzahl verschiedener Indizes gemessen. Die Malariagebiete wurden z.B. nach den Milzindizes (Milzindex: Prozentsatz der Kinder mit palpablen Milzen) der 2- bis 9jährigen Kinder folgendermaßen klassifiziert (nach WHO):

hypoendemische Malariagebiete: Milzindizes 0 bis 10%,
mesoendemische Malariagebiete: Milzindizes 11–50%,
hyperendemische Malariagebiete: Milzindizes 51–75%,
holoendemische Malariagebiete: Milzindizes dauernd über 75%.

In Deutschland auftretende Malariafälle gehen auf Infektionsquellen in endemischen Malariagebieten zurück. Früher bestehende Malariavorkommen im Emsland (wie auch im benachbarten Holland) sind

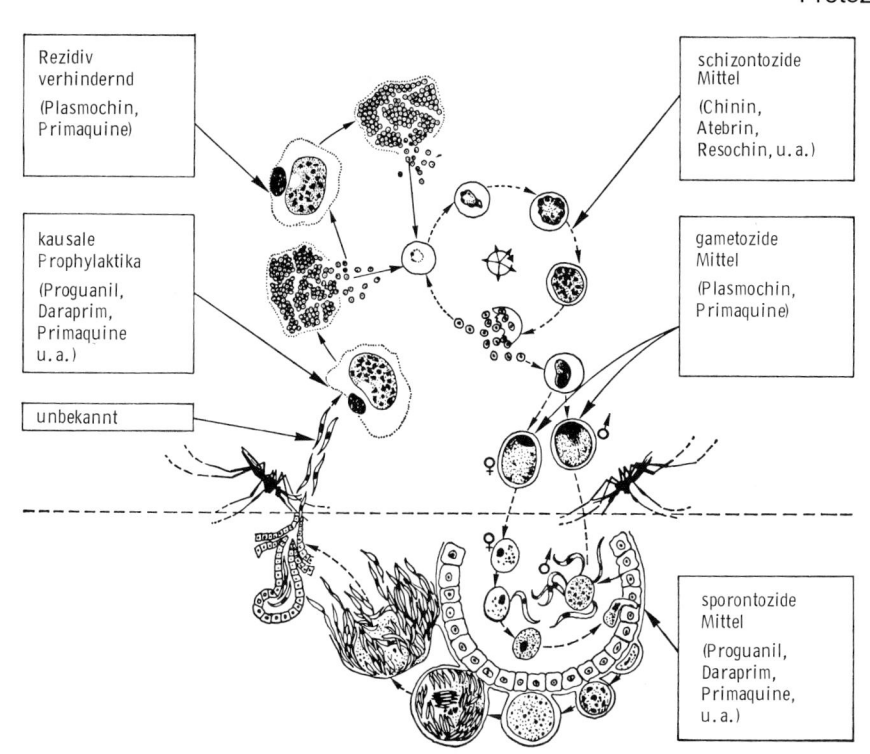

Abb. 13.48 Wirkung von Malariaheilmitteln auf Entwicklungsstadien des Parasitenzyklus (nach WHO). Oberer Teil des Schemas: Entwicklungsgang im Menschen, links Gewebsphase in der Leber, rechts Blutzyklus. Unterer Teil des Schemas: Entwicklung im Insekt

kurz nach Kriegsende erloschen. Für eine erneute Ausbreitung und Einnistung der Malaria – von eingeschleppten Fällen ausgehend – sind bei uns heute die Voraussetzungen sehr ungünstig. Tropikainfektionen, die unerkannt von Überseereisenden mitgebracht werden und schnell tödlich enden können, dürften jedoch in der ärztlichen Praxis eine zunehmende Bedeutung erlangen, da der Flugreiseverkehr und die Kontakte mit dem tropischen Ausland stetig anwachsen.

Ätiologie

Die Entwicklungszyklen der Malariaplasmodien des Menschen sind weitgehend identisch (Abb. 13.48). Die geschlechtlichen Vorgänge und die sich anschließende Sporogonie laufen in den Überträgermücken ab, die daher als Endwirte zu verstehen sind. Im Menschen, dem Zwischenwirt, kommt es zur Ausbildung ungeschlechtlicher Schizogoniezyklen sowie zur Entwicklung der Geschlechtsformen, die sich jedoch nur in der Mücke weiterentwickeln können.

Das infektiöse Anophelesweibchen inokuliert beim Blutsaugen dem Menschen mit dem Speichel Sichelkeime (Sporozoiten), von denen ein Teil mit der Zirkulation in die Leber gelangt und in Leberparenchymzellen eindringt. Hier wachsen die Sporozoiten zu primären Gewebsformen heran und entwickeln sich unter zahlreichen Kernteilungen zu präerythrozytären Gewebsschizonten. Der reife Gewebsschizont besteht bei der Tropika (Plasmodium falciparum) aus etwa 40000, bei der Tertiana (Plasmodium vivax) aus etwa 10000, bei der Quartana (Plasmodium malariae) aus etwa 1500 Einzelparasiten (Kryptomerozoiten). Diese gelangen nach dem Zerfall des Gewebsschizonten in die Blutbahn und dringen in Erythrozyten ein. Der Proteinanteil des Hämoglobins dient ihnen hier als Nahrung. Die prosthetische Gruppe bleibt als Pigment (überwiegend) zurück. Im Laufe von 48 bzw. 72 Stunden wachsen in den roten Blutkörperchen die zunächst 1–2 μm großen Merozoiten heran, werden zu Ringformen, dann zu kompakten Trophozoiten, zu Teilungsformen und schließlich zu reifen Schizonten. Diese bestehen aus einer für die Parasitenart charakteristischen Anzahl von Merozoiten. Typischerweise enthalten der reife Tertiana- und Tropikaschizont 16 Merozoiten, die reife erythrozytäre Teilungsform der Quartana 8 und der Schizont von Plasmodium ovale meist ebenfalls 8 Merozoiten. Die Dauer dieses ungeschlechtlichen Vermehrungszyklus ist sehr konstant und beträgt für den Tertianaerreger (Plasmodium vivax), für den Erreger der Tropika (Plasmodium falciparum) sowie für das Plasmodium ovale jeweils 48 Std., für die Erreger der Quartana 72 Std. Die meisten Wachstumsstadien, außer den frühesten, weisen morphologische Besonderheiten auf, die für die Speziesdiagnose wichtig sind.

Die ersten erythrozytären Wachstums- und Teilungsvorgänge laufen regellos nebeneinander ab. Nach den ersten Tagen aber stellt sich im allgemeinen eine synchrone Entwicklung des Wachstums und der Teilungen ein, so daß zu einem bestimmten Zeitpunkt nur gleichaltrige und morphologisch gleichartige Parasitenstadien in Blutpräparaten angetroffen werden, die auch zu gleicher Zeit wieder zu Schizonten heranreifen und gleichzeitig zerfallen. Eine Ausnahme bildet hier Plasmodium falciparum (Malaria tropica), bei welchem es meist nicht zu einer synchronisierten Entwicklung kommt. Außer den erythrozytären Schizogonieformen differenzieren sich schon in den ersten Tagen auch einkernige, kompakte Geschlechtsformen, die männlichen Mikrogametozyten und die weiblichen Makrogameten. Sie können sich nur in der Überträgermücke fortentwickeln. Bei der Malaria tropica treten sie frühestens eine Woche nach Beginn der Parasitämie als sog. Halbmondformen auf. Komplizierte Befruchtungs- und Teilungsvorgänge (Sporogonie) in der Mücke enden mit der Bildung einer großen Zahl infektiöser Sporozoiten, die beim Saugakt dem Menschen wieder inokuliert werden. Demnach ist der Zyklus geschlossen.

Die Erreger der Tertiana, der Quartana und der Ovalemalaria zeichnen sich gegenüber der Malaria tropica durch eine ausgeprägte Neigung zu Spätrezidiven aus, die noch längere Zeit und mehrfach nach abgelaufener Ersterkrankung auftreten können. Sie werden bei der Tertiana zurückgeführt auf sog. sekundäre Gewebsformen, die in Leberparenchymzellen aus Merozoiten der primären Gewebsschizonten entstanden und erhalten geblieben sind. Da der Tropikaparasit (Plasmodium falciparum) solche sekundären Gewebsformen nicht bildet, gibt es bei dieser gefährlichen Malariainfektion nur sog. Frührezidive bzw. Rekrudeszenzen, die von überlebenden erythrozytären Schizogoniestadien ihren Ausgang nehmen. Die parasitologischen Grundlagen der Rückfälle bei Ovale- (Plasmodium ovale) und Quartanainfektion (Plasmodium malariae) sind noch nicht vollständig bekannt.

Pathogenese und Pathophysiologie

Sporozoiten, extraerythrozytäre Gewebsformen und Gametozyten rufen keine Krankheitserscheinungen hervor. Auch die in den Erythrozyten heranwachsenden Schizogoniestadien verursachen keine klinischen Symptome. Im Augenblick der Zerstörung der roten Blutkörperchen und des Zerfalls der reifen Schizonten gelangen Merozoiten, Pigment- und Erythrozytenreste in das strömende Blut. Dadurch wird der Malariaanfall mit Schüttelfrost und Fieber ausgelöst. Mit steigender Parasitenvermehrung nimmt auch die Zerstörung der roten Blutkörperchen zu. In vielen Fällen entwickelt sich eine schwere Anämie, die überwiegend hämolytische Merkmale zeigt. Ihre Genese ist jedoch komplex und nicht befriedigend aufgeklärt. Der Blutdruck sinkt häufig auf hypotone Werte. Das mit zunehmendem Erythrozytenzerfall in größeren Mengen entstandene Pigment wird von phagozytierenden Zellen, unter anderem auch von den Monozyten des Blutes, aufgenommen, gespeichert und abgebaut. Die Vergrößerung von Milz und Leber und der Pigmentgehalt des Knochenmarks bei schweren Tropikainfektionen sind vorwiegend Folge dieser Pigmentphagozytose. Der Vermehrung der Parasiten sind bei Tertiana-, Ovale- und Quartanainfektionen Grenzen gesetzt: Die Parasiten der Tertiana entwickeln sich ausschließlich in Retikulozyten, die der Quartana dagegen nur in alten Erythrozyten. Die Tropikaplasmodien sind nicht an bestimmte Altersstufen der roten Blutkörperchen gebunden. Darauf wird die Möglichkeit der sehr starken Vermehrung der Tropikaparasiten zurückgeführt.

Ausheilung tritt bei der Tertiana-, Quartana- und Ovaleinfektion auch ohne Therapie, eventuell erst nach Ablauf eines oder mehrerer Rezidive, nach einer Serie von Fieberanfällen ein, die in Ausnahmefällen 1–2 Monate oder sogar länger anhalten können. Die Prognose ist bei organisch Gesunden quoad vitam immer günstig.

Sehr viel ernster und bereits nach kurzer Zeit als prognostisch zweifelhaft ist eine Malaria tropica (Plasmodium falciparum) zu bewerten. Die Parasitämie ist kein verläßlicher Indikator für die Schwere der Infektion. Die Teilungsvorgänge spielen sich in Kapillargebieten innerer Organe ab. Parasitierte rote Blutkörperchen, die herangewachsene Ringformen enthalten, verschwinden aus der peripheren Zirkulation. Infolge von Oberflächenveränderungen bleiben sie an der Intima der kleinen Gefäße innerer Organe haften. Dadurch beeinträchtigen sie die Sauerstoffversorgung der Organgewebe, führen örtliche Stauungserscheinungen herbei und bilden schließlich, gefördert durch einen erniedrigten Blutdruck, größere Erythrozytenaggregate, welche die Blutversorgung in Endstromgebieten blockieren. Die Folge sind zunehmende Gewebshypoxie und Anoxie mit Diapedese gelöster und geformter Blutbestandteile durch die Kapillarwand. Das sehr wechselhafte klinische Erscheinungsbild wird durch die jeweilige Lokalisation dieser Vorgänge bestimmt. So führen im Gehirn Stase und Sauerstoffmangel zu Funktionsausfällen, Bewußtseinstrübungen, Desorientiertheit und Somnolenz, gelegentlich auch zu Konvulsionen, und schließlich zu einem zerebralen Koma. Unabhängig davon oder zusätzlich rufen Störungen in anderen Organen (Leber, Niere, Nebennieren, Herzmuskel, Darm usw.) ein vielgestaltiges Krankheitsbild hervor und erschweren dadurch die klinische Diagnose.

Die Parasiten können sich innerhalb von wenigen Tagen um ein Vielfaches vermehren und die Hämoglobinwerte in kurzer Zeit bedrohlich abfallen. Die Blutdruckwerte sind meist stärker erniedrigt. Die oben beschriebene Verlegung der Kapillargebiete in lebenswichtigen Organen kommt nur bei der Tropika vor. Sie bewirkt mit den anderen genannten Veränderungen je nach ihrer Lokalisation nicht selten plötzlich auftretende Schockzustände, die schnell zum Exitus führen können. Die Prognose einer Tropika ist daher immer als ungewiß und ernst anzusehen.

Krankheitsbild

Anamnese

Für Erkennung und Beurteilung einer außerhalb von Endemiegebieten erworbenen Malaria kommt der Anamnese eine besondere Bedeutung zu. Man kann davon ausgehen, daß eine Malariainfektion, die in Deutschland zu einer Erkrankung führt, in einem ausländischen Malariagebiet erworben wurde. Da diese Möglichkeit bei dem stetig wachsenden Reiseverkehr immer häufiger gegeben ist, muß bei jedem ungeklärten Fieber ausdrücklich nach vorausgegangenen Auslandsreisen gefragt werden. Ein Aufenthalt in einem endemischen Malariagebiet während der letzten Wochen und Monate macht es dann unerläßlich, eine Malaria differentialdiagnostisch zu erwägen, auszuschließen oder zu verifizieren.

Auch in malariafreien Ländern kann eine Malaria durch eine Bluttransfusion, durch gemeinsamen Gebrauch verunreinigter Injektionsspritzen (Rauschgiftsüchtige) sowie durch unsaubere Geräte bei diagnostischen Blutentnahmen übertragen werden.

Die typischen Inkubationszeiten gehen aus der Tab. 13.**48** hervor. Es muß jedoch bedacht werden, daß bei primär langer Latenz und nach suppressiver Chemoprophylaxe mit Inkubationszeiten bis zu 10 Monaten nach Verlassen des Infektionsgebietes gerechnet werden muß. Zur Infektion genügt schon ein kurzer Transitaufenthalt in einem Malariagebiet, etwa bei der Zwischenlandung eines Flugzeugs oder beim Ankern eines Schiffes.

Befunde
Malaria tertiana, Malaria quartana, Ovalemalaria
Bei Ersterkrankungen können gegen Ende der Inkubationszeit Prodromi auftreten, die ebenso wie die ersten Fieberreaktionen uncharakteristisch sind. Die typischen rhythmischen Malariafieber bilden sich ungefähr im Laufe einer Woche nach Beginn der ersten Krankheitserscheinungen aus. Die einzelnen Fieberanfälle der Tertiana-, Quartana- und Ovaleinfektionen sind im Einzelfall klinisch nicht voneinander zu unterscheiden. Sie zeigen immer drei aufeinanderfolgende Stadien: 1. das Frost-, 2. das Hitze- und 3. das Schweißstadium.

1. Das Froststadium dauert 15 Minuten bis 2 Stunden. Es setzt mit initialem Frösteln ein, das bald unter schnellem Anstieg der Temperatur bis über 41 °C in einen sehr heftigen Schüttelfrost übergeht. Der Schüttelfrost wird ausgelöst, wenn die erythrozytären Parasitenformen zu reifen Teilungsformen herangewachsen sind und etwa innerhalb einer halben Stunde gleichzeitig zerfallen. Die Haut ist blaß, oft etwas zyanotisch und kalt. Der Blutdruck ist erhöht, die Pulsfrequenz steigt mit der Temperatur. Bei Kindern sind initiale Krämpfe nicht selten, während der Schüttelfrost ganz ausbleiben kann.

2. Das Hitzestadium setzt bald nach dem Ende des Schüttelfrostes ein und dauert etwa 2–4 Stunden. Die Haut ist gerötet, heiß und trocken. Der Blutdruck sinkt. Es besteht starker Kopfschmerz. Das extreme Hitzegefühl ist schwer zu ertragen. Nausea, Erbrechen und Fieberdelirien kommen vor.

3. Das Schweißstadium von 2–3 Stunden Dauer beginnt mit dem kritischen Temperaturabfall. Profuse Schweiße setzen ein, in deren Verlauf die übrigen Beschwerden nachlassen. Normalisierte Temperaturen und ein erfrischender

Tabelle 13.48 Inkubationszeiten und morphologische Merkmale der verschiedenen Malariainfektionen des Menschen

	Plasmodium vivax	Plasmodium ovale	Plasmodium malariae	Plasmodium falciparum
Inkubation (Tage) (wesentlich längere Zeiten sind möglich)	10–21	11–16	21–40	8–20
Veränderungen des infizierten roten Blutkörperchens	vergrößert, abgeblaßt, Schüffner-Tüpfelung	vergrößert, abgeblaßt, oval oder ausgezackt, Schüffner-Tüpfelung	unverändert	gelegentlich Maurer-Fleckung, besonders nach Färbung bei pH 7,5
herangewachsene Trophozoiten (einkernige Stadien)	amöboid, deutliche Vakuole, Doppelinfektionen des roten Blutkörperchens nicht selten	wenig amöboid, eher kompakt, Vakuole unauffällig	kompakt, oft bandförmig	peripher fast nur kleine Ringformen, 2 Chromatinkörperchen und Mehrfachinfektionen des roten Blutkörperchens häufiger
reife Schizonten: Zahl der Merozoiten (kann variieren)	16	8	8	16
Gametozyten	kompakt, größer als rote Blutkörperchen	kleiner als bei Plasmodium vivax	kompakt, kleiner als rote Blutkörperchen	halbmond- oder wurstförmig, u.U. außerhalb von roten Blutkörperchen

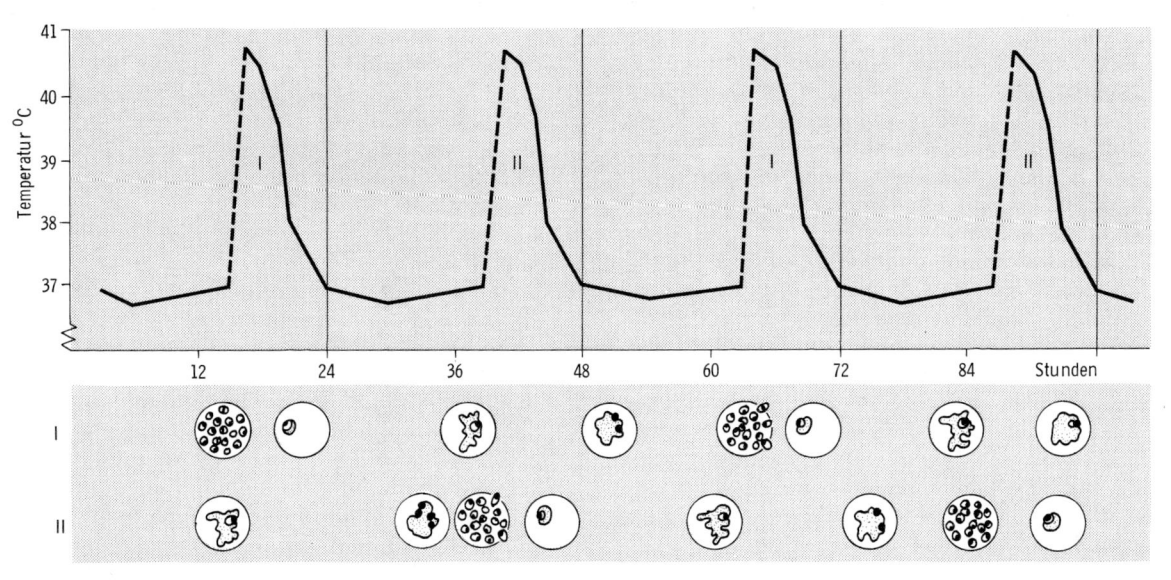

Abb. 13.49 Tertiana duplicata, Quotidianafieber durch zwei Parasitengenerationen

Schlaf bringen schnell das Wohlbefinden wieder, das bei der Tertiana erst durch den nächsten Anfall unterbrochen wird, der ziemlich genau 48 Stunden nach Beginn des vorausgegangenen unter den gleichen Symptomen eintritt. Bei Quartana dauert das fieber- und beschwerdefreie Intervall 24 Stunden länger.

Nicht selten wachsen gleichzeitig, jedoch um 24 Stunden gegeneinander verschoben, zwei Parasitengenerationen (Tertiana duplicata, Abb. 13.**49**) heran. Die reifen Teilungsformen zerfallen dann mit 24 Stunden Abstand, so daß täglich ein Fieberanfall auftritt (Quotidianarhythmus). Wenn bei Quartanaparasiten nebeneinander zwei Generationen heranwachsen, kommt es an zwei Tagen zu Fieberanfällen, während der 3. Tag fieberfrei verläuft. Quotidianarhythmus ist bei der Quartana selten, aber bei alternierender Reifung von drei Generationen möglich.

Die Zahl der Anfälle kann über 20 betragen. Sie wechselt mit den verschiedenen Parasitenstämmen und mit der Reaktion des Infizierten. Die Schwere der Attacken nimmt anfangs zu, läßt aber gegen Ende der Anfallserie nach. Anämie und Milztumor erreichen bei längerem Infektionsverlauf beträchtliche Grade. Sobald Krankheitserscheinungen manifest sind, wird auch die Milz tastbar. Sie ist oft von weicher Konsistenz. Die Kapsel reißt leicht ein. Daher muß vorsichtig palpiert werden, um eine Ruptur zu vermeiden. Auch die Leber ist schon bald vergrößert, der Rand weniger scharf als normal, die Palpation gelegentlich schmerzhaft, besonders in der Gallenblasengegend, so daß eine Cholezystitis vorgetäuscht werden kann. Subikterische Verfärbungen der Skleren stellen sich im Verlauf einer Malaria fast immer ein. Herpes labialis ist eine sehr häufige Begleiterscheinung von Malariainfektionen.

Art, Häufigkeit und Schwere der Rezidive werden durch die Eigenschaften der jeweiligen Parasitenstämme bestimmt, die beträchtlich variieren. Frührezidive können vor Ablauf von 2 Monaten nach Abklingen der Erkrankung auftreten. Sie nehmen wohl meist ihren Ausgang von überlebenden erythrozytären Schizogonieformen (englisch: recrudescence). Spätrezidive werden dagegen auf sekundäre Leberformen zurückgeführt (englisch: recurrence). Wiederholte Spätrezidive sind keine Seltenheit. In diesem Zusammenhang muß auch die sog. »primär lange Latenz« erwähnt werden. Es ist die Eigenschaft einiger Tertianastämme, erst mehrere Monate nach der Infektion Krankheitserscheinungen auszulösen, so daß z.B. eine Infektion im Herbst erst im folgenden Frühjahr zur Erkrankung führt.

Über die Dauer der Malariainfektionen können unter klinischen und gutachtlichen Gesichtspunkten folgende Angaben gemacht werden: Eine Malaria tertiana ebenso wie eine Ovaleinfektion sind im allgemeinen nach 1,5–2 Jahren, spätestens nach 3 Jahren als klinisch ausgeheilt zu betrachten. Eine Sonderstellung nimmt die Malaria quartana (Plasmodium malariae) ein. Gesicherte Beobachtungen, vorwiegend nach Transfusionen, haben gezeigt, daß die Infektion 30 Jahre und länger im menschlichen Organismus fortbestehen kann, im allgemeinen jedoch ohne wesentliche klinische Krankheitszeichen. Die Malaria tropica gilt nach längstens einem Jahr als ausgeheilt.

Hier muß angemerkt werden, daß durch Transfusionen und Ausrottungskampagnen längere Infektionszeiten bekannt geworden sind. Es handelt sich dabei aber um seltene Extremwerte, die differentialdiagnostisch für den Kliniker oder Gutachter bedeutungslos sind. Sie liegen außerhalb der vernünftigerweise anzunehmenden Wahrscheinlichkeit.

Malaria tropica

Im Gegensatz zu den vorher besprochenen Malariainfektionen, die rhythmische Fieber hervorrufen und stets eine günstige Prognose haben, ist die Malaria tropica (Plasmodium falciparum) als potentiell lebensgefährliche Erkrankung anzusehen. Unerkannt kann sie nach Ablauf von kaum mehr als einer Woche nach ihrem Beginn auch bei zuvor organisch Gesunden tödlich enden. Die Tropikaringe, die, von schweren Endzuständen abgesehen, als einzige Parasitenform im peripheren Blut auftreten, können besonders bei Ersterkrankungen täglich um ein Mehrfaches an Zahl zunehmen. Die herangereiften Parasitenstadien verstopfen Kapillargebiete innerer Organe (in Gehirn, Herz, Niere, Leber, Nebennieren usw.). Das meistgeschädigte der lebenswichtigen Organe bestimmt das klinische Erscheinungsbild der Malaria tropica, das sehr vielgestaltig sein kann, oft verkannt wird und dann vermeidbare Todesfälle verursacht.

Die kürzeste Inkubationszeit kann weniger als 8 Tage betragen, ist im allgemeinen aber kaum kürzer als 10–14 Tage. Prodromi können fehlen oder sind uncharakteristisch.

Die Krankheit beginnt mit Kopf- und Gliederschmerzen und unregelmäßigen und uncharakteristischen Temperaturen. Die für die Rhythmusfieber typischen drei Stadien können bei der Tropika fehlen. Die Fieberanfälle dauern oft längere Zeit an (20–36 Stunden), oder es bildet sich eine Kontinua aus mit Temperaturen zwischen 39 und 40 °C oder mehr. Auch remittierende oder intermittierende Temperaturen werden häufig beobachtet. Es gibt keinen bestimmten Fiebertypus bei der Tropika. Das Fehlen eines charakteristischen Fieberverlaufs schließt daher eine Malaria nicht aus, sondern muß den Verdacht auf eine Tropika erwecken, wenn der Erkrankung ein Aufenthalt in einem endemischen Malariagebiet vorausgegangen ist. Ebensowenig spricht das Ausbleiben von Schüttelfrost oder profusem Schweiß gegen eine Tropika. Sie sind obligate Symptome der ryhthmischen Malariafieber, sollten aber keineswegs auch bei der Tropika erwartet werden. Es mögen sogar bestimmte Verlaufsformen bei axillarer Messung mit normalen oder gar subnormalen Temperaturen einhergehen oder solche vortäuschen, besonders wenn nicht täglich mehrmals gemessen wird.

Auch bei der Tropika sind die allgemeinen Symptome nachweisbar, sobald das Krankheitsbild ausgeprägt ist: Die Milz ist immer vergrößert, aber recht weich und wird von weniger Geübten nicht selten verfehlt. Sehr starke Kopfschmerzen sind fast immer vorhanden, ebenso ein mäßiger Ikterus mit einer empfindlichen Leberschwellung, oft mit Nausea und galligem Erbrechen. Bei anhaltendem Fieber nimmt die Schwere des Krankheitsbildes schnell zu, wobei in kurzer Zeit eine schwere Anämie auftreten kann. Sobald die Krankheit voll ausgeprägt ist, sind Parasiten im Blut immer und meist in großer Zahl zu finden. Bei hohen Parasitenzahlen (in extremen Fällen werden bis 20% und mehr parasitierte Erythrozyten gefunden) können Schock und Exitus jederzeit eintreten.

Das am meisten betroffene der lebenswichtigen Organe entscheidet über die besondere Verlaufsform im Einzelfall:

1. Zerebrale Malaria: Präkoma, Delirien, Konvulsionen. Zuletzt tiefe Bewußtlosigkeit.
2. Kardiale Form: Rhythmusstörungen, Myokarditis, Durchblutungsstörungen, Dilatation, plötzlicher Herztod. Schwere EKG-Veränderungen aller Art möglich.
3. Biliös-remittierendes Fieber: ausgeprägter Ikterus, galliges Erbrechen. Petechien, später Hämatemesis, schwere Veränderungen der Transaminasen. Konzentrierte Blasengalle und Gallenstauung infolge starker Überproduktion können Cholezystitis oder Kolik vortäuschen.
4. Renale Form: verminderte Harnproduktion mit Retention harnpflichtiger Substanzen, Oligurie. Oft fälschlich als Symptom eines beginnenden Schwarzwasserfiebers mißdeutet. Nekrose der Tubulusepithelien und der Papillen. Eine drohende Urämie ist eine Indikation für extrakorporale Dialyse.
5. Algide Form: schwere, anhaltende Schockzustände. Kalte, klebrige Haut, fadendünner Puls. Mögliche Ursache: Nebennierenschäden.
6. Hyperpyretische Form: wahrscheinlich Sonderfall der zerebralen Malaria. Extreme Temperaturen infolge lokaler Störungen im Wärmezentrum.
7. Gastrointestinale Form: Verlegung weiter Kapillargebiete im Abdominalbereich. Durchfälle, u.U. mit Blutstühlen als Folge von Schleimhautblutungen oder Infarzierungen. Eine chirurgische Erkrankung mit entsprechenden akuten Bauchsymptomen kann vorgetäuscht werden.

Bei den schwersten Verlaufsformen, die sich sehr schnell aus einer einfach erscheinenden, fieberhaften Erkrankung entwickeln können, sind meist mehrere Organe infolge Stase und Hypoxie betroffen. Die Anämie, der stark erniedrigte Blutdruck und die durch die Kapillarverstopfungen fortschreitenden Funktionsstörungen in mehreren Organen verursachen ein besonders vielgestaltiges Krankheitsbild, das immer wieder zu gefährlichen Fehldiagnosen Veranlassung gibt.

Die sog. »chronische Malaria« – ein Ausdruck, der zu irrtümlichen Auffassungen führt und besser vermieden würde – ist das Ergebnis von häufigen Re- und Superinfektionen, die insgesamt einen lang anhaltenden Infektionszustand bedingen, wie er nur bei Eingesessenen oder nach langem Aufenthalt in endemischen Gebieten entstehen kann.

Erwähnt werden sollte in diesem Zusammenhang die »big spleen disease«, die in Malariaendemiegebieten auftritt. Sie spricht auf Malariamittel gut an. Ein ätiologischer Zusammenhang mit den Malariainfektionen wird angenommen.

13.288 Infektionskrankheiten

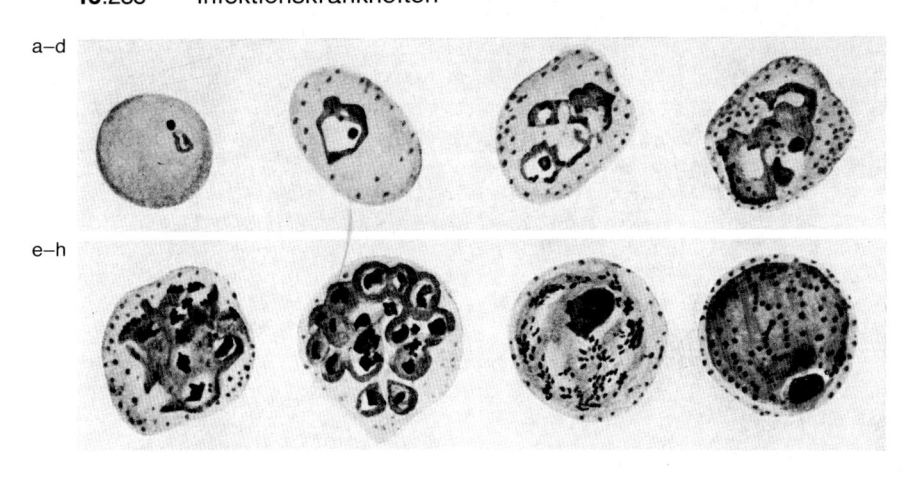

Abb. 13.50 Plasmodium vivax im Ausstrichpräparat. Giemsa-Färbung. a, b) Ringformen; b) Übergang zur amöboiden Form; c) amöboide Form; d, e) unreifer Schizont; f) reifer Schizont; g) Mikrogametozyt; h) Makrogamet (aus *E.G. Nauck:* Lehrbuch der Tropenkrankheiten, 3. Aufl. Thieme, Stuttgart 1967)

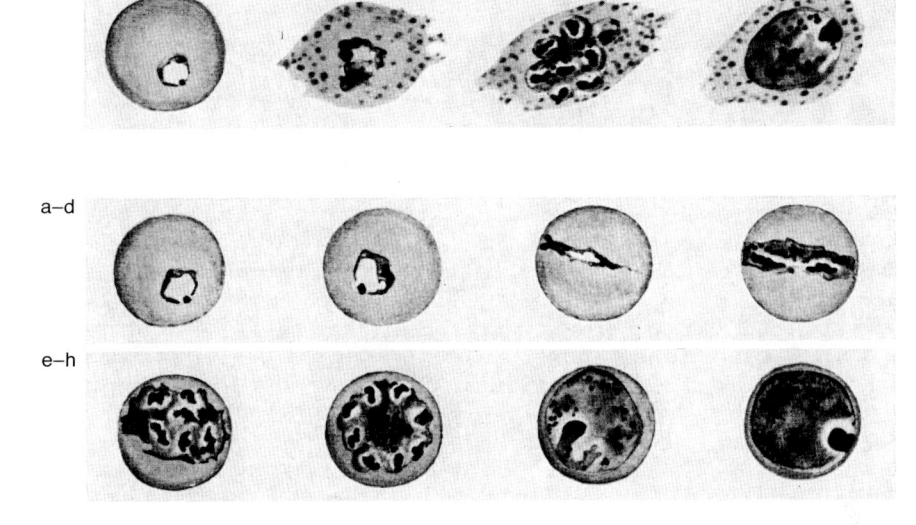

Abb. 13.51 Plasmodium ovale im Ausstrichpräparat. Giemsa-Färbung. a) Ringform; b) amöboide Form; c) Schizont; d) Makrogamet (aus *E.G. Nauck:* Lehrbuch der Tropenkrankheiten, 3. Aufl. Thieme, Stuttgart 1967)

Abb. 13.52 Plasmodium malariae im Ausstrichpräparat. Giemsa-Färbung. a, b) Ringformen; c, d) Bandformen; d, e) unreife Schizonten; f) reifer Schizont; g) Mikrogametozyt; h) Makrogamet (aus *E.G. Nauck:* Lehrbuch der Tropenkrankheiten, 3. Aufl. Thieme, Stuttgart 1967)

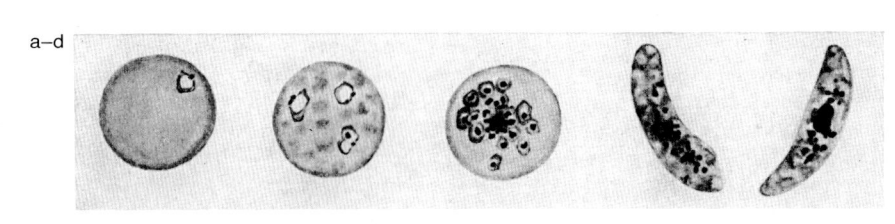

Abb. 13.53 Plasmodium falciparum im Ausstrichpräparat. Giemsa-Färbung. a, b) Ringformen; c) reifer Schizont; d) Mikrogametozyt; e) Makrogamet (aus *E.G. Nauck:* Lehrbuch der Tropenkrankheiten, 3. Aufl. Thieme, Stuttgart 1967)

Laboratoriumsbefunde

Die Diagnose Malaria kann nur durch den Nachweis der Parasiten im Blut gesichert werden. Organpunktate sind diagnostisch nicht ergiebiger als die Blutuntersuchung und nicht indiziert. Bei starkem Befall der roten Blutkörperchen sind die Plasmodien im einfachen Blutausstrich für den Geübten leicht zu finden (Abb. 13.50 bis 13.53). Bei geringerer Dichte wird durch die Methodik des »dikken Tropfens« die Zahl der Erreger im Gesichtsfeld auf das 10- bis 60fache erhöht, was für den Erfahrenen die Untersuchung sehr erleichtert.

Meist besteht eine mäßige Leukopenie, die während des Fiebers in eine Leukozytose übergehen kann. Die Zahl der Monozyten ist fast immer erhöht. Pigment in Monozyten kann auf eine Malariainfektion aufmerksam machen. Die Blutkörperchensenkungsgeschwindigkeit ist nach längerem Bestand der Infektion stark beschleunigt. So gut wie immer werden Urobilinkörper im Urin vermehrt ausgeschieden; im Sediment finden sich häufig Zylinder. Das Serumbilirubin ist erhöht. In vielen Fällen steigt die Serum-Glutamat-Pyruvat-Transaminase an. Art und Bedeutung der Leberstörung bei der Malaria sind umstritten. An ihrer Entstehung scheinen Zirkulationsstörungen und Hypoxie wesentlich beteiligt zu sein, nicht etwa die Leberformen der Malariaparasiten. Wohl infolge der Zerstörung roter Blutkörperchen ist die Serumkonzentration an Lactat-Dehydrogenase erhöht. Bei einem Viertel der Fälle wird eine unspezifische Wassermann-Komplementbindungsreaktion beobachtet.

Besondere Untersuchungsmethoden
Das Prinzip des »dicken Tropfens« besteht darin, daß eine verhältnismäßig dicke Blutschicht nach dem Antrocknen vor oder während der Färbung hämolysiert wird. Das Hämoglobin wird ausgewaschen, Parasiten und Leukozyten bleiben in dem transparent gewordenen Blutfilm zurück.
Ein etwa reiskorngroßer Tropfen Kapillarblut wird auf einem sauberen Objektträger zu einer Fläche von mindestens 15 mm Durchmesser ausgebreitet (häufigster Fehler: Blutschicht zu dick!). Dann läßt man diesen »dicken Tropfen« lufttrocknen. Der »dicke Tropfen« muß unfixiert bleiben. Er kann an ein geeignetes Laboratorium eingesandt werden. Bei dringlichen Fällen tunlichst mit Eilboten und nach telefonischer Verständigung. Zur Färbung wird der »dicke Tropfen« mit der üblichen Giemsa-Lösung (1 Tropfen Stammlösung auf 1 ml phosphatgepuffertes destilliertes Wasser pH 7,0–7,2) vollständig bedeckt, Färbezeit 15–45 Minuten. Bessere Resultate erzielt man durch eine vorausgehende separate Hämolyse. Die Erkennung von Parasiten in Ausstrichen und »dicken Tropfen« erfordert Erfahrung. Zur Sicherung eventueller Ansprüche des Patienten sollte die Diagnose von einem kompetenten Institut bestätigt werden. Präparate müssen aufgehoben werden.
In den letzten Jahren sind serologische Techniken zum Nachweis von Antikörpern gegen Plasmodien entwickelt worden. Bei epidemiologischen Untersuchungen in Malariagebieten haben sich vor allem die indirekte Hämagglutination und die indirekte Immunfluoreszenz als wertvoll erwiesen, weil die Antikörperverteilung in einer Bevölkerung recht präzise Rückschlüsse auf die Prävalenz der Malaria zuläßt. Für die klinische Diagnostik im individuellen Malariaverdachtsfall haben serologische Untersuchungen jedoch keine Bedeutung. Die Diagnose kann nur durch den Parasitennachweis gesichert werden. Gelingt dieser trotz guter Untersuchungstechnik bei einem fieberhaft erkrankten Tropenrückkehrer nicht, so handelt es sich bei der aktuellen Erkrankung nicht um eine Malaria.

Prognose und Verlauf
Prognose und Verlauf bei den verschiedenen Malariatypen werden bei den entsprechenden Krankheitsbildern aufgeführt.

Komplikationen
Quartanainfektion
Eine nicht sehr häufige Komplikation der Malaria quartana (Plasmodium malariae) sind Nierenschädigungen, die insbesondere bei Kindern als Nephrose oder Glomerulonephritis unterschiedlicher Ausprägung in Erscheinung treten. Mit der Immunfluoreszenztechnik lassen sich Niederschläge von Immunglobulinen, vor allem IgM, an der Glomerulusmembran nachweisen, vielfach zusammen mit Malariaantigen und Komplement. Es wird deshalb eine immunpathologische Genese dieser Störungen angenommen.

Tropika
Die gefährlichste Komplikation der Tropika ist das *Schwarzwasserfieber*. Es entsteht fast ausschließlich nach lang dauernder Exposition in einem Endemiegebiet. Welche Rolle im einzelnen unregelmäßige Chinineinnahme, Streß und Autoimmunvorgänge spielen, ist bisher nicht hinreichend geklärt. In den meisten Fällen kommt es zu einer plötzlichen massiven intravasalen Hämolyse, schweren Schockzuständen und sekundär zum Nierenversagen infolge Schädigung der Tubulusepithelien und Verstopfung der Harnkanälchen durch das ausgeschiedene Hämoglobin. Die Sterblichkeit beträgt 25% und mehr. Das Schwarzwasserfieber setzt plötzlich mit hohen Temperaturen, Schüttelfrost, manchmal starken Schmerzen in der Kreuz- und Nierengegend ein. Es wird ein dunkelroter bis tiefbraun-schwarzer Urin ausgeschieden, in dem Hämoglobin, Methämoglobin, reichlich Eiweiß, Zylinder und andere Formelemente enthalten sind. In schweren Fällen nimmt die Harnmenge bis zur Anurie ab. Seit Chinin für die Malariabehandlung und -prophylaxe kaum noch verwendet wird, ist dieses früher gefürchtete Krankheitsbild sehr selten geworden. Das Schwarzwasserfieber ist immer eine Komplikation der Tropika. Trotzdem finden sich Parasiten im Blut nur in etwa der Hälfte der Fälle. Schwere Erythrozytenstürze infolge der sich wiederholenden hämolytischen Krisen führen zu einer rapide sich entwickelnden Anämie, die Nierenveränderungen zu Hypalbuminämie, Anstieg harnpflichtiger Substanzen im Blut und zur Azidose. – Die Therapie ist symptomatisch, Chininverbindungen sind kontraindiziert. Auf Bluttransfusionen kann selten verzichtet werden. Extrakorporale oder peritoneale Dialyse können erforderlich sein. Transporte des Kranken sind zu vermeiden, sie werden besonders schlecht vertragen. Erfahrungen mit Corticosteroiden sind relativ gering. Über günstige Wirkungen ist berichtet worden.

Differentialdiagnose
Als Differentialdiagnose der Malaria kommen praktisch alle fieberhaften Erkrankungen mit Milzvergrößerung in Betracht. Vor allem wird die gefährliche Tropika mit ihrer vielgestaltigen Symptomatik immer wieder verkannt. Sehr häufig ist die Verwechslung von Malaria mit Typhus abdominalis. Bei Rückkehrern aus warmen Ländern muß auf jeden Fall an beide Erkrankungen zuerst gedacht werden. Je nach der Antwort auf die Frage »In welchen Ländern waren Sie?« müssen weiterhin bei Malariaverdacht berücksichtigt werden:

Rückfallfieber, Leptospirosen, Rickettsiosen, Kala-Azar, Brucellosen. Entscheidend für die Diagnose Malaria ist nur der Parasitennachweis. Eine Malaria kann in Zweifelsfällen als ausgeschlossen gelten, wenn 3 Blutuntersuchungen im Abstand von 12 Stunden negativ ausgefallen sind.

Therapie
Für die Malariatherapie stehen synthetische Verbindungen und das Chinin zur Verfügung. Für das Verständnis der Chemotherapie ist die Kenntnis der Parasitenentwicklung unerläßlich, da die einzelnen Therapeutika im Parasitenzyklus an verschiedenen Phasen angreifen.
Durch die Chemotherapie werden folgende Wirkungen angestrebt:
1. die klinische Heilung, d.h. die Beseitigung der akuten Krankheitserscheinungen, was nicht notwendigerweise die Eliminierung auch der Gewebsformen einschließt,
2. die radikale Heilung, die zu einer vollständigen Vernichtung aller Parasiten führen muß.

Übersicht der chemotherapeutischen Einwirkungen auf:
1. Sporozoiten: bisher nicht bekannt;
2. primäre Gewebsformen (Leber): Proguanil und Pyrimethamin (»kausale« Prophylaktika);
3. ungeschlechtliche erythrozytäre Formen: Chinin, Atebrin, Chloroquine und andere 4-Amino-Chinoline (8-Amino-Chinoline nur in toxischer Dosierung; Proguanil und Pyrimethamin unbefriedigend);
4. sekundäre Gewebsformen (Leber): 8-Amino-Chinoline (rezidivverhindernd, Radikalheilung der Tertiana);
5. Gametozyten: 8-Amino-Chinoline bei allen menschenpathogenen Plasmodien. Bei Tertiana, Quartana und Ovale auch Chinin, Atebrin, Resochin;
6. Sporogonie (Anopheles): Proguanil und Pyrimethamin.

Orale Behandlung
Dosierung für Erwachsene von etwa 60 kg Körpergewicht.

Resochin oder andere Chloroquinepräparate
1 Tablette Resochin = 0,25 g Resochin = 0,15 g Chloroquinebase.
1. Tag: 4 Tabletten Resochin = 0,6 g Base als 1. Dosis (nicht auf leeren Magen). 6 Stunden nach der 1. Dosis 2 Tabletten Resochin (0,3 g Base),
2. und 3. Tag: je 2 Tabletten Resochin.
    Bei besonderers schweren Parasitämien kann es zweckmäßig sein, 2 Tabletten Resochin noch 1 bis 3 Tage länger zu geben.
Die 3tägige Resochin-(Chloroquine-)Behandlung gilt als Standardtherapie und hat sich in allen Weltteilen bewährt. Wichtig ist, daß zuerst als sog. »loading dose« 4 Tabletten Resochin gegeben werden, um schnell eine wirksame Blutkonzentration zu erreichen und sie durch eine Dosis von 2 Tabletten 6 Stunden später zu sichern.

Stellt sich nach Rückkehr aus den Tropen bei einem Patienten ein fieberhaftes Krankheitsbild ungeklärter Ursache ein, das sich trotz allgemeiner Therapie in wenigen Tagen verschlechtert, sollte wegen der Lebensgefährlichkeit einer vielleicht vorliegenden Malaria tropica unverzüglich eine Malariabehandlung eingeleitet werden. Dabei gehe man folgendermaßen vor:
1. Anfertigung einiger Blutausstriche und »dicker Tropfen«,
2. Verabreichung von 4 Tabletten Resochin als Anfangsdosis, 6 Stunden später 2 Tabletten Resochin,
3. Übersendung der Präparate per Eilboten an ein kompetentes Laboratorium oder Spezialinstitut,
4. je nach dem Ausfall des Resultats, das spätestens am Morgen des nächsten Tages telefonisch eingeht, Fortsetzung oder Beendigung der begonnenen Malariatherapie.

Die Resochinmedikation schadet dem Kranken keinesfalls, auch dann nicht, wenn keine Malaria vorliegt. Sie verhindert aber mit Sicherheit die Entwicklung einer tödlichen Verlaufsform der Malaria tropica.

Wenn wegen Bewußtseinstrübung, Koma, Erbrechen oder starker Nausea Tabletten nicht gegeben werden können, müssen zu Beginn i.m. Injektionen von Resochinlösung (oder einem gleichwertigen Präparat) verordnet werden. Die obengenannte Dosis wird im Prinzip beibehalten, wobei 1 Tablette Resochin 1 Ampulle Resochinlösung entspricht. Resochininjektion von 2 Ampullen oder mehr können aber eine stärkere Blutdrucksenkung verursachen. Cave i.v. Injektionen, die häufig einen Schock herbeiführen. Bei komatösen Fällen gebe man sofort 2 Ampullen Resochin i.m. und infundiere durch den gleichzeitig angelegten Dauertropf 2 Ampullen Resochin während der ersten 2–3 Stunden. Sorgfältige Kreislaufüberwachung und Schockprophylaxe. Auf exakte Substitution im Wasser- und Elektrolythaushalt ist zu achten. 6 Stunden nach Beginn der so eingeleiteten Behandlung weitere 2 Ampullen wieder in die Infusionslösung des Dauertropfes. Man sollte am 1. Tag 6 Tabletten oder 6 Ampullen nicht überschreiten. Der Nutzen höherer Dosierung ist fraglich. Eine Kombination mit anderen Medikamenten (etwa Chinin) erscheint in ungewöhnlichen Situationen sinnvoller (etwa 2mal 0,5 g Chinin i.m. oder 0,5 g langsam mit der Infusionslösung verabfolgen). Sobald wie möglich geht man auf Tabletten über.

Amodiaquine (Camoquine)
1 Tablette = 0,2 g der Base.
1. Tag: 3 Tabletten = 0,6 g Base,
2. und 3. Tag: 2 Tabletten = 0,4 g Base täglich.
Die früher übliche Atebrintherapie ist bedeutungslos geworden. Mit den hier angegebenen Methoden wird eine klinische Heilung sicher erreicht, wenn keine Therapieresistenz der Erreger vorliegt.

Die Wahrscheinlichkeit, daß bei uns eine durch therapieresistente, vor allem chloroquineresistente Parasiten hervorgerufene Malaria tropica (Plasmodium falciparum) behandelt werden muß, ist gering. Die oben angegebene, von der Weltgesundheitsorganisation empfohlene Standardbehandlung mit 1500 mg Chloroquine-Base verhindert auch in diesen Fällen, eine rechtzeitige Diagnose vorausgesetzt, die Entwicklung eines lebensbedrohlichen Krankheitsbildes. Bei begründetem Verdacht, es mit einer »therapieresistenten« Malaria zu tun zu haben, muß der Rat eines Spezialinstituts eingeholt werden. Die Erfahrung hat hier allerdings gezeigt, daß anscheinend therapieresistente »Malariafälle« entweder Fehldiagnosen waren oder daß neben der Malaria weitere, unerkannte Erkrankungen bestanden. Die Problematik der chloroquineresistenten Malaria ist komplex. Eine ausgewogene Erörterung im Rahmen dieses Beitrags ist nicht möglich und erscheint auch nicht erforderlich.

Sekundäre Gewebsformen, die in Leberparenchymzellen persistieren und die für die Spätrezidive bei Tertiana-, wahrscheinlich auch bei Ovale- und Quartanainfektionen verantwortlich sind, werden durch eine 14tägige Behandlung mit täglich 1 Tablette Primaquine vernichtet. Diese wird im Anschluß an eine Resochinbehandlung durchgeführt. Danach sind Rückfälle extrem selten. Alle Parasitenformen sind aus dem Organismus eliminiert. Die radikale Heilung ist erreicht.

Prophylaxe

Reisende oder Bewohner endemischer Malarialänder können sich wirkungsvoll gegen die Malariainfektion schützen. Sehr verläßlich ist eine Chemoprophylaxe, wenn sie lückenlos durchgeführt wird; es stehen eine Reihe guter Präparate zur Verfügung.

1. Resochin (Chloroquine-Diphosphat), chemoprophylaktische Dosis:
   1mal wöchentlich 2 Tabletten à 0,25 g. In Gebieten und Jahreszeiten mit besonders intensiver Übertragung 3 Tabletten 1mal wöchentlich. Eine Kombination mit 1 Tablette Pyrimethamin, ebenfalls 1mal wöchentlich, erhöht den Sicherheitsgrad bei besonderer Gefährdung. Dies gilt auch für die unter 2. und 3. aufgeführten Präparate.
2. Nivaquine (Chloroquine-Sulfat): 0,3–0,4 g Base pro Woche. Es sind Präparate mit unterschiedlichem Wirkstoffgehalt im Handel.
3. Amodiaquine: 2 Tabletten wöchentlich, entsprechend 300–400 mg Base/Woche.
4. Pyrimethamin (Daraprim): 1 Tablette à 25 mg 1mal wöchentlich.
5. Proguanil (Paludrine): 100 mg täglich.

Die beiden letzten Mittel allein sind unzuverlässig in manchen Gebieten in Südostasien, Südamerika und in Teilen Afrikas, in welchen Parasitenstämme vorkommen, die gegen diese Mittel resistent sind. Die unter 1. aufgeführte Chemoprophylaxe (Chloroquine und Pyrimethamin) kann jedoch praktisch in allen Malariagebieten als ausreichend angesehen werden. Die unter den Gegebenheiten des Vietnamkrieges gemachten Erfahrungen mit dem Versagen herkömmlicher Chemoprophylaxe können nicht ohne weiteres verallgemeinert werden.

Eine kausale Chemoprophylaxe, die die Infektion tatsächlich verhindert, gibt es jedoch nicht, da keine Medikamente gegen die von Überträgeranophelen inokulierten Sporozoiten (Sichelkeime) wirksam sind.

Einige Chemoprophylaktika verhindern die Entwicklung der primären Gewebsformen (Daraprim, Paludrine), die übrigen unterdrücken die Vermehrung der erythrozytären Schizogonieformen und verhüten dadurch Symptome und Erkrankung.

Reisende oder Tropenbewohner können aber auch durch Benutzung von Moskitonetzen einer Malariainfektion vorbeugen. Diese traditionelle Methode bietet keinen sicheren Schutz gegen Infektionen. Das gleiche gilt auch für mückensichere Häuser und Wohnungen oder klimatisierte Schlafräume. Diese mechanischen Schutzmethoden verringern aber die Wahrscheinlichkeit einer Infektion beträchtlich und sind in schwer infizierten Gebieten zu empfehlen.

Die wirksamste Präventivmaßnahme ist die Ausrottung der Malaria, die in weiten Teilen der Welt außerordentlich erfolgreich unternommen wurde. Ihre Basis bildet die durchschlagende Wirkung von Insektiziden. Sie müssen gegen die adulten Überträgeranophelen so lange angewandt werden, bis die Übertragung der Plasmodien vollständig unterbrochen und das Erregerreservoir in der menschlichen Bevölkerung erschöpft ist. Die Durchführung solcher Ausrottungskampagnen erfordert einen hohen Grad von Perfektion, der in vielen Malarialändern noch nicht erreichbar ist. Daher ist auch der angestrebte Enderfolg einer weltweiten Ausrottung der Malaria bisher noch nicht in Sicht.

Literatur

Adams, A.R.D., B.G. Maegraith: Clinical tropical diseases, 6. Aufl. Blackwell, Oxford 1976

Garnham, P.C.C.: Malaria parasites and other haemosporidia. Blackwell, Oxford 1966

Nauck, E.G.: Lehrbuch der Tropenkrankheiten, 4. Aufl. Thieme, Stuttgart 1975

Russel, P.F., L.S. West, R.D. Manwell, G. MacDonald: Practical malariology, 2. Aufl. Oxford University Press, London 1963

Wilcocks, Ch., P.E.C. Manson-Bahr: Manson's tropical diseases, 17. Aufl. Baillière & Tindall, London 1972

Schlafkrankheit

M.G. Hartmann

Definition
Die Schlafkrankheit (afrikanische Trypanosomiasis) ist eine subakut bzw. subchronisch verlaufende Infektionskrankheit, die durch zwei Trypanosomentypen (Trypanosoma gambiense und Trypanosoma rhodesiense) hervorgerufen und durch Tsetsefliegen übertragen wird. Der klinische Verlauf ist durch 2 Stadien charakterisiert:
1. Primärreaktion an der Eintrittspforte, Fieber, bohrende Kopfschmerzen, Lymphknotenvergrößerungen, Anämie und Ödeme;
2. Durchbruch der Erreger durch die Blut-Hirn-Schranke mit verschiedensten neurologischen und psychiatrischen Störungen.

Häufigkeit
In den Infektionsgebieten liegen die Infektionsraten weit unter 1:1000. Seit 1960 läuft aber in Zaïre eine Trypanosoma-gambiense-Epidemie größeren Ausmaßes (6,7:1000) ab, die nach einem Höhepunkt um 1970 jetzt wieder abzuklingen scheint. Seit 1967 hat in Südwestäthiopien eine Trypanosoma-rhodesiense-Epidemie eingesetzt. In Westkamerun und anderen westafrikanischen Staaten sind in den letzten Jahren ebenfalls bemerkenswerte Erkrankungszahlen aufgetreten. Bei Touristen, insbesondere nach Safarireisen in Endemiegebiete, kommen Einzelerkrankungen vor.

Vorkommen
Das Schlafkrankheitsgebiet erstreckt sich gürtelförmig quer durch Afrika, vom Atlantik bis zur Ostküste. Die nördliche Begrenzung liegt auf einer Linie, die von der Senegalmündung (ca. 20 Grad nördlicher Breite) an der Atlantikküste über den Tschadsee, den Südsudan bis nach Südwestäthiopien reicht und in Nordkenia zur Ostküste führt. Die Südgrenze wird etwa von 20 Grad südlicher Breite bestimmt und reicht von Angola über Botswana, Rhodesien und Sambia bis zum nördlichen Mozambique. In west- und zentralafrikanischen Staaten herrscht die Infektion mit Trypanosoma gambiense vor, die zur subchronischen Verlaufsform der Erkrankung führt, während in den ostafrikanischen Staaten die Infektion mit Trypanosoma rhodesiense ganz überwiegend subakute Krankheitsverläufe aufweist.

Epidemiologie
Die natürliche Übertragung der Schlafkrankheit in einem Endemiegebiet ist abhängig von einer Infektionsquelle im Menschen oder in einem tierischen Erregerreservoir, vom Vorkommen der Überträger aus der Gattung Glossina (aus der Familie der Tsetsefliegen) und dem Kontakt der Bewohner mit dem Überträger. Regenwaldgebiete sowie Galeriewälder an den Flußläufen und deren Umgebung sind dabei das bevorzugte Biotop der Glossina-palpalis-Gruppe, der wichtigsten Überträger der Trypanosoma-gambiense-Infektion. Die Hauptüberträger der Trypanosoma-rhodesiense-Infektion, die Glossina-morsitans-Gruppe, sind an die Savannen der trockeneren Gebiete des geographischen Sudans und Ostafrikas besonders adaptiert.

Die einzelnen Glossinenarten haben im allgemeinen ein streng begrenztes Spektrum von Wirtstieren der verschiedensten Art, an denen sie Blut saugen. Nur ein Teil davon ist fakultativ anthropophil. Trypanosomen entwickeln sich zu infektiösen Formen in Glossinen, die kurze Zeit nach dem Schlüpfen die Erreger mit einer Blutmahlzeit aufnahmen. Die einmal infizierten Glossinen bleiben während ihrer ganzen Lebensdauer (2 bis 3 Monate) infektiös.

Die Übertragungsintensität und die Ausbreitung der Schlafkrankheit von einer Infektionsquelle aus wird durch den Kontakt des Menschen mit infizierten Glossinen bestimmt: Tätigkeiten an Flüssen und Wasserläufen, wie Waschen, Baden, Fischen, Wasserholen, Überqueren von Flüssen und Aufenthalt in Dörfern oder auf Feldern, die an den Flüssen gelegen sind. In der Savanne sind besonders Jäger, andere Buschgänger, Gummi- und Honigsammler betroffen.

Bei erhöhten Kontaktmöglichkeiten können Gruppenerkrankungen und Epidemien auftreten.

Pathogenese
Die durch den Stich der Glossinen eingebrachten Trypanosomen vermehren sich in der Haut und führen zu einer umschriebenen schmerzhaften Entzündung. Periodisch treten die Parasiten im Blutstrom auf (etwa ab der 2. bis 3. Woche nach der Infektion). Sie werden zum größten Teil durch spezifische Antikörper abgetötet und verschwinden daher aus dem Blut. Überlebende Parasiten bilden einen gegen die vorhandenen Antikörper resistenten Residivstamm, der sich so lange weitervermehrt, bis er durch erneute Antikörperbildung weitgehend dezimiert wird. Dadurch nimmt der Parasitenbefund im Verlauf der zahlreich aufeinanderfolgenden Vermehrungsperioden immer mehr ab.

Mit dem Blutbefall ist auch das Lymphsystem stark betroffen. Die Zerebrospinalflüssigkeit wird bei einer Trypanosoma-gambiense-Infektion meist erst nach mehreren Monaten befallen; bei der Trypanosoma-rhodesiense-Infektion treten die Parasiten oft schon nach einigen Wochen im Liquor auf. Weder im Lymphgefäßsystem noch im Liquor kommt es infolge einer hier fehlenden Wirkung der Blutantikörper zu einer Periodizität im Auftreten der Trypanosomen. Beim Zerfall der Trypanosomen werden unter Fieberreaktion toxische Substanzen frei. Die Toxinwirkung ist bei Trypanosoma-gambiense relativ gering, bei Trypanosoma rhodesiense häufiger sehr stark mit der Folge eines raschen tödlichen Ausgangs.

Ätiologie

Die Erreger der Schlafkrankheit, Trypanosoma gambiense und Trypanosoma rhodesiense, gehören der Gattung Trypanosoma aus der Familie der Trypanosomatidae an. Sie sind aufgrund klinischer, epidemiologischer und tierexperimenteller Merkmale zu unterscheiden. Morphologisch und in ihrer Entwicklung stimmen die beiden Erreger überein. Infolge eines Polymorphismus wechselt die Körperlänge des Erregers zwischen 12 und 34 µm. In der Phase lebhafter Vermehrung werden schlankere Formen mit weit über das Vorderende hinausragender Geißel gebildet. Kleinere gedrungene Formen ohne freies Geißelende herrschen vor, wenn die Vermehrung durch Abwehrreaktionen des Wirtskörpers gehemmt ist. Das Hinterende kann spitz oder stumpf ausgebildet sein. In der Nähe liegt der ovale Kinetoplast. Die Vermehrung erfolgt durch Zweiteilung. In den Glossinen entwickeln sich die Trypanosomen im Mitteldarm zunächst in einer schlanken trypomastigoten Form (Abb. 13.54d). Nach Penetration an der Kardia wandern sie schließlich in die Speicheldrüsen ein und vermehren sich in einer epimastigoten Form (Abb. 13.54c) sehr stark. Daraus entwickeln sich die für den Menschen infektiösen trypomastigoten Formen. Sie werden mit dem Speichel beim Saugakt der Fliege übertragen.

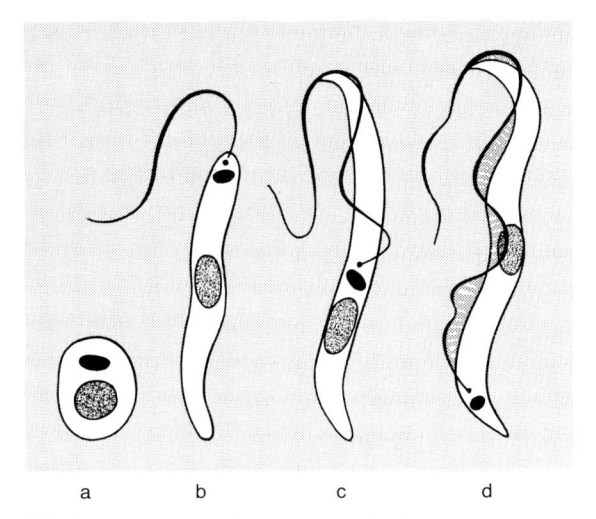

Abb. 13.54 a–d Erscheinungsformen der Trypanosomatidae: a) amastigote Form; b) promastigote Form; c) epimastigote Form; d) trypomastigote Form

Krankheitsbild

Anamnese

Nach der Inokulation des Erregers bildet sich an der Stichstelle eine mehr oder weniger stark ödematöse Schwellung von etwa Kirschkerngröße aus, der sog. Trypanosomenschanker. Dieser ist als Reaktion auf die lokale Vermehrung der Trypanosomen anzusehen und setzt meist etwa 14 Tage (5–20 Tage) nach dem schmerzhaften Glossinenstich ein. Er wird vorwiegend bei Trypanosoma-rhodesiense-Infektionen beobachtet. Bei den meisten Trypanosoma-gambiense-Infektionen bleibt er entweder aus oder ist so gering, daß er nicht bemerkt wird. Häufig besteht Juckreiz. Kratzen hat oft eine Sekundärinfektion mit Fluktuation und Abszedierung zur Folge.

In Epidemiegebieten sind die Erscheinungsformen des Trypanosomenschankers gut bekannt, und es können vom Patienten recht exakte Angaben über sein Auftreten als auch über den Zeitpunkt und die Umstände des Stichs der Tsetsefliege gemacht werden.

Es treten dann uncharakteristische Prodromalerscheinungen wie Kopf- und Gliederschmerzen, Schweißausbrüche, allgemeine Abgeschlagenheit sowie Schlaflosigkeit auf. Dann folgt meist nach 2 bis 4 Wochen, wenn sich die Parasiten über den Lymph- und Blutweg ausgebreitet haben, eine Erhöhung der Körpertemperatur, die 39 °C selten übersteigt. Ein charakteristischer Fiebertyp wird nicht entwickelt. Die initialen Temperaturerhöhungen halten etwa 2–3 Wochen an, sie können aber auch schon nach wenigen Tagen verschwinden. Durch intermittierende Parasitenschübe kann im weiteren Verlauf in regellosen Abständen erneut Fieber auftreten. Bei hellhäutigen Patienten werden relativ häufig flüchtige Hauterscheinungen (anuläres Erythem) beobachtet, die durch Hitze, z.B. heißes Bad, provoziert werden können. Lokalisierte Ödeme am Rumpf oder an den Händen werden nicht selten angegeben. Reizbarkeit, läppische Heiterkeit, eine mehr oder weniger ausgeprägte Aggressivität und eine zunehmende Apathie sind meist nur durch die Fremdanamnese in Erfahrung zu bringen.

Befunde

Das klinische Erscheinungsbild insbesondere bei Trypanosoma-gambiense-Infektionen ist vielgestaltig, und der zeitliche Ablauf sowie die Intensität der Symptome variieren beträchtlich in Abhängigkeit von der Virulenz der Erregerstämme. Symptomatologie, Verlauf und Prognose unterscheiden sich darüber hinaus erheblich je nach dem vorliegenden Krankheitsstadium. Das erste Stadium beginnt mit der Inokulation des Erregers und reicht bis zur Allgemeininfektion nach Ausbreitung der Parasiten über den Lymph- und Blutweg. Das zweite Stadium setzt ein, wenn nach unterschiedlich langer Zeit die Blut-Liquor-Schranke überschritten wird und die Infektion auf das Zentralnervensystem übergreift. Die Unterscheidung der beiden Stadien ist von größter Bedeutung für die Therapie, die nach Art und Dauer unterschiedlich ist.

1. Stadium (febril-glanduläre bzw. hämo-lymphatische Phase): An allen Körperregionen bilden sich typische Lymphknotenschwellungen aus, die indolent und festelastisch sind. Häufig besteht eine sichtbare Schwellung der Lymphknoten im seitlichen Halsdreieck und im Nacken (Winterbottomsches Zeichen). Die Milz ist vergrößert tastbar; sie ist anfangs weich, später – ebenso wie die Lymphknoten – durch fibröse Umwandlung von derber Konsistenz. Die Leber kann ebenfalls vergrößert sein. Häufig besteht eine ausgeprägte Tachykardie. Es wird über Palpitationen geklagt. Kardiale Dekompensationserscheinungen treten anfangs nicht auf. Der Blutdruck ist meist erniedrigt. Schon vor Befall des Zentralnervensystems können neurologische Erscheinungen mit sensiblen und motorischen Ausfällen – z.B. polyneuritische Symptome – bestehen. Charakteristisch ist oft eine erheblich gesteigerte Schmerzempfindlichkeit im Bereich der distalen Enden der langen Röhrenknochen.

2. *Stadium* (meningoenzephalitische Phase): Dieses Stadium ist durch eine langsam fortschreitende Meningoenzephalitis charakterisiert. Die Liquorveränderungen treten selten vor Ablauf von 6 Monaten auf. Bei der Schlafkrankheit sind so gut wie alle bekannten zentralnervösen Symptome möglich, akute meningitische Bilder sind aber selten. Das meningoenzephalitische Stadium kann durch Störung der vegetativen Zentren oder Änderung der Grundstimmung, des Charakters sowie der Gesamtpersönlichkeit eingeleitet werden. Der Kranke ist schwach, hinfällig, geistig träge oder reizbar. Er klagt sowohl über Schlaflosigkeit als auch über ein unwiderstehliches Schlafbedürfnis mit Umkehrung des Schlafrhythmus. Es läßt sich ein abnormes Hunger- und Durstgefühl beobachten. Veränderungen des Affektverhaltens treten auf sowie psychische Störungen und Psychosen. Choreiforme und athetotische Hyperkinesien, Tremor, klonische und tonische Krämpfe und auch hochgradige Ataxie kommen besonders bei Jugendlichen vor. Sensible Ausfälle und motorische Lähmungen, ja Hemiparesen werden beobachtet. Je nach Beteiligung der verschiedenen Hirnabschnitte treten die klinischen Ausfallserscheinungen auf. Das Krankheitsbild ähnelt oft dem der progressiven Paralyse.

Spezielle Untersuchungsbefunde

Laboratoriumsbefunde: Wie bei allen Parasitosen wird die Diagnose der Schlafkrankheit durch den Parasitennachweis gesichert. Er kann geführt werden durch:

1. Untersuchung im Nativpräparat, oder nach Giemsa-Färbung der durch Skarifikation oder Punktion gewonnenen Ödemflüssigkeit aus der Primärläsion des Trypanosomenschankers;
2. Blutuntersuchung im Nativpräparat oder des nach Giemsa gefärbten dünnen Blutausstrichs oder des wie bei der Malaria nach Giemsa gefärbten »dicken Tropfens«;
3. Untersuchung mit der Hämatokrit-Zentrifugation nach Woo;
4. fraktionierte Zentrifugation des heparinisierten Blutes;
5. Lymphknotenpunktion mit Nachweis der Trypanosomen im Nativpräparat. Die Lymphknotenpunktion spielt bei der Trypanosoma-rhodesiense-Infektion kaum eine Rolle;
6. Sedimentuntersuchung des Liquorpunktats im Nativ- und gefärbten Präparat.

Wesentliche Hinweise gibt die Immundiagnostik. Eine Erhöhung der IgM-Konzentration ist für die Schlafkrankheit zwar nicht spezifisch, wird aber in 95% der Fälle gefunden. Im Liquor beträgt der IgM-Anteil 10% und mehr der Gesamtproteine. Sehr wichtig ist der Nachweis spezifischer Trypanosomenantikörper im Serum. Die gebräuchlichste Methode ist die indirekte Immunfluoreszenz. Charakteristische Blutbildveränderungen fehlen. Die Blutkörperchensenkungsgeschwindigkeit ist stark beschleunigt. In der Elektrophorese sind die γ-Globuline stark vermehrt. Der Liquorbefund ist ausgeprägt pathologisch, der Gesamtproteingehalt erhöht.

Verlauf und Prognose

Die Gesamtdauer der unbehandelten Erkrankung ist unterschiedlich. Infolge längerer und wiederholter Remissionen können sich Erkrankungen besonders in den Endemiegebieten von Trypanosoma-gambiense bis zu 6 Jahren hinziehen. Spontanheilungen kommen vor. Im Einzelfall ist eine Aussage über die Prognose nicht möglich.

Infektionen mit Trypanosoma-rhodesiense zeigen meist einen wesentlich akuteren Verlauf. Hier ist die Inkubationszeit kürzer, das Krankheitsbild beginnt plötzlich. Es kommen auch Beteiligungen des Leberparenchyms mit Ikterus vor, und Herzalterationen mit Tachykardie, Hypotonie, Ödemen und generalisierten Ergüssen können sich frühzeitig ausbilden. Außerdem erfolgt der Übergang in die meningoenzephalitische Phase wesentlich rascher. Unbehandelt führt die Erkrankung innerhalb eines Jahres, oft aber schon viel früher, zum Tode.

Komplikationen

Vor allem in den späteren Stadien der Erkrankung sind Superinfektionen mit Streptokokken und Meningokokken (Meningitis) zu beobachten. Sie gehören mehr zum Bild der unbehandelten Trypanosoma-rhodesiense-Infektion. Epileptiforme Krämpfe können bisweilen den plötzlichen Tod herbeiführen.

Differentialdiagnose

In erster Linie ist eine Malaria auszuschließen. In den entsprechenden Endemiegebieten Ostafrikas kommt Kala-Azar in Betracht. Die erythematösen Hauterscheinungen lassen an eine Lues im Frühstadium denken. Bei unklarem Fieber sind Brucellose, Rückfallfieber und septische Prozesse in die Überlegungen einzubeziehen. Schließlich kann die Encephalitis lethargica Economo den Spätstadien der Schlafkrankheit sehr ähnlich sein.

Therapie

Bei der Behandlung der Schlafkrankheit sind nach Wirksamkeit und Indikation zwei Gruppen von Chemotherapeutika zu unterscheiden:

1. Medikamente wie Suramin, Pentamidine und

Berenil, die nur im 1. Krankheitsstadium, also bei negativem Liquorbefund, wirksam sind, und
2. Medikamente, mit denen auch nach Befall des Zentralnervensystems behandelt werden kann. Zu dieser Gruppe gehören das Tryparsamid, verschiedene Melaminylderivate (z.B. Melarsoprol, MelB) und Nitrofuranverbindungen.

Bei beiden Medikamentengruppen können unvorhersehbare reaktive und tödliche toxische Nebenwirkungen auftreten. Eine strikte Indikationsstellung ist deshalb erforderlich. Sie setzt eine genaue Festlegung des Stadiums und nach Möglichkeit auch die Bestimmung des Parasiten voraus. Suramin (Germanin) ist bei Trypanosoma rhodesiense dem Pentamidine überlegen. Tryparsamid ist bei Trypanosoma-rhodesiense-Infektionen im 2. Stadium ohne Wirkung. Die ausführlichen Dosierungsrichtlinien und Anweisungen zur Therapie für die einzelnen Präparate müssen genau eingehalten werden.

Eine individuelle Chemoprophylaxe ist sowohl mit Suramin (Germanin) als auch mit Pentamidine möglich. Die prophylaktische Wirkung von Suramin hält 3 Monate an. Die Dosis beträgt 1,0 g intravenös. Pentamidine ergibt einen recht sicheren prophylaktischen Effekt für 4–6 Monate, in einer Dosis von 4 mg pro kg Körpergewicht i.m.; maximal 200 mg. Für die Trypanosoma-rhodesiense-Endemiegebiete wird vielfach Suramin der Vorzug gegeben.

Literatur

Nauck, E.G.: Lehrbuch der Tropenkrankheiten, 4. Aufl. Thieme, Stuttgart 1975

Gsell, O., W. Mohr: Infektionskrankheiten, Bd. 4, Rickettsiosen und Protozoenkrankheiten. Springer, Berlin 1972

Amerikanische Trypanosomose

F. KÖBERLE

Definition

Die Chagaskrankheit oder amerikanische Trypanosome ist eine auf dem amerikanischen Kontinent endemische, durch das *Trypanosoma cruzi* verursachte Infektionskrankheit. Sie beginnt mit einer akuten Krankheitsphase, die nach einigen Wochen in ein chronisches Stadium übergeht und spontan nicht ausheilt. Wie die meisten Trypanosomenerkrankungen verursacht auch die amerikanische Variante mehr oder weniger schwere und ausgedehnte Läsionen des Nervensystems, die irreparabel sind. Wir müssen daher bei der amerikanischen Trypanosomose zwei grundverschiedene, pathologische Prozesse unterscheiden, nämlich die eigentliche Infektionskrankheit und die durch sie gesetzten Dauerschäden (Abb. 13.55):

Chagaskrankheit – sensu stricto – ist eine durch das Trypanosoma cruzi hervorgerufene Infektionskrankheit mit akut-entzündlichen Gewebsinfiltraten in der fieberhaften, bakteriämischen Initialphase und chronisch-entzündlichen Infiltrationsherden in dem pauziparasitären, meist symptomlosen, chronischen Erkrankungsstadium.

Chagasleiden sind Neuropathien, verursacht durch mehr oder weniger ausgedehnte Ganglienzellzerstörungen im zentralen und/oder peripheren Nervensystem, die im akuten Krankheitsstadium erfolgten.

Chagaskrankheit
Häufigkeit

Die Chagaskrankheit ist die schwerste und häufigste Seuche auf dem amerikanischen Kontinent. Von der Weltgesundheitsorganisation wurde im Jahre 1962 der Befall auf ein Minimum von 7 Millionen Menschen geschätzt, heute liegen die Schätzungen bei 25 Millionen. Genauere Angaben liegen nur für umschriebene Gebiete vor, in denen der Infektionsindex mitunter 80% erreicht. Sogar unter ausgesuchten Blutspendern größerer Städte finden sich bis 25% Chagaskranke, in kleineren Städten höchstwahrscheinlich viel mehr (Tab. 13.49).

Tabelle 13.49 Häufigkeit chronischer Chagaspatienten unter den Blutspendern verschiedener brasilianischer Städte

Städte	Positive Fälle in %
Rio de Janeiro	
Hospital S. Francisco	1,8
Institut für Hämatologie	1,8
São Paulo	
Klinikspital	1,5
Santa Casa	4,1
Belo Horizonte	
Unfallkrankenhaus	2,4
Blutbank	6,8
Ribeirão Prêto	
Klinikspital	14,4
Hospital S. Francisco	21,1
Santa Casa	10,8
Polizei	10,9
São José do Rio Prêto	14,9
Araguari	19,1
Uberaba (Blutbank)	15,0
Goiania	
Institut für Hämatologie	11,0
Blutbank	25,8

Vorkommen

Die Krankheit kommt auf dem amerikanischen Festland von Texas bis Patagonien vor, nicht aber auf den Inseln. Außerhalb Amerikas wurden Trypanosoma-cruzi-Infektionen bei Affen (Indien, Java), bisher aber noch nicht bei Menschen beob-

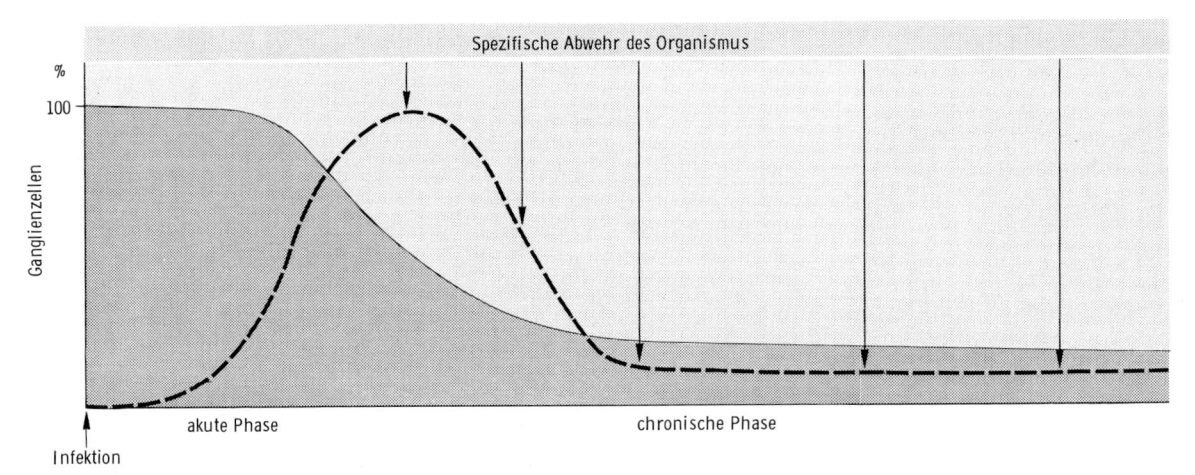

Abb. 13.55 Aktuelle Vorstellung vom Wesen der Trypanosoma-cruzi-Infektion mit Unterscheidung von Chagaskrankheit (gestrichelte Linie) und Chagasleiden (Verminderung der Ganglienzellen)

achtet. Überträger der Krankheit sind blutsaugende Raubwanzen der Familie Reduviidae, Unterfamilie Triatominae. 39 verschiedene Arten wurden mit Trypanosoma cruzi infiziert gefunden. Die 2–4 cm langen Wanzen sind unter den verschiedensten Bezeichnungen bei der einheimischen Bevölkerung gut bekannt. Sie leben in den Mauerspalten primitiver Lehmhütten, in Ställen, Vogelnestern und Erdhöhlen von Wildtieren, können kurze Strecken fliegen und verlassen nachts ihre Schlupfwinkel, um an Menschen oder Tieren bis zu 5 ml Blut zu saugen. Dabei setzen sie ihren dünnflüssigen, infizierten Darminhalt nahe der Stichstelle ab. Der Infektionsindex der Wanzenpopulationen ist regionär großen Schwankungen unterworfen und kann 100% erreichen. Als Erregerreservoire wurden von den Haustieren besonders Hund und Katze festgestellt sowie zahlreiche wildlebende Wirbeltiere. Vögel werden wohl infiziert, die Trypanosomen sterben aber innerhalb von 2–3 Tagen ab. Die Infektion des Menschen erfolgt durch den in der Umgebung der Stichstelle abgesetzten Wanzenkot, der entweder in die Stichöffnung oder in bestehende, kleine Hautwunden bzw. in die Schleimhäute durch Kratzen eingerieben wird. Nicht selten erfolgt diaplazentare Infektion des Fetus. Die Übertragung durch Bluttransfusion ist in endemischen Gegenden ein sehr ernstes Problem. Infektionen durch das Blut infizierter Tiere (Abhäuten, Zubereitung) oder durch andere Insekten kommen selten vor. Die Infektion erfolgt in der Mehrzahl der Fälle in den ersten Lebensmonaten oder -jahren; beide Geschlechter sind gleich häufig befallen. Letalität, Schwere der akuten Erkrankung und Art oder Häufigkeit der Spätmanifestationen (Chagasleiden) zeigen außerordentlich große, regionale Schwankungen. Derzeit liegt die Sterblichkeit in der akuten Krankheitsphase zwischen 4 und 8%; sie erreicht aber in einzelnen Gegenden fast 30%.

Pathophysiologie

Die Inkubationszeit beträgt 5–10 Tage.
Primärläsion und Primärkomplex: An der Eintrittsstelle geht ein Teil der Parasiten extrazellulär zugrunde, ein Teil wird phagozytiert und ein Teil dringt in Gewebszellen ein und vermehrt sich hier intrazellulär. Auf diese Weise entsteht eine leicht schmerzhafte, entzündliche Schwellung (Inokulationschagom). Diese Läsion heilt in 4–6 Wochen, manchmal unter Hinterlassung eines pigmentierten Flecks, ab; nur selten kommt es zur Nekrose oder Vereiterung. Die regionären Lymphknoten zeigen analoge Veränderungen, und so entsteht ein Primärkomplex, dem sehr rasch eine Phase der Generalisation folgt.
Generalisation: Fast gleichzeitig mit der Bildung des Primärkomplexes kommt es zur hämatogenen Generalisation unter Auftreten von Allgemeinsymptomen, Lymphknoten-, Leber- und Milzschwellung, subkutanem Ödem und Fieber. Das Schicksal des Kranken hängt von Intensität und Lokalisation des Parasitenbefalles ab.
Lokale Reaktion: Nach Eröffnung jeder parasitenhaltigen Gewebszelle kommt es in deren Umgebung zu entzündlichen Reaktionen, die in der akuten Krankheitsphase leukozytärer, in der chronischen Phase lymphomonozytärer Natur sind und schließlich auch granulomatösen Charakter annehmen können. Diese Änderung des Entzündungsbildes ist durch Antikörperbildung und die dadurch geänderte immunbiologische Reaktionslage bedingt. Die eindrucksvollste Veränderung ist zweifellos diese entzündliche Reaktion, die in der akuten Krankheitsphase geradezu phlegmonösen Charakter annehmen kann. Dadurch wird aber eine vorausgehende, degenerative Zellschädigung in der Umgebung der geplatzten Pseudozysten, die in kürzester Zeit besonders zur Auflösung der Ganglienzellen führt, verdeckt. Gleiche Degenerationserscheinungen sind auch an Fettgewebszellen, Herzmuskelzellen und Zellen anderer parenchy-

matöser Organe zu beobachten. Sie sind aber sehr viel weniger deutlich ausgeprägt und seltener als die Läsionen an den Nervenzellen. Die Auflösung der nervösen Zellelemente wird offensichtlich von Zerfallsprodukten der Leishmaniaformen hervorgerufen, die extrazellulär nicht lebensfähig sind und daher in der unmittelbaren Umgebung der geplatzten, parasitenhaltigen Wirtszelle zugrunde gehen. Der Mechanismus dieser Ganglienzellschädigung ist nicht geklärt (Enzym, Toxin, Lysin?). Diese Nervenzellzerstörung ist das morphologische Substrat des mitunter im unmittelbaren Anschluß an die akute Krankheitsphase zu beobachtenden, gewöhnlich aber erst Jahre danach auftretenden Chagasleidens.

Ätiologie

Das Trypanosoma cruzi ist ein Darmparasit blutsaugender Triatomen und ein Blutparasit der Wirbeltiere und des Menschen, dessen Vermehrung in letzteren durch Leishmaniaformen intrazellulär in den verschiedensten Gewebszellen erfolgt. Die Parasiten sind sehr empfindlich gegen Temperaturen über 42°C, halten sich aber bei Zimmertemperatur monatelang am Leben. Gentianaviolett (1/4000) tötet sie innerhalb von 24 Std. ab (Sterilisierung von Blutkonserven). Züchtung in künstlichen Kulturmedien und in überlebenden Geweben ist einfach. Im infizierten Menschen halten sich die Trypanosomen im strömenden Blut auf und dringen schließlich in Gewebszellen aktiv ein, um sich hier in Leishmaniaformen umzuwandeln; diese teilen sich binär, bis die Wirtszelle erfüllt ist. Nach 5tägigem, intrazellulärem Zyklus wird die parasitierte Zelle von den nunmehr entstehenden Trypanosomen aktiv verlassen, die wiederum in die Blutbahn eindringen. Die zum Zeitpunkt des Aufsprengens der Wirtszelle noch nicht zu Trypanosomen umgewandelten Leishmaniaformen sind außerhalb der Zelle nicht lebensfähig, gehen zugrunde und sind daher für die lokalen Reaktionen in der unmittelbaren Umgebung verantwortlich. Die Entzündungsherde erklären sich zwanglos durch das Freiwerden der körperfremden Zerfallsprodukte der Parasiten. Hingegen haben wir für die degenerativen Zellveränderungen, besonders die schweren und rasch einsetzenden Auflösungserscheinungen an den Nervenzellen bisher keine Erklärung.

Besonderheiten

An Besonderheiten ist bei der Chagaskrankheit kein Mangel; wir wollen daher nur wenige anführen. Die Entdeckung der Chagaskrankheit durch CARLOS CHAGAS ist einzigartig in der Geschichte der Medizin, denn der geniale Entdecker fand ein neues Trypanosom im Darm von blutsaugenden Raubwanzen und schloß daraus auf eine eventuelle Infektionskrankheit bei Tieren und Menschen. Tatsächlich konnte er sehr bald diese postulierte Krankheit bei Haustieren und Menschen nachweisen. Seine meisterhafte Beschreibung der Erkrankung stellt eine weitere Besonderheit dar; eine nicht weniger bedeutungsvolle ist die weitgehende Ablehnung oder das völlige Vergessen dieser Entdeckung. Die Nachwirkung dieser Resistenz ist heute noch spürbar. Akute Krankheitsfälle werden nur von Ärzten entdeckt, die sich der Existenz und Bedeutung der Seuche bewußt sind. Von diesen Kennern der Krankheit werden Mortalitätsziffern von über 20% in der akuten Krankheitsphase angegeben und nicht 4–8%, wie allgemein angenommen wird. So sind wir weit davon entfernt, uns ein klares Bild von der schwersten Seuche Amerikas machen zu können.

Krankheitsbild

Anamnese

Die Erkrankung beginnt mit Müdigkeit, Unruhe, Fieber und Kopfschmerzen. Meist ist die Infektion durch Wanzenstich nicht bewußt, insbesondere auch deswegen, weil es sich bei den Kranken hauptsächlich um Säuglinge und Kleinkinder handelt. Erwachsene messen der täglichen Belästigung durch die Triatomen nicht die entsprechende Bedeutung bei. Die Erkrankung wird anfänglich fast immer für Grippe, Erkältung oder (wegen des allgemeinen Ödems) für Nephritis gehalten. Die richtige Diagnose wird in der Mehrzahl erst nach Spitaleinweisung oder überhaupt nicht gestellt.

Befunde

Allgemeine Reizbarkeit, Unruhe, Prostration, Photophobie, Kopfschmerzen mit Somnolenz, Konvulsionen und Halluzinationen, Erbrechen und Durchfälle sowie ein trockener Reizhusten sind die wesentlichen Symptome bei schweren Fällen. Stets finden sich Tachykardie, die nicht im Einklang mit der Fieberhöhe (39–40°C) steht, Herzvergrößerung mit abgeschwächten Geräuschen und elektrokardiographischen Anzeichen von Störungen der Repolarisation, Leber-, Milz- und allgemeine Lymphknotenschwellungen, teigiges Ödem der Haut und in einzelnen Fällen umschriebene, leicht schmerzhafte Schwellungen im subkutanen Gewebe (metastatische Chagome).

Laboratoriumsbefunde

Mäßige Lymphomonozytose, Hypalbuminämie und Hyperglobulinämie; bei Besserung kann Eosinophilie auftreten. Im Blutausstrich oder im »dikken Tropfen« sind mehr oder weniger reichlich Trypanosomen nachweisbar. Der Präzipitintest ist positiv. Die Komplementbindungsreaktion wird erst nach ungefähr 4 Wochen positiv.

Spezielle Untersuchungsbefunde

Derartige Befunde sind nur mit besonderen Untersuchungsmethoden erhebbar; in der überwiegenden Mehrzahl der akuten Erkrankungen stehen weder die entsprechenden Mittel zur Verfügung, noch erlaubt der Krankheitszustand bzw. das Alter der Patienten derartige subtile Untersuchungen. Werden solche aber durchgeführt, dann ergeben sie bereits in der akuten Krankheitsphase funktionelle Störungen, die nur durch eine Ganglienzellschädigung im Bereich des zentralen oder peripheren Nervensystems erklärbar sind. Nimmt man derartige Untersuchungen bei Jugendlichen in der sog. asymptomatischen Phase unter Streßsituationen vor, dann können beispielsweise Reizleitungsstörungen elektrokardiographisch festgestellt werden, die erst Jahre später spontan auftreten.

Verlauf und Prognose
Die Dauer der akuten Erkrankung schwankt zwischen 6 Wochen und 3 Monaten. Tödlicher Ausgang ist durch schwere Myokarditis oder Enzephalomyelitis bedingt. In den meisten Fällen geht die akute Erkrankung in ein chronisches, scheinbar asymptomatisches Stadium über. Spontanheilungen der Erkrankung sind bisher nicht bekannt.

Komplikationen
Komplikationen, die für die Chagaskrankheit typisch wären, sind kaum anzutreffen. Hingegen ist eine akute Chagaskrankheit nicht selten als unerwünschte und oft fatale Komplikation anderer Erkrankungen festzustellen, wenn unkontrollierte Bluttransfusionen vorgenommen wurden. Alle von uns beobachteten Todesfälle an akuter Chagaskrankheit sind durch Bluttransfusion verursacht.

Differentialdiagnose
Die Diagnose im akuten Stadium ist leicht, wenn man an die Möglichkeit einer Trypanosoma-cruzi-Infektion denkt. In der Mehrzahl der Fälle wird aber zuerst an Typhus, Malaria, Glomerulonephritis, viszerale Leishmaniose, Brucellose oder einfach an eine »Grippe« gedacht und daher kostbare Zeit für die Behandlung verloren. Im chronischen Stadium ist die Trypanosoma-cruzi-Infektion vor allem durch die Komplementbindungsreaktion nach Machade-Guerreira, durch den Immunofluoreszenztest bzw. den Latextest der Behringwerke einfach zu diagnostizieren. Bei guter Technik sind die Reaktionen in über 90% positiv.

Therapie
Nitrofuranpräparate können in der akuten Krankheitsphase mit Erfolg verwendet werden; selbst wenn sie nicht in allen Fällen erfolgreich sind und zur Dauerheilung führen, vernichten sie in der entscheidenden Krankheitsphase fast alle Parasiten und setzen damit Dauerschäden am Nervensystem auf ein Minimum herab.

Prophylaxe
Der beste Schutz gegen Infektion besteht im Fernhalten oder in der Vernichtung der Triatomen durch Verputz der Wohnungen, Moskitonetze und Verwendung von Insektiziden. Personen mit positiver Komplementbindungsreaktion sind als Blutspender auszuschließen. Versuche einer Schutzimpfung mit lebenden Trypanosomen waren im Tierversuch erfolgreich.

Chagasleiden
Definition
Die Chagasleiden sind Neuropathien, verursacht durch numerische Verminderung von Ganglienzellen in den verschiedensten Bereichen des zentralen oder peripheren Nervensystems; sie können somit als Denervationssyndrome bezeichnet werden.

Häufigkeit
Die Chagasleiden als Denervationssyndrome nach einer Trypanosoma-cruzi-Infektion sind sehr häufig, aber selbstverständlich nicht so häufig wie diese, denn nicht jeder Infizierte oder Erkrankte entwickelt entsprechende Syndrome. Die Angaben über die Häufigkeit der Chagasleiden sind noch weniger einheitlich als jene über die Häufigkeit der Chagaskrankheit. Das wird verständlich, wenn man bedenkt, daß die serologische Diagnose über 90% der infizierten Personen erfaßt, während die Feststellung eines Syndroms weitgehend vom Untersucher und dessen Untersuchungsmöglichkeiten bzw. seiner Einstellung abhängt. Die Denervationssyndrome (früher auch Spätmanifestationen genannt) sind zwar sehr häufige und charakteristische Folgezustände der Chagaskrankheit, aber keineswegs für diese pathognomonisch. Diese Tatsache hat dazu geführt, daß man ein halbes Jahrhundert lang die meisten Syndrome nicht als Chagasleiden erkannte bzw. als solche anerkannte, weil sie auch in Gegenden beobachtet wurden, wo die Chagaskrankheit nicht vorkommt (Megaösophagus, Megakolon usw.). Es bestehen zweifellos erhebliche regionale Schwankungen in der Häufigkeit und der Art der Chagasleiden, doch wird ihre Bedeutung im allgemeinen weit unterschätzt.

Vorkommen
Chagasleiden kommen im gesamten Ausbreitungsgebiet der amerikanischen Trypanosomose vor. Allerdings gibt es bemerkenswerte Variationen hinsichtlich der verschiedenen Manifestationen. Die Kardiopathie ist stets das häufigste Leiden; die verschiedenen »Megas« hingegen sind in einzelnen Ländern oder Regionen außerordentlich häufig, in anderen fast unbekannt. Die Ursachen dieser Unterschiede sind bisher unbekannt.

Pathophysiologie
Pathologisch-anatomisch bestehen erhebliche Schwierigkeiten beim Erkennen und bei der Beurteilung des morphologischen, für die Chagasleiden verantwortlichen Substrates, denn sie sind durch etwas verursacht, das nicht mehr vorhanden ist: durch das Fehlen von Ganglienzellen. Dabei handelt es sich keineswegs um ein völliges Verschwinden der Nervenzellen, sondern um eine mehr oder weniger starke, mitunter aber hoch- bzw. höchstgradige Verminderung ihrer Anzahl. Eine einfache histologische Schnittuntersuchung vermittelt daher keine verwertbaren Angaben. Es sind vielmehr quantitative Serienschnittuntersuchungen an Kontroll- und Chagasfällen erforderlich, um den Dener-

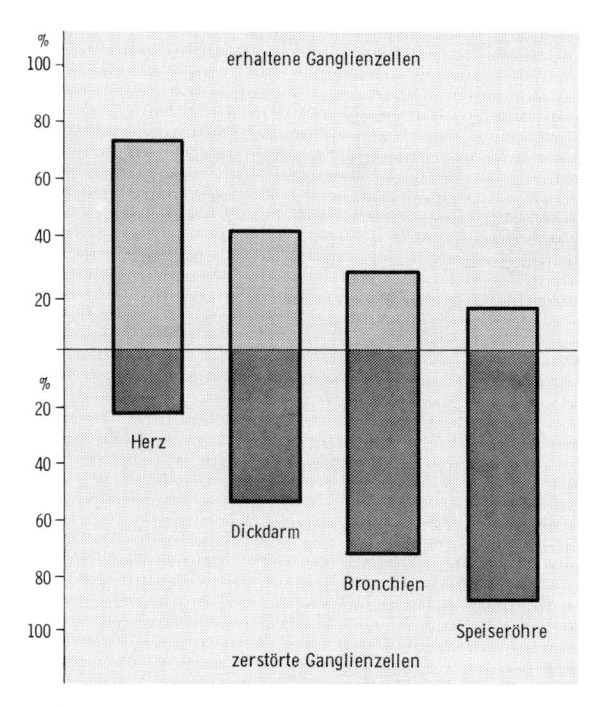

Abb. 13.56 Toleranzgrenze der Denervierung (bis zum Auftreten von organischen Veränderungen) in Herz, Dickdarm, Bronchien und Speiseröhre

vierungsgrad innerhalb jedes Nerventerritoriums angeben zu können. Eine derartige quantitative Bestimmung des Denervierungsgrades ist deswegen erforderlich, weil sich ein Ganglienzellausfall erst ab einer gewissen Grenze bemerkbar macht. Diese Toleranzgrenze ist für jedes Organ bzw. für jeden Abschnitt des Nervensystems verschieden; wird sie überschritten, dann kommt es anfänglich zu funktionellen Störungen und schließlich zu entsprechend schweren morphologischen Veränderungen (Abb. 13.56). Die Toleranzgrenze der Denervierung liegt in der Speiseröhre für funktionelle Störungen bei 50%, für den Megaösophagus bei mehr als 90%. Sowohl funktionelle als auch organische Manifestationen entstehen nur oder erst dann, wenn das entsprechende Organ beansprucht wird; sie treten dann desto eher und ausgeprägter auf, je stärker und länger das Organ belastet wird. So spielen neben der Lokalisation und der Schwere des Ganglienzellausfalls die Faktoren Zeit und Belastung sowie darüber hinaus sicherlich noch eine Reihe anderer Faktoren eine nicht unerhebliche Rolle. Unter diesen ist vor allem die Psyche von ganz entscheidender Bedeutung, und es werden dadurch die außerordentlich wechselnden Befunde bei vielen Patienten verständlich. Das gilt neben dem so häufigen Herzleiden vor allem für den Megaösophagus. So gut wie alle Patienten mit Megaösophagus geben an, daß die ersten Schluckbeschwerden im Anschluß an ein psychisches Trauma aufgetreten sind und daß ihre Speiseröhre als ein sehr empfindliches »Stimmungsbarometer« funktioniert.

Da bereits im zweiten Lebensjahrzehnt eine physiologische Verminderung der Anzahl der Nervenzellen erfolgt, wird es verständlich, daß die ersten Symptome meist um das 15.–20. Lebensjahr auftreten, obwohl die Ganglienzellen bereits im Kleinkindes- oder Kindesalter zerstört worden sind.

Ätiologie

Obwohl wir den Mechanismus der Ganglienzellzerstörung nicht kennen, wissen wir, daß der Parasit hierbei die entscheidende Rolle spielt, und zwar in der akuten Erkrankungsphase. In der chronischen Phase zeigen alle Chagaskranken eine deutliche Verminderung der Ganglienzellzahl in den verschiedenen Organen; diese ist wesentlich stärker in lädierten Organen. (Abb. 13.57). In über 98% der Fälle können im Blut, der Herzbeutelflüssigkeit, im Pleural- und Peritonealtranssudat Antikörper gegen alle Typen von Ganglienzellen nachgewiesen werden. Ob diese Antikörper einfach anzeigen, daß Nervenzellen zerstört worden sind, oder ob ihnen darüber hinaus noch eine besondere Bedeutung im Mechanismus der Pathogenese zukommt, wissen wir noch nicht.

Krankheitsbild

Die Chagasleiden treten unter verschiedenen Krankheitsbildern auf, und zwar häufig unter verschiedenen Kombinationen der einzelnen Krankheitsbilder. Die Kardiopathie ist mit über 90% bei weitem die häufigste Manifestation und in ungefähr 50% der Fälle mit anderen Syndromen kombiniert. Unter diesen sind am häufigsten der Megaösophagus, das Megakolon und die Bronchiektasie.

Anamnese

In den meisten Fällen erinnern sich die Patienten nicht oder nur sehr vage an die vor vielen Jahren durchgemachte akute Erkrankung, es sei denn, daß sich die für die Chagasleiden charakteristischen Erscheinungen bereits in der akuten Krankheitsphase einstellen oder im unmittelbaren Anschluß an diese. Es ist daher sehr schwierig, eine überzeugende Anamnese hinsichtlich der Erstinfektion von den meist sehr einfachen Patienten zu erhalten. Da die meisten Leiden langsam und schleichend sowie häufig im Anschluß an schwere Anstrengung oder ein psychisches Trauma auftreten, werden oft sehr eigenartige, manchmal aber sehr zutreffende Ursachen der Beschwerden angeführt (Schluckbeschwerden bei Anwesenheit der Schwiegermutter usw.).

Befunde

Kardiopathie. Subjektive Beschwerden sind Herzklopfen, spontan oder nach physischer und psychischer Belastung, selten präkordiale Schmerzen. Atemnot bei Anstrengungen, nächtliche Orthopnoe, Schwindelgefühl (Schwarzwerden vor den

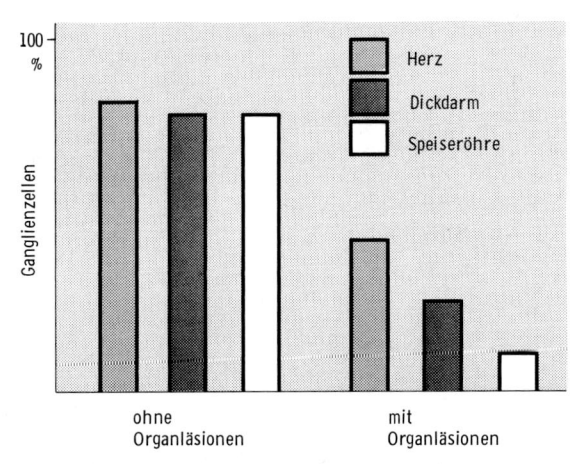

Abb. 13.57 Verminderung der Anzahl der Ganglienzellen (Durchschnittswerte von je 100 chronischen Chagasfällen) in Herz, Dickdarm und Speiseröhre (ohne und mit Organläsionen)

Augen) mit kurzfristigem Bewußtseinsverlust, leichte Ermüdbarkeit. Als wichtigste physikalische Befunde werden Extrasystolie, abgeschwächte Herztöne, Spaltung des zweiten Pulmonaltones, ein systolisches Geräusch an der Herzspitze und niedriger systolischer Blutdruck gefunden.
Röntgenologisch können alle Grade der diffusen Herzvergrößerung bis zur hochgradigen Kardiomegalie mit kaum merkbarer Pulsation festgestellt werden.
Elektrokardiographisch ist die Kardiopathie durch alle Formen von Reizbildungs- und Reizleitungsstörungen charakterisiert, wobei als besonderes Merkmal eine auffällige Mutabilität dieser Störungen hervorzuheben wäre. Rechtsschenkel- und AV-Block, inkomplett, komplett oder wechselnd, sind mit 50–60% die häufigsten Veränderungen.
Plötzlicher, oft völlig unerwarteter Tod durch Herzstillstand wird bei 60–70% der Herzkranken beobachtet.
Ösophagopathie. Die häufigsten Beschwerden sind Dysphagie, Regurgitation, Singultus, Völlegefühl, Speichelfluß, Husten, Sodbrennen und Abmagerung mitunter bis zur hochgradigen Kachexie. Röntgenologisch finden sich alle Anzeichen einer gestörten Peristaltik von der einfachen Hypermotilität bis zum hochgradigen Megaösophagus mit völliger Atonie des Organs.
Gastropathie. Völlegefühl im Magen, Dyspepsie mit langsamer Magenentleerung, Aufstoßen, Hypazidität. Röntgenologisch ist Erweiterung des Magens oder ein Kaskadenmagen festzustellen.
Enteropathie. Völlegefühl im Dünndarmbereich; röntgenologisch Erweiterung verschiedener Dünndarmabschnitte mit Hypertonie, beschleunigter oder verzögerter Darmpassage. Megaduodenum, Megajejunum und Megaileum sind verhältnismäßig selten.
Kolopathie. Chronische Obstipation, Meteorismus und Defäkationsbeschwerden. Röntgenologisch wird Verzögerung der Darmpassage und in schweren Fällen enorme Ausweitung (Megakolon) oder Ausweitung und Verlängerung des Dickdarms (Megadolichokolon) mit Kotsteinbildung – besonders im Bereich der Sigmaschlinge – gefunden.
Bronchopathie und Bronchiektasie. Husten und Expektoration; röntgenologisch diffuse, zylindrische, selten sackförmige Ausweitung der Bronchien, die gewöhnlich nicht hochgradig ist.
Sialoadenopathie. Vermehrte Speichelproduktion mit Speichelfluß beim Essen, besonders wenn gleichzeitig ein Megaösophagus besteht. Vergrößerung der Speicheldrüsen, besonders der Parotis.
Zystopathie und Ureteropathie. Miktionsbeschwerden mit Harnretention, doch selten Megazystis und Megaureter.
Gonadopathie. Potenzstörungen beim Mann; Abort und Frühgeburt bei der Frau.
Enzephalopathien. Diplegie, Dys- oder Abasie, Aphasie, Athetose, Pseudobulbärparalyse, zerebellare Ataxie, Idiotie, Infantilismus und zerebraler Nanismus. Diese zentralen Pathien sind selten, weil bei schwerem Befall des Zentralnervensystems der Tod infolge der diffusen Enzephalomeningitis eintritt.
Myelopathie. Fehlen der Muskeleigenreflexe, Pseudotabes. Hierher gehören auch die Störungen der Schweißsekretion, die sich in Form völlig unmotivierter, profuser Schweißausbrüche äußert; nicht selten sind diese Schweißausbrüche auf segmentär begrenzte Gebiete beschränkt.
Psychische Störungen. Veränderungen der Psyche sind außerordentlich häufig und charakteristisch, so daß erfahrene Praktiker die Diagnose oft allein aus dem Verhalten des Patienten stellen.

Spezielle Untersuchungsbefunde
Komplementbindungsreaktion, Immunofluoreszenztest und Xenodiagnostik (bei genügend großer Anzahl von Wanzentesten) geben in über 90% positive Resultate. Antikörper gegen Nervenzellen jeglicher Art werden higegen in fast 100% der Fälle in den verschiedenen Körperflüssigkeiten gefunden, gleichgültig ob es sich um symptomatische oder asymptomatische Patienten handelt.
Da bei den Chagaspatienten Denervationssyndrome vorliegen und denervierte Strukturen überempfindlich für alle Reize, besonders aber für die physiologisch adäquaten, sind, können durch verschiedene pharmakologische Tests eindrucksvolle Reaktionen ausgelöst werden. Am häufigsten werden Acetylcholin (Mecholyl), Pilokarpin, Physostigmin und Adrenalin bzw. Noradrenalin verwendet. Diese Tests sind aber mit Gefahren verbunden (besonders bei der Kardiopathie) und sollten daher nur von geschultem Personal unter besonderen Vorsichtsmaßregeln vorgenommen werden.

Verlauf und Prognose
Die Kardiopathie ist ein schweres und unberechenbares Leiden. Zwischen dem 20. und 40. Le-

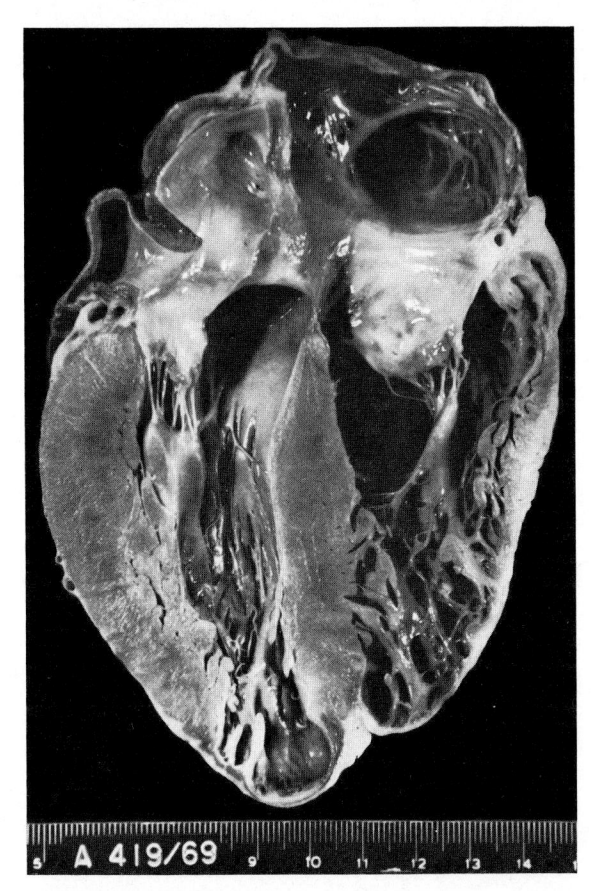

Abb.13.58 Chagaskardiopathie, 31jähriger Weißer, plötzlicher und unerwarteter Tod ohne vorherige Beschwerden. Herzgewicht 320 g. Geringfügige Herzerweiterung, rechts etwas deutlicher als links, Verdoppelung der Herzspitze, pathognomonische »Spitzenaneurysmen« des linken und rechten Ventrikels

bensjahr sterben 60% der Patienten eines plötzlichen Todes, mitunter ohne vorausgehende Herzbeschwerden (Abb.13.58). Solche können aber auch bei hochgradiger Kardiomegalie fast fehlen, so daß die Diskrepanz zwischen subjektiven und objektiven Befunden oft geradezu pathognomonisch für dieses Herzleiden ist. Ähnliches gilt auch für Megaösophagus und Megakolon, nur in geringerem Ausmaß. Der Verlauf der Chagasleiden hängt weitgehend von den auftretenden Komplikationen ab.

Komplikationen
Bei der Chagaskardiopathie ist parietale Thrombenbildung in beiden Herzkammern (Herzspitze) und im rechten Vorhof sehr häufig. Daher sind embolische Komplikationen in etwa einem Drittel der Fälle vorhanden. Lungeninfarkte vereitern nicht selten und führen durch Pleuraempyem zum Tode. Zerebrale Insulte bei jungen Leuten in Chagasgegenden sind fast immer auf Embolien zurückzuführen. Eine typische Komplikation des Megaösophagus ist die Aspirationspneumonie, und eine Spätkomplikation ist das Plattenepithelkarzinom in der unteren Speiseröhrenhälfte. Megakolon führt häufig zum Volvulus oder durch Kotstein- und Druckgeschwürbildung zur Peritonitis.

Differentialdiagnose
Bei allen Chagasleiden besteht die Schwierigkeit der differentialdiagnostischen Abgrenzung gegenüber Denervationssyndromen anderer Ätiologie. Bei der Kardiopathie können mitunter Schwierigkeiten hinsichtlich der Abgrenzung gegen das Ebstein-Syndrom und die sog. »idiopathische« Kardiomegalie bestehen. Erhebliche Probleme bereiten Fälle von Kardiopathie kombiniert mit anderen Herzleiden; derartige Kombinationen sind in Endemiegebieten keineswegs selten. Besonders große Schwierigkeiten bieten die zentralnervösen Chagasleiden, deren Existenz daher lange Zeit hindurch angezweifelt wurde.

Therapie
Eine Heilung der Chagasleiden gibt es nicht, da der Verlust der Nervenzellen unersetzbar ist; man kann aber durch Vermeiden von Überlastung der denervierten Organe das Manifestwerden der Leiden verzögern oder mindern. Meist kommen die Patienten bereits mit irreparablen Dauerschäden zum Arzt. Die beste Therapie der Kardiopathie ist Bettruhe und Diurese. Künstliche Schrittmacher haben sich bei schweren Reizleitungsstörungen bewährt. Für die verschiedenen Megabildungen stehen zahlreiche, mehr oder weniger erfolgversprechende chirurgische Behandlungsmethoden zur Verfügung.

Die Chagaskrankheit mit ihren zahlreichen Leiden ist daher keine Aufgabe der heilenden, sondern der verhütenden Medizin.

Literatur
Chagas, C.: Neue Trypanosomen. Arch. Schiffs- u. Tropenhyg. 13 (1909) 120

Fischer, L., E. Reichenow: Chagas-Krankheit. In: Handbuch der Inneren Medizin, Bd.I/2, hrsg. von H. Schwiegk. Springer, Berlin 1952

Köberle, F.: Chagas' disease and Chagas' syndromes: The pathology of american trypanosomiasis. Advanc. Parasit. 6 (1968) 63

Leishmaniasen

M.G. HARTMANN

Definition
Die Leishmaniasen sind eine Gruppe von Infektionskrankheiten, die durch Protozoen der Gattung Leishmania hervorgerufen und durch Phlebotomen sowie verwandte Gattungen übertragen werden. Sie sind verbreitet in Asien, den Mittelmeer-

ländern, Südamerika, Zentralamerika und Afrika. Mindestens drei klinisch verschiedene Formen mit unterschiedlicher geographischer Verbreitung sind zu unterscheiden:
1. die viszerale Leishmaniase (Kala-Azar),
2. die kutane Leishmaniase (Orientbeule) und
3. die mukokutane Leishmaniase (amerikanische Haut-Schleimhaut-Leishmaniase).

Viszerale Leishmaniase (Kala-Azar)
Definition
Es handelt sich um eine chronische Infektionskrankheit, die durch Leishmania donovani hervorgerufen wird. Die Übertragung erfolgt durch verschiedene Arten von Phlebotomus, insbesondere durch Phlebotomus argentipes. Sie kommt regional in warmen Ländern, z.T. auch in gemäßigten Klimazonen vor und befällt alle Altersgruppen. Klinisch ist die Erkrankung durch unregelmäßiges Fieber, Anämie, Leukopenie, erhebliche Splenomegalie und Hyperglobulinämie charakterisiert.

Häufigkeit
Das Auftreten von Kala-Azar-Fällen in den Endemiegebieten ist wechselnd. Im Mittelmeerraum sind kleinere Epidemien mit 20–30 Erkrankungen innerhalb weniger Monate in den letzten Jahren aufgetreten. Im indischen Endemiegebiet kommen größere Erkrankungszahlen vor, jedoch sind große Epidemien, wie sie im vergangenen Jahrhundert beobachtet wurden und bei denen ganze Familien ausgerottet worden sind, nicht zuletzt als Folge der Überträgerbekämpfung nicht mehr aufgetreten. Auch in China wurden die Zahlen drastisch reduziert. Aus Nordost-Kenya war 1950 erstmals über 15 Fälle berichtet worden. 1954 waren es über 3000 Krankheitsfälle mit fallender Tendenz in den Folgejahren. Durch touristische Reisen oder Arbeitsaufenthalte können Einzelerkrankungen bei den Rückkehrern auftreten.

Vorkommen
Endemische Herde der Kala-Azar finden sich verstreut über weite Gebiete der Erde. Sie bestehen quer durch Asien, im Mittleren und Nahen Osten sowie in den Anliegerstaaten des Mittelmeeres bis Portugal in der alten Welt. In Afrika sind unterschiedlich große Verbreitungsgebiete bekannt, besonders in Äthiopien, dem Sudan und in Ostafrika. In Westafrika sind nur Einzelfälle aufgetreten. In der neuen Welt kommt die Erkrankung von Mexiko im Norden bis Nordargentinien im Süden in sehr weit verstreuten Herden vor. Sehr ausgedehnte Herde finden sich in Bengal und Assam, Indien sowie im oberen Nilgebiet des Sudan. Nördlich der 10°-Isotherme sind bisher noch keine autochthonen Fälle beschrieben.

Epidemiologie
Die Epidemiologie der Kala-Azar ist bestimmt durch die ökologischen Bedingungen, unter denen Infektionsreservoir (Tier und/oder Mensch) und Überträger (eine oder mehrere Arten von Phlebotomus und verwandte Gattungen) zusammentreffen. Die Phlebotomen kommen im Flachland und in Bergtälern, auch in Höhen von 2000 m, der tropischen, subtropischen und gemäßigten Zonen vor. Das bevorzugte Biotop sind tagsüber dunkle, windgeschützte Plätze (z.B. Grotten, Termitenbauten, Nagerlöcher, Ställe u.a.). Die Phlebotomen gehen in der Dämmerung auf Nahrungssuche. Nur die Weibchen saugen Blut. Der Flugradius beträgt weniger als 100 m. Die Phlebotomen (engl. sandflies) nehmen mit der Blutmahlzeit die im Wirt unbegeißelten Erreger auf, die im Magen der Mücke in eine begeißelte Form (Leptomonasform, s. Abb. 13.54 b, S. 13.293) übergehen. Nach lebhafter Vermehrung gelangen sie nach einer Entwicklungsdauer von 5–8 Tagen (äußere Inkubation) bei erneutem Blutsaugen über den Stechrüssel in die Haut des empfänglichen Wirtes. Je nach Art der Infektionskette unterscheidet man:
1. eine indische Kala-Azar (Mensch–Überträger–Mensch);
2. eine viszerale Leishmaniase Ostafrikas (Niederwild und/oder Mensch–Überträger–Mensch) und
3. eine viszerale Leishmaniase mit vorwiegendem Hundereservoir (Hund–Überträger–Mensch).

Für einzelne Gebiete Brasiliens werden Füchse als Reservoirtiere diskutiert. In der transkaukasischen UdSSR waren Schakale die Infektionsreservoire.

Pathogenese
Die durch den Stich der Phlebotomen in die Haut eingebrachten Leptomonasformen verlieren ihre Geißel und runden sich zu den Leishmaniaformen (s. Abb. 13.54 a, S. 13.293) ab. Sie werden von Zellen des RES aufgenommen.

Die Leishmanien finden in den Phagozyten einen geeigneten Nährboden und vermehren sich, bis die Zelle mit 50–200 Erregern angefüllt ist und zugrunde geht. Die Erreger werden von neuen Zellen des RES phagozytiert. Dieser Vorgang löst eine Vermehrung der Zellelemente aus, die dem Erreger als Ansiedlungs- und Nahrungsquelle dienen. Es besteht zunächst ein ausgewogenes Wirts-Parasit-Verhältnis über unterschiedlich lange Zeit (Inkubation).

Aus den Bereichen der Haut verlagert sich der Schwerpunkt der Parasitenvermehrung über die Lymphknoten in die Milz und die Leber. Das Knochenmark ist in erheblichem Ausmaß mitbeteiligt. Hier finden sich viele parasitenhaltige Makrophagen. Ähnliche Veränderungen treten auch in anderen Körperregionen auf.

Spontanheilungen kommen in allen Stadien dieser Entwicklung vor. Werden größere Parasitenmassen frei, so tritt das erste Fieber auf. Milz und Leber, vielfach auch die Lymphknoten, sind deutlich vergrößert.

Ätiologie

Die viszerale Leishmaniase, Kala-Azar, wird durch Protozoen der Gattung Leishmania aus der Familie der Trypanosomatidae hervorgerufen. Sie sind im allgemeinen als Leishmania donovani bekannt, obwohl sich nach epidemiologischen und immunologischen Gegebenheiten einzelne Arten und Rassen unterscheiden lassen. Morphologisch ist eine Differenzierung nicht möglich.

Leishmania donovani ist von eiförmiger oder rundlicher Gestalt mit einer Länge von 2–4 μm. Am hinteren Ende des Parasiten liegt ein ovaler bläschenförmiger Kern, nach vorn – Bewegungsrichtung durch die Zuggeißel bei der Leptomonasform (promastigot) – ist tangential zum Zellkern ein stäbchenförmiger Kinetoplast angeordnet. Die Vermehrung erfolgt durch Zweiteilung. Der Erreger ist leicht auf verschiedenen Nährböden zu züchten (z.B. NNN-Agar). Für Tierversuche sind Affen, Hamster, Hunde, Meerschweinchen, Katzen, Ratten und Mäuse geeignet.

Bei Färbung nach Giemsa stellt sich ein lichtblaues Zytoplasma mit rötlich gefärbtem Zellkern und dunkelrot leuchtenden Kinetoplasten dar.

Krankheitsbild

Anamnese

Nach dem Stich durch infizierte Phlebotomen kann sich – beschränkt auf bestimmte geographische Gebiete – eine juckende Papel mit erythematösem Hof und gelegentlich auftretender zentraler Nekrose entwickeln, ähnlich dem Trypanosomenschanker. Manchmal wird über Unwohlsein, Übelkeit und Fieber berichtet. Tritt ein Primäraffekt (Leishmaniom) nicht auf, ist die sehr wechselnde Inkubationszeit schwer bestimmbar. Sie kann zwischen wenigen Tagen und vielen Monaten, ja mehreren Jahren schwanken.

Ausgeprägte Prodromi sind selten. Manchmal wird über Magen-Darm-Störungen mit anfallsweise auftretenden Leibschmerzen, Erbrechen oder Diarrhoen wechselnd mit Obstipation geklagt. Bei Kindern sind Katarrhe der oberen Luftwege häufiger. Mattigkeit, leichte unregelmäßige Temperatursteigerungen und Kopfschmerzen können in dieser Phase bestehen.

Der eigentliche Beginn der Erkrankung kann plötzlich mit akut einsetzenden Temperatursteigerungen auf 39–40°C sein. Ein Schüttelfrost wird meist nicht angegeben.

Typhusähnliche Krankheitsbilder kommen vor. In vielen Fällen aber setzt das Fieber so unbemerkt und schleichend ein, daß eine exakte Bestimmung des Krankheitsbeginnes nicht möglich ist. Der Fieberverlauf ist schubweise mit kürzeren oder längeren Remissionen. Mehrfache tägliche Fiebergipfel werden beobachtet. Eine zunehmende allgemeine Leistungsschwäche, Mattigkeit, Appetitlosigkeit und Gewichtsabnahme stellen sich ein.

Befunde

Bei der ersten Untersuchung besteht meist ein erheblich reduzierter Allgemeinzustand mit blasser, trockener Haut. Eine fleckartig dunkle Pigmentierung der Haut kann sich einstellen (Kala-Azar = schwarze Krankheit). Besonders bei Kindern fällt ein deutlich aufgetriebener Leib im Gegensatz zur allgemeinen Kachexie auf. Ursache ist die oft gewaltige Vergrößerung der Milz, die in 92% der Fälle nachweisbar ist. Die Lebervergrößerung nimmt nicht diese Ausmaße an, sie entwickelt sich bei etwa 88% der Kranken. Vielfach besteht eine Anschwellung der zervikalen, axillären, inguinalen und femoralen Lymphknoten. Bronchitiden mit trockenem Husten und Tachypnoe können sich im Endstadium zu Bronchopneumonien entwickeln. Der Magen-Darm-Trakt kann mit Stomatitiden, Erbrechen, Verdauungsstörungen bis zu Diarrhoen beteiligt sein.

Laboratoriumsbefunde

Die Diagnose ist durch den Parasitennachweis zu sichern. Er ist möglich als direkter Erregernachweis in Punktaten des Knochenmarks, der Leber, der Milz, der Lymphknoten und der Haut. In allen Fällen sollten zusätzlich Kulturen und Tierversuche angesetzt werden.

Ein positiver Formol-Gel-Test gibt als unspezifische Reaktion Hinweise. Das IgG ist in vielen Fällen vermehrt.

Komplementbindungsreaktion, indirekter Hämagglutinationstest und Immunfluoreszenztest können wesentliche Hinweise geben.

Das Blutbild zeigt eine hypochrome Anämie mit Anisozytose, Poikilozytose und Polychromasie. Das weiße periphere Blutbild ist durch eine lymphozytotische Leukopenie gekennzeichnet. In späteren Stadien entwickelt sich darüber hinaus eine Thrombozytopenie.

Die Blutsenkungsgeschwindigkeit ist fast regelmäßig sehr stark beschleunigt.

In der Elektrophorese imponiert eine Hypoproteinämie mit Hypergammaglobulinämie (Umkehrung des Albumin/Globulin-Quotienten).

Veränderungen der Transaminasen und Bilirubinerhöhungen sind nicht regelmäßig.

Verlauf und Prognose

Im allgemeinen schreitet die Erkrankung langsam fort. Der Allgemeinzustand der Patienten verschlechtert sich, es entwickelt sich eine schwere Kachexie. Die Anämie nimmt zu, die Leukopenie kann extreme Werte erreichen. Sekundärinfektionen sind dann häufig die Folge. Der Tod tritt oft erst nach 1½- bis 3jährigem Verlauf ein. Es gibt aber auch mehr akute Verläufe, die in 6–12 Monaten zum Tode führen. Spontanheilungen treten vorwiegend im Stadium des Leishmanioms oder der lymphoglandulären Phase ein. In Indien, China und Ostafrika kommt nach Abheilung der primären Erkrankung ein parasitenhaltiges Hautleishmanoid, die Post-Kala-Azar-Hautleishmaniase, vor.

Komplikationen

In den späteren Stadien der Erkrankung treten gehäuft Bronchopneumonien auf. Gefürchtet sind Ruhr, hartnäckige Durchfälle, Blutungen, Noma und Ödeme im Kopfbereich (z.B. Glottis). Profuse Blutungen aus dem Darm können den Tod im Schock zur Folge haben.

Differentialdiagnose

In erster Linie ist in den entsprechenden Endemiegebieten am Beginn der Erkrankung eine Malaria auszuschließen. Typhus, Brucellose, Sepsis, Miliartuberkulose, Morbus Boeck, Rückfallfieber, Fleckfiebererkrankungen und Schlafkrankheit sind in die Überlegung einzubeziehen. Bei Europäern wird vielfach zunächst an eine Erkrankung des rheumatischen Formenkreises, z.B. Felty-Syndrom, gedacht. Manche Fälle werden unter der Fehldiagnose einer Retikulose milzexstirpiert.
Lupus erythematodes und Lepra lepromatosa sind ebenfalls auszuschließen.

Therapie

Die stationäre Allgemeinbehandlung besteht in eiweiß- und kohlenhydratreicher Kost. Schwer kachektische und extrem anämische Zustände bessern sich schneller durch Transfusionen.
Die Chemotherapie wird mit fünfwertigen Antimonpräparaten durchgeführt, z.B. Pentostam (Fa. Burroughs Wellcome). Es werden täglich 0,6 g intramuskulär oder intravenös gegeben in 2 Serien zu je 15 Injektionen. Bei der indischen Kala-Azar genügt eine Behandlung mit 10 Injektionen. Kinder unter 14 Jahren erhalten 0,4 g täglich und Kinder unter 2 Jahren 0,2 g.
Es kann auch Glucantime (Fa. Spezia, Paris), 0,06 bis 0,1 g/kg Körpergewicht jeden 2. Tag intramuskulär in insgesamt 15 Injektionen, eingesetzt werden. Pentamidin stellt eine weitere therapeutische Möglichkeit dar. Eine Splenektomie kommt in Verbindung mit einer erneuten Chemotherapie erst nach mehreren Injektionskuren in Betracht.
Prophylaktische Maßnahmen können sich neben der Behandlung der Erkrankten nur auf eine Bekämpfung der Überträger in den Endemiegebieten beschränken.

Kutane Leishmaniase (Orientbeule)

Definition

Die kutane Leishmaniase ist eine granulomatöse Hautaffektion, die durch Leishmania tropica hervorgerufen und von verschiedenen Phlebotomenarten übertragen wird. Sie beginnt an der Eintrittspforte als kleine Papel, die schließlich ulzeriert. Die Hauterscheinungen können multipel in der Regel an den unbedeckten Körperstellen auftreten. Die kutane Leishmaniase heilt im allgemeinen im Laufe eines Jahres mit Immunität ab.

Häufigkeit

In den letzten Jahren hat die Häufigkeit des Auftretens in den Endemiegebieten wieder zugenommen, nachdem die Bekämpfung der Überträger mit Insektiziden nicht mehr so intensiv durchgeführt wird. Dennoch liegen die Zahlen noch weit unter denen früherer Jahrzehnte.

Vorkommen

Die Verbreitung der kutanen Leishmaniase entspricht im wesentlichen dem Vorkommen der Kala-Azar. Es bestehen lediglich Unterschiede dadurch, daß in einzelnen Gebieten die eine Infektion vorherrscht oder in manchen Fällen allein vorhanden ist. Getrennte Herde können auf relativ begrenzten Gebieten oder innerhalb einiger Orte nebeneinander liegen.

Epidemiologie

Für die kutane Leishmaniase gelten dieselben Voraussetzungen wie für die Kala-Azar. Die Infektkette Mensch–Überträger–Mensch steht aber weit im Vordergrund. Hunde werden nur selten infiziert gefunden. In einzelnen Gebieten kommen Kleinnager als zusätzliches Reservoir in Betracht.

Pathogenese

Durch den Stich einer Phlebotome werden etwa 20000 Erreger in die Haut eingebracht. Der weitere Verlauf in der Haut entspricht dem bei der viszeralen Leishmaniase. Die Vermehrung der Leishmanien bleibt aber hier auf den primären Infektionsort beschränkt. Es kommt zu einer Proliferation endothelialer und histiozytärer Zellen. In der Kutis breitet sich ein Granulationsgewebe aus, das bis in die Subkutis reicht. In der Randzone finden sich angehäuft Plasmazellen und Lymphozyten. Es kommt zu einer Hyper- und Parakeratose, später kann eine Atrophie und Nekrose mit Sekundärinfektion und zentraler Erweichung eintreten. Es entwickelt sich ein oberflächliches Ulkus. Nach Rückbildung des infektiösen Granuloms folgt eine strahlenförmige Vernarbung.

Ätiologie

Der Erreger ist Leishmania tropica. Er ist morphologisch und in seinem Verhalten nicht vom Erreger der viszeralen Leishmaniase zu unterscheiden.

Krankheitsbild

Anamnese

Nach dem Phlebotomenstich entwickelt sich nach durchschnittlich 2–3 Wochen, manchmal aber auch erst nach Monaten oder wenigen Jahren, eine kleine blaurote Papel, die sich langsam vergrößert und in einigen Monaten etwa einen Durchmesser von ½ bis einigen Zentimetern bei ca. ½ cm Höhe erreicht. Nach 3–4 Monaten beginnt eine zentrale Ulzeration. Der Defekt ist häufig mit einer dicken Kruste bedeckt. Allgemeinerscheinungen und Fieber bestehen nicht.

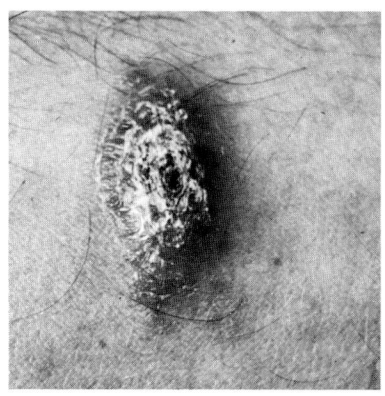

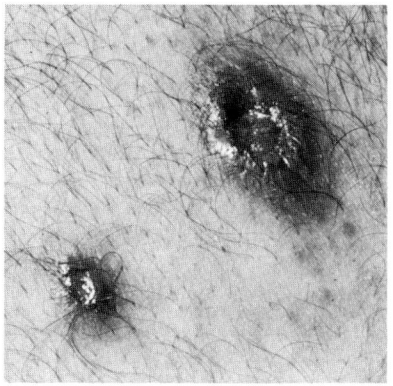

Abb. 13.59 a u. b a) Geschwürsbildung mit charakteristischer Verkrustung bei Hautleishmaniase (Orientbeule). b) ähnlicher Befund wie bei a), jedoch mit Auftreten von Tochtergeschwüren und ohne Verkrustung. Die Probeentnahme ist am Übergang des wallartig aufgeworfenen Geschwürsrandes zum umgebenden gesunden Gewebe vorzunehmen

Befunde
Die durch Leishmania tropica verursachten Hauteffloreszenzen sind hauptsächlich an unbedeckten Körperteilen lokalisiert. Die meisten Läsionen finden sich im Gesicht und an den Außenseiten der oberen und unteren Extremitäten (Abb. 13.59). Die Zahl hängt von der Menge der Stiche ab. Neben der »feuchten Form« mit Ulzeration können auch trockene Effloreszenzen mit Entwicklung kleiner Knötchen, die flächenhaft angeordnet sind, entstehen. Schmerzreaktionen treten im allgemeinen nicht auf.

Spezielle Untersuchungsbefunde
Der Parasitennachweis gelingt durch Entnahme von Untersuchungsmaterial am Geschwürsrand oder durch Punktion am Übergang zum gesunden Gewebe. In alten Läsionen sind die Parasiten spärlich und der Nachweis schwierig. Kulturen und Tierversuche sind in jedem Falle anzusetzen. Gelegentlich kann die Diagnose erst durch eine histologische Untersuchung geklärt werden. Veränderungen im Blutstatus treten nicht auf. Immunreaktionen können hilfreich sein.

Verlauf und Prognose
Bei voll ausgebildeter Orientbeule bleibt diese Läsion mehrere Monate bestehen. Mit einsetzender Epithelialisierung beginnt der Prozeß der Abheilung, so daß nach insgesamt 9–15 Monaten nur noch die charakteristische Narbe zu sehen ist. Etwa 90% der Infektionen zeigen diese Verlaufsform mit spontaner Abheilung. Bei sekundär infizierten Geschwüren kann es manchmal zu ausgedehnteren Veränderungen kommen.

Differentialdiagnose
Differentialdiagnostisch kommen in Betracht: Pyodermie, Lupus erythematodes, Furunkel, Impetigo, Syphilis, Psoriasis, Lepra, Frambösie, Lupus vulgaris und Blastomykose.

Therapie
Bei Krustenbildungen sind feuchte Kompressen zweckmäßig, um die Krusten entfernen zu können. Bei Sekundärinfektionen sind Antibiotika je nach Testergebnis angezeigt.

Eine parenterale Behandlung, in erster Linie mit 5wertigen Antimonpräparaten, kommt in Frage. Es kann Glucantime (Fa. Spezia, Paris) eingesetzt werden. Die Dosis entspricht der bei Kala-Azar. Erfolge wurden auch mit Fuadin und Pentamidin erzielt. Bei der Beurteilung des Erfolgs ist die Neigung zur Spontanheilung zu berücksichtigen.

Mukokutane Leishmaniase (amerikanische Haut- und Schleimhautleishmaniase)

Definition
Meist schwere, in Süd- und Zentralamerika vorkommende Leishmaniase, die durch Leishmania brasiliensis hervorgerufen wird. Das Primärstadium ist charakterisiert durch eine papulöse Effloreszenz an der Hautoberfläche, die abheilt und vernarbt. Monate bis Jahre später entwickeln sich randwärts aufgeworfene Ulzerationen an Mund, Nase, Zunge und Pharynx, die das Gewebe schwer zerstören und unter Umständen unbehandelt zum Tode führen.

Häufigkeit
Die Krankheit tritt vorwiegend unter der ländlichen Bevölkerung auf. Waldarbeiter sind besonders häufig betroffen. Unterschiede der Empfänglichkeit nach Alter, Geschlecht und Rasse finden sich bei gleichmäßiger Exposition nicht. Einzelfälle treten bei Rückwanderern, Gastarbeitern aus Übersee und Reisenden auf.

Vorkommen
Die mukokutane Leishmaniase kommt in Amerika vom mexikanischen Yukatan im Norden bis Nordargentinien im Süden vor. Aus Chile und Uruguay sind keine Fälle bekannt geworden.

Epidemiologie
Auch bei der mukokutanen Leishmaniase spricht alles dafür, daß die Krankheit primär eine Zoonose ist. Der Reservoirwirt ist aber noch unbekannt. In wenigen Fällen ließ sich eine natürliche Infektion bei Nagern feststellen. Überträger sind ebenfalls Phlebotomenarten. Die Infektion erfolgt in gleicher Weise wie bei der viszeralen Leishma-

niase. Die Infektionskette Reservoir–Überträger–Mensch wird offenbar am häufigsten bei den Waldarbeitern und bei Arbeiten an Waldrändern geschlossen.

Infolge der unzureichenden ärztlichen Versorgung, der schlechten Verkehrsverhältnisse und der großen Armut in den Endemiegebieten ist die Bekämpfung sehr erschwert. Primär muß jede neotropische Waldregion als potentieller Herd angesehen werden.

Pathogenese

Die Infektion der Haut erfolgt in gleicher Weise wie bei der viszeralen Leishmaniase. Es entwickelt sich eine kutane Effloreszenz entsprechend der Orientbeule. Von hier breitet sich die Infektion wahrscheinlich auf dem Lymphwege in die nähere Umgebung aus. Durch eine hämatogene Streuung werden – oft nach Abheilung des Primärgeschwürs – die Schleimhäute befallen.

Ätiologie

Der Erreger der amerikanischen Haut-Schleimhaut-Leishmaniase, Leishmania brasiliensis, ist morphologisch nicht von Leishmania tropica, dem Erreger der Orientbeule, und Leishmania donovani, dem Erreger der Kala-Azar, zu unterscheiden. Serologische und histochemische Unterscheidungsmerkmale sind nachgewiesen, jedoch routinemäßig nicht durchzuführen.

Es können auch Unterarten von Leishmania brasiliensis sensu lato bestimmt werden, denen sich unterschiedliche klinische Krankheitsbilder zuordnen lassen.

Krankheitsbild

Anamnese

Etwa 10–20 Tage, gelegentlich auch Monate bis zu einem Jahr nach dem Phlebotomenstich entwickeln sich ähnliche Hauterscheinungen wie bei einer Orientbeule. Vielfach besteht anfangs ein juckendes Erythem. Die spätere Geschwürsbildung kann sehr ausgedehnt sein. Die Heilungstendenz ist gegenüber der Orientbeule geringer, die Narbenbildung ist ausgedehnter. Abheilungen des Primärgeschwürs ohne Narben kommen vor. Noch während des Hautgeschwürs, vielfach aber erst nach dessen Abheilung treten metastatische Schleimhautveränderungen vorwiegend an der Nase, aber auch am Rhinopharynx, dem Mundrachen und der Mundhöhle auf. Im Frühstadium fehlen meist subjektive Beschwerden. Bei Fortschreiten der Veränderungen können sich Epistaxis, behinderte Nasenatmung, Dysphagie, Heiserkeit und Dyspnoe einstellen.

Befunde

Zu Beginn der Schleimhautbeteiligung, die vom Norden der Endemiegebiete nach dem Süden an Häufigkeit zunimmt, sind Schwellungen an der vorderen Nasenscheidewand zu beobachten. Es entwickeln sich Granulationen mit verkrustetem Sekret. Auch die vordere untere Nasenmuschel und der Nasenboden können betroffen sein. In anderen Fällen bestehen polypöse, infiltrative, ulzeröse oder atrophische Veränderungen.

Durch die ulzeröse Form können ausgedehnte Zerstörungen entstehen. Ist der tiefere Rachenraum betroffen, besteht die Gefahr von Erstickung oder extremer Kachexie.

Sekundärinfektionen sind gefürchtet und können den raschen Tod zur Folge haben.

Spezielle Untersuchungsbefunde

Der für die Diagnose entscheidende Parasitennachweis wird nach den gleichen Regeln wie bei der kutanen Leishmaniase durchgeführt. Aus den Schleimhautläsionen ist der Erreger schwieriger darzustellen. Gewebsausstriche sind zu versuchen. Kulturen und Tierversuche sind in jedem Fall anzusetzen.

Ein wichtiges Hilfsmittel ist die Intrakutanprobe (Leishmanintest).

Verlauf und Prognose

S. oben: Krankheitsbild.

Komplikationen

S. oben: Befunde.

Differentialdiagnose

Ulcus tropicum, Blastomykose, Lues, Frambösie, Lepra und Tumoren sind auszuschließen.

Therapie

Die Chemotherapie steht neben den rein symptomatischen Maßnahmen im Vordergrund. Sie erfolgt mit Fuadin in einer Anfangsdosis von 3,5 ml bei Erwachsenen. Danach jeden 2. Tag 5 ml bis zu 10–15 Injektionen. Die Regeldosis für Kinder ist 1 ml pro 10 kg Körpergewicht. Die Anwendung von Glucantime und Pentamidin hat sich ebenfalls bewährt. Bei Versagen dieser Therapieformen kann ein Versuch mit Amphotericin B gemacht werden.

Nach ausreichender Chemotherapie ist die Wiederherstellung durch plastische Operationen einzuleiten.

Literatur

Gsell, O., W. Mohr: Infektionskrankheiten, Bd. IV. Springer, Berlin 1972

Nauck, E.G.: Lehrbuch der Tropenkrankheiten, 4. Aufl. Thieme, Stuttgart 1975

Lambliasis

H. Hornbostel

Definition
Unter den Protozoen nimmt der Flagellat Giardia lamblia als Erreger eines eigenen Krankheitsbildes eine umstrittene Rolle ein.

Häufigkeit
Die Häufigkeit des Erregervorkommens beim Menschen wird in Europa bei Erwachsenen mit 8–10% veranschlagt. Die Infestationsrate scheint vom Lebensalter, von den hygienischen Bedingungen, der Darmflora, dem Kohlenhydratreichtum des Darmmilieus, von dem Anteil wasserlöslicher Vitamine im Dünndarm und dem Ernährungszustand einer Bevölkerung abzuhängen.

Ätiologie
Die vegetative Form des Flagellaten ist etwa 20 μm lang, 9 μm breit, hat eine birnenförmige Gestalt und trägt an der Unterseite zur Insertion an Schleimhäuten einen Saugnapf. Bei Heidenhain-Färbung sind zwei Kerne an der vorderen Hälfte erkennbar, zwischen ihnen vier Basalkörper, von denen vier Paar Geißeln ausgehen. Der lebende Erreger führt strudelnde Bewegungen aus (Abb. 13.**60**).

Die Infektion erfolgt im allgemeinen durch die im Stuhl vorkommenden Zysten. Sie sind etwa 14 μm groß, haben vier Kerne, die Geißeln durchziehen der Länge nach die Zysten (Abb. 13.**61**). Die Übertragung erfolgt meist von Mensch zu Mensch oder auch durch Lebensmittel. Aufenthaltsort der vegetativen Formen sind am häufigsten Duodenum, Jejunum, Gallenblase, Gallenwege und Pankreasgang.

Pathogenese
Die Frage des Nur-Kommensalismus des Erregers beim Vorkommen in Lumina oder der echten Pathogenität beim Schleimhautbefall scheint durch Schleimhautbiopsie und Nachweis von Schleimhautveränderungen sowie durch den Fund des Erregers in der Schleimhaut selbst aufgrund elektronenmikroskopischer Untersuchungen geklärt. Danach finden sich an der Dünndarmschleimhaut Reduktion der Dünndarmzotten, Zeichen akuter oder chronischer Entzündung, vermehrte Mitosen im Schleimhautepithel. Parasiten wurden in einem Teil der Fälle in der Schleimhaut nachgewiesen.

Die Pathogenese eines möglichen Malabsorptionssyndroms bei Lambliasis erfährt dabei unterschiedliche Deutung: Austritt von Schleim durch die verletzte Schleimhaut bei Massenbefall, Ausfall der Schleimhautfunktion bei Bildung von Parasitenrasen, Ausbildung von B_{12}- oder Folsäuremangel, Konkurrenz von Erreger und Wirt in der Nahrungsausnutzung.

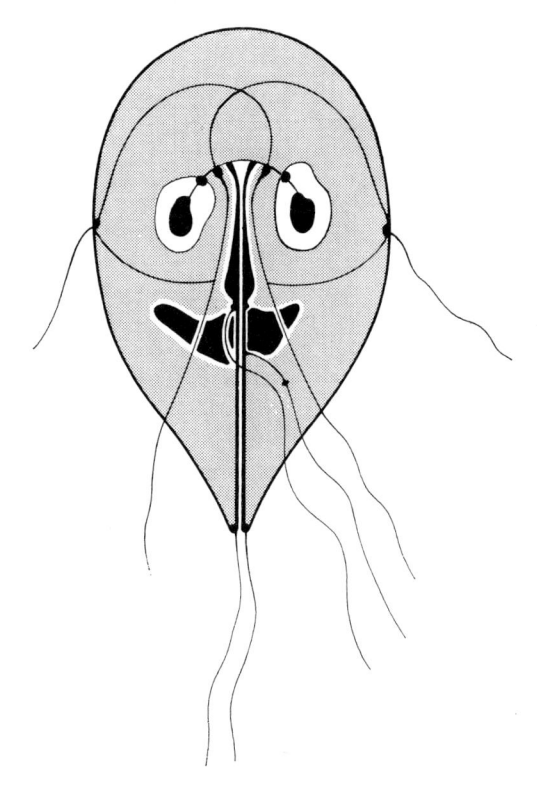

Abb. 13.**60** Schema der Organisation von Lamblia intestinalis (nach *Bensen*)

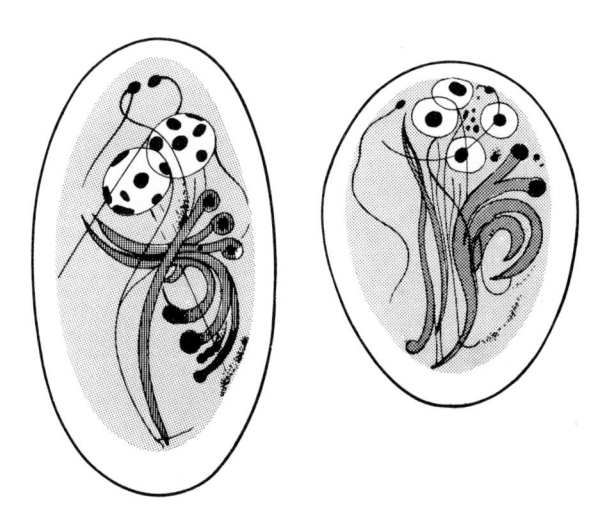

Abb. 13.**61** Lamblia intestinalis, links zweikernige Zyste, rechts vierkernige Zyste (nach *Dobell* und *O'Connor*)

Krankheitsbild

Die Anamnese ist uncharakteristisch: Neben bestehender völliger Beschwerdefreiheit trotz Erregernachweis lassen sich Völlegefühle, Inappetenz, Durchfälle bis zum Malabsorptionssyndrom nach Ausschluß anderer Krankheiten unter Umständen auf Lamblien beziehen.

Malabsorption als Folge einer Lambliasis wird auch in gemäßigten Klimazonen nunmehr häufiger auf eine Lambliasis beobachtet. Bei Dünndarmbiopsien finden sich vegetative Formen in der Schleimhaut von Duodenum und Jejunum, die mit Abflachung der Villi sprueartig verändert ist.

Das Malabsorptionssyndrom bei Lambliasis verläuft im allgemeinen milder gegenüber anderen Formen. Die zum Malabsorptionssyndrom gehörenden Befunde sind nur teilweise erhebbar. Auffällig ist die hohe Koinzidenz der Lambliasis mit Agammaglobulinämie, vorwiegend bei IgA-Defizit. Bioptisch findet sich hierbei fleckförmig in der Dünndarmschleimhaut eine lymphoide Hyperplasie und ein Mangel an Plasmazellen bei insgesamt abgeflachter Schleimhaut und abgeflachten Zotten.

Der Erregernachweis (vegetative Form) erfolgt im frisch gewonnenen Duodenalsaft oder bei Massenbefall auch im Stuhl (am besten nach Instillation von $MgSO_4$ oder Na_2SO_4).

Die stärker lichtbrechenden Erreger sind im Nativpräparat mit ihren lebhaften Bewegungen leicht erkennbar. Zysten lassen sich im aufgeschwemmten Stuhl im Nativpräparat nachweisen. Der Zystennachweis im Stuhl ist der Untersuchung des Duodenalsaftes ebenbürtig.

Die *Prognose* ist gut und wird häufiger durch eine andere Grundkrankheit des Gastrointestinaltraktes bestimmt.

Als *Komplikationen* wurden Besiedlung der Harnblase und des Bronchialsystems mit Lamblien beschrieben und Zystitiden sowie pulmonale Erscheinungen (eosinophiles Infiltrat, asthmatoide Bronchitis und Asthma bronchiale) auf Lamblien bezogen.

Differentialdiagnose

Bei der Differentialdiagnose ist die Entscheidung, ob Lamblien als selbständige Erreger eines Krankheitsbildes oder nur als Kommensalen fungieren, äußerst schwierig.

Therapie

Als überlegene Therapie gilt Acranil (Acridinfarbstoff): 3 Dragées zu 0,1g für die Dauer von 5–7 Tagen. Nach der ersten Kur verschwinden nur in 60% die Erreger. Eine Wiederholung nach etwa 14 Tagen ist dann angezeigt. Resochin: 5 Tage lang dreimal 1 Tablette zu 0,25 g scheint ebenfalls wirksam zu sein. Bei Erregerresistenz ist das bei der Trichomoniasis angewendete Metronidazol (500mg über 7 Tage) offenbar wirksam.

Literatur

Ament, M.E., C.E. Rubin: Relation of giardiasis to abnormal intestinal structure and function in gastrointestinal immunodeficiency syndrome. Gastroenterology 65 (1972) 216
Bayeless, Th.M.: Giardiasis. Gastroenterology 52 (1967) 2
Brandborg, L.L., Ch.B. Tankersley, St. Gottlieb, M. Barancik, V.E. Sartov: Histological demonstration of mucosal invasion by Giardia Lamblia in man. Gastroenterology 52 (1967) 143
Gassmann, R.: Lambliasis. Praxis 52 (1963) 276
Hoskins, L.C., S.J. Winawer, S.A. Broitman, L.S. Gottlieb, N. Zamcheck: Clinical giardiasis and intestinal malabsorption. Gastroenterology 53 (1967) 265

Trichomoniasis

H.A. HIRSCH

Definition

Die Trichomoniasis ist eine Erkrankung der Genitalorgane beider Geschlechter sowie der unteren Harnwege. Erreger ist Trichomonas vaginalis, ein Flagellat, der 1836 im Vaginalsekret entdeckt wurde. Von klinischer Bedeutung sind vor allem die Trichomonadenkolpitis der Frau und die Trichomonadenurethritis und -prostatitis beim Mann.

Häufigkeit

Trichomonas vaginalis ist weltweit verbreitet. Unter der normalen Bevölkerung dürften 3–5 (–10)% der Frauen Parasitenträger sein. Bei gynäkologischen Patienten wurden bei 50% und mehr Trichomonaden nachgewiesen. Am häufigsten sind Frauen im geschlechtsreifen Alter befallen. Nach der Menopause nimmt die Häufigkeit rapide ab. Aber auch bei über 10% von weiblichen Neugeborenen und Kindern wurden Trichomonaden gefunden.

Beim Mann ist Trichomonas vaginalis die häufigste bekannte Ursache (ca. 30%) der sog. nichtgonorrhoischen Urethritis.

Seit Einführung der systemisch verabreichten Imidazol-Präparate scheint bei uns die Häufigkeit des Trichomonas-vaginalis-Befalls abgenommen zu haben.

Epidemiologie

Die Übertragung von Trichomonas vaginalis erfolgt normalerweise durch sexuellen Kontakt. Außerhalb des Wirtes sind Trichomonaden sehr anfällig. Beim Eintrocknen sterben sie sofort ab. Auf Toilettengegenständen (Holz, Messing, Papier, Handtücher, Badeschwämme) können Trichomonaden mehrere Stunden überleben. Die Angaben über die Überlebenszeit im Leitungs- und Badewasser sind unterschiedlich (5 Minuten bis 6–8 Stunden), lassen jedoch eine Übertragung in besonders gelagerten Fällen (z.B. Thermalbädern) als nicht absolut unmöglich erscheinen.

Ätiologie (Mikrobiologie)

Von den beim Menschen vorkommenden Trichomonadenarten ist Trichomonas vaginalis die größte: 8–25 μm lang, ca. 12 μm breit. Die Zelle wird in ihrer Längsachse von einem hyalinen Achsenstab durchzogen, der am spitzen »hinteren« Pol herausragt. Am »vorderen« runden Pol befinden sich vier nach vorne gerichtete Geißeln. Die fünfte ist nach hinten gerichtet und läuft der undulierenden Membran entlang. Von Trichomonas vaginalis zu unterscheiden ist Trichomonas buccalis oder tenax, die in der Mundhöhle, und Trichomonas hominis, die im Darm des Menschen als apathogene Bewohner vorkommen.

Pathophysiologie

Die im Lumen der befallenen Genitalorgane, speziell der Vagina, lebenden Flagellaten verursachen im akuten Stadium eine exsudativ-proliferative Entzündung mit dünnflüssigem, leukozytenreichem Fluor, in dem sich reichlich lebhaft bewegende Trichomonaden und eine bakterielle Mischflora befinden. Das pH verschiebt sich nach der alkalischen Seite. An der Portio entstehen durch Erweiterung und Neubildung kapillarer Gefäße, Leukozyteninfiltration und subepithelialer Blutungen kleine rote Pünktchen.

Im chronischen Stadium nehmen die genannten Erscheinungen ab, im latenten finden sich nur wenige große Parasiten ohne Gewebsreaktion oder Fluor.

Durch die Entzündung an der Portio entstehen Zellveränderungen, die im zytologischen Abstrich von präkanzerösen Dysplasien schwer zu unterscheiden sind, nach spezifischer Therapie jedoch wieder verschwinden. Andererseits wurden bei Dysplasien und Karzinomen vermehrt Trichomonaden gefunden. Rückschlüsse auf kausale Zusammenhänge lassen sich jedoch aus den bisherigen Untersuchungsergebnissen nicht ziehen.

Krankheitsbild

Hauptsitz der Infektion bei der Frau ist die Vagina. Die Inkubationszeit beträgt 3–8 Tage. Neben der akuten Form mit oft sehr schmerzhafter Kolpitis und dem typischen schaumigen grünlichgelben »Trichomonadenfluor« (20–40% der Frauen mit Trichomonaden) mit dem typischen Geruch (Fischgeruch) gibt es alle Übergänge bis zur latenten Infektion ohne klinische Symptome (ca. 60% der Frauen mit Trichomonaden). Im akuten Stadium sieht man an der Portiooberfläche häufig stecknadelkopfgroße rote Stippchen, die für die Infektion charakteristisch sind.

Neben der Vagina wurde Trichomonas vaginalis in den Bartholinschen Drüsen, Skeneschen Gängen, der Urethra, der Blase (10–20%) und im oberen Harntrakt sowie im Uterus und in den Tuben gefunden. Ihre Bedeutung bei der Genese entzündlicher Adnexprozesse wird noch diskutiert.

Beim Mann verursacht die Trichomonadeninfektion vor allem eine Urethritis und später evtl. eine Prostatitis mit der ihr eigenen vielfältigen und variablen Symptomatik. Nach einer Inkubationszeit von 2–8 Tagen treten ein glasiger Ausfluß von unterschiedlicher Stärke, Schmerzen im Penis und Jucken in der Urethra auf. Ohne Behandlung kann es zum Übergreifen auf Prostata, Nebenhoden, Samenblasen, Cowpersche Drüsen und Ductus deferens kommen. Bei 15–40% der Trichomonadenträger bestehen keine und bei einem großen Teil nur leichte Symptome wie Ausfluß und Jucken in der Urethra.

Trichonomas-vaginalis-Befall sowohl der Frau als auch des Mannes kann zur Sterilität führen: als Ursachen werden Störungen des Glucosestoffwechsels, pH-Änderungen, Fructolyse sowie Oligo- und Nekrospermie diskutiert.

Tabelle 13.50 Sensitivität von Kultur und Nativpräparat zum Nachweis von Trichomonaden in Abhängigkeit von der Intensität der klinischen Symptomatik (nach Andrews u. Schnell)

Klinische Symptomatik	Kultur positiv	Nativpräparat positiv
keine	98%	35%
leicht	97%	71%
stark	97%	93%

Diagnose

1. Die gebräuchlichste Nachweismethode ist die *mikroskopische Untersuchung eines Nativpräparates* von frisch entnommenem Material in physiologischer NaCl-Lösung im Hell- oder Dunkelfeld. Nur lebende Trichomonaden (Größe wie Leukozyten oder größer) sind aufgrund ihrer ruckartigen Bewegungen und des Flimmerstroms ihrer undulierenden Membran eindeutig erkennbar. Deshalb sofortige Untersuchung nach der Entnahme. Tab. 13.**50** zeigt die Empfindlichkeit dieses Verfahrens in Abhängigkeit von der klinischen Symptomatik, d.h. von der Anzahl der Parasiten.

2. *Papanicolaou-Färbung* eines Alkohol-Äther-fixierten Abstriches als Nebenbefund der zytologischen Untersuchung: graublaue, ovale Schatten mit undeutlichem Kern. Versager bei geringer Anzahl von Flagellaten wie oben: Sensitivität 25–50%.

3. *Giemsa-Färbung* eines luftgetrockneten Abstrichs: Zytoplasma blau, Achsenstab und Geißeln rötlich.

4. *Kultur auf serumhaltigen Spezialnährböden:* aufwendiges, störungsanfälliges, ansonsten empfindliches Verfahren, das trotz handelsüblicher Nährböden in der Routinediagnostik wenig angewendet wird (s. Tab. 13.**50**).

Therapie

Die Methode der Wahl sind systemisch verabreichte Imidazol-Derivate (Metronidazol, Ornidazol, Tinidazol, Flunidazol, Nitrimidazin), evtl.

kombiniert mit lokaler Applikation in Form von Vaginaltabletten. Die gebräuchlichsten Therapieformen sind: Metronidazol (Clont, Flagyl) 500 bzw. 600 mg täglich 6 Tage lang, oder Tinidazol (Simplotan, Fasigyn) als Einzeldosis von 2 g. Die Erfolgsquoten beider Behandlungsmethoden liegen über 90%. Teratogene oder andere Schäden beim Kind infolge einer systemischen Behandlung der Mutter während der Schwangerschaft wurden nicht nachgewiesen. Sicherheitshalber wird jedoch von einer systemischen Behandlung im ersten Schwangerschaftsdrittel abgeraten. Für Mischinfektionen mit Pilzen und Bakterien eignen sich Lokaltherapeutika wie Clotrimazol, Nifuratel u.a. Auch antikonzeptiver Vaginalschaum wirkt in üblicher Dosierung trichomonazid. Zur Vermeidung von Reinfektionen (»Ping-pong-Infektionen«) ist eine simultane Partnerbehandlung obligatorisch.

Literatur

Andrews, P., J.D. Schnell: Wertigkeit verschiedener Nachweismethoden für Trichomonas vaginalis. Geburtsh. u. Frauenheilk. 33 (1973) 715

Grumbach, A., W. Kikuth: Die Infektionskrankheiten des Menschen und ihre Erreger, 2. Aufl. Thieme, Stuttgart 1969

Jenny, J.: Der entzündliche und der atrophische Abstrich. Huber, Bern 1973

Korte, W.: Die Trichomonadeninfektion. Therapie-Woche 23 (1973) 2040

Manson-Bahr, Ph.: Tropical diseases, 16. Aufl. Baillière & Tindall, London 1966

Nauck, E.G.: Lehrbuch der Tropenkrankheiten, 4. Aufl. Thieme, Stuttgart 1975

Santler, R., J. Turner: Untersuchungen über die Ansteckungsmöglichkeit durch Trichomonas vaginalis. Wien. klin. Wschr. 86 (1974) 46

Amöbiasis

H. J. Diesfeld

Definition

Als Amöbiasis bezeichnet man den Befall des Menschen mit dem fakultativ pathogenen Protozoon *Entamoeba histolytica*. Aus der symptomlosen kommensalischen Darmlumeninfektion kann sich die akute invasive intestinale Amöbiasis (Amöbenruhr), die chronisch-rezidivierende intestinale Amöbiasis oder durch embolische Verschleppung der Erreger eine extraintestinale Amöbiasis entwickeln, wobei in erster Linie die Leber befallen wird. Abzugrenzen hiervon ist die Infektion mit in der Regel apathogenen Amöben, wie *Entamoeba coli, Entamoeba hartmanni, Jodamoeba bütschlii, Endolimax nana, Dientamoeba fragilis*, die im wesentlichen für die parasitologische Differentialdiagnose von Bedeutung sind. Bei *Dientamoeba fragilis* ist eine gelegentliche Pathogenität nicht ganz ausgeschlossen. Durch primär freilebende Amöben aus der *Naegleria-Hartmanella*-Gruppe kann eine nekrotisierende Meningoenzephalitis mit meist tödlichem Verlauf hervorgerufen werden.

Epidemiologie

Entamoeba histolytica ist ubiquitär. Ihre endemische Verbreitung ist mehr assoziiert mit schlechten hygienischen und allgemeinen Lebensbedingungen, wie Armut, Unwissenheit und Elendsquartieren, als mit Klimabedingungen, obwohl es den Anschein erweckt, als komme die Amöbiasis in den warmen Gebieten ungleich häufiger vor als in gemäßigten oder kühleren. Es gibt genügend Anhaltspunkte dafür, daß auch in gemäßigten Zonen Europas, Amerikas und Asiens unter schlechten Lebensbedingungen, in Asylen, Massenquartieren oder unter anderen unhygienischen Bedingungen Entamoeba histolytica verbreitet werden kann, wenn auch die Häufigkeit klinischer Erscheinungen geringer sein mag als in den Tropen, dort sind es aber auch mehr die konkomitierenden Bedingungen, die die Pathogenität des Erregers mitbestimmen.

Zahlenangaben über das Vorkommen der Amöbiasis sind, weltweit gesehen, weitgehend beeinflußt von der unterschiedlichen Aufmerksamkeit, die man den Amöben schenkt, und somit wenig aussagekräftig. Zudem lassen sich die Angaben aus methodischen Gründen kaum miteinander vergleichen.

In Abhängigkeit von den genannten Umweltbedingungen, dem allgemeinen Ernährungs- und Gesundheitszustand einer Bevölkerung, kann man maximal mit Infektionsquoten von 30–50% der Bevölkerung und mit einer hiermit assoziierten hohen Rate von Erkrankungsfällen rechnen.

In gemäßigten Zonen mit guten Lebensbedingungen werden Amöben durch Rückkehrer, Einwanderer oder Gastarbeiter aus subtropischen oder tropischen Zonen, auch aus dem Mittelmeerraum, eingeschleppt; eine Weiterverbreitung dürfte jedoch in der Regel kaum in Betracht kommen.

Übertragung

Entamoeba histolytica bildet aus dem vegetativen kommensalen Trophozoiten (Minutaform) im Darmlumen die widerstandsfähige Dauerform (Zyste), die durch den Darm ausgeschieden wird und unter unhygienischen Bedingungen für die Verbreitung verantwortlich ist. Der invasive Trophozoit (Magnaform) ist, wie auch die Minutaform, außerhalb des menschlichen Organismus nicht lebensfähig, weshalb Kranke im Vergleich zu gesunden Ausscheidern epidemiologisch keine Rolle spielen. Zysten hingegen widerstehen Abkühlung in Wasser für mehrere Wochen. Erhitzung über 50°C, Tiefkühlung, Austrocknung und Fäulnis werden jedoch nicht überlebt.

In den Tropen spielen neben der fäkalen Kontamination des Wassers infizierte Lebensmittelhändler, Lebensmittel, vor allem Gemüse und Obst, Staub und Fliegen eine wichtige Überträgerrolle. In Endemiegebieten ist Oberflächenwasser als gemeinsame Trink- und Brauchwasserquelle ein wesentliches Reservoir für menschliche Infektionen. Überfüllte, unhygienische Wohnungen begünstigen die Durchseuchung der gesamten Familie. Ein tierisches Resevoir gibt es nicht. Unter ungenügender Beachtung körper- und lebensmittelhygienischer Regeln sind Tropenreisende einem erhöhten Infektionsrisiko ausgesetzt.

Ätiologie und Pathogenese
Intestinale Amöbiasis

Nach oraler Aufnahme von Zysten der Entamoeba histolytica und ihrer Magenpassage beginnt im Dünndarm die Exzystierung. Eine gewisse Barriere stellen normale oder erhöhte Säurewerte des Magensaftes dar. Aus den 4kernigen Zellen von 12–20 μ Durchmesser entstehen vier einkernige metazyklische oder vegetative Trophozoiten (Minutaform) von 12–20 μ Durchmesser ohne widerstandsfähige Membran, die sich im Kolon ansiedeln (Abb. 13.**62**).

Aus der kommensalen Form entstehen entweder durch 2malige Kernteilung ohne Plasmateilung und anschließende Enzystierung wieder Dauerformen (Zysten) oder, unter bestimmten Bedingungen, die invasive Magnaform (Durchmesser 20 bis 50 μ). Die Magnaform findet sich in den Rändern der spezifischen Mukosaläsionen oder im Stuhl und Schleim akut an Amöbenruhr Erkrankter. Sie ist charakterisiert durch glasig-hyalines Endoplasma, das bruchsackartig mit Pseudopodien feste Nahrungsstoffe, vor allem Erythrozyten phagozytiert, und einen feingranulierten Kern mit randständigem, unterbrochenem Chromatinring, der sich mit Eisenhämatoxylinfärbung darstellen läßt. Aus der Magnaform entsteht keine Minutaform oder Zyste mehr.

Die Frage, ob es invasive und kommensale Rassen von Entamoeba histolytica gibt oder ob eine Rasse invasive und kommensale bzw. Magna- und Minutaformen annimmt, ist immer noch nicht eindeutig geklärt. Man neigt heute mehr zu der Auffassung, daß die sog. kleine Rasse, als *Entamoeba hartmanni* bezeichnet, von *Entamoeba histolytica* und seiner Magna- und Minutaform zu unterscheiden ist. Eine Aktivierung der Minutaform zum invasiven, gewebezerstörenden Trophozoiten hat mehrere auslösende Faktoren zur Voraussetzung, wie bakterielle oder virale Darminfektionen, Wechsel in der Ernährungsweise, Streß und Erschöpfungszustände, interkurrente allgemeine Erkrankungen und in den Endemiegebieten vor allem Mangel-, insbesondere Eiweißmangelzustände und allgemeine Reduzierung des Gesundheitszustandes.

Die lange Zeit angenommenen rassischen Unterschiede in der Schwere der Verlaufsform der Amöbiasis lassen sich letztlich auf Unterschiede in den Lebens-, Gesundheits- und Ernährungsverhältnissen unterschiedlicher sozialer Gruppen zurückführen.

Die proteolytische Aktivität der invasiven hämatophagen Magnaform konnte durch den Nachweis der Produktion von Trypsin, Pepsin und Hyaluro-

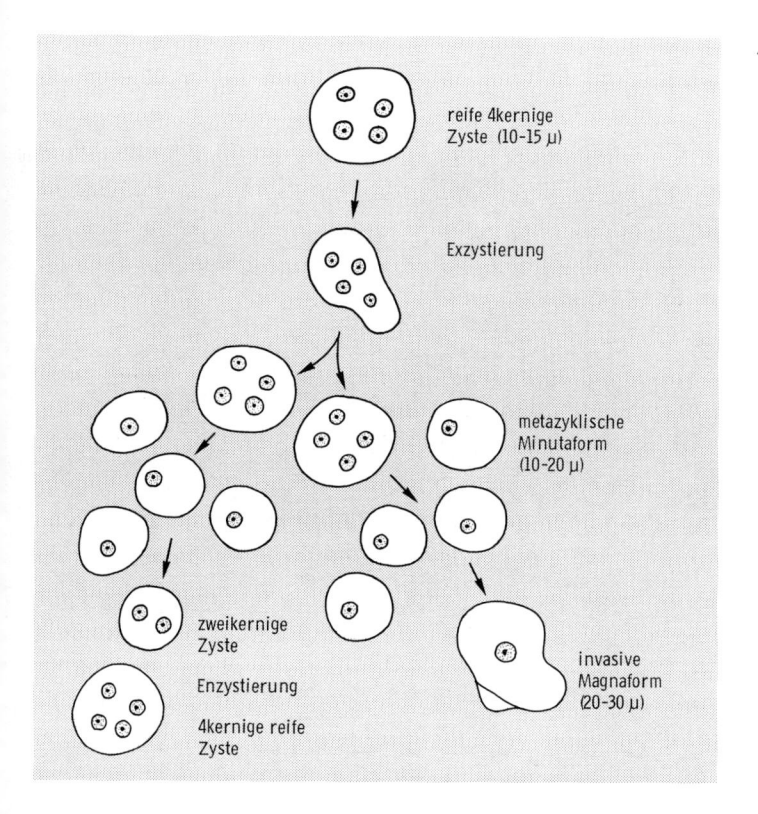

Abb. 13.**62** Entwicklung der Amöben

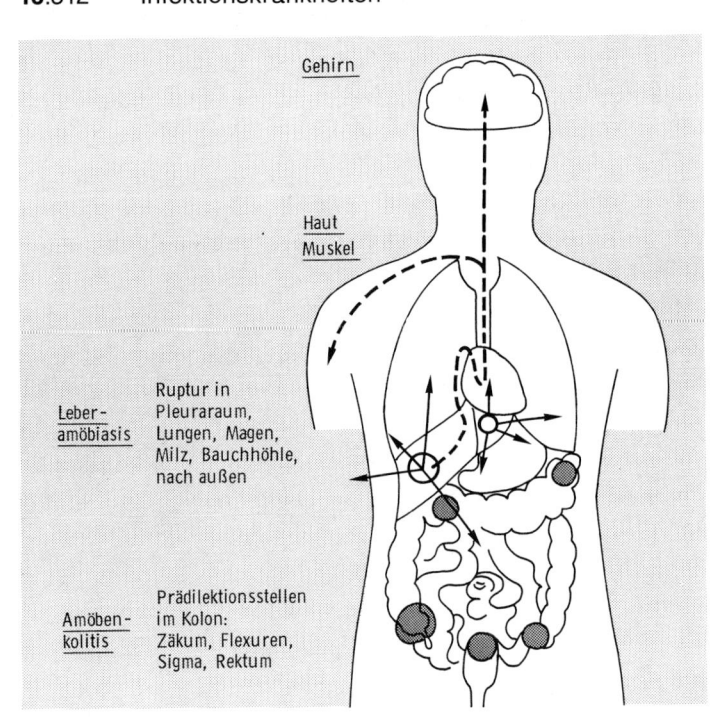

Abb. 13.63 Amöbenkolitis und Leberamöbiasis

nidasen durch die Amöben erklärt werden. Diese führen in der Dickdarmmukosa zu Zellnekrosen mit Ödem und Kapillarblutung bei nur mäßiger entzündlicher Reaktion. Die Amöben vermehren sich weiterhin im submukösen Gewebe. Es kommt zu anfangs stecknadelkopfgroßen, unterminierten, oft konfluierenden Ulzerationen bis auf die Muskularis. Der Ulkusboden ist mit grünlich-gelblichem, manchmal schwarzrotem glasigem Nekrosematerial bedeckt. Prädilektionsstelle bei der frischen Infektion ist das Zäkum, eine Ausbreitung kann über die ganze Länge des Kolons bis hin zum Analring und in die Perianalregion erfolgen.
Weitere Prädilektionsstellen sind die Flexuren und das Sigmoid. Bei foudroyantem Verlauf sind durch Gefäßarosion schwere Blutungen oder Darmperforation möglich.
Chronisch rezidivierende Amöbenkolitis führt nicht selten zu Narbenveränderungen mit langdauernden Funktionsstörungen des Kolons und zu granulomatösen Wucherungen (Amöbom) besonders an den genannten Prädilektionsstellen, die unter Umständen maligne entarten. Eine spezifische Appendizitis oder Ileitis terminalis ist differentialdiagnostisch von Bedeutung. Ob die häufige Hypochlorhydrie Wegbereiter oder Folge der intestinalen Amöbiasis ist, ist nicht ganz geklärt.

Extraintestinale Amöbiasis
Die Perforation eines Amöbenulkus führt zur freien oder gedeckten Peritonitis mit oder ohne Hämorrhagie. Diese Komplikation ist die häufigste Todesursache einer Amöbiasis.
Bei jeglicher Verlaufsform einer intestinalen Amöbiasis kann es zur embolischen Absiedelung von Amöben, zunächst in der Leber, mit Parenchymnekrose kommen. Eine disseminierte Amöbeninvasion ohne faßbare Einschmelzung wird als nichtsuppurative Leberamöbiasis bezeichnet.
Eine *Amöbenhepatitis* im Sinne einer diffusen, primär entzündlichen Affektion des Gesamtorgans durch Amöbeninvasion gibt es nicht. Hingegen kann im Zuge einer akuten invasiven intestinalen Amöbiasis die Leber vergrößert und druckempfindlich sein (unspezifische Hepatose).
In etwa 5% der invasiven intestinalen Amöbiasis kommt es zu einer Leberamöbiasis, bei der die fokalen Parenchymnekrosen Ausmaße annehmen, die zu dem pathologisch-anatomisch nicht ganz korrekten Ausdruck »Leberabszeß« geführt haben. Dieser kann gelegentlich erst nach Jahren, eventuell ohne vorausgegangene anamnestisch oder klinisch faßbare intestinale Erkrankung auftreten. Die Voraussetzungen zur Entstehung eines Leberabszesses sind noch nicht völlig klar. Der rechte Leberlappen ist etwa 5mal häufiger betroffen als der linke. In 30–50% treten Abszesse multipel auf. Es kann zu sehr umfangreichen Nekroseherden mit mehreren hundert Millilitern Inhalt kommen, andere sind klein und praktisch symptomlos. Der Abszeßinhalt ist zähflüssig, gelblichweißlich bis gelblich-grünlich, bei hämorrhagischen Nekrosen »anchovis-farben« bis rotbraun. Übler Geruch spricht gegen Amöbenabszeß oder für bakterielle Mischinfektion. Die Abszeßhöhle ist fibrös ausgekleidet, bei Röntgenkontrastdarstellung lassen sich »ruhende« und »invasive« Abszesse unterscheiden.
Komplikationen sind je nach Lage, Größe und Verlauf intra- und retroperitoneale Ruptur, Aus-

breitung in die rechte Pleurahöhle, Absiedelung in die Lunge (Lungenabszeß), in die Perikardhöhle oder in den Magen; bei ventraler Lage kann sich ein Abszeß durch die Bauchdecke entleeren. Primäre oder sekundäre bakterielle Infektion des Abszesses infolge Punktion ist möglich (Abb. 13.**63**).

Seltene extraintestinale Komplikationen sind Gehirnabszeß einschließlich Orbitalabszeß, spezifische Iritis und Iridozyklitis, Hautamöbiasis vor allem perineal, ausgehend von einer perforierten Rektumamöbiasis.

Krankheitsbild
Anamnese und Befund
Intestinale Amöbiasis
Jeder Durchfall im Zusammenhang mit einem Tropenaufenthalt (s. Epidemiologie, S. 13.310), zumal wenn er subakut verläuft, blutig-schleimig und nicht ausgesprochen wäßrig oder fäkulent ist, ist verdächtig auf Amöbenruhr. Eine Inkubationszeit ist nicht klar auszumachen, zwischen Infektion und Erkrankungsbeginn können 2–4 Wochen liegen, die Infektion kann jedoch lange, bis zum Auftreten eines zusätzlich prädisponierenden Faktors stumm bleiben oder nie zur Erkrankung führen.

Erkrankungsbeginn häufig schleichend und langsam ohne Fieber; Durchfälle wechselnd mit Obstipation, schubweiser Verlauf, Flatulenz. Die Entleerungen, bei reiner Amöbenruhr mehrmals täglich, von Tenesmen begleitet, sind anfangs kotig mit schleimig-blutigen Auflagerungen (himbeergeleeartig), später nur noch schleimig mit Blutbeimengungen, frisch bei tiefen, dunkel oder schwarz bei höher gelegenen Läsionen. Dieser charakteristische Durchfall kann durch flüssig-eitrige, leukozytenreiche Stühle einer begleitenden bakteriellen Darminfektion überlagert werden.

Das Kolon ist stellenweise wurstförmig verdickt tastbar, insgesamt druckempfindlich bis schmerzhaft. Je nach Abwehrlage klingt eine akute Amöbiasis unbehandelt ab oder schreitet fort. Vernachlässigte, chronisch-rezidivierende Verläufe führen zu Kräfteverfall, Anämie und atrophischen Veränderungen der Darmschleimhaut. Intestinale Komplikationen wie Perforation oder Hämorrhagien treten akut ohne Vorzeichen je nach Lokalisation mit oder ohne Zeichen der Peritonitis auf. Die Prognose ist ohne Behandlung oder ohne ausreichende Behandlung stets ungewiß.

Extraintestinale Amöbiasis
Die Amöbiasis der Leber tritt je nach Größe, Lage und Zahl der Nekroseherde mit unterschiedlich schweren Symptomen auf. Schmerzen im rechten Oberbauch, unter dem rechten Rippenbogen, ausstrahlend in den Rücken, Lebervergrößerung, Prellschmerz bei Beklopfen des Rippenbogens. Bei Lage unter der Leberkapsel peritoneale Reizerscheinungen, bei ventraler Lage oft durch die Bauchdecken sicht- oder tastbar. Bei Lage nahe der Pleura pleuritische Reizung, das hochstehende Zwerchfell zeigt geringe oder aufgehobene Atemverschieblichkeit, Pleurawinkelerguß und basale Atelektase der Lunge weisen auf beginnende Pleura- bzw. Lungenbeteiligung hin.

Langsame Entwicklung septischer, re- oder intermittierender Temperaturen, sehr hohe BKS und Leukozytose. Ikterus und erhöhte Serumtransaminasenwerte sind untypisch. Verlauf akut, subakut oder chronisch über Monate oder Jahre, bei fehlendem Verdacht nicht oder fehldiagnostiziert.

Die Prognose ist je nach Ausmaß und Dauer des Befundes unsicher.

Die Gefahr der Perforation, der Durchwanderung oder Metastasierung in andere Gebiete, vor allem Lunge und Gehirn, ist gegeben.

Parasitologischer Befund
Ohne parasitologischen Nachweis der Amöben kann der Verdacht auf intestinale Amöbiasis nicht aufrechterhalten werden. Der Nachweis von Zysten, ohne jemals im akuten Schub vegetative Formen gefunden zu haben, ist nicht ausreichend.

Als Untersuchungsmaterial dient in erster Linie Stuhl, hier besonders die charakteristischen Schleimauflagerungen, proktoskopisch oder sigmoidoskopisch gewonnener Schleim oder Schleimhautabstriche, aspiriertes Material aus Abszessen, Pleurapunktat, Abstriche von Hautläsionen.

Wenn die Untersuchung nicht innerhalb von 20 Minuten erfolgen kann, Lagerung bei 4°C; nach Aufwärmung auf 20°C werden die Trophozoiten wieder aktiv.

Frischpräparate: 1 Tropfen Material mit 1–2 Tropfen physiologischer Kochsalzlösung, auf pH 6,8 eingestellt, vermischen. Falscher pH kann Motilität behindern. Wichtigstes Kriterium: Hämatophagie (Escherichia coli weniger aktiv, keine Hämatophagie). Durchmustern mit geringer Vergrößerung, verdächtige Stellen mit höchstem Trokkensystem betrachten. Zysten lassen sich mit 1 Tropfen Lugolscher Lösung anfärben.

Eine Eisenhämatoxylinfärbung nach Haidenhein erlaubt am fixierten Frischpräparat mit Hilfe der Chromatinstrukturen der Kerne eine Differenzierung von Entamoeba histolytica gegenüber apathogenen Darmamöben.

Anreicherung von Stuhlproben, nach vorheriger Direktuntersuchung:

a) Formalin-Äther-Sedimentation für vegetative Formen und Zysten (1,0–1,5 g Stuhl in 7 ml 10%iger wäßriger Formalinlösung aufschwemmen, durch Gazesieb in 10 ml Zentrifugenröhrchen gießen, mit 3 ml Äther 1 Min. aufschütteln, 2 Min. bei 2500 μ/min zentrifugieren, abgießen, Sediment mit 1 Tropfen Lugolscher Lösung aufschwemmen und auf Objektträger unter Deckglas bringen.

b) MIFC: (Merthiolat-Jod-Formalinkonzentration) nach Sapero und Lawless (1953) ist vor allem zur Darstellung von Zysten geeignet.

Die Konzentrationsmethoden haben gegenüber

der einfachen eine 70%ige Treffsicherheit bei einer Untersuchung, eine 95%ige bei 3 Untersuchungen an 3 verschiedenen Tagen.
Die parasitologische Untersuchung bedarf großer Ausdauer und Erfahrung.

Serologische Untersuchung
Sowohl extraintestinale als auch intestinale invasive Formen der Amöbiasis lassen sich mit Hilfe der heute verfügbaren serologischen Untersuchung mit großer Wahrscheinlichkeit ausschließen. Wegen der relativ langen Persistenz der Antikörper kommt ihnen eine anamnestische Bedeutung über einen Zeitraum von mindesten 6–12 Monaten, gelegentlich 1–3 Jahren zu.
Gel-Diffusionstest und der inzwischen kommerziell verfügbare IHA-Test (Fa. Behring) und Latex-Test (Fa. Ames) sind sehr sensibel, gestatten aber im Unterschied zu der weniger sensiblen KBR, die nur bei extraintestinaler invasiver Amöbiasis ausfällt, keine Differenzierung zwischen intestinaler und extraintestinaler Amöbiasis.
Der Immunfluoreszenztest kann sowohl zu Nachweis von Amöben auf Ausstrich- und Gewebepräparaten gegen spezifisches Antiserum als auch zum Nachweis von Serumantikörpern gegen Antigen aus Kulturamöben verwendet werden.

Endoskopische und radiologische Befunde
Die Kolposkopie und Sigmoidoskopie sind sowohl zur Diagnose einer Amöbenkolitis wie zur gezielten Abstrichentnahme unentbehrlich. Bei hochakuten, foudroyant verlaufenden Fällen besteht Perforationsgefahr.
Die Differenzierung chronischer Fälle gegenüber anderen chronischen Kolitiden ist schwierig, während das akute Bild sehr typisch ist (s. Pathogenese, S. 13.311). Die Röntgenkontrastdarstellung des Kolon bringt nur zu Anfang typische Bilder, die Abgrenzung von Tumoren, vor allem gegen das Amöbom, ist schwierig. Röntgenuntersuchung, vor allem aber Sonographie und Szintigraphie, sind zur Darstellung von Leber- und Lungenprozessen wichtig. Abpunktierte Leberabszesse lassen sich mit Röntgenkontrastmitteln darstellen.

Differentialdiagnose
Der Schlüssel zur Diagnose ist die geographische Anamnese! Die intestinale Amöbiasis bedarf unbedingt der parasitologischen Absicherung. Solange dies nicht gelungen ist, müssen sämtliche Dickdarmprozesse in Betracht gezogen werden: Bakterienruhr, Balantidiose, Darmbilharziose, Tuberkulose, ulzeröse Formen des Typhus, Divertikulose, Appendizitis, Ileitis terminalis, Polyposis, Tumoren. Eine Perforation ist gegen Douglas-Abszeß abzugrenzen, die intestinale Hämorrhagie gegen Hämorrhoidalblutungen. Im Bereich der Leberamöbiasis sind sämtliche entzündlichen und nichtentzündlichen Leber-Gallenwegs-Prozesse, auch Echinokokkose, in Betracht zu ziehen.
Die differentialdiagnostischen Überlegungen sind vor allem bei der Begutachtung der Amöbiasis von großer Bedeutung.

Therapie
Gegen die verschiedenen symptomatischen und asymptomatischen, nicht-invasiven und invasiven, intestinalen und extraintestinalen Formen der Amöbiasis stehen spezifische Chemotherapeutika zur Verfügung. Bei geschickter Kombination der Präparate läßt sich praktisch jede Form parasitologisch ausheilen. Komplikationen und postinfektiöse Kolonirritationen bedürfen gelegentlich operativer oder unspezifischer gastroenterologischer Behandlung.
Entsprechend ihrem Angriffspunkt werden folgende wichtige Präparate und Präparategruppen unterschieden:
– direkt im Darmlumen wirkende *Kontaktamöbizide* wie Haloquine, Arsen-Wismutpräparate (Viasept), Diloxamid furoat (Furamid) und das Antibiotikum Paromomycin (Humatin);
– indirekt im Darmlumen und in der Darmwand auf die bakterielle Begleitinfektion, nicht aber auf die Amöben und nicht in der Leber wirkende Präparate, wie Tetrazykline,
– *Gewebsamöbizide*, die in der Darmwand, der Leber oder in anderen Geweben wirksam sind, wie Emetin, Dehydroemetin (z.B. Mebadin), Ornidazol (Tiberal), Metronidazol (Clont, Flagyl), Niridazol (Ambilhar) und Chloroquin (Resochin). Chloroquin wirkt im wesentlichen in der Leber, Metronidazol bei höherer Dosierung auch im Darmlumen.

Behandlungsrichtlinien und Dosierung
Behandlung der asymptomatischen Zystenträger
Da zu jeder Zeit aus einer asymptomatischen Darmlumeninfektion eine invasive Amöbiasis entstehen kann und auch unter unhygienischen Bedingungen in warmen Zonen der Zystenträger die Hauptverbreitungsquelle der Amöbiasis darstellt, empfiehlt sich, je nach den Umständen, die Behandlung der Zystenträger mit einem Kontaktamöbizid und zur Vorbeugung einer invasiven Amöbiasis mit einem Gewebeamöbizid, z.B.:
Resotren compositum (Resotren und Resochin): 8 Tage lang 3mal täglich 1 Tablette: zwei Kuren im Abstand von 1 Woche oder zweite Kur mit 2mal 1 Tablette im Anschluß an die erste Kur oder
Neoviasept (Viasept und Resochin): 3mal täglich 2 Dragees 10 Tage lang, nach 8 Tagen Pause wiederholen.
Furamid (560 mg 3mal täglich für 7–10 Tage) sowie die älteren Präparate wie *Viasept*, *Resotren* und andere Haloquine sind reine Kontaktamöbizide (s.o.), im Darmlumen durchaus wirksam und für längere, alternierende Therapieschemata geeignet. Die Haloquine jedoch sind mit allerdings seltenen Nebenwirkungen wie Jodreaktionen, Rückenmarks- oder Nervus-opticus-Schädigung behaftet.
Metronidazol (Flagyl, Clont) wirkt als Kontakt-

amöbizid nur bei doppelter Dosis, es ist das Mittel der Wahl für die invasive Darmlumen- und Gewebeamöbiasis.

Diese Präparate sind zwar zur Sanierung asymptomatischer Zystenträger zu empfehlen, nicht aber zur Prophylaxe bei gegebenem Infektionsrisiko, da hier grundsätzlich die hygienische Prophylaxe der Chemoprophylaxe vorzuziehen ist.

Invasive intestinale Amöbiasis (akute oder rezidivierende dysenterische oder nicht-dysenterische Amöbiasis)

Behandlungsprinzip ist die intensive kombinierte Behandlung mit einem Kontaktamöbizid, einem Gewebsamöbizid und einem indirekt wirkenden Amöbizid je nach Schweregrad und Dauer der Erkrankung:

Metronidazol 3mal täglich 400–800 mg für 5 Tage oder *Resotren compositum* oder *Neoviasept* alleine oder, wenn nötig, in alternierenden Kuren mit Intervallen bis zur parasitologischen Heilung. Oder: *Dehydroemetin* 5–10 Tage lang, täglich 1,0 bis 1,5 mg/kg Körpergewicht (Mebadin, Roche Ro 1-9334/20; Merck BT 436), maximal 2mal täglich 50 mg i.m. oder 4mal täglich 20 mg per os; kombiniert mit Humatin, 4mal täglich 250 mg oder Tetrazyklin 4mal täglich 250 mg für 5 Tage als indirekt wirkendes Amöbizid. Als »Leberschutz« ist Chloroquin (Resochin) oral 600 mg Base täglich für 2 Tage und 300 mg Base für weitere 19 Tage, oder 450 mg Base (3mal 1 Tablette Resochin) für 3 Wochen sehr geeignet. Chloroquin wirkt nicht auf die Darmlumen- oder Darmwandamöbiasis, außerdem hat es in dieser Dosierung evtl. blutdrucksenkende Wirkung bei pharmakologisch gesteigerter Leberdurchblutung.

Schwer verlaufende akute Amöbenkolitis bedarf in jedem Fall der antibiotischen Zusatzbehandlung. Bei verschleppten rezidivierenden subakuten Fällen bewähren sich immer noch die alten Verweilklysmen mit 0,5%iger bis 1%iger Jod-Hydroxychinolin-Lösung (DAB 7) nach hohem Reinigungseinlauf täglich in steigenden Mengen von 150 bis 500 ml jeden zweiten Tag, insgesamt etwa 12 Einläufe. Metronidazol kann auch mit Tetrazyklinen kombiniert werden.

Bei der akuten invasiven Darmlumenamöbiasis ist die Vorbeugung einer extraintestinalen Amöbiasis oder, wenn schon vorhanden, ihre Behandlung erforderlich. Dies wird mit Metronidazol oder dem Chloroquin-Anteil der Kombinationspräparate ohnehin erreicht. Es kann aber auch ergänzt werden durch Dehydroemetin i.m. oder per os.

Begleitende unspezifische Maßnahmen: Bei schweren Durchfällen zu Anfang Teepause, Karotten- und Schleimsuppe, später leichte Kost, leicht verdauliche Eiweißträger wie Quark und Joghurt. Im Falle der seltenen kolitischen Folgezustände sind Haloquine-Kuren, auch Spasmolytika und Sedativa, angezeigt. Hypo- oder Anazidität und unklare dyspeptische Beschwerden müssen nach gastroenterologischen Richtlinien behandelt werden.

Leberabszeß

Die meist solitären, selten multiplen abgekapselten Lebergewebsnekrosen können in 20–50% alleine durch wiederholte Kuren mit Gewebsamöbiziden in 2- bis 3wöchigem Abstand behandelt werden: Metronidazol kombiniert mit Dehydroemetin und Chloroquin. Ein chirurgischer Eingriff ist zu vermeiden; wenn, dann unter massivem chemotherapeutischem Schutz. Bei Punktion empfiehlt sich nach Abpunktieren die Instillation von Resochin pro injectione. Kleine, multiple Lebernekrosen heilen unter amöbizider Behandlung ohne Punktion, hier kann diese eher schaden als nützen.

Intestinale und extraintestinale Komplikationen

Diese werden zuerst chemotherapeutisch und antibiotisch, im Bedarfsfall chirurgisch angegangen. Dies gilt vor allem bei Perforationen in die freien Körperhöhlen und Hämorrhagien.

Primäre Amöben-Meningoenzephalitis

Es handelt sich um eine nekrotisierende Meningoenzephalitis, hervorgerufen durch primär freilebende Amöben, im allgemeinen durch Arten der Gattung *Naegleria gruberi*, *Naegleria fowleri* und *Hartmanella*-Arten. Diese Amöben leben in Wasser, feuchten Böden und Abwässern, sie sind kleiner als die üblichen menschenpathogenen Formen, der Kern ist ausgeprägt und besitzt eine zentrale Vakuole; ihre Zysten sind sehr widerstandsfähig.

Die Infektion des Menschen erfolgt beim Baden, meist in mit Abwässern verschmutzten Schwimmbädern, Süß- oder Brackwasserseen und Teichen durch Inhalation von Wasser in den Nasenrachenraum und die oberen Luftwege.

Es liegen epidemiologische Untersuchungen vor, die dafür sprechen, daß es eine große Zahl symptomloser Träger gibt, wobei die Amöben im Sekret der Gingiva und des periodontalen Gewebes gefunden werden, auch lassen sich bei Gesunden komplementbindende Antikörper nachweisen. Die Zusammenhänge zwischen stummer und invasiver Form von Amöben sind noch ungeklärt.

Über gesicherte Erkrankungsfälle oder kleine Schwimmbadepidemien wurde bisher vereinzelt aus Australien, Neuseeland, USA, Großbritannien, Belgien, der Tschechoslowakei und Afrika berichtet. Dies schließt nicht aus, daß die Erkrankung, bisher unerkannt, auch in anderen Regionen und Ländern vorkommt.

Die Erreger vermehren sich zunächst in den oberen Luftwegen und dringen innerhalb weniger Tage per inhalationem in die Lamina cribrosa und über den Bulbus olfactorius in die Meningen, auf ihrem Weg führen sie zu Ulzerationen der Mukosa. Es wurden bisher zwei Verlaufsformen beschrieben, die den beiden Erregerarten zugeschrieben werden. Die Hartmanella-Arten sollen mehr für die subakute, eitrige, die Naegleria-Gruppe mehr für die foudroyant verlaufende, praktisch infauste nekro-

tisierende Meningoenzephalitis verantwortlich sein.
Das plötzliche Auftreten nach dem Baden sowie das Fehlen einer für Meningitis sonst häufigen Vorgeschichte ist typisch. Das klinische Bild ähnelt dem einer eitrigen Meningitis, jedoch ohne Bakteriennachweis im Liquor, hingegen finden sich im Liquorsediment Amöben.
Die Prognose ist fast in allen bisher beschriebenen Fällen infaust gewesen, selbst dann, wenn nach parasitologischer Diagnose eine spezifische Therapie mit Chloroquin, Emetin und Metronidazol versucht worden war. Amphotericin B ist in zwei Fällen von Naegleria-Infektionen erfolgreich gewesen. Die Hartmanella-Gruppe soll auf die Therapie mit Amöbiziden ansprechen.

Literatur

Fernex, M.: Amoebiasis. In: Infektionskrankheiten, Bd. IV, hrsg. von O. Gsell, W. Mohr. Springer, Berlin 1972, S. 325–408
Höfler, W.: Therapie der Amöbiasis. Dtsch. med. Wschr. 96 (1971) 2010–2012
Höfler, W., W. Röllinghoff: Begutachtung der Amöbiasis. Med. Klin. 69 (1974) 1256–1261
Mohr, W., H.H. Schumacher, F. Weyer: Lehrbuch der Tropenkrankheiten, 4. Aufl. (begründet von E.G. Nauck). Thieme, Stuttgart 1975
Sapero, I.I., D.K. Lawless: The MIF-stain preservation technic for the identification of intestinal protozoa. Amer. J. trop. Med. Hyg. 2 (1953) 613–619
Spencer, H.: Amoebiasis. In: Spezielle pathologische Anatomie, Bd. 8, hrsg. von W. Doerr, G. Seifert, E. Uehlinger. Springer, Berlin 1973, S. 271–297

Balantidiasis

W. Schopp

Definition

Die Balantidiasis (Balantidiose, Balantidienruhr) ist eine Protozoenerkrankung des Dickdarmes, die klinisch ein ruhrähnliches Bild zeigen kann. Der Erreger, Balantidium coli, gehört zur Klasse der Ziliophoren und ist der einzige Ziliat, der zum Parasiten des Menschen geworden ist. Die Balantidieninfektion führt nur in seltenen Fällen zur Erkrankung, weil gewöhnlich die Säurebarriere des Magens und das physiologische Darmmilieu das Angehen der Infektion verhindern.

Häufigkeit

Balantidium coli war früher auch in Mitteleuropa weit verbreitet. Der Parasit scheint aber jetzt bei uns praktisch verschwunden zu sein, wobei vermutlich neue Methoden der Schweinezucht (Stallhygiene und andere Fütterung) die entscheidende Rolle spielten. In Mitteleuropa und Nordeuropa sind in den letzten Jahren keine Fälle von Balantidiose bekannt geworden.

Vorkommen

Die natürlichen Wirte für Balantidium coli sind Haus- und Wildschwein, Ratten und Affen. Bei diesen Tieren ruft der Balantidienbefall gewöhnlich keine Krankheitserscheinungen hervor. Klimatische Bedingungen spielen für die Verbreitung keine Rolle. Das Angehen der Infektion bei den Tieren ist jedoch weitgehend von der Ernährungsweise abhängig. So konnte bei Ratten unter reiner Kohlenhydratverabreichung ein fast 100%iges Angehen der Infektion beobachtet werden, während bei einer Kost mit 70% Casein in keinem Fall Balantidien nachgewiesen wurden und bei Umstellung auf diese Kost auch bestehende Infektionen spontan zum Erlöschen kamen. Bei Kaninchen, die unter natürlichen Freßbedingungen nie von Balantidien befallen werden und die deshalb nicht zu den natürlichen Wirten gerechnet werden, konnte durch eine einseitige Kohlenhydrat-Wasser-Diät ein Angehen der Infektion erreicht werden.
Bei den meisten menschlichen Erkrankungen konnte ein enger Umgang mit Schweinen nachgewiesen werden. Die Balantidiase ist deshalb vorwiegend eine Erkrankung der Landwirte, Schweinezüchter, des Schlachthofpersonals oder der Tierärzte.
In Europa wurden in jüngster Zeit Fälle auf dem Balkan, in Griechenland und Südrußland bekannt. Endemiegebiete bestehen auf den Philippinen, einigen Südsee-Inseln, in Japan und in Mittelamerika. Einzelfälle wurden auch aus Brasilien und den Südstaaten der USA berichtet. Auch in den Endemiegebieten handelt es sich meistens um Einzelfälle, nur gelegentlich wurden kleinere Gruppenerkrankungen beobachtet. Epidemisches Auftreten ist nicht bekannt.

Ätiologie

Die Infektion erfolgt gewöhnlich durch orale Aufnahme von Wasser, das Balantidienzysten enthält. Die Zysten haben eine kugelige Gestalt, eine dickwandige Membran und einen Durchmesser von 50–60 μm. Sie können sich im Wasser bis zu einigen Wochen lebend erhalten. Im Wirtsdarm hat der Erreger eine ovale Form und ist mit Wimpern bedeckt, durch die er sich rasch bewegen kann. Mit 40–150 μm ist er der größte aller menschenpathogenen Protozoen. Der Parasit hat einen großen, nierenförmigen Kern, an dessen Konkavseite ein Mikronukleus liegt. Gewöhnlich finden sich 2 pulsierende Vakuolen. Die Vermehrung erfolgt durch Querteilung. Zysten werden von infizierten Schweinen regelmäßig, von infizierten Menschen jedoch nur sehr selten ausgeschieden. Direktübertragungen von Mensch zu Mensch können deshalb weitgehend ausgeschlossen werden.

Pathophysiologie

Beim gesunden Menschen führt die Infektion mit Balantidium coli nicht zur Erkrankung. Besteht lediglich eine vielleicht nur vorübergehende An- oder Subazidität des Magensaftes bei sonst normalen Verhältnissen im Darmkanal, kommt es bei kohlenhydratreicher und eiweißarmer Kost zu einer symptomlosen Besiedelung der unteren Darmabschnitte. Eine echte Balantidienruhr tritt nur auf, wenn zusätzliche Noxen vorliegen, die das Eindringen der Balantidien in die Darmschleimhaut begünstigen (bakterielle Infektionen, Wurmbefall, einseitige Mangelernährung oder Resistenzminderung durch andere Krankheiten). Beim Eindringen der Erreger in das Gewebe kommt es zu rundlichen oder ovalen Ulzerationen mit leicht gewulsteten, unterminierten Rändern, die einen Durchmesser von einigen Millimetern bis zu mehreren Zentimetern haben und am Grunde von dunklem, nekrotischem Gewebe ausgefüllt sind. Balantidien lassen sich in den Randgebieten der Geschwüre, in Venen, Lymphspalten und den regionalen Lymphknoten nachweisen. Regelmäßig findet man in den nekrotischen Gewebemassen reichlich Bakterien. Die Frage, in welchem Umfang die Balantidien selbst oder die Bakterien für die Zerstörung des Gewebes verantwortlich sind, ist nicht sicher entschieden. Zu schweren Läsionen kommt es nur im Zusammenwirken von Parasiten und Bakterien. Der Sitz der Veränderungen ist bevorzugt das Zäkum; es kann aber der gesamte Dickdarm bis zum Rektum und auch der untere Teil des Ileum befallen sein. Da Balantidium coli nur ein fakultativer menschlicher Parasit ist, gehen die meisten Infektionen entweder gar nicht an oder führen zu harmlosem Darmlumenbefall. Nur beim Zusammentreffen mehrerer Faktoren (Säuremangel des Magens plus milieuverändernde Begleiterkrankung des Darmes) kommt es zur echten Balantidienruhr.

Krankheitsbild
Anamnese
In der Vorgeschichte ist vor allem ein enger, meist beruflicher Kontakt mit Schweinen von Bedeutung. Auch die Mitteilung über eine Rattenplage kann vor allem in tropischen Gebieten einen Hinweis auf Balantidieninfektionen geben.

Befunde
Die Krankheit kann ein sehr wechselhaftes klinisches Bild zeigen. Von asymptomatischen Darmlumeninfektionen über leichtere, chronische Darmstörungen, bei denen mäßige Durchfälle mit Perioden von Verstopfung wechseln, bis zu schweren, foudroyanten Krankheitsbildern, die einer akuten bakteriellen Ruhr ähneln, werden die unterschiedlichsten Verläufe beobachtet. Typisch ist, daß die Entleerungen fast immer einen penetrant-scharfen Geruch haben.
Das Kolon ist meistens im ganzen Verlauf leicht druckschmerzhaft, wobei häufig ein stärkerer Schmerz in der Ileozäkalgegend angegeben wird. Leber und Milz sind nicht vergrößert, an anderen Organsystemen (Herz-Kreislauf, Lunge, Niere, Nervensystem) finden sich keine Veränderungen. Auch die klinischen Laborwerte (Blutbild, Blutsenkung, Blutchemie und Bluteiweißkörper) zeigen keine Abweichungen von der Norm. Fieber tritt nicht auf. Rektoskopisch findet sich bei den leichteren Fällen lediglich eine diffuse Rötung und Schwellung der Schleimhaut, eventuell mit Schleimbelag und einzelnen, flohstichartigen roten Pünktchen. In schweren Fällen entsprechen die mehr oder minder ausgedehnten Geschwüre mit unterminierten Rändern dem Bild einer akuten Amöbenruhr. Auch röntgenologisch finden sich Bilder, die weitgehend denen einer Amöbenruhr entsprechen.

Spezielle Untersuchungsbefunde
Die Diagnose kann nur durch den Nachweis der Balantidien im Stuhl gestellt werden, der bei den akuten Fällen leicht gelingt. Im frischen Stuhlpräparat, das mit physiologischer NaCl-Lösung verdünnt ist, kann man die Erreger wegen ihrer Größe und ihrer lebhaften Bewegungen schon bei geringer Vergrößerung gut erkennen. Bei chronischen Fällen ist der Nachweis etwas schwieriger, weil Balantidien in festgeformten Stühlen nur spärlich vorkommen. Hier ist die Anreicherungsmethode nach Fritze im Spitzglas zu empfehlen.

Verlauf und Prognose
Der Verlauf einer unbehandelten Balantidieninfektion mit klinischen Erscheinungen kann sehr unterschiedlich sein. Meistens kommt es zu einem schubweisen Krankheitsverlauf, wobei Perioden mit geringeren oder stärkeren Symptomen, vor allem Durchfälle und manchmal spastische Beschwerden, mit Zeiten vollkommener Beschwerdefreiheit wechseln. Der Übergang in eine langanhaltende Periode einer symptomlosen Infektion ist ebenso möglich wie eine Spontanheilung. Bei Trägern symptomloser Infektionen besteht freilich immer die Möglichkeit, daß durch sekundäre, bakterielle Infektionen auch die Balantidiose wieder aktiviert wird. Insbesondere bei unterernährten oder vorgeschädigten Patienten werden akute, foudroyant verlaufende Krankheitsbilder mit schweren blutigen Durchfällen beobachtet. Dabei kommt jedoch – wie bereits dargestellt – die wesentliche Bedeutung der stets vorhandenen bakteriellen Begleitinfektion zu. Die im ganzen nur geringe Letalität kann unter ungünstigen Umständen ansteigen. So wurde sie bei unterernährten und schlecht gepflegten Kindern mit 17–30% angegeben.

Komplikationen
Als seltene Komplikation wurde die Perforation von Balantidiengeschwüren mit anschließender Peritonitis beobachtet. Nur ganz vereinzelt konnten extraintestinale Lokalisationen von Balantidien (in Lymphknoten, Vagina und Urogenitaltrakt) festgestellt werden.

Differentialdiagnose
Bei den vielgestaltigen abdominellen Krankheitsbildern sind praktisch alle mit Durchfällen einher-

gehenden Erkrankungen differentialdiagnostisch in Erwägung zu ziehen; bei den akut verlaufenden Fällen jedoch vor allem die bakterielle Ruhr, bei den chronischen die Amöbenruhr. In tropischen Gebieten sind echte Mischinfektionen mit anderen Parasiten (Amöben oder Darmwürmern) wie auch mit Salmonellen und Ruhrbakterien nicht selten. Der deutliche Druckschmerz in der Ileozäkalregion kann bei der Allgemeinuntersuchung den Verdacht auf eine subakute Appendizitis erwekken.

Therapie
Grundsätzlich sollte jede erkannte Balantidieninfektion – auch die symptomlose – behandelt werden, weil jederzeit die Möglichkeit besteht, daß sich durch eine sekundäre Noxe ein akutes, eventuell auch ein schweres Krankheitsbild entwickelt.
Sulfathiazol zeigt ebenso wie die in der Amöbentherapie verwandten Präparate, vor allem Metronidazol (Flagyl, Clont), eine befriedigende therapeutische Wirkung. Als Mittel der Wahl gelten jedoch heute die Tetracycline. Sie sollten über 10 Tage in einer Dosierung von ca. 40 mg/kg Körpergewicht gegeben werden (beim Erwachsenen $4 \times 0,5$ bis $3 \times 1,0$). Bei nachgewiesenen Mischinfektionen mit Amöben oder Ruhrbakterien empfiehlt sich eine Kombinationsbehandlung von Flagyl bzw. einem Sulfonamid mit Tetracyclinen. Wegen des bereits genannten Effektes auch dieser Präparate auf die Balantidien kann dabei Tetracyclin niedriger dosiert werden ($4 \times$ 250 mg bis $3 \times$ 500 mg).
Die medikamentöse Behandlung soll durch eine proteinreiche, kohlenhydratarme Diät ergänzt werden, die für einige Monate fortzusetzen ist. Durch den dadurch hervorgerufenen Milieuwechsel im Darm wird verhindert, daß eine noch verbleibende Restinfektion zu Rezidiven führt.

Prophylaxe
Vorbeugende Maßnahmen fallen in das Arbeitsgebiet der Veterinärmedizin. Die Überwachung von Schweineställen, Rattenbekämpfung und vor allem eine entsprechende Nahrungsmittelhygiene und -lagerung (Schutz vor Verunreinigung durch Rattenkot) bewirken eine weitgehende Verminderung der Balantidienerkrankungen.

Literatur
Craig, C.F., E.C. Faust: Clinical parasitology, 8. Aufl. Lea & Febiger, Philadelphia 1970
Gsell, O., W. Mohr: Infektionskrankheiten, Bd. IV. Springer, Berlin 1972
Nauck, E.G.: Lehrbuch der Tropenkrankheiten, 4. Aufl. Thieme, Stuttgart 1975
Piekarski, G.: Lehrbuch der Parasitologie. Springer, Berlin 1954
Piekarski, G.: Medizinische Parasitologie in Tafeln, 2. Aufl. Springer, Berlin 1973
Woody, N.C., H.B. Woody: Balantidiasis in infancy. J. Pediat. 56 (1960) 485

Toxoplasmose
M. ALEXANDER und H. WERNER

Definition
Die Toxoplasmose ist eine durch das Protozoon-Sporozoon-Coccidia »Toxoplasma gondii« bei Mensch und Tier verursachte Krankheit. Erst 1939 wurde Sicheres über das Auftreten dieser Parasitose beim Menschen bekannt. Bei Säuglingen und Kleinkindern kann die Krankheit zu schweren klinischen Erscheinungen führen. Bei Erwachsenen herrschen die latenten Infektionen vor. Erkrankungen treten nur selten auf. Die Symptomatologie der Toxoplasmose ist vielgestaltig. Wichtig ist die Unterscheidung der Toxoplasmose als klinische Erkrankung von der symptomlosen latenten Toxoplasmainfektion (Parasitenträger). Liegt ein Krankheitsbild vor und sind serologische Antikörper gegen Toxoplasmen nachgewiesen worden, so besagt das noch nicht, daß die beobachteten klinischen Symptome mit den Parasiten in Beziehung stehen. Wegen der Häufigkeit der Infektionen wird eine sichere Diagnosestellung oft erschwert.

Häufigkeit
Der zu den Sporozoen gehörende Erreger der Toxoplasmose, das Toxoplasma gondii, gilt nach wie vor als der bei Mensch und Säugetier am weitesten verbreitete tierische Parasit auf der Erde. Er kommt in den kältesten und wärmsten Regionen vor. Überall dort, wo man nach Infektionen mit Toxoplasma gondii gesucht hat, wurden diese bei Menschen, Haus- und Wildtieren gefunden.
Die Zahl der mit Toxoplasmen infizierten Menschen steigt ziemlich gleichmäßig mit dem Lebensalter an und erreicht in den höheren Altersgruppen von 60 Jahren und darüber 60% und mehr. Die meisten statistischen Angaben gehen nur auf serologische Nachweismethoden zurück.

Epidemiologie
Der Mensch infiziert sich nach dem heutigen Stand der Kenntnisse vorwiegend durch den Verzehr von rohem oder ungenügend gekochtem Fleisch von infizierten Schlachttieren, vor allem vom Schwein (Schabefleisch, Beefsteak-Tatar, Mettfleisch usw.). Mit dem infizierten Fleisch gelangen Toxoplasmazysten in den neuen Wirt. Dabei kommt es im Verlauf einer Parasitämie zu einer Besiedlung fast aller Organe und später zur Zystenbildung, vorwiegend in der Muskulatur (z.B. Herz) und im zentralen Nervensystem. Milch und rohe Eier kommen als Infektionsquelle nicht in Betracht; gleiches gilt auch für den Hund.
Endwirt der Toxoplasmen ist die Katze, in deren Darmepithel nach dem Fressen infizierter Beutetiere neben einer ungeschlechtlichen Entwicklung (Schizogonie) auch eine geschlechtliche (Gamogonie) abläuft. Katzen können nach der Infektion mit Toxoplasmen sog. Oozysten mit dem Kot aus-

scheiden. Diese Dauerformen müssen jedoch erst einen Reifungsprozeß bei mindestens zwei- bis dreitägiger Einwirkung von Luft, Feuchtigkeit und Wärme durchmachen, um infektionstüchtig zu werden. Die in Sporozysten eingeschlossenen Sporozoite können dann im feuchten Milieu etwa bis zu 2 Jahren für Mensch und Tier infektiös bleiben. Beim Austrocknen gehen sie jedoch rasch zugrunde.

Die Infektion erfolgt in der Regel bei oraler Aufnahme von reifen Oozysten, z.B. durch Kontamination von Lebensmitteln oder Wasser. Dieser Infektionsweg ist für Mensch und Tier allgemein anerkannt, doch ist die Bedeutung der Oozysten für die Toxoplasmainfektion des Menschen erheblich überschätzt worden. Die Infektionsmöglichkeit durch Oozysten ist eine Frage der Hygiene. Bei uns dürfte sie deshalb im allgemeinen nur eine untergeordnete Rolle spielen. Zu beachten ist, daß nur in den ersten drei Wochen nach der Infektion mit dem Katzenkot mehr oder weniger große Mengen von Oozysten ausgeschieden werden. Infiziert sich eine Katze erneut, so scheidet sie in der Regel keine weiteren Oozysten mehr aus.

Der einzige bisher sichere Übertragungsweg von Mensch zu Mensch ist die intrauterine Infektion, d.h. der aktive Übergang der Toxoplasmen von dem infizierten mütterlichen Organismus auf die Frucht. Eine Infektion der Frucht während der Gravidität ist zu jedem Zeitpunkt der Schwangerschaft bzw. Trächtigkeit möglich. Es kann vor allem zu einem Übergang der Parasiten kommen, wenn sich die Mutter während der Gravidität erstmalig oder erneut mit Toxoplasmen infiziert. Eine intrauterine Toxoplasma-Infektion kann ohne Folgen für die Nachkommen verlaufen, der Parasit wird in diesem Fall von einer Generation auf die andere pränatal übertragen; dies trifft für einige Säugetiere zu. Beim Menschen und bei einigen Haustieren vermag sich eine pränatale Infektion aber auch nachteilig auf die Keimentwicklung auszuwirken. Als Folgen können Aborte, Früh-, Fehl- und Totgeburten sowie Mißbildungen auftreten.

Ätiologie

Für die Epidemiologie der Toxoplasmose sind drei Entwicklungsstadien des Parasiten von Bedeutung:

1. *Die Zyste*, die als eine Art Dauerform des Parasiten angesehen wird. Man findet sie in ganz verschiedenen Organen. Als Sitz bevorzugt werden Skelett- und Herzmuskulatur und das zentrale Nervensystem, vor allem das Hirn. Je nach Größe vermag eine Zyste Tausende von Toxoplasmen (Zystozoite/Bradyzoite) zu enthalten; diese sind allesamt von einer parasiteneigenen Membran umschlossen. Zysten können offenbar viele Jahre im lebenden Organismus überdauern (Abb. 13.64).

2. *Die Oozyste* aus dem Kot infizierter Katzen. Die 9–14 μm große, ovale Dauerform enthält zwei Sporen (Sporoblasten), in denen sich wiederum je 4 Sporozoite befinden. Gelangt die Oozyste

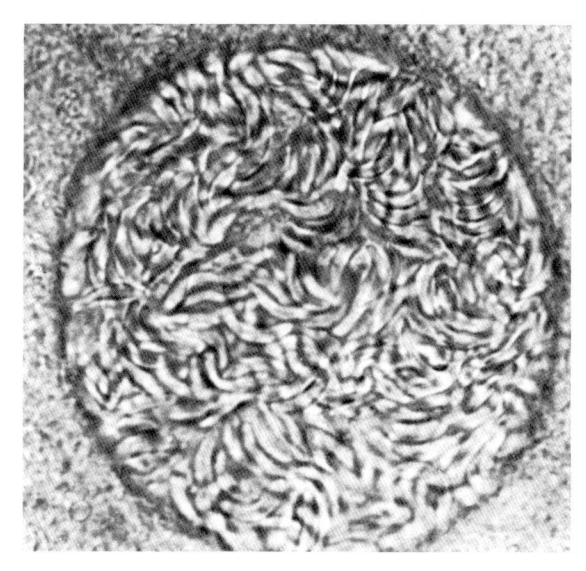

Abb. 13.64 Zyste mit zahlreichen Zystozoiten aus dem Hirn einer chronisch infizierten Maus. Nativpräparat; Vergr. 1000mal

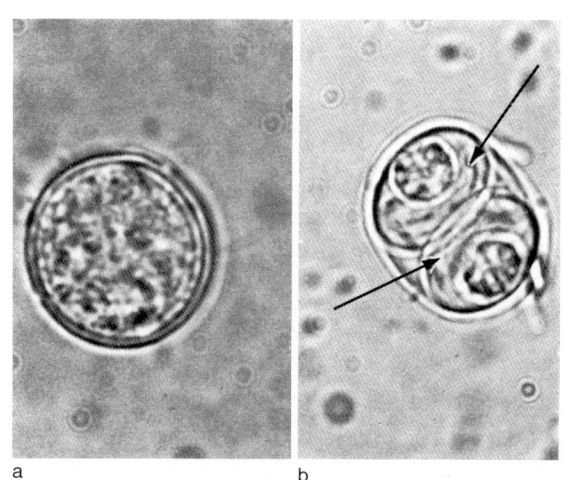

Abb. 13.65 a u. b Oozysten aus Katzenkot, a) unsporulierte, nicht infektiöse Form, b) sporulierte, infektiöse Oozyste. Sporozoite in Sporen schwach erkennbar (Pfeil). Nativpräparat; Vergr. 1000mal

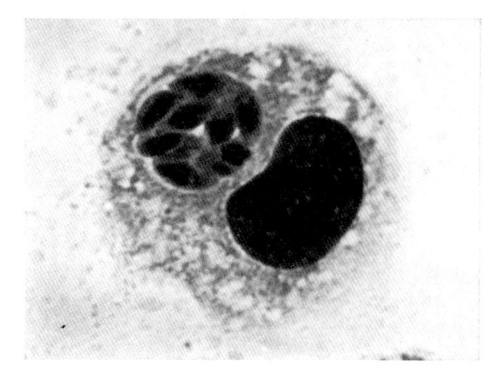

Abb. 13.66 Pseudozyste mit Endozoiten in Monozyten aus Exsudat von akut infizierter Maus. Giemsa-Färbung; Vergr. 1000mal

auf dem oralen Weg in den Darm eines neuen Wirtes, so werden die Sporozoite durch die fermentative Einwirkung im Dünndarm frei; sie dringen in die Darmwand ein, die weitere Verbreitung geht auf dem Lymph- und Blutweg vor sich (Abb. 13.65).

3. *Der Trophozoit* (Tachyzoit), das sichelförmige Toxoplasma (Länge 6–7 μm, Breite 1–2 μm). Diese Form des Trophozoiten ist sehr variabel, sie kann auch oval bis rund sein.

In diesem Zusammenhang wäre auch zu nennen: das intrazelluläre ungeschlechtliche Vermehrungsstadium in einer Wirtszelle, die sog. *Pseudozyste*, in der sich die Endozoite (Merozoite) befinden (Abb. 13.**66**). Die Toxoplasmen vermehren sich intrazellulär; auch extrazelluläre Vermehrungen, vor allem im Hirn von Mäusen, sind schon beobachtet worden. Die Parasiten können sich praktisch in allen Organen und Geweben vermehren, bevorzugt werden jedoch Zellen des retikulohistiozytären Systems und des zentralen Nervensystems. Bei der Teilung des Parasiten ist bisher nur eine Zweiteilung (Längsteilung) innerhalb der Mutterzelle sicher bekannt. Sie wird als Endoduogenie bezeichnet.

Pathogenese und Pathophysiologie

Die Toxoplasmen gelangen entweder über die Darm- oder Rachenschleimhaut oder gelegentlich über kleine Hautwunden in den menschlichen Organismus. Sie können intrazellulär, extrazellulär oder in Zysten eingeschlossen im Gewebe liegen. Die Vermehrung der Toxoplasmen findet intrazellulär statt. In jedem Gewebe können sich Zysten bilden. Freie und intrazelluläre Toxoplasmen werden vorwiegend im akuten und subakuten Stadium der Erkrankung angetroffen, während die Erreger bei der häufigsten Form der latenten Infektion, zumeist in Zysten eingeschlossen, reaktionslos im Gewebe liegen. Die in Zysten eingeschlossenen Toxoplasmen befinden sich in der Regel in einem Gleichgewichtszustand mit dem Wirt, sie sind nicht angreifbar durch Medikamente und sind wahrscheinlich die Ursache für die Aufrechterhaltung der Antikörperproduktion.

Die Toxoplasmen werden nach ihrem Eintritt in den menschlichen Organismus nach dem Ablauf einer ersten, durch den Eintrittsort lokalisierten, proliferativen Vermehrungsphase auf dem Blutwege verschleppt und vermögen sich dadurch in den verschiedensten Organen anzusiedeln. Es könnte sich somit um eine chronisch verlaufende zyklische Infektionskrankheit handeln, die in ihrer Pathogenese gewisse Ähnlichkeiten mit der Tuberkulose aufweist. Das Generalisationsstadium wird etwa in den ersten 4 Wochen nach der Infektion erreicht und verläuft in den meisten Fällen von Erwachsenentoxoplasmose subklinisch. Wenn die ersten serologisch nachweisbaren Antikörper im Blut auftreten, hört im allgemeinen die Parasitämie auf, die freien und intrazellulären Toxoplasmen verschwinden, und der Parasit zieht sich in das Zystenstadium zurück. Das Stadium der latenten Infektion ist erreicht. Am längsten halten sich die Zysten im Gehirn, in der Chorioretina und in der quergestreiften Muskulatur.

In den meisten Fällen von Erwachsenentoxoplasmose spielt sich dieser Vorgang klinisch unbemerkt ab, und die Infektion wird nur gelegentlich im latenten Stadium durch Nachweis der Antikörper bekannt.

Nur in seltenen Fällen kommt es während der akuten und subakuten Phase zu Krankheitserscheinungen, insbesondere zur Lymphadenopathia toxoplasmotica, zu Enzephalomeningomyelitiden, zu abdominalen, selten pulmonalen Verlaufsformen, Myokarditis, Myositiden, etwas häufiger zu Chorioretinitiden und u.U. zu Iridozyklitiden. Die charakteristische pathologisch-histologische Veränderung bei akuter Toxoplasmose ist eine herdförmige, nekrotisierende Entzündung mit vorwiegend lymphozytärer Infiltration.

In den Lymphknoten kommt es nicht zu Nekrosen, sondern zur Vermehrung großer Retikulumzellen, die besonders in der Rinde einzeln oder in kleinen Herden angetroffen werden. Teilweise zeigt sich eine Umwandlung dieser retikulären Elemente in Epitheloidzellen, ferner eine starke Aktivität der Reaktionszentren mit ungewöhnlich starkem Kernzerfall. Die Lymphopoese ist linksverschoben, die lymphatischen Retikulumzellen sind zahlreich und groß, die Nukleolen der großen Retikulumzellen plump und stark basophil gefärbt. Die kleinherdige Epitheloidzellreaktion findet sich vorwiegend im Mark, weiterhin zeigt sich eine unreifzellige Sinushistiozytose. In manchen Fällen besteht neben einer Follikelhyperplasie eine Perilymphadenitis.

Bei den über Jahre verlaufenden chronischen Lymphknotentoxoplasmosen läßt sich häufig allein die kleinherdige Epitheloidzellreaktion in der Pulpa ohne die Sinushistiozytose und ohne stärkere Pulpahyperplasie nachweisen. In der Leber findet sich histologisch das Bild einer interstitiellen granulomatösen, teilweise auch nekrotisierenden Hepatitis.

Über die Entstehung der angeborenen oder konnatalen Toxoplasmose und die Bedeutung der Toxoplasmainfektion für die Schwangerschaft und die Kindesentwicklung haben sich in der internationalen Diskussion die verschiedenen Standpunkte inzwischen angeglichen. Eine gesundheitliche Gefährdung der Frucht ist dann gegeben, wenn sich die Frau während der Gravidität erstmalig, vielleicht auch bei späteren Schwangerschaften erneut mit Toxoplasmen infiziert. Dagegen liegt offenbar keine Gefährdung vor, wenn die Mutter bereits vor der Konzeption mit Toxoplasmen infiziert war. Sie muß sich trotzdem vor erneuten Infektionen in acht nehmen. Nur unter besonderen Umständen, die in der Regel nicht vorhersehbar sind, kann es zur Erkrankung oder zur symptomlosen Infektion der Frucht kommen. Die Häufigkeit wird mit 0,1–0,3% angegeben.

Die diaplazentare Infektion kann zu einer generalisierten Erkrankung des Feten führen. Wenn sie kurz vor der Geburt erfolgte, kommt das Kind mit einer viszeralen generalisierten Toxoplasmose zur Welt. Findet die Infektion früher statt, so läuft das Generalisationsstadium intrauterin ab, und das Kind wird mit Enzephalitis und Chorioretinitis (Organstadium) geboren. Bei noch frühzeitigerer Infektion läuft auch das Organstadium intrauterin ab, und zum Zeitpunkt der Geburt besteht bereits der postenzephalitische Schaden mit Hydrozephalus, intrazerebraler Verkalkung und chorioretinitischen Narben.

Krankheitsbild
Anamnese
Gelegentlich können zu Beginn der Erkrankung allgemeine Abgeschlagenheit, Leistungsminderung, subfebrile Temperaturen, Kopf- und Gliederschmerzen vorkommen.

Befunde
Wenn nach zwei Wochen Antikörper im Blut vorhanden sind, verschwinden die Toxoplasmen im allgemeinen aus dem Kreislauf, und es bilden sich Zysten, die reaktionslos im Gewebe liegen. Das Stadium der latenten Infektion ist erreicht. In den meisten Fällen von Toxoplasmainfektionen spielt sich dieser Vorgang unbemerkt ab, und die Infektion wird nur gelegentlich im latenten Stadium bekannt. Nur in seltenen Fällen kommt es zu Krankheitserscheinungen.

Die ersten Beschreibungen schwerer Toxoplasmoseerkrankungen des Erwachsenen betrafen Laborinfektionen. In diesen Fällen kam es teilweise zu hohen Fieberanstiegen. Gelegentlich wurden makulopapulöse Exantheme, gastroenteritische Symptome, interstitielle Myokarditis, Myositis, atypische Pneumonien und Bronchopneumonien sowie Enzephalitis bzw. Enzephalomeningomyelitis beobachtet.

Die häufigste Verlaufsform der Erwachsenentoxoplasmose ist die Lymphadenopathia toxoplasmotica. Sie kann akut mit Fieber bis 39°C einhergehen. Meist bestehen nur subfebrile Temperaturen, die Erkrankung zieht sich über mehrere Monate hin, kann rezidivieren, hat aber die Tendenz, auch ohne Therapie nach einer gewissen Zeit, etwa nach 3–6 Monaten, abzuklingen. Die Lymphknoten sind vergrößert, derb, anfangs schmerzhaft, bis walnußgroß und finden sich vorwiegend in der Zervikal- und Okzipitalgegend, wo sie oft kettenförmig angeordnet sind. Sie sind gegen Haut und Unterlage gut verschieblich und nicht miteinander verbacken. Auch in den Axillen und in der Inguinalregion, seltener im Hilusbereich, kommen Lymphknotenschwellungen vor. Die Milz ist manchmal vergrößert. Die Leber kann unter dem Bilde einer interstitiellen, granulomatösen Hepatitis erkranken.

Gelegentlich wurde ein Befall der Skelettmuskulatur mit entsprechenden myositischen oder rheumaähnlichen Beschwerden beschrieben. Meningoenzephalomyelitiden sind durch unerträgliche Kopfschmerzen, Meningismus, Krämpfe, Apathien oder Delirien gekennzeichnet. Im Liquor finden sich Druckerhöhung, Zell- und Eiweißvermehrung und an der unteren Grenze der Norm liegende Zuckerwerte. Nach Abklingen der akut entzündlichen Erscheinungen können Restzustände, wie psychische Veränderungen, Schlafstörungen und epileptiforme Anfälle, zurückbleiben. Es ist allerdings gewagt, allein aufgrund serologischer Untersuchungen ätiologische Zusammenhänge zwischen einzelnen neurologischen oder psychischen Störungen und einer Toxoplasmose anzunehmen. Man sollte in diesen Fällen immer den Nachweis von Toxoplasmen im Liquor zur Diagnose fordern.

Die erworbene Toxoplasmose des Auges in Form einer Chorioretinitis soll gelegentlich die einzige Manifestation der Toxoplasmose beim Erwachsenen sein. Die Retinitis exsudativa externa centralis stellt die für die erworbene Erwachsenentoxoplasmose am ehesten typische Augenerkrankung dar.

Pathologisch-anatomisch gibt es auch eine toxoplasmosebedingte Iridozyklitis. Ihre Diagnose ist aus dem klinischen Bild allein nicht möglich. Sie kann mit absoluter Sicherheit nur nach Entfernung des Auges durch Erregernachweis und pathologisch-anatomische Untersuchung gestellt werden.

Ein hochgradiger Verdacht auf toxoplasmosebedingte Uveitis besteht, wenn

1. es sich um eine Uveitis posterior granulomatosa handelt,
2. serologische Reaktionen während der Erkrankung einen Titeranstieg auf mindestens 1:1000 für den Sabin-Feldman-Test und mindestens 1:10 für die Komplementbindungsreaktion zeigen,
3. alle anderen Ursachen (Tuberkulose, rheumatische Ätiologie) ausgeschlossen sind,
4. die Krankheitserscheinungen sich unter der gegen Toxoplasmose gerichteten Therapie bessern.

Bei der konnatalen Toxoplasmose verhalten sich Generalisationsstadium, Enzephalitis und postenzephalitischer Schaden beim Neugeborenen hinsichtlich ihrer Häufigkeit wie 1:10:100.

Die im Stadium der Generalisation geborenen Kinder fallen durch Zyanose und Dyspnoe auf. Diese Symptome haben ihre Ursache in Myokarditis und interstitieller Pneumonie. Weiterhin finden sich bei diesen Kindern Leber- und Milzvergrößerungen, Ödeme, purpurähnliche Hautblutungen, Durchfälle und Erbrechen.

Kinder, die mit einer floriden Enzephalitis geboren werden, lassen oft bald nach der Geburt eine abnorm starke Zunahme des Schädelumfanges erkennen, die auf einem sich entwickelnden Hydrozephalus beruht. Weiterhin machen sich Fütterungsschwierigkeiten, Krämpfe, Retardierung, gelegentlich auch Lähmungen bemerkbar. Im Liquor finden sich lymphozytäre Pleozytose und Eiweißvermehrung. Die intrazerebralen Verkalkungen werden oft erst nach Wochen oder nach Monaten röntgenologisch erkennbar. Weiterhin zeigt sich eine Chorioretinitis, manchmal auch eine Iridozyklitis.

Die meisten Kinder mit konnataler Toxoplasmose kommen bereits im Stadium des angeborenen Hirnschadens zur Welt. Diese angeborenen Hirnschäden manifestieren sich um so frühzeitiger, je schwerer sie sind. Schwere angeborene Toxoplasmosen fallen bereits im Säuglingsalter durch zunehmenden Hydrozephalus, Krampfanfälle und Retardierung auf, leichtere Fälle erst im Kleinkindes- oder Schulalter. Der Liquor weist bei Patienten mit postenzephalitischem Schaden manchmal noch eine leichte Eiweißvermehrung, aber keine Zellvermehrung mehr auf. Ein Teil dieser Patienten zeigt intrazerebrale Verkalkungen und chorioretinitische Narben.

Laboratoriumsbefunde
Im Blutbild findet sich eine Lymphomonozytose mit atypischen Lymphozyten.

Besondere Untersuchungsmethoden
Tierversuch
Bei Toxoplasmainfektionen des zentralen Nervensystems sollte man versuchen, den Erreger im Liquor nachzuweisen. Als Methoden kommen in Betracht:
a) die mikroskopische Untersuchung des Liquorsediments im Frischpräparat oder im gefärbten Ausstrich,
b) der Tierversuch durch intraperitoneale Infektion des zu untersuchenden Materials bei Mäusen.

Der Tierversuch kann im akuten, fieberhaften Stadium einer frischen Toxoplasmose auch mit Blut oder mit jedem anderen verdächtigen Gewebe gemacht werden. Der Erregernachweis gelingt jedoch nur in seltenen Fällen.

Serologie
Im Vordergrund stehen fast immer die serologischen Reaktionen, bei denen es sich um für Toxoplasmen spezifische Antikörperbestimmungen handelt.
1. Der *Serofarbtest nach Sabin-Feldman* beruht darauf, daß die Toxoplasmen sich in Gegenwart eines normalen Serums mit einem alkalischen Methylenblau färben lassen und diese Anfärbbarkeit bei Gegenwart eines Serums, welches neutralisierende Antikörper gegen Toxoplasma gondii enthält, verlieren. Der Sabin-Feldman-Test ist spezifisch für Toxoplasmainfektionen, d.h. ein positiver Befund besagt auch bei niedrigem Titer, daß eine Toxoplasmainfektion stattgefunden hat, sagt aber nichts darüber aus, ob eine Toxoplasmose, also eine Erkrankung, besteht, oder ob bestimmte klinische Krankheitserscheinungen mit der Toxoplasmainfektion zusammenhängen.

Der Sabin-Feldman-Test wird zwischen der 2. und 3. Woche nach einer Infektion zunächst mit niedrigem Titer positiv, steigt innerhalb von weiteren 3–5 Wochen auf seine endgültige Höhe an und fällt dann langsam auf niedrige Werte ab, die das ganze Leben über bestehen bleiben.

2. Dem Sabin-Feldman-Test gleichwertig ist der *indirekte Fluoreszenz-Antikörpertest*. Er wird schon von vielen Toxoplasmose-Untersuchungsstellen dem Sabin-Feldman-Test vorgezogen. Man verwendet hierzu auf Objektträger ausgestrichene und dort angetrocknete Toxoplasmen und ein mit Fluorescein markiertes Anti-Humanglobulin. Die mit Toxoplasmen beschickten Objektträger sind bei $-20\,°C$ mehrere Monate für den Test haltbar. Die Ablesung des Testes erfolgt unter dem Fluoreszenzmikroskop. Dieser Test ist methodisch einfacher als der Sabin-Feldman-Test und wird im Gegensatz zu diesem nur mit abgestorbenen Toxoplasmen durchgeführt. Die Verdünnungsstufen (Titer) sind die gleichen wie beim Sabin-Feldman-Test.

3. Die *Komplementbindungsreaktion* nach Westphal entspricht technisch der Wassermann-Reaktion. Die komplementbindenden Antikörper sind frühestens eine Woche später als die neutralisierenden des Sabin-Feldman-Tests im Serum nachweisbar. Sie steigen rasch an, bleiben während der akuten Phase der Toxoplasmose hoch, verschwinden aber im Unterschied zu den Sabin-Feldman-Test-Titern beim Übergang der akuten Toxoplasmose in das latente Stadium wieder aus dem Serum.

Das akute Stadium der Infektion ist somit durch rasches Ansteigen der Titer oder mehrere Wochen anhaltende hohe Titer in beiden Reaktionen gekennzeichnet, das latente dagegen durch niedrige Werte im Sabin-Feldman-Test (bis 1:256) bei negativer bis schwach positiver KBR (bis 1:5) (Abb. 13.**67**).

4. Der *Intradermaltest*, auch Toxoplasmin-Hauttest genannt, ist wie der Tuberkulintest nach Mendel-Mantoux eine Methode zum Nachweis der Hautallergie. Der positive Ausfall des Intradermaltests zeigt nur den stattgehabten Kontakt mit dem Parasiten an, läßt jedoch keine Rückschlüsse auf Alter oder Aktivität der Toxoplasmainfektion zu. Deshalb wird dieser Test bei uns kaum angewandt. An seine Stelle ist ein *Latex-Test* getreten, der eine Schnelldiagnose in wenigen Minuten ermöglicht. Genügend Erfahrungen liegen mit dem Latex-Test allerdings noch nicht vor.

5. Der spezifische *IgM-Toxoplasma-Antikörpernachweis* zur Erkennung von intrauterin erworbenen Infektionen. Es handelt sich dabei um die qualitative und quantitative Bestimmung von IgA- und IgM- Toxoplasma-Antikörpern im

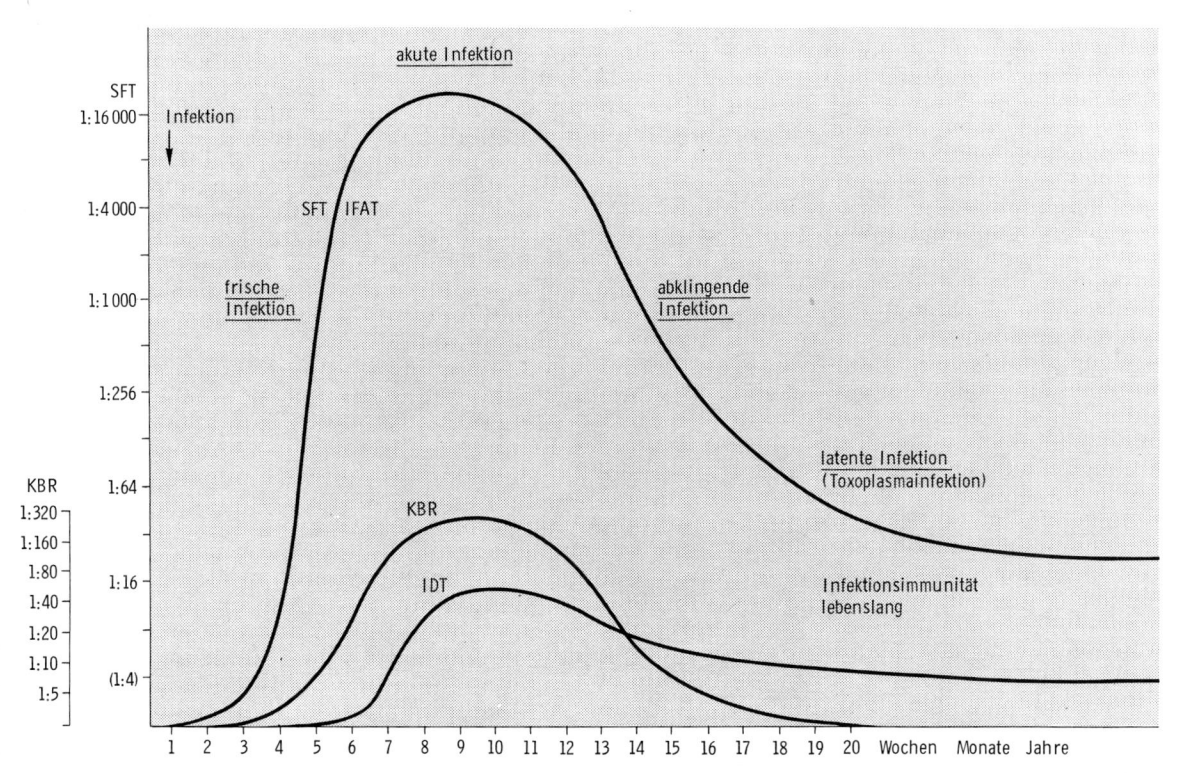

Abb. 13.67 Schematische Darstellung des theoretisch zu erwartenden Titerverlaufs nach einer frischen Toxoplasmainfektion bei SFT = Sabin-Feldman-Test, KBR = Komplementbindungsreaktion und IDT = Intradermaltest. Der FAT = Fluoreszenz-Antikörpertest ist mit dem SFT identisch

Nabelvenenblut, welches 8–10 Tage nach der Geburt wiederholt werden muß, um auszuschließen, daß es sich hierbei um von der Mutter übertragene Antikörper handelt, die infolge einer Plazentaruptur passiv auf das Kind übergegangen sind. Sind IgA- und IgM-Titer bei der 2. Untersuchung um mindestens 1–2 Stufen angestiegen, so kann auf eine konnatale Infektion geschlossen werden.

Verlauf und Prognose
Die Toxoplasmose kann sowohl akut als auch chronisch rezidivierend verlaufen.
Die Prognose der Erwachsenentoxoplasmose ist mit Ausnahme schwerer Fälle von Enzephalomeningitis gut.

Differentialdiagnose
Die akute Form der Lymphknotentoxoplasmose gibt manchmal zu Verwechslungen mit der infektiösen Mononukleose Veranlassung, da bei beiden Erkrankungen eine Lymphomonozytose mit atypischen Lymphozyten besteht.
Außerdem kommt eine differentialdiagnostische Abgrenzung der Lymphknotentoxoplasmose gegenüber unspezifischen Lymphadenitiden, Tuberkulose, Listeriose, Katzenkratzkrankheit, Tularämie und Sarkoidose in Frage. Ein besonders schwerwiegendes Problem stellt die Abgrenzung der Lymphknotentoxoplasmose gegenüber Lymphogranulomatose, Lymphosarkomen, Retikulosarkomen und lymphatischer Leukämie dar.
Bei diesen malignen Retikulosen kommen gelegentlich positive Titer im Sabin-Feldman-Test und in der Komplementbindungsreaktion auf Toxoplasmose vor, die zu Fehldiagnosen Anlaß geben können. Man sollte daher in jedem derartigen Verdachtsfalle eine Lymphknotenbiopsie durchführen.
Granulomatöse Entzündungen der Leber finden sich außer bei Toxoplasmose auch bei Brucellosen, Listeriose, infektiöser Mononukleose und Sarkoidose.
Die Meningoencephalomyelitis toxoplasmotica ist gegen Virusinfektionen des Zentralnervensystems, Meningitis tuberculosa, Kryptokokkose, Lues cerebrospinalis, Leptospirosen, Listeriose, Echinokokkus und Zystizerkus des Gehirns abzugrenzen.

Therapie
Es muß eindringlich darauf hingewiesen werden, daß die Indikation zur Therapie nur bei akuten, schweren Toxoplasmaerkrankungen und nicht bei der latenten Toxoplasmainfektion besteht. Das optimale Vorgehen besteht in einer Kombination von Pyrimethamin und Sulfadiazin. Beide Medikamente blockieren offenbar synergistisch als Anti-

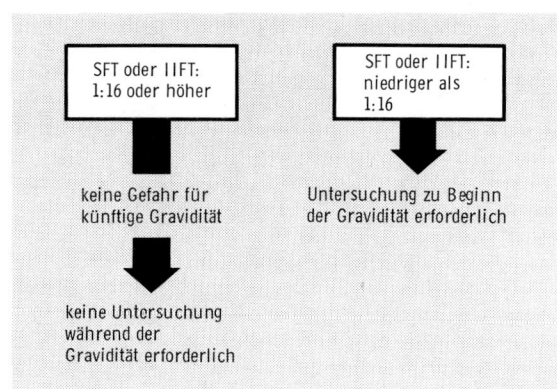

13.324 Infektionskrankheiten

Abb. 13.68 a u. b Toxoplasmose-Untersuchung von Schwangeren und Neugeborenen. SFT = Sabin-Feldman-Test, IIFT = indirekter Immunfluoreszenztest, KBR = Komplementbindungsreaktion. a) Erstuntersuchung vor Gravidität, b) Erstuntersuchung zu Beginn der Gravidität

a)

SFT oder IIFT: 1:16 oder höher
→ keine Gefahr für künftige Gravidität
→ keine Untersuchung während der Gravidität erforderlich

SFT oder IIFT: niedriger als 1:16
→ Untersuchung zu Beginn der Gravidität erforderlich

b)

SFT oder IIFT: negativ
→ derzeit keine Gefahr für die Frucht
→ jedoch kein Schutz vor Toxoplasmainfektion der Mutter
→ CAVE: rohes Fleisch, Kontakt mit Katzen, bes. Katzenkot
→ Kontrolle im 2. und/oder 3. Trimenon (5. und 8. Monat)
Falls dann:
SFT oder IIFT: 1:16 oder höher
→ sofortige Kontrolle
→ SFT oder IIFT: Titer bestätigt oder höher

SFT oder IIFT: 1:16 bis 1:256
→ Kontrolle in 3 Wochen, ob frische Infektion besteht
 - SFT oder IIFT: Titeranstieg um mindestens 2 Stufen
 - SFT oder IIFT: kein Titeranstieg → keine Gefahr für die Frucht (latente Infektion) → keine weitere Untersuchung notwendig

SFT oder IIFT: 1:1000 bis 1:4000
→ KBR mit selbem Serum
→ Kontrolle in 3 Wochen, ob frische Infektion besteht
 - SFT oder IIFT und KBR: kein Titeranstieg
 - SFT oder IIFT und/oder nur KBR: Anstieg um mindestens 2 Stufen

SFT oder IIFT: 1:16000 oder höher

→ frische Infektion wahrscheinlich – daher Gefahr einer Fruchtschädigung
→ Behandlung der Schwangeren
→ Untersuchung des Nabelschnurblutes vom Neugeborenen
→ Toxoplasma-IgM-Antikörpernachweis: positiv
→ Behandlung des Neugeborenen

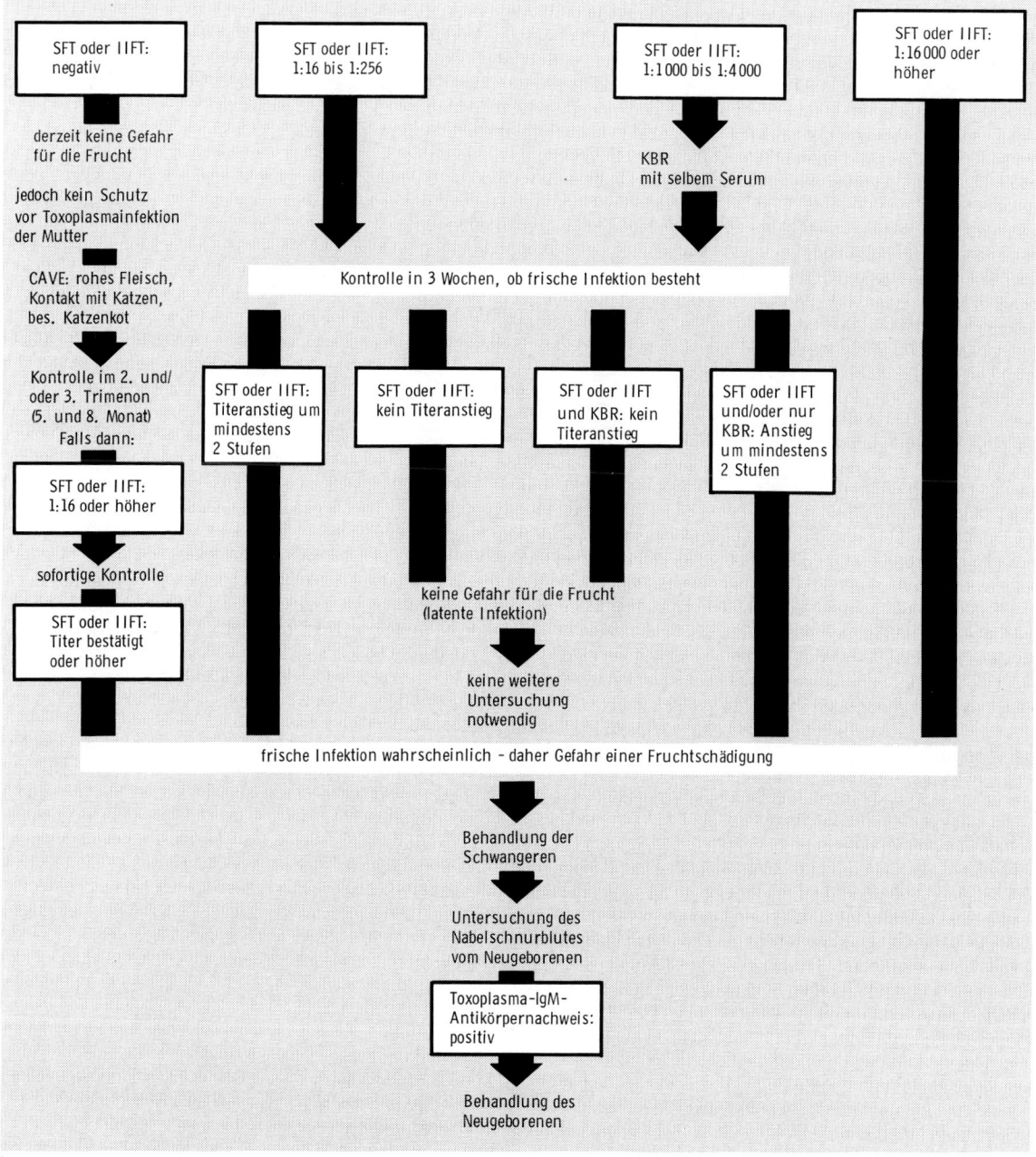

metaboliten durch Unterdrückung der Aminobenzoesäure, der Pteroilglutaminsäure und vielleicht weiterer Stoffe die Synthese von Nucleoproteiden im Parasitenstoffwechsel.

Die größte Wirksamkeit besteht bei rascher Parasitenvermehrung, also bei akuten Fällen, während die Zysten durch die bisher bekannte Therapie nicht beeinflußt werden.

Pyrimethamin und Sulfadiazin potenzieren sich. Pyrimethamin führt zu einer Störung des Parasitenstoffwechsels, daher wird der Erreger empfindlicher gegen Sulfonamide.

Von den einzelnen Autoren wurden verschiedene Vorschläge entwickelt, die im wesentlichen alle auf einer Kombination von Pyrimethamin mit einem Sulfonamid beruhen.

Bei uns erhalten erwachsene Patienten vom 1. bis 7. Tag täglich dreimal 25 mg Pyrimethamin per os und vom 3.–18. Tag täglich zweimal 0,5 g 2-Sulfanilamido-5-methoxypyrimidin (Durenat) per os. Wichtig sind Blutbildkontrollen, da unter der Pyrimethaminmedikation Thrombozytopenien sowie Anämien und Leukozytopenien vorkommen können.

Weiterhin ist reichliche Flüssigkeitszufuhr erforderlich, da die hohen Sulfonamiddosen sonst schlecht vertragen werden. Gelegentlich kommen allergische Reaktionen vor. Wegen dieser Nebenwirkung führen wir Toxoplasmosekuren stationär durch. Latente Toxoplasmainfektionen und Schadensfolgen sind einer Therapie nicht zugänglich; von einer Behandlung ist abzuraten.

Die serologischen Titer können nicht als Maßstab des Behandlungserfolges herangezogen werden, weil die Therapie keinen gesetzmäßigen Einfluß auf die Höhe der Titer hat.

Bei der konnatalen Toxoplasmose (Abb. 13.**68**a u. b) ist das Generalisationsstadium der Therapie zugänglich und kann sowohl extrauterin nach der Geburt als auch intrauterin durch Behandlung der Mutter angegangen werden.

Symptome wie Kopfschmerzen, Mattigkeit, Unlust, unklare Temperaturerhöhung oder subfebrile Temperatur und Lymphknotenschwellungen können einen Hinweis auf eine frische Infektion bei Graviden geben. Nur bei serologischer Absicherung der Diagnose »Toxoplasmose« ist dann eine Behandlung angezeigt. Auch während der Gravidität auf hohe Titer ansteigende serologische Werte ohne klinische Erscheinungen machen die Durchführung einer Toxoplasmosekur empfehlenswert.

Eine schwierige Frage ist die Auswahl des richtigen Zeitpunktes für die Behandlung in der Schwangerschaft. Da nicht mit Sicherheit auszuschließen ist, ob Pyrimethamin in der Lage ist, Aborte oder teratogene Schäden auszulösen, empfehlen wir, Kuren nicht vor dem 4. Schwangerschaftsmonat mit Pyrimethamin durchzuführen. Vielerorts wird auch das Antibiotikum Spiramycin (Rovamycin) zur erfolgreichen Behandlung von Graviden angewendet.

Prophylaxe

Eine Toxoplasmainfektion wird auf zwei Wegen erworben:

a) durch den Genuß von rohem oder halbrohem Fleisch (Hammel, Schwein, Rind, sog. Beefsteak-Tatar, Mettfleisch, Schabefleisch usw.);

b) durch engen Kontakt mit Katzen, weil Katzenkot infektiös sein kann.

Vorsorglich sollten daher alle Schwangeren, besonders diejenigen mit einem serologisch negativen Ergebnis, folgendes beachten:

1. Verzicht auf Genuß von rohen Fleischspeisen. Das gilt auch für die kleinen Fleischproben in der Küche (Abschmecken).
2. Vermeidung allzu engen Kontaktes mit Katzen. Beachten der hygienischen Grundregeln.
3. Katzen sollten nicht im Freien herumlaufen, nur mit gekochtem Fleisch gefüttert und ihr Kot sollte täglich beseitigt werden.

Literatur

Berger, J., G. Piekarski: Die Bedeutung der Toxoplasma-Infektion für Schwangerschaftsverlauf und Kindesentwicklung – Ergebnisse einer prospektiven Studie. Geburtsh. u. Frauenheilk. 35 (1975) 89–97

Koppe, J.G., G.J. Kloostermann, H. de Roever-Bonnet, J.A. Eckert-Stroink, D.H. Loewer-Sieger: Toxoplasmosis and pregnancy, with a long-term follow-up of the children. Europ. J. Obstet. Gynec. Reprod. Biol. 4 (1974) 101–110

Merkblatt Nr. 20: Toxoplasmose. Erkennung und Verhütung. Ratschläge an Ärzte. Deutscher Ärzte-Verlag 1973

Mohr, W.: Die Toxoplasmose. II. Teil. In: Infektionskrankheiten, Bd. IV, hrsg. von O. Gsell, W. Mohr. Springer, Berlin 1972

Piekarski, G.: Die Toxoplasmose. I. Teil. In: Infektionskrankheiten, Bd. IV, hrsg. von O. Gsell, W. Mohr. Springer, Berlin 1972

Werner, H.: Neue Erkenntnisse über die Kokzidien-Infektionen des Menschen. I. Toxoplasma-Infektion. Bundesgesundhbl. 18

Werner, H.: Die erworbene Toxoplasmose. Verlag d. Österreichischen Ärztekammer 1975

Kokzidiose

K. JANITSCHKE

Definition

Die Kokzidiose wird durch eine Infektion des Dünndarmes mit Isospora ausgelöst.

Häufigkeit

Diese Parasiten kommen weltweit vor, wobei die Nachweishäufigkeit vom gezielten Suchen abhängt. Isospora belli ist in Mitteleuropa selten zu finden, in Südamerika liegt die Befallsrate teilweise zwischen 3 und 4%. Isospora hominis kommt etwa in 10% der Stuhlproben vor.

Ätiologie

Isospora belli wird als unsporulierte, ca. 30 × 15 μm große Oozyste ausgeschieden. Experimentelle Infektionen deuten auf eine Entwicklung ohne Zwischenwirte hin. Eine Infektion mit Isospora hominis entsteht durch den Verzehr rohen Fleisches von Rind und Schwein. In der Muskulatur dieser Tiere befindet sich die durch ungeschlechtliche Vermehrung entstehende Zystenform des Parasiten (Sarkosporidien). Im Dünndarm des Menschen bilden sich daraus durch geschlechtliche Vermehrung die Oozysten von Isospora hominis. Sie werden sporuliert ausgeschieden. Zumeist findet man im Stuhl bereits die durch Auflösung der Oozyste entstandenen Sporozysten in der Größe von ca. 14 × 10 μm. Beim Menschen sind in Einzelfällen auch Sarkosporidien nachgewiesen worden. Deren Zugehörigkeit zu bestimmten Geschlechtsformen von Kokzidien ist noch ungeklärt.

Krankheitsbild

Isospora belli wurde häufig als Ursache für Durchfall, Anorexie, Gewichtsverlust, Schüttelfrost und Fieber beschrieben. Die Inkubationszeit beträgt ca. 6–12 Tage. Die pathogenetische Bedeutung von Isospora hominis ist bisher nicht eindeutig geklärt.

Besondere Untersuchungsmethoden

Zumeist weist der Stuhl nur einen sehr geringen Oozystenbefall auf. Daher müssen Stuhlproben etwa in der Menge einer Walnuß nach der Äther-Zinksulfat-Methode untersucht werden.

Therapie

Als Therapeutika wurden Sulfadiazin, Pyrimethamin, Chloroquin u.a. beschrieben.

Literatur

Janitschke, K., G. Palme, U. Ziegler: Bericht über eine Infektion mit Isospora belli. Med. Welt 27 (1976) 927–929

Jeffrey, H.C.: Sarcosporidiosis in man. Trans. roy. Soc. trop. Med. Hyg. 68 (1974) 17–29

Wurminfektionen

Zestoden
Taeniasis saginata

H. HORNBOSTEL

Definition

Unter den Bandwürmern (Zestoden) ist in Mitteleuropa Taenia saginata (Taeniarhynchus saginatus Goeze nach neuerer internationaler Nomenklatur), der Rinderbandwurm, am verbreitetsten (Abb. 13.**69**). Die in Deutschland übliche Fleischbeschau erfaßt die größeren Finnen von Taenia solium, während die kleineren Finnen des Rinderbandwurmes (Cysticercus bovis) häufiger übersehen werden.

Häufigkeit

Die Häufigkeit von stark finnigem Schlachtvieh wird in Deutschland auf 1% geschätzt. Ambulante Bandwurmkuren lassen heute keine genauen Aussagen über die Zahl von Bandwurmträgern mehr zu. Die Infektionsrate nimmt mit steigendem Alter ab und ist bei Frauen größer (Abschmecken von rohem Hackfleisch in der Küche).

Pathogenese

Rinder infizieren sich mit Gliedern, die im Stuhl von Bandwurmträgern ausgeschieden werden. Im Verdauungstrakt der Tiere werden die Onkosphären frei, treten durch die Darmschleimhaut und gelangen auf dem Blutweg in die Muskulatur. Als Finnen sind sie nach etwa 10–12 Wochen infektionstüchtig. Finnen sind höchstens 1 cm lang und enthalten im Inneren der Kapsel die präformierten Teile des ausgewachsenen Wurmes (Abb. 13.**70**). Die äußere Finnenkapsel besteht aus fibrillärem Bindegewebe, das nur durch die Magensalzsäure angedaut werden kann. Am häufigsten erfolgt die Infektion beim Menschen durch Genuß von rohem Hackfleisch. Achlorhydrie und schnelle Passage im Magen-Darm-Kanal stellen einen gewissen Schutz gegenüber einer Infektion dar, da einzelne Finnen unangedaut den Magen passieren. Im Unterschied zu Diphyllobotrium latum (Fischbandwurm) mit wechselndem hohem oder tiefem Insertionsort und daraus sich u.U. ableitender megaloblastärer, durch B_{12}-Mangel bedingter Anämie haftet der Rinderbandwurm stereotyp etwa 50 cm unterhalb der Flexura duodenojejunalis. Etwa 3 Monate nach Infektion mit verfinntem Fleisch sind im allgemeinen Proglottidenabgänge zu erwarten.

Krankheitsbild

Die Anamnese ist bei Taenia-saginata-Kranken bunt wie bei vielen Wurmkranken und reicht von organischen bis zu psychiatrisch gefärbten Beschwerden (Tab. 13.**51**).
Der Abgang von Proglottiden beim Stuhlgang, ihr Fund in der Unterwäsche oder im Bett führen am häufigsten zum Arzt.

Laboratoriumsbefunde

Zwischen zwei Objektträger gebracht und gegen eine helle Lichtquelle gehalten, finden sich in den Proglottiden von Taenia saginata weibliche Geschlechtsöffnungen und über 20 dichotome Uterusverzweigungen. Der Nachweis von Bandwurmgliedern ist wichtiger als die Suche nach Eiern mit ihrer runden Form (Abb. 13.**72**, S. 13.332), der im Inneren erkennbaren kugelförmigen Larve mit 6 Häkchen. Eier werden erst durch Druck auf Glieder oder bei ihrer Passage durch den Analkanal frei. Der röntgenologische Nachweis von Tänien ist möglich, für praktische Zwecke aber überflüssig. Eine Eosinophilie im Blutausstrich ist selten, da der mit seinen Saugnäpfen inserierende Parasit keinen Anschluß an die Blutbahn seines Wirtes hat.

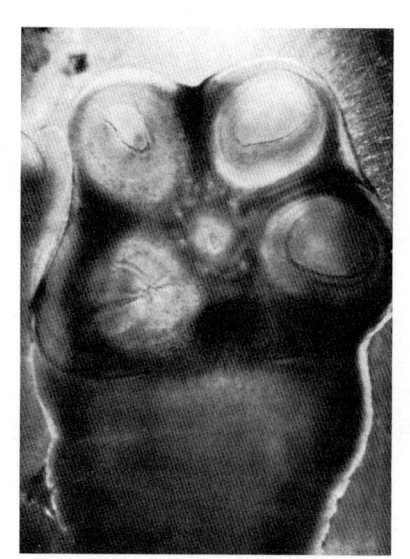

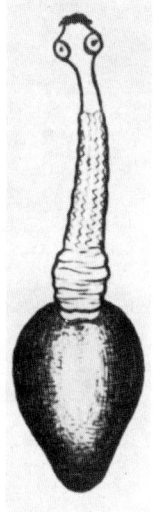

13.69   13.70

Abb. 13.**69** Kopf von Taenia saginata mit 4 Saugnäpfen und abortivem Rostellum (Hakenkranz)

Abb. 13.**70** Schematische Darstellung einer ausgestülpten Finne

Tabelle 13.51 Beschwerden bei Kranken mit Taenia saginata

	100 Fälle (Penfold 1937) %	60 Fälle (Swartzwelder 1939) %	130 Fälle (Mazzotti u. Mitarb. 1947) %	133 Fälle (Hornbostel 1959) %
Proglottiden im Stuhl	98	87	97	100
Leibschmerzen	47	45	22	31,6
Starker Hunger	7	30	24	21
Appetitverlust	3	–	13	22,6
Gewichtsabnahme	0	22	–	33,9
Diarrhoe	0	0,2	–	3
Obstipation	0	13	–	18,8
Schwindel und »nervöse Beschwerden«	37	12	73	8,3
Pruritus ani	2	1,6	29	4,6

Komplikationen
Im Gegensatz zu Taenia solium gibt es bei Taenia saginata keine Zystizerkose. Mehrfachbesiedlungen sind möglich.

Therapie
Niclosamid, als Yomesan im Handel, 2 g im Anschluß an eine leichte Mahlzeit gegeben, ist hochwirksam. Die Tabletten müssen gründlich zu einem Brei zerkaut werden und können dann mit Wasser heruntergeschluckt werden. Cestodin (Mischung von Zinn, Zinnchlorid und Zinnoxyd) muß 5 Tage lang hintereinander (3mal täglich 1 Tablette) genommen werden.
Niclosamid greift in den Kohlenhydratstoffwechsel und in den Zitronensäurezyklus des Parasiten ein, macht eine Glykolyse und reichert Milchsäure an, die für den Bandwurm toxisch ist. Außerdem werden die Schutzstoffe des Parasiten gegenüber den Proteasen des Darmes geschädigt. Der Wurm geht bei beiden Medikamenten nicht in toto ab. Der Kopf (Scolex) wird meistens zerstört, und erst durch Kontrollen nach frühestens 3 Monaten kann über den Erfolg einer Kur entschieden werden.

Prophylaxe
Vernichten abgetriebener Bandwürmer, Verhinderung von Defäkation in Stall- oder Weidennähe, Verbot der Berieselung von Landflächen durch Fäkalien, Fleischbeschau, Beseitigung von verfinntem Fleisch würden die durch ambulante Bandwurmkuren heute heraufgesetzte Infektionsrate mindern.

Literatur
Hornbostel, H.: Bandwurmprobleme in neuer Sicht. Enke, Stuttgart 1959

Taeniasis solium

H. HORNBOSTEL

Definition
Taenia solium, der Schweinebandwurm, ist ebenso wie Taenia saginata Kosmopolit. Zwischenwirt ist das Schwein, Endwirt der Mensch. Dieser kann außerdem Zwischenwirt sein (Zystizerkose).

Häufigkeit
Nach Einführung der Fleischbeschau ist in Deutschland Taenia solium selten geworden: Die Fleischbeschau erfaßt die gegenüber Taenia saginata größeren Finnen leichter.

Pathogenese
Die Infestation des Menschen erfolgt durch Aufnahme von rohem Schweinefleisch. Ist der Mensch Endwirt, so vollzieht sich die Entwicklung des Bandwurms wie bei Taenia saginata. Durch Infektion mit Eiern kann der Mensch zum Zwischenwirt werden: Auf dem Blutweg gelangt nach Durchbohrung der Dünndarmschleimhaut die Larve in alle Organe, vorzugsweise in die Muskulatur. Als eingekapselte Finne (Cysticercus cellulosae) bleibt sie in der Muskulatur liegen oder wächst kapselfrei weiter (Auge, Subarachnoidalraum).

Krankheitsbild
Die Symptomatologie ähnelt im wesentlichen der von Taenia saginata, sofern der Mensch Endwirt ist.

Laboratoriumsbefunde
Proglottiden des Schweinebandwurms gehen meistens im Verband von fünf bis sechs Gliedern ab und sind gegenüber Taenia saginata weniger aktiv beweglich, sie sind breiter als lang.
Der Kopf von Taenia solium trägt neben 4 Saugnäpfen einen Hakenkranz (Rostellum), in 2 Kränzen angeordnet. Der Uterus in den einzelnen Gliedern (zwischen zwei Objektträgern gequetscht und gegen eine Lichtquelle gehalten) besteht aus einem Hauptstamm mit durchschnittlich neun Ästen auf jeder Seite.

Komplikationen
Im Unterschied zu Taenia saginata besteht die Gefahr der Zystizerkose, die durch rasches Abtreiben des Wurmes, Vermeidung der Selbstinfektion mit Eiern bei Bandwurmträgern und durch Verhindern von Erbrechen während der Kur möglichst zu umgehen ist.

Therapie
Niclosamid (Yomesan) gilt auch hier als wirksamste Therapie (s. oben, Taenia saginata). Eine Kontrolle des Kurerfolges nach etwa drei Monaten ist bei Taenia solium noch dringender als bei Tae-

nia saginata, da der Therapieerfolg durch Abgang des Kopfes selten kontrolliert werden kann.

Prophylaxe
Die Fernhaltung der Schweine von menschlichen Fäkalien (Defäkation des Viehpflegepersonals in Stallanlagen) ist besonders wichtig.

Literatur
Bergstermann, H., H. Mendheim, G. Scheid: Die parasitischen Würmer des Menschen in Europa. Enke, Stuttgart 1951
Ocklitz, H.W.: Taeniasis solium. In: Handbuch der Kinderheilkunde, Bd. V, hrsg. von H. Opitz, F. Schmid. Springer, Berlin 1963

Zystizerkose

H.W. OCKLITZ

Definition
Als Zystizerkose bezeichnen wir den Befall des Menschen mit der Finne (Cysticercus cellulosae) der Taenia solium. Was den Befall mit Rinderbandwurmfinnen anbetrifft, s. Taenia saginata S. 13.327.

Häufigkeit
Die Häufigkeit der Zystizerkose geht dem Auftreten der Taeniasis solium parallel und variiert deshalb ebenso stark wie diese nach Ort und Zeit. Insgesamt ist jedoch die Zystizerkose überall da, wo die Fleischbeschau rite gehandhabt wird, stark zurückgegangen.

Vorkommen und Epidemiologie
Infektionsquelle: Finnenhaltiges Fleisch vom Schwein, aber auch von Wild; Bandwurmglieder bzw. Embryophoren (= Larven mit Umhüllung = reifes »Ei«) von Trägern der Taenia solium. Übertragung: Genuß nicht genügend erhitzten Fleisches; orale Schmierinfektion.

Ätiologie
Über Bau und Entwicklung des Parasiten s. bei Taenia solium, S. 13.328. Bei der Zystizerkose ist der Mensch Zwischenwirt des Parasiten. Die Infektion kommt 1. als Heteroinfektion mit der Aufnahme von Onkosphären (= Larven) über Gemüse (Jauchedüngung), Trinkwasser usw. zustande – ganz analog den Verhältnissen bei der Askariasis. 2. Als weniger häufig gilt die Autoinfektion. Sie verläuft vor allem bei Kindern als exogene Autoinfektion (mit den Eiern des eigenen Bandwurmes) über den ano-oralen Weg. Lange Zeit wurde außerdem auf die Möglichkeit der endogenen Autoinfektion hingewiesen: Nach dem Hochwürgen von Proglottiden in den Magen während eines Brechaktes sollen dann die Onkosphären – und zwar in Massen – aus ihrer Umhüllung freiwerden können, wie das sonst im Darmlumen des Bandwurmträgers nicht geschieht. Heute wird das Vorkommen dieser endogenen Autoinfektion stark angezweifelt; trotzdem sollten sicherheitshalber zur Behandlung der Taeniasis solium nur gut magenverträgliche Anthelminthika, die keinen Brechreiz auslösen, angewandt werden und zum Abschluß der Kur ein Abführmittel gegeben werden.

Pathogenese
Im Darm des Zwischenwirtes, also des Menschen, bohren sich die sechshakigen Larven in die Schleimhaut ein; mit dem Blutstrom geraten sie in die verschiedensten Körperregionen. Das Auftreten und die Art von Krankheitserscheinungen hängen von der Zahl und dem Sitz der Finnen sowie von der Reaktion des umgebenden Gewebes ab. Die solitäre Infektion ist seltener als der multiple Befall. Lokalisiert können die Finnen überall im Körper sein; klinisch ist vor allem der Sitz in der Haut, in der Muskulatur, im Gehirn und im Auge von Bedeutung.

Besonderheiten
Interessanterweise pflegen lebende Zystizerken kaum eine Reaktion des umgebenden Gewebes hervorzurufen. Erst wenn die Finnen absterben, was meist nicht vor 3 Jahren post infectionem geschieht, kommt es zur Kapselbildung, offenbar unter dem Anreiz der aus dem zugrundegehenden Parasiten durch Eiweißabbau frei werdenden toxischen Substanzen. Man findet dann nächst der Finnenblase eine Schicht von (Fremdkörper-) Riesen- sowie Epitheloidzellen, eine zellarme Bindegewebsschicht und außen schließlich eine Granulationsschicht mit Rundzellinfiltraten, insbesondere auch um die entzündlich veränderten Gefäße herum. In der dann einsetzenden, vom Skolex her beginnenden Verkalkung geht die Schichtung verloren. Ohne Kapseln bleiben die Zystizerken in den Gehirnventrikeln und im Auge.

Krankheitsbild
Im Gegensatz zu anderen Organen spielt die Zystizerkose von Lunge, Leber, Herz keine wesentliche Rolle.
Zystizerken in der Haut: Die bis zu haselnußgroßen, mehr oder minder rundlich-glatten, elastischen Tumoren mit bevorzugtem Sitz in der oberen Körperhälfte pflegen nur selten Krankheitserscheinungen auszulösen (Vereiterungen), sind jedoch diagnostisch wichtig.
Zystizerken in der Muskulatur: Selbst bei intensivem Befall geben sie kaum Anlaß zu Beschwerden. In Ausnahmefällen können Beschwerden rheumatischer Art, vielleicht auch eine Pseudohypertrophie auftreten. Verkalkte Finnen, durch den Muskelzug lanzettförmig verformt, lassen sich röntgenologisch nachweisen.

Zystizerken im Auge: Außer der Linse kann jeder Teil des Auges befallen sein; bevorzugt sitzen jedoch die Finnen subretinal und im Glaskörper. Die Folgen sind Sehstörungen, u.U. Erblindung; Schmerzen fehlen.

Zystizerken im Gehirn: Am häufigsten ist die durch Finnen ausgelöste basale Meningitis mit chronischen, infiltrativen wie proliferativen Entzündungsvorgängen, die auch nach dem Absterben der Zystizerken weiterlaufen. Die bei Erwachsenen zweithäufigste Form der Ansiedlung in den Ventrikeln, insbesondere im 4. Ventrikel, pflegt beim Kind kaum vorzukommen. Der Cysticercus racemosus, unter Umständen bis zu 20 cm lang, erstreckt sich gelegentlich von den Subarachnoidalräumen bis in die Plexus. Schließlich ist eine Ansiedlung der Finnen in der Hirnrinde möglich.

Klinisch ergeben sich vielfältige Symptome, wie sie sich aus der chronischen Meningitis, der Irritation der Hirnrinde und dem durch den intermittierenden Hydrozephalus bedingten Hirndruck ableiten lassen. ELSÄSSER (1944) fand in 45% der von ihm zusammengestellten 400 Fälle der Weltliteratur Krampfanfälle verschiedenen Typs.

Röntgenologisch können sich – je nach dem Entwicklungszustand, in dem die Finnen absterben – verschieden große und verschieden geformte Kalkschatten darstellen. Die Angiographie pflegt nicht entscheidend weiterzuhelfen, wohingegen das EEG dazu beitragen kann, bei vorhandenen Rindensymptomen eine Lokalisation zu ermöglichen.

Die *Lumbalpunktion* ergibt einen klaren Liquor mit nicht selten in der Intensität wechselnden Zeichen einer chronischen Entzündung (Pleozytose bis zu 400/3 Zellen, Eiweißvermehrung), wobei die Eosinophilie besonders charakteristisch sein soll. Mit der Sedimentkammermethode gelingt es, die sehr empfindlichen eosinophilen Leukozyten auch bei geringer Zellzahl gut darzustellen.

Prognose

Sie ist weitgehend abhängig von der Ausdehnung des Befalls und der Lokalisation der Finnen.

Diagnose

Bei jedem Kranken mit einer »Bandwurmanamnese« sollte man an eine Zystizerkose denken und danach fahnden. Die Probeexzision hilft bei Verdacht auf Hautbefall weiter, die Röntgenuntersuchung bei Muskelbefall. Ungleich schwieriger als die Diagnose der Augenzystizerkose ist die des Gehirns, wenn nicht die Vorgeschichte (Bandwurmkur) oder das Vorliegen einer der anderen genannten Lokalisationsformen auf die Möglichkeit hinweist, daß es sich um eine Zystizerkose handeln könnte. Wird daran gedacht, so sollten auf jeden Fall serologische Untersuchungen (Hämagglutinationstest, Komplementbindungsreaktion) angestellt werden, die – häufiger im Blut als im Liquor – positiv auszufallen pflegen.

Therapie

Ein Medikament zur Behandlung der Zystizerkose gibt es nicht. So bleiben nur die (symptomatische) medikamentöse Behandlung der Krampfanfälle und die chirurgische. Abhängig von Art und Lokalisation der durch die Finnen bedingten Veränderungen gibt es heute vorwiegend günstige hirnchirurgische Statistiken.

Prophylaxe

Sie muß verhüten, daß Onkosphären aus bandwurmbefallenen Menschen wieder auf Menschen übertragen werden:

1. Erwachsene Bandwurmträger dürfen nicht in Küchen und Lebensmittelbetrieben tätig sein.
2. Ebenso ist auch jedes Kind mit einer Taenia solium so schnell wie möglich zu behandeln.
3. Abgetriebene Glieder sind zu verbrennen.
4. Zur Düngung sollen keine menschlichen Fäkalien verwandt werden.

Literatur

Elsässer, K.H.: Zur Symptomatologie, Diagnostik und Therapie der Hirncysticercosis. Bericht über acht Erkrankungen und tabellarische Zusammenstellung der Fälle des Schrifttums seit 1910. Z. ges. Neurol. Psychiat. 177 (1944) 323

Gönnert, R.: Die Bandwurm-Infektionen des Menschen und ihre Behandlung. Münch. med. Wschr. 116 (1974) 1531

Obrador, A.: Clinical aspects of cerebral cysticercosis. Arch. Neurol. (Chic.) 59 (1948) 457

Schubert, R., H. Fischer: Klinik parasitärer Erkrankungen. Steinkopff, Darmstadt 1959

Diphyllobothriasis (Diphyllobothriose)

H. MOCHMANN und H.W. OCKLITZ

Definition

Als Diphyllobothriasis (Diphyllobothriose) wird die Infektion des Menschen mit dem Fischbandwurm oder breiten Bandwurm (Diphyllobothrium latum syn. Dibothriocephalus latus – Taenia lata) bezeichnet. Der Fischbandwurm ist der längste im Menschen parasitierende Bandwurm.

Häufigkeit

Der Fischbandwurm kommt wegen seines besonderen Entwicklungszyklus vornehmlich in seenreichen Gebieten vor. In Europa ist er in den Ländern der östlichen Ostsee, im Bodensee, war aber auch herdförmig in den schweizerischen und norditalienischen Seen sowie im Donaudelta verbreitet. Auch in Asien, Kanada und Nordamerika wurde er nachgewiesen.

Ätiologie

Der Bandwurm, der 8–12 m lang und mehrere Jahre alt werden kann, Diphyllobothrium latum, unterscheidet sich von den anderen Bandwürmern dadurch, daß er mehrere Endwirte (Mensch, Hund, Katze, Schwein sowie andere frei lebende, fischfressende Säugetiere) haben kann und daß seine Entwicklung in zwei Zwischenwirten (planktonischen Süßwasserkrebsen [Cyclops, Diaptomus] und Fischen [Hecht, Barsch, Lachs, Forelle u.a.]) vor sich geht. Vom Endwirt werden die Eier mit dem Stuhl ausgeschieden. Aus ihnen entwickelt sich nach einem 10- bis 14tägigen Aufenthalt im Wasser eine bewimperte Larve (Coracidium). Diese wird von den ersten Zwischenwirten, den Kleinkrebsen (Copepoden), aufgenommen. In diesen entsteht nach 2–3 Wochen das sackartige Finnenstadium des Prozerkoids. Wenn der Krebs durch einen Fisch verzehrt wird, bildet sich das erste Finnenstadium im zweiten Wirt zum infektionstüchtigen Plerozerkoid um.

Pathogenese

Nach Genuß eines rohen oder ungenügend gekochten oder geräucherten Fisches infiziert sich der Mensch als Endwirt. Das Plerozerkoid wächst in etwa 3 Wochen im Dünndarm des Endwirtes zum geschlechtsreifen Bandwurm heran (Abb. 13.71).

Krankheitsbild

Der Parasit lebt im Ileum, gelegentlich auch im Jejunum und Kolon. Klinisch kann die Infektion symptomlos verlaufen, aber es können auch, wie bei dem Befall mit anderen Tänien, unklare Bauchbeschwerden, Anorexie und Gewichtsverlust auftreten. Bei einem Teil der Fälle kommt es zu der dem Bild der perniziösen Anämie ähnelnden Bothriozephalusanämie. Diese Anämie tritt nur dann auf, wenn der Wurm oberhalb der Jejunum-Ileum-Grenze sitzt. Der Magensaft dieser Patienten enthält sowohl freie Salzsäure als auch Intrinsic factor. Aus dem hohen Vitamin-B_{12}-Gehalt des Bandwurmes wird auf eine Konkurrenz des Parasiten mit dem Wirt um das in den oberen Dünndarmabschnitten gebildete Vitamin B_{12} geschlossen.

Besondere Untersuchungsmethoden

Entscheidend ist die mikroskopische Stuhluntersuchung. Im Gegensatz zu anderen Tänien werden die Eier schon im Darm in großen Mengen ausgeschieden und sind somit im Stuhl nachweisbar (Abb. 13.72). Gelegentlich gehen auch ganze Gliederketten spontan ab. Die einzelnen Proglottiden sind breiter als lang. Der Kopf des Fischbandwurmes ist 1–5 mm lang und besitzt zwei Sauggruben.

Therapie

Die Therapie der Diphyllobothriasis entspricht der Tänientherapie, in erster Linie kommt das Niclosamid (Yomesan) in Frage. Bei einer megaloblastären Anämie ist Vitamin B_{12} zu verabfolgen.

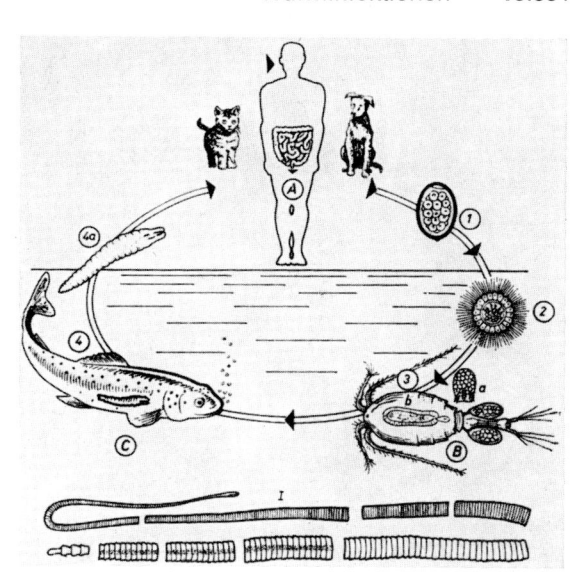

Abb. 13.71 Diphyllobothrium latum. A Endwirt: Mensch; Hund, Katze (und andere fischfressende Haus- und Wildtiere); 1 abgelegtes Ei; 2 bewimperte Larve, sog. Korazidium, mit 6 Haken tragendem Embryo. B Erster Zwischenwirt: Kleinkrebse; 3a 6-Haken-Larve, jüngstes Stadium aus einem Zyklops; 3b Prozerkoid in einem Zyklops; schematisch. C Zweiter Zwischenwirt: Raubfische oder karpfenartige Fische; 4 Forelle mit Plerozerkoid; 4a isoliertes Plerozerkoid; I geschlechtsreifer Fischbandwurm; Bandwurmabschnitte mit Proglottiden von verschiedenem Reifegrad (nach *Piekarski*)

Prophylaxe

Man vermeidet die Infektion, wenn man keine rohen Fischsalate oder Gerichte aus rohem oder ungenügend geräuchertem Fisch verzehrt. Eine Tilgung der Infektion in verseuchten Gebieten ist dadurch erschwert, daß auch frei lebende fischfressende Säugetiere als Endwirte die Infektion (in die Gewässer) weitergeben können.

Literatur

v. Bonsdorff, B.: Blutbildende Faktoren und Bandwurmanämie. Exp. Parasit. 5 (1956) 207

Jirovec, O.: Parasitologie für Ärzte. Fischer, Jena 1960

Minning, W.: Die Wurmkrankheiten. In: Die Infektionskrankheiten des Menschen und ihre Erreger, 2. Aufl., hrsg. von A. Grumbach, O. Bonin. Thieme, Stuttgart 1969

Piekarski, G.: Medizinische Parasitologie. In Tafeln, 2. Aufl. Springer, Berlin 1973

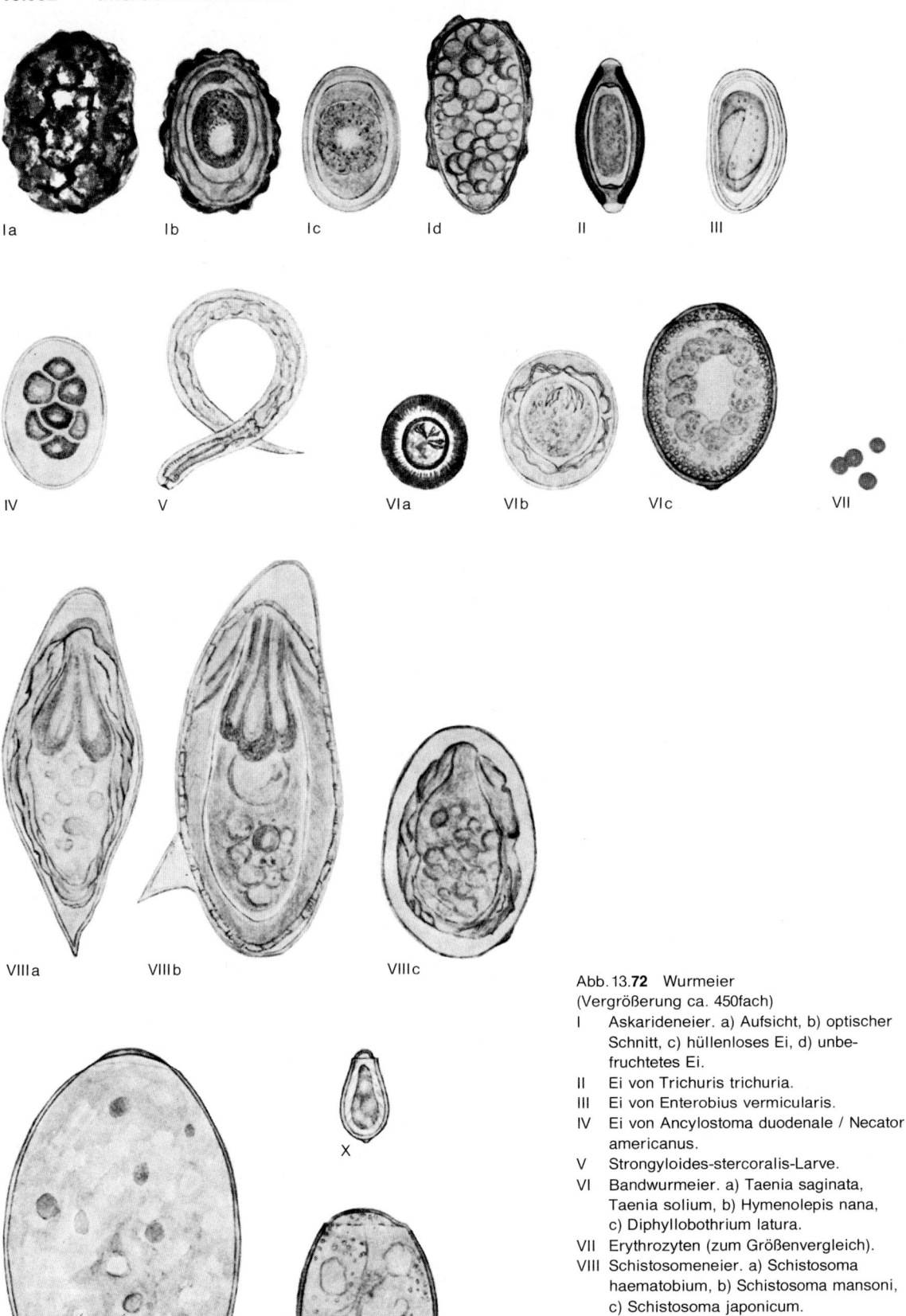

13.332 Infektionskrankheiten

Abb. 13.**72** Wurmeier
(Vergrößerung ca. 450fach)
I Askarideneier. a) Aufsicht, b) optischer Schnitt, c) hüllenloses Ei, d) unbefruchtetes Ei.
II Ei von Trichuris trichuria.
III Ei von Enterobius vermicularis.
IV Ei von Ancylostoma duodenale / Necator americanus.
V Strongyloides-stercoralis-Larve.
VI Bandwurmeier. a) Taenia saginata, Taenia solium, b) Hymenolepis nana, c) Diphyllobothrium latura.
VII Erythrozyten (zum Größenvergleich).
VIII Schistosomeneier. a) Schistosoma haematobium, b) Schistosoma mansoni, c) Schistosoma japonicum.
IX Ei von Fasciolopsis buski.
X Ei von Clonorchis sinensis.
XI Ei von Pragonimus westermani.
(aus L. *Hallmann* u. *F. Burkhardt:* Klinische Mikrobiologie, 4. Aufl. Thieme, Stuttgart 1974)

Echinokokkose

H. W. OCKLITZ

Definition
Unter Echinokokkose verstehen wir den Befall des Menschen entweder mit der Finne des Echinococcus cysticus sive granulosus oder mit der Finne des Echinococcus alveolaris sive multilocularis (= Alveococcus).

Häufigkeit
Der Befall des Menschen mit der Finne des Echinococcus cysticus ist häufiger als der mit der Finne des Echinococcus alveolaris. Lange Zeit zurückgedrängt, scheint er in den letzten Jahren in Mitteleuropa wieder etwas zuzunehmen (stärkere Bevölkerungsfluktuation).

Echinococcus cysticus sive granulosus
Vorkommen
Der wichtigste Endwirt für diesen Bandwurm ist der Hund; neben vielen Säugetieren (besonders Rind, Schwein, Schaf) ist der Mensch Zwischenwirt für die Finne (= Hydatide = Blasenwurm oder auch Hülsenwurm, weil die Tochterblasen in der Mutterblase wie Hülsenfrüchte in der Schote liegen).

Ätiologie
Embryophoren des Hundebandwurmes, der nur 3–5 (2–6) mm lang wird und eine Strobila mit 3 Proglottiden hat.

Pathogenese
Aus den aus dem Hundekot stammenden Eiern (Embryophoren) werden im Darm des Zwischenwirtes die Larven (Onkosphären) frei. Sie dringen in die Schleimhaut ein, erreichen über die Pfortader die Leber, wo sie zu 65–70% verbleiben. Nur rund 10% gelangen mit dem Blutstrom zur Lunge, dem zweiten Filter; der Rest findet sich in anderen Organen. Ein Teil der Larven geht bei der Ansiedlung zugrunde, die übrigen entwickeln sich weiter zu (u.U. bis kopf-) großen Blasen, die das umliegende Gewebe destruieren. Aus den Blasen knospen nach innen, seltener nach außen, Tochterblasen. In der inneren Fläche dieser Blasen bilden sich als Körner (Echinococcus granulosus) Brutkapseln mit Skolizes, die sich von der Wand ablösen und in der Blase schwimmen, aber sich auch wieder zu Blasen umwandeln können.

Krankheitsbild
Die Krankheitserscheinungen sind sehr vielfältig, sie hängen von der Zahl der Finnen, ihrem Sitz, der Größe, dem Wachstumstempo und u.U. einer Superinfektion ab. *Allgemeinsymptome* finden sich als allergische Erscheinungen an der Haut, der Schleimhaut und als Asthma bronchiale.

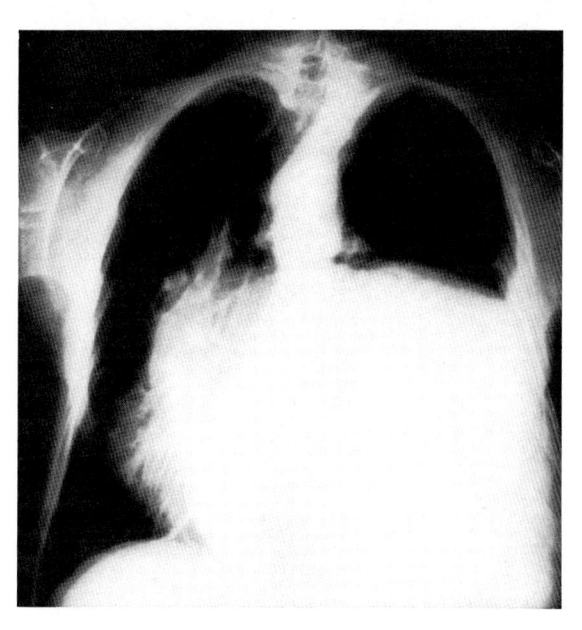

Abb. 13.**73** Echinokokkus der linken Lunge mit Verdrängung des Herzens nach rechts. Röntgenbild eines 86jährigen Patienten

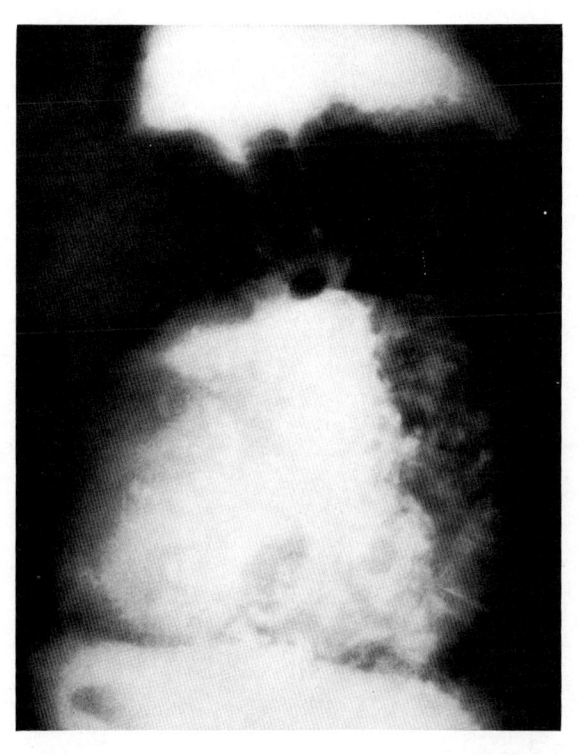

Abb. 13.**74** Seitliche Röntgenaufnahme desselben Patienten

Leber: Erst allmählich treten Druckgefühl im Oberbauch, durch Kompression der Gallenwege Ikterus und durch Kompression der Pfortader Aszites auf. Liegt die Zyste in der Leberoberfläche, dann kann man u.U. einen prallen, rundlichen Tumor tasten. Die Zyste kann perforieren, in die Lunge, häufiger in den Bauchraum. Dabei drohen ein anaphylaktischer Schock, eine eitrige Peritonitis oder Sekundärzysten.

Lunge: Uncharakteristische Beschwerden am Anfang, dann Druckgefühl, eine chronische (allmählich eitrige) Bronchitis, Atelektasen, Hämoptoe, Verdrängung des Mediastinums können die Symptome sein (Abb. 13.**73** und 13.**74**). Die Zyste vermag in den Pleuraraum zu perforieren (eitrige Pleuritis, Tochterblasen) oder vor allem in den Bronchialbaum, was, wenn die ganze Blase entleert wird, gelegentlich zur Heilung führt. Zu fürchten sind allergische Reaktionen, die weitere Aussaat und (selten) die akute Erstickung.

Auch *jedes andere Organ* kann befallen sein (Herz, Nieren, Knochen, Haut usw.). Besonders stark wachsen die Zysten im Gehirn; schon Kinder vermögen Symptome eines raumfordernden Prozesses zu zeigen.

Echinococcus alveolaris sive multilocularis (Alveokokkose)

Vorkommen
Dieser Bandwurm tritt vorwiegend in Rinderzuchtgebieten auf. »Gute Wirte« sind Füchse, Hunde, Katzen.

Ätiologie
Der Wurm unterscheidet sich morphologisch in einigen Details vom Echinococcus cysticus; dagegen gleicht er ihm in der Entwicklung im Zwischenwirt (Mensch, aber auch Mäuse) weitgehend.

Pathogenese
Embryophoren werden meist mit Beeren, die durch Fuchslosung beschmutzt wurden, aufgenommen, können aber auch über Hunde und Katzen, die infizierte Feldmäuse fraßen, zum Menschen gelangen, der offenbar nur ein »Nebenzwischenwirt« ist. Die Onkosphären siedeln sich fast ausnahmslos in der Leber an, wachsen dort (im Gegensatz zu Echinococcus cysticus) sehr rasch und fast nur durch exogene Sprossung, so daß in das Lebergewebe eindringende Bläschenkolonien entstehen, die die Bildung von Granulationsgewebe provozieren und schließlich einen harten Tumor ohne eigentliche Kapsel bilden.

Krankheitsbild
Abgesehen davon, daß kein rundlicher Tumor (wie oft bei Echinococcus cysticus), sondern nur eine allmähliche Lebervergrößerung zu tasten ist, ähnelt die Symptomatologie der des Echinococcus cysticus.

Prognose
Die Prognose ist beim Echinococcus alveolaris schlecht, beim Echinococcus cysticus dann gut, wenn die Zyste total entfernt werden kann und keine Fisteln auftreten.

Diagnose
Der direkte Nachweis von Membranteilen und Skolizes (nach Zystenruptur) dürfte nur ausnahmsweise gelingen. Das Röntgenverfahren ergibt in der Lunge einen Rundschatten, u.U. (bei teilweiser Entleerung) Spiegelbildung. Schichtaufnahmen und Bronchographie können weiterhelfen. Auf Leberaufnahmen sind (bei längerem Verlauf) verkalkte Zysten, mit Hilfe des Pneumoperitoneums u.U. Vorbuckelungen der Leberoberfläche zu erkennen. Weiter sind einzusetzen die Splenoportographie, die Szintigraphie, die Laparoskopie. Probepunktionen sind streng kontraindiziert! Unter den immunologischen Reaktionen sind serologische Verfahren (Komplementbindungsreaktion, Latex-Test, Hämagglutination, Fluoreszenzmikroskopie) und der Intrakutantest zu verwerten. Ein negativer Ausfall spricht nicht gegen die Diagnose.

Therapie
Eine wirksame medikamentöse Therapie gibt es nicht. Beim Echinococcus cysticus gelingt es selten, operativ die Zyste total zu entfernen. Beim Echinococcus multilocularis können Drainage-Operationen den Gallenabfluß erleichtern helfen; auch eine Bestrahlung (Betatron) kommt in Betracht.

Prophylaxe
Die Prophylaxe liegt in der sachgemäßen Beseitigung der Schlachthofabfälle (damit sie von keinem Tier gefressen werden können) und in der persönlichen Sauberkeit, ganz besonders im Umgang mit Hunden.

Literatur
Hamelmann, H., A. Grabiger: Der Leberechinokokkus. Diagnostik und Therapie. Münch. med. Wschr. 110 (1968) 441
Kagen, I.G.: A review of serological tests for the diagnosis of hydatid disease. Bull. Wld Hlth Org. 39 (1968) 25
Schubert, R., H. Fischer: Klinik parasitärer Erkrankungen. Steinkopff, Darmstadt 1959
Wigand, R., O. Mattes: Helminthen und Helminthiasen des Menschen. Fischer, Jena 1958
Wolfert, W., R.M. Rau: Zur Klinik des Echinococcus alveolaris und cysticus der Leber. Med. Klin. 67 (1972) 1736

Hymenolepiasis

H.W. OCKLITZ

Definition
Hymenolepiasis (Hymenolepidose) ist der Befall des Menschen mit Hymenolepis nana, dem Zwergbandwurm des Menschen.

Häufigkeit
Man rechnet heute damit, daß insgesamt etwa 44 Millionen Menschen auf der Welt vom Zwergbandwurm befallen wären. Der Parasit wird in warmen Ländern häufiger beobachtet, bei Kindern sehr viel mehr als bei Erwachsenen.

Ätiologie
Der Wurm mit Skolex, einem relativ langen Halsteil und 100–200 Proglottiden wird bis 45 mm lang. Die Entwicklung geht über die Phasen Endwirt–Zwischenwirt–Endwirt oder findet allein im Endwirt statt, wobei dann bei ihm auch die Zwischenwirtphase (im Dünndarm) abläuft. Endwirt ist für Hymenolepis nana der Mensch, für die sehr ähnliche Hymenolepis fraterna sind es Mäuse und Ratten; Zwischenwirte sind Insekten (Flohlarven oder adulte Mehlkäfer).

Pathogenese
Die Infektion des Menschen erfolgt wahrscheinlich meistens durch Kontamination mit dem Stuhl menschlicher Parasitenträger. Die aus den Embryophoren geschlüpften Larven bohren sich in die Dünndarmzotten ein, entwickeln sich zu Zystizerkoiden, brechen wieder in das Darmlumen durch, saugen sich in der Schleimhaut fest und bilden schnell Proglottiden, so daß schon ca. 2 Wochen nach der Infektion Embryophoren im Stuhl zu finden sind.

Krankheitsbild
Bei leichtem Befall sind die klinischen Symptome gering, bei stärkerem treten Leibschmerzen und Durchfälle auf, auch Mattigkeit, Kopfschmerzen, bei Kindern gelegentlich Ohnmachtsanfälle.
Die Diagnose ist allein durch den Nachweis der »Eier« (Embryophore) zu stellen (s. Abb. 13.72).
Da sich der Entwicklungszyklus im Wirt wiederholen kann, vermag der Befall längere Zeit zu dauern.

Therapie
Da es kein Mittel gegen die Bandwurmlarven gibt, muß lange (= 1 Woche) behandelt werden, um auch die aus den Larven entstehenden Parasiten erfassen zu können. Dazu eignen sich nur Mittel mit geringen Nebenwirkungen. In Frage kommen Cestodin, Yomesan oder das Breitbandanthelminthikum Thiabendazol.

Prophylaxe
Die Prophylaxe liegt einmal in der Ermittlung und Sanierung der Bandwurmträger, zum anderen in der Verbesserung der allgemeinen und persönlichen Hygiene.

Literatur

Brüning, H., H. Bischoff: Die tierischen Darmparasiten. In: Handbuch der Kinderheilkunde, Bd. III, hrsg. von M. v. Pfaundler, A. Schloßmann. Vogel, Berlin 1931
Gönnert, R.: Die Bandwurm-Infektionen des Menschen und ihre Behandlung. Münch. med. Wschr. 116 (1974) 1531
Ocklitz, H.W.: Hymenolepidose (Befall mit Hymenolepis nana). In: Handbuch der Kinderheilkunde, Bd. V, hrsg. von H. Opitz, F. Schmid. Springer, Berlin 1963
Wassilkowa, S.G.: Die wichtigsten Helminthosen des Menschen und ihre Bekämpfung. Fischer, Jena 1955

Nematoden
Askariasis (Askaridiasis)

H.W. OCKLITZ

Definition
Mit Askariasis bzw. Askaridiasis (Askaridose) bezeichnen wir den Spulwurmbefall, d.h. die Infektion des Menschen mit Ascaris lumbricoides.

Häufigkeit und Vorkommen
Außer in sehr kalten und trockenen Gebieten kommt der Spulwurmbefall auf der ganzen Welt vor. Der Grad der Durchseuchung schwankt erheblich, örtlich und zeitlich; er hängt vom Klima, der Bodenbeschaffenheit, vor allem aber von der Lebensweise, dem Lebensstandard der Bevölkerung und der jeweils praktizierten kommunalen wie persönlichen Hygiene ab.

Ätiologie
Aus dem verschluckten Ei des Ascaris lumbricoides wird im Dünndarm die Larve frei, gelangt auf dem Lymph- und Blutwege – unter Einhalten eines Terminkalenders (Abb. 13.75) – zur Leber und über Herz, Lunge, Trachea, dann erneut verschluckt, in den Magen-Darm-Trakt. Die Würmer halten sich im Dünndarm, vor allem im mittleren Jejunum auf.

Pathogenese
Krankheitserscheinungen können durch die Larvenwanderung, durch den Aufenthalt oder die Wanderung der Würmer und durch toxisch oder antigen wirkende Stoffe des Parasiten hervorgerufen werden.

Krankheitsbild
Larvenwanderung: Spulwurmlarven, vor allem aber von ihnen abgegebene Stoffe, rufen in der

13.336 Infektionskrankheiten

Tage nach der Infektion
1. | 2. | 3. | 4. | 5. | 6. | 7. | 8. | 9. | 10. | 11. | 12. | 13. | 14. | 15. | 16. | 17. | 18. | 19. | 20.

① **Darm:** Larve schlüpft. Länge $1/4$ mm. 1. Häutung. Durchbohren der Darmwand. Wandern mit Lymphe und Blutstrom

② **Leber:** In mehreren Tagen wächst Larve auf etwa $1/2$ mm. 2. Häutung. Weiterwandern im Blutstrom

Herz

③ **Lunge:** Festsetzen der Larve. Heranwachsen auf 1,5-3 mm Länge. 3. Häutung Weiterwandern mit Flimmerstrom der Bronchialwege oder Hustenstoß zum Kehlkopf

④ **Kehlkopf:** Verschlucken der Larve

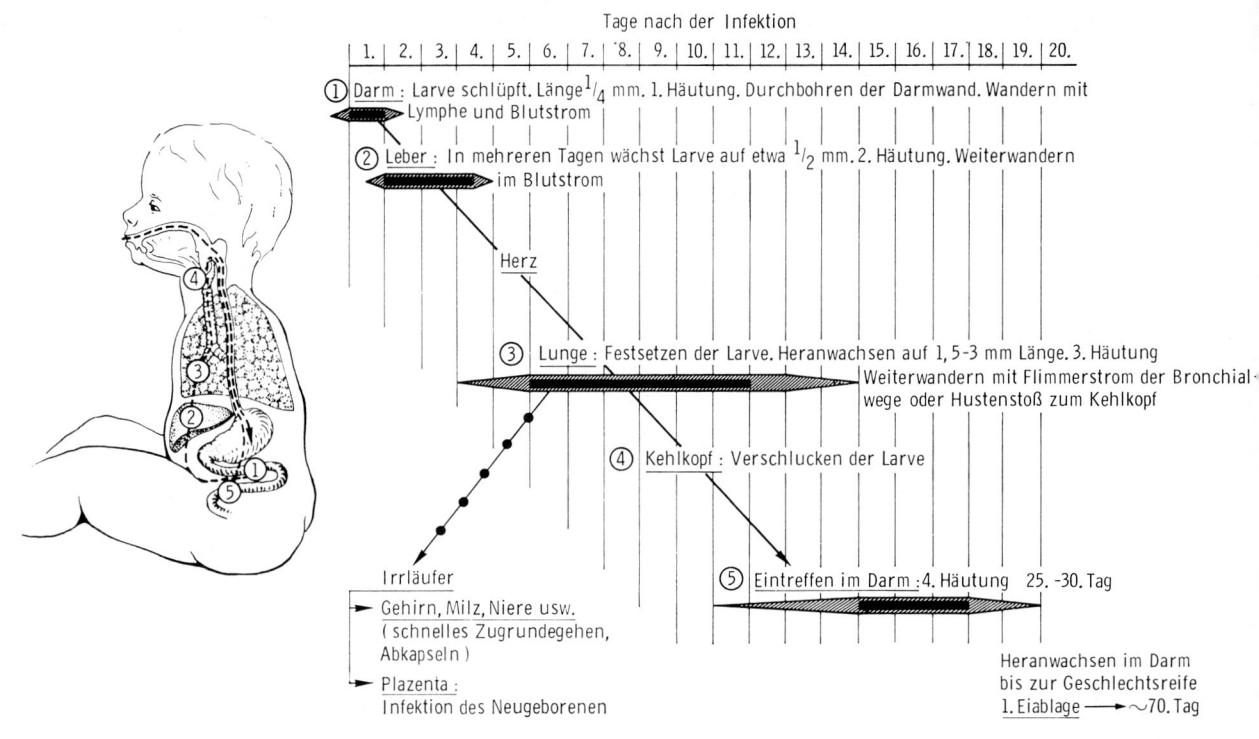

Irrläufer
→ Gehirn, Milz, Niere usw. (schnelles Zugrundegehen, Abkapseln)
→ Plazenta: Infektion des Neugeborenen

⑤ **Eintreffen im Darm:** 4. Häutung 25.-30. Tag

Heranwachsen im Darm bis zur Geschlechtsreife
1. Eiablage ⟶ ∼70. Tag

Abb. 13.**75** Entwicklung des Ascaris lumbricoides hominis im Menschen und sein Terminkalender (nach *Ocklitz*)

Lunge das eosinophile Lungeninfiltrat hervor. Die Symptomatologie schwankt stark (beschwerdefrei, »grippaler Infekt«, Pneumonie). Im Röntgenbild sieht man ein oder mehrere unscharf begrenzte Trübungen; große Infiltrate oder miliare Bilder sind selten. Labordaten: leichte Leukozytose, Eosinophilie (etwa 15–20%), mäßig beschleunigte Blutkörperchensenkungsreaktion. Die Diagnose kann vermutet, erst später mit dem Nachweis der Würmer im Darm gesichert werden (Zeitverhältnisse s. Abb. 13.75).

Askariden im Intestinaltrakt: Bei stärkerer Verwurmung treten auf: Bauchschmerzen, z.T. kolikartig, Appetitlosigkeit, Übelkeit, gelegentlich Durchfall. Es kann zum Askaridenileus kommen. Weitere Komplikationen resultieren aus dem Wandern der Würmer und ihrer Vorliebe für Engen und Höhlungen. So vermögen Askariden in den Magen, in den Ösophagus, in Mund und Nase zu wandern, in den Ductus pancreaticus einzudringen (Pankreatitis), in den Ductus choledochus oder hepaticus (Gallenkoliken, Cholangitis, Leberabszeß), seltener in den Ductus cysticus oder die Gallenblase zu gelangen.

Die *Stoffwechselprodukte* der Würmer wirken eher antigen als toxisch. Vorwiegend allergisch bedingt sind Dermatosen (Urtikaria, Strophulus, Pruritus, polymorphe Exantheme), weiterhin Schleimhautsymptome (Konjunktivitis, Rhinitis, Bronchitis), unter Umständen Asthma bronchiale. Sehr selten kommt es bei schon Sensibilisierten zum allergischen Schock.

Besondere Untersuchungsmethoden
Die Diagnose wird allein mit dem Nachweis der Würmer im Darm oder der Wurmeier im Stuhl (im Ausstrich, nach Anreicherung) gesichert (s. Abb. 13.72). Ein Eiernachweis gelingt nur bei Anwesenheit geschlechtsreifer Tiere im Darm, mißlingt aber auch, wenn nur Männchen vorhanden sind. Da, wo ein dringender Verdacht auf Spulwurmbefall durch den Eiernachweis nicht bestätigt wird, kann man versuchen, die Parasiten nach Gabe von Kontrastbrei röntgenologisch nachzuweisen. Auch serologische Methoden werden in jüngster Zeit zunehmend eingesetzt, insbesondere in der Diagnostik der Tieraskaridosen (s. unten).

Therapie
Anthelminthika: Die älteren Mittel (Oleum chenopodii, Santonin, Thymol usw.) sind gefährlich und dürfen heute nicht mehr benutzt werden. Mittel der Wahl ist Thiabendazol (zur Massenbehandlung besonders geeignet). Nebenwirkungen (Schwindel, Erbrechen, Exantheme) sind meist gering.

Operativ: bei allen chirurgischen Komplikationen im Magen-Darm-Trakt.

Prophylaxe
Sie besteht in Verbesserung der kommunalen Hygiene (Fäkalienbeseitigung, Toiletten in den Schulen, Überwachung von Restaurants), Abschaffen der Fäkaliendüngung. Abgegangene Würmer müssen verbrannt, dürfen keinesfalls in den Abort geworfen werden.

Tieraskariden (viszerale Larva migrans)

Larven der Toxacara canis oder cati (Hunde- und Katzenspulwurm) können Lungensymptome beim Menschen, vor allem aber im Auge, ein retinales Granulom provozieren. Auch Larven des Schweinespulwurms (Askaris lumbricoides suis) können Lungensymptome hervorrufen. 1967 wurde über einen 26jährigen Patienten berichtet, der nach Schwimmen in der Ostsee und Genuß selbstzubereiteter halbroher Fische eine Infektion mit Larven von Fischaskariden der Art Contracaecum osculatum aus der Familie der Heterocheiliden erworben hatte. Der Befall mit diesen Larven führte zu Unterbauchbeschwerden und damit zur Verdachtsdiagnose einer Appendizitis. Pathologisch-anatomisch zeigten sich eosinophile Granulome im Darm. Die Beschwerden besserten sich nach Therapie mit Thiabendazol, 5 Tage lang 25 mg/kg (Gesamtdosis 1,8 g)

Literatur
Löffler, W.: Zur Differentialdiagnose der Lungeninfiltrierungen. 2. Über flüchtige Succedan-Infiltrate (mit Eosinophilie). Beitr. Klin. Tuberk. 79 (1932) 368
Ocklitz, H.W.: Ascaridiasis. In: Handbuch der Kinderheilkunde, Bd. V, hrsg. von H. Opitz, F. Schmidt. Springer, Berlin 1963
Schaum, E., W. Müller: Die Heterocheilidiasis. Dtsch. med. Wschr. 92 (1967) 2230
Wigand, R., O. Mattes: Helminthen und Helminthiasen des Menschen. Fischer, Jena 1958

Enterobiasis (Oxyuriasis)

H.W. OCKLITZ

Häufigkeit
Die Häufigkeit der Infektion mit Enterobius (Oxyuris) vermicularis variiert örtlich und zeitlich stark. Kinder sind mehr betroffen als Erwachsene.

Ätiologie
Größe der Parasiten: ♂ 2–5 × 0,1–0,2 mm, ♀ 8 bis 12 × 0,3–0,5 mm. Die Madenwürmer leben in der Schleimhaut des unteren Dünndarms. Die Männchen sterben nach der Begattung ab, die Weibchen kriechen – vor allem nachts – zur Eiablage aus dem Anus. Unter günstigen Temperatur-, O_2- und Feuchtigkeitsbedingungen entwickelt sich im Ei aus dem noch nicht infektionstüchtigen Embryo die Larve. Unausgereift überlebt das Ei bei Zimmertemperatur nur wenige Stunden, voll entwickelt dagegen 2–3 Wochen.

Pathogenese
Die Ansteckung erfolgt als indirekte Schmierinfektion über Gegenstände, Nahrung, Staub, als digitale Autoinfektion, sehr selten als »Retrofektion« (= Zurückkriechen der schon in der Analgegend ausgeschlüpften Larven in das Rektum). Nach der oralen Aufnahme werden die Eier angedaut; die Larven werden frei und gelangen zu ihrem Standort. Die Lebensdauer der Tiere, von der Eiaufnahme bis zum Wandern der Weibchen aus dem Anus, schwankt in der recht genau bekannten Frist von 37 bis 93 Tagen. Da sich die Parasiten im Darm nicht vermehren, muß jede Enterobiasis ohne neue Eizufuhr innerhalb dieser Frist »ausheilen«.

Krankheitsbild
Krankheitserscheinungen treten nur bei 20–25% der Befallenen auf. Der Juckreiz in der Aftergegend kann insbesondere bei Kindern Allgemeinsymptome hervorrufen (schlechtes Aussehen, Nervosität, Pavor nocturnus); das Kratzen führt zu Hautexkoriationen, die sich infizieren können. Die Anwesenheit der Würmer im Darm macht in der Regel wenig Symptome; diese müssen als Beweis für die Richtigkeit der Diagnose nach dem Beseitigen der Würmer verschwinden. Selten ist die Appendicopathia oxyurica. Das Wandern der Weibchen zur Vulva hin kann bei kleinen Mädchen zu Fluor und u.U. zur Onanie führen. Sehr selten tritt bei Erwachsenen die Oxyurenendometritis und -salpingitis auf.

Besondere Untersuchungsmethoden
Die Diagnose wird mit dem Nachweis der Wurmeier mittels Cellophanklebstreifen gestellt. Kaum je werden Eier im Stuhl gefunden, gelegentlich aber im Urin (s. Abb. 13.**72**).

Therapie
Die Therapie sollte schon aus epidemiologischen Gründen durchgeführt werden. Wesentlich sind allgemeinhygienische Maßnahmen: Händewaschen, Nagelreinigung, Anziehen dicht schließbarer Wäsche bei Nacht, um unbewußtes Kratzen zu verhindern; heißes Auswaschen und Bügeln der Wäsche. Analwaschungen mehrmals täglich sollen die Eigelege entfernen. Der Waschlappen ist danach in heißem Wasser auszuspülen. Medikamentöse Therapie der Wahl: Pyrviniumpamoat; weiter: Mebendazol, Thiabendazol. Therapiekontrolle bis zur 5. Woche nach der Kur.

Literatur
Beck, J.W., D. Saavedra, G.J. Autell: The treatment of pinworm infections in humans (enterobiasis) with pyrvinium chloride and pyrvinium pamoate. Amer. J. trop. Med. Hyg. 8 (1959) 349
Ocklitz, H.W.: Enterobiasis (Oxyuriasis). In: Handbuch der Kinderheilkunde, Bd. V, hrsg. von H. Opitz, F. Schmid. Springer, Berlin 1963
Oelkers, H.A.: Zur Pharmakologie einiger neuer Anthelminthika. Ärztl. Forsch. 5 (1951) 139
Schubert, R., H. Fischer: Klinik parasitärer Erkrankungen. Steinkopff, Darmstadt 1959

Trichinose (Trichiniasis)

H.W. Ocklitz

Definition
Die nach dem Verzehr von rohem, infiziertem Fleisch auftretende Helminthose bezeichnen wir als Trichinose (Trichiniasis, Trichinellosis).

Häufigkeit
Sie ist in der Bundesrepublik wie in der DDR wegen der gesetzlich vorgeschriebenen Fleischbeschau stark zurückgegangen. Während des letzten Krieges kam es noch zu Häufungen (Schwarzschlachtungen), danach nur noch nach dem Verzehr von Importfleisch.

Ätiologie
Der Mensch und alle fleischfressenden Säugetiere können Wirte der Trichinella spiralis sein; für die Infektion des Menschen ist das Schwein, das sich wiederum durch das Fressen von Tierkadavern (z.B. Ratten) infiziert, von größter Bedeutung. Nach dem Genuß rohen infizierten Fleisches dringen die Trichinenlarven binnen weniger Stunden in die Darmschleimhaut ein und wachsen hier zu geschlechtsreifen Tieren heran (Abb. 13.76). Nach der Kopulation im Darmlumen setzt jedes Weibchen, wieder in die Darmwand eingewandert, 1000–1500 lebende Larven ab, die sich in Lymphgefäße einbohren und über den Lymph-Blut-Strom überall im Körper hingelangen (bei Schwangerschaft auch bis in den Embryo) und zugrunde gehen – nur nicht in der quergestreiften Muskulatur. Hier bildet sich eine allmählich verkalkende Kapsel um jedes Tier, das sich spiralig aufrollt und lange, u.U. 20–30 Jahre, infektionstüchtig bleiben kann.

Pathogenese
Von der Zahl der Parasiten hängt es ab, ob eine Infektion symptomlos oder als unterschiedlich schwere Erkrankung verläuft. Krankheitserscheinungen werden teils mechanisch durch die Parasiten selbst, teils chemisch (durch ihre Stoffwechselprodukte, Zerfallsprodukte der Muskulatur) hervorgerufen.

Krankheitsbild
Das inkonstante Prodromalstadium setzt sofort nach der Infektion mit (Brech-) Durchfall ein (Abb. 13.76). Je nach der Schwere der Infektion variiert die Inkubationszeit zwischen 5 und 31 Tagen, d.h. die Frist von der Infektion bis zum typhusähnlichen Hauptstadium. Die häufigsten Symptome sind Fieber, Muskelschmerzen, Gesichtsödem. Die Beteiligung der Atemmuskulatur kann Atembeschwerden, die der Zungen- und Kehlkopfmuskulatur Heiserkeit und Schluckbeschwerden, die der Kaumuskulatur Trismus her-

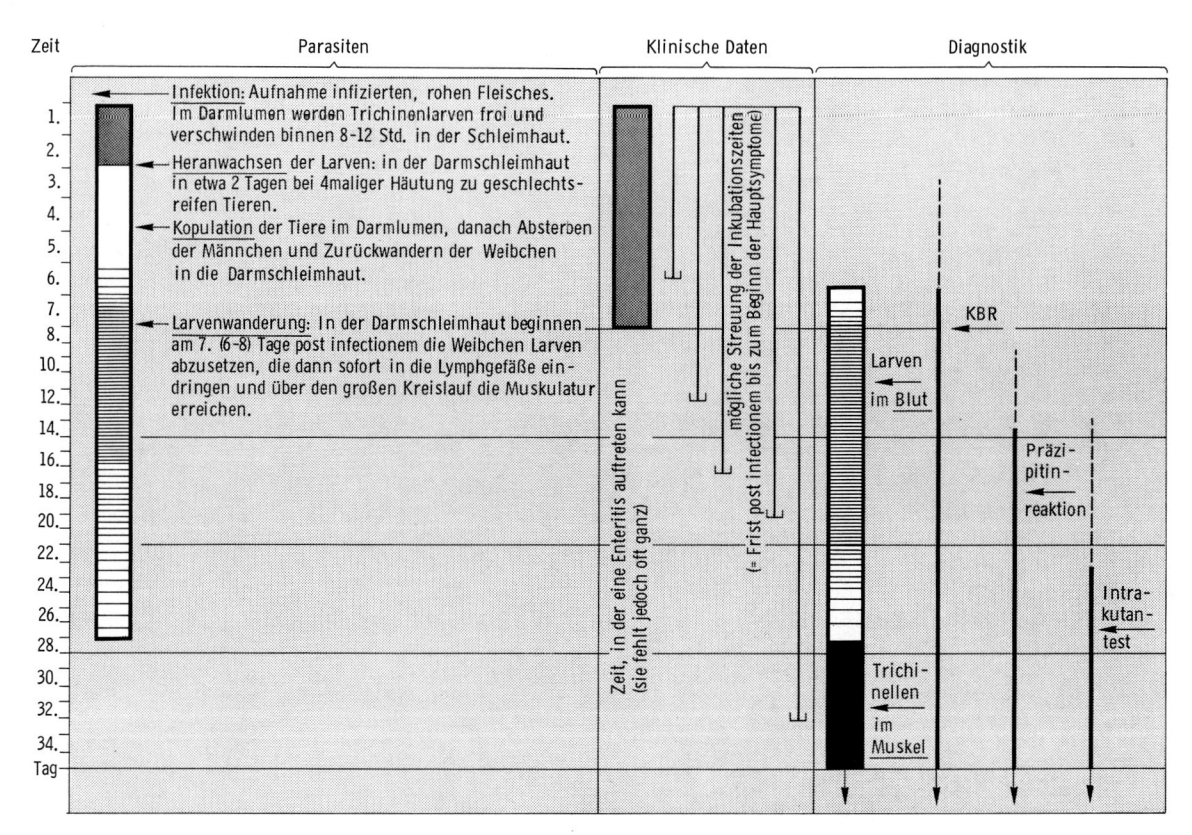

Abb. 13.76 Trichinose (nach *Ocklitz*)

vorrufen. Auch ein morbilliformes Exanthem vermag aufzutreten. Bei schwerem Krankheitsverlauf stehen Symptome des Herz-Kreislauf-Systems im Vordergrund: Blutungen, Thrombosen, Embolien. Unter den Laboratoriumsdaten sind für die Diagnose zu verwerten: Eosinophilie, Erhöhung der Lactatdehydrogenase, der Myokinase, der Kreatinphosphokinase; Transaminasen sind seltener erhöht. Weiterhin findet man eine Kratinurie. Das Gesamteiweiß und das Albumin sind im Serum erniedrigt, das γ-Globulin anfangs erniedrigt, dann erhöht. Achlorhydrie kann einen Infektionsschutz darstellen: Die bindegewebige Kapsel wird nicht angedaut.

Besondere Untersuchungsmethoden
Die Diagnose ist, abgesehen von der Anamnese (Gruppenerkrankung, Genuß rohen Fleisches), durch den Parasitennachweis zu sichern, hinter den die serologischen Methoden und der Intrakutantest zurücktreten. Der Parasitennachweis ist in Resten des genossenen Fleisches zu versuchen; er gelingt am sichersten in einem exzidierten Muskelstück (Quetschpräparat) und lohnt kaum in Stuhl, Blut, Liquor und Urin. Unter den immunbiologischen Nachweismethoden kommt der Komplementbindungsreaktion, vor allem aber dem Verfahren der Präzipitation an lebenden Larven zusammen mit dem Agar-Gel-Test nach OUCHTERLONY, besondere Bedeutung zu. Auch der Hauttest wird angewandt.

Therapie
Das Mittel der Wahl ist Thiabendazol, das die Zahl der lebenden Trichinen in der Muskulatur deutlich zu reduzieren vermag; es wirkt bis etwa 4–6 Wochen nach der Infektion. Thiabendazol hat im Vergleich zu anderen Anthelminthika bei breitem Wirkungsspektrum nur geringfügige Nebenwirkungen, die dosisabhängig und reversibel sind. Es empfiehlt sich, die Tagesdosis von 50 mg/kg Körpergewicht in 2 Portionen (nach dem Frühstück und nach dem Abendessen) zu geben. Die Behandlung muß 8–10 Tage lang durchgeführt werden.
Cortisonderivate können nützlich sein, um die entzündlich-hyperergische Reaktion zu unterdrücken. Die Allgemeinbehandlung in schweren Fällen besteht in optimaler Pflege, Ernährung, Lagewechsel und Analgetika.

Prophylaxe
Verhüten kann die Stallhygiene die Infektion des Schweines, die Fleischbeschau den Verkauf infizierten Fleisches, jeder einzelne die Infektion dadurch, daß er kein rohes und auch kein einzig und allein gepökeltes Fleisch ißt. Stets sollte man bei ungewöhnlichen Wildarten und bei halbgaren Steaks davon besonders mißtrauisch sein. Meldepflicht besteht für die Erkrankung und den Tod an Trichinose.

Literatur
Hennekeuser, H.-H., K. Pabst: Therapie der Trichinose des Menschen. Dtsch. med. Wschr. 94 (1969) 184
Hennekeuser, H.-H., K. Pabst, W. Poeplau, W. Gerok: Zur Klinik und Therapie der Trichinose. Dtsch. med. Wschr. 93 (1968) 867
Lamina, J.: Zur Immundiagnostik menschlicher Helminthen-Infektionen. Münch. med. Wschr. 116 (1974) 1467
Ocklitz, H.W.: Trichinose. In: Handbuch der Kinderheilkunde, Bd. V, hrsg. von H. Opitz, F. Schmid. Berlin, Springer 1963
Wigand, R., O. Mattes: Helminthen und Helminthiasen des Menschen. Fischer, Jena 1958

Trichuriasis

H.W. OCKLITZ

Definition
Trichuriasis (Trichuridose) ist die Infektion des Menschen mit dem Peitschenwurm Trichuris trichiura.

Ätiologie
Trichuris trichiura: der »Peitschenschnur« entspricht die vordere Partie des Wurmes (= etwa 3/5), während das wurmförmige hintere Ende mit den Gonaden dicker ist. Länge: ♂ 30–45 mm, ♀ 35–50 mm. Die in ungefurchtem Zustand abgesetzten Eier, welche gegen Chemikalien überaus resistent sind, entwickeln sich in 1–3 Monaten; die dann entstandene Larve kann im Ei monate- bis jahrelang überleben.

Pathogenese
Nach der oralen Aufnahme schlüpfen die Larven, um sich dann im oberen Dickdarm, z.T. auch im unteren Dickdarm, endgültig anzusiedeln, wobei sich die ausgewachsenen Tiere mit dem Kopf in die oberen Schleimhautschichten einbohren.

Krankheitsbild
Das klinische Bild resultiert aus der lokalen Reizung und Entzündung. Aber erst bei stärkerem Befall kommt es zu unklaren abdominalen Beschwerden, Bauchschmerzen, Verstopfung, seltener zu Durchfällen. Zu einer lang andauernden Kolitis führt nur eine ganz massive Infektion. Abgesehen von einer Eosinophilie sind die Labordaten unauffällig.

Besondere Untersuchungsmethoden
Die Diagnose wird allein durch den Nachweis der Eier im Stuhl geführt (dicker Ausstrich oder Anreicherung) (s. Abb. 13.72).

Therapie
Sie ist schwierig, zum Teil deshalb, weil die Würmer nicht mit ihrer ganzen Oberfläche einem oral zugeführten Wurmmittel ausgesetzt sind. Deshalb

ist eine Therapie nur da zu fordern, wo Krankheitserscheinungen bestehen; meist muß man dann mehrmals behandeln. In Frage kommen vor allem Mebendazol (Mittel der Wahl) oder sonst Thiabendazol.

Literatur

Getz, L.: Massive infection with trichuris trichiura in children. Amer. J. Dis. Child. 70 (1945) 19

Ocklitz, H.W.: Trichuriasis. In: Handbuch der Kinderheilkunde, Bd. V, hrsg. von H. Opitz, F. Schmid. Springer, Berlin 1963

Schubert, R., H. Fischer: Klinik parasitärer Erkrankungen. Steinkopff, Darmstadt 1959

Ankylostomiasis (Hakenwurmkrankheit)

H.W. OCKLITZ

Definition

Die Hakenwurmkrankheit des Menschen wird durch Ancylostoma duodenale oder durch Necator americanus, seltener durch Ancylostoma braziliense verursacht.

Epidemiologie

Etwa ein Viertel der Weltbevölkerung ist von Hakenwürmern befallen. Sie kommen in allen Erdteilen vor, und zwar zwischen dem 35. 45. Grad nördlicher und dem 30. Grad südlicher Breite, in gemäßigten Zonen nur da, wo gleichmäßige Wärme und Feuchtigkeit herrschen, wie z.B. in Bergwerken, bei Tunnelbauten, in Ziegeleien.

Ätiologie

Tief in die Dünndarmschleimhaut eingebohrt, ernähren sich die Würmer (Ancylostoma duodenale: ♂ = 8–10 mm, ♀ = 11–15 mm lang, Necator americanus und Ancylostoma braziliense etwas kleiner) von dem mit ihrem Mundsaft proteolytisch angedauten Gewebe, auch von Blut. Die durch sie verursachten Blutungen dauern an, auch wenn der Wurm wandert. Ein Weibchen legt täglich 6000 bis 10000 Eier, deren Entwicklung bereits im Darm des Menschen beginnt. Noch in den Fäzes schlüpft die Larve, wächst, häutet sich zweimal, wird infektionstüchtig. Bei Kontakt dringt sie durch die Haut des Menschen, gelangt über den Blutstrom zur Lunge, wandert dann über Bronchien und Trachea zum Pharynx, wird verschluckt, kommt zum Dünndarm und häutet sich noch zweimal, bis sie ausgewachsen und geschlechtsreif ist. 3–5 Wochen nach der Infektion erscheinen die ersten Eier im Stuhl.

Krankheitsbild

Dem Eindringen der Larven folgt eine juckende Dermatitis; dabei findet sich oft eine ausgeprägte Eosinophilie im Blutbild. Die Hauterscheinungen stehen bei Ancylostoma braziliense ganz im Vordergrund (»creeping eruption« oder Larva migrans cutanea); dieser Wurm siedelt sich kaum im Darm an. Durch die Lungenpassage der Larven können Husten und Auswurf, selten eine Pneumonie entstehen. Die Ansiedlung der Parasiten im Darm vermag Durchfälle, abwechselnd mit Obstipation, auszulösen. Im Vordergrund steht die Blutungsanämie.

Sie kann zur Folge haben: Herzvergrößerung mit Pulsbeschleunigung, Palpitationen, Arbeitsdyspnoe, Ohrensausen, Schwindel, Nasen-, u.U. Retinablutungen. Das Gesicht ist gedunsen; gelegentlich treten ausgeprägte Ödeme auf. Je nach der Intensität des Befalls ist der Patient kaum gestört, leicht- bis schwerkrank, dann u.U. kachektisch und apathisch. Es kann bei Kindern zur Entwicklungshemmung, bei Frauen zu Amenorrhoe, auch zu Totgeburten kommen.

Besondere Untersuchungsmethoden

Der Eiernachweis im Stuhl geschieht im Nativpräparat oder durch Anreicherungsverfahren, der Nachweis der Larven kann mit dem Agarplattenverfahren nach Fülleborn erfolgen.

Therapie

Das Mittel der Wahl ist Bepheniumhydroxynaphthoat (Alcopar). Die Sanierungsquote liegt bei Ancylostoma duodenale bei 75–90%, bei Necator americanus bei 45–70%. Nebenwirkungen: Erbrechen, Durchfälle. Sonst kommen noch in Frage Bitoscanat (Phenylen-Disothiocyanat, Jonit) und, besonders bei Mischinfektionen mit anderen Helminthosen, Mebendazol (Vermox) oder, offenbar etwas weniger wirksam, Thiabendazol (Minzolum). Dosierungen: Erwachsene/Schulkinder erhalten (unabhängig vom Gewicht) einmalig 5,0 g Bepheniumhydroxynaphthoat (= 2,5 g Bepheniumbase), Kleinkinder die Hälfte; evtl. kann die Gabe an 2 oder 3 aufeinanderfolgenden Tagen wiederholt werden. Von Jonit erhalten Erwachsene 3 × 2 Kapseln à 50 mg im Abstand von 12 Stunden. Dosierung von Vermox: 3 Tage lang bekommen Erwachsene 200 mg und Kinder 100 mg täglich, die Tagesdosis aufgeteilt in 3 Gaben. Thiabendazol wird in einer Dosierung von 50 mg/kg Körpergewicht täglich 2–3 Tage lang gegeben.

Die Gabe eines Abführmittels vor oder während der Behandlung sollte unterbleiben. Die genannten Mittel dürften das früher ebenfalls empfohlene Tetrachloräthylen verdrängt haben.

Die Behandlung der Anämie (mit Eisenzufuhr) sollte der Gabe von Anthelminthika folgen, nur bei schwerer Anämie ist sie ihr voranzustellen. Bei Schwerkranken ist der Allgemeinzustand zu bessern. Insbesondere ist die Hypoproteinämie zu beheben, wozu in der Regel eine proteinreiche Kost ausreicht.

Prophylaxe
Sie besteht in der Sanierung der Befallenen, dem Schaffen einwandfreier Abortanlagen (Überschichten des Stuhls mit Kresollösung oder Rohsalz), dem Tragen einwandfreier Fußbekleidung in Gegenden des Hakenwurmvorkommens.

Literatur

Mohr, W.: Hakenwurminfektion. Dtsch. med. Wschr. 94 (1969) 239
Mohr, W., H.-H. Schumacher, F. Weyer: Lehrbuch der Tropenkrankheiten, 4. Aufl. Thieme, Stuttgart 1975
Salem, S.N., S.C. Truelove: Hookworm diseases in immigrants. Brit. med. J. 1964/II, 1074
Walter, A.M., L. Heilmeyer: Antibiotika-Fibel, 4. Aufl. Thieme, Stuttgart 1975
Wigand, R., O. Mattes: Helminthen und Helminthiasen des Menschen. Fischer, Jena 1958

Filariosen

H.W. OCKLITZ

Definition
Als Filariosen (Filariidosen) bezeichnet man den auf tropische Gebiete begrenzten Befall des Menschen mit Wuchereria bancrofti, Brugia malayi, Onchocerca volvulus, Loa Loa und anderen Filarien.

Filariasis (Filariosid, auch Wucheriasis) bancrofti (Elephantiasis)

Vorkommen
Die Erkrankung kommt in Ländern mit heißem, feuchtem Klima vor.

Ätiologie
Die wie weiße Haare aussehenden Würmer ($\male = 25$–40 mm, $\female = 60$–100 mm lang) liegen, häufig zusammengeknäuelt, in den Lymphwegen. Die Weibchen setzen Larven ab, die sich schon im Uterus aus den Eiern entwickeln und aus den Lymphgefäßen in die Blutbahn kommen. Tagsüber halten sich diese Larven (Mikrofilarien) in der Lunge auf, nachts erscheinen sie im peripheren Blut. Mücken nehmen sie beim Blutsaugen auf und geben die nach einer Metamorphose in der Mücke infektionstüchtig gewordenen Larven beim Stechen wieder ab. Bis diese dann in die Lymphgefäße abwandernden Tiere geschlechtsreif sind, vergehen 1–2 Jahre (= Inkubationszeit).

Pathogenese
Die erwachsenen Filarien besiedeln knäuelförmig Lymphgefäße und Lymphknoten des Rumpfes, der Extremitäten, der Samenstränge. Das Auftreten von Krankheitserscheinungen, die mechanisch (Stauung) und entzündlich allergisch bedingt sind, hängt von der Massivität des Befalls und der Reaktionsbereitschaft des Wirtes ab.

Krankheitsbild
Abgesehen davon, daß viele Infektionen überhaupt erscheinungsfrei bleiben, verläuft in der Regel die Inkubationszeit unauffällig. Manchmal kommt es, frühestens 3 Monate nach der Infektion, zu allergisch bedingten Symptomen: »Einschlafen« der Extremitäten, Taubheit, Schmerzen, Lymphknotenschwellung in Achseln und Leistengegend, Lymphangitis. Das akute Krankheitsbild ist durch Fieberschübe und anfallsweise auftretende Lymphadenitiden und Lymphangitiden der Extremitäten, des Funiculus spermaticus, durch Orchitis und Skrotalödem charakterisiert, das chronische Krankheitsbild durch die Folgen der Lymphstauung und u.U. durch bakterielle Superinfektionen. So treten Lymphvarizen, variköse Lymphknoten und Hydrozele auf, beim Einbruch von Lymphvarizen in die Hydrozele eine Chylozele, beim Einbruch in die Blase Chylurie. Wenn Reinfektionen anhaltend wiederkehren, kommt es zur Elephantiasis des Skrotums, der Labien, der unteren mehr als der oberen Extremitäten, der Mamma. Als allergische Reaktionen können Urtikaria, auch Asthma bronchiale auftreten.

Besondere Untersuchungsmethoden
Zur Diagnose wird nach Mikrofilarien im Blut (Entnahme nachts) und nach Makrofilarien in exzidierten Lymphknoten gesucht. Beides kann negativ sein, dann helfen Intrakutantest und Komplementbindungsreaktion weiter. Im Blutbild findet man nicht immer die »tropische« Eosinophilie.

Therapie
Mittel der Wahl ist das Piperazinderivat Diäthylcarbamazin (Hetrazan, Banocide), davon verschwinden die Mikrofilarien in 2–3 Tagen. Zum Abtöten der Makrofilarien braucht es länger, so daß Behandlungszeiten von 3, ja 6 Wochen empfohlen worden sind. Hetrazan wird in einer Dosierung von 9–12 mg/kg Körpergewicht – täglich in 3 Dosen aufgeteilt – gegeben. Nebenwirkungen: Erbrechen, Kopfschmerzen und zu Beginn der Behandlung allergische Reaktionen als Folge der Parasitenvernichtung bis hin zur schweren Herxheimer-Reaktion. Man beginnt deshalb die Therapie mit 50 mg (= 1 Tablette) und steigert die Dosis während der nächsten 2 Tage auf die volle Dosierung. Sekundärinfektionen werden antibiotisch, u.U. chirurgisch behandelt; der Versuch eines chirurgischen Vorgehens ist auch bei der Elephantiasis indiziert.

Prophylaxe
Sie deckt sich weitgehend mit der bei Malaria: Sanierung der Befallenen, Chemoprophylaxe; generelle Bekämpfung (Insektizide) und individuelle Abwehr der Mücken (Repellentien).

Loiasis (Loiose, Loa-Loa-Infektion)
Vorkommen und Häufigkeit
Die Infektion kommt endemisch nur in den Regenwäldern Äquatorialafrikas vor; der Befall wurde auf etwa 13 Millionen Menschen geschätzt. Außer Menschen kommen auch mehrere Affenarten als Endwirte in Betracht.

Ätiologie
Die »Wanderfilarie« Loa Loa: ♂ 3–4 cm × 0,35 bis 0,40 mm, ♀ 5–7 cm × 0,5 mm.

Pathogenese
Die heranwachsenden und reifen Tiere wandern jahrelang in der Subkutis umher, gelangen auch in die Konjunktiven. Die von den ovoviviparen Weibchen abgesetzten Mikrofilarien halten sich auch tagsüber im peripheren Blut auf, werden von Stechfliegen (Chrysops) beim Blutsaugen aufgenommen und nach einer wenige Tage dauernden Entwicklung in der Fliege beim Stechen übertragen. Krankheitserscheinungen sind durch die allergischen Reaktionen auf die Ausscheidungen der Würmer bedingt.

Krankheitsbild
Es kann zur Kalabarschwellung oder Kamerunbeule an Rumpf, Unterarm, Gesicht kommen (bei Glottisbefall Lebensgefahr!), weiter zur stark jukkenden Konjunktivitis, zu sehr quälender Prurigo, ganz selten, besonders während der Chemotherapie, zur (Meningo-)Enzephalitis.

Besondere Untersuchungsmethoden
Die Diagnose kann mit dem Nachweis der Mikrofilarien im Blut frühestens 2 Jahre nach der Infektion gestellt werden.

Therapie
(Schnell wirkend): Hetrazan; daneben Antihistaminika, Cortisonderivate. Auch zur Prophylaxe kann Hetrazan verwendet werden. Würmer in der Konjunktiva werden chirurgisch entfernt.

Onchozerkiasis (Onchozerkose)
Vorkommen und Häufigkeit
Die Krankheit kommt im tropischen West-, Zentral- und Ostafrika und in Mittel- und Südamerika (Mexiko, Guatemala, Venezuela) vor. Der Mensch ist der einzige Endwirt. Der Befall wurde auf über 20 Millionen Menschen geschätzt.

Ätiologie
Onchocerca volvulus, ♂ 2–4,5 cm × 0,15–0,20 mm, ♀ 23–50 cm × 0,3–0,4 mm.

Pathogenese
Die adulten Würmer liegen knäuelartig aufgewunden in der Subkutis. Krankheitserscheinungen machen die in der Subkutis umherwandernden Mikrofilarien, die auch bis zum Auge gelangen können. Im Blut sind sie kaum zu finden. Übertragung der Mikrofilarien erfolgt durch Kriebelmücken.

Krankheitsbild
In Amerika treten merkwürdigerweise die bis zu 5 cm großen Onchozerkaknoten vor allem am Kopf, in Afrika dagegen vorwiegend am Rumpf und an den Extremitäten auf. Wohl allergisch bedingt sind der Juckreiz und die Augenbeteiligung (Kornea, Iris), die zur Erblindung führen kann.

Besondere Untersuchungsmethoden
Diagnose: Nachweis der Mikrofilarien in exzidierten Hautstückchen.

Therapie
Am besten kombiniert oder nacheinander mit Hetrazan, das die Mikrofilarien abtötet, und Suramin-Natrium (Bayer 205, Germanin und andere) oder mit der Arsenverbindung Mel W, die auf die adulten Würmer wirken. Im übrigen sind die Knoten chirurgisch zu entfernen.

Akanthocheilonemiasis (Streptozerkiasis)
Diese durch Acanthocheilonema perstans oder Acanthocheilonema streptocerca im tropischen Afrika verursachten Krankheitsbilder verlaufen meist blande mit Schwellung und Juckreiz an den Extremitäten. Therapie: Hetrazan.

Literatur

Biggam, A., F.J. Wright: Filariosis tropical diseases. Suppl. to: Stanley Davidson, Baltimore. Williams & Wilkins, London 1964
Bouvry, M.: Les filarioses et leur traitement. Presse méd. 72 (1964) 407
Cahill, K.M.: Tropical diseases in temperate climates. Lippincott, Philadelphia 1964
Hunter, G.W., W.W. Frye, J.C. Swartzwelder: A manual of tropical medicine, 3. Aufl. Saunders, Philadelphia 1960
WHO: Onchocerciasis. Wld Hlth Org. techn. Rep. Ser. 335 (1966) 1

Strongyloidose

H.W. OCKLITZ

Definition
Bei der Strongyloidose (Strongyloidiasis) handelt es sich um die Infektion mit dem Zwergfadenwurm Strongyloides stercoralis.

Häufigkeit
Der Befall betrifft hauptsächlich niederschlagsreiche Länder (Subtropen), dagegen selten gemä-

ßigte Zonen (Auftreten in tiefen Stollen von Bergwerken).

Vorkommen
Der Mensch ist Hauptwirt; Hund und Katze sind Nebenwirte (vielleicht aber auch nur Träger einer nahe verwandten Art).

Ätiologie
Die erwachsenen (parasitischen) Weibchen leben im Dünndarm, tief eingebohrt in die Mukosa, manchmal auch in den Bronchien, selten in der Gallenblase und in den Harnwegen. Aus den in der Schleimhaut abgesetzten Eiern schlüpfen die rhabditiformen »Kot«-Larven. Außerhalb des Körpers können diese unter günstigen Bedingungen binnen 30 Stunden zu geschlechtsreifen Würmern oder sofort wieder zu invasionstüchtigen filariformen Larven werden. Von den geschlechtsreifen männlichen und weiblichen Würmern, die nur außerhalb des Körpers zu leben vermögen, kann sich der Kreislauf Eier–rhabditiforme Larven–geschlechtsreife Parasiten wiederholen oder aber zu den invasionstüchtigen filariformen Larven hin öffnen.

Pathogenese
Die invasionstüchtigen Larven dringen durch die (Schleim-)Haut des Wirtes ein; sie gelangen über den Kreislauf zur Lunge und über Bronchien, Trachea und Pharynx zum Darmtrakt. Daneben gibt es die äußere Autoinfektion (Larven aus Kotresten des Wurmträgers durchbohren perianal die Haut) und, selten, die innere Autoinfektion durch schon im Darmlumen infektionstüchtig gewordene Larven.

Krankheitsbild
Das klinische Bild resultiert aus der Invasion durch die Haut (Rötung, Pruritus), der Lungenpassage (Bronchitis, Pneumonie, Pleuritis), der Ansiedlung im Darm (Enterokolitis) und der allergisch-toxischen Wirkung von Stoffwechselprodukten der Parasiten (Urtikaria, Ödeme). Dazu können Allgemeinsymptome (Fieber, Bauchschmerzen, Abgeschlagenheit) treten. Im Blutbild Leukozytose, Eosinophilie, manchmal Anämie.

Besondere Untersuchungsmethoden
Der Erregernachweis im frischen Stuhl (Agarplattenverfahren) dominiert vor dem Hauttest und der Präzipitinreaktion.

Verlauf und Prognose
Der Strongyloides-Befall kann Jahre, ja Jahrzehnte fortdauern. Die Prognose hängt von der Massivität des Befalls und dem Allgemeinzustand des Kranken ab. Deshalb rasche Behandlung!

Therapie
Insbesondere bei Mischinfektionen mit anderen Würmern: Thiabendazol (Abb. 13.77).

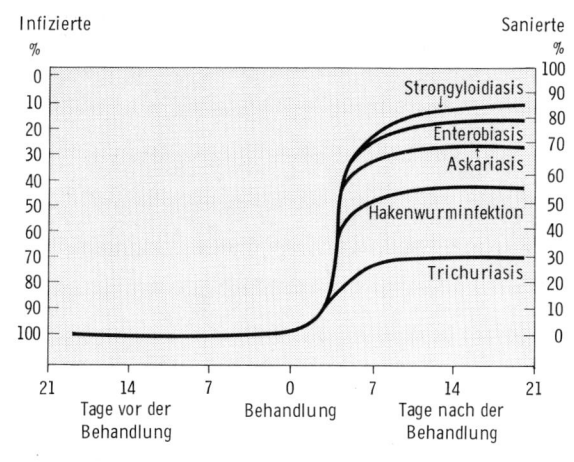

Abb. 13.77 Zusammenfassende Darstellung der Wirksamkeit von Thiabendazol bei einigen Helminthosen (nach *Cuckler* u. *Mezey*)

Literatur

Botero, D.: Treatment of human intestinal helminthiasis with thiabendazole. Amer. J. trop. Med. Hyg. 14 (1965) 618

Cuckler, A.C., K.C. Mezey: The therapeutic efficacy of thiabendazole for helminthic infections in man. Arzneimittel-Forsch. 16 (1966) 411

Fülleborn, F.: Nachweis von Ankylostomen und Strongyloides durch Plattenkotkultur. Arch. Schiffs- und Tropenhyg. 25 (1921) 121

Geyer, E., W. Bommer: Wurmerkrankungen des Menschen. Goldmann, München 1971

Drakunkulose

R. Schubert † und I. Füsgen

Definition
Es handelt sich um eine parasitäre Tropenkrankheit, die durch den längsten im Menschen lebenden Fadenwurm, Dracunculus medinensis, auch Drachen-, Guinea- oder Medinawurm genannt, verursacht wird, und die vorwiegend die unteren Extremitäten befällt.

Vorkommen
Der Medinawurm, nach der Stadt Medina in Französisch-Westafrika benannt, tritt im Gebiet vom Nahen Osten bis Indien sowie in Ost- und Westafrika und Teilen Amerikas auf. Die Häufigkeit des Parasiten wechselt dabei sehr stark. Insgesamt gelten etwa 5 Millionen Menschen als befallen. Mehr als 50% der Infektionen finden sich im Alter zwischen 11 und 30 Jahren.

Epidemiologie
Der Hauptwirt des Medinawurmes ist der Mensch. Außer ihm können auch Säugetiere, wie Hunde, Wölfe und Katzen, befallen werden, spie-

len aber als natürliche Wirtreservoire keine große Rolle. Nur dort, wo Dracunculus-medinensis-Larven ins Trinkwasser gelangen können, wo geeignete Zyklopsarten als Zwischenwirte vorhanden sind und wo ausreichend hohe Temperaturen das Heranreifen dieser Larven gewährleisten, kommen menschliche Infektionen gehäuft vor. So bedeuten besonders primitive Wasserstellen in den trockenen Jahreszeiten, aus denen Trinkwasser geschöpft wird und die eine Berührung mit den unteren Extremitäten des Krankheitsträgers erlauben, wie z.B. Stufenbrunnen, eine große Gefahr. Die Krankheit ist typisch für ländliche, ärmliche Gebiete.

Ätiologie und Entwicklung

Der zu den Nematoden gehörende Wurm hat eine fadenförmige Gestalt. Das Männchen erreicht eine Länge bis zu 2,9 cm, das Weibchen hingegen ist in Relation dazu riesenhaft groß und hat eine Länge von 30 bis 100 cm und eine Dicke von 1,5 bis 1,7 mm. Nur das Weibchen ist pathogen. Männchen und Weibchen reifen nach Durchbrechung der Darmwand im Körper des Wirtes heran, bis sie geschlechtsreif sind. Die begatteten Weibchen wandern nunmehr in das subkutane Gewebe der unteren Extremitäten und siedeln sich dort an. Sie durchbohren mit dem Kopf die Haut des Wirtes und erzeugen dadurch ein kleines Geschwür. Wenn die befallenen Stellen mit Wasser in Berührung kommen, kontrahiert sich der Wurm infolge des Kältereizes und bewirkt dadurch eine Protrusion des Uterus nach vorne. Es kommt zum Platzen des Uterus und anschließend zur Ausstoßung von Larven in das Wasser. Nach Entleerung der gesamten Brut stirbt das Weibchen ab und wird resorbiert und verkalkt, falls es nicht extrahiert wird. Die Larven, die 0,5–0,7 mm lang sind, werden von Flohkrebsen der Gattung Zyklops verschluckt und in der Bauchhöhle dieses Zwischenwirts infektionsreif. Die Übertragung auf den Menschen erfolgt durch den Genuß von zyklopshaltigem Trinkwasser. Die Geschlechtsreife wird jedoch erst 10–14 Monate nach der Infektion erreicht. Die Zahl der Würmer pro Patient liegt zwischen 1 und 4, selten mehr.

Krankheitsbild

Klinische Symptome treten erst dann auf, wenn das geschlechtsreife Weibchen sich in dem subkutanen Gewebe der unteren Extremitäten, hier bevorzugt die Fersen- und Knöchelgegend, angesiedelt hat und sich anschickt, mit dem Kopf die Haut zu durchbrechen. Bevor der Parasit an der Außenfläche des Körpers erscheint, können uncharakteristische toxische oder allergische Symptome auftreten, wie z.B. Urtikaria, Pruritus, Asthma und Durchfälle. In der Haut gehen dem Durchbruch heftiger Juckreiz, Schmerzen, Papeln, Pusteln, erbsen- bis haselnußgroße, entzündliche Knoten, furunkelähnliche Schwellungen voran. Nach dem Durchbruch wird eine seröse, reine Flüssigkeit entleert; am Boden der Ulzeration ist der Sitz des Schmarotzers gut wahrnehmbar. Selten werden gestaffelte subkutane Abszesse beobachtet, die dadurch entstehen, daß die Würmer nicht bis zur Hautoberfläche durchdringen, sondern vorher absterben und sich in das Unterhautgewebe entleeren. Für das Krankheitsgeschehen sind weniger die direkt auf den Wurm zu beziehenden Symptome als bakterielle Sekundärinfektionen wesentlich. Abszesse, Phlegmonen, Arthritiden, Ankylosen und Sehnenkontrakturen sind in endemisch befallenen Gebieten häufig. Drakunkuluswürmer in Gelenksnähe können durch ihre Stoffwechselprodukte auch aseptische Arthritiden verursachen. Gewöhnlich geht mit einer Drakunkulosis eine Bluteosinophilie (13–36%) einher. Eine Immunität ist bisher nicht beobachtet worden.

Diagnose

Ein Medinawurmbefall wird meist nur dann erkannt, wenn der Parasit die Körperoberfläche durchbricht. Vorher können sowohl ein indirekter Fluoreszenztest, wobei tiefgefrorene Larven oder Schnitte von Drakunkulus als Antigen dienen (positiv bis 6 Monate nach Entfernung der Würmer), als auch ein Hauttest angewendet werden. Früherer Befall durch Drakunkuluswürmer ergibt im Röntgenbild schlangenförmig gewundene, dichte Schatten, die verkalkten Würmern entsprechen.

Prophylaxe und Therapie

Eine Infektion wird durch Filtrieren und Abkochen des Wassers vermieden. Eine Berührung des Trinkwassers mit den Beinen ist unbedingt zu vermeiden. Ferner kann durch Vernichtung der Zyklopse mit Chemikalien in den Gewässern die Infektionsquelle beseitigt werden. Chemotherapeutisch haben sich neuerdings Niridazol (Ambilhar in einer Dosierung 25 bis 30 mg/kg täglich über 7 bis 10 Tage) und Thiabendazol (Minzolum) bewährt (50 bzw. 75 mg/kg Körpergewicht als einmalige Dosis oder in 2 × 25 mg für mehrere Tage). Auch Metronidazol (Clont, Flagyl) wird als wirksames Medikament empfohlen. Die Entfernung des Wurmes entweder durch Extraktion oder chirurgischen Eingriff ist jedoch die Methode der Wahl. Die Entfernung muß in einer Sitzung erfolgen und nicht nach der Methode der Eingeborenen, wobei der Wurm an einem Stäbchen aufgewickelt wird und ganz langsam über einen längeren Zeitraum herausgezogen wird. Ein im Körper steckengebliebener toter Wurm kann schwere toxische, allergische Reaktionen verursachen. Zur Verhütung und Bekämpfung von Sekundärinfektionen wird man sterile Verbände anlegen und ein Breitbandantibiotikum verabreichen.

Literatur

Hallmann, L., F. Burkhardt: Klinische Mikrobiologie, 4. Aufl. Thieme, Stuttgart 1974

Hunter, G.W., W.W. Frye, J.C. Swartzwelder: A manual of tropical medicine. Lipincott, Philadelphia 1960

Nauck, E.G.: Lehrbuch der Tropenkrankheiten, 4. Aufl. Thieme, Stuttgart 1975

Piekarski, G.: Medizinische Parasitologie in Tafeln. Springer, Berlin 1973

Sahba, G.H., F. Arfaa, A. Fardin, A. Ardalhan: Studies on Dracunculosis in Iran. Amer. J. trop. Med. 22 (1973) 343

Trematoden
Schistosomiasis (Bilharziose)

K.-J. VOLKMER

Definition

Unter *Schistosomiasis* versteht man menschliche und tierische Infektionen durch Trematoden der Familie Schistosomatidae. Die Entwicklung des Parasiten geht über mindestens einen obligaten Zwischenwirt (Schnecke). Natürliche Endwirte sind neben dem Menschen vor allem Säugetiere und Vögel. Für menschliche Erkrankungen werden die Begriffe *Schistosomiasis* und *Bilharziose* synonym verwandt.

Alle menschenpathogenen Bilharzia-Arten gehören der Gattung Schistosoma an. Die wichtigsten Vertreter sind *Schistosoma haematobium, Schistosoma mansoni* und *Schistosoma japonicum*. Eine vierte Art, *Schistosoma intercalatum,* ist nur von örtlicher Bedeutung. Während Schistosoma haematobium und Schistosoma mansoni fast ausschließlich beim Menschen vorkommen, gibt es für Schistosoma japonicum und Schistosoma intercalatum auch tierische Reservoire. *Schistosoma mattheei* und *Schistosoma bovis* sind Säugetierparasiten, die gelegentlich auch beim Menschen beobachtet werden.

Häufigkeit

Die Zahl der mit Bilharzia infizierten Menschen auf der gesamten Welt wird auf 120–200 Millionen geschätzt. In den betreffenden Ländern tritt die Erkrankung herdförmig auf. Die Endemizität hängt vom Vorhandensein eines ausreichenden Erregerreservoirs (Eiausscheider) und geeigneter Zwischenwirte (Schnecken) ab. So sind bestimmte Gewässer befallen, andere, u.U. in unmittelbarer Nähe gelegene, können frei bleiben. Eingriffe in derartige Ökologien, wie z.B. Bewässerungs- und Siedlungsprojekte, führen immer wieder zu örtlichen Ausbreitungen. Auf diese Weise zeichnet sich trotz Bekämpfungs- und Behandlungsmaßnahmen ein echter Rückgang der globalen Erkrankungsziffern nicht ab.

Vorkommen

Die menschliche Bilharziose beschränkt sich auf tropische und subtropische Gebiete (Tab. 13.**52**). Die geographische Verbreitung ist aus Abb. 13.**78** u. 13.**79** ersichtlich. Schistosoma japonicum kommt ausschließlich in Südostasien vor. In Südamerika und auf den Antillen findet man nur Schistosoma mansoni. In Afrika und Madagaskar gibt es sowohl Schistosoma mansoni als auch Schistosoma haematobium. Außerhalb Afrikas kennt man noch einzelne Herde von Schistosoma mansoni im Jemen sowie in Saudi-Arabien, von Schistosoma haematobium in Vorderasien und an der Westküste Indiens. Der einzige europäische Herd in Südportugal ist erloschen. Schistosoma intercalatum ist auf einzelne Gebiete in Westafrika beschränkt. Schistosoma mattheei und Schistosoma bovis kommen in Süd-, Zentral- und Westafrika vor, führen aber nur selten zu menschlichen Erkrankungen.

Entwicklung und Übertragung des Erregers

Die Entwicklung des Parasiten ist an einen obligaten Wirtswechsel gebunden. Die Wurmeier gelangen mit dem Harn oder Kot ins Wasser. Aus jedem Ei schlüpft eine bewegliche Larve (Mirazidium), die zu ihrer Weiterentwicklung innerhalb von 24 Stunden in eine bestimmte Süßwasserschnecke eindringen muß. Als Zwischenwirte von Schistosoma mansoni, Schistosoma haematobium und Schistosoma intercalatum fungieren aquatisch lebende Lungenschnecken der Gattungen Biomphalaria (für Schistosoma mansoni) und Bulinus (für Schistosoma haematobium und Schistosoma intercalatum). Schistosoma japonicum entwickelt sich in Kiemenschnecken, die vorwiegend der Gattung Oncomelania angehören. Nach einem Reifungs- und Vermehrungsprozeß von einigen Wochen schwärmen aus der befallenen Schnecke zahlreiche Larven (Zerkarien) aus. Sie besitzen einen gegabelten Ruderschwanz, sind im Wasser frei beweglich und bleiben, je nach Umgebungstemperatur, über mehrere Tage infektionstüchtig. Mittels einzelliger Bohrdrüsen können sie aktiv in die menschliche Haut eindringen. Der Mensch infiziert sich also durch bloßen Kontakt mit zerkarienhaltigen Binnengewässern. Über Lymph- und Blutbahnen gelangen die Parasiten in die Leber, wo sie in den Pfortaderästen innerhalb einiger Wochen geschlechtsreif werden. Gegen den Blutstrom wandern sie in die Darmvenen und von dort, wenn es sich um Schistosoma haematobium handelt, über Anastomosen in die Beckenvenen.

Die adulten Würmer erreichen, je nach Art, eine Länge von 10–20 mm. Ihre natürliche Lebensdauer beträgt mehrere Jahre. Sie sind getrenntgeschlechtlich und leben paarweise (»Pärchenegel«) in den Blutgefäßen. Das muskelkräftige Männchen umklammert das fadenförmige Weibchen und sorgt mit seinen Saugnäpfen für die Verankerung und Fortbewegung im Gefäßlumen. Das Weibchen legt Eier ab, die durch enzymatische Aktivität und örtliche Wirtsreaktion zum Teil das Lumen des Darm- oder Harntraktes erreichen und mit Kot bzw. Urin ins Freie gelangen.

Tabelle 13.52 Bilharziose

	Schistosoma haematobium	Schistosoma mansoni	Schistosoma japonicum	Schistosoma intercalatum
Vorkommen	Afrika, Vorderasien	Afrika, Südamerika, Karibische Inseln, Jemen, Saudi-Arabien	Ostasien	West- und Zentralafrika
Zwischenwirt	Lungenschnecken Gattung Bulinus	Lungenschnecken Gattung Biomphalaria	Kiemenschnecken, Gattung Oncomelania	Lungenschnecken, Gattung Bulinus
Inkubationszeit a) Dermatitis b) Initialstadium	\multicolumn{4}{c}{weniger als 24 Stunden nach Exposition / minimal 2, maximal 12 Wochen (Mittel: 4–7 Wochen) nach Exposition}			
Präpatenzzeit	> 10 Wochen	> 7 Wochen	> 4 Wochen	> 7 Wochen
Hauptsitz der adulten Würmer	Venengeflechte des kleinen Beckens	untere Mesenterialvenen	obere und untere Mesenterialvenen	Mesenterialvenen
Organbefall	Harnblase, Harnleiter, (Genitalorgane, Rektum, Leber, Lunge)	unterer Dickdarm (Leber, Lunge)	Dick- und Dünndarm, Leber (Lunge)	unterer Dickdarm (Leber)
Leitsymptome	Hämaturie (»Blasenbilharziose«)	Verdauungsbeschwerden, blutig-schleimige Stühle (»Darmbilharziose«) Zunahme der Größe und Konsistenz von Leber und Milz (»hepatolienale Bilharziose«)		
Einachweis	Harn (Stuhl) bioptisch Blase, Rektum (Leber)	Stuhl bioptisch Darmwand, Leber		
Eimerkmale	spindelförmig, Endstachel	spindelförmig, Seitenstachel	elliptisch, Seitenstachel nicht vorhanden oder rudimentär	spindelförmig, langer Endstachel
Eigröße (Mittel)	143:60 μm	159:68 μm	89:67 μm	175:60 μm
Therapie	Metrifonat, Niridazol	Hycanthone, Niridazol, Oxamniquin	Niridazol, Antimonverbindungen	Niridazol, Hycanthone

Pathogenese

Die Pathogenese des Krankheitsbildes wird durch das Wechselspiel zwischen Parasit und Wirt diktiert. Seitens des Parasiten verursachen nicht so sehr die adulten Würmer, sondern deren Eier pathologische Veränderungen. Sie führen in der Nachbarschaft der Wurmpärchen zunächst zur Ausbildung kleiner Granulome oder Mikroabszesse (»Pseudotuberkel«), die konfluieren und polypenartig in das Lumen von Blase oder Dickdarm hineinragen können. Durch bindegewebige Ausheilung kommt es allmählich zu Infarzierungen und Verkalkungen. Mit dem Blutstrom werden Eier aber auch in andere Organe verschleppt. In der Leber siedeln sie sich um die Pfortaderäste an und können dort durch zunehmende Fibrosierung eine portale Stauung und schließlich Zirrhose verursachen. Während die primäre Lungenpassage der Larven, offenbar aufgrund fehlender Sensibilisierung, meist reaktionslos verläuft, bilden sich bei späteren Eiembolien Pseudotuberkel, die bei genügender Anzahl im Laufe der Zeit zur Lungenfibrose führen können. Ähnliche Vorgänge in anderen Organen sind vergleichsweise selten.

Krankheitsbilder

Zerkariendermatitis

Im Gegensatz zu den meisten anderen Infektionen kann sich bei der Bilharziose das Eindringen des Erregers in Form von Hauterscheinungen manifestieren. Bereits einige Stunden nach Exposition kommt es an der Eintrittsstelle zu Juckreiz und fleckförmiger Hautrötung, die nach wenigen Tagen spontan abklingen. Urtikarielle Allgemeinreaktionen und örtliche Exazerbationen infolge Superinfektion kommen vor.

Eine derartige Zerkariendermatitis wird auch beim Eindringen tierpathogener Bilharzia-Arten in die menschliche Haut beobachtet. Sie kommt als »Badedermatitis« (»swimmer's itch«) auch in gemäßigten Breiten vor. Die weitere Entwicklung des Parasiten bricht nach der Invasion ab, die Hauter-

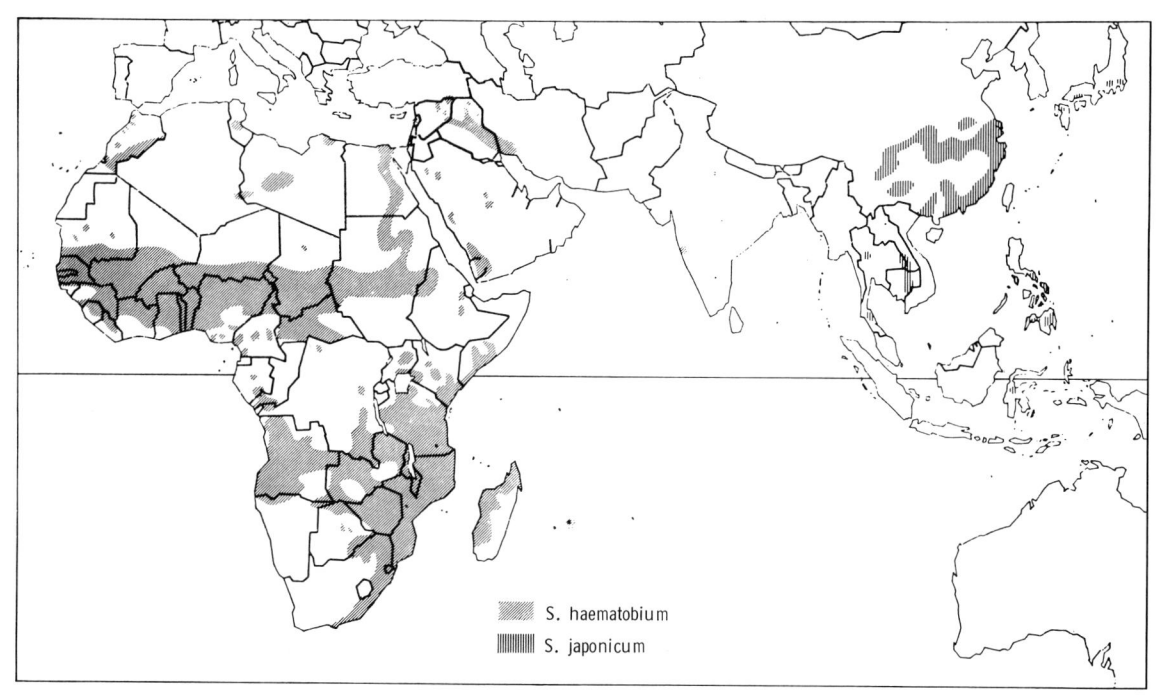

Abb. 13.**78** Verbreitung von Schistosoma haematobium und Schistosoma japonicum (nach *Wright*)

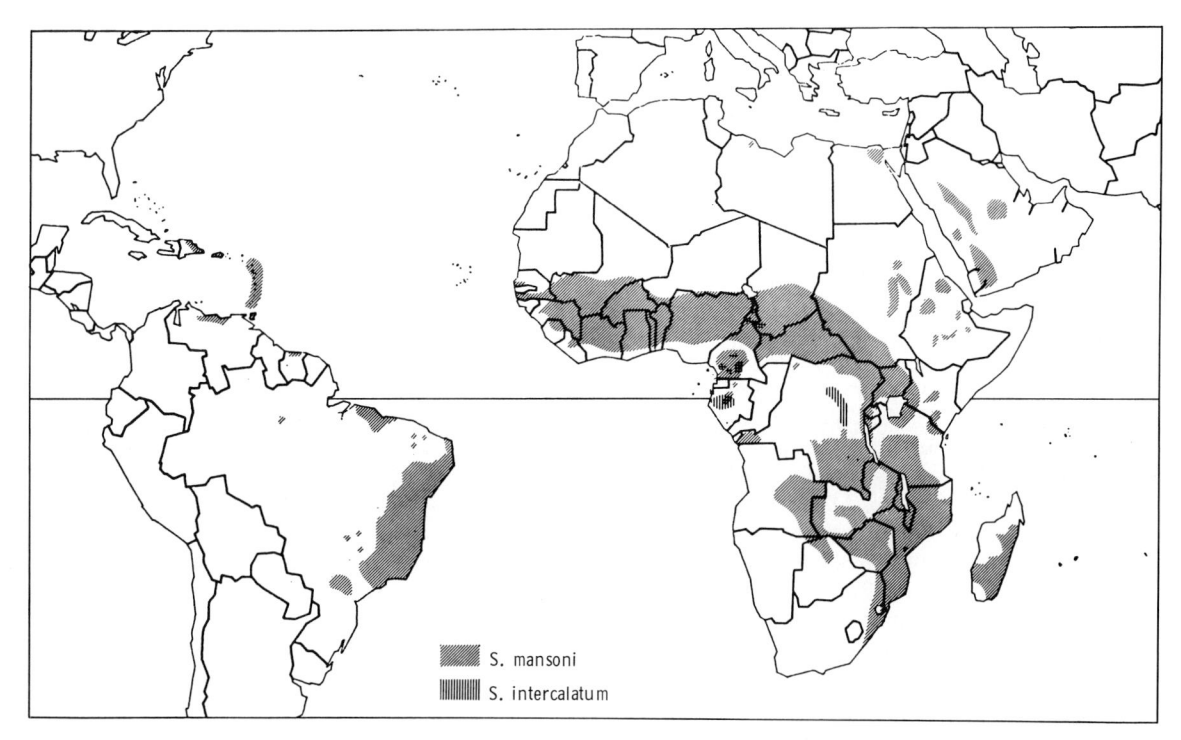

Abb. 13.**79** Verbreitung von Schistosoma mansoni und Schistosoma intercalatum (nach *Wright*)

scheinungen können allerdings heftiger und anhaltender sein als bei menschenpathogenen Arten.

Initialstadium
Nach einer Inkubationszeit (s. Tab. 13.**52**) von 4–7 (minimal 2, maximal 12) Wochen kommt es zu Allgemeinreaktionen: Fieber, Mattigkeit, Kopf- und Gliederschmerzen sind häufige, aber uncharakteristische Symptome. Sie werden nicht selten von einer Bronchitis oder Enteritis begleitet. Hauterscheinungen wie Urtikaria oder angioneurotische Ödeme kommen vor, sind aber nicht obligat. Leber und Milz sind mäßig vergrößert. Im weißen Blutbild findet sich in dieser Phase eine

hohe Eosinophilie (bis 60%). Die Krankheitserscheinungen des akuten Anfangsstadiums, die bei Infektionen mit Schistosoma japonicum besonders heftig verlaufen können (»Katayama disease«), klingen nach einigen Tagen, längstens Wochen, spontan ab.

Organmanifestationen

Das chronische Stadium kann mit uncharakteristischen Allgemeinerscheinungen und mäßiger Leber-Milz-Vergrößerung weiterverlaufen oder symptomlos bleiben. In der Mehrzahl der Fälle kommt es jedoch nach kurzem Intervall zu einem Organbefall, der sich über viele Jahre hinziehen kann. Die Krankheitsbilder hängen vom bevorzugten Sitz der jeweiligen Schistosomenart ab, obwohl es Überschneidungen und Doppelinfektionen gibt.

Die *Urogenitalbilharziose* wird fast ausschließlich durch Schistosoma haematobium verursacht. Leitsymptom ist die Hämaturie. Blutiger Urin und Schmerzen in der Harnröhre werden typischerweise am Ende der Miktion angegeben. Der Verlauf wird wesentlich von entzündlichen Begleiterkrankungen der Nieren und ableitenden Harnwege (Zystitis, Pyelitis, Pyelonephritis) mit den bekannten Symptomen und Folgen bestimmt.

Der *Darmbilharziose* liegen Infektionen mit Schistosoma mansoni, Schistosoma japonicum oder Schistosoma intercalatum, selten auch Schistosoma haematobium zugrunde. Sie verläuft weniger typisch als die Blasenbilharziose. Leichtere Infektionen können symptomlos bleiben oder sich nur als uncharakteristische Verdauungsbeschwerden äußern. Stärkerer Befall führt bei entsprechender Wirtsreaktion zum Bild der remittierenden Kolitis mit Wechsel von Obstipation und blutig-schleimigen Durchfällen mit Leibschmerzen, ähnlich wie bei der Amöbenruhr. Der Dickdarm ist streckenweise palpabel und druckempfindlich. Bei Schistosoma-japonicum-Infektionen ist der Dünndarm häufig mitbeteiligt.

Die *hepatolienale Form* ist – abgesehen von der temporären Vergrößerung dieser Organe im Anfangsstadium – eine spätere Manifestation der Bilharziose. Sie tritt bei Schistosoma japonicum am frühesten, häufigsten und ausgeprägtesten auf, bei Schistosoma mansoni später und seltener, bei Schistosoma haematobium nur ausnahmsweise. Leitsymptom ist die zunehmende Größe und Konsistenz von Leber und Milz. Noch vor Ausbildung einer diffusen Leberzirrhose kann es zu portaler Hypertension mit Aszites und Caput medusae kommen. Intestinale Blutungen sind selten.

Komplikationen

Komplikationen oder seltene Organmanifestationen können bei allen Formen der Bilharziose vorkommen. Ein klinisch manifester *Lungenbefall* äußert sich zunächst als chronische Bronchitis mit Husten und zuweilen blutigem Sputum. Massive und anhaltende Eiembolien führen zu respiratorischer Insuffizienz mit chronischem Cor pulmonale.

Eine Beteiligung des *Zentralnervensystems* mit diffuser oder herdförmiger Symptomatik wird bei Schistosoma-japonicum-Infektionen im Gehirn, bei Schistosoma mansoni und (selten) bei Schistosoma haematobium im Rückenmark beobachtet. *Entzündliche Begleiterkrankungen* gehören bei der Blasenbilharziose zum Krankheitsbild. Fibrosen oder Verkalkungen im Bereich der Blasenwand, der Ureteren und des kleinen Beckens können im Lauf der Jahre zu *Störungen der Harnentleerung, Strikturen, Hydronephrosen, Lymphstauungen* oder *Fistelbildungen* führen. Eiansammlungen im Wurmfortsatz bei der Darmbilharziose verursachen gelegentlich eine *Appendizitis*.

Die Frage nach dem Zusammenhang zwischen Bilharziose und *Karzinomentstehung* wird diskutiert. In Ägypten, einem Land mit hoher Schistosoma-haematobium-Endemizität, ist das Blasenkarzinom mit 23% aller Malignome vertreten. In Gebieten mit Darmbilharziose wurde ein ähnliches Zusammentreffen mit dem Kolonkarzinom registriert. Da jedoch andere Populationen mit vergleichbarem Bilharziosebefall derartige Koinzidenzen vermissen lassen, steht der Beweis für einen Kausalzusammenhang noch aus.

Spezielle Untersuchungsbefunde

Beweisend für das Vorliegen einer Bilharziose ist allein der *Einachweis*, der im Hinblick auf therapeutische, prognostische und evtl. rechtliche Konsequenzen unbedingt anzustreben ist. Bei Schistosoma japonicum beginnt die Eiausscheidung im Stuhl frühestens 30 Tage, bei Schistosoma mansoni nicht vor dem 42. Tag nach der Infektion. Eier von Schistosoma haematobium treten gewöhnlich erst nach 2½–3 oder mehr Monaten im Harn auf. Die relativ großen Eier mit ihren typischen morphologischen Merkmalen (Abb. 13.**80**) sind unter dem Mikroskop bei mittlerer Vergrößerung kaum zu übersehen. Da die Eiausscheidung in Intervallen verläuft, sind die Untersuchungen des Harnsedimentes bzw. der Stuhlaufschwemmung grundsätzlich mehrfach zu wiederholen. Zur Stuhluntersuchung eignen sich Anreicherungsverfahren (Telemann, Mirazidienschlüpfversuch).

Zur *Immundiagnostik* wird die Komplementbindungsreaktion, die indirekte Hämagglutination, die Immunfluoreszenz sowie die Zerkarienhüllenreaktion herangezogen. Eine Reihe von weniger aufwendigen Objektträgermethoden sowie der Intradermaltest werden praktisch nur in Feldversuchen angewandt. Nachteil aller Reaktionen ist ihre mangelnde Spezifität, die nicht über 90% liegt. Falsch-negative wie falsch-positive Titer kommen vor, letztere z.B. durch Sensibilisierung mit tierpathogenen Schistosomen bei der Badedermatitis. Für klinische Belange stellt die Serologie ein wertvolles Indiz dar, auf das allein sich aber weder Nachweis noch Ausschluß einer Bilharziose stützen sollte.

Endoskopisch kann man bei der frischen Blasenbilharziose die Eituberkel als helle Knötchen von

1–2 mm Durchmesser erkennen (Abb. 13.**81**). Ähnliche Granulome sieht man bisweilen auch im Darm, doch sind sie hier oft von entzündlichen Reaktionen mit stärkerer Schleimhautschwellung und Hyperämie überdeckt. Das rektoskopische Bild ist daher weniger typisch. Die endoskopischen Untersuchungen sollten immer durch eine Biopsie ergänzt werden, da der Einachweis aus dem Gewebe (evtl. auch aus der Leber) oft leichter gelingt als aus den Ausscheidungen.

Röntgenologisch sind Verkalkungen in der Blasenwand ein typisches Zeichen für eine chronische Blasenbilharziose. Kalkeinlagerungen um die Harnleiter dürfen nicht mit sklerosierten Iliakalgefäßen verwechselt werden. Großknotige Füllungsdefekte der Harnblase sind besonders bei Kindern im frühen Organstadium beschrieben worden. Sekundäre Veränderungen an Nieren und Harnwegen bei Blasenbilharziose sowie granulomatöse oder papillomatöse Schleimhautbilder bei Darmbilharziose sind zwar nicht pathognomonisch, liefern aber wertvolle Indizien für die Diagnose. Das gleiche gilt für röntgenologische Lungenveränderungen: Massive Eiembolien können eine Miliartuberkulose vortäuschen oder eosinophile Infiltrate hervorrufen. Später kann eine Fibrose sowie eine pulmonale Stauung zu erkennen sein.

Verlauf und Prognose
Der Krankheitsverlauf hängt von der Schistosomenart, der Parasitenzahl, der Dauer der Infektion und der Reaktion des Wirtsorganismus ab. Generell kann man sagen, daß Infektionen mit Schistosoma japonicum am schwersten, mit Schistosoma mansoni und Schistosoma haematobium weniger schwer, mit Schistosoma intercalatum und anderen Arten leicht verlaufen. Auf die Möglichkeit abortiver oder asymptomatischer Verläufe, die bei allen Arten vorkommen, wurde hingewiesen. Die Gefährdung des Menschen liegt bei andauernden, unbehandelten schweren Infektionen in der zunehmenden Organschädigung, die mit der Zeit die Prognose ungünstig beeinflußt. Ähnliches gilt für Komplikationen und Begleiterkrankungen, die besonders in unterentwickelten Gebieten eine entscheidende Rolle spielen und schließlich zum tödlichen Ausgang führen können.

Differentialdiagnose
Typische Organmanifestationen bereiten bei entsprechender Expositionsanamnese diagnostisch kaum Schwierigkeiten. Die Darmbilharziose ist von der ähnlich verlaufenden Amöbenruhr durch den Erregernachweis abzugrenzen. Blutungen aus Blase oder Darm müssen auch in Endemiegebieten an andere Erkrankungen wie Zystitis, Colitis ulcerosa oder Tumoren denken lassen, besonders wenn der Einachweis trotz wiederholter Untersuchungen nicht gelingt. Stärkere Lymphstauungen und Fibrosen im kleinen Becken finden sich in den Tropen auch beim Lymphogranuloma inguinale sowie bei einzelnen Filariosen.

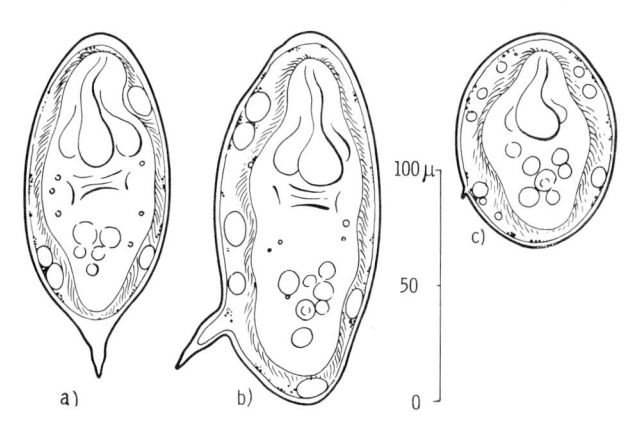

Abb. 13.**80** a–c Eier der 3 wichtigsten menschenpathogenen Bilharzia-Arten. a) Schistosoma haematobium, b) Schistosoma mansoni, c) Schistosoma japonicum

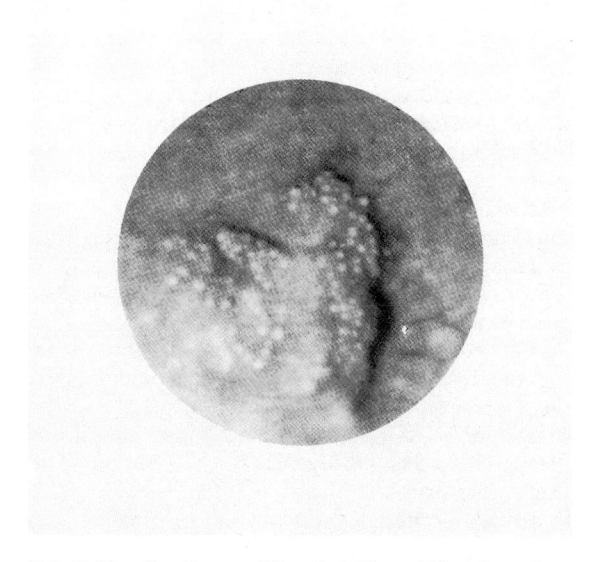

Abb. 13.**81** »Sandkornzystitis« bei Blasenbilharziose (aus *H. J. Reuter:* Atlas der urologischen Endoskopie. Thieme, Stuttgart 1963)

Schwierig ist die Erkennung der abortiven Verlaufsformen mit uncharakteristischer Symptomatologie. Hier gilt es, durch wiederholten Einsatz der aufgezeigten diagnostischen Möglichkeiten eine Bilharziose auszuschließen oder durch den Einachweis zu bestätigen. – Seltene Komplikationen, wie z.B. Befall des Zentralnervensystems, werden außerhalb des Endemiegebietes meist erst postmortal diagnostiziert.

Therapie
Die Behandlung der Bilharziose (s. Tab. 13.**52**, S. 13.346) ist nicht frei von Problemen. Ein ideales Chemotherapeutikum gibt es noch nicht. Die vorhandenen Mittel sind zum Teil mit beträchtlichen Nebenwirkungen belastet. Sie sind daher für Massenbehandlungen kaum geeignet. Für die Individualtherapie ist eine kritische Sicherung der

Diagnose zu fordern. Ein serologischer Titer ist für sich allein keine Indikation für eine Behandlung.

Ziel der Chemotherapie ist die parasitologische Heilung, die nicht immer erreicht wird. Im Hinblick auf die kumulative Wirkung der Eiablage ist bereits eine Dezimierung der Würmer sinnvoll. Oft sind mehrere Kuren mit dem betreffenden Mittel erforderlich. Der Therapieerfolg wird an der Eiausscheidung gemessen, die nach Abtöten aller Parasiten innerhalb von 2–4 Wochen aufhört. Klinische und immunologische Befunde können herangezogen werden. Dabei ist zu berücksichtigen, daß die bereits vorhandenen Organschäden durch das Anthelminthikum nicht beeinflußt werden und serologische Titer über mehrere Monate (evtl. auch länger) positiv bleiben. Infektionen mit Schistosoma haematobium sind therapeutisch am leichtesten zu beeinflussen. Zufriedenstellende Ergebnisse sind auch bei Schistosoma mansoni zu erreichen. Schistosoma japonicum ist gegen die bekannten Mittel am wenigsten empfänglich.

Bis vor kurzem standen lediglich dreiwertige *Antimonverbindungen* zur Verfügung. Wegen der beträchtlichen Nebenwirkungen werden sie heute fast nur noch gegen Schistosoma japonicum angewandt. Neben dem Brechweinstein (Tartarus stibiatus) ist eine Reihe von antimonhaltigen Mitteln im Handel (z.B. Stibophen, Stibocaptat, Na-antimonylgluconat).

Von den *Thioxanthonen* war das *Lucanthon* die erste oral anwendbare Substanz. Wegen seiner Toxizität bei geringer Wirksamkeit wird es heute nicht mehr angewandt. Eine Weiterentwicklung ist das *Hycanthone*, das intramuskulär gegeben wird und den Vorteil einer Einmaldosis-Behandlung bietet. Es wirkt auf Schistosoma haematobium und Schistosoma mansoni, jedoch nicht auf Schistosoma japonicum. Die Nebenwirkungen sind gering, es ist allerdings lebertoxisch; bei vorgeschädigter Leber ist es kontraindiziert.

Niridazol ist seit etwa 10 Jahren im Gebrauch. Das Mittel muß über 5–7 Tage oral verabreicht werden. Erfolgsquoten und Nebenwirkungen sind recht unterschiedlich. Neben subjektiven Beschwerden werden toxische Einflüsse auf Herz, Leber und Spermatogenese sowie psychische Veränderungen bis zu Halluzinationen beobachtet. Die Schäden sind reversibel, die Medikation bedarf aber einer besonderen Überwachung.

Metrifonat ist ein neueres Mittel, das nur auf Schistosoma haematobium wirkt. Die orale Dosis muß im Abstand von 2–4 Wochen insgesamt dreimal appliziert werden. Es handelt sich um einen organischen Phosphorsäureester, nach dessen Anwendung es vorübergehend zu einem meßbaren Abfall der Cholinesterase kommt. Bei richtiger Dosierung werden praktisch keine Nebenwirkungen beobachtet. Es ist heute das Mittel der Wahl bei Infektionen mit Schistosoma haematobium.

Oxamniquin ist eine neue Substanz aus der Reihe der Hydrochinoline mit einer selektiven Wirkung auf Schistosoma mansoni. Es kann intramuskulär oder oral als Einmaldosis gegeben werden und zeigt kaum Nebenwirkungen. Größere Erfahrungen mit diesem Mittel liegen noch nicht vor. – Weitere Substanzen sind in der Entwicklung bzw. Erprobung. Es ist damit zu rechnen, daß sie die Präparate der älteren Generation demnächst ablösen werden. Alle genannten Verbindungen sind in Deutschland nicht im Handel, sondern müssen über Arzneimittelimporteure bezogen werden.

Die Behandlung der eventuell vorhandenen Organschäden oder Begleiterkrankungen erfolgt im üblichen Sinn. Chirurgische Maßnahmen können besonders bei Komplikationen der Blasenbilharziose indiziert sein.

Prophylaxe und Bekämpfung

Eine individuelle Prophylaxe ist durch Vermeiden jeglichen Kontaktes mit Binnengewässern in bilharzioseverdächtigen Gebieten möglich. Mangels einer Chemoprophylaxe oder Impfung ist eine sachgerechte Aufklärung aller Personen, die in betreffende Länder reisen, sinnvoll.

Bekämpfungsmaßnahmen versuchen, den Erregerzyklus und damit die Übertragung der Krankheit zu unterbrechen. Zur Vernichtung der Zwischenwirte werden Molluskizide eingesetzt. In der Praxis hat sich die Schneckenbekämpfung meist nur dann bewährt, wenn sie mit der Sanierung der Eiausscheider und hygienisch-erzieherischen Maßnahmen kombiniert wurde. Die Gefahr der Wiedereinschleppung von Parasit und Vektor in derart sanierte Gebiete ist groß.

Eine echte Massenprophylaxe besteht darin, bei allen Umweltveränderungen in bilharziosegefährdeten Gebieten (z.B. Staudämme, Bewässerungsprojekte, Industrieanlagen) die Möglichkeit einer Ausbreitung der Erkrankung in Erwägung zu ziehen und durch rechtzeitig eingeplante Maßnahmen zu verhindern.

Literatur

Ansari, N.: Epidemiology and control of schistosomiasis (Bilharziasis). Karger, Basel 1973

Maegraith, B.G., H.M. Gilles: Management and treatment of tropical diseases. Blackwell, Oxford 1971

Wilcocks, C., P.E.C. Manson-Bahr: Manson's tropical diseases, 17. Aufl. Baillière & Tindall, London 1972

Nauck, E.G.: Lehrbuch der Tropenkrankheiten, 4. Aufl. Thieme, Stuttgart 1975

Opisthorchiasis (Leberegel)

R. SCHUBERT † und I. FÜSGEN

Definition

Parasitäre, vorwiegend in den Tropen vorkommende Leber- und Pankreaskrankheit, die durch die blutsaugenden Leberegel Clonorchis sinensis,

Opisthorchis felineus seu tenuicollis und Opisthorchis viverrini hervorgerufen wird und außer dem Menschen auch andere Säugetiere befällt.

Clonorchis sinensis (chinesischer Leberegel)
Vorkommen
Der chinesische Leberegel ist ein weit verbreiteter Parasit Ostasiens. Menschliche Infektionen kommen besonders zahlreich in Südchina, Indochina und Japan, außerdem in Südkorea und Formosa vor.

Epidemiologie
Die Übertragung erfolgt durch den Genuß roher oder ungenügend gekochter Süßwasserfische, die als Zwischenwirte in Betracht kommen. Als Endwirte müssen neben den Menschen auch Schweine, Hunde und Katzen berücksichtigt werden, wobei Katzen besonders empfänglich sind. Sie beherbergen oft zahlreiche Würmer, ohne wesentliche Krankheitserscheinungen erkennen zu lassen, und scheiden dann ständig Egeleier aus.
Die Zahl der von diesem Leberegel befallenen Personen wird in Ostasien auf fast 20 Millionen geschätzt. In der Kwangtung-Provinz in Südchina, wo Genuß roher Fischsalate althergebracht ist, findet man z.B. eine menschliche Infektionsrate bis zu 36%. Düngung von Fischteichen mit menschlichen Fäkalien führt hier zur Infektion der Schnecken und Fischzwischenwirte.
Der Import clonorchisinfizierter Fische hat z.B. in Shanghai und auf Hawaii, wo derartige Infektionen nicht endemisch sind, zu menschlichen Erkrankungen geführt. Weder dort noch woanders auf der Welt, wohin dieser langlebige Parasit mit seinem menschlichen Wirt gelangt, sind neue Infektionen bekannt geworden.

Morphologie und Entwicklung
Der zu den Trematoden gehörende Clonorchis sinensis hat eine etwa lanzettförmige, blattartige Gestalt und erscheint in lebendem Zustand fast durchsichtig. Er ist 10–20 mm lang und 3–5 mm breit. Die Oberfläche ist glatt, der Mundsaugnapf deutlich größer als der Bauchsaugnapf. Er lebt in den mittleren Gallengängen der Leber und im Pankreas. Seine Lebenszeit im Menschen kann bis zu 20 Jahre betragen. Die gelblichbraunen Eier, ca. 30 μ groß, besitzen einen Deckel und enthalten beim Ausscheiden mit dem Kot ein Mirazidium. Wasserschnecken, u.a. solche der Gattungen Bulimus und Parafossarulus, fressen diese Eier. Ausgeschiedene Zerkarien enzystieren sich als Metazerkarien, insbesondere in der Muskulatur von karpfenähnlichen Fischen. Im Dünndarm des Menschen, der sich durch Genuß rohen clonorchisbefallenen Fischfleisches infiziert, werden diese Metazerkarien frei und wandern über den Ductus choledochus in die Gallengänge der Leber ein. Ungefähr 1 Monat nach Infektion sind Eier im Stuhl nachweisbar.

Krankheitsbild
Clonorchispatienten sind meist nicht akut krank; sie kommen oft erst mit seit Jahren bestehenden uncharakteristischen Symptomen zur Behandlung. Ein akutes Stadium der Infektion ist sehr selten. Dabei stehen hohe Temperaturen, Ikterus, vergrößerte und druckdolente Leber sowie eine Eosinophilie bis zu 40% im Vordergrund. Am häufigsten wird jedoch ein chronisches Stadium beobachtet. Hierbei treten an Symptomen auf: Inappetenz, Flatulenz, Obstipation, Diarrhoe, Ikterus, Druckgefühl im Bereich des gesamten Oberbauches, Anämie und Kachexie. Sehr ausgedehnte chronische Infektionen führen zu einer Leberzirrhose mit allen sie begleitenden Symptomen, wie Ikterus, Aszites, Ödemen, Blutungsneigung usw. Neben einer sich entwickelnden Leberzirrhose sind Cholangitiden mit miliaren Abszessen, chronischer Cholezystitis und Pericholezystitis bekannt. Die Entstehung eines primären Leberkarzinoms ist bei einer chronischen Infektion nicht selten.
Pathologische Veränderungen findet man besonders im linken Leberlappen, in desssen distalen Gallengängen die Parasiten speziell vorkommen; bis zu 21000 Clonorchiswürmer sind bei einer Obduktion gefunden worden. Mechanische und toxische Schädigungen führen zu Epithelproliferationen der befallenen Gallengänge. Periportale und interlobuläre Infiltrationen mit Bindegewebsneubildung werden beobachtet.

Diagnose
Der mikroskopische Nachweis der Wurmeier erfolgt durch Untersuchung von Stuhl oder Duodenalsaft; wiederholte Untersuchungen können nötig sein. Die Wurmeier können zwar recht zahlreich sein, werden aber häufig wegen ihrer geringen Größe übersehen. Daher sind Konzentrationsverfahren (z.B. nach Telemann) zu empfehlen. Serologische Methoden sind für klinische Belange bisher nicht genügend gesichert.

Prophylaxe und Therapie
Die Infektion wird durch gründliches Kochen oder Braten der Fische sicher vermieden, denn die enzystierten Metazerkarien gehen bei einer Erhitzung auf 55 °C zugrunde. Bei Zusatz von einem Teil einer 0,7%igen Lösung von Ammoniumsulfat auf 10 Teile Stuhl werden Clonorchiseier in 30 Minuten abgetötet.
Zur Chemotherapie eignen sich beim Menschen intravenöse Gaben von Emetinhydrochlorid. Die Behandlung sollte aber lange genug fortgesetzt werden (eventuell über Monate und Jahre oder wiederholt werden), bis sichergestellt ist, daß alle Parasiten abgetötet sind. Außerdem werden mehrwöchige Kuren mit Resochin, Antimonpräparaten, z.B. Neoantimosan (Fuadin) intramuskulär oder Gentianaviolett empfohlen. Bei Tieren hat sich

Hetol sehr gut bewährt, wird jedoch wegen relativ hoher Toxizität beim Menschen nicht angewendet. Als symptomatische Therapie ist unbedingt eine strenge Diät, neben der Verabreichung von Leber- und Pankreaspräparaten, zu empfehlen.

Opisthorchis felineus und Opisthorchis viverrini

Vorkommen

Der Katzenleberegel Opisthorchis felineus ist wie der chinesische Leberegel aufgrund seiner Entwicklung auf bestimmte Fluß- und Seegebiete beschränkt; sein Verbreitungsgebiet liegt jedoch vorwiegend in der gemäßigten Zone. Bekannte Opisthorchisherde befinden sich z.B. in den Haffgebieten der Ostsee, entlang der Weichsel, in den baltischen Provinzen, im Donaugebiet, in Rußland – besonders in Nordsibirien –, in Vorder- und Hinterindien sowie in Japan. Die Art Opisthorchis viverrini dagegen ist ein häufiger Parasit im nordöstlichen Teil von Thailand und in Bengalen.

Epidemiologie

Das Auftreten des Katzenleberegels beim Menschen steht mit gewissen Ernährungsgewohnheiten in Beziehung, z.B. mit dem Genuß von Fischsalaten aus ungekochten Flußfischen. Da Fischer solche Mahlzeiten vielfach zu sich nehmen, sind sie häufig Katzenleberegelträger. Katzen und Hunde erwerben den Egel durch Fressen von frischen Fischen und Fischabfällen; diese sollten deshalb nur gekocht verfüttert werden. Dem Namen des Egels entsprechend sind Katzen häufig befallen, doch entwickelt sich der Parasit ebenso im Menschen, in Hunden und einigen weiteren Fischfressern, wie z.B. im Seehund. Gleiches gilt für die Art Opisthorchis viverrini, von der in Teilen von Thailand und Bengalen lokal ungefähr 25–45% der Bevölkerung befallen sind, insgesamt etwa 3 Millionen Menschen.

Morphologie und Entwicklung

Die Gestalt des Opisthorchis felineus und des Opisthorchis viverrini gleicht weitgehend der des chinesischen Leberegels. Der Katzenleberegel mit einer Größe von 8–12 mm unterscheidet sich von dem chinesischen Leberegel durch die gelappten Hoden, die auch im hinteren Körperviertel liegen. Die Opisthorchiseier sind etwas schlanker und besitzen einen etwas weniger deutlich abgesetzten Deckel als die Eier von Clonorchis. Die Art Opisthorchis viverrini unterscheidet sich von Opisthorchis felineus durch einige weitere anatomische Besonderheiten, z.B. durch größere Nähe des Ovars zu den Testes, durch die besondere Ausbildung der sog. Eiweißdrüse und durch die etwas geringere Eigröße von 27mal 15 μ. Der Entwicklungszyklus dieser beiden Leberegel entspricht ganz dem des chinesischen Leberegels. Der geschlechtsreife Wurm lebt ebenfalls in den Gallengängen, selten findet man ihn im Pankreas. Etwa 3–4 Wochen nach der Invasion (Präpatenz) können die ersten Eier im Kot des Wirtes auftreten.

Krankheitsbild

Der Befall durch eine geringe Zahl von Parasiten verläuft oft bei beiden Arten ohne klinische Symptome. Bei stärkerem Befall kann es zu Lebervergrößerung, Gallengang- und Gallenblasenentzündung, im chronischen Stadium genauso wie beim chinesischen Leberegel zur Entwicklung eines Gallengang- und Pankreaskarzinoms kommen. Die pathologischen Veränderungen sind im ganzen die gleichen wie bei einer Clonorchisinfektion.

Diagnose und Therapie

Der Nachweis der Eier, die denen des Clonorchis sinensis ähnlich sind, erfolgt am besten durch wiederholte Untersuchungen des Stuhls oder des Duodenalsaftes. Auch hier sind ähnlich wie bei der Suche nach Clonorchiseiern Konzentrationsverfahren zu empfehlen.

Die Infektion wird durch gründliches Kochen oder Braten der Fische sicher ausgeschlossen. Der Genuß roher Fischgerichte in endemisch befallenen Bezirken sollte auf alle Fälle vermieden werden. Chemotherapeutisch kommen die gleichen Medikamente wie bei einer Clonorchisinfektion in Frage.

Literatur

Adams, A.R.D., B. Blackwell, G. Maegraith: Clinical tropical diseases. Blackwell, Oxford 1960

Minning, W.: Die Wurmkrankheiten. In: Die Infektionskrankheiten des Menschen und ihre Erreger, 2. Aufl., hrsg. von A. Grumbach, O. Bonin. Thieme, Stuttgart 1969

Piekarski, G.: Medizinische Parasitologie in Tafeln. Springer, Berlin 1973

Tischler, W.: Grundriß der Humanparasitologie. VEB Gustav Fischer, Jena 1969

Wilcocks, C., P.E.C. Manson-Bahr: Manson's tropical diseases, 17. Aufl. Baillière & Tindall, London 1972

Fasziolopose

R. Schubert † und I. Füsgen

Definition

Parasitäre, in den Tropen vorkommende Darmkrankheit, die durch den großen Darmegel Fasciolopsis buski hervorgerufen wird und neben dem Menschen auch das Schwein, den Hund und das Kaninchen befällt.

Vorkommen

Der große Darmegel ist ein typischer Parasit Ostasiens. Man trifft ihn vorwiegend in Indien, Thailand, China, Formosa und auf den Philippinen.

Epidemiologie
Die Übertragungsweise hängt eng mit den Ernährungsgewohnheiten der Bevölkerung Ostasiens zusammen, die die Früchte der Wassernuß Trapa natans – zum Teil kandiert – gern ißt oder die Schalen der Früchte, an denen die Metazerkarien des großen Darmegels haften, mit den Zähnen aufbeißt. Auf diese Art gelangen die Metazerkarien in den Magen-Darmkanal des Menschen. Diese Pflanzen werden vielfach in Teichen und Tümpeln kultiviert, die man mit menschlichen Fäkalien düngt.

Die Fasziolopse ist vor allem bei Kindern zu finden, da diese die Wassernüsse unüberbrüht von der Pflanze in den Mund nehmen und sich so häufiger infizieren. Ende der sechziger Jahre galten etwa 10 Millionen in Ostasien als infiziert. Neben den Schweinen, die ein wichtiges Erregerreservoir darstellen, dürften infizierte Hunde und Kaninchen epidemiologisch wohl keine wesentliche Rolle spielen.

Morphologie und Entwicklung
Der zu den Trematoden gehörende Flachwurm Fasciolopsis buski ist der größte Saugwurm, der den Menschen befällt. Er hat eine länglich ovale Gestalt, ist rötlich gefärbt und hält sich in den oberen Teilen des Dünndarms auf. Der Egel wird 2 bis 7 cm lang, 1–2 cm breit und 2 mm stark. Die Oberfläche trägt transversal verlaufende Reihen winziger Dornen, die im Bereich des größeren Ventralsaugnapfes besonders dicht stehen. Die relativ großen, farblosen bis gelbbraunen, ovalen Eier (130 bis 140 μ) sind immer recht zahlreich und mit einem etwa 4 μ hohen Deckel an einem Ende versehen. Im Inneren eines Eies befindet sich eine Keimzelle, die von Dotterzellen umgeben ist.

Aus den im Kot reichlich abgelegten Eiern schlüpfen im Wasser Wimpernlarven (Mirazidien) aus, die in Schnecken der Gattungen Planorbis, Segmentina, Hippeutis und Gyraulus eindringen und sich dort zu Sporozyten entwickeln. In diesen entstehen über weitere Entwicklungsstadien (Redien) schließlich sog. Zerkarien, die in ihrer Struktur bereits den erwachsenen Würmern ähnlich (Mund- und Bauchsaugnapf, gegabelter Darm) und mit einem Schwanz ausgestattet sind. Diese schwärmen aus und enzystieren sich, nun Metazerkarien genannt, an den Süßwasserpflanzen der Gattungen Trapa und Eleocharis. Durch Genuß dieser Pflanzen oder ihrer Früchte gelangen sie in den Dünndarm des Menschen und wachsen dort zum geschlechtsreifen Individuum heran. Bei einem Menschen findet man oft zahlreiche Darmegel, wobei dann die Größe des einzelnen Egels im umgekehrten Verhältnis zur Befallstärke steht. Menschliche Infektionen mit über 3500 Egeln sind bekannt. Eier treten beim Menschen ca. 4 Wochen nach Infektion im Stuhl auf, gelangen durch Düngung mit Fäkalien in das Wasser und anschließend in die ersten Zwischenwirte.

Krankheitsbild
Nach einer symptomlosen Inkubationsperiode von 1–2 Monaten Dauer treten epigastrische Beschwerden, insbesondere Hungerschmerz, auf. In einem Teil der Fälle können sich Übelkeit, Erbrechen, Durchfälle und allgemeiner Kräfteverfall dazugesellen. Bei Befall mit nur wenigen Würmern können diese Beschwerden in einigen Monaten schwinden, selbst wenn Egel vorhanden sind. Bei einem massiven Befall treten neben den genannten Symptomen eine hochgradige Abmagerung und umschriebene oder allgemeine Ödeme mit Aszites auf. Ikterus, blutige Stühle, Anämie, Fieber und andere Folgeerscheinungen können in extremen Fällen zum Tode führen. Außerdem beobachtet man eine trockene, sich schuppende Haut, Urtikaria, Zahnfleisch- und Nasenbluten. In seltenen Fällen kann es auch zur Bildung von Leberabszessen kommen. Bei Kindern werden Wachstums- und Entwicklungsstörungen beobachtet. Die beim Befall des Menschen auftretenden Krankheitszeichen werden als Folge einer Intoxikation durch die Stoffwechselprodukte der Parasiten aufgefaßt.

Diagnose
Neben dem klinischen Bild kommt in erster Linie der mikroskopische Nachweis der Wurmeier durch direkte Stuhluntersuchung in Frage. Konzentrationsverfahren mit konzentrierter Kochsalzlösung erleichtern dabei das Auffinden der Eier. Ein immunbiologischer Nachweis hat keine Bedeutung, da sich bei einem Darmegelbefall praktisch keine Antikörper nachweisen lassen.

Prophylaxe und Therapie
Durch Anwendung von Chlorkalk oder Kupfersulfat kann der menschliche Kot bis zu einem gewissen Grad von infektionstüchtigen Fasziolopsiseiern befreit werden. Kurzes Eintauchen der Wassernüsse in kochendes Wasser tötet die Fasziolopsiszysten ab, ohne den Genuß des Nußinhaltes zu beeinträchtigen. Eine Bekämpfung der Schneckenzwischenwirte durch zeitweiliges Austrocknen der Teiche oder durch Chemikalien war bisher nicht erfolgreich.

Therapeutisch sind Wurmabtreibungsmittel, wie sie bei der Hakenwurminfektion angewendet werden, bei gleicher Dosierung die Medikamente der Wahl. In erster Linie werden chlorierte Kohlenwasserstoffe, wie Tetrachloräthylen, allein oder in Kombination mit Askaridol Bayer (Neo-Bedermin), Bepheniumhydroxynahphthoat (Alcopar), Phenylen-1,4-diisothiocyanat (Jonit) und Thiabendazol (Minzolum) verwandt. Daneben hat sich auch Niclosamid (Yomesan) bewährt. Abführen vor und nach Gabe der Medikamente ist vorteilhaft.

Literatur
Minning, W.: Die Wurmkrankheiten. In: Die Infektionskrankheiten des Menschen und ihre Erreger, 2. Aufl., hrsg. von A. Grumbach, O. Bonin. Thieme, Stuttgart 1969

Nauck, E.G.: Lehrbuch der Tropenkrankheiten, 4. Aufl. Thieme, Stuttgart 1975
Pastinsky, I.: Hautveränderungen bei inneren Krankheiten. Fischer, Stuttgart 1974
Piekarski, G.: Medizinische Parasitologie in Tafeln. Springer, Berlin 1973
Rodenwaldt, E., H.J. Jusatz: Tropenhygiene, 6. Aufl. Enke, Stuttgart 1966

Paragonimiasis

H. LIESKE

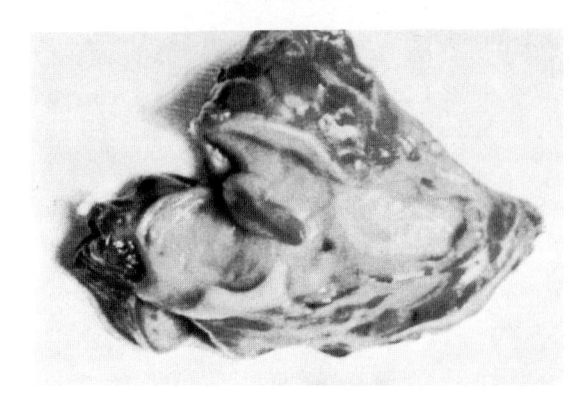

Abb. 13.**82** Paragonimuszyste nach Resektion in eröffnetem Zustand mit lebendem Egel (aus Med. Bild-Dienst 1 [1961], Deutsche Hoffmann-La Roche)

Definition und Vorkommen

Die Paragonimiasis oder Lungenegelerkrankung ist eine Infektion des Menschen bestimmter Regionen mit einem zur Klasse der Trematoden gehörenden Egel. In Ostasien (Japan, Korea, China, Mandschurei, Formosa, Thailand, Laos, Philippinen) ist der Erreger Paragonimus westermani, in Kamerun und Nigeria Paragonimus africanus und Paragonimus uterobilateralis.
Paragonimus kellicotti wurde vorwiegend in Nordamerika gefunden, in Peru findet man Paragonimus peruvianus.
Wildlebende Tiere sind als die ursprünglichen Wirte der bei Menschen vorkommenden Paragonimusarten anzusehen, die Parasiten kommen aber auch bei Schweinen, Hunden und Hauskatzen vor.

Ätiologie

Paragonimus westermani ist 7–12 mm lang, 4–7 mm breit und 3–6 mm dick. Der bohnenförmige Egel lebt normalerweise in Lungenzysten, kommt aber gelegentlich auch im Gehirn, in den Bauchorganen oder anderen Körperteilen vor. Die mit Sputum oder Stuhl entleerten Eier enthalten eine Eizelle und mehrere Dotterzellen, die gelblichbraune Eischale hat einen deutlich abgesetzten Deckel und ist etwa $80:51 \mu m$ groß.
Aus den Eiern, die ins Wasser gelangen müssen, entwickeln sich Mirazidien (Wimperlarven), die z.B. bei Paragonimus westermani in Süßwasserschnecken der Gattung Melania (Semisulcospira libertina) eindringen; andere Paragonimusarten bevorzugen andere Schnecken.
Stummelschwänzige, nur mikroskopisch sichtbare Zerkarien verlassen später die Schnecke und enzystieren sich in Süßwasserkrabben und -krebsen. Werden diese dann roh gegessen, wandern die im Dünndarm frei werdenden Metazerkarien aktiv durch die Bauchhöhle und siedeln sich vorwiegend in der Lunge an.

Pathogenese

Histopathologisch entstehen entzündliche Zellinfiltrate, in denen nesterweise Eier eingebettet sind. Seßhafte Lungenegel werden einzeln oder zu zweit von einer bohnen- bis haselnußgroßen Bindegewebskapsel umschlossen, die als Zyste (Abb. 13.**82**) häufig mit dem Bronchialsystem kommuniziert, so daß Eier ausgeschieden werden können. Stirbt der Egel ab, so wird die Zyste fibrotisch und kann später verkalken.

Krankheitsbild

Die vorwiegend chronisch verlaufende Lungenparagonimiasis (Abb. 13.**83**) mit bronchitischer Symptomatik steht im Vordergrund. Das Sputum ist je nach Schwere des Egelbefalles mehr oder weniger typisch rostfarben mit gelegentlich roter Blutbeimengung. Größere Lungenblutungen sind selten, können aber makroskopisch und auch röntgenologisch (kleine Kavernen, Infiltrate) zur Verwechslung mit Lungentuberkulose führen. Häufig ist das Allgemeinbefinden wenig beeinträchtigt, gelegentlich treten Fieber, Gewichtsverlust und Dyspnoe auf. Bei entsprechender Absiedelung kommen auch Pleuraprozesse (Empyem) vor. Gehirnparagonimiasis kann zu hirnorganischen Anfällen führen, die häufig letal enden. Im Abdomen sind Zysten unter anderem am Darm oder Mesenterium, in den Nieren oder an den Genitalorganen nachgewiesen worden.

Besondere Untersuchungsmethoden

Die Diagnose beruht in erster Linie auf dem mikroskopischen Eiernachweis im Sputumnativpräparat. Neben den typischen Paragonimuseiern findet man Charcot-Leyden-Kristalle, Erythrozyten und eosinophile Leukozyten (Abb. 13.**84**).
Bei Kindern, die das Sputum häufig verschlucken, lassen sich Eier im Stuhl nachweisen. Bei Erkrankungen ohne Eiernachweis (abdominelle Verlaufsform, Gehirnparagonimiasis, Unterhautabsiedelungen) helfen serologische Reaktionen und Intrakutanprobe weiter.

Differentialdiagnose

Differentialdiagnostisch führt die Lungentuberkulose am häufigsten zu Verwechslungen. Die Färbung nach Ziehl-Neelsen eignet sich nicht zum

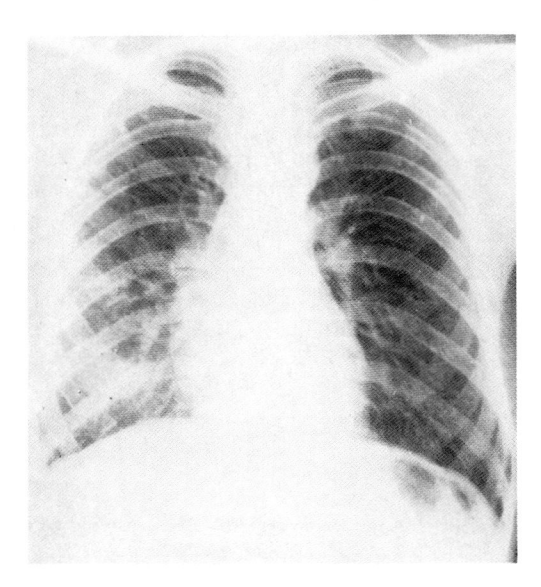

Abb. 13.83 Röntgenbild einer Lungenparagonimiasis (aus Med. Bild-Dienst 1 [1961], Deutsche Hoffmann-La Roche)

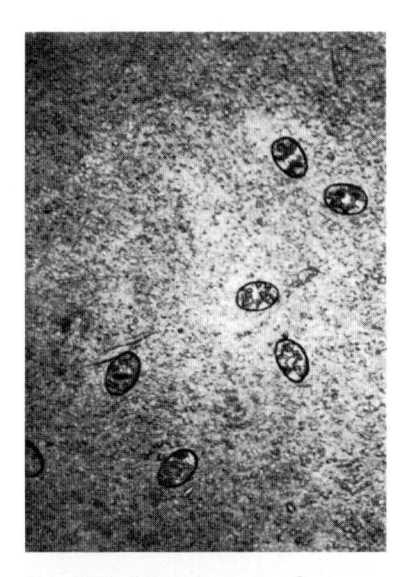

Abb. 13.84 Mikroskopisches Sputumpräparat mit Eiern, Charcot-Leydenschen Kristallen und Leukozyten (aus Med. Bild-Dienst 1 [1961], Deutsche Hoffmann-La Roche)

Einachweis. Eine eventuelle Eosinophilie in Blut, Sputum oder Exsudat kann hinweisend sein.

Therapie
Die Therapie war bis vor wenigen Jahren unbefriedigend. Chloroquin (Resochin) brachte nur im Frühstadium gewisse Erfolge. Das Mittel der Wahl ist heute das Bithionol. Eine Tagesdosis von 30 bis 50 mg/kg Körpergewicht wird jeden 2. Tag mindestens 10-, bei schweren Infektionen bis zu 15mal per os verabreicht.
Neben dem Bithionol kann auch das Bithionol-Sulfoxid = Bitin S verwendet werden, von dem aber nur 10–20 mg/kg Körpergewicht täglich gegeben werden. Nebenwirkungen werden beschrieben, sind aber leicht, flüchtig und unbedenklich.
Als nachteilig hat sich erwiesen, daß das in Japan hergestellte Medikament auf dem europäischen Markt nur schwer oder gar nicht zu beschaffen ist.
Neuerdings wurde das Bilevon oder Niclofonan (Bayer 8015) – ein bisher zur Leberegelbekämpfung (Faszioliasis) der Widerkäuer mit Erfolg angewandtes Medikament – als sehr wirksames Therapeutikum in der Behandlung menschlicher ostasiatischer und afrikanischer Paragonimuserkrankungen beschrieben. Dabei wurde eine einmalige Dosis von 2 mg/kg Körpergewicht nach dem Frühstück verabfolgt. Nebenreaktionen werden beschrieben, sind aber ebenfalls nicht schwerer Natur.

Literatur
Chai Hong Chung: Human paragonimiasis (pulmonary distomiasis, endemic hemoptysis). In: Pathology of protozoal and helminthic diseases, hrsg. von R.A. Marcial-Rojas. Williams & Wilkins, Baltimore 1971, S. 504–535
Han-Jong Rim: Chemotherapy on trematode infections excluding schistosomiasis. In: Proceedings of the tenths SEAMEO-Tropmed Seminar: Symposium on chemotherapy in tropical medicine of southeast asia and the Far East, hrsg. von I. Harinasuta. Bangkok 1972
Nwokolo, C.: Treatment of african paragonimiasis. VIII. Tagung der Deutschen Tropenmedizinischen Gesellschaft, Kurzreferate. Hamburg 1975, S. 35
Voelker, J., H. Vogel: Zwei neue Paragonimusarten aus Westafrika. Paragonimus africanus und Paragonimus uterobilateralis (Troglotrematidae; Trematoda). Z. Tropenmed. Parasit. 16 (1965) 125
Yokogawa, M.: Paragonimus and paragonimiasis. Advanc. Parasit. 7 (1969) 375–387

Faszioliasis
M. ALEXANDER

Definition
Fasciola hepatica, der große Leberegel, ist ein Parasit der Rinder und Schafe und verursacht gelegentlich menschliche Infektionen.

Epidemiologie
Die Erkrankung kommt in der ganzen Welt vor und wurde in den letzten Jahren auch in Europa (England, Frankreich, Norddeutschland, Österreich) beobachtet.
Hauptwirte sind pflanzenfressende Säugetiere, welche die Wurmeier mit dem Kot in Gewässer abgeben. Dort entwickelt sich aus den Eiern ein Mirazidium, das in den Zwischenwirt, eine Schnecke (Galba truncatulata in Deutschland, Limnea truncatulata in England) eindringt. Die Schnecken geben Zerkarien ab, die sich an Wasserpflanzen (z.B. Wasserkresse) festsetzen. Dort

scheiden sie ein Sekret aus, das rasch erstarrt und zu einer Art Zyste wird. Außerdem bilden sie eine Hülle. Sie werden zu Metazerkarien. Durch Genuß dieser Wasserkresse gelangen die Metazerkarien in den menschlichen Darm, im Duodenum werden Metazerkarien frei, die durch die Darmwand in die freie Bauchhöhle und von außen in die Leber gelangen.

Ätiologie (Morphologie)
Fasciola hepatica ist 30 mm lang und 13 mm breit. Die Eier sind oval, 0,14 mm mal 0,08 mm groß. Sie besitzen einen Deckel und neben zahlreichen Dotterzellen eine Eizelle.

Pathogenese
Die jungen Leberegel wandern innerhalb der Leber in die Hauptgallengänge. Dort kommt es zu Epithelproliferationen, Gallengangssprossung und Bindegewebswucherung der peripheren Wandschichten, z.T. mit Kalkeinlagerungen. Die Würmer und ihre Eier können den Gallenabfluß behindern. Außerdem wird das Lebergewebe teilweise durch die wandernden Leberegel mechanisch zerstört.

Krankheitsbild
Anamnese
Die Beschwerden sind uncharakteristisch. Es gibt auch asymptomatische Fälle. Teilweise klagen die Patienten über Nachtschweiß und Gewichtsverlust.

Befunde
Bei charakteristischen Verläufen bestehen intermittierendes Fieber, Schmerzen unter dem rechten Rippenbogen, Ikterus und Husten ohne Auswurf. Die Leber ist deutlich vergrößert, gelegentlich ist auch die Milz palpabel.

Laboratoriumsbefunde
Es besteht eine Eosinophilie bis zu 80% bei stark erhöhter Gesamtleukozytenzahl, jedoch kommen auch Fälle ohne Eosinophilie vor. Die Eier lassen sich im Stuhl und im Doudenalsaft nachweisen. Eine serologische Untersuchung ist mit Hilfe der Komplementbindungsreaktion möglich.

Verlauf und Prognose
Es gibt chronische Krankheitsbilder, die jahrelang Druckgefühl im Oberbauch, Übelkeit und Verdauungsstörungen hervorrufen.

Komplikationen
Sekundärinfektionen der Gallenwege und biliäre Zirrhose wurden beobachtet.

Differentialdiagnose
Chronische Hepatitis, chronische Cholezystitis, Pankreatitis.

Therapie
Bei Erwachsenen gibt man Emetinhydrochlorid i.m. 30 mg/Tag 18 Tage lang, bei Kindern Chloroquin per os 5 mg/kg Körpergewicht/Tag.

Literatur

Ehlers, G., H. Knüttgen: Ein Fall von Distomatosis hepatica bei einem 8½jährigen Mädchen. Z. Tropenmed. Parasit. 1 (1949) 364
Hardman, E., R. Jones, A. Davies: Fascioliasis. A large outbreak. Brit. med. J. 1970/III, 503
Minning, W.: Serologische Untersuchungen bei Trematodeninfektionen. Zbl. Bakt., I. Orig. 157 (1951) 43
Mohr, W., W. Berka, H. Knüttgen, A. Ohr: Das klinische Bild der Distomatosis hepatica (Fasciola hepatica) und ihre Therapie. Med. Mschr. 5 (1951(1951) 676

B-Streptokokken-Infektionen des weiblichen Genitaltraktes

K. Decker und H. A. Hirsch

Definition
Streptokokken der Serogruppe B (Streptococcus agalactiae) werden in der Urethra, Vagina und Zervix von Frauen im geschlechtsreifen Alter mit und ohne klinische Symptomatik einer Infektion gefunden. Sie verursachen bei der Mutter prä- und postpartal Septikämien und beim Neugeborenen ebenfalls schwere Septikämien und Meningitiden. Das klassische Puerperalfieber wird jedoch durch Streptokokken der Gruppe A hervorgerufen.

Häufigkeit
Über Genitalinfektionen Nichtschwangerer liegen nur wenige systematische Untersuchungen vor. Bei Fluor vaginalis und Kolpitis wurden in 6,8% und bei Personen mit häufig wechselndem Geschlechtsverkehr in 36,8% B-Streptokokken gefunden.
Die Genitalbesiedlung während der Schwangerschaft liegt zwischen 4% und 26%. Sie ist im letzten Schwangerschaftsdrittel am höchsten. Bei 14 bis 58% von Neugeborenen positiver Mütter kann man diese Keime ebenfalls finden.

Vorkommen
B-Streptokokken sind auf Schleimhäuten von Mund, Rachen und Tonsillen sowie im Genitaltrakt gesunder Frauen nachweisbar. Die Herkunft dieser Bakterien mit ihrer bevorzugten Besiedlung des Nasen-Rachen-Raumes und des Genitales ist unbekannt.
Dem früher angenommenen Übertragungsweg durch kontaminierte Kuhmilch kommt nach neueren Untersuchungen keine Bedeutung zu. Da diese Keime nur selten in Stuhlproben gefunden werden und auch bei Wöchnerinnen mit Besiedlung des Genitales die B-Streptokokken nicht in den Fäzes gefunden wurden, ist eine Schmierinfektion vom Darmtrakt her unwahrscheinlich.
Die Übertragung dieser Keime durch Sexualkontakte ist möglich. Die Besiedlung und Infektion Neugeborener kann sowohl intrauterin durch Aszension der Keime in die Fruchthöhle als auch unmittelbar während der Geburt durch direkten Kontakt des Kindes mit Streptokokken der Zervix und Vagina der Mutter erfolgen. Daneben besteht aber auch die Möglichkeit von Hospitalinfektionen durch Keime des Nasen-Rachen-Raumes der Mutter, andere infizierte Kinder und Pflegepersonal.

Pathophysiologie
Die prädisponierenden Faktoren, die von einer B-Streptokokken-Besiedlung zur Infektion führen, sind die gleichen wie bei anderen intrapartalen Infektionen. In Frage kommen dabei ein vorzeitiger Blasensprung, langer Geburtsverlauf, häufige vaginale Untersuchungen, intrauterines Monitoring (CTG) sowie vaginale und abdominale operative Entbindungen. Früh und unreif geborene Kinder sind wie auch bei anderen Infektionskrankheiten besonders gefährdet.

Mikrobiologie
B-Streptokokken sind grampositive, kettenbildende Kokken. Der Nachweis dieser Erreger erfolgt kulturell durch Anzüchtung auf Blutagarplatten und in Selektivnährmedien. Der überwiegende Teil der B-Streptokokken zeigt auf der Blutagarplatte eine β-Hämolyse. Daneben finden sich aber auch Kolonien mit α-Hämolyse.
Die Identifizierung und Differenzierung angezüchteter Streptokokken wird mit biochemischen Reaktionen (CAMP-Test: Hämolyseverstärkung von Staphylococcus aureus in Gegenwart von B-Streptokokken) durchgeführt. Die Typenzugehörigkeit (Ia, Ib, Ic, II, III, R, X) wird mit spezifischen Antiseren festgestellt.

Krankheitsbild
Anamnese
Eine spezielle Anamnese, die auf eine Genitalinfektion mit B-Streptokokken hindeutet, besteht nicht. Hinweis auf eine B-Streptokokken-Infektion beim Neugeborenen kann der plötzliche Beginn der Erkrankung innerhalb der ersten 48 Lebensstunden sein.

Befunde
B-Streptokokken-Infektionen der Genitalorgane bieten das gleiche klinische Bild wie andere bakterielle Infektionen. Neben Entzündungen der Vagina und Zervix finden sich Endometritiden, Adnexitiden und Pelveoperitonitiden.
Beim Neugeborenen lassen sich zwei verschiedene Verlaufsformen unterscheiden.
Die *Frühform* tritt bei etwa 60% der Neugeborenen innerhalb der 1. Lebenswoche unter dem Bild einer Sepsis auf, in 45% davon schon innerhalb der ersten 48 Lebensstunden. Typisch sind der plötzliche Beginn und ein foudroyanter Verlauf mit graublasser Hautverfärbung, Tachypnoe bis Apnoe mit respiratorischer Insuffizienz, Tachykardie und tonisch-klonische Krampfanfälle. Die Letalität beträgt zwischen 50% und 70%.
Die *Spätform* der Erkrankung tritt 2–8 Wochen nach der Geburt in Form einer Meningitis mit einer Letalität zwischen 10% und 20% auf. Bei den überlebenden Kindern sind neurologische Spätschäden (Hydrozephalus) möglich.

Spezielle Untersuchungsbefunde
Zur Sicherung der Diagnose muß Untersuchungsmaterial (Abstriche, Sekrete, Punktate, Blutkultur) unter sterilen Kautelen entnommen werden. Der Nachweis der Erreger erfolgt kulturell, die Differenzierung und Typisierung durch biochemische und serologische Untersuchungen.

Therapie

Das Antibiotikum der Wahl bei B-Streptokokken-Infektionen ist Penicillin G. Gleichermaßen wirksam sind Ampicillin und Erythromycin in der für Erwachsene und Neugeborene üblichen Dosierung.

Prophylaxe

Die Notwendigkeit und Effektivität einer prophylaktischen Behandlung der mit B-Streptokokken kolonisierten Schwangeren wird nicht einheitlich beurteilt. Gegen eine generelle Antibiotikabehandlung der besiedelten Mütter am Ende der Schwangerschaft spricht, daß einerseits die Rezidivrate am Geburtstermin hoch ist und andererseits bei Wiederholungsuntersuchungen auch ohne Behandlung keine Streptokokken mehr nachweisbar waren.

Auch ist die Zahl der Neugeborenen, die an einer Sepsis erkranken, gering im Vergleich zur Zahl der Mütter, die eine genitale B-Streptokokken-Besiedlung haben. Die Inzidenz der Erkrankung beträgt 1–3‰ aller Neugeborenen und etwa 1% aller besiedelten Kinder.

Eine prophylaktische Behandlung der Mutter und des Neugeborenen kann jedoch dann sinnvoll sein, wenn mehrere Risikofaktoren (vorzeitiger Blasensprung, lange Geburtsdauer, internes Monitoring) eine erhöhte Gefährdung erwarten lassen.

Literatur

Baker, C.J., F.F. Barrett, M.D. Yow: The influence of advancing gestation on group B streptococcal colonization in pregnant women. Am. J. Obstet. Gynecol. 122 (1975) 820

Franciosi, R.A., J.D. Knostmann, R.A. Zimmermann: Group B streptococcal neonatal and infant infections. J. Pediat. 82 (1973) 707

Hallmann, L., F. Burkhardt: Klinische Mikrobiologie, 4. Aufl. Thieme, Stuttgart 1974

Obiger, G.: Gruppe B-Streptokokken im Genitale der Frau. Arch. Gynäk. 218 (1975) 65

Anhang

Meldepflicht

H. J. WEISE

Der in der Bundesrepublik Deutschland gegenwärtig geltende Katalog der meldepflichtigen Krankheiten im Bundes-Seuchengesetz (BSeuchG) ist hinsichtlich des epidemiologischen Gewichtes der einzelnen meldepflichtigen Krankheiten sehr heterogen. Dies trifft auch für die Seuchengesetze vergleichbarer Staaten zu. Bei einigen Krankheiten sind offensichtlich medizinalstatistische Aspekte vorherrschend, und es besteht die Gefahr, daß der ursprüngliche Zweck der Meldepflicht, am akuten Fall Infektionsketten zu unterbrechen und dadurch die Allgemeinheit zu schützen, in den Hintergrund gerät.

Die am Einzelfall und in dessen Umgebung zu treffenden seuchenhygienischen Schutzmaßnahmen rechtfertigen die Meldepflicht. Der Arzt muß deshalb die Meldung *unverzüglich* dem für den Aufenthalt des Betroffenen zuständigen Gesundheitsamt erstatten, damit dieses alsbald pflichtgemäß die erforderlichen Ermittlungen über Art, Ursache, Ansteckungsquelle und Ausbreitung der Krankheit anstellen kann (§ 31 BSeuchG). Aus diesem Grunde muß die Meldung auch *namentlich* erfolgen.

Die Feststellung, ob ein meldepflichtiger Fall eingetreten ist, liegt in der Verantwortung und dem Ermessen des Arztes und kann allein auf einer klinischen Diagnose oder Verdachtsdiagnose beruhen, die Pflicht zur Meldung ist jedenfalls nicht von der Kenntnis bestimmter mikrobiologischer Befunde abhängig, in manchen Fällen allerdings ohne solche nicht möglich. Der Arzt soll nicht die Krankenhauseinweisung abwarten und die Meldung dem Stationsarzt überlassen, weil dadurch u.U. kostbare Zeit für seuchenhygienische Bekämpfungsmaßnahmen verstreicht. Für Pockenverdacht bestehen in allen Bundesländern besondere Alarmpläne, welche zusätzliche Maßnahmen vorsehen und von der Ärzteschaft beobachtet werden müssen.

Die Meldung kann in dringenden Fällen fernmündlich erfolgen, in der Regel wird sie jedoch schriftlich unter Verwendung eines Formblattes abgegeben. In den seltenen Fällen, in denen kein Arzt zugezogen werden kann, ist auch die Pflegeperson, die Hebamme, das Familienhaupt oder der Leichenschauer sowie der Schiffsführer, in Pflege-, Gefangenenanstalten und ähnlichen Einrichtungen deren Leiter zur Meldung verpflichtet. In Krankenhäusern oder Entbindungsheimen trifft diese Verpflichtung den leitenden Arzt bzw. den leitenden Abteilungsarzt (§ 4 BSeuchG).

Außer der definitiven Krankheitsdiagnose ist zu beachten, daß bei 20 Krankheiten bereits deren Verdacht meldepflichtig ist, bei Virusgrippe, Keuchhusten und Masern jedoch nur der Todesfall und bei Salmonellose, Paratyphus A und B, bakterieller Ruhr und Typhus abdominalis zusätzlich das Ausscheidertum (s. Tab. 13.**53**).

Das BSeuchG sieht in Sonderfällen weitere Meldepflichten vor. So sind Erkrankungen an Koli-Dyspepsie, Erysipel, Keuchhusten, Masern, Mumps, Röteln oder Windpocken meldepflichtig, wenn sie nicht nur vereinzelt in Krankenhäusern oder Entbindungsheimen auftreten, es sei denn, daß die Erkrankten schon vor der Aufnahme an diesen Krankheiten erkrankt oder dessen verdächtig waren (§ 8). Leiter von Schülerheimen, Schullandheimen, Säuglingsheimen, Kinderheimen, Kindergärten, Kindertagesstätten, Lehrlingsheimen, Jugendwohnheimen, Ferienlagern und ähnlichen Einrichtungen haben, unbeschadet der Meldepflicht anderer Personen, das für die betreffende Einrichtung zuständige Gesundheitsamt zu benachrichtigen, wenn eine der in § 3 BSeuchG genannten Krankheiten oder Impetigo contagiosa, Keuchhusten, Krätze, Masern, Mumps, Röteln, Windpocken, Verlausung oder ein hierauf gerichteter Krankheitsverdacht auftritt. Diese für bestimmte Gemeinschaftseinrichtungen erweiterte Meldepflicht soll Krankheitsausbrüche in solchen Institutionen rechtzeitig erkennen und bekämpfen helfen.

Eine Art von doppelter Sicherheit gewährt § 9 BSeuchG, nach welchem die Leiter von Medizinaluntersuchungsämtern und sonstigen öffentlichen oder privaten Untersuchungsstellen jeden Untersuchungsbefund, der auf einen meldepflichtigen Fall schließen läßt, unverzüglich dem für den Aufenthaltsort des Betroffenen zuständigen Gesundheitsamt melden müssen; ausgenommen sind Untersuchungsstellen in Krankenhäusern, sofern sich die Untersuchungsbefunde auf deren Insassen beziehen. Schließlich ergibt sich eine Anzeigepflicht, auch gegen den Willen des Betroffenen, bei begründetem Verdacht auf eine Berufskrankheit nach den jeweils geltenden Bestimmungen der Berufskrankheitenverordnung.

Gegenwärtig (1975) wird eine grundlegende Novelle zum Bundes-Seuchengesetz vorbereitet, die auch erhebliche Änderungen im Katalog der meldepflichtigen Krankheiten vorsieht, welcher wiederum dem aktuellen Spektrum der Infektionskrankheiten in unserem Lande angepaßt werden muß und u. a. wichtige Neuregelungen zur Bekämpfung des infektiösen Hospitalismus enthalten wird.

In einer Synopse (Tab. 13.53) sind die in der Bundesrepublik Deutschland, der DDR, in Österreich und der Schweiz meldepflichtigen Krankheiten und Krankheitsgruppen alphabetisch aufgeführt. Sie gestatten eine Übersicht über die Meldepflichten in den betreffenden Ländern und ermöglichen interessante Vergleiche mit den Nachbarstaaten. Die DDR hat die längste Liste meldepflichtiger übertragbarer Krankheiten. Es muß hinzugefügt werden, daß die einzelnen Seuchengesetze weitere Bestimmungen zur Ausführung der jeweiligen Meldepflichten enthalten, deren Kenntnis für die praktische Durchführung z.T. entscheidend wichtig sind, jedoch der Übersichtlichkeit wegen hier nicht gebracht werden konnten. Bemerkenswert sind die Regelungen in der Schweiz, welche jüngsten Datums sind und bei einer beträchtlichen Zahl von übertragbaren Krankheiten die Meldepflicht ausschließlich den anerkannten Laboratorien vorbehalten, ausgehend von der Überlegung, daß der Arzt ohne Kenntnis bestimmter Laboratoriumsbefunde die Diagnose bei einigen Infektionskrankheiten gar nicht stellen und der Meldepflicht nicht nachkommen könnte. Die Schweiz hat ferner bei einigen Krankheitsgruppen (z.B. gastrointestinale Infektionen, exanthematische Krankheiten, grippeartige Erkrankungen) in der Regel auf Einzelmeldungen verzichtet und kollektive Wochenmeldungen vorgesehen, welche durch differenzierte Untersuchungsergebnisse der zur Meldung verpflichteten Laboratorien ergänzt werden. Hier sind neue Wege im Sinne einer epidemiologischen Überwachung beschritten worden, welche auch hinsichtlich der bevorstehenden Novellierung des Bundes-Seuchengesetzes gangbar erscheinen.

Tabelle 13.53 Synopse der meldepflichtigen übertragbaren Krankheiten in deutschsprachigen Ländern. V = Verdacht, E = Erkrankung bzw. Befall, T = Tod, A = Ausscheider, K = Krankenhausinfektion, L = nur Meldepflicht und Erregerdifferenzierung durch Laboratorien. Gesetzliche Regelungen in den einzelnen Ländern: s. am Schluß dieser Tabelle

	Bundesrepublik Deutschland	DDR	Österreich	Schweiz
Adenovirusinfektionen	–	E, T	–	L
Arbovirusinfektionen	–	E, T	–	L
Aussatz (Lepra)	V, E, T	V, E, T	V, E, T	E
Bandwurmbefall	–	E	–	–
Botulismus	V, E, T	V, E, T	–	L
Brucellosen	E, T	E, T a) Bangsche Krankheit b) Maltafieber c) übrige Formen	E, T	E
Cholera	V, E, T	V, E, T	V, E, T	V, E, T, A
Diphtherie	E, T	E, T, A	E, T	E, T, A
Coxsackie-Virusinfektion	s. übrige Formen der übertragbaren Hirnhautentzündung	E, T	–	L
Durchfallerkrankungen	–	Wochenmeldung	–	E, T, L akute gastrointestinale Infektionen; E-Meldungen wöchentlich, bei Häufungen sofort
ECHO-Virus-Infektion	s. übrige Formen der übertragbaren Hirnhautentzündung	E, T	–	L
Enteritis infectiosa (bakterielle Lebensmittelvergiftung)	a) Salmonellose V, E, T, A b) übrige Formen V, E, T	a) Salmonellenenteritiden E, T, A b) übrige Formen	V, E, T, A	s. Durchfallserkrankungen
Erysipel	K	–	–	L
Exanthematische Krankheiten (bakterielle und virale)	–	–	–	E, L E-Meldungen wöchentlich

Tabelle 13.53 (1. Fortsetzung)

	Bundesrepublik Deutschland	DDR	Österreich	Schweiz
Favus	–	E	–	–
Fleckfieber	V, E, T	V, E, T und andere Rickettsiosen	V, E, T	V, E, T
Gasödem, -brand	–	E, T	–	E, T
Gehirnentzündung, übertragbare	V, E, T	E, T	E, T	L
Gelbfieber	V, E, T	V, E, T	V, E, T	E, T
Geschlechtskrankheiten	E chiffrierte Meldung; namentlich in Sonderfällen	V, E, T	E namentlich in Sonderfällen	E namentlich in Sonderfällen
Grippe (Virusgrippe)	T	E, T	–	E, L gehäufte grippeartige Erkrankungen, E-Meldungen wöchentlich
Hepatitis infectiosa	E, T	E, T	V, E, T	E, L infektiöse Affektionen der Leber, E-Meldungen wöchentlich
Hirnhautentzündung, übertragbare	E, T a) Meningokokkenmeningitis b) übrige Formen	E, T Meningitis epidemica	E, T übertragbare Genickstarre	E, T, A Meningokokkenmeningitis, -sepsis
Virusbedingte Entzündung der Hirnhäute, des Hirns und des Rückenmarks	s. übrige Formen der übertragbaren Hirnhautentzündung	E, T	–	E, T infektiöse Affektionen des ZNS; E-Meldungen wöchentlich
Katarrhe, fieberhafte, der oberen Luftwege	–	Wochenmeldung	–	s. Grippe
Keratoconjunctivitis epidemica	–	E	–	–
Keuchhusten	T, K	E, T (Pertussis, Parapertussis)	E, T	L
Kindbettfieber	E, T a) bei oder nach Geburt b) bei oder nach Fehlgeburt	–	V, E, T Wochenbettfieber nach Geburt oder Fehlgeburt	–
Kinderlähmung, übertragbare (Poliomyelitis)	V, E, T	V, E, T	V, E, T	E, T
Kleiderlausbefall	–	E	–	–
Kolidyspepsie (Kolienteritis)	K	E, T, A	–	K
Krätze	–	E	–	–
Leptospirose	E, T a) Weilsche Krankheit b) Feldfieber c) Canicolafieber d) übrige Formen	E, T	E, T	L
Listeriose	–	E, T	–	–
Malaria	E, T a) Ersterkrankung b) Rückfall	E, T a) Ersterkrankung b) Rückfall	E, T	E

Infektionskrankheiten

Tabelle 13.53 (2. Fortsetzung)

	Bundesrepublik Deutschland	DDR	Österreich	Schweiz
Masern	T, K	E, T	–	s. exanthematische Krankheiten
Meningitiden, bakterielle (außer durch Meningokokken)	s. übrige Formen der übertragbaren Hirnhautentzündung	–	–	L
Mikrosporie	V, E, T	V, E, T	–	–
Milzbrand	V, E, T	V, E, T	V, E, T	E, T
Mumps	K	E, T	–	L
Ornithose	V, E, T a) Psittakose b) übrige Formen	V, E, T	V, E, T	L
Paratyphus A und B	V, E, T, A	V, E, T, A	V, E, T, A	E, T, A
Pest	V, E, T	V, E, T	V, E, T	E, T
Pfeiffersches Drüsenfieber (Mononucleosis infectiosa)	–	E, T	–	–
Pneumonie, interstitielle plasmazelluläre	–	E, T	–	–
Pocken	V, E, T	V, E, T	V, E, T	V, E, T
Q-Fieber	E, T	s. Fleckfieber	–	L
Röteln	K	–	–	s. exanthematische Krankheiten
Rotz	E, T	V, E, T	V, E, T	–
Rückfallfieber	V, E, T	V, E, T	E, T	L
Ruhr	a) bakterielle Ruhr V, E, T, A b) Amöbenruhr V, E, T	bakterielle Ruhr V, E, T, A Amöbenruhr E, T	V, E, T, A	s. Durchfallserkrankungen
Scharlach	E, T	E, T	E, T	s. exanthematische Krankheiten
Tollwut	V, E, T	V, E, T	V, E, T	V, E, T
Toxoplasmose	E, T	E, T	–	L
Trachom (Körnerkrankheit)	E, T	E	E, T	E
Trichinose	E, T	V, E, T	E, T	–
Trichophytie	–	E	–	–
Tuberkulose	V, E, T a) der Atmungsorgane (aktive Form) b) der Haut c) der übrigen Organe	V, E, T und Erkrankungen durch andere Mykobakterien	E, T ansteckende Formen	E, T sämtliche Formen sowie Rückfälle
Tularämie	V, E, T	V, E, T	V, E, T	L
Typhus abdominalis	V, E, T, A	V, E, T, A	V, E, T, A	E, T, A
Windpocken	K	E, T bei Personen über 18 Jahre	–	s. exanthematische Krankheiten
Wundstarrkrampf	E, T	E, T	–	E

Bundesrepublik Deutschland: Gesetz zur Verhütung und Bekämpfung übertragbarer Krankheiten beim Menschen (Bundes-Seuchengesetz, BSeuchG) vom 18. Juli 1961 in der Fassung des Anpassungsgesetzes vom 2. Mai 1975; im Falle der Geschlechtskrankheiten ist das Gesetz zur Bekämpfung der Geschlechtskrankheiten vom 23. Juli 1953 maßgeblich.

DDR: Gesetz zur Verhütung und Bekämpfung übertragbarer Krankheiten beim Menschen vom 20. Dezember 1965.

Österreich: Kundmachung der Bundesregierung vom 8. August 1950 über die Wiederverlautbarung des Gesetzes über die Verhütung und Bekämpfung übertragbarer Krankheiten (Epidemiegesetz).

Schweiz: Bundesgesetz über die Bekämpfung übertragbarer Krankheiten des Menschen (Epidemiegesetz) vom 18. Dezember 1970; Verordnung vom 17. Juni 1974 über Meldung übertragbarer Krankheiten.

Differentialdiagnostische Tabellen

M. ALEXANDER

1. Exanthemkrankheiten
a) Makulöse bzw. makulopapulöse Exantheme

	Scharlach	Röteln	Masern
Größe der Einzeleffloreszenz	feinfleckig, stecknadelspitzgroß, dicht stehend	fein- bis mittelfleckig, nicht konfluierend	grobfleckig, linsengroß, konfluierend
Farbe	meist blaßrosa selten intensiver rot	blaßrosa	dunkelrot mit bräunlichem oder bläulich lividem Einschlag
Verteilung	bevorzugt Unterbauch, Leistenbeugen, Schenkeldreieck, Achselhöhlen, Innenseiten der Extremitäten, im Gesicht nur fieberhafte Rötung, kein eigentliches Exanthem, periorale Blässe	bevorzugt Streckseiten der Extremitäten, Rücken, Gesicht, auch in der Umgebung des Mundes	ganzer Körper, hinter den Ohren beginnend, von oben nach unten absteigend, Gesicht und Umgebung des Mundes mitbetroffen, auch Handteller und Fußsohlen betroffen
Dauer	einige Stunden bis Tage	einige Tage	bis zu 8 Tagen
Fieber	38–39,5 °C	38 °C	39–40 °C
Allgemeinzustand	plötzlicher Beginn, oft Erbrechen, sonst nicht sehr schwer gestört	nicht wesentlich beeinträchtigt	schwer beeinträchtigt
Andere Kardinalsymptome	Angina, Enanthem, regionäre Lymphknoten am Kieferwinkel, Himbeerzunge, später Schuppung	Nackenlymphknoten	Konjunktivitis, Rhinitis, Bronchitis, Koplik-Flecken
Blutbild	Leukozytose, Linksverschiebung Döhle-Körper, toxische Granula, später Eosinophile	Leukopenie, atypische Lymphozyten	Leukopenie, Linksverschiebung
Urin	Eiweißopaleszenz, Aceton positiv, Urobilinogen vermehrt, vereinzelt Erythrozyten	–	Diazo positiv

	Erythema infectiosum	Exanthema subitum	Infektiöse Mononukleose
Größe der Einzeleffloreszenz	mittelfleckig, nach einigen Tagen Girlanden und Figuren	klein- bis mittelfleckig, 2–5 mm Durchmesser, leicht papulös	fein- bis mittelfleckig
Farbe	hellrosa	hellrosa bis hellrot	hellrosa bis hellrot
Verteilung	Streckseiten der Extremitäten, im Gesicht diffuse, rötlich livide Verfärbung mit perioraler Blässe	zuerst Befall des Stammes, besonders des Rückens, dann schnelle Ausbreitung über den Körper, wobei der Stamm mehr betroffen ist als die Extremitäten	meist bevorzugt an den Extremitäten, auch am Thorax; Unterbauch weniger befallen
Dauer	bis zu 8 Tagen	Beginn mit dem Abklingen des Fiebers, hat dann Höhepunkt nach 1–2 Stunden und blaßt nach 1–2 Tagen ab	einige Tage
Fieber	subfebril	39–40 °C, 3 Tage anhaltend, aber zu Beginn des Exanthems wieder abklingend	lange bestehenbleibend, 39 °C

1. Exanthemkrankheiten (1. Fortsetzung)

	Erythema infectiosum	Exanthema subitum	Infektiöse Mononukleose
Allgemeinzustand	nicht beeinträchtigt	deutlich beeinträchtigt	deutlich beeinträchtigt
Andere Kardinalsymptome	keine	vor Beginn des Exanthems Fieber mit katarrhalischen Erscheinungen, auch Durchfälle und Störungen im Bereich des ZNS (Krämpfe)	petechiales Enanthem, Angina, generalisierte Lymphknotenschwellungen, Leber- und Milzschwellung
Blutbild	uncharakteristisch	Leukopenien mit Monozytose in der Fieberphase, Leukopenie mit Lymphozytose bis 80–90% in der Exanthemphase	Auftreten von atypischen Lymphozyten (Virozyten) bei relativer und evtl. auch absoluter Lymphozytose
Urin	–	eventuell Eiweiß + (Urobilinogen vermehrt)	–

	Allergie	Lues II
Größe der Einzeleffloreszenz	fein- bis grobfleckig, auch urtikariell, juckend	makulopapulös, mittel- bis grobfleckig
Farbe	hellrosa bis dunkelrot, evtl. auch bläulich livide	hellrosa
Verteilung	uncharakteristisch	bevorzugt Extremitäten
Dauer	verschieden	einige Tage
Fieber	unter Umständen 39 °C	38–39 °C
Allgemeinzustand	unter Umständen schwer beeinträchtigt	nicht schwer beeinträchtigt
Andere Kardinalsymptome	Juckreiz	Lymphknoten, Fieber, evtl. Meningitis und Ikterus, auch Tonsillitis
Blutbild	Eosinophilie	unauffällig
Urin	–	–

	Typhus	Fleckfieber	ECHO-Virus-Infektionen
Größe der Einzeleffloreszenz	linsengroße Einzeleffloreszenzen, mit dem Spatel wegdrückbar	stecknadelkopfgroß, später konfluierend, Polymorphie	mittelgroß, makulös oder makulopapulös
Farbe	hellrosa	blaß bis hochrot, später livide, düsterrot, purpur (hämorrhagisch)	hellrosa
Verteilung	Abdomen, bei Paratyphus auch an anderen Körperteilen	Stamm, auch Extremitäten, bevorzugter Beginn im Bereich der seitlichen Thoraxpartien, Gesicht und Hals bleibt frei	Beginn in Gesicht und Hals, obere Brustpartie, auch Rumpf und Extremitäten werden befallen
Dauer	beginnend am 8. Krankheitstag, einige Tage	beginnend am 4.–7. Krankheitstag, bei hämorrhagischem Einschlag kann es bis über die Entfieberung hinaus bestehen	zusammen mit dem Fieber, besteht einige Stunden oder Tage
Fieber	39–40 °C in Form einer Kontinua bei relativer Bradykardie	39–41 °C	38–39 °C
Allgemeinzustand	schwer beeinträchtigt	schwer beeinträchtigt	mäßig beeinträchtigt

1. Exanthemkrankheiten (2. Fortsetzung)

	Typhus	Fleckfieber	ECHO-Virus-Infektionen
Andere Kardinalsymptome	Kontinua, relative Leukopenie, relative Bradykardie, Milzvergrößerung, später Durchfälle	Benommenheit, Kontinua, Gesichtsödeme, gerötetes Gesicht, Konjunktivitis, »Kaninchenaugen«	evtl. Enanthem mit Bläschen oder Ulzerationen in der Mundhöhle, evtl. Meningitis, evtl. Enteritis, evtl. respiratorische Infektionen
Blutbild	Leukopenie, Linksverschiebung, Aneosinophilie	Leukozytose, Linksverschiebung, Aneosinophilie	etwa normale Leukozytenzahl, mäßige Linksverschiebung
Urin	Diazo positiv	Diazo positiv	–

b) Vesikuläre Exantheme

	Varizellen	Herpes zoster	Variola	Herpes simplex	Stomatitis epidemica
Größe der Einzeleffloreszenz	stecknadelkopf- bis linsengroß	stecknadelkopf- bis linsengroß	linsengroß	stecknadelkopf- bis linsengroß	stecknadelkopf- bis linsengroß
Entwicklungsstadien	erst Fleckchen, dann Knötchen, dann Bläschen, von einem roten Hof umgeben Verschorfung	Fleckchen, Knötchen, Bläschen Verschorfung	Fleckchen, Knötchen, Bläschen, von einem roten Hof umgeben, Pusteln, Verschorfung, Narben	Fleckchen, dann Bläschen	Bläschen mit rotem Hof evtl. später Pusteln
Verteilung	in Schüben verlaufend, den ganzen Körper betreffend, auch den behaarten Kopf und die Schleimhäute	segmental angeordnet, evtl. Schleimhautbeteiligung auch generalisierter Zoster möglich	am ganzen Körper, gleichmäßig auftretend, auch Schleimhäute befallen, Gesicht und Extremitäten bevorzugt	am Umschlag von Haut zu Schleimhäuten gruppenweise auftretende Bläschen auf entzündlichem Grund	Mundschleimhaut und Umgebung des Mundes
Dauer	14 Tage	14 Tage, heftige Schmerzen oft 6 Wochen anhaltend	4 Wochen	wenige Tage	14 Tage
Fieber	38–39 °C	subfebril	40–41 °C schon im Prodromalstadium	bei unkompliziertem Herpes, wenn keine andere Grundkrankheit besteht, kein Fieber	38–38,5 °C
Allgemeinzustand	wenig beeinträchtigt	infolge der heftigen Schmerzen gestört	schwer beeinträchtigt	kaum beeinträchtigt	mäßig beeinträchtigt
Blutbild	geringe Leukopenie und relative Lymphozytose	evtl. atypische Lymphozyten	mäßige Leukozytose und Lymphozytose	unauffällig, evtl. atypische Lymphozyten	unauffällig
Urin	im allgemeinen unauffällig	unauffällig	Eiweiß, Leukozyten, Erythrozyten	unauffällig	unauffällig

2. Rachenveränderungen und Enantheme

	Scharlach bzw. Streptokokkenangina	Infektiöse Mononukleose
Erreger	Streptokokken	Epstein-Barr-Virus
Mundschleimhaut	diffuses Enanthem des weichen Gaumens	petechiales Enanthem des weichen und harten Gaumens, bes. an der Grenze vom weichen zum harten Gaumen
Zunge	1.–2. Krankheitstag belegt, 3.–4. Krankheitstag Erdbeerzunge, am 5.–6. Tag Himbeerzunge	gering belegt
Rachenring und Tonsillen	Angina catarrhalis oder follicularis, selten lacunaris	Angina lacunaris, dicke, aber leicht abstreifbare weiß-gelbliche Beläge, die nicht auf die Umgebung der Tonsillen übergreifen, fauliger Foetor ex ore
Fieber	38–39,5 °C zugleich mit Rachenbefund auftretend	39–40 °C bereits vor Beginn der Rachenerscheinungen vorhanden
Pulsfrequenz	Tachykardie	relative Bradykardie
Allgemeinzustand	mäßig beeinträchtigt	deutlich beeinträchtigt
Andere Kardinalsymptome	Kieferwinkellymphknoten, Exanthem	generalisierte Lymphknotenschwellungen, Leber- und Milzschwellung, Schwellung der Rachenmandel, Lidödeme
Blutbild	Leukozytose, Linksverschiebung, am 5.–6. Krankheitstag Eosionophilie	Lymphozytose mit atypischen Lymphozyten
Erregernachweis	Nasen- und Rachenabstrich	–
Serologie	ASR	Paul-Bunnell, KBR auf Epstein-Barr-Virus

	Diphtherie	Angina Plaut-Vincenti	Herpangina
Erreger	Diphtheriebakterien	Borrelien und Fusobakterien	Coxsackie-A-Virus
Mundschleimhaut	Beläge können auf die Umgebung der Tonsillen übergreifen	unauffällig	Bläschen können auf den weichen Gaumen übergreifen
Zunge	belegt	unauffällig	unauffällig
Rachenring und Tonsillen	grauweiße membranöse Beläge, die sich nicht abstreifen lassen und beim Versuch des Abstreifens Blutungen hinterlassen; Beläge greifen auf Umgebung der Tonsillen über; süßlicher Foetor ex ore	einseitiges, kraterförmiges Ulkus an einer Tonsille, das mit nekrotischen grau-gelb-grünlichen Massen ausgefüllt ist; starker Foetor ex ore	stecknadelkopf- bis linsengroße Bläschen, besonders am vorderen Gaumenbogen und an der Uvula, aber auch im Bereich der Tonsillen, von einem roten Hof umgeben, evtl. kleine Geschwüre
Fieber	38–39,5 °C	37–37,5 °C	38–39 °C
Pulsfrequenz	Tachykardie, oft bei weichem, kleinem Puls und Blutdruckabfall	unauffällig	unauffällig
Allgemeinzustand	schwer beeinträchtigt	nicht beeinträchtigt	mäßig bis deutlich beeinträchtigt
Andere Kardinalsymptome	Kieferwinkellymphknotenschwellungen, z.T. mit periglandulärem Ödem, evtl. Nasendiphtherie (blutigseröser Schnupfen) und Kehlkopfdiphtherie	einseitige Kieferwinkellymphknotenschwellung auf der erkrankten Seite	Kopfschmerzen, Mattigkeit
Blutbild	Leukozytose, Linksverschiebung	unauffällig	relative Leukopenie, geringe Linksverschiebung
Erregernachweis	Nasen- und Rachenabstrich, kulturell und mikroskopisch	Nasen- und Rachenabstrich, mikroskopisch	Rachenspülwasser und Stuhl, tiefgefroren
Serologie	–	–	KBR und Neutralisationstest

2. Rachenveränderungen und Enantheme (1. Fortsetzung)

	Stomatitis herpetica	Varizellen	Masern
Erreger	Herpes-simplex-Virus	Varizellenvirus	Masernvirus
Mundschleimhaut	Bläschen im Bereich des Mundes, die im weiteren Verlauf zu Erosionen führen, befinden sich besonders im Bereich der Lippen, des Zahnfleisches, des harten Gaumens und der Wangentaschen	Bläschen	bereits im Prodromalstadium grobfleckiges Enanthem des weichen Gaumens und der Wangenschleimhaut, kurz vor Ausbruch des Exanthems Koplik-Flecken, d.h. weißlich-graue, kalkspritzerartige Fleckchen an der Wangenschleimhaut gegenüber den unteren Prämolaren
Zunge	ebenfalls von Bläschenerosionen und Ulzera befallen	evtl. Bläschen	belegt, manchmal im weiteren Verlauf geringe Papillenhypertrophie (Erdbeerzunge)
Rachenring und Tonsillen	die Veränderungen befinden sich vorwiegend in der vorderen Mundhöhle, der Rachen ist nur geringfügig befallen, deutlicher faulig-fötider Foetor ex ore, Speichelfluß	Bläschen auf Rachenring und Tonsillen	unauffällig
Fieber	39,5–40 °C	38–39 °C	39–40 °C
Pulsfrequenz	unauffällig	unauffällig	mäßige Tachykardie
Allgemeinzustand	deutlich beeinträchtigt	gering bis mäßig beeinträchtigt	deutlich beeinträchtigt
Andere Kardinalsymptome	regionäre Lymphknotenschwellungen, Herpes in der Umgebung des Mundes	Exanthem	Exanthem, Konjunktivitis, Rhinitis, Bronchitis
Blutbild	unauffällig, wenn keine Sekundärinfektion	relative Leukopenie, relative Lymphozytose	relative Leukopenie, Linksverschiebung
Erregernachweis	evtl. Rachenspülwasser, tiefgefroren	nicht üblich	nicht üblich
Serologie	KBR auf Herpes simplex	KBR auf Varizellen	KBR auf Masern

3. Infektionen des Zentralnervensystems

a) Klinische Zeichen, die für eine Meningitis sprechen

Subjektiv: Kopfschmerzen, Fieber, Übelkeit, Erbrechen, Nackensteifigkeit.
Objektiv: Brudzinski-Zeichen, Kernig- (Lasègue-)Zeichen, Kniekußphänomen, Dreifußphänomen, Opisthotonus, Sitzprobe, Liquorzellvermehrung.

b) Klinische Zeichen, die für eine Enzephalitis sprechen können

Benommenheit bis zur Bewußtlosigkeit, spastische Paresen, gesteigerte Reflexe, positive Pyramidenzeichen, epileptiforme Krämpfe, choreiforme und athetotische Zustandsbilder, zentrale Hirnnervensymptome, Liquorzuckervermehrung, EEG-Veränderungen.

c) Klinische Zeichen, die für eine Myelitis sprechen können

Schlaffe Paresen;

Enzephalitis, Meningitis und Myelitis kommen häufig kombiniert vor, man spricht daher auch von Enzephalomyelomeningitis.

d) Differentialdiagnose spastischer und schlaffer Paresen

	Spastische Parese	Schlaffe Parese
Muskeltonus	spastisch	schlaff
Muskeleigenreflexe	gesteigert, evtl. reflexogene Zonen verbreitert, Kloni	abgeschwächt bis aufgehoben
Pyramidenbahnzeichen (Babinski, Gordon, Oppenheim, Bechterew, Rossolimo, Trömner, Meier)	positiv	negativ
Muskelatrophie	nicht vorhanden	vorhanden
Vorkommen bei	Befall des zentralen Neurons	Befall des peripheren Neurons

e) Differentialdiagnose Poliomyelitis/Polyradikuloneuritis

	Poliomyelitis	Polyradikuloneuritis
Prodromi	3 Tage Prodromalstadium, 3–4 Tage Latenz, meningitisches Stadium, dann Lähmungen	brauchen nicht vorhanden zu sein, evtl. Vorinfekt in größerem Abstand bis zu 3 Wochen
Verteilung der Lähmungen	proximal, seitenverschieden	distal, seitengleich
Sensibilitätsstörungen	nicht vorhanden, nur Schmerzen in den betroffenen Muskelgruppen	vorhanden
Liquor	Zellvermehrung, später auch Eiweißvermehrung	Zellzahl normal; bei Polyradikuloneuritis Eiweißvermehrung (Guillain-Barré-Syndrom), bei Polyneuritis auch Eiweiß normal

f) Differentialdiagnose der Meningitiden

	Eitrige Meningitis	Virusmeningitis	Tuberkulöse Meningitis
Aussehen des Liquors	trübe	klar	klar
Zellart	Granulozyten	Lymphozyten	Lymphozyten
Liquorzucker	niedrig bis normal	normal bis erhöht	erniedrigt
Spinnwebgerinnsel	kann vorhanden sein	nicht vorhanden	vorhanden
Anamnese	plötzlicher Beginn, oft mit Schüttelfrost, hohes Fieber, Allgemeinzustand sofort deutlich beeinträchtigt	akuter Beginn mit Fieber, manchmal Prodromalstadium und doppelgipfliger Verlauf	langsam schleichender Beginn, oft wochenlang vorher bereits Abgeschlagenheit und Leistungsschwäche, langsamer Fieberanstieg
Andere Symptome	–	–	Hirnnervensymptome (basale Meningitis)

g) Differentialdiagnose der eitrigen Meningitiden

	Meningitis epidemica	Fortgeleitete Meningitis	Hämatogen entstandene Meningitis
Erreger	Meningokokken	verschiedene Bakterien	verschiedene Bakterien
Entstehungsweise	Tröpfcheninfektion, zyklische Infektionskrankheit mit kurzem Generalisationsstadium	fortgeleitet von eitrigen Prozessen im Kopfbereich (Otitis media, Sinusitis) oder von außen eingedrungen (Schädel-Hirn-Traumen)	hämatogen entstanden im Rahmen anderer Allgemeininfektionen (Sepsis, Endokarditis, Pyelonephritis, Thrombophlebitis, Bronchiektasen, Puerperalfieber)
Weitere Symptome, Unterscheidungsmöglichkeiten	Nachweis von Meningokokken im Liquor, auch in der Blutkultur, im Rachen-Nasen-Abstrich (Gram-Präparat im Liquor), evtl. Waterhouse-Friderichsen-Syndrom	Nachweis einer Otitis media oder Sinusitis (Anamnese, Röntgen-Nebenhöhlen okzipitomental und okzipitofrontal, Röntgen-Maier, Schüller, Stenvers, HNO-fachärztliche Untersuchung) Rö-Schädel	Blutkultur, Perkussions- und Auskultationsbefund von Herz und Lungen, Röntgen-Thorax, Katheterurin, evtl. gynäkologische Untersuchung

h) Differentialdiagnose der sog. Meningitis serosa

Parainfektiöse Virusmeningitis	Viren mit bevorzugtem Befall des Zentralnervensystems	Andere Krankheitserreger

Masern, Mumps, Röteln, Windpocken, infektiöse Mononukleose, Grippe, postvakzinale Enzephalitis	Enteroviren
	   Poliomyelitis, Coxsackie, ECHO
	Lyssa, Arboviren
	lymphozytäre Choriomeningitis
	   (Encephalitis lethargica)
		Leptospiren, Toxoplasmose, Pilze (insbesondere Kryptokokkose), Echinokokkus, Zystizerkus

13.370   Infektionskrankheiten

4. Darminfektionen

	Typhus	Paratyphus
Erreger	Salmonella typhi	Salmonella paratyphi
Pathogenese	zyklische Erkrankung, Darmbefall erst in der 2. Woche	zyklische Erkrankung
Befallener Darmteil	Dünndarm	Dünndarm
Inkubationszeit	10–14 Tage	3–7 Tage
Krankheitsbeginn	ansteigendes, dann hohes Fieber, Benommenheit, Kontinua, relative Bradykardie und Leukopenie, Obstipation, keine Durchfälle, 8. Tag Roseolen und Milz	ansteigendes, dann hohes Fieber, Benommenheit, Kontinua, relative Bradykardie und Leukopenie, Obstipation, am 8. Tag Roseolen und Milz, zunächst keine Durchfälle
Stuhlbeschaffenheit	zunächst Obstipation, in der 2. Woche erbsbreiartig	zunächst Obstipation, in der 2. Woche erbsbreiartige Durchfälle
Zahl der Entleerungen	meist nicht sehr zahlreich	zahlreicher als beim Typhus
Zusätzliche Symptome	Benommenheit, relative Bradykardie und Leukopenie, Milz, Roseolen	Benommenheit, relative Bradykardie und Leukopenie, Milz, Roseolen
Fieber	40 °C Kontinua	39–40 °C Kontinua
Blutbild	relative Leukopenie, Aneosinophilie, Linksverschiebung	relative Leukopenie, Aneosinophilie, Linksverschiebung
Urin	Diazo positiv	Diazo (+)
Erregernachweis	1. Woche Blut in Galle, 2.–3. Woche Stuhl und Urin	1. Woche Blut in Galle, 2.–3. Woche Stuhl und Urin
Serologie	Gruber-Widal	Gruber-Widal

	Enteritis infectiosa salmonellosa	Staphylokokken-enteritis	Cholera	Bakterielle Ruhr	Amöbenruhr
Erreger	Salmonellen (außer Typhus und Paratyphus)	Staphylococcus	Vibrio cholerae	Shigellen	Entamoeba histolytica
Pathogenese	Lokalinfektion	Lokalinfektion nach Genuß verdorbener Nahrungsmittel	Lokalinfektion	Lokalinfektion	Lokalinfektion
Befallener Darmteil	Dünndarm	Dünndarm	Dünndarm	Dickdarm	Dickdarm
Inkubationszeit	wenige Stunden bis 3 Tage	wenige Stunden bis 3 Tage	1–4 Tage	1–7 Tage	wenige Wochen bis mehrere Monate
Krankheitsbeginn	akut mit Brechdurchfall und Fieber	Durchfälle	akut mit Durchfällen, keine Tenesmen	akut mit Durchfällen und Tenesmen	langsam beginnende Durchfälle, auch Tenesmen
Stuhlbeschaffenheit	wäßrig bis dünnbreiig	dünnbreiig bis wäßrig, evtl. eitrig	reiswasserartig	wäßrig, blutig, schleimig	himbeergeleeartig
Zahl der Entleerungen	zahlreich	zahlreich	sehr zahlreich	sehr zahlreich	etwa 4–10 pro Tag
Zusätzliche Symptome	Exsikkose, in schweren Fällen Elektrolytverluste, Hämokonzentration	evtl. toxische Erscheinungen, Exsikkose, Nierenversagen	Elektrolytverschiebung Hämokonzentration, Exsikkose, Kreislaufinsuffizienz, Muskelkrämpfe	–	Leberabszeß und Hepatitis als Komplikationen
Fieber	bis 39 °C	etwa 38 °C	38–39 °C	38–39 °C	38 °C

4. Darminfektionen (1. Fortsetzung)

	Enteritis infectiosa salmonellosa	Staphylokokken-enteritis	Cholera	Bakterielle Ruhr	Amöbenruhr
Blutbild	mäßige Leukozytose mit Linksverschiebung	evtl. Leukozytose	20000–30000 Leukozyten, Linksverschiebung, Lymphopenie, relative Monozytose	Leukozytose, Linksverschiebung	geringe Leukozytose, mäßige Anämie
Urin	in schweren Fällen Anurie	evtl. Anurie	evtl. Anurie	–	–
Erregernachweis	Stuhl	Stuhl	Stuhl	körperwarmer Stuhl	Stuhl, körperwarm
Serologie	Gruber-Widal	–	Agglutinine, Hämagglutinationsreaktion	Ruhr-Widal	KBR auf Amöbenruhr

5. Pulmonale Infektionen

	Lobärpneumonie	Bronchopneumonie	Viruspneumonie
Erreger	meist Pneumokokken	verschiedene Bakterien, auch Masernvirus	Grippevirus, Parainfluenzavirus, Adenovirus, Masern
Pathogenese	zyklische Infektionskrankheit mit kurzem Generalisationsstadium	bronchogene Lokalinfektion	bronchogen
Temperatur, Puls	Schüttelfröste, 40°C, mäßige Tachykardie	bis 39°C, Tachykardie	39–40°C, evtl. relative Bradykardie
Anamnese, klinische Symptome	plötzlicher Beginn	Entstehung aus Bronchitis	vorher Bronchitis
Physikalischer Befund	ganzer Lappen befallen, Dämpfung, Bronchialatmen, Bronchophonie, feinblasige Rasselgeräusche, verstärkter Stimmfremitus	geringe Dämpfung, feinblasige, klingende Rasselgeräusche; Bronchialatmen, Bronchophonie und verstärkter Stimmfremitus nur bei ausgedehnten Prozessen	relativ geringfügiger Befund
Röntgenbefund	Infiltrat eines ganzen Lungenlappens	herdförmige Infiltrate, besonders in den Unterlappen	feinfleckige bzw. streifigfleckige Infiltrationen
Blutbild	Leukozytose und Linksverschiebung	Leukozytose und Linksverschiebung	relative Leukopenie und Linksverschiebung
Erregernachweis	Sputum bakteriologisch	Sputum bakteriologisch	Sputum und Gurgelwasser tiefgefroren zur virologischen Untersuchung
Serologie und sonstige Nachweismethoden	–	–	KBR auf Myxoviren

	Ornithose, Psittakose	Q-Fieber	Primär atypische Pneumonie	Tuberkulose
Erreger	Chlamydien (Ornithose)	Rickettsien	Mycoplasma pneumoniae, Eaton-Agens	Tuberkelbakterien
Pathogenese	zyklische Infektionskrankheit	zyklische Infektionskrankheit	zyklische Infektionskrankheit	chronische zyklische Erkrankung
Temperatur, Puls	bis 40°C, relative Bradykardie	40°C Kontinua, relative Bradykardie	38–40°C Kontinua, Bradykardie	verschieden, subfebril bis zu hohen Temperaturen
Anamnese, klinische Symptome	zunächst keine Lokalerscheinungen	zunächst keine Lokalerscheinungen	Beginn mit Husten und Kopfschmerzen	Nachtschweiße, oft langsamer Beginn

5. Pulmonale Infektionen (1. Fortsetzung)

	Ornithose, Psittakose	Q-Fieber	Primär atypische Pneumonie	Tuberkulose
Physikalischer Befund	oft erst später und relativ geringfügiger Befund	oft erst später und relativ geringfügiger Befund	relativ geringfügiger Befund	meist im Oberfeld je nach der Verlaufsform, bei Kavernen z.B. amphorisches Atmen, Kavernenknarren und -juchzen
Röntgenbefund	deutliche, oft keilförmige Verschattung	deutliche, mäßige fleckige oder homogene Infiltrate	deutliche, streifig-fleckige oder homogene Infiltrate	je nach Verlaufsform produktive, exsudative, zirrhotische oder kavernöse Veränderungen
Blutbild	relative Leukopenie und Linksverschiebung	relative Leukopenie und Linksverschiebung	geringe Leukozytose und Monozytose	Leukozytose, Linksverschiebung, Lymphopenie; bei Miliartuberkulose Leukopenie
Erregernachweis	Sputum und Gurgelwasser, tiefgefroren	Sputum und Gurgelwasser, tiefgefroren	Sputum und Gurgelwasser, tiefgefroren	Sputum, Magensaft, Kehlkopfabstrich, Bronchialsekret
Serologie und sonstige Nachweismethoden	KBR auf Ornithose	KBR auf Q-Fieber	Kälteagglutinine und Agglutinine gegen den Streptococcus MG, KBR auf Mykoplasmen	Hauttest

	Soorpneumonie	Aktinomykose	Histoplasmose
Erreger	Candida albicans	Actinomyces israeli	Histoplasma
Pathogenese	bronchogen, besonders bei gestörter Abwehrlage	bronchogen	zunächst bronchogen, dann evtl. hämatogene Aussaat
Temperatur, Puls	bis 40°C	gering bis mäßig erhöht	bis 39°C
Anamnese, klinische Symptome	oft auf eine antibiotisch behandelte Pneumonie aufgepfropft	hartnäckige Bronchitis, Brustschmerzen, Dyspnoe, fader, fauliger Mundgeruch	Brustschmerzen, Husten
Physikalischer Befund	relativ geringfügiger Befund	vielgestaltige Infiltrationen, auch Bronchiektasen, Kavernen	oft geringfügiger Befund
Röntgenbefund	vergrößerte Hili, streifige Lungenzeichnung, einzelne feine Herde von Stecknadelkopf- bis Linsengröße, besonders in Hilusnähe	vielgestaltige Infiltrationen, auch Bronchiektasen und Kavernen	vereinzelte oder multiple Infiltrationen, Kalkherde und verkalkte Hiluslymphknoten
Blutbild	leichte Leukozytose, später normochrome Anämie	Leukozytose, Linksverschiebung, Anämie	mäßige Leukozytose und Linksverschiebung
Erregernachweis	Sputum und bronchoskopisch gewonnenes Sekret	Sputum, evtl. bronchoskopisch gewonnenes Sekret	Sputum und bronchoskopisch gewonnenes Sekret
Serologie und sonstige Nachweismethoden	–	KBR auf Aktinomykose	Hauttest, KBR, Agglutinationstest, Präzipitintest

	Nokardiose	Aspergillose	Mukormykose	Kokzidioidomykose
Erreger	Nocardia	Aspergillus fumigatus und niger	Rhizopus, Mucor, Absidia	Coccidioides immitis
Pathogenese	bronchogen, chronischer Verlauf	bronchogen, Einbruch in die Blutbahn möglich	bronchogen, besonders bei schlecht eingestelltem Diabetes	bronchogen, besonders bei schlechter Abwehrlage
Temperatur, Puls	gering erhöht	38–39°C	mäßig erhöht	38–39°C

5. Pulmonale Infektionen (2. Fortsetzung)

	Nokardiose	Aspergillose	Mukormykose	Kokzidioidomykose
Anamnese, klinische Symptome	Bronchitis, dann Übergang in Bronchopneumonie	Bronchitis, Bronchopneumonie oder Aspergillom, auch generalisierte Formen	stechende Brustschmerzen, Dyspnoe, blutiges Sputum, Husten	Husten, Fieber, Appetitlosigkeit, Nachtschweiße, Pleurabeschwerden, evtl. Hämoptoe
Physikalischer Befund	uncharakteristischer Befund, auch thorakale Fisteln und Empyeme kommen vor	Reizhusten mit eitrig bröckligem Auswurf, rezidivierende Hämoptoe, Asthma bronchiale	Infarzierung des Lungengewebes	Bronchitis, Bronchopneumonie, auch Kavernen
Röntgenbefund	uncharakteristisch	bei Aspergillom Tomographie in horizontaler Lage, Bild eines von einer Luftsichel umgebenen freischwebenden Ballons	pneumonische oder tumorartige Veränderungen, Kavernen	verbreiterter Hilusschatten, auch Kavernen
Blutbild	Leukozytose, Linksverschiebung, Anämie	Leukozytose und Linksverschiebung	leichte Leukozytose und Linksverschiebung	Leukozytose und Linksverschiebung
Erregernachweis	wiederholte Sputumuntersuchung und bronchoskopisch gewonnenes Sekret	bronchoskopisch gewonnenes Sekret, histologische Untersuchung	wiederholter Nachweis im Sputum oder im bronchoskopisch gewonnenen Sekret, histologische Untersuchung	Sputum und bronchoskopisch gewonnenes Sekret
Serologie und sonstige Nachweismethoden	–	Hauttest	Hauttest	Hauttest, KBR, Präzipitinreaktion

6. Lymphknoten

	Verschiedene Lokalinfektionen	Scharlach	Diphtherie
Verteilung	regional, je nach Eintrittspforte und Grundkrankheit	Kieferwinkel, selten generalisiert	Kieferwinkel, vordere Halsdreiecke
Beschaffenheit	weich, oft schmerzhaft, manchmal geringes periglanduläres Ödem	schmerzempfindlich, gut abgrenzbar, Einschmelzung nur im Rahmen einer eitrigen Komplikation	manchmal stark ausgeprägt, gut abgrenzbar, manchmal erhebliches periglanduläres Ödem (Cäsarenhals)
Anamnese	je nach Grundkrankheit, geschwollene Lymphknoten treten erst nach den eigentlichen Infekten auf	plötzlicher Krankheitsbeginn, oft mit Erbrechen	geringe, kurzdauernde Prodromalerscheinungen, staffelförmiges Ansteigen der Temperatur
Fieber	je nach Grundkrankheit	39°C	38–39°C
Sonstige Symptome	je nach Grundkrankheit	Angina, Exanthem, Enanthem, später Himbeerzunge	membranöse Beläge in Rachen, Kehlkopf oder Nase
Blutbild	Leukozytose, Linksverschiebung	Leukozytose, Linksverschiebung, geringe Eosinophilie	Leukozytose, Linksverschiebung
Erregernachweis	je nach Grundkrankheit	Nase und Rachen Streptokokken	Nase und Rachen Diphtheriebakterien
Serologie und Sonstiges	je nach Grundkrankheit, selten serologischer Nachweis möglich	ASR	–

6. Lymphknoten (1. Fortsetzung)

	Tuberkulose	Röteln	Infektiöse Mononukleose
Verteilung	bei primärer Halslymphknotentuberkulose einseitig, bei postprimärer Tuberkulose mit hämatogener Entstehung doppelseitig kettenförmig, auch generalisiert	nuchal-okzipital	generalisiert, retroaurikulär beginnend
Beschaffenheit	Lymphknoten können verkäsen, perforieren und Zysten bilden (Skrofuloderm), häufig Verkalkungen	kettenförmig	kettenförmig, oft von erheblicher Größe, aber gut gegen Haut und Unterlage verschieblich
Anamnese	bei der primären Halslymphknotentuberkulose handelt es sich oft um eine Fütterungstuberkulose-Infektion mit dem Typus bovinus, bei der postprimären Lymphknotentuberkulose muß schon ein Primäraffekt vorangegangen sein	Exanthem und Lymphknoten treten zugleich auf	Lymphknotenschwellungen treten vor den Rachenveränderungen auf, noch vorher Prodromi
Fieber	mäßig	gering bis subfebril, höchstens 38 °C	39 °C, lange anhaltend, nicht durch Antibiotika beeinflußbar
Sonstige Symptome	bei postprimärer Form Lungentuberkulose gleichzeitig vorhanden	mittelfleckiges Exanthem	Angina, Leber- und Milzvergrößerung
Blutbild	Leukozytose, Linksverschiebung	relative Leukopenie, atypische Lymphozyten	atypische Lymphozyten (Virozyten)
Erregernachweis	Lymphknotenpunktat, Histologie	–	–
Serologie und Sonstiges	Tuberkulinreaktion	KBR auf Röteln	Paul-Bunnell, Monosticontest

	Listeriose	Katzenkratzkrankheit	Lymphogranuloma inguinale
Verteilung	generalisiert	je nach Katzenbiß regional, unilateral	inguinal
Beschaffenheit	kettenförmig, ähnlich wie bei infektiöser Mononukleose	mehrere Lymphknoten als Konglomerat, manchmal derbe Infiltration, wenig druckempfindlich, manchmal Abszedierung	mehrere harte, zunächst verschiebliche, später verbackene Lymphknoten, Einschmelzungen und Fisteln kommen vor
Anamnese	Prodromalstadium	Katzenbiß bzw. -kratzer als Primäraffekt (Knötchen auf gerötetem Grund)	Primäraffekt, Lymphangitis
Fieber	39 °C	alle Übergänge von subfebrilen Temperaturen bis 40 °C	38–38,5 °C
Sonstige Symptome	Angina tonsillaris	schweres Krankheitsgefühl mit Kopfschmerzen und Übelkeit ist selten	als Komplikation Elephantiasis
Blutbild	Leukozytose, Lymphozytose, Monozytose	Leukozytose, Linksverschiebung	Leukozytose, Linksverschiebung
Erregernachweis	Blutkultur, evtl. Rachenabstrich	–	–
Serologie und Sonstiges	KBR, Agglutination	Hauttest (spezifisch), KBR mit Lymphogranuloma-inguinale-Antigen (unspezifisch)	Hauttest, KBR

6. Lymphknoten (2. Fortsetzung)

	Yersinia-pseudotuberculosis-Infektion	Tularämie	Toxoplasmose
Verteilung	mesenterial	je nach Eintrittspforte zunächst regional, auch generalisiert	besonders in den hinteren Halsdreiecken, retroaurikulär, auch zervikal, evtl. generalisiert
Beschaffenheit	es handelt sich um eine abszedierende retikuloaurikuläre Lymphadenitis	deutliche Schwellungen, auch Vereiterung	mäßig vergrößert, niemals Einschmelzungen, kaum schmerzhaft, gut verschieblich
Anamnese	klinisch unter dem Bild einer Appendizitis verlaufend	Kontakt mit Nagern, akuter Beginn	oft chronisch, schleichender Verlauf
Fieber	38–39 °C	intermittierende Temperaturen bis 40 °C	subfebril, selten höher
Sonstige Symptome	Schmerzen im rechten Unterbauch, Erbrechen, Durchfall	Kopfschmerzen, Übelkeit, Schweißausbrüche, manchmal Schüttelfröste und Delirien	Kopfschmerzen
Blutbild	Leukozytose, relative Lymphozytose	Leukozytose, Linksverschiebung	mäßige Lymphozytose, einzelne atypische Lymphozyten
Erregernachweis	in bei Operation entfernten Lymphknoten	Blut oder Eiter, evtl. Lymphknotenpunktat	gelingt selten aus Blut oder Lymphknotenpunktat
Serologie und Sonstiges	Agglutinationsreaktion	Agglutinationsreaktion, Hauttest	KBR, Sabin-Feldman-Test, indirekter Fluoreszenzantikörpertest, Histologie (Hauttest)

7. Leber

	Akute Virushepatitis	Infektiöse Mononukleose
Histologie	Degenerationserscheinungen des Zytoplasmas und der Kerne, azidophile Einzelzellnekrosen, Proliferation der Kupffer-Sternzellen, Verbreiterung der periportalen Felder infolge Ödems	mononukleäre Infiltration der interlobären Gewebe und periportalen Felder, Proliferation der Kupffer-Sternzellen
Beschaffenheit	deutlich vergrößert, scharfrandig	oft vergrößert, scharfrandig
Anamnese	Prodromalstadium mit Glieder- und Kopfschmerzen, Fieber, Abgeschlagenheit	Prodromalstadium
Fieber	nur im Prodromalstadium, mit Auftreten von Ikterus und Leberschwellung Abklingen des Fiebers	39–40 °C über längere Zeit, durch Antibiotika nicht beeinflußbar
Sonstige Symptome	Ikterus, dunkler Urin, vorübergehende Stuhlentfärbung, Milzschwellung	generalisierte Lymphknotenschwellungen, Angina lacunaris, Milz, Ikterus sehr selten
Blutbild	Leukozyten normal, geringe Lymphozytose, evtl. vereinzelt atypische Lymphozyten	Lymphozytose, atypische Lymphozyten (Virozyten)
Laborwerte	SGPT deutlich erhöht, SGOT geringer erhöht, alkalische Phosphatase normal oder leicht erhöht, Serumeisen erhöht, Prothrombin und andere Gerinnungsfaktoren oft erniedrigt, mäßige γ-Globulin-Vermehrung	γ-Globulin-Vermehrung, Transaminasen höchstens gering erhöht
Erregernachweis	–	–
Serologie	HB$_S$-Antigen (nur bei Hepatitis B, nicht bei Hepatitis A)	Paul-Bunnell, Monosticontest, KBR auf Epstein-Barr-Virus
Prognose	Entwicklung einer chronischen Hepatitis und Leberzirrhose möglich	gut

7. Leber (1. Fortsetzung)

	Leptospirosen, insbesondere Morbus Weil	Toxoplasmose	Brucellosen
Histologie	kleine Leberzellnekrosen, verfettete Kupffer-Sternzellen, Auflockerung innerhalb der parenchymatösen Zellverbände (im ganzen nur relativ geringfügige histol. Veränderungen)	granulomatöse Entzündung mit epitheloiden Zellen	granulomatöse Entzündung mit epitheloiden und lymphozytoiden Zellen, Riesenzellen, auch Erreger enthaltend
Beschaffenheit	vergrößert, weiche Konsistenz, scharfrandig	kann vergrößert sein, jedoch nicht obligat	vergrößert, weiche Konsistenz
Anamnese	doppelgipfliger Verlauf, im ersten Stadium uncharakteristische Beschwerden, Fieber, Wadenschmerzen	Kopfschmerzen, allgemeine Abgeschlagenheit, schleichender Beginn	Beginn mit hohem Fieber im Sinne eines Generalisationsstadiums ohne Organbefund
Fieber	doppelgipfliger Fieberverlauf bis 39 oder 40 °C	gering bis mäßig erhöht	undulierender Fieberverlauf
Sonstige Symptome	Nierenbeteiligung, evtl. Niereninsuffizienz, Ikterus, Milz, evtl. Meningitis, Blutungsneigung	Lymphknotenschwellungen, manchmal Subikterus, Milz, Oberbauchbeschwerden, Durchfälle, Meteorismus	Milz, Lymphknoten
Blutbild	Leukozytose, Linksverschiebung	geringe bis mäßige Lymphozytose, vereinzelt atypische Lymphozyten	Leukopenie, Anämie, evtl. Thrombopenie, Lymphozytose, Monozytose
Laborwerte	Transaminasen gering erhöht, oft hochgradige Bilirubinerhöhung, Prothrombin und andere Gerinnungsfaktoren erniedrigt	kaum verändert	γ-Globulin deutlich vermehrt
Erregernachweis	Blut, Urin, D-Sonde	gelingt selten aus dem Blut	Blutkultur
Serologie	KBR, Agglutination	KBR, Sabin-Feldman-Test, indirekter Fluoreszenzantikörpertest	Agglutination, KBR
Prognose	hinsichtlich der Leber gut	gut, chronischer Verlauf möglich	gut

8. Splenomegalie
(bei den meisten zyklischen und septischen Allgemeininfektionen)

	Typhus	Sepsis	Brucellose
Größe der Milz	gering vergrößert	gering vergrößert	gering bis mäßig vergrößert
Konsistenz der Milz	weich	sehr weich, zerfließend	mittelderb
Zeitpunkt des Auftretens	6.–8. Fiebertag	bald nach Einschwemmung der Erreger in die Blutbahn	im Generalisationsstadium
Fieber, Puls	40 °C Kontinua, relative Bradykardie	intermittierend, Schüttelfröste, Schweißausbrüche, Tachykardie	undulierend, relative Bradykardie
Anamnese	zunächst nur Benommenheit und Fieber, erst später Auftreten der Milz- und Organsymptome	evtl. Lokalinfektion vorangegangen	Tierkontakte, Prodromalstadium mit Abgeschlagenheit und Gliederschmerzen
Sonstige Symptome	Benommenheit, am 8. Tag Roseolen, Diazo positiv	je nach Ausgangsherd Kreislaufschock, Verbrauchskoagulopathie	Leber- und Lymphknotenschwellung, Allgemeinzustand wenig beeinträchtigt
Blutbild	Leukopenie, Linksverschiebung, Aneosinophilie	Leukozytose, Linksverschiebung	Leukopenie, Lymphomonozytose, Anämie, Thrombopenie
Erregernachweis	1. Woche Blut in Galle, 2. und 3. Woche Stuhl und Urin	Blutkultur, arteriell und venös, evtl. Sternalmarkkultur	Blutkultur, arteriell und venös, Sternalmarkkultur
Serologie	Gruber-Widal	–	KBR, Agglutinationsreaktion

8. Splenomegalie (1. Fortsetzung)

	Miliartuberkulose	Leptospirosen	Virushepatitis	Infektiöse Mononukleose
Größe der Milz	gering bis mäßig vergrößert	gering vergrößert	gering vergrößert	gering vergrößert
Konsistenz der Milz	bei akuter Form weich, bei chronischer Form relativ derb	weich	weich	weich
Zeitpunkt des Auftretens	frühzeitig	im Organstadium	kurz vor Beginn der Leberschwellung	meist erst nach den Lymphknotenschwellungen
Fieber, Puls	Kontinua 40 °C, relative Bradykardie	doppelgipflig	nur im Podromalstadium vorhanden, Bradykardie	hoch, durch Antibiotika unbeeinflußbar
Anamnese	Primärkomplex vorangegangen	Tierkontakte, Prodromalstadium mit Wadenschmerzen	Prodromalstadium mit Fieber-, Gelenk- und Gliederschmerzen, Abgeschlagenheit	langes Prodromalstadium mit allgemeiner Abgeschlagenheit, Lymphknoten vor der Milzschwellung vorhanden
Sonstige Symptome	evtl. Leberschwellung, Lungenveränderungen, Meningitis, Augenhintergrund, Diazo positiv	Leberschwellung, Nierenbeteiligung, evtl. Meningitis	Lebervergrößerung, Ikterus, Transaminasen, besonders GPT erhöht	Lymphknotenschwellungen, Angina, Lebervergrößerung
Blutbild	Leukopenie, Linksverschiebung, Lymphopenie	Leukozytose, Linksverschiebung	normale Leukozytenzahl, geringe relative Lymphozytose, einzelne atypische Lymphozyten	Lymphozytose, atypische Lymphozyten (Virozyten)
Erregernachweis	Liquor, Sputum, Kehlkopfabstriche, Magensaft, Urin, Stuhl	Blut, Urin, Duodenalsondeninhalt	–	–
Serologie	–	KBR, Agglutination, Agglutinations-Lysis-Reaktion	HB_s-Antigen	Paul-Bunnell, Monosticontest, KBR auf Epstein-Barr-Virus

8. Splenomegalie (2. Fortsetzung)

	Malaria	Kala-Azar	Hepatolienale Bilharziose (sog. Banti-Syndrom)
Größe der Milz	anfangs gering, später beträchtlich vergrößert	sehr groß	sehr groß
Konsistenz der Milz	bei akuter Malaria anfangs weich, bei chronischer Malaria derb	derb	derb
Zeitpunkt des Auftretens	entwickelt sich langsam von Beginn des Rhythmusfiebers an und erreicht beträchtliche Größe und Derbheit erst im chronischen Stadium	innerhalb weniger Wochen	langsam zunehmend, wächst jedoch noch weiter, wenn die Lebervergrößerung zum Stillstand gekommen ist
Fieber, Puls	Rhythmus- bzw. Wechselfieber, bei Malaria tropica uncharakteristisch	remittierend, mehrmaliges Steigen und Fallen innerhalb von 24 Stunden	nur im Initialstadium
Anamnese	uncharakteristisch, Anopheleskontakte, Tropenaufenthalte	Prodromi	1. Zerkariendermatitis 2. akutes fieberhaftes Initialstadium
Sonstige Symptome	typischer Fieberverlauf, bei Malaria tropica Organbefall (Gehirn, Herz, Leber, Nieren, Nebennieren)	Erbrechen, Somnolenz, Durchfälle, Katarrh der Atemwege, Leberschwellung, Myokardschaden	Lebervergrößerung, Abmagerung, Muskelatrophie, im Spätstadium Aszites und Hämatemesis
Blutbild	Leukopenie, relative Lymphomonozytose	Anämie, Leukopenie, Monozytose, relative Lymphozytose, Thrombopenie	Anämie
Erregernachweis	Blutausstrich, dicker Tropfen	Leber- und Sternalpunktat	Stuhl: Eier im Stuhl
Serologie	KBR auf Malaria (Tropeninstitut Hamburg)	Formolgeltest, Antimontest, KBR	KBR, Intradermaltest, Zerkarienhüllenreaktion, Fluoreszenz-Antikörper-Test

9. Fiebertypen

	Kontinua	Remittierend	Intermittierend
Vorkommen bei	zyklischen Infektionskrankheiten, z.B. Typhus, Miliartuberkulose, Ornithose, Malaria tropica	Lokalinfektionen aller Art	Sepsis

	Undulierendes Fieber	Wechsel- oder Rhythmusfieber	Doppelgipfliger Fieberverlauf (sog. Dromedarkurve)
Vorkommen bei	Brucellosen; Differentialdiagnose: Pel-Ebstein-Fieber bei Lymphogranulomatose	Malaria tertiana oder quartana	Viruserkrankungen, z.B. Poliomyelitis, sowie Leptospirosen

10. Diazo-Reaktion im Urin

Positiv bei:	Masern, Typhus, Fleckfieber, Miliartuberkulose, Lymphogranulomatose

11. Blutbildveränderungen

	Leukozytose	Leukopenie	Linksverschiebung
Vorkommen	bei Sepsis und Lokalinfektionen, z.B. Scharlach, Diphtherie, bakterieller Ruhr, bakterieller Meningitis, Cholera, außerdem bei Listeriose, Lobärpneumonie, Tularämie, Yersiniosis pseudotuberculosis, Tuberkulose; mäßig auch bei Variola, Leptospirosen, Fleckfieber, Aktinomykose, Nokardiose, Aspergillose, Kokzidioidomykose	bei zyklischen Infektionskrankheiten, z.B. Typhus, Miliartuberkulose, Brucellosen, Masern, Röteln; Grippe, Viruspneumonien, Poliomyelitis, Virusmeningitiden, Malaria, Kala-Azar	bei fast allen Infektionskrankheiten

	Eosinophilie	Aneosinophilie	Lymphozytose
Vorkommen	bei Scharlach am 5.–6. Krankheitstag, bei Wurmerkrankungen	bei Typhus	bei infektiöser Mononukleose, akuter infektiöser Lymphozytose, Katzenkratzkrankheit, Yersiniosis pseudotuberculosis, Keuchhusten, Toxoplasmose

	Lymphomonozytose	Viruzyten (atypische Lymphozyten)
Vorkommen	bei Virusinfektionen, z.B. Varizellen, infektiöser Mononukleose Malaria, Kala-Azar, Listeriose, Toxoplasmose	bei infektiöser Mononukleose, geringer ausgeprägt bei Hepatitis infectiosa, Herpes zoster, Viruspneumonien, Herpes simplex, Toxoplasmose, Brucellosen, Listeriose, Röteln

Antibiotika-Tabellen
(Darstellung der verschiedenen antibiotischen Gruppen und der gebräuchlichsten Substanzen)

W. Siegenthaler, R. Lüthy und G. Siegenthaler

Standard-Antibiotika

Penicilline

Penicillin G (Benzyl-)

Penicillin G (Na, K, Ca)	(Dauelsberg, Grünenthal, Heyl, Hoechst, Hormonchemie, Key, Mycofarm, Novo, Pfizer, Specia)
Procain-Penicillin G	Aquacillin (Bayer)
	Hydracillin (Dauelsberg)
	Liquocillin (Hoechst)
	Penicillin (Heyl)
Benzathin-Penicillin G	Penadur (Wyeth)
	Tardocillin (Bayer)
Clemizol-Penicillin G	Leocillin (Roger-Bellon)
	Megacillin (Grünenthal)

Orale Penicilline

Penicillin V (Phenoxymethyl-)	Beromycin (Boehringer Ingelheim)
	Calcipen (Leo)
	Cliacil (Hoechst)
	Fenoxypen (Novo)
	Immunocillin (Dauelsberg)
	Isocillin (Hoechst)
	Oratren (Bayer)
	Ospen (Sandoz)
	Stabicillin (Vifor)
Phenethicillin (Phenoxyaethyl-)	Broxil (Beecham)
	Maxipen (Pfizer)
	Oralopen (Bayer)
	Pen-200 (Pfizer)
Propicillin (Phenoxypropyl-)	Baycillin (Bayer)
	Oricillin (Grünenthal)
	Trescillin (Beecham)
	Ultrapen (Pfizer)
Azidocillin	Nalpen (Beecham)
	Syncillin (Bayer)

Penicillinasefeste Penicilline

Methicillin	Celbenin (Beecham)
	Cinopenil (Hoechst)
	Staphcillin (Bristol)
	Staphylocid (Bristol)
Oxacillin	Cryptocillin (Hoechst)
	Penstapho (Bristol)
	Penstaphocid (Bristol)
	Stapenor (Bayer)
Cloxacillin	Gelstaph (Beecham)
	Orbenin (Beecham)
	Staphobristol (Lappe)
Dicloxacillin	Constaphyl (Grünenthal)
	Diclocil (Bristol)
	Dichlorstapenor (Bayer)
	Stampen (Beecham)
Flucloxacillin	Floxapen (Beecham)
	Staphylex (Beecham)

Aminopenicilline

Ampicillin	Amblosin (Hoechst)
	Amfipen (Mycofarm)
	Binotal (Bayer)
	Deripen (Schering)
	Pen-Bristol (Grünenthal)
	Pentrexyl-K (Bristol)
	Penbritin (Beecham)
	Penbrock (Beecham)
	Suractin (Lappe)
Ciclacillin	Syngacillin (Wyeth)
	Ultracillin (Grünenthal)
Epicillin	Spectacillin (Sandoz)
Amoxycillin	Clamoxyl (Beecham)
	Larotid (Roche)
Pivampicillin	Berocillin (Boehringer Ingelheim)
	Maxifen (MSD, Boehringer Mannheim)
	Pivatil (MSD)
	Pondocillin (Leo)

Carbenicilline

Carbenicillin	Microcillin (Bayer)
	Anabactyl (Beecham)
	Pyopen (Beecham)
Carindacillin	Geopen (Pfizer)
	Carindapen (Pfizer)
	Geocillin (Pfizer)
Ticarcillin	BRL 2288 (Beecham)

Tetracycline

Tetracyclin	Achromycin (Lederle)
	Hostacyclin (Hoechst)
	Mysteclin (Heyden)
	Supramycin (Grünenthal)
	Tetracyclin (Heyl)
	Tetracyn (Pfizer)
	Tetrex (Bristol)
Chlortetracyclin	Aureomycin (Lederle)
	Macocyn (Mack)
Oxytetracyclin	Terramycin (Pfizer)
	Terravenös (Pfizer)
	Vendarcin (Schering, Mycofarm)
Rolitetracyclin	Bristacin-A (Bristol)
	Reverin (Hoechst)
Demethylchlortetracyclin	Ledermycin (Lederle)
Methacyclin	Optimycin (Sandoz)
	Rondomycin (Pfizer)
Doxycyclin	Vibramycin (Pfizer)
	Vibravenös (Pfizer)
Minocyclin	Klinomycin (Lederle)
	Minocin (Lederle)

Chloramphenicol/Thiamphenicol

Chloramphenicol	Catilan (Hoechst)
	Chloromycetin (Parke-Davis)
	Leukomycin (Bayer)
	Nevimycin (Grünenthal)
	Paraxin (Boehringer Mannheim)
Thiamphenicol	Urfamycin (Zambon, Inpharzam)

Trimethoprim/Sulfamethoxazol

Cotrimoxazol	Bactrim (Roche)
	Eusaprim (Wellcome)

Antibiotika mit begrenztem Wirkungsbereich vor allem wirksam gegen grampositive Erreger

Makrolide

Eryhtromycin	Erythrocin (Abbott)
	Erythromycin (Upjohn)
	Ilosone (Lilly)
	Neo-Erycinum (Schering)
	Neo-Ilotycine (Lilly)
Oleandomycin	Oleandocyn, Matromycin, Taocin (Pfizer)
Spiramycin	Rovamycin (Special)
	Selectomycin (Grünenthal)
Carbomycin	Magnamycin (Pfizer, Boehringer Ingelheim)
Novobiocin	Albamycin (Upjohn)
	Cardelmycin (Pfizer)
	Cathomycin (Merck)
	Inamycin (Hoechst)
Vancomycin	Vancomycin, Vancocin (Lilly)
Ristocetin	Spontin (Abbott)
Fusidinsäure	Fucidin (Leo)
	Fucidine (Löwens Pharma, Squibb, Thomae)

Cephalosporine

Cephalotin	Cepovenin (Hoechst, Glaxo)
	Keflin (Lilly)
Cephaloridin	Ceporan (Glaxo)
	Ceporin (Glaxo)
	Glaxoridin (Glaxo)
	Keflodin (Lilly)
	Kefspor (Lilly)
Cephalexin	Ceporex, Ceporexin (Hoechst, Glaxo)
	Keflex (Lilly)
	Oracef (Lilly)
Cephradin	Eskacef (SKF, Genval)
	Sefril (Squibb, Heyden)
Cephacetril	Celospor (Ciba-Geigy, Grünenthal)
Cephazolin	Ancef (SKF)
	Cefazidal (Bristol)
	Elzogram (Lilly)
	Gramaxin (Boehringer Mannheim)
	Kefzol (Lilly)
	Zolicef (Lappe)
Cephapirin	Bristocef (Bristol)
	Cefatrexyl (Bristol)
Cephoxitin	Mefoxin (MSD) (Noch nicht eingeführt
Cephamandol	(Lilly) (Noch nicht eingeführt)

Lincomycine

Lincomycin	Albiotic (Upjohn)
	Cillimycin (Hoechst)
	Lincocin (Upjohn)
	Micivin (Boots Pure Drug Co.)
Clindamycin	Clinimycin (Upjohn)
(7-Chlor-7-desoxy-Lincomycin)	Dalacin C (Upjohn)
	Sobelin (Upjohn)

Rifamycine

Rifampicin	Rimactan (Ciba-Geigy)
	Rifa (Grünenthal)
	Rifoldine (Lepetit)
Rifamycin	Rifocin (Lepetit)

Antibiotika mit begrenztem Wirkungsbereich vor allem wirksam gegen gramnegative Erreger

Aminoglykoside

– Streptomycin, Dihydrostreptomycin	(Grünenthal, Hoechst, MSD, Novo)
– Kanamycin	Kanabristol, Kamycine, Kantrex (Bristol)
	Kanamycin (Grünenthal)
	Kanamytrex (Boehringer Ingelheim)
	Resistomycin (Bayer)
– Neomycin (Neomycin B = Framycetin)	Bykomycin (Byk-Gulden)
	Neomycin (Squibb, Upjohn)
– Paromomycin	Humatin (Parke Davis)
	Gabbromycin (Farmitalia)
– Gentamicin	Garamycin (Schering)
	Refobacin (Merck)
	Sulmycin (Byk-Essex)
– Tobramycin	Gernebcin (Lilly)
	Obracin (Lilly)
	Tobrasix (Lilly)
– Sisomicin	Extramycin (Bayer)
	Pathomycin (Byk-Essex)
– Amikacin	Amikin (Bristol)
	Biklin (Grünenthal)
	– Netilmicin
	Schering (Noch nicht eingeführt)

Polymyxine

– Polymyxin B	(Novo, Pfizer)
– Polymyxin E = Colistin	(Grünenthal, Roger-Bellon)

Spectinomycin

Spectinomycin	Trobicin (Upjohn)

14 Krankheiten durch physikalische Einwirkungen

Erkrankungen durch Einwirken von Hitze und Kälte

H.G. Wenzel

Definition

Unter Erkrankungen durch Einwirken von Hitze und Kälte werden Krankheitsbilder verstanden, bei denen sich die Körpertemperatur infolge unzureichender bzw. übermäßiger Wärmeabgabe des Gesamtkörpers, auch einzelner Teile, aus dem Bereich ihres normalen Sollwertes entfernt. Pathologische Veränderungen treten durch Abweichungen der Temperatur selbst, durch eine übermäßige Beanspruchung des thermoregulatorischen Systems des Körpers und/oder die Folgen einer solchen Beanspruchung auf.

Häufigkeit

Obwohl sich die Temperaturen des Lebensraumes des Menschen in einem Bereich bewegen, der schon in den gemäßigten Zonen der Erde rund 50 °C umfaßt, und die Wärmebildung im menschlichen Körper erheblich variiert, speziell bei Muskelarbeit ein Mehrfaches des Ruhewertes erreichen kann, kommen kritische Abweichungen der Kerntemperatur des Körpers vom Normalwert bei 37 °C nur selten vor. Die Temperaturkonstanz wird durch thermoregulatorische Maßnahmen erreicht, die Wärmegewinn und Wärmeverlust des Körpers aufeinander abstimmen. Das geschieht einerseits mit Hilfe des autonomen, thermoregulatorischen Systems des Körpers über Umstellungen physiologischer Vorgänge, andererseits besitzt der Mensch die Möglichkeit, bewußt Maßnahmen zum Ausgleich der Wärmebilanz seines Körpers zu ergreifen. Diese »Verhaltensregulation« der Körpertemperatur umfaßt neben der Meidung besonders hoher und tiefer Temperaturen insbesondere die künstliche Schaffung günstiger Umgebungstemperaturen durch Temperierung der Wohn- und Arbeitsräume sowie die Bekleidung des Körpers, ferner die Herabsetzung körperlicher Arbeit in der Wärme und ihre Steigerung in der Kälte.

Während die autonome Thermoregulation nur in einem beschränkten Bereich der praktisch vorkommenden Störungen der Wärmebilanz eine hinreichende Körpertemperaturkonstanz gewährleistet, ist durch die Verhaltensregulation ein ausreichender Schutz gegen alle in der Umgebung des Menschen auftretenden Temperaturen möglich. Maßnahmen der Verhaltensregulation werden nicht erst bei extremen thermischen Bedingungen ergriffen, sondern bereits bei nur geringen Abweichungen vom Behaglichkeitsbereich. Das autonome System wird somit meist nicht bis an seine Leistungsgrenzen in Anspruch genommen, sondern dient mehr der Feinregulation der Körpertemperatur. Schädigungen des Körpers durch Überforderung der körpereigenen Regulationsmechanismen kommen nur vor, wenn die Möglichkeiten der Verhaltensregulation aus irgendwelchen Gründen nicht genutzt oder nicht hinreichend realisiert werden können.

Ätiologie

»Hitze« und »Kälte« sind stets relativ zu betrachten. In die Wärmebilanz des Körpers, deren Störung entscheidend für das Auftreten einer Erkrankung ist, geht eine Vielzahl von Einflußgrößen ein, bei denen es darauf ankommt, in welcher Kombination sie jeweils auftreten. Zu ihnen gehören einmal die *Klimafaktoren* Lufttemperatur, Luftbewegung, Luftfeuchtigkeit und Strahlungstemperatur, die den aus mehreren Teilvorgängen bestehenden Gesamtwärmeaustausch zwischen Körper und Umgebung stets gemeinsam bestimmen. Der Wärmeaustausch hängt wesentlich von der *Bekleidung* des Körpers ab, die je nach der Klimakombination eine wesentliche Schutzfunktion haben oder eine die Wärmeabgabe des Körpers behindernde Belastungsgröße darstellen kann. Die Menge der im Körper gebildeten Wärme hängt in erster Linie von der *Körperarbeit* ab, deren Art und Schwere die Erträglichkeit kalter und die Unerträglichkeit warmer Umgebungsbedingungen entscheidend mitbestimmen. Die *individuelle Toleranz* gegenüber Kälte und Wärme differiert nicht nur mit Alter, Geschlecht, Körperkonstitution u.a., sondern auch intraindividuell (Erkrankungen, Kondition, Akklimatisationsgrad). Für die Auswirkungen einer bestimmten Belastungssituation auf einen bestimmten Menschen ist in jedem Fall die *Expositionszeit*, in der die Belastung erfolgt, mitentscheidend (Einzelheiten über Thermoregulation s. z.B. Hensel 1955, Thauer 1958).

Voraussagen darüber, ob bei einem gegebenen Klimazustand unter bestimmten Arbeits- und Bekleidungsverhältnissen eine thermisch bedingte Erkrankung vorkommen kann, lassen sich wegen der großen Zahl möglicher und auch praktisch vorkommender Kombinationen der Einflußgrößen nur beschränkt machen. Bekannt sind erst seit kurzer Zeit diejenigen Kombinationen, die thermische Behaglichkeit bedingen und damit thermische Erkrankungen ausschließen (Fanger 1973). Mit einem neuen Meßgerät (Madsen 1974) kann im Einzelfall ermittelt werden, ob ein gegebenes Klima bei sitzender bis körperlicher Tätigkeit und bei fehlender bis dichter Bekleidung diesen Sonderfall erfüllt.

14.4 Krankheiten durch physikalische Einwirkungen
Pathogene Hitzeeinwirkungen

Vorkommen

Aus den genannten Gründen treten Hitzeerkrankungen nicht nur in extrem warmem Klima, sondern bei ungünstigen Randbedingungen bereits unter mäßig warmen Klimabedingungen auf. Sie können z.B. in unseren Breiten besonders im Sommer bei stärkeren körperlichen Anstrengungen im Freien (Bauarbeit, landwirtschaftliche Arbeit, Militärdienst) oder an manchen industriellen Arbeitsplätzen (Bergbau, Metall- oder Glasindustrie) vorkommen. Klimabedingungen, unter denen sich 154 tödliche Hitzschläge ereigneten, zeigt Abb. 14.1. Die Verteilung der eingetragenen Wertepaare weist auf das Zusammenwirken von Temperatur und Feuchtigkeit hin. Bei den Verstorbenen handelte es sich nur um Personen, bei denen die Obduktion keine sonstigen, die Hitzetoleranz herabsetzenden Erkrankungen ergeben hatte.

In Abb. 14.2 ist die Häufigkeit des Auftretens von Hitzeerkrankungen in verschiedenen Klimas dargestellt. Die Effektivtemperatur (ETR) ist ein »Klimasummenmaß«, das verschiedenartige Kombinationen der Klimafaktoren, denen gleiche Belastungseffekte zukommen sollen, durch ein und denselben Zahlenwert beschrieben. In gleicher Effektivtemperatur war die Häufigkeit bei nur für 2 Wochen einberufenen, wenig trainierten und unvollkommen hitzeakklimatisierten Reservisten (Kurve 1) mehrfach größer als bei Soldaten mit 12 Wochen Training (Kurve 2). Hierdurch wird die Bedeutung der Fähigkeit des Menschen, sich Belastungen anpassen zu können, unterstrichen. Der Unterschied der Kurven 2 und 3 zeigt, in welchem Maße die Vermeidung schwerer Muskelarbeit die Zahl von Hitzeerkrankungen reduzieren kann. Nach Erfahrungen in südafrikanischen Goldminen gibt es einen kleinen Teil von Personen, die bei üblichen Akklimatisationsverfahren keine Hitzeanpassung zeigen. Der Anteil dieser »hitzeintoleranten« Personen, die besonders gefährdet sind, wird auf etwa 2% geschätzt (WYNDHAM 1974).

Pathogenese

Erhöhungen der Umgebungstemperatur lösen ebenso wie Steigerungen der Wärmebildung im Körper thermoregulatorische Umstellungen aus, die in erster Linie darin bestehen, daß die Durchblutung der Haut und der Extremitäten ansteigt und daß Schweiß gebildet wird. Die erhöhte Durchblutung dient der Abkühlung des zentralen Blutes in der Körperschale. Durch die Schweißverdampfung wird die Hauttemperatur niedrig gehalten, um die Abkühlung des Blutes zu ermöglichen.

Bei Einsatz dieser thermoregulatorischen Maßnahmen können verschiedene Engpässe erreicht werden. Die periphere Vasodilatation kann ein Ausmaß annehmen, für das die verfügbare Blutmenge zu klein ist. Bei verringertem venösem Rückfluß werden vitale Gebiete ungenügend durchblutet, es kommt zum *Versagen des Kreislaufs*. Dieses Ereignis setzt keine besonders hohe Kerntemperatur voraus, wird jedoch durch hohe Kerntemperatur, außerdem durch eine Wasserverarmung des Körpers begünstigt.

Wird das mit dem Schweiß abgegebene Wasser nicht hinreichend ersetzt, kommt es zu einer *Wasserverarmung* des Körpers. Eine Dehydrierung des

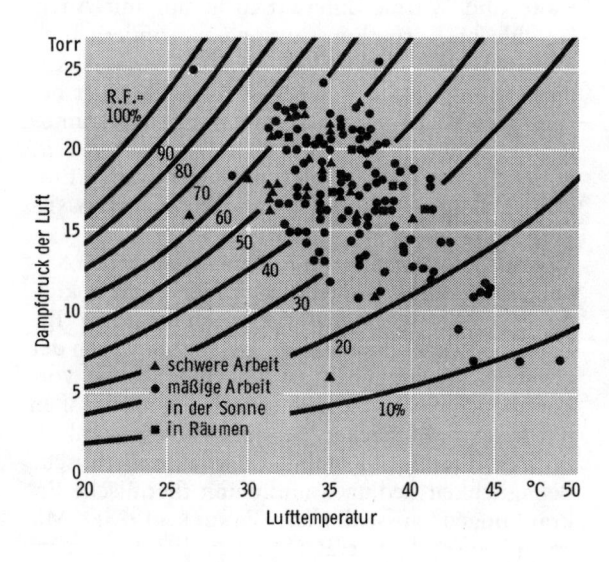

Abb. 14.1 Klimabedingungen bei 154 tödlichen Hitzschlägen, die sich während des Zweiten Weltkrieges in Ausbildungslagern der amerikanischen Armee ereigneten. R.F. = relative Luftfeuchtigkeit (nach *Schickele*)

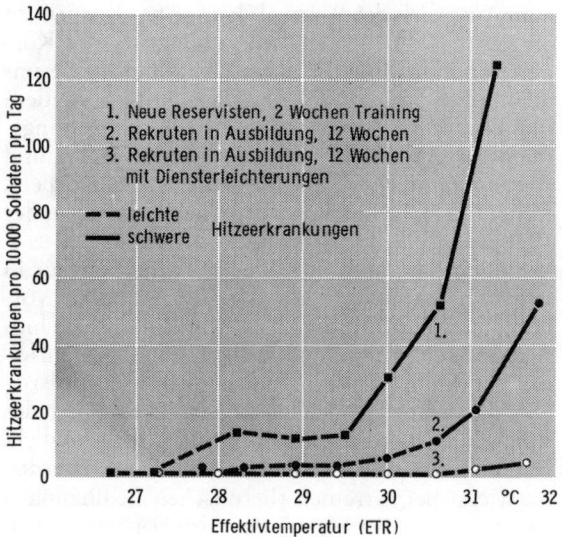

Abb. 14.2 Häufigkeit von Hitzeerkrankungen bei der Ausbildung amerikanischer Soldaten in verschiedener Effektivtemperatur (ETR) (nach *Yaglou* u. *Minard*)

Körpers wirkt sich zunächst kaum auf die Größe der Schweißproduktion aus, so daß die Körpertemperatur nicht unbedingt besonders stark erhöht ist. Erst bei stärkerer und langdauernder Dehydrierung ergeben sich Rückwirkungen sowohl auf die Schweißproduktion als auch auf den Kreislauf, die zur Wärmestauung führen.

Entsprechend kann es bei ungenügendem Ersatz des mit dem Schweiß abgegebenen Kochsalzes zu *Salzmangelerscheinungen* kommen, besonders nach plötzlichem und reichlichem Trinken von salzarmem Wasser. Je nach den Randbedingungen kann dabei eine Wärmestauung vorliegen oder nicht.

Auch bei genügender Wasserversorgung besteht eine *Begrenzung der Fähigkeit zur Schweißproduktion*. Bei erheblichen individuellen Unterschieden und einer Abhängigkeit besonders von Expositionszeit und Muskelarbeit liegen die bisher bekannten Höchstwerte bei 2 l/30 min, 7 1/2 Std., 10 1/4 Std. bzw. 6 l/12 Std. Bei Lufttemperaturen oberhalb der Hautoberflächentemperatur kommt ein zunehmender Betrag der Verdampfungswärme des Schweißes von 580 kcal/l nicht der Kühlung der Haut zugute, sondern er kühlt die die Haut berührende Luft. Der »Kühlwirkungsgrad« des Schweißes kann auf unter 70% absinken (GIVONI 1962).

Von besonderer praktischer Bedeutung ist die *Blockade der Schweißverdampfung* durch ein zu geringes Gefälle des Wasserdampfdruckes in den hautnahen Luftschichten. Auch bei Produktion hinreichender Schweißmengen kann beim bekleideten Körper und/oder bei hoher Feuchtigkeit mit geringer Bewegung der Umgebungsluft der verdampfende Anteil zu klein werden. Eine Ansammlung von Schweiß auf der Hautoberfläche bringt es nicht nur mit sich, daß Schweiß ungenutzt abtropft, sondern auch, daß die Schweißabsonderung selbst zurückgeht (*»Schweißdrüsenermüdung«*), vermutlich wegen einer durch Rückresorption bedingten Schwellung der Haut.

In allen Fällen, in denen die Wärmeabgabe des Körpers kleiner als der Wärmegewinn (Stoffwechselwärme zuzüglich der gegebenenfalls von der Umgebung aufgenommenen Wärme) ist, steigt die Körpertemperatur an. Die Wärmestauung kann zu Temperaturen führen, mit denen eine direkte *thermische Gewebsschädigung*, besonders auch im Zentralnervensystem, verbunden ist. Dabei kann es als Folge einer Funktionsstörung der thermoregulatorischen Zentren zum *Sistieren der Schweißproduktion* kommen. Zu völligen Gewebszerstörungen können die – meist lokalen – Verbrennungen führen. Als mittelbare Folge der Schweißproduktion hat eine Reihe von Hauterkrankungen große praktische Bedeutung.

Für Diagnose und Therapie ist es wesentlich, daß infolge der Verschiedenheit der Engpässe in der Praxis neben verhältnismäßig klar abgrenzbaren Krankheitsbildern oft Übergangsformen auftreten, die z.T. als eigene Krankheiten betrachtet und mit besonderen Namen versehen wurden. Daher weisen manche der vorliegenden Klassifikationen der Hitzeerkrankungen Unterschiede auf (LADELL 1957, LEITHEAD u. LIND 1964, WEINER u. HORNE 1958).

Hitzekollaps
Krankheitsbild

Relativ am häufigsten dürfte es bei Wärmebelastungen zum Kreislaufkollaps kommen, oft ohne besonders hohe Körpertemperatur. Neben unspezifischen Symptomen, wie Kopfschmerzen, Schwächegefühl, Schwindel, Übelkeit, tritt eine Tachykardie bei stärkerem systolischem und weniger betontem diastolischem Blutdruckabfall auf. Die Haut, die zunächst gerötet ist, wird später blaß und ist mit kaltem Schweiß bedeckt. Einen Anhalt für die Prophylaxe bietet Abb. 14.3, aus der hervorgeht, daß die Herzfrequenz eine Beurteilung einer Wärmebelastung nur erlaubt, wenn berücksichtigt wird, wie weit ihre Erhöhung auf die exogene Wärmebelastung und auf die geleistete Körperarbeit zurückgeht. Der nicht punktierte Bereich endet rechts bei einem Energieumsatz von 300 kcal/Std., der dem durchschnittlichen Dauerleistungsgrenzwert gesunder Männer entspricht. Die eingetragenen Kurven geben Richtwerte an, die individuell differieren.

Therapie

Wie beim Kreislaufkollaps anderer Genese ist das Mißverhältnis zwischen der verfügbaren Blutmenge und dem dilatierten Gefäßbett zu beseitigen. Bei Körperruhe an einem kühlen Ort, gegebenenfalls unter Anwendung kalter Kompressen oder durch Ventilation der befeuchteten Haut, kommt es meist zu schneller Erholung.

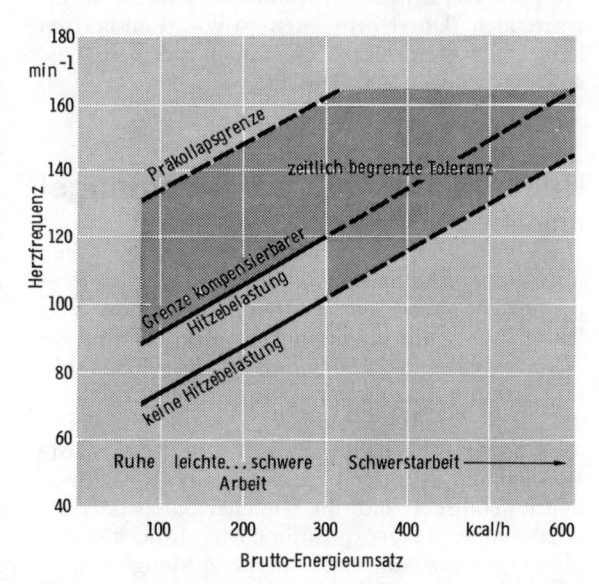

Abb. 14.3 Herzfrequenz bei verschieden schwerer Körperarbeit unter Hitzebelastung (nach *Belding* u. Mitarb.)

Hitzeerschöpfung bei Wasserverarmung

Der tägliche Wasserbedarf eines mäßig schwer arbeitenden Mannes nimmt je nach der Dauer seiner Arbeitszeit und mit individuellen Unterschieden pro Anstieg der Lufttemperatur um 5 °C um 1–1,5 l über etwa 1 l im Normalklima zu. Zusätzliche Belastung durch Wärmebestrahlung, etwa von der Sonne her, erfordert zusätzliche Wasseraufnahme.

Krankheitsbild
Eine Dehydrierung des Körpers bis zu 2% des Körpergewichtes ist vom Durstgefühl abgesehen im allgemeinen symptomlos. Darüber hinaus nimmt die Herzfrequenz um etwa 5/min für jedes weitere Prozent Wasserdefizit zu (ADOLPH 1947). Dauernd erhöhte Herzfrequenzen bei ruhigem Stehen sollten den Verdacht einer Dehydrierung nahelegen, die unmittelbar an einer Gewichtsabnahme kenntlich ist. Bei stärkeren Graden treten neben unspezifischen Symptomen unkoordinierte Bewegungen und Schläfrigkeit auf. Ein Wasserdefizit von mehr als 10% des Körpergewichtes, dessen Folgen Delirien, Koma und meist hyperthermischer Tod sind, kann in trockenen Wüsten bei Trinkwassermangel in weniger als 24 Stunden erreicht werden.

Therapie
Unter Kontrolle von Körpergewicht, Harn und Blutplasmanatrium werden häufig kleinere Flüssigkeitsmengen per os oder 5%ige Glucoselösung (bei Salzmangel isotonische NaCl-Lösung), gegebenenfalls bis zu mehreren Litern am ersten Tag, gegeben. Daneben hat sich die Therapie auf die Kreislaufsituation und eine vorliegende Hyperthermie zu richten. STRYDOM u. Mitarb. (1965) faßten die wesentlichen prophylaktischen Maßnahmen bei Wassermangel zusammen. Angaben über die unter verschiedenen Randbedingungen zu erwartenden Überlebenszeiten sowie Landkarten heißer Gebiete der Erde mit Linien gleichen Wasserbedarfs liegen von ADOLPH vor.

Hitzeerschöpfung bei Salzmangel
Krankheitsbild
Die ersten Symptome einer Salzverarmung treten nach einem Salzverlust auf, der sich 0,5 g/kg Körpergewicht nähert. In schweren Fällen hat der Verlust 0,75 g/kg überschritten. Die Salzkonzentration des Schweißes nimmt im Verlauf der Hitzeakklimatisation von etwa 0,4% auf gegebenenfalls nur 0,03% ab. Somit können bei Erstexpositionen mit sehr hoher Schweißabgabe kritische Salzverluste vorkommen, während akklimatisierte Personen kaum gefährdet sind; ihr täglicher Salzbedarf bei wiederholten Hitzeexpositionen wird meist durch die in üblicher Nahrung enthaltene Menge von 7–15 g/Tag gedeckt. Salzmangel führt außer zu Kopfschmerzen und Schwindel fast regelmäßig zu einer ungewöhnlichen Müdigkeit. Die Körpertemperatur ist überwiegend im Normalbereich, selten stärker erhöht. Durch Appetitlosigkeit und Übelkeit entsteht ein Circulus vitiosus (Abb. 14.4). Neben Muskelfibrillieren kündigen manchmal Aufregungszustände der Betroffenen, die aus nichtigen Gründen zornig und streitsüchtig werden (Hitzekoller), das Auftreten von Hitzekrämpfen an. In mehr als 500 Fällen verschiedener Schwere, über die LEITHEAD u. Mitarb. (1958) berichteten, kamen Krämpfe in etwa jedem zweiten Fall vor; sie sind bei hochgradigem Salzverlust jedoch meist zu erwarten. Die Krämpfe treten unsymmetrisch, vorwiegend in den bei vorangegangener Arbeit am stärksten beanspruchten Muskeln auf. Mögliche Todesfälle erfolgen im oligämischen Schock.

Therapie
Die Behandlung erfordert Salzzufuhr und Bettruhe in einem kühlen Raum, die auch nach Lösung der Krämpfe noch einige Tage fortgesetzt werden sollten, bis der Harn nicht weniger als 2–3 g Chlorid pro Liter enthält. Die Salzzufuhr kann oral durch Gabe von Fleischbrühe, salzigem Tomatensaft oder Fruchtsäften mit 1–2 Teelöffel Salz pro Liter erfolgen. Bei erbrechenden oder bewußtlosen Patienten sind Infusionen isotonischer NaCl-Lösung, gegebenenfalls 2–4 l in den ersten 12–24 Stunden, notwendig. Bei Krämpfen werden auch intravenöse Gaben 5%iger NaCl-Lösung empfohlen (LEITHEAD u. LIND 1964), während Sedativa unwirksam sind (GROSSE-BROCKHOFF 1954).

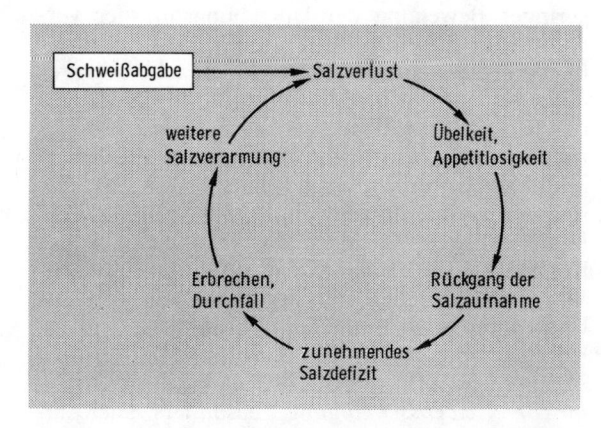

Abb. 14.4 Circulus vitiosus bei Salzverarmung des Körpers (nach *Marriott*)

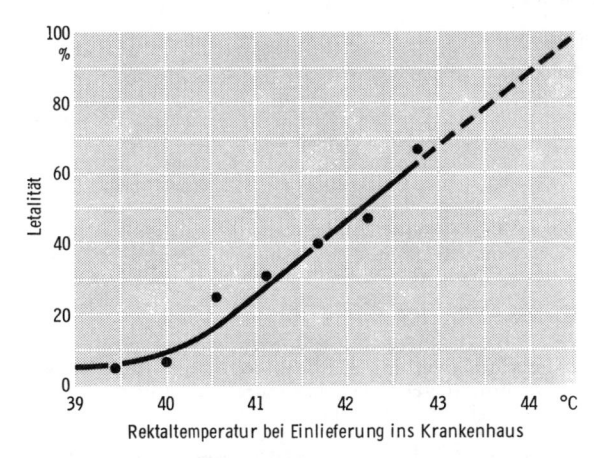

Abb. 14.5 Abhängigkeit der Letalität von der Höhe der Rektaltemperatur bei 314 Hitzschlägen (nach *Morrison* u. *Wyndham*)

Hitzschlag

Diese am meisten gefürchtete Hitzeerkrankung ist zwar selten, jedoch ohne Behandlung stets, mit Behandlung auch bei Fehlen von Komplikationen in mehr als 20% der Fälle tödlich (LEITHEAD u. LIND 1964). Sie kommt relativ häufiger bei älteren, bei kreislaufkranken, bei übergewichtigen Personen sowie bei Alkoholikern vor. Gesunde Männer sind bei Hitzearbeit stärker als andere gefährdet, wenn ihre maximale O_2-Aufnahme unter 2,5 l/min, ihr Lebensalter über 45 Jahre und ihr Körpergewicht unter 50 kg liegt (WYNDHAM 1974). Für Klimabedingungen mit mäßig hohen Temperaturen, aber weitgehend feuchtigkeitsgesättigter Luft liegen quantitative Angaben darüber vor, mit welcher Wahrscheinlichkeit exzessiv hohe Körpertemperaturen bei verschieden schwerer Körperarbeit zu erwarten sind, die die Gefahr eines Hitzschlages mit sich bringen (WYNDHAM 1974).

Krankheitsbild

Bei hoher Kerntemperatur ist die Haut heiß, bei fehlender Schweißabgabe trocken mit zunächst rotem, im Gesicht zyanotischem, später grauem Farbton. An Übelkeit, Erbrechen, Meningismus, gegebenenfalls universelle Reizerscheinungen mit Krämpfen können sich plötzlich Delirien und Koma anschließen. Die Letalität nimmt mit steigender Körpertemperatur zu (Abb. 14.5). Die vorwiegend durch Sonnenstrahlung hervorgerufene Hyperthermie wird als Sonnenstich bezeichnet, sollte jedoch nicht als eigenes Krankheitsbild betrachtet werden (GROSSE-BROCKHOFF 1969).

Neben Schädigungen des Zentralnervensystems kann es u.a. zu schwerster Leber- und Niereninsuffizienz mit Hyperenzymämie, Azotämie und metabolischer Azidose kommen (KERKHOVEN u. Mitarb. 1969). Das Kreislaufverhalten ist in der Hälfte der akuten Fälle durch einen Schockzustand gekennzeichnet.

Therapie

Die erhöhte Körpertemperatur muß schnell gesenkt werden, ggf. durch Eiswasserbäder mit Massage und Bürsten der Haut, sonst durch laufende Besprühung der Haut mit kaltem Wasser unter Anblasen mit Preßluft oder Ventilatoren. Bei dem benutzten Kühlverfahren sollte die alle paar Minuten mit einem unzerbrechlichen (Krämpfe!) Thermometer gemessene Rektaltemperatur innerhalb von höchstens 1 Stunde auf etwa 39 °C abfallen. Der Abfall setzt sich dann wegen der tiefen Schalentemperatur von selbst bis 38 °C oder darunter fort. Nachfolgende Zweitanstiege, meist innerhalb der folgenden 24 Stunden, werden entsprechend behandelt. Die Therapie begleitender Störungen (Kreislauf, Wassermangel u.a.) erfolgt in üblicher Weise (s. oben).

Pathogene Kälteeinwirkungen

Vorkommen

Erkrankungen durch übermäßigen Wärmeverlust des Körpers sind besonders wegen der Möglichkeit der Bekleidung des Körpers seltener als Hitzeerkrankungen, jedoch genau wie diese davon abhängig, in welcher Weise die obengenannten, in die Wärmebilanz eingehenden Einflußgrößen miteinander kombiniert sind. Gefährdet sind besonders bewegungsunfähige (kranke, verletzte, betrunkene) Personen, die den in kalter Umgebung erhöhten Wärmeverlust nicht durch gesteigerte Wärmebildung mit Hilfe von Körperbewegungen ausgleichen, ferner kleinere Kinder wegen ihrer relativ großen Körperfläche sowie Unterernährte. Der Wärmeverlust des Körpers ist in kaltem Wasser (Schiffsunglücke, Flugzeugabstürze) wesentlich größer als in Luft gleicher Temperatur.

Pathogenese

Die thermoregulatorischen Umstellungen bei Senkungen der Körpertemperatur bestehen in einer Herabsetzung der Durchblutung der Haut und der Extremitäten. Dadurch wird auf Kosten der Temperatur der Körperschale der Wärmeverlust des Körperkerns verringert. Da Körpergewebe auch bei fehlender Durchblutung keinen allzu großen Isolationswert haben, ist der wärmesparende Effekt dieser Reaktion beschränkt. Er wird durch eine Steigerung der Wärmebildung ergänzt, die besonders bei Kältezittern der Muskeln Werte wie bei schwerer Muskelarbeit erreicht. Wird der Wärmeverlust trotzdem nicht gedeckt, sinken alle Körpertemperaturen kontinuierlich ab. Örtliche Erfrierungen, besonders der Akren, treten bereits bei Temperaturen über 0 °C auf.

Unterkühlung

Krankheitsbild

Das allgemeine Kältegefühl kann mit Einsetzen des Kältezitterns zunächst in gewissem Maße nachlassen, um bei abnehmenden Zitterbewegungen der allmählich ermüdenden Muskeln wieder stärker zu werden. Es entsteht dann eine Muskelstarre, bei der außer der peripheren Temperatur auch die Kerntemperatur stärker absinkt. Unter Rückgang aller Lebenserscheinungen, wie Atmungs- und Kreislauftätigkeit, insbesondere auch Energieumsatz, nähert sich der Zustand einem Scheintod (Tab. 14.1). Über die Größe der Überlebenschancen bei verschieden erniedrigter Körpertemperatur liegen erst unvollkommene Befunde vor. Die absolut tödliche Schwelle wird unter 20°C Rektaltemperatur angenommen, jedoch spielt die Dauer des Bestehens der erniedrigten Temperatur eine wesentliche Rolle. Der Tod wird meist auf ein Versagen des Herzens (Kammerflimmern, Überleitungsstörungen, Herzstillstand) zurückgeführt.

Therapie

Es kommt darauf an, die Kerntemperatur schnell anzuheben. Das gelingt nur durch intensive Erwärmung von der Körperschale her, am einfachsten durch ein warmes Wasserbad, dessen Temperatur anfangs wegen der Schmerzreaktionen bei 34°C liegen und in 10 Minuten bis auf etwa 40°C erhöht werden sollte. Die Zufuhr heißer Getränke ist wohltuend, als einzige Maßnahme jedoch kaum ausreichend. Künstliche Beatmung und Herzmassage können notwendig sein.

Tabelle 14.1   Zentralnervöse Vorgänge bei Hypothermie des Menschen (nach *Hensel*)

Rektaltemperatur °C	Veränderungen
37,0	Normal
34,0	Zittern, Hyperreflexie, Verzögerung der zerebralen Vorgänge
33,0	Retrograde Amnesie
32,0	Noch ansprechbar, Essen und andere Handlungen noch möglich, alle Vorgänge stark verzögert
26,5	Keine Reaktion auf Ansprechen
25,5	Erlöschen der Eigenreflexe der Muskeln und des Lichtreflexes der Pupillen

Literatur

Adolph, E.F.: Physiology of man in the desert. Interscience, New York 1947

Belding, H.S., B. Givoni, M.N. Gupta, N. Hamar, F. Lavenne, A.R. Lind, B. Metz, S.H. Shahbazjan, H.G. Wenzel: Health factors involved in working under conditions of heat stress. WHO Technical Report Series Nr. 412. World Health Organization, Genf 1969

Fanger, P.O.: Thermal comfort. Analysis and applications in environmental engineering. McGraw-Hill, New York 1973

Givoni, B.: Basic study of ventilation problems in housing in hot countries. Building Research Station, Technion, Israel. Report 1.32/57, Okt. 1962

Grosse-Brockhoff, F.: Allgemeine Schädigungen durch äußere Hitzeeinwirkung. In: Handbuch der inneren Medizin, Bd. VI/2, hrsg. von H. Schwiegk. Springer, Berlin 1954

Grosse-Brockhoff, F.: Pathologische Physiologie. Springer, Berlin 1969

Hensel, H.: Mensch und warmblütige Tiere. In: Precht, H., J. Christophersen, H. Hensel: Temperatur und Leben. Springer, Berlin 1955

Kerkhoven, P., W.A. Müller, B. Truninger: Laboratoriumsbefunde beim Hitzschlag. Dtsch. med. Wschr. 94 (1969) 1293

Ladell, W.S.S.: Disorders due to heat. Trans. roy. Soc. trop. Med. Hyg. 51 (1957) 189

Leithead, C.S., A.R. Lind: Heat stress and heat disorders. Cassell, London 1964

Leithead, C.S., L.A. Leithead, F.D. Lee: Salt-deficiency heat exhaustion. Ann. trop. Med. Parasit. 52 (1958) 456

Madsen, Th. Lund: Direkte Messung der thermischen Behaglichkeit – Ein neues Gerät für die Praxis. Arbeitsmed. Sozialmed. Präventivmed. 9 (1974) 269

Marriott, H.L.: Water and salt depletion. Thomas, Springfield/Ill. 1950

Morrison, J.F., C.H. Wyndham: Report on some clinical features of the heat-stroke cases occuring in the 3 year period June 1956 to July 1959. Transvaal and Orange Free State Chamber of Mines, Applied Physiology Laboratory, Report No. 6, 1961

Schickele, E.: Environment and fatal heat stroke. An analysis of 157 cases occuring in the army in the U.S. during world war II. Milit. Surg. 100 (1947) 235

Strydom, N.B., C.H. van Graan, L.D. Holdsworth: The water requirement of humans. J. occup. Med. 7 (1965) 581

Thauer, R.: Probleme der Thermoregulation. Klin. Wschr. 36 (1958) 989

Weiner, J.S., G.O. Horne: A classification of heat illness. Brit. med. J. 1958/I, 1533

Wyndham, D.H.: Research in the human sciences in the gold mining industry. Amer. industr. Hyg. Ass. J. March (1974) 113

Yaglou, C.P., D. Minard: Control of heat casualties at military training centers. Arch. Ind. Hlth 16 (1957) 302

Erkrankungen durch Änderung des atmosphärischen Druckes

J. Seusing

Definition

Unter Erkrankungen durch Änderung des atmosphärischen Druckes verstehen wir Störungen der Stoffwechselvorgänge bzw. Funktionsabläufe im Körper, die als Folge einer Zu- oder Abnahme des uns umgebenden Druckes auftreten, wenn bestimmte physiologische Grenzbereiche überschritten werden. Solchen Änderungen des Umgebungsdruckes ist der Mensch ausgesetzt beim Arbeiten im Caisson, bei Taucherarbeiten, beim Sport- und Tieftauchen sowie beim Höhenaufenthalt. Erkrankungshäufigkeit: 0,8% bei Tauchern, 1–3,5% bei Caissonarbeitern.

Physiologische Einführung

Der atmosphärische Druck einer bestimmten Höhe ist durch das Gewicht der darüberliegenden Luftmasse bestimmt. Auf jeden Quadratzentimeter der Körperoberfläche eines sich in Meereshöhe befindenden Menschen lastet der Druck einer Atmosphäre (1 atm = 760 Torr bzw. 1,033 kg). Auf die Gesamtkörperoberfläche eines Menschen von 1,5 bis 2,0 m^2 umgerechnet, beträgt dieser Druck etwa 15–20 Tonnen. Mit zu- oder abnehmender Höhe kommt es zu entsprechenden Änderungen des atmosphärischen Druckes, wobei mit zunehmender Höhe (Höhenaufenthalt) der atmosphärische Druck abnimmt und beim Abstieg unter Meereshöhe, wie im Caisson oder beim Tauchen, ein Druckanstieg um 1 atm je 10 m Wassertiefe eintritt.

Der Atmosphärendruck, der durch Gase oder Wasser auf den Körper übertragen wird, wirkt allseitig komprimierend, was z.B. für den zur Erhaltung der Atmungsfunktion erforderlichen transthorakalen Druckausgleich wichtig ist. In Abhängigkeit vom Atmosphärendruck treten entsprechend den physikalischen Gegebenheiten Änderungen der Luftdichte auf. Bei idealen Gasen, zu denen auch die Luft gehört, verhalten sich Druck und Dichte proportional (Boyle-Mariotte-Gesetz). Während die Abnahme der Luftdichte mit Verminderung des Atmosphärendruckes für die Atmung ohne wesentliche Bedeutung ist, stellt die mit steigendem Luftdruck zunehmende Luftdichte einen begrenzenden Faktor beim Tauchen dar, da es hierdurch zu einer Erhöhung des turbulenten Widerstandes in den Luftwegen kommt. Messungen des Atemgrenzwertes zeigten, daß er ab 30–40 m Tauchtiefe um 50% zurückgeht. Infolge der durch die erhöhte Luftdichte erschwerten Ventilation vermag ferner eine stärkere Kohlensäureretention aufzutreten, die mit anderen Faktoren zusammen zu einer Verringerung der Leistungsfähigkeit führen und eine Krise beschleunigen kann.

In jedem Gasgemisch entfällt auf jedes einzelne Gas von dem Gesamtdruck so viel, wie seiner Konzentration entspricht (Partialdruck). Daher findet sich mit Abnahme des Gesamtdruckes eine Verminderung der Partialdrucke der in der Atemluft enthaltenen Gase (O_2, CO_2 und N_2) und umgekehrt, bei Zunahme des Atmosphärendruckes ein Anstieg der Partialdrucke dieser Gase. Nach den Gesetzen von Henry und Dalton lösen sich Gase in Flüssigkeiten entsprechend ihrem Teildruck. Für den menschlichen Organismus stellen die Lungenbläschen die maßgebliche Oberfläche des Gasaustausches mit der umgebenden Luft dar. Der Gasaustausch erfolgt dabei entsprechend den Druckgradienten der einzelnen Gase zwischen Alveole und dem die Lunge durchströmenden Blut. Unter diesen Bedingungen lösen sich die Gase bei erhöhtem Druck, sei es Sauerstoff oder Stickstoff, in immer größerer Menge im Blut und werden von diesem zu allen Geweben im Körper getragen, in die sie dann diffundieren, und in denen sie sich sammeln, bis in Abhängigkeit vom Zeitfaktor die volle Sättigung der Gewebe erreicht wird. Für das Verständnis der Dekompressionskrankheit ist es dabei wichtig zu wissen, daß die Löslichkeit des Stickstoffes in Fetten etwa das 5- bis 6fache der Wasserlöslichkeit beträgt (Quinke 1910).

Wird der Druck reduziert und damit der Partialdruck der Atemgase im Alveolarraum vermindert, dies gilt sowohl infolge einer Druckabnahme in der Höhe als auch beim Auftauchen des Tauchers bzw. Ausstieg aus dem Caisson, überwindet der Druck der im Gewebe und in Körperflüssigkeiten gelösten Gase die Kohäsion ihres Lösungsmittels. Es entstehen überall kleinste Bläschen, die mit dem Blutstrom zur Lunge transportiert und durch Diffusion nach außen abgegeben werden. Nimmt der äußere Druck so rasch ab, daß eine laufende Anpassung durch die Atmung nicht mehr den Ausgleich schaffen kann, dann kommt es zum Überdruck der gelösten Gase und unter gewissen Bedingungen zur Blasenbildung. Die Erscheinung ist von kohlensäurehaltigen Getränken in Flaschen her bekannt. Kohlensäure wurde hierbei unter Druck gelöst, und in der geschlossenen Flasche sind nur spärlich Blasen zu sehen. Öffnet man die Flasche, so entstehen gleichzeitig überall Gasblasen.

Krankheitsbild
Akute Drucklufterkrankungen

Unter den akuten Drucklufterkrankungen fassen wir die Gesundheitsstörungen zusammen, die als direkte Folge der Einwirkung des erhöhten Druckes während oder kurze Zeit nach dem Aufenthalt unter Druckluft auftreten und mit akuten Krankheitserscheinungen einhergehen. Solche akuten Drucklufterkrankungen treten immer dann auf, wenn die physiologischen Grenzen während des Aufenthaltes unter Druckluft überschritten werden, und es zu folgenden pathologischen Verhältnissen kommt:
1. zu Änderungen des Druckgradienten zwischen Körperoberfläche und Lungeninnenraum bzw. Nasennebenhöhlen und Paukenhöhle (klinisches Bild: Barotrauma bzw. Squeeze),
2. zur Überschreitung der physiologischen Grenzwerte der Partialdrucke der Atemgase in der Alveolarluft (klinisches Bild: Intoxikationserscheinungen),
3. zur Gasblasenbildung in Blut und Gewebe infolge zu rascher Dekompression (klinisches Bild der Dekompressionskrankheit, Caissonkrankheit bzw. Druckfallkrankheit).

Barotrauma (Squeeze)

Barosinusitis. Die dabei nachzuweisenden Schleimhautläsionen (Schwellungen mit Blutungen oder Blutergüssen) der Nasennebenhöhlen entstehen durch einen ungenügenden Druckausgleich zwischen Umgebungsdruck und Druck in der betroffenen Höhle während des Anstieges des Atmosphärendruckes zumeist infolge einer Verlegung der Verbindung zum Nasenraum, wie z.B. bei Schleimhautschwellung. In seltenen Fällen können auch offene Ostien bestehen. Die dabei auftretenden heftigen Schmerzen in der Kieferhöhle und in der Stirngegend klingen zumeist in Stunden oder Tagen ab. Ist ein erster Rückgang nach wenigen Stunden nicht erkennbar, sollte die Nasennebenhöhle gespült werden. Bei Schnupfen oder sonstigen akuten Katarrhen der Nase ist ein Aufenthalt unter Druckluft zur Verhütung einer Barosinusitis zu vermeiden.

Barotitis. Wenn bei einem intakten Trommelfell die Ventilation durch die Tuba auditiva infolge entzündlicher Schwellungen oder verlegender anatomischer Prozesse im Nasenrachenraum mangelhaft ist, kann es während der Phase des Druckanstieges zu einem relativen Unterdruck in der Paukenhöhle kommen. Hält der Tubenverschluß einige Stunden an, sinkt das Trommelfell ein und läßt Hämorrhagien und Gefäßinjektionen erkennen. In der Paukenhöhle bildet sich ein seröser Erguß bzw. durch Blutungen ein Hämatotympanon. Es kann ein Krankheitsbild entstehen, welches wochenlanger Behandlung bedarf. In seltenen Fällen tritt eine Trommelfellperforation auf oder reißt eine schon bestehende Narbe ein.

Barotrauma des Innenohres. Auch das Innenohr ist für Barotraumen anfällig. Ähnlich wie beim Zerreißen des Trommelfelles kommt es zu plötzlich starker Übelkeit und heftigem Drehschwindel infolge eines stärkeren Unterdruckes in der Paukenhöhle mit daraus resultierender Reizung des Bogengangapparates.

Barotrauma der Lunge. Bei zu raschem Auf-Tiefe-Gehen oder auch beim Absturz mit dem Helmtauchgerät und gleichzeitig ungenügender Luftzufuhr von außen stehen infolge des starren Helmes Kopf- und Halsbereich sowie Lungeninnenraum unter einem niedrigeren Druck als der übrige Körper. Der relative Unterdruck im Lungeninnenraum führt zu einer Erschwerung der Atmung bzw. zum Erstickungstod. Gleichzeitig kommt es infolge des relativen Unterdruckes im Helmbereich zur Schwellung und Blutansammlung in dem betroffenen Körperteil (sog. Blaukommen der Taucher). Ein relativer Unterdruck im Lungeninnenraum gegenüber der Thoraxoberfläche kann aber auch beim Sporttauchen mit einem zu langen Schnorchel auftreten, wobei die Lunge unter Atmosphärendruck steht, während auf der Thoraxoberfläche ein der Tauchtiefe entsprechender Druck lastet. Übersteigt diese Druckdifferenz 50 Torr, so kann ebenfalls der Erstickungstod eintreten.

Auch während des Tauchens ohne Atemgerät, beim sogenannten Apnoetauchen, besteht für den Taucher die Gefahr eines relativen Unterdruckes in der Lunge, da sich hierbei das in der Lunge befindliche Luftvolumen entsprechend der Tauchtiefe verringert. So hat sich z.B. bei einem Druck von 4 atm das ursprüngliche Luftvolumen der Lunge auf ein Viertel vermindert und entspricht somit annähernd der Residualluft. Bei weiterem Auf-Tiefe-Gehen kommt es zu einer nochmaligen Verkleinerung des Luftvolumens, wodurch intrapulmonal ein relativer Unterdruck entstehen kann mit schwerem Lungenödem bzw. Herzschäden und in seltenen Fällen einer Beteiligung des knöchernen Thorax.

Intoxikationserscheinungen

Sauerstoffintoxikation. Für die klinischen Belange ist es vorteilhaft, die Sauerstoffintoxikation in Abhängigkeit von der Höhe des O_2-Partialdruckes und der Verweildauer in verschiedene Grade einzuteilen. Diese verschiedenen Stadien lassen sich nicht immer scharf gegeneinander abgrenzen, es können naturgemäß auch Übergangsformen zur Beobachtung kommen.

Oxydose 1. Grades (O_2-Partialdruck 0,6–1,0 atm, Verweildauer bis zu 12 Stunden): Hierbei stehen Veränderungen des Kreislaufes des Blutes und der Atmung im Vordergrund, ohne daß Störungen oder Schädigungen zu beobachten sind.

Oxydose 2. Grades, subakute Oxydose (O_2-Partialdruck 0,6–2,0 atm, Verweildauer 12 Stunden bis mehrere Tage): Die subakute Oxydose ist charakterisiert durch die Zeichen der pulmonalen Schädigung mit Bronchitis, Bronchopneumonie, Atelektasenbildung und Lungenödem. Sowohl für das Tauchen als auch für die Arbeiten im Caisson hat die subakute Oxydose praktisch keine Bedeutung, da die Verweildauer hierbei unter dem erhöhten Sauerstoffpartialdruck nur auf wenige Stunden beschränkt ist.

Oxydose 3.Grades, akute Oxydose (O_2-Partialdruck über 2 atm, Verweildauer kurzfristig): Die akute Oxydose ist gekennzeichnet durch Intoxikationserscheinungen von seiten des Zentralnervensystems, wie allgemeine Unruhe, Übelkeit, Schwindel, Muskelzuckungen im Gesicht und Lippenbereich sowie generalisierte Krämpfe. Die Latenzzeit bis zum Auftreten dieser Erscheinungen beträgt zumeist um 15 Minuten und ist neben individuellen Faktoren mit abhängig von der Höhe des O_2-Teildruckes sowie der Arbeitsleistung und dem CO_2-Gehalt der Einatmungsluft.

Aus den bisherigen Beobachtungen am Menschen und den Untersuchungen an Tieren ergibt sich die für die Praxis des Tauchens wichtige Tatsache, daß zur Verhütung einer akuten Oxydose der Sauerstoffpartialdruck 2 atm nicht überschreiten darf. Beim Atmen reinen Sauerstoffes ist es daher angebracht, nicht tiefer als 10 m, bei Verwendung eines Gasgemisches mit 50% O_2-Gehalt bis zu 30 m und unter der Benutzung von Preßluft höchstens bis zu 50 m Tiefe zu tauchen.

CO_2-Intoxikation. Durch einen Anstieg der CO_2-Spannung im Blut kann es leicht zu Störungen lebenswichtiger Funktionen bzw. zu Intoxikationserscheinungen kommen. Beim Aufenthalt unter Druckluft vermag eine Kohlensäureretention aufzutreten 1. infolge einer ungenügenden Absorption der ausgeatmeten CO_2 oder einer unzureichenden Lufterneuerung mit dadurch bedingtem Anstieg des CO_2-Gehaltes in der Inspirationsluft und 2. durch eine alveolare Hypoventilation infolge der beim Überdruck zunehmenden Luftdichte. Unter Zugrundelegung der klinischen Bilder bei einer CO_2-Retention im Körper kann die akute Hyperkapnie von der subakut-chronischen Verlaufsform unterschieden werden. Die akute Hyperkapnie, verursacht durch einen steilen und hohen Anstieg der alveolaren CO_2-Spannung auf 200 Torr und mehr, geht mit den Erscheinungen einer vergrößerten Atmung, Schweißausbruch, Ohrensausen, Erbrechen und schließlich Bewußtlosigkeit einher. Bei der subakut-chronischen Hyperkapnie, die bei einer nur mäßigen Erhöhung des CO_2-Druckes auftritt, stehen Verschiebungen des Säure-Basen-Gleichgewichtes mit ihren Folgeerscheinungen und Symptome infolge bestimmter Kreislaufveränderungen, wie pulmonale Hypertonie, gesteigerte Hirndurchblutung einschließlich Liquordruckanstieg sowie Störungen von seiten des Zentralnervensystems sowohl im Sinne der Stimulation als auch der Depression im Vordergrund.

N_2-Intoxikation. Stickstoff gehört ebenso wie Helium, Argon, Neon, Krypton und Xenon zu den inerten Gasen, die keine chemischen fixen Verbindungen mit anderen Zellsubstanzen eingehen. Gemeinsam ist diesen Gasen ferner die Eigenschaft, unter bestimmten Bedingungen eine narkotische Wirkung zu haben. Der Tiefenrausch, dessen Symptome denen des Alkoholrausches gleichen, ist für den Taucher, der in Tiefen von 60 m Druckluft atmet, eine beträchtliche Gefahr. Ursachen und Wirkungsmechanismus sind zur Zeit noch nicht völlig geklärt. Vieles spricht dafür, daß es die physikalischen Eigenschaften des Inertgases Stickstoff sind, die zu den beobachteten Störungen im Zentralnervensystem führen. Erhöhter CO_2- und O_2-Partialdruck sind potenzierende Faktoren, alleinige Ursache sind sie sicherlich nicht.

Helium hat im Vergleich zum Stickstoff eine sehr schwache narkotische Wirkung, dessen Grenze noch nicht ganz sicher festliegt. Es wird deshalb für das Tauchen über 10 ata ein Helium-Sauerstoff-Gemisch verwendet.

Hypoxie beim Tauchen. In seltenen Fällen kann es auch während des Tauchens zum Auftreten einer Hypoxie kommen. So z.B. bei Benutzung von Kreislaufgeraten, und zwar dann, wenn der Sauerstoffgehalt im Atembeutel zu gering ist wie nach unvollständigem Leeratmen des Beutels vor dem Tauchen. Auch beim Tauchen mit Preßluft kann es infolge unrationellen Atmens zu einem Sauerstoffmangel kommen.

Dekompressions- oder Taucher- bzw. Caissonkrankheit

Die Dekompressionskrankheit geht mit Gewebsschäden einher, die durch die im intra- und extravasalen Raum gelegenen, vorwiegend Stickstoff enthaltenden Gasblasen, wie sie bei zu rascher Druckerniedrigung auftreten, hervorgerufen werden (HALDANE 1938, HELLER u. Mitarb. 1900 u.a.). Die intravasal vorkommenden Gasblasen entstehen teils auch durch Eindringen von Luft aus der Lunge in die Gefäßbahn bei einem relativen Überdruck im Alveolarraum, sogenannter exogener Aeroembolismus (EWALD u. KOBERT 1883). Die im arteriellen Gefäßsystem sich befindenden Gasblasen können bei entsprechender Größe infolge embolischen Verschlusses zu Durchblutungsstörungen mit nachfolgender Ischämie und Nekrose an den verschiedenen Organen führen. Außerdem vermögen solche Gewebsschäden aber nicht nur als Folge von Gasblasenembolien aufzutreten, sondern, worauf vor allem MAGER (1936) hingewiesen hat, auch durch in den Geweben selbst frei werdenden Stickstoff (autochthone Stickstoffentbindung). Die Häufigkeit, in der die einzelnen Gewebe bzw. Organe von der Dekompressionskrankheit betroffen sind, ist unter anderem abhängig von der Art ihrer Gefäßversorgung, ihrem Fett- bzw. Lipoidgehalt und der Belastung, der sie während des Aufenthaltes unter Druckluft ausgesetzt waren. Nach eigenen Beobachtungen an 50 Kranken mit einer Dekompressionskrankheit sind die Gelenke am häufigsten befallen, am zweithäufigsten das Zentralnervensystem; dann folgen in der Häufigkeit die Muskulatur, die inneren Organe und die Haut. Die ersten Beschwerden im Sinne einer Dekompressionskrankheit können schon während der Druckminderung, aber auch erst bis zu 12 Stunden nach der Ausschleusung auftreten.

Die *arthralgische Form* der Dekompressionskrankheit geht zumeist mit heftigen Schmerzen der befallenen Gelenke einher, die zum proximalen und distalen Teil der Glieder ausstrahlen. Zumeist sind die großen Gelenke befallen. Schwellungszustände oder entzündliche Erscheinungen bestehen dabei nicht. Ebenso lassen sich röntgenologisch keine Veränderungen nachweisen.

Das *neurologische Bild* der Dekompressionskrankheit hängt weitgehend davon ab, welche Gebiete des Zentralnervensystems durch Gasembolien oder autochthone Stickstoffentbindung geschädigt wurden. Außer zerebralen Allgemeinerscheinungen, wie Schwindel, Krämpfe, Erbrechen, können je nach dem Sitz der Schädigung die verschiedenartigsten herdförmigen Erscheinungen auftreten, wie z.B. Halbseitenlähmung, Sprachstörung, transitorische Amaurose. Am Rückenmark sind die Läsionen am häufigsten im unteren Teil lokalisiert, einhergehend mit Paresen der Beine und Sensibilitätsstörungen sowie Störungen der Blasen- und Mastdarmfunktion. Zusammenfassend können folgende klinische Bilder der Dekompressionskrankheit bei Befall des Zentralnervensystems unterschieden werden: multizentrales Syndrom, Hirnstammläsion, bulbopontozerebrales Syndrom und spinales Syndrom.

Sehstörungen treten, außer bei einer Schädigung des Sehzentrums, auch noch in Verbindung mit Netzhautblutungen und Herden in der Retina auf, die wahrscheinlich auf Gasembolien der Netzhautgefäße zurückzuführen sind. Von seiten des Gehör- und Gleichgewichtsapparates kann im Rahmen der Dekompressionskrankheit ein eindeutiges peripher-labyrinthäres Syndrom auftreten. Audiologisch besteht ein ähnliches Bild, wie wir es vom Schall- und Schädeltrauma her kennen, mit einer Wiederherstellungstendenz in einigen Wochen oder Monaten. Das Labyrinth ist nur in ganz seltenen Fällen in toto befallen.

Bei der *myalgischen Form* der Dekompressionskrankheit, beruhend auf einer Gasansammlung in der Muskulatur, bestehen neben heftigen Schmerzen im befallenen Muskelgebiet auch recht erhebliche Funktionsstörungen. Palpatorisch kann man weiche und harte Schwellungen in den befallenen Muskeln nachweisen. Röntgenologisch lassen sich in der Muskulatur diese Gasansammlungen erfassen.

Als Störungen an den *inneren Organen* im Rahmen der Dekompressionskrankheit können eine vorübergehende Erythrozyturie und Zylindrurie sowie eine flüchtige Eiweißausscheidung, wahrscheinlich infolge Gasblasenembolien im Bereich der Nierengefäße, auftreten. Im Bereich der Leber konnten bisher keine Funktionsstörungen nachgewiesen werden, dagegen am Magen-Darm-Kanal. Als Folge von multiplen Gasblasenembolien im Mesenterialgefäßgebiet treten kolikartige Schmerzen sowie Diarrhoen auf. Vereinzelt wurden auch Blutungen dabei beobachtet.

Besonders schwere Komplikationen entstehen durch Luftembolien im kleinen Kreislauf, die an einem plötzlichen Schmerz im Brustbereich, Dyspnoe und Zyanose sowie blutigem Auswurf erkennbar sind und häufig von einem schweren Schockzustand begleitet werden. Ein seltenes Ereignis im Rahmen der Dekompressionskrankheit stellt ein Herzinfarkt infolge eines Verschlusses einer Koronararterie durch eine Gasblase dar. Während nach eigenen Beobachtungen plattenförmige Lungenatelektasen häufig bei der Caissonkrankheit zu finden sind, ist das Auftreten einer Lungenüberdehnung oder eines Pneumothorax infolge eines Überdruckes in der Lunge, durch ungenügendes Abströmen der beim Aufstieg sich ausdehnenden Luft, ein seltenes Vorkommnis.

An *Hautveränderungen* finden sich bei der Dekompressionskrankheit bläuliche Verfärbungen mit Marmorierungen, zumeist verbunden mit einem starken Juckreiz. Wahrscheinlich können diese Hautveränderungen sowohl durch eine Stauung infolge Gasembolien als auch durch eine Gefäßlähmung hervorgerufen werden.

Für praktische und auch therapeutische Belange ist eine Unterteilung der Dekompressionskrankheit in zwei Typen brauchbar. Der Typ I ist dadurch charakterisiert, daß der Schmerz das einzige Symptom ist. Hierzu zählen die arthralgische Form und die Hautveränderungen der Dekompressionskrankheit. Unter Typ II fassen wir die Erscheinungen der Dekompressionskrankheit zusammen, bei denen Funktionsstörungen infolge einer Schädigung des Zentralnervensystems und an den peripheren Nerven sowie der Lunge und des Herz-Kreislauf-Systems vorliegen.

Chronische Drucklufterkrankungen

Unter den chronischen Drucklufterkrankungen verstehen wir langsam sich entwickelnde und fortschreitende Gesundheitsschäden, die als Folge des Aufenthaltes in der Druckluft auftreten und sich entweder im Anschluß an eine akute Schädigung oder nach einem beschwerdefreien Intervall entwickeln.

Die am häufigsten auftretende Form der chronischen Drucklufterkrankung stellt der Befall des Skelettsystems dar. Dabei handelt es sich um aseptische Knochennekrosen infolge Gasembolien in den kleinen Endgefäßen, die zu Infarkten führen. Daneben dürfte auch der autochthonen Stickstoffentbindung für das Auftreten solcher aseptischen Knochennekrosen eine gewisse Bedeutung zukommen. In der Mehrzahl der Fälle finden sich polyostotische Veränderungen im Bereich der Oberarm- und Schenkelköpfe. Selten ist ein monostotischer Befall, und nur gelegentlich bestehen Knocheninfarkte in den Diaphysen. Während beim Taucher die Oberarmköpfe bevorzugt befallen sind, finden sich beim Caissonarbeiter diese Veränderungen bevorzugt in den Schenkelköpfen.

ALNOR u. HERGET (1964) teilen die röntgenologischen Veränderungen der chronischen Druckluftschäden am Skelettsystem in 4 Typen ein. Leichte subchondrale Sklerose an den Oberarm- oder Schenkelköpfen werden dem Typ 1 zugeordnet. Beim Typ 2 finden sich Paget-artige Verdichtungen, vor allen Dingen subchondral, sowie ein Auftreten einzelner, meistens scharf begrenzter Zysten mit sklerotischem Rand. Starke Skleroseherde, teils subchondral, teils im Bereich der zentralen Abschnitte der Oberarm- oder Schenkelköpfe gelegen und bis in die Diaphysen hinabreichend, charakterisieren das Stadium 3. Gleichzeitig sind oft mehrere Zysten mit sklerotischem Rand nachweisbar. Zu dieser Gruppe gehören auch die Infarkte der langen Röhrenknochen. Bei Typ 4 stehen dann die sekundären Gelenkveränderungen im Vordergrund.

Das zeitliche Auftreten von Skelettveränderungen nach einer akuten Dekompressionskrankheit ist sehr unterschiedlich. In vielen Fällen treten diese sehr schnell, bereits nach einigen Monaten auf, manchmal jedoch erst nach Jahren. Es können jedoch auch Skelettveränderungen aufgefunden werden, ohne daß in der Vorgeschichte eine akute Dekompressionskrankheit vorliegt. Von besonderer Wichtigkeit erscheint ferner die Beobachtung, daß bei Tauchern, die jahrzehntelang ohne Skelettveränderungen waren, solche auch noch später, d.h. lange Zeit nach Beendigung ihrer Tauchtätigkeit, auftraten. Die einmal vorhandenen Skelettveränderungen können, wie vielfältige Beobachtungen zeigen, auch weiter fortschreiten, und zwar sowohl infolge Verschlimmerung durch erneute Arthralgien bei akuter Dekompressionskrankheit als auch aufgrund einer allgemeinen Belastung, vor allem im Bereich der Hüftköpfe. WÜNSCHE u. SCHEELE (1974) fanden bei röntgenologischen Untersuchungen an 100 Druckluftarbeitern in 8% pathologische Befunde am Skelettsystem. Aufgrund der Häufigkeit solcher Befunde bei den Druckluftarbeitern werden vorsorgliche Maßnahmen zur frühzeitigen Erkennung und Verhütung dieser Berufskrankheit gefordert.

Während die Fragen der Skelettveränderungen im Rahmen der chronischen Drucklufterkrankung eindeutig geklärt sind, ist eine endgültige Klärung der Frage im Hinblick auf die Möglichkeit einer sekundär-chronischen Enzephalomyelopathie nach einer durchgemachten Dekompressionskrankheit noch nicht entschieden. Nach den Untersuchungen von ROZSAHEGY (1956) ist in einem Teil der Fälle eine solche neurologische Komplikation zu erwarten, die Wochen, Monate und Jahre nach dem Unfall zu einer progredienten neurologischen Symptomatik führen kann. Diese manifestiert sich häufig als eine Myelopathie, die in ihrem Erscheinungsbild dem der multiplen Sklerose bzw. der arteriosklerotischen Myelopathie ähnelt. Der pathogenetische Mechanismus dieser sekundärchronischen Enzephalomyelopathie ist schwer zu erklären, wenn man sich nicht der bis heute unbewiesenen Hypothese bedient, daß durch die akuten Gasembolien chronisch-thrombosierende Prozesse ausgelöst werden (JAKOBSSON 1950). LEHMANN u. Mitarb. (1970) dagegen konnten bei ihren Nachuntersuchungen von Tauchern, die 8 Jahre nach der Erstuntersuchung erfolgten, keinen Anhalt für eine solche sekundär chronische Enzephalomyelopathie finden. Für die versicherungsrechtlichen Fragen ergibt sich aus diesen Untersuchungen, daß die 2 Jahre nach einer akuten Dekompressionskrankheit noch nachweisbaren neurologischen Ausfallserscheinungen in der Regel als Dauerschäden angesehen werden müssen.

Als Folge langjähriger Tauchtätigkeit soll es zur Ausbildung einer Lungenfibrose mit einem chronischen Cor pulmonale kommen können. Eigene Beobachtungen über das Verhalten des Elektrokardiogrammes in Abhängigkeit von Druckluftaufenthalt ergaben bei Tauchern häufiger als bei Nichttauchern QRS-Verbreiterungen und Senkungen von ST_2 sowie ST_3 bei teils abgeflachtem T und verlängertem QT. Diese Veränderungen nahmen mit der Zeit der Berufsjahre zu.

Nach Angaben verschiedener Autoren sollen bei Tauchern in erhöhtem Ausmaß Hörverschlechterungen gefunden werden, die besonders die hohen Frequenzen über 2000 Hertz betreffen sollen. Es wurden dafür kleine Gasembolien oder Druckerhöhungen im Labyrinth und die starke Beanspruchung der Gehörknöchelchen beim Druckausgleich verantwortlich gemacht.

Druckfallkrankheit

Zwar bedeutet der O_2-Mangel als Folge der Druckabnahme in der Höhe die größte Gefahr, doch darf darüber nicht vergessen werden, daß auch die allgemeine Druckabnahme den Menschen zu schädigen vermag. Diese Probleme betreffen allerdings nur den Flieger, da der Bergsteiger nie so rasch Höhe gewinnt, daß nicht Zeit bestünde, den Gasdruck im Körper dem Atmosphärendruck anzugleichen. Beim Höhenaufenthalt des Fliegers auftretende Druckstürze führen zu denselben Erscheinungen wie bei der akuten Dekompressionskrankheit.

Therapie

Für die Behandlung der Dekompressionskrankheit bleibt in jedem Fall die baldmögliche Rekompression in einer Druckkammer bzw. Krankenschleuse das Mittel der Wahl, da durch die erneute Druckerhöhung die schädlichen Gasblasen in Lösung gehen. Jeder Zeitaufschub der Behandlung kann u.a. auch wegen des möglichen Auftretens einer Thrombose an der Stelle der Stickstoffembolie zu einer bleibenden Schädigung führen. Erfolgt die Behandlung sofort nach Auftreten der Dekompressionskrankheit, so besteht zu 90% die Wahrscheinlichkeit einer Heilung, nach 6 Stunden beträgt die Wahrscheinlichkeit nur noch 50%. Die Rekompression auf 3 ata bzw. 5 ata hat sich heute in der Behandlung der Caissonkrankheit allgemein durchgesetzt. Neuerdings ist auch eine Behandlungsmethode mit reinem Sauerstoff beschrieben worden (GOODMAN u. WORKMAN). Unbedingte Voraussetzung dieses Verfahrens ist allerdings die Kenntnis der physiologischen Folgen der Sauerstoffatmung im Überdruck sowie der möglichen Gefährdung durch beschleunigte Verbrennung und Entflammbarkeit von Materialien. Die Rekompression soll mit einer Geschwindigkeit von 1 atm/min erfolgen. Die nach erfolgter Rekompression dann durchzuführende Dekompression ist nach entsprechenden Tabellen vorzunehmen, wobei die Ausschleusungszeiten mit davon abhängig sind, ob die Dekompression ausschließlich mit Druckluft erfolgt oder mit Sauerstoffzugabe, und wie schnell die Beschwerden der Dekompressionskrankheit verschwinden. Nach der Behandlung muß der Patient noch 24 Stunden beobachtet werden. Während für Dekompressionsunfälle vom Typ 1 eine Einmanndruckkammer für die Behandlung auszureichen vermag, sollten Dekompressionsunfälle vom Typ 2 am besten in einer Mehrmanndruckkammer behandelt werden, in der eine laufende ärztliche Überwachung und Behandlung möglich ist (u.a. EHM 1974).

Prophylaxe

Als prophylaktische Maßnahmen sowohl für Berufs- und Sporttaucher sowie Caissonarbeiter kommen in Frage: 1. ärztliche Tauchertauglichkeitsuntersuchung, 2. einwandfreier Zustand der benutzten Geräte, 3. Beachtung der Zusammensetzung der verwandten Atemgasgemische in bezug auf die gewählte Druckhöhe oder Tauchtiefe und der Austausch- bzw. Ausschleusungszeiten.

Literatur

Alnor, P.C., R. Herget, J. Seusing: Drucklufterkrankungen. Barth, München 1964

Blinks, L.R., V.C. Twilty, D.M. Whitaker: Decompression sickness. Saunders, Philadelphia 1951

Ehm, O.F.: Tauchen – noch sicherer. Albert Müller, Rüschlikon-Zürich 1974

Ewald, G.R., R. Kobert: Absolute oder relative Dichtigkeit der Lunge. Pflügers Arch. ges. Physiol. 31 (1883) 160

Firsov, S., E. Jokl: Medical research on swimming. All-American Productions and Publishers 1968

Gerbis, H., R. König: Drucklufterkrankungen. Thieme, Leipzig 1939

Haldane, J.S., J.G. Pristley: Respiration, 2. Aufl. Yale University Press, Oxford 1938

Heller, R., W. Mager, H. v. Schrötter: Luftdruckerkrankungen mit besonderer Berücksichtigung der sogenannten Caissonkrankheit. Hölder, Wien 1900

Jakobsson, M.J.: Pathologie, klinische Behandlung und Präventation der Caissonkrankheit. Moskau 1950

Lehmann, H.J., K. Held, G. Werner: Neurologische Folgezustände der Taucherkrankheit. Nervenarzt 41 (1970) 189

Lehnhard, E.: Druckluftschaden des Ohres. Arbeitsmed. Sozialmed. Arbeitshyg. 7 (1967) 248–251

Mager, W.: Handbuch für Soz. Hygiene und Gesundheitsfürsorge, Bd. II. Springer, Berlin 1936 (S.418)

Quinke, A.: Experimentelles über Luftdruckerkrankungen. Naunyn-Schmiedeberg's Arch. exp. Path. Pharmak. 62 (1910) 464

Rozsahegy, J.: Neurological damage following decompression. Brit. J. industr. Med. 16 (1959) 311

Rozsahegy, J., J. Soos: Caissonkrankheit und Zentralnervensystem. Barth. Leipzig 1956

Seemann, K.: Das Barotrauma des Innenohres. Wehrmedizinische Wochenschrift 10 (1966) 241–242

Seemann, K.: Tauchen und Caissonkrankheit, Unterschiede und Gemeinsamkeiten. Deutsche Luft- und Raumfahrt, Forschungsbericht 69–58, herausgegeben im Auftrag der Deutschen Versuchsanstalt für Luft- und Raumfahrt von der Zentralstelle für Luftfahrtdokumentation und -information. München, September 1969

Wiesinger, K.: Mensch in Höhe. In: Mensch und Umwelt, Heft 1. Geigy, Basel 1956

Wünsche, O.: Richtlinien für die ärztliche Überwachung von Druckluftbaustellen. Ärztl. Prax. 67 (1966) 2230

Wünsche, O., G. Scheele: Röntgen-Reihenuntersuchungen an Druckluftarbeitern zur Feststellung von Skelettveränderungen als Folge der Überdruckexposition. Forschungsbericht Nr. 125 der Bundesanstalt für Arbeitsschutz und Unfallforschung, Dortmund 1974

Erkrankungen durch Hypoxie

E. A. LAUSCHNER

Definition

Unter durch Hypoxie bedingten Erkrankungen werden alle diejenigen Gesundheitsstörungen zusammengefaßt, die durch Sauerstoffmangel an und in der Zelle entstehen. Hierbei werden besonders empfindliche Zellen und Zellverbände und damit bestimmte Organsysteme früher betroffen als andere.

Die Ursachen des Sauerstoffmangels sind vielfältig. Sie können in einem verminderten Angebot oder einem herabgesetzten Teildruck des Sauerstoffes in der Umgebungsluft bestehen, vor allem aber auch in organischen Veränderungen, die die Sauerstoffzufuhr zur Zelle mechanisch oder biochemisch beeinträchtigen. Bei einer Vielzahl von Erkrankungen spielt der Sauerstoffmangel der Zelle eine entscheidende Rolle, auch wenn diese Tatsache bei der Behandlung nicht immer bewußt im Mittelpunkt steht.

Biochemie

Die uns zugänglichen Teile der Erdkugel (Erdrinde) einschließlich ihrer Atmosphäre bestehen zur Hälfte ihres Gewichts aus Sauerstoff (49,4 Gew.%). Im periodischen System steht er mit der Ordnungszahl (Atomnummer) 8, der Gruppennummer VI und der Periodennummer 2. Sein Atomgewicht beträgt 15,999. Bei gewöhnlicher Temperatur und unter normalem Luftdruck ist er ein farb-, geruch- und geschmackloses Gas. Seine charakteristischste chemische Eigenschaft ist die Fähigkeit, sich – meist bei höherer Temperatur – mit zahlreichen Stoffen unter Licht- und Wärmeentwicklung zu verbinden. Auf diesem als »Oxydation« bezeichneten Vorgang beruht die Verbrennung von Stoffen an der Luft. Daneben gibt es jedoch auch langsam bei Umgebungstemperatur verlaufende Oxydationen, die ohne diese eindrucksvollen Begleiterscheinungen vor sich gehen. Sie werden als »stille Verbrennungen« oder »Autooxydationen« bezeichnet. Hierzu gehören das Rosten von Metallen, enzymatische katalytische Vorgänge sowie der chemische Abbau von Energieträgern im intermediären Stoffwechsel und im Zellstoffwechsel des menschlichen Organismus.

Die für den intermediären und den Zellstoffwechsel jeweils erforderliche Sauerstoffmenge läßt sich aus der Kalorienzahl (kcal/kg/Std.) des Grundumsatzes und des Leistungszuwachses sowie dem Nutzwert der Energielieferanten Eiweiß, Fett und Kohlenhydrate berechnen. Eine einfachere Möglichkeit besteht im Vergleich des Sauerstoffgehaltes der Ein- und der Ausatmungsluft. Bei einer Differenz von 4%, 15 Atemzügen/min in Ruheatmung und 500 cm³ Atemtiefe (= 7500 cm³ Atemminutenvolumen), ergeben sich für den Grundumsatz eines 70 kg schweren jüngeren Mannes unter normalem Umgebungsdruck etwa 250 cm³ O_2 (= 0,36 g) pro Minute. Bei Nahrungsaufnahme und besonders bei schwerer körperlicher Arbeit steigt der Sauerstoffbedarf um ein Vielfaches.

Dieser Sauerstoff wird dem Körper – abgesehen von den in Nahrungsmitteln enthaltenen Anteilen – in der Atemluft angeboten, durch den Respirationstrakt zum Gasaustausch zwischen Alveolarmembran und Lungenkapillaren befördert und über das Blut als Transportmittel den Geweben als Verbraucher zugeführt. Hierbei sind im arteriellen Blut nur etwa 0,25 Vol% physikalisch gelöst. Die übrigen 95–96 Vol% sind chemisch lose an das Hämoglobin gebunden. Beim Manne enthalten 100 cm³ peripheren Blutes im Mittel 15,4 g Hämoglobin. 1 g Hämoglobin vermag 1,34 cm³ Sauerstoff zu binden. Die Sauerstoffbindungskapazität des arteriellen Blutes auf Meereshöhe, d.h. bei 760 mm Hg = 1 Atmosphäre Umgebungsdruck, beträgt somit etwa 20–21 Vol%. Im Gewebe werden etwa 5–6 Vol% entnommen. Das mittlere venöse Blut enthält somit noch ~15 Vol% O_2. Die Sauerstoffspannung (pO_2) fällt von 103 mm Hg an der Übertrittsstelle (Alveolarmembran) auf 40 mm Hg O_2 im venösen Mischblut (Abb. 14.6).

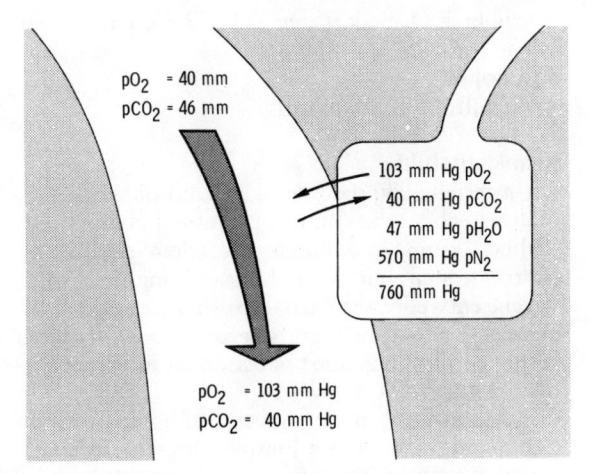

Abb. 14.6 Gasaustausch zwischen Alveolus und Lungenkapillare durch die Alveolarmembran (nach *Lamb*)

Ätiologie

Angriffspunkt des Sauerstoffmangels ist immer die Zelle. Die Ursachen des Sauerstoffmangels können an verschiedenen Punkten der Transportstrecke liegen.

Hypoxische Hypoxie

Auf dem Wege vom Nasen-Rachen-Raum bis zur Alveolarmembran wird nicht genügend Sauerstoff zum Gasaustausch angeboten aus folgenden Ursachen:

1. Absinken des Sauerstoffteildruckes der Umgebungsluft, z.B. mit zunehmender Höhe, in der Unterdruckkammer oder in der Druckkabine eines Flugzeuges,
2. Atembehinderung (Asthma, Emphysem, Pneumonie, Tumoren, Erwürgen, Ertrinken, Thoraxverletzungen, Pneumothorax, Lungenembolie, Membranverätzungen durch Phosgen und sonstige ätzende Gase u.a.m.).

Hypämische Hypoxie

Die Sauerstoffbindungsfähigkeit des Blutes ist herabgesetzt durch folgende Ursachen:

1. Anämien, Eisenmangel, Blutverlust,
2. offenes Foramen ovale (Mischvorgang),
3. Blockierung des Hämoglobins für den O_2-Transport durch Bildung von Methämoglobin, CO-Hämoglobin u.a.,
4. mangelnde Durchblutung durch Ischämie, Schock, Nabelstrangverschlingung, Einwirkung von Beschleunigungskräften in der +z-Achse. Man spricht hier auch von ischämischer und stagnierender Hypoxie.

Histotoxische Hypoxie

An der Zelle selbst ist die Aufnahme- oder Oxydationsfähigkeit herabgesetzt durch folgende Ursachen:

1. erhöhter O_2-Bedarf der Zelle (Arbeitshypoxie),
2. Narkotika,
3. Alkohol,
4. Zellgifte (z.B. Blausäure).

Krankheitsbild

Die arterielle Hypoxämie ist, bis auf die Fälle kardialen Rechts-links-Shunts, pulmonal bedingt. Ursächlich kommen klinisch vor allem Atemwegsobstruktionen mit Verteilungsstörung in Frage, welche entweder zur Partialinsuffizienz und bei zunehmender Totraumvergrößerung zur alveolären Hypoventilation geführt haben, oder es liegen Diffusionsstörungen vor.

Die Auswirkungen des Sauerstoffmangels lassen sich am einfachsten am Beispiel des sinkenden alveolären Sauerstoffteildruckes pO_{2A} mit steigender Höhe darstellen. Der pO_{2A} beträgt auf Meereshöhe 103 mm Hg, in etwa 3300 m Höhe 60 mm Hg (Störschwelle) und in etwa 7000 m Höhe 30 mm Hg (kritische Schwelle). Die entsprechende Sauerstoffsättigung des Hämoglobins im arteriellen Blut beträgt bei einem pO_{2A} von 103 mm Hg $\sim 97\%$, bei einem pO_{2A} von 60 mm Hg $\sim 90\%$, bei einem pO_{2A} von 30 mm Hg jedoch nur noch $\sim 60\%$. Die Sättigungskurve verläuft also nicht linear, sondern S-förmig mit einem zunächst flachen Schenkel, gefolgt von einem steilen (Abb. 14.7). Sie verschiebt sich im physiologisch günstigen Sinne nach links bei Anstieg des Blut-pH (Alkalose) und bei sinkender Bluttemperatur. Die Symptomatik des Sauerstoffmangels umfaßt die Anpassungsvorgänge (pO_{2A} von 103 bis ~ 60 mm Hg), die manifesten Sauerstoffmangelerscheinungen der Organe und Organsysteme (pO_{2A} von 60 bis ~ 30 mm Hg) und die kritische Schwelle (pO_{2A} um 30 mm Hg), die den raschen Zusammenbruch der ungenügend versorgten Organe, insbesondere des Zentralnervensystems, einleitet und über Krämpfe, Kollaps und Bewußtlosigkeit rasch zum Tode führt.

Die nachfolgende Besprechung der speziellen Symptomatik und Physiopathologie einzelner Organe und Organsysteme bezieht sich vorwiegend auf den Bereich der manifesten Sauerstoffmangelerscheinungen, die bei Sauerstoffteildrücken von ~ 60 bis ~ 30 mm Hg auftreten. Die vor diesem Bereich liegenden leichten Veränderungen im Sinne der Anpassung sind beim Gesunden nur mit speziellen Untersuchungsmethoden faßbar. Die Einengung der Funktionsfähigkeit hängt hier jeweils von der Schwere eines vorhandenen Grundleidens ab. Die kritische Schwelle schwankt ebenfalls, je nach Funktionstüchtigkeit des betroffenen Organs. Der eintretende Zusammenbruch der Sauerstoffversorgung, insbesondere im Gehirn, hat dann jedoch stets die bereits genannten schweren Folgen.

Lungenfunktion

Sauerstoffmangel bewirkt eine mäßige Steigerung der Atemfrequenz und des Atemvolumens. Dies führt zu einer vermehrten CO_2-Abgabe und einem Ansteigen des ventilatorischen Anteils des respiratorischen Quotienten. Bei experimenteller Aufrechterhaltung der CO_2-Spannung im Blut bleibt die durch Sauerstoffmangel allein bedingte Steigerung von Atemfrequenz und Atemvolumen gering. Die Verminderung der CO_2-Spannung im Blut und in der Alveolarluft (Hypokapnie) bestimmt daher z.T. auch die Symptomatik, insbesondere der akuteren Hypoxieformen. Außer der zentralnervös gesteuerten Hyperventilation betrifft diese Symptomatik jedoch die Lungenfunktionen nicht.

Herz und Kreislauf

Die Anpassung an ein herabgesetztes Sauerstoffangebot, gleich welcher Herkunft, kann vom Herz-Kreislauf-System über verschiedene Mechanismen erfolgen: durch Erhöhung der Pulsfrequenz, durch Vergrößerung des Schlagvolumens, durch Zunahme der zirkulierenden Blutmenge, durch Verbesserung der Blutzufuhr zu lebenswichtigen und besonders sauerstoffhungrigen Organen unter Drosselung weniger notwendiger Strombereiche und schließlich durch Vermehrung der im

Werte nach Dill; pH = 7,40; Temp. 37°C

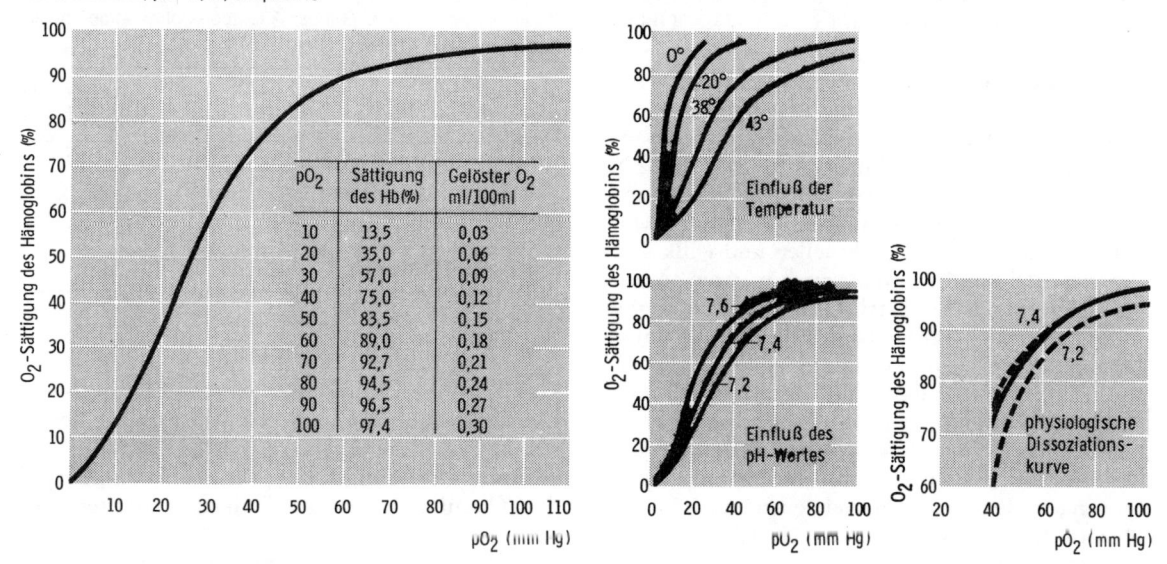

pO_2	Sättigung des Hb (%)	Gelöster O_2 ml/100ml
10	13,5	0,03
20	35,0	0,06
30	57,0	0,09
40	75,0	0,12
50	83,5	0,15
60	89,0	0,18
70	92,7	0,21
80	94,5	0,24
90	96,5	0,27
100	97,4	0,30

Abb. 14.7 Physiologische Sauerstoff-Dissoziationskurve (aus *J.H. Comroe, R.E. Forster, A.B. Dubois, W.A. Briscoe, E. Carlsen:* Die Lunge. Schattauer, Stuttgart 1968)

Umlauf befindlichen Erythrozyten. Letzteres erfolgt vorwiegend bei chronischer Hypoxie und ist als Höhenanpassungseffekt bekannt.

Bei mäßiger arterieller Hypoxie (pO_{2a} ~ 85 mmHg) beginnt die Ruhepulsfrequenz zu steigen, bei einem pO_{2a} von 60 mmHg ist sie etwa verdoppelt. Bei längerer Hypoxie steigt vor allem das Schlagvolumen, das bei einem pO_{2a} von ~40 mmHg etwa 130% des Ruhewertes erreicht. Die Blutdruckamplitude vergrößert sich nur unwesentlich. Jedoch erfolgt der kardiovaskuläre Zusammenbruch bisweilen bereits bei mäßiger Hypoxie vorwiegend dann, wenn es durch Hyperventilation und anschließende Hypokapnie zu einer reflektorischen zerebralen Vasokonstriktion kommt.

Das hypoxisch gefährdete Herz wird ferner durch den Euler-Liljestrand-Reflex zusätzlich belastet, welcher bei alveolärer Hypoxie eine Widerstandserhöhung im kleinen Kreislauf auslöst.

Die Zunahme der zirkulierenden Blutmenge erfolgt durch Entleerung der Depots (Leber, Milz) sowie wohl auch durch eine Querschnittsverkleinerung der großen Gefäße. Der Blutstrom wird dabei gezielt zu den lebenswichtigen Organen gelenkt. Experimentell konnte bei Einatmung eines sauerstoffarmen Gemisches (10% O_2, 90% N_2) beim Menschen eine Gefäßverengung im Gebiet der Hände sowie eine Zunahme der zerebralen Durchblutung um 35% festgestellt werden. Solange die zerebralen Kreislaufregulationszentren genügend mit Sauerstoff versorgt sind, wird bei ausreichender CO_2-Spannung die Anpassung des gesamten Kreislaufes aufrechterhalten. Der besonders für den Anästhesisten wichtige kurzfristige Grenzbereich für die CO_2-Spannung liegt um 10 mmHg für ca. 30 Min. Erwähnt sei die Erweiterung der Koronargefäße als O_2-Mangel-Anpassungseffekt sowie eine Verminderung der Urinproduktion als Folge einer absinkenden Glomerulusfiltration. Ferner steigt der Druck in den Pulmonalarterien nicht unerheblich an. Der bereits erwähnte frühzeitige Kreislaufzusammenbruch beginnt bisweilen mit Bradykardie und Absinken des systolischen Druckes als Folge eines Blutversakkens in die stark erweiterten Muskelarteriolen. Bei Reoxygenation treten dann auch die übrigen Symptome eines vagovasalen Reflexes auf, wie Schweißausbruch, Übelkeit und Blässe. Das Hypoxie-EKG zeigt Veränderungen im Rhythmus und in der Verlaufsform.

Bei geringem Sauerstoffmangel besteht zunächst die Tendenz zur Tachykardie, bei stärkerer Hypoxie verlangsamt sich die Schlagfolge. Bei fortbestehendem Sinusrhythmus kommt es zu gelegentlichen ventrikulären Kontraktionen ohne P-Zacke. Ventrikuläre Extrasystolen können auftreten, und unter extremer Hypoxie kommt es zu Kammerflimmern.

Die Verlaufsform zeigt als erstes O_2-Mangelsymptom eine Senkung der ST-Strecke. Im weiteren Verlauf kann es zu einem negativen T kommen. Die Kurven sind denen bei schwerer Koronarinsuffizienz vergleichbar.

Zentralnervensystem

Von allen Körperzellen sind die Nervenzellen am empfindlichsten gegen O_2-Mangel, wenngleich sie nach neueren experimentellen Untersuchungen resistenter sind als bisher angenommen wurde. Jedoch zeigen sich am ZNS sowohl die ersten und bald darauf auch die stärksten Funktionseinschränkungen. Bei den rasch auftretenden Schädigungen darf der Einfluß der akuten Schwellung durch Vasoparalyse nicht unterschätzt werden.

Der Blutstrom in den einzelnen Segmenten kann erhebliche Unterschiede aufweisen. Die Überlebenszeiten der verschiedenen Nervenzellen sind in Tab. 14.2 dargestellt. Je größer die Zahl der Synapsen, um so größer scheint die Empfindlichkeit gegen O_2-Mangel zu sein. Die Großhirnrinde als entwicklungsgeschichtlich jüngster Bereich des ZNS und zugleich Sitz der geistig-seelischen Funktionen reagiert besonders stark auf einen akuten O_2-Mangel, sowohl was die intellektuellen und willkürlich motorischen Leistungen, als auch was die emotionelle Stimmungslage betrifft. Die *Sinneswahrnehmungen* werden schon bei geringem O_2-Mangel herabgesetzt. Die Dunkelanpassung des Auges läßt nach, es folgen Abnahme der Sehschärfe, Gesichtsfeldeinschränkung, Störung des Farbsehens, Abnahme der Lichtempfindlichkeit, Verlangsamung der optokinetischen Reflexe (Nystagmus) sowie Störungen des Augenmuskelgleichgewichtes. Labyrinth und Gehörfunktionen werden ebenfalls beeinträchtigt.

Die *Urteils- und Kritikfähigkeit* wird gleichfalls schon relativ frühzeitig herabgesetzt, ebenso die Denkfunktionen, das Nahzeitgedächtnis, die Aufmerksamkeit und der Zeitsinn.

Die *emotionelle Stimmungslage* zeigt vorwiegend kritiklose Euphorie, Lust zum Lachen, Singen, Ausbrechen in Tränen oder plötzliche Aggressivität. Auch abgestumpfte Interesselosigkeit findet sich.

Auf dem Gebiet der *Willenshandlungen* kommt es zu verlängerten Reaktionszeiten und Fehlleistungen bei psychomotorischen und sonstigen Tests sowie verlangsamter Durchführung von Willkürbewegungen, dies infolge von zunehmender Antriebsschwäche, die zu völligem Impulsverlust führen kann. Bei schwerem akutem Sauerstoffmangel setzt die Großhirnrindenfunktion zuerst aus (Bewußtseinsverlust), erst später fallen die Hirnstammzentren aus (Atemstillstand, Kreislaufkollaps).

An *zentralnervösen Symptomen* sind ferner Kopfschmerzen, Taumeligkeit, Schläfrigkeit und myoklonische Krämpfe zu nennen. Erstere dürften auf einer Kongestion der Piagefäße beruhen, letztere hängen außer von der Hypoxie auch weitgehend von der sinkenden CO_2-Spannung ab.

Das *Vegetativum* reagiert wie in fast allen plötzlichen Notsituationen. Der Tonus des Parasympathikus nimmt ab (Tachykardie infolge des Fortfalls der Vagushemmung, Nachlassen der Darmmotorik). Der Sympathikotonus wird durch chemorezeptive Stimuli etwas erhöht, es kommt zu leichtem Ansteigen des systolischen Blutdrucks, einer mäßigen Katecholaminausschüttung und geringer Zunahme des Blutzuckers. Im kritischen Bereich und kurz vor dem Zusammenbruch werden beide Systeme zentral stark gereizt.

Zerebrale hypoxische Krisen sind vorübergehende, sich vollständig zurückbildende Störungen der Hirnfunktionen. Eine Vielzahl psychischer, vegetativer, sensorischer und motorischer Symptome können dabei beobachtet werden, je nachdem, welches Hirnareal von der Gewebshypoxie betroffen ist. Eine der Ursachen partieller Hypoxie kann in den relativ häufigen Gefäßanomalien im Bereich des Circulus arteriosus Willisii vermutet werden.

Tabelle 14.2 Überlebenszeiten von Nervengeweben bei akuter Ischämie (aus *J.A. Gillies*: A textbook of aviation physiology. Pergamon Press, Oxford 1965)

Gewebe	Überlebenszeit (Min.)
Großhirn (Pyramidenzellen)	8
Kleinhirn (Purkinje-Zellen)	13
Medulla	20–30
Rückenmark	45–60
Sympathische Ganglien	60

Das EEG zeigt bei beginnender Hypoxie zunächst eine Amplitudenzunahme mit vermehrtem Auftreten von α-Wellen (8–13 Hz). Später und zugleich mit dem Auftreten stärkerer sonstiger Symptome treten ϑ- und δ-Wellen (unter 5 Hz) auf. Beim Eintritt der Bewußtlosigkeit liegt die Wellenfrequenz bei 2–4 Hz, insbesondere über den Stirnlappen. Letzteres tritt jedoch experimentell auch bei Absinken der CO_2-Spannung und im hypoglykämischen Schock auf, so daß der Aussagewert nicht spezifisch ist für die Hypoxie.

Abschließend sei festgestellt, daß schwere zerebrale Asphyxie (z.B. bei Herzstillstand oder CO-Vergiftung) auch nach erfolgreicher Wiederbelebung Dauerschäden im ZNS hinterlassen kann. Als zulässige Expositionszeit werden maximal 3 bis 10 Minuten angegeben.

Metabolismus

Es soll hier nicht auf die komplizierten Stoffwechselvorgänge der Zelle eingegangen werden. Erwähnt sei lediglich die energiespendende Rolle des Adenosintriphosphats (ATP) und des Adenosindiphosphats (ADP) in Verbindung mit Kreatin, der Milchsäure, des Glykogens, der Fettsäurezyklen sowie des Teils des Aminosäureabbaus, der der Energielieferung und nicht der Synthese körpereigenen Eiweißes dient. Fast alle diese mit Hilfe spezifischer Enzyme, Coenzyme und Katalysatoren durchgeführten Umsetzungen benötigen Sauerstoff zur Bildung ihrer chemischen Zwischen- und Endprodukte. Hierbei werden insbesondere durch die oxydativen Prozesse in den Mitochondrien erhebliche Mengen von Energie frei. Es ist daher erstaunlich, daß der Grundumsatz bis zu einem Absinken des pO_{2A} auf die kritische Schwelle von ~30 mm Hg fast unverändert bleibt. Die Körperinnentemperatur sinkt dabei beim Menschen nur um 0,5 °C, bei kleineren Tieren allerdings um erheblich mehr. Der Arbeitsumsatz wird dagegen bei O_2-Mangel erheblich früher defizitär. Wenn die Sauerstoffzufuhr zur Zelle unter deren metabolischem Bedarf bleibt, steigt die Bildung von Milchsäure, der Milchsäurespiegel im Blut wird erhöht, dies allerdings erst, wenn Arbeitsenergien verbraucht werden. Ebenso steigt der Blutzuckerspiegel an, um den Geweben zusätzliche Energiespender zuzuführen.

Aufgrund spezifischer metabolischer Eigenschaften sind die Organe gegen O_2-Mangel verschieden empfindlich. Das *Myokard* vermag seine Sauerstoffversorgung bis zu einer koronaren O_2-Spannung von nur 20 mm Hg aufrechtzuerhalten.

Ungenügende O_2-Zufuhr führt bei *Nervenzellen* zu Depolarisationsvorgängen an der Zellmembran durch Störung des Natrium-Kalium-Gleichgewichtes und damit zur Leitungsunterbrechung. Hierbei sind die Zellen der grauen Substanz erheblich empfindlicher als Rückenmarks- und periphere Neuronen.

Die besonders gut abgeklärten biochemischen Vorgänge des Hirnstoffwechsels können hier nur angedeutet werden. Infolge der bei mäßiger Hypoxie um das Vier- bis Sechsfache erhöhten Durchblutung sowie infolge des gleichzeitig verringerten O_2-Bedarfs der Hirnzellen bleibt der Energiepool relativ lange erhalten. Bei einer Hirnischämie von 15 Minuten Dauer steigt der Milchsäurespiegel steil an, während das Phosphorkreatin abfällt. Nach 90 Minuten normaler Durchblutung liegen dann jedoch alle Werte wieder im Normbereich.

Muskelgewebe kann kurzfristig bei erheblicher Arbeit oder bei entsprechender Hypoxie eine Sauerstoffschuld eingehen, die zunächst aus dem vorhandenen Vorrat an Oxymyoglobin gedeckt wird, das seinen Sauerstoff auch bei geringer Spannung bindet und fester hält als das Hämoglobin.

Überschreitet die Hypoxie nach Grad und Zeit die Grenze der jeweiligen Adaptationsmöglichkeiten, so kommt es – insbesondere beim ZNS – zur Unterbrechung der enzymatischen Zelltätigkeit und damit zum Zusammenbruch des Systems.

Pathologisch-anatomische Befunde

Die durch O_2-Mangel hervorgerufenen histopathologischen Veränderungen sind zunächst reversibel. Genannt seien der färberisch nachweisbare Glykogenschwund aus dem Protoplasma der Leberepithelien sowie die tropfige Ausfällung von färbbarem Fett in den Epithelien der Läppchenzentren der Leber, in Herzmuskelfasern und im Nierenepithel.

Kommt es zu im Protoplasma nachweisbaren Störungen, z.B. tropfiger Koagulation, so ist die Störung meist bereits irreversibel.

Im *Gehirn* finden sich makroskopisch erweiterte Piagefäße mit verbreitetem perivaskulärem Ödem, seröser Durchtränkung des gliösen Stützgewebes und Hirnödem. Ferner treten petechiale Blutungen auf, insbesondere im Kortex und im Corpus striatum. Histologisch sieht man degenerative Veränderungen der Neuronen, vor allem im Kortex (Hippokampus), in den grauen Kernen und in den Purkinje-Zellen des Kleinhirns.

Verschiedene Untersuchungen haben bewiesen, daß die Nervenzellen das anfälligste Element des Gehirns bei allgemeinem O_2-Mangel sind. Sie sind das stoffwechselintensivste Parenchym im Hirn.

Die Nervenzellen werden nekrotisch, die Kerne pyknotisch. Im Gegensatz zu akuten Nervenzellveränderungen spielt die vakuoläre und diffuse Einwässerung in den Nervenzellen bei O_2-Mangel eine besondere Rolle. Hier treten ähnliche Veränderungen wie in den Leberparenchymzellen auf.

Die Nervenzellveränderungen haben eine bestimmte Topik. Nach BÜCHNER sind beim Meerschweinchen in erster Linie die motorischen Zentren der Rautengrube betroffen. Dann folgen die Purkinje-Zellen der Kleinhirnrinde und die Nervenzellen des Ammonshorns (BÜCHNER u. LUFT 1936).

Im *Herzmuskel* beginnen zunächst die mesenchymalen Faserstrukturen aufzuquellen, es kommt dann zu disseminierten Nekrosen der Herzmuskelfasern, zur herdförmigen Gerinnung des Protoplasmas, Auflösung des Kernes, Einwanderung von Leukozyten und anschließender Fibroblastenwucherung und Narbenbildung. Bei akutem Hypoxietod kommt es nicht mehr zu Nekrosen, sondern nur zum Auftreten kernnaher Vakuolen mit Kerndeformierungen. Elektronenmikroskopisch konnten BÜCHNER u. ONISHI (1968) eine akute Schwellung, Kristolyse und Homogenisierung der Mitochondrien mit anschließenden Partialnekrosen des Myofilamentes nachweisen. Ferner beobachtet man eine Vakuolisierung des endoplasmatischen Retikulums als Ausdruck eines Enzymmangels in einer akuten Wasseransammlung. Durch hypoxisch bedingte Permeabilitätssteigerung kommt es ferner zu perikapillären Ödemen und Ausströmen von Serum durch die erweiterten Spalten zwischen den Endothelzellen.

Diese Veränderungen fand BÜCHNER besonders an der Innenschicht des linken Ventrikels und in den Papillarmuskeln. Sie sind nur im Anfangsstadium reversibel.

Die Leberparenchymzellen zeigen unter O_2-Mangel lichtmikroskopisch leere, fettfreie Vakuolen, die sich durch eine Vakuolenmembran gegen das übrige Zytoplasma absetzen. Diese Vakuolen sind in der Regel in den inneren zwei Dritteln des Leberläppchens lokalisiert.

In späteren Stadien können sich die Zellkerne auflösen und die Parenchymzellen absterben. Die Dissé-Spalträume füllen sich mit körnigen und fadenartigen Eiweißgerinnseln.

In der *Niere* sieht man eine tropfige Ausfällung von färbbarem Fett in den Hauptstücken und einen Eiweißaustritt aus den Glomeruli in die Bowman-Kapsel und aus den intertubulären Kapillaren.

Besondere Untersuchungsmethoden

Die *Zyanose* ist ein unzuverlässiger Indikator. Sie kann durch lokale Zirkulationsverlangsamung bedingt sein, ist außerdem bei anämischen Patienten oder gar Farbigen nur schwer feststellbar.

Die O_2-Sättigung des arteriellen Blutes nach van Slyke u. Neill, spektrometrisch oder photometrisch gemessen, gibt genaue quantitative Werte.

Neben der O_2-Sättigung ist auch die Messung der O_2-Spannung von Wert, da infolge der Verlaufsform der O_2-Dissoziationskurve (Abb. 14.7) bei noch fast vollständiger Sauerstoffsättigung schon ein nicht unerheblicher Spannungsabfall eingetreten sein kann. Auch ein geringer Spannungsabfall kann polarographisch sicher festgestellt werden. Die O_2-Spannung (pO_2) kann in der Alveolarluft, im arteriellen, im venösen Mischblut oder auch im Gewebe gemessen werden.

Neben den O_2-Werten sollten stets auch der CO_2-Gehalt und die CO_2-Spannung im Vollblut mitbestimmt werden. Desgleichen ist die exakte Bestimmung des Blut-pH-Wertes erforderlich. Beide Werte klären die Frage der Hyperventilation und des Säure-Basen-Gleichgewichtes.

Mit Hilfe der genannten Untersuchungsmethoden läßt sich differentialdiagnostisch die Frage klären, ob eine Hypoxämie durch ungenügende oder ungleichmäßige alveolare Ventilation, durch eine Diffusionsstörung oder durch venoarterielle Kurzschlüsse, d. h. hypoxisch, bedingt ist.

Neuerdings wurde der Begriff der Diffusionskapazität eingeführt, definiert als jene Gasmenge, die zwischen den Alveolen und dem Lungenkapillarblut je min/mm Hg mittlerer Partialdruckdifferenz ausgetauscht wird. Eine Diffusionsstörung zeigt dann eine Abnahme des Verhältnisses der Diffusionskapazität zur Lungenperfusion.

Die Diagnostik einer hypämischen, ischämischen, stagnierenden oder histotoxischen Hypoxie erfordert eine das Grundleiden betreffende Differentialdiagnostik. Die Bestimmung des pO_2 im Gewebe, direkt mit Spezialelektroden gemessen oder aus der venösen O_2-Spannung abgeleitet, kann hierbei von Wert sein.

Tab. 14.3 zeigt die Normalwerte für die Blutgase.

Therapie

Die Therapie der Hypoxie besteht in der Beseitigung der ihr zugrundeliegenden Ursachen. Bei Unfällen und in akuten Notsituationen kommt den sachgemäßen Erste-Hilfe-Maßnahmen eine große Bedeutung zu (Mund-zu-Mund-Beatmung, Respiratoren, Auswahl der richtigen Medikamente, Intubation, Tracheotomie u.a.m.).

Reine Sauerstoffatmung

Tab. 14.4 zeigt eine Gegenüberstellung der O_2-Sättigung und der pO_2-Werte bei reiner Sauerstoffatmung und bei Luftatmung.

Auswirkungen auf Atmung und Kreislauf. Nach kurzer initialer Verminderung steigt bei längerer O_2-Atmung das Atemminutenvolumen um etwa 10% an. Die Herzfrequenz nimmt nur etwa 5%,

Tabelle 14.3 Mittelwerte für O_2-, CO_2- und pH-Wert im Blut gesunder junger Männer (aus *J.H. Comroe, R.E. Forster, A.B. Dubois, W.A. Briscoe, E. Carlsen:* Die Lunge. Schattauer, Stuttgart 1968)

	Arterielles Blut	Venöses Mischblut
1. O_2-Spannung, mm Hg	95	40
2. Gelöster O_2, ml O_2/100 ml Vollblut (VB)	0,29	0,12
3. O_2-Gehalt, ml O_2/100 ml VB	20,3	15,5
4. O_2-Gehalt (chemisch gebunden), ml O_2/100 ml VB	20,0	15,4
5. O_2-Kapazität des Hb, ml, O_2/100 ml VB	20,6	20,6
6. O_2-Sättigung des Hb, %	97,1	75,0
7. CO_2-Gehalt, ml CO_2/100 ml VB	49,0	53,1
CO_2-Gehalt, mmol/l	21,9	23,8
8. CO_2-Gehalt im Plasma ml CO_2/100 ml Plasma	59,6	63,8
a) Gelöstes CO_2, ml CO_2/100 ml Plasma	2,84	3,2
b) Gebundenes CO_2, ml CO_2/100 ml Plasma	56,8	60,5
c) Gebundenes CO_2/gelöstes CO_2	20/1	18,9/1
d) CO_2-Spannung, mm Hg	41,0	46,5
9. pH-Wert im Plasma	7,40	7,376

Tabelle 14.4 pO_2-Werte bei Luftatmung und reiner Sauerstoffatmung. Diese Werte gelten für den ruhenden Gesunden auf Meereshöhe, Hb = 15 g%, bei normaler Ventilation, O_2-Aufnahme und arteriovenöser O_2-Differenz (aus *J.H. Comroe, R.E. Forster, A.B. Dubois, W. Briscoe, E. Carlsen:* Die Lunge. Schattauer, Stuttgart 1968)

	Bei Luftatmung	100% O_2-Atmung
pO_2 in der Inspirationsluft, mm Hg	159	760
pO_2 in der Alveolarluft, mm Hg	104	673
Im Blut der Lungenkapillaren		
pO_2 im endkapillären Blut, mm Hg	104–	673–
Im arteriellen Blut		
pO_2, mm Hg	100	640
O_2-Sättigung, %	97	100
Gelöster O_2, ml O_2/100 ml Blut	0,3	1,92
O_2-Gehalt (chemisch gebunden), ml/100 ml Blut	19,5	20,1
O_2-Gehalt (gebunden + gelöst), ml/100 ml Blut	19,8	22,02
Im venösen Blut		
pO_2, mm Hg	40	53,0
O_2-Sättigung, %	75	85,5
Gelöster O_2, ml O_2/Blut	0,12	0,16
O_2-Gehalt (chemisch gebunden), ml/100 ml Blut	15,07	17,19
O_2-Gehalt (gebunden + gelöst), ml/100 ml Blut	15,19	17,35

das Herzminutenvolumen um 10–15% ab. Erfahrungen aus der Raumfahrt zeigen eine Erythrozytenabnahme bei einem pO_2 der Umgebungsluft von 258 mm Hg. Die genannten Auswirkungen sind also gering.

Indikationen für die O_2-Therapie. O_2-Mangel in der Atemluft, ungenügende Arterialisierung bei kranker Lunge (Cor pulmonale, respiratorische Azidose, Lungenödem), arteriovenöser Kurzschluß, ungenügende O_2-Abgabe in die Gewebe und übergroßer O_2-Bedarf der Gewebe.

Mögliche Schädigungen durch die O_2-Therapie. Die dramatischste unmittelbare Folge ist der allerdings seltene Atemstillstand bei schwer hypoxischen Kranken. Hier spricht das Atemzentrum fast ausschließlich auf den hypoxischen Reiz an (Barbiturat- oder Morphinvergiftungen, Hirntrauma). Steigt dann der arterielle pO_2 plötzlich von ~40 mm Hg auf über 600 mm Hg an, so kann es durch Fortfall des Stimulus zum Atemstillstand kommen. Auch eine Verminderung der Ventilation führt über den Anstieg des pCO_2 zu Somnolenz und »CO_2-Narkose«. Eine O_2-Therapie sollte in derartigen Fällen unter oxymetrischer Kontrolle und mit O_2-Gemischen von 30–40% begonnen werden.

Als Technik hat sich neben Sauerstoffzelt und Maske vor allem das Sauerstoff-Insufflationsgerät bewährt, das aus sehr einfach anzulegenden Sonden in beide Nasenlöcher besteht. Die natürliche Anfeuchtung während der Passage der äußeren Atemwege bleibt hierbei voll erhalten. Mengenmäßig genügen in den meisten Fällen Sauerstoffgaben von 1000 ml/min, um einen pO_{2a} von mindestens 60 mm Hg oder darüber zu erreichen. Die CO_2-Spannung steigt bei dieser Dosierung nur unwesentlich an. Die Blutgaswerte müssen jedoch kontrolliert werden.

Dyspnoe muß keine Indikation zur O_2-Therapie sein, sie wird häufiger durch atemmechanische Faktoren als durch pathologische Blutgaswerte hervorgerufen.

Patienten und Pflegepersonal müssen über die Gefahren einer O_2-Überdosierung unterrichtet sein, da bei beiden Gruppen die Tendenz zur höheren Dosierung besteht.

O_2-Therapie im Überdruck. Durch Atmen reinen Sauerstoffs unter Überdruck von mehreren Atmosphären wird die physikalische Lösbarkeit des Sauerstoffs im Serum und in der Gewebsflüssigkeit ganz außerordentlich erhöht. Im Serum werden bei 3 ata Überdruck pO_2-Werte von etwa 2200 mm Hg, im Gewebe von etwa 300 mm Hg gemessen. Indikationen sind zur Zeit CO-Vergiftung, Barbituratvergiftung, Gasbrand. Der Anwendungsbereich ist sicher erweiterungsfähig. Diese neuartige Behandlungsmethode kann nur in besonderen Überdruckkammern durchgeführt werden und hat eine hohe Heilungsstatistik. Wegen der Gefahr einer O_2-Vergiftung sind die vorgeschriebenen Expositionszeiten und Drucke streng einzuhalten.

Prophylaxe

Die Prophylaxe kann sich nur gegen zu geringen pO_2 der Umgebungsluft richten.

Bei *Hochgebirgsexpeditionen* ist darauf zu achten, daß stufenweise vorgegangen wird und jeweils die bestmögliche Anpassung der Kreislauf- und Atemregulation sowie der Erythropoese erreicht ist, ehe die nächste Stufe in Angriff genommen wird.

Im *Passagierflugzeug* mit Druckkabine wird der Innendruck mit 610–565 mm Hg so hoch gehalten, daß auch bei Luftatmung der pO_{2A} oberhalb der Störschwelle liegt und bei den vorwiegend ruhig sitzenden Luftreisenden keinerlei Symptome zu erwarten sind.

Beim *Hochleistungskampfflugzeug* und in der *Unterdruckkammer* hält ein Sauerstoffsystem, bestehend aus Maske, Regler und Sauerstoffvorrat, durch automatisches Zumischen der notwendigen Sauerstoffmenge zur Einatemluft den pO_{2A} trotz niedrigen Umgebungsdruckes (350–282 mm Hg im Kampfflugzeug) auf etwa 100 mm Hg, was den Normalverhältnissen auf Meereshöhe entspricht. Selbst beim Schleudersitzausschuß in großen Höhen sorgt eine Notsauerstoffflasche für den zum Überleben während des Fallschirmabstieges notwendigen Sauerstoff.

Literatur

Büchner, F.: Hypoxie, Beiträge aus den Jahren 1932–72, hrsg. von E. Grundmann. Springer, Berlin 1975

Büchner, F., U.C. Luft: Beitr. path. Anat. 96, 549 (1936)

Büchner, F., S. Onishi: Der Herzmuskel bei akuter Koronarinsuffizienz im elektronenmikroskopischen Bild. Urban & Schwarzenberg, München 1968

Büchner, F., E. Koch, E. Opitz, H. Strughold: Stoffsammlung für Handwörterbuch der Luftfahrtmedizin. Springer, Berlin (unveröffentlicht)

Bünte, H.: Rumpftrauma – Erste Hilfe am Unfallort. Bayer. Ärztebl. 24 (1969)

Cervos-Navarro, J., F. Matakas: Neuropathology of cerebral hypoxia. In: Advances in neurosurgery 3. Brain hypoxia. Pain, hrsg. von H. Penzholz u.a. Springer, Berlin 1975

Comroe, J., R.E. Forster, A.B. Dubois, W.A. Briscoe, E. Carlsen: Die Lunge. Schattauer, Stuttgart 1968

Creutzfeld, O., A. Kasamatsu, A. Vaz-Ferreira: Pflügers Arch. ges. Physiol. 263 (1957) 647

Ehehalt, V., W.T. Ulmer: Was ist gesichert in der Sauerstofftherapie bei arterieller Hypoxämie? Internist 14 (1973) 631–637

Ernsting, J.: Respiration and anoxia. – The effects of anoxia on the central nervous system. – The metabolic effects of annoxia. In: A textbook of aviation physiology, hrsg. von J.A. Gilles. Pergamon, London 1965

Green, D.: The circulation in anoxia. In: A textbook of aviation physiology, hrsg. von J.A. Gilles. Pergamon, London 1965

Gütgemann, A., Ch. Käufer: Zeichen und Zeitpunkt des Todes im Hinblick auf Organ-Transplantationen. Dtsch. Ärzteblatt 66 (1969)

Hollemann, A.F., E. Wiberg: Lehrbuch der anorganischen Chemie, hrsg. von A.F. Hollemann, E. Wiberg. De Gruyter, Berlin 1964

Lauschner, E.: Flugmedizin. In: Handbuch der Verkehrsmedizin, hrsg. von K. Wagner, H.-J. Wagner. Springer, Berlin 1968

Oberholz: Zerebrale Gefäßanomalien als Ursache von Sauerstoffzwischenfällen beim Fliegen. Arbeitsmed. Sozialmed. Präventivmed. 3 (1975)

Pichotka, J.: Beitr. path. Anat. 107 (1942) 117

Siesjö, B.K.: Biochemical aspects of cerebral hypoxia. In: Advances in Neurosurgery 3. Brain hypoxia. Pain, hrsg. von H. Penzholz u.a. Springer, Berlin 1975

Thews: Physiologie der Diffusion. Euromed. 9 (1975) 380

Elektrischer Unfall

R. HAUF

Definition

Unter einem elektrischen Unfall versteht man in medizinischer Sicht die direkte schädigende Einwirkung energietechnischer Ströme auf den Menschen. Einbezogen werden die elektrischen Gewitterentladungen (Blitze). Wir leben im Zeitalter der Elektrizität, und sie begegnet uns überall im täglichen Leben und bei der Arbeit. Durch Sicherheitsbestimmungen und Unfallverhütungsvorschriften ist ein unmittelbarer Kontakt mit stromführenden Teilen im allgemeinen nur durch Materialfehler, unsachgemäßen Umgang oder menschliches Versagen möglich. Besondere Vorsicht ist geboten, weil die Gefahrenquellen durch unsere Sinnesorgane vorher nicht wahrgenommen werden können.

Häufigkeit

In der Bundesrepublik Deutschland ereignen sich in der gewerblichen Wirtschaft jährlich etwa 300 tödliche elektrische Unfälle. Dazu kommen etwa 100 Unfalltote im täglichen Leben, vor allem in Haushaltungen. Auch im Krankenhaus treten Unfälle durch Stromeinwirkung auf, doch handelt es sich hier um eine z.Z. nicht übersehbare Dunkelziffer. Die tödlichen elektrischen Unfälle betragen rund 1% der Unfalltoten insgesamt. Was aber den tödlichen Ausgang eines Unfalles anbetrifft, so liegen sie mit 7% weitaus an erster Stelle. Etwa 20% der Hochspannungsunfälle und 3% der Niederspannungsunfälle verlaufen tödlich. Der Tod bei Niederspannungsunfällen wird zu 70% auf Herzkammerflimmern und zu 30% auf Herzstillstand zurückgeführt.
Durch Blitzunfälle kommen jährlich durchschnittlich 70 Personen zu Schaden. Die Mortalität liegt über 40%.

Physikalisch-technische Grundlagen

Die Folgen einer elektrischen Stromeinwirkung sind nicht zufällig und unberechenbar, sondern werden durch exakte naturwissenschaftliche Gesetze bestimmt. Maßgebend sind die Frequenz, die Spannung, die Stromstärke oder Stromdichte, der Widerstand unter besonderer Berücksichtigung des Übergangswiderstandes, der Stromweg und die Einwirkungszeit. Die biologische Wirkung ist in erster Linie von der fließenden Stromstärke abhängig. Ein Strom fließt, wenn 2 Pole, zwischen denen ein Spannungsgefälle besteht, durch ein leitendes Medium (metallische oder elektrolytische Leiter) miteinander verbunden werden. Nach dem Ohmschen Gesetz ist die Stromstärke I (Ampere) der Spannung U (Volt) direkt und dem Widerstand R (Ohm) umgekehrt proportional: $I = U/R$. In einem verzweigten Leitungssystem mit verschiedenen Widerständen, wie es der menschliche Körper darstellt, verteilt sich die Gesamtstromstärke. Die Stromstärken der Verteilungsströme verhalten sich umgekehrt wie die Widerstände: $i_1 : i_2 = 1/R_1 : 1/R_2$ (Kirchhoffsches Gesetz). Bei der Durchströmung eines Leiters entsteht Wärme, die als Joulesche Wärme bezeichnet wird. Sie ist abhängig von Stromstärke, Widerstand und Durchströmungszeit (in Sekunden) und errechnet sich: $Q = 0{,}239 \cdot I^2 \cdot R \cdot t$ cal (Grammkalorien).

Nach der Stromart sind Gleich- und Wechselstrom zu unterscheiden. Bei Gleichstrom ist die Richtung stets die gleiche. Wechselstrom zeichnet sich durch periodischen Wechsel von Richtung und Größe aus. Die Zahl der Wechsel pro Sekunde wird in Hertz (Hz) angegeben. Der bei uns übliche Wechselstrom hat die Frequenz von 50 Hz. Unter Drehstrom versteht man 3 um 120 Grad phasenverschobene Wechselströme (3 Leiter). Der Fahrstrom der Bundesbahn ist Einphasenstrom und hat eine Frequenz von 16⅔ Hz.

Bezüglich der Spannung genügt für die Beurteilung des elektrischen Unfalles die Unterteilung in Hochspannung über 1000 V und Niederspannung unter 1000 V. Die gewöhnlichen Hausanlagen haben im allgemeinen 220 V Wechselstrom (Phase gegen Erde) bzw. 380 V Drehstrom (Phase gegen Phase). Sie liegen also im Niederspannungsbereich. Bei Hochspannung kann ohne Berührung bei Annäherung ein Überschlag (Lichtbogen) auftreten. Dieser kann einige Zeit stehenbleiben. Er ist stromführend und weist enorme Temperaturen (bis 20000°C) auf. Ein Sicherheitsabstand von 1 cm pro 1000 V gilt als Faustregel.

Beim Blitz liegen komplizierte elektrophysikalische Verhältnisse vor. Es handelt sich um eine Feldeinwirkung. Bei einem Spannungsüberschlag können für Bruchteile einer Millisekunde Spannungen von einigen Millionen Volt und Stromstärken um 100000 A auftreten. Charakteristisch sind die Seitenentladungen und Blitzverästelungen. Der Blitz kann im Erdboden und über Leiter, z.B. Telefonkabel, fortgeleitet werden und an vom direkten Einschlag entfernten Stellen typische Wirkungen hervorrufen. Die Entladung erfolgt über den Blitzkanal, der einen Durchmesser von etwa 1 cm oder mehr hat. In ihm wird eine erhebliche Energie in Druck (einige Hundert atü) und Wärme (einige Zehntausend Grad) umgesetzt. So entstehen hohe Temperaturen und beachtliche Druckwellen, die eine starke Sprengwirkung entfalten können.

Der Widerstand setzt sich zusammen aus den Widerständen an den Stromübertrittsstellen und dem Körperwiderstand. Trockene, schwielige Haut hat einen Widerstand von einigen Zehntausend Ohm, bei dünner, feuchter Haut beträgt er einige Hundert Ohm, und bei Hautdurchschlag sinkt er praktisch auf Null ab. Weiter sind die Widerstandsverhältnisse von Kleidungsstücken, Schuhwerk, Unterlagen, Fußboden usw. zu berücksichtigen. Der Körperwiderstand entspricht im wesentlichen dem Widerstand der Muskulatur und kann, je nach Stromweg und Konstitution, mit 700–1000 Ohm angenommen werden.

Der Stromweg kann sowohl wichtige Hinweise bezüglich der Folgen eines elektrischen Schlages, besonders im Hinblick auf kardiale und neurologische Störungen, als auch Aufschlüsse über das Unfallgeschehen geben. Deshalb ist der Sicherung von Strommarken größte Beachtung zu schenken. Die Einwirkungszeit ist ein entscheidender Faktor für Umfang und Schwere von Störungen oder Schädigungen durch einen elektrischen Schlag.

Pathophysiologie

Für die Beurteilung des elektrischen Unfallgeschehens hat KOEPPEN (1962) eine übersichtliche Einteilung in Stromstärkebereiche getroffen, denen heute noch im wesentlichen gefolgt werden kann. Die Stromstärkebereiche I–III betreffen Niederspannungsunfälle, der Stromstärkebereich IV die Hochspannungsunfälle. Sie beziehen sich auf eine Einwirkungszeit von etwa 1–3 Sek. Für praktische technische und medizinische Belange ist die Strom-Zeit-Abhängigkeit der pathophysiologischen Wirkung von größter Bedeutung. Die Übergänge zwischen den Stromstärkebereichen sind natürlich fließend.

Die nachfolgend angegebenen Stromstärken betreffen die Gesamtstromstärke des über den Organismus fließenden Stromes bei dem am weitesten verbreiteten Wechselstrom mit einer Frequenz von 50 Hz. Für Gleichstrom sind bezüglich der Stromstärkebereiche die Toleranzgrenzen nach oben verschoben, d.h. wenn z.B. bei Wechselstrom eine Stromstärke von 25 mA eine bestimmte Wirkung hervorruft, so ist bei Gleichstrom zur Erreichung desselben Effektes eine Stromstärke von 80 mA erforderlich. Elektrolytische Erscheinungen bei Gleichstrom treten nur an den Kontaktstellen auf, nicht aber im Blut und im Gewebe. Über das Herz fließen, je nach Stromweg, nur etwa 3–8% der Gesamtstromstärke. Entsprechend dem spezifischen Widerstand der Gewebe verteilt sich der Gesamtstrom in erster Linie über die Muskulatur. Deshalb treten hier auch die augenfälligsten Erscheinungen auf. Für die elektrische Reizung eines Muskels gilt das »Alles-oder-Nichts-Gesetz«, d.h. bei Überschreiten der Reizschwelle kommt es zu einer momentanen, maximalen Kontraktion. Die plötzliche, unkoordinierte Verkrampfung der betroffenen Muskelgruppen kann zu Knochenbrüchen, Kapselrissen, Sehnenrissen und Muskelrissen führen.

Krankheitsbild
Niederspannungsunfälle

Nicht jede Stromeinwirkung ist gefährlich. Das empfindlichste Organ ist die Zunge, mit der bereits eine Stromstärke von 45 µA wahrgenommen werden kann. Eine Stromstärke von etwa 1,2 mA führt zu einer Empfindung an den Fingern. Mit zunehmender Stromstärke treten Kribbeln in der Hand, Kontraktion der Fingermuskulatur und schließlich eine Verkrampfung der Hand ein. Bei einer Stromstärke von 9–15 mA ist die Muskulatur der Hand so verkrampft, daß beim Umfassen eines Leiters ein selbständiges Lösen vom Kontakt nicht mehr möglich ist. Dieser Grenzwert wird auch als »Losaßstrom« bezeichnet. Frauen sind empfindlicher als Männer, und zwar im Verhältnis 2:3, was auf die physiologischen Unterschiede zurückzuführen ist. Größere Stromstärken bis zu etwa 25 mA verursachen Verkrampfung der Armmuskulatur und dann auch der Brust- und Bauchmuskulatur, wodurch eine Erhöhung des Druckes im Brust- und Bauchraum bedingt wird. Bei der elektrischen Durchströmung tritt eine vorübergehende Blutdrucksteigerung auf, die aber nicht durch direkten Einfluß des elektrischen Stromes auf die Gefäße ausgelöst wird, sondern sich dadurch erklärt, daß bei der plötzlichen Verkrampfung der Muskulatur die Gefäßbahn eingeengt wird. Durch eine Verkrampfung der Atemmuskulatur kann Atemstillstand eintreten, und wenn der Kontakt nicht rechtzeitig unterbrochen wird, kommt es auch zum Herzversagen. Eine direkte Beeinflussung des Herzens oder bleibende Schäden treten in diesem Bereich, der dem Stromstärkebereich I nach Koeppen entspricht, im allgemeinen nicht auf. Die beobachteten Sensationen können aber doch so eindrucksvoll sein, daß ein psychisches Trauma zu berücksichtigen ist.

Bei Stromstärken zwischen 25 und 80 mA, dem Stromstärkebereich II nach Koeppen, können neben starker Verkrampfung der Muskulatur einschließlich der Atemmuskulatur (mit Atemstillstand) unmittelbare Störungen am Herzen auftreten. Diese äußern sich in Reizbildungs- und Reizleitungsstörungen bis zum Vorhofflattern und Vorhofflimmern. Sie sind im EKG nachweisbar und meist vorübergehender Natur. Nur sehr selten resultieren bleibende Spätschäden. Auch Herzstillstand mit nachfolgender unregelmäßiger Herztätigkeit und, bei einer Einwirkungszeit von länger als 25–30 Sekunden, Herzkammerflimmern werden beobachtet.

Bei Stromstärken über 80 mA, Stromstärkebereich III nach Koeppen, steht das meist zum Tode führende Herzkammerflimmern im Vordergrund. Als Grenzwert für die sicher zum Tode führende Stromstärke im Niederspannungsbereich können 100 mA angenommen werden. Der Tod tritt durch Kreislaufstillstand und Atemstillstand ein.

Zwischenfälle bei diagnostischer und therapeutischer Anwendung elektrischer Ströme können hier nicht behandelt werden. Auftretende Störungen sind wie oben zu beurteilen und entsprechend zu behandeln.

Hochspannungsunfälle

Bei den Hochspannungsunfällen, Spannungen über 1000 V und Stromstärken über 3–8 A, beeindrucken die schweren Verbrennungen. Zu unterscheiden ist zwischen den äußeren Verbrennungen durch die Hitzewirkung des Lichtbogens und den Verbrennungen und Verkochungen, vor allem der Muskulatur, durch die bei der Durchströmung auftretende Joulesche Wärme. Das Ausmaß letzterer ist äußerlich oft nicht erkennbar. Die schweren und tiefgreifenden Gewebezerstörungen führen zu einer Überflutung des Organismus mit Verbrennungsprodukten, Myoglobin, Hämoglobin, denaturierten Eiweißstoffen und Kalium, so daß schwere toxische Schäden auftreten können. Es kommt rasch zu Schockgefahr und Azidose. Zu fürchten sind die Spättodesfälle durch Nierenversagen, die meist am 3.–8. Tage auftreten.

Die übrigen Stromeinwirkungsfolgen gleichen denen des Stromstärkebereiches II. Es können sich Atemstillstand mit nachfolgender Krampfatmung und Herzstillstand mit anschließenden, langanhaltenden Arrhythmien einstellen. Zu Herzkammerflimmern kommt es nur, wenn der Strom in der vulnerablen Phase der Herzaktion einfällt.

Auch bei Hochspannungsunfällen können unter sehr günstigen Widerstandsverhältnissen Stromstärken wie im Niederspannungsbereich fließen. Wie schon erwähnt, ist auch der Lichtbogen stromführend.

Die gelegentlich auftretenden vegetativen Störungen und die neurologischen Folgeerscheinungen an Rückenmark und Gehirn (Encephalopathia electrica) sollen hier nicht unerwähnt bleiben.

Strommarken

Strommarken treten auf, wenn an den Kontaktstellen die Wärmeschwelle für das Gewebe überschritten wird. Über das spezifische Bild einer Strommarke gehen die Meinungen noch sehr auseinander. Sicher gibt es einige charakteristische Veränderungen (Kernformen, Metalleinsprengungen), die auf Stromeinwirkung schließen lassen können. Bei großflächiger Berührung, festem Kontakt und geringem Übergangswiderstand kann eine tödliche Stromstärke einwirken, ohne daß sich Strommarken ausbilden. In etwa 35% der tödlichen Niederspannungsunfälle werden keine Strommarken gefunden. Strommarken sind also für den Nachweis eines elektrischen Unfalles nicht unbedingt erforderlich.

Blitzunfall

Beim Blitzschlag handelt es sich um eine atmosphärische elektrische Einwirkung, die aufgrund der pathophysiologischen Folgen eine gesonderte Unfallform darstellt. Charakteristisch sind Bewußtseinsstörung, periphere Nervenschädigung und Blitzfiguren. Der Tod dürfte durch Lähmung der vitalen Zentren eintreten, morphologische Veränderungen sind nicht nachweisbar. Die Bewußtseinsstörung hellt sich im allgemeinen rasch auf, Amnesie besteht nur für ihre Dauer. Die Blitzlähmungen können in kurzer Zeit abklingen, aber auch protrahiert verlaufen. Das autonome Nervensystem kann betroffen sein, wodurch vor allem Durchblutungsstörungen bedingt werden. Gelegentlich werden Funktionsausfälle der Hirnnerven beobachtet. Vorübergehende Störungen der Phonation werden oft geschildert. Die Blitzfiguren verschwinden häufig in wenigen Tagen. Sie können überhaupt fehlen, auch bei tödlichen Blitzunfällen. Auf Ohrschädigungen (Mittelohrschädigung mit Trommelfellruptur und Innenohrschädigung) und Augenschädigungen (Starbildungen) sei noch hingewiesen.

Hilfsmaßnahmen und Therapie

Der Verunglückte muß zunächst von stromführenden Teilen befreit und aus der Gefahrenzone gebracht werden. Dabei ist an die eigene Sicherheit zu denken. Hochspannungsanlagen sind vom Fachmann abzuschalten. Leichte elektrische Schläge, sogenannte Wischer, können folgenlos bleiben. Hat aber ein elektrischer Schlag zu Benommenheit, Schwindel, Unwohlsein, Schwäche und Schmerzen in der Herzgegend geführt, so besteht Verdacht auf Reizbildungs- oder Reizleitungsstörungen des Herzens. Der Verunglückte darf keiner Belastung mehr ausgesetzt werden. Es ist umgehend ein EKG anzufertigen. Bei pathologischen Veränderungen ist das EKG an den folgenden Tagen zu wiederholen. Unter Bettruhe und Unterstützung von Herz und Kreislauf klingen die Erscheinungen meist bald wieder ab. War der Unfall mit einem Absturz verbunden und ist der Verunglückte bewußtlos, atmet aber noch selbst, so ist er, sofern keine Gegenindikation besteht, in stabile Seitenlage zu bringen. Atmung und Kreislauf sind zu überwachen, auch beim Transport.

Herz-Lungen-Wiederbelebung

Bestehen Bewußtlosigkeit und Atemstillstand, so muß unter Berücksichtigung einer Wiederbelebungszeit von 3–5 Minuten sofort mit der künstlichen Beatmung begonnen werden. Am Unfallort hat sich die Insufflationsbeatmung (Mund-zu-Mund- bzw. Mund-zu-Nase-Beatmung) bewährt. Auch Beatmungsbeutel leisten gute Dienste. Zuvor können zur Anregung des Herzens 2–3 kräftige Schläge mit dem Handballen in die Herzgegend auf den knöchernen Thorax verabreicht werden.

Die künstliche Beatmung allein kann nur Erfolg haben, wenn noch ein ausreichender Kreislauf vorhanden ist. Zeigt sich nach 5–6 Atemstößen kein Erfolg, d.h. bleibt die Haut blaß, fahl und zyanotisch, sind keine Herztöne hörbar, kein Puls fühlbar und die Pupillen maximal weit und reaktionslos, so liegt auch ein Kreislaufstillstand vor. Dieser kann bedingt sein durch Herzstillstand, Herzkammerflimmern oder eine nur minimale Herztätigkeit. Nun ist zur Ingangbringung und Aufrechterhaltung eines Notkreislaufes neben der künstlichen Beatmung die äußere Herzmassage nach Kouwenhoven angezeigt. Die künstliche Beatmung hat keinen genügenden Kreislaufeffekt und die Herzdruckmassage keinen Beatmungseffekt. Wichtig ist, daß der Verunglückte bei der äußeren Herzmassage flach mit dem Rücken auf einer harten, nicht nachgebenden Unterlage liegt und die Druckstöße mit dem Handballen einer Hand bei Unterstützung durch die andere Hand mit gestreckten Armen so senkrecht und ruckartig auf das untere Drittel des Sternums verabreicht werden, daß der Brustkorb 3–4 cm gesenkt wird. Es sind 60–80 Druckstöße pro Minute auszuführen. Gefahren der Herzdruckmassage sind Rippenbrüche, Sternumbrüche, Hämothorax, Pneumothorax, Leberruptur, Herzruptur usw. Für die Durchführung besteht aber eine vitale Indikation, denn Eröffnung des Thorax und direkte Herzmassage dürften im allgemeinen kaum möglich sein.

Sind zwei Helfer am Unfallort, führt einer die künstliche Beatmung und der andere die Herzdruckmassage durch. Ist aber nur ein Helfer da, müssen Beatmung und Herzdruckmassage abwechselnd vorgenommen werden, und zwar 3–4 Atemstöße und etwa 15 Druckstöße Herzmassage. Die Wiederbelebung kann auch mit geeigneten Geräten fortgesetzt werden (HLR-50-90-Herz-Lungen-Wiederbelebungsgerät, Hellige). Die Wiederbelebungsversuche müssen lange genug durchgeführt werden, eventuell 2 Stunden lang. Bei der kurzen Wiederbelebungszeit wird man beim Unfall für den rechtzeitigen Beginn der Wiederbelebung meist auf den Laienhelfer angewiesen sein.

Elektrische Defibrillation

Bei Herzstillstand oder nur minimaler Herztätigkeit führt die Herz-Lungen-Wiederbelebung meist nach kurzer Zeit zum Erfolg. Tritt aber ein solcher innerhalb von etwa 10 Minuten nicht ein, kann mit Herzkammerflimmern gerechnet werden. Ein EKG ist meist an der Unfallstelle nicht zu gewinnen. Nun ist die elektrische Defibrillation die Methode der Wahl. Der Verunglückte ist möglichst rasch unter Fortsetzung der Wiederbelebung in eine Klinik mit einem Defibrillator zu bringen. Es gibt aber auch tragbare, netzunabhängige Defibrillatoren, die am Unfallort eingesetzt werden können. Durch die Wiederbelebungsmaßnahmen wird die Wiederbelebungszeit wesentlich verlängert, und es sind bei richtiger Durchführung der Maßnahmen noch nach mehr als 2 Stunden erfolgreiche Defibrillationen vorgenommen worden. Unterstützend können intravenöse und intrakardiale Injektionen von Alupent und intravenöse Injektionen von Natriumbicarbonat gegeben werden. Unter Umständen muß die elektrische Defibrillation mehrmals wiederholt werden. Zwischendurch ist die Reanimation fortzusetzen. Ist eine elektrische Defibrillation nicht möglich, kann eine intrakardiale Injektion von Kaliumchlorid (Kaliumchlorid salvia, 7,45%ig, 15 bis 20 ml) versucht werden.

Transport

Ein Transport darf nicht um jeden Preis durchgeführt werden. Die Zahl der Transporttodesfälle ist immer noch sehr hoch. Verunglückte mit Atem- und Kreislaufstillstand dürfen nur transportiert werden, wenn auch während des Transportes die Wiederbelebungsmaßnahmen durchgeführt werden können. Ein Transport ist so rasch, aber auch so schonend wie möglich durchzuführen. Bei Klinikaufnahme sind die Wiederbelebungsmaßnahmen so lange weiterzuführen, bis der Aufnahmearzt weiteres veranlaßt.

Feststellung des Todes

Ein elektrisch Verunglückter, bei dem keine Lebenszeichen mehr festgestellt werden, ist zunächst scheintot. Der Tod sollte nur anhand von sicheren Todesmerkmalen festgestellt werden. Keine Atmung, kein fühlbarer Puls, keine feststellbare Herztätigkeit, maximal weite und reaktionslose Pupillen sind keine sicheren Todesmerkmale. Als solche können genannt werden Auftreten von Leichenflecken und Eintreten von Leichenstarre. An eine mögliche isolierte Starre an einzelnen Extremitäten als direkte Stromeinwirkungsfolge ist zu denken. Besteht keine andere Veranlassung, sollten Wiederbelebungsversuche auf jeden Fall und lange genug durchgeführt werden.

Verbrennungen

Es sollte darauf geachtet werden, daß die schweren Verbrennungen bei Hochspannungsunfällen an der Unfallstelle nicht mit Ölen, Salben oder Pudern behandelt werden. Die Brandwunden sind nur vor weiteren Verschmutzungen zu schützen. Elektrische Verbrennungen sind meist nicht schmerzhaft. Wenn Schmerzbekämpfung notwendig ist, kann Dolantin i.v. gegeben werden, bei starker Unruhe zusätzlich 5–10 mg Valium. Im Vordergrund stehen Schockvorbeugung und Bekämpfung der Azidose. Letztere sollte sehr frühzeitig beginnen. Wenn keine anderen Möglichkeiten bestehen, sollte man an der Unfallstelle, soweit der Verunglückte bei Bewußtsein ist, eine alkalische Flüssigkeit trinken lassen (4 g oder 1 Teelöffel Natriumbicarbonat auf ⅓ l Wasser oder andere vorbereitete alkalisierende Mittel). Ansonsten gelten die Richtlinien für die Behandlung Schwerverbrannter. Wenn vorhanden, Infusion anlegen (Elektrolytlösung und Plasmaersatz). So rasch und so schonend wie möglich sollte der Patient in ein für die Aufnahme Schwerverbrannter vorbereitetes Krankenhaus (berufsgenossenschaftliche Vorschriften) transportiert werden. Besteht die Möglichkeit der Infusionsbehandlung auch während des Transportes, so kann ein längerer Transportweg in Kauf genommen werden.

Je nach Art und Schwere der Verbrennungen ist an die Frühamputation zu denken. Wegen der Gefahr der Bakteriämie sind Antibiotika angezeigt. Die früher aufgetretenen Spättodesfälle durch Nierenversagen können heute durch die frühzeitige Alkalisierung und die Infusionsbehandlung weitgehend vermieden werden.

Blitzunfall

Sind durch einen Blitzschlag Atem- und Kreislaufstillstand eingetreten, d.h. ist der Verunglückte scheintot, so sind Wiederbelebungsmaßnahmen wie beim elektrischen Unfall erfolgversprechend. Bewußtseinsstörungen, Nervenschädigungen und vasomotorische Störungen sind symptomatisch zu behandeln. Soweit beim Blitzunfall Verbrennungen auftreten, sind sie meist oberflächlicher Natur. Blitzfiguren bedürfen im allgemeinen keiner Behandlung.

Begutachtung

Da einerseits dem elektrischen Unfall immer noch eine gewisse Mystik anhaftet und andererseits kaum eine Verletzungsart so komplex sein kann wie der elektrische Unfall, kommt es nicht selten zu Fehlbegutachtungen. Für die Beurteilung wesentlich sind zunächst der Nachweis einer möglichen Stromeinwirkung, der Unfallhergang und die Anamnese. Bei den Schilderungen und Angaben der Patienten sind die Erlebnisreaktion und eventuelle psychische Auswirkungen zu berücksichtigen. Reizbildungs- und Reizleitungsstörungen des Herzens klingen im allgemeinen rasch folgenlos ab. Allerdings können gelegentlich, vor allem bei vorgeschädigtem Herzen, Dauerschäden bleiben, die dann aber sofort nach dem Unfall schon nachweisbar sind. Zur Abgrenzung gegenüber unfallunabhängigen Schäden sind frühere Elektrokardiogramme und der EKG-Verlauf nach dem Unfall heranzuziehen. Ein Herzinfarkt in Kausalzusammenhang mit einem elektrischen Unfall ist äußerst selten, die zeitliche Übereinstimmung muß gewahrt sein. Arteriosklerotische Veränderungen können nicht als Folge eines elektrischen Unfalles angesehen werden. Besonders kritisch sind spinalatrophische Folgezustände und eventuelle vegetative Symptome, die auf Stromeinwirkung zurückgeführt werden, zu betrachten. Gelegentlich zu beobachtende EEG-Veränderungen bilden sich langsam zurück. Der elektrische Strom setzt im Augenblick der Einwirkung eine einmalige Schädigung oder Störung. Wochen oder Monate später auftretende Krankheiten können nicht mehr auf diesen elektrischen Schlag zurückgeführt werden. Für die Zusammenhangsfrage eines eingetretenen Todes mit elektrischer Stromeinwirkung ist der Nachweis vom Strommarken nicht erforderlich; aber andere Todesursachen sind auszuschließen.

Bei der Begutachtung von Hochspannungsunfällen dürfen nicht nur die chirurgischen Folgen beurteilt werden, sondern es sind auch interne und neurologische Folgeerscheinungen in Betracht zu ziehen und eventuell durch entsprechende Fachbegutachtungen zu würdigen. Das gilt besonders bei schweren Verbrennungen mit Komplikationen und langer Verlaufszeit.

Literatur

Antoni, H.: Wirkungen des Wechselstroms auf Erregungsbildung und Kontraktion des Säugetiermyocards. Beiträge zur Ersten Hilfe und Behandlung von Unfällen durch elektrischen Strom. Verlags- und Wirtschaftsgesellschaft der Elektrizitätswerke (VWEW), Frankfurt/M. H.5 (1967) 106

Antoni, H.: Elektrophysiologische Aspekte zum Problem des Herzflimmerns und der elektrischen Defibrillation. Schweiz. med. Wschr. 99 (1969) 1530

Fleckenstein, A.: Neuere Ergebnisse der Flimmerforschung am isolierten Myokard und am Herzen in situ. Beiträge zur Ersten Hilfe und Behandlung von Unfällen durch elektrischen Strom. VWEW, Frankfurt/M. H.4 (1965) 15

Fleckenstein, A.: Sympathomimetica in der Wiederbelebung des Herzens. Beiträge zur Ersten Hilfe und Behandlung von Unfällen durch elektrischen Strom. VWEW, Frankfurt/M. H. 5 (1967) 85

Friese, G.: Experimentelle und klinische Erfahrungen in der Behandlung des Herzkammerflimmerns. Beiträge zur Ersten Hilfe und Behandlung von Unfällen durch elektrischen Strom. VWEW, Frankfurt/M. H. 3 (1963) 54

Hauf, R.: Praktische Probleme der Wiederbelebung in Notfallsituationen. Beiträge zur Ersten Hilfe und Behandlung von Unfällen durch elektrischen Strom. VWEW, Frankfurt/M. H. 4 (1965) 114

Klein, H.: Die gerichtsmedizinische Diagnose des Stromtodes. Dtsch. Z. ges. gerichtl. Med. 47 (1958) 29

Koeppen, S.: Der elektrische Unfall. Elektromedizin 6 (1961) 215; 7 (1962) 35; 7 (1962) 90

Panse, F.: Klinische Elektropathologie. Thieme, Stuttgart 1955

Rehn, J.: Besonderheiten bei der Behandlung Hochspannungsverletzter. Beiträge zur Ersten Hilfe und Behandlung von Unfällen durch elektrischen Strom. VWEW, Frankfurt/M. H. 4 (1965) 125

Schaefer, H.: Die Einwirkung des elektrischen Stromes auf wichtige innere Organe. Dtsch. Z. ges. gerichtl. Med. 47 (1958) 5

Folgezustände ionisierender Strahlung

R. Herzer

Definition

Die *physikalische Wechselwirkung* zwischen energiereicher Strahlung und Organismus beruht im wesentlichen auf der Eigenschaft dieser Strahlung zur *Ionisation*, d.h. zur Erzeugung, Freisetzung oder Verlagerung von *Elektronen* innerhalb der betroffenen Materie. In Abhängigkeit von ihrer Höhe wird die Energie hierbei unterschiedlich absorbiert bzw. auf das Zielorgan übertragen.
Der *biologische Effekt* der verschiedenen Strahlenarten ist entscheidend abhängig von ihrem Ionisationsvermögen *(Ionisationsdichte)*. So besitzen beispielsweise die Heliumatomkerne der Alphastrahlung eine sehr hohe, die Röntgen- und Gammastrahlen eine vergleichsweise geringe Ionisationsdichte. Das Ausmaß der jeweiligen Ionisation bestimmt die sogenannte *relative biologische Wirksamkeit* (RBW) einer Strahlung.
Energiereiche Strahlung kann – in Abhängigkeit von der Dosishöhe und einer großen Zahl weiterer Faktoren – zu mehr oder weniger ausgeprägten Veränderungen am Organismus führen, die sowohl den genetischen wie auch den somatischen Bereich betreffen. Im Rahmen des *genetischen Strahlenrisikos* sind Mutationen des Erbgutes möglich, die – überwiegend minderwertig und rezessiv vererbt – erst mehrere Generationen nach einer entsprechenden Strahlenbelastung zu erwarten sind. Nach bisherigen Erfahrungen haben sich weder nach den japanischen Atombombenkatastrophen noch nach der Pionierzeit der medizinischen Radiologie erhöhte Mißbildungsraten an den Folgegenerationen ergeben. Das *somatische Strahlenrisiko* bezieht sich im wesentlichen auf die mit vergleichsweise hohen Dosen verbundene therapeutische Anwendung ionisierender Strahlung. Eine mehr oder weniger starke Schädigung intakter Gewebsbereiche ist im Rahmen der Strahlentherapie oft unvermeidbar, wenn es darum geht, lebensbedrohende, auf andere Weise und mit schonenderen Mitteln nicht beeinflußbare Erkrankungen zu bessern oder gar zu heilen. Sie wird vom Strahlentherapeuten im Einzelfall bewußt in Kauf genommen und ist den Folgen der operativen Therapie vergleichbar. Dem häufig gebrauchten Begriff des *Strahlenschadens* für derartige Veränderungen haften beim Laien wie auch bei den mit der Materie nur ungenügend vertrauten Ärzten Vorstellungen an, die oft zu Mißverständnissen und zu falscher Einschätzung der Methode führen. *Es wäre daher – aus juristischen und mehr noch aus psychologischen Gründen – sinnvoller, derartige Veränderungen als »Strahlenreaktionen« zu bezeichnen und nur dann von einem »Strahlenschaden« zu sprechen, wenn es sich um die Folgen einer von allgemein gültigen Richtlinien abweichenden Fehlbehandlung handelt.*
Hingewiesen sei in diesem Zusammenhang auf die *Röntgenverordnung vom 1. März 1973* und ihre Durchführungsbestimmungen. Die Verordnung regelt den Umgang mit ionisierender Strahlung und wird entscheidend dazu beitragen, die mit ihrer Anwendung verbundenen Risiken für Patient und Personal auf ein vertretbares Mindestmaß zu beschränken.

Häufigkeit

Unter der Voraussetzung vergleichbarer Bestrahlungsbedingungen reagieren die verschiedenen Gewebe des Organismus außerordentlich unterschiedlich auf eine vorgegebene Strahlenbelastung. Am empfindlichsten verhalten sich Systeme mit hoher Mitoserate und raschem Zellumsatz wie die Mukosa des Verdauungstraktes, die Keimzellen und die blutbildenden Anteile des Knochenmarks, die somit eher und stärker von Strahlenfolgen betroffen werden als etwa die wesentlich resistentere Muskulatur oder das periphere Nervensystem. Strahlensensible Gewebe zeigen – auch nach vergleichsweise geringen Strahlendosen – nahezu immer reaktive Veränderungen, die jedoch überwiegend passagerer Natur sind und nach Ende der Strahlenbelastung vollständig verschwinden, ohne Folgen zu hinterlassen. *Gravierende Strahlenfolgen* – Darmstenosen, Myelitiden, schwere Strahlenfibrosen der Lunge – sind mit der Einführung moderner Behandlungsmethoden zunehmend seltener geworden und stellen heute die Ausnahme dar. Hierauf soll, im Hinblick auf die zu beschreibenden Organveränderungen, ausdrücklich hingewiesen werden.

Ätiologie

Die Ursache von Strahlenfolgen ist in der Regel komplexer Natur und von einer Reihe der unterschiedlichsten Faktoren abhängig. Neben der *Strahlungsart* ist die *Höhe der Gesamtdosis* – bei malignen Erkrankungen gewöhnlich zwischen 4000 und 6000 R – und deren *Fraktionierung* über den Bestrahlungszeitraum ebenso von Bedeutung wie *Feldgröße und -lage, spezielle Empfindlichkeit des bestrahlten Organs, Alter und körperliche Verfassung des Patienten*. Daneben sind eine Reihe von Einzelheiten der jeweiligen Bestrahlungsplanung, -technik und -kontrolle zu beachten, die hier nicht näher erläutert werden sollen. Von herausragender Wichtigkeit ist schließlich der Komplex der sogenannten *individuellen Strahlensensibilität*. Der Begriff besagt, daß Personen auf identische Bestrahlungsbedingungen überaus unterschiedlich reagieren können. Über die Ursachen der individuellen Strahlensensibilität ist bisher wenig bekannt.

Pathophysiologie
Während über Art und Ablauf strahlenreaktiver Veränderungen an den einzelnen Organen im histologischen und makroskopischen Bereich umfangreiche und gesicherte Erkenntnisse vorliegen (s. unten), ist unser Wissen um die strahleninduzierten Störungen auf zellulärer und subzellulärer Ebene noch recht lückenhaft. Unter den zahlreichen theoretischen Erklärungsversuchen ist die sogenannte *Treffertheorie* am bekanntesten, die die Schädigungswahrscheinlichkeit in Abhängigkeit von der Dosishöhe quantitativ-statistisch zu formulieren sucht. Die eigentlichen zellulären Reaktionen bleiben hierbei jedoch weitgehend unberücksichtigt. Neben *direkten Treffern* können im Rahmen der zellulären Energieabsorption über eine radiochemische Reaktionskette auch indirekte Effekte ausgelöst werden *(indirekter Treffer)*, die fernab vom primären Reaktionsort wirksam werden.
Von allen Zellbestandteilen reagiert die *DNS des Kerns* am empfindlichsten. Das Maximum ihrer Strahlensensibilität liegt kurz vor Einleitung der Synthesephase, das Minimum während der Synthese selbst. Die Bestandteile des *Zellplasmas* scheinen weniger sensibel als der Kern, zeigen jedoch ebenfalls strahleninduzierte Reaktionen. Störungen des Wasserchemismus mit Freisetzung stark oxydationsfähiger Radikale und damit verbundener Blockierung lebensnotwendiger Stoffwechselvorgänge innerhalb der Zelle scheinen die wichtigsten Faktoren zu sein.
Im folgenden wird lediglich auf reaktive Veränderungen an Organen eingegangen, die den Internisten besonders interessieren. Weiterführende Informationen sind den einschlägigen Publikationen und Lehrbüchern der Strahlentherapie zu entnehmen, von denen das angeschlossene Literaturverzeichnis eine Auswahl wiedergibt.

Allgemeinstörungen

Wird ionisierende Strahlung in höherer Dosierung auf den gesamten Organismus oder den Abdominalbereich appliziert, so können eine Reihe von Allgemeinstörungen auftreten, die zusammengefaßt als *Strahlenkrankheit* (Strahlenkater) bezeichnet werden. Humorale und neurovegetative Faktoren sind hier ebenso beteiligt wie psychische Komponenten. Die eigentlichen Ursachen des komplexen Geschehens sind noch weitgehend unbekannt. Verschiedentlich wurde die Strahlenbelastung mit einer Streßsituation verglichen, die eine Kette von Regulationsphänomenen auslöst. So kommt es unter anderem zu einem Anstieg des Blutzuckers und zur Ausschüttung von Nebennierenhormonen mit entsprechend gesteigerter Steroidausscheidung im Urin. Klinisch zeigen sich die unterschiedlichsten Symptome wie Übelkeit, Erbrechen, Appetitlosigkeit, Müdigkeit und Schwindel.
Die Beschwerden verschwinden meist spontan im Verlaufe der Bestrahlung, ihre *Therapie* ist rein symptomatisch. In schweren Fällen empfiehlt sich eine kurzzeitige Unterbrechung der Bestrahlungsserie.

Haut

Teile der äußeren Haut und ihre Anhangsgebilde sind bei nahezu allen Bestrahlungen mehr oder weniger beteiligt, Strahlenfolgen daher überaus häufig. Auftreten und Ausmaß dermaler Reaktionen werden im wesentlichen von der Dosishöhe und der mit der jeweiligen Strahlenart verbundenen Absorptionsrate bestimmt. Niederenergetische Röntgenstrahlen führen – bei gleicher Dosis am Herd – eher zu Veränderungen der Haut als die Megavolttherapie, da mit steigenden Energien das Strahlenmaximum in die Tiefe verlagert wird.
Die niederenergetische Strahlung der konventionellen Röntgentherapie führt über Gefäßschäden in den tieferen Hautschichten zu einem wellenförmig ablaufenden *Erythem*. Es kommt zum Mitosestopp im Stratum germinativum der Epidermis, Zelldesquamation und – bei entsprechend hoher Belastung – zur *Epitheliolyse*. Gleichzeitig kann eine *Epilation* auftreten. Die Regeneration der Epidermis erfolgt meist relativ rasch, die Haut bleibt jedoch oft dünn und atrophisch, unfähig zur Pigmentbildung und mit verringerten Schweiß- und Talgdrüsen. Die Verletzlichkeit der bestrahlten Haut ist erhöht. Der Haarwuchs kann wieder einsetzen, häufig jedoch in geringerer Dichte und mit Pigmentationsdefekten.
Veränderungen in den unteren Hautschichten bestimmen das Spätstadium der dermalen Strahlenreaktion. Offensichtlich durch strahlenbedingte Stimulation der Melanoblasten kommt es gelegentlich zur *Hyperpigmentierung*. Ebenso können *Teleangiektasien* im Bestrahlungsbereich auftreten. *Strahlenulzera*, wegen ihrer schlechten Heilungstendenz gefürchtet, gehören zu den seltenen Komplikationen. In einzelnen Fällen wurden *Karzinome* beschrieben, die sich nach jahrelangem Verlauf auf dem Boden strahlenbedingter Geschwüre entwickelt hatten. Gravierende Hautreaktionen können besonders dann auftreten, wenn eine anderweitig vorgeschädigte Hautpartie durch Strahlung zusätzlich belastet wird *(Kombinationsschaden)*.
Seit bevorzugter Anwendung der Hochvolttherapie werden die oben beschriebenen Früh- und Spätveränderungen der Haut nur noch selten beobachtet. Die Verlagerung des Strahlungsmaxi-

mums in die Tiefe schont die Haut, kann jedoch – vorwiegend in fettreichen beweglichen Regionen – zur Ausbildung von plattenförmigen *Unterhautindurationen* führen (γ-Strahlung des ⁶⁰Co).

Therapie
Bedeutsamer als therapeutische Maßnahmen ist die frühzeitige und richtige *Prophylaxe* zur Vermeidung strahlenbedingter Hautschäden. Schonung der belasteten Areale vor jeglicher Reizung während und kurz nach der Therapie sowie regelmäßige Behandlung mit indifferenten Pudern sind die wesentlichsten Maßnahmen. Salben sollten im Stadium des Erythems nach Möglichkeit vermieden (Wärmestau, Durchfeuchtung) und erst beim Auftreten feuchter Epitheliolysen angewandt werden. Zusätzliche orale Medikation (Vitamine, Cortisonpräparate) ist erfahrungsgemäß wenig nützlich. Ulzera können nach langzeitiger Behandlung mit granulationsfördernden, wenn nötig antibiotischen Salben abheilen. Bleibt der Erfolg aus, muß chirurgisch vorgegangen werden (Entfernung des Ulkus weit im Gesunden, Raff- oder Lappenplastik).

Gehirn, Rückenmark und periphere Nerven

Gehirn
Obgleich die noch vor wenigen Jahrzehnten gültige Meinung, das ZNS könne gefahrlos mit Strahlendosen von über 10000 R belastet werden, heute nicht mehr vertreten werden kann, wird das Gehirn zu Recht noch immer als relativ strahlenresistent angesehen. Zwar lassen sich bereits nach kleinsten Dosen EEG-Störungen nachweisen, ernsthafte Komplikationen treten jedoch im therapeutischen Betrieb nur sehr selten auf. Das Ausmaß einer Schädigung ist – abgesehen von der Dosishöhe – entscheidend abhängig vom betroffenen Hirnabschnitt. Frontal-, Temporal- und Okzipitalregion tolerieren höhere Dosen als beispielsweise der Hirnstamm.

In der Anfangsphase einer zerebralen Bestrahlungsserie kann gelegentlich ein *Hirnödem* mit intrakraniellem Druckanstieg auftreten, offensichtlich bedingt durch radiogen induzierte Störungen der Blut-Hirn-Schranke. Häufigste Ursache ist der Bestrahlungsbeginn mit zu hohen Einzeldosen. Spätschäden – Monate bis Jahre nach Bestrahlungsende auftretend – sind selten. Das meist symptomarme Intervall pflegt um so kürzer zu sein, je höher die eingestrahlte Dosis und je jünger der bestrahlte Patient. Im Vordergrund stehen *Nekrosen* mit bevorzugter Lokalisation im Markbereich, die je nach Hirnabschnitt zu unterschiedlichen Ausfällen führen können. Ursache scheinen Gefäßverschlüsse zu sein mit sekundären ischämischen Reaktionen am Hirngewebe. Sie sind die üblichen Spätfolgen hochdosierter Einzelbestrahlungen im Tierexperiment, bei vorsichtiger fraktionierter Bestrahlung im therapeutischen Betrieb jedoch nur selten zu beobachten.

Therapie
Die Therapie der beschriebenen Veränderungen ist weitgehend symptomatisch. Das Auftreten eines Hirnödems läßt sich meist vermeiden, wenn die Bestrahlung mit kleinen Einzeldosen – 50–100 R/Tag – begonnen wird. Kommt es trotzdem zu einer ödematösen Reaktion, ist sie in der Regel durch kurzzeitige Unterbrechung der Bestrahlungsserie und entwässernde Maßnahmen gut zu beherrschen.

Rückenmark
In wenigen Prozent der Bestrahlungen mit Beteiligung von Hals- und Rückenmark kommt es zu einer radiogenen *Myelopathie*, die in ihrer *Frühform* vorübergehend und leicht, in der wesentlich selteneren *Spätform* gravierend und dauerhaft sein kann. Häufig ist als einziges klinisches Zeichen der Strahlenmyelitis ein elektroschockähnliches Phänomen bei Bewegungen des Halses *(Lhermittesches Zeichen)*. Im Spätstadium beherrschen unterschiedlichste neurologische Ausfälle das Bild bis hin zum Querschnittsyndrom. Nach den Angaben der Literatur scheint die kritische Belastungsgrenze bei etwa 3000 bis 4000 R zu liegen (fraktionierte Bestrahlung), wobei offensichtlich die Höhe der jeweiligen Einzeldosis eine wesentliche Rolle spielt.

Therapie
Auch hier ist die Therapie manifester Veränderungen vorwiegend symptomatisch. Wesentlich ist die exakte Bestrahlungsplanung mit weitestgehender Ausblendung der Rückenmarkspartien und Limitierung der Gesamtdosis (Gesamtbelastung maximal 5000 R, Einzeldosen nicht über 200 R).

Periphere Nerven
Das periphere Nervensystem zeigt eine vergleichsweise hohe Strahlenresistenz und bietet im therapeutischen Dosisbereich so gut wie nie signifikante Schädigungen. Hin und wieder nach Bestrahlung beobachtete Paresen (z.B. Armplexus bei Mammakarzinom) müssen in der Regel als Druckfolgen durch narbig-fibrotische Veränderungen im umgebenden Gewebe aufgefaßt werden.

Lungen
Die Gefahr einer Schädigung normalen Lungengewebes ergibt sich bei Strahlentherapie von Tumoren des Mediastinums, des Ösophagus, der Thoraxwand (Mammakarzinom) und der Lungen selbst. Die verschiedenen Organteile – Bronchien, Gefäße, Parenchym – reagieren jeweils unterschied-

lich auf eine vorgegebene Strahlenbelastung. Einige chronische kardiopulmonale Prozesse (Emphysem und Emphysembronchitis, Pneumokoniosen, spezifische Erkrankungen, Herzinsuffizienz mit pulmonaler Hypertension) scheinen ebenso für eine Strahlenreaktion zu prädisponieren wie höheres Alter.

Auf Tumordosen zwischen 4000 und 6000 R reagiert das *Epithel der Trachea und der Bronchien* weniger heftig als vergleichsweise das Ösophagusepithel. Der Flimmerbesatz stellt allerdings relativ rasch seine Funktion ein, so daß eine trockene Mukosa resultiert, die im bronchoskopischen Bild gerötet, ödematös und vermehrt vaskularisiert erscheint. Einengung der Bronchien mit Eindickung und Retention von Sekret können die Folge sein. Gelegentlich manifestiert sich eine passagere Atelektase.

Die strahleninduzierten Veränderungen des eigentlichen Lungenparenchyms lassen sich nach dem Verlauf in zwei Gruppen einteilen: eine akute und eine chronische.

Die *akute*, während oder kurz nach der Bestrahlung eintretende *Reaktion* wird allgemein als *Strahlenpneumonitis* bezeichnet, um ihren entzündlichen Charakter hervorzuheben. Das früh und intensiv reagierende Alveolarepithel zeigt Hypertrophie und Anaplasie, durch Sekretion von Eiweißsubstanz in die Alveolen kommt es zur Ausbildung von hyalinen Membranen. Ebenfalls sehr früh tritt eine Schädigung des Kapillarsystems auf. Unterschiedliche Meinung besteht noch über die Frage, ob Alveolar- oder Gefäßveränderungen wesentlichste Faktoren für die Entstehung der Strahlenpneumonitis sind. Die akuten Veränderungen bilden sich zumeist nach einigen Wochen vollständig zurück. Nur ein kleiner Teil der Fälle geht langsam in das chronische Stadium über.

Die *chronische Phase* der pulmonalen Strahlenreaktion wird charakterisiert durch *Fibrosierung und Vernarbung*. Fibroblastenwucherung und Neubildung von Bindegewebsfasern interlobulär, peribronchial und perivaskulär bilden gemeinsam mit der Organisation des intraalveolären Exsudats Narbenfelder im Lungenparenchym. Wurde die Strahlenpneumonitis von einer exsudativen Pleuritis begleitet, so können jetzt Schwielen und Schwarten auftreten. Klinisch bleibt die Strahlenpneumonitis oft auffallend stumm. Ist der geschädigte Lungenbezirk genügend groß, können Dyspnoe, Zyanose oder verstärkter zäher Auswurf beobachtet werden. Ähnlich ist die Symptomatik im Stadium der Fibrosierung. Kommt es zu einer sekundären Infektion, treten Temperaturen und Nachtschweiße hinzu.

Im *Röntgenbild*, der wichtigsten diagnostischen Maßnahme zur Sicherung des Befundes und zur Verlaufskontrolle, zeigt sich zum Zeitpunkt der akuten Reaktion meist lediglich eine Trübung des Lungenparenchyms, vergleichbar etwa dem Aspekt einer Viruspneumonie. Die Veränderungen sind in der Regel streng auf das bestrahlte Lungenareal begrenzt. Im Stadium der Fibrose verdichten und verkleinern sich die eingetrübten Bezirke. Es entsteht das Bild relativ »harter« streifig-fleckiger Verschattungen, häufig mit Verziehung der Mediastinalorgane und – gelegentlich verkalkten – Pleuraschwarten. Das Erkennen eines sich hinter den Vernarbungen verbergenden Tumorrezidivs kann erhebliche differentialdiagnostische Schwierigkeiten bereiten.

Therapie

Eine therapeutische Beeinflussung der pulmonalen Strahlenreaktion ist lediglich im Stadium der Pneumonitis erfolgversprechend. Steroide können hier die Rückbildung des infiltrativen Prozesses unterstützen und beschleunigen. Ist das fibrotische Endstadium erreicht, so bleiben Steroide ohne Effekt. Antibiotika sind lediglich bei sekundären Infektionen indiziert. Die weitere medikamentöse Therapie ist rein symptomatisch. Nur in Ausnahmefällen werden die Narbenbildungen derart ausgedehnt sein, daß die entsprechende klinische Symptomatik eine Lob- oder Pneumektomie erzwingt. Beschwerden von seiten des Bronchialsystems werden durch Inhalationstherapie (Steroid-Aerosol) günstig beeinflußt. Wesentlich für die Einschränkung oder Vermeidung pulmonaler Strahlenreaktionen ist die exakte Bestrahlungsplanung mit der Wahl eines möglichst kleinen Bestrahlungsfeldes.

Herz- und Gefäßsystem

Veränderungen am Herzen

Das Herz galt über lange Zeit als weitgehend strahlenresistent über einen relativ weiten Dosisbereich und wurde daher bei der Bestrahlungsplanung nicht oder nur wenig beachtet. Eine größere Zahl von Beobachtungen und Mitteilungen der jüngeren Literatur bestätigen diese Ansicht für die Muskelfasern des Myokards, weisen jedoch zunehmend auf die Möglichkeit strahleninduzierter Veränderungen insbesondere der Herzhäute hin, die das Myokard sekundär beeinträchtigen können.

Beteiligt sind Abschnitte des Herzens bei der Bestrahlung von Tumoren des Mediastinums, der Lungen und der vorderen Brustwand. Sichere Angaben über die Häufigkeit strahleninduzierter Herzschäden fehlen. Ernstere Veränderungen sind jedoch nach wie vor als sehr seltene Ereignisse anzusehen. Eine exakte Toleranzgrenze der Dosishöhe, nach deren Überschreiten mit Reaktionen des Herzens zu rechnen wäre, läßt sich ebenfalls nicht angeben. Als Hinweis kann gelten, daß die Mehrheit der in der Literatur beschriebenen Fälle mit 4000 R oder mehr im Thoraxbereich bestrahlt worden war. Erschwert wird die Beurteilung strahlenreaktiver Veränderungen des Herzens durch den Umstand, daß in einem hohen Prozentsatz bereits *vor* Bestrahlungsbeginn eine funktionelle oder

organische Schädigung anderweitiger Genese vorlag, so daß der während oder nach Strahlentherapie beobachtete Zustand allenfalls als *Summationseffekt* gewertet werden kann. Da strahlenspezifische Symptome oder Zeichen nicht bekannt sind, ist eine sichere Zuordnung der Veränderungen auch autoptisch in der Regel nicht möglich.
Rhythmusstörungen des Herzens zählen zu den häufigsten Befunden. Im EKG kann sich eine Sinustachykardie manifestieren, seltener eine Bradykardie – möglicherweise durch direkten Vagusreiz. Repolarisationsstörungen wurden vielfach beschrieben. Liegt den EKG-Veränderungen nicht bereits ein älterer Myokardschaden zugrunde, so bilden sich die Symptome meist relativ rasch zurück. Ihr Auftreten kann sowohl während der Bestrahlungszeit als auch nach einem Intervall von Wochen bis Monaten beobachtet werden.
Myokarditis und Perikarditis als unmittelbare Strahlenfolgen sind in einer Reihe von Fällen erwiesen, insgesamt jedoch sehr seltene Ereignisse. Sowohl die akute wie auch die chronische Form der Perikarditis können Wochen, gelegentlich aber auch erst Jahre nach Beendigung der Strahlentherapie auftreten; häufig wird die akute Phase völlig übersprungen. Chronische radiogene Perikarditiden werden nicht selten von einer endokardialen Fibrose bzw. Fibroelastose begleitet. Spezifische Zeichen in klinischer Symptomatik oder morphologischem Substrat, welche für den radiogenen Ursprung der Veränderungen beweisend wären, bestehen nicht. Es muß angenommen werden, daß zusätzliche Faktoren die strahleninduzierte Entzündung begünstigen (unmittelbarer Kontakt des Perikards zum Tumor, nekrotischer Zerfall u.a.).

Therapie

Notwendige therapeutische Maßnahmen unterscheiden sich nicht wesentlich von den bei kardialen Störungen anderer Genese üblichen. Ist die Bestrahlung als Ursache einer akuten Perikarditis erwiesen oder sehr wahrscheinlich, so können Salizylate und Steroide erfolgreich sein. Von einigen Autoren wird – insbesondere bei bereits bestehender Schädigung des Herzens – eine prophylaktische Digitalisierung empfohlen. Wichtig erscheint eine längerdauernde Beobachtung entsprechend bestrahlter Patienten, da latent bestehende Strahlenfolgen noch nach langer Zeit manifest werden können.

Gefäßsystem

Reaktive Veränderungen am Gefäßsystem zählen zu den wichtigsten Faktoren bei Entstehung und Verlauf strahlenbedingter Organschäden. Gefäße jeglicher Größe und Lokalisation können betroffen sein; bevorzugt reagieren die kleineren Arterien. Während an sehr strahlensensiblen Systemen – Darmepithel, Blutbildungszentren – die Gefäßveränderungen nachgeordnet ablaufen, bestimmen sie an anderen, weniger empfindlichen Organen unmittelbar Ausmaß und Ablauf der Strahlenreaktion.
Im *akuten Stadium* – an der äußeren Haut gut zu beobachten – kommt es zur Vasodilatation und Hyperämie. Es dürfte sich hierbei um eine unmittelbare Strahlenschädigung der Gefäße handeln; humorale Einflüsse – eventuell durch Freisetzung von Histamin – konnten bisher nicht nachgewiesen werden. Die Permeabilität der Gefäßwände ist erhöht, es besteht Neigung zur Ödembildung. Durch Schädigung der Endothelien ist Thrombenbildung möglich. Brüchigkeit der Gefäße kann zu mehr oder weniger starken Blutungen führen. Die akuten Veränderungen bilden sich nach Beendigung der Bestrahlung vollständig zurück oder leiten in eine chronische Phase über.
Im *chronischen Stadium* kann es zur Stenose oder zum Verschluß von Gefäßen kommen durch Hyalinisierung der Intima und Fibrosierung bzw. Sklerose der gesamten Gefäßwand. Persistierende Dilatation anderer Gefäßabschnitte führt zu Teleangiektasien, wie sie im Bereich der Haut, aber auch an inneren Organen beobachtet werden können. Eine radiogene Sensibilisierung bestimmter Gefäßabschnitte für hypertensive Veränderungen erscheint möglich. Intensive Bestrahlung großer Gefäße an prädisponierten Stellen (Hals, Axilla, Becken, Gliedmaßen) kann ebenfalls zur Wandsklerose mit Obliteration des Lumens und entsprechender klinischer Symptomatik führen. Die Versorgung der Gefäßwand wird zusätzlich geschädigt durch Veränderungen im Bereich der Vasa vasorum. Nekrosen oder Ruptur als fatale, jedoch sehr seltene spontane oder postoperative Komplikationen können die Folge sein.
Wachstumsstörungen der großen Gefäße auf radiogener Basis wurden verschiedentlich beschrieben. Meist handelt es sich um Bestrahlungen im Säuglings- und Kleinkindalter (Wilms-Tumoren, Hodgkin-Krankheit), und die Störungen sind mit retardiertem Wachstum anderer Organe verbunden.

Verdauungstrakt

Ösophagus

Ähnlich den folgenden Abschnitten des Verdauungstraktes ist das Epithel der strahlenempfindlichste Anteil der Ösophaguswand. Es reagiert deutlich weniger stark als die Mukosa des Dünndarms, ist jedoch sensibler als die äußere Haut oder das Trachealepithel. 6000 R über etwa 6 Wochen fraktioniert gegeben, verursachen entzündliches Ödem und Desquamation des Epithels. Die Veränderungen normalisieren sich meist innerhalb weniger Wochen nach Ende der Bestrahlung. Wird die Dosis weiter erhöht, so beteiligt sich die gesamte Speiseröhrenwand an der Schädigung, und schwere Entzündungen, Stenose oder Perforation können die Folge sein. Die Strahlentoleranz ist ver-

ständlicherweise geringer, wenn bereits eine Vorschädigung durch andere Erkrankungen vorliegt.
Die *Therapie* der im therapeutischen Dosisbereich auftretenden morphologischen Veränderungen und klinischen Beschwerden (Dysphagie, Schmerzen) ist rein symptomatisch. Nur sehr selten wird eine operative Korrektur von Stenosen oder Fisteln notwendig werden.

Magen

Während Teile des Magens bei der Strahlentherapie seiner näheren Umgebung hin und wieder beteiligt sind (retroperitoneale Tumoren, strahlensensible Tumoren des Verdauungstraktes), werden Bestrahlungen des Organs selbst wegen Ulzera oder Karzinomen – letztere gelten als relativ strahlenresistent – heute kaum noch durchgeführt. Gravierende Strahlenfolgen am Magen sind daher äußerst seltene Ereignisse.
Auch am Magen sind die Epithelien und Drüsen der strahlenempfindlichste Anteil. Strahlendosen von etwa 2000 R auf den Fundus verursachen eine – in der Regel symptomlose – radiogene Gastritis mit Ödem, Hyperämie und gelegentlich kleineren Schleimhautblutungen. Unter den verschiedenen Zellgruppen scheinen die pepsinsezernierenden Hauptzellen am sensibelsten zu reagieren, gefolgt von den säureproduzierenden Belegzellen. In gewissem Gegensatz zur Reihenfolge der morphologischen Alteration steht die Beobachtung, daß eine Abnahme freier Säure bereits *vor* einer Verminderung der Pepsinsekretion auftritt. Generell sind Veränderungen der Sekretionsphysiologie bereits zu einem Zeitpunkt zu finden, zu dem die Zellen selbst histologisch noch intakt erscheinen.
Nach Einstrahlung höherer Dosen – 4500 R und mehr – wurden vereinzelt radiogene Magenulzera beobachtet mit verstärkter Neigung zur Perforation. Morphologisch unterscheiden sie sich nicht von Geschwüren anderer Genese, weisen jedoch eine deutlich verzögerte Heilungstendenz auf.
Spezielle *therapeutische Maßnahmen*, die den radiogenen Charakter der Magenveränderungen berücksichtigen müßten, existieren nicht.

Dünn- und Dickdarm

Hohe Mitoserate und überaus rascher Zellumsatz lassen die Epithelien des Darmtraktes zu den strahlenempfindlichsten Anteilen des Organismus gehören. Indikationen zur Strahlentherapie, die den Darm berühren, sind vorwiegend gynäkologische Tumoren, Tumoren des Retroperitonealraumes, Nierentumoren und strahlensensible Tumoren des Verdauungstraktes selbst.
Für Eintreten und Ausmaß einer Strahlenschädigung am Darm ist von besonderer Bedeutung, ob der im Bestrahlungsbereich gelegene Darmabschnitt *fixiert* oder frei im Bauchraum *beweglich* ist. Durch die anatomischen Gegebenheiten (Duodenum, Kolon) oder durch pathologische Prozesse (Verklebungen, Verwachsungen) an den Ort gebundene Darmteile werden erfahrungsgemäß eher von Strahlenfolgen betroffen als solche, die aufgrund ihrer Beweglichkeit zeitweise aus dem Bestrahlungsbereich ausweichen können (Jejunum, Ileum).
Während mit rückbildungsfähigen Eipthelveränderungen im therapeutisch wirksamen Dosisbereich praktisch immer zu rechnen ist, sind gravierende Strahlenschäden am Darm (schwere Enterokolitis, Stenosen, Fisteln, Malabsorptionssyndrom) dank der modernen Bestrahlungskonzeption selten geworden. Ihre Häufigkeit beträgt heute nur noch wenige Prozent aller bestrahlten Fälle; etwa jeder 10. davon entfällt auf den Dünndarm.
Wegen seiner engen topographischen Beziehungen zum kleinen Becken sind die *terminalen Anteile des Ileums* bevorzugte Lokalisation von Strahlenfolgen am Dünndarm (Behandlung gynäkologischer Tumoren). Seltener sind *Duodenum* – meist bei Bestrahlung von Nierentumoren – und *Jejunum* beteiligt. Am *Kolon* manifestieren sich Veränderungen vorwiegend im Bereiche des *Sigmas*.
Morphologische Schädigung und klinischer Ablauf können auch am Darm in zwei Phasen unterteilt werden.
Dominierende klinische Symptome des *akuten Stadiums* sind *Tenesmen* und *Durchfälle,* die bei einem kleineren Prozentsatz abdominal bestrahlter Patienten mehr oder weniger stark zu erwarten sind. Sie bilden sich – gleichzeitig mit den entsprechenden Veränderungen der Mukosa (Ödem, entzündliche Infiltration der Mukosa, Reduzierung der Mitoserate, Änderungen der Zottenarchitektur) – nach Beendigung der Bestrahlung in der Regel vollständig zurück.
Gravierender als die akute Phase ist das – allerdings seltene – *chronische Stadium,* welches nach einem meist symptomarmen Intervall von Monaten bis Jahren eintreten kann. Klinisch stehen wiederum Durchfälle und Tenesmen im Vordergrund; gelegentlich können Blutungen auftreten. Je nach Ausmaß der Schädigung kann zusätzlich ein *Malabsorptionssyndrom* bestehen mit Fehlverwertung von Fetten, Zuckern, Aminosäuren und Vitaminen. Erhebliche Wasser- und Elektrolytverluste führen gelegentlich zur Dehydratation und Hyponatriämie. Insbesondere im chronischen Stadium ist die *röntgenologische Kontrastmittelpassage* die geeignete Methode zur Aufdeckung und Dokumentation strahlenreaktiver Läsionen. Fibrosierung aller Anteile der Darmwand läßt starre, teils dilatierte, teils stenosierte Darmabschnitte erkennen, mit oder ohne Ulzerationen. Fistelbildung oder Perforation sind zwar seltene, aber gefürchtete Komplikationen. Gelegentlich sind die weitgehend unspezifischen Veränderungen schwer von anderen Darmerkrankungen – Tumorrezidiv, Morbus Crohn u.a. – abzugrenzen.
Für die Pathogenese der chronischen Darmwand-

veränderungen spielen die radiogenen Gefäßprozesse eine ausschlaggebende Rolle.

Therapie

Die Therapie richtet sich nach dem Schweregrad der Strahlenschädigung. Im akuten Stadium genügt meist eine Unterbrechung der Behandlung zur Beherrschung des Beschwerdebildes, unterstützt durch Spasmolytika und obstipierende Substanzen. Gute Ergebnisse werden von der prophylaktischen Gabe von Enzymen, normaler Darmflora und Vitaminen – insbesondere Vitamin-B-Komplex – berichtet. Im chronischen Stadium stehen zusätzliche Maßnahmen zur Kompensation bestehender Resorptionsstörungen im Vordergrund (schlackenarme, leichtverdauliche, eiweiß- und kohlenhydratreiche Diät, eventuell parenterale Substitution). Bei starken Blutungen können Transfusionen indiziert sein. Sind Teile des Darmes irreparabel zerstört bzw. bestehen Stenosen oder Fisteln, muß operativ vorgegangen werden. In jüngerer Zeit werden resezierende Eingriffe mit Entfernung des geschädigten Darmabschnittes weit im Gesunden und Anlage einer End-zu-End-Anastomose bevorzugt.

Leber

Die Leber gilt allgemein, trotz ihrer hochspezialisierten und vielseitigen Funktion, als vergleichsweise strahlenresistentes Organ. Diese zweifellos irrige Ansicht mag darin begründet sein, daß die Leber direkt oder indirekt nur selten im Rahmen der Strahlentherapie tangiert wird und dementsprechend umfangreichere Untersuchungen fehlen. Mitteilungen der letzten Jahre zeigen, daß Teil- oder Ganzbestrahlung der Leber mit Herddosen zwischen 2500 und 4500 R bereits zu szintigraphischen Ausfällen führen können, die sich histologisch in Fibrosierung und Schrumpfung des Organs mit Obstruktion der Zentralvenen der Leberläppchen dokumentieren. Offensichtlich werden die Zellen des RES früher und stärker geschädigt als das übrige Lebergewebe.

Harnorgane

Nieren

Tumoren des Retroperitonealraumes – zumeist Lymphknotenmetastasen von Hodentumoren – und Geschwülste der Nieren selbst sind die häufigsten Indikationen zur Strahlentherapie der Nierenregion. Die Nieren müssen als sehr strahlensensibel angesehen werden. Die kritische Grenze, nach deren Überschreiten mit einer gravierenden Schädigung gerechnet werden muß, wird allgemein mit etwa 2000 R angegeben.
Morphologische Reaktion und klinischer Verlauf lassen auch an der Niere zwei Schädigungsphasen unterscheiden, die als *akute und chronische Strahlennephritis* bezeichnet werden.

Im *akuten Stadium* sind Schwellung der glomerulären Endothelien und Verdickung der Basalmembran die ersten histologisch erkennbaren Zeichen. Der tubuläre Apparat reagiert erst zu einem späteren Zeitpunkt. Höhere Dosen führen unter Zerstörung der Glomeruli und Tubuli gemeinsam mit Entwicklung einer interstitiellen Fibrose zur Atrophie des Organs.
Klinisch können die gebräuchlichen Nierenfunktionsproben auch nach höheren Strahlendosen normale Ergebnisse zeigen. Empfindlichster Test ist die Messung des Plasmaflusses, der bereits nach etwa 400 R eine Abnahme zeigen soll. Mit steigender Dosis kommt es zunehmend zur Reduzierung der glomerulären Filtrationsrate. Werden Dosen von etwa 3000 R überschritten, so sind Retention harnpflichtiger Substanzen, Proteinurie, Anämie und Hyertonie markanteste klinische Befunde. Als verläßliche Methode zur frühzeitigen Erfassung strahlenbedingter Funktionsstörungen der Nieren hat sich das *Isotopennephrogramm* erwiesen.
Kommt es zu *Spätreaktionen,* so werden diese meist mehrere Monate nach Bestrahlungsende manifest, durch ein Intervall von der akuten Phase getrennt oder auch ohne jegliches Prodromalstadium. Der Verlauf ist häufig protrahiert und leichter als die akute Reaktion. Hyalinisierung der Glomeruli, ausgedehnte Zerstörung und Verödung der Tubuli, interstitielle Fibrose und Kapselverdickung sind die pathologisch-anatomischen Merkmale. Die Gefäße zeigen subendotheliale Fibrose und Bindegewebsproliferation. Klinisch finden sich vorwiegend Albuminurie, Konzentrationsschwäche, Anämie und Hypertension. Bemerkenswert ist die Tatsache, daß einseitige, hochdosierte Nierenbestrahlung eine maligne Hypertonie hervorrufen kann und die Bestrahlung in der Lage ist, die Nierengefäße für hypertensive Veränderungen zu sensibilisieren.

Therapie

Sie richtet sich nach den allgemeinen Prinzipien der Nephritisbehandlung. Einseitiger Strahlenschaden mit maligner Hypertonie kann durch Nephrektomie der betroffenen Niere geheilt werden.
Wesentlich ist eine sorgfältige Bestrahlungsplanung mit weitestgehender Schonung der Nieren. Läßt sich eine Mitbestrahlung der Nieren nicht vermeiden, so sollte eine Gesamtdosis von etwa 2000 R – über mehrere Wochen verteilt – nicht überschritten werden. Zur Verlaufskontrolle der Nierenfunktion unter und nach der Bestrahlung ist das *Isotopennephrogramm* vorzüglich geeignet.

Ureteren

Die Ureteren, vorwiegend bei Bestrahlung von Tumoren des kleinen Beckens betroffen, scheinen höhere Strahlendosen gut zu tolerieren. Neben ödematös-entzündlichen Reaktionen während des Bestrahlungszeitraumes sind die in der Regel blasennah lokalisierten Stenosen als Spätfolgen die häufigste Komplikation. Ursache der Stenosierung sind narbig-fibrotische Bindegewebsprozesse in der unmittelbaren Ureterumgebung. Sekundär können Nierenschäden auftreten mit Hydronephrose und Pyelonephritis. Ging der Bestrahlung ein operativer Eingriff voraus, so ist meist nicht zu entscheiden, welche der beiden Komponenten für die Schädigung ausschlaggebend war. Wesentlich für die Früherkennung und Verlaufskontrolle von Ureterschäden ist die regelmäßige Durchführung von *Isotopennephrogramm* und *intravenöser Pyelographie*.

Therapie
Therapeutisch kann eine Dilatation die radiogene Stenose beseitigen. Bleiben konservative Maßnahmen erfolglos, muß operativ vorgegangen werden (Resektion der Stenose mit Implantation des verbleibenden Ureterabschnitts in Blase oder Dickdarm, Ureterplastik).

Harnblase
Strahlentherapie von Tumoren der Blase selbst sowie anderer maligner Veränderungen im kleinen Becken – überwiegend gynäkologische Tumoren – können zu einer Schädigung des Organs führen. Generell kann die Harnblase recht hohe Strahlendosen tolerieren; 6000 R und mehr bleiben meist ohne signifikanten schädigenden Effekt.
Ab etwa 3000 R können sich unter der Bestrahlung die Zeichen einer akuten *radiogenen Zystitis* zeigen mit Ödem der Mukosa, Hyperämie und gelegentlich kleineren Blutungen. Tenesmen und verstärkter Harndrang sind häufigste klinische Symptome. Die Veränderungen sind schwerer, wenn bereits vor der Bestrahlung eine Blasenschädigung vorlag (postoperative Zustände, etwa Teilresektion, Zystitis, Karzinom).
Die selteneren *Spätreaktionen* zeigen sich histologisch als interstitielle Wandfibrose, Atrophie der Mukosa, Endarteriitis und Teleangiektasien der Gefäße und gelegentlich Ulzerationen. Sekundäre Infektionen mit aszendierender Nierenbeteiligung kommen vor. Perforation oder Fistelbildung in benachbarte Organe sind seltene Komplikationen.

Therapie
Die akuten strahlenreaktiven Veränderungen der Harnblase erfordern in der Regel keine besonderen therapeutischen Maßnahmen und heilen spontan ab. Auch die Spätzystitis zeigt eine deutliche Neigung zur Spontanheilung, allerdings gelegentlich unter Schrumpfung des Organs, mit vermindertem Fassungsvermögen. Blasentee, Spülungen mit entzündungshemmenden Substanzen – gegebenenfalls Antibiotika – sind ebenso nützlich wie Spasmolytika bei bestehenden Tenesmen. Fistelbildungen müssen operativ beseitigt werden.

Blut und blutbildende Organe

Knochenmark
Die blutbildenden Anteile des Knochenmarks zählen durch Reichtum an Mitosen und hohen Gehalt an unreifen, wenig differenzierten Zellstufen zu den strahlenempfindlichsten Systemen des Organismus. Sie reagieren rasch und ausgiebig auch auf kleinere Strahlendosen.
Erkenntnisse über das Verhalten der einzelnen Zelltypen nach Strahlenbelastung gründen sich vorwiegend auf tierexperimentelle Untersuchungen mit Ganzkörperdosen, wie sie beim Menschen höchstens bei Strahlenunfällen vorkommen. 350 bis 450 R als Einzeldosis auf den ganzen Körper appliziert (LD 50 in 30 Tagen für den Menschen) führen bereits nach wenigen Stunden zur Verminderung der Mitoserate, Abfall der Vorstufen des roten Blutbildes und Auftreten zahlreicher Zell-Leichen. In etwas geringerem Ausmaß findet sich die Granulozytenzahl reduziert. Die Megakaryozyten bleiben über längere Zeit unauffällig, verschwinden jedoch innerhalb weniger Tage aus dem Knochenmark. Die Repopulation beginnt nach etwa 14 Tagen, mit Normalisierung des Knochenmarkbildes kann nach etwa 4–6 Wochen gerechnet werden.
Wird menschliches Knochenmark lokal mit fraktionierten Dosen bis etwa 100 R bestrahlt, so finden sich sämtliche zellulären Elemente innerhalb weniger Tage deutlich reduziert. Normoblasten und frühe Granulozyten verschwinden völlig. Höhere Dosen schädigen zusätzlich die relativ resistenten Megakaryozyten, während reife Granulozyten auch nach mehreren tausend R noch gefunden werden. Die nichtbestrahlten Knochenmarksbereiche zeigen zum gleichen Zeitpunkt keine signifikanten Veränderungen.
Von besonderem Interesse ist die Möglichkeit der Entwicklung einer *Leukämie* nach höherer Strahlenbelastung des Knochenmarks. Hier scheint ein direkter Zusammenhang zwischen Dosishöhe und Leukämierate zu bestehen. Der atomar verseuchte Bevölkerungsanteil der japanischen Städte Hiroshima und Nagasaki wies eine rund 10mal höhere Leukämierate auf als die Restbevölkerung – überwiegend akute Leukämien der myeloischen Reihe. Ähnlich häufig – im Vergleich mit nichtradiologisch tätigen Ärzten – war die Leukämie Todesursache von Röntgenologen in den ersten Jahrzehnten dieses Jahrhunderts. Auch hier haben – wie neuere Statistiken zeigen – technisch reifere Geräte und Perfektionierung des Strahlenschutzes einen entscheidenden Wandel zur Normalisierung gebracht. Radiogen induzierte Leukämien werden schließlich gelegentlich beobachtet bei wiederholten Bestrahlungen größerer Skelettpartien wegen gutartiger Erkrankungen (Morbus Bechterew u.a.).

Lymphsystem und Milz

Die verschiedenen Anteile des *Lymphknotens* – Zellen der lymphatischen Reihe, Bindegewebe und Gefäße, Makrophagen – sind jeweils unterschiedlich strahlensensibel. Bereits kurz nach einer einmaligen Dosis von 800 R finden sich zahlreiche tote Zellen, die von den resistenteren, verstärkt aktiven Makrophagen phagozytiert werden. Die retikulären Elemente werden erst bei höheren Dosen bis zu 6000 R zunehmend zerstört.

Die *Lymphgefäße sind sehr* widerstandsfähig gegenüber Strahlendosen im therapeutischen Bereich, Gefäßverschlüsse sind in der Regel eher durch Fibrose des umgebenden Bindegewebes bedingt als durch direkten Einfluß der Strahlung. Werden bestimmte Lymphgebiete (Leiste bei malignen Prozessen des Beines, Achselhöhle beim Mammakarzinom) einer massiven, das übliche Maß deutlich überschreitenden Strahlenbelastung ausgesetzt, so kann durch Verödung und Fibrosierung ein *Lymphödem* im betreffenden Abflußbereich auftreten. Besondere Vorsicht ist insbesondere dann geboten, wenn zusätzlich durch eine vorausgegangene Operation Lymphgewebe entfernt wurde und narbige Fibrosen bestehen.

Bestrahlung der *Milz* führt zu Veränderungen, die analog dem ähnlichen Aufbau mit denen der Lymphknoten vergleichbar sind. Bemerkenswert ist die Tatsache, daß Bestrahlung einer leukämischen Milz neben Effekten auf das Organ selbst – Zerstörung der Leukämiezellen mit Verkleinerung der Milz – auch milzfern zu Veränderungen führt wie Leukozytenabfall, Anstieg des Hämoglobins und Besserung des Sternalmarkbildes.

Zirkulierendes Blut

Störungen an den Elementen des peripheren Blutes sind überwiegend Folge einer vorausgegangenen Knochenmarksschädigung. Die ausgereiften zirkulierenden Zellen selbst sind weitgehend strahlenresistent. In Abhängigkeit von Dosishöhe und Umfang der betroffenen Knochenmarksbereiche (Bekkenraum mit etwa 40% des aktiven Markanteils!) kommt es zur Verminderung der Zellzahlen mit Leukopenie, Thrombopenie und – seltener – Anämie. Veränderungen in der Zusammensetzung des Blutplasmas können sich anschließen.

Therapie und Prophylaxe

Regelmäßige Kontrollen des Blutbildes – insbesondere der Leukozytenzahl – sind unbedingte Voraussetzung für die hochdosierte Strahlentherapie. Bereits bestehende gravierende Störungen des Blutbildes können die Einleitung einer Bestrahlung verbieten. Absinken der Leukozyten auf etwa 2000/mm^3 ist als Alarmzeichen anzusehen. Kurzzeitige Unterbrechung der Bestrahlungsserie, unterstützt durch Gabe von Vitaminen – B_6, B_{12} und Folsäure –, führt meist zu einer raschen Erholung. Kurzzeitige Behandlung mit hohen Steroiddosen kann in hartnäckigen Fällen zum Erfolg führen.

Eine Bluttransfusion wird nur selten notwendig werden.

Literatur

Asscher, A.W.: The delayed effects of renal irradiation. Clin. Radiol. 15 (1964) 320

Beck, H.R., H. Dresel, H.J. Melching: Leitfaden des Strahlenschutzes für Naturwissenschaftler, Techniker und Mediziner. Thieme, Stuttgart 1959

Brand, E., J. Klemm: Schädigung des Herzens durch Tumorbestrahlung im Thoraxbereich. Strahlentherapie 139 (1970) 410

Braun, H., F. Kossel, H.-A. Ladner, O. Messerschmidt, F.-E. Stieve: Information über die Röntgenverordnung. Strahlenschutz in Forschung und Praxis, Bd. XIV. Thieme, Stuttgart 1974

Combes, P.F., N. Daly, M. Schlienger, Humeau: Les myélopathies radiques tardives progressives. Etude de 27 observations. J. Radiol. Electrol. 56 (1975) 815

Feine, U.: Ionisierende Strahlen. In: Klinische Pathophysiologie, 3. Aufl., hrsg. von W. Siegenthaler. Thieme, Stuttgart 1973

Fellows, K.E., G.F. Vawter, M. Tefft: Hepatic effects following abdominal irradiation in children: detection by ^{198}Au scan and confirmation by histologic examination. Amer. J. Roentgenol. 103 (1968) 422

Frommhold, W.: Medizinische Strahlenkunde einschließlich Strahlenschutz. In: Lehrbuch für Krankenschwestern und Krankenpfleger, 3. Aufl., Bd. II, hrsg. von F. Beske. Thieme, Stuttgart 1974

Glocker, R., E. Macherauch: Röntgen- und Kernphysik für Mediziner und Biophysiker. 2. Aufl. Thieme, Stuttgart 1965

Goldgraber, M.B., C.E. Rubin, W.L. Palmer, R.L. Dobson, B.W. Massey: The early gastric response to irradiation; a serial biopsy study. Gastroenterology 27 (1954) 1

Haley, T.J., R.S. Snider: Response of the nervous system to ionizing radiation. Little, Brown, Boston 1964

Herzer, R., W. Vergau: Reaktive Veränderungen am Dünndarm des Menschen während und nach Strahlentherapie. In: Das klinisch-radiologische Seminar, Bd. II, Erkrankungen des Dünndarms. Thieme, Stuttgart 1973

Jacobson, L.O.: Hematologic effects of ionizing radiation. In: Radiation biology, hrsg. von A. Hollaender. McGraw-Hill, New York 1954

Kolar, J.: Strahlenfolgen an Herz und großen Gefäßen. Med. Klin. 66 (1971) 661

Kunkler, P.B., R.F. Farr, R.W. Luxton: The limit of renal tolerance to X-ray. Brit. J. Radiol. 25 (1952) 190

Marczinkowski, N.: Szintigraphische, anatomische und histologische Befunde nach Teilbestrahlung der Leber mit schnellen Elektronen. Strahlentherapie 137 (1969) 267

Marks, R.D., S.K. Agarwel, W.C. Constable: Radiation induced pericarditis in Hodgkin's disease. Acta radiol. Ther. 12 (1973) 305

Morczek, A., K. Neumeister: Die Nebenreaktionen unter der Bestrahlung und ihre Behandlung. Strahlentherapie 121 (1963) 349

Moss, W.T., W.N. Brand: Therapeutic radiology. Rationale, technique, results. 3. Aufl. Mosby, St. Louis 1969

Neumeister, K.: Die Strahlenreaktionen des Gastrointestinaltraktes. VEB Thieme, Leipzig 1973

Otto, H.J., W. Weise, A. Morczek, W. Schmidt, U. Rogge, L. Wiegand: Radionephrographische, ausscheidungsurographische und chromozystoskopische Untersuchungen zur Erfassung urologischer Komplikationen bei der Therapie des weiblichen Genitalkarzinoms. Radiobiol. Radiother. 14 (1974) 375

Rach, K.: Grundbegriffe für die Anwendung der Radioaktivität in der Medizin. Hirzel, Stuttgart 1966

Scherer, E.: Strahlentherapie. Eine Einführung, 2. Aufl. Thieme, Stuttgart 1973

Seaman, W.B., L.V. Ackerman: The effect of radiation on the esophagus. Radiology 68 (1957) 534

Stewart, J.R., K.E. Cohn, L.F. Fajardo, E.W. Hancock, H.S. Kaplan: Radiation-induced heart disease. Radiology 89 (1967) 302

Sullivan, M.F.: Gastrointestinal radiation injury. Monographs on nuclear Medicine and Biology. Excerpta Medica Foundation. Washington 1968

Gesundheitsstörungen durch Änderung der Gravitation

S. Ruff

Definition

Die Gravitation ist ein Umweltfaktor, dem sich kein Bewohner oder Besucher eines Himmelskörpers entziehen kann. Zu den Entdeckungen von Newton, die eine neue Epoche in den Naturwissenschaften herbeigeführt haben, gehört die Aufstellung des Gravitationsgesetzes, das besagt, daß zwischen zwei Himmelskörpern, z.B. Erde und Mond, eine anziehende Kraft (Schwerkraft) besteht, deren Richtung vom Mittelpunkt des einen Himmelskörpers zum Mittelpunkt des anderen Himmelskörpers geht. Die Größe dieser Kraft ist der Masse des jeweiligen Himmelskörpers proportional (Mond ⅙ der Erdmasse, also auch ⅙ der Schwerkraft der Erde). Die Schwerkraft nimmt umgekehrt mit dem Quadrat der Entfernung vom Schwerpunkt des Himmelskörpers ab. So beträgt z.B. das Gewicht von 1 kg Masse auf der Erdoberfläche 1 kp (Kilopond), in 1000 km Höhe jedoch nur mehr 745 p (Pond). Schwerelosigkeit ist vorhanden bei Beginn eines Falles in der Atmosphäre oder Springen auf einer Planetenoberfläche; bei einem angetriebenen Parabelflug in der Atmosphäre, bei dem Schwerkraft, Fliehkraft und Luftwiderstand sich aufheben; auf Satelliten in Umlaufbahnen und bei jedem antriebslosen Flug im Vakuum (Weltraum).

Vorkommen

In der bemannten Raumfahrt ist die Wirkung verminderter oder fehlender Schwere auf den menschlichen Organismus ein wichtiges Problem, über das z.Z. noch unterschiedliche experimentelle Ergebnisse und Ansichten bestehen. Zahlreiche Autoren nehmen für längere Raumflüge die Wirkung der Schwerelosigkeit als limitierenden Faktor an, von anderen wird eine Anpassung des Organismus an die Schwerelosigkeit vermutet. Die Lösung des Problems ist schwierig, sie kann auf der Erde nicht vollständig erfolgen, da die Schwerkraftwirkung nur durch Kompromisse ausgeschaltet werden kann. Skylab-Flüge in den USA in der Zeit von Mai 1973 bis Februar 1974 gaben bessere Einblicke.

Krankheitsbild
Herz und Kreislauf

Adaptation von Herz und Kreislauf an die Schwerelosigkeit konnte bis zu den Skylab-Flügen, bei denen eigene medizinische Untersuchungsprogramme durchgeführt wurden, nur aus der Simulation (Bettruhe, Untertauchen im Wasser) und den Untersuchungen von Astronauten vor und nach Raumflügen gefolgert werden. Die bei früheren Raumflügen registrierten medizinischen Parameter dienten ausschließlich der Überwachung der Besatzung der Raumfahrzeuge. Bei den Simulationen verschleiern Sekundärfaktoren oft die zu erwartenden Reaktionen. Bei Untersuchungen von Astronauten unmittelbar nach dem Flug dürfen die gefundenen Veränderungen nicht ohne weiteres ausschließlich der Schwerelosigkeit angelastet werden. Bettruhe für 40 Tage, völliges Untertauchen im Wasser für 7 Tage und frühere Raumflüge beeinflußten Blutdruck, Pulsfrequenz, Herztöne und EKG nur innerhalb normaler Grenzen. Ähnliche Ergebnisse zeigten auch die Skylab-Flüge, die bis zu 84 Tagen dauerten und bei denen insbesondere aus echokardiographischen und Vektorkardiogramm-Messungen gefolgert wurde, daß das kardiovaskuläre System sich gut an langdauernde Schwerelosigkeit anpaßt und daß gewisse Änderungen der Herzgröße und Herzfunktion kein Hindernis für die Raumfahrt darstellen. In den vorliegenden neuesten Berichten wird darauf aufmerksam gemacht, daß eine Abnahme des Herzminutenvolumens schon während der Landephase beginnt. Veränderte Gravitationsfelder und Schwerelosigkeit (auch simulierte) führen zu einer Veränderung der Blutverteilung und des Blutvolumens. Durch die veränderte Gravitation ändert sich die Masse des Blutes zunächst nicht. Damit tritt auch keine Beeinflussung der treibenden Kräfte und Trägheitskräfte im Kreislauf auf. Messungen während der Flüge ergaben eine Verlagerung des Massenzentrums des Körpers in den oberen Körperbereich durch eine große Volumenverschiebung von Gewebsflüssigkeit (ca. 2,5 l) aus Unter- und Oberschenkel, die z.T. in den Kreislauf übernommen wurde. Die eintretende Änderung der Blutverteilung bewirkt eine Dehnung der zentralen Venen und stimuliert die intrathorakalen Kreislaufrezeptoren, die für die Volumenkontrolle verantwortlich sind. Die Verschiebung von Blut aus der Peripherie in den Thorax führt zur Vortäuschung eines zu hohen Blutvolumens, es kommt zu einem volumenregulatorischen Reflexerfolg, der eine Diurese auslöst (Diuresereflex von Gauer u. Henry 1951). Hierbei wird das Blutvolumen auf Kosten von Plasma und roter Zellfraktion vermindert. Diese Veränderung wird aber im Lauf von Wochen zurückgeregelt. Nur ein Teil der verschobenen Körperflüssigkeit wird ausgeschieden, da die Gewichtsverluste der Astronauten weit geringer sind als das verschobene Blutvolumen. Der Gewichtsverlust war bei Simulation und Raumflügen individuell und von Versuch zu Versuch unterschiedlich. Diese Unterschiede müssen auf den unterschiedlichen Einfluß des extrazellulären Flüssigkeitsvolumens auf die Größe der Nierenausscheidung zurückgeführt werden. Bei einem vorausgegangenen hohen Grad von Dehydrierung im Gewebe erfolgt eine mehr oder weniger große Flüssigkeitsverschiebung in das Bindegewebe. Der vor allem in den ersten Tagen der Raumflüge beobachtete Blutandrang in den Kopf, anfänglich gerötete Augen (auch blutunterlaufene), das Gefühl geschwollener Nasenschleimhäute, alle diese Auffälligkeiten mit abnehmender Tendenz dürften ebenfalls auf die Volumenverschiebung zurückzuführen sein. Bei allen Raumflügen wurde bisher eine Verminderung der Erythrozytenzahlen festgestellt. Während bei den Gemini-Flügen eine längerdauernde Hyperoxie vor dem Start eine intravasale Hämolyse verursacht haben könnte, scheint bei den Skylab-Flügen mit radioaktiver Markierung der Nachweis erbracht worden zu sein, daß eine solche Hämolyse nicht stattfindet. Die Verminderung der Erythrozyten dürfte durch ihr Auffangen in der Milz und einer Hemmung der Neubildung als Teil eines Regelvorganges, ausgelöst durch erhöhten Sauerstoffpartialdruck in der Kapselatmosphäre, zu erklären sein. Die Hemmung der Blutbildung ist dadurch belegt, daß erst frühestens 30 Tage nach dem Start erneut Retikulozyten auftreten. Die orthostatische Toleranz der Astronauten war bereits nach wenigen Tagen vermindert und verringerte sich bis zur 3. Flugwoche. Danach erfolgte eine langsame Toleranzerhöhung. Das hämodynamische Verhalten in den Beinen (Teil der Analyse der veränderten Toleranz) ergab einen erhöhten Blutdurchfluß unter Schwerelosigkeit. Zurückgeführt wird dieser Effekt auf eine Steigerung der Herzleistung, ausgelöst durch ein Anwachsen des Druckes in den zentralen Venen.

Knochenstoffwechsel

Das Gesetz von WOLFF (1868) besagt: Auf jeden Wechsel von Form und Funktion der Knochen oder ihrer Funktion allein folgen bestimmte Veränderungen in ihrer Architektur und gleichzeitig Veränderungen in ihrer äußeren Form. Der Organismus benutzt zudem die Knochen als Reservoir für anorganische Stoffe. Bei eintretendem Bedarf, aber auch bei Störungen aufgrund verschiedenster Ursachen, können die anorganischen Bestandteile in den Stoffwechsel des Organismus einbezogen werden. Die anorganische Knochensubstanz unterliegt also einem ständigen Auf- und Abbau. Bei der Knochenbildung wird zunächst eine Matrix aus Protein und Mucosacchariden von Osteoblasten gebildet, in die dann vor allem Calcium und Phosphor in Form von Apatitkristallen, in geringerem Umfang auch Magnesiumphosphat eingebaut werden. Der Knochenabbau erfolgt durch Osteoblasten, die für den organischen und anorganischen Abbau verantwortlich sein sollen. Als Reaktion auf entsprechende körperliche Aktivität übertreffen die aufbauenden Prozesse die abbauenden; verminderte Belastung hat atrophische oder osteoporotische Veränderungen zur Folge. Die durch die Schwerkraft und die Muskelaktivität bedingten, am Knochen auftretenden Druck-, Zug- und Scherkräfte begünstigen den Aufbau. Bei Wegfall dieser Kräfte in schwereloser Umgebung bekommen die abbauenden Tendenzen die Überhand, bis sich, vielleicht entsprechend der noch verbleibenden Belastung, ein neuer Gleichgewichtszustand einstellt. Simulationsversuche ergaben wiederum keine übereinstimmenden Ergebnisse. Von den Zehen bis zur Taille 7 Wochen in Gipsverbänden eingeschlossene Versuchspersonen zeigten bei konstanter Diät vor und während der Simulation eine gegenüber der Norm zunächst auf das 2- bis 3fache gesteigerte Ca-Ausscheidung mit einem Plateau in den letzten Wochen. Der Serumcalciumspiegel war erhöht. Der ausgeschiedene Phosphor und Stickstoff stieg ebenfalls an, erreichte einen Gipfel in der 2. bis 3. Woche, fiel dann etwas ab, erreichte danach in der 6. bis 7. Woche die höchsten Werte. pH-Anstieg im Urin erniedrigte die Löslichkeit für Calciumphosphat. Versuche mit liegenden Versuchspersonen über 30 Tage mit Übungen durch Sitzen und Drehen im Bett ergaben keine Erhöhung der Ca-Ausscheidung. Im Gegensatz dazu konnte ein anderer Autor bei 24tägiger liegender Unterbringung seiner Versuchspersonen bei täglicher Übung von 1 Std. auf Fahrrad-Ergometer liegend oder sitzend oder 8 Std. täglichem Sitzen im Stuhl die erhöhte Ca-Ausscheidung nicht unterdrücken. Bei den Skylab-Flügen von 28, 59 und 84 Tagen Dauer zeigten die Stoffwechselbilanzen von Calcium, Stickstoff und Phosphor trotz zunehmender Trainingsbelastung des Skelettmuskelsystems dauernd negative Werte. Da die Trabeculae bevorzugt vom Calciumabbau betroffen, vollständig abgebaute Trabeculae offenbar nicht regenerierbar sind, zeichnet sich hier ein Punkt ohne Umkehr, der auf 6–9 Monate geschätzt wird, ab. Die bisherigen Trainingsbelastungen zur Verhinderung des Calciumabbaues reichen augenscheinlich für sehr lange Raumflüge, z.B. Mars, nicht aus.

Nierensteine

Man muß während eines Raumfluges damit rechnen, daß Stoffe des Knochenabbaues im Harn erscheinen und dort die Bildung von Nierensteinen begünstigen. Nierensteine haben, wie Knochen, eine organische Matrix aus dem gleichen Material. In Abhängigkeit vom pH des Harns, der Sättigung des Urins mit Salzen, der Stärke von Kristallisationshemmern und der Tätigkeit von Bakterien wird in diese Matrix Apatit, Brushit oder Calcium-Magnesium-Ammonium-Phosphat eingebaut. Auch der Urin gesunder Menschen ist oft mit steinbildenden Salzen übersättigt. Verschiedene Faktoren wie z.B. Ionenkonzentration, pH, komplexbildende und kristallbildende Bestandteile lassen diese Übersättigung ohne Ausfällung zu. Vergrößerung schon vorhandener Kristalle soll bei wesentlich geringerer Übersättigung möglich sein. Infektionen der Harnwege begünstigen die Bildung von Nierensteinen. Bei der Auswahl der Astronauten versucht man, durch geeignete Auslesemethoden die Nierensteinbildung auszuschließen. Man achtet auf familiäre Belastung und untersucht das Urogenitalsystem auf angeborene Anomalien, Infektionen, schon vorhandene Steine oder Schwierigkeiten bei der Harnentleerung. Die 24stündliche Ca-Ausschüttung und das Serumcalcium werden bestimmt. Durch Flüssigkeitsaufnahme von ca. 3000 ml/die wird eine Urinabgabe von etwa 2000 ml im Mittel angestrebt, da ein hochgestellter Urin die Steinbildung fördern kann. Therapeutische Versuche, die Steinbildung zu unterdrücken, haben zu keinen überzeugenden Erfolgen geführt. Man hofft jedoch in Zukunft Mittel zu finden, die den Knochenabbau während des Raumfluges wirksam unterdrücken.

Kinetosen
Durch Berichte der ersten russischen Astronauten, durch Untersuchungen im Parabelflug sowie durch Berichte der amerikanischen Gemini- und Apollo-Besatzungen und durch spezielle Laboruntersuchungen zeigte sich, daß Astronauten für Drehschwindel, vom Vestibularorgan ausgelöst, anfällig sein können. Der Drehschwindel entsteht durch Carioliskräfte, deren Größe bei gleicher Kopfbewegung von Radius und Winkelgeschwindigkeit eines sich drehenden Systems abhängig ist. Versuchspersonen am Boden zeigten erhebliche individuelle Unterschiede in der Anpassung an solche Belastungen. Diese Untersuchungen am Boden mit Bestimmung der Schwelle für das Auftreten von Kinetosen lassen nach den Erfahrungen bei den Skylab-Flügen keine sicheren Voraussagen für die Bewährung bei O−g im Raumflug zu. Ein Wissenschaftsastronaut (GIBSON) berichtet über seine eigene große Widerstandsfähigkeit gegen Vestibularisbelastungen in einem Raumflug, während der beim Bodentraining extrem unempfindliche Kapitän im Flug schwer an einer Kinetose erkrankte. Worauf die unterschiedlichen Reaktionen am Boden gegenüber dem Raumflug beruhen, ist noch nicht geklärt. Solche Störungen können in der Raumfahrt verhängnisvolle Auswirkungen bei Versagen der Lagesteuerung haben.

Literatur

Briegleb, W.: Physiologische Langzeiteffekte in rotierenden Systemen. Naturw. Rdsch. 21 (1968) 507
Busby, D.E.: Space clinical medicine. A prospective look at medical problems from hazards of space operations. Reidel, Dordrecht (Holland) 1968
Johnston, R.S., L.F. Dietlein: The proceedings of the Skylab. Life Sci. Sympos. Aug. 27.−29. 1974, Vol. I, II. NASA TM X-58154, Houston, Texas 1974

Kinetosen – Reisekrankheiten

H. GOETHE

Definition

Der Sammelbegriff »Kinetosen« beinhaltet Land-, Luft- und Seekinetosen. Sie werden auch als Bewegungskrankheiten (Übersetzung des englischen Begriffes »motion sickness«) bezeichnet. Zu den Landkinetosen zählen Auto-, Eisenbahn-, Karussell- und Fahrstuhlkrankheiten. Zu den Luftkinetosen rechnet man die Luft- und die Raumkrankheit. Die Seekrankheit ist die einzige bekannte Form der Seekinetosen. Im allgemeinen sind die Kinetosen mit der Fortbewegung über größere Entfernungen verbunden und werden daher auch als Reisekrankheiten bezeichnet.

Häufigkeit

Die Erkrankung tritt nur bei entsprechender kinetischer Reizung bzw. bei suszeptiblen Individuen bereits bei optischer Simulation des kinetischen Reizes auf. Bei sehr starker kinetischer Reizung ohne die Möglichkeit der Habituation erkrankt ein großer Teil aller Menschen. Es wird geschätzt, daß 3–5% der Bevölkerung an Auto- und Eisenbahnkrankheit leiden. Wahrscheinlich sind etwa 25 bis 35% der Bevölkerung kaum, 55–80% geringgradig und etwa 5–20% erheblich anfällig gegen unphysiologische Beschleunigungsreize. Bei Seereisen erkranken bei ungünstigen Wetterverhältnissen und starken Schiffsbewegungen nicht selten bis zu 90% der Passagiere. Ähnliche Verhältnisse dürften bei der Luftkrankheit vorliegen, sofern sich die Flugzeuge (Propellermaschinen) in Zonen starker Turbulenz bewegen. Bei Düsenmaschinen, die überwiegend in turbulenzarmen Zonen fliegen, liegt die Erkrankungszahl unvergleichlich niedriger.

Epidemiologie

Eine eindeutige geschlechtsbezogene Differenz der Kinetoseempfindlichkeit gibt es offenbar nicht, wenn auch z.T. berichtet wird, daß Frauen häufiger erkranken als Männer. Auch läßt sich eine ethnische oder rassische Differenzierung bei der Kinetoseempfindlichkeit nicht nachweisen. Die früher wiederholt geäußerte Vermutung, daß bestimmte ethnische Gruppen oder Rassen leichter erkranken als andere, hat sich als Irrtum herausgestellt.
Verschiedentlich wurde auch versucht nachzuweisen, daß bestimmte Lebensaltersstufen zur Kinetose disponieren. Eindeutige Ergebnisse liegen jedoch nicht vor. Verschiedene Autoren sind der Auffassung, daß Kinder und Greise kaum disponiert sind, während Personen zwischen 15 und 25 Jahren die größte Anfälligkeit aufweisen. Vom 20. Lebensjahr ab soll ein deutlicher Rückgang der Anfälligkeit zu verzeichnen sein. Dieser Ablauf ist jedoch nicht gesetzmäßig.

Ätiologie

Kinetosen sind Erkrankungen aus äußerer physikalischer Ursache. Es kann heute als gesichert gelten, daß Einwirkungen verschiedener Beschleunigungskomponenten und -intensitäten sowie deren Richtungswechsel auf den menschlichen Organismus die auslösende Ursache sind. Der Beschleunigungs- bzw. Bremsreiz geht von der Bewegung des benutzten Fahrzeuges oder Apparates aus.
Die Beschleunigungsarten lassen sich unterteilen in translatorische und Angularbeschleunigungen. Unter die translatorischen Beschleunigungen (Linearbeschleunigungen) fallen die Horizontal- und die Vertikalbeschleunigungen. Die Meßgröße der Beschleunigung bzw. Verzögerung ist das Galilei (Gal), eine weitere physikalische Meßgröße ist m/sec^2, wobei $1 \text{ Gal} = 9,81 \text{ m/sec}^2$ ist. Einmalige lineare Beschleunigungen oder Verzögerungen (Anfahren oder Bremsen) werden kaum als kinetische Reizung empfunden. Dagegen ist die Umkehr in ein und derselben Beschleunigungsart unter Umständen ein wesentlicher kinetischer Reiz. Die Zeit von Umkehr zu Umkehr kann im Sinne der Wellenmechanik als Periode bzw. Frequenz bezeichnet werden. Es liegen Anzeichen dafür vor, daß die Umkehrhäufigkeit in bestimmten Perioden als summativer Reiz wirkt. Auch das Wellenbild (Flankensteilheit, scharfe Umkehrspitze oder sanfter Übergang) spielt offenbar eine Rolle. Man spricht, besonders in bezug auf die Habituation (s. weiter unten), auch vom Beschleunigungsmuster.
Landfahrzeuge, insbesondere Auto und Bahn, haben zumeist eine konstante Geschwindigkeit, die für die Kinetoseauslösung nicht ursächlich ist. Durch wiederholtes Anfahren und Bremsen entstehen kinetische Reizungen, worauf sich weitere Bewegungskomponenten nach oben, unten und seitwärts aufpropfen. Diese häufig nur kurzzeitigen und periodisch durchaus nicht immer gleichmäßigen Beschleunigungsreize sind die Ursachen der Auto- und Bahnkrankheit. Beim Karussell liegen vorwiegend angulare Beschleunigungen vor, die aber bei sich drehenden Maschinen in verschiedenen Ebenen einwirken können. Bei der Fahrstuhlkrankheit liegen reine vertikale Beschleunigungs- und Verzögerungskomponenten vor.
An Bord eines Schiffes ist die Vertikalbeschleunigung, die beim Stampfen (Bewegung um die

Schiffsquerachse) und Tauchschwingen (Auf- und Niederbewegung des gesamten Schiffes) auftritt, das wesentliche auslösende Moment. Die zusätzlich auf einem Schiff bei bestimmten Seegangsverhältnissen zu findenden Horizontalbeschleunigungen mit leichter Angularkomponente, wie z.B. beim Rollen (Bewegung des Schiffes um die Längsachse), haben als Auslösefaktoren dagegen nur sekundäre Bedeutung. Die Kombination aus Rollen, Stampfen und Tauchschwingungen wird auch Schlingern genannt und ist aufgrund der Irregularität des Bewegungsablaufes bei Passagieren besonders gefürchtet. Unter den verschiedenen Meßgrößen der Beschleunigungseinwirkungen überwiegen an Bord eines Schiffes meistens die Vertikalbeschleunigungen beim Stampfen bzw. Tauchschwingen.

An Bord eines Flugzeuges in Turbulenzzonen entstehen vorwiegend vertikale, lineare Beschleunigungen. Angulare Beschleunigungen treten nur in sehr geringem Umfange (Durchfliegen einer Kurve) auf. Die Beschleunigungseinflüsse auf das Flugzeug in turbulenzfreien Zonen sind außerordentlich gering und erreichen selten Größenordnungen, die zur Auslösung einer Kinetose führen.

Pathogenese und Pathophysiologie
Zum Zwecke der Orientierung im Raum ist der Mensch auf die Zusammenarbeit zahlreicher Sinnesorgane angewiesen. Nach heutiger Auffassung ist der Vestibularapparat das wichtigste zentrale Organ, das dem Organismus als Grundlage aller räumlich orientierten Wahrnehmungen und Vorstellungen sowie aller spontanen oder kontrollierten Bewegungen, die gerichtet im Raum erfolgen, dient. Es liefert als Bezugssystem eine Art »inneres dreidimensionales Koordinatensystem«. Der Vestibularapparat ist an die Funktion im Gravitationsfeld der Erde gewöhnt. Das Organ spricht auf alle Arten von Beschleunigungen an und bedient sich als Rezeptor der Bogengänge, des Sakkulus und des Utrikulus. Über den N. vestibularis bestehen Verbindungen mit einer außerordentlich großen Anzahl von zentralen Kerngebieten. Sakkulus und Utrikulus dienen der Kontrolle der Lage oder Stellung im Raum und reagieren auf alle translatorischen – d.h. linearen – und progressiven Beschleunigungen. Der Bogengangsapparat mit seinen drei Bögen, die jeweils einer Bewegungsebene zugeordnet sind, reagiert auf rotatorische Beschleunigungsreize. Die Empfindlichkeitsschwelle des Vestibularorgans liegt für lineare Beschleunigungen bei etwa 0,05 m/sec^2, für angulare Beschleunigungen bei etwa 0,3 Grad/sec^2. Nach fast einhelliger Auffassung überwiegen in der Reizauslösung der meisten Kinetosen die translatorischen – und hier wiederum die Vertikalbeschleunigungen. Nur wenige Autoren halten – aufgrund experimenteller Studien bei der Luftkinetose – die rotatorischen Beschleunigungsreize für ausschlaggebend. Bei den meisten kinetischen Expositionen handelt es sich überdies um eine Kombination der verschiedenen Beschleunigungstypen, zumeist mit Überwiegen der translatorischen Vertikalkomponente. Der Perzeptionsbereich des Vestibularorgans in bezug auf die Auslösung einer Kinetose bewegt sich wahrscheinlich in engen Grenzen zwischen etwa 2 und 0,05 Hz.

Die vestibulären Rezeptoren werden zur Gruppe der sogenannten Mechanorezeptoren gezählt. An der Perzeption der Beschleunigungsreize bzw. der Auslösung der Kinetose ist darüber hinaus fast die gesamte Somatosensibilität beteiligt. Über afferente Bahnen werden Impulse der Mechanorezeptoren der Haut, des Bindegewebes der Gelenke sowie die der Propriorezeptoren (Muskelspindeln und Sehnenrezeptoren) der gesamten Skelettmuskulatur zu den zentralen Kerngebieten geleitet.

Diese auch als kinästhetische Impulse bezeichneten afferenten Reize sind bei vertikalen Beschleunigungseinflüssen in bezug auf die Sohlenandruckempfindung auf den Boden und im Bereich der Abdominalorgane von einer gewissen Bedeutung. Die Auffassung über die Rolle der kinästhetischen Impulse ist nicht einheitlich. Wahrscheinlich handelt es sich um sekundäre Störgrößen, die jedoch für sich allein nicht zur Auslösung einer Kinetose ausreichen.

Optokinetische afferente Reize sind offenbar ebenfalls eine nicht zu unterschätzende Störgröße, deren Bedeutung individuell beträchtlich zu schwanken scheint. Bei manchen Personen vermag der optische Eindruck des schwankenden Horizonts an Bord eines Schiffes oder auch nur die Filmvorführung eines schwer im Seegang arbeitenden Schiffes bzw. eines Luftkampfes Erscheinungen der Kinetose auszulösen. Ausschlaggebend für die Auslösung der Kinetose sind optokinetische Reize allein sicher nicht, da auch Blinde durchaus an einer Kinetose erkranken können.

Das olfaktorische System, das primär bei der Kinetoseauslösung keine Rolle spielt, kann jedoch bei bereits beginnender Erkrankung durch Fortleitung unangenehmer oder ekelerregender Geruchsreize eine nicht unbeträchtliche Bedeutung erlangen. Bei beginnender Seekrankheit ist nicht selten zu beobachten, daß im Normalzustand als völlig unerheblich empfundene Geruchsreize wie Öl, Abgas- oder Toilettengerüche zunehmend als unangenehm empfunden werden und direkt zum Erbrechen führen können. Beim Zustandekommen bzw. der Auslösung einer Kinetose sind wahrscheinlich die auf verschiedenen afferenten Bahnen an die zentralen Schaltneurone signalisierten Störgrößen von ausschlaggebender Bedeutung. Das gewohnte Impulsmuster wird unterbrochen und aufgrund der Beschleunigungseinflüsse durch diskordante Störgrößen überlagert. Der Mechanismus der Kinetoseauslösung besteht offenbar aus einer Summation dieser diskordanten afferenten Impulse, wobei die Störgrößen im Bereich des Vestibularanalysators ausschlaggebend und richtungsweisend sind. Da fast sämtliche Kerngebiete, auch die des Vagus und Sympathikus, über eine Vielzahl von Schaltneuro-

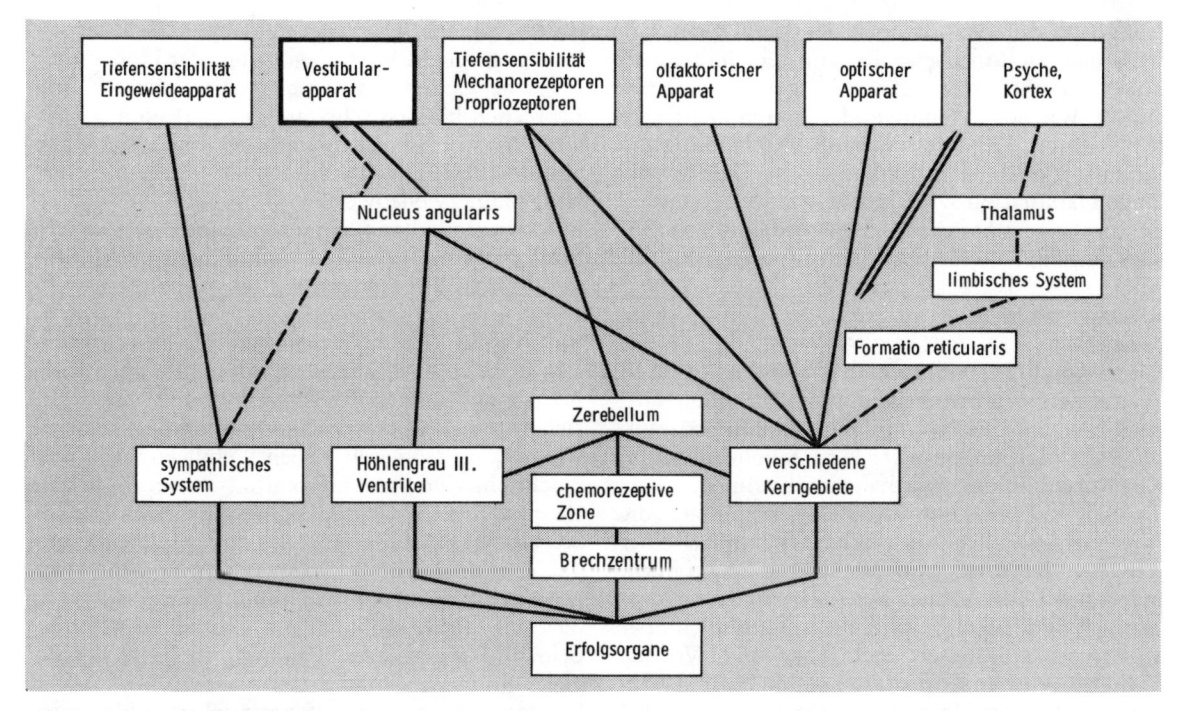

Abb. 14.8 Vereinfachtes Schema der Reizausbreitung

nen mit den für die einzelnen afferenten Bahnen zuständigen Kernen verbunden sind, kommt es zu einer sehr beachtlichen Störgrößenausbreitung.
Über die Formatio reticularis, den Thalamus und das limbische System bestehen Verbindungen zu verschiedenen Rindenregionen des Großhirns. Über diese Kerngebiete läuft wahrscheinlich auch bei der Kinetose die wechselseitige Beeinflussung von Großhirn und der durch diskordante Impulse beeinflußten Zentren. Die psychische Situation kann eine Kinetose hemmend oder fördernd beeinflussen. Es ist bekannt, daß Erwartungsangst, Aufregung, ekelerregende Vorstellungen, z.B. der Anblick von Seekranken oder die bereits oben erwähnten Filmvorführungen, bei manchen Personen Kinetoseerscheinungen hervorrufen können.
Auf der anderen Seite können intensive Beschäftigung, Ablenkung und starke Arbeitsbelastung bis zu einem gewissen Grade durchaus hemmend wirken.
Haben die auf den verschiedenen afferenten Bahnen eintreffenden Impulse, insbesondere die Störgrößen des Vestibularanalysators, eine bestimmte Intensität erreicht und sind auch seitens des Kortex nicht ausreichend gedämpft worden, so kommt es zur Auslösung der Kinetose, deren Initialzeichen häufig übersehen werden. Verschiedene Zentren des sympathischen und des parasympathischen Systems im Höhlengrau des dritten Ventrikels sowie eine sehr große Zahl weiterer Kerngebiete im Stammhirn und im Zerebellum erfahren eine derartige Überschwemmung mit ungewohnten Impulsmustern, daß es zu den vegetativen Zeichen der Kinetose und schließlich, wahrscheinlich über die chemorezeptive Zone und das Brechzentrum, zum Vollbild der Kinetose mit schwerem Erbrechen und extremer Abgeschlagenheit kommt (Abb. 14.8).

Habituation

Eine »primäre Immunität« gegen die Kinetose scheint es nicht zu geben. Die Habituation an Beschleunigungsreize ist individuell außerordentlich unterschiedlich. Die Anpassung geht bei manchen Menschen innerhalb kürzester Frist vor sich. Andere wiederum gewöhnen sich auch nach längerer kinetischer Reizung überhaupt nicht. Wie Untersuchungen und Beobachtungen zeigen, gibt es eine selektive Habituation an bestimmte Beschleunigungsintensitäten und Periodenzahlen (Reizmuster). An bestimmte Beschleunigungsmuster gut Habituierte erkranken bei Reizung durch Beschleunigung derselben Intensität, aber anderer Periodenzahl, unter Umständen schwer. So ist durchaus bekannt, daß als absolut gewöhnt geltende Seeleute, die an Bord ihres Schiffes auch bei schwerstem Seegang keinerlei Kinetosezeichen aufweisen, in einer Rettungsinsel oder in einem Rettungsboot, welche den gleichen Beschleunigungsintensitäten nur in einer anderen Periodenzahl (Beschleunigungsmuster) ausgesetzt sind, aber schwer erkranken. Die Habituationsvorgänge an bestimmte Beschleunigungsmuster sind noch weitgehend unbekannt. Die Habituation ist vielfach ein partieller Vorgang, d.h. schwere Kinetoseerscheinungen treten nicht mehr auf, doch kann eine Restsymptomatik in Form bestimmter vegetativer Krankheitszeichen vorhanden sein.

Auffallend different ist auch der Verlust der Gewöhnung an kinetische Reizmuster. Individuell außerordentlich unterschiedlich geht diese nach einigen Wochen, Monaten oder Jahren meist wieder verloren. Der Mechanismus der Habituation muß dann erneut in Tätigkeit treten. Eine lebenslange Habituation wird immer wieder behauptet, ist aber angesichts der pathophysiologischen Zusammenhänge außerordentlich unwahrscheinlich.

Krankheitsbild
Anamnese
Die Erkrankten berichten fast stets, daß sie zu allen Kinetoseformen neigen. Nur sehr selten wird berichtet, daß eine Neigung nur zu einer bestimmten Kinetoseform besteht. Eine familiengehäufte Kinetoseempfindlichkeit kann vorkommen.

Typisch sind gewisse Prodromalerscheinungen, die in manchen Fällen bei raschem Auftreten einer schweren Kinetose jedoch auch fehlen können. Insbesondere bei leichter kinetischer Reizung können sich diese Prodromalerscheinungen auch über Stunden, bei Seereisen auch Tage und Wochen hinziehen. Als Prodromalerscheinungen sind Müdigkeit, Arbeitsunlust, Konzentrationsschwäche, Appetitlosigkeit, Abgeschlagenheit und Blässe, insbesondere der Gesichtshaut, z.T. ein fast unwiderstehlicher Gähnreiz und andere vegetative Zeichen zu nennen. In diesem Zustand werden häufig osmische Reize bereits als äußerst unangenehm empfunden. In sehr leichten Fällen ist nur eine Herabsetzung der allgemeinen Leistungsfähigkeit, insbesondere Unlust zu geistiger Arbeit, zu bemerken.

Befunde
Die Krankheitsbilder der Land-, Luft- und Seekinetosen unterscheiden sich nicht voneinander. Aufgrund des einwirkenden Beschleunigungsmusters ist die Schwere der Erkrankung bei den verschiedenen Kinetoseformen naturgemäß unterschiedlich. Bei Seekranken findet man zumeist die schwersten Erscheinungen wegen ihrer langandauernden und oft sehr gleichförmig intensiven Exposition. Dagegen verlaufen Auto- und Eisenbahnkrankheit meist milder. Die Luft- und Raumkrankheit kann aufgrund der plötzlich einsetzenden kinetischen Reize sehr unvermittelt und heftig einsetzen.

Bei leichteren Fällen gehen die Krankheitserscheinungen über das oben beschriebene Prodromalstadium nicht hinaus, und zwar wenn entweder die kinetische Reizung in ihrer Intensität nachgelassen bzw. völlig aufgehört hat oder wenn eine Habituation an das Reizmuster stattgefunden hat.

Zu den weiteren Erscheinungen gehören starke Kreislaufbeeinträchtigungen, teilweise verbunden mit Blutdruckabfall, ausgeprägte vegetative Zeichen, starke Müdigkeit und Schwäche. In manchen Fällen wird auch über Kopfschmerzen und besonders bei vertikalen Beschleunigungseinflüssen beim stehenden oder sitzenden Menschen über unangenehme Sensationen im epigastrischen Raum geklagt. Das allgemein als Charakteristikum angesehene Erbrechen ist nur der Höhepunkt der sehr vielseitigen Symptomatik. Übelkeit und Erbrechen können sehr rasch nach Beginn der ersten Prodromalerscheinung oder auch erst nach Stunden bzw. Tagen auftreten. Das Erbrechen verläuft häufig wellenweise.

In schweren Fällen kommt es zu einem ungewöhnlich stark ausgeprägten Krankheitsgefühl mit schwerstem Erbrechen, starker Ermattung, teilweise verbunden mit dem gefürchteten Vernichtungsgefühl. Häufig versuchen die Erkrankten, sich noch zu einer sitzenden oder aufrechten Körperlage zu zwingen. Meist erlahmt aber die Kraft, sich gegen den Persönlichkeitszusammenbruch zu wehren, in schweren Fällen ziemlich rasch und macht einer völligen Erschlaffung Platz. In diesem Zustand liegen die Erkrankten, insbesondere bei Seereisen, teilnahmslos herum und reagieren kaum auf Vorgänge in ihrer Umgebung. In einigen Fällen geht der Persönlichkeitszusammenbruch so weit, daß sich die Erkrankten mit Erbrochenem besudeln und gegen jede Bemühung um ihre Person gleichgültig werden.

Da die vegetativen Erscheinungen individuell außerordentlich different sind, finden sich in manchen Fällen außerdem Stuhl- oder Harndrang, teilweise auch Obstipation, in manchen Fällen Speichelfluß, Augentränen und Störungen der Schlafregulation u.a. Symptome (Tab. 14.5).

Laborbefunde
Offensichtlich kommt es im Ablauf der Kinetose bereits im Frühstadium zu partiellen Stoffwechselentgleisungen. Nicht selten ist der Zuckerstoff-

Tabelle 14.5 Symptome der Seekrankheit in Prozent der Erkrankten (nach *Wozhzhowa*)

Apathie	90–95
Übelkeit	85–90
Schwindel	80–90
Abnahme oder Verlust des Appetits	70–80
Kopfschmerzen	65–70
Bradykardie	65–70
Speichelfluß	65–70
Erbrechen	50–60
Schläfrigkeit	50–60
Gähnsucht	40–50
Akrozyanose	35–55
Kalter Schweiß	35–50
Tremor der Hände	35–45
Blässe der Haut	35–40
Muskelschwäche	20–30
Frösteln	20–30
Hitzegefühl	20–30
Hypertonie	20–25
Schlaflosigkeit	15–20
Tachykardie	10–15
Trockenheit im Mund	10–15
Appetitzunahme (Bulimie)	10–15
Ruktus	5–10
Hypotonie	35–40

wechsel bereits im Frühstadium gestört. So können im Urin Ketonkörper auftreten, die auch im Blut nachzuweisen sind. Der Blutzuckerspiegel kann ebenfalls verändert sein. Calcium-, Phosphor-, Natrium- und Kaliumwert weichen bei experimentellen Kinetosen nicht vom Normbereich ab. Über Veränderungen im Fett- und im Proteinstoffwechsel ist nichts bekannt.

Die Störungen im Zuckerstoffwechsel können auch ohne Erbrechen bereits ein beträchtliches Maß erreichen. Nach längerem Erbrechen kann unter Umständen eine Störung des Wasserhaushaltes mit einer deutlichen Dehydration auftreten. Dann ist auch mit einer Entgleisung des Elektrolythaushaltes zu rechnen.

Die Sekretionsverhältnisse von Salzsäure und Pepsin sind häufig, oft auch bereits bei leichter Kinetose, deutlich verschoben, Sub- und Anazidität wurden beobachtet. Möglicherweise hängen die häufig an Bord bei Passagieren und Schiffsbesatzungen zu findenden Magenstörungen bis hin zur Gastritis und zum Ulkus mit den veränderten Sekretionsverhältnissen aufgrund einer unterschwelligen und anderweitig kaum manifest werdenden Kinetose zusammen.

Die blutmorphologischen Befunde und die Blutsenkungsgeschwindigkeit ändern sich nicht.

Verlauf und Prognose
Abhängig vom einwirkenden Beschleunigungsmuster und der Dauer der Exposition kann die Erkrankungszeit zwischen Minuten und Wochen liegen, wobei die Intensität der Erkrankung, abhängig von der Reizgröße und der individuellen Situation, völlig unterschiedlich ist. Bei schweren Krankheitsbildern und tagelangem Verweigern von Nahrungs- und Flüssigkeitszufuhr kann es durchaus zu bedrohlich erscheinenden Bildern kommen. Letale Fälle sind ohne die sogenannten Komplikationen jedoch nicht bekannt.

Bleibt der Erkrankte den Beschleunigungsreizen, z.B. auf einer Seereise, längere Zeit ausgesetzt, so wird sich in der Mehrzahl der Fälle eine Habituation einstellen. In diesen Fällen tritt eine langsame Besserung des Zustandes ein. Wird die Exposition bei schwer Erkrankten, z.B. durch Anhalten des Fahrzeuges, Verlassen des Flugzeuges oder Anlegen des Schiffes, plötzlich unterbrochen, so ist es frappierend zu beobachten, daß selbst schwerst erkrankte und völlig apathische Personen sich ungewöhnlich rasch erholen. Es ist im Bereich der gesamten Medizin ein fast einmaliges Phänomen, wie sich nach einem außerordentlich schwer und bedrohlich erscheinenden Krankheitsbild die »Reanimation« innerhalb kürzester Zeit, ja innerhalb weniger Minuten, vollzieht.

Die Prognose nach einer durchgemachten Kinetose ist absolut günstig. Bei kinetoseempfindlichen Personen ist jedoch mit einem erneuten Auftreten der Erkrankung bei Wiedereinsetzen von Beschleunigungsreizen zu rechnen.

Komplikationen
Echte Komplikationen gibt es kaum. Vielmehr handelt es sich
1. um anderweitige Erkrankungen, die durch das Hinzukommen einer Kinetose verschlimmert, ausgelöst bzw. manifest werden;
2. um Begleiterscheinungen verschiedener Natur, die der vielfältigen Symptomatik der Kinetose zugerechnet werden sollten;
3. um Folgezustände in Form von Gewichtsverlusten und Magen-Darm-Störungen.

ad 1. Bei ulzerösen Erkrankungen des Magen-Darm-Traktes kann es unter Umständen infolge Erhöhung des intraabdominellen Druckes beim Erbrechen zur Perforation kommen. Verschiedentlich ist auch die Inkarzeration von Hernien berichtet worden. Bei Ösophagusanomalien und Ösophagusvarizen sind Rupturen bzw. Blutungen vorgekommen. Bei Kavernenträgern liegt die Gefahr einer Hämoptoe infolge der Druckveränderungen bei starkem Erbrechen nahe. Die Berichte über Schwangerschaftsaborte sind nicht einheitlich. Von seereisenden Graviden werden, offenbar im Gefolge einer Seekrankheit, jedoch immer wieder Aborte berichtet. Psychosen sollen durch eine zusätzliche Kinetose im allgemeinen verschlimmert werden. Hier sind die Auffassungen jedoch nicht einheitlich. Beim Luft- und Seetransport von Geisteskranken ist auf jeden Fall Vorsicht geboten, da auch latente und symptomfreie, teilweise sogar als geheilt geltende Psychosen beim Dazutreten einer Kinetose exazerbieren können. Die Patienten werden nicht selten delirant, halluzinieren und zeigen große motorische Unruhe.

ad 2. Zu den Begleiterscheinungen rechnen Kopfschmerzen, Schlafstörungen, allgemeine Arbeitsunlust, Magen- und Darmstörungen mit Hyper- oder Hypomotilität. Viele Patienten klagen, insbesondere bei längeren Seereisen, über Obstipation.

ad 3. Schwere Folgezustände sind nicht bekannt. Irreversible Schädigungen treten nicht auf. Der Gewichtsverlust nach einer schweren Seekrankheit kann allerdings sehr erheblich sein und bis zu mehreren Kilo innerhalb weniger Tage betragen. Die Obstipation und Beschwerden im Sinne einer Gastritis können mehrere Tage bis Wochen anhalten.

Differentialdiagnose
Bei den Landkinetosen ist die sicherste differentialdiagnostische Maßnahme die Unterbrechung der Exposition. Verschwindet der gesamte Symptomenkomplex nicht innerhalb kurzer Zeit, so ist mit einer anderen Grundkrankheit zu rechnen. Bei der Luftkrankheit ist die Situation ähnlich, doch wird die Unterbrechung der Exposition nicht immer möglich sein. Die größte Gefahr einer Fehldiagnose liegt bei der Seekrankheit, da hier die Exposition fast nie beliebig zu unterbrechen ist.

Schwere Erbrechenszustände bestehen bei vielen Erkrankungen. Kinetosen sind mit urämischen Bildern, Ulkus, Gastritis, Vergiftungen, Pylorospasmus, Hypochlorämie, Gravidität und ähnlichem verwechselt worden. Bei ausgeprägter Apathie und Zusammenbruch der Persönlichkeit ist auch an Infarkte, apoplektische Insulte, komatöse Zustände und ähnliches zu denken. Hirnorganische Alterationen sind mit schwerer Kinetose verwechselt worden. Beginnende Infektionskrankheiten können gelegentlich – insbesondere bei Kindern – ebenfalls mit einer Kinetose verwechselt werden. Hier ist Fieber das Leitsymptom. Bei einer Kinetose tritt fast nie eine Temperaturerhöhung auf.

Läßt sich die Klärung der Diagnose nicht herbeiführen, so sollte die differentialdiagnostisch erwogene Erkrankung und nicht die Kinetose den therapeutischen Maßnahmen zugrundegelegt werden. Jede Kinetose, die sich nach Beendigung der Exposition oder Verminderung der Reizintensität nicht innerhalb kurzer Zeit bessert, legt den dringenden Verdacht auf eine anderweitige Erkrankung nahe.

Therapie

Physikalische Therapie

Die probateste und am schnellsten zum Erfolg führende Therapie ist die Unterbrechung der Exposition. Ist die kinetische Exposition nicht zu vermeiden, sollte man auf dem Fahrzeug – insbesondere auf dem Schiff – einen Raum bzw. Platz aufsuchen, an dem die Beschleunigungsreize möglichst geringgradig sind. An Bord eines Schiffes ist dieses der Kreuzungspunkt der verschiedenen Bewegungsachsen. Bei Einwirkung von Vertikalbeschleunigungen, wie sie besonders ausgeprägt beim Stampfen und Tauchschwingen eines Schiffes auftreten, empfiehlt es sich, horizontale Körperlage (Rückenlage) mit möglichst zurückgebeugtem Kopfe einzunehmen, wodurch die Otolithen in eine Stellung minimaler Erregung gebracht werden. Eine solche Körperlage verringert die Erscheinung der Seekrankheit in vielen Fällen sehr beträchtlich. Bei Einwirkung horizontaler Beschleunigungen wird diese Körperlage kaum eine Erleichterung bringen. Die häufig unangenehmen epigastrischen Sensationen (Fahrstuhlgefühl) sind durch Atemübungen gut zu bekämpfen. Bei der Abwärtsbewegung stellt sich im Anfangsstadium unwillkürlich eine Inspiration ein, die der Erkrankte durch willkürliche Exspiration ersetzen sollte. Hierdurch wird eine ausgeprägte Bauchpresse ausgeübt, die der unangenehmen zusätzlich reizauslösenden Zugsensation an der Magenaufhängung entgegenwirkt.

Medikamentöse Therapie

Eine kausale medikamentöse Therapie ist nicht bekannt und angesichts des pathophysiologischen Mechanismus auch nicht denkbar. Die Therapie kann stets nur eine symptomatische sein bzw. die Zeit bis zum Eintritt der Habituation überbrücken. Es ist dringend zu empfehlen, keine orale Medikation zu betreiben, sondern Suppositorien zu applizieren bzw. in schweren Fällen zu intramuskulären bzw. intravenösen Injektionen antikinetotisch wirkender Pharmaka zu greifen.

Bis vor wenigen Jahren war die Zahl der angebotenen Kinetosemittel unwahrscheinlich groß. Die meisten Präparate erwiesen sich aber als völlig wirkungslos.

Von den bereits früher verwandten Substanzen werden – besonders im britischen Bereich – nur noch Hyoscin in der Dosierung von 0,0006–0,001 G 5–10 Minuten vor Expositionsbeginn benutzt. Diese Mittel besitzen eine deutliche, auch experimentell nachgewiesene Wirksamkeit bei kurzfristiger Exposition. Sie sind jedoch aufgrund ihrer Nebenerscheinungen (trockener Hals, Sehstörungen usw.) nicht optimal. Außerdem sind sie nicht parenteral anwendbar.

Seit einigen Jahren hat sich das Schwergewicht der Therapie auf bestimmte Pharmaka aus der Reihe der Antihistaminika, Ataraktika, Neuroleptika, Tranquillantien und ähnlicher Stoffe verlagert. Einige dieser Substanzen weisen eine ausgeprägte antikinetotische und antiemetische Eigenschaft auf. Die z.Z. wirksamsten Mittel gehören zu den Piperazinen (Buclicin-Hydrochlorid, Dimenhydrinat, Cinnarizin, Cyclicinhydrochlorid, Meclozin). Unter den Phenothiazinen hat sich lediglich das Promethiazinhydrochlorid bewährt. Die Nebenwirkung der verschiedenen Präparate ist sehr different. Am bekanntesten sind Müdigkeit und Aktivitätsverlust. Die meisten Mittel können über längere Zeit als Suppositorien zugeführt werden, ohne daß wesentliche Nebenerscheinungen auftreten. Nicht alle Handelspräparate sind injizierbar.

Bemerkenswerterweise ist das Sympathikomimetikum Amphetamin in ausreichender Dosierung offenbar das wirksamste Antikinetotikum, ohne dabei sedierende oder andere Nebenwirkungen wie die der Belladonnaalkaloide zu besitzen. Kombinationen kleiner Amphetaminmengen mit den obengenannten antikinetotisch wirkenden Substanzen und auch L-Hyoscin bzw. Scopolamin scheinen die Wirksamkeit und vor allem die Verträglichkeit zu verbessern. Dosierung: Amphetamin 0,01 bzw. 0,02 G, gegebenenfalls kombiniert mit 0,0003 G L-Hyoscin bzw. 0,005 G Meclozin. Die unerwünschten Nebeneffekte des Amphetamins (Toxikomanie) sowie die Tatsache, daß diese oder ähnliche Substanzen international zu den Betäubungsmitteln gerechnet werden und den entsprechenden Verschreibungsverordnungen unterliegen, werden jedoch die Anwendung auf besonders gelagerte Fälle beschränken.

Der Ernährungs- und der Flüssigkeitszufuhr muß Beachtung geschenkt werden. Durch intensive Therapie sollte bei Schwerkranken versucht werden, eine gewisse Flüssigkeits- und Nahrungsaufnahme zu ermöglichen. Die Diät soll aus einer gewürzarmen protein-, rohkost- und obstreichen Nahrung, die in kleinen Portionen zu verabfolgen ist, bestehen. Der Flüssigkeitsverlust und auch der Chlorverlust können bei länger dauerndem Erbrechen beträchtlich sein. Für entsprechende Substitution ist zu sorgen. Bei kinetosebedingten gastri-

schen Erscheinungen bringt eine entsprechende Therapie einschließlich Hydrochlorid und Fermentsubstitution häufig Besserung.
Die oft hartnäckige Obstipation bei längeren Seereisen bedarf unter Umständen intensiverer therapeutischer Maßnahmen. Leichte Laxantien sind nicht selten wirkungslos.

Prophylaxe
Physikalische Prophylaxe
Zur individuellen Prophylaxe, gewissermaßen im Rahmen einer präventiven Habituation, sind körperliche Übungen, Turnen und Reizung des Gleichgewichtsorgans durch rhythmische Schaukelbewegungen empfohlen worden. Für ein vestibuläres Massentraining von Schiffs- und Flugzeugbesatzungen sind in der Sowjetunion größere Anlagen bzw. ganze Schiffe konstruiert worden. Diese Simulationsstände erlauben die Imitation der verschiedensten Beschleunigungsverhältnisse einschließlich der Applikation sekundärer Reizungen, wie Vibration, Lärm, Gerüche, optische Bilder usw.
Die konstruktive physikalische Prophylaxe ist in unterschiedlichem Maße möglich. Bei Auto und Omnibus erweisen sich die modernen, teilweise weichgefederten Wagen durch langperiodische Schwingungen bei disponierten Personen unangenehmer als die kurzperiodischen Stöße hartgefederter Fahrzeuge. Beschleunigungseinflüsse bei Schienenfahrzeugen lassen sich ebenfalls durch bestimmte Federungs- und Lagerungsmaßnahmen verringern. Die Luftkrankheit hat durch die in turbulenzarmen Zonen fliegenden Düsenmaschinen stark an Bedeutung verloren.
Die größten Schwierigkeiten bestehen im Schiffbau. Das Stampfen und das Tauchschwingen als wesentliche Vertikalbeschleunigungsfaktoren lassen sich auch durch optimale Schiffskonstruktionen, wie bestimmte Bugformen und Anbringung von Dämpfungseinrichtungen, nur in sehr geringem Maße beeinflussen. Das Rollen (lineare Horizontalbeschleunigung mit Angularkomponente), das optisch zwar sehr eindrucksvoll, aber beim stehenden oder sitzenden Menschen für die Kinetoseauslösung von sekundärer Bedeutung ist, läßt sich durch die auf vielen Passagierschiffen und Fähren eingebauten Flossenstabilisatoren sehr stark dämpfen. Die Verringerung des Rollwinkels auf 5 Grad ist konstruktiv durchaus zu erreichen.

Medikamentöse Prophylaxe
Hier ist primär die orale Applikation angebracht. Bereits 1–2 Stunden vor Beginn der Exposition sollte eine intensive Medikation erfolgen. Bezüglich der Auswahl der Medikamente s. Therapie. Ist eine besonders starke individuelle Empfindlichkeit gegenüber Kinetosen bekannt bzw. sind sehr starke Beschleunigungseinflüsse zu erwarten, so empfehlen sich die prophylaktische Anwendung von Suppositorien bzw. intramuskuläre Injektionen.

Literatur
Brand, J.J.: A survey of recent motion sickness research. J. roy. nav. med. Serv. 56 (1970) 204–207
Brand, J.J., W.L. Perry: Drugs used in motion sickness. Pharmacol. Rev. 18 (1966) 895–924
Chinn, H.J.: Evaluation of drugs for protection against motion sickness aboard transport ships. J. Amer. med. Ass. 160 (1956) 755–760
Clark, B., J.D. Stewart: Relationship between motion sickness experience and tests of the perception of rotation in pilots and nonpilots. Aerospace Med. 44 (1973) 393–396
Glaser, E.M., R.A. McCance: Effects of drugs on motion sickness produced by short exposures to artificial waves. Lancet 1959/I, 853–856
Goethe, H.: Erkrankungen, Begleiterscheinungen und Folgezustände bei Seekrankheiten. Z. Tropenmed. Parasit. 5 (1954) 232–237
Goethe, H.: Die Seekinetose. Eine Übersicht über eigene Untersuchungen mit kritischer Betrachtung der Literatur. Habilitationsschrift, Hamburg, Med. 1973
Goethe, H., G. Fuhrmann: Betrachtungen zum Ablauf der Kinetosen unter besonderer Berücksichtigung bestimmter Stoffwechselanomalien. Z. ges. inn. Med. 13 (1958) 611–618
Graybiel, A.: Structural elements in the concept of motion sickness. Aerospace Med. 41 (1970) 407–410
Jakubczyk, H.: Neuere Erkenntnisse über die Testmethodik und Anwendung von Medikamenten bei der Seekinetose. Dissertation, Hamburg, Med. 1972
Johnson, W.H., N.B.G. Taylor: Some experiments on the relative effectiveness of various types of accelerations on motion sickness. Aerospace Med. 32 (1961) 205–208
Kennedy, R.S., A. Graybiel, R.C. McDonough u.a.: Symptomatology under storm conditions in the Nort Atlantic in control subjects and in persons with bilateral labyrinthine defects. Acta oto-laryng. 66 (1968) 533–540
Lagenstein, I.: Neuere Erkenntnisse über Ätiologie, Pathogenese und Pathophysiologie der Seekinetose. Dissertation, Hamburg, Med. 1970
Miller, E.F., A. Graybiel: Altered susceptibility to motion sickness as a function of subgravity level. Space Life Sci. 4 (1973) 295–306
Money, K.E.: Motion sickness. Physiol. Rev. 50 (1970) 1–38
Morton, G., A. Cipriani, D. McEachern: Mechanism of motion sickness. Arch. Neurol. Psychiat. (Chic.) 57 (1947) 58–70
Parker, D.M., J. Schaffer, E. Cohen: The effect of past experience on motion sickness produced by visual stimuli. J. gen. Psychol. 87 (1972) 65–68
Schadewaldt, H.: Zur Geschichte der Seekrankheit. Med. Welt 18 (1967) 2258–2265
Steele, J.E.: Motion sickness and spatial perception. USAF Aero Syst. Div. 61 (1961) 530
Trincker, D.: Physiologie des Gleichgewichtsorgans. In: Hals-Nasen-Ohren-Heilkunde, Bd. III, hrsg. von J. Berendes, R. Link, F. Zöllner. Thieme, Stuttgart 1965 (S. 309–356)
Trumbull, R., H.J. Chinn, Ch. Haag u.a.: Effects of certain drugs on the incidence of seasickness. Clin. Pharmacol. Ther. 1 (1960) 280–283
Wang, S.C., H.L. Borison: A new concept of organization of the central emetic mechanism: recent studies on the sites of action of apomorphine, copper sulfate and cardiac glycosides. Gastroenterology 22 (1952) 1–11
Wang, C.D., R.S. Kennedy, A. Graybiel u.a.: Computer library literature review on effectiveness of antimotion sickness drugs. NASA Joint Report, NASA Order Nr. R-93 (1965) 20
Wood, C.D., A. Graybiel: Evaluation of sixteen anti-motion sickness drugs under controlled laboratory condition. Aerospace Med. 39 (1968) 1341–1344
Wood, C.D., A. Graybiel: Theory of antimotion sickness drug mechanisms. Aerospace Med. 43 (1972) 249–252
Wozhzhowa, A.I., R.A. Okunjew: Ukatschiwanie i borba s nim. (Das »Einschaukeln« und seine Bekämpfung; russ.) Medizina, Leningrad 1964
Weitere Literatur kann in der Literatur-Dokumentation der Abt. für Schiffahrtsmedizin des Bernhard-Nocht-Instituts für Schiffs- und Tropenkrankheiten, Hamburg 11, Seewartenstraße 9a, eingesehen werden.

Lärmschäden

G. Kittel und G. Theissing

Übersicht und Häufigkeit

Mehr als 3 Millionen Menschen sind alleine in der Bundesrepublik Deutschland schwerhörig, zahlreiche infolge von Lärmeinwirkungen. In den USA gibt es mehr als 10 Millionen Lärmgeschädigte. Rassische Ursachen dürften kaum eine Rolle spielen. In der Bundesrepublik Deutschland herrscht derzeit trotz der Aktion »Schutz vor Lärm am Arbeitsplatz« an etwa 2 Millionen Arbeitsplätzen gesundheitsschädigender Lärm (tägliche Dauerwirkung von mehr als 90 dB [A]).

Inzwischen steht die Lärmschwerhörigkeit hinter der Silikose an 2. Stelle der Häufigkeit von 47 Berufserkrankungen bei noch großer Dunkelziffer und der Möglichkeit eines weiteren Anstieges trotz erheblicher öffentlicher Ausgaben für Lärmbekämpfung.

Neben auralen gewinnen auch extraaurale Auswirkungen von Lärm immer größere Bedeutung. Etwa 60% der Bevölkerung fühlen sich durch Lärm erheblich gestört. Lärmbelästigung ist allerdings ein weitgehend subjektives Phänomen.

Hauptlärmquellen sind Fabriken und Betriebe, Flughafenregionen, Hauptverkehrsstraßen und Baustellen.

Der Gesamtkomplex »Arbeitslärm« ist in den VDI-Richtlinien 2058, in der TA-Lärm und in DIN 18005 erfaßt.

Definition, Klassifikation

Physikalisch bedeutet Lärm Tongemische mit unregelmäßigen Frequenzabständen. Er entsteht mannigfaltig; unter anderem durch Motore, Maschinen, Turbinen, Düsenaggregate, Sägen, aber auch beim Knall (Waffen) und bei Explosionen, wobei er besondere Charakteristika hat. Weißes Rauschen ist ebenfalls Lärm, der im Gegensatz zum schmalbandigen den gesamten hörbaren Frequenzbereich umfaßt.

Die verschiedenen Schäden hängen von der Frequenzzusammensetzung, von den Frequenzgängen und den Lautstärken (Pegeln) ab. Letztere werden im logarithmischen Dezibelmaßstab (dB) angegeben. Nach den schädigenden Pegeln unterteilt man in 4 Lärmstufen, die unterschiedliche Wirkungen auf den Organismus ausüben:

Stufe I: 30–65 Phon mit Beeinflussung der Psyche,
Stufe II: 65–90 Phon mit vegetativen Reaktionen,
Stufe III: 90–120 Phon mit Gehörschäden,
Stufe IV: über 120 Phon mit Lärm-, Knall- und Explosionsschäden.

Akustische Traumen werden eingeteilt in:
1. Lärmschäden i.e.S. als Folge permanenter Lärmeinwirkungen,
2. akute, akustische Insulte:
   a) akute Lärminsulte (»akustischer Unfall«),
   b) Knalltraumen,
   c) Explosionsschäden.

Lärmschwerhörigkeit (Hörstörungen nach Dauerlärm)

Sie entsteht nur nach protrahiert wirkender Schallenergie mit Überschreitung der empirisch ermittelten Grenzrichtwerte. Diese sind so gewählt, daß Lärmexponierte ohne besondere Empfindlichkeit keinen Hörschaden erleiden. Unter Berücksichtigung der Frequenzabhängigkeit auditiver Lärmschäden fallen die Grenzlinien der Geräuschbewertungskurven von ~100 dB der tiefsten Oktave über 85 dB bei 1 kHz auf etwa 80 dB bei 8 kHz ab. Ihre Einhaltung verhindert bei 95–98% der Arbeiter Lärmschwerhörigkeit. Stärker schädigende Reintöne und Geräusche schmäler als 1 Oktave sollten mindestens noch 5 dB unter den Richtwerten bleiben. Begrenzte Überschreitung kann nur bei Exposition unter 8 Stunden erfolgen. Mit Hörschäden ist zu rechnen, sobald im Lärm laute Umgangssprache nicht mehr 1–2 m weit verstanden wird. Neben den Schalldrucken bestimmen einwirkende Frequenzen, Frequenzgänge, Expositionszeit und individuelle Belastbarkeit die Hörverluste.

Krankheitsbild

Die Hörschäden befallen fast symmetrisch beide Ohren; sonst ist einseitige Vorschädigung anzunehmen. Individuelle Faktoren wie Störungen des Innenohrstoffwechsels, auch durch Hypoxydose und durch A.-vertebralis-Irritationen, Arteriosklerose, Diabetes, Nierenerkrankungen u.a. können Lärmschäden begünstigen. Frequenzabhängige Schäden beginnen meist bei 4–6 kHz. Nach jahrelanger Lärmexposition kann Tieftonschwerhörigkeit hinzukommen.

Besserungen von Schallempfindungsstörungen in Lärmpausen sprechen für akustische Schäden. Nach Aufgabe von Lärmarbeit bleibt die Hörstörung meist konstant. Hörverlustzunahme spricht für zusätzliche Schäden wie Alterskomponenten u.a. Mittel- oder primärdegenerative Innenohrschäden verschleiern das Bild der Lärmschwerhörigkeit.

Das *Schwellenaudiogramm* alleine gibt zwar Hinweise; stets erforderlich sind aber auch überschwellige, audiometrische Prüfmethoden.
Die C_5-Senke, passager oder definitiv, ist stets verdächtig und geht meist stärkeren Hörverlusten voraus. Das Senkenmaximum bei 3–4 kHz wird mit zunehmender Lärmschädigung zum Hochtonsteilabfall oder Kurvenabbruch und dann von anderen Hörschäden schwerer abgrenzbar.
Das *Recruitment-Phänomen* ist positiv. Die Lautstärkenunterschiedsschwelle, geprüft bei 4 kHz, ist verkleinert. Meist erst Monate nach der Lärmarbeit ist die Dynamikbreite für weißes Rauschen eingeschränkt. Im Alter unter 60 Jahren ist ein hoher Sisi-Wert bei 4 kHz und ein gleichzeitig niedriger bei 1 kHz typisch. Pathologische Ermüdbarkeit im Carhart-Test ist noch nicht beweisend.
Die *vorübergehende Schwellenabwanderung* (temporary treshold shift, TTS), anfangs noch voll ausgleichbar, bildet sich für alle Frequenzen nahezu gleich und linear zum Logarithmus Zeit nach etwa 2 Minuten zurück. Ihr Maximum liegt nach »White-noise-Belastung« bei 4 kHz, bei Schmalbandgeräuschen eine Oktave über der oberen Grenzfrequenz. Die *Lärmbelastbarkeit* nimmt bei Lärmgeschädigten nicht einfach um den Schwerhörigkeitsgrad ab. 30 dB Hörverlust erlauben bei C_5 nur 10 dB, 60 dB Hörverlust nur 20 dB Richtfrequenzüberschreitung. Bei dienstjungen Lärmarbeitern ist die tägliche Schwellenabwanderung größer als bei älteren, schon Geschädigten.
Permanente Hörverluste resultieren aus der Summation von TTS bei mangelnden Erholungsphasen.
Schäden des Hauptsprachbereiches (C_2–C_4) entstehen, wenn die C_5-Senke 60 dB überschreitet oder Steilabfall erfolgt; meist erst nach 20–30jähriger Lärmexposition oder früher bei sehr hohen Pegeln respektive bei besonderer, individueller Empfindlichkeit. Infolge des geringeren Verdeckungseffektes bleibt beim Lärmschwerhörigen das Sprachgehör im Lärm meist auffallend gut, so daß die Diskriminationsverluste im Sprachaudiogramm relativ gering bleiben; altersabhängige Verschlechterungen beruhen vorwiegend auf nachlassender, zentraler Konzentrationsfähigkeit.
Ohrgeräusche sind als Lärmfolge häufig, aber nicht lärmspezifisch. Anfangs mögen sie auf Spasmen der Mittelohrmuskeln, bei späterem, tonalem Charakter im Frequenzbereich des Hörsenkentiefpunktes eher auf Sinneszellschäden beruhen. Sie beginnen schon im Lärm, überdauern oft die Lärmpausen und lassen sich mit 20 dB über der Schwelle verdecken.
Objektive Meßmethoden (electric response audiometry, ERA) können nach Screeninguntersuchungen, Schwellenbestimmungen und überschwelligen Meßmethoden Aggravationen oder Simulationen weitgehend ausschließen und den echten Diskriminationsverlust aufzeigen. Schon bei Differenzen von 7 dB zwischen Ton- und Sprachaudiogramm ist eine Aussage möglich.

Die *individuelle Geräuschempfindlichkeit*, nicht zu verwechseln mit der psychisch-vegetativen Geräuschempfindlichkeit, besteht als latente Vulnerabilität bei Schallempfindungsstörungen und wird auf primäre Resistenzminderung der Sinneszellen sowie auf Lebensalter, Geschlecht, vegetative Reaktionslage, Konstitution, Warzenfortsatzpneumatisation, Tubenventilation, Mittelohrimpedanz, Otoskloseneigung, Durchblutungsstörungen und allgemeine Stoffwechselleiden zurückgeführt. Gutes Funktionieren der Mittelohrmuskeln und Mittelohrschwerhörigkeit gelten als relative Schutzmechanismen.

Pathogenese
Sie ist noch nicht restlos geklärt. Das Hörorgan perzipiert zwar Töne, Klänge und auch Lärm als adäquaten Reiz, erfährt aber auch bei allen die »physiologische Reizbreite« überschreitenden Geräuschpegeln im Corti Organ mit seinen Sinneszellen degenerative Schäden, namentlich durch impulsartige, unregelmäßige Geräusche mit besonderen Einschwingungsvorgängen an der Basilarmembran.
Die Mittelohrmuskelwirkungen beeinflussen das Maximum der Schallenergie auf der Basilarmembran und dadurch auch die Lage einer Hörsenke. Die Stoffwechselschädigungen der Sinneszellen beruhen auf einer Erschöpfung der energieliefernden Prozesse mit Elektrolytverschiebungen. Dauerlärm führt zu überhöhtem O_2-Verbrauch, den das O_2-Transportsystem und die anaerobe Glykolyse nicht decken können.
Ob das Säuglingsohr sehr empfindlich ist, bleibt noch offen. Immerhin sollen bei ihm Geräuschpegel im Inkubator noch wesentlich unterhalb der Industrienormen Hörverluste bedingen, namentlich bei Wochen oder Monate dauernder Einwirkung. Auch beim Erwachsenen kann Dauerlärm ohne entsprechende Ruhepausen schon bei geringeren Amplituden, in tiefen Frequenzen bereits ab 60 dB, infolge Stoffwechselerschöpfung Hörschäden bedingen.

Histologische Veränderungen
Submikroskopischen Befunden folgen als Ausdruck hypoxischer Schäden Kernschwellungen, Zellverquellungen und Deformierungen mit Beginn an beiden inneren Reihen der äußeren Haarzellen und Übergreifen auf die marklosen Nervenfasern und auf die inneren Haar- und Stützzellen des Corti-Organs. Die Hörnervenfasern und Ganglienzellen bleiben verschont. – Mechanische Läsionen werden höchstfalls bei extremen Schalldrucken über 140 dB sichtbar.

Berufliche Lärmschäden
Die 6. BKV (1961) anerkennt erstmals jede Lärmtaubheit und Schwerhörigkeit unabhängig vom Grad und ohne Beschränkung auf metallverarbeitende Betriebe als Berufskrankheit. Hernach stiegen die Meldungen über berufsbedingte Lärmschä-

den kontinuierlich noch erheblich stärker als ihre absolute Zunahme. Entschädigungspflichtig sind allerdings nur etwa 20% der gemeldeten Fälle. Von 22000 audiometrisch untersuchten Arbeitnehmern an einem lärmintensiven Arbeitsplatzbereich hatten mehr als 13000 erhebliche Lärmschäden.

Die *metallverarbeitende Industrie* mit Stahlgebläsen, Motoren, hochtourigen Maschinen, Walzen, Nieten, Hämmern, Meißeln, Richten, Stemmen, Schleifen, Schweißen u.a. überschreitet auch heute noch die Grenzrichtwerte oft erheblich. Selbst die »Ruhepegel« sind nicht selten so hoch, daß diese Berufszweige die meisten Lärmschwerhörigkeiten aufweisen. Schmieden können durch zusätzliche hypoxische Schäden infolge relativ hoher CO-Konzentrationen und Hitzeschäden der Ohrtrompeten mit Schalleitungskomponenten besonders gefährden.

Weitere, lärmgefährdete Berufszweige sind u.a. vor allem die Getränkeindustrie mit ihren Abfall- und Einpackmaschinen, die Textilindustrie mit breitbandigem, meist impulsartigem Rauschen, die holzverarbeitende Industrie mit Kreissägen und Fräsmaschinen, der Berg- und Straßenbau mit pulsierenden Preßlufthämmern, das Funk- und Fernmeldewesen mit Signal- und Knackgeräuschen, das Verkehrswesen (Luft- und Schiffahrt, Eisenbahn, Straßenverkehr) mit Dieselmotoren, Düsenaggregaten, Dampfmaschinen, Elektromotoren und Turbinen.

Beim Bodenpersonal fand man infolge des Betriebslärms der Stahltriebwerke bis zu 35% Hörschäden, die mit steigender Beschäftigungsdauer in Lärmzonen zunahmen und nach weiteren 5 Expositionsjahren bereits eine zusätzliche Progredienz von 10 dB bei 3–4 kHz aufwiesen. Sogar zahnärztliche Turbinenbohrer können fakultativ lärmschädigend sein. Jüngst wurden auch in Diskotheken, namentlich nahe Lautsprecheranlagen und Musikpodien gehörschädigende Pegel gemessen. Sie treffen wegen der regelmäßigen, täglich mehrstündigen Exposition am ehesten die Diskjockeys. In den USA wird über häufigere Beatlärmschäden berichtet als in der BRD. Sie treten ab 800 Aufenthaltsstunden im Beatlärm mit hohen Pegeln auf. Zuleitung ensprechender »Musik« über Kopfhörer kann die Gefahr für das Hörvermögen noch verstärken. – Etwa 30% der Bundeswehrsoldaten sind bezüglich des Gehörs lärmgefährdet. 10% erleiden Gehörschäden, die in 2% irreversibel sind.

Vestibuläre Störungen

Lärmbedingte Schwindelerscheinungen sind selten und treten nur gelgentlich als passagere Unsicherheiten gemäß einer Tullio-Reaktion, namentlich beim Wartungspersonal moderner Düsenflugzeuge, auf. Manchmal bestehen beim Knalltrauma anfänglich Schwindelerscheinungen, die sich bei Explosionstraumen jedoch öfters einstellen. Vestibularisstörungen treten unabhängig vom Grad der Hörverluste auf. Sie sind nicht immer peripher, sondern auch retrolabyrinthär und zentral lokalisiert und können dann als reine Kreislaufschäden fehlgedeutet werden.

Allgemeine Lärmwirkungen

Eine definierte Lärmkrankheit außer der Lärmschwerhörigkeit ist nicht bekannt. Neben Behinderungen der akustischen respektive stimmlichen Kommunikation und Umweltorientierung mit Beeinträchtigung der sozialen Beziehungen bestehen jedoch Auswirkungen auf Psyche und auf neurovegetative Funktionen. Die Reaktionsgrade sind interindividuell sehr verschieden und werden nicht nur durch die Dezibel, sondern auch durch Informationsgehalt, akustisches Erinnerungsvermögen, ästhetische Wertung und durch die psychische Ausgangslage des Hörenden geprägt.

Die *psychischen Reaktionen* hängen sehr von der Einstellung zum Lärm, von seiner Lästigkeit, von emotionaler Belastung, primärer Nervosität und Spannung ab. Psyche und Wohlbefinden können zwar schon durch Lärmpegel zwischen 30–65 dB, namentlich bei geistigem Schaffen oder in Erholungsphasen nach stärkeren Lärmeinwirkungen, beeinflußt werden, doch ist die Grundeinstellung etwa zum Betriebslärm und zur Tätigkeit so wesentlich, daß bei positiver Haltung keine Beschwerden vorgebracht werden und sogar über »Gewöhnung« berichtet wird. Bei primärer Aversion gegen den Lärm hingegen stellen sich eher »Sensibilisierungsphänomene« ein. Wenngleich eine mittlere Schallkulisse bis 60 db infolge einer Art »Weckeffekt« und höhere Pegel aufgrund von Gegenregulationen sogar leistungsfördernd sein können, bleibt doch ein Erholungsdefizit. Geistesarbeiter reagieren auf Lärm meist besonders empfindlich. Dauerberieselung von mehr als 8 Stunden pro Tag bedingt ohnehin schnellere Ermüdbarkeit mit Leistungsminderung, Herabsetzen der Sehleistung und Depressionen sowie Aggressionen. Nicotin- und Koffeinabusus führen eher zu einer Steigerung der Lärmempfindlichkeit. Zusammenhänge zwischen Lärm und Schulversagen bedürfen noch weiterer Klärung. Bei Neurotikern sind die physiologischen, vegetativen Reaktionen nach informationshaltigen Lärmreizen gleicher Intensität erheblich stärker. Auch psychisch Unauffällige können aber durch Lärmpegel weit unterhalb der Ohrschädigungsgrenze mit Mißmut, Reizbarkeit und gestörtem Denkvermögen reagieren. Nach großen Statistiken wurde Lärm im Krankenhaus von Patienten und Personal unter 10 Belästigungsfaktoren als störendster genannt, so daß er einen psychisch-emotionellen Streßfaktor darstellt und gerade bei Kranken, Unfallverletzten und Postoperativen mit ihrem ohnehin gestörten Gleichgewicht neurovegetativ-hormoneller Regelkreise potentiell pathogen sein kann. Auch beim Gesunden kann Lärm neben Wohlbefinden, Lebensglück und Leistungsfähigkeit organische Funktionen indirekt beeinträchtigen.

Vegetative Reaktionen auf Lärm sind meist sympathikoton aktiviert und hängen auch von der hormonellen Situation, beispielsweise vom Menstruationszyklus, ab. Bei kurzzeitigen Reizen sind sie schon ab 50 dB zu registrieren, ohne daß sie auf manifeste Organveränderungen schließen ließen. Während der Schwangerschaft steigt die fetale Herzfrequenz unter Lärm um 4–7% an. Schwangere reagieren bei 50–90 dB mit einer Gefäßdilatation, während sonst schon bei 3minütiger Applikation von Straßenverkehrslärm durch Fingerplethysmographie meßbare vasokonstriktorische Reaktionen eintreten, die parallel zur Intensitätszunahme des Schalls erfolgen und unter breitbasigen Geräuschen stärker sind. Entsprechender Lärm kann neben Minderung der Hautdurchblutung, Veränderungen des elektrischen Hautwiderstandes und Herabsetzung der Hauttemperatur auch Hemmung der Peristaltik, Minderung der Speichelsekretion, Steigerung allgemeiner Stoffwechselvorgänge, Erhöhung des Muskeltonus, Ausschüttung gonadotroper Hormone, verstärkte Ausscheidung von Katecholaminen und Ketosteroiden, Pupillenerweiterungen, Verschlechterung allgemeiner Arbeitsökonomie, gehäufte Fehlerraten bei Geschicklichkeitsaufgaben, Erhöhung des zerebralen Erregungsniveaus, Störungen der Schlafphasen, Verminderung des Volumenpulses, Schweißausbrüche, Kopf- und Leibschmerzen, Verschiebung der Blutdruckamplitude an der Fingerbeere respektive allgemeine, vorübergehende Blutdruckanstiege bedingen. Nicht alle diesbezüglichen Untersuchungsergebnisse sind jedoch einheitlich.

Essentielle Hypertoniker zeigen eine hochsignifikant stärkere Reaktion auf Lärm und sprechen auch stärker an als Patienten mit renalem Hochdruck. Der diastolische Blutdruck steigt erst bei höheren Dauerlärmpegeln leicht an, während er bei Impulsgeräuschen (Schallmauer-Knall) abfallende Tendenz zeigt. Blutdruckerhöhung, Pulsbeschleunigung, Steigerung der Atemfrequenz, aktivierende bis aggressionssteigernde Effekte durch laute Autoradiomusik können bereits das Unfallrisiko erhöhen. Das Auftreten von Herzinfarkten durch Lärm bedarf noch weiterer Klärung. Je stärker Testpersonen im Alltag Flugschall ausgesetzt sind, desto heftiger sind ihre »Reizantworten« auf Lärm im Labor bezüglich der Blutgefäßkontraktionen und der Erhöhung der Muskelaktivitäten, deren Spontansteigerung unter Lärm elektrophysiologisch nachweisbar ist. – Endokrine Arousal-Reaktionen ergeben sich aus der vermehrten Katecholamin- und Corticosteroidausschüttung. – Die Peristaltik wird ab 60 dB bereits verlangsamt und die Magensaftsekretion erniedrigt. 80–90 dB verringern die Kontraktionen der Magenmuskulatur schon bis 37%. Stärkerer Lärm begünstigt sicher nervöse Magen-Darm-Störungen. Erkrankungen von Herz, Kreislauf und Intestinum, bei »zeitgenössischen Orchestermusikern« festgestellt, sind ebenfalls noch weiter abzuklären. – Schlafbeeinflussung erfolgt bereits durch Pegel, die noch lange keinen Aufweckeffekt besitzen. Ab 45 dB sind elektroenzephalographisch oder mittels Aktivitäts- und Augenbewegungsmessungen bereits Verminderung der Schlaftiefe und der Traumschlafzeit objektivierbar. 90 Minuten dauernde Geräusche von 70 dB können bereits erhebliche Tiefschlafreduktionen bedingen. Informationsreiche Schallpegel (Musik) sollen das Schlafverhalten stärker beeinflussen als informationsarme, monotone. Dem Flugschall kommt bezüglich Dauerschlafstörungen besondere Bedeutung zu. Er beeinträchtigt Männer häufiger als Frauen. Auch schlafende Jugendliche zeigen im EEG nach jedem nächtlichen Fluglärmereignis für einige Minuten beschleunigte Rhythmen, identisch mit oberflächlicherem Schlaf, der am folgenden Tag zur Verlangsamung der Hirnstromwellen bei bestimmten Tätigkeiten führt, d.h. noch nicht zur vollen Aktionsfähigkeit des Gehirns. Fluglärmbedingte Störwirkungen steigen ab einem kritischen Wert von 40–50 NNI (noise and number index) steil an. Neben direkter Aktivierung von ZNS und vegetativem Nervensystem können Störungen auch indirekt aus einem erhöhten Schlafmittelkonsum resultieren. Alle diese meist vegetativ bedingten Reaktionen können allmählich auch anatomische, organische Gefäßschäden nach sich ziehen. Permanente Schäden entstehen besonders durch impulsartigen Lärm, wie er namentlich in der Textilindustrie gegeben ist. – Die vegetativen Reaktionen sind um so stärker, je geringer eine Lärmschwerhörigkeit ist, und umgekehrt. Pegel über 130 dB werden oft als schmerzhaft empfunden; extreme Pegel ab 165 dB können Tiere wie Ratten oder Katzen sogar töten.

Prophylaxe, Therapie, Prognose
Keine Lärmschwerhörigkeit ist heilbar, jede Lärmschwerhörigkeit vermeidbar. »Gewöhnung an Lärm«, ein umstrittener Begriff, schützt nicht vor Lärmschwerhörigkeit. Legislative Maßnahmen sind unumgänglich. Sie umfassen die allgemeine Prophylaxe und den individuellen Lärmschutz. Geräte wie GR 1565-C erlauben selbst bei Windstärken von 16–24 km/h exakte Schallpegelmessungen zwischen 30–130 dB. Der Lärm-Monitor GR 1944 erfaßt Lärmbelastungen eines ganzen Arbeitstages und zeigt gesondert Pegel über 120 dB an.

Allgemeine prophylaktische Maßnahmen bestehen in Schallreduktionen an der Lärmquelle, in Verhinderung der Lärmausbreitung und in organisatorischen Maßnahmen wie Aufklärung Lärmexponierter, otologische Untersuchung, Lärmmessungen und -bewertungen, Einhalten der Grenzrichtwerte, Reduktion der Aufenthaltsdauer im Lärm, medikamentöse Vorsorge, regelmäßige Kontrolle technischer Schutzmaßnahmen, Gebotsschilder, audiometrische Einstellungs- und spätere Kontrolluntersuchungen sowie zeitiger Arbeitsplatzwechsel. Vorsorgetests beziehen sich meist auf die in Stärke und Dauer auch von individuellen Varianten abhängige TTS. Da sie logarithmisch zur Zeit erfolgt und schon nach 1 Stunde fast wie am Ende eines Arbeitstages ausfällt, sind häufige Lärmpausen besonders wichtig und sinnvoller als die Verkürzung eines Arbeitstages. Erst bei mehr als 120 Phon wird das Verhältnis Belastungszeit : Erholungszeit unbedeutend. Als brauchbare Einstelluntersuchung zeichnet sich jüngst die TTS-Untersuchung der Hochtonsenke nach Tieftonbelastung ab. Bei mehrstündigem Überschreiten der Grenzrichtwerte pro Tag ist jährlich Siebaudiometrie erforderlich. Arbeitsplatzwechsel ist dann anzuraten, wenn innerhalb eines Jahres Hörverlustzunahme von über 15 dB erfolgt oder nach einem lärmfreien Arbeitstag Hörverlustrückstände von mehr als 30 dB bei 4 und 6 kHz bleiben.

Medikamentöse Prophylaxe mit Vitamin A, B, E, Sedativa, Vasodilatanzien resp. Sympathikolytika, Glutamin, Lecithin, Psychosomatika, $NaHCO_3$, ATP u.a. wird verschieden beurteilt.

Die *individuelle Prophylaxe* richtet sich nach der Unfallverhütungsvorschrift »Lärm«, die Grenzwerte für Lärmemissionen von Maschinen gibt und zu Gehörpegelmessungen sowie zur Bereitstellung und Verwendung von Gehörschutzmitteln verpflichtet.

Zu den von Lärmexponierten getragenen Hörschutzgeräten, die die letzte Verhütungsmöglichkeit bieten, jedoch die allgemeinen Schutzmaßnahmen nicht ersetzen, gehören Stöpsel, Antiphone und Watte. Die wegwerfbaren Zäpfchen sind meist aus Mineralfasern oder Baumwolle für den Einmalgebrauch; permanente Stöpsel aus Kunststoff oder Gummi gibt es in mehreren Formen und Größen. Gut verträglich und besonders vor hohen Frequenzen schützend ist die »schwedische Glasdaune«. Pegel über 100 dB erfordern großvolumige Gehörschutzkappen oder -helme. Da die maximale, individuelle Schalldämmung nur 30–55 dB beträgt, schädigen höhere Pegel via Körper-(Knochen-)Schall.

Die Prognose ist daher schlecht. Nach der ISO-Empfehlung läßt sich das Risiko der Gehörbeeinträchtigung in Prozent in Abhängigkeit von äquivalentem Dauerschallpegel L_{eq} und Expositionsdauer in Jahren voraussagen (Tab. 14.6).

Therapie einer Lärmschwerhörigkeit gibt es nicht. Deshalb ist Prophylaxe besonders wichtig. Neben Hörgeräteversorgung kann langsames, lautes und antlitzgerechtes Sprechen die Kommunikation erleichtern.

Akute akustische Insulte

Der *akute Lärminsult* (»akustischer Unfall«) entsteht in Minuten oder Stunden. Lärm ist dabei nur auslösendes Agens, nicht Ursache der Hörstörung. Eine Vorschädigung wird zwar öfters nicht ermittelt, doch steht die Hörschädigung nur am Ende einer Schädigungskette.

Die audiometrischen Unterschungen ergeben eine pankochleäre oder kochleoapikale Schädigung.

Das *Knalltrauma* (»Detonationstrauma«) bedingt Hörschäden sekundenschnell. »Knall« bedeutet physikalisch weißes Rauschen mit etwa für alle Frequenzen gleicher Intensität, die in exzessivem, kurzem Stoß von nur 1 msec dauernder Druckspitze eintritt, so daß kein Schutz der Mittelohrmuskeln (Latenz 10 msec) eintritt.

Kleinere Kaliber haben höhere Frequenzen, größere längere Druckanstiegszeiten und längere Druckspitzen. Explosionsgrenzwerte werden etwa bei 7,5-cm-Geschützen erreicht. Die Knallpegel lie-

Tabelle 14.6 Prognose der Gehörbeeinträchtigung

Äquivalenter Dauerschallpegel L_{eq} in dB(A)	Beeinträchtigung durch:	Expositionsdauer in Jahren									
		0%	5%	10%	15%	20%	25%	30%	35%	40%	45%
80	Lärm	0	0	0	0	0	0	0	0	0	0
	Lärm und Alter	1	2	3	5	7	10	14	21	33	50
85	Lärm	0	1	3	5	6	7	8	9	10	7
	Lärm und Alter	1	3	6	9	13	17	22	30	43	57
90	Lärm	0	4	10	14	16	16	18	20	21	15
	Lärm und Alter	1	6	13	18	22	26	32	41	54	65
95	Lärm	0	7	17	24	28	29	31	32	29	23
	Lärm und Alter	1	9	20	28	34	39	45	53	62	73
100	Lärm	0	12	29	37	42	43	44	44	41	33
	Lärm und Alter	1	14	32	42	48	53	58	65	74	83
105	Lärm	0	18	42	53	58	60	62	61	54	41
	Lärm und Alter	1	20	45	57	64	70	76	82	87	91
110	Lärm	0	26	55	71	78	78	77	72	62	45
	Lärm und Alter	1	28	58	75	84	88	91	93	95	95
115	Lärm	0	36	71	83	87	84	81	75	64	47
	Lärm und Alter	1	38	74	87	93	94	95	96	97	97

gen über 150 dB, bei Schnellfeuerwaffen manchmal über 170 dB. Knall als kurzzeitiger Lärm trifft infolge seiner Richtwirkung voll meistens nur ein Ohr, dessen Schädigungsmaximum am Ende der ersten, Anfang der zweiten Schneckenwindung mit einer Hörsenke bei 4 kHz liegt oder dessen Hochtonverluste auch auf die mittleren Frequenzen übergehen. Die relativ häufigen Steilabfälle sind meistens nicht mehr rückbildungsfähig. Überschwellig zeigt sich eine Corti-Organ-Schädigung mit positivem Recruitment. Subjektiv bestehen oft: stechender Ohrschmerz, »Vertäubungsgefühl« und/oder helles, Stunden bis Jahre anhaltendes Ohrensausen oder Pfeifen.

Schädigungsgrade und Lage der Senken hängen mehr noch als bei Dauerlärm von der individuellen Empfindlichkeit ab, die durch Mittelohrerkrankungen sogar erhöht sein kann. Die Prognose ist hinsichtlich der Rückbildung von Hörschäden besser als bei Dauerlärm.

Das *Explosionstrauma* ist eine quantitative Steigerung des Knalltraumas mit Druckspitzen über 1 kg Treibladungsgewicht (Detonationen von Handgranaten, Granaten, großkalibrigen Geschützen, Minen, Bomben und Sprengladungen). Klinisch imponieren meist Mittelohrläsionen, wobei sich selbst große Perforationen oft spontan schließen.

Auch die Innenohrschwerhörigkeit ist häufig stärker als beim Knalltrauma. Typisch ist ein Steilabfall der Hörkurve, so daß die C_5-Senke sozusagen übersprungen wird. Hörverbesserungen sind bei schwächeren Explosionsschäden möglich, Verschlechterungen noch nach Monaten. Ertaubungen entstehen bei exzessiven, die Labyrinthflüssigkeit treffenden Schalldruckwellen sowie bei Blutungen und Verletzungen der Basilarmembran.

Literatur

Dieroff, H.-G.: Die Lärmschwerhörigkeit in der Industrie. Barth, Leipzig 1963

Großkurth, D.: Schwellenaudiometrische Untersuchungen über Hörschäden beim Starfighter-Bodenpersonal. Med. Welt 22 (1972) 818

Jansen, G.: Lärmbedingte Schlafstörungen. Umweltmedizin 7 (1973) 160

Kittel, G.: Die Hypoxydose der Kochlea durch Kohlenmonoxyd. Akt. Oto-rhino-laryng. 1 (1969), 1

Klosterkötter, W.: Gesundheitliche Bedeutung des Lärms. Zbl. Bakt. Abt. 212 (1970) 336

Klosterkötter, W., F. Gono: Quellen und gesundheitliche Wirkungen des Lärms. Zbl. Bakt. Abt. 155 (1971) 300

Koch, J., H. Loebell: Das Gutachten des Hals-Nasen-Ohren-Arztes, 3. Aufl. Thieme, Stuttgart 1968

Kottmeyer, G.: Wirkungen des Lärms auf den Menschen. HNO-Wegweiser 9 (1960) 66

Lehnhardt, E.: Die Berufsschäden des Ohres. Arch. Ohr.-, Nas.- u. Kehlk.-Heilk. 185 (1965) 11 (Kongreßbericht)

Niemeyer, W.: Berufsschäden des Gehörs. Ärztl. Mitt. 49 (1965) 2725

Pfander, F.: Das Knalltrauma. Springer, Berlin 1975

Strauß, P., H. Chüden: Der Einfluß des Schallfeldaufbaues in Diskotheken auf das Ausmaß der Lärmschädigung des Innenohres. Z. Laryng. Rhinol. 52 (1973) 134

Theissing, G.: Vermeidung und Bekämpfung gesundheitlichen Lärms. Ärztl. Mitt. 25 (1961) 1457

Chronisch-mechanische Auswirkungen

H. Buckup

Definition

Jede chronische, den physiologischen Minimalbedarf unterschreitende oder die Anpassungsfähigkeit überschreitende oder sonst inadäquate, statisch- oder dynamisch-mechanische Beanspruchung kann zu krankhaften, funktionellen oder organischen Veränderungen vornehmlich in den betroffenen mechanischen Kommunikationsorganen führen. Mechanische Beanspruchungsfaktoren sind Druck-, Zug-, Biegungs-, Dreh- und Scherkräfte, überwiegend als Belastungsmomente beruflicher, aber auch sonstiger, z.B. sportlicher Tätigkeiten oder anderweitiger Verhaltensweisen. Sie können mittels Bewegungen, Bewegungsfolgen (Heben, Tragen, Schaufeln usw.) oder bestimmter Körper- oder Gliedmaßenhaltungen (Stehen, Sitzen, Hocken usw.) wirksam werden. Ihre Einwirkung kann kontinuierlich oder diskontinuierlich sein, dann rhythmisch oder unrhythmisch, so als Erschütterungen oder Vibrationen und damit als Schwingungen. Parameter sind die zur Wirkung kommende Kraft sowie Zeit und Rhythmus ihrer Einwirkung – bei Schwingungen vor allem der Frequenzbereich – dazu Richtung und Ort der für die Wirkung maßgeblichen Belastung.

Chronisch-mechanische Auswirkungen sind somatisch Untermüdungserscheinungen (Muskel- sowie Gelenkschwächen, Trainingsmangel, Stoffwechselstörungen, Inaktivitätsatrophie) oder Überlastungsschäden in Form von Ermüdungsschäden (Skelettsystem), Aufbraucherscheinungen (Bandscheiben usw.), lokale oder allgemeine Funktionsstörungen (Drucklähmungen, Störungen der Statik, Schwingungsauswirkungen), lokale Reizerscheinungen (Fremdkörperwirkungen) sowie Verschleißkrankheiten von Oberflächen durch mechanischen Abrieb.

Häufigkeit

Mechanische Einflüsse konkurrieren als Krankheitsursachen – mehr oder weniger unzureichend geklärt – in vielfach indifferenten Krankheitsbildern mit dispositionellen oder anderen expositionellen Faktoren, womit reale Übersichtszahlen entfallen, mit Ausnahme des begrenzten Bereichs der als anzeigepflichtige Berufskrankheiten definierten Syndrome. Doch dürfte diesen Einflüssen, besonders in dem Bereich der sogenannten rheumatischen Erkrankungen, eine nicht unmaßgebliche Bedeutung beizumessen sein.

Allgemein schwinden mit der Mechanisierung und Automation die mechanischen Auswirkungen der Schwerarbeit auf den Bewegungsapparat. Dafür mehren sich die schädigenden Folgen der zunehmenden arbeitsteiligen bis vollautomatisierten Fertigung mit der steigenden Arbeitsintensivierung, der ansteigenden Frequenz einseitiger, engbegrenzter Belastungen und dem wachsenden Bewegungsmangel.

Erkrankungen durch allgemeine mechanische Einflüsse

Schäden am Skelett

Vorkommen

Mechanisch bedingte Schäden am Skelett sind selten. Grundsätzlich sind alle Lokalisationen möglich. Am häufigsten ist die Wirbelsäule betroffen, so die Wirbelfortsätze bevorzugt bei Erdarbeitern. Abrisse von Wirbelbogenfortsätzen werden bei Hochleistungssportlern – Gewichthebern, Springern u.a. – beobachtet. Wirbelverschiebungen finden sich gehäuft bei Dockarbeitern, »Schlangenmenschen«, aber auch Hochleistungssportlern, so z.B. beim Turnen, beim Turmspringen, bei Gymnastik. Weitere Lokalisationen sind die Mittelfußknochen bei Marschierbeanspruchung, vor allem bei fehlender Eingewöhnung und bei Überforderung, und bestimmte Mittelhandknochen bei Preßluftarbeit.

Pathogenese

Es besteht ein Mißverhältnis zwischen Belastung und individueller Belastbarkeit, exogen bewirken häufig wiederholende und gleichartige mechanische Einwirkungen, vor allem ruckartige Biegungsbelastungen eines Knochens Umbau an der Stelle der stärksten Biegungsbeanspruchung in osteoid-fibröses Ersatzgewebe. Bei der Schipperkrankheit kommt es fast immer zur Spontanfraktur, bei der Deutschländer-Krankheit selten; am

Mondbein ist die Folge der Belastung eine diffuse Gefügezertrümmerung.

Krankheitsbild
Schipperkrankheit. Den Abrißbrüchen der Dorn- und (Quer-)fortsätze gehen häufig Prodromalerscheinungen, wie Schwächegefühl und Beschwerden zwischen den Schulterblättern, voraus. Dann treten nach einer eventuell unwesentlichen Bewegung plötzlich Schmerzen im Nacken, Spannungszustände der Rückenmuskulatur und Bewegungssperre im Bereich des Oberkörpers auf. Die Diagnose wird aus dem Röntgenbild und anamnestisch aus dem Nachweis begünstigender Faktoren, insbesondere einer entsprechenden Belastung, gestellt. Im allgemeinen heilt die Krankheit nach kürzerer Schonung aus; es gibt praktisch *keine* Dauerschäden; jedoch gelegentlich Rückfälle.
Deutschländer-Krankheit (Marschfraktur). Zunächst bestehen Schmerzen beim Gehen, bald auch beim Stehen sowie Weichteilschwellung über dem entsprechenden Mittelfußknochen. Es können mehrere Knochen betroffen sein. Die Prognose ist günstig.
Ermüdungsfrakturen an den Zwischengelenkstükken der Wirbelsäule. Sie treten bei schweren Abnutzungserscheinungen auf und sind die Folge extremer Biegungsbelastungen der Wirbelsäule mit nachfolgendem Abgleiten einzelner Wirbel. Es bestehen entsprechend schwerwiegende Beschwerden und Funktionsstörungen, die Prognose ist ungünstig.

Gelenkschäden

Arthrosis deformans
Vorkommen
Die Einwirkung rhythmischer Rückstoßerschütterungen an Gelenken der oberen Extremitäten führt zur sogenannten Preßlufterkrankung; andere Ursachen sind sonstige überphysiologische Beanspruchungen, so durch Leistungssport oder einseitige Berufsarbeit, wie früher bei Schwerlastträgern und Bergleuten. Allgemein gibt es jedoch wenig gesicherte Erfahrungen.

Pathogenese
Die primäre Läsion betrifft den Knorpel mit sekundärer Reaktion des benachbarten Knochens und der Gelenkkapsel. Exogen vermehrte Belastung und langdauernde Mikrotraumatisierung führen bei endogen pathologischen Formveränderungen und mangelhafter Knorpelbeschaffenheit zur Erkrankung.

Krankheitsbild
Wie bei Preßlufterkrankung; sonst isoliertes oder betontes Auftreten an einzelnen, besonders beanspruchten Gelenken, im übrigen unspezifisch.

Meniskusschäden des Kniegelenks
Vorkommen
Meniskusschäden können in jedem Alter auftreten und sind anlagebedingt. Begünstigend wirkt eine jahrelange, ungewöhnliche Belastung der Kniegelenke, in erster Linie infolge vorwiegendem und dabei längerdauerndem, ununterbrochenem Arbeiten im Knien oder Hocken, in erster Linie bei Bergleuten, auch bei Parkett- und bei Fliesenlegern usw.

Pathogenese
Extreme Beugung besonders am Innenmeniskus sowie Drehung und Verschiebung führen auf die Dauer zu Ernährungsstörungen, Quellungen, verringerter Gleitfähigkeit, Quetschung, Rißbereitschaft und bei normalen Belastungen des täglichen Lebens eventuell zu Ein- oder Abrissen (*kein* Unfallereignis); es kommt zu degenerativ-reparativen Veränderungen der Menisken, als Spätfolge zu Knorpel- und Knochendegeneration, Gelenkkörpern, Osteochondritis dissecans.

Krankheitsbild
Es bestehen unbestimmte Schmerzen und Bewegungsbehinderung im Kniegelenk; bei Lösung oder Abriß treten Einklemmungserscheinungen, Gelenksperre und plötzliche, heftige Schmerzen auf; meist ist der innere Meniskus betroffen.

Bandscheibenschäden
Vorkommen
Sie sind anlagemäßig bedingt und häufig. Die Bedeutung exogener Faktoren ist umstritten. Ein vermehrtes Auftreten wird bei Über- und Fehlbelastung beschrieben, so z.B. durch körperliche Schwerarbeit, durch Zwangshaltungen bei gleichzeitigem Mangel an Bewegung oder bei stereotypen Bewegungen und durch Vibrationen, bei Bergleuten besonders an LWS, bei Schwerlastträgern an der BWS, auch LWS und HWS, bei Zahnärzten, Friseuren, Orchestermusikern, bei Weberinnen, Spinnerinnen usw. an der HWS, bei Fahrern von Traktoren, schweren Baumaschinen usw. durch Schwingungsbelastungen (s. S. 14.57).

Pathogenese
Die primäre Schädigung betrifft die Bandscheibe, ganz überwiegend an den Stellen maximaler Bewegungs- und Druckbeanspruchung, dabei altersmäßige Verminderung des Wassergehalts mit Neigung zu Brüchigkeit und Einriß. Es folgen lokale Druckschädigungen, Zerreißungen der Faserverbindungen zum Wirbel, reaktive Wirbelrandauflagerungen (Spondylose, Osteochondrose), komplexe De- und Regenerationsvorgänge; funktionell folgen unter anderem Lockerung der Wirbelkörperverbindungen, stärkere Belastung ihrer Verbundelemente, eventuell ungleicher Bewegungsablauf in korrespondierenden Gelenken, reflekto-

rische Muskelinnervation, Wirbelfehlstellungen, Nervenirritation; selten erfolgt die Zerreißung einer gesunden Bandscheibe durch schwere Gewalteinwirkung.

Krankheitsbild
Beschwerden fehlen teil- oder zeitweise; ausgelöst werden sie durch bestimmte Bewegungen oder eventuell nur leichte Belastungen im Innervationsbereich, auch durch fokaltoxische, toxische und andere Faktoren = Nervenwurzelreizsyndrom; unter Umständen entsteht das Bild einer Epikondylitis, Arthritis, Peritendinitis usw.

Erkrankungen der Sehnen, deren Scheiden oder des Gleitgewebes, der Bänder-, Muskel- und der Sehnenursprünge bzw. -ansätze, Sudeck-Syndrom

Vorkommen
Diese Erkrankungen sind häufig; oft sind sie und ihre Chronizität Folge einer Minderbelastbarkeit durch vegetativ-nervöse, irritierende Veränderungen der Wirbelsäule im entsprechenden Nervenwurzelbereich; auch sind sie mitbedingt oder bedingt durch einseitige langdauernde mechanische Beanspruchung und ungewohnte Arbeiten aller Art, weniger durch Schwere der Belastung als vielmehr durch eine zu hohe Frequenz einförmiger sich schnell wiederholender Bewegungen, durch Erschütterungen oder ständige, ruckartige Belastungen, vor allem bei fehlender oder gestörter Anpassung; ursächlich-wesentlich sind auch Durchnässungen und Unterkühlungen; Auftreten zumeist an oberen Gliedmaßen.

Pathogenese
Durch Reizung des Sehnengleitapparats entsteht ein echtes, entzündliches Infiltrat mit Schwellung und Druckschmerz, unter Umständen kommt es zu schwieligen Wandverdickungen der Sehnenscheide, Faserknorpelbildung, Nerven- und Gefäßumbildungen.

Krankheitsbild
Sehnen. Die *Periarthritis humeroscapularis,* eigentlich Tendinose der Sehnenplatte des N. supraspinatus mit Druckempfindlichkeit des Schultergelenks, ist gekennzeichnet durch Bewegungssperre und Kraftlosigkeit des Arms; sie ist abzugrenzen gegen Knochenprozesse, Arthrosis deformans, Gelenkentzündungen, Schleimbeutelerkrankungen und insbesondere Nervenwurzelreizungen durch HWS-Veränderungen. Bei der *Dupuytren-Kontraktur* führen Knoten und strangförmige Verhärtungen der Palmarfaszie zu fortschreitender Verkrümmung der Finger; analoge Veränderungen gibt es auch an der Plantarfaszie. Die Ätiologie ist umstritten, HWS-Veränderungen werden diskutiert, wesentliche Bedeutung expositioneller Einflüsse werden in Deutschland im allgemeinen verneint, sonst z.T. angenommen.

Sehnenscheiden und Sehngleitgewebe. Die *Tendovaginitis serosa* ist ein akut auftretendes, echtes entzündliches Infiltrat der Sehnenscheiden mit Schwellung und Druckschmerz. Bei der *Tendovaginitis stenosans* ist das Sehnenfach durch Wandverdickung der Sehnenscheiden eingeengt, am Daumen als Quervain-Krankheit, sonst auch als »schnellender Finger« bezeichnet; am häufigsten ist die *Tendovaginitis* oder besser *Paratenonitis crepitans,* vor allem an den Strecksehnen der Finger, besonders der Daumen, auch der Zehen mit Druck- und Bewegungsschmerz sowie fühlbarem Schneeballknirschen.

Bänder-, Muskel- und Sehnenursprünge bzw. -ansätze. Uneinheitliche, teils entzündliche, teils degenerative Periostosen führen zu lokalem, heftigem, ganz akut oder auch chronisch schleichend auftretendem Schmerz und umschriebenem Druckschmerz *(Epicondylitis humeri lateralis et medialis).* Differentialdiagnose: Zervikalsyndrom; *Styloiditis radii* bzw. *ulnae* mit unklaren Schmerzen im Handgelenk und typisch lokalisiertem Druckschmerz.

Sudeck-Syndrom. Es handelt sich um einen reflexdystrophischen Prozeß auf der Basis einer komplexen, im einzelnen nicht geklärten Störung der vegetativen Innervation. Sekundär wird dieses Syndrom auch nach Überlastungsschäden beobachtet, aber auch als direkte Folge z.B. einseitiger, monotoner Handarbeit beschrieben.

Erkrankungen der Muskeln

Myalgisches Syndrom. Die Muskelspasmen mit Muskelhärten (»Hartspann«) und oft starken Schmerzzuständen werden unter anderem durch berufliche Über- oder Fehlbelastung verursacht, insbesondere durch Fehlhaltungen, eine zu hohe Frequenz einseitiger Belastungen u.a. oder sekundär-reflektorisch durch neurogene Reize, so z.B. bei Wirbelsäulenveränderungen (Osteochondrose und Spondylose) vor allem der HWS, die ebenfalls beruflich mitbedingt sein können.

Überdehnung und Erschlaffung der Wangenmuskulatur beobachtet man gelegentlich als »Berufsstigma« bei Blasmusikern und Mundglasbläsern.

Schleimbeutelentzündungen

Vorkommen
Sie sind eine Folge chronischer Überbeanspruchung durch Druck. An den Kniegelenken findet man Schleimbeutelentzündungen vorwiegend bei Bodenlegern, Steinsetzern, Schleifern usw., an den *Ellenbogengelenken* bei Schleifern sowie anderen Arbeitern mit ständigem Aufstützen der Ellenbo-

gen, an den *Schultergelenken* (selten) bei Lastenträgern.

Krankheitsbild
Durch Ergüsse kommt es zu Verdickung und Schwellung des Schleimbeutels. Verödung durch Wandverdickungen, auch Zystenbildung, gelegentlich Verkalkungen und eventuell schwielig verdickte Haut können folgen; *klinisch* bestehen meist keine stärkeren Beschwerden. Der Krankheitswert richtet sich nach der Größe des Schleimbeutels. Beschwerden treten meist erst nach Sekundärinfektion durch oftmals nur geringe Traumen oder Verletzungen auf; die Infektion kann auch auf dem Blut- oder Lymphweg erfolgen.

Erkrankungen des Nervensystems

Zentralnervensystem
Einwirkungen durch Vibrationen s. S. 14.57.

Peripheres Nervensystem (Drucklähmungen, Berufsneuritiden)
Vorkommen
Durch Tragen besonders starrer und schwerer Gegenstände auf den Schultern entstehen die sogenannten Steinträger- oder Tornisterlähmungen (N. dorsalis scapulae, N. thoracicus longus, N. axillaris). Durch Aufstützen der Ellenbogen oder Druck von Werkzeugen u.a. gegen die Hohlhand wird der N. ulnaris bzw. der N. medianus betroffen, durch Arbeiten im Knien mit stark gebeugtem Kniegelenk oder bei Verwendung falsch konstruierter Knieschoner in der Landwirtschaft, beim Fliesenlegen usw. der N. fibularis und der N. tibialis.

Pathogenese
Diese Schädigungen entstehen hauptsächlich durch exogenen, anhaltenden oder wiederholt auftretenden Druck, besonders an relativ oberflächig bzw. in Knochenrinnen über vorspringende Knochenteile verlaufenden Nerven, auch durch mechanische Reizbelastung innerhalb physiologischer Engpässe infolge ständig gleichartiger Körperbewegungen, durch Zerrungsschäden bei extremen Gliedmaßenstellungen, bei raschen Schleuderbewegungen oder beim Tragen schwerer Lasten; neben der Kompression der Nervenfasern wird die lokale Kreislaufstörung für ursächlich wesentlich erachtet.

Krankheitsbild
Anfangs klagen die Betroffenen über starkes Ermüdungsgefühl, Schwäche und sensible Störungen; es bestehen eine Herabsetzung der elektrischen Erregbarkeit mit Entartungsreaktionen und später motorische Defekte.

Herz- und Gefäßkrankheiten

Herzschäden. Herzverletzungen und Herzinfarkte – letztere wohl nur bei Vorschädigung – durch stumpfe Gewalteinwirkung auf den Brustkorb sind äußerst selten.
Kreislaufregulationsstörungen. Zentralnervöse Kreislaufstörungen durch Vibrationen s. S. 14.57; orthostatische Störungen gibt es bei ausgedehnter Krampfaderbildung. *Funktionelle Gefäßstörungen* findet man als meist harmlose Vasoneurosen im Bereich der Finger durch Vibrationen, Rückstoßerschütterungen oder wiederholte Druckbelastungen der distalen Innenfingerflächen (S. 14.56). *Krampfaderbildung* ist primär anlagebedingt; neben weiteren inneren Einflüssen kann berufsbedingten Dauerbelastungen der unteren Gliedmaßen, vor allem Stehen, aber auch Gehen sowie schwerem Heben und Tragen eine verschlimmernde Bedeutung zukommen, Folgeerscheinungen können Ekzematisierung, Ulcus cruris, Thrombosen und Thrombophlebitiden sein.

Erkrankungen der Atmungsorgane

Staubschäden s. S. 14.59; *Lungenemphysem* soll durch beruflich bedingtes forciertes Auspressen von Luft, durch schwere körperliche Arbeits- oder Sportbelastung begünstigt werden (für Glasbläser wurde dies widerlegt).

Hautveränderungen

Degenerative Hautschäden in Form des degenerativen Ekzems (Abnutzungsdermatose) sind überwiegend durch chemisch-physikalische Einflüsse, so durch Entfettungsmittel aller Art oder wäßrige Lösungen, allgemein bedingt; mechanischen Belastungen, wie Abrieb durch grobes Material bei der Berufsarbeit, insbesondere aber durch Verwendung von Sand bei der Hautreinigung, kommt nur eine – eventuell maßgeblich – unterstützende Wirkung zu.
Ölakne. Meist ist sie bedingt durch höher siedende Öle; für die Manifestation werden mechanische Miktrotraumen der Haut durch Metall- oder Glassplitter als maßgeblich erachtet.
Verhornungen und Schwielenbildungen bilden sich als z.T. zweckmäßige Schutzaktion des Körpers gegen äußere Belastungen bei dauernder Beanspruchung der Haut durch Druck und Reibung in arbeitsspezifischer Lokalisation als »Berufsstigmata«, z.B. an Kniescheiben bei Plattenlegern, über Daumengelenken bei Melkern; Krankheitswert haben diese Veränderungen nur bei sekundären Entzündungen oder Abszeßbildungen (Schwielenabszeß).
Fremdkörpergranulome entstehen durch Eindringen von Glaswolle, Tierhaaren, Menschenhaaren usw.; Krankheitswert haben nur die Folgeerkran-

kungen, z.B. Melkerpanaritium durch Kuhhaare, Zwischenfingerhaartaschen bei Friseuren.
Hautkarzinome. Ihre Entstehung durch ständige mechanische Traumatisierung (Druck), unter Umständen auch einmalige, wird als möglich erachtet; beschrieben ist der Schusterdaumenkrebs durch – früher – häufige Stichverletzungen mit der mit Pech (!) verunreinigten Schusterahle, ebenso der Schusterlippenkrebs durch – früher übliches – Halten des gepichten Zwirns.

Zahnschäden

Abschürfungen und Absprengungen der Zähne entstehen durch deren meist unnötigen Gebrauch als Arbeitshilfe, so zum Halten von Stiften, Nägeln, Nadeln, Bleistiften u.a., bei Glasbläsern durch Anpressen und Drehen der Glasmacherpfeife, bei Vogelfängern (»Krähenbeißern«) durch Töten der Vögel mittels Durchbeißens der Halswirbel.

Erkrankungen durch Einwirkung von Schwingungen (Erschütterungen und Vibrationen)

Schulter-Arm-System

Vorkommen
Durch Einwirken rhythmischer Rückstoßerschütterungen oder schneller Vibrationen auf die haltenden oder stützenden Körperteile entsteht die *Preßlufterkrankung* beim Arbeiten mit Preßluftwerkzeugen, wie Meißel-, Niet-, Stemm- oder Bohrhämmer, Stampfer usw. (Schlagzahl: 240 bis 8000/min), und die *Anklopferkrankung* beim Arbeiten an Anklopfmaschinen (Frequenz: 2500 bis 6700 Hz) in der Schuhindustrie, aber auch beim Schmieden von Federn, beim Arbeiten mit Motorsägen usw.

Pathogenese
Es entstehen vor allem Abnutzungsschäden bestimmter Gelenke; dabei ist die primäre Ursache eine konstitutionell bedingte, vorzeitige und örtlich begrenzte Erschöpfung der reaktionsfähigen Gelenkgewebe- und anderer Organreserven (weniger als 0,1% aller Preßluftarbeiter erkranken). Die Schädigungen sind unspezifisch, jedoch besteht eine Abhängigkeit der Erscheinungsform von der Art der Tätigkeit bzw. den auftretenden Frequenzen.

Krankheitsbild
Erkrankungen der Gelenke. Die betroffenen Gelenke bieten das Bild der Arthrosis deformans oder Osteochondrosis dissecans; dabei bestehen die Neigung zur Bildung freier Gelenkkörper und stärkere Ausprägung der Abbauprozesse.
Das *Ellenbogengelenk* ist weitaus am häufigsten betroffen; erste Krankheitserscheinungen zeigen sich nach 2–3 Jahren: anfänglich Ermüdungserscheinungen, »rheumatische« Beschwerden, typisch sind »Anfangsschmerz« nach Arbeitsaufnahme und »Ruheschmerz«, eventuell Kapselschwellungen, Druckempfindlichkeit, Bewegungsbehinderung, häufiger doppelseitig Austausch der Arbeitsgeräte.

Am *Handgelenk* ist am häufigsten die *Mondbeinnekrose* (wahrscheinlich Durchblutungsstörung) mit umschriebenem Druckschmerz, Verdickung der Streckseite des Handgelenks, Bewegungseinschränkung; die *Kahnbeinpseudoarthrose* ist wahrscheinlich Folge eines Ermüdungsbruchs, das Erscheinungsbild ist vielgestaltig, Beschwerden und klinische Erscheinungen fehlen oft, gelegentlich besteht eine Gelenkschwellung, die Drehbewegung ist eingeschränkt; die Schädigung des unteren Ellen-Speiche-Gelenkes und der anderen Handwurzelknochen spielt eine untergeordnete Rolle.
Im *Schultergelenk* ist vorwiegend das Akromioklavikulargelenk betroffen mit wechselnd starker Einschränkung der Abduktion und Rotation des Oberarms, »rheumatische« Beschwerden.
Erkrankungen der Muskeln, Sehnen, Nerven und anderer Gewebe. Man findet sie selten, eventuell bei hohem Berufsalter Muskelveränderungen im Sinn einer Myositis ossificans, selten Sehnenerkrankungen in Form von Verknöcherungen und Verkalkungen der Ansätze (Risse der langen Bizepssehne nur sekundär infolge Durchscheuerns bei entsprechender Arthrose); selten entsteht eine Epicondylitis lateralis humeri durch Muskelüberbeanspruchung (Fokaltoxikosen und Zervikalsyndrom ausschließen). Keine Preßluftschäden sind Dupuytren-Fingerkontraktur, Ganglion, Schleimbeutelentzündungen. Nervenveränderungen sind primäre Schädigungen des Armplexus durch örtliche Druckwirkung, auch solche der Endäste des N. ulnaris und des N. medianus durch Rückstoß, eventuell sekundäre Schädigungen durch arthrotische Veränderungen.
Funktionelle Gefäßstörungen. Sie führen zu Gefühllosigkeit, Kribbeln, Absterben der Finger, meist bei Arbeitsbeginn; Gefäßkrämpfe, meist durch Kältereiz, verursachen unter Umständen intensive Weißfärbung (»Totenfinger«) oder Gefühlsstörungen; besonders durch Vibrationen (so

beim Arbeiten an Anklopfmaschinen, bei Gußputzern, bei Waldarbeitern, durch Arbeiten mit Motorsägen usw., nicht jedoch z.B. beim Bergmann) kommt es zu Vasoneurosen unter Umständen mit stärkeren Beschwerden und mehr oder weniger vorübergehender Gebrauchsbehinderung der Hände, jedoch üblicherweise kein Übergang in trophische Störungen (Fingergangrän).

Ganzkörpersystem
Vorkommen
Vor allem die Übertragung von Schwingungen von Fahrzeugen oder Maschinen auf Fahrer und Maschinenführer, besonders bei Traktoren, schweren Bau- und anderen Arbeitsfahrzeugen, kann zu verschiedenen Schädigungen führen.

Pathogenese
Am menschlichen Körper, als einem sehr komplexen System aus Massenelementen, Elastizitäten und Dämpfungsgliedern, entstehen durch Schwingungseinwirkung unterschiedliche – den jeweiligen Dämpfungsgraden entsprechende – Resonanzerscheinungen der einzelnen Systeme; wesentliche Faktoren sind primär unter anderem Schwingungsfrequenz und -beschleunigung, sekundär für die Erträglichkeit von Schwingungen die Relativverschiebungen der Massenelemente im menschlichen Körper.

Krankheitsbild
Je nach Wirkungsrichtung, Schwingungsbeschleunigung und Schwingungsfrequenz sowie konstitutionellen Faktoren der Menschen entstehen unter Umständen verschiedenartige Unbehaglichkeitsgefühle bis zu funktionellen und auch organischen Gesundheitsschädigungen.
Wirbelsäule. Schmerzen durch Muskelverspannung, Ischialgie; degenerative Veränderungen an Wirbeln und Bandscheiben werden beschrieben.
Verdauungsorgane. Schmerzen und Übelkeit durch Magen- und Darmmotilitätsstörungen, Spasmen, Obstipation, Diarrhoen.
Harn- und Geschlechtsorgane. Nierenschmerzen, Miktionsbeschwerden. Unterleibsbeschwerden.
Brustorgane. Atemnot, Schmerzen im Brustkorb.
Kopf, Zentralnervensystem. Kopfschmerzen, Sehstörungen, bei sehr niederfrequenten, horizontalen Schwingungen (2 Hz) Kinetosen; Reizbarkeit, Müdigkeit, Verminderung der Konzentrations- und Reaktionsfähigkeit, Schlafstörungen, Kreislaufregulationsstörungen.

Prophylaxe und Therapie chronisch-mechanisch bedingter Erkrankungen
Die Prophylaxe erfordert – wie auch die Therapie – kausal die Ausschaltung der ätiologisch wesentlichen, mechanischen Belastungsfaktoren bzw. Mißverhältnisse zwischen Belastung und Belast-

Tabelle 14.7 Anzeige- bzw. entschädigungspflichtige Berufskrankheiten

Art der Schädigung	Ziffer
Erkrankungen der Sehnenscheiden oder des Sehnengleitgewebes sowie der Sehnen- oder Muskelansätze, die zur Unterlassung aller Tätigkeiten gezwungen haben, die für die Entstehung, die Verschlimmerung oder das Wiederaufleben der Krankheit ursächlich waren oder sein können	21 01
Meniskusschäden nach mindestens dreijähriger regelmäßiger Tätigkeit unter Tage	21 02
Erkrankungen durch Erschütterung bei Arbeit mit Druckluftwerkzeugen oder gleichartig wirkenden Werkzeugen oder Maschinen	21 03
Vibrationsbedingte Durchblutungsstörungen an den Händen, die zur Unterlassung aller Tätigkeiten gezwungen haben, die für die Entstehung, die Verschlimmerung oder das Wiederaufleben der Krankheit ursächlich waren oder sein können	21 04
Chronische Erkrankungen der Schleimbeutel durch ständigen Druck	21 05
Drucklähmungen der Nerven	21 06
Abrißbrüche der Wirbelfortsätze	21 07

barkeit. Das wären *expositionell:* entsprechende Gestaltung der menschlichen Umwelt, vor allem in Form der Berufsarbeit, des Arbeitsplatzes, von Maschinen, Werkzeugen oder Arbeitsmaterial, Vermeidung körperlicher Schwer- und Schwerst-, insbesondere Transportarbeit – jedoch bei ausreichender körperlicher Ausarbeitung –, die Vermeidung von unbiologischen Zwangshaltungen, einseitigen Belastungen und vornehmlich der besonders belastenden »Halte- oder statischen Arbeit«, wie z.B. unnötigem Stehen, einer zu hohen Arbeitsintensität, besonders einer zu hohen Frequenz sich einförmig wiederholender Bewegungen sowie schädigender Schwingungsbelastungen; *dispositionell* Definition der individuellen Belastbarkeit und Früherkennung von Belastungsschäden durch geeignete ärztliche Untersuchungsmaßnahmen, Präventivbehandlung, belastungsgerechte Verhaltensweisen, vor allem Trainingsmaßnahmen, Anpassung der Belastung an Belastbarkeit.
Im übrigen ist bezüglich der Therapie auf die einschlägigen Abschnitte zu verweisen.

Versicherungsrecht
Von den chronisch-mechanischen Auswirkungen sind die in Tab. 14.7 aufgeführten in die Liste der sogenannten anzeige- bzw. entschädigungspflichtigen Berufskrankheiten gemäß der geänderten VII. BKVO von 1976* aufgenommen.

---
* Verordnung zur Änderung der Siebenten Berufskrankheiten-Verordnung vom 8.12.1976, genannt »Berufskrankheiten-Verordnung«.

Die Festestellung des begründeten Verdachts auf Bestehen einer solchen Berufskrankheit verpflichtet den Arzt zu einer Anzeige – auf vorgeschriebenem Vordruck in doppelter Ausfertigung – an die zuständige Berufsgenossenschaft oder den zuständigen Gewerbearzt.

Literatur

Baader, E.W.: Handbuch der gesamten Arbeitsmedizin, Bd. II/1 u. 2. Urban & Schwarzenberg, München 1961

Buckup, H.: Handlexikon der Arbeitsmedizin, 2. Aufl. Thieme, Stuttgart 1966

Bürkle de la Camp, H., M. Schwaiger: Handbuch der gesamten Unfallheilkunde. Enke, Stuttgart 1963–66

Carrié, C., M. Kühl: Leitfaden der beruflichen Hautkrankheiten, 2. Aufl. Thieme, Stuttgart 1969

Sassor, H.J., H. Krause: Auswirkungen mechanischer Schwingungen auf den Menschen. Beuth, Köln 1966

Erkrankungen der Luftwege durch Staub (Pneumokoniosen)

H. Valentin

Definition

Unter Pneumokoniosen versteht man seit Zenker (1867) fibrotische Lungenveränderungen nach Ablagerungen von atmosphärischem Staub. Diese Begriffsbestimmung zielt auf die Lungenfibrose, das wesentlichste Merkmal der wichtigsten Pneumokonioseform, der Silikose, ab. Nach Gardner (1940) ist Pneumokoniose ein »Gattungsbegriff«, der alle auf Staubinhalation erfolgenden Lungenreaktionen umfaßt, unabhängig von ihren Auswirkungen bezüglich Struktur, Funktion und Bedeutung für den Organismus. Er unterscheidet die malignen Pneumokoniosen, welche mit einer Fibrose einhergehen, und die benignen »unspezifischen« Pneumokoniosen, welche alle Reaktionen der Lungen auf organische und anorganische Stäube umfassen, die weder eine toxische noch eine allergische noch eine allgemein pathogene Wirkung haben. Auf der 3. Sachverständigenkonferenz in Sidney (1950) wurden die Pneumokoniosen definiert als »feststellbare Krankheiten der Lungen durch Inhalation von Staub, wobei unter Stäuben feste Teilchen unter Ausschluß lebender Mikroorganismen zu verstehen sind.«

Einteilung

In den hochindustrialisierten Staaten sind heute zahlreiche Erkrankungen der Lungen und der Bronchien bekannt, welche durch die Inhalation von Stäuben der verschiedensten Art verursacht werden. Im einzelnen müssen hier genannt werden:

A. *Die reinen Silikosen und die berufsspezifischen Typen der Mischstaubsilikosen* aus den verschiedenen Gewerbezweigen mit Quarzstaubbelastungen der Luftwege.

B. *Durch Silikate bedingte Staublungenerkrankungen.* wie die Asbestose, die Talkumlunge und die Staublungenveränderungen durch Kaolin.

C. *Durch nichtsilikogene Stäube verursachte Lungenveränderungen.*

a) *Durch anorganische Stäube verursachte Lungenveränderungen:* die Aluminiumlunge, die Barytstaublunge, die Lungenschädigung durch Beryllium (Berylliose), die Chromatlunge (Chromatlungenkrebs), die Rußlunge, die Lungensiderose, die Zinnoxyd- und Vanadiumpentoxydlunge, die Lungenschädigungen durch Thomasschlacken und Manganstaub, die Lungenschädigungen durch Cadmiumdämpfe, die Lungenschädigungen durch Zinkdämpfe, die Lungenveränderungen durch Schwefel, die Lungenveränderungen durch Blei, die Lungenveränderungen durch Koksstaub, die Lungenveränderungen durch einige seltene Metallstäube.

b) *Durch organische Stäube verursachte Lungenschädigungen:* Lungenschädigungen durch Mehl-, Getreide- und Mühlenstaub, die Farmerlungen, die Lungenschädigungen durch Hanf-

Tabelle 14.8 SiO$_2$-Gehalt verschiedener mineralischer Stäube (aus *Bohlig, H.: Staublungen und ihre Differentialdiagnose.* Thieme, Stuttgart 1964)

Stoff	SiO$_2$%
1. Mineralien	
Feuerstein (= Quarz)	–100
Diverse Sandsteine	30–80
Kieselkreide	70–90
Grauwacke	65–85
Porphyr	30–50
Granit	20–40
Bimsstein	30–80
Feldspat (Erdfarben)	–40
Cu-Schiefer (Mansfeld)	29–38
Glimmer	15–60
Hämatit	9–13
Schiefer	6–20
Flußspat	5–20
Bauxit	5–11
Graphit	4–10
Steinkohle	1,3–3
Braunkohle	1
Asbest	0–4
Serpentin	1–3
Minetteerz	1
Muschelkalk, Marmor	1–3
2. Industriestäube	
Verschiedene Schamottearten	50–98
Steingut	20–40
Porzellanmasse (= Kaolin + Feldspat + Quarz)	10–30
Emaille (= Quarz, Feldspat, Tonerde u.a.)	–25
Zement	4–25
Kesselsteinstaub	1–10
Gießereistaub	5–30
3. Stäube mit amorpher Kieselsäure	
Aerosil	99
Diatomeenerde	60–90
Glas	60–75
Korundschmelzenrauch	16–55
Rauch von E-Schweißen	
sauer	10–45
basisch	6–13
Gichtgase	8–12

staub, die Lungenschädigungen durch Pfriemengrasstaub, die Pneumokoniosen in der Leinenindustrie, die Lungenerkrankungen durch Baumwollstaub, die Zuckerrohrlunge (Bagassosis), die Paprikaspalterlunge, die Tabakpneumokoniose, die Einwirkung von Holzstaub auf die Lungen sowie einige seltenere Lungenerkrankungen durch anderweitige organische Stäube und durch Öle.

Ätiologie

Zahlreiche Einzelheiten über die verschiedenen Stäube und ihre biologischen Wirkungen auf den Atemtrakt sind in den letzten Jahrzehnten erarbeitet worden. Tab. 14.**8** gibt Auskunft über den Quarzgehalt verschiedener mineralischer Stäube. Hierdurch werden die reinen Formen und die Mischstaubformen der Silikosen verursacht. In Tab. 14.**9** sind die Lungenveränderungen nach Inhalation kieselsäurefreier Stäube aufgeführt. Bei Verunreinigung oder Beimengung durch bzw. von Kieselsäure kann eine echte Silikose im Vordergrund stehen. Tab. 14.**10** zeigt eine Übersicht der als lungenschädlich angeschuldigten organischen Stäube.

Häufigkeit

Die Pneumokoniosen stehen zahlenmäßig nach wie vor in fast allen Industriestaaten an der Spitze der Berufskrankheiten. Tab. 14.**11** gibt über die häufigsten staubexponierten Arbeitsplätze in den wichtigsten Industriezweigen Auskunft.

Krankheitsbild

Die Pneumokoniosen haben in ihrer Symptomatik oft recht uniforme Krankheitsbilder. Die Erscheinungsformen im Röntgenbild sind demgegenüber vielgestaltig und weisen in Einzelheiten häufig Charakteristika auf. Struktur und Funktion von Lungen und Bronchien müssen in jedem Einzelfall

Tabelle 14.**9** Lungenveränderungen nach Inhalation kieselsäurefreier Stäube. Bei Verunreinigung oder Beimengung durch bzw. von Kieselsäure kann eine echte Silikose im Vordergrund stehen (aus *Bohlig, H.*: Staublungenerkrankungen und ihre Differentialdiagnose. Thieme, Stuttgart 1964)

Mineralischer Industriestaub	Schädigende Ursache	*Symptomatik* Klinisch	Röntgenologisch	Pathologisch-anatomisch	
Schmirgel-Korund Al_2O_3 Karborund SiC Schleifpasten	keramisches Bindemittel? Quarzbeimengungen?	Bronchitis, Emphysem	streifige Zeichnung	chronische Bronchitis, »vereinzelt Knötchen«	
Kalkstein Schwerspat Eisen	Verunreinigung durch SiO_2, sonst nur Staubspeicherung	gering	Fleckelung	bei SiO_2-Freiheit nur Speicherung, keine Fibrose	
Aluminium	Pyroschliff-Alupulver	Bronchitis, Emphysem	streifige Zeichnung	diffuse Fibrose	
Beryllium	Beryllium und seine Verbindungen als Staub, Dampf oder Gas	akute Form, chronische Katarrhe	Flächenverschattung, Zeichnungsvermehrung	Pneumonien, Granulomatose	Hautveränderungen
Thomasschlacke	Ca-Si-Phosphat	häufige Katarrhe	Herdverschattungen	atypische Pneumonien	
Mangan-Braunstein	Mn-Peroxyd	häufige Katarrhe	»Wanderpneumonien«	atypische Pneumonien	
Hartmetall (Wolframkarbid + Titankarbid + Kobalt)	Kobalt? Titan?	Bronchitis, Emphysem	Zeichnungsvermehrung	Fibrose und Speicherung	
Cadmium	Cadmiumoxyd	allgemeine Vergiftungserscheinung	Bronchitis	Lungenemphysem, Allgemeinerkrankung	
Zinn	SnO_2 Zinnoxyd	–	Zeichnungsvermehrung,	Speicherung perivaskulär	
Vanadium	V_2O_5 Vanadiumpentoxyd	chronische Bronchitis	Hilusvergrößerung,		
Chrom	Chromate	Bronchitis	Zeichnungsvermehrung,	chronische Bronchitis, Chromatkrebs	
Ton Kaolin Lehm Fullererde-Bleicherde	SiO_2-Spuren (meist weniger als 1%)	Bronchitis	Fleckelung	Staubspeicherung, Fibrose	

Tabelle 14.10 Als lungenschädlich angeschuldigte organische Stäube (aus *Bohlig, H.*: Staublungen und ihre Differentialdiagnose. Thieme, Stuttgart 1964)

Staub von	Name der Krankheit	Vermutliches pathogenetisches Agens
Baumwollkapseln	Byssinose	Histamin? (Pilze?)
Paprikaschoten	Paprikaspalterlunge	Pilze
Zuckerrohr	Bagassose	Pilze
Heu, Getreide	Getreidefieber, Drescherkrankheit Farmerlunge	Pilze, Pollen Grannen Allergene?
Kork	Suberose	Korkstaub?
Espartogras	Espartose	Pflanzenfasern?
Champignons	Champignonputzerkrankheit	Myzel der Pilzbeete
Mehl	Bäcker- und Müllerasthma	Antigene
Hanf	Hechelfieber, Cannabose	Faserstaub
Tabak	Tabakose?	?

achtet. Die schädigend wirksam werdenden Teilchengrößen liegen zwischen 0,5 und 2,0 bis maximal 6,0 μm. Kleinere Partikel verlassen die Atemwege wieder mit der Ausatmung, größere vermögen nicht bis in die Tiefe vorzudringen.

Pathogenese
Über die Entstehung einer Silikose sind zahlreiche Theorien entwickelt worden. Die mechanische Theorie stellte die Härte und die Scharfkantigkeit des Siliciumdioxydstaubes als Gewebereiz in den Vordergrund. Sie ist widerlegt. Die chemische oder Löslichkeitstheorie nimmt als Ursache der silikogenen Wirkung des quarzhaltigen Lungenstaubes die Ablösung von Kieselsäure an. Die sogenannte Oberflächentheorie stellt elektrische und andere Kräfte der Oberfläche der Quarzteilchen auf Eiweiß und andere Strukturen als Ursache der Silikoseentstehung in den Vordergrund. Nach der Matrizentheorie als einer speziellen Art der Oberflächentheorie soll die Umorientierung von Eiweißmolekülen entsprechend der Oberflächenstruktur des Quarzes Ursache der fibrogenetischen Wirkung sein. Nach der Kontakttheorie als weitere Variante wird angenommen, daß bestimmte Moleküle an der Quarzoberfläche ähnlich wie Fermente aktiviert werden. Dadurch sollen die der Silikose eigenen Gewebsveränderungen ihren Ausgang nehmen. Die Oberflächentheorie wird vor allem dadurch gestützt, daß amorphes Siliciumdioxyd viel weniger fibrogenetisch wirkt als in kristalliner Struktur. Die Kontakttheorie im Sinne intrazellulärer Enzymaktivierung ist wohl die zur Zeit plausibelste Auffassung von der Ätiologie der Silikose.

Pathologie
Der silikogene Staub gelangt in den Alveolenbereich. Er wird dort zum größten Teil phagozytiert. Ein beträchtlicher Teil der freien Staubteilchen und der Staubzellen wird auf dem Bronchialwege eliminiert. Der in das Lungengewebe eingedrungene Staub wird in Depots abgelagert, in denen sich im Laufe der Zeit mehr oder weniger reichlich Bindegewebsfasern bilden. Das Bild reicht in Abhängigkeit vom Kieselsäuregehalt vom spärlichen Geflecht aus Retikulin- und Kollagenfasern bis zum zellfreien hyalinen Silikoseknötchen. Die Silikoseknötchen treten zunächst diffus und vereinzelt in den Lungen auf. Durch die verschiedenen Mischstaubkomponenten wird der Prozeß modifiziert. Die Staubherde können von Staubzellen durchsetzt bleiben und einen breiten Saum von Staubphagozyten aufweisen. Dicht zusammenliegende Silikoseknötchen können konfluieren. Dadurch kann es zu Schwielenbildungen und Ballungen kommen. Schrumpfungsvorgänge, wie sie für alle fibrösen Reaktionen des Lungengewebes typisch sind, führen dann zu Auswirkungen auf die Architektur des umgebenden Gewebes einschließlich Bronchien und Gefäße.
Die Hiluslymphknoten sind häufig schon vor dem

sorgfältig geprüft werden. Eine exakte Arbeitsanamnese und die Kenntnis der Arbeitsplatzbedingungen einerseits sowie der physikalische Befund der Thoraxorgane einschließlich der Übersichts- und Schichtaufnahmen des Thorax andererseits geben wertvolle diagnostische Aufschlüsse. Objektivierende und quantifizierende Funktionsprüfungen der Lungen (Ventilation, Gasmischung, Diffusion, Durchblutung der Lungen, Gasanalysen der Atemluft und des Blutes, eventuell in Ruhe und während dosierter Arbeitsbelastungen) geben Auskunft über die respiratorischen Funktionseinschränkungen bei den verschiedenen Pneumokoniosen.
Von den zahlreichen Pneumokoniosen, welche durch die verschiedenen Staubeinwirkungen verursacht sind, sei nachstehend lediglich auf folgende bedeutsame inhalative Schädigungen der Lungen eingegangen: die Silikosen und die Asbestosen.

Silikose
Definition
Die Silikose ist eine im allgemeinen chronisch fortschreitende Lungenfibrose, welche durch die mehr oder minder langfristige Inhalation von quarzhaltigem Staub verursacht wird. Eine lungengängige Partikelgröße des Staubes ist unabdingbare Voraussetzung zur Entstehung einer Steinstaublunge.

Ätiologie
Die Silikose wird nur nach Inhalation von Quarzstaub oder von quarzhaltigen Mischstäuben beob-

14.62 Krankheiten durch physikalische Einwirkungen

Tabelle 14.11 Die häufigsten staubexponierten Arbeitsplätze in den wichtigsten Industriezweigen (aus *Bohlig, H.:* Staublungen und ihre Differentialdiagnose. Thieme, Stuttgart 1964)

Staubart	Betroffener Personenkreis		Besonderheiten
	Stärkere Gefährdung	Geringere Gefährdung	
I. Bergbau einschließlich Tunnel- und Stollenbau			
Quarzhaltiges Gestein, besonders in Erz- und Kohlengruben, ferner beim Schürfen anderer Mineralien im Untertageabbau (z.B. Kalk, Graphit, Flußspat, Glimmer, Schwerspat u.a.)	Bergleute vor Ort, z.B. Hauer, Schießmeister, Fördermänner, Arbeiter im Bergeversatz	Arbeiter bei Ausbau und Sicherung der Gruben: Zimmerlinge, Grubenmaurer, -schlosser, -elektriker, -lokfahrer, Gleisverleger, Aufsichtspersonal (= Steiger), Fördermaschinisten, Signalisten, Pumpenwarte, Wetterspüher, Lampenwarte, Gezähewarte	Starke Gefährdung beim Stollenvortrieb nach oben (Überbau), weil hierbei nicht naß gebohrt werden kann
II. Keramische Industrie			
a) *Grobkeramik:* Herstellung von Steinzeug, feuerfesten Steinen und Baukeramik	Müller und Mischer, Gießer, Former, Dreher, Presser, Putzer	Brenner, Glasierer, Bossierer, Porzellanmaler, Sortierer, Reparaturhandwerker	z.T. sehr unterschiedliche Staubgefährdung, die nicht nur vom Quarzgehalt der Rohmasse, sondern auch von Arbeitsgewohnheiten und Sauberhaltemöglichkeiten in den Produktionsräumen abhängig ist
b) *Feinkeramik:* z.B. Platten- und Kachelindustrie, Herstellung von Elektroporzellan, sanitären Anlagen und Kunstkeramik, Porzellan- und Steingutfabriken, Schamotte, Porzellanrohmasse, Tonmischungen			
III. Metallurgische Industrie			
Schamotte	Schamottemaurer		Bei besonders hohen Schmelztemperaturen (über 2000°C) besteht die Möglichkeit der Entstehung von Cristobalit
Formsand	Formsandaufbereiter	Eisen- und Buntmetallformer, Kernmacher, Feingießer Gußputzer	
Quarzsand in Abstrahlereien	Sandstrahler		
IV. Steinbrüche			
Quarzhaltige Gesteinsformationen, z.B. Sandstein	Brecher, Hacker, Hohlmacher, Putzer, Säger, Speller, Steinschläger, Schwellenhauer, Pflastersteinmaschinenschläger	Sprengmeister, Steinmetzen, Steinbildhauer	
Granite und Porphyre, Grauwacke, Kalk, Schwerspat		Pflastersteinbossierer, Verladearbeiter	Seit der Einführung von Maschinenarbeit bestehen z.T. kürzere Expositionszeiten
V. Glasindustrie			
Schamotte	Hafenmacher und Ofenmaurer		
Rohmasse Sandsteinschleifkörper		Gemengemacher, Hartglasschleifer	
VI. Asbestverarbeitung			
Asbest – Bergflachs, faserförmige Magnesiumsilikate	Öffner, Reißer, Müller, Krempler, Mischer, Maschinenreiniger, Asbestspritzer	Spinner, Spuler, Zwirner, Flechter, Weber, Arbeiter bei der Herstellung von Asbestplatten und -dichtungen, Brems- und Kupplungsbelägen sowie Asbestzementisolierer	Lungen- und Pleurakrebse
VII. Berylliumverarbeitung			
Glycinium = Beryllium und seine Verbindungen als Staub, Dampf oder Gas	Arbeiter bei der Leuchtstoffröhrenherstellung	Arbeiter an Kernreaktoren und bei besonderen metallurgischen Verfahren (Speziallegierungen für Zylinderköpfe, Instrumente usw.)	Neben der akuten Berylliumpneumonie treten auch chronische Lungenveränderungen meist in Form einer Granulomatose auf

Auftreten der typischen Veränderungen in den Lungen schwielig umgewandelt. Die fibrotischen Zeichen einer Silikose können von einem vikariierenden Emphysem, einer Deformationsbronchitis und einem in seiner Ätiologie noch diskutierten chronischen asthmoid-bronchitischen Syndrom begleitet sein.

Pathophysiologie
Die Silikose zeigt funktionsanalytisch erheblich differierende Befunde. Im Hinblick auf die pathophysiologischen Gegebenheiten muß zwischen der reinen Silikose einerseits und der durch ein chronisches unspezifisches respiratorisches Syndrom komplizierten Steinstaublunge andererseits unterschieden werden.
Funktionell bedeutet die reine Silikose in allen Stadien eine ventilatorische Störung restriktiver Natur mit fortschreitendem Elastizitätsverlust. Obstruktive Prozesse der Bronchien können sekundär durch die fortschreitende Silikose bedingt sein oder auch aus anderen Ursachen hinzutreten. Bei der Silikose sind mit zunehmendem Krankheitswert folgende Stadien funktioneller Störungen zu nennen:
a) die restriktive ventilatorische Einschränkung mit nachfolgender Verteilungsstörung,
b) die Einschränkung der Lungendurchblutung mit zunächst geringem und erst unter Arbeit deutlicherem Druckanstieg in der Pulmonalarterie,
c) die anfangs unbedeutende arterielle Sauerstoffuntersuchung, die bei stärkerer Diffusionsstörung ausgeprägt wird,
d) die bei komplizierender obstruktiver Bronchitis sich ausbildende alveoläre Hypoventilation mit weiterer Steigerung der Hypoxämie sowie Hyperkapnie, Zyanose und schließlich
e) das chronische Cor pulmonale mit nachfolgender Dekompensation.

Versicherungsrechtliche Beurteilungen und klinisch-diagnostische Gründe erfordern den Nachweis von Funktionsstörungen der Atmung und des Herzens. Zu ihrer Aufdeckung und quantitativen Abschätzung ist der Einsatz subtiler Untersuchungsmethoden (Spirographie, Blutgasanalyse, Bestimmung der Atemarbeit, Ergometrie, Katheterung des rechten Herzens usw.) notwendig. Funktionsstörungen der Atmung und des Herzens gehen bei der Silikose den röntgenologischen Lungenveränderungen nicht ohne weiteres parallel und sind aus ihnen auch nicht ohne weiteres abzuleiten.

Krankheitsbild
Das Krankheitsbild der Silikose ist wenig charakteristisch. Lange Zeit und bisweilen trotz schon ausgeprägter röntgenologischer Veränderungen bestehen weder subjektive Beschwerden noch objektive Symptome. Besonders im jüngeren Lebensalter ist das Kompensationsvermögen der Lungen außerordentlich gut. Beschwerden, physikalische Befunde und Röntgenbilder weichen daher oft lange Zeit erheblich voneinander ab. Im weiteren Verlauf treten dann respiratorische und kardiale Störungen zunehmend in Erscheinung. Hier sind insbesondere zu nennen:
Bronchitis mit Husten und Auswurf,
Atemnot zunächst nur bei Belastungen,
spastisch-obstruktive Erscheinungen bis zum Status asthmaticus,
Entleerung größerer Mengen schwarz gefärbten Sputums, wenn es zur Einschmelzung fibrotischer Schwielen gekommen ist,
bisweilen Hämoptysen oder Spontanpneumothorax.

Meist erst nach jahrelangem Verlauf entwickelt sich dann das Bild der schweren respiratorischen Ruheinsuffizienz aus pulmonaler Ursache und das chronische Cor pulmonale.

Röntgenbefunde
Bei der Erkennung der Silikose kommt den röntgenologischen Untersuchungsmethoden eine ausschlaggebende Bedeutung zu. In den frühen Stadien, wenn Perkussions-, Auskultations- und klinischer Befund völlig normal sind und selbst subjektive Beschwerden fehlen, erbringt das Röntgenbild den einzigen objektiven Nachweis bestehender morphologischer Staublungenveränderungen. Die silikotischen Veränderungen lassen sich auf der Lungenübersichtsaufnahme in Standardtechnik und auf den Tomogrammen meist eindeutig erkennen. Dabei entspricht die Schattenzeichnung nicht etwa einer Anhäufung von Staub, sondern der reaktiven fibrösen Verdichtung des Lungengewebes.
Im Röntgenbild ist die interstitielle Fibrose als vermehrte strang-, netz- oder wabenförmige Lungenzeichnung charakterisiert. Die Granulome durchsetzen unter Bevorzugung der Mittelfelder ziemlich gleichmäßig alle Abschnitte der Lungen und stellen sich als feinfleckige Tüpfelung dar. Dabei erscheinen das besonders bindegewebsreiche Quarzstaubgranulom wie das ältere Mischstaubknötchen als relativ scharf gegen die Umgebung abgesetzter Schattenfleck. Dagegen ist das junge Mischstaubgranulom weniger scharf begrenzt und weniger schattenintensiv. Dem entspricht in röntgenologischer Terminologie die »Schrotkornlunge« bei Quarzsilikose und die »Schneegestöberlunge« bei quarzarmem Mischstaub.
Die pneumokoniotischen Veränderungen sind im allgemeinen in beiden Lungen ziemlich symmetrisch angeordnet. Ausgesprochene Asymmetrie ist bei vorher bestehenden Lungen- und Brustfellveränderungen und bei Lungendystrophie zu beobachten. Sonst muß sie an eine begleitende Tuberkulose oder an eine andere Komplikation denken lassen.
Im Jahre 1930 wurde auf der ersten internationalen Silikosekonferenz in Johannesburg (Südafrika) eine Dreistadieneinteilung der Silikose festgelegt, die auch heute noch Verwendung findet. Während

das Vorstadium (O-I) nur eine uncharakteristische netzförmige Lungengrundstruktur beschreibt, weist das Röntgenstadium I darüber hinaus feinfleckige Knötchenbildungen auf, die noch vereinzelt und locker eingestreut sind, aber ihrer Art und Anordnung nach schon typisch für eine Silikose sein können.

Bei Veränderungen II. Grades stehen die silikotischen Knötchen dichter, sind meist relativ gleichmäßig über alle Lungenabschnitte verteilt, können feinfleckig bleiben, grobfleckig werden, oder es zeigen sich verschiedene Knötchengrößen nebeneinander.

Zum II. Stadium, aber mit größeren Fleckschatten, gehört das »Schneeflocken- oder Schneegestöberbild«, wobei alle Lungenfelder fast gleichmäßig von etwa linsengroßen Schattenherden übersät sind. Etwas kleinere Fleckschatten, aber mit größerer Schattendichte und schärferer Begrenzung der Einzelherde, ergeben das Röntgenbild der »Schrotkornlunge«.

Im Röntgenstadium III sind die Knötchen zu grö-

Tabelle 14.12 Internationale Klassifikation persistierender röntgenologischer Verschattungen in den Lungenfeldern, verursacht durch die Inhalation von Mineralstäuben einschließlich Kohlen- und Rußstäube, Genf 1958 (aus *Bohlig, H.:* Staublungenerkrankungen und ihre Differentialdiagnose. Thieme, Stuttgart 1964)

Schattentyp		Pneumokoniose						
		Lineare Schatten	Kleine Schatten					Große Schatten
Qualität	O Z	L	p	m	n	A	B	C
Quantität			1 2 3	1 2 3	1 2 3			
Zusätzliche Symbole	(co/cp) (cv) (di)	(em)	(hi)	(pl)		(px)	(tb)	

Keine Pneumokoniose	O	Keine röntgenologischen Zeichen einer Pneumokoniose
Verdächtige Schatten	Z	Vermehrte Lungenzeichnung

Pneumokoniose

Lineare Schatten	L	Lineare oder retikuläre Strukturen. Dabei kann die Lungengrundzeichnung normal, vermehrt oder abgeschwächt sein
Kleine Schatten*		Die kleinen Fleckschatten werden nach dem größten Durchmesser benannt:
	p	Punktförmige Schatten, Durchmesser bis 1,5 mm
	m	Miliare oder mikronoduläre Schatten, Durchmesser zwischen 1,5 und 3 mm
	n	Noduläre Schatten, Durchmesser zwischen 3 und 10 mm

Je nach Ausdehnung und Verteilung werden die kleinen Fleckschatten in folgende Kategorien eingeteilt:

Kategorie 1: eine kleine Anzahl von fleckförmigen Schatten in einem Gebiet, das wenigstens zwei vordere Zwischenrippenräume, aber nicht mehr als ein Drittel beider Lungen umfaßt

Kategorie 2: zahlreichere und über größere Gebiete verteilte fleckförmige Schatten als in Kategorie 1. Sie erstrecken sich über den größten Teil beider Lungen

Kategorie 3: sehr zahlreiche Fleckschatten in allen oder nahezu in allen Lungenabschnitten

Große Schatten**	A	Eine Verschattung, deren größter Durchmesser 1 bis maximal 5 cm beträgt, oder mehrere Schatten, von denen jeder im Durchmesser größer als 1 cm ist und deren größte Durchmesser in summa 5 cm nicht überschreiten
	B	Eine oder mehrere Verschattungen, größer und eventuell auch zahlreicher als in der Gruppe A, deren Gesamtheit nicht mehr als ein Drittel eines Lungenfeldes bedeckt
	C	Eine oder mehrere Verschattungen, die sich zusammen über mehr als ein Drittel eines Lungenfeldes erstrecken

Zusätzliche Symbole

Vorgeschlagene zusätzliche Symbole***	(co)	Anomalien des Herzschattens	(hi)	Ungewöhnliche Hilusschatten
	(cp)	Chronisches Cor pulmonale	(pl)	Der Pleura zugehörige Schatten
	(cv)	Kavernen	(px)	Pneumothorax
	(di)	Distorsionserscheinungen	(tb)	Auf aktive Tuberkulose verdächtige Schatten
	(em)	Emphysem		

* Die Wahl der Aufeinanderfolge dieser Zahlen- bzw. Buchstabensymbole bleibt dem Untersucher überlassen
** Die im Hintergrund vorhandenen kleinen Fleckschatten sollten soweit wie möglich zusätzlich beschrieben werden
*** Die Anwendung dieser Symbole ist freigestellt.

ßeren Verschattungen, den silikotischen Schwielen, zusammengeflossen.

Außerhalb dieser 3-Stadien-Einteilung steht die »Lymphknoten- oder Eierschalensilikose«, die isoliert oder auch gemeinsam mit jedem der beschriebenen Silikosestadien auftreten kann.

Eine weitere internationale Klassifikation der Röntgenaufnahmen von Staublungen wurde im Jahre 1958 in Genf erarbeitet und später etwas modifiziert. Sie ermöglicht eine qualitative wie quantitative morphologische Beschreibung. Tab. 14.12 zeigt das Schema dieser internationalen Klassifikation.

Im Jahre 1971 hat man sich auf eine neue, sogenannte *ILO U/C 1971 Staublungen-Klassifikation* geeinigt. Hierbei werden die unregelmäßigen Schatten nach Typ, Streuung und Verbreitung beschrieben und die zahlreichen möglichen Zusatzbefunde mit entsprechenden Symbolen kodiert. Eine detaillierte Beschreibung der auf diese Weise erfaßbaren röntgenologischen Befunde und Stadien von Veränderungen an Thoraxorganen kann hier nicht erfolgen. Bezüglich Einzelheiten sei insbesondere auf BOHLIG (1971) sowie BOHLIG, HAIN u. WOITOWITZ (1972) verwiesen.

Das deskriptive Einteilungsschema der ILO U/C-Klassifikation ermöglicht die rasche EDV-gerechte Beschreibung einer Vielzahl von Einzelbefunden (»Stenogramm eines Röntgenbefundes«).

Zur schnellen Orientierung wurde ein Schema der ILO U/C 1971 Staublungen-Klassifikation entwickelt, welches in Tab. 14.13 wiedergegeben ist.

Komplikationen

An Komplikationen ist zunächst die *chronische Bronchitis* zu erwähnen. Bei beginnender oder leichter bis mittelgradiger Silikose tritt sie nicht häufiger auf als in der Gesamtbevölkerung. Erst im II. Stadium der Silikose tritt eine leichte Zunahme ein. In diesem Röntgenstadium der Silikose wird man daher die chronische Bronchitis als mittelbare Folge der Berufskrankheit aufzufassen haben.

Verständlicher und übersichtlicher sind die Zusammenhänge von Silikose und *Lungenemphysem*. Bei fortgeschrittener Silikose tritt eine Lungenblähung häufig auf und wird oft durch diese verursacht. Insbesondere sind es folgende 4 röntgenologisch faßbare Erscheinungsformen, welche als Folge oder Begleiterkrankung einer Silikose anzusehen sind:

a) das umschriebene perinodöse Emphysem bei Schrumpfung silikotischer Schwielen,
b) das kompensatorische oder vikariierende Emphysem bei fortgeschrittener schwerer Silikose,
c) die Silikose mit extremer Bevorzugung der Hili und allgemeinem kompensatorischen Lungenemphysem,
d) das perinoduläre Emphysem bei feinfleckiger Silikose.

Als weitere Komplikation ist die *Silikotuberkulose* zu erwähnen. Hierbei handelt es sich um eine Quarzstaublungenerkrankung in Verbindung mit einer aktiven Lungentuberkulose. Die Kombination einer durch Quarzstaub verursachten Lungenfibrose mit einer durch Tuberkelbakterien verursachten exsudativ nekrotischen Entzündung führt zu einer Vielgestaltigkeit der Krankheitsbilder und zu geänderten Krankheitsabläufen. Die Silikose ist oft mit einer Lungentuberkulose kombiniert. Die Erkrankungshäufigkeit von Silikosepatienten an Tuberkulose ist ungefähr 100mal größer als bei der übrigen Bevölkerung. Umgekehrt scheint die Tuberkulose bei entsprechender Exposition mit quarzhaltigem Staub die Entstehung und das Fortschreiten einer Silikose zu begünstigen.

Differentialdiagnose

Die Differentialdiagnose der Silikose hat die verschiedensten röntgenologischen Erscheinungsformen abzuwägen und ist aus diesem Grunde sehr vielfältig und umfassend. Die jeweilige Berufsanamnese spielt natürlich von vornherein eine wesentliche Rolle. Besondere Erwähnungen müssen folgende 5 röntgenologische Erscheinungsformen finden:

1. *Vermehrung der Lungenzeichnung.* In den Frühstadien macht die Silikose häufig zunächst eine Vermehrung der Lungenzeichnung. Fast alle interstitiellen Lungenprozesse, seien es auf entzündlicher oder nichtentzündlicher Basis, verursachen ebenfalls vermehrt streifige und netzförmige Lungenzeichnungen, desgleichen Reizzustände nach Gas- und Raucheinwirkung.

2. *Kleinfleckige Verschattungen der Lungen.* Bei kleinfleckigen Verschattungen der Lungen und entsprechender Arbeitsanamnese muß immer an eine Silikose gedacht werden. Die Differenzierung allein nach dem Röntgenbild ist gegenüber den verschiedenen Formen der Miliartuberkulose oft schwierig, ebenso gegenüber dem Morbus Boeck, der miliaren Karzinose usw. Feinfleckige Lungenverschattungen kommen auch beim Lungenödem und bei der Periarteriitis nodosa vor.

3. *Grobkörnige und grobfleckige Verschattungen der Lungen.* Sie finden sich insbesondere bei der Lungentuberkulose, der multiplen Bronchopneumonie, den Lungenmetastasen, dem Lungenödem sowie bei multiplen Infarkten, Abszessen und Atelektasen.

4. *Größere Rund- und Flächenschatten der Lungen.* Es ist nicht immer leicht, eine Lungenatelektase, den Lungeninfarkt, ein spezifisches oder unspezifisches pneumonisches Infiltrat, den Lungenabszeß oder die Lungengangrän sowie Tumoren und Metastasen abzugrenzen.

5. *Hilusvergrößerung und Verbreiterung des Mediastinums.* Hier sind neben der Silikose in Erwägung zu ziehen die Hilusvergrößerung durch entzündliche Prozesse, bei Stauungszuständen, durch Neoplasmen und durch Pleuraverkalkungen.

Tabelle 14.13   ILO U/C 1971 Staublungen-Klassifikation (aus *Bohlig, H., E. Hain, H.J. Woitowitz:* Prax. Pneumol. 26 [1972] 688)

Bildgüte:	+ : überall klar beurteilbar	± : nicht überall klar beurteilbar	
	u: unbrauchbar	± : wichtige Strukturen nicht beurteilbar	

Kleine Schatten: rundliche: Typ: p: bis 1,5 mm   *Streuung:*   *Verbreitung:*
 q: 1,5– 3 mm   0: fehlt, < 1
 r: 3 –10 mm   1/1: gering, aber eindeutig
 2/2: zahlreich, Struktur noch sichtbar
 3/3: sehr zahlreich, Struktur z.T. verdeckt

RO | LO
RM | LM
RU | LU
-Feld

unregelmäßige: Typ: s: fein, unregelmäßig/linear
 t: mittelgrob, unregelmäßig/linear
 u: grob, klecksig

Große Schatten: Größe: A: 1–5 cm ⌀ (-Summe)   Typ: wd: ● (scharf begrenzt)
 B: < RO, > A (größer und zahlreicher als A)   id: (unscharf begrenzt)
 C: > RO

Costophrenischer Winkel: obliteriert: R/L (Seite)

Pleura-Verdickung Dicke: a: –max. 5 mm   *Verbreiterungsgrad:*   *Pleuraverkalkung:*
 b: 5–10 mm   0: fehlt, < 1   Grad: 0: fehlt
 c: >10 mm   1: Gesamtlänge < ½ Thoraxhöhe   1: –max. 2 cm ⌀ (-Summe)
 2: Gesamtlänge > ½ Thoraxhöhe   2: 2–10 cm ⌀ (-Summe)
 3: >10 cm ⌀ (-Summe)

Zwerchfell-Unschärfe: mind. ⅓ der Zwerchfellhälfte: R/L (Seite)

Herzkontur-Unschärfe: Grad: 0: fehlt, < ⅓ des li. Herzrandes
 1: ⅓–⅔ des li. Herzrandes
 2: ⅔–¾ des li. Herzrandes
 3: > ¾ des li. Herzrandes

Symbole: ax(verdächtiges Zusammenwachsen von kl. Rundschatten → Zusammenballung, Verschwielung)
 bu(llöses Emphysem)   ef(fusion-Erguß)   pl(eura plaques)c(alcif.)
 ca(ncer)   em(physem(+)Bullae)   pl(eural!)
 c(alcificatio)n(in kl. Rundschatten)   e(ier)s(chalen)   p(leura pla)q(ues unverkalkt)
 co(r!)   hi(lus!)   p(neumo thora)x
 c(or)p(ulmonale)   ho(nigwaben)   r(heumat.)l(ung: Caplan-Sy.)
 c(a)v(ity)   k(erley Linien)   tba(ktiv)
 di(storsion-Verziehung)   o(ther)d(iseases)   tbu(naktiv)

Therapie

Die Behandlung der Silikose ist zunächst immer eine präventive Aufgabe. Bei den Vorsorgemaßnahmen, welche mehr ein technisches und organisatorisches als ein ärztliches Problem darstellen, wird versucht, das Ausmaß der Staubexposition zu vermindern. Eine spezifische Behandlung der pneumokoniotischen Lungenherde gibt es bisher nicht. Darum wird nicht die Grundkrankheit behandelt, sondern lediglich ihre Folgen und Komplikationen. Chronische Bronchitis, unspezifische pneumonische Infiltrationen oder auch eine meist eng mit dem silikotischen Geschehen verknüpfte Tuberkulose stehen zur Behandlung an. Schließlich hat die Therapie die Verbesserung der Respiration und der kardialen Leistungsfähigkeit zum Ziel. Neuerdings wurde von SCHLIPKÖTER u. BROCKHAUS eine Substanz, das Polyvinylpyridin-N-oxyd entwickelt, welches bei Inhalation als Aerosol nicht nur der Entstehung einer Pneumokoniose vorbeugen, sondern auch eine bestehende Pneumokoniose zur Rückbildung bringen soll.

Asbestose

Definition

Die Asbestose oder Bergflachslunge ist eine Pneumokoniose, die durch die Inhalation von Asbeststaub über längere Zeiträume entsteht. Sie manifestiert sich als eine Lungenfibrose, welche vorwiegend in den Unterfeldern lokalisiert ist. Auch Pleuraplaques sind typisch. Im weiteren Verlauf einer Asbestose kommen Bronchialkarzinome und Pleuramesotheliome gehäuft zur Beobachtung.

Ätiologie

Die Asbestose wird nur nach einer mehr oder minder langen Inhalation von Asbeststaub beobachtet. Die Bezeichnung »Asbest« wird nicht für ein bestimmtes Material verwandt, sondern für eine Anzahl verschiedener Mineralien, die durch ihre Zusammensetzung aus langen, parallel verlaufenden, biegsamen Fasern charakterisiert sind. Diese Asbestmineralien sind Silikate verschiedener Zusammensetzung. Sie gehören zur Serpentin- und zur Amphibolgruppe. Dieser Asbeststaub, welcher häufig aus Teilchen von faser- bzw. nadelförmiger Kristallstruktur besteht, dringt in die tieferen Luftwege ein. Dabei können noch Fasern bis zu einer Länge von 250 μm in die Alveolen gelangen.

Pathogenese
Die in die Atemwege gelangten Fasern des Asbeststaubes führen zu Reaktionen in Bronchioli, in Alveolen und im Interstitium. Im Gegensatz zur Silikose dürften hier der Fremdkörperreiz der ins Gewebe eingespießten langen Fasern (sogenannte Asbestnadeln) und die zusätzliche mechanische Reizwirkung während der Atembewegungen der Lungen im Vordergrund stehen. Es entwickelt sich ein in den unteren bis mittleren Lungenpartien gelegener diffuser bindegewebsbildender Prozeß mit starker Schrumpfungsneigung. Hierbei werden Asbestosekörperchen gebildet. Charakteristisch sind auch die Mitbeteiligung der Pleura und eventuelle Zwerchfelladhäsionen. Relativ häufig bilden sich am Epithel des Bronchialbaums Metaplasien, aus denen schließlich ein Bronchialkarzinom resultieren kann. Auch Pleuramesotheliome sind gehäuft bei Asbeststaubbelastungen beobachtet worden.

Pathologie
Pathologisch-anatomisch liegt eine in kraniokaudaler Richtung zunehmende diffuse Fibrose der Lungen vor, die zu starker Lungenstarre und zu einer Überlastung des rechten Herzens führt. Histologisch sind neben den bindegewebigen Verdickungen der Alveolarwände mit den dicken kuboiden Epithelien auffallend die überall in der Lunge liegenden Asbestfremdkörper. Sie finden sich nicht nur im Interstitium, sondern auch im Hohlraumsystem. Während die Asbestosekörperchen vielgestaltige, goldbraune, stark lichtbrechende und isotrope Gebilde darstellen, sind die Asbestnadeln in dünner Schicht farblos durchsichtig, von niedrigem Lichtbrechungsvermögen und anisotrop. Der Nachweis der Asbestosekörperchen erfolgt im Lungenschnitt bzw. beim Asbestosekranken im Sputum. Bei den gelegentlich in der Haut auftretenden Asbestwarzen liegt pathologisch-anatomisch eine Epithelhyperkeratose mit Akanthosis vor.

Pathophysiologie
Bei der Asbestose ist pathophysiologisch bemerkenswert, daß sich aufgrund der Lungenfibrose in den Unterfeldern eine ausgeprägte restriktive Funktionsstörung ausbildet. Diese Restriktion kann das erste Zeichen einer beginnenden Asbestose sein, und zwar noch vor den ersten röntgenologischen Manifestationen. Chronisch-obstruktive Atemwegssyndrome treten erst in den Spätstadien der Asbestose gehäuft auf.

Krankheitsbild
Die ersten Zeichen der Asbestose sind uncharakteristisch. Ganz im Vordergrund steht die Atemnot, die sich zunächst nur bei körperlichen Belastungen, später auch in Ruhe bemerkbar macht. Weiterhin wird über Reizhusten, Auswurf und Brustschmerzen geklagt. Ein grauschleimiger oder geballter, zäher Auswurf ist eine häufige Begleiterscheinung. Allgemeine Hinfälligkeit und Leistungsabnahme sowie Kopfschmerzen und Schwindelerscheinungen werden zusätzlich angegeben. In späteren Stadien sind chronische Bronchitiden, Pleurareizungen und -entzündungen, Lungenemphysem sowie Anzeichen für eine Rechtsschädigung des Herzens (chronisches Cor pulmonale) relativ häufig. Auch bei der Asbestose besteht keine strenge Parallelität zwischen subjektiven Beschwerden sowie physikalischen und röntgenologischen Befunden. Die physikalische Untersuchung ergibt in den leichten und mittleren Stadien keine charakteristischen Ergebnisse. Erst später, wenn es in den Oberfeldern zu erheblicher Emphysembildung gekommen ist und die Unterfeldfibrose ein beträchtliches Ausmaß erreicht hat, können perkutorische Schalldifferenzen nachweisbar werden. Auskultatorisch ist dann ein feines Knisterrasseln typisch, welches in apikokaudaler Richtung eine Zunahme erfährt.

Im Auswurf können sich Asbestkörperchen finden. Diese sind keulen- oder hantelförmige gelblichbraune Gebilde, bestehend aus Asbestnadeln, die von eiweißhaltigen Gelhüllen umgeben sind. Der Nachweis von Asbestkörperchen kann für die Anerkennung einer Berufskrankheit von Bedeutung sein. Der oft auch positive Befund bei beschwerdefreien exponierten Arbeitern oder auch bei nicht belasteten Personen aus der Großstadtbevölkerung schränkt andererseits die Beweiskraft des Sputumbefundes ein.

Röntgenbefunde
Neben der Arbeitsanamnese kommt der Röntgenuntersuchung für die Erkennung einer Asbestose große Bedeutung zu. Die Lungenübersichtsaufnahme in tiefer Inspiration und die Vergrößerungsaufnahme in Hartstrahltechnik sind als Standardmethoden üblich. Die zusätzliche Thoraxdurchleuchtung und die Schichtuntersuchung bringen für die Erkennung der leichten und mittelschweren Asbestosen einen weiteren Gewinn. Das Schirmbildverfahren ist zur Erfassung Asbestosekranker ungeeignet.

Röntgenologisch ist die Abgrenzung sogenannter »Vorstadien« einer Pneumokoniose von einer »eindeutigen« Asbestose schwierig. Die zunächst eintretende Zeichnungsvermehrung der Unterfelder kann vieldeutig sein. Sie kann erst in der Synopsis mit weiteren, an sich ebenfalls nicht typischen Röntgenzeichen, z.B. den Pleura- und Perikardverschwielungen bzw. -verkalkungen und dem Begleitemphysem, mit Wahrscheinlichkeit auf das Vorliegen einer Asbestose hinweisen. Auch durch intrapulmonale Bindegewebsneubildung verursachte Flächenverschattungen sind in den Spätstadien der Asbestose bekannt.

Die typische Lungenasbestose ist röntgenologisch speziell durch eine diffuse Fibrose der Mittel- und Unterfelder charakterisiert. Die Veränderungen nehmen in den Lungen von oben nach unten zu. Sie zeigen nicht die für Silikose typischen Knötchen- und Schwielenbildungen, sondern weisen grob netzförmige, unregelmäßig streifige, bandartig verflochtene oder auch maschenartige Figuren oder wabenähnliche Strukturen auf. Diese mannigfachen Erscheinungsformen können vieldeutig sein. Erst die Berufsanamnese gibt oft Aufschluß. Im Kontrast zu den dichten abhängigen Lungenpartien stehen die hellen, durch Emphysembildung strahlendurchlässigen oberen Lungenfelder. Die Herzkonturen und auch die Zwerchfellkuppen sind ausgefasert und von der Umgebung nicht scharf abzugrenzen.

Folgende röntgenologische Stadieneinteilung der Lungenveränderungen bei Asbestose hat sich bewährt:

Asbestose I: Feinmaschige Verstärkung der Lungenzeichnung (Mittel- und Unterfelder), unscharfer linker Herzrand. Oft Interlobärlinien.

Asbestose II: Zunahme der Veränderungen, beginnendes Emphysem der Oberfelder. »Filzstreifen« an den Herzrändern.

Asbestose III: Ausgesprochene Abschattung der Mittel- und Unterfelder, vermehrt strahlendurchlässige Oberfelder, Herzränder schlecht differenzierbar. Breite, mitteldichte Hili. Pleura- und Perikardverwachsungen.

An röntgenologischen Sonderformen der Asbestose müssen folgende erwähnt werden: die flächenhaften oder girlandenförmigen Pleuraverkalkungen, die ganz diffus verteilten Netzstrukturen über fast sämtliche Lungenabschnitte bei Einschluß der Oberfelder und der »Typus inversus« mit der vermehrten Zeichnung auch in den Oberfeldern bei gleichzeitigem epidiaphragmalen Emphysem sowie die Abwandlungen, die dadurch entstehen, daß eine gleichzeitige Einatmung von quarzhaltigen Stäuben und anderen Silikaten erfolgt ist.

Komplikationen

Als Komplikationen sind bei der Asbestose insbesondere das Bronchialkarzinom und das Pleuramesotheliom zu erwähnen. Eine die Asbestose begleitende Lungentuberkulose kann ebenfalls vorkommen.

Differentialdiagnose

Differentialdiagnostisch müssen zunächst die disseminierten und streifigen, faser- oder netzförmigen Strukturen diskutiert werden. Sie sind für alle Pneumokoniosen, insbesondere auch die Asbestose, weitgehend uncharakteristisch und allenfalls initial zu beobachten. Hierbei muß an akute Silikosen, Kieselgurlungen, Aluminium- und Berylliumlungen sowie auch an Asbestosen gedacht werden. Von dem großen Formenkreis Emphysem–Peribronchitis–Lungenfibrose sowie von der Lungenstauung müssen diese Erscheinungsbilder abgegrenzt werden. Wenn sich pleurale Verdickungen gar doppelseitig und mit Kalkeinlagerungen finden, ergibt sich die Notwendigkeit zur sorgfältigen Erhebung einer gezielten Berufsanamnese in Richtung einer Exposition durch Asbest, Talkum, Glimmer oder entsprechende Mischstäube. Diese Pleuraverschwartungen und Kalkplaques stellen bei Asbestose, Talkose usw. eine »Komplikation« dar, welche die Diagnosefindung richtungweisend beeinflußt.

Therapie

Die therapeutischen Möglichkeiten bei der Asbestose sind beschränkt. Eine kausale Behandlung existiert nicht. Das therapeutische Handeln bleibt somit auf symptomatische Maßnahmen und auf die Beeinflussung der Sekundärerscheinungen beschränkt. Die kurmäßige Behandlung, insbesondere die Inhalationstherapie, ist vor allem bei entzündlichen Begleiterkrankungen und zusätzlichen spastischen Komponenten indiziert und kann subjektive Besserung über längere Zeit bewirken.

Literatur

Baader, E.W., G. Lehmann, H. Symansky, H. Wittgens: Handbuch der gesamten Arbeitsmedizin. Urban & Schwarzenberg, München 1961/62

Bohlig, E.: Staublungenerkrankungen und ihre Differentialdiagnose. Thieme, Stuttgart 1964

Bohlig, H.: Neue Klassifikationsmöglichkeiten für Staublungen. Fortschr. Röntgenstr. 115 (1971) 663

Bohlig, H., E. Hain, H.J. Woitowitz: Die ILO U/C 1971 Staublungen-Klassifikation und ihre Bedeutung für die Vorsorgeuntersuchung staubgefährdeter Arbeitnehmer. Prax. Pneumol. 26 (1972) 688

Bolt, W., H. Valentin: Die Lungenfibrosen. Klin. d. Gegenw. 38 (1961) 169

Fritze, E.: Die Pneumokoniose der Ruhrbergleute. Zbl. Arbeitsmed. 16 (1966) 172

Kann, J.: Zur Diagnostik und Beurteilung der Pneumokoniosen. Internist 8 (1967) 192

Klippel, J.: Klinisches und röntgenologisches Erscheinungsbild der Porzellanstaublunge. Dietrich, Selb 1967

Otto, H.: Morphologie und pathologisch-anatomische Begutachtung der Silikose. Grasser, Würzburg 1963

Valentin, H.: Die Silikose. In: H.W. Knipping, N. Rink: Klinik der Lungenkrankheiten. Schattauer, Stuttgart 1964

Valentin, H., K.H. Schaller, J. Thürauf: Verhütung und Diagnostik von Gesundheitsschäden durch Asbeststaub am Arbeitsplatz. Arbeitsmed. Sozialmed. Präventivmed. 9 (1975) 170

Valentin, H., W. Klosterkötter, G. Lehnert, H. Petry, J. Rutenfranz, H. Wittgens: Arbeitsmedizin. Thieme, Stuttgart 1970

Worth, G., E. Schiller: Die Pneumokoniosen. Geschichte, Pathogenese, Morphologie, Klinik und Röntgenologie. Staufen-Verlag, Köln 1954

Zorn, O., G. Worth: Staublungen im Röntgenbild. Staufen-Verlag, Köln 1952

Sachverzeichnis

A

Abszeß, kalter 13.218
- subphrenischer 13.148
Abwehr, immunologische, Defekt 11.120
Abwehrmechanismen 12.19
Abwehrreaktionen, immunologische, Hemmung 12.21
Achlorhydrie, Anämie, hypochrome 11.11
- atrophische Gastritis 12.76
- perniziöse Anämie 11.21
Actinomyces israelii 13.244
Addisonsche Anämie, s. Anämie, perniziöse
Additivaintoleranz 12.36
Adenovirusinfektionen 13.48
- Ätiologie 13.48
- Differentialdiagnose 13.49
- Epidemiologie 13.48
- Komplikationen 13.49
- Krankheitsbild 13.48
- Pathogenese 13.48
- Pharyngokonjunktivitis 13.48
- Prophylaxe 13.49
- Therapie 13.49
- virologische Diagnostik 13.49
Adenoviruspneumonie 13.49
Adenylat-Kinase-Mangel 11.41
Adjuvansmechanismen, Allergie 12.12
Afibrinogenämie, hereditäre 11.174
- - Diagnostik 11.174
- - Genetik 11.174
- - Klinik 11.174
- - Therapie 11.174
Agammaglobulinämie, kongenitale 11.122
- - sporadische 11.124
- Swiss-type-Agammaglobulinämie 11.123
Agglutinationsmethode Boyden 12.72
Agglutinine 12.5
Agranulozytose 11.69
- Amidopyrintyp 11.71
- Anamnese 11.71
- Arzneimittelagranulozytose 11.69, 12.50
- Ätiologie 11.69
- Befunde, klinische 11.72
- Diagnose 11.74
- Differentialdiagnose 11.74
- Krankheitsbild 11.71
- Pathophysiologie 11.69
- Phenothiazintyp 11.71
- Prognose 11.73
- Pyramidonagranulozytose 11.69

Agranulozytose, Reexpositionsversuch 11.75
- Rezidivprophylaxe 11.75
- Serodiagnostik 11.73
- Substanzen, beschuldigte 11.70
- Therapie 11.74
- Verlauf 11.73
Akanthozytose 11.36
Aktinomykose 13.244
- abdominelle 13.245
- Anamnese 13.245
- Befunde 13.245
- Differentialdiagnose 13.245, 13.372
- Epidemiologie 13.244
- hämatogene 13.245
- klinische Formen 13.245
- Komplikationen 13.245
- Krankheitsbild 13.245
- Mikrobiologie 13.244
- Pathogenese 13.244
- Pathophysiologie 13.244
- Prognose 13.245
- thorakale 13.245
- Therapie 13.245
- Untersuchungsmethoden 13.245
- zervikofaziale 13.245
Akustische Insulte, akute 14.50
- Traumen 14.46
Akustischer Unfall 14.50
Alastrim 13.31
Allergen 12.3
- -Antikörper-Reaktion 12.3
- manifestationsauslösendes, Nachweis 12.26
- Suchtest 12.24
Allergendiagnostik 12.26
Allergie, Sensibilisierung 12.23
Allergiediagnostik, klinische, Grundzüge 12.23 ff.
Allergische Reaktionsformen 12.3
Almeida disease s. Blastomykose
Alveolokokkose 13.334
Alymphozytose 11.124
Amöbenhepatitis 13.312
Amöben-Meningoenzephalitis, primäre 13.315
Amöbenruhr 13.310
Amöbiasis 13.310
- Ätiologie 13.311
- Befund, endoskopischer 13.314
- - radiologischer 13.314
- Differentialdiagnose 13.314
- Epidemiologie 13.310
- extraintestinale 13.312 f.
- intestinale 13.311, 13.313
- - invasive 13.315
- Kolitis 13.312
- Krankheitsbild 13.312

Amöbiasis, Leberamöbiasis 13.312
- Leberabszeß 13.312
- - Therapie 13.315
- parasitologischer Befund 13.313
- Pathogenese 13.311
- serologische Untersuchung 13.314
- Therapie 13.314
- - Richtlinien 13.314
- Übertragung 13.310
- Zystenträger 13.314
Amyloidose, Plasmozytom 11.130
Anaemia sideroblastica acquisita 11.16
Anämie 11.3 ff.
- aplastische 11.5
- - Ätiologie 11.6
- - Differentialdiagnose 11.7
- - Komplikationen 11.7
- - Krankheitsbild 11.6
- - Laboratoriumsbefunde 11.6
- - Pathophysiologie 11.6
- - Prognose 11.7
- - Prophylaxe 11.8
- - Therapie 11.8
- - Verlauf 11.7
- Avitaminosen 11.61
- Bleianämie 11.17
- Endokrinopathien 11.61
- Erythropoesestörung 11.5
- Erythrozytenabbau, gesteigerter 11.32
- hämolytische, extrakorpuskuläre 11.48
- - - Ätiologie 11.48
- - - Pathophysiologie 11.49
- - - Therapie 11.53
- - idiopathische, erworbene 11.49
- - - - Befunde 11.49
- - - - Differentialdiagnose 11.51
- - - - Komplikationen 11.50
- - - - Therapie 11.51
- - kongenitale s. Sphärozytose
- - korpuskuläre 11.32
- - - Ätiologie 11.32
- - nichtsphärozytäre 11.36
- - - Ätiologie 11.36
- - - Differentialdiagnose 11.45
- - - durch Enzymdefekte der Glykolyse 11.37
- - - Glutathionstoffwechseldefekt 11.41
- - - - Ätiologie 11.41
- - - - Laboratoriumsbefunde 11.42
- - - - Krankheitsbild 11.41
- - - Krankheitsbild 11.37
- - - Pathophysiologie 11.36
- - - Therapie 11.45
- - Splenektomie 11.157

XVIII Sachverzeichnis

Anämie, hämolytische,
  symptomatische erworbene
  11.52
– hypochrome 11.9
– – Ätiologie 11.10
– – Befunde, klinische 11.12
– – – Laborbefunde 11.12
– – Differentialdiagnose 11.13
– – Krankheitsbild 11.12
– – Pathophysiologie 11.10
– – Prognose 11.13
– – Spezialuntersuchungen 11.13
– – Therapie 11.13
– – Ursachen 11.10
– hypoplastische 11.5
– Infekte 11.60
– Leberkrankheit 11.60
– megaloblastäre 11.18
– – Ätiologie 11.19
– – Gastrointestinalkrankheiten
  11.23
– – durch Mangelernährung 11.23
– – medikamentös bedingte 11.24
– – Pathophysiologie 11.18
– – symptomatische 11.23
– – Ursachen 11.19
– nephrogene 11.61
– perniziöse 11.20
– – Befunde 11.21
– – Differentialdiagnose 11.22
– – Gastritis, atrophische 12.76
– – Komplikationen 11.22
– – Krankheitsbild 11.20
– – Laborbefunde 11.21
– – Pathogenese 11.20
– – Prognose 11.22
– – Retikulozytenkrise 11.23
– – Therapie 11.22
– – Untersuchungsmethoden 11.21
– pyridoxinsensible 11.16
– – Krankheitsbild 11.17
– – Pathophysiologie 11.16
– – Therapie 11.17
– sideroachrestische 13.14
– – Einteilung 11.14
– – erworbene 11.16
– – – Differentialdiagnose 11.16
– – – Krankheitsbild 11.16
– – – Laborbefunde 11.16
– – – Prognose 11.16
– – – Therapie 11.16
– – kongenitale 11.15
– – – Differentialdiagnose 11.15
– – – Krankheitsbild 11.15
– – – Laborbefunde 11.15
– – – Prognose 11.15
– – – Therapie 11.15
– – Pathophysiologie 11.14
– – symptomatische 11.17
– Strübing-Marchiafava-Micheli
  11.46
– symptomatische 11.59
– Systemerkrankung blutbildender
  Organe 11.59
– Tumoren 11.59
– Urämie 11.61
Anaphylaxie 12.6
Ancylostoma duodenale 13.340
Angina agranulozytotica 11.73

Angina, catarrhalis 13.126
– Plaut-Vincenti 13.248
– – Differentialdiagnose 13.248,
  13.366
– – Epidemiologie 13.248
– – Krankheitsbild 13.248
– – Mikrobiologie 13.248
– – Pathogenese 13.248
– – Therapie 13.248
Anklopferkrankheit 14.56
Ankylostomiasis 13.340
– Ätiologie 13.340
– Krankheitsbild 13.340
– Therapie 13.340
Anophelesmücke, Malaria 13.282
Anthrax s. Milzbrand
Antibiogrammtest 13.132
Antibiotika, extrarenale Eliminationsfraktionen 13.152
Antibiotika-Tabellen 13.380
Anti-DNS-Antikörper, Lupus erythematodes disseminatus 12.59,
  12.62
Antigen 12.3
– mikrobielles 12.18
e-Antigen, Hepatitis B 13.51
– Virushepatitis 13.57
e-Antikörper, Virushepatitis 13.57
Antigen-Antikörper-Bindung 12.5
Antigen-Antikörper-Reaktion 12.3,
  12.5 f.
Antigenexposition 12.11
Antigenkonzentration 12.12
Antigenprobe, große (Hansen) 12.24
Antikörper 12.4
– Bestimmung, quantitative 12.26
– thrombozytäre, Nachweis 11.198
Antimykotika, systemisch anwendbare 13.280
Antistreptolysin 13.125
Antistreptolysinreaktion, Scharlach
  13.127
Aortenaneurysma, luisches 13.257
Aphthen, Hand-Fuß-Mund-Exanthem 13.72
Aphthoid 13.26
Arena-Virus-Gruppe 13.90, 13.92
Arboviren, Eigenschaften 13.77
– Übersicht 13.77 ff.
Arbovirusinfektionen 13.76
– Ätiologie 13.76
– Epidemiologie 13.76
– Krankheitsbilder 13.82
– Mikrobiologie 13.76
– Prophylaxe 13.84
– Therapie 13.84
Arthritis gonorrhoica 13.136
Arthropodborne viruses 13.76
Arthropoden, Allergie 12.56
Arthrosis deformans 14.53
Arthus-Phänomen 12.7
Arthus-Reaktion 12.6
Arzneifieber 12.48
Arzneimittelagranulozytose 11.69
Arzneimittelallergien 12.47
– diagnostische Besonderheiten
  12.52
– Gelenke 12.49
– hämatologisches System 12.50

Arzneimittelallergien,
  Krankheitsbilder 12.48
– Lunge 12.49
– Lymphdrüsen 12.50
– Magen-Darm 12.50
– Nervensystem 12.50
– Nieren 12.50
– Organerkrankungen 12.48
– pathogenetische Besonderheiten
  12.52
– Prophylaxe 12.53
– Reaktionszeit 12.51
– Sensibilisierungszeit 12.51
– serologische Untersuchungen
  12.53
Arzneimittelantigene, Urtikaria
  12.36
Arzneimittelexanthem 12.48
Asbestose 14.66
– Ätiologie 14.66
– Differentialdiagnose 14.68
– Komplikationen 14.68
– Krankheitsbild 14.67
– Pathogenese 14.67
– Pathologie 14.67
– Pathophysiologie 14.67
– Röntgenbefunde 14.67
– Stadieneinteilung 14.68
– Therapie 14.68
Ascaris lumbroides 13.335
– – Allergie 12.54
Askariasis 13.335
– Ätiologie 13.335
– Krankheitsbild 13.335
– Prophylaxe 13.336
– Therapie 13.336
– Untersuchungsmethoden 13.336
Aspergillom 13.273
– Entstehung 13.274
Aspergillose 13.272
– Ätiologie 13.273
– Differentialdiagnose 13.372
– Epidemiologie 13.272
– Krankheitsbilder 13.273
– Mikrobiologie 13.273
– Pathogenese 13.272
– Therapie 13.275
– Untersuchungsmethoden 13.275
Aspergillus 13.279
– fumigatus Fresenius 13.273
Assmannsches Frühinfiltrat 13.220
Asthma bronchiale, Askariasis
  13.336
– – Rhinopathia allergica 12.32
Astronauten, Krankheiten 14.36,
  14.38
Ataxia teleangiectatica 11.122,
  12.82 f.
Atemlähmung, Poliomyelitis 13.70
ATPase-Mangel 11.40
Audiogramm, Schwellenaudiogramm 14.47
Auer-Stäbchen, Myeloblastenleukämie 11.87
Aufbrauchperniziosa 11.24
Augenentzündung, ägyptische, s.
  Trachom
Auslöschphänomen, Scharlach
  13.126

Autoaggressionskrankheiten, Hämolyse 11.52
Autoallergie 12.10
Autoantigene 12.10
- Akzessibilität 12.11
Autoantikörper, aggressive 12.14
- nichtaggressive 12.14
Autoreaktivität 12.11
- Determinierung 12.13
- Pathogenität 12.13

B

Bacillus anthracis 13.207
- mallei 13.210
Bacterium pyocyaneum s. Pseudomonas aeruginosa
Bakteriämie 13.146
Bakterielle Infektionen 13.125 ff.
Balantidiasis 13.316
- Ätiologie 13.316
- Differentialdiagnose 13.317
- Komplikationen 13.317
- Krankheitsbild 13.317
- Pathophysiologie 13.316
- Prognose 13.317
- Prophylaxe 13.318
- Therapie 13.318
- Verlauf 13.317
- Vorkommen 13.316
Balantidienruhr 13.316
Balantidium coli 13.316
Balkan-Grippe s. Q-Fieber
Bandscheibenschäden 14.53
- Krankheitsbild 14.54
- Pathogenese 14.53
Banti-Syndrom 11.155
- Differentialdiagnose 13.378
Barosinusitis 14.10
Barotitis 14.10
Barotrauma 14.10
Bartholinitis gonorrhoica 13.136
Bartonella bacilliformis 13.215
Bartonellose 13.214
- Ätiologie 13.215
- Epidemiologie 13.215
- Krankheitsbild 13.216
- Mikrobiologie 13.215
- Pathogenese 13.216
- Prophylaxe 13.217
- Therapie 13.217
- Untersuchungsmethoden 13.217
Basophilenleukämie 11.106
Basophilentest 12.25
BCG-Impfung 13.231
Bedsonien s. Chlamydien
Bejel, endemische Lues 13.255
Bence-Jones-Plasmozytom 11.129
Bence-Jones-Protein 11.127
Bernard-Soulier-Syndrom 11.200
Berufskrankheiten, anzeigepflichtige 14.57
Bewegungskrankheiten s. Kinetosen
Bienenstichallergie 12.56
Biermersche Anämie s. Anämie, perniziöse
Big spleen disease s. Malaria

Bilharziose (s. auch Schistosomiasis) 13.345 f.
- Darmbilharziose 13.348
- hepatolienale, Differentialdiagnose 13.378
- Urogenitalbilharziose 13.348
Bing-Neel-Syndrom 11.131
Blackfan-Diamond, Erythrozytenaplasie 11.8
Blässe, periorale, Scharlach 13.126
Blastomyces brasiliensis 13.270
- dermatitidis 13.270
Blastomykose 13.270
- brasilianische 13.270
- nordamerikanische 13.270
- - Krankheitsbild 13.270
- - Mikrobiologie 13.270
- - Therapie 13.270
- - Untersuchungsmethoden 13.270
- südamerikanische 13.270
- - Differentialdiagnose 13.271
- - Komplikationen 13.271
- - Krankheitsbild 13.271
- - Mikrobiologie 13.271
- - Therapie 13.271
Bleianämie 11.17
- Krankheitsbild 11.17
- Laborbefunde 11.18
- Pathophysiologie 11.17
- Therapie 11.18
Blenorrhoea neonatorum 13.136
Blitzschlag 14.24
Blitzunfall, Therapie 14.26
Block, intrahepatischer, postsinusoidaler 11.155
- - präsinusoidaler 11.155
Blut, Erkrankungen 11.1 ff.
Blutbildveränderungen, Differentialdiagnose 13.379
Bluteosinophilie, Allergiediagnostik 12.23
Blutgase, Mittelwerte 14.20
Blutgerinnung, Inhibitoren 11.164
- Pathophysiologie 11.160
- Phasen 11.162
- Physiologie 11.160
- Schema 11.163
Blutkulturen, Septikämie 13.147
Blutspender, Hepatitis B 13.62
Blutungen, gastrointestinale, Ursachen 11.4
Blutungsanämie 11.3
- akute 11.3
- Ankylostomiasis 13.340
- Ätiologie 11.4
- chronische 11.3
- Differentialdiagnose 11.5
- Krankheitsbild 11.4
- Laboratoriumsbefunde 11.4
- Pathogenese 11.3
- Pathophysiologie 11.3
- Prognose 11.5
- Therapie 11.5
Blutungsneigung, Gelbfieber, 13.85
Blutungszeitbestimmung, subaquale 11.166
Blutzellen, Enzymdefekte 11.45
- myeloische, Erkennungsmerkmale 11.79

Blutzellen, weiße, Physiologie 11.78
Booster-Effekt 12.5
Bordetella bronchioseptica 13.167
- pertussis 13.167 f.
Bornholmer Krankheit 13.71 f.
- - abakterielle Meningitis 13.73
- - Komplikationen 13.73
Borrelia Vincenti 13.248
Borrelien 13.253
Botulismus 13.182
- Ätiologie 13.183
- Differentialdiagnose 13.183
- Komplikationen 13.183
- Krankheitsbild 13.183
- Pathogenese 13.183
- Prophylaxe 13.183
- Therapie 13.183
- Untersuchungsmethoden 13.183
Boyden, Agglutinationsmethode 12.72
Break bone fever s. Dengue
Brill-Erkrankung 13.116 f.
Brill-Zinsser-Erkrankung 13.116 f.
Bronchialtest 12.27
Bronchiolitis, Erkältungskrankheit 13.47
Bronchitis aspergillina 13.273
- chronische, Asbestose 14.67
- - Silikose 14.65
- obstruktive, Silikose 14.63
Bronchopneumonia aspergillina 13.273
Bronchopneumonie, Differentialdiagnose 13.371
- Scharlach 13.127
Bronchuskarzinom, Asbestose 14.68
Bronchustuberkulose, postprimäre 13.220
Brucellosen 13.184
- Ätiologie 13.184
- Differentialdiagnose 13.185, 13.376
- Epidemiologie 13.184
- Komplikationen 13.185
- Krankheitsbild 13.184
- Laboratoriumsbefunde 13.184
- Mikrobiologie 13.184
- Pathogenese 13.184
- Prognose 13.184
- Prophylaxe 13.185
- Therapie 13.185
- Untersuchungsmethoden 13.184
- Verlauf 13.184
Brudzinski-Phänomen, Meningokokkeninfektionen 13.142
Brustbeintuberkulose 13.237
Bubo inguinalis 13.112
Bubonen, klimatische, s. Lymphogranuloma inguinale
- Lues 13.256
Bubonenpest s. Pest
Budd-Chiari-Syndrom 11.151
Bulbärparalyse, Poliomyelitis 13.70
Burkitt-Lymphom 11.146
- Ätiologie 11.146
- Klinik 11.146
- Therapie 11.146
- Verlauf 11.146

C

Caisson-Krankheit 14.11
Calcinosis circumscripta 12.68
California-Enzephalitis-Virus-
  gruppe 13.83
Candida 13.262
– albicans 13.279
Candida-Endokarditis 13.265
Candida-Meningitis 13.266
Candida-Mykosen, therapeutische
  Möglichkeiten 13.266
Candida-Septikämie 13.265
Candidiasis 13.262
– Ätiologie 13.262
– Darm 13.264
– disseminierte 13.265
– Epidemiologie 13.262
– generalisierte mukokutane 13.265
– intestinale 13.264
– Krankheitsbilder 13.264
– Mikrobiologie 13.263
– mykosenbegünstigende Faktoren
  13.263
– orale 13.264
– Prophylaxe 13.267
– Respirationstrakt 13.264
– Therapie 13.266
– – antimykotische 13.267
– Urogenitaltrakt 13.264
Cardiolipin-Mikroflockungstest
  12.19
Carrier-Mechanismus, Allergie 12.12
Carrion-Krankheit s. Bartonellose
Cervicitis genorrhoica 13.136
Chagaskardiopathie 13.301
Chagaskrankheit (s. auch Trypanoso-
  mose) 13.295
– Anamnese 13.297
– Ätiologie 13.297
– Befunde 13.297
– Besonderheiten 13.297
– Komplikationen 13.298
– Krankheitsbild 13.297
– Laboratoriumsbefunde 13.297
– Pathophysiologie 13.296
– Prognose 13.298
– Prophylaxe 13.298
– Therapie 13.298
Chagasleiden 13.296, 13.298
– Ätiologie 13.299
– Bronchopathie 13.300
– Differentialdiagnose 13.301
– Enzephalopathie 13.300
– Kardiopathie 13.299
– Komplikationen 13.301
– Krankheitsbild 13.299
– Ösophagopathie 13.300
– Pathophysiologie 13.298
– Prognose 13.300
– Theapie 13.301
– Untersuchungsbefunde 13.300
Chicago disease s. Blastomykose
Chickenpox s. Varizellen
Chlamydia trachomatis 13.108 f.
– paratrachomatis 13.109
Chlamydien 13.106 ff.
Chloramphenicoltherapie, Anämie,
  aplastische 11.6

Chlorom 11.107
Cholera asiatica 13.181
– – Ätiologie 13.181
– – Differentialdiagnose 13.182,
  13.370
– – Epidemiologie 13.181
– – Komplikationen 13.182
– – Krankheitsbild 13.182
– – Pathogenese 13.182
– – Prophylaxe 13.182
– – Therapie 13.182
– – Untersuchungsmethoden 13.182
Cholinesterase, Virushepatitis 13.55
Choriomeningitis, lymphozytäre
  13.92
– – Ätiologie 13.93
– – Differentialdiagnose 13.94
– – Epidemiologie 13.92
– – Krankheitsbild 13.93
– – Laboratoriumsbefunde 13.94
– – Pathophysiologie 13.93
– – Prognose 13.94
– – Therapie 13.94
– – Untersuchungsmethoden 13.94
– – Verlauf 13.94
Citochol-Reaktion 13.259
Clonorchis sinensis 13.350 f.
– – Diagnose 13.351
– – Epidemiologie 13.351
– – Krankheitsbild 13.351
– – Morphologie 13.351
– – Therapie 13.351
Clostridium botulinum 13.182
– perfringens 13.202
– tetani 13.162
Clotlysiszeit 11.165
Coccidioides immitis 13.271
Cold sore s. Herpes simplex
Colitis ulcerosa 12.77
– – Ätiologie 12.77
– – Befunde, immunologische 12.77
– – Immunpathogenese 12.77
Coma hepaticum, Virushepatitis
  13.58
Common cold s. Erkältungskrank-
  heit
Condylomata lata, Lues 13.257
Cooley-Anämie s. Thalassaemia
  maior
Coombs-Test 11.48 ff., 11.54
Cor pulmonale, chronisches, Sili-
  kose 14.63
Corynebacterium diphtheriae 13.153
Coryza s. Erkältungskrankheit
Councilman-Körperchen 13.85
Coxiella burneti 13.119
Coxitis tuberculosa 13.236
Coxsackie-A-Virus-Infektionen,
  Krankheitsbild 13.71
Coxsackie-B-Virus-Infektionen 13.72
– Myokarditis 13.73
– Perikarditis 13.73
– zentralnervöse Erkrankungen
  13.73
Coxsackie-Viren 13.46, 13.71
Coxsackie-Virus-Exantheme 13.72
Coxsackie-Virus-Infektionen 13.71
– Diagnose 13.74
– Epidemiologie 13.71

Coxsackie-Virus-Infektionen,
  Prophylaxe 13.74
– Therapie 13.74
Coxsackie-Virus-Meningitis 13.72
Credésche Prophylaxe 13.139
Crosby-Test 11.46
Cross-match-test 12.16
Croup 13.45
Cruveilhier-von-Baumgarten-Syn-
  drom 11.155
Cryptococceae 13.262
Cryptococcus 13.262
– neoformans 13.279
Cysticercus bovis 13.327
– cellulosae 13.329

D

Dandy fever s. Dengue
Dane-Partikel, Hepatitis-B-Virus 13.50
Darminfektionen, differentialdia-
  gnostische Tabellen 13.370
Darminfluenza s. Virusdysenterie
Darmmilzbrand 13.208
Deerfly fever s. Tularämie
Dehydrierung, Hitzeeinwirkung 14.4
– Hitzeerschöpfung 14.6
Dekompressionskrankheit 14.9, 14.11
– Prophylaxe 14.14
– Therapie 14.13
Dengue-Fieber 13.86
– Ätiologie 13.87
– Differentialdiagnose 13.87
– Epidemiologie 13.86
– Komplikationen 13.87
– Krankheitsbild 13.87
– Laboratoriumsbefunde 13.87
– Mikrobiologie 13.87
– Prognose 13.87
– Prophylaxe 13.87
– Therapie 13.87
– Verlauf 13.87
Dermatitis exfoliativa Ritter 13.131
Dermatomyositis 12.69
– Anamnese 12.70
– Ätiologie 12.70
– Befunde 12.70
– Differentialdiagnose 12.71
– Epidemiologie 12.69
– Krankheitsbild 12.70
– Laboratoriumsbefunde 12.71
– Malignome 12.69
– Pathologie 12.70
– primäridiopathische 12.69
– sekundäre 12.69
– Therapie 12.71
– Verlauf 12.71
Dermatosen, Askariasis 13.336
Desensibilisierung, spezifische, Rhi-
  nopathia allergica 12.33
Detonationstrauma 14.50
Deutschländer-Krankheit 14.53
Diabetes mellitus, Insulitis 12.74
Diathese, hämorrhagische 11.160
– – Gelbfieber 13.85
– – vaskuläre 11.203
– – mit vaskulärer Komponente
  11.213

Diazo-Reaktion im Urin, differentialdiagnostische Tabellen 13.379
Dick-Test, Scharlach 13.126
Differentialdiagnostische Tabellen 13.363
Di-George-Syndrom 11.124, 12.83
Di-Guglielmo-Syndrom 11.66
Di-P-Glycerat-Mutase-Mangel 11.40
Diphtherie 13.153
– Ätiologie 13.154
– Befunde 13.155
– Differentialdiagnose 13.366, 13.373
– Epidemiologie 13.154
– Exotoxine 13.154
– Keimträger 13.157
– Krankheitsbild 13.155
– Laboratoriumsbefunde 13.155
– Larynxdiphtherie 13.155
– lokalisierte 13.155
– maligne 13.155
– Mikrobiologie 13.154
– Organschäden 13.156
– Pathogenese 13.154
– primär toxische 13.155
– – – Befunde 13.156
– – – Krankheitsbild 13.156
– – – Laboratoriumsbefunde 13.156
– – – Prognose 13.157
– – – Therapie 13.157
– – – Untersuchungsmethoden 13.156
– – – Verlauf 13.156
– progrediente 13.155
– Prophylaxe 13.157
– Therapie 13.157
– Untersuchungsmethoden 13.155
– Verlauf 13.155
Diphyllobothriasis 13.330
– Ätiologie 13.330
– Krankheitsbild 13.331
– Pathogenese 13.331
– Therapie 13.331
– Untersuchungsmethoden 13.331
Diphyllobothrium latum 13.330
DNS-Polymerase, Hepatitis B 13.51
– Virushepatitis 13.57
Donath-Landsteiner-Reaktion 11.49, 11.55
Dracunculus medinensis 13.343
Drakunkulose 13.343
– Ätiologie 13.344
– Diagnose 13.344
– Krankheitsbild 13.344
– Prophylaxe 13.344
– Therapie 13.344
Dreifußzeichen, Poliomyelitis 13.68
Dreitagefieber s. Exanthema subitum
Dromedarkurve, Gelbfieber 13.85
Druck, atmosphärischer, Änderungen, Erkrankungen 14.9
Druckfallkrankheit 14.12
Drucklähmungen 14.55
Drucklufterkrankungen, akute 14.10
– chronische 14.12
– – Skelettbefall 14.12
Drusen, Aktinomykose 13.245
Drüsenfieber, lymphämoides 13.64

Drüsenfieber, Pfeiffersches, s. Mononukleose
Dschungelfieber s. Gelbfieber
Dupuytren-Kontraktur 14.54
Dysfibrinogenämien, erbliche 11.174
– – Diagnostik 11.175
– – Genetik 11.174
– – Klinik 11.175
– – Pathogenese 11.174
– – Therapie 11.175
Dyspepsiekoli 13.196
Dysproteinämien, hämorrhagische Diathese 11.188

E

Eaton agent 13.122
Eccema herpeticatum 13.27
– vaccinatum 13.35
Echinococcus alveolaris 13.334
– – Krankheitsbild 13.334
– – Pathogenese 13.334
– cysticus 13.333
– – Krankheitsbild 13.333
– – Leber 13.334
– – Lunge 13.334
– – Pathogenese 13.333
Echinokokken, Allergie 12.55
Echinokokkose 13.333
– Diagnose 13.334
– Therapie 13.334
ECHO-Virus-Infektionen 13.74
– Ätiologie 13.74
– Darminfektionen 13.75
– Diagnose 13.74
– Differentialdiagnose 13.364
– Epidemiologie 13.74
– Hautmanifestationen 13.75
– Krankheitsbild 13.74
– obere Luftwege 13.75
– Pathogenese 13.74
– Zentralnervensystem 13.74
ECHO-Virus-Meningitis 13.74
Effektorzellen, autoaggressive 12.14
Eierschalensilikose 14.65
Einschlußblennorhoe der Neugeborenen 13.110
Einschlußinfektion Erwachsener 13.111
Einschlußkonjunktivitis s. Paratrachom
Einschlußkörperchenkrankheit, zytomegale, s. Zytomegalie
Einschlußurethritis 13.110
Einschlußzervizitis 13.110
Eisen, Bedarf 11.10
– Bilanz 11.10
Eisenmangelanämie (s. auch Anämie, hypochrome) 11.9
– hypochrome mikrozytäre 11.3
Eisenmangelernährung 11.11
Eisenresorption 11.11
Eisenresorptionstest 11.13
Eisenverwertungsstörung, sideroachrestische Anämie 11.14
Elektrischer Unfall 14.22 ff.
– – Begutachtung 14.26
– – Defibrillation 14.25

Elektrischer Unfall, Feststellung des Todes 14.25
– – Hilfsmaßnahmen 14.24
– – Krankheitsbild 14.23
– – physikalisch-technische Grundlagen 14.22
– – Pathophysiologie 14.23
– – Therapie 14.24
– – Transport 14.25
– – Verbrennungen 14.25
– – Wiederbelebung 14.24
Elephantiasis 13.341
– metherpetica 13.26
Ellenbogengelenktuberkulose 13.237
Elliptozytose, hereditäre 11.35
– – Differentialdiagnose 11.36
– – Krankheitsbild 11.35
– – Laboratoriumsbefunde 11.35
– – Pathophysiologie 11.35
– – Prognose 11.36
– – Therapie 11.36
Embryopathie, Parotitis epidemica 13.39
– Rubeola 13.9
EMC-Virus 13.75
Empyem, Lungentuberkulose 13.220
– Staphylokokkenempyem 13.131
Enanthem, differentialdiagnostische Tabellen 13.366
Encephalitis (s. auch Enzephalitis) 13.80
– disseminata, Ätiologie 12.80
– – Befunde, immunologische 12.80
– – Immunpathogenese 12.80
– lethargica 13.94
– – Epidemiologie 13.94
– – Krankheitsbild 13.95
– – Parkinsonismus, chronischer 13.95
– – Spätfolgen 13.95
– – Therapie 13.95
Encephalomyelitis disseminata 12.80
Endocarditis rheumatica 13.129
– – Scharlach 13.128
– ulcerosa 13.129
Endokarditis, bakterielle 13.149
– Candida-Endokarditis 13.265
– Libman-Sachs-Endokarditis 12.61
– Streptokokkenendokarditis 13.129
Endometritis gonorrhoische 13.135 f.
– Zytomegalie 13.31
Endoplastitis 13.147
Enolase-Mangel 11.40
Entamoeba histolytica 13.310
Enterobacter 13.198
Enteritiden, Candida-Enteritiden 13.264
Enteritis infectiosa (s. auch Salmonellosen, enteritische) 13.173
– pseudomonas 13.201
Enterobiasis 13.337
Enteroviren 13.66
Enterovirusinfektionen 13.66 ff.
Enzephalitis, Gelbfieber 13.85
– Listeria-Enzephalitis 13.159
– Morbilli 13.6
– postvakzinale 13.35
– toxoplasmotische 13.321
– zentraleuropäische 13.80

Enzephalomeningitis, parainfektiöse, Pathogenese 13.39
Enzephalomeningomyelitis, Toxoplasmose 13.321
Enzephalomyokarditis 13.75
– Bornholmer Krankheit 13.73
– Diagnose 13.76
– Krankheitsbild 13.75
– Pathologie 13.75
Enzephalomyokarditis-Virus 13.75
Enzephalopathie, vakzinale 13.35
Eosinophilenleukämie 11.106
Eosinophilentest 12.25
Eosinophilie, Allergiediagnostik 12.23
– Ankylostomiasis 13.340
Epicondylitis humeri 14.54
Epidemic hospital infections s. Hospitalismus, infektiöser
Epidermolysis necroticans 12.48
Epididymitis, genorrhoische 13.134
– tuberkulöse 13.239f.
– Zytomegalie 13.31
Epikutanprobe 12.24
– Modifikationen 12.25
Epithelioma contagiosum Neisser s. Molluscum contagiosum
– molluscum Virchow s. Molluscum contagiosum
Epstein-Barr-Virus, Mononukleose 13.63
Erdbeerzunge, Scharlach 13.126
Erkältungskrankheit 13.45
– Ätiologie 13.46
– Differentialdiagnose 13.47
– Epidemiologie 13.46
– Komplikationen 13.47
– Krankheitsbild 13.47
– Mikrobiologie 13.46
– Pathogenese 13.46
– Prophylaxe 13.48
– Therapie 13.47
– Untersuchungsmethoden 13.47
Ermüdungsfraktur 14.53
Erschütterungen, Erkrankungen durch 14.56
Erysipel 13.129
– Meningitis 13.129
Erysipeloid s. Rotlauf
Erysipelothrix rhusiopathiae 13.209
Erythema exsudativum multiforme 12.48, 13.27
– infectiosum 13.12
– – Ätiologie 13.12
– – Befunde 13.12
– – Differentialdiagnose 13.13, 13.363
– – Krankheitsbild 13.12
– – Mikrobiologie 13.12
– – Pathogenese 13.12
– – Pathophysiologie 13.12
– – Therapie 13.13
– nodosum, Colitis ulcerosa 12.77
– – leprosum 13.213
– – Lungentuberkulose 13.219
– – Yersinia pseudotuberculosis 13.192
Erythroblastose, akute, di Guglielmo 11.105

Erythroblastose, chronische, Heilmeyer-Schöner 11.105
– fetale 11.56
Erythroleukämie 11.66, 11.105
– Differentialdiagnose 11.68
– Krankheitsbild 11.67
– Laborbefunde 11.67
– Prognose 11.67
– Therapie 11.67
– Verlauf 11.67
Erythropoese, Erkrankungen 11.3
– maligne Entartung 11.66
Erythrozyten, Enzymdefekte 11.45
– Kohlenhydratstoffwechsel 11.38
– Stoffwechseldefekte 11.45
Erythrozytenaplasie, Ätiologie 11.8
– Krankheitsbild 11.8
– reine 11.8
– Therapie 11.9
– Verlauf 11.9
Escherichia-coli-Infektionen 13.195
– Ätiologie 13.195
– Diagnose 13.196
– Krankheitsbilder 13.196
– Pathogenese 13.196
– Prophylaxe 13.197
– Therapie 13.197
Esthiomene vulvae et recti s. Lymphogranuloma inguinale
Euglobulinlysiszeit 11.165
Euler-Liljestrand-Reflex 14.17
Ewing-Sarkom 11.145
Exanthem, Hand-Fuß-Mund-Exanthem 13.72
– Lues II 13.257
– Septikämie 13.148
Exanthema subitum 13.13, 13.363
– – Differentialdiagnose 13.14, 13.363
– – Krankheitsbild 13.13
– – Komplikationen 13.14
– – Prophylaxe 13.14
– – Therapie 13.14
– – Verlauf 13.14
Exanthemkrankheiten, differentialdiagnostische Tabellen 13.363
Explosionstrauma 14.51
Extrinsic factor 11.20

F

Facies leonina, Lepra 13.212
– leprosa 13.212
Faktor-VIII-Defekt (s. Hämophilie A) 11.169
Faktor-IX-Defekt (s. Hämophilie B) 11.169
Fanconi-Anämie 11.5
Farmerlunge 12.49
Fasciola hepatica 13.355
– – Allergie 12.55
Fasciolopsis buski 13.352
Faszioliasis 13.355
– Epidemiologie 13.355
– Krankheitsbild 13.356
– Therapie 13.356
Fasziolopose 13.352

Fasziolopose, Diagnose 13.353
– Krankheitsbild 13.353
– Morphologie 13.353
– Prophylaxe 13.353
– Therapie 13.353
Favismus, Hämolyse 11.44
Febris herpetica s. Herpes simplex
Feldfieber 13.250f.
Ferritin 11.11
Fettleber, alkoholbedingte, Virushepatitis 13.59
Fever blisters s. Herpes simplex
Fibrinogenbestimmungsmethoden 11.166
Fibrinogenopathien, hereditäre 11.173
Fibrinolyse, Koagulation, Kopplung 11.164
Fibrose, interstitielle Lungenfibrose, Silikose 14.63
Fieber, akutes rheumatisches, Scharlach 13.127
– exanthematisches hämorrhagisches 13.88
– typhoides 13.176
– wolhynisches 13.118
Fieberanfälle, Malaria 13.285
Fiebertypen, differentialdiagnostische Tabellen 13.379
Fièvre boutonneuse 13.118
Filariasis 13.341
– Krankheitsbild 13.341
– Pathogenese 13.341
– Therapie 13.341
– Untersuchungsmethoden 13.341
Filariosen 13.341
Fischbandwurm 13.330
– Anämie, megaloblastäre 11.24
Fitz-Hug-Curtis-Syndrom 13-137
Fleckfieber 13.116
– Ätiologie 13.116
– Differentialdiagnose 13.118, 13.364
– endemisches, murines 13.116
– Epidemiologie 13.116
– epidemisches, klassisches 13.116
– Exanthem 13.117
– Komplikationen 13.118
– Krankheitsbild 13.117
– Laboratoriumsbefunde 13.118
– Mikrobiologie 13.116
– murines, endemisches 13.116
– Pathogenese 13.117
– Prophylaxe 13.118
– Therapie 13.118
– Untersuchungsmethoden 13.118
Flöhe, Fleckfieber 13.116
Fluoreszenz-Antikörper-Test 12.19
Fluoreszenz-Treponemen-Antikörper-Test 13.259
Follikulitis 13.131
Folsäure, biochemische Reaktionen 11.19
Folsäure-Mangel 11.19, 11.23
Fragment crystalline 12.4
Fragment-antigen-binding 12.4
Frambösie 13.254
– Ätiologie 13.254
– Differentialdiagnose 13.254

Frambösie, Epidemiologie 13.254
- Krankheitsbild 13.254
- Pathogenese 13.254
- Therapie 13.254
- Untersuchungsmethoden 13.254
Francisella tularensis 13.186
- - biochemisches Verhalten 13.186
Freische Intrakutanprobe 13.113
Fremdkörpergranulom 14.55
Friedländer-Pneumonie 13.198
Fritz-Hug-Curtis-Syndrom 13.137
Frühinfiltrat, Lungentuberkulose 13.220
Frühkaverne, Lungentuberkulose 13.220
Frühreaktionstyp, allergischer 12.6
Frühtoddiphtherie 13.156
Fünftage-Fieber s. Wohlhynisches Fieber
Funikulitis, gnorrhoische 13.134, 13.136
Furunkel 13.131
Fusobacterium fusiforme 13.248
Fusoborreliose 13.248

G

Gallensteine, Sphärozytose 11.34
Gammopathien, monoklonale 11.125
- - benigne 11.133
Gasblasenembolie 14.11
Gasbrand 13.202
- Amsterdamer Zentrum 13.205
- Anamnese 13.203
- Ätiologie 13.202
- Befunde 13.203
- Differentialdiagnose 13.204
- Epidemiologie 13.202
- Komplikationen 13.204
- Krankheitsbild 13.203
- Laboratoriumsbefunde 13.203
- Mikrobiologie 13.202
- Pathogenese 13.203
- Pathophysiologie 13.203
- Prognose 13.204
- Prophylaxe 13.207
- Schock, toxischer 13.203
- Therapie 13.204
- - Sauerstoffüberdruckbeatmung 13.204
- Untersuchungsmethoden 13.203
- Verlauf 13.204
- Zentren in Deutschland 13.206
Gastritis, atrophische, Anämie, perniziöse 12.76
- - Ätiologie 12.76
- - Befunde, immunologische 12.76
- - Immunpathogenese 12.76
Gefäßveränderungen, erworbene 11.205
Gefäßwanderkrankungen, hyperergische 11.207
Gelbfieber 13.84
- Ätiologie 13.84
- Differentialdiagnose 13.86
- Enzephalitis 13.85
- Epidemiologie 13.84

Gelbfieber, Komplikationen 13.85
- Krankheitsbild 13.85
- Laboratoriumsbefunde 13.85
- Mikrobiologie 13.84
- Pathogenese 13.84
- Prophylaxe 13.86
- Therapie 13.86
- Untersuchungsmethoden 13.85
- Verlaufsarten 13.85
Gelenkschäden, mechanische Einflüsse 14.53
Gelenktuberkulose s. Knochentuberkulose
Genickstarre 13.140
Genitaltuberkulose der Frau 13.242
Geotrichose 13.276
- Epidemiologie 13.276
- Komplikationen 13.276
- Krankheitsbild 13.276
- Therapie 13.276
Geräuschempfindlichkeit 14.47
Gewebsschädigung, thermische 14.5
Giardia lamblia 13.307
Gilchrist-Erkrankung s. Blastomykose
Gingivostomatitis herpetica 13.26
Gitlin-Syndrom 11.123
Glomerulonephritis, Scharlach 13.127
Glossitis, Hunter-Glossitis 11.21
Glottiskrampf 13.155
Glucose-6-Phosphat-Dehydrogenase-Mangel 11.43
Glukuronidbildung, Virushepatitis 13.52
Glutamylcystein-Synthetase-Mangel 11.42
Glutathionperoxydase-Mangel 11.42
Glutathionreductase-Mangel 11.42
Glutathionstoffwechsel, Enzymdefekte 11.41
Glutathionsynthetase-Mangel 11.42
Glycerinaldehyd-P-Dehydrogenase-Mangel 11.40
Glykolyse, Enzymdefekte, hereditäre 11.39
Gonoblenorrhoe 13.133
Gonokokken, Immunofluoreszenztechnik 13.137
Gonokokkeninfektionen 13.133
- Anamnese 13.135
- Ätiologie 13.135
- Befunde 13.135
- Differentialdiagnose 13.138
- Komplikationen 13.138
- - extragenitale 13.134
- Krankheitsbild 13.135
- Mund-Rachenhöhle 13.137
- Pathophysiologie 13.133
- primär extragenitale 13.134
- Prognose 13.138
- Prophylaxe nach Credé 13.139
- Provokationsmaßnahmen 13.137
- serologische Reaktionen 13.137
- Therapie 13.139
- - Penicillinversagen 13.139
- Untersuchungsmethoden 13.137
- Urogenitaltrakt 13.134
- Verlauf 13.138

Gonokokkeninfektionen, Vorkommen 13.133
Gonokokkensepsis 13.136, 13.147
Good-Syndrom 11.123
Graft-versus-host-Reaktion 12.16
Granulozytenanomalien, rezessiv-erbliche 11.115
Granulozytopenien, chronische 11.76
- - Kindesalter 11.77
Gravitation, Krankheiten durch Änderung der 14.36
- - - Herz und Kreislauf 14.36
- - - Knochenstoffwechsel 14.37
- - - Krankheitsbild 14.36
- - - Nierensteine 14.37
Grippe s. Influenza
Gruber-Widal-Reaktion 13.176
Gruppenallergie 12.46
Gumma, Lues 13.257
Gumprechtsche Kernschatten 11.100
Gürtelrose s. Zoster

H

Haarzellenleukämie 11.147
Hadernkrankheit s. Milzbrand
Haemophilia gravis, Blutungstherapie 11.171
Hagemann-Faktor 12.8
Hairy-cell-Leukämie 11.102, 11.147
Hakenwurmkrankheit 13.340
Hämoblastose s. Leukämie
Hämochromatose, Anämie, sideroachrestische kongenitale 11.15
Hämoglobin, anomales 11.26
- Struktur 11.25
- Strukturanomalien 11.26
- Synthese 11.25
Hämoglobinanomalien 11.25
- Differentialdiagnose 11.28
- Krankheitsbilder 11.27
- Pathophysiologie 11.25
- Therapie 11.29
- Untersuchungsmethoden 11.28
Hämoglobin-C-Krankheit 11.28
Hämoglobinopathien 11.25 ff.
Hämoglobinsynthese, Schema 11.14
Hämoglobinurie, paroxysmale nächtliche 11.46
- - - Befunde, klinische 11.47
- - - Differentialdiagnose 11.47
- - - Laborbefunde 11.47
- - - Pathogenese 11.46
- - - Pathophysiologie 11.46
- - - Prognose 11.48
- - - Therapie 11.48
Hämolyse, Arzneimittelallergie 12.51
- auslösende Substanzen 11.58
- extrakorpuskulär bedingte 11.55
- durch ionisierende Strahlen 11.57
- kälteagglutininbedingte 11.53
- mechanisch bedingte 11.57
- thermisch bedingte 11.57
- toxisch bedingte 11.58
Hämolytisch-urämisches Syndrom 11.61

Hämophilie A 11.169
- - Intensitätsgrade 11.170
- B 11.169
- - Therapie, topadäquate 11.172
- Diagnose 11.170
- Genetik 11.169
- Klinik 11.169
- Pathogenese 11.169
- Prognose 11.170
- Therapie 11.170
Haemophilus influenzae, Erkrankungen 13.161
- - - Differentialdiagnose 13.161
- - - Epiglottitis 13.161
- - - Komplikationen 13.161
- - - Krankheitsbilder 13.161
- - - Meningitis 13.161
- - - Mikrobiologie 13.161
- - - Pneumonie, lobäre 13.161
- - - Sekundärinfektionen 13.161
- - - Therapie 13.161
Hämorrhagische Diathese 11.160
- - Marburg-Virus-Krankheit 13.89
Hämostase, Pathophysiologie 11.160
- Physiologie 11.160
Hand-Fuß-Mund-Exanthem 13.72
Handgelenktuberkulose 13.237
Hand-Schüller-Christian-Krankheit 11.148
Hartspann 14.54
Hasenpest s. Tularämie
Hautkarzinom 14.56
Hautmilzbrand 13.207
Hautproben, diagnostische 12.23
Hautreaktion, beeinflußende Faktoren 12.25
Hauttest 12.24
- Arzneimittelallergie 12.52
Hautveränderungen durch mechanische Einflüsse 14.55
Hayashi-Mitsuda-Reaktion, Lepra 13.212
HB_c-Antigen, Virushepatitis 13.57
HB_c-Antikörper, Virushepatitis 13.57
HB_s-Antigen, Bestimmung, Methoden 13.56
- Hepatitis B 13.51
HB_s-Antikörper, Bestimmung, Methoden 13.58
Heavy chain diseases 11.133
Hefeinfektionen 13.262
Hegglin-Maier-Test, Wärmeresistenz 11.47
Heine-Medinsche Krankheit, s. Poliomyelitis
Helminthen, Allergie 12.54
Heparintoleranzzeit 11.165
Hepatitis A, Ätiologie 13.52
- - klinischer Verlauf 13.54
- - mikrobiologische Befunde 13.54
- - Prophylaxe 13.63
- - spezifische Untersuchungsmethoden 13.57
- - Übertragung 13.62
- Amöbenhepatitis 13.312
- B, Ätiologie 13.50
- - Blutspender 13.62
- - Epidemiologie 13.60

Hepatitis B, Häufigkeit 13.61
- - Immunisierung 13.62
- - Infektionsquellen 13.60
- - klinischer Verlauf 13.53
- - mikrobiologische Befunde 13.53
- - Prophylaxe 13.60f.
- - Übertragungsweg 13.60
- chronisch-aggressive 13.59
- chronisch-aktive 12.78
- - Ätiologie 12.78
- - Befunde, immunologische 12.78
- - Immunpathogenese 12.78
- chronisch-persistierende 13.59
- hypergammaglobulinämische 12.79
- infectiosa s. Virushepatitis
- lupoide 12.62, 12.79
- mononucleosa 13.64
Hepatitis-B-Antigen 12.78
Hepatitis-B-Virus 13.50
Hepatose, Gelbfieber 13.85
Herpangina 13.71
- Differentialdiagnose 13.366
Herpes febrilis s. Herpes simplex
- genitalis 13.24
- simplex 13.22
- - Ätiologie 13.23
- - Differentialdiagnose 13.365
- - Krankheitsbild 13.26
- - Mikrobiologie 13.23
- - Pathogenese 13.24
- - Therapie 13.27
- - venereus 13.24
- zoster, Differentialdiagnose 13.365
- - Varizellen 13.15
Herpesdisposition 13.25
Herpeserkrankungen, Therapie 13.27
Herpeserstinfektion 13.24
Herpesgruppe 13.14
- klinisch-mikrobiologische Übersicht 13.15
Herpesmanifestationen 13.25
Herpesrezidivmechanismus 13.25
Herpessepsis der Neugeborenen 13.27
Herpes-simplex-Virus 13.14
- Biochemie 13.23
- Infektion, Wirt-Erreger-Beziehung 13.24
Herpesvirus 13.23
Herpetide 13.27
Herxheimer-Reaktion 12.48
Herzklappenersatz, Hämolyse 11.57
Herzkrankheiten durch mechanische Einflüsse 14.55
- mechanische Hämolyse 11.57
Herzrhythmusstörungen, elektrischer Unfall 14.23
Herzvitium, Rubeola 13.9
Heubnersche Sternkarte, Varizellen 13.16
Heufieberpflanzen, Blühkalender 12.30
Hexokinase-Mangel, Anämie 11.39
Hexose-P-Isomerase-Mangel 11.39
Himbeerzunge, Scharlach 13.126
Hirnnervenausfälle, Poliomyelitis 13.70

Histamin, allergische Reaktion 12.8
Histaminbestimmung, diagnostische 12.26
Histoplasmose 13.269
- Differentialdiagnose 13.372
- Epidemiologie 13.269
- Krankheitsbild 13.269
- Pathogenese 13.269
- Therapie 13.269
- Untersuchungsmethoden 13.269
Histiozytose, maligne 11.147
Histiozytosis X 11.148
Hitzeeinwirkung, Kreislaufkollaps 14.5
- pathogene 14.4
Hitzeerkrankungen 14.4
Hitzeerschöpfung, Krankheitsbild 14.6
- Salzmangel 14.6
- Therapie 14.6
- Wasserverarmung 14.6
Hitzekollaps 14.5
- Krankheitsbild 14.5
- Therapie 14.5
Hitzschlag 14.4, 14.7
- Krankheitsbild 14.7
- Therapie 14.7
H-Ketten (heavy chains) 11.117
HLA-Antigene 12.15
HLA-System 12.15
Hochspannungsunfall 14.22f.
- Krankheitsbild 14.24
Hodgkin-Lymphom s. Lymphogranulomatose
Hodgkin-Sarkom 11.136
Hodgkin-Zellen 11.136
Hohlnägelbildung 11.12
Hörstörungen, Dauerlärm 14.47
Hörverlust 14.47
Hospital infection s. Hospitalismus, infektiöser
Hospitalismus 13.129
- infektiöser 13.132
Host-versus-graft-Reaktion 12.16
Hüftgelenkstuberkulose 13.236
- Krankheitsbild 13.236
- Therapie 13.236
Human-lymphocytic-antigen-System 12.15
Huntersche Glossitis 11.21
Hydrophobie (s. auch Lyssa) 13.98
Hydrozephalus, Toxoplasmose 13.322
Hymenolepiasis 13.335
- Krankheitsbild 13.335
- Pathogenese 13.335
- Therapie 13.335
Hyperbilirubinämie, posthepatische 13.58
Hyperfibrinogenolyse 11.182f.
- Krankheitsbilder, disponierende 11.184
- sekundäre 11.181
Hyperheparinämien, Diagnostik 11.189
- endogene 11.189
- exogene 11.189
- Klinik 11.189
- Pathophysiologie 11.189

Hyperheparinämien, Therapie 11.189
Hyperkalzämie, Plasmozytom 11.127
Hyperkapnie 14.11
Hyperkoagulabilität 11.181
Hypernephrom, Polyglobulie 11.65
Hyperspleniesyndrom, Splenektomie 11.158
Hyperthyreoidismus, primärer 12.74
– – Ätiologie 12.74
– – Befunde, immunologische 12.74
– – Immunopathogenese 12.74
Hypofibrinogenämie, erbliche 11.175
Hypogammaglobulinämie, passagere 11.123
Hypoprothrombinämie, Hepatopathien 11.180
Hypothermie, zentralnervöse Vorgänge 14.8
Hypothyreose, Anämie 11.61
Hypoxie, arterielle 14.17
– Erkrankungen durch 14.15
– – Biochemie 14.15
– histotoxische 14.16
– hypoxämische 14.16
– hypoxische 14.16
– Krankheitsbild 14.16
– Lungenfunktion 14.16
– Metabolismus 14.18
– pathologisch-anatomische Befunde 14.19
– Prophylaxe 14.21
– Ruhepulsfrequenz 14.17
– Therapie 14.20
– Untersuchungsmethoden 14.19
– Zentralnervensystem 14.17

I

IgA-Mangel, selektiver 11.123
Ikterus, Gelbfieber 13.85
– hämolytischer kongenitaler (s. auch Sphärozytose) 11.32
– Mononukleose 13.64
– Virushepatitis 13.52
Image en grelot, Aspergillose 13.275
Immunapparat, System 11.121
Immundefekt 11.120
Immunglobulindefekt 12.19
Immunglobuline 11.117, 12.4
– A (IgA) 11.119
– Allotypie 11.119
– D (IgD) 11.120
– diagnostische Bestimmung 12.26
– E (IgE) 11.120
– Eigenschaften 11.120
– Evolution 11.118
– Funktionen 12.5
– G (IgG) 11.119
– Heterogenität 11.118
– Idiotypie 11.119
– Isotypie 11.119
– M (IgM) 11.119
– monoklonale 11.125
– Struktur 11.117
– Synthese 11.117
Immunglobulinklassen, Charakteristika 11.119

Immunglobulinmangel 11.120
– Ätiologie 11.121
– Eiweißverlust 11.124
– genetisch bedingte Defekte 11.122
– Klinik 11.121
– lymphoretikuläre Erkrankungen 11.124
– Therapie 11.125
– Tumoren, Niereninsuffizienz 11.124
– zytostatische Immunsuppression 11.124
Immunglobulinsynthese, Störungen 11.117
Immunität 12.19
Immunkompetenz, Thymus 12.82
Immunkomplex 12.3
Immunkomplexkrankheiten 12.21
Immunleukozytopenien 11.76
Immunlymphozyten, Funktionen 12.5
Immunokoagulopathien 11.187
– Diagnostik 11.188
– Klinik 11.187
– Pathophysiologie 11.187
– Prognose 11.188
– Therapie 11.188
Immunologische Grundlagen 12.3 ff.
Immunopathie, Thymus 12.81
Immunphänomene, Infektionskrankheiten 12.18
– pathogene 12.27
Immunprophylaxe, Tuberkulose 13.231
Immunreaktion 12.3
– Funktion 11.120
– pathogene 12.4
– Schädigung durch 12.21
Immunsuppression, induzierte 12.17
Immunsuppressiva, Aspergillose 13.273
Immunthyreoiditis 12.72
– Ätiologie 12.73
– Befunde 12.73
– – immunologische 12.72
– Immunpathogenese 12.73
Immunzellen 12.3
Impetigo 13.131
– contagiosa 13.129
Index, leukopenischer 12.25
– thrombopenischer 12.25
Infekt, grippaler, s. Erkältungskrankheit
Infektabwehr, Immunpathologie 12.21
– Immunphysiologie 12.19
Infektanämie 11.60
Infektionen, bakterielle 13.125 ff.
– pulmonale, differentialdiagnostische Tabellen 13.371
Infektionskrankheiten 13.1 ff.
– Immunpathogenese 12.21
– Immunphänomene 12.18
– Meldepflicht 13.359 f.
Influenza 13.41
– Ätiologie 13.42
– Bronchiektasen 13.43
– Bronchopneumonie 13.43
– Differentialdiagnose 13.43

Influenza, Epidemiologie 13.41
– Komplementbindungsreaktion 13.43
– Komplikationen 13.43
– Krankheitsbild 13.43
– Laboratoriumsbefunde 13.43
– Mikrobiologie 13.42
– Pathogenese 13.42
– Pathologie 13.42
– Prophylaxe 13.44
– Therapie 13.44
– Untersuchungsmethoden 13.43
Influenzavirus 13.42
– Antigendrift 13.42
– Antigenshift 13.42
Influenzaviruspneumonie 13.43
Inhibitorämien, Koagulationsinhibitorämien 11.187
Innenkörperanämie, hämolytische, durch unstabile Hämoglobine 11.28
Inokulationslymphoretikulose, benigne 13.115
Insektenallergien (s. auch Parasitenallergien) 12.54 ff.
– Therapie 12.57
Insektenstaub, Allergie 12.57
Insulin, Immunphänomene 12.75
Insulinresistenz, immunologisch bedingte 12.74 f.
Insulitis 12.74
– Befunde, immunologische 12.74
Insulte, akustische, akute 14.50
Interferon 13.46
Intoxikation, Kohlensäure 14.11
– Sauerstoff 14.10
– Stickstoff 14.11
Intrakutanprobe nach Frei 13.113
Intrakutanproben 12.24
Intrinsic factor, Antikörper 12.76
Isoagglutinine, thrombozytäre 11.200
Isospora belli 13.326

J

Jarisch-Herxheimer-Reaktion 13.261

K

Kahnbeinpseudoarthrose 14.56
Kala-Azar (s. auch Leishmaniase) 13.302
– Differentialdiagnose 13.378
Kälte, Krankheiten durch 14.3
Kälteagglutinationskrankheit, idiopathische 11.53
– – Befunde 11.54
– – Differentialdiagnose 11.54
– – Komplikationen 11.54
– – Krankheitsbild 11.53
– – Therapie 11.54
Kälteagglutinine 11.49
Kälteagglutininkrankheit, Ätiologie 11.134
– chronische 11.134
– Differentialdiagnose 11.135
– Klinik 11.135

Sachverzeichnis

Kälteagglutininkrankheit, Pathogenese 11.134
– Prognose 11.135
– Therapie 11.135
– Verlauf 11.135
Kälteagglutininsyndrom, postinfektiöses 11.53
Kälteeinwirkungen, pathogene 14.7
Kältehämoglobinurie, paroxysmale 11.49
– – Donath-Landsteiner 11.55
– – – Befunde 11.55
– – – Differentialdiagnose 11.55
– – – Krankheitsbild 11.55
– – – Therapie 11.55
Kältehämolysine 11.49
Kältezittern 14.7f.
Kanikolafieber 13.250f.
Karbunkel 13.131
Kardiolipin-Komplementbindungsreaktion 13.258
Kardiopathie, Chagasleiden 13.299
Katzenkratzkrankheit 13.114
– Ätiologie 13.114
– Differentialdiagnose 13.115, 13.374
– Epidemiologie 13.114
– Frei-Test 13.115
– Komplikationen 13.115
– Krankheitsbild 13.115
– Laboratoriumsbefunde 13.115
– Pathogenese 13.114
– Prognose 13.115
– Therapie 13.115
– Untersuchungsmethoden 13.115
– Verlauf 13.115
Katzenleberegel 13.352
Kavernensaugdrainage 13.230
Kavernostomie 13.230
Keratoconjunctivitis herpetica 13.27
– Adenovirus-Keratokonjunktivitis 13.49
Kernanomalie, Pelger-Huet 11.115
Kernig-Zeichen, Meningokokkeninfektionen 13.142
Keuchhusten 13.167
– Ätiologie 13.168
– Differentialdiagnose 13.170
– Enzephalitis 13.170
– Epidemiologie 13.167
– Hämorrhagien 13.170
– Komplikationen 13.170
– Krankheitsbild 13.169
– Laboratoriumsbefunde 13.169
– Lungenbefunde 13.169
– Mikrobiologie 13.168
– Morbidität 13.167
– Mortalität 13.167
– Pathogenese 13.168
– Pneumonie 13.170
– Prophylaxe 13.171
– Schutzimpfung 13.171
– Stadieneinteilung 13.169
– Therapie 13.170
– Verlaufsvarianten 13.169
Kinderdurchfall s. Virusdysenterie
Kinderlähmung, epidemische 13.67
– spinale (s. auch Poliomyelitis) 13.67

Kinetosen 14.39
– Anamnese 14.42
– Ätiologie 14.39
– Befunde 14.42
– Differentialdiagnose 14.43
– Epidemiologie 14.39
– Habituation 14.41
– Komplikationen 14.43
– Krankheitsbild 14.42
– Pathogenese 14.40
– Pathophysiologie 14.40
– Prognose 14.43
– Prophylaxe 14.45
– Therapie, medikamentöse 14.44
– – physikalische 14.44
– Verlauf 14.43
Klebsiella ozaenae 13.198
– pneumoniae 13.198
– rhinoscleromatis 13.198
Klebsiella-Enterobakter-Serratia-Gruppe, Infektionen 13.197
Klimafaktoren 14.3
Knalltrauma 14.50
Kniegelenk, mechanische Einflüsse 14.53
Knochengranulom eosinophiles 11.148
Knochentuberkulose (s. auch Tuberkulose, Knochen) 13.233
– Anamnese 13.234
– Ätiologie 13.233
– Befunde 13.234
– Begutachtungsfragen 13.235
– Differentialdiagnose 13.234
– Krankheitsbild 13.234
– pathologische Anatomie 13.233
– Prognose 13.235
– Therapie 13.234
– Verlauf 13.234
Koagulation, Fibrinolyse, Koppelung 11.164
– intravasale disseminierte 11.181
– – – Diagnostik 11.185
– – – Klinik 11.184
– – – Pathogenese 11.182
– – – Pathophysiologie 11.181
– – – Therapie 11.186
Koagulationsfaktoren, Hyperdestruktion 11.181
Koagulations-Inhibitorämien 11.187
Koagulopathien 11.167ff.
– diagnostische Methoden 11.165
– hereditäre plasmatische (Minus-) 11.169
– Klassifizierung 11.167
– plasmatische erworbene 11.190
– – Minuskoagulopathien 11.168
Kohlensäure-Intoxikation 14.11
Kohlensäureretention 14.11
Koilonychie 11.12
Kokzidioidomykose 13.271
– Differentialdiagnose 13.272, 13.372
– Komplikationen 13.272
– Krankheitsbild 13.272
– Mikrobiologie 13.272
– Prognose 13.272
– Therapie 13.272
Kokzidiose 13.325

Kokzidiose, Ätiologie 13.326
– Krankheitsbild 13.326
– Therapie 13.326
Koli-Enteritis 13.196
Kolibakterien s. Escherichia-coli-Infektionen
Kollagenosen 12.58ff.
Kolmer-Test 13.258
Komplementbindungsreaktion 12.19
Königstein-Urbach-Reaktion 12.25
Konjunktivitis, follikuläre, Adenovireninfektionen 13.49
– Staphylokokkenkonjunktivitis 13.129
Kontaktallergene, häufigste 12.45
Kontaktallergie 12.44
– medikamentös bedingte 12.45
Kontaktdermatitis, allergische 12.43
– – Ätiologie 12.45
– – Diagnose 12.46
– – Krankheitsbild 12.45
– – Pathogenese 12.43
– – Prophylaxe 12.46
– – Therapie 12.46
Koplik-Flecken, Morbilli 13.4
Kornealtest, Lyssa 13.98
Körnerkrankheit s. Trachom
Krampfaderbildung 14.55
Krampfanfall, Tetanus 13.163
Krankheiten, übertragbare, meldepflichtige 13.218
Kreislauf, Hyoxämie 14.16
Kreislaufkollaps, Hitzeeinwirkung 14.5
Kreuzallergie 12.46
Krupp 13.45
– echter diphtherischer 13.157
– sekundärer 13.155
Kryptokokkose 13.267
– Ätiologie 13.267
– Differentialdiagnose 13.268
– Komplikationen 13.268
– Krankheitsbild 13.268
– Mikrobiologie 13.267
– Pathogenese 13.267
– Prognose 13.268
– Therapie 13.268
Kryptokokkus s. Cryptococcus
Kugelzellenanämie s. Sphärozytose
Kugelzellenikterus 11.32
Kutanproben 12.24

L

Lähmungen, Drucklähmungen 14.55
– poliomyelitische 13.69
Lamblia intestinalis 13.307
Lambliasis 13.307
– Ätiologie 13.307
– Differentialdiagnose 13.308
– Krankheitsbild 13.308
– Pathogenese 13.307
– Therapie 13.308
Landouzy-Sepsis 13.218
Lärminsult, akuter 14.50
Lärmreaktion 14.49
Lärmschäden 14.46
– berufliche 14.47

Lärmschäden, Klassifikation 14.46
Lärmschwerhörigkeit 14.46, 14.49
- histologische Veränderungen 14.47
- Krankheitsbild 14.46
- Pathogenese 14.47
- Prognose 14.49
- Prophylaxe 14.49
- Therapie 14.49
Lärmwirkungen, allgemeine 14.48
Laryngotracheitis s. Erkältungskrankheit
Larynxdiphtherie 13.155
Larynxödem 12.40
Lassa-Fieber 13.90
- Ätiologie 13.90
- Differentialdiagnose 13.92
- Epidemiologie 13.91
- Komplikationen 13.91
- Krankheitsbild 13.91
- Pathophysiologie 13.90
- Prognose 13.91
- Prophylaxe 13.92
- Rekonvaleszenz 13.92
- Therapie 13.92
- Verlauf 13.91
LATS (long acting thyreoid stimulator) 12.74
Läuse, Fleckfieber 13.116
Läuserückfallfieber 13.253
Leberabszeß, Amöbiasis 13.312
- - Therapie 13.315
Leberdystrophie, akute gelbe 13.59
- - - Virushepatitis 13.58
Leberegel 13.350
- großer 13.355
Leberkoma, endogenes 13.59
- Virushepatitis 13.58
Leberkrankheiten, differentialdiagnostische Tabellen 13.375
Lee-White-Koagulationszeit 11.165
Leishmania donovani 13.302
Leishmaniase 13.301
- amerikanische, Haut- und Schleimhaut-Leishmaniase 13.305
- - Krankheitsbild 13.306
- - Therapie 13.306
- kutane 13.304
- - Differentialdiagnose 13.305
- - Epidemiologie 13.304
- - Krankheitsbild 13.304
- - Pathogenese 13.304
- - Prognose 13.305
- - Therapie 13.305
- mukokutane 13.305
- viszerale 13.302
- - Ätiologie 13.303
- - Befunde 13.303
- - Differentialdiagnose 13.304
- - Epidemiologie 13.302
- - Komplikationen 13.304
- - Krankheitsbild 13.303
- - Laboratoriumsbefunde 13.303
- - Pathogenese 13.302
- - Prognose 13.303
- - Therapie 13.304
Lemmingfieber s. Tularämie
Lepra 13.211
- Ätiologie 13.211
- dimorphe 13.213

Lepra, Epidemiologie 13.211
- Hayashi-Mitsuda-Reaktion 13.212
- Krankheitsbild 13.212
- lazarine 13.213
- lepromatöse 13.212
- Mikrobiologie 13.211
- Pathogenese 13.211
- Spektrum der Krankheit 13.211
- Therapie 13.214
- tuberkuloide 13.212
- und Tuberkulose 13.213
Leprareaktionen 13.213
Leptospira 13.248
Leptospirosen 13.248
- anikterische 13.251
- Bekämpfung 13.253
- benigne 13.251
- Differentialdiagnose 13.252, 13.376 f.
- Einteilung 13.251
- Epidemiologie 13.249
- ikterische 13.251
- Komplikationen 13.252
- Krankheitsbild 13.251
- Laboratoriumsbefunde 13.252
- Mikrobiologie 13.251
- Pathogenese 13.251
- Prognose 13.252
- Prophylaxe 13.253
- statistische Angaben 13.249
- Therapie 13.253
- Untersuchungsmethoden 13.252
- Verlaufsschema 13.252
Leptospirosis ballum 13.250
- bataviae 13.250
- bratislava 13.250
- canicola 13.250
- grippotyphosa 13.250
- icterohaemorrhagiae 13.250
- poi 13.250
- pomona oder tarassovi 13.250
- saxkoebing 13.250 f.
- sejroe 13.250, 13.252
Letterer-Siwe-Krankheit 11.148
Leucoderma colli 13.257
Leukämie 11.78 ff.
- akute 11.86
- - Differentialdiagnose 11.88
- - Komplikationen 11.89
- - Laboratoriumsbefunde 11.88
- - Prognose 11.89
- - promyelozytäre 11.87
- - Therapie 11.90
- - - Chemotherapie, Nebenwirkungen 11.92
- - - Erfolgsaussichten 11.90
- - - Fortschritte 11.95
- - - Immuntherapie 11.95
- - - Intervalltherapie 11.93
- - - Kontraindikationen 11.95
- - - Medikamente 11.91
- - - Reinduktionsbehandlung 11.94
- - - remissionseinleitende 11.93
- - - symptomatische 11.94
- - - zytostatische 11.91
- - Anamnese 11.86
- - Ätiologie 11.81
- - Befunde, klinische 11.86

Leukämie, Blutbild 11.86
- chronische lymphatische 11.99
- - - Anamnese 11.99
- - - Befunde, klinische 11.99
- - - Labor 11.100
- - - Blutbild 11.100
- - - Differentialdiagnose 11.102
- - - Hämolyse 11.52
- - - Hauterscheinungen 11.100
- - - immunologische Störungen 11.101
- - - Knochenmark 11.100
- - - Komplikationen 11.103
- - - Prognose 11.103
- - - Stadieneinteilung 11.103
- - - Therapie 11.104
- - - - Corticosteroide 11.105
- - - - Strahlentherapie 11.105
- - - - Zytostatika 11.104
- myeloische 11.95
- - - Befunde, chromosomale 11.96
- - - klinische 11.95
- - - Laborbefunde 11.96
- - - zytochemische 11.96
- - - Blutbild 11.96
- - - Differentialdiagnose 11.96
- - - Hautmanifestationen 11.96
- - - Komplikationen 11.97
- - - Knochenmark 11.96
- - - Prognose 11.97
- - - Therapie 11.98
- - - - Milzbestrahlung 11.98
- - - - Myeloblastenschub 11.99
- - - - symptomatische 11.99
- - - - Zytostatika 11.98
- Definition 11.80
- Differenzierung, zytochemische Merkmale 11.87
- Einteilung 11.81
- - morphologische 11.86
- genetische Faktoren 11.82
- Haarzellenleukämie 11.102
- Häufigkeit 11.81
- immunologische Faktoren 11.83
- ionisierende Strahlen 11.82, 14.34
- Kinetik leukämischer Zellen 11.83
- Knochenmark 11.86
- Pathogenese 11.81
- Pathophysiologie 11.81
- präleukämische Zustände 11.83
- undifferenzierte 11.87
- Virusätiologie 11.81
- zytochemische Befunde 11.85
Leukämieformen, besondere 11.105
Leukämoide Reaktionen 11.107
- - Ätiologie 11.107
- - Differentialdiagnose 11.107
Leukopenie, Arzneimittelallergie 12.50
- reaktive 11.69
- toxische 11.76
Leukopoese, Erkrankungen 11.69 ff.
Leukozyten, hereditäre Störungen 11.115
- Hochsegmentierung, konstitutionelle 11.115
- Physiologie 11.78
Leukozytentest 12.25

Leukozytopenie 11.69
- Autoimmunleukozytopenie 11.76
- Immunleukozytopenie 11.76
- neonatale 11.76
- toxische, Ursachen 11.76
Lewis-Trias 12.24
Lhermitte-Zeichen, Strahlenfolgen 14.29
Libman-Sachs-Endokarditis 12.61
Listeria, Keimträger 13.160
- monocytogenes 13.158
- Serodiagnostik 13.160
Listeriaenzephalitis 13.159
Listeriameningitis, akute 13.159
Listeriose 13.158
- Ätiologie 13.158
- chronische, des ZNS 13.159
- Differentialdiagnose 13.374
- Epidemiologie 13.158
- Krankheitsbilder 13.159
- Mikrobiologie 13.158
- Neugeborenenlisteriose 13.158
- Pathogenese 13.158
- Prophylaxe 13.160
- Schwangerenlisteriose 13.159
- seltene Organlisteriose 13.160
- Therapie 13.160
- Untersuchungsmethoden 13.160
- Zentralnervensystem 13.159
L-Ketten (light chains) 11.117
Loa-Loa-Infektion 13.342
Löffler-Syndrom 12.49, 12.54
Loiasis 13.342
- Krankheitsbild 13.342
- Therapie 13.342
Long acting thyreoid stumulator (LATS) 12.74
Louis-Bar-Syndrom 11.123
Louping ill 13.83
Lues 13.255
- Anamnese 13.257
- Ätiologie 13.256
- Befunde 13.258
- connata 13.257
- Differentialdiagnose 13.260, 13.364
- Erregernachweis 13.258
- Jarisch-Herxheimer-Reaktion 13.261
- Kältehämoglobinurie 11.55
- klinisches Bild Lues I 13.256
- - - - II 13.257
- - - - III 13.257
- Knotensyphilome 13.258
- Komplikationen 13.260
- Liquoruntersuchung 13.259
- maligna 13.257
- Meldepflicht 13.256
- Pathophysiologie 13.255
- Penicillinallergie 13.261
- Polyskleradenitis 13.258
- Primäraffekt 13.255, 13.258
- Prognose 13.259
- Sekundärstadium 13.257
- Stadien 13.260
- Tertiärstadium 13.257
- Therapie 13.260
- Übertragung, diaplazentare 13.256
- Untersuchungsbefunde 13.258

Lues, Verlauf 13.259
- Vorkommen 13.255
Luesreaktionen, Persistenz 13.256
- serologische 13.258
Luftembolie 14.12
Lungenegel 13.354
Lungenemphysem, Silikose 14.65
Lungenfibrose 14.59
- Dekompressionskrankheit 14.13
- Sklerodermie, progressive 12.67
- Strahlenfolge 14.30
Lungeninfiltrat, flüchtiges eosinophiles 12.49, 12.54, 13.336
Lungenkokzioidomykose 13.272
Lungenmilzbrand 13.207
Lungenstaub, Kieselsäuregehalt 14.61
Lungentuberkulose 13.217, 13.222
- Anamnese 13.219
- Ätiologie 13.218
- Befunde 13.220
- Bronchographie 13.222
- Bronchoskopie 13.222
- Chemoprophylaxe 13.230
- Chemotherapie, Erfolge 13.227
- Differentialdiagnose 13.223, 13.371
- Empyem 13.220
- Epidemiologie 13.217
- Erythema nodosum 13.219
- Frühgeneralisation 13.218
- Frühinfiltrat 13.220
- Frühkaverne 13.220
- Häufigkeit 13.217
- Infektionsprophylaxe 13.230
- klinische Bilder 13.219
- Komplikationen 13.222
- Krankheitsbild 13.219
- Krankheitsentwicklung 13.219
- Laboratoriumsbefunde 13.220
- Lungenfunktionsprüfungen 13.222
- lymphogenes Fortschreiten 13.218
- Nomenklaturen 13.220
- Pathogenese 13.218
- Pleuritis 13.220
- postprimäre 13.218 f.
- Primärkaverne 13.218
- Primärkomplex 13.218
- Primärtuberkulose 13.219
- Prognose 13.222
- Prophylaxe 13.230
- - Generalisationsprophylaxe 13.231
- - Infektionsprophylaxe 13.230
- - Rezidivprophylaxe 13.231
- Rehabilitation 13.224
- Schwangerschaftsunterbrechung 13.228
- Sepsis gravissima 13.218
- Silikose 14.65
- Sonderformen, Therapie 13.227
- Tertiärkaverne 13.220
- Therapie, aktive 13.229
- - Chemotherapie 13.225
- - - Tendenz 13.228
- - internistische 13.223
- - operative 13.229
- - Resektionstherapie 13.230
- Untersuchungsmethoden 13.221

Lungentuberkulose, Verlauf 13.222
- WHO-Empfehlungen 13.231
Lungenveränderungen, Einatmung kieselsäurehaltigen Staubs 14.60
Lupus erythematodes disseminatus 12.59
- - - Anämie 11.60
- - - Anamnese 12.60
- - - Ätiologie 12.59
- - - Befunde 12.61
- - - Differentialdiagnose 12.63
- - - Endokarditis 12.61
- - - Glomerulonephritis 12.60
- - - Krankheitsbild 12.60
- - - Laboratoriumsbefunde 12.62
- - - Pathogenese 12.59
- - - Pseudolupus erythematodes 12.65
- - - Therapie 12.63
- - - - immunsuppressive 12.64
- - - Thymus 12.83
- - - Vaskulitis 12.60
Lupus-erythematodes-Zell-Phänomen 12.59, 12.62
Lupusnephritis 12.62
Lutz-Erkrankung s. Blastomykose
Lyell-Syndrom 12.48
Lymphadenitis, abakterielle, regionäre 13.115
- mesenterialis, Yersinia-pseudotuberculosis-Lymphadenitis 13.192
Lymphadenopathia toxoplasmotica 13.321
Lymphadenose, aleukämische 11.102
- chronische s. Leukämie, chronische lymphatische
- - isolierter Organbefall 11.102
- - Splenomegalie 11.153
- medulläre 11.102
Lymphknoten, Infektionskrankheiten, differentialdiagnostische Tabellen 13.373
Lymphknotenschwellung, Mononukleose 13.64
Lymphknotentuberkulose 13.242
Lymphoblastenleukämie, akute 11.81, 11.87
Lymphoblastom, großfollikuläres 11.141, 11.145
- - Laborbefunde 11.146
- - Pathologie 11.145
- - Prognose 11.146
- - Splenomegalie 11.154
- - Therapie 11.146
Lymphödem, Strahlenfolgen 14.35
Lymphogranuloma inguinale 13.111
- - Ätiologie 13.111
- - Differentialdiagnose 13.114, 13.374
- - Gelenksyndrom 13.113
- - Histologie 13.114
- - Intrakutanprobe 13.113
- - Krankheitsbild 13.112
- - Laborbefunde 13.113
- - Mikrobiologie 13.111
- - Serologie 13.113
- - Spätmanifestationen 13.112
- - Therapie 13.114

Lymphogranuloma venerum s. Lymphogranuloma inguinale
Lymphogranulomatose 11.136
- epitheloidzellige 11.138
- immunpathologische Phänomene 11.139
- Klassifikation 11.136
- Klinik 11.137
- Laborbefunde 11.137
- Lymphknoten 11.137
- pathologische Anatomie 11.136
- Prognose 11.138
- Splenomegalie 11.154
- Stadieneinteilung 11.136, 11.138
- Therapie 11.139
- - Chemotherapie 11.140
- - Strahlentherapie 11.140
- Verlauf 11.138
Lymphogranulomatosis inguinalis s. Lymphogranuloma inguinale
- X 11.138
Lymphoide Stammzelle, Immunreaktion 11.121
Lymphoidzellangina s. Mononukleose
Lymphoidzellen, Mononukleose 13.65
Lymphome, maligne Splenektomie 11.159
Lymphoretikuläres System, Erkrankungen 11.117
- - - maligne 11.135
Lymphosarkom 11.143
- Diagnose 11.144
- Klinik 11.143
- Laborbefunde 11.144
- lymphoblastäres 11.141
- lymphozytäres 11.141
- Pathologie 11.143
- Prognose 11.145
- Therapie 11.145
- Verlauf 11.145
Lymphozytäre Choriomeningitis 13.92
Lymphozyten, Abwehrmechanismus 12.20
Lymphozytenabnormität 12.13
Lymphozytose, infektiöse 13.66
- - Ätiologie 13.66
- - Differentialdiagnose 13.66
- - Krankheitsbild 13.66
Lyssa 13.95
- Anamnese 13.98
- Ätiologie 13.96
- Befunde 13.98
- Differentialdiagnose 13.98
- Entenembryo-Impfstoff 13.99
- Epidemiologie 13.96
- Immunisierung, aktive 13.99
- - passive 13.100
- Komplikationen 13.98
- Kornealtest 13.98
- Krankheitsbild 13.98
- Laboratoriumsbefunde 13.98
- Meldepflicht 13.101
- Mikrobiologie 13.96
- Pathogenese 13.97
- Polioenzephalitis 13.97
- Prognose 13.98

Lyssa, Prophylaxe 13.99
- Schlingkrämpfe 13.98
- Schutzimpfung 13.99
- Therapie 13.99
- Untersuchungsmethoden 13.98
- Verlauf 13.98
- Wutschutzbehandlung nach WHO 13.100
Lyssaphobie 13.99

M

Makroglobulinämie Waldenström 11.131
- - Blutbild 11.132
- - Klinik 11.131
- - Pathologie 11.131
- - Prognose 11.132
- - Serumeiweiß 11.132
- - Splenomegalie 11.154
- - Therapie 11.132
- - Verlauf 11.132
Malabsorption, Lambliasis 13.308
Maladie de Nicola-Favre s. Lymphogranuloma inguinale
Malaria 13.282 ff.
- Anämie, hämolytische 11.56
- Anamnese 13.284
- Ätiologie 13.283
- chronische 13.287
- Differentialdiagnose 13.289, 13.378
- Epidemiologie 13.282
- Krankheitsbild 13.284
- Laboratoriumsbefunde 13.288
- Milzindex 13.282
- morphologische Merkmale 13.285
- Ovalemalaria 13.284 f.
- Pathogenese 13.284
- Pathophysiologie 13.284
- Prognose 13.289
- Prophylaxe 13.291
- quartana 13.284 f.
- - Komplikationen 13.289
- Spätrezidive 13.284
- Stadieneinteilung 13.285
- tertiana 13.284 f.
- - duplicata 13.286
- Therapie 13.290
- - orale 13.290
- tropica 13.287
- - kardiale 13.287
- - Komplikationen 13.289
- - renale 13.287
- - zerebrale 13.287
- Untersuchungsmethoden 13.289
Malleomyces mallei 13.210
Marburg-Virus-Krankheit 13.88
- Ätiologie 13.88
- Epidemiologie 13.88
- hämorrhagische Diathese 13.89
- Krankheitsbild 13.88
- Laboratoriumsmethoden 13.89
- Mikrobiologie 13.88
- Pathogenese 13.88
- Prophylaxe 13.90
- Therapie 13.90
- Untersuchungsmethoden 13.89

Marburg-Virus-Krankheit, Verlauf 13.89
Marker, Poliomyelitisvirus 13.70
Marschfraktur 14.53
Marschhämoglobinurie 11.57
Masern s. Morbilli
Masernenzephalitis 13.6
Masernpneumonie 13.5
Masernvirion 13.3
Mastitis, Staphylokokkenmastitis 13.129
Mastzellenleukämie 11.106
Maul- und Klauenseuche s. Stomatitis epidemica
May-Hegglin-Anomalie 11.200
Mechanische Auswirkungen, chronische 14.52
- Einflüsse, Gelenke 14.53
- - Skelett, Krankheitsbild 14.53
- - - Pathogenese 14.52
- - Skelettschäden 14.52
Mediatorsubstanzen 12.8
Medinawurm 13.343
Megakaryozytenleukämie 11.107
Meinicke-Klärungsreaktion 13.259
Meläna, Blutungsanämie 11.4
Meldepflicht, Infektionskrankheiten 13.359
Melioidose 13.210
- Krankheitsbild 13.211
- Therapie 13.211
Mendel-Mantoux-Probe 13.221
Meningeale Reizsymptome, Poliomyelitis 13.68
Meningiosis leucaemica 11.94
Meningismus 13.143
Meningitiden, differentialdiagnostische Tabellen 13.369
Meningitis, abakterielle, Choriomeningitis 13.93
- aseptische 13.72
- bakteriell bedingte 13.144
- bakterielle, Ätiologie 13.145
- - Differentialdiagnose 13.145
- - Krankheitsbild 13.145
- - Mikrobiologie 13.145
- - Pathogenese 13.145
- - Prognose 13.145
- - Therapie 13.145
- - Untersuchungsmethoden 13.145
- Candidameningitis 13.266
- eitrige, Differentialdiagnose 13.369
- epidemica 13.140
- - Differentialdiagnose 13.369
- - Prognose 13.143
- fortgeleitete, Differentialdiagnose 13.369
- Haemophilus influenzae 13.161
- hämatologisch entstandene, Differentialdiagnose 13.369
- Leptospirose 13.251
- Listeriameningitis 13.159
- metastatische 13.145
- Milzbrandmeningitis 13.208
- myalgica 13.73
- Poliomyelitis 13.68
- Pseudomonasmeningitis 13.201
- purulente 13.142 f.
- tuberculosa 13.232

XXX Sachverzeichnis

Meningitis, tuberculosa,
  Krankheitsbild 13.232
– – Therapie 13.233
– – Verlauf 13.233
– Zystizerkosemeningitis 13.330
Meningitisfolgen 13.143
Meningoencephalitis herpetica
  13.27
Meningoenzephalitis, Amöben
  13.315
– Coxsackie-B-Virus-Infektion
  13.73
– Schlafkrankheit 13.294
Meningokokken 13.140
Meningokokkeninfektionen 13.140
– Anamnese 13.142
– Ätiologie 13.140
– Befunde 13.142
– Differentialdiagnose 13.143
– Epidemiologie 13.140
– Komplikationen 13.143
– Krankheitsbild 13.142
– Laboratoriumsbefunde 13.143
– Mikrobiologie 13.140
– Pathogenese 13.140
– Prognose 13.143
– Prophylaxe 13.144
– Therapie 13.144
– Untersuchungsmethoden 13.143
– Verlauf 13.143
Meningokokkenmeningitis 13.140
Meningokokkensepsis 13.141
Meniskusschäden am Kniegelenk
  14.53
Mesaortitis luica 13.257
Mesenteriallymphknotentuberku-
  lose 13.242
Metalues 13.260
Methämoglobinämie, kongenitale
  durch HbM 11.28
Miliartuberkulose, akute 13.219
– chronische 13.220
– Differentialdiagnose 13.377
– Therapie 13.228
Milk pox 13.31
Milz 11.150
– Erkrankungen 11.150
– Geschwülste 11.152
– – isolierte 11.152
– Milzinfarkt 11.153
– Untersuchungsmethoden
  11.151
– Zysten 11.152
Milzbrand 13.207
– Ätiologie 13.208
– Differentialdiagnose 13.208
– Epidemiologie 13.207
– Komplikationen 13.208
– Krankheitsbild 13.208
– Mikrobiologie 13.208
– Pathogenese 13.208
– Pathophysiologie 13.208
– Prognose 13.208
– Prophylaxe 13.209
– Therapie 13.209
– Untersuchungsmethoden 13.208
Milzbrandkarbunkel 13.208
Milzinfarkt, Leukämie 11.98
Minuskoagulopathien 11.167

Minuskoagulopathien,
– erworbene 11.178
– plasmatische, Defekte der Koagula-
  tionsfaktoren 11.175
– – Diagnose 11.176
– – Differentialdiagnose 11.176
– – klinische Symptomatologie
  11.175
– – Prognose 11.177
– – Therapie 11.177
Mischkoagulopathien 11.190
Mixed connective tissue disease 12.65
Miyagawanellen s. Chlamydien
Moeller-Barlowsche Krankheit s.
  Skorbut
Mollusca contagiosa gigantea 13.38
Molluscum contagiosum 13.36
– – Ätiologie 13.36
– – Differentialdiagnose 13.38
– – Epidemiologie 13.36
– – Krankheitsbild 13.38
– – Mikrobiologie 13.36
– – Pathogenese 13.37
– – Prognose 13.38
– – Therapie 13.38
Mondbeinnekrose 14.56
Monilia albicans s. Candida
Moniliasis s. Candidiasis
Mononukleose, allergische 12.51
– infektiöse 13.63
– – Agranulozytose 11.70
– – anginöse Form 13.64
– – Ätiologie 13.63
– – Differentialdiagnose 13.65,
  13.363, 13.366, 13.375f.
– – Drüsenfieberform 13.64
– – Epidemiologie 13.63
– – Hämolyse 11.52
– – Komplikationen 13.65
– – Krankheitsbild 13.64
– – Laboratoriumsbefunde 13.65
– – Leberbeteiligung 13.64
– – Mikrobiologie 13.63
– – Pathogenese 13.64
– – Prognose 13.65
– – Therapie 13.65
– – Verlauf 13.65
– – Virushepatitis 13.59
Monozytenleukämie, akute 11.87
– Typ Schilling 11.142, 11.147
Morbilli 13.3
– Antikörperbildung 13.6
– Antikörpernachweis 13.5
– Ätiologie 13.3
– Bronchopneumonie 13.5
– Differentialdiagnose 13.6, 13.363,
  13.367
– Enanthem 13.5
– Epidemiologie 13.3
– Exanthem 13.3, 13.5
– Hämagglutinationstest 13.3
– Impfkomplikationen 13.6
– Impfstoffe 13.7
– Komplikationen 13.5
– Koplik-Flecken 13.4
– Krankheitsbild 13.5
– Mikrobiologie 13.3
– Otitis media 13.6
– Pathogenese 13.4

Morbilli, pathologische Physiologie
  13.4
– Prodromalstadium 13.5
– Prophylaxe 13.6
– Riesenzellen 13.4
– Rumpel-Leede-Versuch 13.4
– Therapie 13.6
– Untersuchungsmethoden 13.5
Morbus Addison, Nebennierenrin-
  denatrophie 12.75
– Brill-Symmers 11.141, 11.145
– haemorrhagicus neonatorum
  11.178
– – – Diagnostik 11.178
– – – Klinik 11.178
– – – Pathogenese 11.178
– – – Pathophysiologie 11.178
– – – Prognose 11.178
– – – Therapie 11.178
– Hodgkin s. Lymphogranuloma-
  tose
– Kahler 11.126
– Moschcowitz 11.205
– – Ätiologie 11.205
– – Differentialdiagnose 11.206
– – Krankheitsbild 11.205
– – Laboratoriumsbefunde 11.205
– – Pathogenese 11.205
– – Therapie 11.206
– Osler 11.203
– – Ätiologie 11.203
– – Diagnostik 11.204
– – Krankheitsbild 11.204
– – Laboratoriumsbefunde 11.204
– – Pathophysiologie 11.204
– – Therapie 11.204
– Paltauf 12.81
– Rendu-Osler-Weber 11.203
– Schoenlein-Henoch 11.206
– – Ätiologie 11.206
– – Differentialdiagnose 11.208
– – Krankheitsbild 11.206
– – Laboratoriumsbefunde
  11.209
– – Pathophysiologie 11.206
– – Prognose 11.208
– – Therapie 11.209
– Schultz s. Agranulozytose
– Weil 13.250f.
– Werlhof 11.195
– – akuter passagerer 11.196
– – Ätiologie 11.196
– – chronischer 11.197
– – – Therapie 11.198
– – – – Glucocorticoide 11.199
– – – – Splenektomie 11.199
– – – – Thrombozytentransfusion
  11.198
– – Pathogenese 11.196, 11.198
Moro-Probe 13.221
Motion sickness s. Kinetosen
Mucorazeen 13.279
Mucormykose 13.276
– Differentialdiagnose 13.372
– Epidemiologie 13.276
– Komplikationen 13.277
– Krankheitsbild 13.277
– Mikrobiologie 13.277
– Prognose 13.277

Mucormykose, Therapie 13.277
Mumps, s. Parotitis epidemica
Mumpsenzephalomeningitis 13.39f.
Mumpsmyokarditis 13.40
Mundsoor s. Candidiasis
Muskelerkrankungen, mechanische Einflüsse 14.54
Myalgisches Syndrom 14.54
Myasthenia gravis, Thymushyperplasie 12.82f.
Mycobacterium bovis 13.218
– leprae 13.211
– tuberculosis 13.218
Mycoplasma-pneumoniae-Infektionen 13.122
– Anamnese 13.123
– Befunde 13.123
– diagnostische Untersuchungen 13.123
– Differentialdiagnose 13.124
– Epidemiologie 13.122
– Kälteagglutinine 13.123
– Komplikationen 13.124
– Krankheitsbild 13.123
– Laboratoriumsbefunde 13.123
– Pneumonie 13.123
– Prognose 13.124
– Prophylaxe 13.124
– Respirationstrakt, oberer 13.123
– Therapie 13.124
– Verlauf 13.124
Mycosis fungoides 11.102
Myeloblastenleukämie, akute 11.87
Myeloblastenschub, akuter 11.97
Myeloblastom 11.107
Myelofibrose-Osteosklerose-Syndrom 11.110
Myelom, multiples, s. Plasmozytom
Myelomniere 11.127
Myelomonozytenleukämie 11.87
Myeloproliferative Störungen 11.109
– – Einteilung 11.110
– Syndrome 11.109
Myelose, chronische, s. Leukämie, chronische myeloische
– – Splenomegalie 11.153
– megakaryozytäre 11.97
Mykobakterien, atypische 13.243
– Nachweis 13.221
– Resistenzbestimmung 13.221
Mykobakteriosen 13.217 ff.
– außer Tuberkulose 13.243
– – – Befunde 13.244
– – – Epidemiologie 13.243
– – – Krankheitsbild 13.244
– – – Pathologie 13.243
– – – Prognose 13.244
Mykoplasmainfektionen 13.122 ff.
– Ätiologie 13.122
– Epidemiologie 13.122
– maligne Tumoren 13.123
– Mikrobiologie 13.122
– Pathogenese 13.122
– Urogenitalorgane 13.123
Mykoplasmen 13.122
Mykosen 13.262 ff.
– septikämische, Chemotherapie 13.280

Myokarditis, Arzneimittelallergie 12.49
– Coxsackie-B-Virus-Infektion 13.73
– Dermatomyositis 12.70
– Scharlach 13.127
Myokardose, Diphtherie, toxische 13.156
Myositis epidemica s. Coxsackie-Virus-Infektionen
Myxödem, Anämie 11.61
Myxoviren 13.46
Myxovirusinfektion, Kälteagglutininsyndrom 11.53

N

Nahrungsmittelallergien, Provokationstest 12.27
Narrenschelle, Aspergillose 13.275
Nebennierenapoplexie 13.141
Nebennierenblutungen 13.141
Nebennierenrinde, Atrophie, idiopathische 12.75
– – – Ätiologie 12.75
– – – Befunde 12.75
– – – Immunpathogenese 12.75
Necator americanus 13.340
Negri-Körperchen, Lyssa 13.97
Neisseria fulva 13.135
– gonorrhoeae 13.133
– intracellularis 13.140
– subflava 13.135
Nematoden 13.335
Nephritis, interstitielle, Scharlach 13.127
Nephrokalzinose, Plasmozytom 11.128
Nephrose, Gelbfieber 13.85
Nervensystem, Erkrankungen durch mechanische Einflüsse 14.55
Nervenwurzelreizsyndrom 14.54
Nesselfieber s. Urtikaria
Neugeborenenlisteriose 13.158f.
Neugeborenensoor 13.262
Neuritiden, Berufsneuritiden 14.55
Neurodermitis disseminata, Vakzination 14.35
Neutralisation durch Antikörper 12.19
Neutropenie, periodische zyklische 11.77
– primäre splenische 11.77
Niederspannungsunfall 14.23
Niereninsuffizienz, Plasmozytom 11.127
Nierentransplantation, klinische 12.18
– Zytomegalie 13.29
Nierensteine, Gravitations-Änderung 14.37
Nocardia asteroides 13.246
Nokardiose 13.246
– Differentialdiagnose 13.246, 13.372
– Epidemiologie 13.246
– Komplikationen 13.246
– Krankheitsbild 13.246

Nokardiose, Mikrobiologie 13.246
– Pathophysiologie 13.246
– Prognose 13.246
– Therapie 13.247
Non-Hodgkin-Lymphome 11.141
– Leukämien 11.142
– Prognose 11.141
– Stadieneinteilung 11.142
– Therapie 11.142
Nona s. Encephalitis lethargica
Nosocomical infection s. Hospitalismus, infektiöser

O

O_2-Atmung s. Sauerstoffatmung
Ödem, angioneurotisches 12.39
Ohara disease s. Tularämie
Ohrgeräusche 14.47
Oidioidosis s. Candidiasis
Oidium albicans s. Candida
Ölakne 14.55
Oleothorax 13.229
Onchocerca volvulus 13.341
Onchozerkiasis 13.342
– Krankheitsbild 13.342
– Therapie 13.342
Ophthalmo-Test 12.27
Opisthorchiasis 13.350
Opisthorchis felineus 13.352
– – Diagnose 13.352
– – Epidemiologie 13.352
– – Krankheitsbild 13.352
– – Therapie 13.352
– viverrini 13.352
Opsonine 12.5
Opsonisierung 12.20
Orchitis, Bornholmer Krankheit 13.73
– Parotitis epidemica 13.39
Organe, blutbildende, Erkrankungen 11.1
Organkrankheiten, immunologisch bedingte 12.72
Organmanifestationen, allergische 12.9
Orientbeule s. Leishmaniase, kutane
Ornithose 13.106
– Anamnese 13.107
– Ätiologie 13.106
– Befunde 13.107
– Differentialdiagnose 13.108, 13.371
– Epidemiologie 13.106
– Fiebertypus 13.107
– Komplikationen 13.107
– Krankheitsbild 13.107
– Laboratoriumsbefunde 13.107
– Mikrobiologie 13.106
– Pathogenese 13.106
– Pneumonie 13.107
– Prognose 13.107
– Prophylaxe 13.108
– Therapie 13.108
– Untersuchungsmethoden 13.107
– Verlauf 13.107
– Wassermann-Reaktion 13.107
Oroyafieber (s. auch Bartonellose) 13.214
– hämolytische Anämie 11.56

Osteomyelofibrosklerose 11.110
- Ätiologie 11.110
- Befunde, chromosomale 11.112
- - klinische 11.111
- - Laborbefunde 11.112
- - Röntgenbefunde 11.112
- - zytochemische 11.112
- Blutbild 11.112
- Differentialdiagnose 11.113
- Knochenmark 11.112
- Komplikationen 11.114
- Leukämie 11.97
- nuklearmedizinische Untersuchungen 11.113
- Pathophysiologie 11.110
- Prognose 11.114
- Splenomegalie 11.153
- Therapie 11.114
Ouchterlony, Technik 12.72
Oxydose 14.10
Oxyuriasis 13.337
- Krankheitsbild 13.337
- Pathogenese 13.337
- Therapie 13.337
- Untersuchungsmethoden 13.337
Oxyuris vermicularis 13.337

P

Pallida-Komplementbindungsreaktion 13.258
Panaritium 13.131
Pankreatitis, Bornholmer Krankheit 13.73
Panmyelopathie s. Anämie, aplastische
Panmyelophthise s. Anämie, aplastische
Pannus trachomatosus 13.109
Panzytopenie, Arzneimittelallergie 12.51
- Glutathionreductase-Mangel 11.43
Pappataci-Fieber 13.83
Paragonimiasis 13.354
- Differentialdiagnose 13.354
- Krankheitsbild 13.354
- Therapie 13.355
- Untersuchungsmethoden 13.354
Paragranulom 11.136
Parainfluenzaviren 13.46
- Epidemiologie 13.44
- Mikrobiologie 13.44
Parainfluenzavirusinfektionen 13.44
- Ätiologie 13.44
- Differentialdiagnose 13.45
- Komplikationen 13.45
- Krankheitsbild 13.45
- Pathogenese 13.44
- Prophylaxe 13.45
- Therapie 13.45
Parakokzidioidomykose s. Blastomykose
Paraleukoblastenleukämie, lymphoidzellige 11.81
Paraproteinämien, benigne 11.133
- hämorrhagische Diathese 11.188
Paraproteine 11.125 f.

Paraproteinosen 11.125
Pararheumatische Krankheiten 12.58 ff.
Parasitenallergien 12.54 ff.
- Krankheitsbilder 12.54
- Pathophysiologie 12.54
Paratenonitis crepitans 14.54
Paratrachom 13.108, 13.110
- Epidemiologie 13.110
- Krankheitsbild 13.110
- Verlauf 13.110
Paratrachoma adultorum 13.110 f.
- neonatorum 1.110
Paratyphus abdominalis 13.175, 13.178
- Differentialdiagnose 13.370
Parkinsonismus, postenzephalitischer 13.95
Parotitis epidemica 13.38
- - Ätiologie 13.39
- - Differentialdiagnose 13.40
- - Embryopathie 13.39
- - Enzephalitis 13.39
- - Epidemiologie 13.39
- - Epididymitis 13.40
- - Insulinmangeldiabetes 13.40
- - Komplikationen 13.39
- - Krankheitsbild 13.40
- - Laboratoriumsbefunde 13.40
- - Meningitis 13.40
- - Mikrobiologie 13.39
- - Orchitis 13.40
- - Pankreatitis 13.40
- - Pathogenese 13.39
- - Pathophysiologie 13.39
- - Prognose 13.40
- - Prophylaxe 13.41
- - Therapie 13.41
- - Thrombozytopenie 13.40
- - Untersuchungsmethoden 13.40
- - Verlauf 13.40
Partial thromboplastin time 11.165
Pasteurella pestis s. Yersinia pestis
Paul-Bunnell-Reaktion, Mononukleose 13.65
Peitschenschnur s. Trichuris trichiura
Pel-Ebstein-Fieber, Lymphogranulomatose 11.137
Pelger-Huetsche Kernanomalie 11.115
Pellagra, Anämie 11.61
Pemphigus 13.131
- syphiliticus 13.257
Penicillin, Allergie 12.46
Penicillinallergie, Urtikaria 12.36
Periarthritis humeroscapularis 14.54
Perihepatitis acuta gonorrhoica 13.137
Perikarditis, Coxsackie-B-Virus-Infektionen 13.73
Peritonealtuberkulose 13.242
Pertussis s. Keuchhusten
Pest 13.188
- Antikörpernachweis 13.190
- Ätiologie 13.190
- Diagnose 13.190
- Differentialdiagnose 13.191
- Epidemiologie 13.188

Pest, Häufigkeit 13.188
- Impfstoffe 13.191
- Krankheitsbild 13.190
- Pathogenese 13.188
- Prophylaxe 13.191
- Therapie 13.191
Pestherde nach WHO 13.189
Pestis minor 13.190
- siderans 13.190
Pestkarbunkel 13.188
Petite vérole volante s. Varizellen
Pfeiffersches Drüsenfieber s. Mononukleose, infektiöse
Pferdebohne, Hämolyse 11.44
Pfortaderhochdruck, primärer 11.155
Phagozytose, Funktionen 12.20
- Steigerung 12.21
Pharyngitis, abakterielle, Adenovirusinfektionen 13.49
- Erkältungskrankheit 13.47
Philadelphia-Chromosom 11.96 f.
- Leukämie 11.83
Phlebotomus, Leishmaniase 13.302
- pappatasii 13.83
Phlegmonen, Streptokokkenphlegmonen 13.129
Phosphatase, alkalische, Virushepatitis 13.55
Phospho-Fructokinase-Mangel 11.39
6-Phosphogluconat-Dehydrogenase-Mangel 11.43
Phosphoglycerat-Kinase-Mangel 11.40
Photokontaktdermatitis 12.46
Pian s. Frambösie
Picorna-Viren 13.75
Pilzseptikämie 13.278
- begünstigende Faktoren 13.279
- Diagnostik 13.279
- Krankheitsbild 13.279
- Mikrobiologie 13.279
- Prognose 13.280
- Therapie 13.280
Piringer-Lymphadenitis 11.139
Plague s. Pest
Plasmazellenleukämie 11.107, 11.129
Plasmodien, Entwicklungszyklen 13.283
Plasmodium falciparum 13.282, 13.287 f.
- malariae 13.282, 13.288
- ovale 13.282, 13.288
- vivax 13.282, 13.288
Plasmozytom 11.126
- Bence-Jones 11.129
- Blutbild 11.128
- Bluteiweiß 11.128
- IgD-Plasmozytom 11.129
- Klinik 11.127
- Komplikationen 11.130
- ohne Paraproteine 11.130
- Pathologie 11.126
- Prognose 11.130
- solitäres 11.129
- Therapie 11.130
Plaut-Vicenti-Angina 13.248
Pleuratuberkulose, Therapie 13.227
Pleuritis, Bornholmer Krankheit 13.73

Pleuritis, Lupus erythematodes disseminatus 12.62
- postprimäre tuberkulöse 13.220
Pleurodynie (s. auch Coxsackie-Virus-Infektionen) 13.71
- epidemische 13.72
PLT-Gruppe s. Chlamydien
Plummer-Vinson-Syndrom 11.4, 11.12
Pluskoagulopathien 11.167
- erworbene plasmatische 11.190
- hereditäre 11.177
Pneumokokkeninfektionen 13.140
Pneumokoniosen 14.59
- Ätiologie 14.60
- Einteilung 14.59
- Krankheitsbild 14.60
Pneumonie, Adenoviruspneumonie 13.49
- Bornholmer Krankheit 13.73
- Friedländer-Pneumonie 13.198
- Lassa-Fieber 13.91
- lobäre, Differentialdiagnose 13.371
- Milzbrandpneumonie 13.208
- Mykoplasmapneumonie 13.123
- Ornithose 13.107
- primär-atypische, Differentialdiagnose 13.371
- Pseudomonaspneumonie 13.201
- Q-Fieber 13.120
- Staphylokokkenpneumonie 13.131
- Streptokokkenpneumonie 13.129
Pneumoperitoneum 13.229
Pneumothorax 13.229
- extrapleuraler 13.229
- Geotrichose 13.276
Pocken s. Variola
Polioenzephalitis 13.70
- Lyssa 13.97
Poliomyelitis 13.67
- abortive 13.68
- aparalytische 13.68
- Ätiologie 13.68
- Bulbärparalyse 13.70
- Diagnose 13.70
- Differentialdiagnose 13.70, 13.368
- Epidemiologie 13.67
- Krankheitsbild 13.68
- paralytische 13.69
- Pathogenese 13.68
- Pathophysiologie 13.68
- Prophylaxe 13.71
- Reparationsphase 13.70
- spinale Form 13.69
- Therapie 13.70
Poliomyelitisschluckimpfung 13.71
Poliomyelitisvirus 13.67, 13.69
- Ausbreitungswege 13.69
Poliomyelitisvirusträger 13.68
Poliomyelitisvirustypen 13.68
Poliomyelitiswildvirus 13.70
Pollen, Inhalationsallergene 12.30
- meteorologische Faktoren 12.31
Pollinosis 12.28
Polycythaemia vera 11.63
- - Komplikationen 11.64
- - Krankheitsbild 11.63
- - Laboratoriumsbefunde 11.63

Polycythaemia vera, Pathophysiologie 11.63
- - Prognose 11.64
- - Splenomegalie 11.153
- - Therapie
Polyglobulie 11.62, 11.64
- endokrine 11.65
- durch Hämoglobine mit erhöhter O_2-Affinität 11.28
- Höhenpolyglobulie 11.65
- kardiale 11.65
- Kleinhirntumoren 11.66
- Krankheitsbild 11.65
- Pathogenese 11.64
- Pathophysiologie 11.64
- pulmonale 11.65
- renale 11.65
- Therapie 11.66
- Ursachen 11.65
Polyphile Reifungsstörung May-Hegglin 11.115
Polyradikuloneuritis, Differentialdiagnose 13.368
Polyzythämie 11.62
Porphyrinstoffwechsel, Virushepatitis 13.58
Portsmouth-Syndrom 11.193
Posada-Wernicke-Krankheit s. Kokzidioidomykose
PPLO s. Mycoplasma-pneumoniae-Infektionen
Prausnitz-Küstner-Methode 12.25
- Urtikaria 12.36
Preßlufterkrankung 14.56
Priapismus, Leukämie, chronische 11.96
Pricktest 12.24
Primärreaktion, immunologische 12.3, 12.5
Primärtuberkulose, Therapie 13.227
Proctitis gonorrhoica 13.135
Prokoagulationsfaktoren, Hypoproduktion 11.178
Proktitis s. Lymphogranuloma inguinale
Prostata, tuberkulöse 13.240
Prostatakavernen, tuberkulöse 13.240
Prostatitis catarrhalis 13.136
- tuberkulöse 13.239
Proteusbakterien, Infektionen 13.199
- - Krankheitsbild 13.199
- - Therapie 13.200
Prothrombin, Blutgerinnung 11.160
Protozoeninfektionen 13.282 ff.
Provokationsproben 12.26 f.
- Haut 12.26
Prowazek-Halberstädterscher Einschluß 13.109
Pseudogonokokken 13.135
Pseudokrupp 13.157
Pseudolupus erythematodes 12.64
Pseudomonaden, Infektionen 13.200
- - Ätiologie 13.200
- - Diagnose 13.201
- - Epidemiologie 13.200
- - Krankheitsbilder 13.201
- - Mikrobiologie 13.200
- - Pathogenese 13.201

Pseudomonaden, Infektionen, Prophylaxe 13.202
- - Therapie 13.201
Pseudomonas aeruginosa 13.200
- pseudomallei 13.201
Psittakose s. Ornithose
Puerperalfieber 13.129
Purpura, Arzneimittelallergie 12.50
- Ehler-Danlos-Syndrom 11.204
- fulminans 11.210
- - Ätiologie 11.210
- - Differentialdiagnose 11.211
- - Krankheitsbild 11.210
- - Laboratoriumsbefunde 11.210
- - Pathophysiologie 11.210
- - Therapie 11.211
- hyperglobulinaemica Waldenström 11.209
- - - klinisches Bild 11.210
- - - Laboratoriumsbefunde 11.210
- - - Therapie 11.210
- Hyperkortizismus 11.212
- immunthrombozytopenische 11.195
- macroglobulinaemica Waldenström 11.213
- - - Krankheitsbild 11.213
- - - Laboratoriumsbefunde 11.213
- - - Pathogenese der Blutungen 11.213
- - - Therapie 11.214
- Meningokokkeninfektionen 13.142
- pigmentosa progressiva (Kalkhoff) 11.211
- - - Ätiologie 11.211
- - - Krankheitsbild 11.211
- - - Therapie 11.212
- Schoenlein-Henoch 12.51
- senilis 11.212
- - Klinik 11.212
- - Therapie 11.212
- simplex 11.212
- thrombotisch-thrombopenische 12.51
- thrombozytopenische idiopathische 11.195
- - Splenektomie 11.158
- variolosa 13.32
Pyruvatkinase-Mangel 11.40

Q

Q-Fieber 13.119
- Anamnese 13.120
- Ätiologie 13.120
- Befunde 13.120
- Differentialdiagnose 13.121, 13.371
- Epidemiologie 13.120
- Komplikationen 13.121
- Krankheitsbild 13.120
- Laboratoriumsbefunde 13.120
- Pathogenese 13.120
- Prognose 13.121
- Prophylaxe 13.121
- Therapie 13.121
- Untersuchungsmethoden 13.120

Q-Fieber, Verlauf 13.121
Quaddel-Erythem-Reaktion 12.6
Quarzstaubgranulom 14.63
Queensland-Fieber 13.119
Query-Fieber 13.119
Quick-Test 11.165
Quincke-Ödem 12.34, 12.39
– familiäres (hereditäres) 12.41f.
– – Erscheinungsbild, morphologisches 12.41
– – Krankheitsbild 12.41
– – Pathogenese 12.41
– – Therapie 12.42
– – Verlauf 12.42
– hereditäres s. familiäres 12.41
– sporadisches 12.39
– – Anamnese 12.40
– – Ätiologie 12.40
– – Differentialdiagnose 12.41
– – Krankheitsbild 12.40
– – Pathogenese 12.39
– – spezifische Phase 12.39
– – Symptomatik 12.40
– – Therapie 12.42
– – unspezifische Phase 12.40
– – Verlauf 12.40
– Urtikaria 12.38
Q-Zellen, Leukämie 11.83f.

R

Rabies s. Lyssa
Rabiesvirus 13.96
Rachenveränderungen, differentialdiagnostische Tabellen 13.366
Radio-immun-sorbent-assay, RISA 12.26
Ramsay-Hunt-Syndrom 13.21
RAST (Radio-allergo-sorbent-test) 12.26
Raynaud-Symptomatik, Lupus erythematodes disseminatus 12.61
– progressive Sklerodermie 12.66f.
Reaktion, allergische, Organmanifestationen 12.9
– – Reaktionsphase I 12.6
– – Reaktionsphase II 12.8
– – Reaktionsphase III 12.9
– – Typeneinteilung 12.6
– – autoallergische 12.10
– leukämoide 11.78
Reaktionsformen, allergische 12.3
Reaktionskette, allergische 12.9
Reaktionsträger, autoreaktive 12.11
Recruitment-Phänomen 14.47
Reibtest 12.24
Reifungsstörung, polyphile, May-Hegglin 11.115
Reisekrankheiten s. Kinetosen
Reitersche Krankheit 13.181
Rekalzifizierungszeit 11.165
Retikulogranulomatose, maligne 11.147f.
Retikulohistiozytäres System, maligne Erkrankungen 11.147
Retikulose, histiozytäre 11.147

Retikulose, maligne 11.141, 11.147
Retikulumzellsarkom s. Lymphosarkom
Rhabdoviren 13.96
Rheumatoid, Scharlach 13.127
Rhesusinkompatibilität, Hämolyse 11.56
Rhinopathia allergica 12.28
– – allgemeine Symptome 12.31
– – Anamnese 12.31
– – Ätiologie 12.29
– – Diagnose 12.32
– – Differentialdiagnose 12.32
– – Epidemiologie 12.28
– – Infektkomplikationen 12.32
– – Komplikationen 12.32
– – Krankheitsbild 12.31
– – Lokalsymptome 12.31
– – Mastozytenschutz 12.34
– – Pathogenese 12.31
– – Therapie 12.33
– – – Allergenkarenz 12.33
– – Verlauf 12.32
– vasomotoria 12.28
Rhinosinupathia (s. auch Rhinopathia allergica) 12.28
– Differentialdiagnose 12.29
Rhinotest 12.27
Rhinoviren 13.46
Rhythmusstörungen, Strahlenfolgen 14.31
Rickettsia burneti 13.119
– mooseri 13.116
– prowazeki 13.116
– quintana 13.118
Rickettsiosen 13.116ff.
Riesenplättchenthrombozytopathien 11.194
Rinderbandwurm 13.327
Rinderzellhämolysintest, Mononukleose 13.65
Ringelröteln s. Erythema infectiosum
Rippentuberkulose 13.237
RISA (Radio-immun-sorbent-assay) 12.26
RIST (Radio-immun-sorbent-test) 12.26
Rocky-mountain-spotted fever 13.118
Roseola infantilis s. Exanthema subitum
– infantum s. Exanthema subitum
– syphilitica 13.257
Roseolen, Typhus 13.175
Rosettenphänomen, Lupus erythematodes disseminatus 12.59
Röteln s. Rubeola
Rötelnexanthem 13.9
Rötelnschutzimpfung 13.11
– Nebenwirkungen 13.11
Rötelnsyndrom, kongenitales 13.10
Rötelnvirus 13.8
Rotlauf 13.209
– Diagnose 13.209
– Epidemiologie 13.209
– Krankheitsbild 13.209
– Prophylaxe 13.209
– Therapie 13.209
Rotz 13.210

Rotz, Ätiologie 13.210
– Differentialdiagnose 13.210
– Krankheitsbild 13.210
– Pathogenese 13.210
– Prophylaxe 13.210
– Therapie 13.210
RS-Viren 13.46
Rubeola 13.8
– Ätiologie 13.8
– Differentialdiagnose 13.10, 13.363, 13.374
– Embryopathie 13.9
– Epidemiologie 13.8
– Exanthem 13.9
– Komplikationen 13.10
– Krankheitsbild 13.9
– Laboratoriumsbefunde 13.9
– Lymphknotenschwellungen 13.9
– Mikrobiologie 13.8
– Pathogenese 13.9
– Pathophysiologie 13.9
– Plasmazellen 13.10
– Prodromalstadium 13.9
– Prophylaxe 13.11
– Schutzimpfung 13.11
– Schwangerschaft 13.9
– teratogene Wirkung 13.9
– Therapie 13.11
– Untersuchungsmethoden 13.10
Rubeolenembryopathie 13.9ff.
Rückfallfieber 13.253
– Ätiologie 13.253
– Epidemiologie 13.253
– Komplikationen 13.254
– Krankheitsbild 13.253
– Laboratoriumsbefunde 13.254
– Pathogenese 13.253
– Prophylaxe 13.254
– Therapie 13.254
Ruhr, Amöbenruhr, Differentialdiagnose 13.370
– bakterielle (s. auch Shigellosen) 13.179
– – Differentialdiagnose 13.370
Rumpel-Leede-Versuch, Morbilli 13.4
– Scharlach 13.127
Rundherd, tuberkulöser 13.220

S

Sabin-Feldman-Test, Toxoplasmose 13.322
Salivary gland virus disease s. Zytomegalie
Salmonella paratyphi 13.173
– typhi 13.173
Salmonella-Antigene 13.172
Salmonella-Bakterien 13.172
Salmonellendauerausscheider 13.178
Salmonellenenteritis, Differentialdiagnose 13.370
Salmonellosen 13.171
– Ätiologie 13.172
– enteritische 13.173
– – Anamnese 13.174
– – Befunde 13.174
– – Differentialdiagnose 13.174

Salmonellosen, enteritische, Epidemiologie 13.173
– – Komplikationen 13.174
– – Krankheitsbild 13.174
– – Laboratoriumsbefunde 13.174
– – Pathogenese 13.173
– – Pathophysiologie 13.173
– – Prognose 13.174
– – Prophylaxe 13.175
– – Therapie 13.174
– – Untersuchungsmethoden 13.174
– – Verlauf 13.174
– Mikrobiologie 13.172
– typhoide s. Typhus
Salpingitis, gonorrhoische 13.135
– tuberkulöse 13.242
Salzmangelerscheinungen, Hitzeeinwirkung 14.5
San-Joaquin-Fieber s. Kokzidioidomykose
Sanarelli-Shwartzman-Phänomen 11.181
Sandkornzystitis 13.349
Sauerstoffatmung 14.20
– Indikationen 14.21
– Schädigungen 14.21
– Überdruck 14.21
Sauerstoffbindungskapazität 14.15
Sauerstoffintoxikation 14.10
Sauerstoffmangel, Ätiologie 14.16
Sauerstoffsättigung des Hämoglobins 14.16
Schanker, Lues 13.256
Schankerimmunität, Lues 13.256
Scharlach 13.125
– allergische Komplikationen 13.127
– Anamnese 13.126
– Ätiologie 13.125
– Auslöschphänomen 13.126
– Bakterienträger 13.125
– Befunde 13.126
– Dick-Test 13.126
– Differentialdiagnose 13.128, 13.363, 13.366, 13.373
– Enanthem 13.126
– Epidemiologie 13.125
– Erdbeerzunge 13.126
– Exanthem 13.126
– Frühnephritis 13.127
– Glomerulonephritis 13.127
– Himbeerzunge 13.126
– Komplikationen 13.127
– Krankheitsbild 13.126
– Laboratoriumsbefunde 13.127
– Mikrobiologie 13.125
– Myokarditis 13.127
– Pathogenese 13.126
– Pathophysiologie 13.126
– Prognose 13.127
– Prophylaxe 13.128
– Rheumatoid 13.127
– Schutzimpfung 13.126, 13.128
– septischer 13.127
– Spätschäden 13.128
– Therapie 13.128
– Untersuchungsbefunde 13.127
– Verlauf, toxischer 13.127
– Zweiterkrankungen 13.126
Schick, Toxinhauttest 12.19, 13.158

Schilling-Test 11.21, 11.24
Schimmelpilze s. Aspergillus
Schipperkrankheit 14.53
Schistosoma haematobium 13.345
– – Verbreitung 13.347
– japonicum 13.345
– – Verbreitung 13.347
– mansoni 13.345
– – Verbreitung 13.347
Schistosomiasis 13.345
– Differentialdiagnose 13.349
– Entwicklung der Erreger 13.345
– Initialstadium 13.347
– Komplikationen 13.348
– Krankheitsbilder 13.346
– Organmanifestationen 13.348
– Pathogenese 13.346
– Prognose 13.349
– Prophylaxe 13.350
– Therapie 13.349
– Untersuchungsmethoden 13.348
– Verlauf 13.349
– Vorkommen 13.345
Schlafkrankheit (s. auch Encephalitis lethargica) 13.292
– Anamnese 13.293
– Ätiologie 13.293
– Befunde 13.293
– Differentialdiagnose 13.294
– Epidemiologie 13.292
– Komplikationen 13.294
– Krankheitsbild 13.293
– Meningoenzephalitis 13.294
– Pathogenese 13.292
– Prognose 13.294
– Stadien 13.293
– Therapie 13.294
– Untersuchungsbefunde 13.294
Schlammfieber 13.250f.
Schleiersenkung, Leukämie 11.101
Schleimbeutelentzündungen 14.54
Schlingkrämpfe, Lyssa 13.98
Schneegestöberlunge 14.63
Schnupfen s. Erkältungskrankheit
Schock, anaphylaktischer 12.6
– – Arzneimittelallergie 12.48
– hämolytischer 11.56
– septischer 13.149
– – Befunde 13.150
– – Therapie 13.152
– toxischer, Gasbrand 13.203
Schrotkornlunge 14.63
Schulter-Arm-System, Erkrankungen durch Vibrationen 14.56
Schultergelenktuberkulose 13.237
Schultz-Charlton-Auslöschphänomen 13.126
Schuppung, Scharlach 13.127
Schützengrabenfieber s. Wolhynisches Fieber 13.118
Schwangerenlisteriose 13.159
Schwangerschaft, Rubeola 13.9
Schwangerschaftsanämie, megaloblastäre 11.23
Schwarzer Tod s. Pest
Schwarzwasserfieber, Malaria 13.289
Schweinehüterkrankheit 13.250f.

Schweißproduktion, Hitzeeinwirkung 14.5
Schwerketten-Krankheit 11.133
– Blutbild 11.133
– Eiweißveränderungen 11.133
– Klinik 11.133
– Therapie 11.133
Schwielenbildung 14.55
Schwingungen, Erkrankungen durch Einwirkung 14.56
Sehnenerkrankungen, mechanische Einflüsse 14.54
Sekreteosinophilie 12.23
Senkungsabszeß, Wirbelsäulentuberkulose 13.235
Sensibilisierung, allergische 12.23
Sepsis (s. auch Septikämie) 13.146
– Differentialdiagnose 13.376
– Pseudomonas aeruginosa 13.201
– tuberculosa gravissima 13.218
Septikämie 13.146
– Anamnese 13.148
– Ätiologie 13.147
– bakterielle 13.146
– Blutkulturen 13.147
– Candida-Septikämie 13.265
– Differentialdiagnose 13.150
– Endokarditis 13.149
– Erreger, Häufigkeit 13.147
– Harnwegssystem 13.146
– klinische Befunde 13.148
– Komplikationen 13.149
– Krankheitsbild 13.148
– Laborbefunde 13.148
– Mikrobiologie 13.147
– Niereninsuffizienz, Antibiotikadosierung 13.151
– Pathogenese 13.146
– Pestseptikämie 13.188, 13.190
– Pilzseptikämie 13.278
– Polyäthylen-Katheter 13.147
– postmeningitische 13.141
– Prognose 13.149
– Therapie 13.150
– – antibiotische 13.150f.
– Untersuchungsbefunde 13.149
– Verlauf 13.149
– Yersinia pseudotuberculosis 13.192
Serodiagnostik 12.19
Serotonin, allergische Reaktion 12.8
Serratia 13.199
Serumbilirubin, Virushepatitis 13.54
Serumkrankheit 12.6, 12.8
Serumkrankheits-Syndrom 12.48
Serumtransaminasen, Virushepatitis 13.54
Seuchengesetze 13.359
Sézary-Syndrom 11.102
Shigella dysenteriae 13.179
– Endotoxine 13.179
– flexneri 13.179
– sonnei 13.179
Shigella-Antigene 13.179
Shigellose Sonne, Virusdysenterie 13.103
Shigellosen 13.179
– Anamnese 13.180
– Ätiologie 13.179
– Differentialdiagnose 13.180
– Epidemiologie 13.179

Shigellosen, Komplikationen 13.180
- Krankheitsbild 13.180
- Laboratoriumsbefunde 13.180
- Mikrobiologie 13.179
- Pathogenese 13.179
- Prognose 13.180
- Prophylaxe 13.180
- Therapie 13.180
- Untersuchungsmethoden 13.180
- Verlauf 13.180
Shingles s. Zoster
Sia-Test, Makroglobulinämie 11.132
Sichelzellenanämie 11.27
Sichelzellen-HbC-Krankheit 11.28
Sichelzellenthalassämie 11.31
Siderozyten 11.15
Silikatgehalt, Staub 14.59
Silikose 14.61
- Ätiologie 14.61
- Differentialdiagnose 14.65
- Dreistadieneinteilung 14.63
- Komplikationen 14.65
- Krankheitsbild 14.63
- Lymphknotensilikose 14.65
- Pathogenese 14.61
- Pathologie 14.61
- Pathophysiologie 14.63
- Röntgenbefunde 14.63
- Stadieneinteilung 14.63
- Therapie 14.66
Silikoseknötchen 14.61
Silikotuberkulose 14.65
Sklerodaktylie 12.67
Sklerodermie, progressive 12.66
- - Anamnese 12.67
- - Ätiologie 12.66
- - Befunde 12.67
- - Differentialdiagnose 12.68
- - Epidemiologie 12.66
- - Krankheitsbild 12.67
- - Laboratoriumsbefunde 12.68
- - Pathogenese 12.66
- - Prognose 12.68
- - Therapie 12.68
- - Verlauf 12.68
Skorbut (der Erwachsenen) 11.212
- Anämie 11.61
- Ätiologie 11.212
- klinisches Bild 11.212
- Laboratoriumsbefunde 11.213
- Pathophysiologie 11.212
- Therapie 11.213
Soforthyperreaktionen, allergische, Synopsis 12.7
Sofortreaktion, allergische 12.6
Sommergrippe 13.72
Soor s. Candidiasis
Soorbronchitis s. Candidiasis
Soorpneumonie, Differentialdiagnose 13.372
Spätlähmungen, toxische, Diphtherie 13.156
Spätreaktion, allergische 12.6
- - Mechanismus 12.9
Speicheldrüsenviruskrankheit s. Zytomegalie
Sphärozytose, atypische hereditäre 11.34
- hereditäre 11.32

Sphärozytose, hereditäre, Ätiologie 11.32
- - Differentialdiagnose 11.34
- - klinische Befunde 11.33
- - Komplikationen 11.34
- - Krankheitsbild 11.33
- - Laborbefunde 11.33
- - Pathophysiologie 11.32
- - Prognose 11.34
- - Therapie 11.34
- - Verlauf 11.34
Spinalerkrankung, funikuläre, perniziöse Anämie 11.21
Spine sign, Poliomyelitis 13.68
Spinnentiere, Allergie 12.58
Spirochaeta pallida 13.256
Spirochätenerkrankungen 13.248 ff.
Splenektomie, Indikationen 11.157
Splenomegalie 11.150
- differentialdiagnostische Tabellen 13.376
- hämatopoetisches System 11.153
- hepatolienale Erkrankungen 11.154
- Infektionskrankheiten 11.156 f.
- Kollagenosen 11.155
- lymphoretikulohistiozytäres System 11.154
- Speicherkrankheiten 11.155
Spondylitis tuberculosa 13.235
Sporotrichose 13.277
- Krankheitsbild 13.278
- Mikrobiologie 13.277
- Pathogenese 13.278
- Prognose 13.278
- Therapie 13.278
Sporotrix schenkii (beurmannii) 13.277
Spruesyndrom, megaloblastäre Anämie 11.24
Squeeze s. Barotrauma
Staphylococcus aureus 13.129
- - Plasmakoagulaseaktivität 13.130
- - Toxinbildung 13.130
- epidermidis 13.130
- saprophyticus 13.130
Staphylokokken, Koagulasetest 13.131
Staphylokokkenenteritis, Differentialdiagnose 13.370
Staphylokokkenhospitalismus 13.133
Staphylokokkeninfektionen 13.129
- Ätiologie 13.130
- Differentialdiagnose 13.132
- Epidemiologie 13.130
- Komplikationen 13.132
- Krankheitsbilder 13.131
- Laboratoriumsbefunde 13.131
- Mikrobiologie 13.130
- Pathogenese 13.131
- Pathophysiologie 13.131
- Prognose 13.132
- Prophylaxe 13.132
- Therapie 13.132
- Verlauf 13.132
Staphylokokkenträger 13.130
Status thymolymphaticus 12.81

Staub, organischer, lungenschädlicher 14.61
Staubexposition, Arbeitsplatz 14.62
Staublungen (s. auch Pneumokoniose) 14.59
- Klassifikation 14.65 f.
Staublungenerkrankungen, Klassifikation der Röntgenveränderungen 14.64
Sternberg-Zellen 11.136
Stickstoff-Intoxikation 14.11
Stomatitis aphthosa 13.26
- epidemica 13.101
- - Differentialdiagnose 13.365
- - Klinik 13.101
- herpetica, Differentialdiagnose 13.366
Stomatozytose, hereditäre 11.36
Strahlenfolgen, Allgemeinstörungen 14.28
- Ätiologie 14.27
- Blut 14.35
- Dünn- und Dickdarm 14.32
- Gehirn 14.29
- - Therapie 14.29
- Harnblase 14.34
- Harnorgane 14.33
- Haut 14.28
- - Therapie 14.29
- Herz- und Gefäßsystem 14.30
- - - Therapie 14.31
- Herzrhythmusstörungen 14.31
- Hirnödem 14.29
- Karzinome 14.28
- Knochenmark 14.34
- Leber 14.33
- Lungen 14.29
- Lymphsystem 14.35
- Magen 14.32
- Milz 14.35
- Nieren 14.33
- Pathophysiologie 14.28
- Rückenmark 14.29
- Ulzera 14.28
- Ureteren 14.33
- Verdauungstrakt 14.31
Strahlenkater 14.28
Strahlenkrankheiten 14.28
Strahlenpneumonitis 14.30
Strahlenrisiko, genetisches 14.27
- somatisches 14.27
Strahlenschäden 14.27
Strahlenulzera 14.28
Strahlung, ionisierende, Folgezustände 14.27
Streptococcus agalactiae 13.357
Streptokinase 13.125
B-Streptokokken 13.157
- hämolysierende 13.125
- Toxin, erythrogenes 13.126
- Vorkommen 13.357
Streptokokkenangina 13.125 f.
- Differentialdiagnose 13.366
Streptokokkeninfektionen 13.125
- außer Scharlach 13.129
B-Streptokokken-Infektionen, Genitaltrakt, weiblicher 13.357
- - - Krankheitsbild 13.357
- - - Mikrobiologie 13.357

B-Streptokokken-Infektionen, Genitaltrakt, weiblicher, Pathophysiologie 13.357
– – – Prophylaxe 13.358
– – – Therapie 13.358
Streptolysin O 13.125
Strommarken 14.24
Strongyloidose 13.342
– Krankheitsbild 13.343
– Pathogenese 13.343
– Therapie 13.343
Strübing-Marchiafava-Micheli-Anämie 11.46
Struma lymphomatosa Hashimoto 12.72
Styloiditis radii 14.54
Suchtest, Allergene 12.24
Sudeck-Syndrom 14.54
Suppressormechanismus, Allergie 12.13
Syndrom, akinetisches, Enzephalitis 13.95
– hämolytisch-urämisches 11.61
– hyperkinetisches, Enzephalitis 13.95
– myalgisches 14.54
– Myelofibrose-Osteosklerose 11.110
– myeloproliferatives 11.109
– somnolent-ophthalmoplegisches, Enzephalitis 13.95
Syndroma genito-anorectale s. Lymphogranuloma inguinale
Syphilis s. Lues
Syphilitische Infektionen 13.255

T

Tabellen, differentialdiagnostische 13.363
Taenia lata 13.330
– saginata 13.327
Taeniarhynchus saginatus Goeze 13.327
Taeniasis saginata 13.327
– – Komplikationen 13.328
– – Krankheitsbild 13.327
– – Laboratoriumsbefunde 13.327
– – Prophylaxe 13.328
– – Therapie 13.328
– solium 13.328
– – Komplikationen 13.328
– – Krankheitsbild 13.328
– – Laboratoriumsbefunde 13.328
– – Pathogenese 13.328
– – Prophylaxe 13.329
– – Therapie 13.328
Taenien, Allergie 12.55
7-Tage-Fieber s. Q-Fieber
Tahyňa-Virus-Infektionen 13.83
Taucherkrankheit 14.11
Teleangiectasia hereditaria haemorrhagica 11.203
Temperaturkonstanz 14.3
Temperaturkurve, biphasische, Poliomyelitis 13.68
Tendovaginitis serosa 14.54

Tetanospasmin, neurotoxisches 13.162
Tetanus 13.162
– Anlaufszeit 13.163
– Ätiologie 13.162
– Differentialdiagnose 13.164
– Epidemiologie 13.162
– Inkubationszeit 13.162
– Komplikationen 13.163
– Krankheitsbild 13.163
– Laboratoriumsbefunde 13.163
– Lyssa 13.98
– Mikrobiologie 13.162
– neonatorum 13.162
– Pathogenese 13.162
– Pathophysiologie 13.162
– Prophylaxe, Immunisierung 13.166
– – Zeittafel 13.164
– Schweregrade 13.163
– Serumprophylaxe 13.165
– Therapie 13.164
– – Antibiotika 13.165
– – Corticoide 13.165
– – hyperbare Oxygenierung 13.165
– – unspezifische 13.166
– – Zeittafel 13.164
Tetanusantitoxin 13.165
Tetanustoxoid 13.165
Teufelsgriff s. Coxsackie-Virus-Infektionen
Tine-Test 13.221
Thalassaemia intermedia 11.30
– maior 11.30
– minor 11.31
Thalassämie 11.29
– Differentialdiagnose 11.31
– Krankheitsbilder 11.30
– Pathophysiologie 11.30
– Splenomegalie 11.154
– Therapie 11.31
– Untersuchungsmethoden 11.31
– Vorkommen 11.30
Thermoregulation 14.3
Thiebierge-Weißenbach-Syndrom, Sklerodermie 12.68
Thorakokaustik 13.229
Thorakoplastik 13.230
Thrombasthenie Glanzmann-Naegeli, Krankheitsbilder 11.193
– – Pathogenese 11.193
Thrombastheniegruppe 11.193
Thrombelastogramm 11.165
Thrombin, Blutgerinnung 11.160
Thrombinogenese, Mechanismus 11.162
Thrombintest, Hämoglobinurie 11.47
Thrombinzeit 11.165
Thrombokinaseregenerationstest 11.165
Thrombopathien 11.191
– Pathophysiologie 11.191
– Physiologie der Hämostase 11.191
Thrombopenie, Anämie, aplastische 11.7
Thrombozytenhaushalt, normaler 11.195
Thrombozyten-Pool, Septikämie 13.147

Thrombozytentest 12.25
Thrombozythämien 11.202
– Ätiologie 11.202
– Klinik 11.202
– Pathogenese 11.203
– Therapie 11.203
– Ursachen 11.202
Thrombozytopathie A 11.193
Thrombozytopathien 11.193
Thrombozytopenien 11.194
– Neugeborene 11.200
– Pathogenese 11.195
– symptomatische 11.200
– – Pathogenese 11.201
– – Therapie 11.201
– Ursachen 11.195
Thrush s. Candidiasis
Thymom 12.83
– Erythrozytenaplasie 11.8
Thymus, Immunopathie 12.81
– klinische Bedeutung 12.83
Thymushyperplasie 12.82
Thymusstammzelle, Immunreaktion 11.120
Thyreoglobulinantikörper 12.72
Thyreoidea stimulierendes Hormon (TSH) 12.74
T-Lymphozyten 12.11, 12.14
– Funktionen 12.20
– Immunreaktion 11.121
Toleranz, immunologische 12.17
Tollwut s. Lyssa
Tollwutfälle, Verteilung Tierarten 13.96
Tollwutprophylaxe 13.99
Tollwutschutzimpfung nach WHO 13.100
Tollwutviren 13.97
Tonsillopharyngitis s. Erkältungskrankheit
Torres-Körperchen 13.85
Torulopsis 13.262
– glabrata 13.268
Torulopsis-neoformans-Infektion 13.268
Toxacara canis 13.337
Toxinneutralisation 12.19
Toxoplasma gondii 13.318
Toxoplasmin-Hauttest 13.322
Toxoplasmose 13.318
– Anamnese 13.321
– Ätiologie 13.319
– des Auges 13.321
– Befunde 13.321
– Differentialdiagnose 13.323, 13.375 f.
– Epidemiologie 13.318
– Fluoreszenz-Antikörper-Test 13.322
– konnatale 13.321
– Krankheitsbild 13.321
– Pathogenese 13.320
– Prognose 13.323
– Schwangerentoxoplasmose 13.324
– Serologie 13.322
– Therapie 13.323
– Tierversuch 13.322
– Untersuchungsmethoden 13.322
– Westphal-Reaktion 13.322
Toxoplasmosereaktion, Mononukleose 13.65

Trachom 13.108
- Differentialdiagnose 13.110
- Epidemiologie 13.108
- genitales 13.110
- Krankheitsbild 13.109
- Pathogenese 13.109
- Prophylaxe 13.110
- Verlauf 13.109
Transaminasen, Virushepatitis 13.54
Transaminasewerte, Virushepatitis 13.53
Transfusionsreaktion, hämolytische 11.76
Transfusionszwischenfall, hämolytischer 11.55
Transplantat, Antigenstärke 12.17
Transplantatabstoßung, Hemmung 12.17
- Pathologie 12.16
Transplantatabwehrreaktionen 12.16
Transplantationsantigene 12.15
Transplantationschirurgie, Aspergillose 13.273
Transplantationsimmunologie 12.15
Traumen, akustische 14.46
Trematoden 13.345
Treponema pallidum 13.255f.
- - Hämagglutinationstest 13.259
Treponema-Immobilisationstest 13.259
Trichinella spiralis 13.338
- - Allergie 12.55
Trichinose 13.338
- Ätiologie 13.338
- Krankheitsbild 13.338
- Pathogenese 13.338
- Prophylaxe 13.339
- Therapie 13.339
- Untersuchungsmethoden 13.339
Trichomonadenfluor 13.309
Trichomonas vaginalis 13.308
Trichomoniasis 13.308
- Diagnose 13.309
- Epidemiologie 13.308
- Krankheitsbilder 13.309
- Mikrobiologie 13.309
- Pathophysiologie 13.309
- Therapie 13.309
Trichuriasis 13.339
- Krankheitsbild 13.339
- Therapie 13.339
Trichuris trichiura 13.339
TRIC-Organismen 13.108
Triose-P-Isomerase-Mangel 11.39
Trismus, Tetanus 13.163
Trommelfellerythem, Parainfluenzavirusinfektion 13.45
Trypanosoma cruzi 13.295
Trypanosomose, amerikanische 13.295
TSH (Thyreoidea stimulierendes Hormon) 12.74
Tsutsugamushi-Fieber 13.118
Tuberkulinkataster, INH-Prophylaxe 13.231
Tuberkulintestung 13.221
Tuberkulose 13.217ff.
- Differentialdiagnose 13.374

Tuberkulose, extrapulmonale 13.241
- Fußknochen 13.237
- Gelenk 13.233
- Haut 13.242
- Hüftgelenk 13.236
- Knochen 13.233
- Lymphknoten 13.242
- Mesenteriallymphknoten 13.242
- Peritoneum 13.242
- postprimäre 13.218
- Schleimhäute 13.241
- weibliches Genitale 13.242
- Wirbelsäule 13.235
Tuberkulostatika 13.225
- Kreuzresistenzen 13.226
- Nebenwirkungen 13.225
- Organkontrollen 13.226
- Rangeinteilung 13.225
- Schwangerschaft 13.226
Tularämie 13.185
- Ätiologie 13.186
- Diagnose 13.187
- Differentialdiagnose 13.187. 13.375
- Epidemiologie 13.185
- Generalisationsstadium 13.186
- Hämagglutinationstest 13.187
- Klinik 13.186
- Pathogenese 13.186
- Primärstadium 13.186
- Prophylaxe 13.187
- Therapie 13.187
Tumoranämie 11.59
Tussis convulsiva s. Keuchhusten
Typhobazillose 13.218
Typhom 13.175
Typhus 13.175
- Anamnese 13.175
- Befunde 13.175
- Differentialdiagnose 13.177, 13.364, 13.370, 13.376
- Epidemiologie 13.175
- exanthematicus s. Fleckfieber, epidemisches
- Fieberkurve 13.177
- Komplikationen 13.177
- Krankheitsbild 13.175
- Laboratoriumsuntersuchungen 13.176
- Lokalprozesse, posttyphöse 13.178
- Pathogenese 13.175
- Pathophysiologie 13.175
- Prognose 13.176
- Prophylaxe 13.178
- Rezidiv 13.175f.
- Splenomegalie 13.176
- Stadien 13.176
- Therapie 13.177
- Verlauf 13.176

U

Überdruckatmung 14.21
Ulcus chronicum vulvae 13.111
Unterkühlung 14.8
- Krankheitsbild 14.8
- Therapie 14.8
Urethritis genorrhoica 13.135f.

Urethritis, Mykoplasmenurethritis 13.123
Urogenitaltuberkulose 13.237
- Anamnese 13.238
- Befunde 13.239
- Differentialdiagnose 13.240
- Infektiosität 13.238
- Komplikationen 13.240
- Krankheitsbild 13.238
- Mischinfektion 13.240
- Pathogenese 13.238
- Prognose 13.239
- Therapie, Chemotherapie 13.240
- - operative 13.241
- Untersuchungsmethoden 13.239
- Verlauf 13.239
Urticaria gigantea 12.39
- pigmentosa 11.189
Urtikaria 12.34
- akute, Therapie 12.42
- Allgemeinerscheinungen 12.38
- Anamnese 12.38
- anaphylaktische 12.35
- Arzneimittelallergie 12.48
- Aspirinprovokation 12.35
- Ätiologie 12.36
- chronische, Therapie 12.42
- Differentialdiagnose 12.39
- Hauterscheinungen 12.38
- hereditäre 12.35
- Krankheitsbild 12.38
- Laboratoriumsbefunde 12.39
- Pathogenese 12.35
- Pathophysiologie 12.35
- physikalische 12.35, 12.37
- - Therapie 12.42
- Quincke-Ödem 12.38
- Schleimhautbeteiligung 12.38
- spezifische Phase 12.35
- Therapie 12.42
- unspezifische Phase 12.36
- Ursachengruppen 12.37
- Verlauf 12.38

V

Vaccinia 13.34
- Differentialdiagnose 13.35
- embryopathia 13.35
  generalisierte 13.35
- Klinik 13.34
- Komplikationen 13.35
- Pathophysiologie 13.34
- progressive 13.35
Vaginitis, Candida-Vaginitis 13.262
Vakzination, autogene 13.34
- heterogene 13.34
- Komplikationen 13.34
Vakzinationsfolgen, Prophylaxe 13.35
Valley-Fieber s. Kokzidioidomykose
Variola 13.31
- Anamnese 13.32
- Ätiologie 13.32
- Diagnose 13.32
- Differentialdiagnose 13.34, 13.365
- Exanthem 13.32
- Impfempfehlung 13.35

Variola, Komplikationen 13.34
- Krankheitsbild 13.32
- minor 13.31
- Organveränderungen 13.33
- Pathophysiologie 13.31
- Prodromalstadium 13.33
- Prognose 13.33
- Therapie 13.34
- Untersuchungsbefunde 13.33
- Verlauf 13.33
Variolafrühdiagnose 13.32
Variolois 13.31
Varizellen 13.14
- Ätiologie 13.15
- Differentialdiagnose 13.16, 13.365, 13.367
- Epidemiologie 13.14
- Exanthem 13.16
- hämorrhagische 13.16
- Komplikationen 13.16
- Krankheitsbild 13.16
- Mikrobiologie 13.15
- Pathogenese 13.15
- Prognose 13.16
- Prophylaxe 13.17
- Therapie 13.17
- Variola 13.34
- Verlaufsarten 13.16
Varizellenpneumonie 13.15
Varizellenzoster 13.16
- Virus 13.17 f.
Vaskulitis, allergische 12.51
- Lupus erythematodes disseminatus 12.60
Verbrauchskoagulopathie 11.185
- chronische 11.184
- Krankheitsbilder, disponierende 11.184
- Meningokokkeninfektion 13.141
- Septikämie 13.150
Verbrennungen, Pseudomonas-Infektion 13.201
Verruga Peruana s. Bartonellose
Verschlußikterus, intrahepatischer 12.49
Vestibularapparat, Kinetosen 14.40
Vestibuläre Störungen 14.48
Vibrationen, Erkrankungen durch 14.56
Vibrio cholerae 13.181
Vicia fava, Hämolyse 11.44
Viren, »respiratorische« 13.46
Virosen, karyotrope 13.14
Virozyten, Mononukleose 13.65
Virusdysenterie 13.102
- Ätiologie 13.103
- Diagnose 13.104
- Differentialdiagnose 13.104
- Epidemiologie 13.102
- Laboratoriumsbefunde 13.104
- Pathogenese 13.103
- Prophylaxe 13.104
- Shigellose Sonne 13.103
- Therapie 13.104
Virushepatitis, akute 13.50
- - Anamnese 13.54
- - anikterische 13.59
- - Ätiologie 13.50

Virushepatitis, akute, cholestatische Form 13.52, 13.59
- - Coma hepaticum, Therapie 13.60
- - Differentialdiagnose 13.59, 13.375 f.
- - Epidemiologie 13.60
- - Glucocorticoide 13.60
- - Hautblutungen 13.54
- - HB_s-Antigen-Bestimmungen 13.55
- - Histologie 13.52
- - Ikterus 13.52, 13.54
- - klinische Befunde 13.54
- - klinischer Verlauf 13.53
- - Komplikationen 13.59
- - Krankheitsbild 13.54
- - Laboratoriumsbefunde 13.54
- - Leberbiopsie 13.55
- - mikrobiologische Befunde 13.53
- - Pathogenese 13.52
- - Pathologie 13.52
- - Prodromalstadium 13.52, 13.54
- - Prognose 13.58
- - Prophylaxe 13.60
- - protrahierte 13.59
- - Schwangerschaft 13.59
- - Therapie 13.59
- - Untersuchungsbefunde 13.55
- - - spezifische 13.55
- - Verlauf 13.58
- - Verlaufsformen, besondere 13.59
Virusinfekt, Anämie 11.60
Virusinfektionen 13.3 ff.
Virusmeningitis, parainfektiöse, Differentialdiagnose 13.369
Viruspneumonie, Differentialdiagnose 13.371
Vitamin B_{12}, biochemische Reaktionen 11.18
- - perniziöse Anämie 11.20
Vitamin-B_{12}-Mangel 11.19
Vitamin-B_6-Mangelanämie 11.16
Vitamin-B_{12}-Resorptionsstörung 12.76
Vitamin-K-Verwertungsstörungen 11.179
- Diagnostik 11.180
- Hepatopathien 11.180
- Klinik 11.180
- Pathogenese 11.179
- Pathophysiologie 11.179
- Therapie 11.180
Vulvovaginitis gonorrhoica infantum 13.133, 135 f.
- herpetica 13.27

W

Wärmeautoantikörper, Coombstest 11.48 f.
Wärmebildung 14.3
Wärmeresistenztest, Hämoglobinurie 11.47
Wärmeschäden 14.3
Wärmeverlust 14.7

Wassermann-Antikörper 12.14
Wassermann-Reaktion, Ornithose 13.107
Waterhouse-Friderichsen-Syndrom 13.141
Weil-Felix-Reaktion 13.118
Wespenstichallergie 12.56
West-Nil-Fieber 13.83
Westphal-Reaktion, Toxoplasmose 13.322
Von-Willebrand-Jürgens-Syndrom 11.172
- Diagnose 11.173
- Klinik 11.173
- Pathogenese 11.172
- Prognose 11.173
- Therapie 11.173
Windpocken s. Varizellen
Winterbrechdurchfall s. Virusdysenterie
Wirbelsäulentuberkulose, Differentialdiagnose 13.235
- Therapie 13.235
Wiskott-Aldrich-Syndrom 11.122, 11.193, 11.200, 12.83
Wolhynisches Fieber 13.118
- - Ätiologie 13.119
- - Differentialdiagnose 13.119
- - Epidemiologie 13.119
- - Komplikationen 13.119
- - Krankheitsbild 13.119
- - Laboratoriumsbefunde 13.119
- - Pathogenese 13.119
- - Prophylaxe 13.119
- - Therapie 13.119
- - Untersuchungsmethoden 13.119
Wuchereria bancrofti 13.341
Wundrose s. Erysipel
Wundschock, Gasbrand 13.203
Wurmeier 13.332
Wurminfektionen 13.327 ff.
Wüstenrheumatismus s. Kokzidioidomykose
Wut s. Lyssa
Wutschutzbehandlung 13.99

X

Xanthomatose, primär-biliäre Zirrhose 12.79
Xerophthalmus, Trachom 13.110

Y

Yaws s. Frambösie
Yersinia pestis 13.190
Yersinia-enterocolitica-Infektionen 13.194
- Ätiologie 13.194
- Differentialdiagnose 13.195
- Epidemiologie 13.194
- Krankheitsbild 13.194
- Pathogenese 13.194
- Prognose 13.195
- Therapie 13.195
- Untersuchungsmethoden 13.195
- Verlauf 13.195

Yersinia-pseudotuberculosis-Infektionen 13.191
- Ätiologie 13.192
- bioptische Befunde 13.192
- Differentialdiagnose 13.193, 13.375
- Epidemiologie 13.191
- Krankheitsbild 13.192
- Laboratoriumsbefunde 13.193
- Lymphadenitis mesenterialis 13.192
- Pathogenese 13.192
- Prognose 13.193
- Prophylaxe 13.193
- Therapie 13.193
- Verlauf 13.193

Z

Zahnschäden durch mechanische Einflüsse 14.56
Zeckenenzephalitis 13.80
- Ätiologie 13.80
- Differentialdiagnose 13.82
- Komplikationen 13.82
- Krankheitsbild 13.81
- Laboratoriumsbefunde 13.81
- Pathogenese 13.81
- Prognose 13.82
- Prophylaxe 13.82
- Untersuchungsmethoden 13.82
- Verlauf 13.82
Zeckenenzephalitisvirus 13.80
Zeckenrückfallfieber 12.253
Zellen, leukämische, Kinetik 11.83
Zentralnervensystem, Beteiligung, ECHO-Virus-Infektionen 13.74

Zentralnervensystem, Beteiligung,
- Infektionen, Differentialdiagnose 13.368
Zerkariendermatitis 13.346
Zestoden 13.327 ff.
Zirrhose, primär-biliäre 12.79
- - Ätiologie 12.80
- - Befunde, immunologische 12.79
- - Immunpathogenese 12.80
Zoster 13.17
- Ätiologie 13.17
- cervicalis 13.21
- Differentialdiagnose 13.21
- duplex 13.19
- Ganglionitis 13.19
- generalisatus 13.21
- Histiopathologie 13.18
- Isolierung der Patienten 13.22
- Komplikationen 13.21
- Krankheitsbild 13.19
- Laboratoriumsbefunde 13.20
- Lipschütz-Körperchen 13.19
- Mikrobiologie 13.17
- necroticans 13.30
- ophthalmicus 13.21
- Pathogenese 13.18
- pathologische Anatomie 13.18
- Prognose 13.20
- Therapie 13.21
- - allgemeine 13.22
- - postzosterische Neuralgie 13.22
- Verlauf 13.20
Zostereffloreszenzen 13.19
Zosterneuritis 13.20
Zosterrezidiv 13.21
Zuckerwassertest, Hämoglobinurie 11.47

Zungenbändchen, Ulkus, Keuchhusten 13.169
Zyanose, Hypoxie 14.19
Zystitis, radiogene 14.34
Zystizerkose 13.329
- Ätiologie 13.329
- Diagnose 13.330
- Epidemiologie 13.329
- Krankheitsbild 13.329
- Pathogenese 13.329
- Prophylaxe 13.330
- Therapie 13.330
Zytomegalic inclusion body disease s. Zytomegalie
Zytomegalie 13.28
- Ätiologie 13.28
- Differentialdiagnose 13.31
- hepatosplenomegale 13.29
- Komplikationen 13.31
- Krankheitsbild 13.29
- Mikrobiologie 13.28
- Neugeborenenzytomegalie 13.29
- Pathogenese 13.29
- Pathophysiologie 13.29
- Prognose 13.29
- Prophylaxe 13.31
- pulmonale 13.29
- Therapie 13.31
- Untersuchungsmethoden 13.29
- Verlauf 13.29
- zerebrale 13.29
Zytomegalievirus 13.28
Zytomegalievirusinfektion, Mononukleose 13.65

Gesamtumfang des Bandes XL, 747 Seiten